T.V.N. Persaud, M.G.Torchia

Embryologie

For Gisela
My lovely wife and best friend, for her endless support and patience; our three children—Indrani, Sunita, and Rainer (Ren)—and grandchildren (Brian, Amy, and Lucas).
—T.V.N. (Vid) Persaud

For Eddie James, Kitt Miko, and Flynn Henryk, the "Torchia brothers,"
Our dear grandsons and little rays of sunshine; my amazing wife Barbara, our children Muriel and Erik, and their spouses Caleb and Sarah—thank you for your support, encouragement, laughs, and love.
—Mark G. Torchia

For Our Students and Their Teachers
To our students: We hope you will enjoy reading this book; increase your understanding of human embryology; pass all of your examinations; and be excited and well prepared for your careers in patient care, research, and teaching, or whatever the future holds. You will remember some of what you hear, much of what you read, more of what you see, and almost all of what you experience.
To their teachers: May this book be a helpful resource to you and your students. We appreciate the numerous constructive comments we have received over the years from both students and teachers. Your remarks have been invaluable to us in improving this book.

T.V.N. Persaud, Mark G. Torchia

Embryologie

Frühentwicklung – Organogenese – Klinik

7. Auflage

Übersetzung und Bearbeitung von The Developing Human, 12th ed., durch Christoph Viebahn

ELSEVIER

Elsevier GmbH, Bernhard-Wicki-Str. 5, 80636 München, Deutschland
Wir freuen uns über Ihr Feedback und Ihre Anregungen an kundendienst@elsevier.com

Titel der Originalausgabe
The Developing Human, Clinically Oriented Embryology

ISBN: 978-0-443-11698-8

This translation of The Developing Human, Clinically Oriented Embryology, 12th edition by T.V.N. Persaud, Mark G. Torchia was undertaken by Elsevier GmbH and is published by arrangement with Elsevier Inc.
Diese Übersetzung von The Developing Human, Clinically Oriented Embryology, 12th edition by T.V.N. Persaud, Mark G. Torchia wird durch die Elsevier GmbH ausgeführt und in Absprache mit Elsevier Inc. veröffentlicht.

Embryologie, Frühentwicklung – Organogenese – Klinik, 7. Auflage, von T.V.N. Persaud, Mark G. Torchia © 2026 Elsevier GmbH Deutschland, 2013

ISBN 978-3-437-41125-0 eISBN 978-3-437-05533-1

Aus Gründen der Barrierefreiheit sind die Bilder in elektronischen Ausgaben dieses Buches mit Alt-Text-Beschreibungen (Alternativ-Text) versehen, die von Elsevier bereitgestellt werden. Mehr Informationen erhalten Sie unter https://www.elsevier.com/about/accessibility.

Bücher und Zeitschriften, die von Elsevier veröffentlicht werden, entsprechen den geltenden Produktsicherheitsanforderungen. Für etwaige Bedenken oder Fragen zur Produktsicherheit wenden Sie sich bitte an unseren autorisierten Vertreter, Elsevier B.V., productsafety@elsevier.com.

Elsevier nimmt eine neutrale Position in Bezug auf territoriale Meinungsverschiedenheiten oder Zuständigkeitsansprüche in seinen veröffentlichten Inhalten ein, einschließlich Landkarten und institutionellen Zugehörigkeiten.

Wichtiger Hinweis: Die Adaption wurde von der Elsevier GmbH eigenverantwortlich ausgeführt. Ärzte/Praktiker und Forscher müssen sich bei der Bewertung und Anwendung aller hier beschriebenen Informationen, Methoden, Wirkstoffe oder Experimente stets auf ihre eigenen Erfahrungen und Kenntnisse verlassen. Bedingt durch den schnellen Wissenszuwachs insbesondere in den medizinischen Wissenschaften sollte eine unabhängige Überprüfung von Diagnosen und Arzneimitteldosierungen erfolgen. Im größtmöglichen Umfang des Gesetzes wird von Elsevier, den Autoren, Redakteuren oder Beitragenden keinerlei Haftung in Bezug auf die Adaption oder für jegliche Verletzung und/oder Schäden an Personen oder Eigentum, im Rahmen von Produkthaftung, Fahrlässigkeit oder anderweitig, übernommen. Dies gilt gleichermaßen für jegliche Anwendung oder Bedienung der in diesem Werk aufgeführten Methoden, Produkte, Anweisungen oder Konzepte.

Für die Vollständigkeit und Auswahl der aufgeführten Medikamente übernimmt der Verlag keine Gewähr.
Geschützte Warennamen (Warenzeichen) werden in der Regel besonders kenntlich gemacht (®). Aus dem Fehlen eines solchen Hinweises kann jedoch nicht automatisch geschlossen werden, dass es sich um einen freien Warennamen handelt.

Bibliografische Information der Deutschen Nationalbibliothek
Die Deutsche Nationalbibliothek verzeichnet diese Publikation in der Deutschen Nationalbibliografie; detaillierte bibliografische Daten sind im Internet über https://www.dnb.de abrufbar.

26 27 28 29 30 5 4 3 2 1

In ihren Veröffentlichungen verfolgt die Elsevier GmbH das Ziel, genderneutrale Formulierungen für Personengruppen zu verwenden. Um jedoch den Textfluss nicht zu stören sowie die gestalterische Freiheit nicht einzuschränken, wurden bisweilen Kompromisse eingegangen. Selbstverständlich sind **immer alle Geschlechter** gemeint.

Planung: Sonja Frankl; Projektmanagement: Martha Kürzl-Harrison
Korrektorat: Birgit Prosinger und Dr. Ursula Osterkamp-Baust
Bildrechteklärung: Andrea Loitfelder
Herstellung: Ute Landwehr-Heldt, Bremen
Satz: STRAIVE, Puducherry/Indien
Druck und Bindung: EGEDSA, Sabadell (Barcelona)/Spanien
Umschlaggestaltung: SpieszDesign, Neu-Ulm
Titelfotografie: © Jonathan – stock.adobe.com

Aktuelle Informationen finden Sie im Internet unter **www.elsevier.de**

Vorwort zur 12. englischen Auflage

The Developing Human is now 50 years in print. Dr. Keith Leon Moore was the sole author of the first four editions. We were greatly honored when Dr. Moore invited us to join him as coauthors. Sadly, Dr. Moore passed away on November 25, 2019 at the age of 94 years. A world-renowned embryologist and anatomist, Dr. Moore's lifelong scholarly contributions remain an enduring legacy.

This 12th edition of *The Developing Human* has been thoroughly revised and updated. We are thankful for the continued support and expertise of our distinguished contributors.

We have entered an era of achievement in the fields of molecular biology, genetics, and clinical embryology, perhaps like no other. The sequencing of the human genome has been achieved, and several mammalian species, as well as the human embryo, have been cloned. Scientists have created and isolated human embryonic pluripotential stem cells, and their use in treating certain intractable diseases continues to generate widespread debate. Moreover, the recently discovered CRISP-*Cas9* editing has not only become a revolutionary tool for developmental biologists but also segments of disease-associated variations can be clinically identified in human embryos, clipped out, and repaired. These remarkable scientific developments have already provided promising directions for research in human embryology, which will have an impact on the treatment of diseases in the future.

This book is written for science and biomedical students, keeping in mind those who may not have had a previous acquaintance with human anatomy or clinical embryology. This edition is logically organized and even more learner-friendly. It provides a clear and comprehensive account of the sequence of events that occur between the moment of fertilization and the time of birth. We have tried to present the text in an interesting way so that it can be easily integrated with what will be taught in more detail in other disciplines, such as human anatomy, physical diagnosis, medical rehabilitation, and surgery. We hope this new edition will serve to educate and inspire students to develop an interest in clinically oriented embryology.

The 12th edition of *The Developing Human* has been thoroughly revised to reflect current understanding of some of the molecular events that guide the development of the embryo. This book also contains more *clinically oriented material* than previous editions; these sections are set as blue boxes to differentiate them from the rest of the text. In addition to focusing on clinically relevant aspects of embryology, we have revised the Clinically Oriented Problems with brief answers that emphasize the importance of embryology in modern medical practice.

This edition follows the official international list of embryologic terms (*Terminologia Embryologica,* FIPAT. Terminologia Embryologica. 2nd ed. FIPAT.library.dal.ca. Federative International Programme for Anatomical Terminology, February 2017). It is important that physicians and scientists throughout the world use the same name for each structure.

We have added many new figures of clinical cases and new color photographs of embryos (normal and abnormal). Many of the illustrations have been improved using three-dimensional renderings and more effective use of colors. There are also many new diagnostic images (ultrasound and magnetic resonance images) of embryos and fetuses to illustrate their three-dimensional aspects. *A set of 18 animations* that will help students understand the complexities of embryologic development comes with this book. When one of the animations is especially relevant to a passage in the text, the icon ▶ has been added in the margin. Maximized animations are available to instructors who have adopted *The Developing Human* for their teaching sessions (consult your Elsevier representative).

The coverage of teratology (studies concerned with birth defects) and genetics has been increased and updated because the study of the abnormal development of embryos and fetuses is helpful in understanding risk estimation, the causes of birth defects, and how malformations may be prevented. Recent advances in the molecular aspects of developmental biology have been highlighted (in *italics*) throughout the book, especially in those areas that appear promising for clinical medicine or have the potential to make a significant impact on the direction of future research.

We have continued our attempts to provide an easy-to-read account of human development before birth and during the neonatal period. Every chapter has been thoroughly reviewed and revised to reflect new findings from research and their clinical significance.

The chapters are organized to present a systematic and logical approach to embryonic development. The first chapter introduces readers to the scope and importance of embryology, the historical background of the discipline, and the terms used to describe the stages of development. The next four chapters cover embryonic development, beginning with the formation of gametes and ending with the formation of basic organs and systems. The development of specific organs and systems is then described in a systematic manner, followed by chapters dealing with the highlights of the fetal period, the placenta and fetal membranes, the causes of human birth defects, and common signaling pathways used during development. At the end of each chapter, there are summaries of key features, which provide a convenient means of ongoing review. There are also references that contain both classic works and recent research publications.

T.V.N. (Vid) Persaud
Mark G. Torchia

Danksagung

The Developing Human is widely used by medical, dental, and many other students in the health sciences. The suggestions, constructive criticisms, and comments we received from instructors and students around the world have helped us improve this 12th edition.

When learning embryology, illustrations are an essential feature to facilitate both understanding of the subject and retention of the material. Many figures have been improved, and newer clinical images replace older ones.

We are indebted to the following colleagues (listed alphabetically) for either critical reviewing of chapters, making suggestions for improvement of this book or providing some of the new figures: Dr. Steve Ahing (retired), Department of Oral Pathology, Faculty of Dentistry, University of Manitoba, Winnipeg, Manitoba, Canada; Dr. David L. Bolender, Medical College of Wisconsin, Milwaukee, Wisconsin; Dr. Albert Chudley, Departments of Pediatrics and Child Health and Biochemistry and Medical Genetics, University of Manitoba, Winnipeg, Manitoba, Canada; Dr. Blaine M. Cleghorn, Department of Dental Clinical Sciences, Faculty of Dentistry, Dalhousie University, Halifax, Nova Scotia; Dr. Frank Gaillard, Department of Radiology, Royal Melbourne Hospital, Melbourne, Victoria, Australia; Dr. Boris Kablar, Department of Medical Neuroscience, Dalhousie University, Halifax, Nova Scotia; Dr. Peeyush Lala, Department of Anatomy and Cell Biology, Schulich Medicine & Dentistry, Western University, London, Ontario, Canada; Dr. Deborah Levine, Beth Israel Deaconess Medical Center, Harvard University, Boston, Massachusetts; Dr. Marios Loukas, St. George's University, Grenada; Dr. Bernard J. Moxham, Cardiff School of Biosciences, Cardiff University, Cardiff, Wales, United Kingdom; Dr. Drew Noden, Cornell University, College of Veterinary Medicine, Ithaca, New York; Dr. Shannon Perry (Retired), School of Nursing, San Francisco State University, San Francisco, California; Dr. Gregory Reid (Retired), Department of Obstetrics, Gynecology, and Reproductive Sciences, University of Manitoba, Winnipeg, Manitoba, Canada; Dr. J. Elliott Scott (Deceased), Departments of Oral Biology and Human Anatomy and Cell Science, University of Manitoba, Winnipeg, Manitoba, Canada; Dr. Brad Smith, University of Michigan, Ann Arbor, Michigan; Dr. Gerald S. Smyser, formerly of the Altru Health System, Grand Forks, North Dakota; Dr. Richard Shane Tubbs, Departments of Neurosurgery, Neurology, and Structural & Cellular Biology, Tulane University School of Medicine, New Orleans, Louisiana; Dr. Ed Uthman, Clinical Pathologist, Memorial Hermann Katy Hospital, Houston/Richmond, Texas; and Dr. Michael Wiley (Retired), Division of Anatomy, Department of Surgery, Faculty of Medicine, University of Toronto, Toronto, Ontario, Canada. A number of illustrations were prepared by Hans Neuhart.

The collection of animations of developing embryos was produced in collaboration with Dr. David L. Bolender, Professor Emeritus. Medical College of Wisconsin, Milwaukee, Wisconsin. The animations have been skillfully enhanced with narration—we thank the Elsevier St. Louis Multimedia Department.

At Elsevier, we are indebted to Mr. Jeremy Bowes, Publisher, and Mr. Nicholas Henderson, Content Development Specialist, for their invaluable insights and unstinting support in the preparation of this 12th edition of the book. Finally, we thank the entire Elsevier production team, especially Ms. Padmavathy Kannabiran (Project Manager) and Ms. Gayathri S (Senior Project Manager), for bringing this book to completion. This new edition of *The Developing Human* is the result of their dedication and technical expertise.

T.V.N. (Vid) Persaud
Mark G. Torchia

Autoren

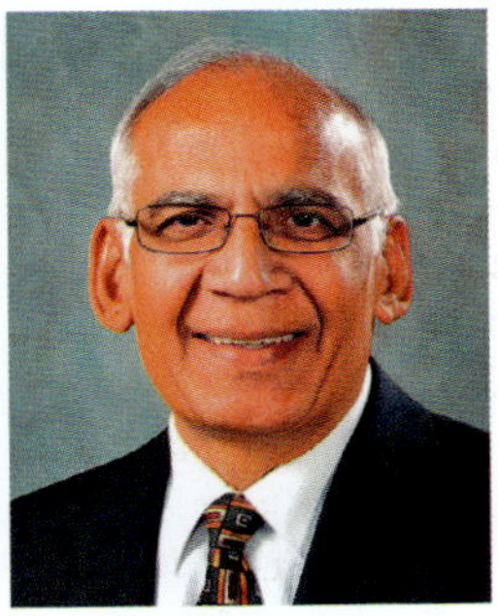

T. Vidhya (Vid) Persaud, MD, PhD, DSc (Univ. Rostock), FRC Path (London), ist Professor für Anatomie und ehem. Direktor des Department of Human Anatomy and Cell Science, Professor für Pädiatrie und Professor für Frauenheilkunde, Geburtshilfe und Reproduktionsmedizin an der Medizinischen Fakultät der Universität von Manitoba in Winnipeg (Manitoba, Kanada), außerdem am selben Ort Consultant in Pathology and Clinical Genetics im Health Sciences Centre der Universität von Manitoba. Vid Persaud wurde 2010 zum **Fellow of the American Association of Anatomists (AAA)** ernannt und erhielt im selben Jahr die **Henry Gray/ Elsevier Distinguished Educator Award**, die höchste Ehrung der AAA. Im Jahr 2008 erhielt er die **Honored Member Award of the American Association of Clinical Anatomists**, 2003 hatte er die **Queen Elizabeth II Golden Jubilee Medal** der Regierung von Kanada, und bereits 1991 die **J.C.B. Grant Award of the Canadian Association of Anatomists** erhalten. Dr. Persaud ist Koautor von „The Developing Human. Clinically Oriented Embryology", der Vorlage dieses Buches, seit der 5. Auflage (1993).

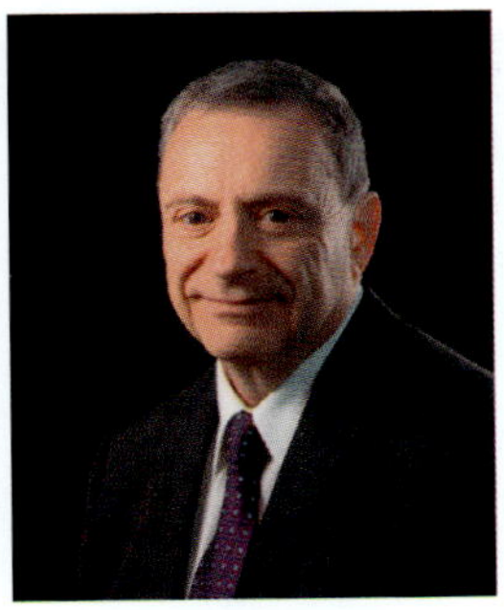

Mark G. Torchia, MSc, PhD, ist Associate Professor und Director of Development im Department of Surgery und Associate Professor im Department of Human Anatomy and Cell Sciences der Universität von Manitoba und Vice-Provost (Learning, Analytics, and Academic Infrastructure) der Universität von Manitoba, Winnipeg (Manitoba, Kanada). Mark Torchia ist Träger der kanadischen **Inaugural Governor General Award for Innovation,** war im Jahr 2015 **Manning Principal Prize Laureate,** der höchsten Ehrung der Ernest C. Manning Awards Foundation in Calgary (Alberta, Kanada) und erhielt die **Norman and Marion Bright Memorial Award** der Canadian Society for Chemistry (CSC) und die **TIMEC Medical Device Champion Award.** Seit ihrer Einführung war er regelmäßig für die **Manitoba Medical Students' Association Teaching Award** nominiert und erhielt im Jahr 2016 die **Award for Teaching Excellence** der Rady Faculty of Health Sciences, University of Manitoba (Winnipeg, Kanada). Dr. Torchia ist Koautor von „The Developing Human. Clinically Oriented Embryology", der Vorlage dieses Buches, seit der 9. Auflage (2013).

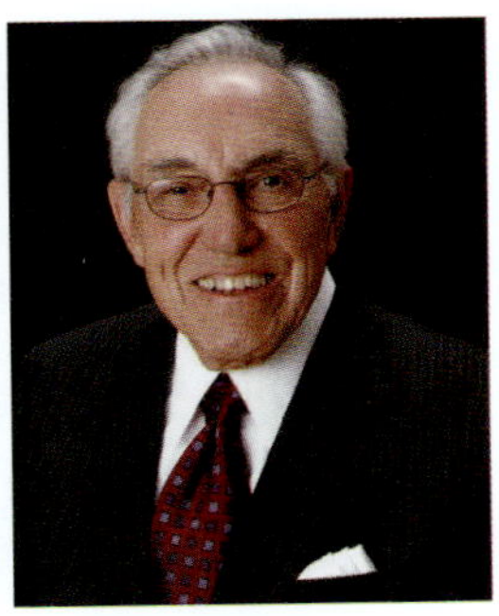

In memoriam

Keith Leon Moore† (1925-2019), BA, MSc, PhD, FIAC, FRSM, FAAA, war Professor emer. in der Abteilung Anatomie des Department of Surgery der Medizinischen Fakultät der Universität von Toronto in Toronto (Ontario, Kanada), Professor für Anatomie und ehem. Direktor am Department of Human Anatomy der Medizinischen Fakultät der Universität von Manitoba in Winnipeg (Manitoba, Kanada) und Professor für Anatomie und ehem. Direktor des Department of Human Anatomy der Medizinischen Fakultät der Universität von Toronto in Toronto (Ontario, Kanada). Keith Moore wurde im Jahr 2008 zum **Fellow of the American Association of Anatomists (AAA)** ernannt und hatte bereits 2007 die **Henry Gray/Elsevier Distinguished Educator Award**, die höchste Ehrung der AAA, erhalten; im Jahr 1994 hatte er die **Inaugural Honored Member Award of the American Association of Clinical Anatomists**, später die **Benton Adkins Jr. Distinguished Service Award** derselben Gesellschaft und die **Queen Elizabeth II Diamond Jubilee Medal** der Regierung von Kanada erhalten; bereits 1984 hatte er die **J.C.B. Grant Award** der **Canadian Association of Anatomists** erhalten. Die Auszeichnung **Honorary Doctor of Science** erhielt Keith Moore im Jahr 2012 von der **Ohio State University** in Columbus (Ohio, USA) und 2015 von der **University of Western Ontario** in London (Ontario, Kanada). Dr. Moore hatte mehrere Lehrbücher für Anatomie und für Embryologie geschrieben, die zahlreiche Auszeichnungen erhielten und in mehr als 9 Sprachen übersetzt wurden. Keith Moore hatte großen Einfluss auf Generationen von Medizinstudierenden und auf den medizinischen Unterricht. Seine lebenslangen Beiträge als medizinischer Lehrer sind sein bleibendes Vermächtnis.

Beitragsautoren

David D. Eisenstat MD, MA, FRCPC, FRACP
Professor and Head of the Department
Children's Cancer Centre, The Royal Children's Hospital, Melbourne; Group Leader, Neuro-Oncology, Stem Cell Biology Theme, Lead, Cancer Flagship
Department of Paediatrics, Murdoch Children's Research Institute, University of Melbourne
Co-Lead,
Victorian Paediatric Cancer Consortium (VPCC), Melbourne, Victoria, Australia

Alison M. Elliott PhD, MS, CGC
Associate Professor
Department of Medical Genetics, Faculty of Medicine, University of British Columbia
Investigator
BC Children's and Women's Health Research Institutes
Lead
GenCOUNSEL, Vancouver, British Columbia, Canada

Michael Narvey MD, FRCPC, FAAP
Section Head, Neonatal Medicine,
Health Sciences Centre and St. Boniface Hospital
Associate Professor
Pediatrics and Child Health, Max Rady College of Medicine, Rady Faculty of Health, Sciences, University of Manitoba, Winnipeg, Manitoba, Canada

Jeffrey T. Wigle PhD
Principal Investigator
Institute of Cardiovascular Sciences, St. Boniface Hospital Research Centre
Professor
Department of Biochemistry and Medical Genetics, Max Rady College of Medicine, Rady Faculty of Health Sciences, University of Manitoba, Winnipeg, Manitoba, Canada

Vorwort zur 7. deutschen Auflage

In der 7. Auflage sind zahlreiche Kapitel überarbeitet und über 90 aktualisierte klinische Abbildungen sowie einige Schemata aus der neuen 12. englischen Auflage übernommen und das übergreifende Kapitel der Fehlbildungen ans Ende gerückt worden. Molekularbiologische Zusammenhänge wurden ergänzt, eigene morphologische Befunde mit grundlegender Bedeutung eingefügt (bei Keimzellwanderung, Neuralinduktion und Magenasymmetrie). Damit bekennt sich die 7. deutsche Auflage zum Konzept der „klinisch orientierten Embryologie", das Keith L. Moore seit der 1. Auflage verfolgt hatte (siehe dazu aus dem Vorwort der 1. englischen Auflage): Wegen eines stark reduzierten embryologischen Unterrichts hatte er 1973 aus der Not eine Tugend gemacht und illustrierte Zeittafeln und serielle Schemazeichnungen entworfen, um sie mit repräsentativen Bildern von ganzen Embryonen, histologischen Schnitten und klinischen Befunden zu einer Synopse der vorgeburtlichen Entwicklung zu verbinden, nicht ohne am Ende jedes Kapitels maßgebliche Original- und Übersichtsarbeiten mit vollständigen Zitaten leicht zugänglich zu machen. Mit diesen Quellenangaben – sowie der Kapiteleinteilung – würdigte Moore nebenbei auch die epochalen angloamerikanischen Lehrbücher von Arey (1926 – 1965), Hamilton, Boyd und Mossman (1945 – 1972) und Patten (1946 – 1968), die die vergleichende und experimentelle Entwicklungsbiologie seit dem frühen 20. Jahrhundert für den medizinischen Unterricht aufbereitet hatten. Dabei gelang ihm das Kunststück, den Umfang des Buches trotz der zusätzlichen klinischen Inhalte im Vergleich mit den damals bereits vergriffenen oder auslaufenden Lehrbüchern auf nahezu die Hälfte zu reduzieren. Mit der Betonung auf der Morphologie und mit seiner kuratierten Quellensammlung sollte „der Moore" in der Tat bald eine breite Leserschaft für die Embryologie gewinnen und stets für einen nachhaltigen Erkenntnisgewinn werben.

In den 12 Jahren seit der letzten Auflage gab es wieder erstaunlich viel Fortschritt z.B. bei molekulargenetischer Bildgebung, in vitro-Kulturtechniken und den Genexpressionsmustern einzelner Zellen und frühembryonaler Geweben (Transkriptomik) und natürlich bei der digitalen Integration des immensen biomedizinischen Wissensschatzes durch „lernende" Computerprogramme. Während dabei der herausragende, in der neueren Forschung als disruptiv bezeichnete Erkenntnisgewinn nachweislich seltener geworden ist, erscheint die Bedeutung der Embryologie für Unterricht und Klinik prinzipiell unverändert. Das Vorwort der 5. deutschen Auflage aus dem Jahr 2006 behält daher größtenteils seine Gültigkeit und wird nachfolgend erneut in Auszügen abgedruckt; aktuelle Errungenschaften der Entwicklungsbiologie, etwa die organ- oder embryoähnlichen Gewebe aus adulten induzierten pluripotenten Stammzellen, werden auch im historischen Abriss der Embryologie in Kapitel 1 gewürdigt.

In der Neuauflage sind die Absätze mit dezidiert klinischem Inhalt hellgrau unterlegt, die illustrierten Zeittafeln nun am Ende des Buches zum einfachen Nachschlagen wiederholt. Die klinisch orientierten Fragen für die Überprüfung des eigenen Wissens wurden überarbeitet und die Diskussion ihrer Antworten zusätzlich zur Online-Präsentation wieder in die gedruckte Version aufgenommen, dem oft bezeugten Bedürfnis nach der besonderen Haptik des Buches folgend. In der Online-Begleitung sind weiterhin die Videos der englischen Auflagen mit ihren aus den Schemata entwickelten Animationen abrufbar; sie sind bis heute an Anschaulichkeit und Vollständigkeit der behandelten Organsysteme unübertroffen. Die beiden ersten Videos gründen sich im übrigen ebenfalls auf W. J. Hamilton und J. D. Boyd (s.o.); ihre wegweisenden Animationen zur Befruchtung und Implantation des Menschen aus dem Jahr 1969 waren bereits in der Erstauflage als zusätzliches Lehrmaterial auf 8-mm Film angezeigt worden - zusätzlich zu 150 teilweise farbigen Diapositiven mit Abbildungen aus dem Buch.

Im 20. Jahr der zweiten Folge deutschsprachiger Auflagen ist es mir ein besonderes Anliegen, die Unterstützung derjenigen Kolleginnen und Kollegen noch einmal hervorzuheben, die ihre Expertise versiert und uneigennützig bei der Neuübersetzung und Bearbeitung für die 5. Auflage eingebracht hatten (siehe dazu das Vorwort zur 5. deutschen Auflage). Außerdem gilt mein herzlicher Dank den Mitarbeiterinnen und Mitarbeitern im Institut für Anatomie und Embryologie der Universitätsmedizin Göttingen, die in jahrelangem kenntnisreichem und hingebungsvollem Einsatz die o.g. morphologischen Befunde miterhoben hatten. Dabei gelangen entscheidende Entdeckungen – ganz im Sinne der klassischen vergleichenden Embryologie – zusammen mit der Arbeitsgruppe von Rüdiger Behr im Deutschen Primatenzentrum in Göttingen. Von unschätzbarem Wert waren weiterhin die deutschsprachigen „Monumente" in der Embryologie des Menschen, die mit Originalbefunden und -literatur reich bestückten Lehrbücher von Dietrich Starck (1955 – 1975) und Klaus V. Hinrichsen (1990). Für die erfolgreiche Unterstützung des Gesamtvorhabens im Elsevier-Verlag und für die effektive, freundliche und flexible redaktionelle Betreuung gilt mein besonderer Dank Sonja Frankl und Martha Kürzl-Harrison in der Münchener Vertretung des Verlags. Schließlich danke ich den beiden kanadischen Autoren, die die Neuauflage – und das Vermächtnis von Keith L. Moore – für die Bearbeitung wieder großzügig geöffnet haben.

Göttingen, im Sommer 2025
Christoph Viebahn

Prof. Dr. med. **Christoph Viebahn** war von 2002 bis 2023 Professor für Anatomie und Embryologie am Zentrum Anatomie der Universitätsmedizin Göttingen und ist Herausgeber der Zeitschrift Cells Tissues Organs im Karger-Verlag, Basel. Seine Hauptgebiete sind die embryonale Frühentwicklung der Säuger einschließlich des Menschen (insbesondere die Bildung der Körperachsen und der Keimbahn) und die Ethik und Geschichte der Anatomie und Embryologie. Christoph Viebahn folgte 2007 mit der Übersetzung und Bearbeitung der 7. englischen Auflage (2003) von „The Developing Human. Clinically Oriented Embryology" auf Prof. Dr. med. Elke Lütjen-Drecoll (Erlangen), die von 1980 bis 1996 die ersten 4 deutschen Auflagen erstellt hatte.

Vorwort zur 5. deutschen Auflage

Über den hohen Stellenwert der anatomischen, klinischen und teratologischen Inhalte in einem Lehrbuch der menschlichen Embryologie, die Bedeutung der Embryologie für das Studium und die ärztliche Tätigkeit und die jüngsten Entwicklungen bei der Pflege dieser Gesichtspunkte in der englischen Auflage geben das Vorwort der kanadischen Autoren (s. u.) und die „Präambel" des ersten Kapitels Auskunft. Die unübersehbare Medienpräsenz der biomedizinischen Forschung, insbesondere aber die Dominanz der Molekularbiologie in der gegenwärtigen Forschungslandschaft und ihr Vordringen in den klinischen Alltag erfordern jedoch vorab einige Erläuterungen zur anderen Stärke dieses Buches, der Konzentration auf die morphologische Form und ihre Entwicklung.

Die gegenwärtig allseits als besonders aufregend empfundene Phase des wachsenden biomedizinischen Wissens scheint in Wahrheit ein Jahrhunderte alter Dauerzustand zu sein: Rudolf Virchow – bekannt als breit gebildeter, nicht leicht zu beeindruckender, aber höchst einflussreicher Wissenschaftler – diagnostizierte bereits in der Frühphase der exakten Naturwissenschaften bei seiner Rektoratsrede an der Berliner Universität (1912) einen ungewöhnlich stürmischen Wissenszuwachs:

„Gewaltige Veränderungen nicht nur in den öffentlichen Verhältnissen, sondern auch in der Wissenschaft, größere als in den Jahrhunderten vordem, haben sich vollzogen; …."

Die Aufregung über die Masse der neuen Erkenntnisse und die Geschwindigkeit ihres Entstehens war also schon immer groß und die Diskussion über die Bedeutung der Inhalte je nach Temperament und Eigeninteressen der Protagonisten durchaus hitzig. Der heutige Zustand ist im Prinzip der gleiche wie vor 100 Jahren, nur sind die Vorzeichen andere: Statt in der zellulären und „analogen" Wachstumsphase unseres Wissens leben wir jetzt in einer molekularen und „digitalen" Wachstumsphase. Die häufig negative Kennzeichnung dieses Zuwachses als „Explosion" lässt darauf schließen, dass unser Erkenntnisgewinn auch eine instinktartige Abwehrreaktion auslöst. Einer solchen eher negativen Reaktion lässt sich jedoch in den Naturwissenschaften ohne Schwierigkeit, d. h. mit etwas Nachdenken, eine erfreulich positive Sichtweise gegenüberstellen, ohne die wir schon längst den Wissenschaftskollaps erlebt hätten: Die molekulare Datenflut der biomedizinischen Forschung verbindet heute viele einstmals auseinanderstrebende Subdisziplinen wieder enger miteinander, indem sie ihnen die Sprache des genetischen Codes als eine gemeinsame, einfache Sprache geradezu aufdrängt. Der Zuwachs an „molekularem" Wissen hat darüber hinaus noch eine positive und möglicherweise doch neue Qualität: die Technik der Datenverarbeitung, -übermittlung und -präsentation hat sich sozusagen im Gleichschrittmit dem molekularen Wissenszuwachs entwickelt und damit die Datenflut beherrschbar und geradezu wunderbar lenkbar gemacht. Dass dies den Wissenszuwachs auf ein für den Menschen tragbares Maß kondensiert, dürfte zwar wieder eine systemimmanente, typisch menschliche Reaktionsweise sein; auf jeden Fall verbreitet sich die neue „biologische" Sprache durch den technologischen Fortschritt so weit und ist so gut (ab)greifbar, dass die mit ihr beschriebenen Erkenntnisse nicht so schnell in Vergessenheit geraten oder gar verloren gehen dürften, wie es so manch anderer naturwissenschaftlichen Errungenschaft in der Vergangenheit erging. Für die langfristige Erhaltung unseres gegenwärtigen Wissensstandes müssen allerdings noch energieeffiziente und dauerhafte Speichermedien erfunden werden, entsprechend etwa dem fossilen Knochen oder gar den geologischen Formationen.

Aus dem genetischen Code allein kann man aber noch keinen Organismus oder auch nur eine einzige Zelle konstruieren. Vielmehr schält sich gerade erst in den letzten Jahren die Spitze des zugehörigen molekularen „Grammatik-Eisberges" heraus, z. B. in der Erkenntnis, dass es kaum mehr als eine Handvoll verschiedener Kaskaden interzellulärer Signale geben dürfte, die wieder und wieder in den verschiedensten Situationen und Spezies eingesetzt werden. Mit einem einigermaßen vollständigen Satz des zugehörigen Regelwerkes könnten wir hoffen, allmählich die lange Geschichte zu verstehen, die hinter der molekularen Sprache steht und uns viel vom Aufbau der Funktion und der Entwicklung der Organismen erzählen könnte. In dieser molekularen Lernphase, die vielen Sisyphos- ähnlich vorkommen mag, können die Zuverlässigkeit und intuitive Anschaulichkeit biologischer Formen und ihrer Entstehung heute ebenfalls eine neue Qualität bekommen, nämlich die Funktion eines zeitlosen, haltgebenden Rettungsankers.

Die besondere Herausforderung bei der vollständigen Neufassung dieser fünften deutschen Auflage bestand darin, den Entwicklungsgang des Embryos, seine entstehende Form sowie die Begriffe, die den Formen und Entwicklungsphasen zugeordnet sind, auch in der sog. „postgenomischen" Ära im Mittelpunkt der Beschreibung zu belassen. Denn das Buch wendet sich im Wesentlichen an Studenten der Medizin, und trotz aller elektronischen Hilfsmittel ist das räumliche Verständnis der organismischen Form – eines der zentralen Anliegen des angehenden Arztes – heute nicht einfacher zu bewältigen als vor gut 30 Jahren, zurzeit der ersten englischsprachigen Auflage. Wer eine bestimmte Form verstehen will, dem bleibt es nicht erspart, jene Form mit großer gedanklicher Anstrengung zunächst für sich selbst in der eigenen Vorstellungswelt als Raumkörper zu „entwickeln". In einem weiteren Schritt kann dann die aktive Wiedergabe dieser Errungenschaft den Lernenden selbst und seine Umwelt von seinem wirklichen Verstehen der Form überzeugen. Dass nur das selbst gefundene und hervorgebrachte Wort von echtem Verständnis einer (auch geistigen) Materie zeugt und dann zum wissenschaftlich produktiven Denken befähigt, brachte schon Georg Christoph Lichtenberg (1742–1799) in einem vielzitierten Aphorismus zum Ausdruck:

„Die Gelehrsamkeit kann auch ins Laub treiben. Man findet so sehr seichte Köpfe, die zum Erstaunen viel wissen. Nur was man sich selbst erfinden muss, lässt im Verstand die Bahn zurück, die auch bei anderen Gelegenheiten benutzt werden kann."

Es ist wohl ein typisches Paradoxon, dass die am Bildschirm aufrufbaren Bilder rotierender Raumkörper dem räumlichen Verständnis möglicherweise eher ab- als zuträglich sind, denn die überzeugende Anschaulichkeit dieser Darstellungen vergrößert die Gefahr, dass dem Betrachter ein eigenes, unabhängiges Verständnis nur vorgetäuscht wird. Die uns gegebene und durch den Buchdruck perfektionierte Möglichkeit eines auf zwei Dimensionen beschränkten Bildes erzwingen dagegen – in Verbindung mit der verbalen Erläuterung dieses Bildes – ein eigenständiges räumliches Vorstellungsvermögen. Gleichwohl scheint die dreidimensionale Darstellung und Rotation am Bildschirm dann ihren Platz zu haben, wenn es darum geht, sich einen ersten Eindruck zu verschaffen, die einmal erarbeitete Vorstellung eines Raumkörpers zu überprüfen oder in einen bereits verstandenen Raumkörper weitere, z. B. funktionelle Daten einzuordnen und diese dann anderen zu vermitteln. Ähnliches gilt auch für „handgreifliche" Modelle, deren Herstellung jedoch wegen des hohen Zeitaufwandes nur in besonderen Situationen lohnend erscheint.

Für den Arzt ist es im Übrigen entscheidend wichtig, nach dem erfolgreichen Begreifen einer Form sich einer zweiten Aufgabe zu stellen: Er muss auf die „Realität hinter dem Bild" gefasst sein. Das Bild, das wir uns von einem Organsystem oder einer topographischen Situation erarbeitet haben, stellt fast ausnahmslos einen „Durchschnittswert" mehrerer möglicher Normalfälle dar, denn jeder Mensch unterscheidet sich von seinem Nächsten in den verschiedensten Beziehungen. Diese Selbstverständlichkeit gerät angesichts des immensen Lernstoffes leicht in Vergessenheit, obschon sie überraschenderweise bereits von den Frühstadien der embryonalen Entwicklung an zutrifft.

Im Vordergrund steht in diesem Buch also wie in der ersten Auflage das Verstehen der sich entwickelnden Form. Dabei werden zahlreiche neue, funktionell ausgerichtete Überlegungen ins Spiel gebracht, wie etwa in Bezug auf Herkunft und Schicksal von unterschiedlichen embryonalen Zellen und Geweben (der Anlageplan oder „fate map"), die Festlegung der Körperachsen, die gegenseitige Entwicklungssteuerung durch unterschiedliche, nahe beieinanderliegende Gewebe und die Ursachen von abnormer Entwicklung. All dies wird hier durch die Verknüpfung von Bild und Wort angestrebt. Besonderes Augenmerk wurde deshalb auf die photographische Wiedergabe der normalen und pathologischen Präparate und klinischen Befunde sowie auf die Überprüfung der Schemazeichnungen und eine schlüssige Beschreibung der embryonalen Gestalt und der Entwicklungsabläufe gelegt. Damit baut dieses Buch auf konzentriertes Arbeiten und die sprichwörtliche Ruhe, „in der die Kraft liegt" und mit der wir am ehesten den vermeintlich neuen Ansturm des Wissenszuwachses bewältigen und belastbare Grundlagen für verantwortungsvolle ärztliche Tätigkeit erwerben können.

Trotz ihres teilweise noch fragmentarischen Charakters sind in diesem Lehrbuch zahlreiche molekulare Erkenntnisse in den fortlaufenden Text eingeflochten oder in eigenständigen Absätzen erläutert. Dies geschah jedoch im Wesentlichen nur dann, wenn die molekularen Daten bereits ein Grundprinzip der Entwicklung widerzuspiegeln scheinen, Ablauf und Steuerung der Entwicklung erklären oder die Brücke zu medizinischen Problemen schlagen helfen. Detailreicher kann der aktuelle Stand der molekularen Erkenntnisse in Übersichtsarbeiten studiert werden, die – neben manchen wegweisenden älteren Originalarbeiten – in den aktualisierten Literaturverzeichnissen jedes Kapitels aufgeführt wurden. Hier finden sich auch die ersten Ansätze für die persönliche Vision des deutschen Bearbeiters, dass nämlich die Embryologie sich dereinst auch nach der Maßgabe der „molekularen Grammatik" neu gliedern lassen wird. Auch wenn die ersten Schritte dafür – z. B. ausgehend von den molekularen Signalkaskaden – schon jetzt getan würden und dadurch auch hier weit auseinander liegende Disziplinen wie die Pathologie und die Evolution mit ins Boot geholt werden könnten, so müssten doch für eine stärkere Berücksichtigung der molekularen Daten zurzeit noch verwirrend viele Gen-Akronyme in sehr verschiedenen Kausalketten aneinandergereiht werden, die den Rahmen eines embryologischen Lehrbuchs überschritten; diese Daten blieben dennoch unvollständig, wären bald überholt und würden von der eigentlichen, grundlegenden Aufgabe des Buches – dem Verständnis der sich entwickelnden Form und seiner Entwicklungsstufen – wiederum ablenken.

Schließlich möchte ich großen Dank für die kreative Hilfe bei der Erstellung der Rohübersetzung, die ja oft doch einer Neuschöpfung gleichkommt, und bei der Anpassung der Abbildungen an deutsche Verhältnisse den Kollegen Dipl.-Biol. Petra Jacoby, Dr. Peter Schwartz, Dr. Monica Jacob, Dr. Heinz- Jürgen Jacob, Prof. Dr. Bernhard Reuß und Dr. Anne Schulz aussprechen. Mit großer Sorgfalt und Intuition hat Stefan Elsberger die Bildvorlagen bearbeitet; auch dafür herzlichen Dank. Auch für die gewissenhafte und kenntnisreiche Redaktion danke ich Dr. Anne Schulz, und für die fachkundige, freundliche und bei den vielen Verzögerungen, die der laufende Semesterbetrieb immer wieder mit sich brachte, unendlich geduldige Betreuung des Gesamtvorhabens beim Verlag Elsevier, Urban & Fischer bedanke ich mich insbesondere bei Dr. Andrea Beilmann. Besonderer Dank gilt auch den kanadischen Autoren Keith L. Moore und Vid Persaud, die großmütig und großzügig mit allen vorgeschlagenen Änderungen einverstanden waren.

Göttingen, Silvester 2006
Christoph Viebahn

Bonusmaterial

Die BONUS-Inhalte erreichen Sie über die Anmeldung bei Plus-im-Web (siehe innere Umschlagseite vorne im Buch und Anleitung auf der hier nachfolgenden Seite). Die 16 Animationen erleichtern das Lernen und Verstehen der Embryologie und haben die folgenden Bezeichnungen (*kursiv*) und Inhalte.

Erste Woche der menschlichen Entwicklung

▶ 1	*Befruchtung*	Eizellreifung, Ovulation und Befruchtung[1]
▶ 2	*Blastozyste*	Furchungsteilungen und Bildung der Blastozyste[2]

Zweite Woche der menschlichen Entwicklung

▶ 3	*Implantation*	Implantation in die Uterusschleimhaut[3]

Dritte Woche der menschlichen Entwicklung

▶ 4	*Gastrulation*	Keimblätter und Neuralinduktion
▶ 5	*Abfaltung*	Abfaltung der Keimscheibe

Leibeshöhlen und Zwerchfell

▶ 6	*Körperhöhlen*	Peritoneale, pleurale und perikardiale Körperhöhlen, Zwerchfell

Hals- und Gesichtsentwicklung

▶ 7	*Pharyngealbögen*	Pharyngealbögen und ihre Derivate
▶ 8	*Gesicht*	Gesicht und Gaumen

Atemtrakt

▶ 9	*Lunge*	Untere Atemwege und Lungen

Verdauungstrakt

▶ 10	*Magen-Darm-Trakt*	Magen-Darm-Kanal mit Leber, Pankreas und Milz

Urogenitalsystem

▶ 11	*Harnsystem*	Vor-, Ur- und Nachnieren
▶ 12	*Fortpflanzungssystem*	Primordiale Keimzellen, Keimdrüsen und Genitalwege (Wolff-Gang und Müller-Gang)

Herz-Kreislauf-System

▶ 13	*Herz*	Kardiogene Platte, primitiver Herzschlauch und Septierung
▶ 14	*Gefäße*	Herznahe Blutgefäße und fetaler Kreislauf

Extremitäten

▶ 15	*Gliedmaßen*	Arm- und Beinknospen, Dermatommuster auf der Haut

Nervensystem

▶ 16	*Nervensystem*	Primäre und sekundäre Neurulation, Neuralleiste

1 Auf der Grundlage der 8mm-Filme "Growth of the oocyte and development of the ovarian follicle" (SB/J/1), "Ovulation" (SB/J/2) und "Fertilization" (SB/J/3) von WJ Hamilton, JD Boyd und TW Glenister (London, Macmillan, 1969)

2 Auf der Grundlage des 8mm-Films "Cleavage and formation of the blastocyst" (SB/J/4) von WJ Hamilton, JD Boyd und TW Glenister (London, Macmillan, 1969)

3 Auf der Grundlage des 8mm-Films "Implantation" (SB/J/5) von WJ Hamilton, JD Boyd und TW Glenister (London, Macmillan, 1969)

So finden Sie die Online-Inhalte*

Sie haben ein **gedrucktes Buch:**

1. Rubbeln Sie den Code auf der Innenseite des Buchumschlags frei.
2. Gehen Sie auf www.plus-im-web.de
3. Registrieren Sie sich mit dem freigerubbelten PIN-Code (detaillierte Anweisungen auf der Umschlaginnenseite).

* Angebot freibleibend

Sie haben ein **eBook:**

4. Öffnen Sie www.plus-im-web.de
5. Registrieren Sie sich für einen neuen Benutzer-Account oder loggen Sie sich mit Ihrem bereits existierenden Konto ein.
6. Öffnen Sie nun www.plus-im-web.de/pin-help
7. Geben Sie in das entsprechende Textfeld die ISBN 9783437411250 ein und klicken Sie auf „Abschicken".

Ihre Anfrage wird durch unseren Kundendienst werktags binnen 24 Std. geprüft. Sie werden per E-Mail über die Freischaltung benachrichtigt.

Fehler gefunden?

An unsere Inhalte haben wir sehr hohe Ansprüche. Trotz aller Sorgfalt kann es jedoch passieren, dass sich ein Fehler einschleicht oder fachlich-inhaltliche Aktualisierungen notwendig geworden sind.
https://else4.de/9783437411250

Sobald ein relevanter Fehler entdeckt wird, stellen wir eine Korrektur zur Verfügung. Mit diesem QR-Code gelingt der schnelle Zugriff.

Wir sind dankbar für jeden Hinweis, der uns hilft, dieses Werk zu verbessern. Bitte richten Sie Ihre Anregungen, Lob und Kritik an folgende E-Mail-Adresse: kundendienst@elsevier.com

Inhaltsverzeichnis

KAPITEL

1 Einführung

Zur Orientierung

Embryologie ist „die Lehre vom Embryo". Der Begriff wird jedoch auch auf die weitere pränatale Entwicklung angewendet, in der das ungeborene Kind nicht mehr als Embryo, sondern als Fetus bezeichnet wird. Indem sie verschiedene Entwicklungszustände definiert und aneinanderreiht, beschreibt die Embryologie auch die Veränderungen zwischen diesen Zuständen, sie beschreibt die Geschichte einer Entwicklung und damit die „Entwicklungsgeschichte". Mit der Geburt sind viele Teile dieser „Geschichte" keineswegs abgeschlossen, denn auch wenn die Geburt für das Neugeborene einen drastischen Umgebungswechsel zur Folge hat, laufen viele Entwicklungsvorgänge, wie z. B. die Ausreifung von Lunge und Niere, die Weiterentwicklung der Zähne und der äußeren Genitalien und natürlich die Gehirnentwicklung, nach der Geburt mehr oder weniger „unbeeindruckt" weiter und sind deshalb ein logischer Teil der vorgeburtlichen Entwicklungsgeschichte. Die **Entwicklungsbiologie** beschäftigt sich auf einer breiteren Basis mit den verschiedensten Tier- und Pflanzenspezies und sucht nach allgemeingültigen – gegenwärtig vorwiegend molekularen – Gesetzmäßigkeiten, die für Zellen, Gewebe, Organe oder den gesamten Körper und für die Bildung und Vereinigung der Keimzellen beider Elternteile bis hin zur Ausreifung des ausgewachsenen Organismus zutreffen.

Die vorgeburtliche Entwicklung des **Menschen** hat schon immer ein besonderes Interesse erregt, sei es aus Faszination über den Ursprung des Menschen oder sei es aus dem Bestreben heraus, schon dem ungeborenen Kind die bestmöglichen Voraussetzungen für eine gesunde Entwicklung zu geben. Die vielfach ineinandergreifenden Vorgänge, durch die sich ein Kind aus einer einzigen Zelle in der Geborgenheit des Mutterleibes entwickelt, erscheinen immer wieder wie ein Wunder, und wer bleibt nicht unberührt, wenn er eine Mutter erlebt, die während der Ultraschalluntersuchung ihr ungeborenes Kind betrachtet? Später begeistert es in ähnlicher Art und Weise, wie sich der Säugling in seiner neuen Umgebung zurechtfindet. Die besondere **Bedeutung** der Embryologie als Wissenschaft liegt jedoch in ihrem Beitrag als Verständnishilfe auf verschiedenen Gebieten. Die Embryologie beschreibt einerseits den Beginn des menschlichen Lebens und die Entwicklung vom Einfachen zum Komplexen und erläutert damit den Bauplan des erwachsenen menschlichen Körpers. Andererseits erklärt sie, wie die *normalen* Verhältnisse im Organismus entstehen, und trägt so zum Verständnis der Ursachen bei, die zu den Unterschieden der verschiedenen Strukturen im menschlichen Organismus und zu pathologischen Veränderungen führen.

Ärzte, Zahnärzte und andere im Gesundheitswesen Tätige werden durch Kenntnisse über die normale Entwicklung wie auch über mögliche Ursachen von Fehlbildungen in die Lage versetzt, die entwicklungsbiologischen Gründe z. B. von ungewollter Kinderlosigkeit und von Fehlbildungen zu erklären und dadurch Sorgen und Schuldgefühle zu zerstreuen. Auch gehen Ärzte, die sich mit den häufigen Anomalien und ihren embryologischen Hintergründen auskennen, mit ungewöhnlichen Situationen eher zuversichtlich um, als dass sie sich überraschen ließen. Wenn man z. B. weiß, dass die Nierenarterie nur eines von mehreren Gefäßen ist, die die embryonale Niere ursprünglich versorgen, werden die häufig auftretenden Abweichungen in Anzahl und Anordnung der Nierengefäße verständlich und bieten keinen Anlass zur Besorgnis. Auch können mit der entsprechenden Vorbildung die bestmöglichen Voraussetzungen für die Entwicklung vermittelt werden, damit es z. B. zur Konzeption kommt oder Embryonen und Feten sich normal entwickeln.

Besonders in der Geburtshilfe hat vieles mit **angewandter Embryologie** zu tun. Der Frauenarzt sorgt als Geburtshelfer nicht nur für die Mutter, sondern ebenso für die Gesundheit des Embryos und Fetus; embryologische Themen von besonderem Interesse für den Geburtshelfer sind Ovulation, Oozyten- und Spermientransport, Befruchtung, Implantation, fetal-maternale Interaktionen, der fetale Blutkreislauf, kritische Phasen der Entwicklung und die Ursachen von angeborenen Fehlbildungen. Leider verursachen Entwicklungsanomalien noch immer die meisten Todesfälle bei Säuglingen.

Kenntnisse über die vorgeburtliche Entwicklung sind auch wichtig, um die physiologischen Veränderungen zu begreifen, die beim gesunden Neugeborenen auftreten, und um gefährdeten Feten und Säuglingen helfen zu können. Technische Fortschritte in der Chirurgie – vor allem der Fetal-, Perinatal- und Kinderchirurgie – fordern vermehrt Kenntnisse über die menschliche Entwicklung, und umgekehrt werden diese Kenntnisse vom technischen Fortschritt weiter vorangetrieben.

Für Kinderärzte ist die Bedeutung der Embryologie leicht erkennbar, weil einige ihrer Patienten unter Fehlbildungen leiden, die durch Störungen während der vorgeburtlichen Entwicklung entstanden sind, wie z. B. Zwerchfellhernien, Spina bifida oder angeborenen Herzfehlern.

Zur Tumorpathologie bestehen direkte Verbindungen besonders auf dem Gebiet der molekularen Mechanismen, durch die z. B. die zelluläre Differenzierung, der programmierte Zelltod, Zellwanderung oder die Neubildung von Blutgefäßen gesteuert werden. Signalkaskaden der embryonalen Entwicklung sind durchaus geeignet, verschiedene Kapitel der allgemeinen und speziellen Pathologie neu zu ordnen und den Weg zu effektiveren Tumortherapien zu weisen, z. B. durch den Einsatz der physiologischen Inhibitoren von Signalmolekülen der embryonalen Entwicklung.

Die Embryologie knüpft somit Verbindungen zwischen Reproduktionsmedizin, Geburtshilfe, Perinatalmedizin, Kinderheilkunde und großen Teilen der Pathologie.

1.1 Grundbegriffe der embryonalen Entwicklung

Im Folgenden werden die wesentlichen Veränderungen der verschiedenen Entwicklungsabschnitte kurz umrissen und zusätzlich in der *Zeittafel der frühen Pränatalentwicklung* (➤ Abb. 1.1 , s.a. ➤ Abb. 1.2) grafisch dargestellt. Der Definition der großen Entwicklungsperioden wird dabei ein kurzes Glossar mit gängigen Fachbegriffen der Embryologie vorangestellt; diese haben in den meisten Fällen lateinische oder griechische Ursprünge. Die Herkunft eines Fach-

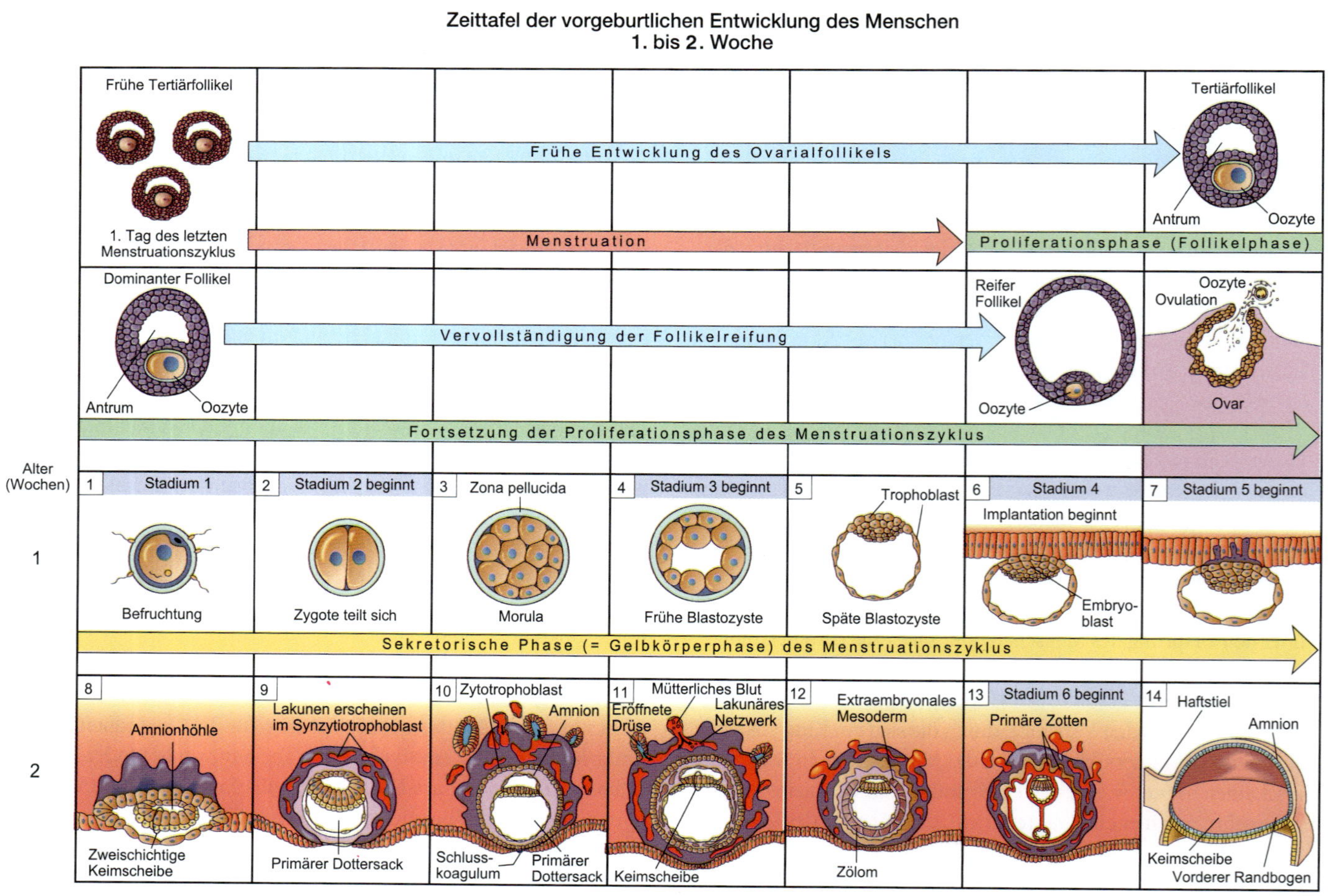

Abb. 1.1 Frühe pränatale Entwicklungsstadien einschließlich der Entwicklung der Oozyte im Eifollikel während der verschiedenen Phasen des Menstruationszyklus vor und nach der Ovulation („Follikelsprung"). Die embryonale Entwicklung beginnt mit der Befruchtung, ungefähr 14 Tage nach dem Beginn der letzten Menstruation. Im Weiteren zeigt die Abbildung die Furchung der Zygote im Eileiter, die Implantation der Blastozyste in das Endometrium (Uterusschleimhaut). Ab der dritten Entwicklungswoche ist nur noch die Entwicklung des embryonalen Körpers selbst abgebildet. Eine vollständige Darstellung der Embryonalentwicklung liefern die ➤ Kapitel 2 bis 5.

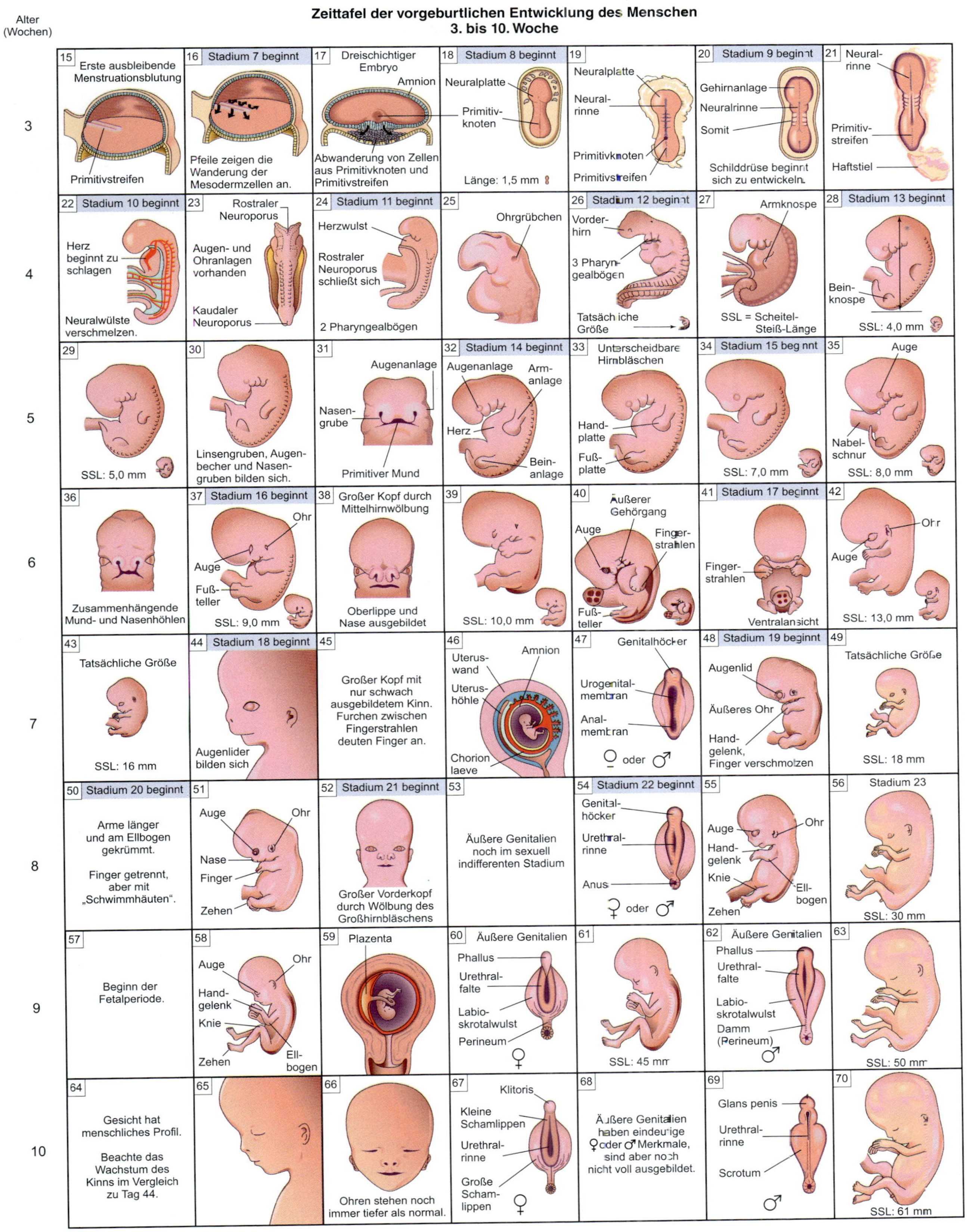

Abb. 1.1 *Fortsetzung*

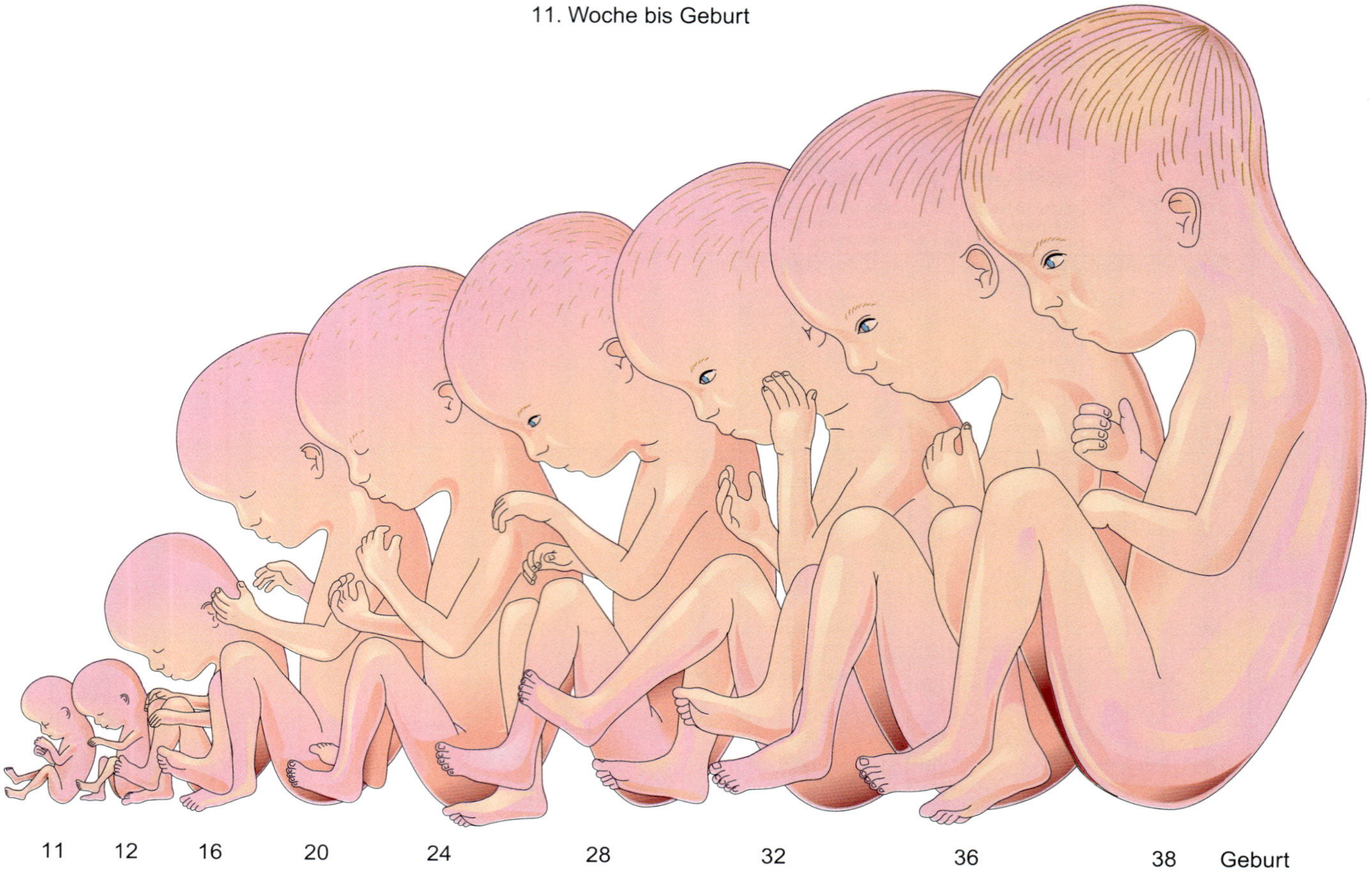

Abb. 1.2 Die Embryonalperiode endet ungefähr mit der achten Woche. Zu diesem Zeitpunkt sind alle wesentlichen Strukturen und Organe angelegt. Die Fetalperiode, die von der neunten Woche bis zur Geburt dauert, ist durch Wachstum und Ausreifung der Strukturen gekennzeichnet. Ab der zwölften Woche kann man das Geschlecht des Fetus äußerlich deutlich erkennen. Feten sind ab 22 Wochen nach der Befruchtung prinzipiell lebensfähig; sie haben jedoch bessere Überlebenschancen und ein geringeres Risiko von Organschäden (z. B. in Gehirn oder Retina), wenn sie noch einige Wochen älter sind. Die abgebildeten 11 bis 38 Wochen alten Feten sind in etwa der Hälfte ihrer tatsächlichen Größe dargestellt. Für weitere Informationen s. ➤ Kapitel 6.

begriffs zu kennen, kann hilfreich sein, um den Begriff besser zu verstehen oder um den Wortursprung als Gedächtnisstütze zu verwenden. Beispielsweise leitet sich der Begriff „Zygote" (s. u.) vom griechischen Wort *zygōtos* („vereinigt" oder „verbunden") her und weist so darauf hin, dass sich Spermium und Oozyte vereinigen, um einen neuen Zelltyp, die Zygote, zu bilden.

1.1.1 Begriffsdefinitionen

Embryo

Der „Embryo" ist beim Menschen der Überbegriff für die Entwicklungsformen von der Befruchtung (Konzeption, s. u.) bis zum Ende der achten Woche (bis zum 56. Tag); der Begriff definiert die **Embryonalperiode,** an deren Ende alle wesentlichen Strukturen und Organe, wenn auch noch nicht voll funktionstüchtig, aber doch angelegt und zumindest mikroskopisch erkennbar sind. Verschiedene Versuche, für die Zwecke der Reproduktionsmedizin einige der ersten, *in vitro* züchtbaren Stadien als Prä-Embryo zu bezeichnen, haben sich nicht durchsetzen können. Etymologisch leitet sich der Begriff von dem griechischen *embryon* (aus *em* und *bryein* für „innen" bzw. „üppig sprossen") ab, wobei im Altertum mit *embryon* auch noch ein neugeborenes Lamm bezeichnet werden konnte.

Fetus

Nach der etwa acht Wochen dauernden Embryonalperiode nennt man den menschlichen Keim Fetus (lat., Leibesfrucht, Brut). Während der **Fetalperiode** (neunte Woche bis zur Geburt) wachsen die in der Embryonalperiode gebildeten Gewebe und Organe heran und differenzieren sich weiter. Obwohl die Veränderungen der Fetalperiode nicht so tiefgreifend sind wie die der Embryonalperiode, sind sie doch äußerst wichtig für die Funktionsfähigkeit der Gewebe und Organe. Die Geschwindigkeit des Längenwachstums ist insbesondere im dritten und vierten Monat beachtlich (➤ Abb. 1.2); während der letzten Monate (im letzten Trimenon, s. u.) erfolgt dagegen eine enorme Gewichtszunahme.

Trimester (Trimenon)

Ein Trimenon umfasst den Zeitabschnitt von drei Kalendermonaten während einer Schwangerschaft. Geburtshelfer unterteilen die neunmonatige Schwangerschaftsdauer üblicherweise in drei Trimester (oder Trimena). Die kritischsten Entwicklungsphasen liegen im ersten Trimenon (bis zur 13. Woche), also in der Embryonal- und frühen Fetalentwicklung.

Oozyte (Eizelle)

Die weibliche Keim- oder Geschlechtszelle (synonym: der **weibliche Gamet**) wird in den *Ovarien* (Eierstöcken) bereits während der vorgeburtlichen Entwicklung aus Oogonien gebildet. Je nach ihrem Reifegrad heißt sie **primäre, sekundäre** oder **reife Oozyte.** Die **reife Oozyte,** gleichbedeutend mit **Ovum** oder Ei, besteht nur für kurze Zeit: Sie entsteht – aus einer sekundären Oozyte – durch das Eindringen eines Spermiums und wird durch die Vereinigung der Vorkerne (Syngamie) zur Zygote (s. u.).

Spermium (Samenzelle)

Als Spermium (Spermatozoon, griech. *spermatos* = Samen + *zōon* = Tier) wird die männliche Keimzelle (Geschlechtszelle, Gamet) bezeichnet; sie wird in den *Testes* (Hoden) gebildet. Während einer Ejakulation werden mehrere Millionen Spermien (Spermatozoen) aus der Harnröhre ausgestoßen. Analog zur Oozyte bilden sich Spermien aus Spermatogonien über die Zwischenstadien der primären und sekundären Spermatozyte und der Spermatiden; allerdings läuft dieser Prozess ohne Unterbrechung und in der Zeitspanne zwischen Pubertät und Senium ab.

Konzeption (Befruchtung)

Unter Konzeption (**Befruchtung,** von lat. *concipere* = annehmen) versteht man die Vereinigung von Oozyte und Spermium. Die Konzeption läuft in mehreren Teilschritten ab, die z. T. unterschiedlich benannt und zusammengefasst werden. Zu den wesentlichen Schritten gehören: die **Penetration** der *Zona pellucida* und die unmittelbar darauf folgende **Imprägnation** der Eizellmembran durch das Spermium sowie der dadurch ausgelöste **Polyspermieblock,** die Weiterführung der **Meiose** der Eizelle, die **Dekondensation** des im Spermienkopf enthaltenen Zellkerns zum männlichen **Vorkern,** die erste Replikation des väterlichen und des mütterlichen Genoms (DNA-Synthese) und schließlich die Vereinigung von männlichem und weiblichem Vorkern **(Syngamie),** die jedoch ohne Bildung einer gemeinsamen Kernmembran auskommen muss.

Konzeptus

So wird insbesondere im englischen Sprachgebrauch der Embryo mit seinen **Adnexen** (lat., Anhangsgebilden) als Produkt (oder Abkömmling) der Konzeption bezeichnet. Zum Konzeptus gehören alle – sowohl die embryonalen als auch die extraembryonalen – Strukturen, die sich aus einer Zygote entwickeln. Der Konzeptus umfasst demnach den Embryo sowie den embryonalen Anteil der Plazenta, die Embryonalhüllen wie **Amnion und Chorion** und den **Dottersack** (➤ Kap. 7). In der pathologischen Diagnostik wird der Konzeptus auch **Schwangerschaftsprodukt** genannt.

Konzeptionsalter

Der exakte Zeitpunkt der Konzeption (Befruchtung) lässt sich nur schwer bestimmen, weil man den Vorgang nicht *in vivo,* also im lebenden Organismus, beobachten kann. Ärzte berechnen das Alter eines Embryos anhand des ersten Tages der letzten Menstruationsblutung (engl. *last normal menstrual period,* LNMP). Dies ist das **Gestationsalter.** Es beträgt ungefähr zwei Wochen mehr als das Konzeptionsalter, denn die Oozyte wird erst etwa zwei Wochen nach der vorangegangenen Menstruation befruchtet. Von dem vom Arzt angegebenen Alter eines Embryos oder Fetus muss man folglich zwei Wochen abziehen, um das tatsächliche oder Konzeptionsalter zu ermitteln.

Zygote

Die Zygote (griech. *zygotos* = vereinigt, verbunden) entsteht, wenn sich eine Oozyte und ein Spermium bei der Konzeption (Befruchtung) vereinigen. Die Zygote ist also die befruchtete Oozyte; sie ist eine totipotente Zelle, aus der durch Zellteilung, Differenzierung, Zellwanderung und programmierten Zelltod ein menschliches Wesen hervorgeht. Die Zygote repräsentiert den Anfang des Lebens und ist damit das erste Stadium, das auch als Embryo bezeichnet werden kann.

Furchung

Dies ist die Abfolge mitotischer Zellteilungen der Zygote, die zur Bildung der frühen Embryonalzellen – der **Blastomeren** – führt. Die Gesamtgröße der sich teilenden Zygote verändert sich dabei nicht: Während der Furchung findet kein Zellwachstum statt, sodass die einzelnen Blastomeren bei jeder Teilung kleiner werden. Blastomeren haben bis zu einem bestimmten Stadium (beim Menschen möglicherweise bis zum 16-Zell-Stadium, s. u.) im Prinzip dieselbe Differenzierungspotenz wie die Zygote, d. h., sie können sich noch zu allen Zellen des Blastozystenstadiums (s. u.) entwickeln und werden deshalb als **totipotent** (oder omnipotent) angesehen.

Morula

Dieser massive Haufen aus 16 bis etwa 32 Blastomeren geht durch Furchung aus der Zygote hervor. Die Blastomeren verändern ihre Form und legen sich dicht aneinander, sodass eine kompakte Kugel aus Zellen entsteht. Vermutlich vermitteln Adhäsionsglykoproteine auf den Zelloberflächen dieses als **Kompaktierung** bezeichnete Phänomen. Die Morula (von lat. *morus* = Maulbeere) erhielt ihren Namen, weil sie der Frucht des Maulbeerbuschs ähnelt. Das Morulastadium tritt drei bis vier Tage nach der Befruchtung auf, wenn der frühe Embryo den Uterus erreicht hat.

1

Blastozyste

Nachdem die Morula aus dem Eileiter in den Uterus gelangt ist, bildet sich in ihr eine flüssigkeitsgefüllte Höhle – die sog. **Blastozystenhöhle.** Damit wird die Morula zur Blastozyste (griech. *blastos* = Keim + *kystis* = Blase). Aus deren innen gelegenen Zellen – der **inneren Zellmasse** oder dem **Embryoblast** – geht später der eigentliche Embryo hervor. Die äußeren Zellen der Blastozyste – der **Trophoblast** – sind an der Bildung extraembryonaler Gewebe, d. h. der Plazenta und der Embryonalhüllen, beteiligt. Dazu sind die Zellen der inneren Zellmasse nicht mehr in der Lage (wie auch die äußeren Zellen nicht in der Lage sind, Zellen des Embryoblasten zu bilden); sie können sich jedoch noch zu allen Zellen des embryonalen Körpers entwickeln und werden deshalb – im Gegensatz zu den totipotenten Blastomeren der vorangegangenen Stadien – als **pluripotent** angesehen.

Implantation

Bei der Implantation (lat. Einpflanzung) heftet sich die Blastozyste an das *Endometrium* – die den Uterus innen auskleidende Schleimhaut – und nistet sich anschließend darin ein. Die **Präimplantationsperiode** der Embryonalentwicklung ist die Zeit zwischen der Befruchtung und dem Beginn der Implantation. Sie dauert ungefähr sechs Tage.

Gastrula

Während der **Gastrulation** (griech. *gaster* = Magen) – der Umwandlung der Blastozyste in eine sog. Gastrula in der dritten Woche – entsteht eine dreiblättrige (dreischichtige) Keimscheibe. Die drei **Keimblätter** der Gastrula – **Ektoderm, Endoderm** und **Mesoderm** – differenzieren sich anschließend zu den verschiedenen Geweben und Organen des Embryos, z. B. zu Muskulatur oder zu Magengewebe.

Neurula

Als Neurula (griech. *neuron* = Nerv) wird das auf die Gastrula folgende Stadium, also der frühe Embryo während der dritten und vierten Woche, bezeichnet, wenn sich das Neuralrohr aus der Neuralplatte entwickelt (➤ Abb. 1.1). In der Neurula tritt erstmals das Nervensystem als abgrenzbare Organanlage in Erscheinung.

Stammzelle

Eine Stammzelle kann 1. sich in verschieden spezifizierte Zelltypen des embryonalen oder erwachsenen Körpers „differenzieren" und 2. in beliebig vielen Zellteilungen immer wieder eine Stammzelle hervorbringen, sich also „selbst erneuern". Diese Definition geht auf die ersten Erfolge bei der Regeneration der Blutbildung im roten Knochenmark in den 60er-Jahren des 20. Jahrhunderts zurück. Heute werden je nach Herkunft und definiertem Steuerungsmechanismus u. a. embryonale (ES), adulte (AS) oder induzierte pluripotente (iPS) Stammzellen unterschieden. Die zusätzliche Angabe „totipotent" oder „pluripotent" beschreibt die Fähigkeit einer Stammzell-Linie, zu allen Zelltypen eines Embryos (oder Konzeptus) einschließlich der extraembryonalen Gewebe bzw. nur zu den (intraembryonalen) Zellen des Embryos selbst, also nicht zu den extraembryonalen Geweben, beitragen zu können.

Primordium (Anlage)

Primordium (von lat. *primus* = erster + *ordiri* = beginnen) – auch **Anlage** – wird der Beginn oder die erste erkennbare Andeutung eines Organs oder einer Struktur genannt. Die Primordien der oberen Extremitäten erscheinen am 26. Tag in Form von sog. Extremitätenknospen (➤ Abb. 1.1). Der Begriff „Anlage" wird in der angelsächsischen Literatur unübersetzt verwendet und meist dem Begriff „Primordium" vorgezogen.

Anlageplan

Unter dem Anlageplan (engl. *fate map*) versteht man die Zusammenstellung der Differenzierungsschicksale von Zellen oder Geweben des frühen Embryos, d. h. die Beschreibung von Herkunft und Schicksal einzelner, häufig nur vorübergehend bestehender Strukturen in der Form eines Stammbaumes (➤ Abb. 4.12).

Kongenitale Anomalien oder Fehlbildungen

Dabei handelt es sich um Entwicklungsfehler, die bei der Geburt vorhanden sind (lat. *congenitus* = geboren mit) – z. B. eine Gaumenspalte. In manchen Fällen werden solche Anomalien allerdings erst im Kindes- oder sogar Erwachsenenalter festgestellt (wenn z. B. drei statt zwei Nieren vorhanden sind). Ausführlichere Informationen über angeborene Fehlbildungen liefert ➤ Kapitel 21.

Teratologie

Die **Teratologie** (griech. *teratos* = Ungeheuer) ist das Teilgebiet der Embryologie und Pathologie, das sich mit Entwicklungsstörungen (angeborenen Fehlbildungen) befasst. Dazu werden genetische oder Umweltfaktoren untersucht, die die normale Entwicklung stören und Fehlbildungen verursachen können (➤ Kap. 21).

Abort

Ein Abort (**Fehlgeburt,** von lat. *aboriri* = weggehen) ist die vorzeitige Beendigung der Entwicklung mit Ausstoßung des Konzeptus aus dem Uterus bzw. die Ausstoßung eines Embryos oder Fetus, bevor dieser (möglicherweise als **Frühgeborenes)** außerhalb des Uterus lebensfähig ist (zurzeit liegt die Grenze für eine gesunde Entwicklung von Frühgeborenen bei 23 Entwicklungswochen). Neben dem Vorgang selbst bezeichnet man gelegentlich auch sämtliche aus einem Fruchtabgang hervorgehenden Produkte – d. h. den Embryo bzw. Fetus und seine Hüllen – als Abort.

Beim Vorgang „Abort" werden verschiedene Arten unterschieden:

- **Frühabort** nennt man den Abort eines Fetus und seiner Hüllen im ersten Trimenon, **Spätabort** einen Abort im zweiten Trimenon (bis zur 24. Woche).
- Bei einem **vollständigen Abort** *(Abortus completus)* werden sämtliche Produkte der Konzeption aus dem Uterus ausgestoßen.

- Bei einem **verhaltenen Abort** (engl. *missed abortion*) verbleibt der Konzeptus nach dem Absterben des Embryos oder Fetus im Uterus und wird meist vollständig resorbiert.
- Von einem **drohenden Abort** (*Abortus imminens;* Blutung mit dem Risiko einer Fehlgeburt) sind ungefähr 25 % der klinisch festgestellten Schwangerschaften betroffen. Trotz aller Bemühungen gelingt es nur in etwa 50 % der Fälle, den Abort zu verhindern.
- Ein **Spontanabort** tritt ohne erkennbare Ursache auf, am häufigsten in der dritten Woche nach der Befruchtung. Ungefähr 15 % aller festgestellten Schwangerschaften enden mit einem Spontanabort, meistens im Verlauf der ersten 12 Wochen.
- Als **habitueller Abort** wird die spontane Ausstoßung eines toten oder nicht lebensfähigen Embryos oder Fetus in drei oder mehr aufeinanderfolgenden Schwangerschaften bezeichnet.
- Zu einem **unfallbedingten Abort** kommt es infolge eines Unfalls, z. B. nach einem Treppensturz.
- Beim **eingeleiteten Abort (Schwangerschaftsabbruch)** wird die Geburt vor der 20. Woche eingeleitet (d. h., bevor der Fetus lebensfähig ist). Gemeint ist eine vorsätzliche Abtreibung des Embryos oder Fetus mithilfe von Medikamenten oder mechanischen Instrumenten – z. B. durch Saugkürettage: Dabei wird der Embryo oder Fetus mit einer an eine Saugpumpe angeschlossenen Hohlkürette, die in den Uterus eingeführt wird, entfernt.
- Ein **illegaler Schwangerschaftsabbruch** ist ein gesetzeswidrig herbeigeführter Abort.
- **Legale Schwangerschaftsabbrüche** (in Deutschland z. B. auf Wunsch der Schwangeren bis zur 12. Woche oder bei medizinischer Indikation) erfolgen üblicherweise durch Medikamente oder Saugkürettage. In der Regel werden medizinisch indizierte Schwangerschaftsabbrüche aufgrund eines schlechten (physischen oder psychischen) Gesundheitszustands der Mutter durchgeführt oder um die Geburt eines fehlgebildeten Kindes zu verhindern (wenn z. B. ein Großteil des Gehirns fehlt).

1.1.2 Lage- und Richtungsbezeichnungen

In der Embryologie benutzt man im Wesentlichen dieselben Begriffe wie in der Anatomie des Erwachsenen, um Ebenen, Richtungen und Lageverhältnisse im entstehenden Körper zu beschreiben. Diese Beschreibungen setzen voraus, dass der Körper aufrecht steht, die oberen Extremitäten an den Seiten des Rumpfes anliegen und mit den Handflächen nach vorne zeigen (➤ Abb. 1.3A). In dieser Situation beschreibt man mit den Begriffen **anterior** und ventral bzw. **posterior** und dorsal die Vorder- bzw. Rückseite des Körpers oder der Extremitäten sowie die Lage verschiedener Körperstrukturen relativ zueinander. Bei Embryonen und Feten verwendet man jedoch in diesem Sinn nur die Bezeichnungen **ventral** und **dorsal** (➤ Abb. 1.3B), denn mit „anterior" wird häufig bei den frühen Stadien (Gastrulation und Neurulation), ähnlich wie bei Tierspezies generell, das (zukünftige) Kopfende der longitudinalen Körperachse und mit „posterior" das Schwanzende bezeichnet. Eine unzweideutige Bezeichnung für das Kopfende ist – streng genommen erst, nachdem sich die Kopfanlage gebildet hat – **„kranial"**, mit dem Gegensatz **„kaudal"** für die Nähe zum Steiß (➤ Abb. 1.3B). Wegen des für den Menschen typischen aufrechten Gangs wird die relative Höhe von zwei Strukturen (auf der Körperlängsachse) beim Erwachsenen auch mit **superior** (für „oben", kopfnah) und **inferior** (für „unten", kopffern) bezeichnet (➤ Abb. 1.3A). Bei Embryonen sind diese Ausdrücke, wie im Fall von „anterior" und „posterior", weniger gebräuchlich als die Begriffe **kranial** oder **kaudal** (➤ Abb. 1.3B). Alle anderen Richtungs- und Ebenenbezeichnungen werden dagegen bei Embryonen und Erwachsenen gleichsinnig gebraucht. So kennzeichnet man die Lage relativ zum Ursprung oder zur Ansatzstelle einer Struktur, oder auch zum Zentrum des Körpers, mit den Begriffen **proximal** und **distal:** In der unteren Extremität liegt das Knie z. B. proximal im Vergleich zum distal gelegenen Fußknöchel (Bezugspunkt ist das Hüftgelenk). Die **Medianebene** ist die gedachte senkrechte Ebene eines längs durch den Körper gehenden Schnitts. Sie unterteilt den Körper in eine linke und eine rechte Hälfte (➤ Abb. 1.3C). Die Begriffe **lateral** und **medial** beziehen sich auf Strukturen, die weiter von der Medianebene des Körpers entfernt bzw. näher bei ihr liegen. Als **Sagittalebene** bezeichnet man jegliche senkrechte Ebene durch den Körper, die parallel zur Medianebene verläuft (➤ Abb. 1.3C); die Sagittalebenen sind nach der Pfeilnaht *(Sutura sagittalis)* des Schädels benannt (➤ Kap. 14), zu der sie parallel sind. Eine **Frontalebene (koronale Ebene)** ist jede senkrechte Ebene, die die Medianebene im rechten Winkel schneidet (➤ Abb. 1.3E). Sie unterteilt den Körper in einen ventralen und einen dorsalen Anteil. Eine **Transversalebene** ist jede Körperebene, die sowohl zur Medianebene als auch zur Frontalebene im rechten Winkel steht (➤ Abb. 1.3D).

1.1.3 Entwicklungsphasen

Von Anfang an ist die menschliche Entwicklung ein kontinuierlicher Prozess. Um das zeitliche und räumliche Verhältnis der verantwortlichen, komplizierten Entwicklungsschritte beschreiben zu können, gliedert man sie jedoch üblicherweise in verschiedene Entwicklungsstadien und fasst diese zur *pränatalen* (vorgeburtlichen) **Embryonal-** und **Fetalperiode** zusammen; *postnatal* schließen sich die (nachgeburtlichen) Perioden des Säuglingsalters, der Kindheit, Jugend und des frühen Erwachsenenalters an.

Pränatalperiode

Die Pränatalperiode umfasst die Zeit von der Konzeption bis zur Geburt und dauert durchschnittlich 280 Tage oder 40 Wochen, 10 Lunarmonate (à 28 Tage) oder neun Kalendermonate. Die ersten acht Wochen werden als **Embryonalperiode** bezeichnet. Weil jeder Embryo unterschiedlich lange benötigt, um ein bestimmtes morphologisches Merkmal auszubilden, wird die Embryonalperiode nach George L. Streeter (1942) in 23 **Carnegie-Stadien** unterteilt (benannt nach der weltweit größten, von dem Industriellen William Carnegie finanziell unterstützten Sammlung menschlicher Embryonen in Washington, D. C.). Die Embryonalperiode beginnt im Stadium 1 der Entwicklung mit der Befruchtung und endet im Stadium 23 u. a. mit der Fusion der Augenlider. Ein Blick auf die Zeittafel (➤ Abb. 1.1 s. a. ➤ Tab. 5.1) zeigt, dass die auffälligsten Veränderungen während der dritten bis achten Woche der

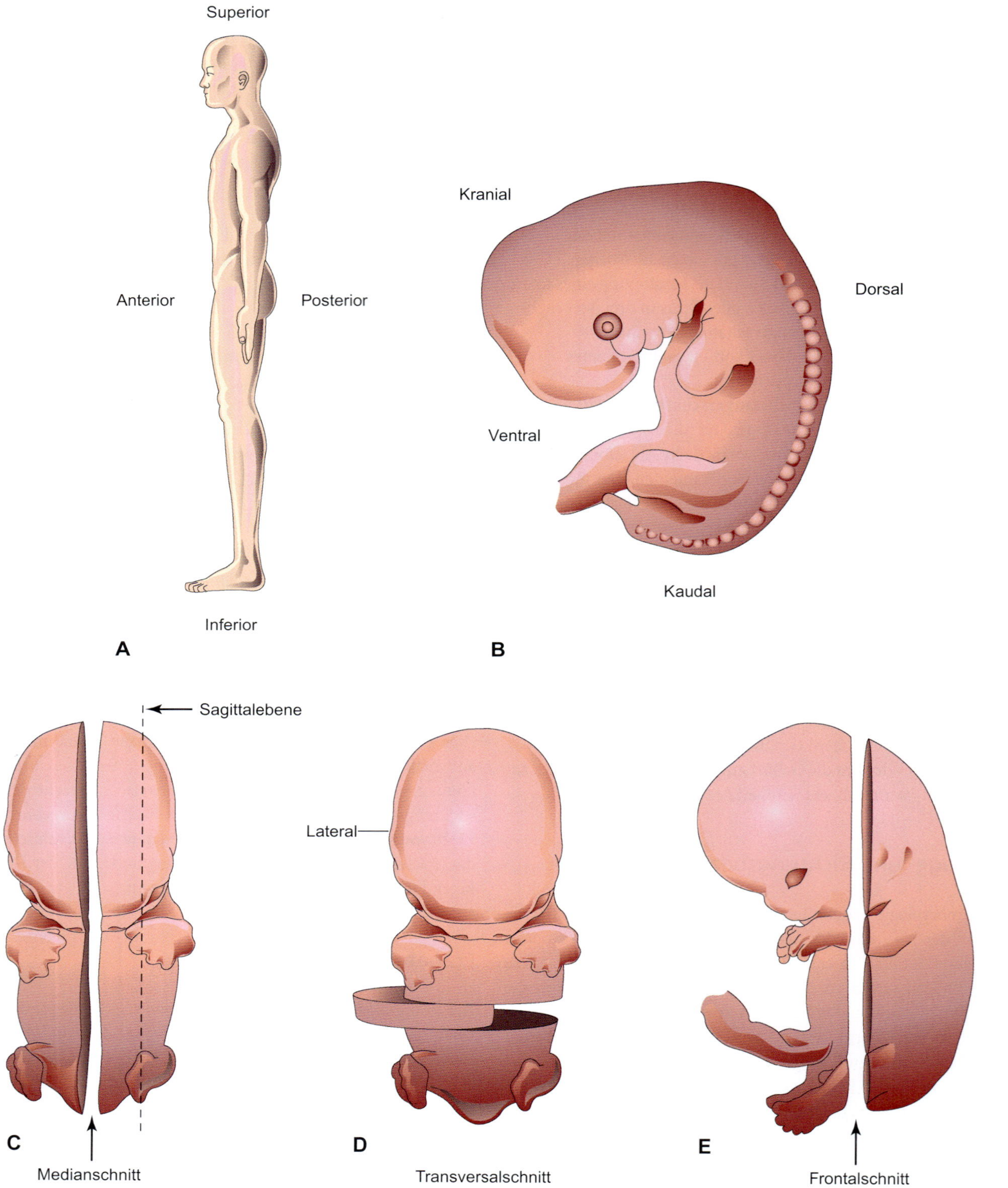

Abb. 1.3 Fachbegriffe für Lage, Richtung und Ebenen des Körpers. A) Lateralansicht eines Erwachsenen in anatomischer Ausrichtung. **B)** Lateralansicht eines fünf Wochen alten Embryos. **C–D)** Ventralansichten von sechs Wochen alten Embryonen. **E)** Lateralansicht eines sieben Wochen alten Embryos. Zur Beschreibung der Entwicklung eines Organismus benötigt man Begriffe, die die Lage eines Teils relativ zu einem anderen Teil oder zum Körper insgesamt angeben. Beispielsweise entwickelt sich die Wirbelsäule im dorsalen Anteil des Embryos und das Sternum (Brustbein) entwickelt sich ventral davon im ventralen Anteil des Embryos.

Embryonalentwicklung stattfinden; selbstverständlich beginnt die Entwicklung des Embryos jedoch, sobald die Oozyte befruchtet ist. Mit dem dritten Monat beginnt die **Fetalperiode,** in der von den meisten Organen angenommen wird, dass sie im Wesentlichen nur noch an Größe zunehmen und funktionell so weit ausreifen, dass das Neugeborene die Geburt durchstehen und danach die Säuglingszeit (s. u.) in enger Symbiose mit der Mutter überleben kann. Die Fetalperiode endet definitionsgemäß, wenn sich der Fetus vollständig außerhalb der Mutter befindet.

Nach der Implantation (s. o.) kann man die Stadien der Embryonalentwicklung durch Ultraschalluntersuchungen bestimmen. Dabei kann etwa ab der vierten Woche (Stadium 10) auch die Größe des Embryos als **Scheitel-Steiß-Länge** (SSL) angegeben werden; sie wird von der Oberkante der Kopfanlage oder des Schädels (Scheitel) zum entstehenden Steiß (Gesäß) gemessen.

Postnatalperiode

Die Veränderungen, die nach der Geburt stattfinden – z. B. die Entwicklung der Zähne und der sekundären Geschlechtsmerkmale –, sind nicht Gegenstand dieses Buches und den meisten ohnehin vertraut. Im Folgenden werden deshalb die Entwicklungsabschnitte der Postnatalperiode nur kurz definiert.

Säuglingsalter

Das Säuglingsalter ist der früheste Zeitabschnitt des extrauterinen Lebens – es umfasst das erste Jahr nach der Geburt. Ein Kind heißt bis zum Alter von einem Monat **Neugeborenes.** Der Wechsel vom intrauterinen zum extrauterinen Leben erfordert viele entscheidende Veränderungen, insbesondere im Blutkreislauf und bei den Atmungsorganen. Wenn neugeborene Kinder die ersten Stunden nach der Geburt überstanden haben, sind ihre weiteren Überlebenschancen in der Regel gut. Während der Säuglingsphase wächst der Körper besonders schnell; die Gesamtlänge nimmt um etwa die Hälfte zu, und das Gewicht verdreifacht sich normalerweise. Mit einem Jahr haben die meisten Kinder sechs bis acht (Milch-)Zähne.

Kindheit

Die Kindheit ist der Zeitabschnitt zwischen dem 13. Lebensmonat und der Pubertät (Geschlechtsreife). Es kommen weitere Milchzähne zum Vorschein, die ab dem sechsten Lebensjahr durch die bleibenden Zähne ersetzt werden. Im frühen Kindesalter findet eine ausgeprägte Ossifikation (Knochenbildung) statt. Wenn das Kind älter wird, lässt die Wachstumsgeschwindigkeit zunächst nach, bis das Wachstum sich vor der Pubertät wieder beschleunigt – dieses Phänomen nennt man den **präpubertären Wachstumsschub.**

Pubertät

In der Pubertät (lat. *pubertas,* Ausbildung von Geschlechtsmerkmalen) – bei Mädchen gewöhnlich zwischen dem 12. und 16. Lebensjahr und bei Jungen zwischen dem 14. und 17. Lebensjahr – entwickeln sich die sekundären Geschlechtsmerkmale, und die Fortpflanzungsfähigkeit wird erreicht. Die Phasen der pubertären Entwicklung erfolgen nach einem einheitlichen Muster und werden anhand der Ausbildung von primären und sekundären Geschlechtsmerkmalen definiert (Schamhaarbildung, Wachstum der Brüste bei Mädchen bzw. der äußeren Genitalien bei Jungen). Das zurzeit gemessene Durchschnittsalter, in dem die Pubertät eintritt, liegt für Mädchen bei 11 bis 12 Jahren und für Jungen bei 13 bis 14 Jahren. Bei Mädchen endet die Pubertät mit der ersten Menstruation **(Menarche),** dem Beginn der Menstruationszyklen. Bei Jungen endet die Pubertät, wenn reife Spermien gebildet werden.

Adoleszenz (Jugend)

Die Adoleszenz (lat. *adolescentia*) ist der Altersabschnitt zwischen 10 und 20 Jahren und ist durch eine schnelle körperliche und sexuelle Reifung gekennzeichnet. Sie erstreckt sich von den ersten Anzeichen der Geschlechtsreifung – dem Auftreten von Schamhaaren bzw. der pubertären Entwicklung – bis zum Erreichen körperlicher, geistiger und emotionaler Reife. Während der Adoleszenz wird die Fortpflanzungsfähigkeit erreicht. Die allgemeine Wachstumsgeschwindigkeit verlangsamt sich zwar zum Ende dieses Entwicklungsabschnitts, aber einige Strukturen wie die weiblichen Brüste oder die männlichen Genitalien beschleunigen in dieser Zeit auch ihr Wachstum.

Erwachsenenalter

Das Erwachsenenalter – in dem das Wachstum aufhört und die volle Reife erreicht ist – wird zwischen 18 und 21 Jahren erreicht. Ossifikation und Wachstum sind im frühen Erwachsenenalter (21–25 Jahre) praktisch abgeschlossen. Danach finden nur noch wenige entwicklungsbedingte Veränderungen statt.

1.2 Geschichte der Embryologie

„Habe ich weiter geblickt, so nur deshalb, weil ich auf den Schultern von Riesen stehe."

Sir Isaac Newton, englischer Mathematiker, 1643–1727

Diese nahezu 400 Jahre alte Aussage macht deutlich, dass sich jede neue Untersuchung auf ein schier überwältigendes Fundament von Wissen stützt, das frühere Forscher erarbeitet haben. Wissenschaftliche Theorien erklären die Dinge so, wie es den Erkenntnissen und Erfahrungen der Wissenschaftler im jeweiligen Zeitalter entspricht. Wenn sie sich nicht mit dem heutigen Wissensstand decken, müssen wir sie vor dem Hintergrund der jeweiligen technischen Möglichkeiten verstehen und würdigen, anstatt sie zu belächeln.

Schon immer waren die Menschen daran interessiert zu erfahren, wie sie entstanden sind, wie sie sich entwickelt haben und geboren wurden und weshalb sich manche Menschen nicht normal entwickeln. Und so brachten die Menschen früherer Zeitalter bereits zahlreiche bemerkenswerte Antworten auf diese Fragen hervor. Ähnlich wie in der Embryologie selbst wird im folgenden Abschnitt die Geschichte einer Entwicklung erzählt, allerdings orientieren sich die Zeitbezeichnungen an den geschichtswissenschaftlich üblichen

Definitionen, die die Eigenheiten des wissenschaftlichen Fortschritts wie z. B. den Wechsel von sprunghaften Entwicklungen und Konsolidierung des Erkenntnisgewinns nur unvollkommen widerspiegeln, sich aber dennoch für eine geordnete Beschreibung gut eignen.

1.2.1 Altertum

Die **Ägypter** des Alten Reichs – ungefähr 3.000 v. Chr. – kannten bereits Methoden zum künstlichen Ausbrüten von Vogeleiern, hinterließen darüber jedoch keine detaillierten Aufzeichnungen. Pharao Echnaton (Amenophis IV.) betete zum Sonnengott Aton als dem Schöpfer des *Keims* in Frauen und des *Samens* in Männern, der dem Sohn im Körper seiner Mutter Leben spendet. Die alten Ägypter glaubten, dass die Seele bei der Geburt über die Plazenta in das Kind eintrete.

Vermutlich 1.416 v. Chr. wurde eine kurze Abhandlung über die altertümliche **indische Embryologie** niedergeschrieben. Dieses in Sanskrit verfasste Werk der Hindus, die *Garbha Upanishad,* beschreibt frühe Vorstellungen über den Embryo. Darin wird gesagt:

Der Embryo entsteht aus der Verbindung von Blut und Samen. Während der für die Empfängnis günstigen Zeit, nach dem Geschlechtsverkehr, bildet sich ein Kalada (ein 1 Tag alter Embryo). Nach sieben Tagen geht daraus ein Bläschen hervor. Nach zwei Wochen entsteht ein kugelförmiger Haufen. Nach einem Monat wird daraus eine feste Masse. Nach zwei Monaten bildet sich der Kopf. Nach drei Monaten erscheinen die Bereiche der Gliedmaßen.

Die **griechischen Gelehrten** lieferten viele wichtige Beiträge zur Wissenschaft der Embryologie. Die ersten Aufzeichnungen über embryologische Untersuchungen findet man in den Büchern des berühmten griechischen Arztes Hippokrates von Kos (etwa 460–377 v. Chr.), der als der Vater der Medizin gilt. Um nachvollziehen zu können, wie sich der menschliche Embryo entwickelt, empfahl er:

Man nehme zwanzig oder mehr Eier und lasse sie von zwei oder mehr Hennen bebrüten. Ab dem zweiten Tag bis hin zum Tag des Ausschlüpfens entnehme man jeden Tag ein Ei, breche es auf und untersuche es. Man wird feststellen, dass es so ist, wie ich sage, denn die Natur des Vogels ist mit der des Menschen vergleichbar.

Aristoteles von Stagira (etwa 384–322 v. Chr.), griechischer Philosoph und Gelehrter, verfasste eine Abhandlung über die Embryologie *(Peri zoon geneseos),* in der er die Entwicklung des Huhns und anderer Embryonen schilderte. Aristoteles gilt als Begründer der Embryologie, da er die Auffassung vertrat, dass sich der Embryo aus einer formlosen Masse entwickele, die er als einen *„unvollständig ausgestalteten Samen mit einer nährenden Seele und sämtlichen Körperteilen"* beschrieb. Im Prinzip nahm er damit die Idee der „Epigenese" voraus (s. u. William Harvey und Caspar Friedrich Wolff, ➤ Kap. 1.2.3), die davon ausgeht, dass die komplexe biologische Struktur des Neugeborenen aus der einfacheren Struktur des Embryos hervorgeht und nicht – gemäß der Idee der „Präformation" – nur durch Wachstum aus einer ebenso komplexen Miniatur entsteht. Konsequenterweise – d. h. ohne das Hilfsmittel der Mikroskopie – entwickelte Aristoteles die konkrete Vorstellung, dass der Embryo aus Menstruationsblut entsteht, das durch männliches Sperma aktiviert wurde (➤ Abb. 1.4).

Claudius Galen (etwa 130–201 n. Chr.), griechischer Arzt und medizinischer Gelehrter in Rom, verfasste ein Buch mit dem Titel *Über die Bildung des Fetus.* Darin beschrieb er die Entwicklung und Ernährung von Feten sowie die Strukturen, die heute als Allantois, Amnion und Plazenta bezeichnet werden.

Auch der **Talmud** enthält Angaben zur Entstehung von Embryonen. Der jüdische Arzt Samuel-el-Yehudi, der im zweiten Jahrhundert n. Chr. lebte, beschrieb sechs Stadien der Entwicklung eines Embryos aus einem *„formlosen, eingerollten Ding"* zu einem *„Kind, dessen Monate vollendet sind".* Talmud-Gelehrte glaubten, dass Knochen, Sehnen, Nägel, das Mark im Kopf und das Weiße des Auges vom Vater stammten, *„der das Weiße sät",* Haut, Fleisch, Blut und Haare jedoch von der Mutter, *„die das Rote sät".* Diese Ansichten standen im Einklang mit den Lehren von Aristoteles und Galen (Needham, 1959).

1.2.2 Mittelalter

Im Mittelalter kam die Wissenschaft in Europa nur langsam voran, und uns sind nur wenige Höhepunkte embryologischer Forschung bekannt, die während dieser Zeit im Abendland erarbeitet wurden. Anders war die Situation im arabisch geprägten Orient. So steht

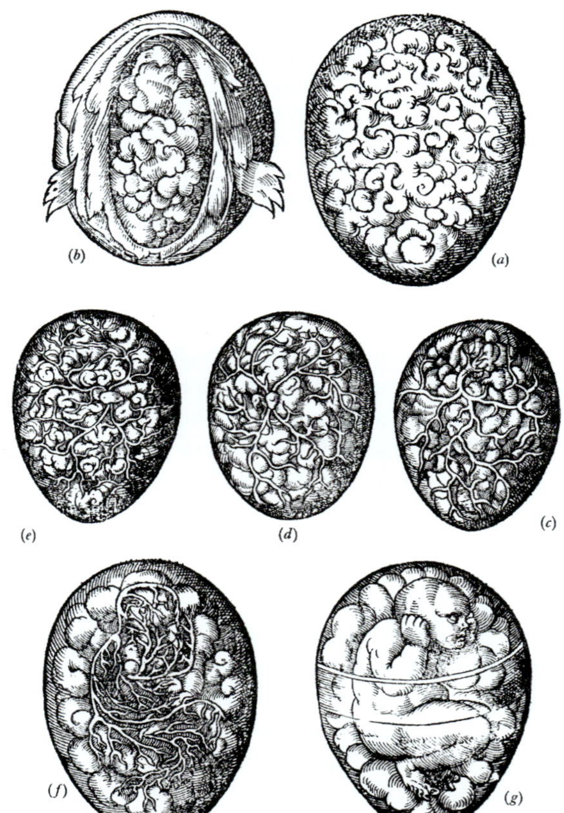

Abb. 1.4 Zeichnungen aus Jacob Rueffs *De conceptu et generatione hominis* (1554). Sie zeigen einen Fetus, der sich aus einem Gerinnsel aus Blut und Sperma im (auffallend eiförmigen!) Uterus entwickelt. Dieses erste Beispiel einer Epigenese-Theorie basierte auf den Lehren des Aristoteles und überdauerte bis ins späte 18. Jahrhundert. (Aus: Needham J: A history of embryology, ed 2, Cambridge, UK, 1934, Cambridge University Press, mit freundlicher Genehmigung von Cambridge University Press, England.)

im **Koran** (7. Jh. n. Chr.), dass sich menschliche Wesen aus einer Mischung von männlichen und weiblichen Sekreten bilden. Es heißt dort außerdem, der Mensch gehe aus einem *nufta* (kleinen Tropfen) hervor, und sechs Tage nach seiner Entstehung siedele sich der Organismus wie ein Samenkorn in der Gebärmutter an. Weiterhin sagt der Koran, der frühe Embryo habe ein egelähnliches Aussehen und ähnele später einer *„durchgekauten Substanz"*.

Constantinus Africanus von Salerno (etwa 1020–1087 n. Chr.) verfasste ein Übersichtswerk mit dem Titel *De Humana Natura.* Außerdem übersetzte er zahlreiche Schriften griechischer, römischer und arabischer Gelehrter in verständliches Latein und brachte dadurch viel klassisches und vor allem islamisches Wissen in die westliche Welt. Africanus beschrieb den Aufbau und die Entwicklungsschritte des Embryos in Bezug auf die Planeten und jeden Monat der Schwangerschaft – eine Auffassung, die in der Antike unbekannt war.

Die mittelalterlichen Gelehrten wichen kaum von der aristotelischen Theorie ab, die besagte, dass der Embryo aus Menstruationsblut und Sperma hervorgehe (➤ Abb. 1.4). Aufgrund mangelnder Kenntnisse zeigten Zeichnungen von Feten im Uterus häufig ein bereits ausgeformtes, voll entwickeltes Kind, das fröhlich im Mutterleib herumtollt.

1.2.3 Renaissance und Neuzeit

Leonardo da Vinci (1452–1519) fertigte präzise Zeichnungen von Uteruspräparaten an, die einen Fetus enthalten (➤ Abb. 1.5). Ferner führte er quantitative Methoden in die Embryologie ein, indem er Messungen des vorgeburtlichen Wachstums durchführte.

Viele vertreten die Ansicht, die embryologische Revolution habe mit der Veröffentlichung von William Harveys (1578–1657) Buch *De generatione animalium* 1651 begonnen. Harvey glaubte, der männliche Samen werde, nachdem er in den Uterus gelangt ist, in eine eiähnliche Substanz umgewandelt, aus der sich dann der Embryo entwickelt. Mit einfachen Vergrößerungslinsen untersuchte er Hühnerembryonen und machte zahlreiche neue Beobachtungen. Außerdem erforschte er die Entwicklung des Damhirschs, kam dabei jedoch zu dem Schluss, dass die Embryonen vom Uterus sezerniert würden, da er keine frühen Entwicklungsstadien entdecken konnte. Harvey war wahrscheinlich auch der Erste, der – im Gegensatz zu Aristoteles – den Begriff „Epigenese" in der später von Caspar Friedrich Wolff genauer definierten Bedeutung (s. u.) benutzte; er war stark von einem seiner Professoren an der Universität von Padua beeinflusst – von Fabricius ab Aquapendente (1537–1619), einem italienischen Anatom und Embryologen, der als Erster Embryonen verschiedener Tierarten untersucht hatte. Fabricius ab Aquapendente verfasste zwei wichtige embryologische Abhandlungen. Eine davon, *De formato foetu* (Über den geformten Fetus), enthielt zahlreiche Zeichnungen von Embryonen und Feten in unterschiedlichen Entwicklungsstadien.

Die ersten *Mikroskope,* die im 17. Jahrhundert erfunden wurden, waren zwar noch einfach gebaut, aber sie ermöglichten aufregende neue Beobachtungen. 1672 entdeckte Reinier de Graaf kleine Kammern im Uterus von Kaninchen und kam zu dem Schluss, dass der Uterus die Embryonen nicht sezerniert haben könne. Er erklärte, sie müssten aus Organen gekommen sein, die er *Ovarien* nannte. Zweifelsohne handelte es sich bei den kleinen „Kammern", die de Graaf beschrieb, um Blastozysten (➤ Abb. 1.1). Außerdem beschrieb er die bläschenförmigen reifen Eifollikel, die ihm zu Ehren noch immer **Graaf-Follikel** genannt werden.

Marcello Malpighi entdeckte 1675 in vermeintlich unbefruchteten Hühnereiern frühe Embryonen und folgerte, dass das Ei ein vorgeformtes Miniaturhühnchen enthalte **(Präformationstheorie).** Johan Ham aus Arnheim entdeckte als junger Medizinstudent in Leiden, wahrscheinlich mithilfe des verbesserten Mikroskops seines Landsmannes Antoni van Leeuwenhoek (➤ Abb. 1.6), im Jahr

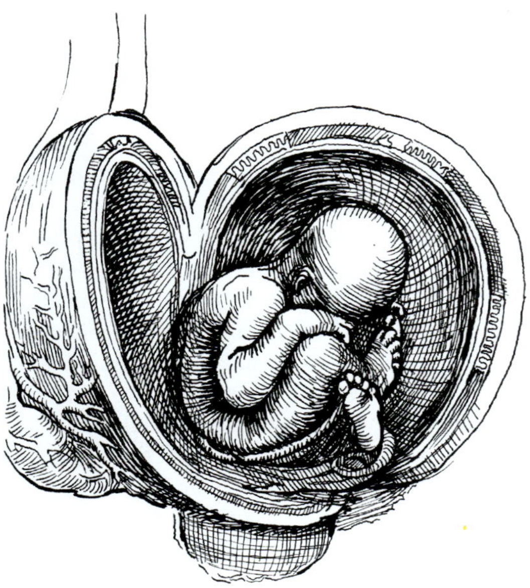

Abb. 1.5 Reproduktion einer Zeichnung von Leonardo da Vinci aus dem 15. Jahrhundert, die einen Fetus in einem aufgeschnittenen, geöffneten Uterus zeigt.

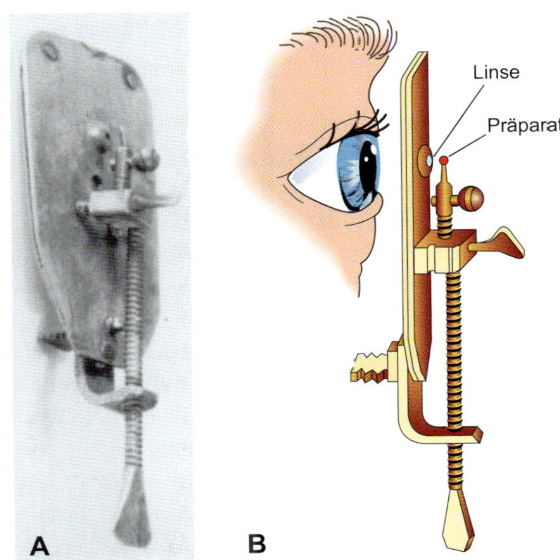

Abb. 1.6 **A)** Fotografie eines Leeuwenhoek-Mikroskops von 1673. **B)** Die Zeichnung zeigt, wie dieses primitive Mikroskop benutzt wurde: Das Objekt wurde vor die Linse auf die Spitze eines kurzen Stabs gelegt und mithilfe der Schraubenanordnung im Strahlengang der Linse justiert.

1

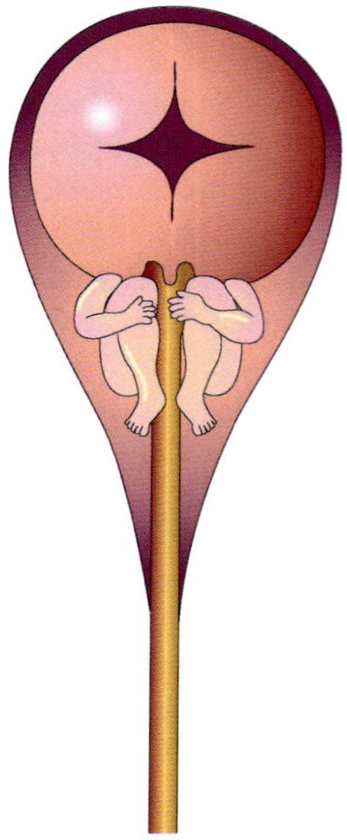

Abb. 1.7 Schematisierte **Kopie von Nicolaas Hartsoekers hypothetischer, aber ikonischer Zeichnung eines Spermiums aus dem Jahr 1694.** Man dachte, die Samenzelle enthalte einen winzigen Menschen, der heranwachse, wenn das Spermium in die Eizelle eingedrungen sei.

1677 als Erster menschliche Spermien. Jedoch hatten Ham und van Leeuwenhoek die Funktion des Spermiums bei der Befruchtung missverstanden, denn sie waren Anhänger der Präformationstheorie und dachten, das Spermium enthalte einen winzigen Menschen, der sich vergrößere, wenn er in den weiblichen Genitaltrakt gelangte (➢ Abb. 1.7). Manche Embryologen dieser Zeit waren aber auch überzeugt, dass sich ein solcher Miniaturmensch in der Eizelle befinde und nach der Stimulation durch ein Spermium heranwachse. Caspar Friedrich Wolff kritisierte 1759 in seiner Doktorarbeit *Theoria generationis* beide Versionen der Präformationstheorie aufs Schärfste. Er hatte beobachtet, dass sich Teile des Embryos aus sog. *Globuli* (kleinen kugeligen Gebilden) entwickelten. Außerdem hatte er unbefruchtete Eier untersucht, konnte jedoch nicht die von Malpighi beschriebenen Embryonen finden. Später rief Wolff den Keimblattbegriff ins Leben: Danach entstünden durch die Teilung dessen, was wir heute Zygote nennen, mehrere Zellschichten (Keimblätter), aus denen der Embryo hervorgehe. Wolffs Ideen bildeten die Basis für seine **Epigenese-Theorie,** die besagt, dass die Entwicklung eines komplexen Organismus auf Wachstum und Differenzierung spezialisierter Zellen in einem vergleichsweise einfach strukturierten Organismus beruht. Des Weiteren entdeckte Wolff embryonale Gewebebezirke, die an der Entwicklung des Urogenitalsystems beteiligt sind – den **Wolff-Körper,** heute Urniere oder Mesonephros genannt, und den **Wolff-Gang** (Urnierengang, primärer Harnleiter) (➢ Kap. 12).

Die Kontroverse um die Präformationstheorie endete schließlich 1775, als Lazzaro Spallanzani zeigte, dass sowohl Ei als auch Spermium nötig sind, um die Entwicklung eines neuen Individuums in Gang zu setzen. Anhand seiner Experimente – unter anderem auch der künstlichen Besamung von Hunden – erkannte er das Spermium als das befruchtende Agens, das die Entwicklungsvorgänge auslöst.

1.2.4 Das 19. bis 21. Jahrhundert

Anfang des 19. Jahrhunderts griffen verschiedene Wissenschaftler den von Wolff geprägten Keimblattbegriff auf und untersuchten die im frühen Embryo vorhandenen Zellschichten. Christian Heinrich Pander entdeckte die drei verschiedenen Keimblätter des Embryos und veröffentlichte diese Ergebnisse 1817 in seiner Doktorarbeit.

Étienne Saint-Hilaire und sein Sohn Isidore Saint-Hilaire führten 1818 die ersten aussagekräftigen Untersuchungen zur abnormen Entwicklung durch, indem sie in Tierexperimenten bewusst Entwicklungsstörungen induzierten. Damit setzten sie zusammen mit Johann Friedrich Meckel dem Jüngeren (1781–1833) den Anfangspunkt zum Wissenschaftszweig der **Teratologie.**
Karl Ernst von Baer entdeckte 1827 die Säugetier-Oozyte im Eifollikel des Hundes – ungefähr 150 Jahre nach der Entdeckung des Eifollikels durch de Graaf und des Spermiums durch Ham und van Leeuwenhoek. Außerdem beobachtete er sich teilende Zygoten im Eileiter sowie Blastozysten im Uterus und lieferte viele neue Erkenntnisse darüber, wie Gewebe und Organe aus den von Pander beschriebenen Keimblättern hervorgehen. Von Baer formulierte zunächst zwei wichtige embryologische Prinzipien: 1. Es gibt bei verschiedenen Tierarten einander entsprechende Stadien der Embryonalentwicklung. 2. Allgemeine Merkmale gehen der Ausbildung spezifischer Merkmale voraus. Seine bedeutenden und weitreichenden Beiträge führten dazu, dass er als der *Vater der modernen Embryologie* gilt. Karl von Baer hatte dazu die Entwicklung verschiedener Tierspezies verglichen und zahlreiche speziesübergreifende Gemeinsamkeiten in der Ontogenese abgeleitet. Damit war ein wichtiger Grundstein für die *vergleichende Embryologie* im Sinne der von Blumenbach 1776 definierten *Varietäten des Menschengeschlechts,* also der unterschiedlichen erwachsenen Formen, gelegt. Indirekte Folge dieser Entdeckungen waren dann der große Erfolg und die schnelle Verbreitung der Ideen des englischen Naturforschers Charles Darwin (1809–1882), die dieser 1859 in seinem Buch *Über die Entstehung der Arten* in allgemein verständlicher Prosa veröffentlicht hatte: Die ererbte Variabilität unter den Mitgliedern einer Spezies und die Variationsmöglichkeiten der Entwicklung sind wichtige Voraussetzungen in Darwins Konzept der natürlichen Selektion als einer der Triebkräfte der **Evolution.**

Matthias Schleiden und Theodor Schwann entwarfen 1839 die **Zelltheorie** und verhalfen dadurch der Embryologie zu großen Fortschritten. Die Zelltheorie besagt, dass der gesamte Körper aus Zellen und Zellprodukten besteht. Innerhalb kurzer Zeit entwickelte sich diese Theorie weiter zu der Auffassung, dass der Embryo aus einer einzigen Zelle – der *Zygote* – hervorgeht, die zahlreiche Teilungen durchläuft, um Gewebe und Organe zu bilden.

Wilhelm His (1831–1904), ein Schweizer Anatom und Embryologe, der in Leipzig lehrte, entwickelte und verbesserte Techniken für Fixierung, Schneiden und Färbung von Geweben sowie für die Anfertigung von Zeichnungen und Rekonstruktionsmodellen insbesondere von menschlichen Embryonen. Seine Methode der grafischen Darstellung bereitete den Weg für die heute am Computer erzeugten räumlichen embryologischen Abbildungen.

Franklin P. Mall (1862–1917) legte – inspiriert durch die Arbeiten von His – eine Sammlung menschlicher Embryonen für Forschungszwecke an. Malls Sammlung bildete den Grundstock der weltweit bekannten *Carnegie Collection* von Embryonen. Sie befindet sich mittlerweile im *National Museum of Health and Medicine* im *Armed Forces Institute of Pathology* in Washington, D. C.

Wilhelm Roux (1850–1924) leistete Pionierarbeit auf dem Gebiet der analytisch-experimentellen Untersuchungen der Entwicklungsphysiologie von Amphibien, die von Hans Spemann (1869–1941) fortgeführt wurde. Für seine Entdeckung des Phänomens der Induktion – d. h., dass und wie ein Gewebe das Schicksal eines anderen Gewebes determiniert (➤ Kap. 20.2.2) – erhielt Spemann 1935 den *Nobelpreis für Physiologie oder Medizin*. Über Jahrzehnte arbeiteten daraufhin Wissenschaftler daran, die Substanzen zu isolieren, die von einem Gewebe an ein anderes abgegeben werden und auf diese Weise Induktionsvorgänge bewirken.

Gregor Mendel, ein österreichischer Mönch, demonstrierte 1865, nach welchen Regeln die **Vererbung** abläuft. Jedoch erkannten medizinische Wissenschaftler und Biologen noch viele Jahre lang nicht, welche Bedeutung diese Prinzipien für die Erforschung der Säugetierentwicklung haben.

Walther Flemming entdeckte 1878 die **Chromosomen** und zeigte ihre mögliche Rolle bei der Befruchtung auf. 1883 stellte Eduard van Beneden fest, dass reife Keimzellen eine geringere Anzahl von Chromosomen aufweisen als Körperzellen, und beschrieb einige Merkmale der **Meiose** – des Vorgangs, durch den die Chromosomenanzahl in den Keimzellen vermindert wird.

Sutton und Boveri stellten 1902 unabhängig voneinander fest, dass das Verhalten der Chromosomen während der Keimzellbildung und Befruchtung im Einklang mit den Mendel-Vererbungsregeln steht, und stellten die sog. **Chromosomentheorie der Vererbung** auf. Im selben Jahr berichtete Garrod von der Krankheit *Alkaptonurie* als dem ersten Beispiel von Mendel-Vererbung beim Menschen. Viele Genetiker betrachten Garrod als den Vater der **medizinischen Genetik.** Schnell erkannte man, dass die Zygote die gesamte genetische Information enthält, die notwendig ist, um die Entwicklung eines neuen menschlichen Wesens zu steuern.

Felix von Winiwarter berichtete 1912 über erste Untersuchungen von menschlichen Chromosomen und gab dabei die Zahl der Chromosomen in Körperzellen mit 47 an. Painter kam dagegen 1923 zu dem Schluss, 48 sei die korrekte Anzahl, was weithin akzeptiert wurde, bis 1956 Joe Hin Tjio und Albert Levan feststellten, dass normale Körperzellen des Menschen nur 46 Chromosomen haben. Schon nach kurzer Zeit wurden in der Medizin Chromosomenuntersuchungen in vielfältiger Weise eingesetzt, z. B. in der klinischen Diagnose, zur Chromosomenkartierung (engl. *mapping*) und in der Pränataldiagnostik. Sobald das normale Chromosomenmuster sicher ermittelt war, stellte sich heraus, dass einige Menschen mit angeborenen Anomalien eine davon abweichende Anzahl von Chromosomen haben. Eine neue Ära in der medizinischen Genetik begann, als Lejeune und seine Kollegen 1959 zeigten, dass Kinder mit Mongolismus (mittlerweile als *Downsyndrom* oder *Trisomie 21* bezeichnet) 47 statt der üblichen 46 Chromosomen in ihren Körperzellen haben. Heute weiß man, dass **Chromosomenaberrationen** eine wichtige Ursache von angeborenen Anomalien und für das Absterben von Embryonen sind (➤ Kap. 21).

James Watson und Francis Crick entzifferten 1953 die molekulare Struktur der DNA und begründeten so die *Molekulargenetik*. Im Jahr 2000 wurde das menschliche Genom sequenziert, und somit wurden zahlreiche strukturelle Eigenschaften der Gene auf den 46 menschlichen Chromosomen entschlüsselt. Seitdem haben sich die Kosten und der Zeitaufwand für die Sequenzierung eines kompletten menschlichen Embryonen geradezu „dezimiert" und einige überraschende Fakten zur Zahl der Gene und Pseudogene im menschlichen Genom („nur" etwa 20.500 Gene) und zu interindividuellen Unterschieden geliefert.

Die schnellen Fortschritte in der Molekularbiologie haben innerhalb der letzten Jahrzehnte zahlreiche hoch entwickelte Techniken hervorgebracht – z. B. die rekombinante DNA-Technologie, chimärische Modellorganismen, transgene Mäuse und die Stammzellmanipulation. Mittlerweile werden diese Methoden in großem Umfang in Forschungslaboratorien eingesetzt, um so vielfältigen Fragestellungen nachzugehen wie der zeitlichen und örtlichen Expression spezifischer Gene, der molekularen Steuerung der Zellbewegungen, die zur Morphogenese beitragen, oder wie Zellen darauf festgelegt werden, die verschiedenen Anteile eines Embryos zu bilden. Als wichtige Regulatorsubstanzen der Embryonalentwicklung ermittelte man neben verschiedenen Klassen von Transkriptionsfaktoren (s. u.) und extrazellulären Signalmolekülklassen und ihren Inhibitoren und Rezeptoren die Funktion von kleinen RNA-Sequenzen, sog. Mikro-RNAs, die gerade auch in der Entwicklung spezifisch für bestimmte kodierende Gene produziert werden; im Sinne einer sog. „RNA interference" (RNAi) beeinflussen sie die Transkription und Translation und regulieren damit die Entwicklung auf weiterer Ebene zusätzlich zu interzellulären Signalen, Transkription und epigenetischer Modifizierung der DNA (➤ Kap. 20.3.3). Hierfür wurde im Jahr 2006 der *Nobelpreis für Physiologie oder Medizin* an Andrew Fire und Craig C. Mello vergeben. Erst zehn Jahre zuvor, im Jahr 1995, war der *Nobelpreis für Physiologie oder Medizin* an Edward Lewis, Christiane Nüsslein-Volhard und Eric Wieschaus für ihre Entdeckung von Genen verliehen, die die Embryonalentwicklung steuern, darunter auch die Familie der sog. **Homöobox-Gene (HOX-Gene).** Ebenfalls überraschend und möglicherweise „Nobelpreisträchtig" ist die Erweiterung des seit Aristoteles bekannten und durch Harvey unter dem Begriff der „Epigenese" in die Literatur eingeführten Konzepts der „epigenetischen Entwicklung" (s. o.) – zur Epigenetik, die zunächst von Conrad H. Waddington in den 30er-Jahren des 20. Jahrhundert unter entwicklungsbiologischen Aspekten aus Epigenese und Genetik zusammengefügt wurde, heute jedoch durch konkrete molekulare Mechanismen belegt ist: Die Epigenetik beschreibt vererbbare Phänomene, die nicht durch Unterschiede in der Gensequenz, sondern durch Faktoren bestimmt werden, die „auf" der DNA liegen, also wörtlich umschrieben als „epigenetisch" bezeichnet werden. Dazu zählen Veränderungen in der „Erreichbarkeit" von Genen für ihre Nutzung (d. h. Transkription) durch Methylierung der DNA selbst oder durch Acetylierung der (DNA-bindenden) Histone (➤ Kap. 20.3.3). Die Ausstattung der DNA mit diesen Modifikationen – auch als Imprinting der DNA bezeichnet – wird über die DNA der Gameten an die nächste Generation weitergegeben.

Ebenfalls mit dem *Nobelpreis für Physiologie oder Medizin* belohnt wurde Robert G. Edwards im Jahr 2010; zusammen mit Patrick Steptoe war er Wegbereiter einer revolutionären Entwicklung in der Geschichte der menschlichen Fortpflanzung – der Technik der *In-vitro*-**Fertilisation (IVF);** ihre Forschung resultierte 1978 in der Geburt von Louise Brown, dem ersten „Retortenbaby". Dank dieser neuen reproduktionsmedizinischen Technologie konnten seitdem mehr als zwölf Millionen unfruchtbarer Paare weltweit Eltern werden; in den USA wurden im Jahr 2021 etwa 2,3 % aller Neugeborenen durch IVF oder andere (künstlich) assistierte Reproduktionstechniken (ART) gezeugt.

Die Techniken der IVF waren auch Voraussetzung für die erste erfolgreiche Klonierung eines Säugetiers: Das **Schaf Dolly** wurde 1997 von Ian Wilmut und seinen Kollegen geklont, indem sie den Kern einer ausdifferenzierten, adulten Körperzelle in eine entkernte Eizelle transferierten und diese dann in den Uterus eines Leihmutterschafs einbrachten. Später wurden dann auch andere Tiere (z. B. Mäuse, Katzen, Hunde, Kühe und Schweine) mehr oder weniger erfolgreich aus kultivierten differenzierten, adulten Zellen geklont. Dass mit einem solchen Kerntransfer komplette adulte Organismen erzeugt, d. h. die Geninformation z. B. einer adulten Darmepithelzelle reaktiviert („reprogrammiert") werden können, war bereits seit den 1960er-Jahren durch die Experimente mit Froschzellen belegt, die der britische Biologe John Gurdon in Oxford durchgeführt hatte und für die auch er schließlich im Jahr 2012 den *Nobelpreis für Physiologie oder Medizin* verliehen bekam. Die theoretische Möglichkeit des Klonens von Menschen hat aufgrund der sozialen, ethischen und juristischen Brisanz eine weitreichende öffentliche Diskussion ausgelöst. Hierbei kann man das therapeutische Klonen zur Gewinnung embryonaler Stammzellen vom reproduktiven Klonen unterscheiden, bei dem vollständige lebensfähige Individuen erzeugt werden sollen. Aufgrund der inzwischen bekannten erheblichen Probleme beim Klonen von Tieren würde das reproduktive Klonen von Menschen neben ethischen Bedenken auch die große Gefahr bergen, dass Kinder mit schweren Fehlbildungen und Erkrankungen geboren werden.

Das Konzept der Reprogrammierung des adulten Genoms zur Erzeugung von Stammzellen der embryonalen Entwicklung wurde nicht zuletzt gefördert durch die Entdeckung von **embryonalen Stammzellen** in der frühen Blastozyste der Maus in den 80er-Jahren des 20. Jahrhunderts in zwei unabhängigen Arbeitsgruppen (Martin Evans und Matthew Kaufman in Cambridge und Gail R. Martin in San Francisco). Diese Zellen konnten nach Retransplantation in Blastozysten, die damit den embryonalen Stammzellen als Wirt dienen und selbst in den Uterus eines Ammentieres übertragen werden mussten, zu allen Zelltypen des neugeborenen Tieres beitragen. Aus bisher ungeklärten Gründen ist dieser doppelte Transfer bei allen anderen Säugerspezies ungleich schwieriger und bisher nur bei wenigen Arten gelungen. Unter diesen Arten sind seit 1998 jedoch auch Primaten und der Mensch: James Thomson hatte an der Universität von Wisconsin in Madison zunächst bei Affen und später auch beim Menschen solche Stammzellen aus der inneren Zellmasse (dem Embryoblast) von Blastozysten isoliert, die *in vitro* fertilisiert worden waren. Diese embryonalen Stammzellen sind **pluripotent** – d. h., sie können sich in verschiedene Zelltypen des menschlichen Organismus differenzieren, wenn man sie unter geeigneten Bedingungen *in vitro* hält (➤ Kap. 20.2.1).

Erneut bahnbrechend war im Jahr 2007 die Definition von nur vier Faktoren (Oct3/4, Sox2, Klf4 und c-Myc), nach ihrem Entdecker Shinya Yamanaka als „Yamanaka-Faktoren" bezeichnet, die als Gen-regulierende Transkriptionsfaktoren nahezu jede beliebige adulte Körperzelle *in vitro* in den von embryonalen Stammzellen bekannten pluripotenten Zustand bringen können. In der Folge können die mit den embryonalen Stammzellen gewonnenen entwicklungsbiologischen Erkenntnisse und vielfältige neue Therapiemöglichkeiten nun „personalisiert" werden: Bei Krankheiten, die mit Gewebezerstörungen einhergehen, wie dem Herzinfarkt oder der Parkinson-Krankheit, werden aus gesunden adulten Geweben eines betroffenen Patienten – das sind etwa Bindegewebszellen der Haut – *in vitro* zunächst pluripotente Stammzellen induziert (iPS) und danach zu Herzmuskel- bzw. Nervenzellen reprogrammiert, um nach Transplantation Ersatzgewebe zu erzeugen, dabei aber immunologische Abstoßungsreaktionen zu vermeiden. Da auch mit solchen Zellen unter geeigneten Bedingungen – wie beim reproduktiven Klonen (s. o.) – Frühstadien vollständiger Embryonen erzeugt werden können, sind von einem international zusammengesetzten Konsortium, in dem nahezu alle auf diesem Gebiet führenden Arbeitsgruppen vertreten sind, erneut Richtlinien zum wissenschaftlich und ethisch verantwortbaren Umgang mit solchen Methoden entwickelt worden. Ein wichtiger Schritt dabei ist die Bezeichnung der auf diese Weise konstruierten Frühstadien als „Embryo-Modelle". Diese Bezeichnung stellt klar, dass die so konstruierten Gebilde nicht in die Gebärmutter einer Frau transferiert werden dürfen; sie dürfen ausschließlich *in vitro* gehalten und bis zu einem bestimmten Stadium kultiviert werden, um z. B. die Grundlagenforschung in der Entwicklungsbiologie voranzutreiben oder pharmakologische Wirkstoffe zu testen.

Klinisch orientierte Fragen

Frage 1–1

Wie nennt man den menschlichen Embryo ganz am Anfang seiner Entwicklung?

- Warum ist dies ein passender Begriff?
- Könnte man ihn auch als Konzeptus bezeichnen?

Frage 1–2

Worin unterscheiden sich die Begriffe *Konzeptus* und *Abort?*

Frage 1–3

Was versteht man unter der Bezeichnung „Embryomodell“?

Frage 1–4

Welche Ereignisse finden während der Pubertät statt?

- Sind sie bei Mädchen und Jungen gleich?
- Was ist das jeweilige Durchschnittsalter, in dem die Pubertät bei Mädchen und Jungen eintritt?

Frage 1–5

Worin unterscheiden sich die Begriffe *Embryologie* und *Teratologie?* Lassen sich die beiden Wissenschaftsdisziplinen in der klinischen Praxis anwenden?

Antworten zu diesen Fragen finden Sie am Buchende.

ZITIERTE UND WEITERFÜHRENDE LITERATUR

Aubert H., Wimmer F., Aristoteles. De generatione animalium. 1860; Engelmann. Leipzig.

Astarăstoae V., Ioan B. G., Rogozea L. M. et al: Advances in genetic editing of the human embryo. Am J Ther. 2023; 30(2):, e126–e133. https://doi.org/https://doi.org/10.1097/MJT.0000000000001604

Churchill F. B. The rise of classical descriptive embryology. Dev Biol (NY). 1991; 7: 1

De Beer G. Embryos and ancestors. 3rd ed. 1958; Clarendon Press. Oxford.

Devin H. Embryological models in ancient philosophy. Phronesis. 2005; 50: 1. 1–42.

Dunstan G. R. The Human Embryo. Aristotle and the Arabic and European Traditions. 1990; University of Exeter Press. Exeter.

Enke U. Von der Schönheit der Embryonen. Samuel Thomas Soemmerrings Werk Icones embryonum humanorum (1799). Duden B. Schlumbohm J. Veit P. Geschichte des Ungeborenen. Zur Erfahrungs- und Wissenschaftsgeschichte der Schwangerschaft, 17.–20. Jahrhundert. 2002; Vandenhoeck und Ruprecht. Göttingen. 205–235.

Hopwood N. A history of normal plates, tables and stages in vertebrate embryology. Int J Dev Biol. 2007; 51: 1. 1–26.

Kohl F. Karl Ernst von Baer, 1792–1876. Zum 200. Geburtstag des „Vaters der Embryologie“. Dtsch Med Wochenschr. 1992; 117: 1976

Ludwig, T. E., P. W. Andrews, I. Barbaric, N. Benvenisty, A. Bhattacharyya, J. M. Crook, L. M. Daheron, J. S. Draper, L. E. Healy, M. Huch, M. S. Inamdar, K. B. Jensen, A. Kurtz, M. A. Lancaster, P. Liberali, M. P. Lutolf, C. L. Mummery, M. F. Pera, Y. Sato, N. Shimasaki, A. G. Smith, J. Song, C. Spits, G. Stacey, C. A. Wells, T. Zhao and J. T. Mosher. ISSCR standards for the use of human stem cells in basic research. Stem Cell Reports. 2023 Sep 12;18(9):1744–1752. doi: https://doi.org/10.1016/j.stemcr.2023.08.003.

Martinez Arias, A., N. Rivron, N. Moris, P. Tam, C. Alev, J. Fu, A. K. Hadjantonakis, J. H. Hanna, G. Minchiotti, O. Pourquie, G. Sheng, L. Solnica Krezel, J. V. Veenvliet and A. Warmflash. Criteria for the standardization of stem-cell-based embryo models. Nat Cell Biol. 2024 Oct;26(10):1625–1628. doi: https://doi.org/10.1038/s41556-024-01492-x.

Moore K. L., Persaud T. V. N., Shiota K. Color Atlas of Clinical Embryology. 2nd ed. 2000; WB Saunders. Philadelphia.

Needham J. A. History of Embryology. 2nd ed. 1959; Cambridge University Press. Cambridge.

Nüsslein-Volhard C. Coming to Life: How Genes Drive Development. 2006; Kales Press. Carlsbad, CA.

O'Rahilly R., Müller F. Developmental Stages in Human Embryos. 1987; Carnegie Institution of Washington 637. Washington, D. C.

Pera M. F., Tam P. P. L. Extrinsic regulation of pluripotent stem cells. Nature. 2010; 465: 713

Persaud T. V. N. A History of Anatomy: The Post-Vesalian Era. 1997; Charles C. Thomas. Springfield, IL.

Pinto-Correia C. The Ovary of Eve: Egg and Sperm and Preformation. 1997; University of Chicago Press. Chicago.

Preus A. Galen's Criticism of Aristotle's Conception Theory. Journal of the History of Biology. 1977; 10: 65–85.

Richardson, M. K. Theories, laws, and models in evo-devo. J Exp Zool B Mol Dev Evol. 2022 Jan;338(1–2):36–61. doi: https://doi.org/10.1002/jez.b.23096. Epub 2021 Sep 27

Rossant J. Why study human embryo development? Dev Biol. 2024 May;509:43-50. doi: https://doi.org/10.1016/j.ydbio.2024.02.001. Epub 2024 Feb 5.

Sander K. On the causation of animal morphogenesis: concepts of German-speaking authors from Theodor Schwann (1839) to Richard Goldschmidt (1927). Int J Dev Biol. 1996; 40: 7–20.

Schmitt S. From eggs to fossils: epigenesis and transformation of species in Pander's biology. Int J Dev Biol. 2005; 49: 1. 1–8.

Shahbazi, M. N. and V. Pasque. Early human development and stem cell-based human embryo models. Cell Stem Cell. 2024 Oct 3;31(10):1398–1418. doi: https://doi.org/10.1016/j.stem.2024.09.002.

Streeter G. L. Developmental horizons in human embryos. Description of age group XI, 13 to 20 somites, and age group XII, 21 to 29 somites. Contrib Embryol Carnegie Inst. 1942; 30: 211

Sturmey, R. Guidelines on lab-grown embryo models are strong enough to meet ethical standards - and will build trust in science. Nature. 2024 Aug;632(8023):9. doi: https://doi.org/10.1038/d41586-024-02446-x

Takahashi, K., K. Tanabe, M. Ohnuki, M. Narita, T. Ichisaka, K. Tomoda and S. Yamanaka. Induction of pluripotent stem cells from adult human fibroblasts by defined factors. Cell. 2007 Nov 30;131(5):861–72. doi: https://doi.org/10.1016/j.cell.2007.11.019

Vogt W. Hans Spemann zum 60. Geburtstag. Roux' Arch Dev Biol. 1929; 116: XIII–XIXV.

von Baer K. E. Über die Entwickelungsgeschichte der Thiere. Beobachtung und Reflexion. Erster Theil. 1828; Bei den Gebrüdern Bornträger. Königsberg.

KAPITEL

2 Erste Woche: Beginn der menschlichen Entwicklung

Zur Orientierung

Die vorgeburtliche Entwicklung des Menschen beginnt, wenn sich ein Spermium (der männliche Gamet) und eine Oozyte (der weibliche Gamet) zu einer einzelnen Zelle, **der Zygote,** vereinigen. Im Prinzip und bei mikroskopischer Betrachtung ist diese Vereinigung, die sog. **Befruchtung** (Fertilisation), ein einfacher Vorgang; sie kann jedoch bei funktioneller Analyse in zahlreiche Einzelschritte unterteilt werden. Nach der Befruchtung behält die Zygote dieselbe Größe wie die ursprüngliche Eizelle: Sie ist im Vergleich zu allen anderen Zellen unseres Körpers riesig, allerdings mit dem bloßen Auge nur gerade eben als winziger Punkt zu erkennen. Die Zygote markiert den Anfang der Entwicklung eines einzigartigen Individuums und enthält dafür auf den *Chromosomen* eine einmalige Kombination von Genen (den kleinsten Einheiten vollständiger Erbinformation), die sowohl von der Mutter als auch vom Vater stammen. Die Zygote ist auch die Urform einer *totipotenten Zelle;* Schritt für Schritt kann sie sich durch Zellteilung, Differenzierung und Zellwanderung zu einem vielzelligen, menschlichen Organismus entwickeln.

Wenn auch die menschliche Entwicklung mit der Befruchtung beginnt, werden Stadien und Dauer der nachfolgenden Schwangerschaft in der klinischen Medizin doch nach dem Beginn der letzten normalen Menstruationsblutung berechnet, denn dieser Zeitpunkt ist in den meisten Fällen leicht festzustellen. Da die Menstruationsblutung in der Regel 14 Tage vor der Ovulation, d. h. 14 Tage vor der Bereitstellung der Oozyte für die Befruchtung, beginnt (➤ Abb. 1.1), übertrifft das so errechnete **Menstruationsalter** (Gestationsalter) das eigentliche **Schwangerschaftsalter** (Ovulationsalter) um etwa zwei Wochen. Das **Plazentationsalter** wird sogar um nahezu drei Wochen überschätzt, da der Embryo erst am 20. Tag nach der letzten normalen Menstruationsblutung mit der Einnistung **(Implantation)** in die Gebärmutter (Uterus) beginnt.

Bevor im Folgenden der Beginn der embryonalen Entwicklung im Detail beschrieben wird, sollen Entwicklung und Differenzierung der Keimzellen **(Gametogenese)** und die weiblichen und männlichen Fortpflanzungsorgane in einem kurzen Überblick dargestellt werden, um so das Verständnis der zellulären Vorgänge bei den ersten Entwicklungsschritten zu erleichtern.

2

2.1 Gametogenese

Die **Gametogenese** beschreibt die Bildung und Reifung spezieller generativer Zellen, der **Gameten** (Keimzellen, Geschlechtszellen; von griech. *gamete[s]* = Ehefrau/Ehemann), in denen Erbsubstanz und Zytoplasma auf die Befruchtung vorbereitet werden. Obwohl die Gameten bei der Befruchtung eine Zygote bilden, die totipotent und damit *per definitionem* undifferenziert ist, sind sie selbst – entsprechend den bei Mann und Frau unterschiedlichen Anforderungen vor oder während der Befruchtung – hochspezialisierte Zellen mit einer Differenzierungsform, die unterschiedlicher kaum sein könnte (➤ Abb. 2.5). Die Gametogenese beim Mann **(Spermatogenese)** und bei der Frau **(Oogenese)** (➤ Abb. 2.1) zeigt deshalb z. T. stark unterschiedliche Formen, Reifungsmechanismen und Zeitabläufe; die Gametogenese beinhaltet jedoch bei beiden Geschlechtern die Reifeteilung (Meiose), die bei allen Spezies mit geschlechtlicher Fortpflanzung (einschließlich der Bäckerhefe) notwendig ist, um die speziesabhängige, d. h. die im biologischen Sinn **spezifische** genetische Struktur trotz der Zellfusion bei der Befruchtung über die Generationen hinweg zu erhalten.

2.1.1 Meiose

Damit die Zahl der Chromosomen nach der geschlechtlichen Fortpflanzung gleich bleibt, dürfen Keimzellen nur halb so viele Chromosomen (nämlich einen einfachen, **haploiden** Chromosomensatz) enthalten wie die somatischen (Körper-)Zellen mit ihrem doppelten **(diploiden)** Satz. Für diesen Zweck hat sich mit der Meiose (**Reifeteilung** oder **Reduktionsteilung;** griech. *meiosis* = Verminderung) eine spezielle Form der Zellteilung entwickelt: Bei der Meiose folgen zwei Teilungen unmittelbar aufeinander, die jeweils eine Pro-, Meta-, Ana- und Telophase haben, jedoch nicht vollkommen identisch sind (s. u.). Diploide (griech. *diplos* = doppelt) Vorstufen der Keimzellen werden dadurch in reife haploide (griech. *haplos* = einfach) Gameten (Spermien und Oozyten) umgewandelt. Die Meiose tritt nur bei der Bildung von Keimzellen auf und ist die Grundlage für die geschlechtliche Fortpflanzung (➤ Abb. 2.2).

Der Grad der **Ploidie** einer Zelle (haploid, diploid etc.) richtet sich nach der spezifischen Zahl der Chromosomen (n = 23 beim Menschen). Jedes Chromosom ist ein riesiges, zu einem breiten Strang aufgeknäultes Fadenmolekül (DNA-Doppelstrang) und durch eine etwa mittige, kurze Einschnürung – das **Zentromer** (oder Kinetochor) – gekennzeichnet. Vor der DNA-Replikation, in der S(Synthese)-Phase eines normalen Zellzyklus, liegt jedes Chromosom als einzelner DNA-(Doppel-)Strang **(Chromatid)** vor. Bei 46 (= 2 n) Chromosomen einer Zelle gibt es also von jedem Chromosom jeweils eine Kopie, das heißt insgesamt 46 Kopien (= 2 c, dabei steht c für das spezifische *„Complement"* oder die spezifische *„Copy"*-Zahl der Zelle). Bei der DNA-Replikation wird an jedem Chromosom eine vollständige neue Kopie gebildet, die theoretisch nicht vom Ursprungschromosom zu unterscheiden ist. In diesem Zustand besteht jedes Chromosom (definiert durch sein eines Zentromer) aus zwei Schwesterchromatiden, die der Länge nach, besonders eng am Zentromer, miteinander verbunden sind. Die Zelle hat jetzt immer noch 2 n Chromosomen und ist diploid; wegen der abgelaufenen DNA-Replikation hat sie aber 4 c Chromatiden.

Die **erste meiotische Teilung** (erste Reifeteilung) ist die eigentliche **Reduktionsteilung,** denn in ihrer Anaphase **(Anaphase I)** werden die Zentromere nicht geteilt. Vielmehr wandert je ein Zentromer von jedem Chromosomenpaar zu einem der beiden Pole des ersten meiotischen Spindelapparates, sodass ganze Chromosomen auf die entstehenden Tochterzellen gleichmäßig verteilt werden, dort geringgradig dekondensieren und kurzzeitig mit einer neuen Kernhülle umgeben werden. Die Zahl der Chromosomen innerhalb eines Zellkerns wird dabei vom diploiden auf einen haploiden Satz reduziert, und die DNA-Menge der Tochterzellen kann dementsprechend mit 1 n und 2 c angegeben werden.

Der Anaphase I geht eine ausgedehnte, bei der menschlichen Spermatogenese z. B. 24 Tage währende **Prophase** voraus, die nach zunehmendem Granulierungsgrad des Chromatins in histologischen Präparaten in die Phasen Leptotän, Zygotän, Pachytän und Diplotän eingeteilt wird. Die lange Prophase wird dazu benötigt, dass sich die **homologen** (d. h. die sich in ihrer genetischen Information entsprechenden, jeweils von einem Elternteil des Individuums stammenden) Chromosomen finden und zu sog. **Tetraden** (oder Bivalenten) eng aneinanderlagern, um in scheinbar unendlich vielen Kombinationen homologe Chromatidenabschnitte untereinander auszutauschen **(Crossing-over);** dabei ändert sich die Gesamtmenge der genetischen Information auf einem Chromosom nicht. Das Crossing-over findet in der Regel zwischen den Schwesterchromatiden von homologen Chromosomen und nicht innerhalb desselben Chromosoms statt. Auf jedem Chromatid entstehen so neue Kombinationen von mütterlichen und väterlichen Genen, die später die Grundlage für die individuelle Erscheinungsform **(Phänotyp)** des mit diesem Gameten gezeugten Individuums bilden. Die X- und Y-Chromosomen sind als Geschlechtschromosomen keine Homologe, aber sie haben kurze homologe Segmente an ihren Enden, in denen das Crossing-over stattfinden kann. Für ein erfolgreiches Crossing-over müssen die Chromatiden der homologen Chromosomen bei der ersten meiotischen Teilung an den Überkreuzungsstellen **(Chiasmata)** wieder voneinander gelöst werden (engl. *disjunction*).

Die **zweite meiotische Teilung** (2. Reifeteilung) folgt der ersten ohne eine normale Interphase (d. h. ohne den Schritt der DNA-Replikation): Jedes Chromosom kondensiert erneut und wird nun am Zentromer geteilt, damit die Schwesterchromatiden voneinander getrennt und zu den gegenüberliegenden Zellpolen gezogen werden können. So ergibt sich, dass im haploiden Chromosomensatz (mit 23 Chromosomen) in jeder aus der Meiose hervorgegangenen Tochterzelle jeweils nur ein Repräsentant eines jeden Chromosomenpaares (sozusagen ein Einzelchromatid) enthalten ist; die DNA-Menge der vier Tochterzellen der Meiose beträgt dementsprechend 1 n und 1 c. Die zweite Reifeteilung verläuft also ähnlich wie eine normale Mitose, jedoch mit dem Unterschied, dass der Chromosomensatz der in die zweite Reifeteilung eintretenden Zelle bereits vor Beginn der Teilung haploid ist.

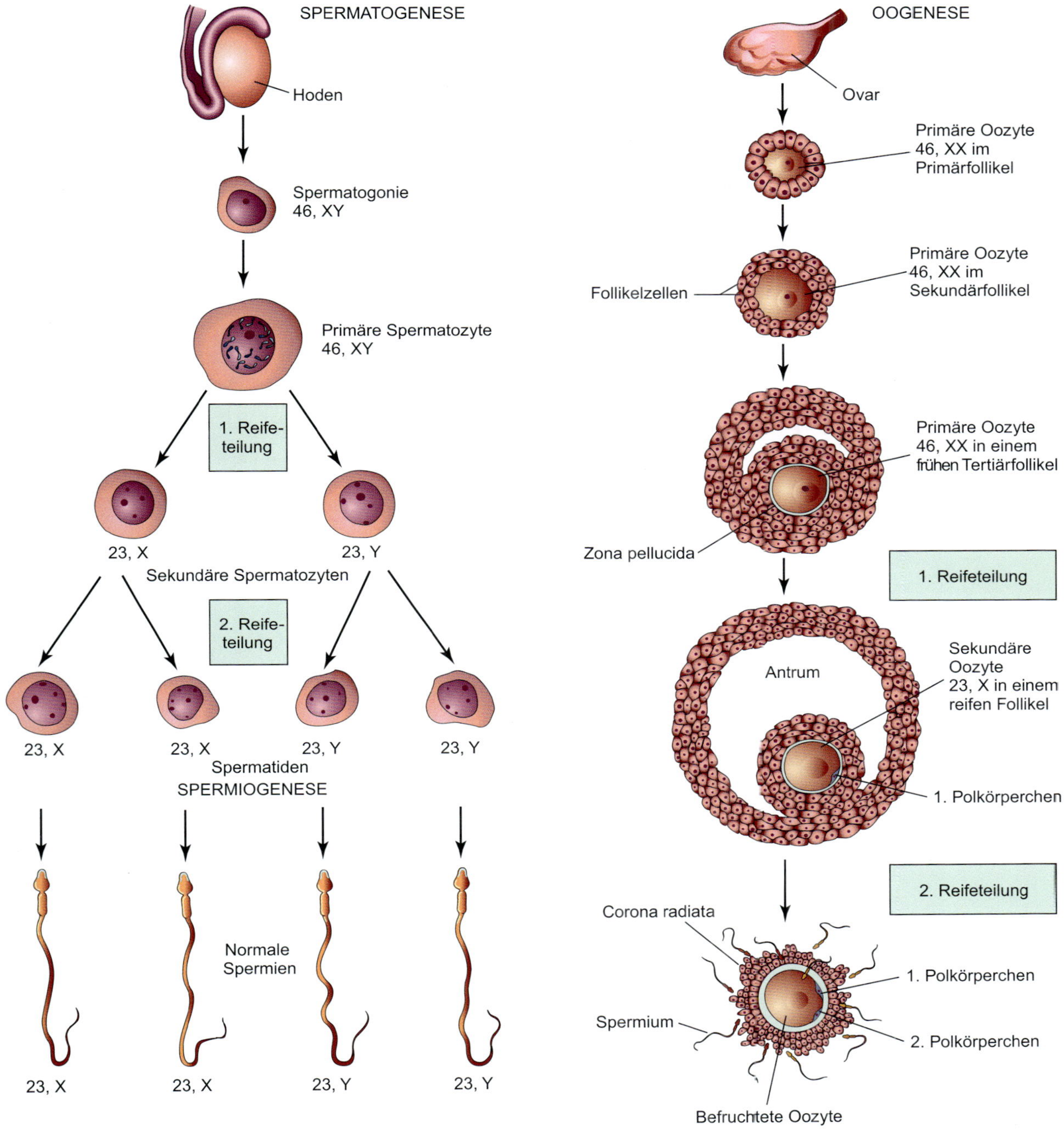

Abb. 2.1 Normale Gametogenese – Vergleich von Spermatogenese und Oogenese. Die Oogonien sind in dieser Abbildung nicht eingezeichnet, da sie sich schon vor der Geburt zu primären Oozyten differenzieren. Die Zahlenangaben beziehen sich auf die Gesamtzahl der Chromosomen einschließlich der nach dem Komma bezeichneten Geschlechtschromosomen. Durch die beiden Reifeteilungen wird der diploide Chromosomensatz von 46 auf den haploiden Satz mit 23 Chromosomen reduziert. Aus einer primären Spermatozyte bilden sich vier Spermien; aus einer primären Oozyte geht nur eine reife Oozyte hervor, denn das Zytoplasma der Oozyte geht fast vollständig auf eine große Zelle, die reife Oozyte, über. Die Polkörperchen erhalten nur die „überflüssigen" Chromosomen und sind daher kleine funktionslose Zellen, die in der ersten Woche der Entwicklung degenerieren.

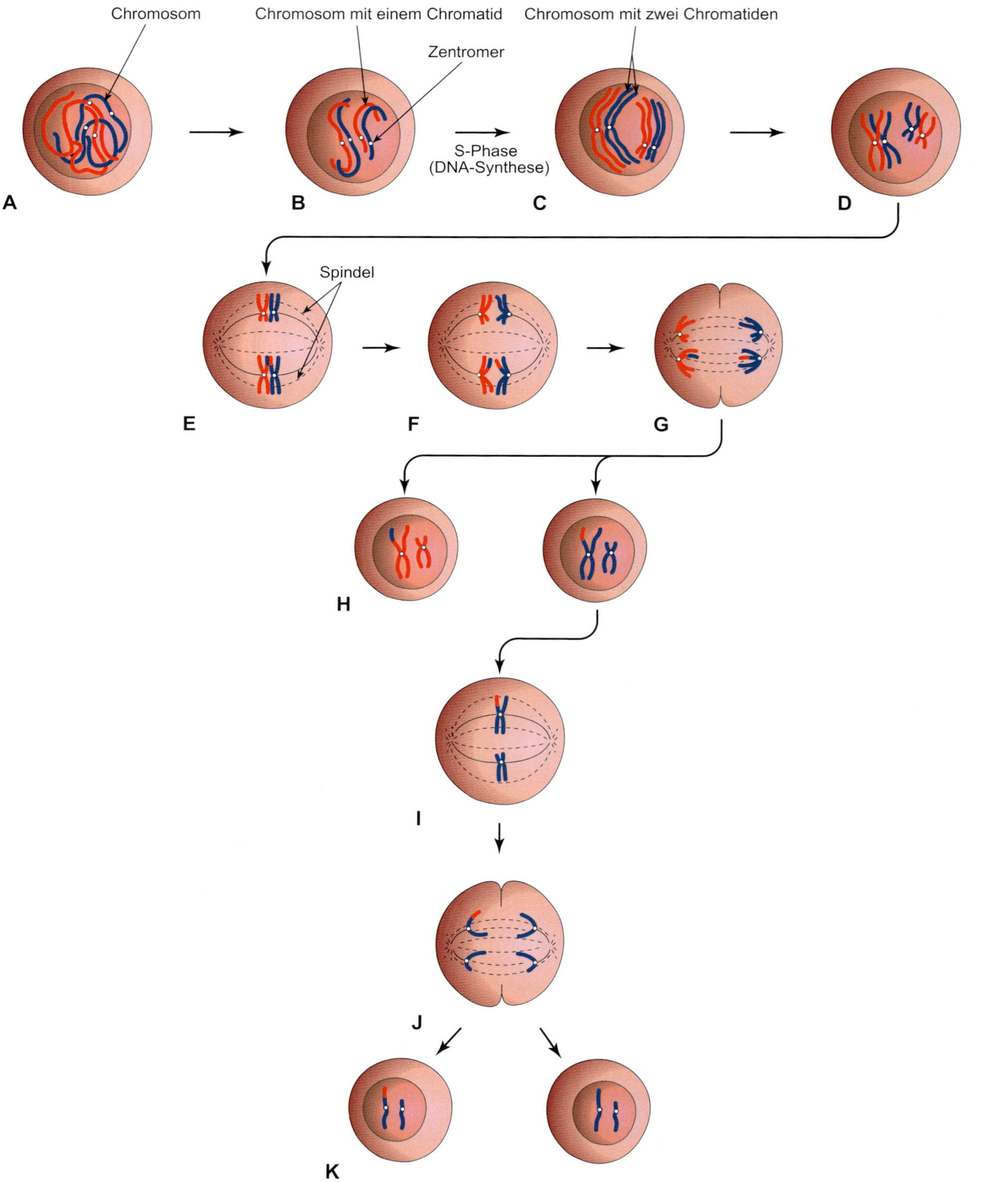

Abb. 2.2 Schematische Darstellung der Meiose. Nur zwei der 46 Chromosomenpaare einer normalen menschlichen Zelle sind eingezeichnet. **A–D)** Stadien der Prophase der ersten Reifeteilung: Homologe Chromosomen ordnen sich zu Paaren an; jedes Chromosom des Paares besteht bereits aus zwei Chromatiden. Durch das Crossing-over innerhalb eines Paares kommt es zum Austausch von Chromatidsegmenten. **E)** Metaphase: Die jeweiligen Chromosomen eines Paares richten sich an der mitotischen Spindel aus. **F)** Anaphase. **G)** Telophase: Die Chromosomen wandern zu den entgegengesetzten Polen der Zelle. **H)** Verteilung der elterlichen Chromosomenpaare am Ende der ersten Reifeteilung. Die entstandenen Tochterzellen sind haploid. **I–K)** Die zweite Reifeteilung entspricht einer mitotischen Teilung ohne zwischengeschaltete DNA-Vermehrungsphase.

Bedeutung der Meiose

Durch die Meiose
- wird für eine konstante Chromosomenzahl von Generation zu Generation gesorgt, indem der Chromosomensatz in den Gameten von diploid zu haploid reduziert wird; d. h., es werden haploide Gameten gebildet.
- wird eine zufällige Verteilung von mütterlichen und väterlichen Chromosomen auf einzelne Gameten ermöglicht.
- werden Segmente von mütterlichen und väterlichen Chromosomen durch Crossing-over umgelagert, mütterliche und väterliche Gene gemischt und neue Kombinationen des genetischen Materials hergestellt.

Gestörte Gametogenese Störungen der Gametogenese, z. B. eine **Nondisjunction** (➤ Abb. 2.3), führen zu chromosomal abnormen Gameten (z. B. Gameten mit über- oder unterzähligen Chromosomen). Bei einer Befruchtung dieser Gameten kommt es zu Entwicklungsstörungen, wie sie z. B. bei Kindern mit Downsyndrom sichtbar sind (➤ Kap. 21).

2.1.2 Spermatogenese

Die Spermatogenese umfasst alle Vorgänge, mit deren Hilfe aus einer Spermatogonie ein reifes Spermium (ein Spermatozoon) wird. Diese Reifungsprozesse beginnen mit der Pubertät (im Alter von 13–16 Jahren) und können bis ins hohe Alter andauern. Die **Spermatogonien,** die in den *Tubuli seminiferi* des Hodens seit der Fetalperiode überdauert haben, nehmen mit dem Einsetzen der Pubertät plötzlich an Zahl zu. Nach mehreren mitotischen Teilungen vergrößert sich jede Spermatogonie und differenziert sich mit dem Eintritt in die Prophase der Meiose zur **primären Spermatozyte** (Spermatozyte I), der größten Keimzelle in den *Tubuli seminiferi.* Erst nach etwa 24 Tagen vollendet die primäre Spermatozyte die Prophase, anschließend durchläuft sie die anderen Phasen der ersten Reifeteilung und bildet zwei haploide **sekundäre Spermatozyten** (Spermatozyten II), die jeweils nur halb so groß wie die primäre Spermatozyte sind. Die sekundären Spermatozyten treten sehr bald in die zweite Reifeteilung ein und bilden dabei vier haploide **Spermatiden,** die wiederum nur noch halb so groß sind wie die sekundären Spermatozyten. Typisch für alle Teilungsschritte der Spermatogenese bis hin zum Spermatidenstadium ist die **unvollständige Diakinese:** Die durch Teilung aus einer Spermatogonie hervorgegangenen Keimzellen bleiben durch schmale Kanäle, wegen ihres Erscheinungsbildes im histologischen Schnitt meist als Zytoplasma*brücken* bezeichnet, miteinander verbunden und bilden auf diese Weise eine Art synzytialen Klon. Durch die **Spermiogenese** (➤ Abb. 2.4) werden die Spermatiden eines Klons schließlich zu vier reifen Spermien umgewandelt. Dies geschieht hauptsächlich durch Kondensation des Zellkerns, Abstoßen von überflüssigem Zytoplasma in sog. Residualkörperchen und Ausbildung einer überlangen Kinozilie (Geißel oder Spermienschwanz). Der vollständige Prozess der Spermatogenese, der die Spermiogenese mit einschließt, dauert etwa zwei Monate. Danach werden die Spermien von den **Sertoli-Zellen,** die die *Tubuli seminiferi* auskleiden, die Keimzellen ernähren, das bei der Spermiogenese ausgestoßene Residualkörperchen (➤ Abb. 2.4) phagozytieren und die molekulare Regulation der Spermatogenese durch die Sezernierung des FHS-Antagonisten Inhibin modulieren, in das Lumen der *Tubuli seminiferi contorti* „freigelassen". Über die *Tubuli seminiferi recti* und das *Rete testis* gelangen sie in den Nebenhoden (Epididymis), wo sie in den Ductuli efferentes und im Ductus epididymidis gespeichert werden und funktionell ausreifen (➤ Abb. 2.12). Der Nebenhoden steht mit dem *Ductus deferens (Vas deferens)* in Verbindung, durch den die Spermien bei der Ejakulation in die Urethra transportiert werden.

Das **reife Spermium** ist eine frei und aktiv bewegliche Zelle, die aus einem Kopf- und einem Schwanzteil besteht (➤ Abb. 2.5A). Das Verbindungsstück zwischen Kopf und Schwanz wird als **Spermienhals** bezeichnet. Der **Kopf** bildet die Hauptmasse des Spermiums und enthält den Kern mit dem haploiden Chromosomensatz. Die vorderen zwei Drittel des Kerns sind kappenartig vom sog. **Akrosom** überzogen, einem membranumschlossenen Zellorganell, das verschiedene für die Befruchtung wichtige Enzyme enthält. Durch die Freisetzung dieser Enzyme kann das Spermium die *Zona pellucida* durchdringen. Der **Schwanz** des Spermiums besteht aus drei Abschnitten, dem Mittelstück, dem Hauptstück und dem Endstück, und verleiht dem Spermium die notwendige Beweglichkeit, um zum Ort der Befruchtung zu gelangen. Das **Mittelstück** enthält Mitochondrien, die über Adenosintriphosphat (ATP) die Energie für die Bewegung bereitstellen.

Eine schier unüberschaubare Zahl von molekularen Faktoren und entsprechend viele Gene sind an der Spermatogenese beteiligt. Eine Schlüsselstellung hat dabei weiterhin das Steroidhormon Testosteron; es ist in seiner Produktion abhängig von den Gonadotropinen follikelstimulierendes Hormon (**FSH**) und luteinsierendes Hormon (**LH**) der Hypophyse, die zunächst nur im weiblichen Genitaltrakt bekannt waren und dementsprechende Namen haben (s. u.); in seiner Wirkung ist das Testosteron abhängig von Androgen-Rezeptoren und dem sog. androgenbindenden Protein. Die Leydig-Zellen im Interstitium zwischen den Hodentubuli produzieren dabei den Hauptanteil des Testosterons, vermeintlich eher mechanisch wichtige Zellen wie die Sertoli-Zellen (s. o.) und die peritubulären Myoidzellen sind jedoch ebenfalls an der Bildung der genannten Faktoren beteiligt. Aktuelle Untersuchungen deuten darauf hin, dass darüber hinaus microRNAs in den Keimzellen und Proteine der Bcl2- und der HOX-Genfamilien sowohl an der Reifung der Keimzellen als auch an ihrem Überleben in verschiedenen Stadien der Entwicklung beteiligt sind. Nach wie vor ist für die normale Spermatogenese das Y-Chromosom von entscheidender Bedeutung; Mikrodeletionen auf dem Y-Chromosom führen zu gestörter Spermatogenese und Infertilität.

2.1.3 Oogenese

Die Oogenese **(Ovogenese)** beschreibt den Ablauf der Vorgänge, durch die eine **Oogonie** zur **reifen Oozyte** wird. Dieser Reifungsprozess beginnt bereits vor der Geburt (im fetalen Ovar) und wird erstmals in der Pubertät (im Alter von 12–15 Jahren, dann im ausgereiften Ovar) abgeschlossen. Die Oogenese setzt sich bis zur Menopause, dem endgültigen Ausbleiben der Monatsblutungen (Menses), fort.

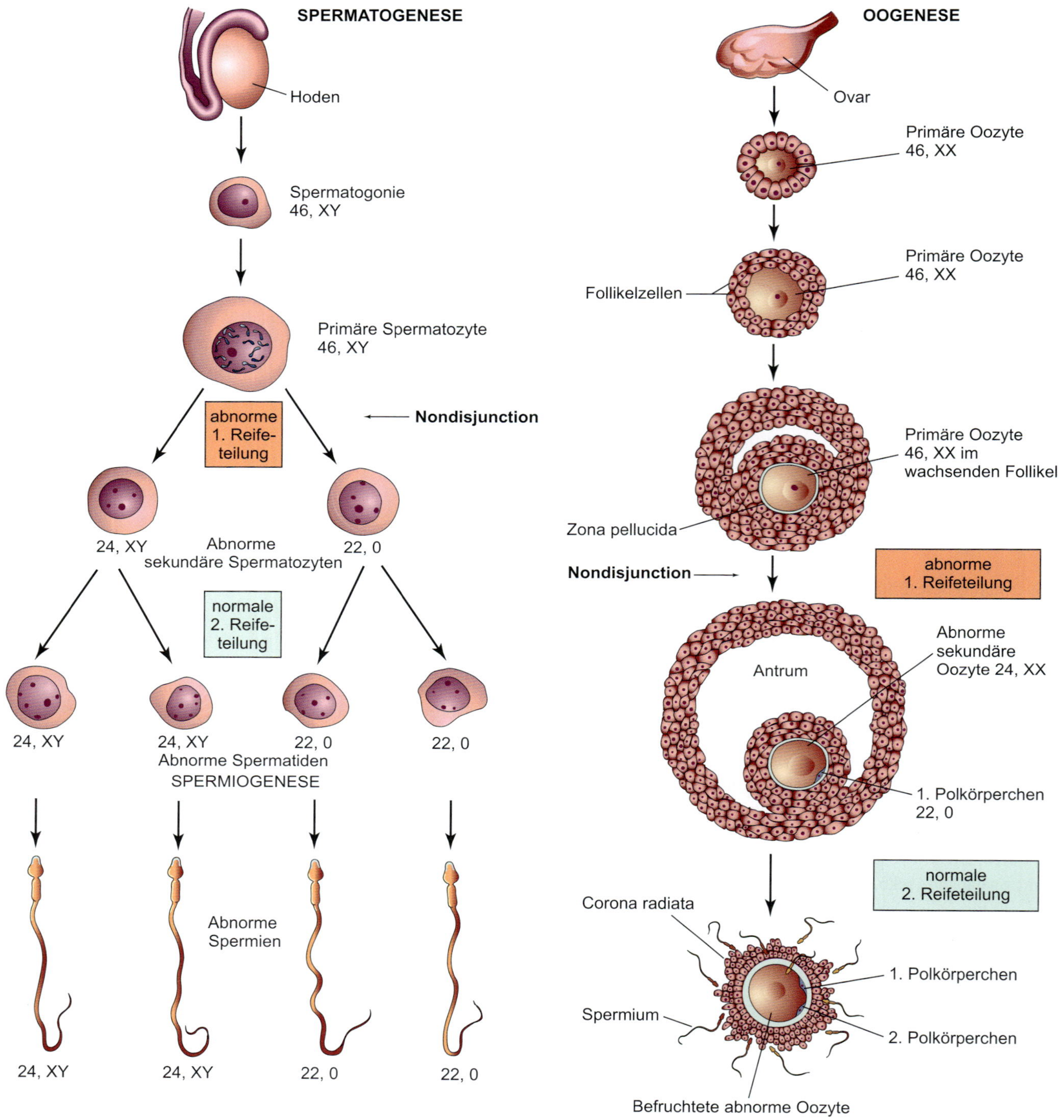

Abb. 2.3 Abnormale Gametogenese – Störungen der Gametogenese. Die Darstellung zeigt, wie eine Nondisjunction zur Fehlverteilung der Chromosomen in den Keimzellen führt. Eine solche Nondisjunction, wie sie hier für die Geschlechtschromosomen dargestellt ist, kann entsprechend auch bei Autosomen auftreten. Wenn sie während der ersten Reifeteilung bei der Spermatogenese auftritt, enthält die eine Spermatozyte II die 22 Autosomen und je ein X- und Y-Chromosom, die andere nur 22 Autosomen und kein Geschlechtschromosom. Entsprechend entsteht bei einer Nondisjunction während der Oogenese eine Oozyte mit 22 Autosomen und zwei X-Chromosomen (wie abgebildet) oder eine Oozyte, die nur 22 Autosomen enthält.

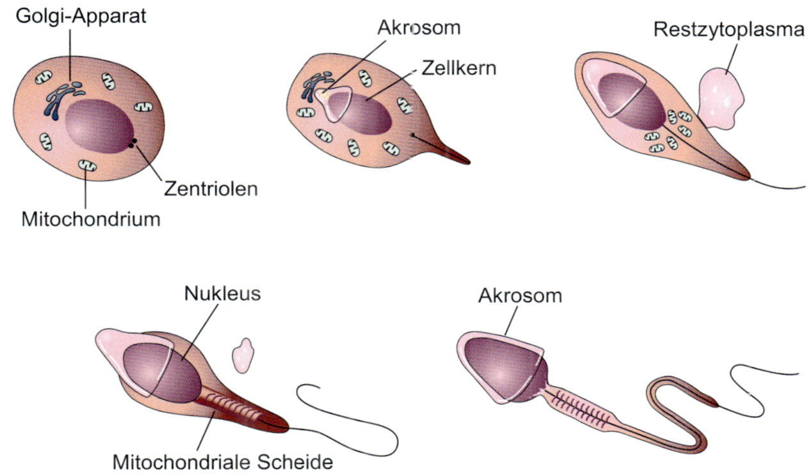

Abb. 2.4 Schematische Darstellung der Spermiogenese. Im Verlauf dieser letzten Phase der Spermatogenese rundet sich die Spermatide ab und wird in das lang gestreckte Spermium umgewandelt. Man beachte den Zytoplasmaverlust, die Entwicklung des Schwanzes und die Bildung des Akrosoms. Das Akrosom entstammt der Golgi-Region der Spermatide und enthält Enzyme, die am Beginn des Befruchtungsvorgangs ausgeschüttet werden, sodass das Spermium durch die *Corona radiata* und die *Zona pellucida* der Eizelle hindurchtreten kann. Die Mitochondrien ordnen sich so an, dass sie eine kragenartige Hülle um den Anfangsteil des Schwanzfadens bilden. Das überflüssige Zytoplasma wird während der Spermiogenese abgestoßen und von den Sertoli-Zellen phagozytiert.

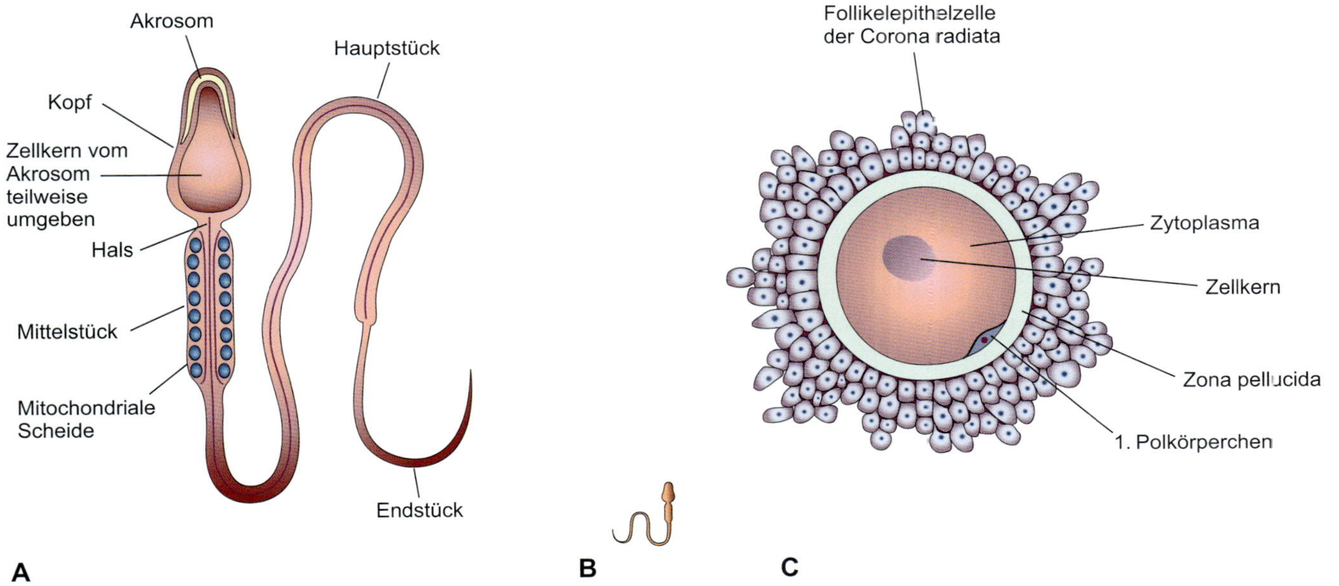

Abb. 2.5 Männliche und weibliche Gameten. A) Schematische Darstellung der Hauptbestandteile eines menschlichen Spermiums (× 1250). Der Kopf besteht hauptsächlich aus dem Kern und ist vorne kappenartig vom Akrosom, einem enzymhaltigen Organell, überzogen. Der Schwanz besteht aus drei Abschnitten: dem Mittelstück, dem Hauptstück und dem Endstück. **B)** Darstellung eines Spermiums etwa in der gleichen Vergrößerung wie die Eizelle in C. **C)** Darstellung einer menschlichen Eizelle (× 200), umgeben von der *Zona pellucida* und der *Corona radiata.*

Pränatale Reifung der Oozyten

(Vgl. auch ➤ Kap. 12)

Während der frühen Fetalperiode vermehren sich die Oogonien zunächst durch mitotische Teilungen; zwischen der 12. und 16. Schwangerschaftswoche treten sie dann in die Prophase der ersten Reifeteilung ein, vergrößern sich leicht und werden nun als **primäre Oozyten** bezeichnet. (In ➤ Abb. 2.1 und ➤ Abb. 2.3, die die Gametogenese der Erwachsenen vergleichen, sind daher keine Oogonien dargestellt.) Anders als bei der Spermatogenese wird aber in der primären Oozyte die Prophase der Meiose nicht zu Ende geführt, sondern in ihrem letzten Stadium, dem Diplotän (also nach erfolgtem Crossing-over, s. o.), angehalten, das dann wegen der netzartigen Struktur des Zellkerns auch **Diktyotän** (griech. *diktyon* = Netz) genannt wird.

Sobald sich eine solche primäre Oozyte gebildet hat, wird sie von einer einschichtigen Lage flacher somatischer Zellen umhüllt. Damit ist das funktionelle Grundelement des Ovars, der **Ovarialfollikel** – nun zunächst im Stadium des **Primordialfollikels** (➤ Abb. 12.32D) –, entstanden. Wahrscheinlich spielen die sog. **Follikelepithelzellen** bereits eine entscheidende Rolle bei der Arretierung der Eizelle in der meiotischen Prophase. Auf jeden Fall bleibt die Eizelle bis zur Befruchtung von den Follikelepithelzellen umhüllt und steht mit ihnen in einem engen Stoff- und Informationsaustausch, auch wenn der Follikel bis zu seiner Befruchtung noch dramatische Veränderungen (vom Primär- über den Sekundär- zum Tertiärfollikel) durchmachen wird (➤ Kap. 2.3.1 und ➤ Kap. 2.3.2).

Postnatale Reifung der Oozyten

Nach der Geburt werden – ganz im Gegensatz zur kontinuierlichen Neuproduktion von primären Spermatozyten beim Mann – keine primären Oozyten mehr gebildet; vielmehr gehen von den etwa sieben Millionen (follikulären) Eizellen am Höhepunkt der Proliferation (im sechsten Monat) bereits bis zur Geburt fünf bis sechs Millionen zugrunde. Die verbliebenen primären (und arretierten) Oozyten bleiben in den ovariellen Follikeln eingeschlossen, wobei sich viele der Follikel bereits vor der Pubertät bis zu (kleinen) Tertiärfollikeln (➤ Kap. 2.3.1) weiterentwickeln, aber dann atretisch werden, d.h. zugrunde gehen (s.u.). Soll dann nach der Pubertät ein Follikel für die Ovulation heranreifen (➤ Kap. 2.3.2), vergrößert sich (unter dem komplex regulierten Einfluss des follikelstimulierenden Hormons, **FSH**) ein Tertiärfollikel etwa sieben Tage vor der Ovulation besonders stark, und die erste Reifeteilung der Meiose wird – etwa zwölf Stunden vor der Ovulation – unter dem Einfluss eines starken Anstiegs des luteinisierenden Hormons **(LH)** „endlich" fortgesetzt (engl. *oocyte maturation*): Die Hülle des Kerns, der seit der Arretierung im Diktyotän auch Keimbläschen (engl. *germinal vesicle*) genannt wird, löst sich auf (engl. *germinal vesicle breakdown;* GVBD), die im Spindelapparat aufgereihten Chromosomen bilden eine sog. **Metaphaseplatte,** und die noch an ihren Zentromeren zusammenhängenden Chromatiden werden paarweise voneinander getrennt. Der eine Chromosomensatz wird von einer Kernmembran umhüllt, geringgradig dekondensiert und verbleibt in der nun als sekundär bezeichneten Oozyte; der andere Chromosomensatz wird in das sog. **erste Polkörperchen** (die andere Tochterzelle) überführt. Im Gegensatz zum entsprechenden Stadium der Spermatogenese ist die begleitende Aufteilung des Zytoplasmas jedoch ungleich: Die **sekundäre Oozyte** behält fast das gesamte Zytoplasma (➤ Abb. 2.1), während für das erste Polkörperchen nur sehr wenig davon übrig bleibt. Das Polkörperchen ist daher eine kleine, funktionslose Zelle, die rasch degeneriert, aber das vollständige mit der Eizelle identische Genom enthält und deshalb ohne Schädigung der Eizelle (oder nach der Befruchtung: der Zygote) mikrochirurgisch entnommen und für diagnostische Zwecke genutzt werden kann (s.u.).

Zum Zeitpunkt der Ovulation beginnt der Zellkern der sekundären Oozyte mit der zweiten meiotischen Teilung, diese wird jedoch in der Metaphase bereits wieder angehalten. Erst wenn ein Spermium die sekundäre Oozyte befruchtet, wird die zweite Reifeteilung beendet. Der größte Teil des Zytoplasmas verbleibt dabei wiederum nur in einer Zelle, nämlich in der befruchteten Oozyte (➤ Abb. 2.1), während die zweite Zelle, das **zweite Polkörperchen,** wie das erste Polkörperchen eine kleine funktionslose Zelle ist und bald degeneriert. Sobald das Polkörperchen abgeschnürt worden ist, wird der verbliebene haploide Chromosomensatz wieder von einer Kernmembran umhüllt (Bildung des weiblichen Vorkerns), und die Reifeteilung der Eizelle ist abgeschlossen.

In den Ovarien neugeborener Mädchen sind also etwa zwei Millionen primäre Oozyten vorhanden, von denen im Verlauf der Kindheit viele zugrunde gehen, sodass beim Eintritt in das geschlechtsreife Alter nur noch 200.000 bis 400.000 primäre Oozyten vorhanden sind. Von diesen werden etwa 400 während der Fortpflanzungsperiode zu sekundären Oozyten, die dann bei den Ovulationen nacheinander abgegeben werden. Bei Frauen, die orale Antikonzeptiva (die „Pille") nehmen, werden noch weniger Eizellen über die Ovulation abgegeben, da die Hormone den Follikelsprung verhindern.

Die lange Dauer der ersten Reifeteilung (bis zu 45 Jahre) könnte für das verhältnismäßig häufige Auftreten von **Meiosefehlern** – wie z.B. einer **Nondisjunction** (ausbleibende Trennung von Schwesterchromatiden) – mit zunehmendem Alter der Mutter verantwortlich sein (s.u.). Die primäre Oozyte ist in der unterbrochenen Prophase (Diktyotän) aber auch empfindlich gegenüber Umwelteinflüssen, wie z.B. energiereicher Strahlung.

2.1.4 Männliche und weibliche Gameten im Vergleich

Spermien und Eizellen unterscheiden sich in vielfacher Weise, da sie unterschiedlichen Aufgaben bei der Reproduktion angepasst sind. Die Eizelle ist riesig und zudem noch unbeweglich, das Spermium dagegen mikroskopisch klein und äußerst beweglich (➤ Abb. 2.5B und C). Die Oozyte ist von der *Zona pellucida* und mehreren Lagen von follikulären Zellen – der *Corona radiata* – umgeben. Sie enthält einen in der Prophase I der Meiose arretierten Zellkern (Keimbläschen) und außerordentlich viel Zytoplasma, in dem zahlreiche überlebenswichtige Proteine und mRNA für die Befruchtung und die Entwicklungsschritte der ersten Woche angereichert sind. Das Spermium hat auch in dieser Hinsicht kaum Ähnlichkeit mit der Eizelle, es hat einen bereits haploiden, stark kondensierten Zellkern, kaum noch Zytoplasma und ist selbstständig und auf Beweglichkeit spezialisiert.

Im Hinblick auf die Ausstattung mit Geschlechtschromosomen kann man zwei Arten von normalen Spermien unterscheiden, nämlich solche mit einem 23,X- und solche mit einem 23,Y-Chromosomensatz; bei den Oozyten ist dagegen nur der 23,X-Chromosomensatz normal (➤ Abb. 2.1). In den meisten Beschreibungen und Abbildungen geben die Zahlen 23 und 46 die Gesamtzahl der Chromosomen einschließlich der Geschlechtschromosomen an. Der auf die Zahl folgende Buchstabe X oder Y (durch ein Komma abgetrennt) bezeichnet die Art der Geschlechtschromosomen. So besagt z.B. „23,X", dass der Chromosomensatz aus insgesamt 23 Chromosomen, und zwar aus 22 Autosomen und einem Geschlechtschromosom X, besteht. Die unterschiedlichen Geschlechtschromosomen der Spermien bilden die Grundlage für die Festlegung des primären Geschlechts.

Abnorme Keimzellen Im Allgemeinen wird das ideale Alter der Mutter für die Fortpflanzung mit 18 bis 35 Jahren angegeben. Die Wahrscheinlichkeit für Chromosomenanomalien beim Embryo steigt mit dem Alter der Mutter an: Insbesondere nach dem 35. Lebensjahr kommt es gehäuft vor, dass sich homologe Chromosomen während der Meiose nicht trennen, um zu den gegenüberliegenden Polen der Keimzelle zu wandern. Infolge dieses auch als **Nondisjunction** bezeichneten Fehlers bei der meiotischen Zellteilung haben einige Keimzellen 24 Chromosomen, andere nur 22 (➤ Abb. 2.3). Wenn sich bei der Befruchtung eine Keimzelle mit 24 Chromosomen mit einer normalen Keimzelle (mit 23 Chromosomen) vereinigt, so entsteht daraus eine Zygote mit 47 Chromosomen. Dieser

Zustand wird als **Trisomie** bezeichnet, weil ein Chromosom dreimal anstatt der üblichen zweimal vorhanden ist. Vereinigt sich dagegen eine Keimzelle mit 22 Chromosomen mit einer normalen Keimzelle, so bildet sich eine Zygote mit 45 Chromosomen. Diese Anomalie wird **Monosomie** genannt, weil hier statt eines bestimmten Chromosomenpaares nur ein einzelnes Chromosom vorhanden ist. Das klinische Erscheinungsbild, das mit solchen numerischen Chromosomenanomalien verbunden ist, wird in ➤ Kapitel 21 beschrieben. Bei älteren Müttern besteht also ein nicht zu vernachlässigendes Risiko, dass das Neugeborene ein Downsyndrom oder eine andere Trisomie aufweist. Oozyten können manchmal auch zwei oder drei Kerne enthalten; diese Zellen sterben aber ab, bevor sie ausgereift sind. Gleichfalls können in seltenen Fällen Follikel zwei oder mehr Oozyten enthalten. Obwohl solche Mehrfachfollikel zu Mehrlingsgeburten führen könnten, nimmt man an, dass die meisten davon nicht ausreifen und es in der Regel nicht dazu kommt, dass ein solcher Follikel bei der Ovulation abgegeben wird.

Auch die Wahrscheinlichkeit für das Auftreten neuer Genmutationen (DNA-Veränderungen) steigt mit zunehmendem Alter. Je höher das Lebensalter der Eltern zum Zeitpunkt der Konzeption ist, desto größer ist die Wahrscheinlichkeit, dass in ihren Keimzellen bereits Mutationen aufgetreten sind, die der Embryo dann erbt. Für Kinder mit Neumutationen, wie z. B. der Achondroplasie (➤ Kap. 21.2.4), wurde gezeigt, dass das Risiko kontinuierlich mit dem väterlichen Alter ansteigt. Das Alter der Mutter spielt in diesem Fall keine wesentliche Rolle. Dies gilt aber nicht für alle dominanten Mutationen. Im Ejakulat kommen auch unter physiologischen Bedingungen bis zu 10 % stark veränderte Spermien (z. B. mit zwei Köpfen) vor, aber im Allgemeinen geht man davon aus, dass diese Spermien keine Eizelle befruchten können, da ihnen die normale Beweglichkeit fehlt. Diese kann bei der Spermienanalyse anhand der Vorwärtsbewegung der Spermien *in vitro* quantifiziert werden. Die meisten morphologisch auffälligen Spermien sind darüber hinaus nicht in der Lage, durch den Schleim des Zervixkanals zu gelangen. Der Prozentsatz abnormer Spermien kann durch Röntgenstrahlen, schwere allergische Reaktionen und bestimmte antispermatogenetische Substanzen erhöht werden. Derartig veränderte Spermien beeinflussen die Befruchtungsfähigkeit wahrscheinlich nicht, solange ihr Anteil 20 % nicht übersteigt.

2.2 Uterus, Eileiter und Ovarien

Zum besseren Verständnis von Reproduktionszyklus und Implantation der Blastozyste soll kurz auf die Strukturen von Uterus, Eileiter *(Tuba uterina)* und Ovar eingegangen werden.

2.2.1 Uterus

Der Uterus (die **Gebärmutter**) ist ein dickwandiges, birnenförmiges, muskuläres Organ, das seine Größe beträchtlich verändern kann. Der ruhende Uterus ist 7–8 cm lang, 2–3 cm dick und in seinem oberen Anteil 5–7 cm breit. Er besteht aus zwei Teilen (➤ Abb. 2.6A):

- aus dem **Körper** *(Corpus uteri)*, den erweiterten oberen zwei Dritteln des Organs, und
- aus dem **Hals** *(Cervix uteri)*, dem zylindrischen unteren Drittel.

Beim *Corpus uteri* ist der **Fundus** – der abgerundete obere Teil des Körpers – gegen den **Isthmus,** eine etwa 1 cm lange verengte Region zwischen Körper und Zervix, abzugrenzen.

Die *Cervix uteri* ist das verjüngte vaginale Ende, das eine fast zylindrische Form hat. Das Lumen der Zervix, der **Zervixkanal,** verengt sich auf jeder Seite zu einer Öffnung: Der **innere Muttermund** kommuniziert mit dem Lumen des Uteruskörpers, der **äußere Muttermund** stellt die Verbindung zur Vagina her.

Die Wand des Uterus besteht aus drei Schichten (➤ Abb. 2.6B):

- dem **Perimetrium,** einer dünnen äußeren Schicht
- dem **Myometrium,** einer dicken Schicht glatter Muskulatur
- dem **Endometrium,** einer dünnen inneren Schicht.

Das Perimetrium ist eine fest mit dem Myometrium verbundene peritoneale Schicht. Das Endometrium ist auf dem Höhepunkt seiner Entwicklung 4–5 mm dick. Während der Sekretionsphase des Zyklus kann man mikroskopisch drei endometriale Schichten unterscheiden (➤ Abb. 2.6C):

- eine dünne kompakte Schicht (**Kompakta,** *Stratum compactum*), bestehend aus dichtem Bindegewebe, das um die Drüsenhälse der Uterusdrüsen angeordnet ist
- eine dicke schwammartige Schicht (**Spongiosa,** *Stratum spongiosum*), die aus ödematösem Gewebe mit eingelagerten erweiterten und gewundenen Drüsenschläuchen besteht
- eine dünne Basalschicht *(Stratum basale)*, in der die Endabschnitte der Uterusdrüsen liegen.

Die Basalschicht des Endometriums hat eine eigene Blutversorgung und wird während der Menstruation nicht abgestoßen. Die Kompakta und die Spongiosa, zusammen auch als funktionale Schicht (**Funktionalis,** *Stratum functionale*) bezeichnet, zerfallen während der Menstruation und bei der Entbindung und lösen sich von der Gebärmutterwand ab.

2.2.2 Eileiter *(Tuba uterina)*

Das Uterushorn setzt sich beidseits in die 10–12 cm lange *Tuba uterina* fort, die einen Durchmesser von etwa 1 cm hat (➤ Abb. 2.6B). Das proximale Ende jeder Tube mündet in das Horn des Uterus, das distale Ende öffnet sich in die Peritonealhöhle. Zur genaueren Beschreibung wird die *Tuba uterina* in vier Abschnitte unterteilt: **Infundibulum, Ampulle, Isthmus** und *Pars uterina.* Die Tuben transportieren Eizellen von den Ovarien zum Uterus und leiten Spermien vom Uterus zum Ort der Befruchtung in der Ampulle der *Tuba uterina* (➤ Abb. 2.6B). Im Falle der Befruchtung befördert die *Tuba uterina* die sich teilende Zygote in die Uterushöhle.

2.2.3 Ovarien

Die etwa mandelförmigen Ovarien (Eierstöcke) sind die weiblichen Keimdrüsen; sie liegen beidseits des Uterus an der lateralen Wand des kleinen Beckens (➤ Abb. 2.6B). Die Ovarien produzieren Östrogen

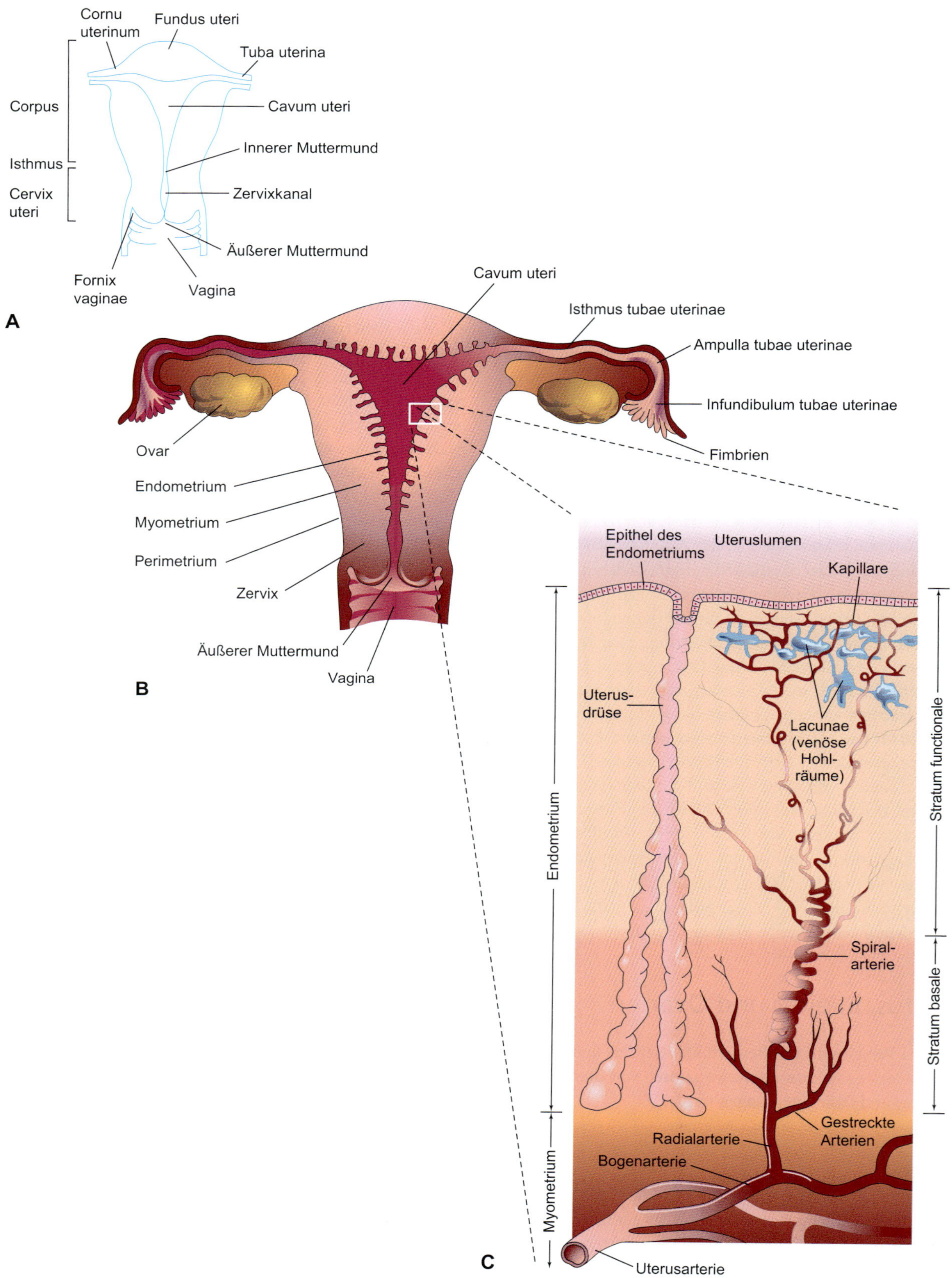

Abb. 2.6 **A)** Die verschiedenen Teile des Uterus. **B)** Schematischer Frontalschnitt durch Uterus, Vagina und Eileiter. Die Ovarien sind ebenfalls eingezeichnet. **C)** Ausschnittsvergrößerung des in **B)** gekennzeichneten Bereichs. Die als Stratum functionale gekennzeichnete Schleimhautschicht wird während der Menstruation abgestoßen.

und Progesteron, d. h. Hormone, die für die zyklischen Veränderungen im Endometrium, für die Entwicklung der sekundären Geschlechtsmerkmale und für die Regulierung der Schwangerschaft verantwortlich sind. Die Ovarien sind außerdem für die Produktion und Reifung der Eizellen zuständig.

2.3 Weiblicher Zyklus

Von der Pubertät an spielen sich im weiblichen Organismus während des gesamten fortpflanzungsfähigen Alters zyklische Veränderungen ab, an denen Hypothalamus, Hypophyse, Ovarien, Uterus, *Tuba uterina,* Vagina und Brustdrüsen beteiligt sind (➤ Abb. 2.7). In jedem Zyklus werden die Fortpflanzungsorgane erneut auf eine eventuelle Schwangerschaft vorbereitet; beim Menschen beträgt die Dauer im Durchschnitt zwischen 27 und 31 Tagen.

Neurosekretorische Zellen des Hypothalamus synthetisieren das gonadotropinfreisetzende Hormon (engl. *gonadotropin releasing hormone,* **GnRH**), GnRH, das über das hypophysäre Pfortadersystem zu den Zellen des Hypophysenvorderlappens gebracht wird. GnRH stimuliert die Freisetzung von zwei hypophysären Hormonen, deren Zielorgan die Ovarien sind:

- Das **follikelstimulierende Hormon (FSH)** regt die Entwicklung der Ovarialfollikel an und steuert die Produktion von Östrogen durch die Follikelepithelzellen.
- Das **luteinisierende Hormon (LH)** löst die Ovulation (Abgabe der sekundären Oozyte) aus und stimuliert in den Follikelepithelzellen und den Zellen des *Corpus luteum* die Produktion von **Progesteron.**

Entsprechend dem jeweils vorherrschenden Blutspiegel dieser beiden Hormone wird die erste Hälfte des Zyklus auch als **Follikel-**(oder **Östrogen-)Phase** und die zweite Hälfte auch als **Luteal-**(oder **Progesteron-)Phase** bezeichnet. Beide Hormone beeinflussen zusätzlich das Wachstum des Endometriums und führen dort zur Unterscheidung der **Proliferationsphase** von der **Sekretionsphase.**

2.3.1 Ovarieller Zyklus

FSH und **LH** steuern die zyklischen Veränderungen in den Ovarien (➤ Abb. 2.7), d. h. die Entwicklung der **Follikel,** die **Ovulation** und die Ausbildung des **Gelbkörpers** *(Corpus luteum).* FSH fördert über mehrere Zyklen hinweg die Entwicklung einer ganzen Kohorte von Follikeln bis in das Stadium des frühen Tertiärfollikels (➤ Abb. 2.8). Einer von diesen frühen Tertiärfollikeln reift dann in dem „entscheidenden" Zyklus ganz heran (➤ Abb. 2.8B und 2.9A), erreicht die Oberfläche des Ovars und gibt seine Eizelle bei der Ovulation ab (➤ Abb. 2.9B und 2.10), während die restlichen (drei bis elf) Follikel einer jeden Kohorte degenerieren.

Follikelentwicklung

Die Reifung eines Follikels zieht sich über mehrere Monate hin und ist durch folgende Prozesse charakterisiert:

- Proliferation der Follikelepithelzellen
- Wachstum der primären Oozyte
- Ausbildung der *Zona pellucida*
- Entwicklung der *Theca folliculi* (griech. *theke* = Behälter).

Wenn die flachen Follikelepithelzellen eines Primordialfollikels proliferieren und eine kubische Form annehmen, entsteht der **Primärfollikel** und die Follikelreifung beginnt. Umgehend organisiert sich das umgebende (interstitielle) Gewebe zu einer kapselartigen Formation, der *Theca folliculi* (➤ Abb. 2.8C und 2.9B), die sich in Abhängigkeit von der weiteren Follikelreifung in zwei Schichten, eine innere, gefäßreiche, drüsige Schicht, die *Theca interna,* und eine umhüllende Schicht, die *Theca externa,* differenziert. Man nimmt an, dass Thekazellen einen angiogenetischen Faktor produzieren, der das Einsprossen von Blutgefäßen in die *Theca interna* fördert und so die Ernährung für die Follikelentwicklung sicherstellt. Für die Ausbildung eines **Sekundärfollikels** teilen sich die Follikelepithelzellen lebhaft und bilden eine mehrschichtige zelluläre Hülle um die Oozyte (➤ Abb. 2.8B). Gleichzeitig vergrößert sich die Oozyte erheblich (bis zum Doppelten ihres ursprünglichen Umfangs), und es entsteht zwischen Oozyte und Follikelepithel die *Zona pellucida,* eine lichtmikroskopisch amorphe Schicht extrazellulärer Matrix. Auf geeigneten Schnittpräparaten erkennt man innerhalb der *Zona pellucida* feine, dichtere Punkte oder zarte Linien (➤ Abb. 2.9A); sie rühren von dünnen zellulären Fortsätzen der Follikelepithelzellen (und z. T. auch von den zahlreichen Mikrovilli der Eizelle) her, die an ihren Spitzen über *Gap Junctions* mit der Eizellmembran verbunden sind und für die Signalvermittlung zwischen Eizelle und Follikelepithelzellen, aber auch für den Stoffaustausch (und möglicherweise für die Größenzunahme der Eizelle) sorgen. Die *Zona pellucida* selbst besteht im Wesentlichen aus drei verschiedenen Glykoproteinen (ZP1, ZP2, ZP3), die ein Netzwerk mit vielen Poren bilden und bei der Befruchtung für die Bindung der Spermien an die Oozyte (Spermium-Oozyten-Interaktion) verantwortlich sind (➤ Kap. 2.7.1). Im Zustand mit vergrößerter Eizelle, mehrschichtigem Follikelepithel und deutlich sichtbarer *Zona pellucida* wird der Follikel in der europäisch geprägten Literatur schon als Sekundärfollikel, im amerikanischen Schrifttum dagegen noch als Primärfollikel bezeichnet.

Als Nächstes proliferieren die Follikelepithelzellen stark und werden dann auch als **Granulosazellen** bezeichnet, da sie mit den zahlreichen Zellkernen in Schnittpräparaten bei schwacher Vergrößerung einen körnigen Eindruck erzeugen. Der Ovarialfollikel wird dadurch oval, und die Eizelle, die nun *nicht* mehr an Größe zunimmt, kommt in eine exzentrische Position. Dann entstehen zwischen den Follikelzellen flüssigkeitsgefüllte Hohlräume, die schließlich zusammenfließen und eine allmählich immer größer werdende, mit **Follikelflüssigkeit** *(Liquor folliculi)* gefüllte Höhle – das **Antrum** – bilden (➤ Abb. 2.8C, ➤ Abb. 2.9). Sobald ein Antrum zu erkennen ist, wird der Follikel als **antraler, Graaf-** oder **Tertiärfollikel** bezeichnet (im amerikanischen Sprachgebrauch jetzt als „Sekundärfollikel"); sein Durchmesser beträgt zunächst etwa 5 mm, kurz vor der Ovulation (s. u.) bis zu 25 mm. Durch weitere Vergrößerung des Tertiärfollikels wird die primäre Oozyte an den Rand des Follikels verlagert und dort von einem hügelartigen Haufen aus Follikelepithelzellen umgeben: So entsteht der *Cumulus oophorus,*

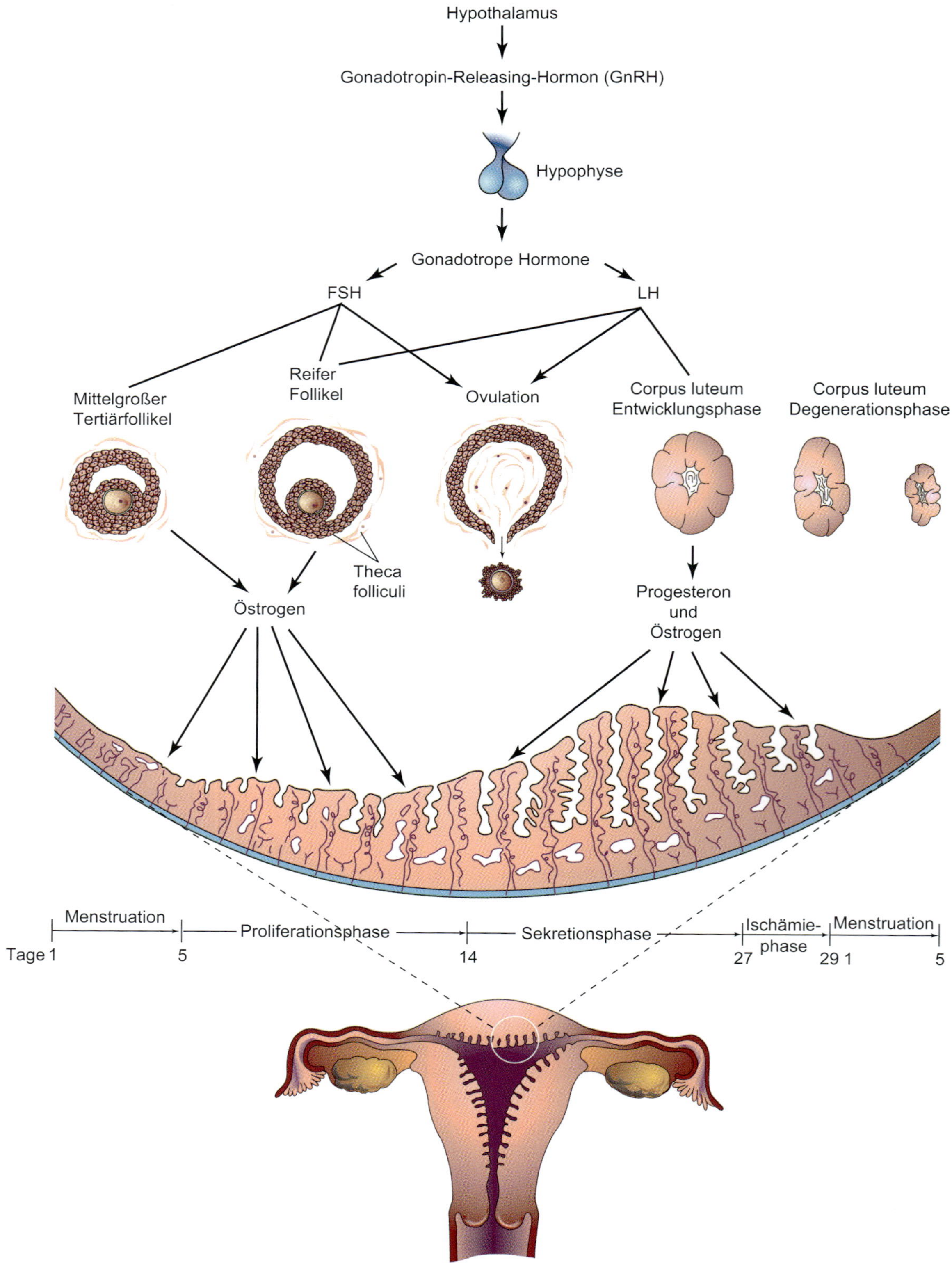

Abb. 2.7 Wechselbeziehungen zwischen Hypothalamus, Hypophyse, Ovarien und Endometrium, dargestellt an einem vollständigen und zu Beginn des nächstfolgenden Zyklus. Die Veränderungen an den Ovarien (ovarieller Zyklus) werden durch die gonadotropen Hormone (FSH und LH) gesteuert. Ovarielle Hormone (Östrogen und Progesteron) bewirken die zyklischen Veränderungen im Uterus. Der ovarielle Zyklus steht unter der rhythmischen endokrinenSteuerung durch die Hypophyse, die wiederum durch GnRH aus den neurosekretorischen Zellen des Hypothalamus gesteuert wird.

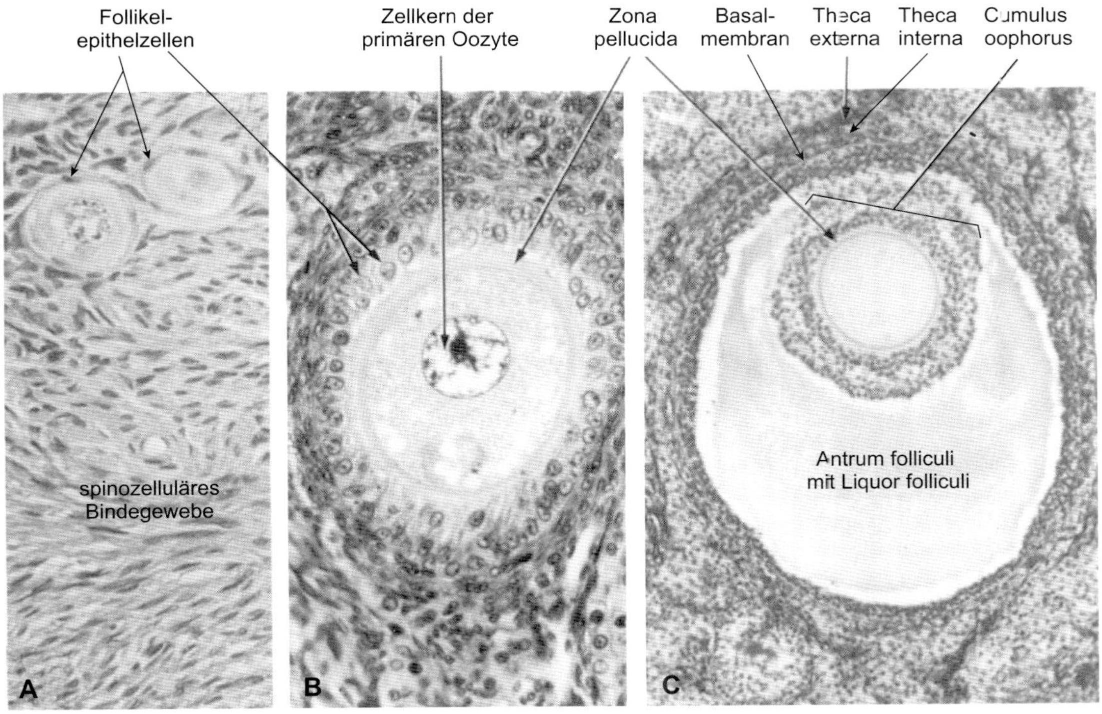

Abb. 2.8 Mikroskopische Aufnahmen aus einem erwachsenen menschlichen Ovar. A) Rindenzone des Ovars mit zwei Primärfollikeln und primären Oozyten (× 250). **B)** Wachsender (Sekundär-)Follikel mit primärer Oozyte, umgeben von der *Zona pellucida* und einem mehrschichtigen Follikelepithel (× 250). **C)** Nahezu reifer Follikel (Tertiärfollikel) mit einem großen *Antrum folliculi.* Die Oozyte innerhalb des *Cumulus oophorus* zeigt keinen Zellkern, weil die Eizelle nicht mittig, sondern etwas tangential angeschnitten ist (× 100). (Aus Leeson CR, Leeson TS: Histology, 3rd edition, Philadelphia, WB Saunders, 1975.)

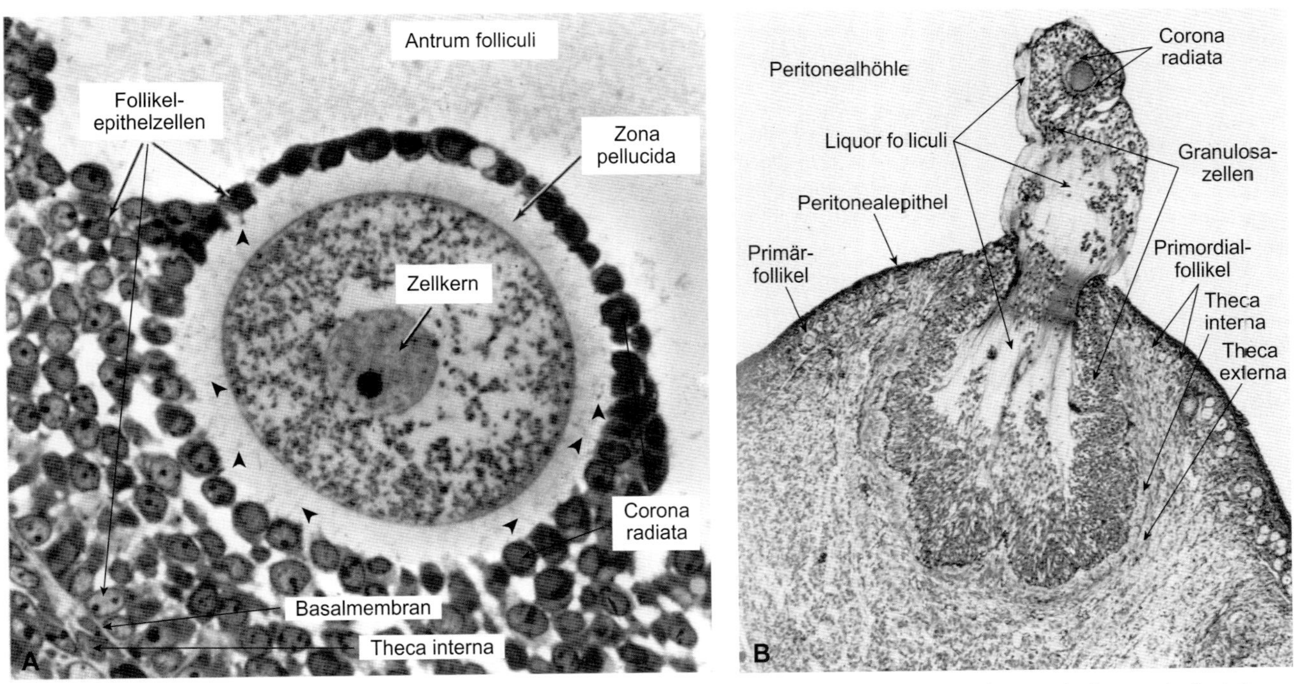

Abb. 2.9 Mikroskopische Aufnahme einer menschlichen primären Oozyte vor und während der Ovulation. A) Bis unmittelbar vor der Ovulation liegt die Oozyte umgeben von der *Zona pellucida* und in der mächtigen Ansammlung von Follikelepithelzellen des *Cumulus oophorus,* der in das *Antrum folliculi* hineinragt. **B)** Nach der Ruptur der Follikelwand gelangt die Oozyte im Cumulus oophorus und zusätzlich umgeben vom gel-artigen Liquor folliculi in den Spaltraum zwischen Ovar und Tuba uterina. (**A** aus Bloom W, Fawcett DW: A Textbook of Histology, 10th edition, Philadelphia, WB Saunders, 1975, mit freundlicher Genehmigung von L. Zamboni; **B** aus Page EW et al., Human Reprod, 3rd edition, Philadelphia, WB Saunders, 1981, mit freundlicher Genehmigung von RJ Blandau.)

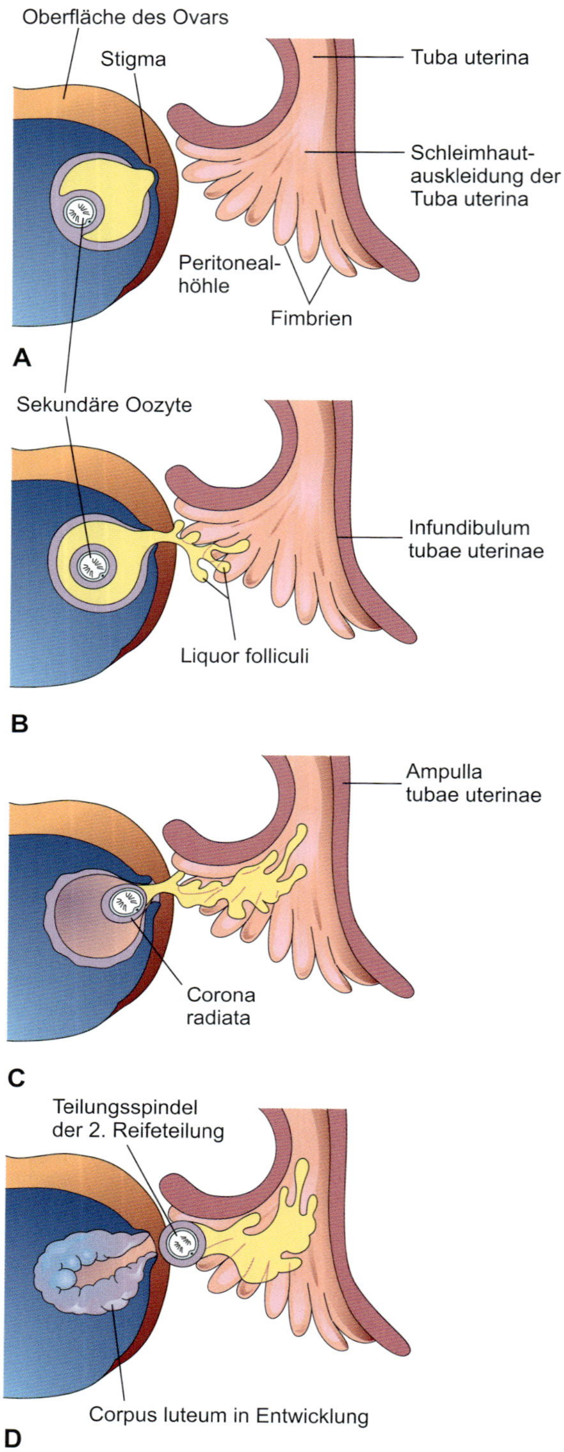

Abb. 2.10 Schematische Darstellung der Ovulation. Das Stigma rupturiert, und die Oozyte wird mit der Follikelflüssigkeit ausgestoßen. Nach der Ovulation kollabiert die Follikelwand und legt sich in Falten. Der Follikel wird in drüsiges Gewebe – das *Corpus luteum* – umgewandelt.

der sich in das Antrum vorwölbt (➤ Abb. 2.8 und ➤ Abb. 2.9A). Wenn der Follikel für die Abgabe der Eizelle (Ovulation, s. u.) bis zur vollen Reifung weiterwächst, bildet er selbst eine Vorwölbung auf der Oberfläche des Ovars (➤ Abb. 2.10A).

Bis zum Stadium des späten (präantralen) Sekundärfollikels scheint die Follikelentwicklung weitgehend autonom, d. h. unabhängig von den zyklischen Konzentrationsänderungen der hypophysären Hormone, abzulaufen (daher auch das durchaus normale gehäufte Auftreten von fortgeschrittenen – und dann zurückgebildeten – Follikelstadien in präpubertären Ovarien). Erst das Heranreifen von kleinen und großen antralen Follikeln am Beginn jedes Menstruationszyklus wird vom ansteigenden Blutspiegel hypophysärer Hormone (z. B. FSH) ausgelöst; für die endgültige Reifung ist dann nur noch LH notwendig (s. u.).

Wachsende Follikel produzieren **Östrogen,** ein Hormon, das die Entwicklung und Funktionsfähigkeit der Genitalorgane reguliert. Die vaskularisierte *Theca interna* produziert Follikelflüssigkeit und Östrogen. Ihre Zellen sezernieren auch Androgene, die in den Follikelzellen zu Östrogen umgewandelt werden. Etwas Östrogen wird auch von unscharf abgegrenzten Zellhaufen des spinzozellulären Bindegewebes gebildet, die verstreut im *Stroma ovarii* liegen und in ihrer Gesamtheit als „interstitielle Drüse des Ovars“ bezeichnet werden.

2.3.2 Ovulation (Follikelsprung)

Mit der Pubertät beginnt – zusammen mit der einsetzenden zyklischen FSH- und LH-Produktion der Hypophyse – erstmals der mehrmonatige Zyklus der vorbereitenden Follikelentwicklung: Aus dem Pool der ständig, also unabhängig vom Zyklus heranreifenden Sekundärfollikel entwickeln sich von jetzt an jeweils über einen Zeitraum von etwa drei Monaten hinweg einige Tertiärfollikel, und zwar nur so weit, dass am Beginn eines jeden Menstruationszyklus in jedem Ovar etwa drei bis elf mittelgroße Tertiärfollikel (mittlerer Durchmesser etwa 1 cm) zum weiteren Wachstum bereitliegen. Um die Mitte der *Follikelphase* des Menstruationszyklus (etwa Tag 7 des in der Regel etwa 29 Tage von Menstruationsbeginn zu Menstruationsbeginn dauernden Zyklus, s. u.) beginnt einer der Follikel, der sog. dominante Follikel, unter dem Einfluss von FSH plötzlich rapide zu wachsen und bildet dadurch eine zystische Vorwölbung an der Oberfläche des Ovars. Die restlichen bereitliegenden Tertiärfollikel werden atretisch (griech. *atretos* = ohne Durchbohrung), d. h., sie fallen der Apoptose anheim und bilden sich rasch zurück. Durch einen plötzlichen, kurzfristigen Anstieg der LH-Produktion etwa am Tag 13 des Zyklus (➤ Abb. 2.11) wird der sog. Eisprung oder Follikelsprung („Sprengung“ des Follikels, Ovulation) eingeleitet, indem auf der zystischen Schwellung des Ovars ein kleiner gefäßfreier Fleck, das **Stigma,** entsteht (➤ Abb. 2.10A). Kurz vor der Ovulation löst sich die Eizelle mitsamt einiger Zellen des *Cumulus oophorus* (der sog. **Kumuluszellen**), die nun vermehrt Hyaluronsäure zwischen sich ablagern, von der inneren Wand des angeschwollenen Follikels ab und liegt nun frei im *Liquor folliculi* (➤ Abb. 2.10B). Die wenig später im Bereich des Stigmas folgende enzymatische Auflösung der Follikelwand scheint dann einer der ersten Schritte zur tatsächlichen Auslösung der Ovulation zu sein.

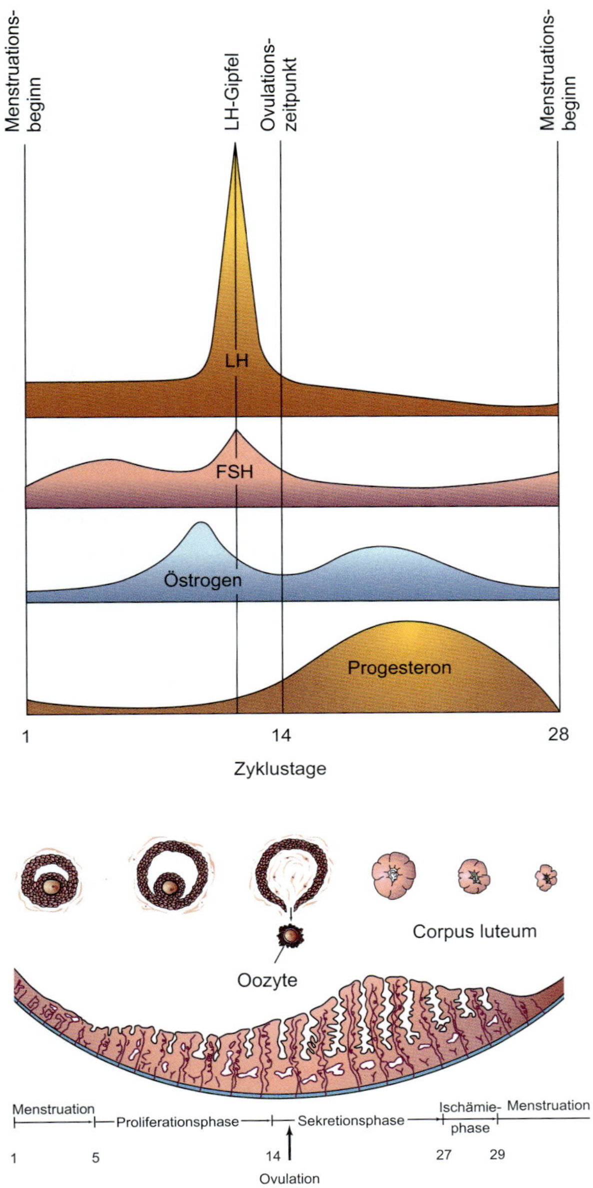

Abb. 2.11 Blutspiegel der verschiedenen Hormone während des Menstruationszyklus. FSH stimuliert das Wachstum der Follikel und regt die Follikelepithelzellen zur Produktion von Östrogenen an. Der Östrogenspiegel erreicht seinen Maximalwert kurz vor dem plötzlichen Anstieg des LH. Die Ovulation findet normalerweise 24 bis 36 Stunden nach der höchsten LH-Konzentration statt. Bleibt die Befruchtung aus, fällt der Blutspiegel des zirkulierenden Östrogens und Progesterons ab. Dieser Abfall der Hormonspiegel führt zum Absterben des Endometriums, und der Menstruationszyklus beginnt von Neuem.

Die Ovulation findet etwa 36 Stunden nach dem Beginn des **LH-Sekretionsstoßes** statt: Der LH-Anstieg, der seinerseits durch einen hohen Östrogenspiegel im Blut hervorgerufen wird, veranlasst das Stigma zur Bildung einer kleinen Ausstülpung (➤ Abb. 2.10A). Wenig später reißt die Follikelwand an der Stelle des Stigmas ein, und die Oozyte wird durch den intrafollikulären Druck – und wahrscheinlich auch durch die Kontraktion glatter Muskelzellen in der *Theca externa,* die durch Prostaglandine stimuliert werden – zusammen mit der Follikelflüssigkeit herausgespült (➤ Abb. 2.9B, Abb. 2.10B–D). Die mitogen aktivierte Kinase 1 und 3 (MAPK3/1), auch bekannt als extrazelluläre Signal-regulierte Kinase 1 und 2 (ERK1/2), der Follikelepithelzellen scheint zusammen mit Matrix-Metallo-Proteinasen (MMPK) bei der Ruptur des Follikels eine regulierende Rolle zu spielen.

Die Oozyte ist dabei immer noch umgeben von der *Zona pellucida* und mehreren Schichten von Granulosazellen (etwa 5.000) des ***Cumulus oophorus;*** sie werden zusammen als *Corona radiata* bezeichnet (➤ Abb. 2.9, Abb. 2.10C) und sind ihrerseits eingebettet in die gelartige „Wolke" des bei der Ovulation ebenfalls ausgestoßenen Liquor folliculi (➤ Abb. 2.9B), der das „Auffangen" der Eizelle in die Tuba uterina im meist spaltförmigen Peritonealraum zwischen Ovarialoberfläche und der Ampulle der Tuba uterina erleichtert (➤ Abb. 2.10B–D). Der LH-Anstieg bewirkt auch – etwa 12 Stunden vor der Ovulation – die Wiederaufnahme der ersten meiotischen Teilung in der primären Oozyte, d. h. die Auflösung des Keimbläschens (engl. *germinal vesicle break down*) und damit die Reifung (engl. *maturation*) der primären zur sekundären Oozyte (➤ Abb. 2.10A und B; ➤ Kap. 2.1.3).

Mittelschmerz und Ovulation Bei einigen Frauen begleitet ein unterschiedlich stark ausgeprägter abdominaler Schmerz (sog. Mittelschmerz) die Ovulation. In diesen Fällen führt die Ovulation zu einer leichten Blutung in die Peritonealhöhle, begleitet von einem lokalen Schmerz im Abdomen. Der Mittelschmerz kann als Zeichen für die stattgefundene Ovulation gewertet werden; aber es gibt auch verlässlichere Symptome, wie die Basaltemperatur, die nach der Ovulation nach einem vorübergehenden Abfall anhaltend erhöht ist.

Anovulation Bei manchen Frauen kommt es aufgrund einer unzureichenden Freisetzung von Gonadotropinen nicht zur Ovulation, sodass sie auf normalem Wege nicht schwanger werden können. Bei einigen dieser Frauen kann eine Ovulation durch Gabe von Gonadotropinen oder Clomifen ausgelöst werden. Clomifen stimuliert die Freisetzung von FSH und LH in der Hypophyse, was am Ovar die Reifung von mehreren Follikeln und infolgedessen mehrfache Follikelsprünge bewirkt. Die Wahrscheinlichkeit einer Mehrlingsschwangerschaft steigt auf das Zehnfache, wenn die Ovulation künstlich ausgelöst wird. Offenbar fehlt hier die Feinregulierung der FSH-Ausschüttung. In der Konsequenz kommt es zu Mehrlingsschwangerschaften oder zu spontanen Aborten, da der menschliche Uterus, im Gegensatz zum *Uterus bicornis,* z. B. der Nager oder des Schweins, nicht primär für Mehrlingsschwangerschaften ausgelegt ist.

Corpus luteum

Kurz nach der Ovulation kollabieren die Wände des Follikels mit der *Theca folliculi* und legen sich in Falten (➤ Abb. 2.9B, Abb. 2.10D). Unter dem Einfluss von LH entwickelt sich daraus eine drüsenartige Struktur – das ***Corpus luteum,*** das Progesteron und etwas Östrogen produziert. Diese Hormone, insbesondere Progesteron, bewirken, dass die Endometriumdrüsen Sekret abgeben und das Endometrium für die Implantation der Blastozyste vorbereitet wird.

Wenn eine Eizelle befruchtet worden ist, vergrößert sich das *Corpus luteum* zum **Corpus luteum graviditatis** und erhöht die Hormonproduktion. Die Degeneration des *Corpus luteum* wird im Falle einer Schwangerschaft durch das Hormon **Choriongonadotropin** (hCG) verhindert, das vom Synzytiotrophoblast der Blastozyste (➤ Abb. 2.21B) gebildet wird und eine starke LH-ähnliche Wirkung hat. Das *Corpus luteum graviditatis* bleibt bis zur 20. Schwangerschaftswoche funktionsfähig. Danach übernimmt die Plazenta die Produktion von Östrogen und Progesteron, die für die Erhaltung der Schwangerschaft notwendig sind (➤ Kap. 7).

Wird die Eizelle nicht befruchtet, bildet sich das *Corpus luteum* – in diesem Falle als ***Corpus luteum menstruationis*** bezeichnet – zurück, degeneriert etwa zehn bis zwölf Tage nach der Ovulation und wird anschließend zu weißem Narbengewebe umgebaut ***(Corpus albicans).*** Außer während einer Schwangerschaft läuft dieser ovarielle Zyklus während der gesamten Dauer der Geschlechtsreife ständig ab – bis zur **Menopause,** dem permanenten Ausbleiben der Menstruation.

2.3.3 Menstruationszyklus

Der Menstruationszyklus umfasst die Zeit, in der die Eizelle reift, der Follikelsprung stattfindet und die Eizelle in die *Tuba uterina* eintritt. Die vom Follikel und vom *Corpus luteum* produzierten Hormone (Östrogen und Progesteron) rufen an der inneren Schicht des Uterus, dem Endometrium, zyklische Veränderungen hervor (➤ Abb. 2.11). Dieser monatliche **endometriale Zyklus** wird im Allgemeinen als **Menstruationszyklus** oder **Periode** bezeichnet, da die **Menstruation** (das Austreten von Blut aus dem Uterus) sein offensichtlichstes Zeichen ist und den Beginn (und die erneute Blutung das Ende) des Zyklus markiert. Das Endometrium ist dabei ein Spiegelbild des ovariellen Zyklus, weil es in konstanter Weise auf die unterschiedlichen Konzentrationen von Gonadotropinen und ovariellen Hormonen reagiert (➤ Abb. 2.7 und ➤ Abb. 2.11). Der durchschnittliche Menstruationszyklus dauert 29 Tage, wobei als Tag 1 der Tag festgelegt ist, an dem die Menstruationsblutung beginnt. Auch bei gesunden Frauen kann die Dauer des Zyklus um mehrere Tage variieren. Bei 90 % aller Frauen liegt die Zyklusdauer in einem Bereich von 23 bis 35 Tagen. Diese Schwankungen beruhen fast ausschließlich auf Variationen in der Dauer der Proliferationsphase (Follikelphase) des Menstruationszyklus.

Anovulatorischer Menstruationszyklus Nicht immer läuft der weibliche Zyklus in der typischen Form ab, wie sie in ➤ Abb. 2.11 dargestellt ist; z. B. kommt es vor, dass kein reifer Follikel gebildet wird und keine Ovulation stattfindet. Bei einem solchen *anovulatorischen Zyklus* sind die Veränderungen im Endometrium minimal. Die Proliferationsphase des Endometriums verläuft normal, aber es erfolgt keine Ovulation, und es wird kein *Corpus luteum* gebildet. Dementsprechend geht das Endometrium nicht in die sekretorische Phase über, sondern bleibt in der Proliferationsphase, bis die Menstruation beginnt. Anovulatorische Zyklen können durch *ovarielle Unterfunktion* hervorgerufen werden, in den meisten Fällen werden sie jedoch bewusst durch Zuführung von Sexualhormonen hervorgerufen. Östrogene (mit oder ohne Progesteron) in Kontrazeptiva (der „Pille") verhindern im Hypothalamus die Sekretion von gonadotropinfreisetzendem Hormon (GnRH) und in der Hypophyse die Sekretion von FSH und LH, den für die Auslösung der Ovulation notwendigen Hormonen. Die Wirksamkeit der „Pille" beruht also auf der Unterbindung der Ovulation. Wenn keine weiteren Kontrazeptiva benutzt werden, kommt es in den meisten Fällen im Zeitraum von etwa zwölf Monaten nach Absetzen der „Pille" zu einer Schwangerschaft, manchmal sogar schon nach einem Monat.

Phasen des Menstruationszyklus

Die Schwankungen des Östrogen- und Progesteronspiegels bewirken zyklische Veränderungen im weiblichen Genitaltrakt, insbesondere am Endometrium. Auch wenn der Menstruationszyklus in drei Phasen unterteilt wird (➤ Abb. 2.11), handelt es sich doch um einen kontinuierlichen Ablauf, bei dem die einzelnen Abschnitte fließend ineinander übergehen.

Menstruationsphase

Als Beginn des Menstruationszyklus wurde das Einsetzen der Menstruationsblutung festgelegt. Das *Stratum functionale* der Uterusschleimhaut (Endometrium, ➤ Abb. 2.6C) löst sich ab und wird durch die **Menstruation** (Menses, Monatsblutung, Regelblutung), die durchschnittlich vier bis fünf Tage dauert, abgestoßen. Das durch die Vagina ausgestoßene Blut enthält kleine Stücke des endometrialen Gewebes. Nach der Abstoßung bleibt nur das *Stratum basale* der Uterusschleimhaut erhalten, das erodierte Endometrium wird ganz dünn.

Proliferationsphase

Die proliferative Phase dauert etwa neun Tage und geht mit dem Wachstum des Ovarialfollikels einher, der mit dem von ihm gebildeten Östrogen diese Phase kontrolliert. Das Endometrium verdickt sich um das Zwei- bis Dreifache; außerdem steigt der Wassergehalt des Gewebes in dieser Regenerations- und Proliferationsphase an. Zu Beginn der Phase wächst das Oberflächenepithel aus und bedeckt das Endometrium. Die Drüsen vermehren sich und wachsen in die Länge, die Spiralarterien verlängern sich ebenfalls (Abb. 2.6C).

Sekretionsphase

Die sekretorische (luteale, Progesteron-)Phase dauert etwa 13 Tage und verläuft parallel zu Bildung, Wachstum und Funktion des *Corpus luteum.* Das vom *Corpus luteum* gebildete Progesteron regt die Uterusdrüsen zur Abgabe eines glykogenreichen Sekrets an. Die Drüsen(schläuche) werden erweitert, knäulen sich spiralig auf und bekommen sackartige Ausstülpungen. Dadurch entsteht in der basalen Hälfte des *Stratum functionale* das Bild des *Stratum spongiosum* („die Spongiosa"). Unter dem Einfluss des durch das *Corpus luteum* gebildeten Progesterons und Östrogens schwillt das Endometrium weiter an, gleichzeitig sammelt sich Flüssigkeit im Bindegewebe. Die

Spiralarterien wachsen in die oberflächliche Schicht des *Stratum functionale* ein, die durch die starke, epithelartige Schwellung der Bindegewebszellen das Erscheinungsbild des *Stratum compactum* („Kompakta") bekommen hat, und knäulen sich immer stärker auf (➤ Abb. 2.6C). Das venöse Netzwerk erweitert sich und bildet große Lakunen. Direkte arteriovenöse Anastomosen sind charakteristisch für diese Phase.

Wenn eine Befruchtung stattgefunden hat,

- beginnen die Teilung der Zygote und die Bildung der Blastozyste,
- beginnt die Blastozyste etwa am sechsten Tag der Sekretionsphase mit der Implantation ins Endometrium (Tag 20 des 28-tägigen Zyklus),
- hält hCG, ein vom Synzytiotrophoblast (➤ Abb. 2.21) gebildetes Hormon, die Produktion von Östrogen und Progesteron durch das *Corpus luteum* aufrecht,
- wird das Endometrium im Differenzierungsstadium der Sekretionsphase erhalten, die Menstruation findet nicht statt.

Wenn keine Befruchtung stattgefunden hat,

- degeneriert das *Corpus luteum,*
- fallen die Östrogen- und Progesteronspiegel ab, und das Endometrium geht aus der Sekretionsphase in die ischämische Phase über,
- beginnt die Menstruation.

Ischämische Phase

Die ischämische Phase findet statt, wenn die Eizelle nicht befruchtet worden ist.

Die **Ischämie** (reduzierte Blutversorgung) wird dadurch ausgelöst, dass sich die Spiralarterien zusammenziehen; das ischämische Endometrium erscheint blass. Die Vasokonstriktion wird durch die verminderte Hormonproduktion, speziell die verminderte Progesteronsekretion des degenerierenden *Corpus luteum,* hervorgerufen. Zusätzlich zu den Veränderungen an den Gefäßen führt die Senkung der Hormonproduktion zum Versiegen der Drüsensekretion, zum Verlust an interstitieller Flüssigkeit und zu einer deutlichen Schrumpfung des Endometriums.

Gegen Ende der ischämischen Phase kontrahieren sich die Spiralarterien für längere Zeit. Daraus resultieren ein venöser Stau und ungleichmäßige ischämische Nekrosen in dem darüberliegenden Gewebe. Schließlich folgt die Ruptur von geschädigten Blutgefäßen, und das Blut sickert in das umgebende Gewebe. Es bilden sich Blutansammlungen, die durch die Oberfläche des Epithels brechen und in das Uteruslumen und in die Vagina austreten.

Wenn sich Stücke des Endometriums ablösen und in das Uteruslumen abgegeben werden, bluten auch die aufgerissenen Enden der Spiralarterien ins Uteruslumen, was zu einem Blutverlust von insgesamt etwa 20–80 ml führt. Innerhalb von drei bis fünf Tagen werden die gesamte Kompakta und der größte Teil der Spongiosa des Endometriums mit dem Menstruationsblut abgestoßen. Von den Resten der Spongiosa und der Basalis geht dann die Regeneration der Uterusschleimhaut in der nachfolgenden Proliferationsphase aus. Aus der vorangehenden Beschreibung wird deutlich, wie eng die zyklischen hormonellen Veränderungen des Ovars mit den histologischen Vorgängen im Uterus verbunden sind.

Schwangerschaftsphase

Wenn eine Schwangerschaft eintritt, endet der Menstruationszyklus, und das Endometrium geht in eine Schwangerschaftsphase über. Nach der Geburt stellen sich der ovarielle und der menstruelle Zyklus normalerweise nach sechs bis acht Wochen wieder ein (vorausgesetzt, die Mutter stillt ihr Neugeborenes nicht, denn der Saugreiz des Säuglings unterdrückt auf noch unbekannte Weise die Ausschüttung der gonadotropen Releasing-Faktoren im Hypothalamus). Wenn keine Schwangerschaft eintritt, wiederholt sich der Zyklus bis zur Menopause, dem endgültigen Ausbleiben der Menstruationsblutung zwischen dem 48. und 52. Lebensjahr. Die endokrinen, körperlichen und psychischen Veränderungen am Ende der reproduktiven Phase werden als **Klimakterium** bezeichnet.

2.4 Keimzellentransport

Der Begriff Keimzellentransport bezieht sich auf die Vorgänge, mit deren Hilfe die Eizelle und die Samenzelle sich im ampullären Teil der *Tuba uterina,* dem normalen Ort der Befruchtung, treffen.

2.4.1 Eizelltransport

Bei der Ovulation wird die Eizelle mit der *Zona pellucida,* den daran anhaftenden Follikelepithelzellen (der *Corona radiata* des *Cumulus oophorus*) und dem dickflüssigen *Liquor folliculi* (der Follikelflüssigkeit) als eine Art Konvolut aus ihrem Tertiärfollikel und damit aus dem Ovar herausgespült (➤ Abb. 2.10D). Während der Ovulation liegt der Fimbrientrichter des Eileiters dicht am Ovar an. Die fingerartigen Fortsätze der Tube – die **Fimbrien** – bewegen sich über der Oberfläche des Ovars hin und her. Dieses **„Fegen"** der Fimbrien und die dicke, fast gallertige Konsistenz der Follikelflüssigkeit helfen dabei, die Eizelle „einzufangen". Der Flüssigkeitsstrom, der durch die Kinozilien des Ampullenepithels hervorgerufen wird, befördert die Eizelle in die trichterförmige Öffnung der *Tuba uterina;* anschließend wird sie durch **peristaltische Bewegungen** – einen Wechsel von Kontraktion und Erschlaffung – der Tubenwand von der Ampulle aus in Richtung Uterus transportiert.

2.4.2 Spermientransport

Von ihrem Speicherort im Nebenhoden, hauptsächlich in dessen Schwanzabschnitt, werden die Spermien sehr schnell durch peristaltische Kontraktionen der dicken Wandmuskulatur des *Ductus deferens* in die Urethra transportiert. Die akzessorischen Geschlechtsdrüsen – Samenbläschen, Prostata und Bulbourethraldrüsen – geben Sekrete ab, die den Spermien im *Ductus deferens* und in der Urethra beigegeben werden (➤ Abb. 2.12).

Die reflektorische Ejakulation von Spermien kann in zwei Phasen unterteilt werden:

- **Emission:** Sperma wird durch peristaltische Kontraktionen des *Ductus deferens* über den *Ductus ejaculatorius* in die *Pars*

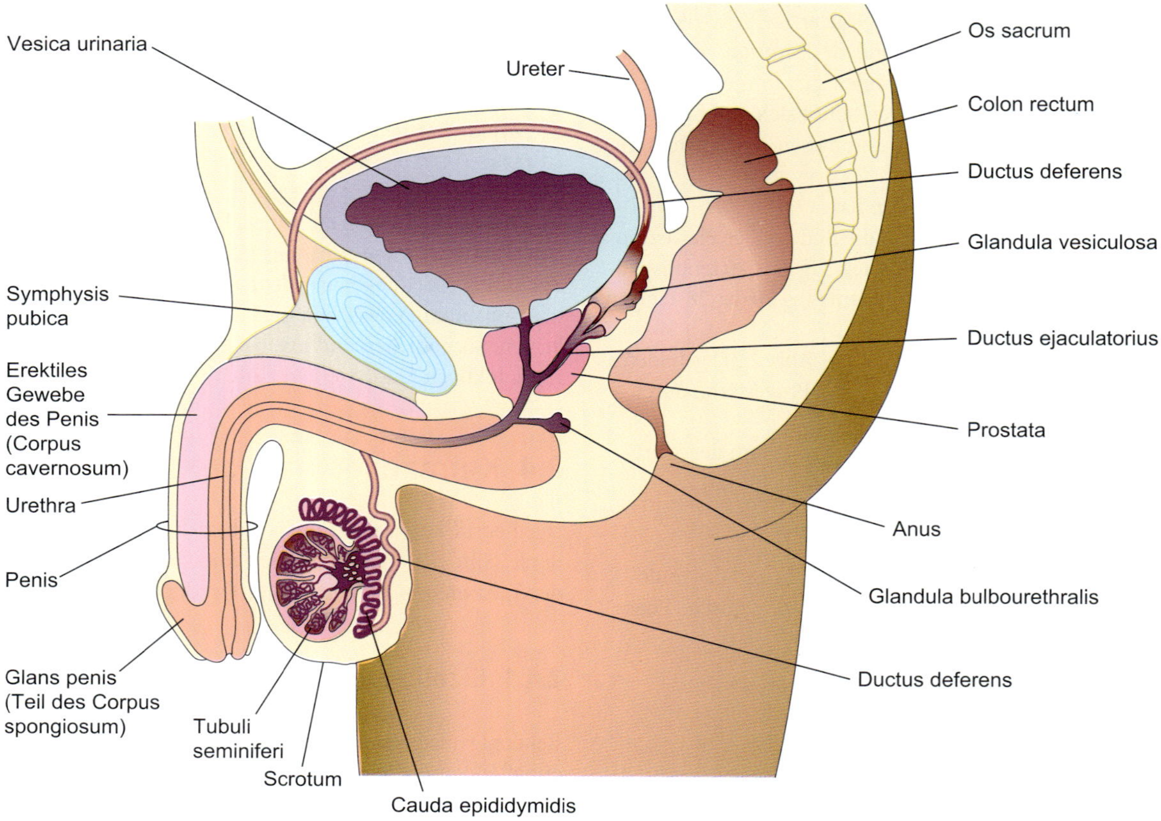

Abb. 2.12 Sagittalschnitt durch das männliche Becken mit Darstellung der männlichen Fortpflanzungsorgane.

prostatica der Urethra gebracht. Die Emission wird über den Sympathikus gesteuert.

- **Ejakulation:** Sperma wird von der Urethra durch das *Orificium externum* der Urethra ausgetrieben. Dieses wird dadurch erreicht, dass der Blasensphinkter verschlossen wird und die Urethralmuskulatur und die *Mm. bulbospongiosi* sich kontrahieren.

Die Menge des **Ejakulats** (Spermien und Sekrete der akzessorischen Geschlechtsdrüsen) beträgt im Durchschnitt 3,5 ml, mit einer Variationsbreite von 2–6 ml; darin enthalten sind zwischen 200 und 600 Millionen Spermien. Die Spermien sind während ihrer Speicherung im Nebenhoden noch unbeweglich; erst im Ejakulat werden sie beweglich und können je nach pH-Wert der Umgebung etwa 2–3 mm pro Minute zurücklegen: Im sauren Milieu der Vagina bewegen sie sich langsamer, im alkalischen Milieu des Uterus schneller. Die von den Samenbläschen gebildete Fruktose stellt dabei eine Energiequelle für die Spermien dar.

Die Spermien gelangen zunächst durch Bewegung ihres Schwanzfadens (Geißel) in den Zervixkanal. Durch das von den *Glandulae seminales* (Samenbläschen) produzierte Enzym **Vesikulase** verklumpt ein Teil des **Spermas** (Seminalflüssigkeit mit Spermien) und bildet einen Vaginalpfropf, der den Rückfluss von Spermien in die Vagina verhindert. Wenn eine Ovulation stattgefunden hat, nimmt außerdem die Menge des Zervixschleims zu und seine Viskosität ab, was den Spermientransport begünstigt. Die Passage der Spermien durch Uterus und Eileiter erfolgt jedoch hauptsächlich durch Muskelkontraktionen dieser beiden Organe. In der Samenflüssigkeit vorhandene Prostaglandine stimulieren möglicherweise die Uterusmotilität zum Zeitpunkt der Kohabitation und unterstützen die Fortbewegung der Spermien zum Ort der Befruchtung in der Ampulle des Eileiters.

Es ist nicht genau bekannt, wie lange die Spermien für ihren Weg zum Ort der Befruchtung benötigen, aber vermutlich ist die Zeit recht kurz. Bewegliche Spermien wurden bereits fünf Minuten nach ihrer Deposition im Bereich des äußeren Muttermunds in der Ampulle des Eileiters gefunden. Einige Spermien benötigten aber auch fast 45 Minuten für diesen Weg. Etwa 200 Spermien erreichen den Befruchtungsort. Die meisten Spermien gehen zugrunde und werden vom Epithel des weiblichen Genitaltrakts resorbiert.

2.5 Spermienreifung

Frisch ejakulierte Spermien sind nicht in der Lage, eine Eizelle zu befruchten. Sie müssen zunächst eine Phase der Konditionierung durchmachen, die etwa sieben Stunden lang dauert und als **Kapazitation** bezeichnet wird. Während dieser Zeit werden eine Glykoproteinschicht und Seminalproteine von der Oberfläche über dem Akrosom des Spermiums entfernt, und die Membranbestandteile des Spermiums werden stark verändert. Kapazitierte Spermien zeigen keine morphologischen Veränderungen, sind jedoch aktiver. Die Spermien werden im Uterus oder in den Tuben von Substanzen kapazitiert, die in diesen Bereichen des weiblichen Genitaltrakts abgegeben werden. Bei der *In-vitro*-Fertilisation (IVF) – bei der mehrere Eizellen in einem Kulturmedium zur Befruchtung mit Spermien zusammengegeben werden (➤ Abb. 2.16) – wird die Kapazitation der Spermien dadurch erreicht, dass diese zuvor mehrere Stunden lang in einem speziellen Medium inkubiert werden. Erst nach abgeschlossener Kapazitation kann die Akrosomenreaktion (s. u.) und nachfolgende Vereinigung mit der Eizelle stattfinden.

Spermienzählung Die Samenanalyse ist Teil der männlichen Fertilitätsuntersuchung. Im Ejakulat machen die Spermien selbst weniger als 10 % aus. Der Rest setzt sich zusammen aus den Sekreten der akzessorischen Geschlechtsdrüsen: Aus den Samenbläschen stammen 60 %, aus dem Prostatasekret 30 % und aus dem Sekret der Bulbourethraldrüsen 10 %. Normalerweise finden sich mehr als 100 Millionen Spermien pro Milliliter Samenflüssigkeit im Ejakulat von gesunden Männern. Obwohl es große individuelle Abweichungen gibt, kann man davon ausgehen, dass Männer, deren Ejakulat 20 Millionen Spermien pro Milliliter oder 50 Millionen Spermien im Gesamtejakulat enthält, noch fertil sind. Männer, deren Ejakulat weniger als 10 Millionen Spermien pro Milliliter enthält, sind wahrscheinlich steril, insbesondere dann, wenn das Ejakulat unbewegliche und abnorme Spermien aufweist. Folglich werden bei der Abschätzung der Fertilität sowohl die Anzahl als auch die Beweglichkeit der Spermien im Ejakulat berücksichtigt. Für eine potenzielle Fertilität sollten mindestens 40 % der Spermien nach zwei Stunden noch beweglich sein und einige noch nach 24 Stunden. Man geht davon aus, dass etwa ein Drittel bis die Hälfte der Fälle von ungewollter Kinderlosigkeit durch männliche Unfruchtbarkeit begründet wird. Männliche Unfruchtbarkeit kann durch endokrine Störungen, abnorme Spermatogenese oder Verlegung der Genitalwege, wie z. B. des *Ductus deferens,* hervorgerufen werden (➤ Abb. 2.12).

Vasektomie Die wirksamste Methode zur Verhütung beim Mann ist die Vasektomie oder Deferentektomie (Exzision eines Teilstücks aus jedem *Ductus deferens*). In 50 % der Fälle ist dieser Eingriff reversibel. Als Folge der Vasektomie gelangen keine Spermien mehr in das Ejakulat, aber die Menge an Seminalflüssigkeit wird nicht beeinflusst.

2.6 Lebensdauer der Keimzellen

Untersuchungen über die frühesten Entwicklungsstadien *in vitro* haben gezeigt, dass menschliche Eizellen normalerweise innerhalb von zwölf Stunden nach der Ovulation befruchtet werden; nach 24 Stunden kann eine Eizelle nicht mehr befruchtet werden und degeneriert kurze Zeit später. Die meisten menschlichen Spermien überleben nicht länger als 48 Stunden im weiblichen Genitaltrakt. Einige Spermien scheinen in Falten der Zervixmukosa zurückgehalten zu werden, um dann nach und nach in den Zervixkanal zu gelangen und durch den Uterus in die Eileiter zu wandern. Die kurzzeitige Speicherung der Spermien in der Zervix und deren schrittweise Abgabe erhöht die Chancen für eine Befruchtung. Tiefgefroren kann Samenflüssigkeit mehrere Jahre lang aufbewahrt werden: Einige Frauen haben nach künstlicher Befruchtung mit Samen, der mehrere Jahre lang eingefroren war, lebensfähige Kinder geboren.

2.7 Befruchtung (Konzeption)

Die Befruchtung besteht aus einer Reihe von z. T. eng ineinandergreifenden Einzelschritten, wofür auch der Begriff **Befruchtungskaskade** geprägt wurde. Zusammen genommen sollen mit den Einzelschritten zwei grundsätzlich verschiedene Ziele erreicht werden:

- die Vereinigung eines einzelnen Spermiums mit der Eizelle und
- die Aktivierung der Eizelle zur Vollendung der Meiose und zum Start der ersten Schritte der embryonalen Entwicklung.

Die Befruchtung beginnt mit dem Kontakt zwischen Spermium und ovulierter Eizelle (➤ Abb. 2.13) und endet – nach ungefähr 24 Stunden – mit der Durchmischung von mütterlichen und väterlichen Chromosomen am Beginn der Metaphase der ersten mitotischen Teilung (➤ Abb. 2.14).

Üblicherweise findet die Befruchtung im längsten und weitesten Teil des Eileiters, der **Ampulle** *(Ampulla tubae uterinae),* statt (➤ Abb. 2.6B). Wenn die Eizelle dort nicht befruchtet wird, wandert sie langsam durch die Tube in den Uterus. Von der Eizelle und den umgebenden Follikelzellen werden jedoch weiterhin chemische Signale **(Lockstoffe)** produziert und leiten die kapazitierten Spermien auf die Eizelle zu **(Chemotaxis).** Unter Umständen kann die Eizelle daher auch in anderen Abschnitten der Tube befruchtet werden, jedoch nicht im Uterus, denn dort wird eine unbefruchtete Eizelle rasch resorbiert.

2.7.1 Schritte der Befruchtung

Für ein leichteres Verständnis soll die kontinuierliche Abfolge des Befruchtungsvorgangs in die folgenden Einzelschritte aufgeteilt werden (➤ Abb. 2.13 und ➤ Abb. 2.14):

- **Durchquerung der** *Corona radiata:* Durch das an der Zellmembran des Spermiums fixierte Enzym **Hyaluronidase** wird der erst kurz vor der Ovulation produzierte Hyaluronsäuremantel der Kumuluszellen angegriffen, um diese zumindest z. T. aus der *Corona radiata* auszulösen und den Weg zur *Zona pellucida* freizumachen. Allerdings sind die Erkenntnisse hierüber etwas widersprüchlich, denn auch von der Tubenschleimhaut gebildete Enzyme scheinen an der Ablösung der *Corona radiata* beteiligt zu sein. Zudem spielen auch die Schwanzbewegungen der Spermien bei der Durchquerung der *Corona radiata* eine Rolle (➤ Abb. 2.13).
- **Penetration der** *Zona pellucida*: Nach der Durchquerung der *Corona radiata* stoßen die Spermien mit der das noch intakte Akrosom bedeckenden Zellmembran auf die *Zona pellucida,* binden u. a. an das spezifische Glykoprotein ZP3 der *Zona pellucida* und lösen dadurch die sog. **Akrosomenreaktion** aus (➤ Abb. 2.13): An mehreren Punkten verschmilzt die Plasmamembran des Spermiums mit der äußeren Akrosomenmembran; durch die Auflösung der Membranen an diesen Stellen entstehen Öffnungen vom Inneren des Akrosoms in den Extrazellulärraum.

2

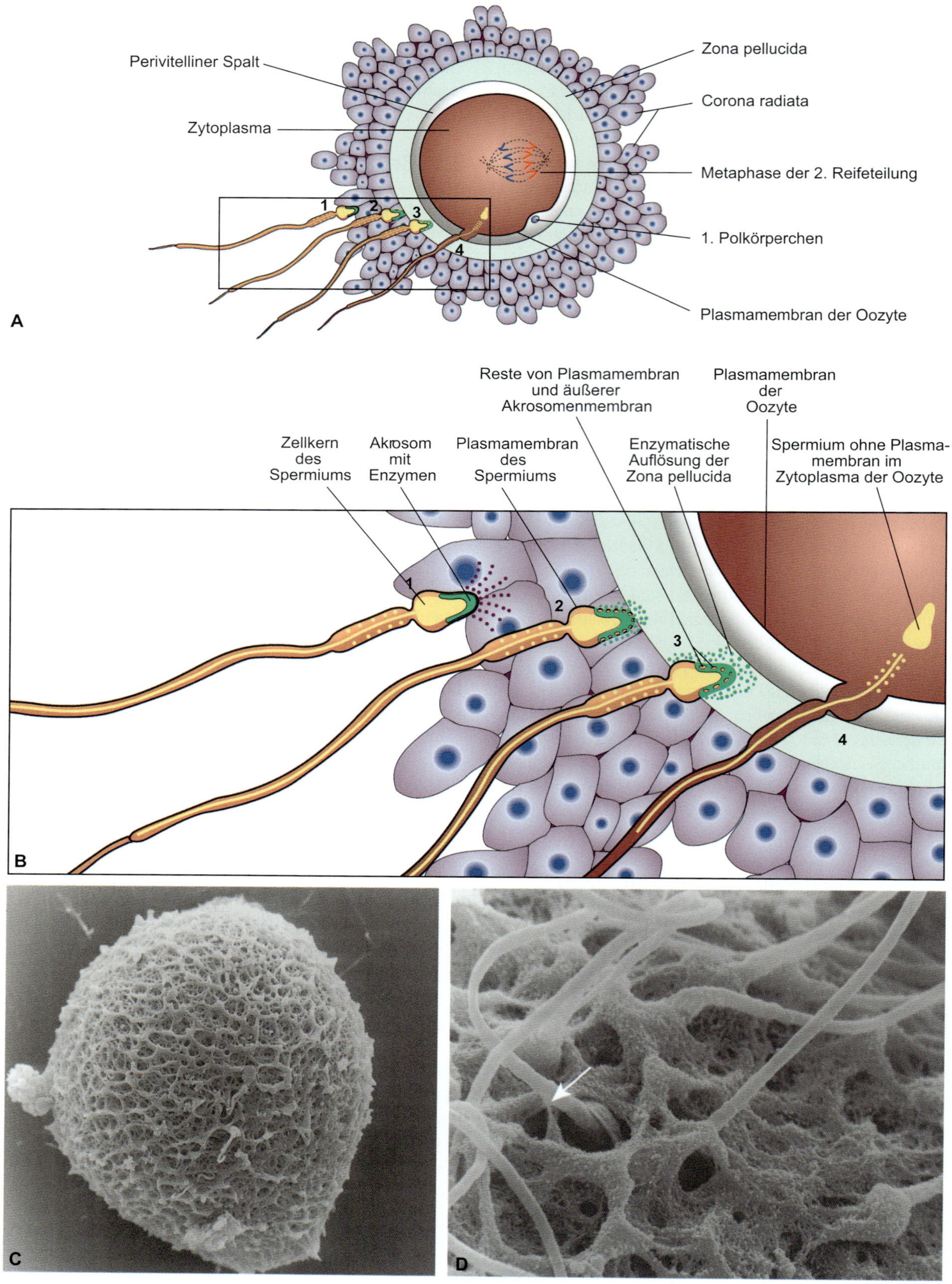

Abb. 2.13 Akrosomenreaktion und Eindringen des Spermiums in die Oozyte. A) Schematische Darstellung. **B)** Ausschnittvergrößerung von A. 1, Spermium nach Beendigung der Kapazitation. 2, Spermium während der Akrosomenreaktion: Perforationen entstehen im Akrosom. 3, Das Spermium bahnt sich mithilfe der vom Akrosom freigesetzten Enzyme einen Weg durch die *Zona pellucida.* 4, Spermium nach seinem Eintritt in das Zytoplasma der Eizelle. Die Zellmembran des Spermiums ist mit derjenigen der Oozyte verschmolzen; Kopf und Schwanz des Spermiums sind in die Eizelle eingedrungen. **C)** Rasterelektronenmikroskopische (REM) Aufnahme einer unbefruchteten menschlichen Oozyte mit einigen an der *Zona pellucida* anheftenden Spermien. **D)** REM-Aufnahme eines Spermiums (Pfeil), das gerade in die *Zona pellucida* eindringt. (Mit freundlicher Genehmigung von P. Schwartz und H. M. Michelmann, University of Göttingen, Göttingen, Germany.)

Die nun austretenden **Enzyme** – z. B. Hyaluronidase, Akrosin, Glucos- und Hexosaminidase – lösen vermutlich die *Zona pellucida* lokal auf und ermöglichen es dem Spermium, zur Eizelloberfläche vorzudringen. Das **Akrosin,** ein proteolytisches Enzym, spielt hierbei die wichtigste Rolle.

- **Penetration der Eizellmembran (Imprägnation):** Studien an transgenen und Knock-out-Tieren haben gezeigt, dass kohlenhydratbindende Moleküle und keimzellspezifische Proteine in der Zellmembran des Spermiums (z. B. das immunglobulinähnliche Protein *Izumo*) und der Eizelle (z. B. Tetraspanin-Transmembranproteine) an der Erkennung von Spermium und Eizelle beteiligt sind. Nach **positiver Erkennung** lösen sich die Zellmembranen von Spermium und Eizelle an der Kontaktstelle auf, und Kopf und Schwanz des Spermiums dringen in das Zytoplasma der Eizelle ein. Die restliche Zellmembran des Spermiums bleibt zurück und verschmilzt z. T. mit der Eizellmembran (➤ Abb. 2.13B).
- **Aktivierung der Eizelle:** Wenige Minuten nach der Membranerkennung beginnt ein oszillierender Anstieg der Kalziumkonzentration im Zytoplasma der Eizelle, der sich von der Kontaktstelle aus wellenförmig über die gesamte Eizelle ausbreitet. Das Kalzium stammt aus intrazellulären Kalziumspeichern, die in der Lage sind, für drei bis vier Stunden alle zehn bis 20 Minuten eine Erhöhung der Kalziumkonzentration über eine Minute hinweg aufrechtzuerhalten. Diese **Kalziumtransienten** (engl. *calcium transients*) scheinen die Grundlage für die Aktivierung der dann folgenden zytoplasmatischen Vorgänge in der Eizelle zu sein. Durch welchen Faktor sie ausgelöst werden, ist derzeit noch nicht vollständig geklärt.
- **Zonareaktion:** Als eine der frühesten Reaktionen auf die Aktivierung der Eizelle entleeren sog. **kortikale Granula,** die entlang dem gesamten Umfang der Eizelle liegen, ihren Inhalt durch Exozytose in den perivitellinen Spalt. Dadurch kommt es zur **Zonareaktion,** bei der die Zusammensetzung der Glykoproteine in der *Zona pellucida* so verändert wird, dass auch kapazitierte Spermien nicht mehr an das ZP3 binden können und die Zona für weitere Spermien impermeabel gemacht wird **(Polyspermieblock).** Auch die Zellmembran der Eizelle (Oolemm) verhindert nach der Fusion mit dem Spermium – über einen bisher unbekannten Mechanismus – das Eindringen weiterer Spermien in die Eizelle.
- **Bildung des männlichen Vorkerns:** Schwanz und Halsabschnitt des einzigen eingedrungenen Spermiums degenerieren rasch im Zytoplasma der Oozyte, während der Kopf, der im Wesentlichen aus einem stark verdichteten Zellkern besteht, zum männlichen Vorkern anschwillt (➤ Abb. 2.14C).
- **Bildung des weiblichen Vorkerns:** Durch die Aktivierung wird die Oozyte auch dazu veranlasst, die zweite Reifeteilung zu vollenden und ein **zweites,** diesmal mit der Hälfte der erfolgreich getrennten Schwesterchromatiden des haploiden Chromosomensatzes und etwas Zytoplasma beladenes **Polkörperchen** abzuschnüren (➤ Abb. 2.14B). Die verbliebenen mütterlichen Chromosomen werden zum Zweck der ersten DNA-Synthese (s. u.) vollständig entspiralisiert, und unter Bildung einer neuen Kernmembran entsteht der weibliche Vorkern, der etwas kleiner bleibt als der männliche Vorkern. Die Eizelle selbst ist auch haploid und damit reif für die Vollendung der Befruchtung; in diesem Zustand, auch wenn er nur wenige Minuten andauert und die Eizelle unter natürlichen Umständen einen zweiten – nämlich den männlichen – haploiden Vorkern enthält, wird die Eizelle in Analogie zum entsprechenden Stadium der Spermatogenese auch als **Ootide** bezeichnet.
- **Replikation und Demethylierung der DNA:** Unmittelbar nach Bildung der Vorkerne setzt in beiden Vorkernen die DNA-Replikation ein. Dabei wird gleichzeitig – durch geeignete, im Zytoplasma der Eizelle gespeicherte Enzyme (Demethylasen) – das Methylierungsmuster der DNA entfernt, das normalerweise für den Imprinting-Status des Genoms verantwortlich ist. (Das **Imprinting** eines Gens bestimmt, welches Allel – das maternale oder das paternale – transkribiert werden kann.) Ob auch die maternale DNA – wie es von der paternalen DNA der Maus bekannt ist – aktiv demethyliert oder nur durch DNA-Verdoppelung mit jeder nachfolgenden Zellteilung „verdünnt“ wird, scheint von Spezies zu Spezies unterschiedlich zu sein.
- **Vereinigung der Vorkerne:** Mit diesem letzten, auch als **Syngamie** bezeichneten Schritt wird der Befruchtungsvorgang abgeschlossen, aus der Ootide ist über das ebenfalls kurze Stadium der reifen Oozyte (Ovum) eine Zygote geworden. Auch die nun folgende Vorbereitung für die erste Teilung der Zygote wird aber noch als ein weiterer, durch die Aktivierung der Eizelle ausgelöster Schritt aufgefasst. Dabei werden die Chromosomen ihrer normalen Paarung entsprechend so rasch in einer **Teilungsspindel** ausgerichtet, dass sich nach der Vereinigung der Vorkerne – anders als in vielen Tierspezies wie z. B. beim Seeigel – keine gemeinsame Kernmembran bilden kann (➤ Abb. 2.14E). Die äußerst kurze Phase der Syngamie ist also beim Menschen auch mikroskopisch schwer zu erfassen.

Wesentliche Teile des bis heute bekannten molekularen „Inventars“ der Befruchtung können in den folgenden 5 funktionellen Komplexen zusammengefasst und – in einer Auswahl – wie folgt den dabei ablaufenden strukturellen Veränderungen zugeordnet werden (➤ Abb. 2.15): (A) Bei der Kapazitation und Hyperaktivivierung der Spermien spielen die Calcium- bzw. Kalium-Kanäle CatSper und Slo3 eine wichtige Rolle (und sind anfällig für sog. **endokrine Disruptoren** der Umwelt). (B) Die Akrosomenreaktion folgt auf die spezies-spezifische Bindung von hochmolekularen Proteinkomplexen auf dem Spermium mit den Zona-pellucida-Proteinen ZP1–4. (C) Fusion von Spermium und Oozyte ist das Ergebnis der Interaktion von Transmembranproteinen des Spermiums (z. B. IZUMO, ADAMs 1, ADAMs 2, ADAMs 3 und CRISP1) und Rezeptoren auf dem Oolemm (z. B. Juno, Integrine und die Zelloberflächenproteine CD9 und CD81). Weitere Moleküle, die bei der Fusion der Gameten eine Rolle spielen, sind das Trypsin-ähnliche Acrosin, Spermosin, SPAM1, HYAL5 und ACE3. (D) Zentrales Element der kortikalen Reaktion sind pulsierende intrazelluläre Calcium-Wellen, die sich über das gesamte Zytoplasma der Eizelle ausbreiten und so auf der gesamten Oberfläche kortikale Granula mit dem Oolemm verschmelzen lassen und Enzyme zum Verdau von ZP2 and ZP3 der *Zona pellucida* für den Polyspermieblock freilassen. (E) Parallel zur Dekondensation des Spermienkernes führen die Calcium-Wellen zudem zur Fortsetzung der 2. Reifeteilung im Zellkern der Eizelle und – mithilfe des Aktin-Myosin-Zytoskelettes – zur Polarisierung der Eizelle im Fertilisierungskonus und der Elimination des 2. Polkörperchens.

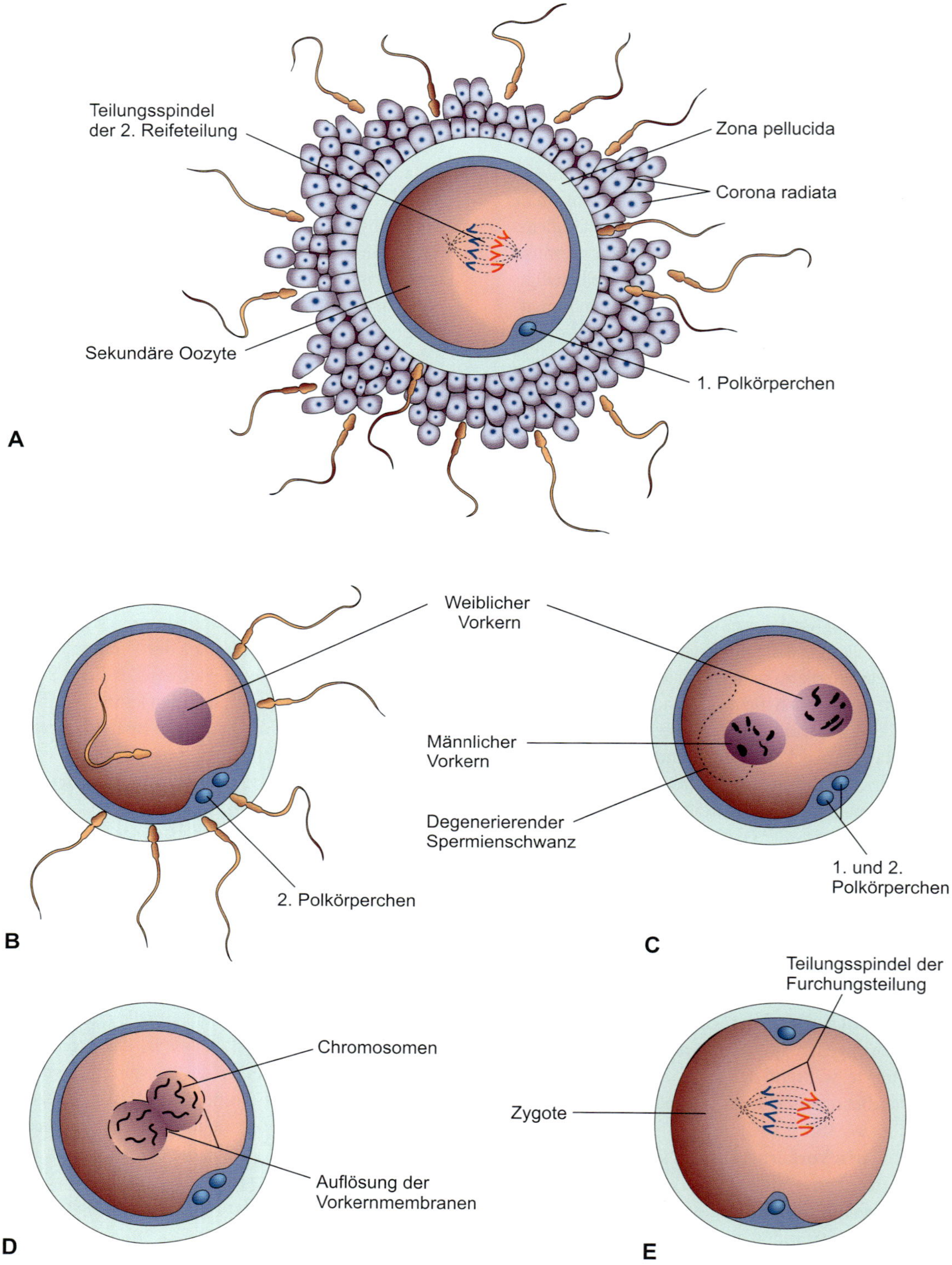

Abb. 2.14 Schematische Darstellung des Befruchtungsvorgangs. Der Ablauf der Befruchtung beginnt damit, dass das Spermium Kontakt mit der Eizellmembran bekommt, und endet mit der Vermischung der mütterlichen und väterlichen Chromosomen. **A)** Sekundäre Oozyte, umgeben von mehreren Spermien, von denen zwei die *Corona radiata* durchdrungen haben (nur vier der 23 Chromosomenpaare sind dargestellt). **B)** Die *Corona radiata* ist aufgelöst worden, ein Spermium ist in die Eizelle eingedrungen, und die zweite Reifeteilung hat stattgefunden, sodass eine reife Eizelle entstanden ist. **C)** Der Spermienkopf hat sich vergrößert und bildet nun den männlichen Vorkern. Die Zelle, jetzt auch als Ootide bezeichnet, enthält also einen männlichen und einen weiblichen Vorkern. **D)** Die beiden Vorkerne vereinigen sich. **E)** Eine Zygote ist entstanden, die nun den diploiden Satz mit 46 Chromosomen enthält.

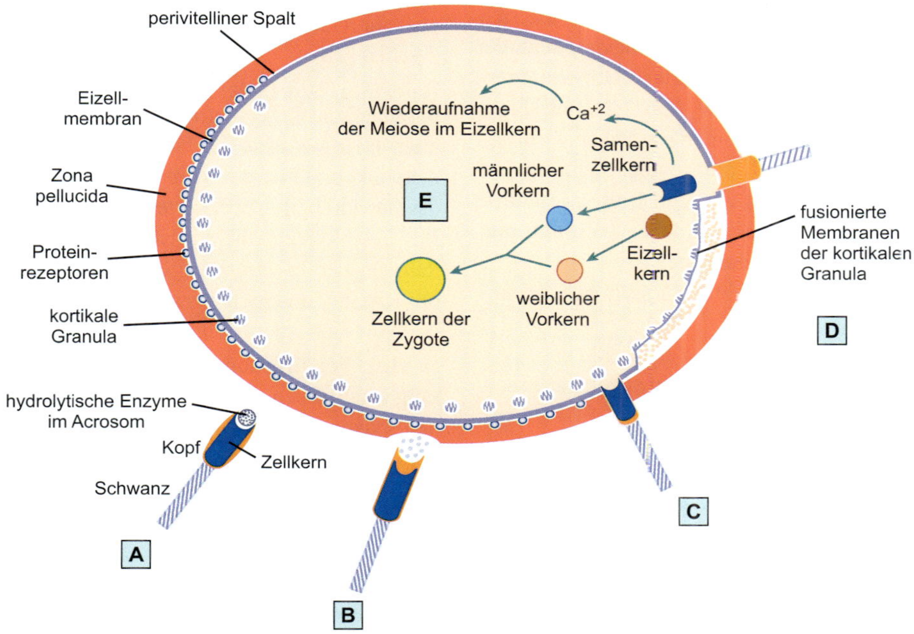

Abb. 2.15 Schematische Darstellung von ausgewählten Schritten der Befruchtung. **A)** Kapazitation und Hyperaktivierung der Spermien, **B)** Akrosomenreaktion, **C)** Spermium-Eizellen-Fusion, **D)** Kortikale Reaktion, E) Vollendung der 2. Reifeteilung. (Aus: Georgadaki K, Khoury N, Spandidos D, Zoumpourlis V: The molecular basis of fertilization [review]. Int J Mol Med 38:979–986, 2016.)

Die molekularen und energetischen Voraussetzungen für die geschilderten Vorgänge der Befruchtung (wie auch der nachfolgenden ersten Teilungsschritte) werden im Wesentlichen bei der Heranreifung und Vergrößerung der Eizelle – d. h. während der insgesamt mehrmonatigen, der Ovulation vorangehenden Follikulogenese – geschaffen. Die Befruchtung durch das Spermium stößt den Ablauf der Befruchtung dann nur noch nach Art eines Triggers an, und auch das neu zusammengesetzte embryonale Genom ist an diesen Vorgängen zunächst nur passiv beteiligt. Fehlerhaft ablaufende Schritte der Befruchtung und der Furchung, die unter bestimmten Umständen zum Absterben der Zygote führen, sind also – abgesehen von Defekten des Spermiums – auch auf eine fehlerhafte Reifung der Eizelle während der Follikulogenese, möglicherweise auch unmittelbar vor der Ovulation, zurückzuführen.

Im Gegensatz zur Bindung an das ZP3 der *Zona pellucida* ist der Erkennungsprozess an der Eizellmembran speziesunabhängig. Deshalb konnte die klinische andrologische Diagnostik einen Test entwickeln, in dem von der Zona befreite Eizellen des Hamsters verwendet werden, um die Befruchtungsfähigkeit von menschlichen Spermien zu beurteilen.

Bei manchen Spezies (ebenfalls beim Seeigel, s. o.) kommt es unmittelbar nach der Membranfusion zu einer schnellen, sich über die gesamte Eizelloberfläche ausbreitenden Depolarisierung der Eizellmembran, die dadurch für die Spermien unpassierbar wird **(schneller Polyspermieblock).** Eine solche Depolarisation konnte jedoch bisher bei Säugerspezies nicht aufgezeichnet oder als Ursache für den Polyspermieblock an der menschlichen Eizellmembran nachgewiesen werden. Das hängt möglicherweise damit zusammen, dass Penetration und (eine durch Depolarisierung leicht auslösbare) Aktivierung der Eizelle bei manchen Tierspezies zwei auch zeitlich deutlich voneinander getrennte Ereignisse sind, bei einigen Spezies sogar eine Aktivierung der Eizelle ohne Penetration eines Spermiums, d. h. die Parthenogenese (s. u.), die Regel ist.

Dispermie und Triploidie Obwohl mehrere Spermien versuchen, in die *Corona radiata* und die *Zona pellucida* einzudringen, gelangt doch normalerweise nur ein Spermium zur Befruchtung in die Oozyte. Nur bei einem abnormen Befruchtungsvorgang, der sog. **Dispermie,** gelangen zwei Spermien in die Eizelle. So entsteht eine Zygote mit einem zusätzlichen Chromosomensatz. **Triploide Embryonen** (mit 69 Chromosomen) können normal erscheinen, gehen aber fast immer als Fehlgeburt verloren; sie machen etwa 20 % der durch Chromosomenanomalien hervorgerufenen Spontanaborte aus. Abgestorbene triploide Feten zeigen eine schwere intrauterine Wachstumsverzögerung, einen unproportional kleinen Torso und Anomalien des Zentralnervensystems. Selten einmal werden triploide Kinder geboren, sie sterben dann allerdings kurz nach der Geburt.

Das chromosomale Geschlecht des Embryos wird zum Zeitpunkt der Befruchtung durch die Chromosomenausstattung des eindringenden Spermiums festgelegt. Es ist also der Vater, dessen Keimzelle das Geschlecht des Embryos bestimmt. Befruchtung durch ein X-Chromosom-tragendes Spermium lässt eine 46,XX-Zygote entstehen, die sich (normalerweise) zu einem weiblichen Organismus entwickelt, hingegen entsteht durch die Befruchtung mit einem Y-tragenden Spermium eine 46,XY-Zygote, die sich unter normalen Umständen zu einem männlichen Individuum entwickelt.

Genetisch ist die Zygote einmalig, da die eine Hälfte ihrer Chromosomen von der Mutter und die andere vom Vater stammt. Sie enthält eine ganz neue Kombination von Chromosomen, die sich von der in den jeweiligen elterlichen Zellen unterscheidet, denn die Meiose ermöglicht eine freie Verteilung von mütterlichen und väterlichen Chromosomen auf die Keimzellen (➤ Abb. 2.2), und durch das Crossing-over zwischen den Chromosomen werden eine Umverteilung mütterlicher und väterlicher Chromosomenabschnitte und eine starke Durchmischung von Genen erreicht. Diese Mechanismen bilden die Grundlage für die geschlechtliche Vererbung und die genetische Variabilität der menschlichen Spezies.

Als wesentliche Merkmale der Befruchtung lassen sich zusammenfassend aufzählen: Die Befruchtung

- veranlasst die Eizelle, die zweite Reifeteilung abzuschließen,
- stellt den normalen diploiden Chromosomensatz (mit 46 Chromosomen) wieder her,
- bestimmt das chromosomale Geschlecht des Embryos: ein X-tragendes Spermium lässt einen weiblichen, ein Y-tragendes Spermium einen männlichen Embryo entstehen,
- sorgt für genetische Variabilität der menschlichen Spezies durch Neuverteilung des mütterlichen und väterlichen Erbguts,
- aktiviert den Stoffwechsel der Ootide und löst die Furchungsteilung der Zygote aus.

Parthenogenese Da die Furchung ein Teil des Aktivierungsprozesses der Eizelle ist, kann sie auch bei einer unbefruchteten, ovulierten Eizelle eintreten. Dieser Vorgang wird als Parthenogenese bezeichnet (griech. *parthenos* = Jungfrau) und kann auf natürliche Weise auftreten oder artifiziell induziert werden. Bei einigen Spezies ist die Parthenogenese eine normale Art der Fortpflanzung; z. B. entwickeln sich die von einer Bienenkönigin gelegten, nicht befruchteten Eier parthenogenetisch zu Drohnen (Männchen), während sich die befruchteten Eier zu Königin- oder Arbeiterbienen entwickeln können. Bei wenigen Säugerspezies, z. B. Kaninchen, kann eine unbefruchtete Eizelle experimentell dazu gebracht werden, sich durch Parthenogenese bis weit in die Embryonalperiode hinein zu entwickeln. Beim Menschen sind bis jetzt keine bestätigten Fälle von Parthenogenese beschrieben worden. Ein Embryo könnte sich zwar aus der Vereinigung einer Eizelle mit dem zweiten Polkörperchen entwickeln, er hätte aber kaum Überlebenschancen, weil er sehr wahrscheinlich eine letale Genkombination enthalten und deshalb absterben und ausgestoßen werden würde.

Präselektion des embryonalen Geschlechts Das Geschlecht des Embryos hängt davon ab, ob das Spermium ein X- oder ein Y-Chromosom zur Zygote beisteuert. Da X- und Y-Spermien in gleicher Zahl gebildet werden, sollte man annehmen, dass das Geschlechterverhältnis bei der Befruchtung (das **primäre Geschlechterverhältnis**) 1,0 (also 100 Jungen auf 100 Mädchen) betrage. Doch werden in allen Ländern mehr männliche als weibliche Säuglinge geboren. In Nordamerika z. B. beträgt das Geschlechterverhältnis bei der Geburt (das **sekundäre Geschlechterverhältnis**) ungefähr 1,05 (105 Jungen auf 100 Mädchen).

Insbesondere in der Tierzucht wurden verschiedene *In-vitro*-Techniken (s. u.) entwickelt, um X- und Y-Spermien zu trennen. Sie nutzen verschiedene Eigenschaften aus:

- die unterschiedliche Schwimmfähigkeit der beiden Spermientypen
- die unterschiedliche Wanderungsgeschwindigkeit im elektrischen Feld
- fluoreszenzmikroskopisch sichtbare Unterschiede.

Bei einer künstlichen Befruchtung könnte durch die Auswahl der Spermien das gewünschte Geschlecht des Kindes erreicht werden. Auch von Zeitpunkt und Praxis der Kohabitation wurde behauptet, dass dadurch das Geschlecht des zu erwartenden Kindes beeinflusst werden könnte. Das Geschlechterverhältnis ist jedoch bisher beim Menschen nur im Rahmen der In-vitro-Fertilisation durch Präimplantationsdiagnostik (➤ Kap. 2.9) und nachfolgende Selektion gezielt veränderbar.

In-vitro-Fertilisation (IVF) und Embryotransfer Die Befruchtung von Eizellen *in vitro* und die Übertragung der sich entwickelnden Zygoten in den Uterus haben vielen Frauen, die (z. B. durch Verschluss der Eileiter) unfruchtbar waren, die Möglichkeit eröffnet, doch noch ein Kind zu bekommen. Das erste dieser IVF-Kinder kam 1978 zur Welt, und seit der Zeit wurden über eine Million Kinder nach In-vitro-Fertilisation geboren. IVF und Embryotransfer laufen in folgenden Schritten ab (➤ Abb. 2.16 und ➤ Abb. 2.17):

- Ovarialfollikel werden durch mehrtägige Gabe von Gonadotropinen in der Follikelphase des Zyklus zum Wachstum und zur Reifung angeregt.
- Mehrere Eizellen werden bei einer Laparoskopie aus reifen Follikeln abgesaugt. Diese **Eizellpunktion** kann auch unter Ultraschallkontrolle mit einer großlumigen Nadel, die durch die Vaginalwand bis zu den Ovarialfollikeln vorgeschoben wird, vorgenommen werden.
- Die Eizellen werden in Kulturschalen überführt, die ein spezielles Medium und kapazitierte Spermien enthalten.
- Befruchtung der Oozyten und Einsetzen der Furchungsteilungen werden mikroskopisch protokolliert.
- Der Embryotransfer erfolgt im 4- oder 8-Zell-Stadium mit einem Katheter, der durch die Vagina und den Zervixkanal in den Uterus eingeführt wird. Die Wahrscheinlichkeit einer Schwangerschaft kann dadurch erhöht werden, dass bis zu vier (nach deutschem Recht: maximal drei) Embryonen eingebracht werden.
- Die Patientin verbleibt anschließend für einige Stunden in Rückenlage.

Natürlich ist auf diese Art die Wahrscheinlichkeit einer Mehrlingsschwangerschaft größer, als wenn die Schwangerschaft nach einer normalen Ovulation, Befruchtung und Passage der Morula durch den Eileiter in den Uterus eintritt. Auch die Häufigkeit von Spontanaborten ist nach Embryotransfer höher als nach natürlicher Befruchtung.

Kryokonservierung von Embryonen Frühe Embryonen, die nach *In-vitro*-Fertilisation entstanden sind, können für lange Zeit konserviert werden, indem man sie mit einem Gefrierschutzmittel (z. B. Glycerol) tiefgefriert. Der erfolgreiche Transfer von aufgetauten Vier- oder Achtzellembryonen ist in den USA bereits gängige Praxis. In Deutschland dürfen dagegen nur Spermien oder Eizellen vor der Vereinigung der Vorkerne kryokonserviert werden.

Intrazytoplasmatische Spermieninjektion (ICSI) Hierbei wird ein ejakuliertes Spermium (oder auch eine aus dem Hoden durch

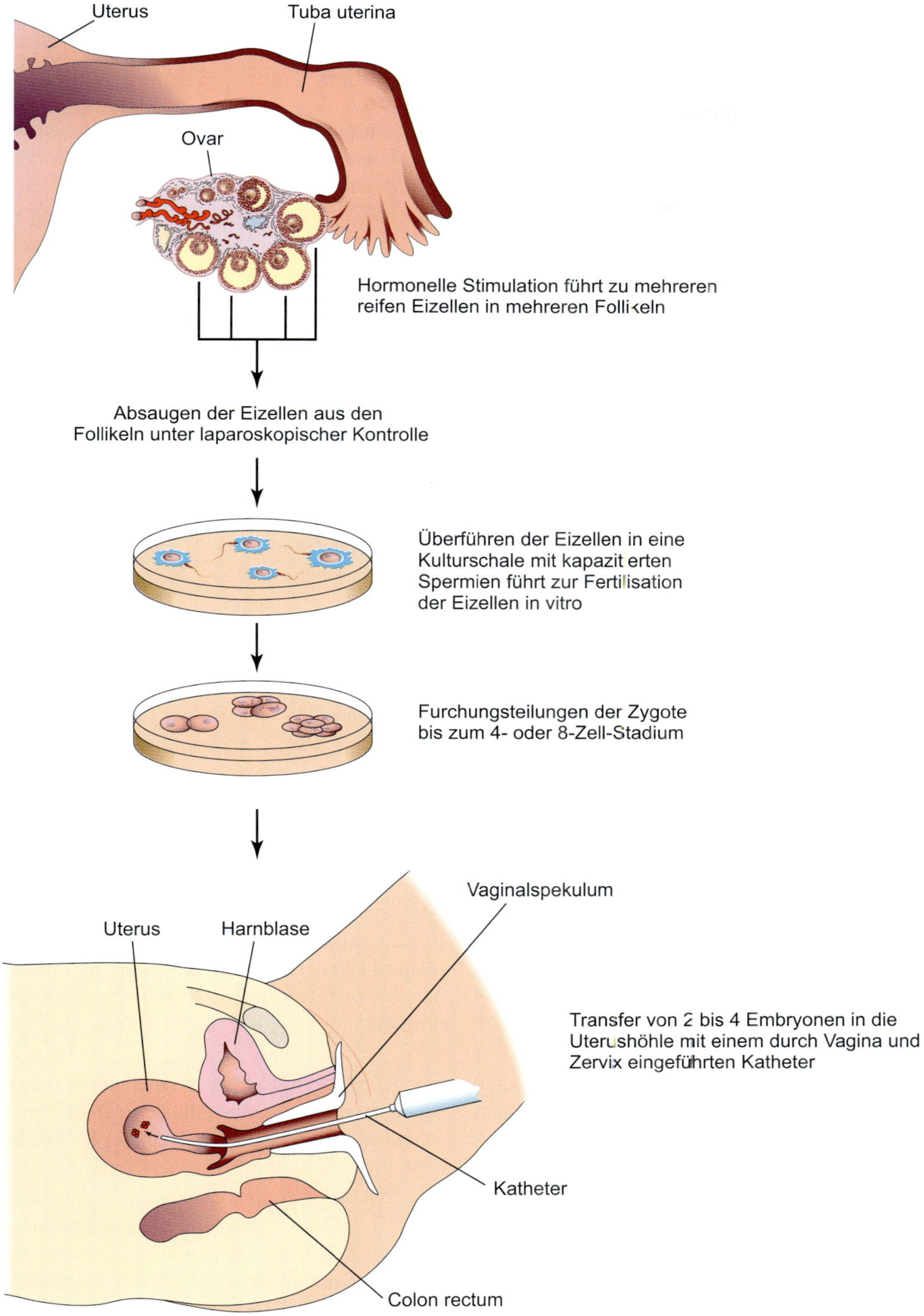

Abb. 2.16 ***In-vitro-Fertilisation und Embryotransfer.***

Aspiration operativ gewonnene Spermatide) durch die *Zona pellucida* direkt in das Zytoplasma einer reifen Eizelle injiziert; unmittelbar danach wird die Eizelle mit einem kurzen Stromstoß aktiviert. Diese Technik wird seit den 1990er Jahren erfolgreich bei Paaren angewandt, bei denen eine IVF fehlgeschlagen ist oder zu wenige (oder nur unbewegliche) Spermien für die *In-vitro*-Insemination vorhanden sind.

Kerntransfer (reproduktives Klonen, s. a. ➤ Kap. 1) Ähnlich wie bei der ICSI (s. o.) kann auch der Zellkern einer beliebigen

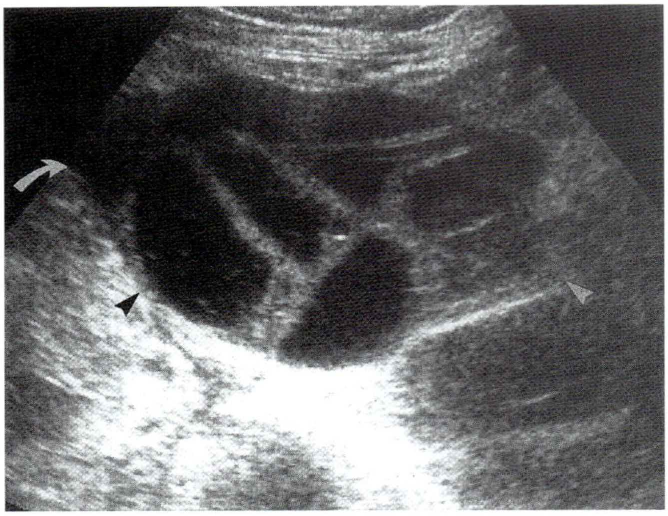

Abb. 2.17 Ovarielles Hyperstimulationssyndrom. Die Ultraschallaufnahme zeigt ein vergrößertes, multizystisches Ovar (Pfeilspitzen) und Aszites (gebogener Pfeil) bei einer schwangeren Patientin nach assistierter Befruchtung.

adulten Körperzelle in das Zytoplasma einer reifen Eizelle injiziert werden, um eine embryonale Entwicklung einzuleiten. Da der Zellkern der adulten Körperzelle in der Regel diploid ist, muss der Chromosomensatz der (in der Metaphase der Meiose II angehaltenen) Eizelle vor der Injektion mit einer feinen Kanüle vollständig entfernt werden; auch hier wird die Eizelle nach der Injektion durch einen elektrischen Stromstoß aktiviert. Durch dieses Vorgehen wird – in einem zurzeit sehr geringen Prozentsatz der Experimente (etwa 0,1 %) – der injizierte Zellkern durch die zytoplasmatische „Maschinerie" der Eizelle derart umprogrammiert (engl. *reprogramming*), dass die für die embryonale Entwicklung wichtigen Gene transkribiert werden und eine normale embryonale Entwicklung folgt. Da dabei im Prinzip dieselben Gene zur Anwendung kommen, die zur Entwicklung des Individuums mit dem Spenderzellkern geführt haben, entsteht – ähnlich wie bei eineiigen Zwillingen (➤ Kap. 7) – eine theoretisch identische Kopie, diesmal jedoch eine Kopie des Spenderorganismus: Der Spender kann also mit dieser Technik möglicherweise beliebig oft reproduziert („geklont") werden. Derartige Klone sind allerdings nicht absolut identisch, was sich z. B. am Fellmuster von geklonten Rindern leicht erkennen lässt. Außerdem treten typische Erkrankungen – überraschenderweise in der Spätphase der Entwicklung – auf, z. B. das *„large offspring syndrome"*, das zum Geburtshindernis werden kann und durch postnatale Immundefizienz charakterisiert ist. Beide für geklonte Individuen typischen Phänomene werden mit den noch wenig verstandenen Gesetzmäßigkeiten der „epigenetischen" Veränderungen erklärt, bei denen die Genomsequenz selbst unberührt bleibt, lediglich die „Nutzung" des Genoms durch die Methylierung der DNA feinreguliert und möglicherweise zufällig verändert wird.

Assistierte In-vivo-Fertilisation Durch die Technik des intratubaren Gametentransfers (engl. *gamete intra-fallopian transfer*, **GIFT**) ist es möglich, den Befruchtungsvorgang in der *Tuba uterina* stattfinden zu lassen. Nach Induktion einer Superovulation (wie bei der IVF) und Eizell- sowie Spermiengewinnung werden Eizellen und Spermien unter laparoskopischer Sicht in den Eileiter verbracht. Bei dieser Technik findet die Befruchtung also an der natürlichen Stelle, nämlich in der Ampulle des Eileiters, statt.

Leihmutterschaft Manche Frauen entwickeln zwar reife Eizellen, können aber nicht schwanger werden, weil ihnen z. B. der Uterus entfernt worden ist (Hysterektomie). In diesen Fällen kann eine IVF durchgeführt und die Embryonen können in den Uterus einer anderen Frau transferiert werden. Die Leihmutter trägt das Kind aus und übergibt es nach der Geburt an die natürliche Mutter. Nach deutschem Recht ist Leihmutterschaft jedoch nicht erlaubt.

2.8 Furchungsteilungen der Zygote

Die Furchung besteht aus wiederholten mitotischen Teilungen der Zygote; sie beginnen etwa 30 Stunden nach Beginn der Befruchtung und laufen normalerweise während der Wanderung der Zygote durch den Eileiter in den Uterus ab (➤ Abb. 2.22). Die entstehenden embryonalen Zellen – **Blastomeren** – werden mit jeder Furchungsteilung kleiner, denn während der Furchung bleibt die Zygote von der ziemlich dicken und stabilen *Zona pellucida* umhüllt, die den Gesamtumfang des Embryos bis zur Implantation etwa gleich groß hält. Nicht zuletzt wegen dieser ausbleibenden Größenzunahme steigt die Zellzahl bei der Furchung schnell an (➤ Abb. 2.18 und ➤ Abb. 2.19): Zunächst teilt sich die Zygote in zwei Blastomeren, daraus entstehen vier, dann acht und schließlich 32 Blastomeren.

Während die erste Furchungsteilung nahezu vollständig „aus eigener Kraft" der befruchteten Eizelle ablaufen kann – d. h. sich auf die gespeicherten zytoplasmatischen Eiweiße und mRNA der Eizelle und die nur geringe „Mitgift" (z. B. das Zentrosom) des Spermiums verlässt –, kann der Embryo im 2-Zell-Stadium allmählich damit beginnen, die **Transkription** vom neu zusammengesetzten Genom und damit die von seinem individuellen Genom geprägte Entwicklung „anlaufen" zu lassen (➤ Abb. 4.12). Tierexperimentelle Untersuchungen weisen darauf hin, dass es zunächst zu einer geringfügigen Transkription (engl. *minor transcription*) und wenig später zu einer wesentlich stärkeren Transkription *(major transcription)* kommt und dass der Zeitpunkt für den Beginn des Wechsels vom maternalen zum embryonalen Genom bei verschiedenen Säugern höchst unterschiedlich liegt (z. B. bei der Maus im 2-Zell-Stadium, bei Mensch und Rind im 4-Zellstadium und bei Ziege und Schaf im 8- bzw. 16-Zell-Stadium).

Wenn der Embryo aus 16 bis 32 Blastomeren besteht, wird er als **Morula** (lat. *morus* = Maulbeere) bezeichnet. Schon ab dem **8-Zell-Stadium** ändern die Blastomeren jedoch ihre Form; sie lagern sich eng aneinander an und formen so eine kompakte Zellkugel. Dieses Phänomen – die **Kompaktierung** – wird durch Adhäsionsglykoproteine (Cadherine) auf der Zelloberfläche vermittelt. Sie ermöglicht engeren Zell-zu-Zell-Kontakt und ist die Voraussetzung für die Absonderung der inneren Zellen, die später bei der Blastozyste die **innere Zellmasse** (späterer Embryoblast, s. u.) bilden werden (➤ Abb. 2.18E und F), von der **äußeren Zell-**

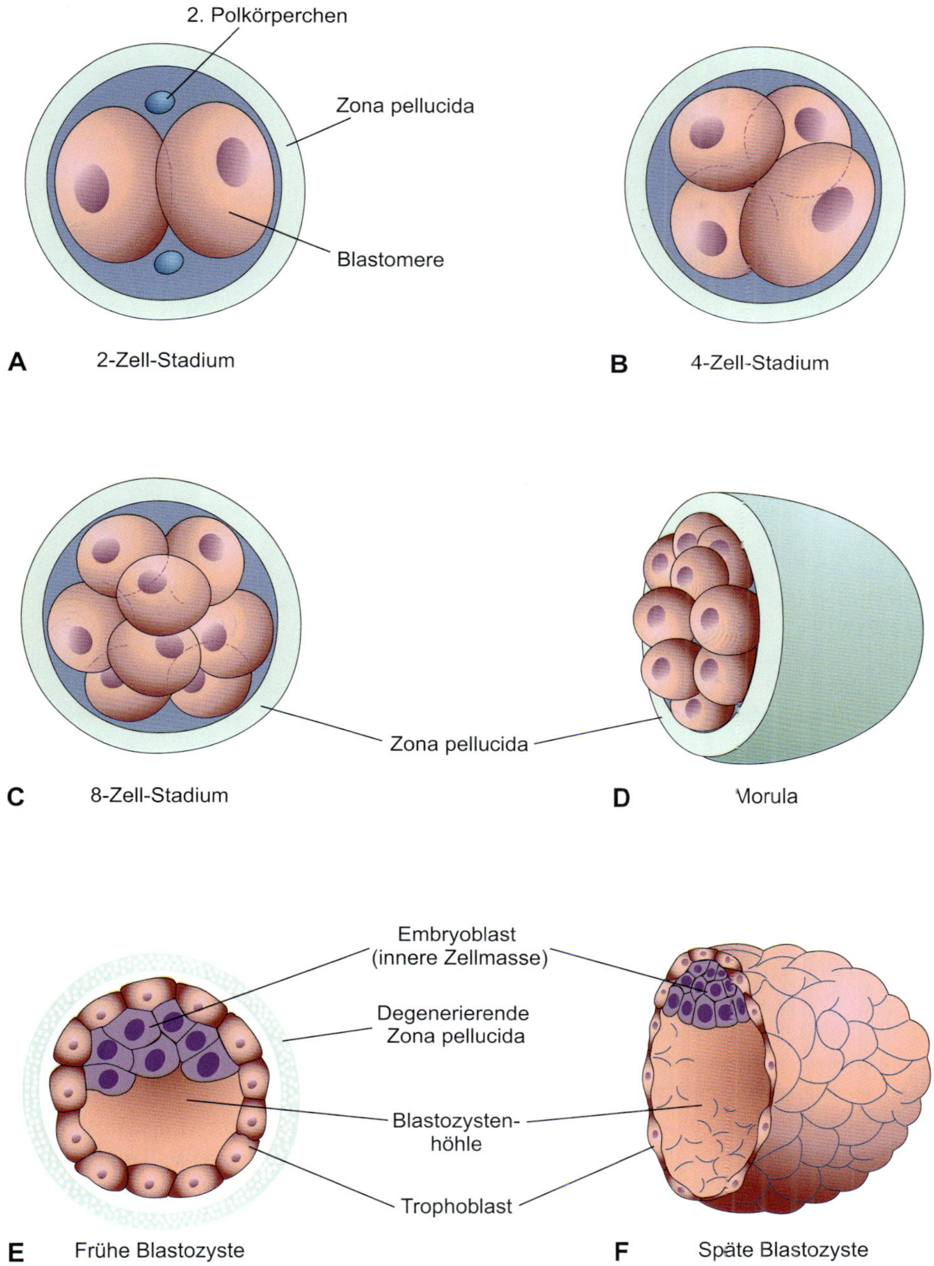

Abb. 2.18 Schematische Darstellung der Furchung und der Blastozystenbildung. A–D) Verschiedene Stadien der Furchungsteilung: Das Morulastadium beginnt im 16- bis 32-Zell-Stadium und endet mit der Bildung der Blastozyste. **E–F)** Schnitte durch die Blastozyste: Die *Zona pellucida* ist im späten Blastozystenstadium (Tag 5) verschwunden. Die in A gezeigten zwei Polkörperchen sind kleine, funktionslose Zellen, die manchmal erst im frühen Blastozystenstadium degenerieren. Die Furchungsteilungen und die Bildung der Morula erfolgen während der Wanderung durch die *Tuba uterina;* die Blastozyste bildet sich dann in der Regel im Uterus. Durch die Furchungsteilungen erhöht sich zwar die Zellzahl, aber jede Tochterzelle ist kleiner als ihre Mutterzelle, und der von der *Zona pellucida* umgebene Embryo vergrößert sich insgesamt nicht. Erst die Blastozyste zeigt dann – nach der Rückbildung der *Zona pellucida* – ein beträchtliches Größenwachstum.

schicht (späterer Trophoblast, s. u.). Der Hippo-Signalweg spielt bei dieser ersten Polarisierung der embryonalen Entwicklung eine entscheidende Rolle; molekular sind die entstandenen Zelllinien charakterisiert (beispielsweise) durch die Expression der Gene *Sox2* im Trophoblasten und *Oct3/4* und *Nanog* im Embryoblasten. Die kugelförmige Morula bildet sich etwa drei Tage nach der Befruchtung, und in dieser Form gelangt der Embryo in das Uteruslumen.

Nondisjunction von Chromosomen Falls in einem frühen Furchungsstadium der Zygote in einer der Blastomeren eine Nondisjunction (Nichttrennung zweier homologer Chromatiden) auftritt,

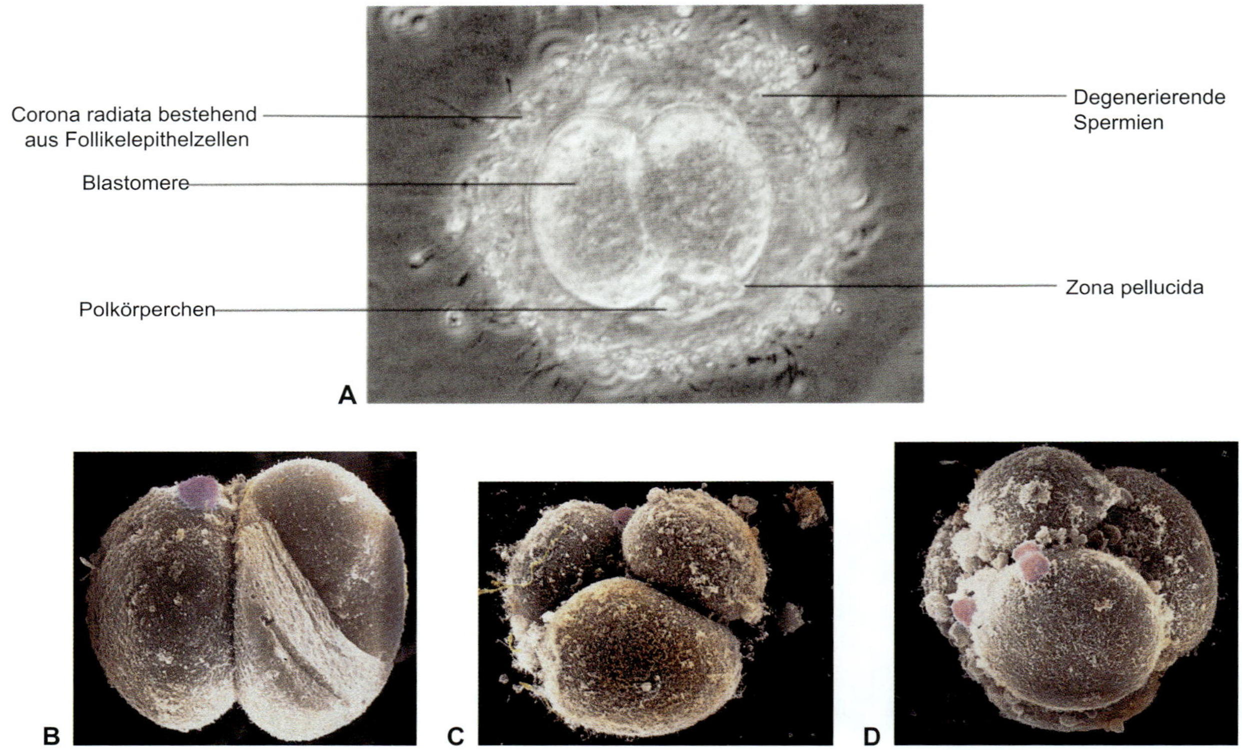

Abb. 2.19 Frühe Furchungsstadien A) 2-Zell-Stadium einer sich *in vitro* teilenden Zygote, die von zahlreichen Spermien umgeben ist. (Mit freundlicher Genehmigung von M.T. Zenzes, In Vitro Fertilisation Program, Toronto, Kanada.) **B)** IVF, menschlicher Embryo im 2-Zell-Stadium. Die Zona pellucida wurde entfernt. Ein kleines rundes Polkörperchen (pink, künstlich eingefärbt) ist noch an der Oberfläche der Blastomere zu sehen (REM, × 1000). **C)** 3-Zell-Stadium eines menschlichen Embryos aus einer IVF (REM, × 1300). **D)** Menschlicher Embryo, 8-Zell-Stadium, IVF (REM, × 1100). Man beachte die runden, großen Blastomeren mit mehreren anheftenden Spermien. (Aus Makabe S, Naguro T, Motta PM: Three-dimensional features of human cleaving embryo by ODO method and field emission scanning electron microscopy. In Motta PM: Microscopy of Reprdouction and Development: A Dynamic Approach, Rome, Antonio Delfine Editore, 1997)

entwickelt sich ein Embryo mit zwei oder mehr Zelllinien, die unterschiedliche Chromosomenzahlen haben. Ein Organismus, in dessen Zellen ein solche zahlenmäßige Variation auftritt, wird als **Mosaik** bezeichnet. Ein Mosaik kann auch dadurch entstehen, dass einer Zygote mit z. B. einem zusätzlichen Chromosom 21 dieses Extrachromosom während einer frühen Teilung verloren geht. Infolgedessen haben einige Zellen des Embryos einen normalen Chromosomensatz, und andere haben ein zusätzliches Chromosom 21. Generell gilt, dass Menschen mit einem Mosaizismus für eine Trisomie, wie z. B. Downsyndrom-Mosaike, weniger ausgeprägte Veränderungen aufweisen als die entsprechenden Nichtmosaike.

2.9 Bildung und Differenzierung der Blastozyste

Kurz nachdem die Morula den Uterus erreicht hat (etwa am vierten Tag nach der Befruchtung), bildet sich zwischen den inneren Zellen und der äußeren Zellschicht – wahrscheinlich durch aktiven Transport durch die äußeren Zellen – ein exzentrischer, flüssigkeitsgefüllter Raum (➤ Abb. 2.18). Gleichzeitig bilden die zuvor nur an ihrer Lage in der Morula unterscheidbaren Blastomeren nun zwei Gruppen von Zellen, die sich auch morphologisch deutlich unterscheiden (➤ Abb. 2.20):

- Die innen liegenden Blastomeren werden zu eng aneinanderliegenden polygonalen Zellen und nun als **innere Zellmasse** bezeichnet. Da aus ihnen alle Zellen des embryonalen Körpers entstehen, wird diese innere Zellmasse auch als **Embryoblast** bezeichnet.
- Die äußere Zellschicht wird zu mehr oder weniger flachen Epithelzellen und später als **Trophoblast** (griech. *trophe* = Ernährung) bezeichnet, da aus diesen Zellen der embryonale Teil der Plazenta wird. Am Trophoblast unterscheidet man den Teil, der dem Embryoblast anliegt **(polarer Trophoblast),** von dem Abschnitt, der – zusammen mit dem Embryoblast – den flüssigkeitsgefüllten Hohlraum umgibt **(muraler Trophoblast).**

Mit Beginn dieses Entwicklungsvorgangs – der Blastozystogenese – wird der Keim als **Blastozyste** und der flüssigkeitsgefüllte Hohlraum als **Blastozystenhöhle** bezeichnet. Durch die exzentrische Lage der Blastozystenhöhle lässt sich jetzt, analog zum Amphibienkeim, auch deutlich ein embryonaler Pol (beim Amphib auch „animaler Pol") mit der inneren Zellmasse von einem abembryonalen Pol (beim Amphib „vegetaler Pol") mit der Blastozystenhöhle unterscheiden. Nicht analog zu verwenden sind dagegen die Begriffe *Blastozöl* (für die primäre Körperhöhle in der Blastula des Amphibs) und *Blastozystenhöhle* des Säugers, da sich Letztere *zwischen* der Gruppe der embryonalen (animalen) Zellen und der extraembryonalen (vegeta-

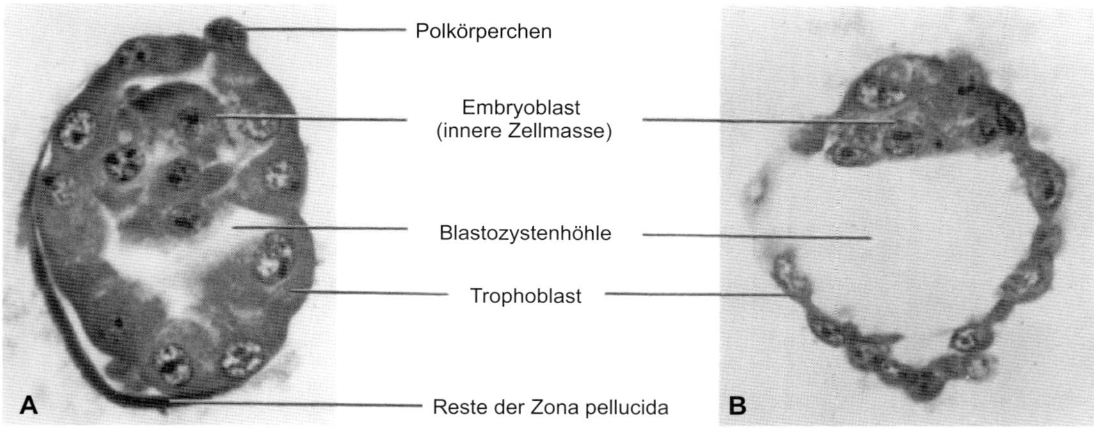

Abb. 2.20 Mikroskopische Aufnahmen von Schnittpräparaten menschlicher Blastozysten, die aus der Uterushöhle entnommen wurden (× 600). **A)** Vier Tage alte Blastozyste: Die Blastozystenhöhle beginnt sich eben zu entwickeln, die *Zona pellucida* ist nur noch stellenweise erhalten. **B)** 4,5 Tage alte Blastozyste: Die Blastozystenhöhle hat sich ausgedehnt, Embryoblast und Trophoblast sind deutlich zu erkennen. Die *Zona pellucida* ist verschwunden. (Aus Hertig AT, Rock J, Adams EC: Am J Anat 98:435, 1956. Mit freundlicher Genehmigung der Carnegie Institution of Washington.)

len) Zellen bildet, während das Blastozöl verschiedene Zellgruppen *innerhalb* des (animalen) Embryoblasten trennt und am ehesten dem (später auftretenden) Spaltraum zwischen Epiblast und Hypoblast des Säugers entspricht. Der Embryoblast ragt also beim Säuger in die Blastozystenhöhle hinein, und der Trophoblast umhüllt am embryonalen Pol den Embryoblast und am abembryonalen Pol die Blastozystenhöhle.

Spätestens mit der morphologischen Trennung zwischen Trophoblast und Embryoblast ist auch eine entscheidende Wende in der Differenzierungspotenz der frühembryonalen Zellen eingetreten, die molekular wahrscheinlich schon im späten Morulastadium unter der Kontrolle des Homöobox-Gens *Cdx2* vollzogen wurde: Während sich die Zellen (Blastomeren) der Morula (wahrscheinlich bis zum 16-Zell-Stadium) noch zu Trophoblast- und Embryoblastzellen entwickeln können und deshalb – wie die Zygote – als *toti*potent angesehen werden, ist das Entwicklungspotenzial der Embryoblastzellen und der Trophoblastzellen unterschiedlich eingeschränkt. Die Trophoblastzellen sind auf die Entwicklung der plazentären Oberflächenepithelien (Zytotrophoblast und Synzytiotrophoblast, s. u.) beschränkt und gelten deshalb als hochdifferenziert. Im Gegensatz dazu können die Embryoblastzellen zwar alle verschiedenen Zellformen des embryonalen (und adulten) Körpers einschließlich der Keimzellen hervorbringen, nicht jedoch die (extraembryonalen) Abkömmlinge der Trophoblastzellen. Embryoblastzellen werden deshalb als *pluri*potent bezeichnet (➤ Abb. 4.12).

Embryonale Stammzellen Embryonale Stammzellen (ES-Zellen) können aus frühen Blastozystenstadien durch die sog. Immunchirurgie gewonnen werden, bei der die Trophoblastzellen durch eine antikörperaktivierte Komplementreaktion zerstört werden, die Zellen des Embryoblasten jedoch erhalten bleiben. Unter geeigneten Zellkulturbedingungen können die Embryoblastzellen nahezu beliebig vermehrt werden, ohne dass sie ihre (dem Embryoblast eigene) Pluripotenz verlieren. Nach Hinzufügen oder gezieltem Weglassen von einzelnen Wachstumsfaktoren (FGF, IGF, etc.) kann man ihren Differenzierungsweg z. B. entweder in Richtung neuronaler oder hämatopoetischer Entwicklung lenken. Damit zeigen ES-Zellen die beiden Hauptcharakteristika von Stammzellen (Selbsterneuerung und gezielte Differenzierung) und sind gewissermaßen die Prototypen der Stammzellen. Aufgrund ihrer Verwandtschaft mit Embryoblastzellen lassen sich mit ES-Zellen nach Injektion in Empfängerblastozysten erfolgreich chimäre Organismen erzeugen, deren Keimzellen in einem mehr oder weniger großen Prozentsatz das vollständige Genom der eingeführten ES-Zellen haben. In Kombination mit der gezielten Genrekombination und geeigneten Kreuzungsstrategien unter den Nachkommen haben sich ES-Zellen so zu einem Hauptwerkzeug für die Erzeugung gezielt genmanipulierter Säugetierstämme (z. B. sog. Knock-out-Mäuse) entwickelt.

Nachdem die Blastozyste etwa zwei Tage lang frei im Uterussekret suspendiert war, löst sich die *Zona pellucida* allmählich auf (➤ Abb. 2.18F und ➤ Abb. 2.20A); die von der *Zona pellucida* befreite Blastozyste kann schnell an Größe zunehmen, sie wird dafür zunächst noch vom Sekret der Uterusdrüsen ernährt.

Ungefähr am sechsten Tag nach Beginn der Befruchtung (Tag 20 des 28-tägigen Zyklus) lagert sich die Blastozyste – in der Regel mit dem polaren Trophoblast zuerst – an die Uterusschleimhaut an (➤ Abb. 2.21A). Nach dieser **Anheftung** (engl. *attachment*) an das Endometrium beginnen die Zellen des Trophoblasten zu proliferieren und differenzieren sich in zwei Schichten (➤ Abb. 2.21B):

- eine innere Schicht, den **Zytotrophoblast**
- eine äußere Schicht, den **Synzytiotrophoblast,** bestehend aus einer vielkernigen Zytoplasmamasse, in der die Zellgrenzen nicht mehr zu erkennen sind.

Die Differenzierung des Trophoblasten wird in einer genau festgelegten Reihenfolge durch intrinsische und extrazelluläre Matrixfaktoren gesteuert. TGF-β reguliert die Proliferation und Differenzierung durch Interaktion mit seinen Typ-I- und Typ-II-Rezeptoren, und zusätzlich scheinen Mikrovesikel, die von der inneren Zellmasse (Embryoblast) abgegeben werden, einen Einfluss auf den Trophoblasten während

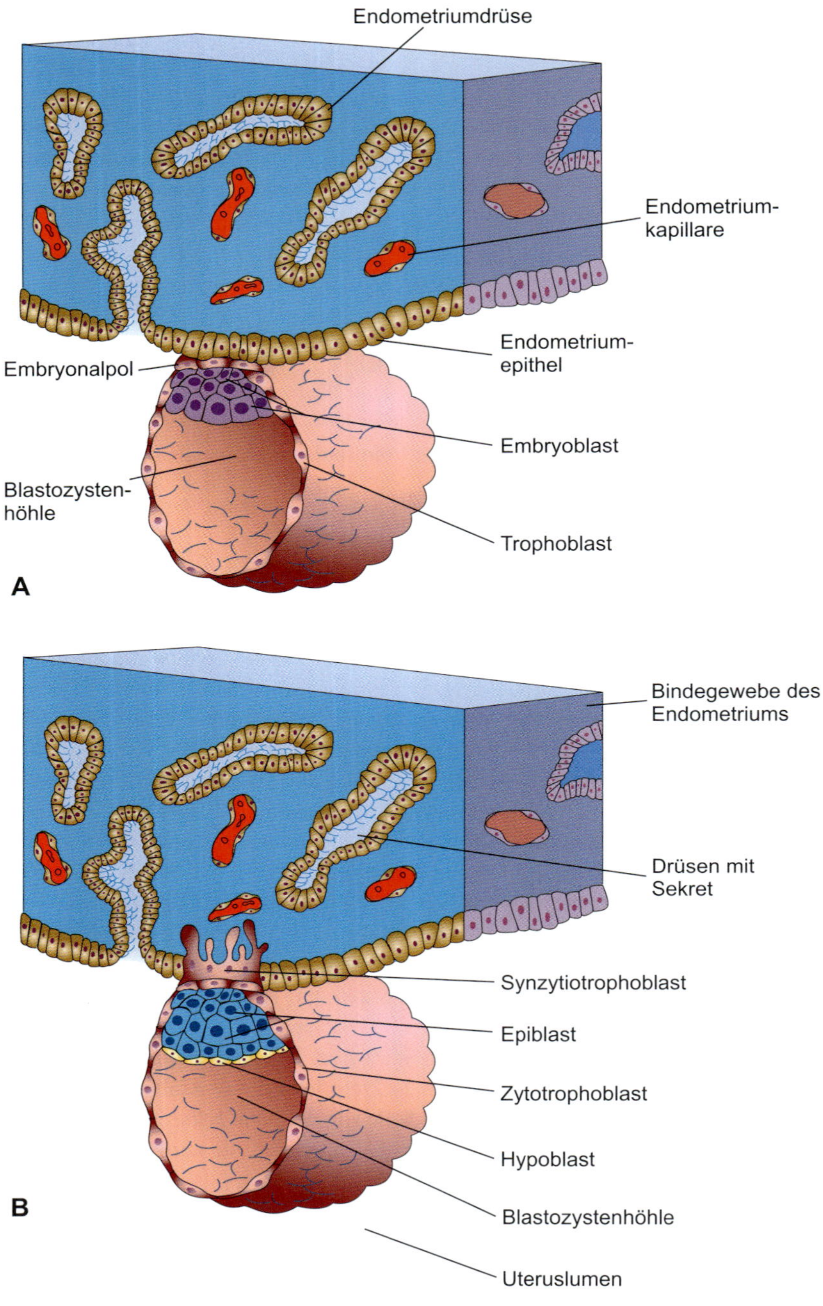

Abb. 2.21 Beginn der Implantation und der Differenzierung des Embryoblasten. A) Sechster Tag: Der Trophoblast über dem embryonalen Pol der Blastozyste hat sich an das Epithel des Endometriums angeheftet. **B)** Siebter Tag: Der Synzytiotrophoblast durchdringt das Epithel der Uterusschleimhaut und beginnt, in das Bindegewebe des Endometriums einzuwachsen. Der Embryoblast hat sich in zwei übereinanderliegende Schichten gegliedert – Hypoblast und Epiblast.

der Implantation zu haben. Ungefähr am sechsten Tag dringen fingerartige Fortsätze des Synzytiotrophoblasten in das Epithel der Uterusschleimhaut und das darunterliegende Bindegewebe ein. Am Ende der ersten Woche hat sich die Blastozyste oberflächlich in die Kompakta der Uterusschleimhaut implantiert, ihre Ernährung erhält sie dabei über das erodierte mütterliche Gewebe (➤ Abb. 2.21B). Der stark invasive Synzytiotrophoblast wächst über dem embryonalen Pol sehr schnell. Er produziert dabei Enzyme, die das mütterliche Gewebe auflösen und es der Blastozyste auf diese Weise ermöglichen, sich im Endometrium einzunisten. Von den Trophoblastzellen wird außerdem ein immunsuppressives Protein (der *„Early Pregnancy Factor"*, EPF) abgegeben, das 24 bis 48 Stunden nach der Befruchtung im mütterlichen Serum nachgewiesen werden kann. Während der ersten zehn Tage der Entwicklung kann der EPF-Nachweis als Grundlage für Schwangerschaftstests genutzt werden.

Etwa am siebten Tag erscheint auf der zur Blastozystenhöhle gerichteten Seite des Embryoblasten eine neue Schicht von Zellen – der **Hypoblast** (bei manchen Säugerspezies auch als primitives, primäres oder *viszerales Endoderm* bezeichnet) (➤ Abb. 2.21B). Vergleichende embryologische Untersuchungen deuten darauf hin, dass der Hypoblast durch Abspaltung (Delamination) aus dem Embryoblast entsteht. Die restlichen Zellen des Embryoblasten ordnen sich

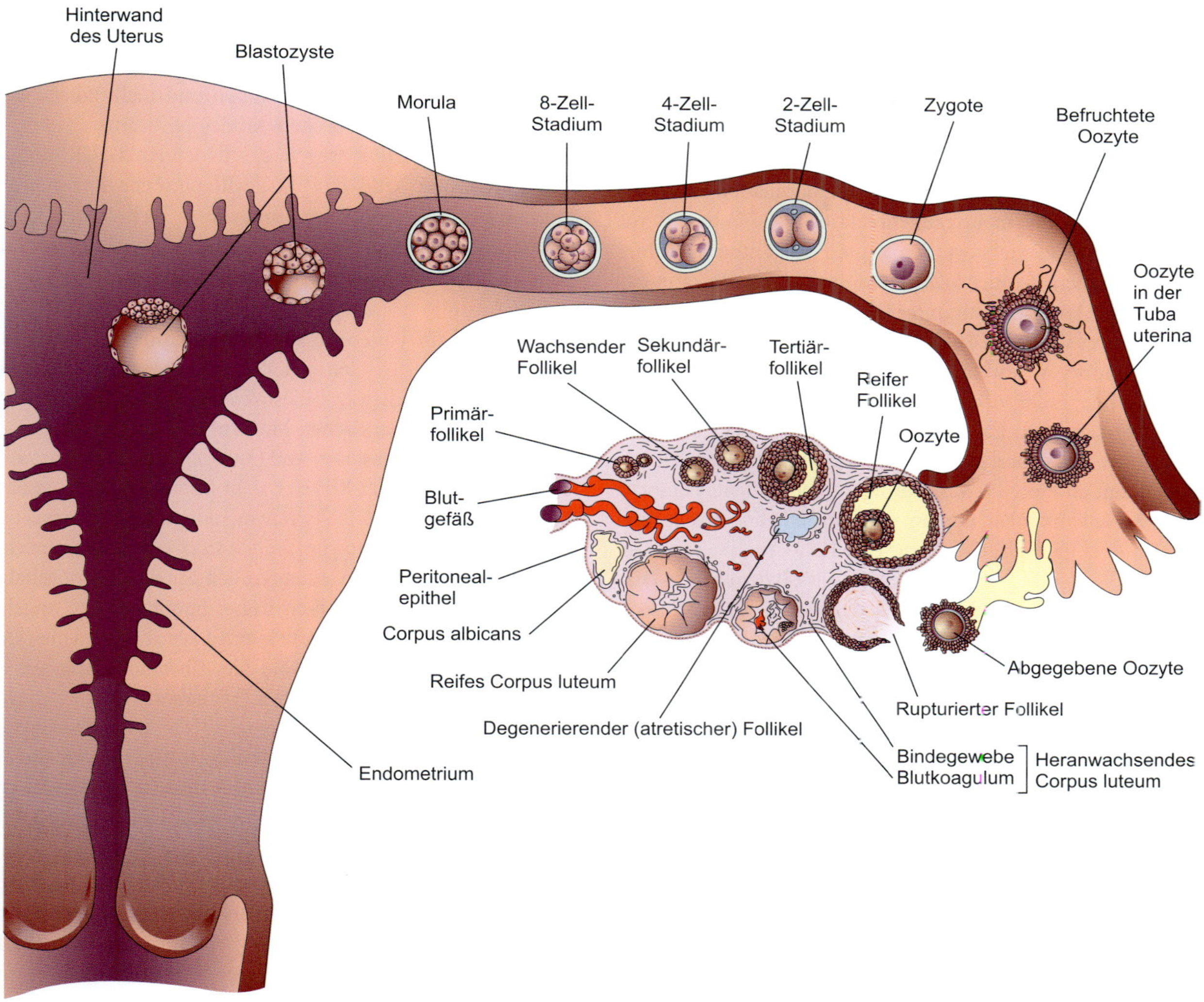

Abb. 2.22 Zusammenfassung des ovariellen Zyklus, der Befruchtung und der Entwicklung (Carnegie-Stadien 1–4) in der ersten Woche. Das Entwicklungsstadium 1 beginnt mit der Befruchtung im Eileiter *(Tuba uterina)* und endet mit der Bildung der Zygote. Stadium 2 (Tage 2 und 3) beinhaltet die frühen Furchungsteilungen (vom 2-Zell-Stadium bis zu den 32 Zellen der Morula). Im Stadium 3 (Tage 4 und 5) liegt die Blastozyste frei in der Uterushöhle. Während des Stadiums 4 (Tage 5 und 6) implantiert die Blastozyste normalerweise an der hinteren Uteruswand. Ei- und Granulosazellen und die frühen Entwicklungsstadien sind der Übersichtlichkeit halber im Verhältnis zu Ovar, Eileiter und Uterus mehrfach vergrößert gezeichnet. Die Blastozysten sind in der Abbildung eröffnet dargestellt, damit der jeweilige innere Aufbau sichtbar wird.

nach der Abspaltung der Hypoblastzellen zu einem (mehrreihigen) Epithel, das dann als **Epiblast** (➤ Abb. 2.21B) (in manchen Säugerspezies auch als primitives, primäres oder *embryonales* Ektoderm) bezeichnet wird. Zwischen diesen beiden Schichten bildet sich relativ rasch eine Basalmembran, sodass die beiden entstandenen epithelialen Zellschichten mit ihren basalen Seiten einander zugewandt und ihre apikalen Seiten im Fall des Hypoblasten zur Blastozystenhöhle und im Fall des Epiblasten zum (polaren) Trophoblast gerichtet sind.

Die apikobasale Ausrichtung der Epiblastenzellen wird bereits im frühen Blastozystenstadium durch die exzentrische Bildung der Blastozystenhöhle vorgezeichnet (basal der Blastozystenhöhle zugewandt, apikal dem Trophoblasten zugewandt). Mit der Entstehung des Hypoblasten auf der zukünftigen basalen Seite des Epiblasten wird diese Ausrichtung dann unwiderruflich fixiert. Wegen der nachfolgenden Entwicklung der Keimblätter (Ektoderm, Mesoderm und Endoderm) aus dem Epiblast (➤ Kap. 3 und ➤ Kap. 4) und wegen der Schichtung der Keimblätter im scheibenförmigen Stadium des Embryos (z. B. Ektoderm dorsal, Endoderm ventral) entspricht die frühe apikobasale Ausrichtung des Epiblasten der späteren dorsoventralen Körperachse. Die dorsoventrale Körperachse wird also durch die exzentrische Bildung der Blastozystenhöhle vorgezeichnet und mit der Entstehung des Hypoblasten fixiert. Erst in einem komplizierten zweiten Schritt, der nach gegenwärtigem Verständnis noch als ein von diesem ersten Schritt unabhängiger Vorgang anzusehen ist, werden dann in dem einfachen, aber dorsoventral bereits orientierten embryonalen Körper auch die übrigen Körperachsen (kranial – kaudal und rechts – links) festgelegt (➤ Kap. 3 und ➤ Kap. 4).

Präimplantationsdiagnostik von genetischen Erkrankungen Wenn der Verdacht besteht, dass bei einer sich teilenden Zygote eine bestimmte genetische Erkrankung vorliegt, kann sie mit den heute verfügbaren Techniken der Mikromanipulation und der DNA-Amplifikation (Polymerasekettenreaktion = PCR) bereits vor der Implantation untersucht werden. Durch die Entnahme einer Blastomere aus einem 4- oder 8-Zell-Stadium der Zygote kann das Geschlecht durch Analyse bestimmter DNA-Sequenzen des Y-Chromosoms bestimmt werden. Dieses Verfahren wird z. B. angewandt, um weibliche Embryonen während der IVF auszuwählen, wenn für einen männlichen Embryo das Risiko für eine X-chromosomale Erkrankung bestünde. In Ländern wie Deutschland, in denen das Entnehmen von Blastomeren laut Embryonenschutzgesetz als ein Experimentieren an einem schutzwürdigen menschlichen Embryo angesehen wird, kann man nur an der befruchteten Eizelle und noch vor der Vereinigung der Vorkerne eine DNA-Analyse an einem der beiden Polkörperchen durchführen (sog. **Polkörperchen-Diagnostik**). Hierbei können jedoch nur genetische Defekte entdeckt werden, die über das Genom der Eizelle vererbt würden. Ganz neue Möglichkeiten der pränatalen Diagnostik von bekannten Chromosomenaberrationen (z. B. Trisomie 21) haben sich in den letzten Jahren durch das sog. „massively parallel shotgun sequencing" von fetalen DNA-Fragmenten ergeben, die in jeder Schwangerschaft frei im mütterlichen Blut zirkulieren und durch eine einfache Blutentnahme gewonnen werden können. Mit bis zu 90 % Treffsicherheit können mit dieser Art der „nichtinvasiven Pränataldiagnostik" (NIPD) bekannte Charakteristika des Genoms – und damit besonders auch Chromosomenaberrationen und nicht zuletzt auch das Geschlecht – des ungeborenen Kindes bestimmt werden. In den meisten Fällen ist dies wegen des fehlenden Gefährdungsrisikos von Mutter und Kind eine hochwillkommene Entwicklung, auf der anderen Seite jedoch wird mit dieser Technik der Spirale von zunehmend schwierigen ethischen Entscheidungen in der Pränataldiagnostik eine weitere Umdrehung hinzugefügt.

Abnorme Embryonen und Spontanaborte Viele Zygoten, Morulae und Blastozysten gehen durch spontanen Abort zugrunde. Die frühen Stadien der Blastozystenimplantation stellen in der Entwicklung einen kritischen Moment dar, der bei unzureichender Produktion von Progesteron und Östrogen durch das *Corpus luteum* fehlschlagen kann. Der Kliniker sieht in diesem Fall eine Patientin, die angibt, dass ihre letzte Periode um einige Tage verlängert und die Menstruationsblutung ungewöhnlich stark war. Sehr wahrscheinlich hat eine solche Patientin einen frühen Spontanabort gehabt. Man nimmt an, dass die Häufigkeit früher Spontanaborte ungefähr bei 45 % liegt. Frühe Spontanaborte können aus verschiedenen Gründen geschehen, in der Mehrzahl sind dies Chromosomenaberrationen. Der frühe Verlust von Embryonen (Frühabort) stellt wahrscheinlich ein natürliches „embryonales Screening" dar, mit dem sich die Natur abnormer Keimlinge entledigt. Ohne diese Auslese wäre die Zahl der Neugeborenen mit kongenitalen Anomalien sicherlich weit größer.

Zusammenfassung

Erste Woche

Die Entwicklung des Menschen beginnt mit der Befruchtung. Etliche gerade für die Befruchtung wichtige Vorgänge finden jedoch schon lange vor der Vereinigung von Eizelle und Spermium, während der Gametogenese, statt (➤ Abb. 2.22, Abb. 4.12). Die Eizelle reift im Ovar bereits ab der 13. Schwangerschaftswoche heran (**Oogenese**), wird aber erst bei der **Ovulation** (Follikelsprung), eingehüllt durch die *Zona pellucida* und umgeben von den **Granulosazellen** der *Corona radiata,* ausgestoßen. Die Fimbrien des Eileiters schwemmen die Eizelle in die Ampulle, wo sie ggf. befruchtet wird. Spermien werden in den Hoden gebildet **(Spermatogenese)** und dann im Nebenhoden gespeichert. Durch die **Ejakulation** während der Kohabitation gelangen einige Hundert Millionen Spermien in die Vagina in die Nähe des Gebärmuttermundes. Einige Hundert Spermien wandern durch den Uterus und erreichen die Eileiter. Bei Anwesenheit einer sekundären Oozyte beginnt der etwa 24-stündige Befruchtungsvorgang mit der Durchquerung der Corona radiata und der Penetration der *Zona pellucida.* Sobald die Eizellmembran von einem der Spermien durchdrungen ist, wird die Eizelle aktiviert, d. h., in der *Zona pellucida* und in der Eizellmembran wird der **Polyspermieblock** ausgelöst, und die zweite Reifeteilung wird durch Bildung des weiblichen Vorkerns und unter Abschnürung des zweiten Polkörperchens vollendet. Erst damit ist eine **reife Eizelle** entstanden. Bei dem in die Eizelle eingedrungenen Spermium löst sich der Kopf vom Schwanz ab, vergrößert sich und bildet den **männlichen Vorkern.** Der Befruchtungsvorgang endet mit der Vereinigung der Vorkerne, der beginnenden Demethylierung der DNA und mit der Vermischung der mütterlichen und väterlichen Chromosomen während der Prophase der ersten mitotischen Teilung der **Zygote.**

Während der Passage durch den Eileiter in Richtung Uterus durchläuft die Zygote die **Furchung** (mehrere aufeinanderfolgende mitotische Teilungen) und teilt sich in zahlreiche kleinere Zellen, die **Blastomeren.** Etwa im 2-Zell-Stadium beginnt die zygotische Transkription. Etwa drei Tage nach der Befruchtung erreicht eine Kugel aus 16 oder mehr Blastomeren – die (kompaktierte) **Morula** – den Uterus.

In der Morula bildet sich ein Hohlraum; dadurch wird sie zur **Blastozyste,** die aus folgenden Teilen besteht:

- dem **Embryoblast,** aus dem der Embryo und einige extraembryonale Gewebe hervorgehen
- der flüssigkeitsgefüllten **Blastozystenhöhle**
- dem **Trophoblast,** einer dünnen äußeren Schicht von Epithelzellen.

Der Trophoblast umschließt den Embryoblast und die Blastozystenhöhle und bildet später extraembryonale Strukturen und die Kontaktschichten zum mütterlichen Gewebe im embryonalen Anteil der Plazenta. Nachdem sich die *Zona pellucida* am vierten oder fünften Tag nach der Befruchtung aufgelöst hat, lagert sich die Blastozyste mit der dem Embryoblast benachbarten Trophoblastschicht (dem polaren Trophoblast) an das Epithel des Endometriums an. Der Trophoblast differenziert sich am embryonalen Pol in zwei Schichten, den äußeren **Synzytiotrophoblast** und den inneren **Zytotrophoblast.** Der Synzytiotrophoblast dringt in das Epithel des Endometriums und in das darunter liegende Gewebe ein. Gleichzeitig entwickelt sich an der freien Oberfläche des Embryoblasten eine Schicht aus zunächst kubischen, dann flachen Zellen, der **Hypoblast;** die übrigen, darüber liegenden Zellen werden nun als **Epiblast** bezeichnet. Damit ist die dorsoventrale Körperachse des Embryos festgelegt. Am Ende der ersten Woche ist die Blastozyste „halbwegs" in das Endometrium integriert.

Klinisch orientierte Fragen

Frage 2–1

Was ist der Hauptgrund für numerische Chromosomenaberrationen?

- Erklären Sie den Entstehungsvorgang.
- Wie sieht das häufigste Ergebnis dieser chromosomalen Störung aus?

Frage 2–2

Während der Furchungsteilungen einer Zygote *in vitro* weisen alle Blastomeren einer Morula einen zusätzlichen Satz von Chromosomen auf.

- Erklären Sie, wie so etwas passieren kann.
- Kann solch eine Morula sich zu einem lebensfähigen Fetus entwickeln?

Frage 2–3

Wenn ein Paar keine Kinder bekommt, kann der Grund für die Unfruchtbarkeit entweder bei der Frau oder bei dem Mann liegen?

- Was ist der Hauptgrund für eine Unfruchtbarkeit bei der Frau?
- Was ist der Hauptgrund für eine Unfruchtbarkeit beim Mann?

Frage 2–4

Einige Menschen weisen eine Mischung aus Zellen mit 46 und mit 47 Chromosomen auf; z. B. liegt bei einigen Menschen mit Downsyndrom ein solches Mosaik vor.

- Wie und in welchem Stadium der Entwicklung entsteht Mosaizismus?
- Haben Kinder mit Down-Mosaik die gleichen Merkmale (Stigmata) wie Kinder mit „normalem" Downsyndrom
- Kann diese chromosomale Anomalie vor der Geburt diagnostiziert werden?

Frage 2–5

Eine junge Frau befürchtet, dass sie schwanger ist, und sie fragt nach der sog. „Pille danach".

- Was würden Sie ihr sagen?
- Würde der Abbruch einer so frühen Schwangerschaft als Abtreibung angesehen werden?

Frage 2–6

Was ist die häufigste Anomalie bei frühen Spontanaborten?

Antworten zu diesen Fragen finden Sie am Buchende.

ZITIERTE UND WEITERFÜHRENDE LITERATUR

Antonucc N., Stronati A., Manes S. et al. Setup of a novel in-vitro sperm head decondensation protocol for a rapid flow cytometric measurement of the DNA content. Hum Reprod. 2010; 25: Suppl 1. 24

Bhattacharya, I., S. Dey and A. Banerjee. Revisiting the gonadotropic regulation of mammalian spermatogenesis: evolving lessons during the past decade. Front Endocrinol (Lausanne). 2023 Apr 14;14:1110572. doi: https://doi.org/10.3389/fendo.2023.1110572.

Bouffard C., Viville S., Knoppers B. M. Genetic diagnosis of embryos: clear explanation, not rhetoric, is needed. CMAJ. 2009; 181: 387

Bourdais, A., B. Dehapiot and G. Halet. MRCK activates mouse oocyte myosin II for spindle rotation and male pronucleus centration. J Cell Biol. 2023 Nov 6;222(11):e202211029. doi: https://doi.org/10.1083/jcb.202211029. Epub 2023 Aug 31.

Barratt C. L. R., Kay V., Oxenham S. K. The human spermatozoa – a stripped down but refined machine. J Biol. 2009; 8: 63

Cinalli R. M., Rangan P., Lehmann R. Germ cells are forever. Cell. 2008 Feb 22; 132: 4. 559–562.

Clermont Y., Trott M. Kinetics of spermatogenesis in mammals: seminiferous epithelium cycle and spermatogonial renewal. Physiol Rev. 1972; 52: 198

Deneke, V. E., A. Blaha, Y. Lu, J. P. Suwita, J. M. Draper, C. S. Phan, K. Panser, A. Schleiffer, L. Jacob, T. Humer, K. Stejskal, G. Krssakova, E. Roitinger, D. Handler, M. Kamoshita, T. D. R. Vance, X. Wang, J. M. Surm, Y. Moran, J. E. Lee, M. Ikawa and A. Pauli. A conserved fertilization complex bridges sperm and egg in vertebrates. Cell. 2024 Dec 12;187(25):7066–7078.e22. doi: https://doi.org/10.1016/j.cell.2024.09.035. Epub 2024 Oct 17.

Duggavathi R., Murphy B. D. Ovulation signals. Science. 2009; 324: 890

Frey K. A. Male reproductive health and infertility. Prim Care Clin Office Prac. 2010; 37: 643

Gonzalez, S. N., V. Sulzyk, M. Weigel Munoz and P. S. Cuasnicu. Cysteine-Rich Secretory Proteins (CRISP) are Key Players in Mammalian Fertilization and Fertility. Front Cell Dev Biol. 2021 Dec 14;9:800351. doi: https://doi.org/10.3389/fcell.2021.800351. eCollection 2021

Goodall N., Gordon T. et al. Cytogenetic analysis of human blastocysts with the use of FISH, CGH and aCGH: scientific data and technical evaluation. Hum Reprod. 2010; 1: 25 Suppl. i41

Gunby J., Bissonnette F., Librach C., Cowan L. Assisted reproductive technologies (ART) in Canada: 2007 results from the Canadian ART Register. Fertil Steril. 2011; 95: 542

Kravchenko, P. and K. Tachibana. Rise and SINE: roles of transcription factors and retrotransposons in zygotic genome activation. Nat Rev Mol Cell Biol. 2025 Jan;26(1):68–79. doi: https://doi.org/10.1038/s41580-024-00772-6. Epub 2024 Oct 2.,

Magerkurth C., Topfer-Petersen E., Schwartz P., Michelmann H. W. Scanning electron microscopy analysis of the human zona pellucida: influence of maturity and fertilization on morphology and sperm binding pattern. Hum Reprod. 1999; 14: 1.057

Murat, F., N. Mbengue, S. E. Winge, T. Trefzer, E. Leushkin, M. Sepp, M. Cardoso-Moreira, J. Schmidt, C. Schneider, K. Mossinger, T. Bruning, F. Lamanna, M. R. Belles, C. Conrad, I. Kondova, R. Bontrop, R. Behr, P. Khaitovich, S. Paabo, T. Marques-Bonet, F. Grutzner, K. Almstrup, M. H. Schierup and H. Kaessmann. The molecular evolution of spermatogenesis across mammals.

2

Nature. 2023 Jan;613(7943):308–316. doi: https://doi.org/10.1038/s41586-022-05547-7

Myers M., Pangas S. A. Regulatory roles of transforming growth factor beta family members in folliculogenesis. WIREs Syst Biol Med. 2010; 2: 117

Nusbaum R. L., McInnes R. R., WillardThompson H. F., Thompson Genetics in Medicine. 6th ed. 2004; WB Saunders. Philadelphia.

Ozil J. P. The parthenogenetic development of rabbit oocytes after repetitive pulsatile electrical stimulation. Development. 1990; 109: 117

Pandey S., Shetty A., Hamilton M., Bhattacharya S., Maheshwari A. Obstetric and perinatal outcomes in singleton pregnancies resulting from IVF/ICSI: a systematic review and meta-analysis. Hum Reprod Update. 2012; 18: 5. 485–503. https://doi.org/10.1093/humupd/dms018.

Rock J., Hertig A. T. The human conceptus during the first two weeks of gestation. Am J Obstet Gynecol. 1948; 55: 6

Shahbazi, M. N.. Mechanisms of human embryo development: from cell fate to tissue shape and back. Development. 2020 Jul 17;147(14):dev190629. doi: https://doi.org/10.1242/dev.190629

Shi L. Epigenetic regulation in mammalian preimplantation embryo development. Rep Biol Endocrin. 2009; 7: 59

Steptoe P. C., Edwards R. G. Birth after implantation of a human embryo. Lancet. 1978; 2: 36

Siu, K. K., V. H. B. Serrao, A. Ziyyat and J. E. Lee. The cell biology of fertilization: Gamete attachment and fusion. J Cell Biol. 2021 Oct 4;220(10):e202102146. doi: https://doi.org/10.1083/jcb.202102146. Epub 2021 Aug 30.

Talaulikar V. S., Arulkumaran S. Reproductive outcomes after assisted conception. Obstet Gynecol Surv. 2012; 67: 9. 566–583. https://doi.org/10.1097/OGX.0b013e31826a5d4a.

Wachten, D., J. F. Jikeli and U. B. Kaupp. Sperm Sensory Signaling. Cold Spring Harb Perspect Biol. 2017 Jul 5;9(7):a028225. doi: https://doi.org/10.1101/cshperspect.a028225

Weremowicz S., Sandstrom D. J., Morton C. C. et al. Fluorescence in situ hybridization (FISH) for rapid detection of aneuploidy: experience in 911 prenatal cases. Prenat Diagn. 2001; 21: 262

Wilmut I., Schnieke A. E., McWhir J. et al. Viable offspring derived from fetal and adult mammalian cells. Nature. 1997; 385: 810

Yanagimachi R. Male gamete contributions to the embryo. Ann NY Acad Sci. 2005; 1.061–1.203.

KAPITEL

3 Zweite Woche: Implantation, Differenzierung der Keimscheibe

Zur Orientierung

In der zweiten Entwicklungswoche wird die Implantation beendet, d. h., die Blastozyste dringt an der Anheftungsstelle tief in die Uterusschleimhaut vor und wird schließlich von einer neuen Schicht des inneren Uterusepithels überdeckt. Gleichzeitig dehnt sich der gesamte Umfang der Blastozyste durch Proliferation der Trophoblastzellen aus, und im Inneren der Blastozyste vergrößert sich die Fläche der Keimscheibe, die weiterhin zunächst nur aus zwei Zellschichten besteht, dem Epiblast und dem Hypoblast. Aus dem Epiblast entwickeln sich später (in der dritten Woche) die drei Keimblätter Ektoderm, Mesoderm und Endoderm (und die Urkeimzellen), aus denen dann später alle Gewebe und Organe des eigentlichen embryonalen Körpers hervorgehen. Im Gegensatz dazu ist der Hypoblast den extraembryonalen Geweben zuzurechnen, da er zum größten Teil zurückgebildet wird, auch wenn einige Hypoblastzellen zuvor noch in das Endoderm eingeschleust werden. In der frühen Blastozyste spielt der Hypoblast eine zentrale Rolle bei der initialen, für den Körperbauplan grundlegenden Musterung des Epiblasten, indem sich im Hypoblast mit dem sog. vorderen Hypoblasten im vorderen Randbogen das erste Zeichen der zukünftigen kraniokaudalen Körperachse bildet. In den äußeren Abschnitten des Keims entstehen in dieser Phase als weitere extraembryonale Strukturen das Chorion und die Chorionhöhle mit dem extraembryonalen Mesoderm. In die Chorionhöhle wölben sich, von den beiden Oberflächen der Keimscheibe aus gesehen, Dottersack und Amnionhöhle vor, während der Haftstiel als einseitige Verbindung zwischen Keimscheibe und Chorion die Chorionhöhle vom Rand der Keimscheibe aus quer durchzieht.

3.1 Implantation und deziduale Reaktion des mütterlichen Gewebes

Durch das Anheften der Blastozyste an der inneren Oberfläche des Uterus kommen Trophoblastzellen bereits am Ende der zweiten Woche mit den Zellen des Endometriums (Uterusschleimhaut) in direkten Kontakt und beginnen sich unmittelbar darauf in die folgenden zwei Zellschichten zu differenzieren (➤ Abb. 3.1):

- den außen liegenden **Synzytiotrophoblast,** eine sich rasch vergrößernde, vielkernige Zellschicht, in der keine Zellgrenzen vorkommen (Synzytium!) und die an ihrer dem mütterlichen Gewebe zugewandten Seite besondere Signalmoleküle und proteolytisch aktive Enzyme sezerniert, und
- den innen liegenden **Zytotrophoblast,** eine Schicht mononukleärer Zellen, die mitotisch aktiv sind, also ständig neue Zellen produzieren und die entstehenden Zellbestandteile durch Zellfusion in den darüber liegenden Synzytiotrophoblast abgeben.

Die sezernierten proteolytischen Enzyme (z. B. Matrix-Metallo-Proteinasen) und Signalmoleküle des Synzytiotrophoblasten (z. B. Interleukine, *COX2*-abhängige Prostaglandine, der sog. Fas-Ligand und der Tumornekrosefaktor) ermöglichen dem Keim, nach Auflösung der Zona pellucida die epithelialen Oberfläche *(Lamina epithelialis)* des Endometriums zu durchbrechen und in das Bindegewebe *(Lamina propria)* vorzustoßen, das die Kapillaren und Drüsen des Endometriums unter der *Lamina epithelialis* umgibt und stützt. Die Bindegewebezellen des Endometriums haben bereits am Beginn der Sekretionsphase des Menstruationszyklus auf eine kurze ovarielle Östrogenausschüttung hin Glykogen und Lipide eingelagert und eine für Bindegewebszellen ungewöhnlich aufgeblähte, vieleckige Form angenommen. Wenn keine Schwangerschaft eintritt, werden diese Zellen als **Pseudodeziduazellen** bezeichnet; bei einer Schwangerschaft werden sie jedoch in der unmittelbaren Umgebung des erodierenden Synzytiotrophoblasten als Reaktion auf die erwähnten Signalmoleküle zum großen Teil dem programmierten

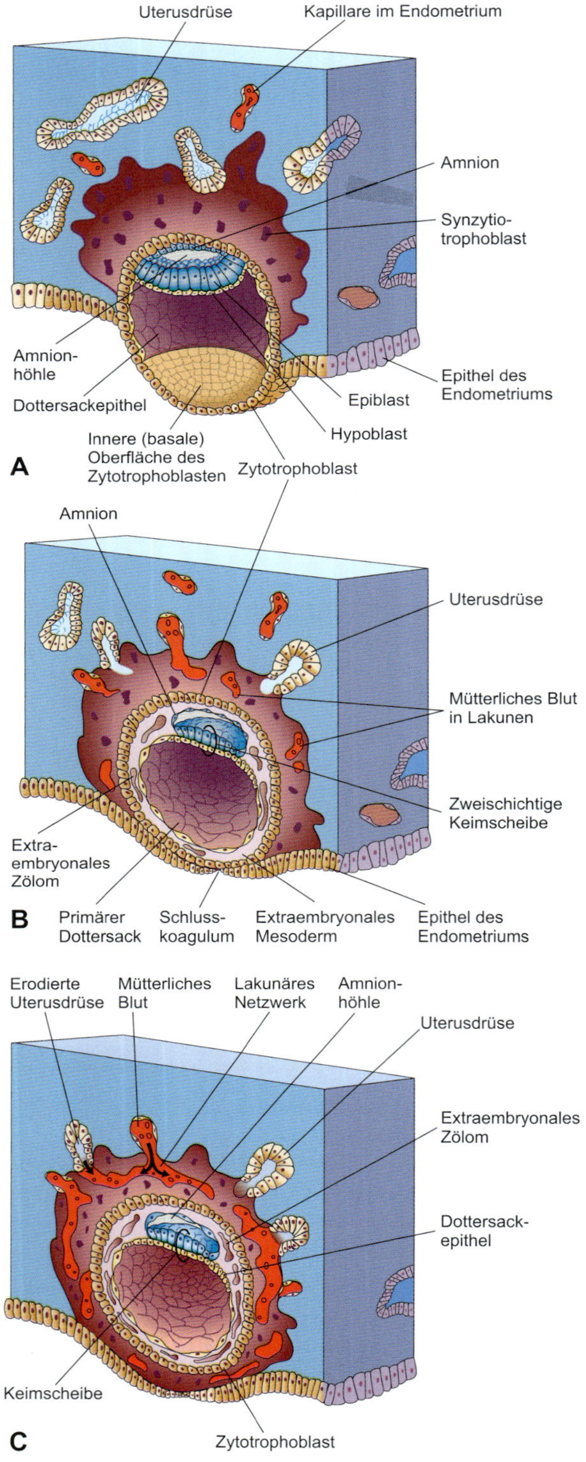

Abb. 3.1 Implantation einer Blastozyste im Endometrium. Die tatsächliche Größe des Keims beträgt etwa 0,1 mm – das entspricht ungefähr der Größe des Punktes am Ende dieses Satzes. **A)** Schnittzeichnung einer etwa acht Tage alten Blastozyste die sich teilweise im Endometrium implantiert hat. Man beachte die schlitzförmige Amnionhöhle. **B)** Schnittzeichnung etwa neun Tage alten Blastozyste, die nun nahezu vollständig im Endometrium implantiert ist. Im extraembryonalen Raum bleiben zwischen den sich bildenden extraembryonalen Mesodermzellen Lücken, die als Vorläufer der Chorionhöhle (extraembryonales Zölom) angelegt werden.

Abb. 3.1 *(Forts.)* Der Synzytiotrophoblast hat sich vergrößert und umgibt den Keim nun fast vollständig; in seinem Inneren haben sich zahlreichen Lakunen gebildet. Der Epitheldefekt an der inneren Oberfläche des endometrialen Epithels ist mit dem sog. Schlusskoagulum verschlossen. **C)** Implantierte Blastozyste etwa zwölf Tage nach der Konzeption. Dieses Stadium ist gekennzeichnet durch blutgefüllte lakunäre Hohlräume im Synzytiotrophoblast und durch ein vergrößertes extraembryonales Zölom.

Zelltod (Apoptose) unterworfen und dadurch zu definitiven **Deziduazellen** (lat. *decadere* = abfallen). Ihre Nährstoffe werden vom Synzytiotrophoblast z. B. durch Endozytose aufgenommen, sodass diese Zellen eine reichhaltige, willkommene Quelle für die Ernährung des Keims bilden. Die Bindegewebszellen „in der zweiten Reihe" bilden als Reaktion auf die Signale des Synzytiotrophoblasten effektive *Tight Junctions* untereinander, um die Implantationsstelle vom restlichen endometrialen Gewebe abzuschotten. Zusammen werden diese beiden Ereignisse als **deziduale Reaktion** bezeichnet; erzeugt wird dadurch – abgesehen von den Nährstoffen – insbesondere auch ein immunologisch privilegierter Raum für den Keim.

Im Zentrum der Implantationsstelle verdrängt der Synzytiotrophoblast immer mehr Endometriumzellen und bettet dadurch den Keim allmählich immer tiefer in das Endometrium ein. Am zehnten Tag ist der Keim vollständig im Endometrium „untergetaucht", d. h. eingebettet, und gilt damit als implantiert. Zwei Tage lang gibt es an der Implantationsstelle einen oberflächlichen Endometriumdefekt, der zunächst mit einem fibrinösen Blutkoagulum **(Schlusskoagulum)** gefüllt und wenig später von neuem endometrialen Epithel vollständig überzogen wird.

Das Auflösen der Zona pellucida entfernt zwar eine wichtige mechanische Barriere, die in der Tuba uterina unter normalen Umständen eine Implantation verhindert, entscheidend für die Aufnahme des Konzeptus in die Uterusschleimhaut ist jedoch die molekulare Dynamik auf und in den sich gegenüberstehenden Epithelien des Trophoblast und des Endometriums: Nach einem raschen Wechselspiel der weiblichen Geschlechtshormone Östrogen und Progesteron behält Letzteres schließlich die Oberhand und eröffnet ein 2 bis 3 Tage bestehendes „Implantationsfenster", während dessen die direkte Kommunikation zwischen den genannten Epithelien eine molekulare Synchronisierung einleitet: Eine immunologische Abstoßungsreaktion wird von endometrialen Interleukinen verhindert, und durch die Modulation der Glykokalyx auf den zu sog. Pinopodien umgestalteten endometrialen Mikrovilli wird das Durchbrechen des Endometriums durch den Synzytiotrophoblast und sein Vorstoßen bis tief in das Bindegewebe und durch die Wandstrukturen der endometrialen Drüsen und der mütterlichen Blutgefäße (s. u.) ermöglicht.

3.2 Keimscheibe, Amnionhöhle, Dottersack und Chorion

Relativ rasch nach Beginn der Implantation bildet sich zunächst ein schmaler Spalt zwischen der inneren Zellmasse (Embryoblast) und dem polaren Trophoblast: die Anlage der **Amnionhöhle** (➤ Abb. 3.1A). Unmittelbar danach (und nachdem sich aus dem Embryoblast die flache Keimscheibe mit Epiblast und Hypoblast gebildet hat) entstehen am Rand des Epiblasten sog. **Amnioblasten,** die sich an der Innenseite des polaren Trophoblasten entlang ausbreiten und so die Amnionhöhle auf der dem Epiblast gegenüberliegenden Seite auskleiden. Die zwei epithelialen **Zellschichten der Keimscheibe** können nun wie folgt unterschieden werden (➤ Abb. 3.1):

- Der **Epiblast** ist die höhere der beiden Schichten und der Amnionhöhle zugewandt und zeigt bereits in diesem Stadium die dorsale Seite des Keims an.
- Der **Hypoblast** ist eine Schicht isoprismatischer oder flacher Zellen, die dem flüssigkeitsgefüllten Inneren der Blastozyste zugewandt ist, also auf der ventralen Seite liegt.

Der Epiblast, in älteren Lehrbüchern auch als *embryonales* oder *primitives Ektoderm* bezeichnet, bildet damit den Boden der Amnionhöhle und steht in seiner Peripherie in kontinuierlicher Verbindung mit dem Amnion. Der Hypoblast, früher auch als *primitives* oder *embryonales Endoderm* bezeichnet (und bei Nagern auch heute noch als viszerales Endoderm bezeichnet), bildet dagegen das Dach der Blastozystenhöhle. Etwas später als die Amnioblasten, aber in ähnlicher Weise entstehen am Rand des Hypoblasten flache epitheliale Zellen, die zunächst die Innenseite des muralen Trophoblasten als Unterlage benutzen und sich in Richtung des abembryonalen Pols ausbreiten. Lange bevor diese Zellen in der abembryonalen Hälfte der Blastozyste zusammentreffen, heben sie sich – unterstützt durch die Bildung des extraembryonalen Mesoderms (s. u.) – von dieser Unterlage ab und bilden unter dem Hypoblast – also innerhalb der Blastozystenhöhle – als *Dottersackepithel (oder* parietales *Endoderm* bzw. ***Dottersackendoderm***) den **primären Dottersack.** Die Keimscheibe bildet damit eine Art Trennscheibe zwischen der Amnionhöhle und dem neu gebildeten Dottersack.

Die peripheren Wände von Amnionhöhle und primärem Dottersack, d. h. das Amnionepithel und das Dottersackepithel, liegen nur ganz zu Beginn ihrer Entstehung dem Zytotrophoblast eng an. Sie heben sich schon bald nach ihrer Bildung vom Zytotrophoblast ab, indem auf ihrer dem Trophoblast zugewandten Seite – erneut aus den Randbereichen des Epiblasten (und wahrscheinlich auch aus dem Hypoblasten) – eine Schicht extraembryonalen Mesoderms entsteht, das sofort die Form eines Netzwerks mit großen interzellulären Spalten annimmt (und deshalb auch als *extraembryonales Mesenchym*, in älteren Lehrbüchern auch als *Magma cellulare* oder *Magma reticulare* bezeichnet wird). Durch zentripetales Wachstum des Trophoblasten heben sich Amnion und Dottersack (und damit auch die Keimscheibe) weiter von der Innenseite des Trophoblasten ab, und es entsteht an der Stelle des nicht vom primären Dottersack ausgefüllten Restes der Blastozystenhöhle eine neue, mit dem Netzwerk des extraembryonalen Mesoderms angefüllte Höhle, die sog. **sekundäre Leibeshöhle** oder das **extraembryonale Zölom** (➤ Abb. 3.1B und C). Mit der Bezeichnung „sekundäre Leibeshöhle" soll der entstandene Raum von der primären Leibeshöhle unterschieden werden, die beim Amphibienkeim als Blastozöl eine echte Höhle darstellt, bei den Amnioten (Vögel und Säuger) jedoch nur dem Spalt zwischen Epiblast und Hypoblast – und nicht etwa der Blastozystenhöhle – entspricht. Die **Blastozystenhöhle** entsteht beim Säuger vielmehr an der Stelle des frühen Keims, an der sich bei Amphibien und Fischen der (massive) Dotter befindet; dagegen ist das **Blastozöl** des Amphibs eine Höhle, die dem Dotter dorsal aufliegt und bis unter das Ektoderm des animalen Pols reicht (➤ Kap. 8).

Das mesodermale Netzwerk im extraembryonalen Zölom erreicht in der Peripherie auch die Innenseite des (Zyto-)Trophoblasten und breitet sich dort in kontinuierlicher Schicht als **parietales extraembryonales Mesoderm** aus. Die entsprechende Mesodermschicht auf der Außenseite von Amnion und Dottersackepithel heißt **viszerales extraembryonales Mesoderm.** Zusammen mit Zytotrophoblast und Synzytiotrophoblast bildet das parietale extraembryonale Mesoderm das **Chorion;** die von ihm eingeschlossene Höhle, das **extraembryonale Zölom,** wird daher auch **Chorionhöhle** genannt. Die Herkunft des extraembryonalen Mesoderms ist noch nicht abschließend geklärt; wahrscheinlich entsteht es aus dem Epithel des (noch offenen) Dottersacks, möglicherweise auch (gleichzeitig mit dem Amnioblast) aus dem Epiblast. Neuere Genexpressionsanalysen machen – entgegen älteren Annahmen – seine Herkunft aus dem Trophoblast eher unwahrscheinlich.

Während sich Keimscheibe, Amnion und primärer Dottersack bilden, erscheinen innerhalb des Synzytiotrophoblasten an zahlreichen Stellen isolierte **Lakunen** (➤ Abb. 3.1B). Diese Lakunen füllen sich sofort mit einer Mischung mütterlichen Blutes aus eröffneten Kapillaren mit den Überresten der zerfallenden, zuvor mit Nährstoffen angereicherten Deziduazellen des endometrialen Interstitiums und mit dem Sekret aus den erodierten endometrialen Drüsen. Zusammen macht diese Mischung die sog. **Embryotrophe** aus, die das Innere des Embryos, die Keimscheibe, in diesem Stadium nur durch Diffusion erreichen kann.

Die Lakunen etablieren untereinander und mit den endometrialen Kapillaren offene Verbindungen, sodass zunächst keine große, einheitliche Höhle, sondern ein lakunäres Netzwerk entsteht (➤ Abb. 3.1C). Durch das lakunäre Netz bekommt der Synzytiotrophoblast eine schwammartige Erscheinung; dies ist am zwölften Tag zunächst in der Nähe des embryonalen Keimpols besonders deutlich ausgeprägt. Viele der endometrialen Kapillaren um den implantierten Keim „verstopfen" im Zuge der dezidualen Reaktion und erweitern sich dann zu Sinusoiden, d. h. zu dünnwandigen terminalen Kapillaren mit einem ungewöhnlich großen Durchmesser. Die Expression des Gap-Junction-Proteins Connexin 43 spielt dabei – und bei der Aufrechterhaltung der uteroplazentaren Verbindung – eine entscheidende Rolle. Wenn der Synzytiotrophoblast im nächsten Schritt die Wand dieser Sinusoide aufbricht, kann mütterliches Blut ungehindert in die Lakunen fließen und auf einer noch größeren Fläche mit dem Synzytiotrophoblast für einen effektiven embryomaternalen Stoffaustausch sorgen. Der Keim erhält bald auch vollständig oxygeniertes Blut aus eröffneten Spiralarterien des Endometriums, und deoxygeniertes Blut kann durch die endometrialen Venen abtransportiert werden: Eine erste, einfache Plazentafunktion ist damit etabliert. Das lakunäre Netzwerk ist also der Vorläufer des intervillösen Raums in der Plazenta (➤ Kap. 7).

Der Synzytiotrophoblast (als äußere Schicht des Chorions) produziert sehr früh auch das (humane) **Choriongonadotropin** (hCG), ein Hormon, das in das mütterliche Blut in den Lakunen des Synzytiotrophoblasten abgegeben wird. hCG stabilisiert die endokrine Aktivität des Gelbkörpers im Ovar der Mutter, d. h., es stimuliert dort die Sekretion von Östrogen und Progesteron für den Erhalt der Schwangerschaft. Durch seinen Transport im mütterlichen Blut und durch die ungehinderte Ausscheidung im Urin ist es die Basis für einen sehr frühen Schwangerschaftstest. Hochsensitive Radioimmunoessays erkennen spezifisch schon die kleinsten Mengen (der β-Untereinheit) von hCG im Blut und ermöglichen so, den Beginn einer Schwangerschaft serologisch festzustellen. Am Ende der zweiten Woche wird vom Synzytiotrophoblast so viel hCG produziert, dass ein positiver Schwangerschaftstest auch mithilfe eines einfachen (mit hCG-Antikörpern beladenen) Urinteststreifens durchgeführt werden kann, obwohl die Frau möglicherweise noch gar nichts von ihrer Schwangerschaft bemerkt hat.

Schwangerschaftstests Die meisten Schwangerschaftstests beruhen auf dem Nachweis von hCG (s. o.) oder dem *Early Pregnancy Factor* (EPF). EPF kann bereits 24 bis 48 Stunden nach der Befruchtung im mütterlichen Blut nachgewiesen werden und ist mittlerweile als ein Molekül der Chaperonin-Familie bekannt, das offensichtlich an der für den Erhalt der Schwangerschaft wichtigen Immunmodulation des mütterlichen Organismus beteiligt ist. Am Ende der zweiten Woche ergibt auch der hCG-Test im Urin eine positive Reaktion, und zu Beginn der dritten Woche (oder fünf Wochen nach dem Beginn der letzten Monatsblutung) kann eine Schwangerschaft sonografisch nachgewiesen werden (➤ Abb. 5.20A).

Ein häufiges Begleitsymptom der Schwangerschaft ist Übelkeit oder sogar Erbrechen. Es kann bereits am Ende der dritten Woche auftreten, der Beginn ist jedoch höchst variabel. Eine vaginale Blutung zum angenommenen Zeitpunkt der nächsten Monatsblutung schließt eine Schwangerschaft nicht aus, da es an der Implantationsstelle durch die Ruptur des lakunären Netzwerks zu leichten Blutungen in das Uteruslumen kommen kann. Wenn solche Blutungen mit der echten Menstruationsblutung verwechselt werden, kann es zur fehlerhaften Bestimmung des erwarteten Geburtstermins kommen. Durch die üblichen regelmäßigen Ultraschalluntersuchungen kann dieser Fehler jedoch frühzeitig korrigiert werden.

3.3 Differenzierung der Chorionhöhle

Gleichzeitig mit den Veränderungen innerhalb von Chorion und Endometrium nimmt das allgemeine Wachstum des Chorions stark zu, sodass der zwölf Tage alte Keim auf der inneren Oberfläche des Uterus eine leichte Wölbung erzeugt (➤ Abb. 3.2 und ➤ Abb. 3.3). Im Vergleich zum Chorion bleibt die Keimscheibe mit den beiden angrenzenden Höhlen (Amnion und primärer Dottersack) im Wachstum etwas zurück, und dadurch vergrößert sich die Chorionhöhle, d. h. der Raum zwischen den Derivaten von Trophoblast und Embryoblast. Das extraembryonale Mesoderm, das diesen Raum auskleidet, produziert zahlreiche neue Zellen und lagert zwischen diesen Zellen vermehrt Flüssigkeit ein. Dabei beschränkt sich das extraembryonale Mesoderm im Inneren der Chorionhöhle nun auf die beiden peripher und weiter innen liegenden Hauptschichten: das parietale extraembryonale Mesoderm, das dem Zytotrophoblast innen anliegt, und das viszerale extraembryonale Mesoderm, das dem Amnionepithel und dem primären Dottersack außen aufliegt (➤ Abb. 3.4).

Amnion und Dottersack werden also vollständig von diesem Mesoderm und nahezu vollständig vom extraembryonalen Zölom

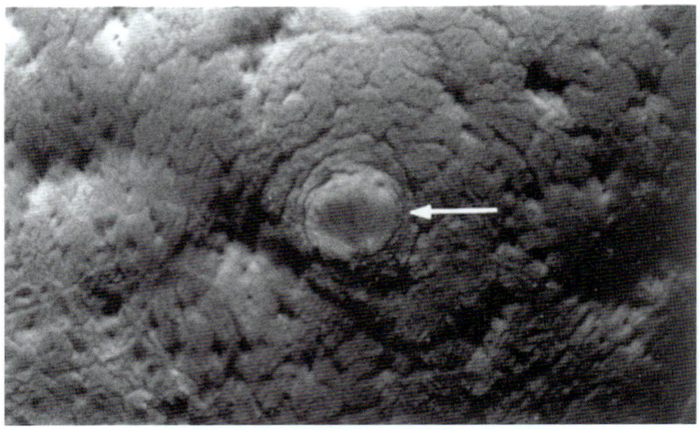

Abb. 3.2 Implantationsstelle eines zwölf Tage alten Keims. Fotografie der endometrialen Oberfläche an der Implantationsstelle (× 6). Der implantierte Keim verursacht eine bläschenförmige Vorwölbung des Endometriums (Pfeil). (Aus Hertig und Rock, 1941. Mit freundlicher Genehmigung der Carnegie Institution, Washington, USA)

umgeben. Eine Ausnahme besteht nur an einer Stelle des Keimscheibenumfangs, an der sich die extraembryonalen Mesodermzellen dicht zusammenlagern und so eine Verbindung zwischen Chorion und Keimscheibe – den sog. **Haftstiel** – bilden (➤ Abb. 3.4B und ➤ Abb. 3.5). Schon früh entstehen hier erste Blutgefäße (Vaskulogenese, ➤ Kap. 4), die vom Trophoblast aufgenommene Nährstoffe zum Inneren des Keims, d. h. zur Keimscheibe, transportieren können. Der Haftstiel kann daher als morphologische Grundlage und eine Art „Wegweiser" für die Nabelschnurgefäße angesehen werden.

Während sich die Chorionhöhle vergrößert und als Vorwölbung mit dem bloßen Auge in der Schleimhaut des Uterus sichtbar wird (➤ Abb. 3.2), formt sich der *primäre Dottersack* um; er bleibt etwa auf der Höhe seines größten Umfangs noch weiter im Wachstum zurück als die Keimscheibe und schnürt sich dadurch ein (➤ Abb. 3.4A). Der von der Keimscheibe abgewandte Teil verkümmert oder bleibt als sog. **Exozölomzyste** vorübergehend erhalten, während der der Keimscheibe zugewandte Teil als **sekundärer Dottersack** – weil später in die Nabelschnur aufgenommen, auch **Nabelbläschen** genannt – erhalten bleibt (➤ Abb. 3.4B, ➤ Abb. 3.5 und ➤ Abb. 3.6). Der Dottersack enthält beim Menschen und bei allen Säugetieren keinen Dotter; vielmehr ist er ein phylogenetisches Überbleibsel, dessen Wand, das **Dottersackepithel,** als vorübergehender Aufenthaltsort für die schon früh entstehenden und für die Erhaltung der Art unabdingbaren Urkeimzellen dient (➤ Kap. 4.1.1 und Kap. 12). Ein weiterer Grund für die unter den Wirbeltieren weitverbreitete, phylogenetisch stabile Erscheinung des Dottersacks liegt sicherlich neben dem phylogenetisch alten Prinzip der Dotterbildung auch darin, dass in der Wand des Dottersacks (ebenso wie im Mesoderm der später im Haftstiel liegenden Allantoisaussackung, ➤ Kap. 4) schon früh die ersten embryonalen Blutgefäße entstehen. Bei Spezies mit dotterreichen Embryonen dienen diese offensichtlich der Bereitstellung des nährstoffreichen Dotters für den entstehenden embryonalen Körper; bei dotterarmen Embryonen, d. h. insbesondere bei zahlreichen Säugerarten, stellen diese Blutgefäße neben dem Haftstiel eine zweite Möglichkeit dar, die weite Chorionhöhle

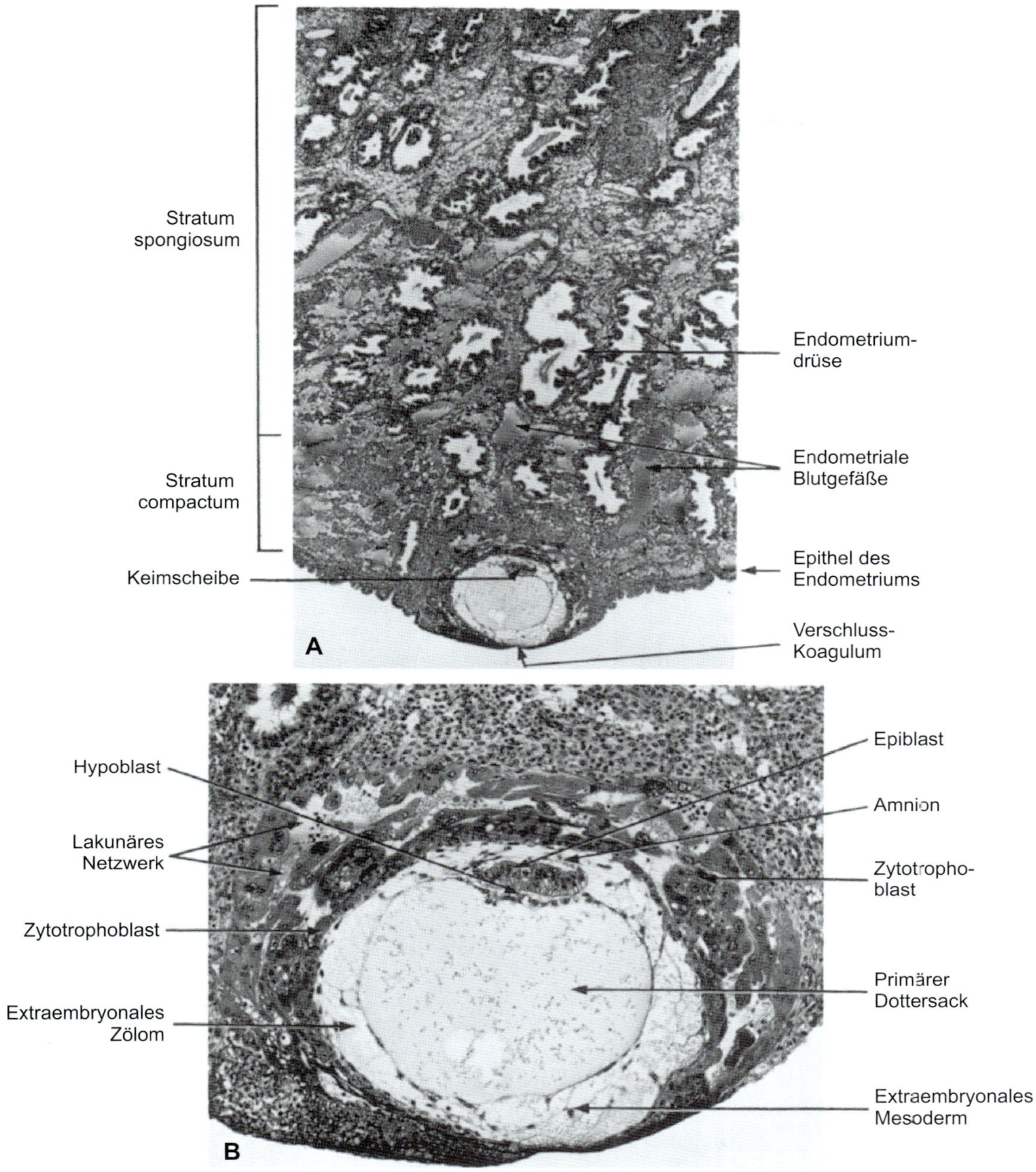

Abb. 3.3 Histologischer Schnitt durch dieselbe Implantationsstelle wie in ➤ Abb. 3.1. **A)** Die schwache Vergrößerung (× 45) zeigt die relativ oberflächliche Implantation des Keims und die erweiterten Drüsen des Endometriums in der Sekretionsphase. **B)** Keim und umgebendes Endometrium in stärkerer Vergrößerung (× 140), in der das mütterliche Blut in den Lakunen des Synzytiotrophoblasten gut zu erkennen ist. (Aus Hertig AT, Rock J: : Two human ova of the pre-villous stage, having an ovulation age of about eleven and twelve days respectively, Contrib Embryol Carnegie Inst 29:127, 1941. Mit freundlicher Genehmigung der Carnegie Institution, Washington, USA.)

im Schutz eines Gewebeverbandes zu überbrücken und neben der „Allantoisplazenta", die über den Haftstiel erreicht wird, die Ausbildung einer Dottersackplazenta zu ermöglichen. Beim Menschen und bei den höheren Primaten ist die Embryonalscheibe mit Dottersack und Amnionsack in der erweiterten Chorionhöhle jedoch nur am Haftstiel „aufgehängt" (➤ Abb. 3.4B und ➤ Abb. 3.5).

Wegen ihres starken Wachstums kann die Chorionhöhle (jetzt auch *Chorionsäckchen* oder im klinischen Sprachgebrauch **Gestationssäckchen** genannt) am Ende der dritten Woche in einer transvaginalen Ultraschalluntersuchung in ihrer Größe definiert werden (➤ Abb. 5.20A). Dieses Maß ist für die Beurteilung der Frühschwangerschaft eine wertvolle Hilfe. Bei günstigen Verhältnissen kann mit dem Ultraschall sogar der sekundäre Dottersack dargestellt und seine Größe bestimmt werden (➤ Abb. 3.6 und Abb. 5.20).

Das Ende der zweiten Woche ist auch geprägt durch das Auftreten der ersten Chorionzotten in der Wand der Chorionhöhle (➤ Abb. 3.4 und ➤ Abb. 3.7). Zunächst erzeugen örtlich begrenzte Proliferationsnester des Zytotrophoblasten zelluläre Fortsätze, die

Abb. 3.1 *(Forts.)* **A)** 13 Tage alter Keim. Man beachte die relative Größenabnahme des primären Dottersacks und das erste Auftreten der Chorionzotten. **B)** 14 Tage alter Keim mit dem umgestalteten (sekundären) Dottersack und dem vorderen Randbogen im Rand des Hypoblasten. **C)** Vorderer Randbogen im Detail. (Angefertigt auf der Grundlage von Hertig et al. 1956.)

den Synzytiotrophoblast „von unten", d.h. von der embryonalen Seite aus, in die Lakunen vorwölben. Diese zellulären Fortsätze bestehen damit im Inneren aus Zytotrophoblast und außen aus Synzytiotrophoblast und bilden auf diese Weise zu Beginn der plazentären Zottenbildung die **primären Chorionzotten.**

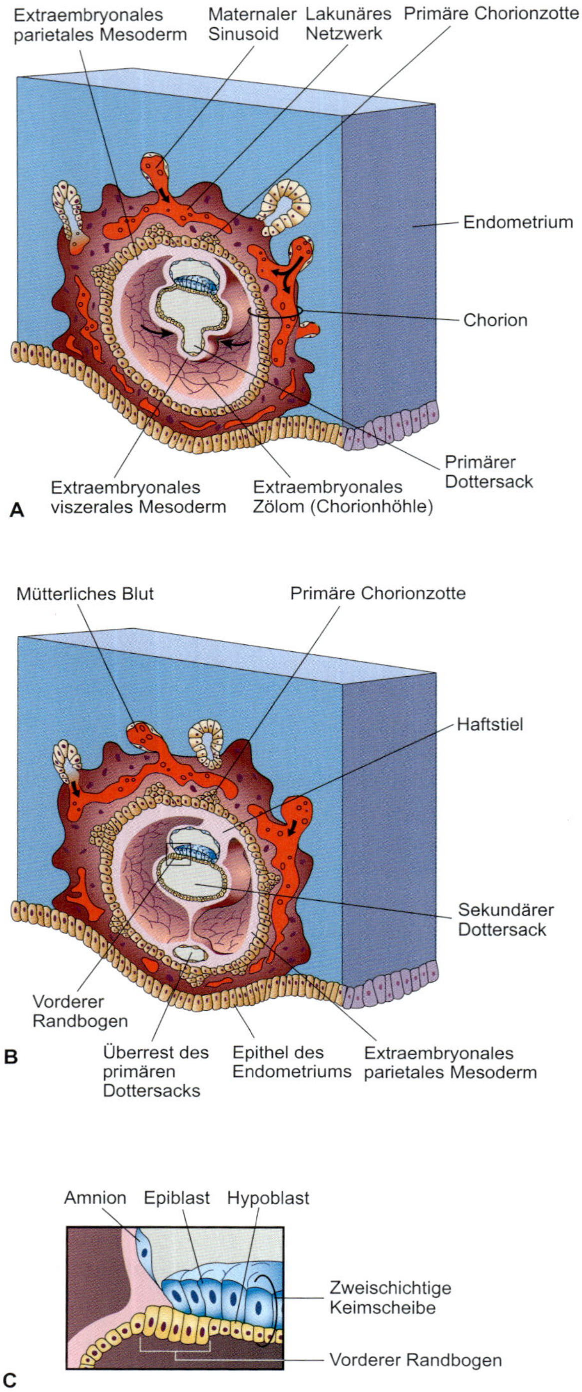

Abb. 3.4 Schnittzeichnungen von implantierten menschlichen Embryonen. Man beachte dabei insbesondere die folgenden Punkte: (1) Die Lücke im endometrialen Epithel ist verschwunden. (2) Ein kleinerer, sekundärer Dottersack hat sich gebildet. (3) Eine große Höhle, die Chorionhöhle oder das extraembryonale Zölom, umgibt Dottersack und Amnion, nur unterbrochen durch den Haftstiel, d.h. die Aufhängung der Keimscheibe am Chorion. (4) Das extraembryonale Zölom teilt das extraembryonale Mesoderm im Wesentlichen in zwei Schichten: in das extraembryonale parietale Mesoderm, das dem Zytotrophoblast innen anliegt, und das extraembryonale viszerale Mesoderm, das dem Amnion und dem Dottersack außen aufliegt.

3.4 Differenzierung der Keimscheibe

Im 14 Tage alten Keim hat der eigentliche Embryonalkörper immer noch die Form einer flachen, zweischichtigen Scheibe; allerdings haben manche der im Wesentlichen flachen Hypoblastzellen in einem kleinen, sichelförmigen Bereich am Rand der Scheibe eine besondere zylindrische Form angenommen (➤ Abb. 3.4C). Dieser Bereich wird als **vorderer Randbogen** bezeichnet (früher auch *Prä-* oder *Protochordalplatte* genannt; s. dazu ➤ Kap. 4), die darin enthaltenen Hypoblastzellen auch als **vorderer Hypoblast;** er markiert bereits in diesem Stadium den vorderen Pol des Embryonalkörpers und wird nicht zuletzt wegen der hier gefundenen Expression spezifischer Gene als wichtiges Organisationszentrum für die kraniokaudale Achsenentwicklung, wahrscheinlich auch für die frühe Gehirnentwicklung, angesehen. Bei der Maus hat sich für diese Zellen die Bezeichnung *anteriores viszerales Endoderm* (AVE) eingebürgert, obwohl sie auch bei Nagern den extraembryonalen Geweben zuzurechnen sind und keine unmittelbare Beziehung zum Keimblatt „Endoderm" haben (s.u.).

Durch die Entstehung des vorderen Randbogens wird gleichzeitig mit dem vorderen Pol auch die Position des hinteren Pols, d.h. die Stelle des **Primitivstreifens** als Entstehungsgebiet der ersten embryonalen Mesodermzellen im Epiblast, definiert (➤ Kap. 4). Da die Keimscheibe durch die Anordnung von Hypoblast und Epiblast in ihrer dorsoventralen Achse bereits festgelegt ist (➤ Kap. 2), kann man von nun an auch eine rechte und eine linke Körperhälfte benennen. Nicht festgelegt ist dabei jedoch, welche der späteren asymmetrisch liegenden oder ausgebildeten Brust- und Bauchorgane auf welcher Körperseite angelegt werden. Dies wird die Aufgabe der beim Säuger am Ende der Gastrulation einsetzenden molekularen Rechts-links-Differenzierung sein (➤ Kap. 4.3.3).

Neben dem **Mesoderm** als mittlerem Keimblatt entsteht aus dem Epiblast später auch das **Endoderm,** das innere Keimblatt. Die im Epiblast zurückbleibenden Zellen werden (in der dritten Woche, ➤ Kap. 4) zum **Ektoderm,** womit dann alle drei Keimblätter etabliert sind. Entgegen früheren Vorstellungen, nach denen sich der Hypoblast allmählich in das Endoderm umwandelt (weshalb die Bezeichnung „Endoderm" lange Zeit auch für die Hypoblastschicht gebräuchlich war), entwickeln sich also alle drei Keimblätter aus dem Epiblast, und der Hypoblast bildet im Wesentlichen extraembryonale Strukturen wie das Dottersackepithel und das extraembryonale

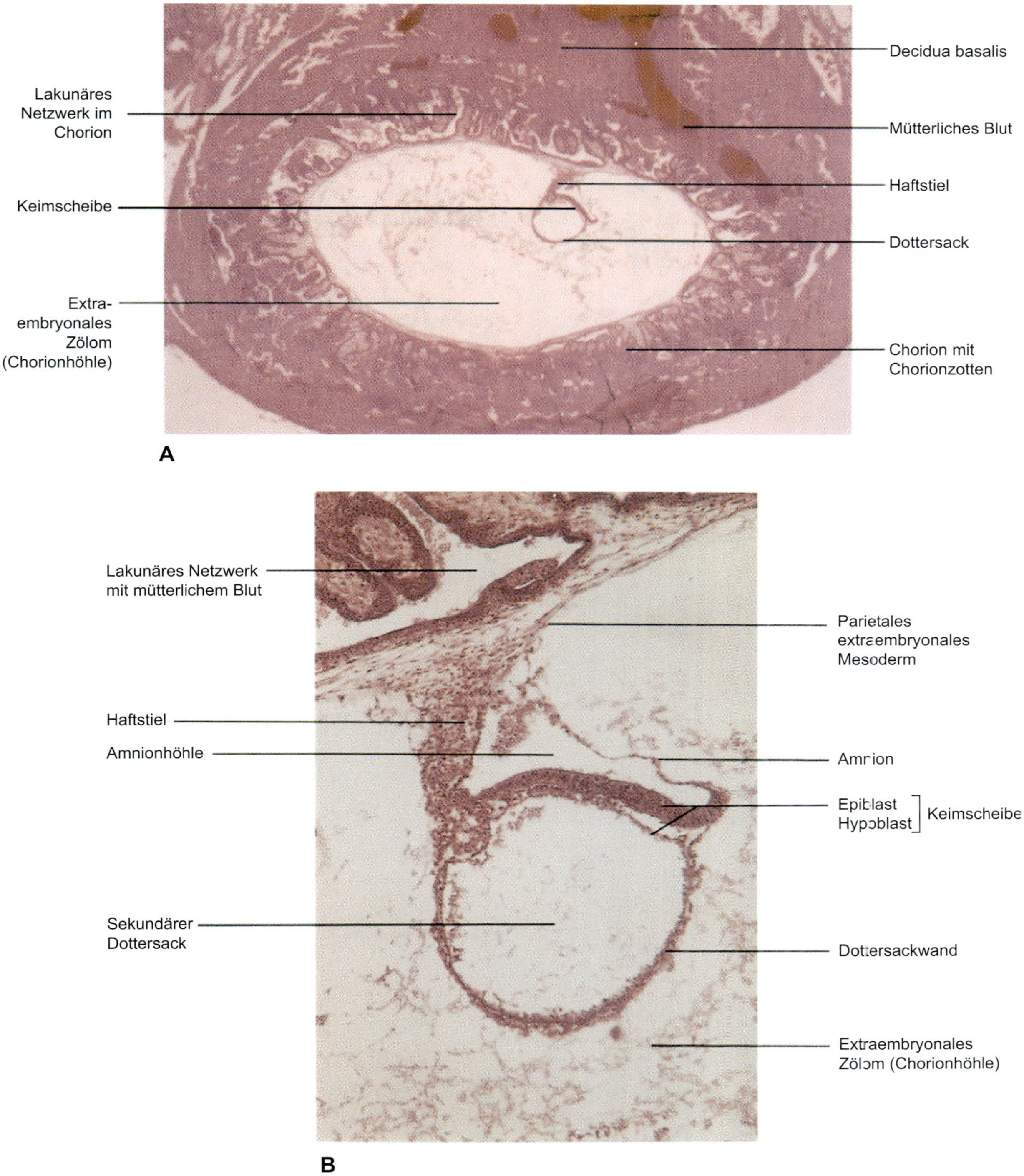

Abb. 3.5 Histologischer Schnitt durch einen implantierten menschlichen Embryo, Carnegie-Stadium 6 (etwa 14 Tage alt). A) Übersichtsvergrößerung (× 25). Man beachte die enorme Größe des extraembryonalen Zöloms. **B)** Stärkere Vergrößerung (× 115), in der die zwei Schichten der Keimscheibe (Epiblast und Hypoblast) und die beginnende intraembryonale Mesodermbildung (am linken Rand der Keimscheibe) zu erkennen sind. (Aus Nishimura, 1983.)

Mesenchym (➤ Abb. 3.8, ➤ Abb. 4.12); wahrscheinlich wegen seiner topografischen Nähe zu den aus Primitivknoten und Primitivstreifen nach ventral austretenden Endodermzellen (s. ➤ Kap. 4) werden jedoch einzelne Hypoblastzellen auch in das Endoderm integriert.

3.5 Implantationsstellen der Blastozyste

Die Implantation der Blastozyste findet normalerweise in der Uterusschleimhaut statt, und zwar meistens im kranial gelegenen Fundusbereich, etwas öfter in der hinteren als in der vorderen Wand

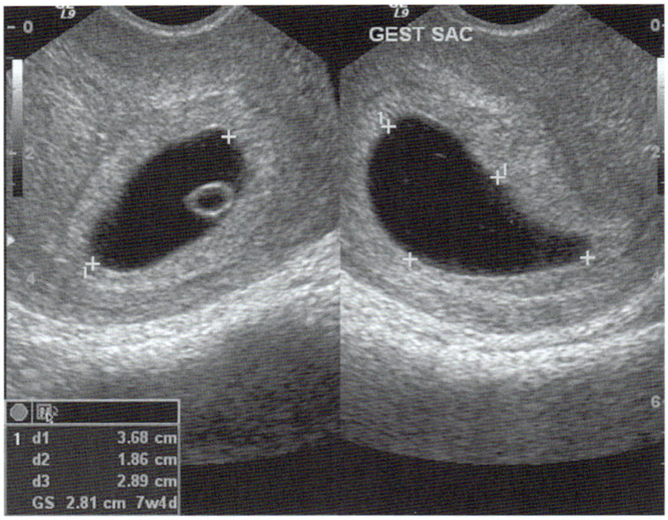

Abb. 3.6 Endovaginales Sonogramm einer frühen Chorionhöhle („Frucht-"oder „Gestationssäckchen") aus der 5. Woche. Der mittlere Choriondurchmesser wird ermittelt, indem die drei rechtwinklig aufeinanderstehenden Durchmesser (Länge, Breite, Tiefe) addiert und dann durch drei geteilt werden. Im linken Bild ist auch der sekundäre Dottersack (Nabelbläschen) zu erkennen (Mit freundlicher Genehmigung von E.A. Lyons, M.D., University of Manitoba, Winnipeg, Kanada).

(➤ Abb. 3.9). Eine implantierte Blastozyste kann hier mit hoch auflösendem Ultraschall (zusätzlich zum hochempfindlichen serologischen Radioimmunoassay für das hCG, s. o.) manchmal bereits am Ende der zweiten Woche entdeckt werden. Implantationen am Uterushals (Zervix) sind unüblich (➤ Abb. 3.9), wobei manche dieser Schwangerschaften nicht bemerkt werden, weil der Keim schon in der frühen Schwangerschaft spontan verloren geht. In anderen Fällen heftet sich die Plazenta so fest an die fibrösen und muskulären Gewebe der Zervix an, dass dadurch entstehende Blutungen durch drastische Maßnahmen, wie z. B. die operative Entfernung des Uterus (Hysterektomie), gestillt werden müssen.

Placenta praevia Bei Implantation einer Blastozyste im unteren Abschnitt des Uterus, d. h. in der Nähe des inneren Muttermunds *(Os internum uteri),* entsteht eine *Placenta praevia,* also eine Plazenta, die den inneren Muttermund entweder ganz oder teilweise bedeckt. Eine *Placenta praevia* kann durch vorzeitige Plazentalösung während der Schwangerschaft oder unter der Geburt Blutungen verursachen (➤ Kap. 7).

Extrauterine Implantation Blastozysten können sich auch außerhalb des Uterus implantieren. Dadurch entsteht eine **ektope Schwangerschaft;** diese entwickelt sich zu 95–97 % im Eileiter

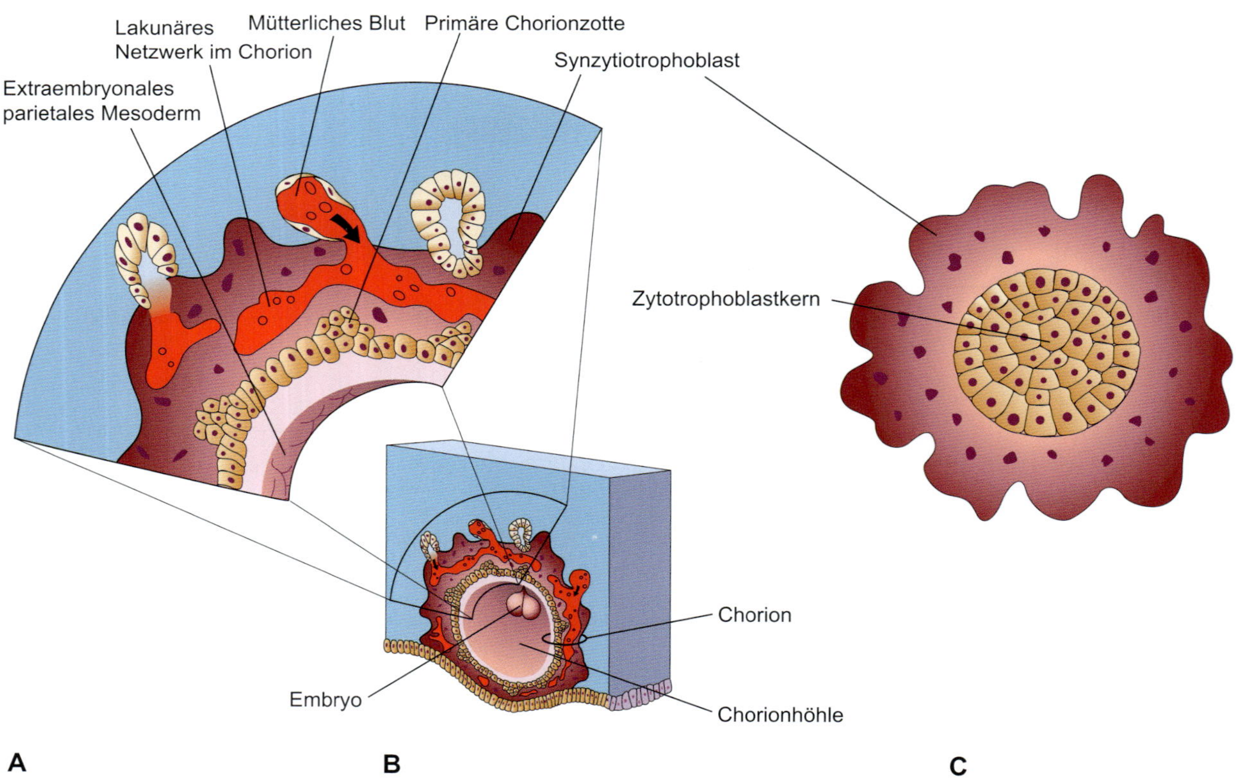

Abb. 3.7 Schematische Darstellung des Chorionsäckchens. A) Ausschnitt aus der Wand des Chorionsäckchens (Gesamtdarstellung s. B). **B)** Schematische Darstellung der Größenverhältnisse zwischen Chorionsäckchen und Keimscheibe eines 14 Tage alten Keims. Man beachte das fransige Erscheinungsbild des Chorionsäckchens, das durch die Ausbildung der primären Chorionzotten entsteht. **C)** Schematischer Querschnitt durch eine primäre Chorionzotte.

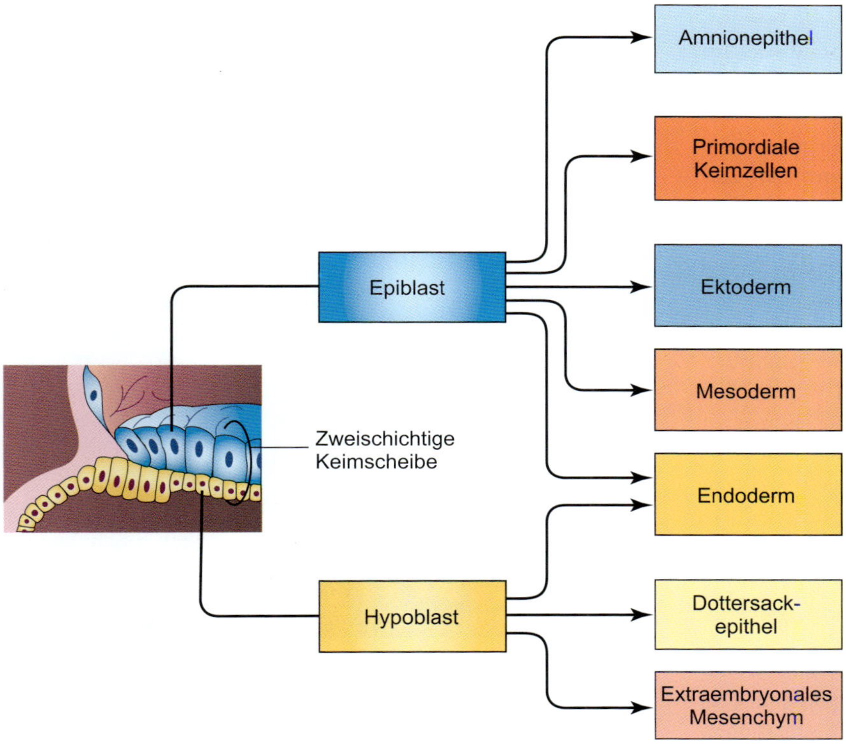

Abb. 3.8 Herkunft der embryonalen Gewebe. Die Farben der Gewebe werden an entsprechender Stelle in den Schemazeichnungen verwendet.

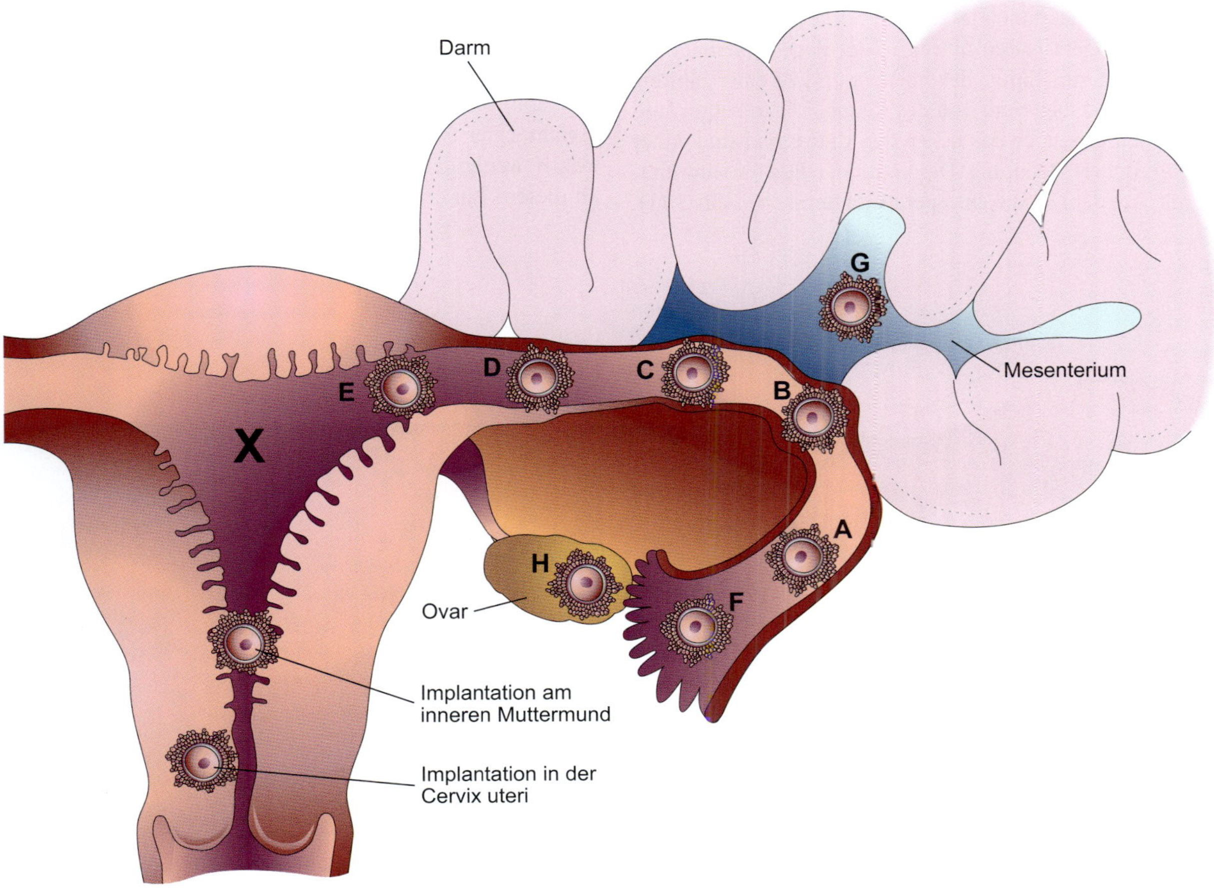

Abb. 3.9 Implantationsorte von Blastozysten, dargestellt an einem schematischen Frontalschnitt durch Uterus und Adnexe (Eileiter und Ovar). Der häufigste Implantationsort (markiert mit X) ist die Hinterwand des Uterus. Die ungefähre Häufigkeit ektoper Implantationsorte ist in einer alphabetischen Reihenfolge von A (= häufig) bis H (= selten) dargestellt. **A–F)** Tubare Schwangerschaften; **G)** abdominale Schwangerschaft; **H)** ovarielle Schwangerschaft. Die zervikale Schwangerschaft ist zwar formal eine uterine Schwangerschaft, wird aber üblicherweise als ektope Schwangerschaft angesehen.

(Tuba uterina), und zwar insbesondere in der Ampulle oder im Isthmus des Eileiters. Die Inzidenz der Eileiterschwangerschaften (Tubargraviditäten) ist in letzter Zeit in den meisten Ländern angestiegen; sie schwankt in Abhängigkeit vom sozioökonomischen Status der Bevölkerung zwischen 1 : 80 und 1 : 250 Schwangerschaften. Eine Frau mit einer **Tubargravidität** erfährt die normalen Zeichen und Symptome einer Schwangerschaft, z. B. das Ausbleiben der normalen Regelblutung. Möglicherweise leidet sie außerdem unter abdominalem Schmerz und Überempfindlichkeit wegen der Erweiterung des Eileiters, unter abnormen Blutungen und unter einer Bauchfellreizung im kleinen Becken (Peritonitis). Wenn der rechte Eileiter betroffen ist, können diese Schmerzen mit den Schmerzen einer Appendizitis verwechselt werden. Bei ektoper Schwangerschaft steigt die hCG-Produktion langsamer an als bei Schwangerschaften mit normaler Implantation, und der entsprechende Schwangerschaftstest kann zu einem falsch negativen Ergebnis führen, wenn er zu früh durchgeführt wird. Eine endovaginale (transvaginale) Ultraschalluntersuchung kann deshalb für die frühe Diagnose einer ektopen Schwangerschaft sehr hilfreich sein (➤ Abb. 3.10).

Eine Tubargravidität kann verschiedene Ursachen haben; oft sind aber Faktoren beteiligt, durch die der Transport der Zygote zum Uterus verzögert oder verhindert wird. Dazu zählen z. B. Adhäsionen der Eileiterschleimhaut oder Verwachsungen, die auf Narbengewebe in der Folge von Infektionen im kleinen Becken zurückzuführen sind. Eileiterschwangerschaften führen in der Regel innerhalb der ersten acht Wochen zur Ruptur des Eileiters und zu einer Blutung in die Bauchhöhle, gefolgt vom Tod des Keims. Eileiterruptur und Blutung bedrohen aber auch das Leben der Mutter und sind daher von großer klinischer Bedeutung. Der betroffene Eileiter wird üblicherweise mitsamt dem Konzeptus operativ entfernt (➤ Abb. 3.11).

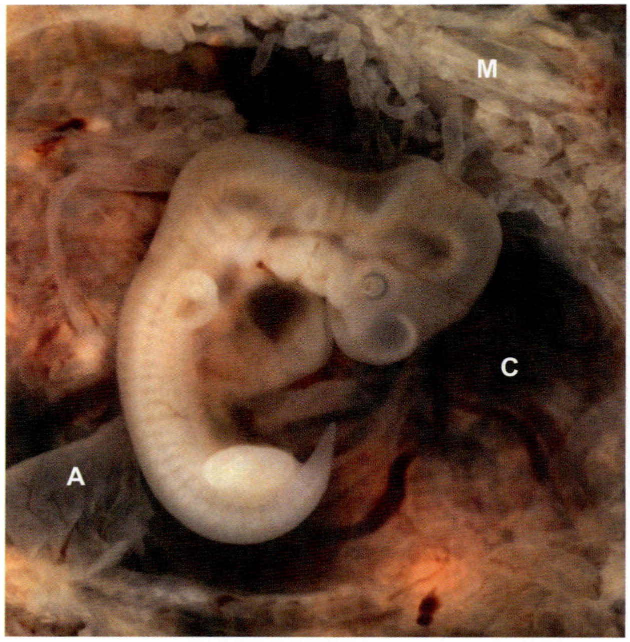

Abb. 3.11 Operationspräparat einer Tubargravidität. Der Eileiter *(Tuba uterina)* wurde operativ entfernt und aufgeschnitten, um den an der Eileiterschleimhaut (M) implantierten 5 Wochen alten Embryo (10 mm Scheitel-Steiß-Länge) mit Amnion (A) und Chorionhöhle (C) freizulegen. (Mit freundlicher Genehmigung von Dr. Ed Uthman, Houston/Richmond, TX.)

Wenn sich eine Blastozyste im Isthmus des Eileiters implantiert (➤ Abb. 3.9D), besteht schon bald nach der Implantation die Gefahr einer Eileiterruptur, da dieser engste Abschnitt der Tube relativ wenig dehnbar ist. Der spontane Abgang des Keims führt in diesem Fall oft zu einer starken Blutung, wahrscheinlich wegen

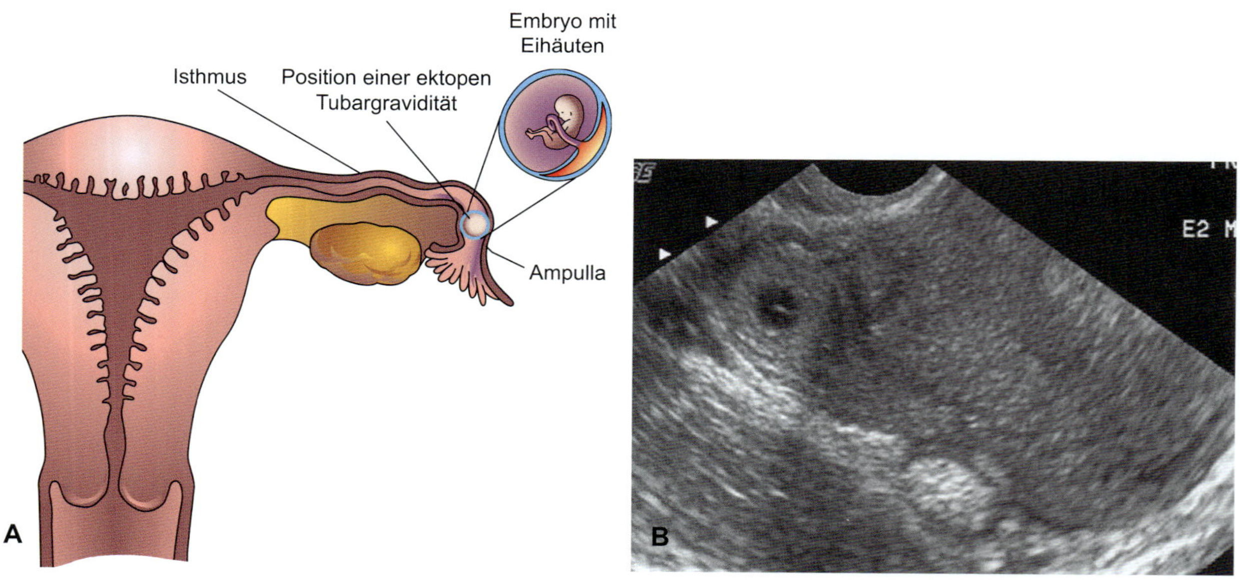

Abb. 3.10 Tubargravidität. A) Schematischer Frontalschnitt durch den Uterus und den linken Eileiter *(Tuba uterina)*. **B)** Endovaginales, axiales Sonogramm des Fundus uteri und des Isthmusabschnitts des rechten Eileiters. Der ringförmige Schatten ist das typische Zeichen eines Chorionsäckchens im Eileiter einer ektopen Eileiterschwangerschaft der 4. Woche. (Mit freundlicher Genehmigung von E.A. Lyons, University of Manitoba, Winnipeg, Kanada.)

der ausgeprägten Anastomosen (Gefäßverbindungen) zwischen den ovariellen und uterinen Blutgefäßen in diesem Gebiet. Wenn sich eine Blastozyste im intramuralen (uterinen) Abschnitt des Eileiters implantiert (➤ Abb. 3.9E), kann sie sich bis weit in die Fetalperiode hinein entwickeln, bevor der Keim abgestoßen wird. Die Ruptur bei einer intramuralen Tubargravidität führt in der Regel zu einer schwer stillbaren Blutung.

Blastozysten, die sich in der Ampulle oder an den Fimbrien des Eileiters anheften, können in die Bauchhöhle ausgestoßen werden. Dort implantieren sie sich dann häufig im *Spatium rectouterinum* (Douglas-Raum), einer Peritonealfalte zwischen Rektum (Mastdarm) und Uterus (➤ Abb. 3.12). Die spontane Ablösung eines Keims aus dem Eileiter kann auch zur Implantation im Ovar oder in anderen abdominalen Organen, darunter auch den Mesenterien des Darms, führen (➤ Abb. 3.9G); aber solche **ovariellen** und **abdominalen Schwangerschaften** sind äußerst selten. Durch die Plazentabildung werden an diesen ektopen Implantationsstellen intraabdominelle Blutungen und starke Bauchschmerzen hervorgerufen. Die meisten dieser Schwangerschaften werden durch Ultraschalluntersuchungen und abdominale chirurgische Exploration bei Verdacht auf Tubargravidität entdeckt.

In außergewöhnlichen Fällen entwickelt sich eine abdominale Schwangerschaft bis hin zum Geburtstermin, sodass der Fetus durch eine Laparotomie lebend geboren werden kann. Normalerweise erzeugt eine abdominale Schwangerschaft jedoch ernsthafte Komplikationen, da die Plazenta an einem für eine solche Entwicklung nicht vorbereiteten Organ entsteht und erhebliche Blutungen

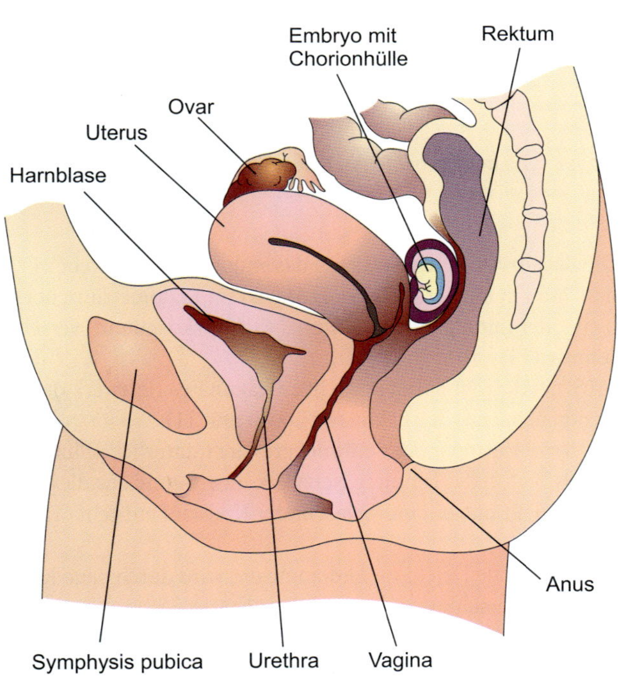

Abb. 3.12 Abdominale Schwangerschaft in einem schematischen Sagittalschnitt durch das weibliche Becken. Eine Blastozyste, die aus dem Eileiter *(Tuba uterina)* ausgestoßen wurde, kann sich prinzipiell an jedem Organ oder Mesenterium in der Bauchhöhle anheften, aber man findet sie doch in den meisten Fällen im *Spatium rectouterinum* (Douglas), einer Peritonealtasche zwischen Uterus und *Colon rectum.*

verursacht. Tatsächlich sind Blutungen die Hauptursache für mütterliche Todesfälle; und eine abdominale Schwangerschaft erhöht die mütterliche Mortalität um den Faktor 90 im Vergleich mit intrauterinen Schwangerschaften und um den Faktor 7 im Vergleich mit Eileiterschwangerschaften. In ganz ungewöhnlichen Fällen bleibt ein abgestorbener abdominaler Fetus unentdeckt; ein solcher Fetus kann kalzifizieren und zu einem sog. „Steinfetus" werden (*Lithopedion;* griech. *lithos* = Stein + *pais* = Kind).

Gleichzeitige intrauterine und extrauterine Schwangerschaften sind selten und finden sich in 1 : 7.000 Schwangerschaften. Die ektope Schwangerschaft wird dabei zu Beginn durch die uterine Schwangerschaft verdeckt. Normalerweise kann die ektope Schwangerschaft chirurgisch, z. B. durch Entfernung des betroffenen Eileiters, beendet werden, ohne die intrauterine Schwangerschaft zu stören

3

Spontanabort von Embryonen Ein Abort (Fehlgeburt) ist üblicherweise definiert als die Beendigung der Schwangerschaft vor der 24. Woche, d. h., bevor der Fetus als lebensfähig angesehen werden kann. In den ersten drei Wochen ergeben sich die meisten Aborte spontan. Man schätzt, dass sich etwa ein Drittel bis die Hälfte aller Zygoten gar nicht bis zum Blastozystenstadium entwickeln und implantieren. Die Häufigkeit der frühen Aborte ist allerdings schwer zu bestimmen, weil sie oft auftreten, bevor die Frau überhaupt bemerkt hat, dass sie schwanger ist. Ein Abort einige Tage nach einer ausgefallenen Regelblutung wird meist mit einer verspäteten Menstruation verwechselt, und einen frühen Keim im Menstruationsblut zu entdecken, ist wegen seiner geringen Größe außerordentlich schwierig (➤ Abb. 3.13).

Sporadische oder wiederholte Fehlgeburten gehören zu den häufigsten gynäkologischen Problemen überhaupt. Bei der Untersuchung der auf medizinischen Störungen beruhenden Frühaborte wird in den meisten Fällen eine Anomalie des Keims festgestellt. Mehr als 50 % aller erkannten Aborte sind auf chromosomale Störungen zurückzuführen. Die erhöhte Fehlgeburtenrate bei älteren Frauen hat ihren Grund wahrscheinlich im gehäuften Auftreten einer chromosomalen *Nondisjunction* während der Oogenese (➤ Kap. 2). Das Scheitern der Blastozystenimplantation kann zwar auch auf ein unterentwickeltes Endometrium oder eine Immun-Intoleranz zurückzuführen sein; in vielen Fällen sind es aber tatsächlich letale chromosomale Aberrationen beim Embryo, die den Abort verursachen. Unter den spontan verloren gegangenen Embryonen sind Neuralrohrdefekte, Lippen- oder Gaumenspalten und andere Fehlbildungen häufiger als bei Neugeborenen. Kritische Veränderungen im Genom sind mit zunehmendem Alter der Mutter chromosomale Defekte, Punktmutationen, DNS-Brüche und -schäden oder ein gestörtes Muster des genomischen Imprintings (DNS-Methylierung).

3.6 Zusammenfassung der Vorgänge bei der Implantation

Die Implantation beginnt am Ende der ersten Woche und ist am Ende der zweiten Woche abgeschlossen. Die molekularen Abläufe der Implantation, an denen Steroidhormone, epitheliale

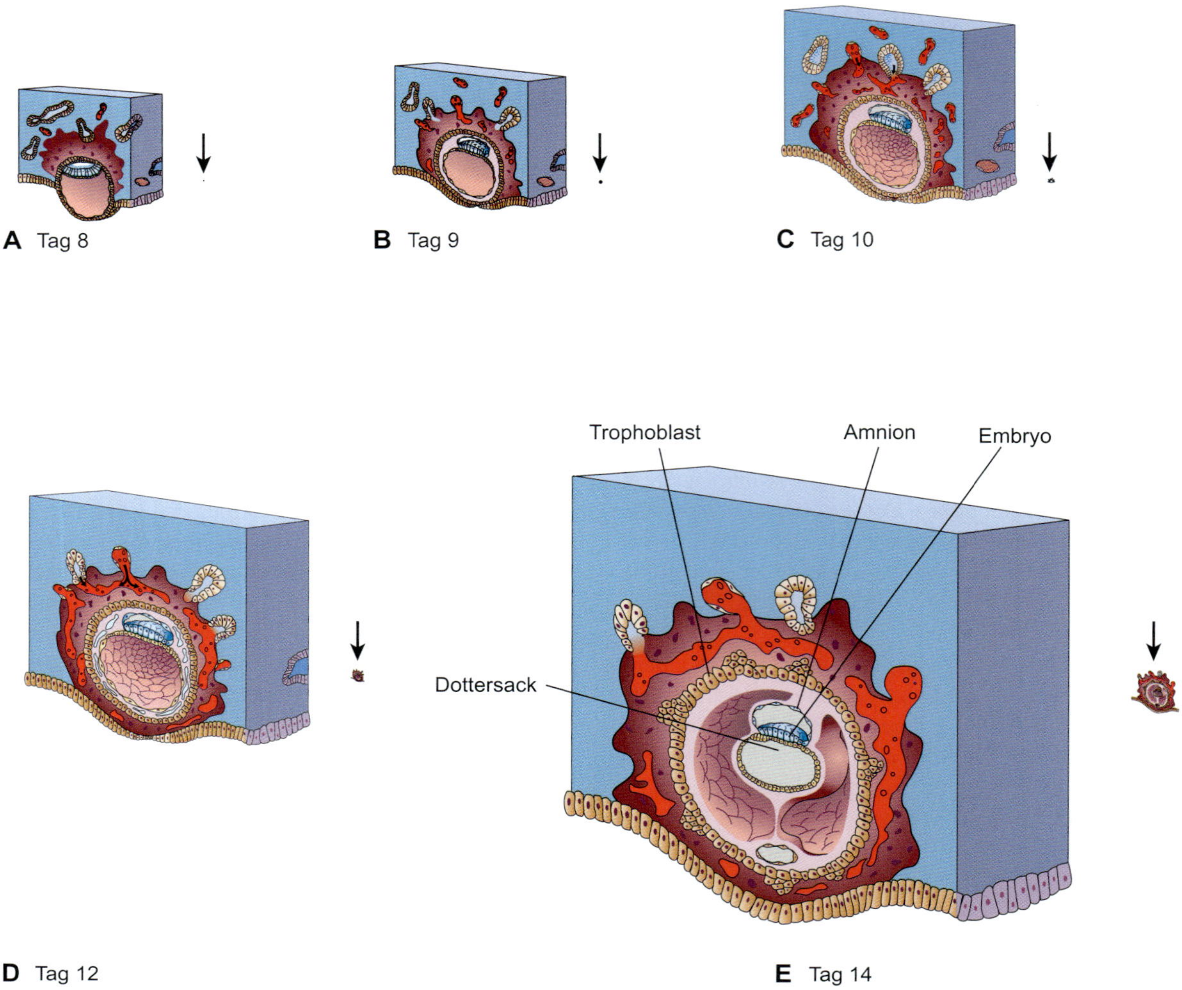

Abb. 3.13 Schemazeichnungen menschlicher Keime aus der zweiten Entwicklungswoche in verschiedenen Maßstäben. Man beachte das außerordentlich rasche Wachstum des Keims. Die mit Pfeilen markierten Schemata sollen die tatsächliche Größe des Keims am jeweiligen Entwicklungstag wiedergeben.

Oberflächenmoleküle, Zytokine des Immunsystems, Wachstumsfaktoren und proteolytische Enzyme beteiligt sind, werden auf der Grundlage von Einzelzell-Transkriptomanalysen mithilfe von sog. Embryomodellen und Organoiden und Ko-Kultur in vitro untersucht, stehen jedoch immer noch am Beginn ihrer Aufklärung. Nach dem gegenwärtigen Stand der Kenntnis kann die Implantationsphase wie folgt zusammengefasst werden:

- Die *Zona pellucida* zerfällt (bis Tag 5) – zum einen indirekt, weil sie der Vergrößerung der Blastozyste nicht folgen kann, und zum anderen direkt durch enzymatischen Abbau.
- Die Blastozyste heftet sich an das Endometriumepithel an (Tag 6).
- Der Trophoblast differenziert sich in zwei Schichten: den innen liegenden Zytotrophoblast und den außen liegenden Synzytiotrophoblast (Tag 7).
- Der Synzytiotrophoblast erodiert endometriales Gewebe; damit beginnt die Blastozyste, sich im Endometrium einzubetten (Tag 8).
- Einzelne mit mütterlichem Blut gefüllte Lakunen treten im Synzytiotrophoblast auf (Tag 9).
- Die Blastozyste taucht so tief in das endometriale Gewebe ein, dass nur ein kleiner epithelialer Defekt im Endometrium übrig bleibt, der mit fibrinösem Material (Schlusskoagulum) verschlossen wird (Tag 10).
- Im Synzytiotrophoblast entsteht ein lakunäres Netzwerk durch Fusion benachbarter Lakunen (Tag 10 und 11).
- Der Synzytiotrophoblast eröffnet größere mütterliche Blutgefäße, sodass Blut in das lakunäre Netzwerk hinein- und aus diesem herausfließt und ein uteroplazentarer Kreislauf entsteht (Tag 11 und 12).
- Der epitheliale Defekt im Endometrium wird durch neue Epithelzellen verschlossen (Tag 12 und 13).
- Es treten primäre Chorionzotten, bestehend aus Zytotrophoblast und Synzytiotrophoblast, auf (Tag 13 und 14).

Künstliche Hemmung der Implantation Die mehrtägige Einnahme von Östrogen in hohen Dosen unmittelbar nach einem ungeschützten Geschlechtsverkehr kann zwar in der Regel nicht die Befruchtung, häufig aber die Implantation der Blastozyste verhindern:

Hoch dosierte Gabe von Diethylstilböstrol über fünf oder sechs Tage kann außerdem den Transport der Zygote durch den Eileiter beschleunigen, sodass der Keim „zu früh" im Uterus ankommt und ein unvorbereitetes Endometrium antrifft. Während sich die Zygote bildet, die Furchung durchläuft und im Uterus erscheint, wechselt das Endometrium normalerweise in die Sekretionsphase (Luteal- oder Gestagenphase) des Menstruationszyklus. Große Mengen Östrogen stören den normalen ovariellen Östrogenstoß und damit das Gleichgewicht zwischen Östrogen und Progesteron, das für die Vorbereitung des Endometriums auf die Implantation nötig ist.

Das Antiprogesteron Rn 486 (die „Abtreibungspille" oder „Pille danach") stört – wahrscheinlich durch eine Beeinflussung des Ovars – ebenfalls das hormonelle Gleichgewicht, das das Endometrium zur Implantation befähigt, und zerstört daher den Keim durch Abbruch der Implantation. Die postkonzeptionelle Verabreichung von Hormonen zur Verhinderung der Implantation wird manchmal nach einer Vergewaltigung oder nach dem Reißen eines Kondoms angewendet, aber als routinemäßige Kontrazeption ist eine solche Behandlung kontraindiziert.

Die Implantation kann auch durch intrauterine Pessare („Spirale"; engl. *intrauterine device,* IUD) verhindert werden, die durch Vagina und Zervix hindurch dauerhaft im Uterus platziert werden und an der Oberfläche des Endometriums eine leichte entzündliche Reaktion hervorrufen. Manche IUD enthalten auch Progesteron, das, über einen langen Zeitraum allmählich abgegeben, die Entwicklung des Endometriums stört und so die Implantation verhindert.

3

Zusammenfassung

Zweite Woche

Starke Proliferation und Differenzierung des Trophoblasten sind wichtige Merkmale der zweiten Woche (➤ Abb. 3.13); zusammen mit der **dezidualen Reaktion** des Endometriums sorgen sie dafür, dass die Blastozyste die Implantation in das Endometrium abschließt. Gleichzeitig mit der Implantation entwickeln sich **primärer Dottersack, extraembryonales Mesoderm und die Chorionhöhle.** Der primäre Dottersack bleibt in seiner Entwicklung zurück und wandelt sich in den **sekundären Dottersack** um. Mit diesen Veränderungen gehen folgende Ereignisse im eigentlichen Embryo, d. h. im **Embryoblast,** einher:

- Die **Amnionhöhle** entsteht als Raum zwischen polarem Zytotrophoblast und Embryoblast.
- Der Embryoblast bildet sich zu einer **zweischichtigen Keimscheibe** um, die aus dem **Epiblast** (der Amnionhöhle zugewandt) und dem **Hypoblast** (dem Dottersack zugewandt) besteht.
- Der **vordere Randbogen** (früher „Prä- oder Protochordalplatte") entsteht als umschriebene Verdickung des Hypoblasten, der **vordere Hypoblast,** und markiert den anterioren Pol und damit das zukünftige Feld der kranialen Entwicklung, die ungefähre Position von Herzanlage und (späterer hinterer) Rachenöffnung. Wahrscheinlich ist der vordere Randbogen auch ein wichtiges funktionelles Element der frühen Gehirnentwicklung.

Klinisch orientierte Fragen

Fall 3–1

Eine Frau wurde in der fertilen Phase ihrer Periode vergewaltigt und erhielt noch am selben Tag zweimal hoch dosiert Östrogen, um eine mögliche Schwangerschaft abzubrechen.

- Was würde dieses Hormon bewirken, wenn eine Empfängnis stattgefunden hätte?
- Wie bezeichnet der Laie diese Art der medikamentösen Behandlung? Ist das die in den Medien gelegentlich erwähnte „Abtreibungspille"? Wenn nicht, erklären Sie die Unterschiede in der Wirkungsweise.
- Wann kann eine Schwangerschaft frühestens diagnostiziert werden?

Fall 3–2

Eine 23-jährige Frau konsultiert ihren Hausarzt wegen starker Schmerzen im rechten Unterbauch. Sie gibt an, dass zwei Regelblutungen hintereinander ausgefallen seien. Die Diagnose einer ektopen Schwangerschaft wird gestellt.

- Welche Methoden werden eingesetzt, um eine solche Diagnose zu stellen?
- Was ist der häufigste Ort einer extrauterinen Implantation?
- Wie wird der Arzt die Patientin in dieser Situation wahrscheinlich behandeln?

Fall 3–3

Eine schwangere Frau mit einer Vorgeschichte von frühen Fehlgeburten kommt zur Ultraschalluntersuchung, um festzustellen, ob der Embryo noch normal implantiert ist.

- Ist die Ultraschalluntersuchung geeignet, um eine Schwangerschaft der dritten Woche zu beurteilen?
- Welche Strukturen lassen sich unter Umständen darstellen?
- Kann man davon ausgehen, dass keine Schwangerschaft vorliegt, wenn der hormonelle Schwangerschaftstest negativ ist?
- Könnte eine extrauterine Schwangerschaft vorliegen?

Fall 3–4

Eine 42-jährige Frau wird nach vielen Jahren vergeblicher Versuche endlich schwanger. Sie äußert Bedenken, ob sich ihr Baby normal entwickeln wird.

- Was wird ihr der Arzt wahrscheinlich sagen?
- Können Frauen über 40 Jahre normale Kinder bekommen?
- Welche Tests und diagnostischen Maßnahmen werden wahrscheinlich durchgeführt?

Antworten zu diesen Fragen finden Sie am Buchende.

3

ZITIERTE UND WEITERFÜHRENDE LITERATUR

Bianchi D. W., Wilkins-Haug L. E., Enders A. C. et al. Origin of extraembryonic mesoderm in experimental animals: relevance to chorionic mosaicism in humans. Am J Med Genet. 1993; 46: 542

Brosens JJ, Bennett PR, Abrahams VM, et al: Maternal selection of human embryos in early gestation: insights from recurrent miscarriage, Semin Cell Dev Biol, 2022. https://doi.org/10.1016/j.semcdb.2022.01.007.

Denker, H. W. Rise of the rabbit model for implantation research. A commemoration of the scientific work of Bent G. Boving (1920–2019). Biol Reprod. 2020 May 26;102(6):1170–1176. doi: https://doi.org/10.1093/biolre/ioaa03

du Fosse NA, van der Hoorn MP, Van Lith JMM, et al: Advanced paternal age is associated with an increased risk of spontaneous miscarriage: a systematic review and meta-analysis, Hum Reprod Update 26:650, 2020.

Gaillard F, Bandura P: Ectopic pregnancy. https://radiopaedia.org; https://doi.org/10.53347/rID-1258

Gauster M, Wernitznig M, Moser S, et al: Early human trophoblast development: from morphology to function, Cell Mol Life Sci 79(6):345, 2022. https://doi.org/10.1007/s00018-022-04377-0.

Guo, J., W. Zhou, M. Sacco, P. Downing, E. Dimitriadis and F. Zhao. Using organoids to investigate human endometrial receptivity. Front Endocrinol (Lausanne). 2023 Aug 24;14:1158515. doi: https://doi.org/10.3389/fendo.2023.1158515. eCollection 2023.,

Hamatani T., Daikoku T., Wang H., Matsumoto H., Carter M. G., Ko M. S., Dey S. K. Global gene expression analysis identifies molecular pathways distinguishing blastocyst dormancy and activation. Proc Natl Acad Sci U S A. 2004; 101: 28. 10.326–10.331.

Hassoun R., Schwartz P., Feistel K., Blum B., Viebahn C. Axial differentiation and early gastrulation stages of the pig embryo. Differentiation. 2009; 78: 301–311.

Hendriks E, Rosenberg R, Prine L: Ectopic pregnancy: diagnosis and management, Am Fam Phys 101(10):599–606, 2020.

Hertig A. T., Rock J., Adams E. C. A description of 34 human ova within the first seventeen days of development. Am J Anat. 1956; 98: 435

Kagawa, H., A. Javali, H. H. Khoei, T. M. Sommer, G. Sestini, M. Novatchkova, Y. Scholte Op Reimer, G. Castel, A. Bruneau, N. Maenhoudt, J. Lammers, S. Loubersac, T. Freour, H. Vankelecom, L. David and N. Rivron (2022). Human blastoids model blastocyst development and implantation. Nature. 2022 Jan;601(7894):600–605. doi: https://doi.org/10.1038/s41586-021-04267-8.

Lindsay DJ, Lovett IS, Lyons EA, et al: Endovaginal sonography: yolk sac diameter and shape as a predictor of pregnancy outcome in the first trimester, Radiology 183:115, 1992.

Lipscomb, G. H. Medical management of ectopic pregnancy. Clin Obstet Gynecol. 2012 Jun;55(2):424–32. doi: https://doi.org/10.1097/GRF.0b013e3182510a48

Madero JI, Manotas MC, García-Acero M, et al: Preimplantation genetic testing in assisted reproduction, Minerva Obstet Gynecol, 2021. https://doi.org/10.23736/S2724-606X.21.04805-3.

Muter J, Lynch VJ, McCoy RC, Brosens JJ: Human embryo implantation, Development 150(10):dev201507, 2023. https://doi.org/10.1242/dev.201507. Epub 2023 May 31. PMID: 37254877.oted.

Nogales F. F. The Human Yolk Sac and Yolk Sac Tumors. 1993; Springer-Verlag. New York.

Pereira P. N., Dobreva M. P., Graham L., Huylebroeck D., Lawson K. A., Zwijsen A. N. Amnion formation in the mouse embryo: the single amniochorionic fold model. BMC Dev Biol. 2011; 11: 48

Quinn, K. E., B. C. Matson, M. Wetendorf and K. M. Caron. Pinopodes: Recent advancements, current perspectives, and future directions. Mol Cell Endocrinol. 2020 Feb 5;501:110644. doi: https://doi.org/10.1016/j.mce.2019.110644. Epub 2019 Nov 15

Renfree M. B., Shaw G. Diapause. Annu Rev Physiol. 2000; 62: 353–375.

Renfree M. B. Marsupials: placental mammals with a difference. Placenta. 31 Suppl. 2010 Mar; S21–S26.

Rossant J, Tam PPL: Early human embryonic development: blastocyst formation to gastrulation, Develop Cell 57:152, 2022.

Sen C., Yayla M. Chromosomal abnormalities of the embryo. Kurjak A. Chervenak F. A. Carrera J. M. The Embryo as a Patient. 2001; Parthenon Publishing Group. New York.

Stern C. D., Downs K. M. The hypoblast (visceral endoderm): an evo-devo perspective. Development. 2012; 139: 6. 1.059–1.069.

Stuckey D. W., Di Gregorio A., Clements M., Rodriguez T. A. Correct patterning of the primitive streak requires the anterior visceral endoderm. PLoS One. 2011; 6: 3. 17620

Tulandi T: Ectopic pregnancy: clinical manifestations and diagnosis. https://www.wolterskluwer.com/en/know/clinical-effectivenessterms; ©2022 UpTo Date.

Wang, W., F. Vilella, P. Alama, I. Moreno, M. Mignardi, A. Isakova, W. Pan, C. Simon and S. R. Quake. Single-cell transcriptomic atlas of the human endometrium during the menstrual cycle. Nat Med. 2020 Oct;26(10):1644–1653. doi: https://doi.org/10.1038/s41591-020-1040-z. Epub 2020 Sep 14.

You Y, Stelzl P, Joseph DN, et al: THF-alpha regulate endometrial soma secretome promotes trophoblast invasion, Front Immunol 12(12):737401, 2021. https://doi.org/10.3389/fimmu.2021.737401.

KAPITEL

4 Dritte Woche: Keimblätter und erste Organanlagen

Zur Orientierung

Nach einer Phase der schnellen extraembryonalen Expansion und der ersten grundlegenden Musterbildung beginnt in der dritten Woche die offensichtliche **Formentwicklung (Morphogenese)** des embryonalen Körpers. Durch Induktion, Differenzierung und Proliferation bilden sich neue, vornehmlich axial ausgerichtete Strukturen: Vom *Primitivstreifen* ausgehend, entstehen im sog. **Gastrulationsprozess** die drei **Keimblätter** (Mesoderm, Endoderm und Ektoderm), dazu die **Chorda dorsalis** (Rückensaite) und die **Urkeimzellen (primordiale Keimzellen).** Noch bevor die Bildung der Keimblätter im kaudalen Abschnitt der Keimscheibe abgeschlossen ist, beginnt in der kranialen Hälfte des Embryos im mittleren Keimblatt (Mesoderm) die **Somitogenese** (Urwirbelbildung) als erste *segmentale Differenzierung* des Körpers; gleichzeitig beginnt im äußeren Keimblatt (Ektoderm) die **Neurulation** als grundlegender Differenzierungsvorgang des Nervensystems. Erst in der vierten Woche wird dann die bis dahin im Prinzip flache Embryonalscheibe zu einem Hohlkörper abgefaltet, in dem das Endoderm die innere epitheliale Auskleidung des Atem- und Darmtrakts und das Ektoderm das Nervensystem und die epithelialen Schichten der äußeren Haut bilden. Diese beiden Keimblätter sorgen somit für die *Kontaktaufnahme mit der Umwelt,* während die Abkömmlinge des Mesoderms (Bewegungsapparat, Gefäßsystem und Urogenitalsystem) im Wesentlichen für die *Erhaltung des inneren Milieus* und die Erhaltung der Art zuständig sind. Die Entstehung der Keimblätter und die erste axiale Differenzierung spielen sich damit in der Woche nach der ersten ausgefallenen Monatsblutung ab, zu einem Zeitpunkt, zu dem meist noch keine anderen subjektiven Zeichen einer bestehenden Schwangerschaft (etwa Übelkeit und Erbrechen, geringer vaginaler Blutfluss ausgehend von der Implantationsstelle) wahrgenommen werden, mit transvaginalem Ultraschall jedoch schon die Chorionhöhle und der sekundäre Dottersack als frühe Zeichen einer Schwangerschaft nachgewiesen werden können (s. ➤ Kap. 3).

4.1 Gastrulation: Festlegung der Körperachse und Bildung der Keimblätter

Aus der in der zweiten Entwicklungswoche entstandenen relativ hohen Zellzahl im Chorion resultiert eine nahezu runde Blastozyste mit großem äußerem Durchmesser und in deren Inneren einer flachen, ebenfalls nahezu runden Keimscheibe mit zwei Schichten *(Epiblast und Hypoblast).* Diese beiden Schichten enthalten jedoch nicht – wie früher angenommen – bereits getrennte, organ- und gewebespezifische Differenzierungswege (engl. *lineages*), sondern repräsentieren nach neuerer Auffassung die Gegensätze zwischen dem noch weitestgehend verformbaren embryonalen Gewebe (Epiblast) und einem prinzipiell extraembryonalen Gewebe (Hypoblast), das mit dem vorderen Randbogen (➤ Kap. 2) die morphologische und molekulare Achsendifferenzierung bereits in sich birgt und die Formgebung im Epiblast bestimmen wird, bevor es später vollständig zurückgebildet wird. Erst mit den drei aus dem Epiblast entstehenden Keimblättern treten Zellschichten auf, die differenzierte Vorläuferzellen enthalten und im weiteren Verlauf unterschiedliche Differenzierungswege – z. B. für innere und äußere Oberflächen und für die Gewebe zwischen diesen Oberflächen – beschreiten. Dabei entsteht im mittleren der drei Keimblätter, dem Mesoderm, eine neue Zellform, die im Gegensatz zu den bisher bestehenden epithelartigen Zellformen des Embryos unpolarisiert erscheint und häufig auch als **Mesenchym** oder mesenchymale Zellform bezeichnet wird. Diese neue Zellform entspricht den Anforderungen an Gewebe, die in den Innenraum des embryonalen Gewebes (das sog. innere Milieu) verlagert werden und den Kontakt zwischen den oberflächlich liegenden Keimblättern und ihren Derivaten vermitteln und erhalten sollen. Mit der endgültigen Festlegung der Körperachsen im Primitivstreifen, mit der ersten prinzipiellen Zellumformung im Mesoderm und mit dem Beginn von „großräumigen" Verlagerungen von Zellen (s. u.) ist nun in der embryonalen Entwicklung ein erster Wendepunkt erreicht, der typisch auch schon für die „einfachsten" Tierformen ist und dessen Ablauf deshalb mit einem gemeinsamen Namen belegt wird: die **Gastrulation.**

Abgeleitet von der Verkleinerungsform des griechischen Wortes für Magen *(gaster)*, wurde der Begriff von Ernst Haeckel im Jahr 1874 für die Bildung einer magenähnlichen, doppelwandigen Hohlkugel in der Frühentwicklung von Schwämmen und Seeigeln geprägt. Das Lumen der Hohlkugel – entstanden durch einseitige Einstülpung der zuvor bestehenden einfachen Hohlkugel – entsprach für Haeckel der Anlage des Darmlumens und zeigte so die Bildung des für Tiere typischen Verdauungstrakts *(Urdarm)* an. Auch wenn bei den meisten höheren Tierspezies zu keinem Zeitpunkt ein entsprechendes magenähnliches Stadium auftritt, erscheint die Bezeichnung auch für diese höheren Formen und für die menschliche Entwicklung sinnvoll, da durch die Gastrulation – unabhängig von der äußeren Form – das „innere Milieu" etabliert und damit in allen Spezies etwas Vergleichbares geleistet wird. Offensichtlich wurden darüber hinaus auch die für die Gastrulation verantwortlichen molekularen Mechanismen (s. u.) über die Speziesgrenzen hinweg konserviert.

Die Faszination für die Gastrulation als zentralen entwicklungsbiologischen Vorgang zeigt sich in der häufigen Wiederholung des (fast) geflügelten Wortes aus dem Mund des englischen Entwicklungsbiologen Lewis Wolpert aus dem Jahre 1962: „Nicht Geburt, Tod oder Hochzeit, sondern die Gastrulation ist wahrhaftig die wichtigste Phase des Lebens." Die Bedeutung dieses Spruchs erschließt sich übrigens erst dann vollständig, wenn man bedenkt, dass in der Zeit seiner Entstehung, d. h. bis in die 60er-Jahre des 20. Jahrhunderts, die Titelseite der Londoner „Times" in der linken Spalte mit den drei erstgenannten, in Großbritannien als überaus wichtig angesehenen gesellschaftlichen Ereignissen – Geburten, Todesfällen und Hochzeiten – „aufgemacht" wurde.

4.1.1 Primitivstreifen

Der Primitivstreifen ist das erste offensichtliche Zeichen der beginnenden Gastrulation. Anfang der dritten Woche bildet sich am hinteren Rand der Keimscheibe eine zunächst eng begrenzte Verdickung des Epiblasten, die sich sofort entlang der Medianebene zum Zentrum der Keimscheibe hin als ein schmaler Streifen erhöhter Zelldichte ausdehnt (➤ Abb. 4.1A–C, ➤ Abb. 4.2 und Abb. 4.3A). Hervorgerufen wird diese Verdickung durch eine von anterolateral auf die posteriore Mittellinie hin gerichtete intraepitheliale Zellwanderung und – sobald die Zellen im Bereich des Primitivstreifens angekommen sind – durch lokale Proliferation. Ungefähr gleichzeitig mit der ersten Zellverdichtung löst sich in einem schmalen Bereich der Medianebene unter dem Primitivstreifen die Basalmembran des Epiblastepithels auf. Die dort liegenden Epiblastzellen nehmen eine flaschenförmige Gestalt an und lösen sich apikal aus dem Schlussleistennetz des epithelialen Verbandes heraus, um dann – unter vorübergehender vollständiger Abrundung – den epithelialen Verband zu verlassen und als Zellen des mittleren Keimblatts oder **Mesoderms** einen Spaltraum zwischen Epiblast und Hypoblast zu besiedeln und stark zu erweitern (➤ Abb. 4.1D und ➤ Abb. 4.3B). Beim Verlassen des epithelialen Zellverbandes des Epiblasten ändert sich die Zellform also grundlegend von einer – u. a. durch das Schlussleistennetz – epithelial (apikobasal) polarisierten Zelle zu einer mesenchymalen, d. h. zunächst runden und dann polygonalen Zellform mit zahlreichen Fortsätzen; deshalb wird dieser Vorgang als **epithelial-mesenchymale Umwandlung** (engl. *epithelial-mesenchymal transition*, EMT) oder auch als **Ingression** bezeichnet. Da sich die epithelial-mesenchymale Umwandlung im Wesentlichen auf diejenigen Zellen beschränkt, die in der Medianebene angekommen sind, dort aber in zahlreichen Zellen gleichzeitig auftritt und nach ventral gerichtet ist, bildet sich entlang dem Primitivstreifen dorsal eine leichte Einsenkung im Epiblast, die **Primitivrinne** (➤ Abb. 4.2 und ➤ Abb. 4.3). Im Unterschied zum Vorgang der *Invagination*, bei der sich zu Beginn ebenfalls eine Rinne bildet, der Epithelverband aber danach als Ganzes aus der Ebene herausgewölbt wird, behält die Primitivrinne als Zeichen der unter ihr ablaufenden Ingression der Mesodermzellen ihre geringe Tiefe über den gesamten Zeitraum der starken Mesodermbildung bei.

In Bezug auf die Differenzierung der Körperachsen werden mit der Mesodermbildung morphologische Fakten geschaffen, die die Ausrichtung der longitudinalen Körperachse im Wortsinn unverrückbar machen (ähnlich wie der „unter" dem Epiblast entstandene Hypoblast die Festlegung der dorsoventralen Körperachse unverrückbar gemacht hat; ➤ Kap. 2.9).

Der molekulare Auslöser für die intraepitheliale Zellwanderung ist bisher nicht bekannt. Studien zur Genexpression und Genablation („Knock-out-Mäuse") belegen jedoch, dass der Transkriptionsfaktor, der vom *T*-Gen (T für engl. *Tail*, syn.: *Brachyury*-Gen) kodiert wird, eine Schlüsselfunktion für die epithelial-mesenchymale Umwandlung der Mesodermzellen hat; er selbst wird wahrscheinlich durch eine kurzzeitige Erniedrigung der Proliferation in

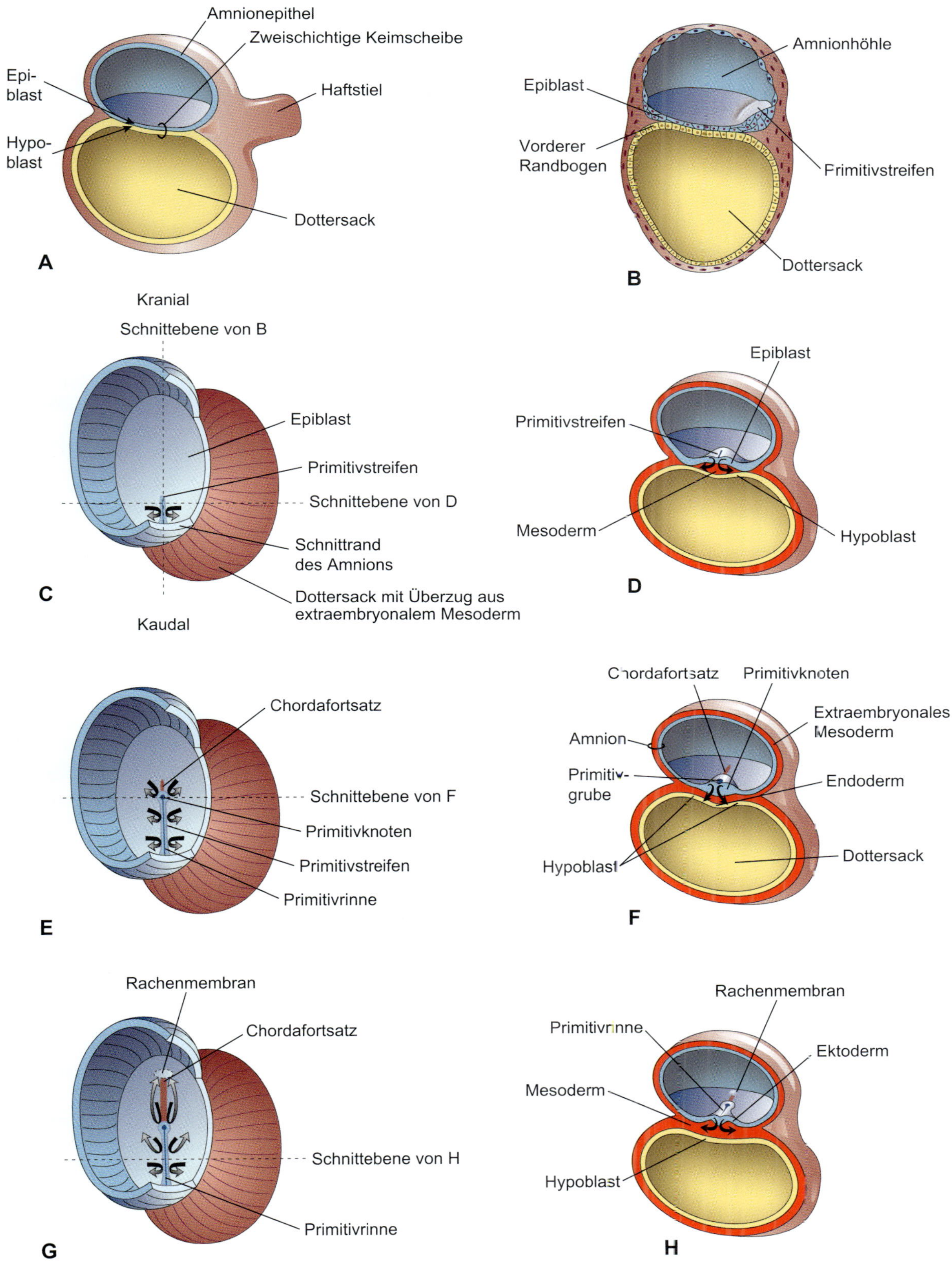

Abb. 4.1 Schemazeichnungen zur Entstehung der dreiblättrigen Keimscheibe (Tag 12–16). A, B) Sagittalschnitte vor (A, Tag 12) und zu Beginn (B, Tag 14) der Primitivstreifenbildung. **C, E, G)** Keimscheibe der frühen dritten Entwicklungswoche in der Ansicht von dorsal; das darüberliegende Amnion wurde teilweise entfernt. Die Wanderungsrichtung der mesenchymalen Zellen bei ihrer Ingression aus dem Primitivstreifen in den Raum zwischen Epiblast (später Ektoderm) und Hypoblast ist durch Pfeile angedeutet. **D, F, H)** Transversalschnitte durch die Keimscheibe entlang den in C, E und G eingezeichneten Schnittebenen.

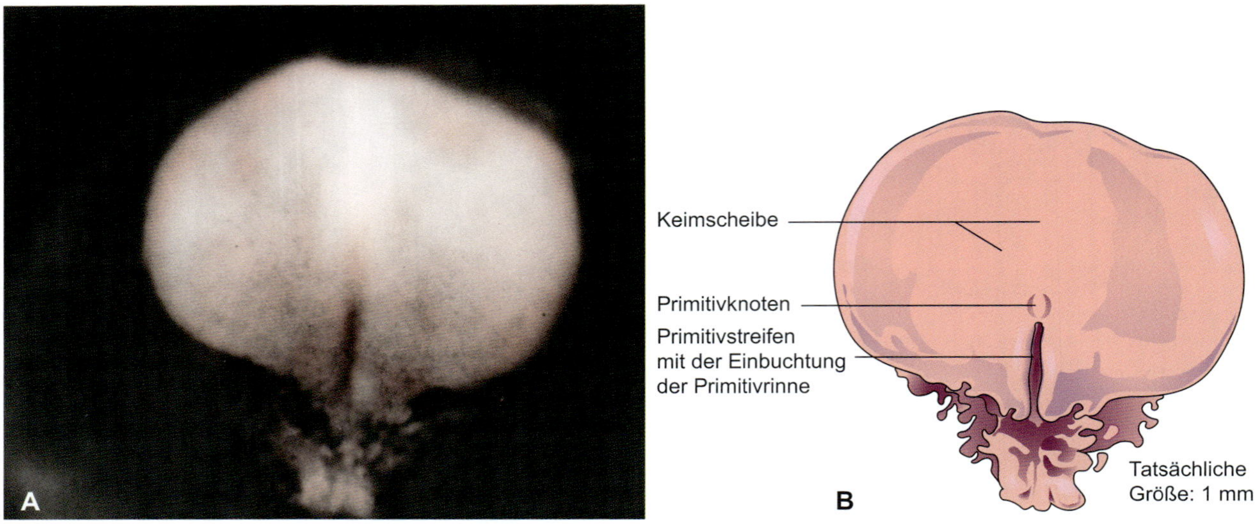

Abb. 4.2 Dorsalansicht eines etwa 16 Tage alten Embryos. A) Fotografie. **B)** Schemazeichnung zur Verdeutlichung der in A dargestellten Strukturen. (A aus Moore KL, Persaud TVN, Shiota K: *Color atlas of clinical embryology,* ed 2, Philadelphia, 2000, Saunders.)

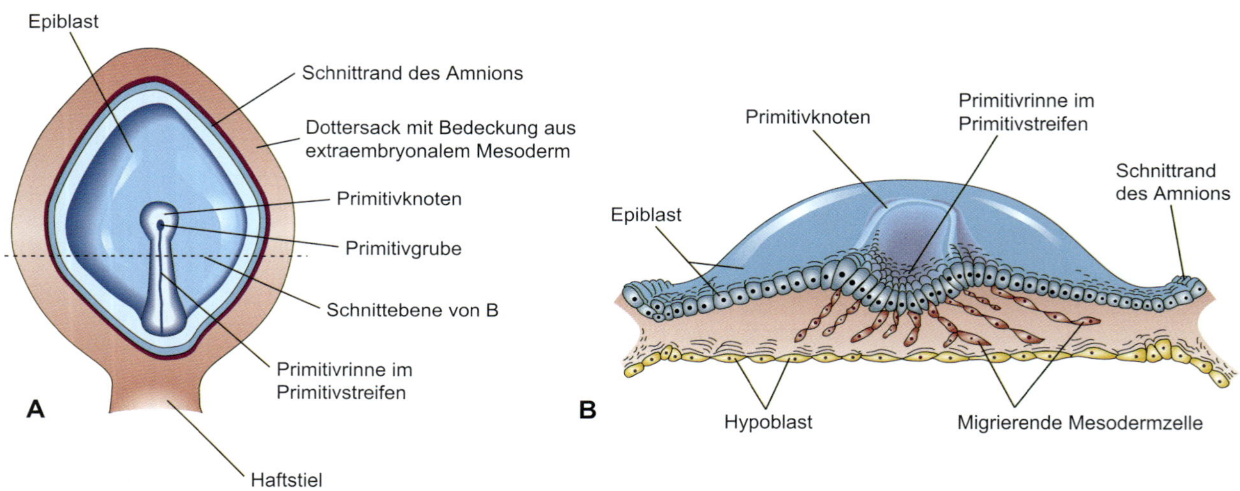

Abb. 4.3 Schematische Darstellung eines 16 Tage alten Embryos. A) Ansicht von dorsal. Das Amnion wurde entfernt, um die darunterliegende Keimscheibe sichtbar zu machen. **B)** Die transversal abgetrennten kranialen zwei Drittel der Keimscheibe in der Ansicht auf die Schnittfläche von kaudal. Dargestellt sind Bildung und Wanderung der Mesodermzellen im Bereich des Primitivstreifens.

ausgewählten posterioren Epiblastzellen aktiviert. Außerdem sind eine Reihe von intraembryonal und extraembryonal produzierten Signalmolekülen – darunter der Wachstumsfaktor Nodal aus der TGF-β(Transforming Growth Factor-β)-Superfamilie – und spezifische Inhibitoren in der Weise ursächlich an der Mesodermbildung beteiligt, dass die Primitivstreifenbildung im anterioren Abschnitt der Keimscheibe unterdrückt wird. Der zeitliche Ablauf in der Aktivierung dieser Faktoren ist dabei noch am besten bekannt; die kausalen Verknüpfungen zwischen ihnen und das Wanderungsverhalten der signalproduzierenden Zellen in Epiblast, Hypoblast und Trophoblast scheinen jedoch so komplex zu sein, dass sie sich einer vollständigen Beschreibung bisher entziehen.

Die auf der ganzen Länge des Primitivstreifens entstehenden Mesodermzellen breiten sich rasch im Spaltraum zwischen Epiblast (später Ektoderm) und Hypoblast bis in die Peripherie der gesamten Keimscheibe aus. Dort finden sie Anschluss an das extraembryonale Mesoderm, das einerseits dem Amnionepithel und andererseits dem Dottersack außen aufliegt und am Haftstiel mit dem Mesoderm des Chorions in Verbindung steht. In seiner Position zwischen Epiblast und Hypoblast – und in Analogie zur Entwicklung von Amphibien und Vögeln – entspricht dieser vom Mesoderm eröffnete Raum der *primären Leibeshöhle.* Durch die Besiedlung durch Mesodermzellen wird er, wie schon zuvor die Chorionhöhle (➤ Kap. 3), zur sekundären Leibeshöhle (➤ Kap. 8).

Die Verbindung zwischen intraembryonalem und extraembryonalem Mesoderm nutzen wahrscheinlich schon zu diesem frühen Zeitpunkt auch die **Urkeimzellen (primordiale Keimzellen),** die – tierexperimentellen Untersuchungen an der Maus und am Kaninchen zufolge – bereits am Beginn der Gastrulation zusammen mit den ersten Mesodermzellen von den Epiblastzellen abgegliedert werden, um in das extraembryonale Mesoderm in der Nähe von Allantois (➤ Kap. 4.4) und Dottersack zu wandern; danach werden sie vorübergehend im Epithel des Dottersacks aufgenommen und bleiben so von den intraembryonalen Induktionsereignissen der Gastrulation, Neurulation und der beginnenden Organogenese „verschont". Erst nach Bildung der Genitalleisten in der fünften Woche verlassen die Urkeimzellen das Dottersack- oder Darmepithel wieder und siedeln sich – nach einer kurzen Phase der aktiven Migration – in den Gonadenanlagen an (➤ Kap. 12).

Unter dem vorderen Ende des auf seine volle Länge ausgedehnten Primitivstreifens (möglicherweise auch unter seinem hinteren Ende) werden einzelne aus dem Epiblast ausgewanderte Zellen in die Hypoblastschicht aufgenommen und beginnen, den Hypoblast zur Seite zu drängen (➤ Abb. 4.1F). Auf diese Weise – und nicht, wie in der älteren Literatur vielfach angenommen, durch einfache Umwandlung des Hypoblasten – bildet sich das innere Keimblatt, das *Endoderm.* Dieser Vorgang ist zumindest anterior eng verbunden mit der Bildung der *Chorda dorsalis* – des anterioren, vorübergehenden axialen „Organs" der Gastrulation – und wird deshalb im Zusammenhang mit deren Entstehung genauer beschrieben (s. ➤ Kap. 4.1.2). Nachdem die mesodermalen und die endodermalen Zellen den Epiblast verlassen haben, repräsentieren die in der Epiblastschicht zurückbleibenden Zellen das *Ektoderm* (➤ Abb. 4.1H). Damit haben sich alle drei Keimblätter als Grundlage für die Diversifizierung der adulten Gewebe etabliert: Aus dem **Mesoderm** entstehen das Bindegewebe der Haut (➤ Kap. 19) und der inneren Organe von Atem- und Darmtrakt (➤ Kap. 10 und ➤ Kap. 11), die verschiedenen Gewebe des Bewegungsapparates (➤ Kap. 14 und ➤ Kap. 15), des Herz-Kreislauf-Systems (➤ Kap. 13) und des Urogenitalsystems (➤ Kap. 12). Das **Endoderm** steuert im Wesentlichen die innere Oberfläche und die Drüsenepithelien von Atem- und Darmtrakt bei (➤ Kap. 10 und ➤ Kap. 11), und aus dem **Ektoderm** entstehen in dichter Folge das *Neuroektoderm* für die Entwickung von Nervensystem und Sinnesorganen (➤ Kap. 17 und ➤ Kap. 18) und das *Oberflächenektoderm* für die Entwicklung der Haut und der Hautanhangsgebilde (➤ Kap. 19). Die Zwischenstufen auf dem teilweise langen Differenzierungsweg dieser Zellen beginnen z. T. schon in der dritten Entwicklungswoche, erreichen aber morphologisch fassbare Stadien erst in der vierten und fünften Woche und werden deshalb in einer Übersicht in ➤ Kapitel 4.7 behandelt (➤ Abb. 4.12).

Das Schicksal des Primitivstreifens

Wenn sich der Embryo im Verlauf der dritten Woche hauptsächlich in seiner anterioren Hälfte, d. h. kranial vom Primitivknoten, durch die Bildung der Neuralplatte (s. u.) stark vergrößert, bilden sich im Primitivstreifen weiterhin zahlreiche Mesodermzellen, zum

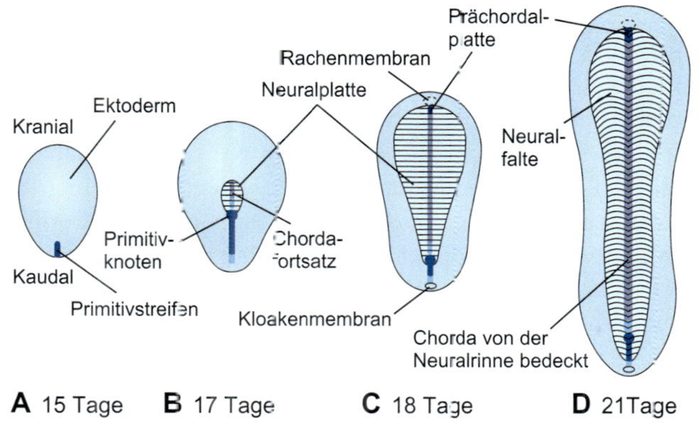

Abb. 4.4 Vereinfachte Schemazeichnungen zu Formänderungen der Keimscheibe und relativem Längenwachstum ihrer Achsenstrukturen im Verlauf der dritten Woche. Der Primitivstreifen verlängert sich durch fortschreitende Einbeziehung von Epiblastzellen in die Mesodermbildung an seinem kranialen Ende und durch die zusätzliche proliferative Anfügung von Zellen an seinem kaudalen Ende. Der Chordafortsatz – entstanden durch Involution von Zellen aus dem Primitivknoten und deren Migration nach kranial – induziert die Bildung der Neuralplatte – der Anlage des Zentralnervensystems – im darüberliegenden Ektoderm. Der Primitivstreifen verkürzt sich durch das Längenwachstum des Chordafortsatzes relativ zur Gesamtlänge der Keimscheibe. Am Ende der dritten Woche bildet sich aus dem Chordafortsatz die *Chorda dorsalis.* Der ursprüngliche eiförmige Umriss der Keimscheibe wandelt sich von einem zunächst birnenförmigen Umriss zu einer „taillierten Pantoffelform". (Die späten Stadien sind in kleinerem Maßstab als die frühen und trotz der zunehmenden kraniokaudalen Krümmung flach dargestellt.)

einen als Nachschub für das Mesoderm innerhalb des embryonalen Körpers, zum anderen für die um die Allantois (s. u.) herum dichter werdende Verbindung zu Chorion und Plazenta, den Haftstiel. Durch die dabei ablaufende Proliferation, intraepitheliale Wanderung und Ingression behält der Primitivstreifen dabei seine dorsoventrale Höhe bei, allerdings bleibt er im Längenwachstum zurück und wird relativ zur Gesamtgröße der Keimscheibe immer kleiner (➤ Abb. 4.4), bis er ab der vierten Woche in die sog. *Endknospe* (➤ Kap. 5) aufgenommen wird (➤ Abb. 4.6E).

4.1.2 Entstehung der *Chorda dorsalis* (Notochorda)

Kurz nachdem der Primitivstreifen durch die kontinuierliche Aufnahme von Epiblastzellen mit seinem anterioren (kranialen) Ende den Mittelpunkt der Keimscheibe erreicht hat, bildet sich an seinem anterioren Ende eine besonders starke, in die Amnionhöhle leicht vorstehende und in der Aufsicht anterior deutlich begrenzte Zellverdichtung, der **Primitivknoten.** Wie entlang dem Primitivstreifen ist auch hier die Basalmembran des Epiblasten unterbrochen, zunächst jedoch nur unter der posterioren Hälfte des Primitivknotens. Unter seiner anterioren Hälfte bleibt sie auf einer Breite, die ungefähr derjenigen des Primitivstreifens entspricht, erhalten, sodass die Zellen, die den epithelialen Verband des Epiblasten verlassen, nicht nur lateral, sondern auch anterior (kranial) einen klar begrenzten Spaltraum zwischen Epiblast (dem zukünftigen Ektoderm) und Hypoblast antreffen und darin die relativ weite Strecke bis zum anterioren und lateralen Keimscheibenrand zurücklegen können. Die posteriore Kante dieser anterior intakten Basalmembran erlaubt – anders als die sich lateral anschließenden medialen Kanten der Basalmembran beidseits der Primitivstreifens – den Zellen des Primitivknotens, sich in der Nähe der Medianebene radial zu dieser Kante anzuordnen, d. h. unter Ausdehnung ihrer apikalen Zelloberfläche gleichzeitig an ihrer basalen Oberfläche rasch schmaler zu werden: Sie neigen sich zunächst um die Kante herum nach posterior, um schließlich um 180° abzukippen und mit weiterhin eng bleibendem Kontakt zur Unterfläche der Basalmembran unter dem Ektoderm nach anterior zu wandern (➤ Abb. 4.5B und C, ➤ Abb. 4.6C und E). Diese Form des Einsenkens eines epithelialen Zellverbandes wird als **Involution** bezeichnet; sie nutzt die Kante der Basalmembran als Drehpunkt (➤ Abb. 4.6B) und ist in diesem Ablauf an der dorsalen Urmundlippe der Amphibien bestens untersucht. Unterstützt wird der zelluläre Nachschub für die Involutionsbewegung durch intraepitheliale zentripetale Zellbewegungen im Epiblast von anterior und lateral, die in ähnlicher Form schon zur Bildung des Primitivstreifens beigetragen haben (s. o.). Zusammen mit der gerichteten Zellwanderung nimmt auch die Zellvermehrung in der Folge stark zu und verursacht in der posterioren Hälfte des Primitivknotens bald eine dorsale Vorwölbung und – durch die rasche Involutionsbewegung darin – direkt hinter dieser Vorwölbung, an der Spitze des Primitivstreifens, eine tiefe Einsenkung, die **Primitivgrube** (➤ Abb. 4.5A und B).

Während der Involution behalten die Epiblastzellen also ihre epitheliale Form bei und lagern sich unter der Basalmembran zu einer nach vorne gerichteten, zunächst kurzen, aber rasch länger werdenden stabförmigen epithelialen Zellmasse zusammen. Diese nimmt weiter anterior die Form einer mehrere Zellen breiten Platte an, die der darüberliegenden Epithelschicht (den zu Ektoderm umgewandelten Epiblastzellen) flach anliegt. Damit ist der sog. **Chordafortsatz** (oder **Kopffortsatz**) etabliert, der in dieser Frühphase auch als Chordaplatte bezeichnet wird und in dieser Form bei allen Säugern den Ursprung der später stark in die Länge wachsenden *Chorda dorsalis* (auch: Rückensaite oder **Notochorda,** nach dem engl. *notochord*) bildet (➤ Abb. 4.6).

Über die laterale Wand der entstehenden Primitivgrube behalten die involutierenden Epiblastzellen Kontakt zu den vorderen Zellen des Primitivstreifens, sodass diese – der starken Involutionsbewegung folgend – als eine längliche Zellmasse ventral der Chordaplatte zu liegen kommen und dort als **subchordales Mesoderm** vom Epithel der Chordaplatte abgegrenzt werden können (➤ Abb. 4.5A und B). Zum ventral liegenden Hypoblast ist das subchordale Mesoderm nur undeutlich abgegrenzt, wie auch innerhalb des subchordalen Mesoderms zukünftige Endodermzellen in diesem Stadium morphologisch nicht zu differenzieren sind. Die posteriore Kante der Basalmembran mit der besonderen Eigenschaft als Drehpunkt von Involutionsbewegungen liegt zunächst ausschließlich in der Transversalebene und bestimmt dadurch die vorwiegend kraniale Involutionsrichtung der auswandernden Primitivknotenzellen; die Drehpunkteigenschaft der Kante dehnt sich aber allmählich beidseits in der lateralen Wand der Primitivgrube auf die vorderen Enden der medialen Basalmembrankanten des Primitivstreifens aus (➤ Abb. 4.6A), sodass Involutionsbewegungen nun zunehmend nach lateral gerichtet sind und die Chordaplatte in ihrem posterioren Abschnitt verbreitern (➤ Abb. 4.5F und ➤ Abb. 4.6B). Dadurch wölbt sich die Chordaplatte in ihrem posterioren Abschnitt nach ventral und löst sich in der Medianebene vom subchordalen Mesoderm unter Bildung eines mehr oder weniger langen **Chordakanals,** der an der Stelle der Primitivgrube eine dorsale Öffnung zur Amnionhöhle hat (➤ Abb. 4.5C); danach weicht der Hypoblast median unter dem subchordalen Mesoderm auseinander, das subchordale Mesoderm bleibt im Wachstum zurück und wird zunehmend niedriger, bis es nur noch lateral und posterior – über die mit ihm ausgewanderten Endodermzellen – mit dem Hypoblast verbunden ist und die Chordaplatte mit ihrer ventralen Fläche (und apikalen Abschnitten ihrer Epithelzellen) das mittige Dach des Dottersackes bildet; darin ist die Chordaplatte lateral ebenfalls über Endodermzellen mit dem Hypoblast verbunden (➤ Abb. 4.5D). Durch das Zurückweichen des subchordalen Mesoderms als Boden des Chordakanals auf Höhe der dorsalen Öffnung (und ehemaligen Primitivgrube) entsteht im späten Stadium 8 und in Stadium 9 (erste Somiten) eine offene Verbindung zwischen Amnionhöhle und Dottersack, der **Canalis neurentericus** (➤ Abb. 4.5E). Nachdem sich dann im Stadium 10 die Involutionsbewegungen im Primitivknoten auch posterior bis zur Mittellinie erstreckt haben und damit zur Umwandlung des Primitivstreifens in die Endknospe (s. u.) beitragen, wird der Canalis neurentericus zunehmend enger und ist bald nicht mehr nachweisbar. Er markiert jedoch die Nahtstelle zwischen primärer und sekundärer Neurulation (s. u.), an der die Spina bifida als unvollständiger Verschluss des Neuralrohres, dem Endpunkt der primären Neurulation, ihren Ausgangspunkt nimmt (s. u.).

Abb. 4.5 Schemazeichnungen zur Entwicklung von Chordafortsatz und Chordakanal. Die kleine Skizze oben links dient der allgemeinen Orientierung. **A)** Dorsalansicht der Keimscheibe (etwa 16. Tag), die durch Entfernung des Amnions offengelegt wurde. Der Chordafortsatz ist so dargestellt, als wäre er durch das embryonale Ektoderm hindurch sichtbar. **B)** Sagittalschnitt durch die in A eingezeichnete Medianebene im Stadium 7 (entsprechend etwa dem 16. Tag der Entwicklung) mit der Bildung des Chordafortsatzes durch Involution von Primitivknotenzellen (linker gebogener Pfeil) und des subchordalen Mesoderms durch Ingression (epithelial-mesenchymale Umwandlung) von anterioren Primitivstreifenzellen (rechter gebogener Pfeil). An der Spitze des Chordafortsatzes liegt das prächordale Mesoderm, das – als erstes Zeichen des Stadiums 7 – durch Ingression aus dem Primitivknoten entstanden war. **C und D)** Durch das mediane Auseinanderweichen von Chordafortsatz und subchordalem Mesoderm, die beide lateral von zukünftigen Endodermzellen begleitet werden, entsteht im frühen Stadium 8 (entsprechend etwa dem 17. Tag der Entwicklung) der Chordakanal mit offener Verbindung zur Amnionhöhle an der Stelle der Primitivgrube. **E und F)** Beginnend im späten Stadium 8 (entsprechend etwa dem 18. Tag), öffnet sich der Hypoblast median unter dem subchordalen Mesoderm, und das subchordale Mesoderm weicht bis in die Spitze des Primitivstreifens zurück; dadurch werden Endodermzellen lateral und posterior in die Ebene des Hypoblasten aufgenommen, und es entsteht eine vorübergehende offene Verbindung zwischen der (dorsal der Neuralplatte liegenden) Amnionhöhle und dem Dottersack, der Canalis neurentericus.

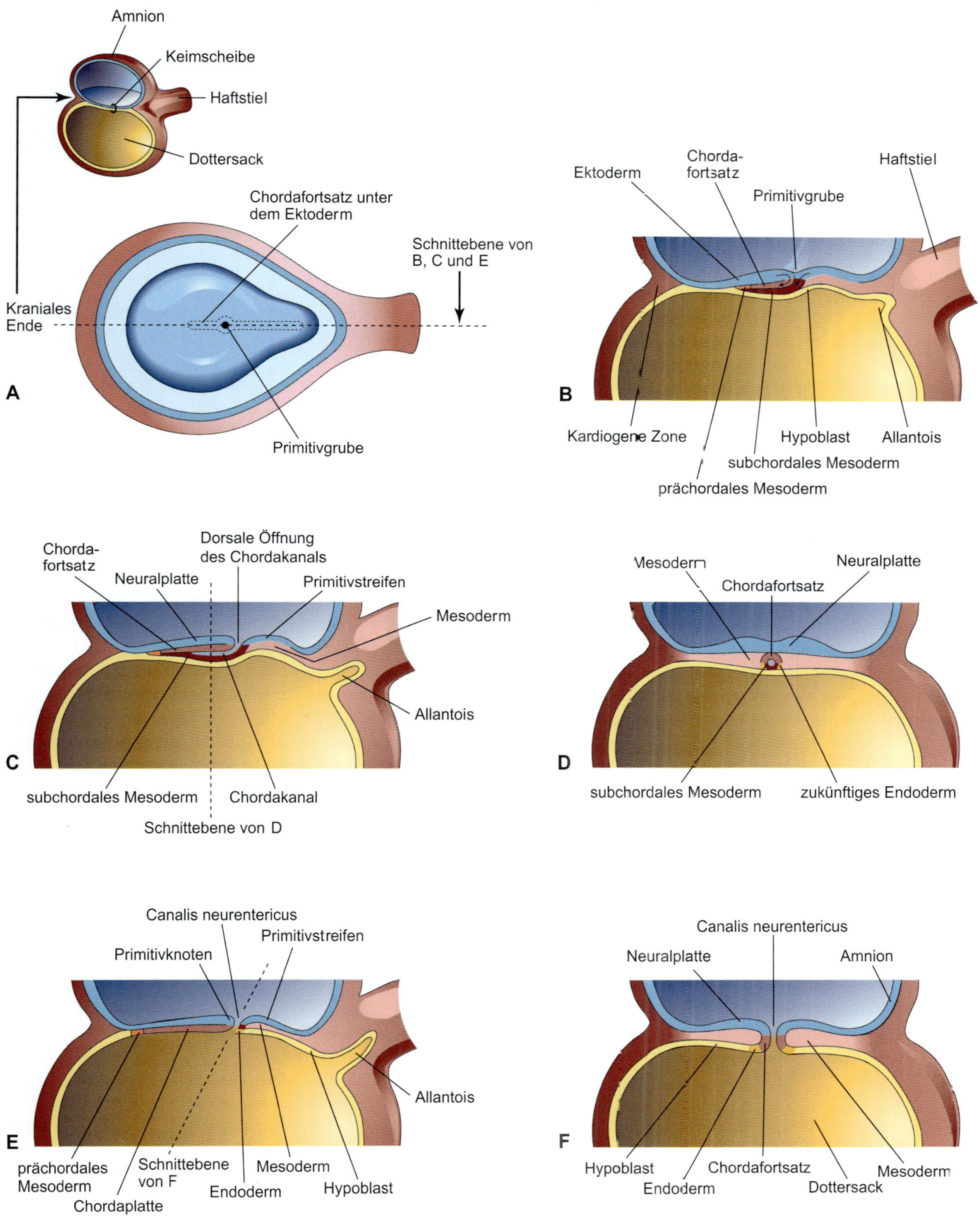
Amnion
Keimscheibe
Haftstiel
Dottersack
Chordafortsatz unter dem Ektoderm
Schnittebene von B, C und E
Kraniales Ende
A
Primitivgrube
Ektoderm
Chorda-fortsatz
Haftstiel
Primitivgrube
B
Kardiogene Zone
Hypoblast
Allantois
subchordales Mesoderm
prächordales Mesoderm
Chorda-fortsatz
Dorsale Öffnung des Chordakanals
Neuralplatte
Primitivstreifen
Mesoderm
Allantois
C
subchordales Mesoderm
Chordakanal
Schnittebene von D
Mesoderm
Neuralplatte
Chordafortsatz
D
subchordales Mesoderm
zukünftiges Endoderm
Canalis neurentericus
Primitivstreifen
Primitivknoten
Allantois
E
prächordales Mesoderm
Schnittebene von F
Mesoderm
Endoderm
Hypoblast
Chordaplatte
Canalis neurentericus
Neuralplatte
Amnion
F
Hypoblast
Chordafortsatz
Mesoderm
Endoderm
Dottersack

Abb. 4.6 Zelluläre Entwicklung von Chorda dorsalis, Endoderm, Rachen- und Kloakenmembran. A) Dorsalansicht der Keimscheibe im Stadium 9 (etwa 20 Tage alt), die durch Entfernung des Amnions offengelegt wurde. Die gebogenen Pfeile deuten die lateral-posteriore Vergrößerung des Involutionsbereiches im Rand des Canalis neurentericus zwischen Primitivknoten und Primitivstreifen an. **B)** Histologischer Transversalschnitt (200-fache Vergrößerung) durch den Canalis neurentericus eines Neuweltaffen (*Callithrix jacchus,* 46 d.p.c., Stadium 8b) mit der Verbreiterung der Chordaplatte durch laterale Involution (gebogener Pfeil) von Primitivknotenzellen um den Drehpunkt am medialen Rand der Basalmembran unter der Neuralplatte. Die Chordaplatte steht beidseits über einige wenige Endodermzellen mit dem Hypoblast in Verbindung. Im Lumen des Canalis neurentericus liegen freie Zellen, die sich wahrscheinlich aus dem Dottersackepithel gelöst haben.
C–G) Sagittale (C und E) und transversale (D, F, G) Schnittbilder von Embryonen im späten Stadium 8 (C und D) und 9 (E–G). **C)** Der Canalis neurentericus wird posterior von Primitivstreifen und subchordalem Mesoderm begrenzt, die Rachenmembran hat sich anterior des prächordalen Mesoderms zwischen Oberflächenektoderm (dorsal) und Endodermzellen (ventral) gebildet, die mit der Chordaplatte und subchordalem Mesoderm nach anterior beidseits um das prächordale Mesoderm gewandert sind und die Hypoblastschicht verdrängt haben. **E)** Die Chordaplatte wölbt sich – von anterior nach posterior fortschreitend – in der Transversalebene nach ventral (F) und schließt sich zu einem Rohr (G). Dabei werden die beidseits der Chordalplatte liegenden Endodermzellen in der Mittellinie zusammengeführt und bilden eine durchgehende, in den Hypoblast eingebettete Schicht. Die lateralen Involutionsbereiche am Rand des Canalis neurentericus treffen an der Spitze des Primitivstreifens zusammen und verengen zunehmend das Lumen des Canalis neurentericus. Endodermzellen breiten sich auch in die Medianebene nach posterior unter dem Primitivstreifen aus und bilden unmittelbar posterior des Primitivstreifens mit dem Oberflächenektoderm und – durch das lokale Zurückweichen des Mesoderms – die Kloakenmembran. Der Primitivstreifen wölbt sich zunehmend nach dorsal (Pfeil) und wird in die Endknospe für die sekundäre Körperbildung (und sekundäre Neurulation, s. ➤ Kap. 5.1, ➤ 17.1) umgewandelt. Während dieser Vorgänge hat auch die kraniokaudale Abfaltung der Keimscheibe begonnen (s. ➤ Kap. 5), der Übersichtlichkeit halber ist sie jedoch in diesen Schemazeichnungen nicht berücksichtigt.

Wegen seiner Ausrichtung entlang der anterior-posterioren Achse und seiner initialen Lage im mesodermalen Kompartiment zwischen Epiblast und Hypoblast wird der Chordafortsatz (und damit u. U. auch die spätere Chorda selbst) als axiales Mesoderm dem lateral gestaffelt dazu angeordneten paraxialen, intermediären und Seitenplattenmesoderm (➤ Kap. 4.3) gegenübergestellt[1]. Der enge Kontakt zum darüberliegenden Ektoderm sorgt für einen effektiven Austausch von Signalmolekülen. Diese leiten schon während des Vorwachsens des Chordafortsatzes im medialen Abschnitt des Ektoderms die neurale Differenzierung ein; die weiter lateral liegenden Abschnitte des Ektoderms schlagen dagegen den Weg der epidermalen (Oberflächenektoderm-)Differenzierung ein. Auf diese Weise entsteht auf der gesamten Länge des Chordafortsatzes die von epidermalem Ektoderm gesäumte **Neuralplatte** (s. u.).

Die als Erstes vom Primitivknoten aus nach kranial eingewanderten Zellen waren wie im Primitivstreifen durch Ingression entstanden und hatten also eine unpolarisierte mesenchymähnliche Form angenommen; sie bleiben mit der ihnen nach anterior folgenden Spitze des Chordafortsatzes verbunden und schleusen sich ebenfalls in die Hypoblastschicht ein. Wegen ihrer speziellen Induktionsaktivität für den Bereich des späteren Dienzephalons und wegen ihres außergewöhnlichen Entwicklungspotenzials (Endodermbildung der Seessel-Tasche als präorales Darmrudiment, Muskelbildung im Bereich der Augenanlagen) werden sie mit einem eigenen Namen belegt und als **prächordales Mesoderm** oder – sobald sie plattenförmig in die Hypoblastschicht aufgenommen worden sind – als **Prächordalplatte** bezeichnet (➤ Abb. 4.4D, ➤ Abb. 4.5B, C und E).

Um Verwechslungen mit dem vorderen Randbogen der späten Prägastrulationsstadien zu vermeiden, wird der Begriff „Prächordalplatte" in den letzten 30 Jahren nur noch für diese kranial der *Chorda dorsalis* anliegenden Mesodermzellen verwendet.[2] Unmittelbar lateral der Zellen für den Chordafortsatz verlassen am vorderen Ende des Primitivstreifens – und wahrscheinlich auch zusammen mit dem subchordalen Mesoderm aus dem anterioren Abschnitt des Primitivstreifens – die oben beschriebenen Endodermzellen den Epiblast, um zusammen mit den Chordafortsatzzellen in die Hypoblastebene aufgenommen zu werden. Auf ihrer Wanderung nach anterior „überholen" sie sogar das prächordale Mesoderm beidseits, denn wenn der Chordafortsatz am Ende der dritten Woche seine volle Länge erreicht hat und mit seiner Spitze nahe dem Vorderrand der Keimscheibe zu liegen kommt, hat sich anterior der Prächordalplatte ein kleiner ovaler Bereich ausgebildet, in dem die ventrale Schicht (Endoderm) und die dorsale Schicht (nach Verlassen der Mesoderm-, Endoderm- und Chordazellen nun zu Ektoderm differenziert) eng aneinanderliegen. Dies ist die **Oropharyngealmembran** (**Rachenmembran,** ➤ Abb. 4.1G, H; ➤ Abb. 4.4C, ➤ Abb. 4.6A und C), die sich also anterior der Prächordalplatte bildet und dabei entgegen früheren Ansichten weder aus der Prächordalplatte hervorgeht – hier entsteht vielmehr zusätzliches Mesoderm für die Kopfentwicklung – noch eine Weiterentwicklung des vorderen Randbogens darstellt (hier liegen – bereits vor Beginn der Gastrulation – zwar in ähnlicher Weise, aber zwei andere Epithelien dicht aufeinander: der Hypoblast und der Epiblast; ➤ Kap. 3). Wiederum anterior (und lateral) der Oropharyngealmembran ist aus dem Primitivstreifen stammendes Mesoderm angekommen und füllt den Raum zwischen dem am weitesten anterior liegenden Ektoderm und Endoderm: Hier entstehen die *Herzanlage* (s. u.), die *Leberanlage* und das später zum Zwerchfell umgewandelte *Septum transversum.* Wo am vorderen Rand dann

[1] Im Vergleich zu anderen embryonalen Strukturen und Organanlagen sind die ersten Anzeichen des Chordafortsatzes in der Aufsicht auf die Keimscheibe und im histologischen Schnitt besonders klar zu erkennen und werden deshalb speziesübergreifend als Indiz für die Stadierung herangezogen, beim Menschen für das Carnegie-Stadium 7 (›Abb. 1.1 Tag 16, s. dort die nach anterior gerichteten Pfeile). Der Beginn des vorangehenden Stadiums 6 dagegen ist beim Menschen eher diffus (›Abb. 1.1 Tag 13): Er zeigt sich mit dem Auftreten entweder des Primitivstreifens oder des Primitivknotens, während der Beginn des Carnegie-Stadiums 9 durch das Auftreten des ersten Somitenpaares wiederum eindeutig festzulegen ist (›Abb. 1.1 Tag 20; ›Tab. 5.1).

[2] Nach früherem Verständnis war die Bezeichnung „Prächordalplatte" (neben „Protochordalplatte", „Prochordalplatte" oder auch „Ergänzungsplatte") für die Struktur des vorderen Randbogens durchaus gerechtfertigt, da man damals annehmen konnte, dass aus der Struktur des vorderen Randbogens Mesoderm- und Chordazellen entstehen.

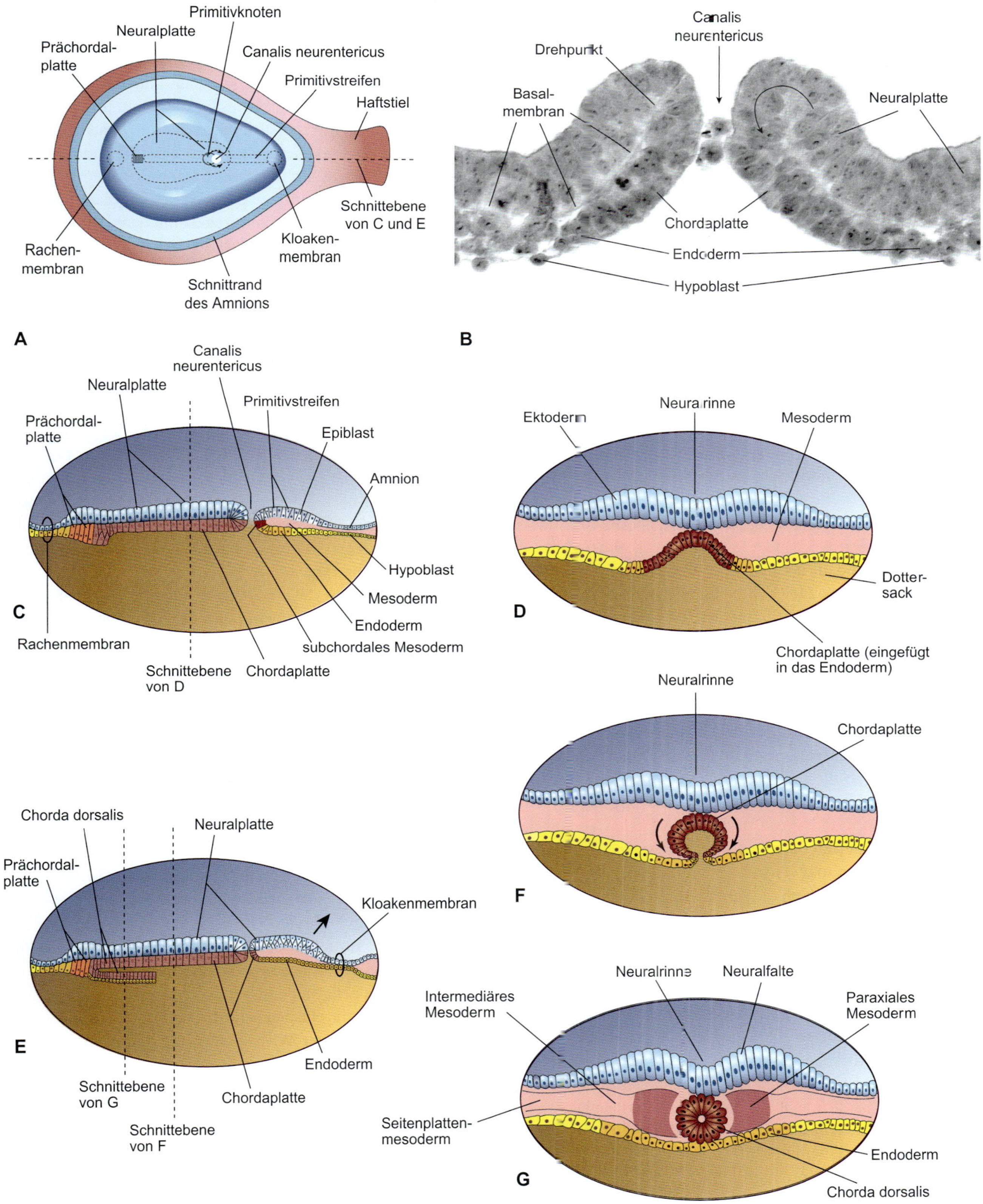
Primitivknoten
Neuralplatte
Prächordal-
platte
Canalis neurentericus
Primitivstreifen
Haftstiel
Schnittebene
von C und E
Kloaken-
membran
Rachen-
membran
Schnittrand
des Amnions
A
Canalis
neurentericus
Drehpunkt
Basal-
membran
Neuralplatte
Chordaplatte
Endoderm
Hypoblast
B
Canalis
neurentericus
Neuralplatte
Primitivstreifen
Prächordal-
platte
Epiblast
Amnion
Hypoblast
Mesoderm
Endoderm
subchordales Mesoderm
C
Rachenmembran
Schnittebene
von D
Chordaplatte
Ektoderm
Neuralrinne
Mesoderm
Dotter-
sack
D
Chordaplatte (eingefügt
in das Endoderm)
Neuralrinne
Chordaplatte
F
Chorda dorsalis
Neuralplatte
Prächordal-
platte
Kloakenmembran
E
Endoderm
Schnittebene
von G
Chordaplatte
Schnittebene
von F
Neuralrinne
Neuralfalte
Intermediäres
Mesoderm
Paraxiales
Mesoderm
Seitenplatten-
mesoderm
Endoderm
G
Chorda dorsalis

das Ektoderm in das Amnionepithel und das Endoderm in das Dottersackepithel übergeht, hat das Mesoderm des *Septum transversum* Kontakt mit dem (viszeralen) extraembryonalen Mesoderm von Amnion und Dottersack.

Als Entsprechung zur Oropharyngealmembran bildet sich – entgegen früheren Annahmen zu einem späteren Zeitpunkt, wahrscheinlich erst im Carnegie-Stadium 10, d. h. in der 4. Woche – am kaudalen Rand der Keimscheibe in der Medianebene hinter dem Primitivstreifen ebenfalls eine enge Kontaktstelle zwischen dorsaler und ventraler Epithelschicht, wobei die nach posterior auf den Haftstiel zuwandernden Mesodermzellen verdrängt werden müssen: Dies ist die **Kloakenmembran** (➤ Abb. 4.4C, ➤ Abb. 4.6C und E). Beide Membranen dienen während der Abfaltung des Embryos in der vierten Woche als Orientierung für die Bildung der äußeren Darmöffnungen, reißen jedoch bald darauf ein, sodass eine offene Verbindung zwischen Amnionhöhle und dem Verdauungstrakt entsteht. Die beteiligten Epithelien sind also auch hier, am posterioren Ende, offenbar bereits bei der Bildung der Membran zu Ektoderm bzw. Endoderm differenziert; der zeitliche Ablauf dieser Differenzierung im Verhältnis zum restlichen Gastrulationsgeschehen ist jedoch noch völlig ungeklärt. In der Mitte der dritten Woche sind Ektoderm (bzw. Neuroektoderm) und Endoderm in nahezu der gesamten Embryonalanlage durch Mesoderm voneinander getrennt. Die Ausnahmen sind die Oropharyngealmembran, die Kloakenmembran und die vorübergehend lange, enge Kontaktstelle zwischen Chordafortsatz und (Neuro-)Ektoderm.

Wenn sich bei der für die Bildung des Chordafortsatzes im Primitivknotenbereich die Primitivgrube als schmaler Kanal tief nach ventral einsenkt, nach anterior umknickt und den Chordafortsatz ventral begleitet, entsteht der Eindruck eines „Urmundes", der bei „niederen" Vertebraten während der Gastrulation typischerweise durch die für die Bildung des Urdarms verantwortliche Invagination des Ektoderms zustande kommt. In einigen Präparaten menschlicher Embryonen ist die schließlich offene Verbindung zwischen der Dorsalseite und der Ventralseite des Primitivknotens (➤ Abb. 4.5E) besonders weit und ähnelt in ihrem vertikalen Verlauf dem beim Amphib definierten *Canalis neurentericus*, einer Verbindung zwischen der dorsalen und ventralen Urmundlippe, die beim Verschluss des Blastoporus durch die Annäherung seitlicher Urmundlippen als Verbindung der Lumina des dorsal entstehenden Neuralrohrs und des ventral entstehenden Magen-Darm-Trakts erhalten bleibt. Diese menschlichen Embryonen sind jedoch meist unzureichend fixiert, sodass man lange Zeit annehmen konnte, dass diese Öffnung in einem Bereich stark ausgeprägter Zellwanderung und entsprechend lockerer Interzellularkontakte angelegt ist und sich erst „postmortal", also in den Stunden zwischen dem Absterben der Frucht und der Einlagerung in histologisches Fixans, künstlich gebildet hat. Neueste Ergebnisse an gut erhaltenen Embryonen bestätigen dagegen das oben beschriebene reguläre Vorkommen einer kurzzeitig auftretenden durchgängigen Öffnung auch bei Primaten einschließlich des Menschen, wie sie bei Reptilien in ähnlicher Weise sogar über mehrere Stadien hinweg nachweisbar ist und trotz der prinzipiellen Unterschiede zum *Canalis neurentericus* der Amphibien dieselbe Bezeichnung hat (➤ Abb. 4.5E und F, ➤ Abb. 4.6A–C).

Die Bildung der *Chorda dorsalis*

Auch wenn es bisher keine zuverlässigen Differenzierungsmerkmale für die Zellen des Chordafortsatzes und die mit ihm zusammen einwandernden Endodermzellen gibt, muss aufgrund von experimentellen „*Lineage*"-Untersuchungen bei der Maus angenommen werden, dass die Endodermzellen auch beim weiteren Vorwachsen des Chordafortsatzes am Rand der flachen Chordafortsatzplatte zu liegen kommen und beim Einschleusen des Chordafortsatzes in die Ebene des Hypoblasten als Kontaktzone mit dem Hypoblast dienen. Jedenfalls beginnt der Chordafortsatz sich schon bald nach dem Einschleusen an seinen Rändern – wahrscheinlich medial der endodermalen Kontaktzone zum Hypoblast – nach ventral vorzuwölben. Damit wird die Bildung der eigentlichen röhrenförmigen *Chorda dorsalis* vorbereitet (➤ Abb. 4.6), bei der sich die endodermalen Kontaktzonen, kranial beginnend, ventral des Chordafortsatzes einander annähern (➤ Abb. 4.6F), eine durchgehende Schicht bilden und sich gleichzeitig dorsal über die zunächst noch nicht mit einem Lumen ausgestattete Chorda zu einem Rohr schließen (➤ Abb. 4.6G). Von der durchgehenden Endodermschicht wird die Chorda anschließend durch einwandernde Mesodermzellen getrennt, während sie dorsal noch längere Zeit in Kontakt mit der Neuralplatte verbleibt, nicht zuletzt, um sich mit induktiven Signalen (z. B. Shh) an der dorsoventralen Musterung des wenig später entstehenden Neuralrohrs zu beteiligen.

Als Quelle für das steuernde Agens bei der Verlagerung von Zellen in das Innere des Embryos und der gleichzeitigen Festlegung (und Musterung) der Körperachse durch die *Chorda dorsalis* hat Hans Spemann zu Beginn des 20. Jahrhunderts eine kleine Gruppe von Zellen identifiziert, die beim Amphib in der dorsalen Urmundlippe liegen und nach Transplantation in Wirtsembryonen geeigneter (früher) Stadien zur Bildung einer mit allen Organanlagen ausgestatteten Körperachse – d. h. zu einer echten „siamesischen" Zwillingsbildung (Doppelfehlbildung) – führt. Die für den damaligen Kenntnisstand entscheidende Neuerung bestand in dem Nachweis, dass bestimmte Zellen einen induktiven Musterungseinfluss auf benachbarte Zellgruppen ausüben können, ohne selbst eine größere Anzahl von Zellen zu dem entstehenden Muster beizusteuern. Das Verdienst Spemanns war es, schon damals die Rolle der Induktion für die Embryonalentwicklung erkannt und bewiesen zu haben. Dafür wurde ihm im Jahr 1936 der Nobelpreis für Physiologie oder Medizin verliehen. Spemanns Bezeichnung „der **Organisator**" für diese Zellgruppe sollte sich als wegweisend herausstellen, da Zellgruppen mit entsprechenden (analogen) Aktivitäten später auch in allen anderen Wirbeltierklassen gefunden wurden: Bei Amnionbildnern wie den Vögeln und den Säugetieren liegt die Organisator-Aktivität für die Körperachse im Primitivknoten. Auf molekularer Ebene konnte nach fast 70 Jahren vergeblicher Suche Anfang der 1990er-Jahre das für einen Transkriptionsfaktor kodierende Homöobox-Gen *Goosecoid* als das erste, lokal im Organisator exprimierte und bei Transplantationen (bei Xenopus und Maus) mit der entsprechenden Funktion ausgestattete Gen identifiziert werden. Zuständige auf die beteiligten Zellen wirkende Signalmoleküle zählen größtenteils zu den inhibitorischen Wachstumsfaktoren (z. B. Chordin, Noggin, Follistatin) und lassen die Frage offen, warum einer der wichtigsten Formbildungsprozesse der Embryonalentwicklung offensichtlich einen vorgezeichneten Entwicklungsweg *unterbinden* muss und nicht auf vornehmlich *positiver* Induktion beruht. Ebenfalls unverstanden ist die Tatsache, dass Mutationen im *Goosecoid*-Gen bei Maus und Mensch zwar zu schweren Störungen der Skelettentwicklung, nicht jedoch zu grundlegenden Fehlbildungen der longitudinalen Körperachse führen können; ebenso lokal begrenzt wie im Organisatorgewebe des Primitivknotens (und der dorsalen Urmundlippe beim Amphib) wird *Goosecoid* im prächordalen Mesoderm (➤ Abb. 4.6) exprimiert, und auch hier wird sein Verlust (z. B. im Gen-Knock-out bei der Maus) nicht mit grundlegenden Fehlbildungen in der Organisation von Augen- und Gehirnanlagen begleitet, bei der das prächordale Mesoderm (durch die Expression des Signalmoleküls Shh) eine entscheidende Rolle spielt (s. ➤ Kap. 9, 17 und 18). Das Prinzip von Induktion, Inhibition und Organisation wurde inzwischen auch innerhalb einiger Organanlagen gefunden (z. B. für die Extremitätenknospe, ➤ Kap. 16, und die Nierenentwicklung, ➤ Kap. 12) und bildet die Grundlage für die Suche nach entwicklungsspezifischen Genen und Signalen und die Aufklärung der zugehörigen Mechanismen (s. ➤ Kap. 20).

Überreste der Chorda dorsalis Die zellulären Bestandteile der *Chorda dorsalis* werden teilweise in die *Nuclei pulposi* in den Zentren der Zwischenwirbelscheiben aufgenommen; sie können jedoch dieses Differenzierungsziel verfehlen und gutartige oder bösartige Tumoren bilden. Ein Drittel der so entstehenden *Chordome* wird auf Höhe der ersten kranialen Segmente, also auf Höhe des späteren *Os occipitale,* gebildet und stülpt sich in den Nasopharynx vor. Chordome wachsen normalerweise langsam und ausschließlich raumfordernd, bösartige Varianten kommen dagegen selten vor und infiltrieren den benachbarten Knochen.

4.2 Neurulation: Bildung des Neuralrohrs

Das Nervensystem ist im Prinzip – d. h. zumindest im Hinblick auf die polarisierte Nervenzelle als zentraler funktionstragender Zelltyp – ein epitheliales Gewebe. Dies zeigt sich von Beginn an in seiner Herkunft

- aus einem epithelialen Rohr, dem sog. **Neuralrohr,**
- aus den im Grenzgebiet zwischen Neuroektoderm und epidermalem Ektoderm entstehenden **Neuralleistenzellen** und
- aus den sog. **Plakoden;** das sind begrenzte Areale mit erhöhtem Epithel, die in das epidermale Ektoderm eingeschaltet sind.

Dabei sind die letzteren beiden Anlagen (Neuralleiste und Plakoden) Neubildungen der Vertebraten. Im folgenden Abschnitt wird zunächst nur die Bildung des Neuralrohrs und der Neuralleiste behandelt; die Plakodenbildung wird im Zusammenhang mit der Differenzierung des Nervensystems (➤ Kap. 17), der Sinnesorgange (➤ Kap. 18) sowie der Haut und Hautanhangsgebilde (➤ Kap. 19) näher beschrieben.

Die *Neurulation* umfasst die Vorgänge von der Induktion des Neuroektoderms bis zur Bildung des Neuralrohrs, einschließlich der Abgliederung der Neuralleistenzellen, und formt so die Grundlagen für den größten Teil des Nervensystems (➤ Abb. 4.7). Das Neuralrohr wird durch zwei verschiedene Mechanismen gebildet, die nacheinander und in verschiedenen Abschnitten des Körpers ablaufen. Bei der **primären Neurulation** wird durch Signale aus der Chordaplatte (und ihren Vorläuferzellen im Epiblast) die Neuralplatte induziert, die sich bald darauf entlang ihrer Längsachse faltet (ein typischer Fall von **Invagination,** s. u.) und dann an den kranial und kaudal entstandenen offenen Enden (**anteriorer** oder **kranialer** und **posteriorer** oder **kaudaler Neuroporus**) verschließt.

Das auf diese Weise gebildete Rohr ist in seinem kranialen Abschnitt schon früh durch einen hohen inneren Differenzierungsgrad geprägt (z. B. durch die Anlagen der sog. **Rhombomere,** ➤ Kap. 9.1.2 und ➤ Kap. 17.2.3), reicht jedoch kaudal nur bis auf die Höhe der späteren Lendenwirbelsäule. Deswegen – und wegen der Segmentierung der von diesem zukünftigen Nervensystem zu versorgenden Umgebung – kann das Neuralrohr nach Verschluss des posterioren Neuroporus nicht durch erneute Faltung oder alternativ durch ein auf die Gesamtlänge gleichmäßig verteiltes allgemeines Wachstum verlängert werden. Stattdessen beginnt, sobald sich der posteriore Neuroporus verschlossen hat, am kaudalen Ende des Neuralrohrs, sozusagen im „Wurzelgebiet" der primären Neurulation, die **sekundäre Neurulation:** Die kaudalen Abschnitte des Neuralrohrs und der *Chorda dorsalis* bilden zusammen mit den Resten von Primitivknoten und Primitivstreifen die sog. Sakrokokzygealknospe oder auch **Endknospe** (➤ Kap. 5.1 und ➤ Kap. 17.1). Diese Endknospe erhebt sich über den kaudalen Rand des noch flachen embryonalen Körpers nach dorsal hinaus (Abb. 5.3A) und verlängert ihn entsprechend den Anforderungen der adulten Körperform verschiedener Spezies (mit bzw. ohne Schwanz). Das dabei entstehende Neuralrohr bildet sich direkt aus einem soliden Epithelstrang ohne Faltung.

Die primäre Neurulation endet (mit dem Verschluss des posterioren Neuroporus) gegen Ende der vierten Woche; die sekundäre Neurulation schließt sich unmittelbar daran an und dauert bis in die Mitte der sechsten Woche (s. ➤ Kap. 5). Im vorliegenden Kapitel über die dritte Woche werden also zunächst nur die Induktion und beginnende Faltung im Rahmen der primären Neurulation behandelt.

4.2.1 Primäre Neurulation

Schon während sich der Chordafortsatz vom Primitivknoten ausgehend zwischen Ektoderm und Hypoblast nach anterior verlängert, wird das dorsal und dorsolateral darüberliegende Ektoderm in einem zunächst ovalen, dann sohlenförmigen Bereich hochprismatisch und wandelt sich so zum Neuralepithel der **Neuralplatte** um. Diese Differenzierung ist das Ergebnis einer symmetrischen Induktion durch den in der Medianebene liegenden Chordafortsatz; laterale Bereiche der dorsalen (Ektoderm-)Schicht bleiben von den entsprechenden Induktionssignalen unberührt und werden – nach einem intensiven molekularen „Zwiegespräch" am Rande der Neuralplatte, bei dem sich die Signalmolekülketten des BMP- und des FGF-Systems gegenüberstehen – zum epidermalen oder Oberflächenektoderm. Die Neuralplatte erreicht dadurch zunächst nur etwas mehr als die Länge des Chordafortsatzes und reicht bis zur Oropharyngealmembran (➤ Abb. 4.4). Ungefähr am 18. Tag

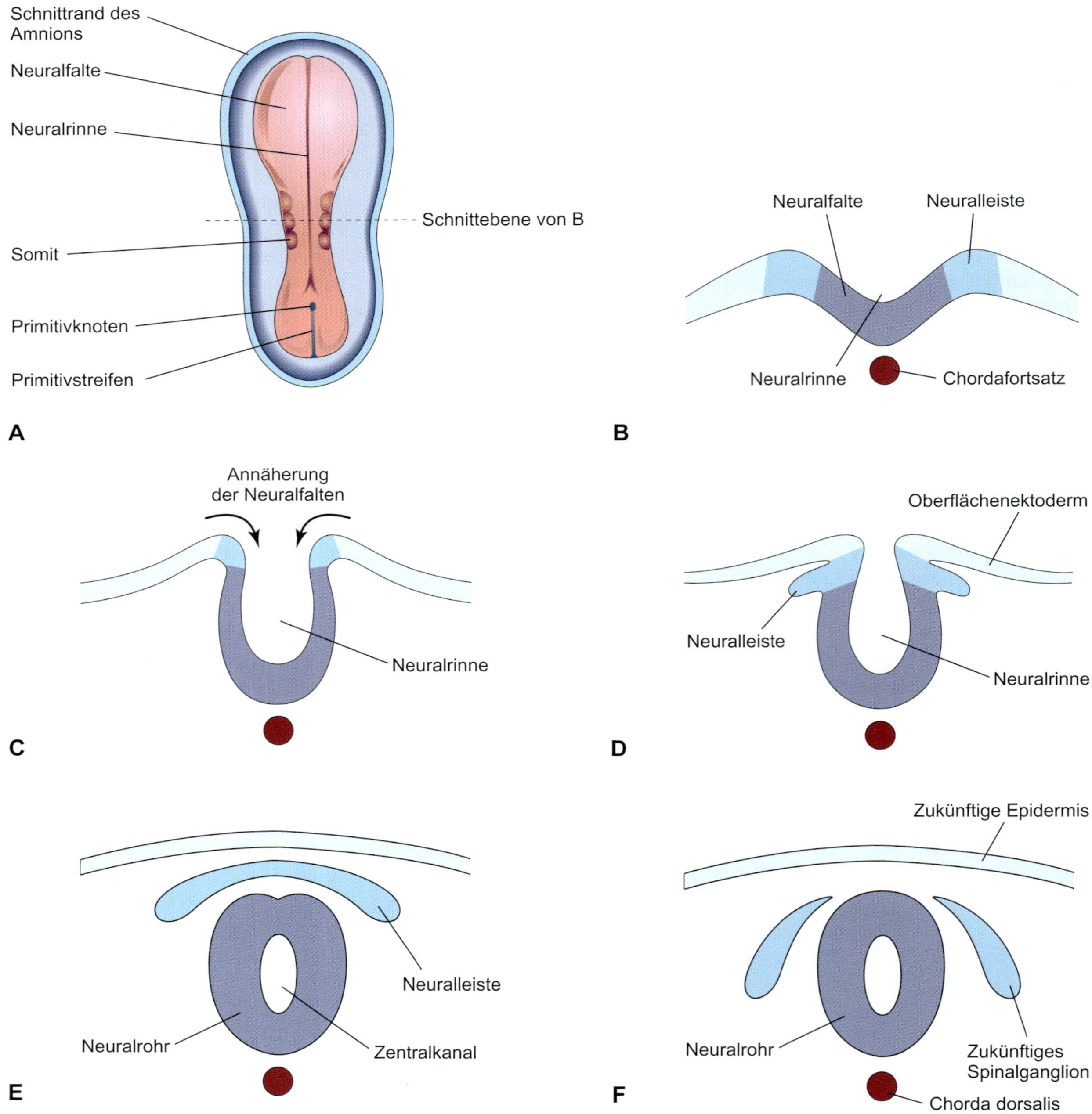

Abb. 4.7 Schemazeichnungen zur Bildung von Neuralrinne, Neuralfalten, Neuralrohr und Neuralleiste. Dargestellt sind Transversalschnitte durch Embryonen aufeinanderfolgender Entwicklungsstadien.

beginnt dann die Bildung des Neuralrohrs in einem typischerweise als **Invagination** bezeichneten Vorgang: Zunächst bildet sich entlang der Mittellinie eine Rinne mit niedrigerem Epithel, die **Neuralrinne,** und die Ränder der Neuralplatte wölben sich als sog. **Neuralfalten** nach dorsal in die Amnionhöhle vor, wobei sie das lateral angrenzende Oberflächenektoderm mit sich in die Höhe ziehen. Ende der dritten Woche nähern sich die Falten – zunächst im mittleren Abschnitt der Neuralplatte – aneinander an und verschmelzen in zwei Ebenen: Sobald sich die apikalen Oberflächen der aufeinander zuwachsenden Neuralfalten berühren (➤ Abb. 4.7D), erkennen die beiden an der Kante der Falte aneinandergrenzenden Epithelarten (Neuroektoderm und Oberflächenektoderm) die gleichsinnig differenzierte Epithelschicht in der gegenüberliegenden Falte, lösen innerhalb der Falte ihre Verbindung zum Nachbarepithel und verbinden sich mit dem entsprechenden Epithel der gegenüberliegenden Neuralfalte. Auf diese Weise schließt sich – zunächst nur auf einem kurzen Abschnitt der Neuralplatte – zum einen das Neuralepithel zum **Neuralrohr** und zum anderen das Oberflächenektoderm darüber zu einer durchgehenden, den Embryo nun dorsal bedeckenden Zellschicht, die sich in der Folge zur Epidermis differenziert. Vom Bereich der initialen Kontaktaufnahme der Neuralfalten aus verlängert sich der Verschluss des Neuralrohrs (und des darüberliegenden Oberflächenektoderms) in beiden Richtungen – d. h. nach kranial und nach kaudal – im Sinne einer auseinanderstrebenden Reißverschlussbewegung. Die Kontaktaufnahme kann sogar an mehreren Stellen gleichzeitig stattfinden und sich dann von dort aus ausbreiten. Aus dem epithelialen Neuralrohr formt sich in der Folge das *Zentralnervensystem* (Gehirn und Rückenmark), das auf verschiedene Weise die im Neuralrohr bereits realisierte epitheliale, zunächst nur apikal-basal orientierte Polarisierung und Kompaktheit (z. B. als afferent-efferente Polarisierung bzw. dichte „Packung“ der Nervenzellen) zeitlebens beibehält.

4.2.2 Neuralleistenbildung

Im Gegensatz zum ZNS erfordert die stark disseminierte Verteilung des peripheren Nervensystems neben der Polarisierung der Nervenzellen offensichtlich Diversifizierung, Flexibilität und Dezentralisierung. Für diese Anforderungen ist – als einer der typischen evolutionären Fortschritte der Wirbeltiere – eine besondere Form des Neuralepithels geschaffen worden: die **Neuralleiste** (und, möglicherweise als Vorstufe dazu, die später zu besprechenden neuralen *Plakoden)*. Während an den Kanten der Neuralfalten die sich berührenden Epithelzellen den Kontakt zur Nachbarzelle aufgeben, um sich mit dem entsprechenden Gegenüber zu verbinden, verlassen einige Epithelzellen den epithelialen Verband nach beiden Seiten des Neuralrohrs durch weite Lücken in der unter dem Epithel liegenden Basalmembran – ähnlich der epithelial-mesenchymalen Umwandlung bei der Mesodermbildung – und stoßen in den neben dem Neuralrohr liegenden, im Prinzip mit Mesoderm angefüllten Interzellularraum vor. Diese auswandernden Zellen kommen aus einem durchgehenden Band im Grenzgebiet zwischen Neuroektoderm und Oberflächenektoderm (➤ Abb. 4.7B–D), das nach dem Vorwölben der Neuralfalten nach dorsal hervorragt und deshalb als *Neuralleiste* bezeichnet wird. Die beteiligten Zellen wurden für diesen Differenzierungsweg bereits während der Vorwölbung der Neuralfalten – möglicherweise auch schon während der Scheidung von Neuralplatte und Oberflächenektoderm – molekular induziert. Aufgrund ihrer epithelialen Herkunft und ihres mesenchymähnlichen Wanderungsverhaltens sind die Neuralleistenzellen prädestiniert dafür, sich zu einer Fülle verschiedener Zelltypen zu entwickeln: Neben den *Neuronen* und *Gliazellen* des gesamten peripheren Nervensystems (somatisch wie autonom) bilden sie die *weichen Hirnhäute,* verschiedene Bindegewebearten (einschließlich Knorpel und Knochen) am Kopf, die *Pigmentzellen* der Haut und das *Nebennierenmark*, und sie beteiligen sich daneben auch noch an der Septierung des Ausflusstrakts im Herzen. Experimentelle Untersuchungen an Maus und Huhn weisen darauf hin, dass die Signalmoleküle der BMP-, FGF- und Wnt-Familie und das Delta-Notch-System (➤ Kap. 20) an der Determinierung und Differenzierung der Neuralleistenzellen ursächlich beteiligt sind.

Angeborene Störungen der Neurulation Aufgrund des frühen und komplizierten Faltungsprozesses bei der Bildung des Neuralrohrs führen Störungen der Neuralplattenentwicklung regelmäßig zu gravierenden Entwicklungsdefiziten des Zentralnervensystems. **Neuralrohrdefekte** gehören zu den häufigsten angeborenen Anomalien und werden mit einer Frequenz von bis zu 16 pro 10.000 Geburten angegeben. *Meroanenzephalie* oder *Anenzephalie* bedeutet partielles Fehlen des ZNS (wobei „Anenzephalie“ eigentlich ein *Misnomer* ist, da die Masse des Gehirns zwar stark reduziert ist, das Gehirn aber nicht vollständig fehlt). Die Meroanenzephalie ist die schwerste Form des Neuralrohrdefekts und gleichzeitig die häufigste Anomalie des ZNS (➤ Kap. 17). Die primäre Ursache ist wahrscheinlich in der teratogenen Wirkung von Medikamenten oder Alkohol auf das Neuroektoderm zu suchen, die die Faltung und Fusion der Neuralplatte auf Höhe des kranialen Gehirnabschnitts beeinträchtigen. Neuerdings sind allerdings auch Mutationen in einzelnen Genen (z. B. im *Shh*-Gen) bekannt geworden, die zu einer Anenzephalie führen (s. ➤ Kap. 20.3.2 und Abb. 20.8).

4.3 Differenzierung des Mesoderms

4

Zusammen mit dem Chordafortsatz ist beidseits unter der sich bildenden Neuralplatte und dem lateral angrenzenden Oberflächenektoderm ein breites Band von Mesodermzellen bis an den vorderen Rand der Keimscheibe gewachsen. Dieses Band untergliedert sich beidseits nahezu auf der gesamten Strecke in drei parallele Stränge von locker aneinandergereihten mesenchymalen Zellen: Unmittelbar neben dem Chordafortsatz liegt als säulenartige Formation das **paraxiale Mesoderm;** lateral schließt sich ein schmaleres Band an, das **intermediäre Mesoderm,** das über ein breiteres, aber ebenfalls flaches Band mesenchymaler Zellen, das **Seitenplattenmesoderm,** mit dem extraembryonalen Mesoderm von Dottersack und Amnion in Verbindung steht (➤ Abb. 4.8B, s. a. ➤ Kap. 3.2). Diese Dreigliederung ist die Vorstufe zu einer weiteren dramatischen Umformung des Mesoderms, die im paraxialen und lateralen Abschnitt in der dritten Woche beginnt, im intermediären Mesoderm jedoch erst in der vierten Woche einsetzt (➤ Kap. 5 und ➤ Kap. 12), nur die Entwicklung der beiden erstgenannten Mesodermabschnitte soll deshalb im vorliegenden Kapitel behandelt werden.

4.3.1 Bildung der Somiten

Ende der dritten Woche beginnt das paraxiale Mesoderm segmentweise die Form epithelialer Kugeln anzunehmen. Dies geschieht wahrscheinlich unter dem Einfluss einer autonomen zyklischen Genaktivität innerhalb der beteiligten Mesodermzellen eines in der Transversalebene definierten Mesodermabschnitts. Mit der Regelmäßigkeit eines Uhrwerks bilden sich – als eines der ersten offensichtlichen Zeichen der für die Wirbeltiere so typischen **metameren Gliederung** – nacheinander die Paare der sog. **Somiten** (griech. *soma* = Körper), auch **Urwirbel** genannt. Dabei durchlaufen die mesenchymalen Zellen des paraxialen Mesoderms – in Umkehrung des Mesodermbildungsprozesses – eine mesenchymal-epitheliale Umwandlung und bilden apikobasal polarisierte Zellen. Deren apikale Zellmembranen begrenzen ein enges kugelförmiges Lumen, das sog. **Somitozöl,** in dem einige wenige, offenbar nicht epithelial

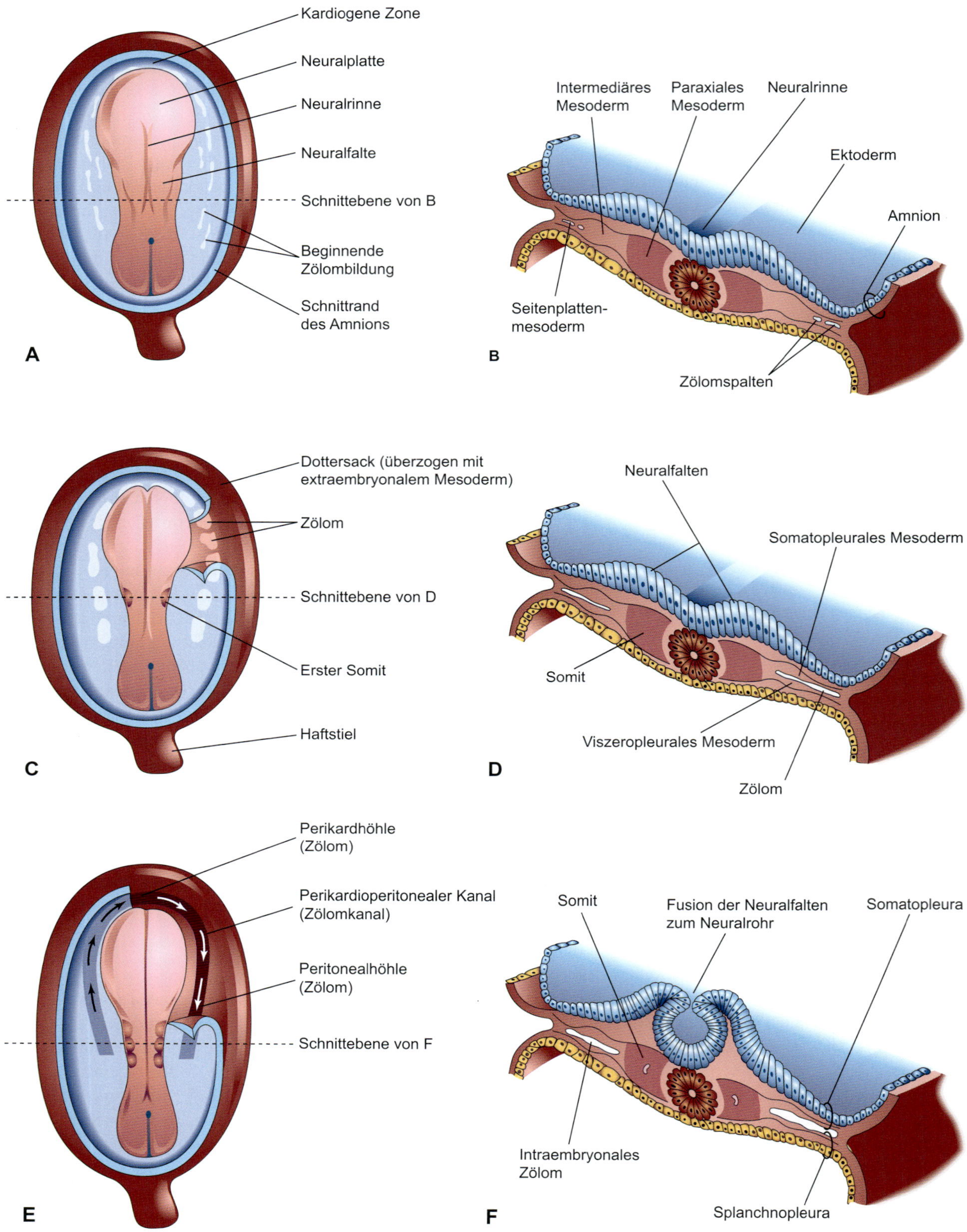

Abb. 4.8 Schemazeichnungen 18 bis 21 Tage alter Embryonen zur Darstellung der Entwicklung von Somiten und intraembryonalem Zölom. A, C und E sind Dorsalansichten; der Embryo wurde durch Entfernung des Amnions offengelegt. B, D und F sind Transversalschnitte durch die in A, C und E angegebenen Schnittebenen. **A–B)** Präsomitisches Stadium, etwa 18 Tage. **C–D)** Etwa 20 Tage alter Embryo: Das erste Somitenpaar hat sich gebildet. Auf der rechten Seite wurde ein Teil der Somatopleura entfernt, um die Zölombildung im Mesoderm zu zeigen. **E–F)** Embryo im Dreisomitenstadium (etwa 21 Tage alt). Auf der rechten Seite wurde das mittlerweile hufeisenförmig ausgebildete intraembryonale Zölom durch Entfernung der Somatopleura sichtbar gemacht.

umgeformte paraxiale Mesodermzellen „gefangen“ werden. Die basalen Zelloberflächen bilden dagegen die äußere Begrenzung des Somiten. Die bereits existierenden umliegenden Strukturen – das sind medial das sich bildende Neuralrohr und darunter die *Chorda dorsalis,* dorsal das leicht gekrümmte Oberflächenektoderm, lateral das niedrige intermediäre Mesoderm und ventral das flach ausgebreitete Endoderm – liegen dem entstehenden Somiten im physiologischen – also nicht chemisch fixierten – Zustand eng an und geben ihm dadurch eine z. T. eckige äußere Kontur (➤ Abb. 4.8). Die Zellen innerhalb eines Somiten beginnen jedoch bald zu proliferieren, vergrößern dadurch den Umfang des Somiten und bestimmen dann ihrerseits das Relief der Umgebung, insbesondere des Oberflächenektoderms. Dadurch wird die Segmentierung des Embryos bereits bei der Betrachtung von außen offensichtlich und für die Entwicklung der dritten und vierten Woche als ein stadienbestimmendes Kriterium herangezogen (➤ Kap. 5, ➤ Tab. 5.1).

Das erste Somitenpaar bildet sich gegen Ende der dritten Woche ungefähr auf halber Strecke des in diesem Stadium vorliegenden Chordafortsatzes (➤ Abb. 4.8C). Bis zum Ende der primären Neurulation Ende der vierten Woche haben sich zunächst durchschnittlich 29 Somitenpaare gebildet; in den darauffolgenden eineinhalb Wochen bilden sich parallel zur kaudalen Verlängerung des Neuralrohrs durch die sekundäre Neurulation – offensichtlich weniger rasch nacheinander – bis zu zehn weitere Somitenpaare.

Noch während im kaudalen Bereich des Embryos Somitenpaare neu gebildet werden, differenzieren sich die Somiten in kraniokaudaler Folge und unter dem Einfluss von Signalmolekülen aus dem Chordafortsatz (bzw. später der *Chorda dorsalis*) zu Vorläuferzellen des axialen Skeletts (➤ Kap. 14), der Skelettmuskeln (➤ Kap. 15) und verschiedener Bestandteile der Haut (➤ Kap. 19). Dabei steuern die am weitesten kranial entstehenden, also ersten Somitenpaare die Gewebe im Bereich des Hinterhaupts und Halses bei, und die letzten Somiten (Nr. 38 und 39) werden entweder zurückgebildet oder in die kokzygealen Wirbel aufgenommen.

Aus experimentellen Untersuchungen an Huhn und Maus wurde ein Zeitraum von etwa 90 Minuten für die Länge eines oszillierenden Genexpressionszyklus bei der Somitenbildung – die sog. Somitogenese-Uhr unter der Beteiligung von FGF, Wnt und Notch – abgeleitet. Wenn dieselbe zyklische Regelmäßigkeit auch beim Menschen auftreten sollte, ergäbe das für die ersten 29 Somiten eine Bildungsrate von etwa vier Somitenpaaren pro Tag (oder eine Bildungsdauer von etwa sechs Stunden pro Somitenpaar). Für die zweite Phase der Somitogenese (während der sekundären Neurulation) ist die Bildungsrate deutlich geringer und liegt bei etwa einem Somit pro Tag.

4.3.2 Differenzierung des Seitenplattenmesoderms mit Bildung des Zöloms

Der Spaltraum der *Leibeshöhle,* die z. B. für die leichte Verschieblichkeit der inneren Organe in der Bauchhöhle verantwortlich ist, beginnt – ähnlich wie das extraembryonale Zölom in der zweiten Entwicklungswoche – mit der Erweiterung von Interzellularspalten im Mesoderm, die sich alsbald zu isolierten *Zölomspalten* vergrößern, und wird dementsprechend auch als **intraembryonales Zölom** bezeichnet. Prädestiniert für die Bildung einer Höhle, die in den embryonalen Körper aufgenommen werden kann, ist das durchgehende Band des Seitenplattenmesoderms zwischen dem dorsal anliegenden Oberflächenektoderm und dem ventral aufliegenden Hypoblast bzw. dem von medial vordringenden Endoderm. Durch die Spaltbildung wird das Seitenplattenmesoderm in zwei Schichten unterteilt (➤ Abb. 4.8):

- die dem Oberflächenektoderm anliegende **Somatopleura,** die am Keimscheibenrand in das Mesoderm des Amnions übergeht
- die dem Hypoblast/Endoderm anliegende **Splanchnopleura,** die am Keimscheibenrand mit dem Mesoderm des Dottersacks verbunden ist.

Diese ursprüngliche, eng gefasste Definition der genannten „Pleuren“ ist in den letzten Jahren dem etwas umfassenderen Gebrauch der Begriffe „Somatopleura“ für die Kombination von dorsalem Blatt des Seitenplattenmesoderms mit Oberflächenektoderm und „Splanchnopleura“ für die Einheit aus ventralem Blatt des Seitenplattenmesoderms und Endoderm gewichen.

Die Trennung der beiden Mesodermschichten ist entlang dem Rand der vorderen Keimscheibenhälfte nur unvollständig, sodass das intraembryonale Zölom nur in der kaudalen Hälfte mit dem extraembryonalen Zölom direkt in Verbindung tritt (Abb. 5.1A). Das Oberflächenektoderm der vorderen Keimscheibenhälfte ist dementsprechend von einem U-förmigen Zölomschlauch unterlagert, der sich in einem breiten Scheitelbereich – auf der Höhe des *kardiogenen Feldes* – zur Perikardhöhle umformt und im Bereich seiner beiden (lateralen) Schenkel zur Pleurahöhle der Lungen wird. Das restliche, seitlich offene Zölom wird erst durch die Nabelbildung lateral-ventral zur Peritonealhöhle hin verschlossen. Die weitere Entwicklung und Differenzierung der Leibeshöhlen wird in ➤ Kapitel 8 behandelt.

4.3.3 Molekulare Rechts-links-Differenzierung

Nachdem die dorsoventrale Achse des embryonalen Körpers im ersten Schritt der Körperachsendifferenzierung durch die Anordnung des Epiblasten über dem Hypoblast am Beginn der zweiten Woche unwiderruflich festgelegt worden ist, wird die definitive Ausrichtung der übrigen Hauptkörperachsen (kraniokaudal und rechts-links) als zweiter Schritt der Körperachsendifferenzierung mit dem Erscheinen des vorderen Randbogens am Ende der zweiten Woche „mit einem Schlag“ vorgezeichnet; wenig später wird sie mit der Mesodermbildung im Primitivstreifen ebenfalls unwiderruflich festgelegt. In einem dritten Schritt der Körperachsendifferenzierung muss nun noch die Orientierung des **Situs** festgelegt werden. Mit der Bezeichnung Situs wird die Anordnung der unpaaren Organe in Brust- und Bauchhöhle beschrieben, d. h., beim normalen Situs *(Situs solitus)* liegen z. B. das Herz auf der linken und die Leber auf der rechten Seite; bei einer vollständig gegenteiligen Anordnung spricht man von einem *Situs inversus,* gemischte Formen bilden einen *Situs ambiguus* (= *Heterotaxie*). Experimentelle Untersuchungen der letzten zehn Jahre an allen gängigen Modellorganismen der Entwicklungsbiologie (➤ Kap. 20.1) und der Abgleich von angeborenen Fehlbildungen mit Mutationen im Genom beim Menschen lassen es als sehr wahrscheinlich erscheinen, dass die Grundlagen für die asymmetrische

Anordnung der unpaaren Brust- und Bauchorgane auch beim Menschen bereits im frühen Somitenstadium durch molekulare Differenzierung des Seitenplattenmesoderms festgelegt werden. Bei keiner der bisher untersuchten Säugerspezies konnte im frühen (scheibenförmigen) Somitenstadium ein *morphologischer* Unterschied zwischen der rechten und der linken Körperhälfte entdeckt werden; umso deutlicher ist dagegen die *molekular* unterschiedliche Aktivität im *Seitenplattenmesoderm:* In einem breiten longitudinalen Streifen werden zunächst (bei Maus und Kaninchen im Drei-Somiten-Stadium) Signalmolekül-Gene wie *Nodal* und *Lefty2,* wenige Stunden später auch das Homöobox-Gen *Pitx2* im linken, jedoch nicht im rechten Seitenplattenmesoderm exprimiert. Die erste *morphologische* Asymmetrie zeigt sich, wiederum wenig später (beim Menschen im Stadium 10 mit etwa 7 Somiten), in einer leichten linksseitigen Einkerbung *(Sulcus primus)* des longitudinal liegenden, noch ungeteilten Herzschlauches (➤ Kap. 13.2). Als Ursache für die linksseitige *Nodal*-Expression im Seitenplattenmesoderm wird bei Maus und Kaninchen und anderen Vertebraten wie Krallenfrosch und Zebrafisch ein durch Rotation von Monozilien auf der Unterseite der Chordaplatte (bzw. der analogen Struktur) erzeugter extrazellulärer Flüssigkeitsstrom (mit entsprechendem Transport von Signalmolekülen zur linken Seite) diskutiert. Für eine enge Beziehung zwischen Monozilien und Rechts-links-Differenzierung sprechen insbesondere auch Mutationen in Genen, die für ziliäre Proteine kodieren; beim Menschen gehen derartige Mutationen z. B. mit einer Kombination aus Zilientransportstörungen in der Lunge und Situs-Anomalien einher (Kartagener-Syndrom). Der Beweis eines ursächlichen Zusammenhangs dieser Motilitätsstörungen im

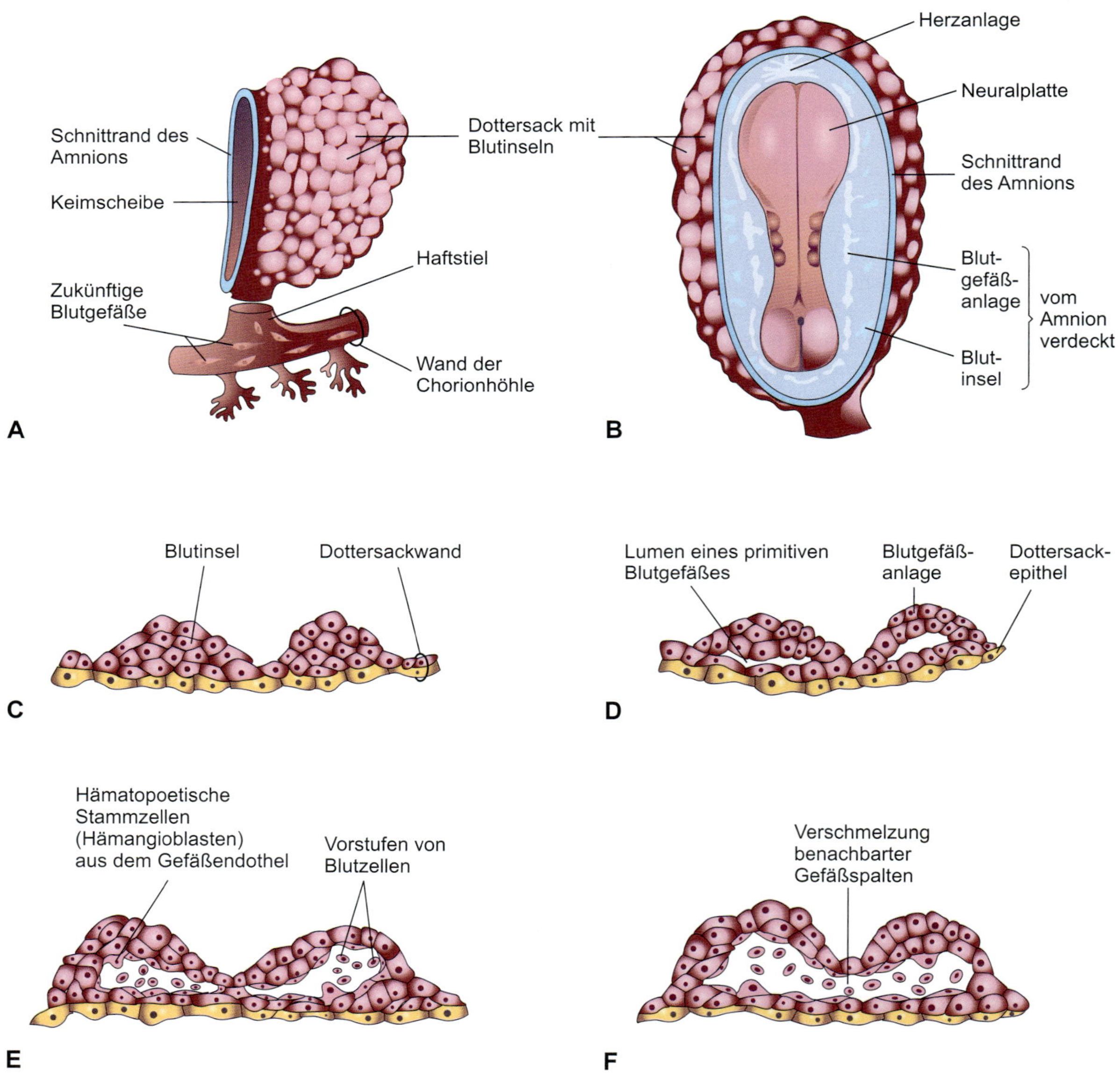

Abb. 4.9 Aufeinanderfolgende Stadien der Entwicklung von Blut und Blutgefäßen. A) Seitenansicht des Dottersacks und eines Teils des Chorions (etwa 18. Tag). **B)** Dorsalansicht des entsprechenden Embryos, der durch Entfernung des Amnions offengelegt wurde. **C–F)** Schnittzeichnungen von Blutinseln bei ihrer Entwicklung zu Blut und Blutgefäßen.

Zilienapparat mit der initialen Rechts-links-Differenzierung steht jedoch noch aus; angesichts verschiedener Säuger, die im entscheidenden Stadium keine frei beweglichen Zilien auf den Chordazellen haben, kommt alternativ auch ein intrazellulärer Auslöser der molekularen Rechts-links-Differenzierungskaskade infrage, der von einer sterischen molekularen Asymmetrie (Chiralität) der axonemalen Dyneine herrührt und sich so auf Motilität (und Sensorik!) von Zilien auswirken würde. Auf jeden Fall scheint die *Chorda dorsalis* in ihrem frühen plattenförmigen Stadium und mit der Expression von weiteren Signalmolekülen eine wichtige Funktion für die Aufrechterhaltung der initialen molekularen Asymmetrie im Seitenplattenmesoderm zu haben, und offensichtlich haben Nichtsäuger alternative Mechanismen und Zeitabläufe für die molekulare Rechts-links-Differenzierung entwickelt. So hat z. B. der Primitivknoten des Huhns bereits deutlich vor Erscheinen der ersten Somiten eine nach links geneigte Form, und diese morphologische Asymmetrie wird vorbereitet oder begleitet durch asymmetrische Zellbewegungen bzw. eine linksseitig verstärkte Genexpression des Signalmoleküls Nodal.

4.4 Differenzierungsvorgänge im extraembryonalen Mesoderm: die Allantois

Während vom Primitivknoten aus der Chordafortsatz nach anterior wächst, stülpt sich kaudal vom Primitivstreifen ein kleiner Abschnitt des Dottersackepithels in das Mesenchym des Haftstiels hinein und bildet eine schmale schlauchförmige, blind endende Aussackung, das **Allantoisdivertikel** (s. ➤ Abb. 4.5). Bei vielen Vertebraten wie Vögeln und Reptilien, aber auch bei manchen Säugern ist dieses Allantoisdivertikel ein wichtiges Stoffwechselorgan, das u. a. zur Atmung (z. B. durch die Eischale hindurch) oder als Exkretionsorgan (in das Lumen des Allantoisdivertikels hinein) dient und dazu zu beträchtlicher Größe heranwachsen kann. Zu diesem Zweck werden im extraembryonalen Mesoderm des Haftstiels, das das Allantoisdivertikel umgibt, schon früh zahlreiche leistungsstarke Blutgefäße (ähnlich den Blutgefäßen am Dottersack, s. u.) angelegt. Beim Menschen ist eine Stoffwechselfunktion des Allantoisdivertikels nicht bekannt, aber auch wenn es relativ klein bleibt, hat es doch auf jeden Fall eine stabilisierende Wirkung auf den Haftstiel, denn der hat die wichtige Aufgabe, die Blutgefäßverbindung zwischen Plazenta und Embryo herzustellen (daher auch die Bezeichnung *chorioallantoide Plazentabildung* des Menschen, ➤ Kap. 7).

Am Übergang vom Allantoisepithel zum Hinterdarm entsteht aus dem Endoderm die Harnblase, sodass das Allantoisdivertikel als sog. Allantoisgang am Apex der Harnblase zu liegen kommt und noch beim Neugeborenen als **Urachusgang** eine Verbindung von der Harnblase zur Nabelregion herstellt (Abb. 12.21). Diese Verbindung ist häufig als *Plica umbilicalis mediana* auch beim Erwachsenen noch zu erkennen.

Allantoiszysten Allantoide Zysten sind Überreste des extraembryonalen Allantoisabschnitts. Sie liegen zwischen den Umbilikalgefäßen im proximalen Teil der Nabelschnur, in der Nähe vom Übergang zur Bauchwand, und können normalerweise bei einer Ultraschalluntersuchung diagnostiziert werden.

4.5 Frühentwicklung des Herz-Kreislauf-Systems

Die ersten Blutgefäße bilden sich bereits zu Beginn der dritten Woche, und zwar im Mesoderm des Dottersacks und des Haftstiels und in der Nähe der Lakunen des Chorions (➤ Abb. 4.9; ➤ Kap. 3). Blutgefäße im eigentlichen embryonalen Körper folgen etwa zwei Tage später, zunächst in der Splanchnopleura, danach auch in der Somatopleura. Der frühe Beginn der Kreislaufbildung hängt zusammen mit der vergleichsweise geringen Größe der menschlichen Eizelle und mit dem Fehlen von nährstoffreichem Dotter im Dottersack. Dieser „Mangel" wird beim Menschen also in idealer Weise ausgeglichen durch eine frühe Implantation und Etablierung eines effektiven Zirkulationssystems.

4.5.1 Vaskulogenese und Angiogenese

Bei der Bildung des Blutgefäßsystems können zwei Mechanismen unterschieden werden, die in der älteren Literatur als *primäre* und *sekundäre Angiogenese* (griech. *angeion* = Gefäß; *genesis* = Erzeugung) bezeichnet wurden und heute auf der Grundlage von molekularen Signalketten (➤ Kap. 20.3.2) als *Vaskulogenese* bzw. *Angiogenese* definiert werden. Bei der **Vaskulogenese** entstehen aus Mesodermzellen einfach gebaute, meist nur von einem einschichtigen Endothel begrenzte Blutgefäße über die Vorstufe der *Hämangioblasten* und der *Angioblasten*. **Angiogenese** bezeichnet dagegen das Aussprossen von neuen Gefäßen, ebenfalls meist einfach gebauten Kapillaren, aus bestehenden Blutgefäßen. Beide Prozesse greifen bei der Entstehung der embryonalen Blutgefäße mit den im Folgenden beschriebenen Schritten ineinander:

- Das erste morphologische Zeichen der Blutgefäßbildung sind Knoten von dicht liegenden Mesodermzellen, meist dem Dottersackepithel basal unmittelbar anliegend, die sich durch die weitere Entwicklung als Blutinseln erweisen (➤ Abb. 4.9C).
- Durch das Zusammenfließen von Interzellularspalten im Zentrum der Blutinseln bilden sich kleine Hohlräume (➤ Abb. 4.9D).
- An der Wand dieser Hohlräume zeigen sich die Angioblasten, indem sie flach werden und die Form von flächig ausgezogenen Endothelzellen annehmen (➤ Abb. 4.9E).
- Benachbarte Hohlräume fusionieren zu größeren Netzen oder lang gestreckten Straßen von Blutgefäßen (➤ Abb. 4.9F).
- Von diesen Netzen und länglichen Blutgefäßen ausgehend, sprossen in der Nachbarschaft von Organanlagen einzelne Kapillaren aus und besiedeln das Blastem der Organanlagen.
- Das Mesenchym in der Umgebung der frühen Blutgefäßanlagen differenziert sich zu den wandbildenden Zellen (Perizyten, glatte Muskulatur, Bindegewebe) größerer Blutgefäße.

Blutzellen entstehen am Ende der dritten Woche aus den zentral liegenden Hämangioblasten insbesondere im Mesoderm von Dottersack und Allantois. Die differenzierte Hämatopoese beginnt jedoch erst in der fünften Woche, zunächst in einem Winkel zwischen Aorta, Gonaden und Mesonephros (**„AGM-Region"**) und wenig später auch in der Leber und in der Milz.

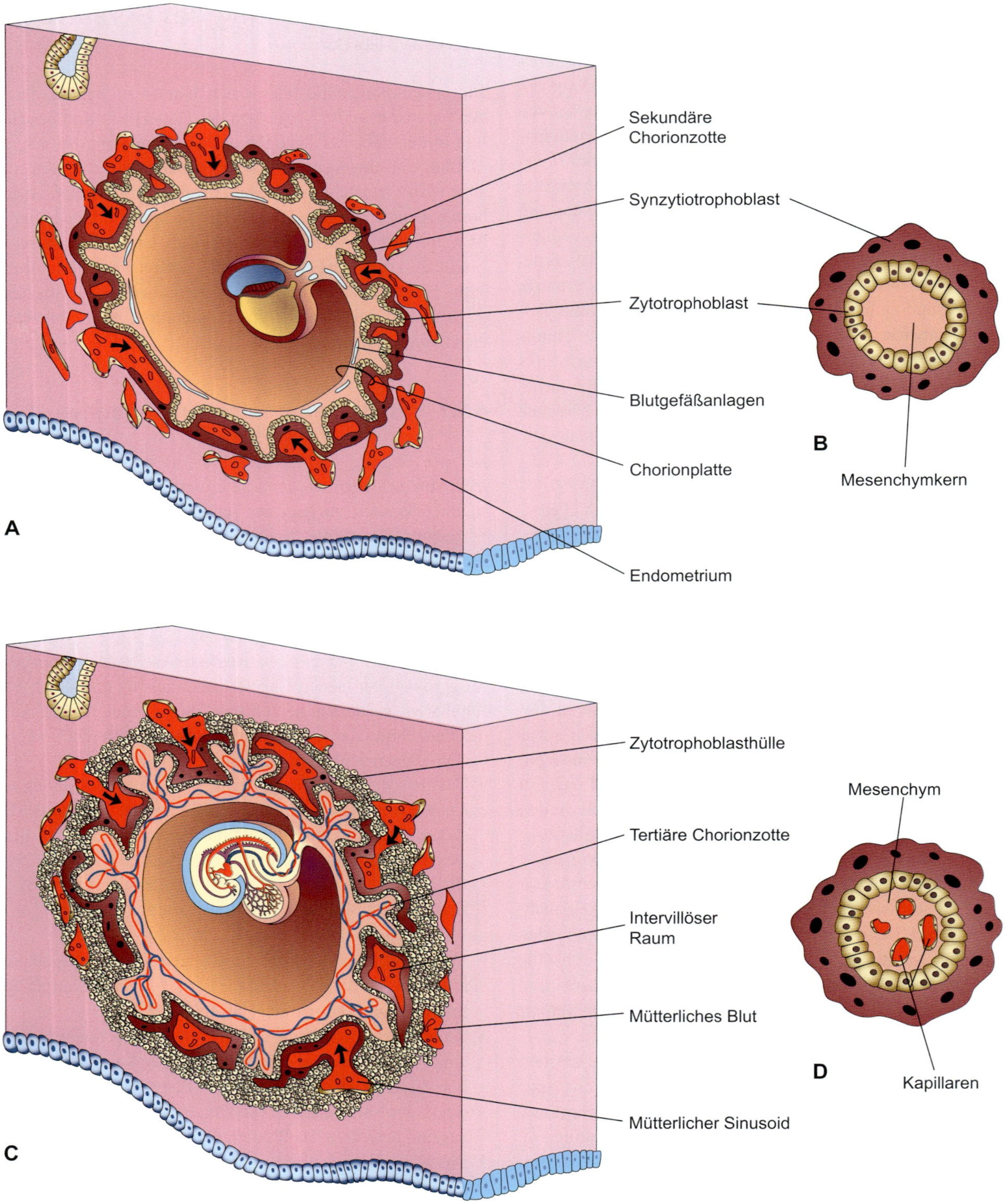

Abb. 4.10 ***Schematische Darstellung der frühen Plazentaentwicklung*** **und der Entwicklung von sekundären und tertiären Chorionzotten. A)** Sagittalschnitt durch einen etwa 16 Tage alten implantierten Embryo. **B)** Querschnitt durch eine Sekundärzotte. **C)** Sagittalschnitt durch einen (etwa 21 Tage alten) Embryo. **D)** Querschnitt durch eine tertiäre Chorionzotte. Das fetale Blut in den Zottenkapillaren ist vom mütterlichen Blut, das die Zotten umgibt, durch das Kapillarendothel, das embryonale Bindegewebe, den Zytotrophoblast und den Synzytiotrophoblast getrennt.

4.5.2 Primordiales Herz-Kreislauf-System

Herz und herznahe Gefäße bilden sich aus dem Mesenchym der kardiogenen Platte, die anterior und lateral des vorderen Keimscheibendrittels in der Splanchnopleura liegt. Zunächst entwickeln sich während der dritten Woche paarige *Endokardschläuche*, die in der anterioren Medianebene, d. h. anterior der Oropharyngealmembran, zu einem einheitlichen **tubulären Herzen verbunden sind** (➤ Abb. 13.1); an seinem arteriellen Pol ist dieses tubuläre Herz mit den paarig angelegten Aortenvorläufern und an seinem venösen Pol über den sog. **Herzsinus** (und unter Kontrolle des für embryonale Gefäßanastomosen verantwortlichen Wachstumsfaktor-Rezeptors VEGFR1/Flt1) mit den ebenfalls zunächst paarig angelegten Venen des Dottersacks und der Allantois (Umbilikalvenen) verbunden (➤ Abb. 13.2). Ende der dritten Woche (fünf Wochen nach der letzten Regelblutung) beginnt das Herz zu schlagen und ist damit das erste Organ des embryonalen Körpers, das einen seiner adulten Form entsprechenden Funktionszustand erreicht. Der embryonale Herzschlag kann mit der Ultraschall-Doppler-Technik in der fünften Woche, d. h. in der siebten Woche nach der letzten Regelblutung, diagnostiziert werden (➤ Abb. 13.3).

4.6 Differenzierung der Chorionzotten

Ende der zweiten Woche haben sich im Trophoblast in der Wand der Lakunen primäre Chorionzotten gebildet und damit das lakunäre Netzwerk im Trophoblast zum intervillösen Raum umgewandelt. Wenig später beginnen sich die Chorionzotten zu Intermediär- und Terminalzotten zu verzweigen; die **Primärzotten** werden jedoch erst dadurch zu sog. **sekundären Chorionzotten,** wenn vom parietalen Mesoderm des Chorions aus Mesenchymzellen in die Zotten einwandern (➤ Abb. 4.10B). Wenn im weiteren Verlauf aus manchen dieser Mesenchymzellen durch Vaskulogenese Kapillaren und Blutzellen entstanden sind, werden die Chorionzotten als **Tertiärzotten** bezeichnet (➤ Abb. 4.10D, ➤ Abb. 7.9). Diese Staffelung der Zottendefinitionen bezeichnet also nicht den Grad der Verzweigung, sondern den Grad der Differenzierung im zellulären Gefüge.

Die neu gebildeten Blutgefäße der Tertiärzotten fusionieren schnell zu sog. *arterio-kapillär-venösen Netzwerken,* die über die Blutgefäße des Haftstiels Anschluss an die intraembryonale, vom Herzschlag bereits unterhaltene Zirkulation erhalten. Infolgedessen fließt schon Ende der dritten Woche Blut langsam durch die Chorionzotten. Sauerstoff und Nährstoffe aus dem mütterlichen Blut im intervillösen Raum des Trophoblasten beginnen, durch die Wand der Chorionzotten zu diffundieren; im Gegenzug erreichen CO_2 und Stoffwechselprodukte aus dem embryonalen Blutgefäßsystem durch die Wand der Chorionzotten das mütterliche Blut im intervillösen Raum. Zu Beginn ist dieser Transport wegen der Länge der zu überbrückenden Diffusionsstrecke noch relativ ineffektiv und wird erst erleichtert, wenn der Zytotrophoblast in der Fetalzeit auf kleine Inseln beschränkt und der größte Teil der fetalen Chorionoberfläche vom niedrigen Epithel des Synzytiotrophoblasten gebildet wird. Zuvor wachsen jedoch weitere, von Synzytiotrophoblast bedeckte Zotten auch auf das mütterliche Gewebe (Endometrium) zu und bilden dort eine aus Zytotrophoblast bestehende **Trophoblastschale** als Grenzfläche zwischen embryonalem und mütterlichem Gewebe (➤ Abb. 7.5). Zur Ausbildung von sog. **Haftzotten** bildet sich bereits jetzt in den größeren **Stammzotten** ein breiter und langer mesenchymaler Kern, der später vom parietalen Mesoderm der Chorionhöhle bis unter die Trophoblastschale tief in das Endometrium reicht und auf diese Weise der entstehenden Plazenta Stabilität verleiht. Dem Stoffaustausch dienen dagegen die zahlreichen von den Stamm- und Intermediärzotten ausgehenden **Terminalzotten,** die mit ihrem dünnen Überzug von Zytotrophoblast und Synzytiotrophoblast in den intervillösen Raum eintauchen (➤ Abb. 7.7, ➤ Abb. 7.9).

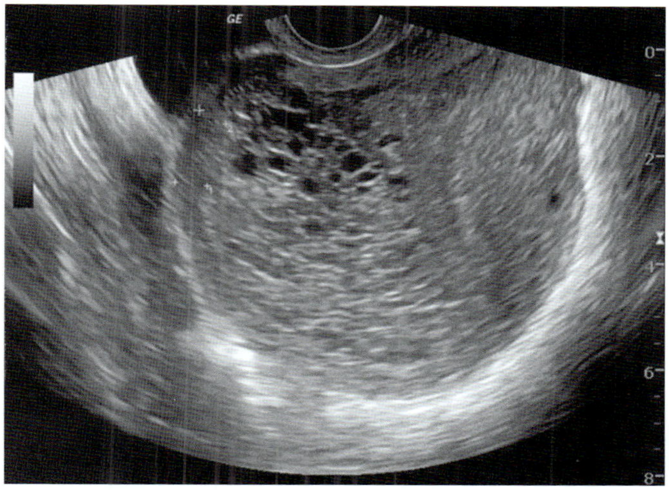

Abb. 4.11 Ultraschallbild von einer vollständigen Blasenmole (Traubenmole, engl.: hydatidiform mole) mit einer typischen Gruppe von „Trauben". (Mit freundlicher Genehmigung von Dr. Maulik S. Patel and Dr. Frank Gaillard, Radiopaedia.com.)

Abnormales Wachstum der Chorionzotten Wenn die Differenzierung der Chorionzotten nicht normal abläuft und in den Terminalzotten keine Blutgefäße entstehen, wird durch den fortgesetzten Flüssigkeitstransport des Zytotrophoblasten und Synzytiotrophoblasten im Inneren der Zotten vermehrt Flüssigkeit eingelagert, die nicht abtransportiert werden kann. Als Folge werden die Terminalzotten zu zentimetergroßen traubenähnlichen Gebilden „aufgeblasen", und aufgrund der fehlenden Ernährung stirbt der Embryo, oder er wird in seiner Entwicklung stark beeinträchtigt. Dieses Krankheitsbild wird als Blasenmole (oder Traubenmole – von mola, lat. = Mühlstein, große Masse – engl. *hydatidiform mole*) bezeichnet; zusammen mit dem Chorionkarzinom, der malignen Entartung des Trophoblastepithels (➤ Kap. 7.1.4), zählen Blasenmolen zu den gestationsbedingten Trophoblasterkrankungen (engl. *gestational trophoblast diseases,* GTD), die mit einer Frequenz von 1–2 Fällen auf 2.000 Schwangerschaften – auch als Folgeerscheinung einer normalen Schwangerschaft – auftreten. Eine Blasenmole kann die Plazenta entweder partiell befallen oder sie komplett ersetzen (engl. *complete hydatidiform mole,* CHD, ➤ Abb. 4.11) und hat regelmäßig ein rein paternales genetisches Komplement (meist 46,XX). Als

Entstehungsmechanismus wurde deshalb lange die Befruchtung einer „leeren“ (kernlosen) Eizelle diskutiert; kernlose Eizellen konnten jedoch weder vor noch nach der Ovulation je nachgewiesen werden, sodass auch eine nachträgliche „Diploisierung“ aneuploider Embryonen diskutiert wird. Vollständige Blasenmolen führen in der Regel zwischen der 12. und der 16. Woche zu einem Spontanabort; in nahezu 20 % der Fälle entwickelt sich eine maligne Entartung des epithelialen Anteils (Zytotrophoblast und Synzytiotrophoblast) zum Chorionkarzinom (➤ Kap. 7.1.4).

4.7 Derivate der Keimblätter

Aus den drei bei der Gastrulation entstandenen Keimblättern – Ektoderm, Mesoderm und Endoderm – entwickeln sich die Anlagen sämtlicher Gewebe und Organe des menschlichen Körpers; die Spezifität der Keimblätter ist dabei jedoch nicht unabänderlich festgelegt. Die Zellen der einzelnen Keimblätter bilden im Rahmen der *Organogenese* durch präzise Muster aus Zellteilung, Migration, Aggregation und Differenzierung die verschiedenen Organsysteme. Dabei entstehen die folgenden Hauptderivate (➤ Abb. 4.12):

- Aus dem **Ektoderm** entwickeln sich das zentrale (ZNS) und periphere (PNS) Nervensystem, die Sinneszellen von Auge, Ohr und Nase, die Hypophyse, die Haut mit ihren Anhangsgebilden (Haare und Nägel), die Brustdrüse, die Unterhautdrüsen und der Zahnschmelz. Die Zellen der **Neuralleiste,** die aus dem Neuroektoderm hervorgehen, bilden die spinalen, kranialen (vom V., VII., IX. und X. Hirnnerv) und autonomen Ganglien, das Nebennierenmark, die Nervenscheiden im PNS, die Meningen (Hirnhäute) von Gehirn und Rückenmark, die Pigmentzellen der Dermis und die Muskeln, Bindegewebe und Knochen im Bereich der Pharyngealbögen (➤ Kap. 9).
- Aus dem **Mesoderm** entwickeln sich Bindegewebe, Knorpel und Knochen, quergestreifte und glatte Muskulatur, das Herz, Blut- und Lymphgefäße, die Nieren, Hoden und Eierstöcke, die Geschlechtsgänge, die serösen Häute der Körperhöhlen (Peri-

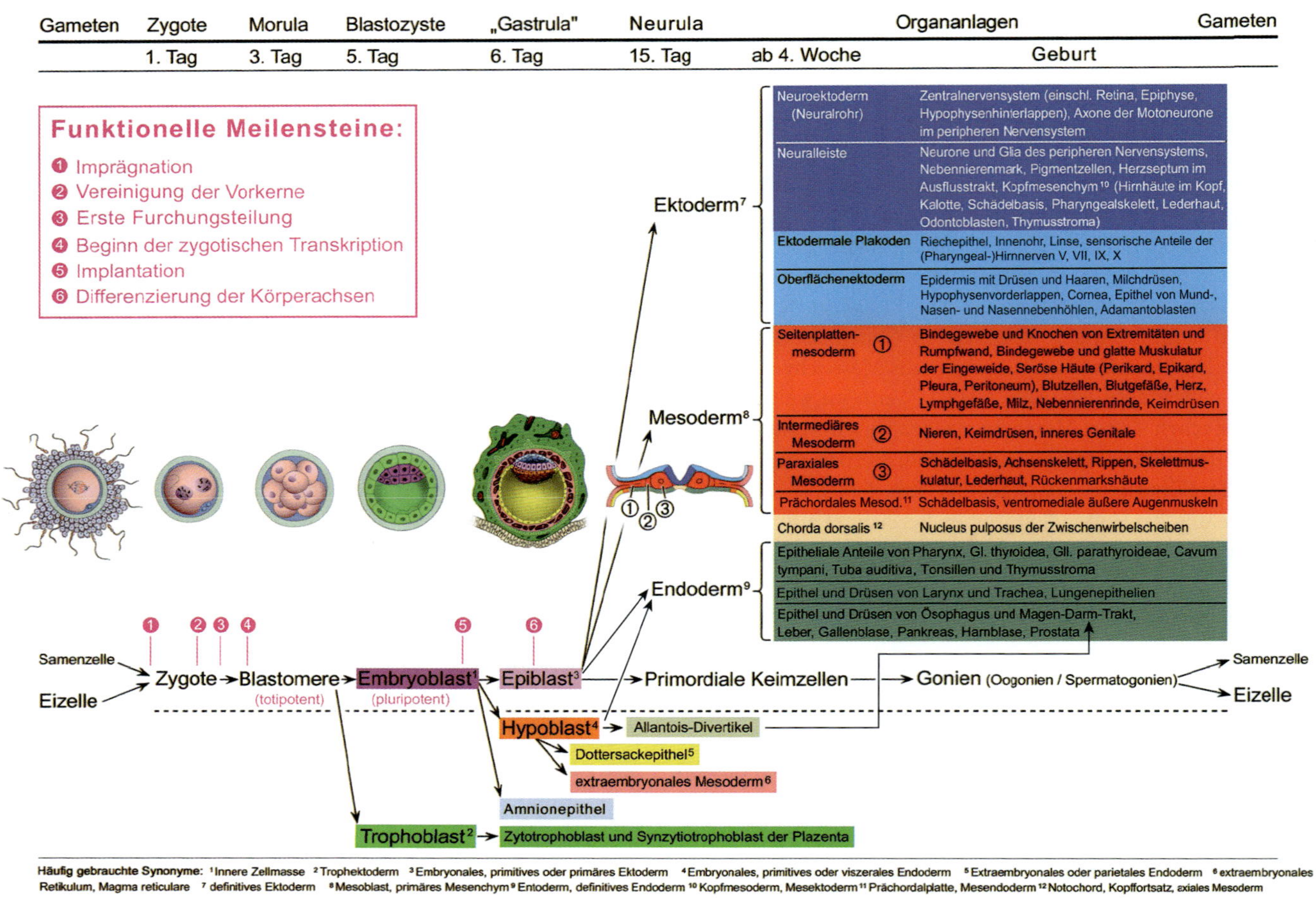

Abb. 4.12 Anlageplan („fate map“) der menschlichen **Frühentwicklung.** Die embryonale Entwicklung ist zwar im Prinzip ein Kontinuum, zum Zweck einer verständlichen Beschreibung können jedoch diskrete Stadien durch verschiedene vorübergehende Zellformen und Gewebe definiert werden. Die Herkunft dieser Zellen und Gewebe und ihre zunehmende Differenzierung werden im Anlageplan (engl. *fate map:* „Stammbaum der Zellschicksale“) zusammengefasst. Für die hier abgebildeten Stadien enthält die erste Zeile die Bezeichnung des Konzeptus und die zweite Zeile das entsprechende ungefähre Alter. Unterhalb der gestrichelten Linie sind extraembryonale Gewebe – die mit der Geburt verloren gehen – angegeben. Farblich unterlegte Zahlen geben den Zeitpunkt entscheidender Entwicklungsabläufe als funktionelle Meilensteine an, die auch als kritische „Wendepunkte“ der Entwicklung angesehen werden können. In den Fußzeilen sind Synonyma der Zellen und Gewebe angegeben, die mit den im Anlageplan gewählten Begriffen gleichbedeutend gebraucht werden können, z.T. aber überholt sind.

kard, Pleura und Peritoneum), die Milz und die Nebennierenrinde.
- Aus dem **Endoderm** entwickeln sich die Epithelien des respiratorischen und des Gastrointestinaltrakts (einschließlich der Leber und des Pankreas), von Paukenhöhle, *Antrum mastoideum* und *Tuba Eustachii (auditiva),* der Tonsillen, Schilddrüse, Nebenschilddrüsen und des Thymus und das Epithel der Harnblase und (großenteils) der Urethra.

Zusammenfassung

Dritte Woche

Die dritte Woche der Entwicklung wird zunächst beherrscht von der **Gastrulation,** die auf der Grundlage der zuvor im Hypoblast etablierten axialen Musterbildung die Epiblastschicht der zweischichtigen Keimscheibe in die drei **Keimblätter** (*Mesoderm, Endoderm* und *Ektoderm*) umwandelt; noch vor dem Ende der dritten Woche beginnt jedoch auch die Neurulation mit der Induktion und ersten Vorwölbung der Neuralplatte. Erstes Zeichen der Gastrulation ist der im hinteren Drittel der Keimscheibe entlang der Medianebene ausgerichtete **Primitivstreifen,** in dem Epiblastzellen zu Mesodermzellen umgewandelt werden und dann den Raum zwischen Epiblast und Hypoblast im gesamten Bereich der Keimscheibe besiedeln. Am vorderen Ende des Primitivstreifens entsteht der **Primitivknoten;** mit seiner die nächsten Schritte der Entwicklung induktiv bestimmenden Organisatorfunktion ist er das Äquivalent des Säugers zur dorsalen Urmundlippe der Amphibien, dem Spemann-Organisator. Unter seinem Einfluss entwickeln sich die *Chorda dorsalis* und in Abhängigkeit davon sowohl die komplette *Körperachse* mit Neuralplatte, Endoderm und Herzanlage als auch die Gliederung des Mesoderms in das *paraxiale,* das *intermediäre* und das *Seitenplattenmesoderm.* Das paraxiale Mesoderm wird – noch vor Ende der dritten Woche – in mindestens drei **Somiten** segmentiert; im Seitenplattenmesoderm beginnt, ebenfalls noch in der dritten Woche, die **Zölombildung** und teilt das Seitenplattenmesoderm in die (dem Ektoderm anliegende) *Somatopleura* und die (dem Endoderm anliegende) *Splanchnopleura.*

Als Beginn der **Neurulation** in der dritten Woche wird für die Bildung des Zentralnervensystems die **Neuralplatte** induziert und das **Neuralrohr** zunächst auf Höhe der ersten Somiten aufgefaltet. Für die Bildung des peripheren Nervensystems entstehen beim beginnenden Neuralrohrverschluss die ersten **Neuralleistenzellen.** Gegen Ende der dritten Woche treten in der zunächst paarigen, dann zu einem Tubulus fusionierten *Herzanlage* die ersten Kontraktionen auf und bilden damit die Grundlage einer effektiven Zirkulation in den *intraembryonalen Blutgefäßen,* die mit den Gefäßen sowohl des Dottersacks – an dem die Blut- und Gefäßbildung kurz zuvor begonnen hat – als auch der Allantois und über den Haftstiel mit der frühen Plazenta verbunden sind. In der Plazenta haben sich blutdurchflossene *Tertiärzotten* für einen effektiven Stoffaustausch mit dem diese Zotten im *intervillösen Raum* umspülenden mütterlichen Blut gebildet.

Klinisch orientierte Fragen

Fall 4–1

Eine 30-jährige Frau wird zwei Monate nach Absetzen der „Antibabypille" schwanger. Etwa drei Wochen nach dem positiven Schwangerschaftstest erleidet sie eine Fehlgeburt.
- Wie beeinflussen die Hormone der „Antibabypille" die ovarielle Funktion und den Menstruationszyklus?
- Was könnte die Ursache für die Fehlgeburt sein?
- Wie würde der Arzt seine Patientin beraten?

Fall 4–2

Eine 25-jährige Frau mit einer unauffälligen Menstruationsanamnese (regelmäßige Monatsblutungen) erscheint in der Sprechstunde, nachdem sie eine mit einer fünftägigen Verspätung einsetzende abnorm starke Blutung bekommen hat. Da sie sich Sorgen wegen der Blutung und der Möglichkeit einer unerwünschten Schwangerschaft macht, entscheidet sich der Arzt, eine sog. menstruelle uterine Kürettage durchzuführen, und lässt das asservierte Gewebe pathologisch untersuchen.
- Hätte mit einem hochempfindlichen Radioimmunoassay eine Schwangerschaft in diesem frühen Stadium entdeckt werden können?
- Welche Befunde hätten den Verdacht auf eine frühe Schwangerschaft stützen können?
- Welches Alter hätte der Konzeptus wohl gehabt?

Fall 4–3

Eine Frau, die schwanger werden möchte und bei der gerade die letzte Monatsblutung ausgefallen ist, macht sich Sorgen, dass ein Glas Wein, das sie vor etwa einer Woche getrunken hat, ihren Embryo geschädigt haben könnte.
- Welches Organsystem entwickelt sich in der hier betroffenen Entwicklungsphase?
- Welche gravierenden Entwicklungsstörungen können auf teratologische Faktoren in dieser Entwicklungsphase zurückgeführt werden?
- Welchen Rat kann der Arzt seiner Patientin geben?

Fall 4–4

Eine 30-jährige Frau muss sich gegen Ende ihres Menstruationszyklus einer Appendektomie unterziehen; 8½ Monate später bringt sie ein Kind mit einer Fehlbildung des Gehirns zur Welt.
- Könnte die Fehlbildung des Kindes durch die Operation verursacht sein?
- Worauf stützen Sie Ihre Argumentation?

Antworten zu diesen Fragen finden Sie am Buchende.

4

4

ZITIERTE UND WEITERFÜHRENDE LITERATUR

Azagury M., Buganim Y. Unlocking trophectoderm mysteries: in vivo and in vitro perspectives on human and mouse trophoblast fate induction. Dev Cell 59(8):941–960, 2024.

Bestor T. H., Bourc'his D. Genetics and epigenetics of hydatidiform moles. Nat Genet. 2006; 38: 3. 274–276.

Betz C, Lenard A, Belting H-G, et al.: Cell behaviors and dynamics during angiogenesis, Development 143:2249, 2016.

Blum M., Andre P., Muders K., Schweickert A., Fischer A., Bitzer E., Bogusch S., Beyer T., van Straaten H. W. M., Viebahn C. Ciliation and gene expression distinguish between node and posterior notochord in the mammalian embryo. Differentiation. 2007; 75: 133–146.

Blum, M., K. Feistel, T. Thumberger and A. Schweickert. The evolution and conservation of left-right patterning mechanisms. Development. 2014 Apr;141(8):1603–13. doi: https://doi.org/10.1242/dev.100560.

Dawes JHP, Kelsh RN: Cell fate decisions in the neural crest, from pigment to neural development, Int J Mol Sci 22:13531, 2021.

De Robertis, E. M. (2009). Spemann's organizer and the self-regulation of embryonic fields. Mech Dev. 2009 Dec;126(11–12):925–41. Epub 2009 Sep 4.

Downs K. M., Inman K. E., Jin D. X., Enders A. C. The Allantoic Core Domain: new insights into development of the murine allantois and its relation to the primitive streak. Dev Dyn. 2009; 238: 532–553.

Erickson AG, Kameneva P, Adameyko I: The transcriptional portraits of the neural crest at the individual cell level, Sem Cell Develop Biol 138:68–80, 2022.https://doi.org/10.1016/j.semcdb.222.02.017.

Gucciardo L, Uyttebroek A, De Wever I, et al.: Prenatal assessment and management of sacrococcygealteratoma, Prenat Diagn 31:678, 2011.

Hassan, W. and C. Viebahn. A correlative study of the allantois in pig and rabbit highlighting the diversity of extraembryonic tissues in four mammalian species, including mouse and man. J Morphol. 2017 May;278(5):600–620. doi: https://doi.org/10.1002/jmor.20657.

Hassoun, R., B. Püschel and C. Viebahn. Sox17 expression patterns during gastrulation and early neurulation in the rabbit suggest two sources of endoderm formation. Cells Tissues Organs. 2010;191(2):68–83.

Kalcheim C: Epithelial-mesenchymal transitions during neural crest and somite development, J Clin Med 5(1):E1, 2015.

Kojima, Y., O. H. Tam and P. P. Tam. Timing of developmental events in the early mouse embryo. Semin Cell Dev Biol. 2014 Oct;34:65–75. doi: https://doi.org/10.1016/j.semcdb.2014.06.010.

Männer J: When does the human embryonic heart start beating? A review of contemporary and historical sources of knowledge about the onset of blood circulation in man, J Cardiovasc Dev Dis 9(6):187, 2022. PMID: 35735816; PMCID: PMC9225347. https://doi.org/10.3390/jcdd9060187.

Mekonen HK, Hikspoors JP, Mommen G, et al.: Development of the ventral body wall in the human embryo, J Anat 227:673, 2016.

Miao, Y., Y. Djeffal, A. De Simone, K. Zhu, J. G. Lee, Z. Lu, A. Silberfeld, J. Rao, O. A. Tarazona, A. Mongera, P. Rigoni, M. Diaz-Cuadros, L. M. S. Song, S. Di Talia and O. Pourquie. Reconstruction and deconstruction of human somitogenesis in vitro. Nature. 2023 Feb;614(7948):500–508. doi: https://doi.org/10.1038/s41586-022-05655-4. Epub 2022 Dec 21.

Mukhopadhyay M: Resolving human gastrulation, Nat Methods 19:34, 2022. https://doi.org/10.1038/s41592-021-01384-0.

Nelson K. S., Beitel G. J. More than a pipe dream: uncovering mechanisms of vascular lumen formation. Dev Cell. 2009; 17: 4. 435–437.

Nesmith JE, Chappell JC, Cluceru JG, et al.: Blood vessel anastomosis is spatially regulated by flt1 during angiogenesis, Development 144:889, 2017.

Nieto M. A. The ins and outs of the epithelial to mesenchymal transition in health and disease. Annu Rev Cell Dev Biol. 2011; 27: 347–376.

Nikolopoulou, E., G. L. Galea, A. Rolo, N. D. Greene and A. J. Copp. Neural tube closure: cellular, molecular and biomechanical mechanisms. Development. 2017 Feb 15;144(4):552–566. doi: https://doi.org/10.1242/dev.145904.

Ohinata Y., Ohta H., Shigeta M., Yamanaka K., Wakayama T., Saitou M. A signaling principle for the specification of the germ cell lineage in mice. Cell. 2009; 137: 3. 571–584.

Ramesh T, Nagula SV, Tardieu GG, et al.: Update on the notochord including its embryology, molecular development, and pathology: a primer for the clinician, Cureus 9(4):e1137, 2017.

Rulle, A., N. Tsikolia, B. de Bakker, C. Drummer, R. Behr and C. Viebahn. On the Enigma of the Human Neurenteric Canal. Cells Tissues Organs 205: 256–278

Santos N., Reiter J. F. Tilting at nodal windmills: planar cell polarity positions cilia to tell left from right. Dev Cell. 2010; 19: 1. 5–6.

Savage P: Gestational trophoblastic disease. In Magowan BA, Owen P, Thomson A, editors: Clinical obstetrics and gynaecology, ed 3, Philadelphia, 2014, Saunders.

Soldatov, R., M. Kaucka, M. E. Kastriti, J. Petersen, T. Chontorotzea, L. Englmaier, N. Akkuratova, Y. Yang, M. Haring, V. Dyachuk, C. Bock, M. Farlik, M. L. Piacentino, F. Boismoreau, M. M. Hilscher, C. Yokota, X. Qian, M. Nilsson, M. E. Bronner, L. Croci, W. Y. Hsiao, D. A. Guertin, J. F. Brunet, G. G. Consalez, P. Ernfors, K. Fried, P. V. Kharchenko and I. Adameyko. Spatiotemporal structure of cell fate decisions in murine neural crest. Science. 2019 Jun 7;364(6444). pii: 364/6444/eaas9536. doi: https://doi.org/10.1126/science.aas9536.

Solovieva, T., H. C. Lu, A. Moverley, N. Plachta and C. D. Stern. The embryonic node behaves as an instructive stem cell niche for axial elongation. Proc Natl Acad Sci U S A. 2022 Feb 1;119(5):e2108935119. doi: https://doi.org/10.1073/pnas.2108935119.

Stankova, V., N. Tsikolia and C. Viebahn. Rho kinase activity controls directional cell movements during primitive streak formation in the rabbit embryo. Development 142: 92–98. doi: https://doi.org/10.1242/dev.111583.

Stern, C. D. and K. M. Downs. The hypoblast (visceral endoderm): an evo-devo perspective. Development. 2012 Mar;139(6):1059–69.

Swift, M. R. and B. M. Weinstein (2009). Arterial-venous specification during development. Circ Res. 2009 Mar 13;104(5):576–88. doi: https://doi.org/10.1161/CIRCRESAHA.108.188805.

Tada M., Heisenberg C. P. Convergent extension: using collective cell migration and cell intercalation to shape embryos. Development. 2012; 139: 21. 3.897–3.904. https://doi.org/10.1242/dev.073007.

Tovar J. A. The neural crest in pediatric surgery. J Ped Surg. 2007; 42: 915

Tsikolia N., Schroder S., Schwartz P., Viebahn C. Paraxial left-sided nodal expression and the start of left-right patterning in the early chick embryo. Differentiation. 2012; 84: 5. 380–391. https://doi.org/10.1016/j.diff.2012.09.001.

Tyser RCV, Mahammadov E, Nakanoh S, et al.: Single-cell transcriptomic characterization of a gastrulating human embryo, Nature 600:285–289, 2021. https://doi.org/10.1038/s41586-021-04158-y

Van Heurn LJ, Coumans ABC, Derikx JPM, et al.: Factors associated with poor outcome in fetuses prenatally diagnosed with sacrococcygeal teratoma, Prenat Diagn 41:1430, 2021. https://doi.org/10.1002/pd.6026.

Voiculescu, O., L. Bodenstein, I. J. Lau and C. D. Stern. Local cell interactions and self-amplifying individual cell ingression drive amniote gastrulation. Elife. 2014 May 21;3:e01817. doi: https://doi.org/10.7554/eLife.01817.

Wang Y., Steinbeisser H. Molecular basis of morphogenesis during vertebrate gastrulation. Cell Mol Life Sci. 2009; 66: 2.263

Wilting J., Papoutsi M., Buttler K., Becker J. Embryonic development of the lymphovascular system and tumor lymphangiogenesis. Cancer Treat Res. 2007; 135: 17–24.

Xiao Z., Cui L., Yuan Y. et al.: 3D reconstruction of a gastrulating human embryo, Cell 2024.

Yame T: Cellular basis of embryonic hematopoiesis and its implications in prenatal erythropoiesis, Int J Mol Sci 21(24):9346, 2020. https://doi.org/10.3390/ijms21249346.

Yin J, Heutschi D, Belting HG, et al.: Building the complex architectures of vascular networks: where to branch, where to connect and where to remodel, Curr Top Dev Biol 143:281–297, 2021.

Zhai J., Xiao Z., Wang Y., Wang H.: Human embryonic development: from peri-implantation to gastrulation. Trends Cell Biol 32(1):18–29,2022.

KAPITEL

5 Vierte bis achte Woche: Organogenese

Zur Orientierung

In der vierten bis achten Entwicklungswoche findet ein besonders komplexer Teil der Embryonalentwicklung statt. Während der ersten drei Wochen waren eher grundlegende Entwicklungsschritte erfolgt wie etwa die Furchungsteilungen der Zygote, die Blastogenese und die frühe Entwicklung von Herz-Kreislauf- und Nervensystem. Zwischen der vierten und achten Woche werden nun alle wesentlichen äußeren und inneren Strukturen ausgebildet. Am Ende dieser Phase der **Organogenese** sind dann alle großen Organsysteme angelegt; mit Ausnahme des kardiovaskulären Systems haben sie aber erst in ganz geringem Ausmaß ihre adulte Funktion aufgenommen. Im Verlauf der Ausbildung von Geweben und Organen ändert auch der Embryo insgesamt seine Form und hat in der achten Woche dann schon eindeutig menschliche Merkmale. Die klassische Ultraschalldiagnostik dient schon wegen ihrer verhältnismäßig einfachen Bereitstellung und Anwendung weltweit weiterhin vor allem der Bestätigung einer vermuteten Schwangerschaft und – nach der Größenbestimmung und morphologischen Reifebestimmung des Embryos oder Feten – der Eingrenzung des errechneten voraussichtlichen Geburtstermins. Technische Fortschritte bei der Auflösung und Nachbearbeitung der zunächst zweidimensionalen Bilder durch leistungsfähige Computer erzeugen mittlerweile verblüffend genaue und eindrucksvolle räumliche Darstellungen einschließlich des persönlichen Erscheinungsbildes des ungeborenen Lebens.

Bei der Entwicklung einzelner Organanlagen oder Organsysteme kann man drei verschiedene Vorgänge unterscheiden, die sich je nach Organanlage bis zu einem gewissen Grad überlappen und in der Embryonalphase nur beginnen:

- Die erste Phase ist die der **Blastembildung** mit Wachstum durch Zellteilung und Bildung von extrazellulärer Matrix.
- Die zweite Phase ist die der **Morphogenese,** also der Ausbildung von Form, Größe und anderen Charakteristika der Organe und Körperteile bzw. des ganzen Körpers. Die Morphogenese ist ein vielschichtiger Vorgang, bei dem zahlreiche komplexe zelluläre Interaktionen in geordneter Reihenfolge ablaufen müssen. Vor allem durch Zellbewegungen werden diese Interaktionen für die Bildung von Geweben und Organen ermöglicht.
- Die dritte Phase ist die der **Differenzierung,** der Ausreifung morphologischer Charakteristika und physiologischer Prozesse der Organanlage. Nach abgeschlossener Differenzierung sind die Gewebe und Organe in der Lage, ihre spezifischen Funktionen zu erfüllen.

Da sich Gewebe und Organe zwischen der vierten und achten Woche rasch differenzieren, können schwere Fehlbildungen entstehen, wenn der Embryo in diesem Zeitraum auch nur kurzzeitig einem Teratogen ausgesetzt ist. Als **Teratogene** werden Faktoren (z. B. Viren oder Medikamente) bezeichnet, die zur Entstehung oder Häufung von kongenitalen Fehlbildungen führen (➤ Kap. 21).

5.1 Embryonale Abfaltung

Ein wesentlicher Schritt auf dem Weg zur adulten Körperform ist die Krümmung der flachen dreiblättrigen Keimscheibe zu einer prinzipiell zylindrischen Struktur (➤ Abb. 5.1). Dieser Abfaltungsprozess resultiert aus dem raschen embryonalen Wachstum und läuft sowohl in den longitudinalen Ebenen als auch in den transversalen Ebenen ab. Während des raschen embryonalen Längenwachstums hält das Wachstum an den Rändern der Keimscheibe nicht mit demjenigen entlang der axialen Strukturen Schritt. Es kommt zur simultanen Krümmung am kranialen und am kaudalen Ende sowie zur Abfaltung der Seiten des Embryos. Gleichzeitig entsteht eine relative Engstelle an der Verbindung zwischen Embryo und Dottersack, die auf die Bildung des Nabels hinausläuft.

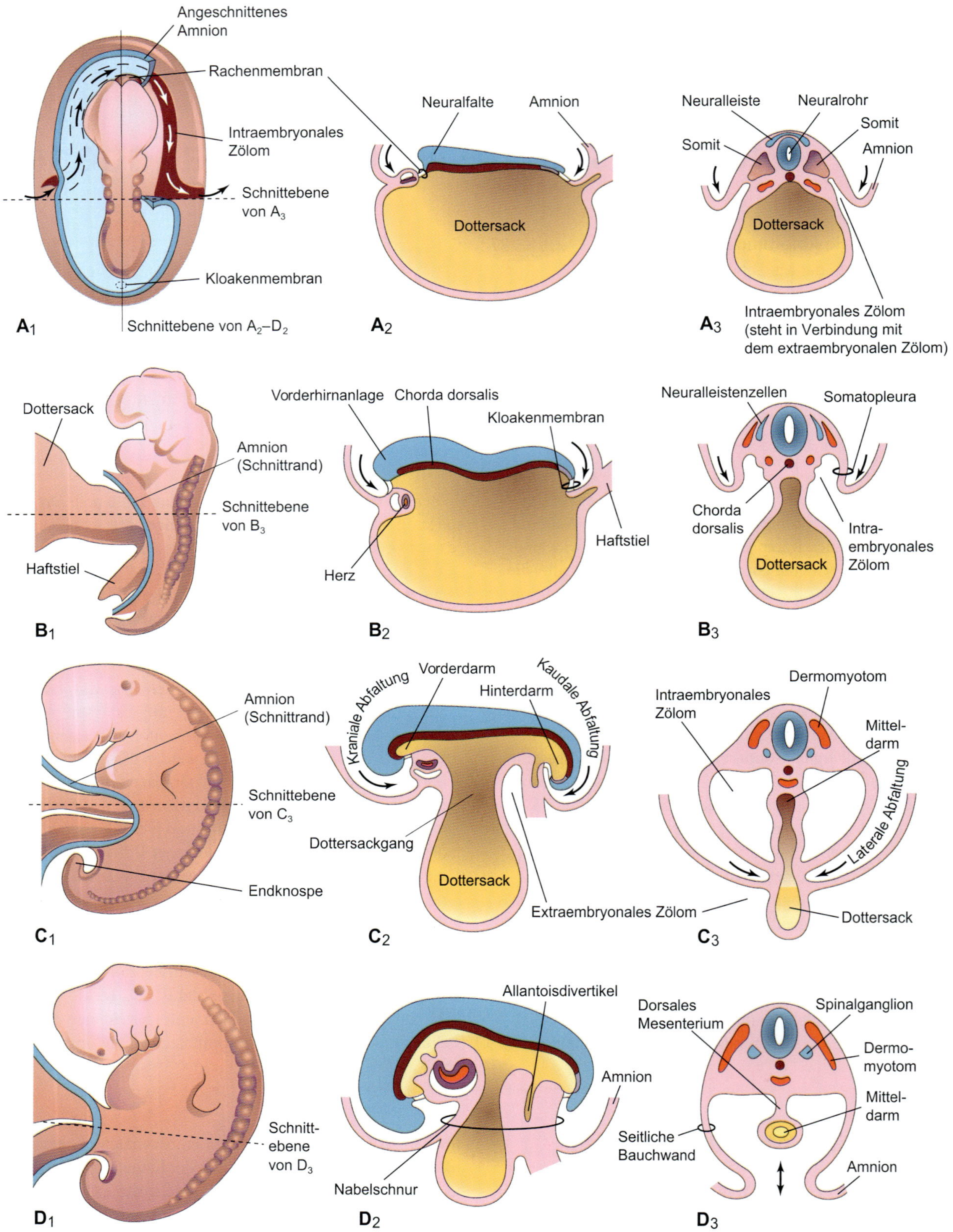

Abb. 5.1 Die Abfaltung des Embryos in der vierten Woche. A1) Dorsalansicht eines Embryos in der frühen vierten Woche. Drei Somitenpaare sind abgrenzbar. Die Kontinuität zwischen intraembryonalem und extraembryonalem Zölom ist auf der rechten Seite dargestellt, wo ein Teil des embryonalen Ektoderms und Mesoderms entfernt wurde. **B1–D1)** Seitenansichten des Embryos am 22., 26. und 28. Tag. **A2–D2)** Sagittalschnitte in der in A_1 gekennzeichneten Schnittebene. **A3–D3)** Transversalschnitte in den in A_1–D_1 gekennzeichneten Schnittebenen.

5.1.1 Abfaltung in der Medianebene

Durch die Krümmung der Enden des Embryos nach ventral entstehen die Kopf- und die Steißfalte. Während des kranialen und kaudalen Längenwachstums bewegen sich die Kranial- und die Kaudalregion also nach ventral (➢ Abb. 5.1A_2–D_2).

Kopffalte

Zu Beginn der vierten Woche bilden kraniale Verdickungen der Neuralfalten die Hirnanlage. Das Hirn ragt anfangs nach dorsal in die Amnionhöhle hinein. Später wächst das sich entwickelnde Vorderhirn über die Rachenmembran hinaus und kommt dann über der Herzanlage zu liegen. Gleichzeitig bewegen sich das *Septum transversum,* die Herzanlage, die Perikardhöhle und die Rachenmembran auf die Ventralseite des Embryos (➢ Abb. 5.2). Im Rahmen dieser **longitudinalen (kraniokaudalen) Abfaltung** bildet (1) das zunächst dorsal liegende Oberflächenektoderm über der Herzanlage die ventrale Oberfläche der Brustwand und wird (2) an der Unterseite der Herzanlage ein Teil des Dottersackendoderms als **Vorderdarm** in den Embryo aufgenommen. Das Oberflächenektoderm über der Herzanlage bleibt in der zunächst – für den physiologischen Nabelbruch (s. u.) – weit offenen Nabelfalte mit den Oberflächenektodermabschnitten in Verbindung, die sich im Rahmen der Neurulation auf der Höhe der Hirnbläschen beidseits der Neuralleisten abgrenzen ließen und sich dann dorsal über dem Neuralrohr (ebenfalls) reißverschlussartig geschlossen haben (s. ➢ Kap. 4).

Der Vorderdarm bildet u. a. die Anlage von Pharynx und Ösophagus (➢ Kap. 11); er liegt zwischen Gehirn- und Herzanlage und wird durch die **Rachenmembran** vom **Stomatodeum** (auch: Stomodeum, Mundbucht) getrennt (➢ Abb. 5.2C). Nach der Abfaltung kommt das *Septum transversum* kaudal des Herzens zu liegen; in der Folge entwickelt sich daraus das *Centrum tendineum,* die zentrale Sehnenplatte des Zwerchfells (➢ Kap. 8). Die kraniale Krümmung beeinflusst auch die Form und Anordnung des embryonalen Zöloms, das die Vorstufe der künftigen Körperhöhlen darstellt. Vor der Abfaltung bildet das Zölom einen flachen, hufeisenförmigen Hohlraum (➢ Abb. 5.1A_1); danach kommt das perikardiale Zölom ventral des Herzens und kranial des *Septum transversum* zu liegen (➢ Abb. 5.2C). In diesem Stadium besteht auf jeder Seite eine breite Verbindung zwischen dem intraembryonalen und dem extraembryonalen Zölom (➢ Abb. 5.1A_3, ➢ Abb. 5.3, ➢ Abb. 8.4).

Steißfalte

Die Krümmung am kaudalen Ende des Embryos (➢ Abb. 5.4) resultiert hauptsächlich aus dem Wachstum des Neuralrohranteils kaudal etwa des 29. Somitenpaares, der durch die mit der Bildung

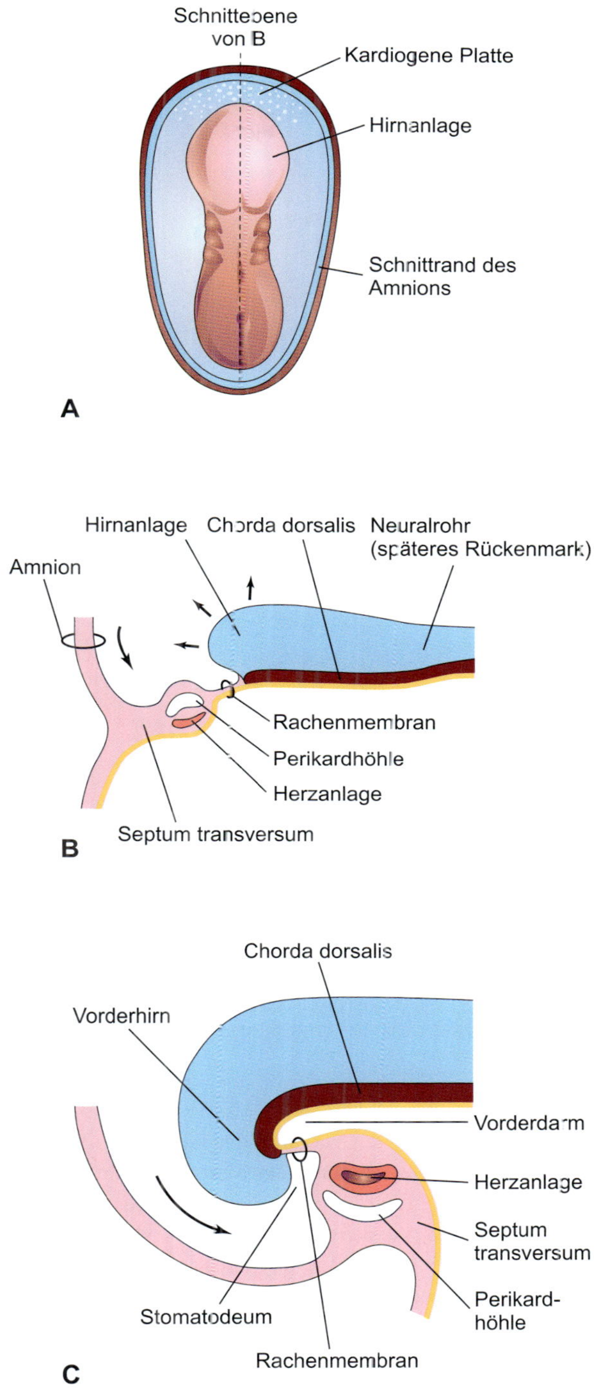

Abb. 5.2 Kraniale Abfaltung des Embryos. A) Dorsalansicht eines 21 Tage alten Embryos. **B)** Sagittalschnitt durch den kranialen Anteil des Embryos (Schnittebene in A gekennzeichnet). Das Herz beginnt, sich nach ventral zu bewegen. **C)** Sagittalschnitt durch einen 26 Tage alten Embryo. *Septum transversum,* Herzanlage, perikardiales Zölom und Rachenmembran sind nun auf die Ventralseite des Embryos verlagert. In diesem Zusammenhang wird ein Teil des Dottersacks in den Embryo aufgenommen und beteiligt sich dort wahrscheinlich an der Bildung der Vorderdarmanlage.

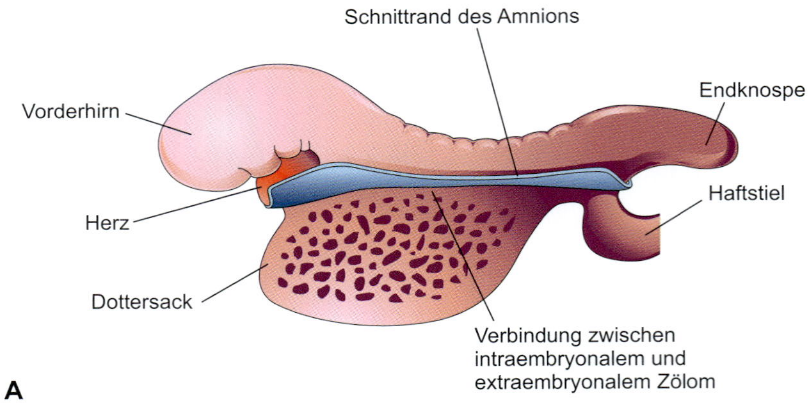

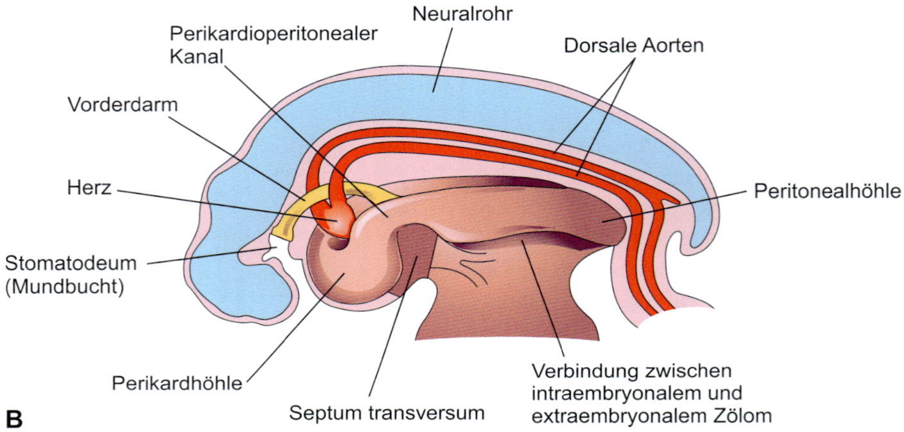

Abb. 5.3 Umgestaltung des intraembryonalen Zöloms durch die kraniale Abfaltung. A) Seitenansicht eines Embryos (24 bis 25 Tage alt) während der Abfaltung. Dargestellt sind das große Vorderhirn, die ventrale Lage des Herzens und – an der äußeren Oberfläche des Dottersacks entlang – die Verbindung zwischen den intraembryonalen und extraembryonalen Anteilen des Zöloms. **B)** Schemazeichnung eines Embryos (26–27 Tage alt) nach der Abfaltung. Dargestellt sind die ventral gelegene Perikardhöhle, der dorsal davon beidseits des Vorderdarms verlaufende Perikardioperitonealkanal und das intraembryonale Zölom, das in Verbindung mit dem extraembryonalen Zölom steht.

der Endknospe eingeleiteten Vorgänge der sekundären Neurulation zustande kommt. Dieser Abschnitt des Neuralrohrs stellt die primäre Anlage des sakralen Rückenmarks dar. Mit ihrem vom Primitivstreifen ausgehenden, zunächst nach dorsal und dann nach kaudal gerichteten Wachstum überragt die **Endknospe** bald die **Kloakenmembran** (die Stelle des späteren Afters, ➤ Abb. 5.1). In der Endknospe entstehen dabei neben dem – zunächst soliden, wie bei Fischen erst im Nachhinein ausgehöhlten – Neuralrohr **(sekundäre Neurulation)** simultan auch die sakralen und kokzygealen Derivate der anderen Keimblätter: *Chorda dorsalis,* Somiten und ein kurzes endodermales Rohr (der „Schwanzdarm"). Im Verlauf der Abfaltung zeigt das Oberflächenektoderm kaudal des Primitivstreifens mit seinen apikalen Abschnitten zunehmend nach ventral und wird – nach Bildung der Kloakenmembran in seiner Mitte – zur ventralen Oberfläche der infraumbilikalen Bauchwand bzw. zum Damm. Dabei werden auch

1. der kaudale Anteil des endodermalen Keimblatts (bei gleichzeitiger Verschmelzung in seinen lateralen Abschnitten, s. ➤ Kap. 5.1.2) und
2. die proximalen Abschnitte von Dottersack und Allantois „in Opposition" zum mittleren Anteil des Endoderms gebracht, und es bildet sich, als Verbindung mit dem „Schwanzdarm", der **Hinterdarm,** die Anlage des späteren *(Colon) Rectum* und *Colon descendens.*

Nach anterolateral bleibt das kaudal des Primitivstreifens liegende Oberflächenektoderm – in der weit offenen Nabelfalte und analog zum dorsal der Herzanlage liegenden Oberflächenektoderm (s. o.) – mit den Oberflächenektodermabschnitten in Verbindung, die sich lateral und dorsal der Neuralleiste auf Höhe des Rückenmarkes gebildet hatten. Auf diese Weise stehen sich also die zunächst – in der flachen Keimscheibe und vor der Neurulation – kaudal und kranial gelegenen Oberflächenektodermabschnitte ventral im wei-

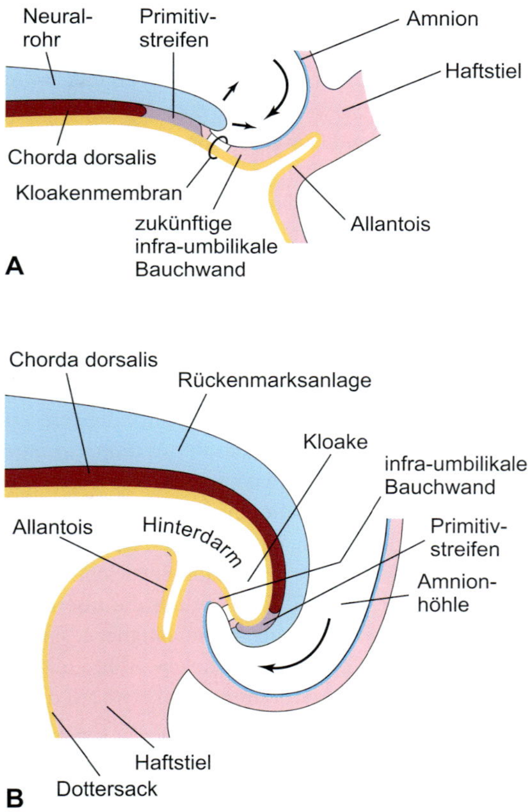

Abb. 5.4 Kaudale Abfaltung des Embryos. A) Sagittalschnitt durch den kaudalen Teil eines Embryos am Anfang der vierten Woche. **B)** Ähnlicher Schnitt am Ende der vierten Woche. Proximale Teile von Dottersackepithel und Allantoisdivertikel werden als Mittel- bzw. Hinterdarm in den Embryo aufgenommen. Der erweiterte Endteil des Hinterdarms bildet die Kloake. Besonders hervorgehoben sind die Lageveränderungen von Primitivstreifen (später Endknospe), Allantois, Kloakenmembran, Haftstiel und des infraumbilikalen Oberflächenektoderms.

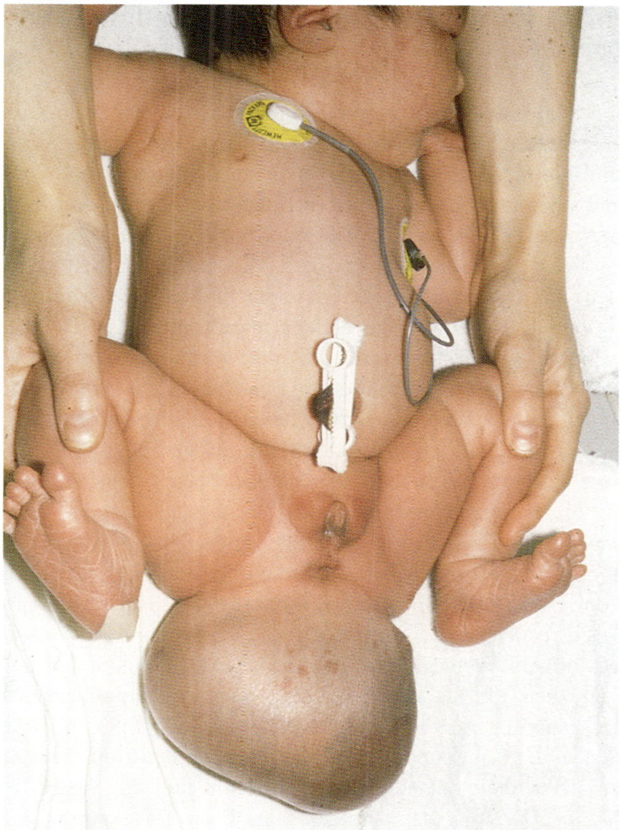

Abb. 5.5 Neugeborenes Mädchen mit einem großen sakrokokzygealen Teratom, das sich aus Residuen des Primitivstreifens entwickelt hatte. Der Tumor bestand aus mehreren unterschiedlichen Gewebearten und wurde operativ entfernt. (Mit freundlicher Genehmigung von A. E. Chudley, Children's Hospital und University of Manitoba, Winnipeg, Kanada.)

ten Nabelring „gegenüber" und über das zunächst lateral liegende Oberflächenektoderm in kontinuierlicher Verbindung.

Der Schwanzdarm bleibt (wie das spätere Oberflächenektoderm am gesamten Nabelring) im Wachstum zurück und verstreicht wenig später in der Wand des Hinterdarms, während das Ende des Hinterdarms sich ausweitet und die **Kloake** (die Anlage von Harnblase und Rektum; ➤ Kap. 11 und ➤ Kap. 12) bildet. Vor der Abfaltung liegt der **Primitivstreifen** kranial der Kloakenmembran (➤ Abb. 5.4A), nach der Abfaltung liegen seine Derivate (Endknospe mit Kokzygealabschnitt von *Chorda dorsalis,* Mesoderm und Schwanzdarm) kaudal davon (➤ Abb. 5.4B). Ventral der Kloakenmembran setzt nun der Haftstiel (als Kern der Nabelschnur) an, und die proximale Verbindung des Allantoisdivertikels zum Dottersackepithel kommt ins Innere des Embryos zu liegen und bildet so (zunächst median liegende) Teile der ventralen Wände von Mittel- und Enddarm

Sakrokokzygeale Teratome Normalerweise bildet sich der Primitivstreifen bis zum Ende der fünften Woche vollständig zurück. Es kommt jedoch vor, dass Residuen des Primitivstreifens persistieren und sich zu einem Tumor entwickeln (➤ Abb. 5.5). Diese sakrokokzygealen **Teratome** enthalten immer Mischgewebe, und zwar Abkömmlinge aller drei Keimblätter in unvollständigen Differenzierungsstadien, da sie sich aus den pluripotenten Zellen des Primitivstreifens ableiten. Teratome stellen die häufigsten Tumoren im Neugeborenenalter dar; ihre Inzidenz liegt bei 1 auf etwa 35.000 Geburten. Überwiegend (zu 80 %) sind Mädchen betroffen. In der Regel werden sakrokokzygeale Teratome bei der routinemäßigen Ultraschallvorsorge entdeckt. Sie sind meist gutartig, und bei prompter chirurgischer Exzision nach der Geburt ist die Prognose gut.

5

5.1.2 Abfaltung in der mittleren Transversalebene

Bei der **lateralen Abfaltung** des Embryos entstehen die linke und die rechte Leibeswand (➤ Abb. 5.1A_3–D_3). Die seitliche Krümmung kommt durch das rasche Wachstum von Rückenmark, Somitenderivaten und Seitenplattenmesoderm zustande. Die Anteile, die später zur ventrolateralen Leibeswand werden, bewegen sich nach ventral auf die Medianebene zu; d. h., die Ränder der Keimscheibe rollen sich nach ventral ein, sodass der Embryo eine zylindrische Form erhält. Dabei wird das endodermale Keimblatt in das Innere des Embryos eingestülpt und bildet dort den Mitteldarm, die Vorstufe u. a. des späteren Dünndarms (➤ Kap. 11). Anfangs besteht noch eine breite Verbindung zwischen Mitteldarm und Dottersack (➤ Abb. 5.1B_2). Durch die laterale Abfaltung wird diese Verbindung jedoch zu einem zunehmend schmaleren Schlauch, dem Dottersackgang (*Ductus omphaloentericus,* auch *Ductus vitellinus* oder genauer *Ductus vitellinointestinalis* genannt), eingeengt (➤ Abb. 5.1C_2). Um den Dottersackgang herum wird die Ansatzstelle des Amnions an der ventralen Oberfläche des Embryos auf einen relativ engen Bereich reduziert, und damit wird auch die Verbindung zwischen dem intraembryonalen und extraembryonalen Zölom auf einen engen, den Dottersackgang zunächst noch zirkulär umgebenden Durchgang eingeschränkt (➤ Abb. 5.1D_2 und D_3). So entwickeln sich also der Nabel und die **Nabelschnur** um den Dottersackgang und das schmale Allantoisdivertikel herum und die Nabelschnur erhält den Haftstiel als mesenchymalen Kern. Das Amnion bildet dabei von Anfang an – und noch bis zu dem Zeitpunkt, an dem die Amnionhöhle mit zunehmendem Wachstum den größten Teil des extraembryonalen Zöloms ausfüllt – die epitheliale Deckschicht der Nabelschnur (➤ Abb. 5.1D_2). Störungen dieser Abfaltungsvorgänge sind selten. Eine frühzeitige Diagnose mittels Ultraschall ist in solchen Fällen wichtig für die Festlegung des weiteren Vorgehens.

5.2 Meilensteine der vierten bis achten Woche

Die folgende Darstellung fasst die Hauptereignisse und die Hauptveränderungen der äußeren Form des Embryos zwischen der vierten und achten Entwicklungswoche zusammen. Einzelheiten der Organentwicklung werden in den jeweiligen Organsystemkapiteln (➤ Kap. 10 bis ➤ Kap. 19) behandelt. In ➤ Tab. 5.1 sind die wesentlichen Kriterien für die Bestimmung des embryonalen Entwicklungsstadiums zwischen der vierten und der achten Woche (Carnegie-Stadien 9–23) aufgeführt (➤ Kap. 1, ➤ Abb. 1.1).

5.2.1 Vierte Woche

Im Verlauf der vierten Woche kommt es zu wesentlichen Veränderungen in der Körperform des Embryos. Zu Beginn ist der Embryo fast flach und hat vier bis zwölf Somiten, die sich als deutliche Vorwölbungen der Oberfläche darstellen (➤ Abb. 5.6A). Das **Neuralrohr** beginnt sich auf der Höhe der Somiten zu bilden und ist zunächst im Bereich des kranialen (vorderen) und kaudalen (hinteren) **Neuroporus** noch weit offen (➤ Abb. 5.6B und ➤ Abb. 5.7C und D). Bis zum 24. Tag werden mit dem Mandibularbogen (mit dem Meckel-Knorpel) und dem Hyoidbogen (Zungenbeinbogen, mit dem Reichert-Knorpel) die beiden ersten **Schlundbögen** (Kiemenbögen; engl. *pharyngeal* bzw. *branchial arches*) erkennbar; sie sind in diesem Stadium noch deutlich voneinander getrennt (➤ Abb. 5.6C und ➤ Abb. 5.8). Durch die beginnende kraniale und kaudale Abfaltung hat der Embryo inzwischen eine leicht gekrümmte Form angenommen. Das Herz bildet auf der Ventralseite des embryonalen Körpers eine deutliche Vorwölbung und ist bereits jetzt für eine effektive Blutzirkulation verantwortlich.

Um den 26. Tag sind drei Paar Schlundbögen erkennbar (➤ Abb. 5.6D und ➤ Abb. 5.9) und der *Neuroporus anterior* hat sich verschlossen. Das **Vorderhirn** bildet im Kopfbereich eine markante Vorwölbung und durch die Abfaltungsvorgänge ist der Embryo jetzt C-förmig gekrümmt. Vom kaudalen Rand des *Neuroporus posterior* ausgehend bildet die *Endknospe* eine leichte dorsokaudale Vorwölbung. Am 26. oder 27. Tag werden die **oberen Extremitätenknospen** (Armknospen) als flache, längliche Vorwölbungen an der ventrolateralen Körperoberfläche (➤ Abb. 5.6D–E) und die **Ohrgrübchen** (die Anlagen des Innenohrs) etwa auf der Höhe des zweiten Pharyngealbogens deutlich erkennbar. Die **Linsenplakoden** sind als ektodermale Verdickungen an der Stelle der zukünftigen Augenlinsen dagegen noch eher unscheinbar. Am Ende der vierten Woche lassen sich dann das vierte Schlundbogenpaar und die **unteren Extremitätenknospen** (Beinknospen) abgrenzen (➤ Abb. 5.6E und ➤ Abb. 5.10). Schließlich hat sich in der Regel am 28. Tag auch der *Neuroporus posterior* (etwa auf Höhe des 29. Somitenpaares) verschlossen, und vom kaudalen Rand des *Neuroporus posterior* ausgehend bildet die *Endknospe* mit ihrer vorübergehend länglichen, schwanzähnlichen Form ein hervorstechendes Merkmal dieses Stadiums (➤ Abb. 5.10 und ➤ Abb. 5.11). Im Inneren des Embryos sind viele Organsysteme, insbesondere das *kardiovaskuläre System,* nun als deutliche Anlagen vorhanden (➤ Abb. 5.12).

5.2.2 Fünfte Woche

Während der fünften Woche treten im Vergleich zur vierten Woche nur kleinere Änderungen der Körperform auf. Der Kopf wächst jetzt allerdings überproportional zu den anderen Körperzonen (➤ Abb. 5.13 und ➤ Abb. 5.14). Das Kopfwachstum ist dabei hauptsächlich durch die rasch fortschreitende Entwicklung von Gehirn und Gesichtsstrukturen bedingt. Das Gesicht gelangt in Kontakt zur Herzausbuchtung; der zweite Schlundbogen überwächst durch seine rasche Größenzunahme den dritten und vierten Schlundbogen und bewirkt so beidseits lateral die Ausbildung einer ektodermalen Einbuchtung *(Sinus cervicalis).* Die Armknospen nehmen Paddelform an, die Beinknospen sind flossenförmig. Im noch ungeteilten Brust- und Bauchraum, im Abschnitt zwischen Arm- und Beinknospen, wölben sich die rasch wachsenden Urnieren *(Mesonephros),* die sich

Tab. 5.1 Kriterien zur Bestimmung des embryonalen Entwicklungsstadiums beim Menschen.

Alter (Tage)	vgl. Abb.	Carnegie-Stadium	Anzahl der Somiten	Länge (mm)*	Hauptmerkmale+
20–21	➤ Abb. 5.1A	9	1–3	1,5–3,0	*Flache Keimscheibe; tiefe Neuralrinne* und prominente Neuralfalten; *ein bis drei Somitenpaare abgrenzbar;* kraniale Abfaltung (Kopffalte) angedeutet; Rhombomere abgrenzbar, Ohrplakoden.
22–23	➤ Abb. 5.7	10	4–12	2,0–3,5	*Embryo flach oder leicht gebogen;* Ausbildung des Neuralrohrs auf Höhe der Somiten; erstes und zweites Schlundbogenpaar erkennbar; Herzschlauch leicht nach rechts gewölbt; molekulare Rechts-links-Differenzierung im Seitenplattenmesoderm
24–25	➤ Abb. 5.8	11	13–20	2,5–4,5	*Gebogene Form des Embryos durch kraniale und kaudale Abfaltung;* Neuroporus anterior (cranialis) schließt sich; Augenbläschen ausgebildet; Wolff-Gang erkennbar
26–27	➤ Abb. 5.9	12	21–29	3,0–5,0	*Armknospen* erscheinen; Neuroporus anterior (cranialis) verschlossen; Neuroporus posterior (caudalis) schließt sich; drei Schlundbogenpaare erkennbar; deutliche Ausbuchtung durch die Herzanlage; Ohrgrübchen erkennbar
28–30	➤ Abb. 5.10 ➤ Abb. 5.11 ➤ Abb. 5.12	13	30–32	4,0–6,0	Embryo C-förmig gebogen; Neuroporus posterior (caudalis) verschlossen; Beginn der *sekundären Neurulation;* Armknospen flossenartig geformt; vier Schlundbogenpaare erkennbar; Beinknospen erscheinen; Ohrbläschen *vorhanden;* Linsenplakode deutlich abgrenzbar; Endknospe schwanzartig ausgebildet
31–32	➤ Abb. 5.13 ➤ Abb. 5.14	14	33–35#	5,0–7,0	*Armknospen paddelförmig ausgebildet;* Linsengrübchen und Riechgrübchen erkennbar; Augenbecher vorhanden
33–35		15	(35–37)	7,0–9,0	*Handplatten* ausgebildet; *Fingerstrahlen* erkennbar; Linsenbläschen vorhanden; deutliches Riechgrübchen; *Beinknospe paddelförmig ausgebildet;* Sinus cervicalis erkennbar
36–40		16	(36–38)	8,0–11,0	*Fußplatten ausgebildet;* sichtbare Pigmentierung der Retina; Entwicklung der Aurikularhöcker, Müller-Gang erkennbar
41–42	➤ Abb. 5.15	17		11,0–14,0	*Fingerstrahlen deutlich abgrenzbar;* Aurikularhöcker nehmen das Gebiet der späteren Ohrmuschel ein; beginnende Aufrichtung des Rumpfes; prominente Hirnbläschen
43–46		18		13,0–17,0	*Zehenstrahlen deutlich abgrenzbar;* Ellenbogenregion erkennbar; Ausbildung der Augenlider; Einkerbungen zwischen den Fingerstrahlen; Brustwarzen erkennbar; Rhombomere nicht mehr abgrenzbar
47–48	➤ Abb. 5.16	19		16,0–18,0	*Extremitäten nach vorne gerichtet;* Rumpf verlängert sich und richtet sich auf; deutliche Herniation des Mitteldarms in die Nabelschnur, Hodenstränge erkennbar
49–51	➤ Abb. 5.17C	20		18,0–22,0	*Arme länger und im Ellenbogen gebeugt; Finger treten auseinander (noch durch „Schwimmhäute" verbunden);* Einkerbungen zwischen den Zehenstrahlen; Gefäßplexus der Kopfhaut erscheint
52–53	➤ Abb. 5.17A	21		22,0–24,0	*Hände und Füße nähern sich einander an; Finger länger und getrennt; Zehen durch „Schwimmhäute" verbunden;* Endknospe unscheinbar
54–55		22		23,0–28,0	*Zehen länger und getrennt;* Augenlider und Ohrmuscheln zunehmend ausgeformt
56	➤ Abb. 5.18 ➤ Abb. 5.19	23		27,0–31,0	*Kopf runder und „menschlicher" geformt;* äußeres Genitale noch weitgehend indifferent; noch deutlicher Nabelbruch durch intestinale Herniation; *Endknospe („Schwanz") vollständig zurückgebildet,* Rekanalisierung des Duodenums

* Angegeben ist jeweils der Normalbereich. In den Stadien 9 und 10 bezieht sich die Angabe auf die größte Längenausdehnung (GL), in den weiteren Stadien auf die Scheitel-Steiß-Länge (SSL) (➤ Abb. 5.1).

Ab diesem Stadium ist die Anzahl der (parallel zur sekundären Neurulation entstehenden) Somiten nur noch schwer zu bestimmen und stellt kein sinnvolles Kriterium mehr dar.

+ Nach Nishimura et al., 1974; O'Rahilly und Müller, 1987, und Shiota, 1991.

5

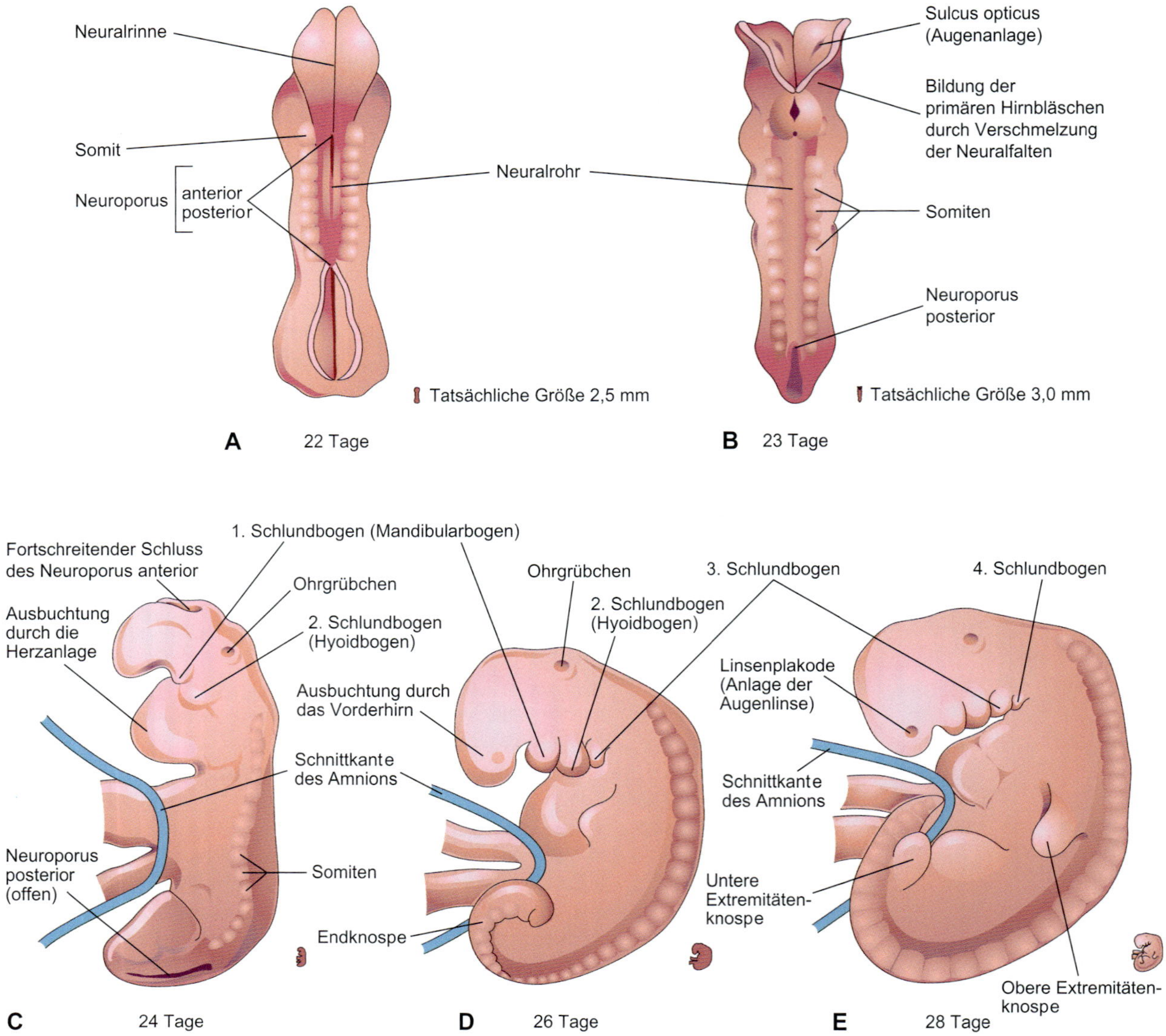

Abb. 5.6 A–B) Dorsalansicht von Embryonen in der frühen vierten Woche mit acht bzw. zwölf Somiten. **C–E)** Seitenansicht älterer Embryonen mit 16, 27 und 33 Somiten. Der *Neuroporus anterior* schließt sich in der Regel um den 24. bis 26. Tag, der *Neuroporus posterior* etwa zwei Tage später, d. h. bis zum Ende der vierten Woche.

im intermediären Mesoderm aus den **nephrogenen Strängen** entwickelt haben (und beim Menschen nur transitorisch während der Entwicklung vorhanden sind; ➤ Kap. 12), in der lateralen Hälfte der **Urogenitalleiste** vor (➤ Abb. 5.14).

5.2.3 Sechste Woche

An den oberen Extremitäten zeigen sich regionale Differenzierungsvorgänge: Die Ellenbogen und die großen Handplatten beginnen, sich auszubilden (➤ Abb. 5.15). In der Handplatte zeichnet sich die Entwicklung der Finger durch die Ausbildung von **Fingerstrahlen** ab. Die entsprechende Entwicklung der unteren Extremitäten folgt etwas später. Einige kleine Vorwölbungen – die **Aurikularhöcker** – entwickeln sich um die Schlundfurche zwischen dem ersten und zweiten Schlundbogen. Das dorsale Ende dieser Furche wird später zum **äußeren Gehörgang** *(Meatus acusticus externus)*, und die Aurikularhöcker verschmelzen um ihn herum und bilden die Ohrmuschel *(Auricula)*. Das Auge ist nun – insbesondere wegen der Ausbildung von Netzhautpigmenten – deutlich sichtbar. Der Kopf ist im Vergleich zum Rumpf sehr groß und über die **Herzvorwölbung** gebeugt. Diese Kopfstellung resultiert aus Krümmungsvorgängen im zervikalen (Nacken-)Bereich. Rumpf und Hals beginnen sich dagegen aufzurichten. In der Literatur liegen Berichte darüber

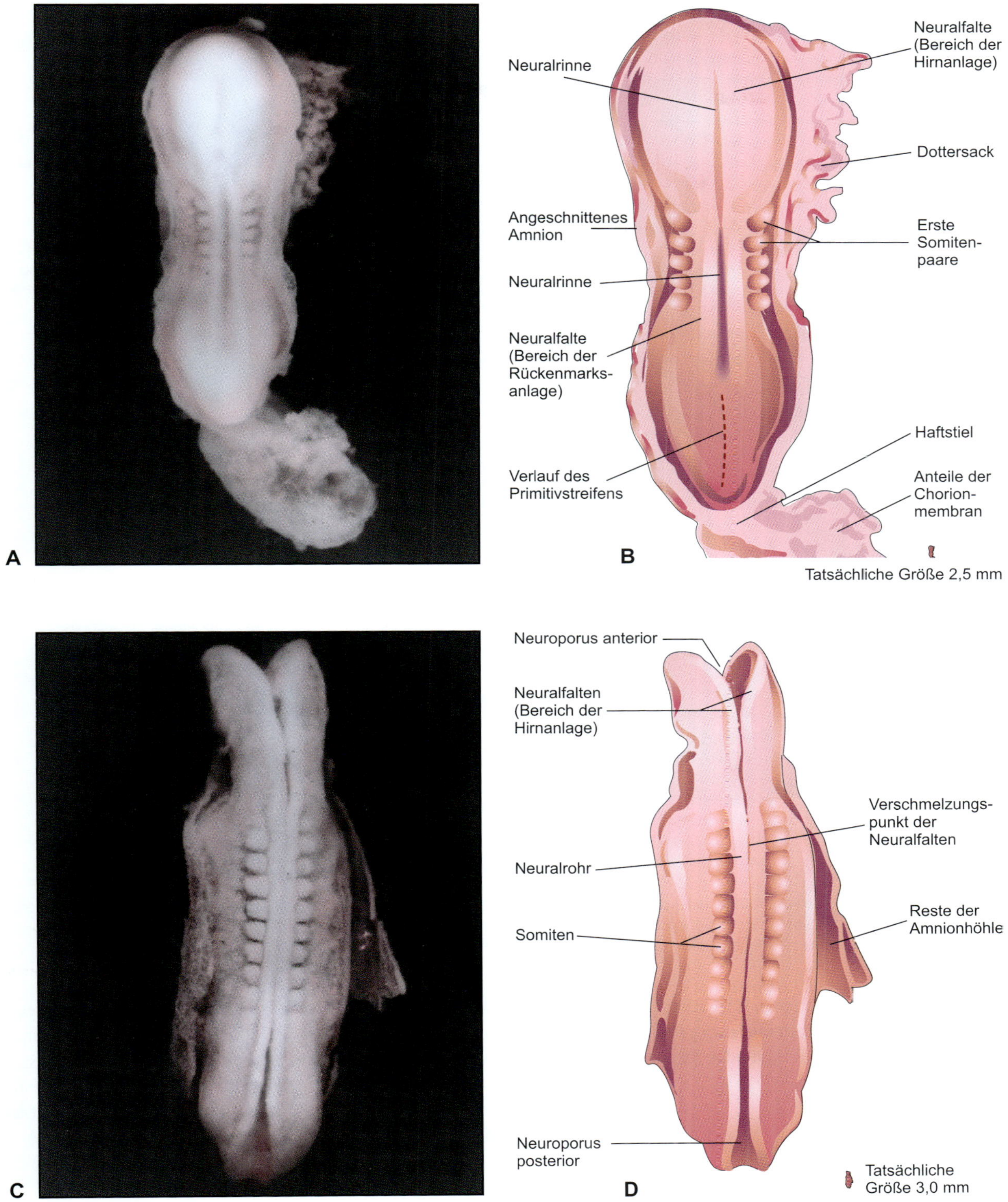

Abb. 5.7 **A)** Dorsalansicht eines Embryos mit fünf Somitenpaaren, etwa 22 Tage alt, Carnegie-Stadium 10. Im Bereich der Somiten haben sich die Neuralfalten einander angenähert und erzeugen eine tiefe Neuralrinne. Im kranialen Abschnitt, im Bereich der frühen Hirnanlage, liegen die Neuralfalten noch flach und sind lediglich verdickt. **B)** Schemazeichnung der in A dargestellten Strukturen. Amnion und Chorion wurden großenteils entfernt, um den Embryo sichtbar zu machen. **C)** Dorsalansicht eines etwas älteren Embryos mit acht Somitenpaaren, Carnegie-Stadium 10. Auf Höhe der Somiten sind die Neuralfalten (und das Oberflächenektoderm) miteinander verschmolzen; am kranialen und kaudalen Ende des Neuralrohrs bilden der *Neuroporus anterior und posterior* eine offene Verbindung zur Amnionhöhle. **D)** Schemazeichnung der in C dargestellten Strukturen. Die Neuralfalten sind im Bereich zwischen den Somiten miteinander verschmolzen und bilden das Neuralrohr (die Anlage des Rückenmarks in diesem Bereich). (A und C aus Moore et al., 2000.)

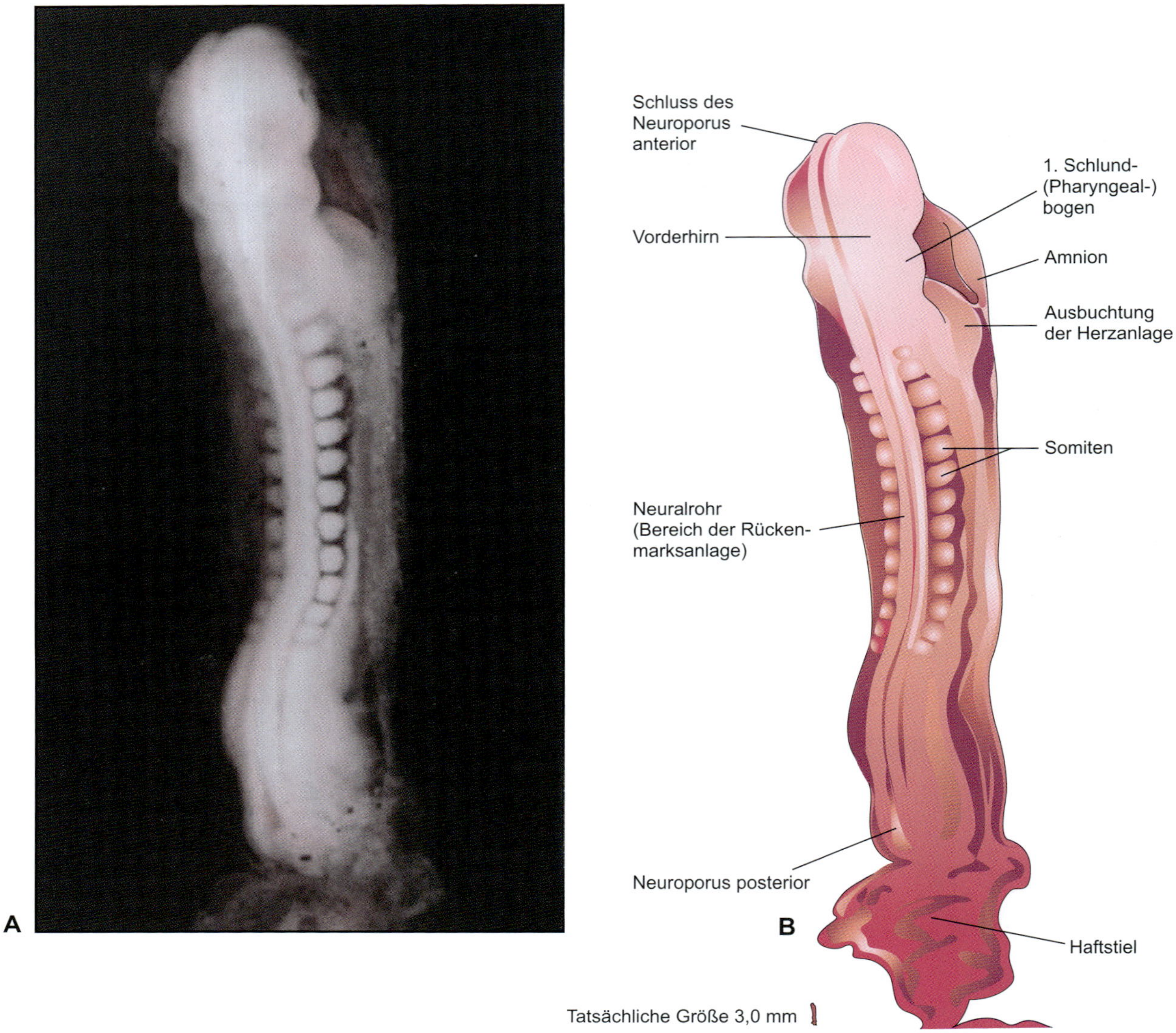

Abb. 5.8 A) Dorsalansicht eines Embryos mit 13 Somitenpaaren, etwa 24 Tage alt, Carnegie-Stadium 11. Der *Neuroporus anterior* ist im Begriff, sich zu verschließen, der *Neuroporus posterior* ist dagegen noch weit offen. **B)** Schemazeichnung der in A dargestellten Strukturen. Durch die Abfaltungen am kranialen und am kaudalen Ende hat der Embryo eine leicht gekrümmte Form. A. (Aus Moore et al., 2000.)

vor, dass Embryonen in der sechsten Entwicklungswoche Reflexreaktionen auf Berührungen zeigen und auch gelegentlich spontane Bewegungen (z. B. Zucken von Rumpf oder Extremitäten) ausführen.

5.2.4 Siebte Woche

Während der siebten Woche durchlaufen die Extremitäten erhebliche Veränderungen. Zwischen den Fingerstrahlen der Handplatte erscheinen Einkerbungen, die deutlich die Grenzen zwischen den späteren Fingern anzeigen (➤ Abb. 5.16). Zwischen der Darmanlage und dem Dottersack besteht nur noch eine relativ schmale Verbindung, der *Dottergang*. Der Darm wölbt sich im proximalen Anteil der Nabelschnur in das extraembryonale Zölom vor. Dieser sog. **physiologische Nabelbruch** stellt ein normales Ereignis im Verlauf der Embryonalentwicklung dar. Er kommt zustande, weil die Bauchhöhle in diesem Entwicklungsstadium zu klein ist, um die rasch wachsenden Eingeweide aufzunehmen. Gegen Ende der siebten Woche setzt die Ossifikation der proximalen Knochen (zunächst des Humerus) in den oberen Extremitäten ein.

5.2.5 Achte Woche

Zu Beginn dieser letzten Woche der Embryonalperiode sind die Finger schon getrennt, aber noch durch Hautlappen miteinander verbunden, die an die Schwimmhäute von Amphibien erinnern (➤ Abb. 5.17). Zwischen den Zehenstrahlen der fächerförmigen Fußplatten finden sich deutliche Einkerbungen. Von der

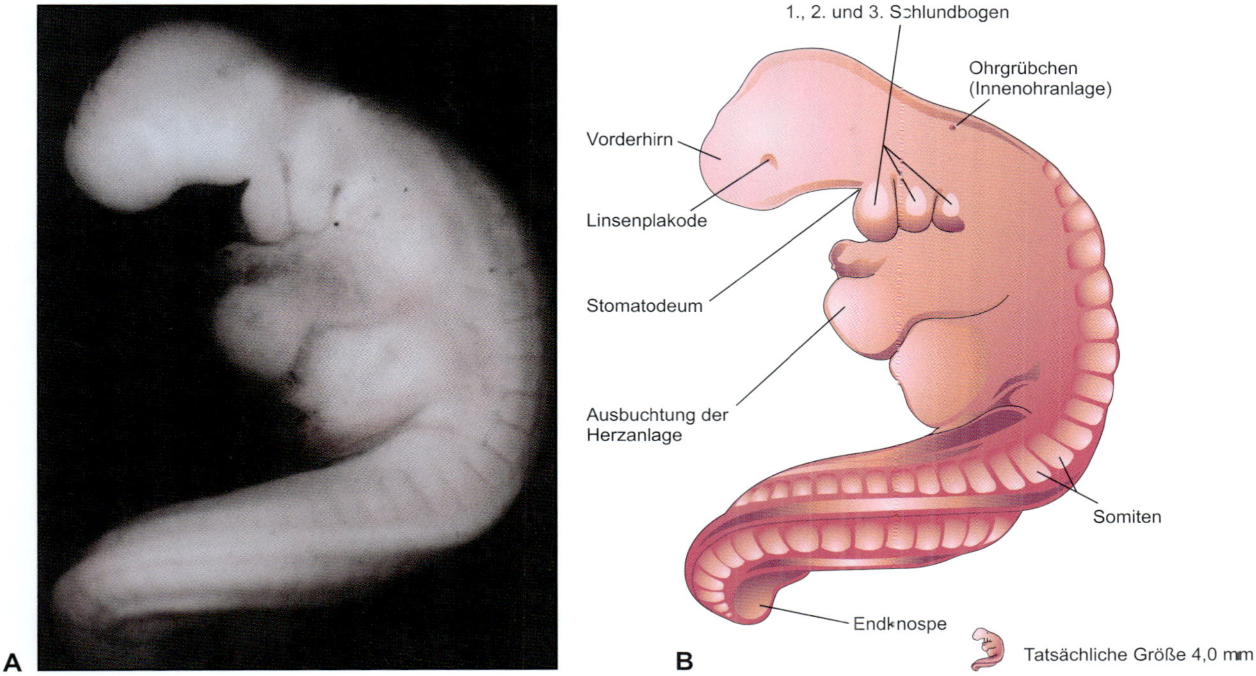

Abb. 5.9 A) Seitenansicht eines Embryos mit 27 Somitenpaaren, etwa 26 Tage alt, Carnegie-Stadium 12. Der Embryo hat eine deutlich gekrümmte Form, insbesondere im Bereich der schwanzartigen Endknospe. Der *Neuroporus anterior* ist geschlossen, und mindestens drei Schlundbogenpaare haben sich gebildet. Die Linsenplakoden als Anlage der Augenlinsen und die Ohrgrübchen als Hinweis auf die beginnende Entwicklung des Innenohrs sind zu erkennen. **B)** Schemazeichnung der in A dargestellten Strukturen. A. (Aus Nishimura et al., 1977.)

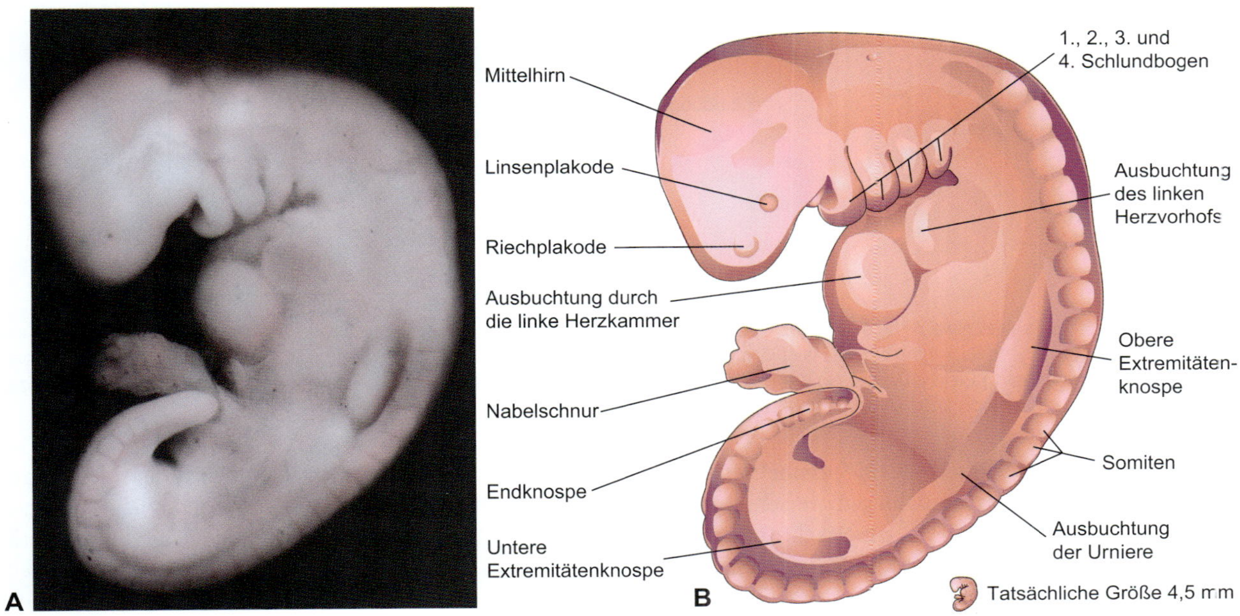

Abb. 5.10 A) Seitenansicht eines etwa 28 Tage alten Embryos, Carnegie-Stadium 13. Der Embryo hat eine charakteristische, C-förmige Krümmung. Vier Schlundbögen und die oberen und unteren Extremitätenknospen sind angelegt. Die Herzanlage nimmt großen Raum ein; in ihr ist die Unterteilung in den primordialen Vorhof und Ventrikel bereits erkennbar. *Neuroporus anterior* und *posterior* sind verschlossen. **B)** Schemazeichnung der in A dargestellten Strukturen. (A aus Nishimura et al., 1977.)

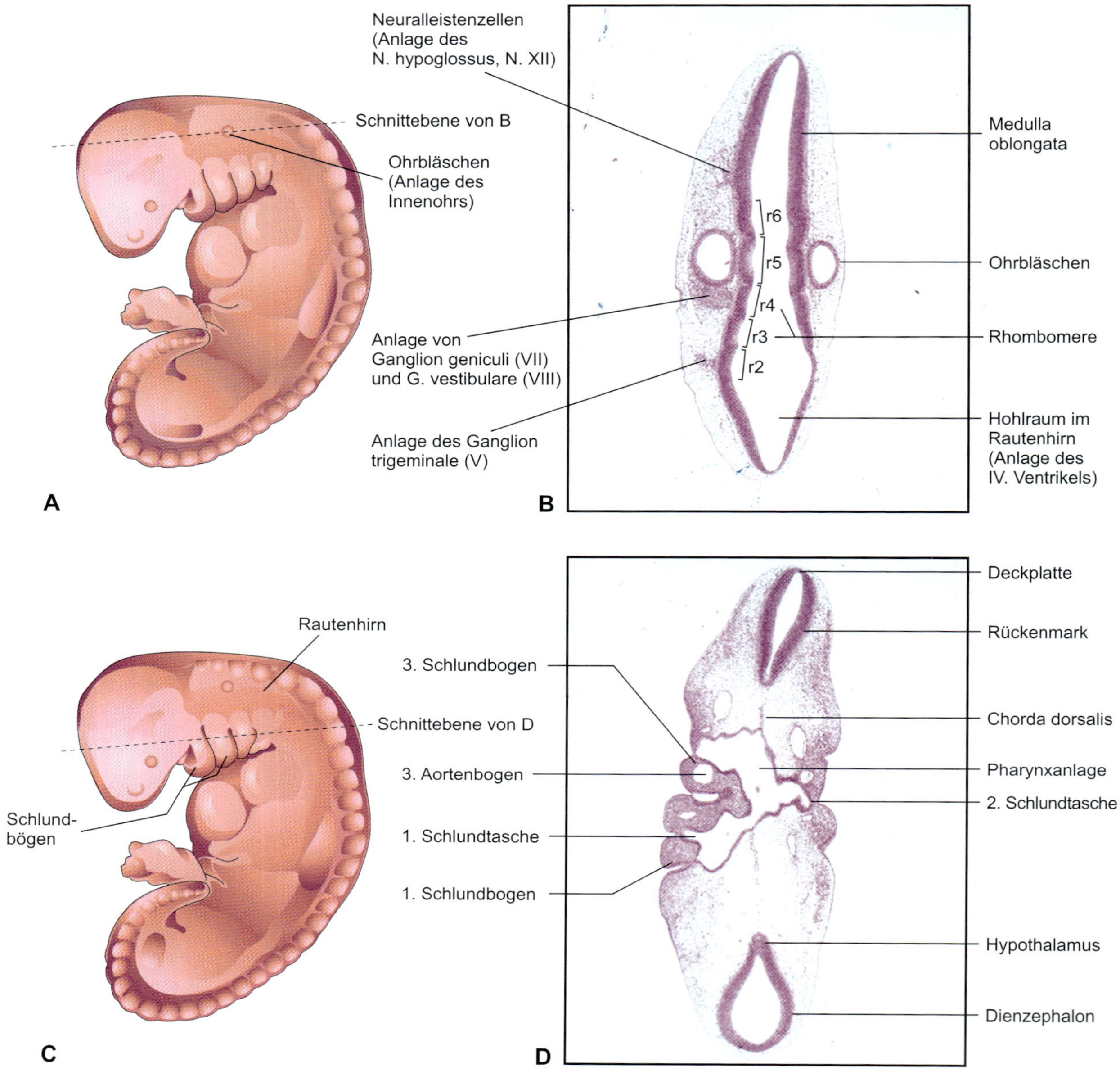

Abb. 5.11 **A)** Schemazeichnung eines etwa 28 Tage alten Embryos, Carnegie-Stadium 13. **B)** Mikroskopisches Schnittpräparat des Embryos (Schnittebene in A markiert). Dargestellt sind das verlängerte Rückenmark *(Medulla oblongata),* das Rautenhirn mit den Rhombomeren 2 bis 6, die Ohrbläschen (Anlagen des Innenohrs) und die Anlage von vier Hirnnerven. **C)** Gleiche Darstellung wie in A mit Markierung der Schnittebene von D. **D)** In dieser Schnittebene stellen sich das Dienzephalon, die Pharynxanlage mit den das Rückenmark dar. (Aus Moore KL, Persaud TVN, Shiota K: Color atlas of clinical embryology. 2nd Ed., Elsevier Saunders, 2000.)

schwanzartigen Endknospe ist nur noch ein Stummel vorhanden; gegen Ende der achten Woche ist sie dann ganz verschwunden. In der Kopfhaut hat sich ein Gefäßplexus entwickelt und erscheint als ein charakteristisches Band um den Kopf nahe der Scheitelregion. Am Ende der achten Woche sind alle Bereiche der Extremitäten erkennbar. Die Finger sind länger geworden und vollständig voneinander getrennt (➤ Abb. 5.18). Auch die Ossifikation der unteren Extremitäten – zunächst im Femur, dann in den anderen Knochen – beginnt in der achten Woche. Füße und Hände „wandern" jetzt auf der Ventralseite des Körpers näher zueinander, und erstmals sind auch absichtliche Bewegungen der Extremitäten zu beobachten. Am Ende der achten Woche hat der menschliche Embryo schließlich schon eindeutig menschliche Formmerkmale (➤ Abb. 5.19); allerdings ist der Kopf noch immer unverhältnismäßig groß und nimmt fast die Hälfte der Gesamtlänge ein. Eine Hals-Nacken-Region ist nun ausgebildet. Die Augenlider sind deutlicher sichtbar; sie schließen sich allmählich und verwachsen am Ende der achten Woche miteinander durch epitheliale Fusion. Im proximalen Teil der Nabelschnur finden sich noch immer Darmanteile. Die Ohrmuscheln nähern sich allmählich ihrer endgültigen Form. Das äußere Genitale weist jetzt Geschlechtsunterschiede auf, die jedoch noch nicht ausgeprägt genug sind, um das

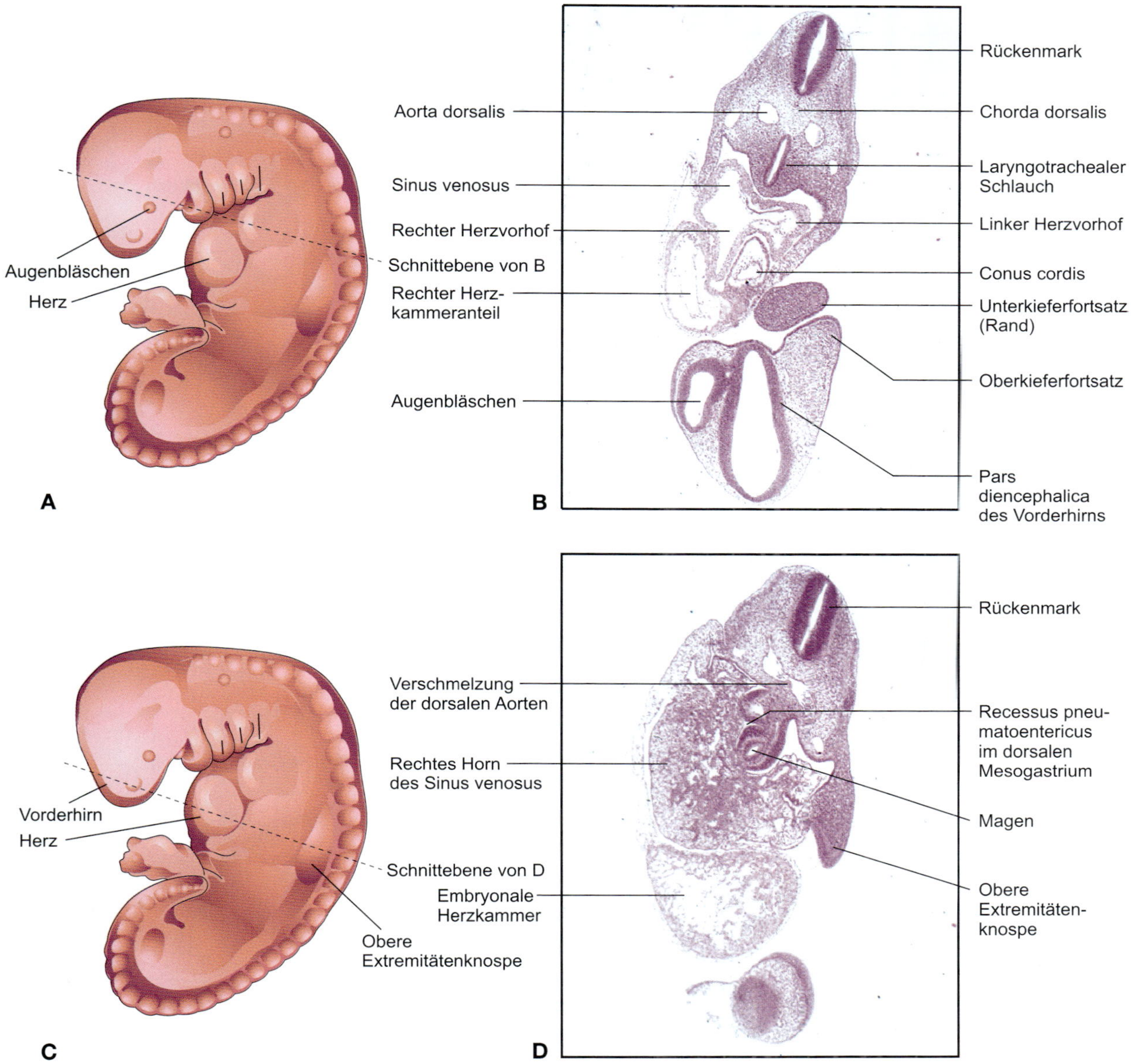

Abb. 5.12 A) Schemazeichnung eines etwa 28 Tage alten Embryos, Carnegie-Stadium 13. **B)** Mikroskopisches Schnittpräparat des Embryos (Schnittebene in A markiert). Dargestellt sind insbesondere Teile der Herzanlage. **C)** Gleiche Darstellung wie in A mit Markierung der Schnittebene von D. **D)** In dieser Schnittebene stellen sich die Herzanlage, die breite Leberanlage im *Septum transversum* und die Anlage des Magens (mit dem charakteristischen hochprismatischen Zölomepithel) und dem *Recessus pneumatoentericus* als Anlage der *Bursa omentalis* (auf der rechten Seite des Embryos) dar. (Aus Moore KL, Persaud TVN, Shiota K: Color atlas of clinical embryology. 2nd Ed., Elsevier Saunders, 2000.)

Geschlecht des Kindes sonografisch mit Sicherheit festzustellen (➤ Kap. 12).

Festlegung des Gestationsalters Nach gynäkologischer Konvention wird die **S**chwanger**s**chaft in **W**ochen (SSW) eingeteilt und beginnt mit dem ersten Tag der letzten Regelblutung (engl. *last normal menstrual period,* LNMP). Das so festgelegte Schwangerschaftsalter ist das *Gestations- oder Menstruationsalter.* Die Embryonalentwicklung beginnt aber erst etwa zwei Wochen nach der LNMP, zum Zeitpunkt der Befruchtung oder Konzeption. Das *Konzeptionsalter* wird angegeben, wenn das tatsächliche Datum der Befruchtung bekannt ist, so z. B. bei Patientinnen nach In-vitro-Fertilisation oder artifizieller Insemination (➤ Kap. 2). Zwei Bezugspunkte können also für die Festlegung des embryonalen Alters herangezogen werden:

- der Beginn der letzten Regelblutung (LNMP)
- der mutmaßliche Befruchtungszeitpunkt (Konzeption).

Der Tag der Befruchtung stellt den genauesten Bezugspunkt für eine Altersbestimmung dar. Er wird in der Regel aus dem geschätzten Zeitpunkt der Ovulation abgeleitet, denn die Oozyte wird normalerweise innerhalb von zwölf Stunden nach der Ovulation befruchtet, d. h., die Zygote bildet sich etwa zwei Wochen nach der LNMP, und

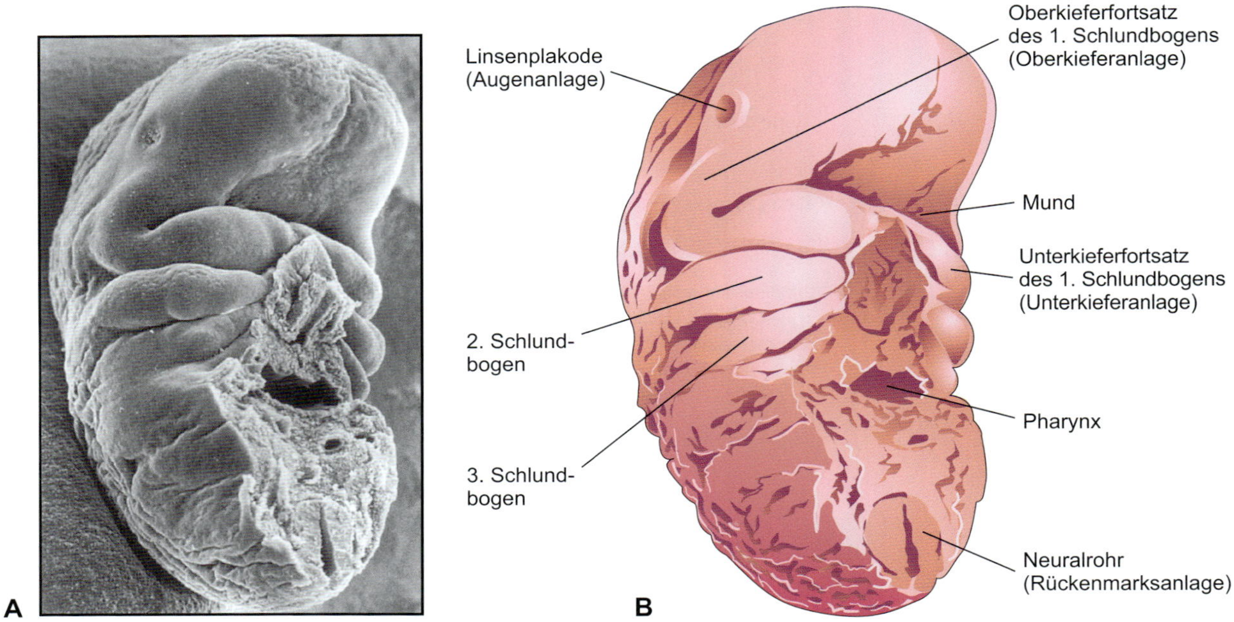

Abb. 5.13 A) Rasterelektronenmikroskopisches Bild des kraniofazialen Bereichs eines etwa 32 Tage alten Embryos (Carnegie-Stadium 14, Länge 6,8 mm). Drei Schlundbogenpaare sind vorhanden; Ober- und Unterkieferfortsatz des ersten Schlundbogens lassen sich deutlich abgrenzen. Zwischen den Oberkieferfortsätzen und den miteinander verschmolzenen Unterkieferfortsätzen liegt die noch außerordentlich breite Anlage des Mundes (Stomatodeum). **B)** Schemazeichnung der in A dargestellten Strukturen. (A mit freundlicher Genehmigung von K. Hinrichsen, Ruhr-Universität, Bochum.)

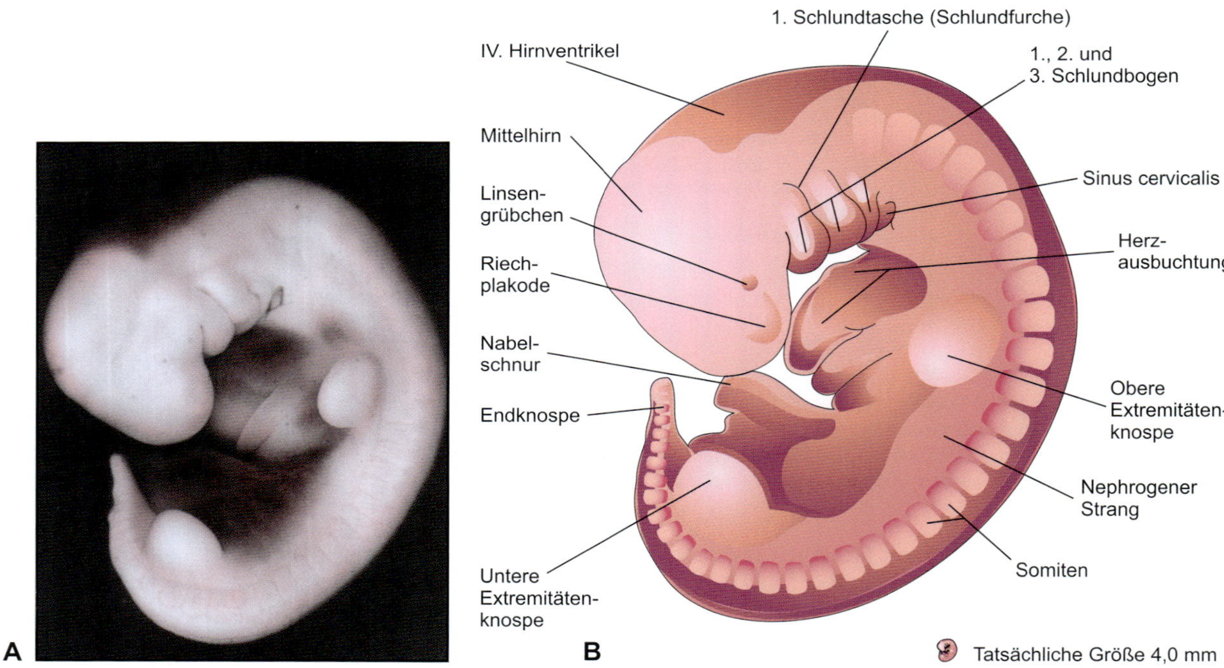

Abb. 5.14 A) Seitenansicht eines etwa 32 Tage alten Embryos, Carnegie-Stadium 14. Der zweite Schlundbogen hat den dritten überwachsen und zur Ausbildung einer Einbuchtung geführt, die als *Sinus cervicalis* bezeichnet wird. Die Urnierenleiste zeigt an, wo die Urniere (eine nur transitorisch vorhandene Niere) weiter an Größe zunehmen wird. **B)** Schemazeichnung der in A dargestellten Strukturen. Die Armknospen sind paddelförmig, die Beinknospen haben noch Flossenform. (A aus Nishimura H, Semba R, Tanimura T, Tanaka O: Prenatal development of the human with special reference to craniofacial structures: an atlas. National Institutes of Health, Washington, 1977.)

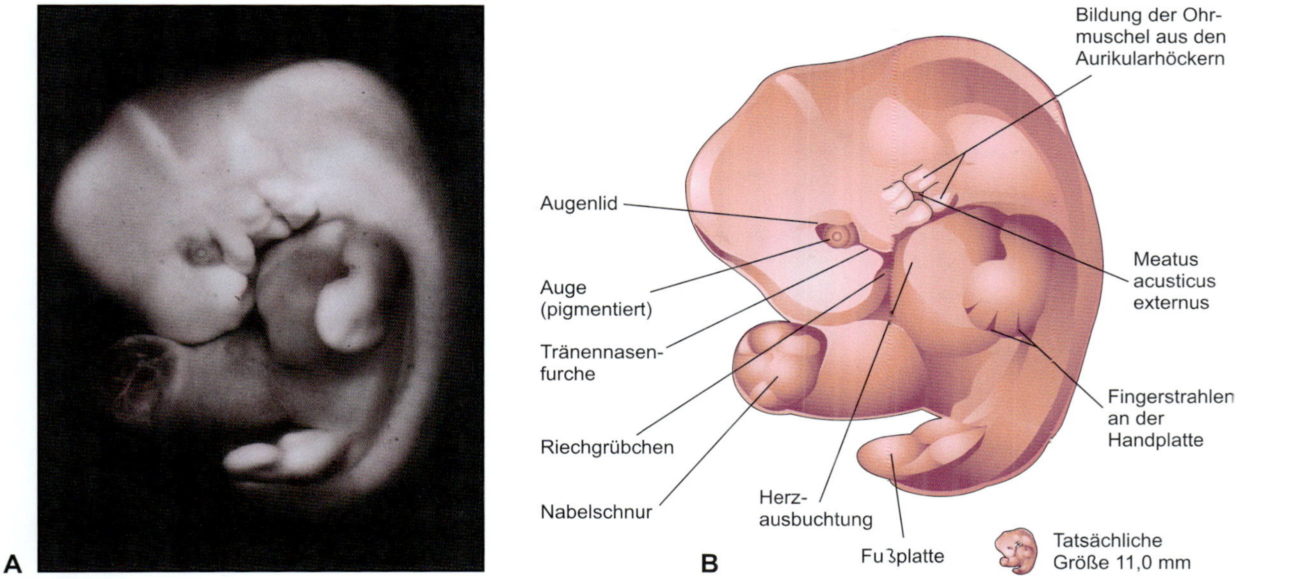

Abb. 5.15 A) Seitenansicht eines etwa 42 Tage alten Embryos, Carnegie-Stadium 17. Die Fingerstrahlen sind in der Handplatte erkennbar und deuten die spätere Lage der Finger an. **B)** Schemazeichnung der in A dargestellten Strukturen. Auge, Aurikularhöcker und äußerer Gehörgang sind nun deutlich abgrenzbar. (Aus Moore KL, Persaud TVN, Shiota K: Color atlas of clinical embryology. 2nd Ed., Elsevier Saunders, 2000.)

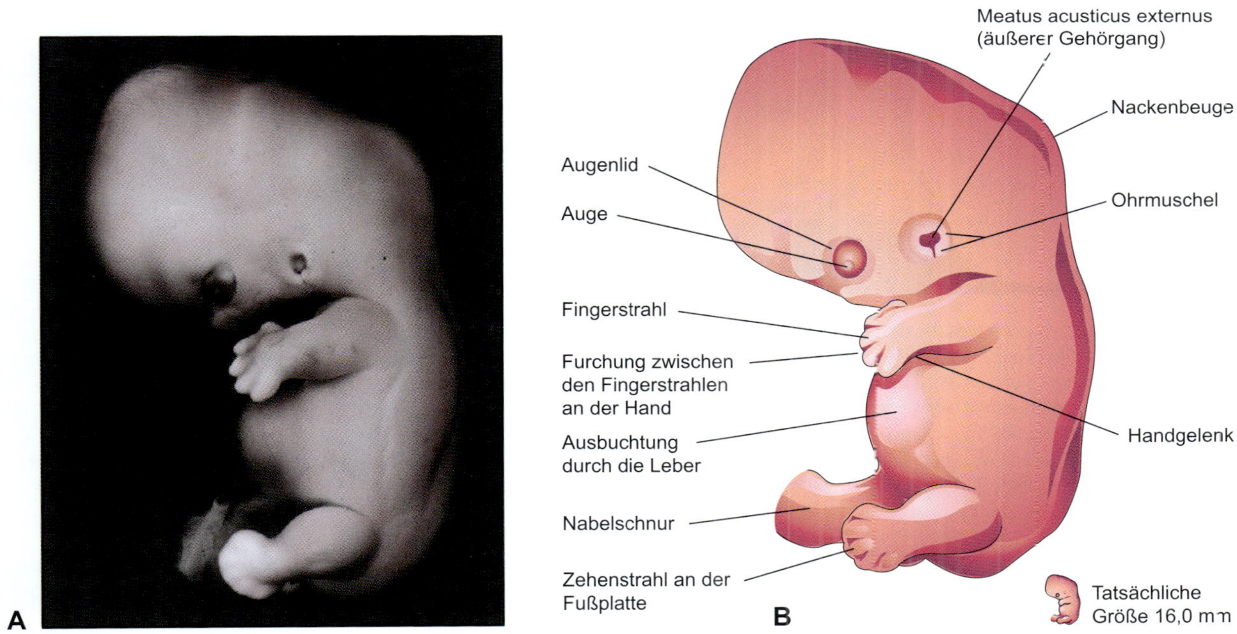

Abb. 5.16 A) Seitenansicht eines etwa 48 Tage alten Embryos, Carnegie-Stadium 19. Die Ohrmuschel und der äußere Gehörgang sind deutlich erkennbar. Der Ohransatz liegt in diesem Stadium noch relativ tief, d. h. am Unterrand des sich im ersten Pharyngealbogen entwickelnden Unterkiefers. In der Fußplatte sind jetzt Zehenstrahlen abgrenzbar. Die Vorwölbung des Abdomens wird hauptsächlich durch die große Leber verursacht. **B)** Schemazeichnung der in A dargestellten Strukturen. Man beachte die großen Hände mit den Einkerbungen zwischen den Fingerstrahlen, die die spätere Lage der Finger nun deutlich anzeigen. (Aus Moore KL, Persaud TVN, Shiota K: Color atlas of clinical embryology. 2nd Ed., Elsevier Saunders, 2000.)

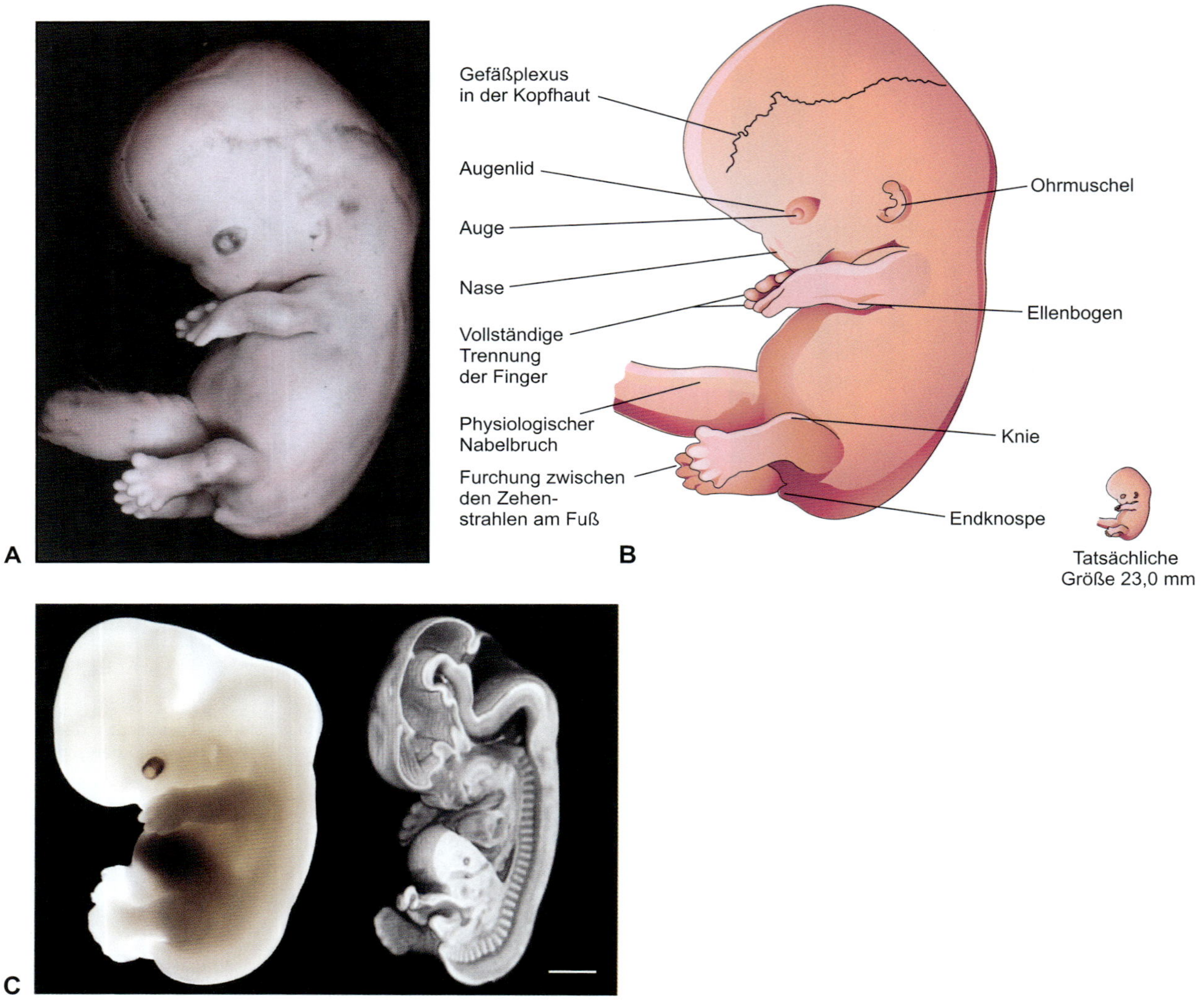

Abb. 5.17 **A)** Seitenansicht eines etwa 52 Tage alten Embryos, Carnegie-Stadium 21. Die Füße sind fächerförmig. Der oberflächliche Kopfgefäßplexus bildet ein charakteristisches Band um den Kopf. Die Nase ist kurz; die Augen sind stark pigmentiert. (Nishimura H, Semba R, Tanimura T, Tanaka O: Prenatal development of the human with special reference to craniofacial structures: an atlas. National Institutes of Health, Washington, 1977.) **B)** Schemazeichnung der in A dargestellten Strukturen. Die Finger sind bereits einzeln vorhanden, die Zehen beginnen, sich zu trennen. (Aus Moore KL, Persaud TVN, Shiota K: Color atlas of clinical embryology. 2nd Ed., Elsevier Saunders, 2000.) **C)** Mikroskopie im Durchlicht (links) und Magnetresonanzmikroskopie (rechts) eines menschlichen Embryos, etwa 50 Tage *post ovulationem,* Carnegie-Stadium 20. Der dreidimensionale Datensatz aus der Magnetresonanzmikroskopie wurde bearbeitet, um die anatomischen Details der sagittalen Medianebene darzustellen. (Mit freundlicher Genehmigung von B.R. Smith, Duke University Medical Center, Durham, USA.)

man muss dementsprechend 14 Tage vom Gestationsalter abziehen, um zum tatsächlichen oder Konzeptionsalter des Embryos zu gelangen (➢ Tab. 6.2). Durch Vermessung von Chorionhöhle (Fruchtsäckchen) und embryonalen Strukturen mittels Ultraschall (➢ Abb. 5.20) ist der Kliniker häufig in der Lage, das Konzeptionsdatum ziemlich genau zu bestimmen. Da in vielen Fällen das tatsächliche Alter eines Embryos von Bedeutung ist (z. B. für die Abschätzung der Wirkung eines Teratogens; ➢ Kap. 21), sollte bei jeder Altersangabe immer der Bezugspunkt – also entweder die letzte Regelblutung oder der geschätzte Befruchtungstermin – angegeben werden. Für den Geburtshelfer ist es wichtig, das Schwangerschaftsalter zu kennen, denn davon hängt die Vorgehensweise bei klinischen Problemen ab, insbesondere wenn invasive Maßnahmen wie eine Chorionzottenbiopsie oder Amniozentese erforderlich werden (➢ Kap. 6). Bei manchen Frauen kann die Ableitung des Gestationsalters aus der Menstruationsanamnese unzuverlässig sein. Dies betrifft in erster Linie Frauen, die nach dem Absetzen einer oralen Kontrazeption schwanger werden, denn das Zeitintervall zwischen dem Absetzen des Hormonpräparats und dem nächsten Eisprung kann sehr variabel sein. In anderen Fällen kann eine leichte Uterusblutung („Schmierblutung"), wie sie gelegentlich im Rahmen der Blastozystenimplantation auftritt, als leichte Regelblutung fehlgedeutet werden. Weitere Fehlermöglichkeiten gibt es bei Oligomenorrhö (spärlicher Menstruationsblutung), Eintritt der Schwangerschaft in der Postpartalzeit (d. h. einige Wochen nach der Entbindung) und Gebrauch von Intrauterinpessaren (IUP). Trotz dieser möglichen

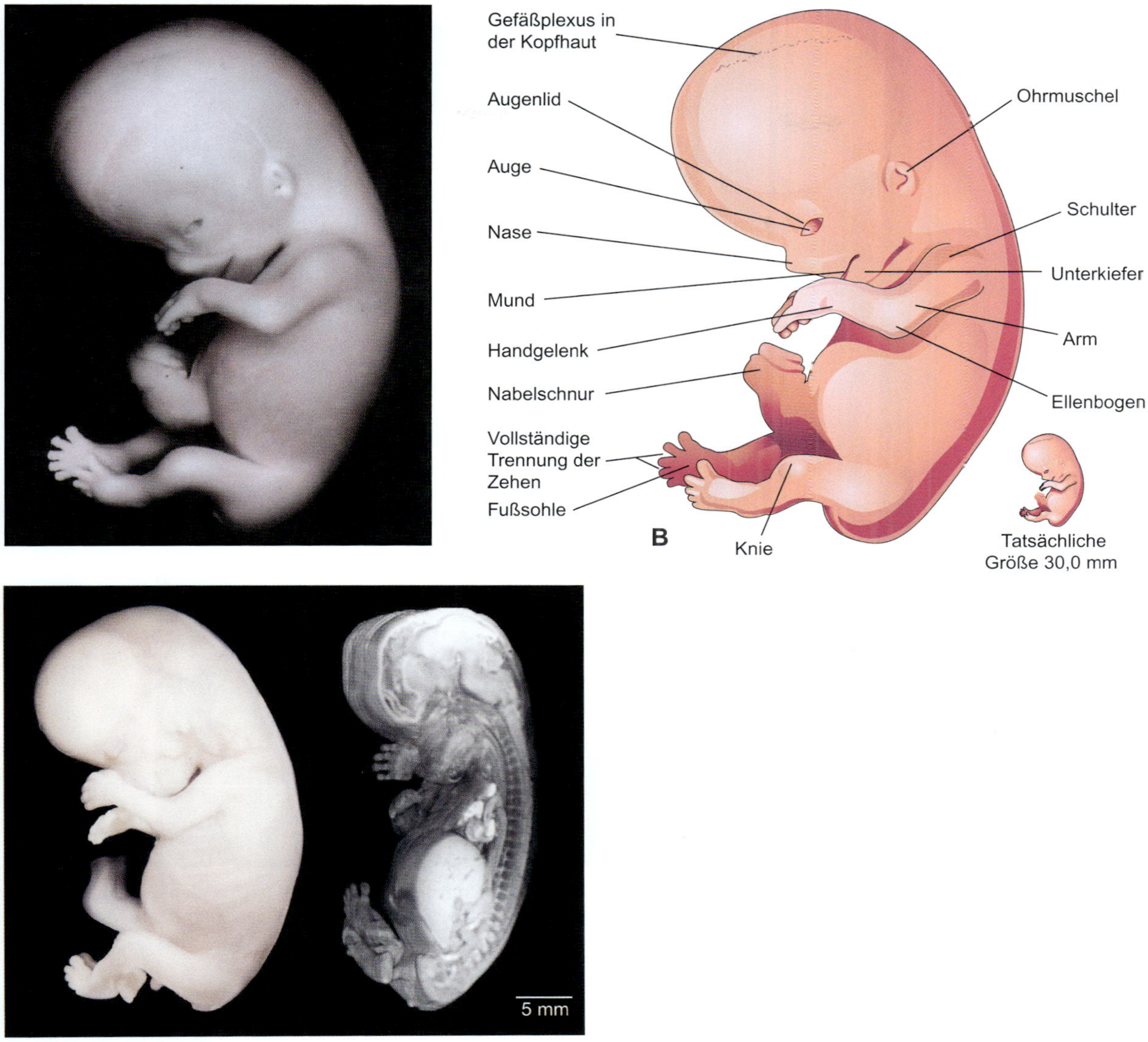

Abb. 5.18 **A)** Seitenansicht eines etwa 56 Tage alten Embryos, Carnegie-Stadium 23. Der Embryo hat nun schon ein deutlich menschliches Aussehen. (Nishimura H, Semba R, Tanimura T, Tanaka O: Prenatal development of the human with special reference to craniofacial structures: an atlas. National Institutes of Health, Washington, 1977.) **B)** Schemazeichnung der in A dargestellten Strukturen. (Aus Moore KL, Persaud TVN, Shiota K: Color atlas of clinical embryology. 2nd Ed., Elsevier Saunders, 2000.) **C)** Mikroskopie im Durchlicht (links) und Magnetresonanzmikroskopie (rechts) eines Embryos, etwa 56 Tage *post ovulationem,* Carnegie-Stadium 23. (Mit freundlicher Genehmigung von B.R. Smith, Duke University Medical Center, Durham, USA.)

Fehlerquellen wird die LNMP von Klinikern allgemein zur Abschätzung des Schwangerschaftsalters verwendet und stellt in den meisten Fällen auch einen ausreichend zuverlässigen Parameter dar (➤ Kap. 6.1).

5.3 Bestimmung des embryonalen Entwicklungsalters

Das Alter eines Embryos kann, z. B. nach einer Fehlgeburt, anhand seiner äußerlichen Merkmale und seiner Größe abgeschätzt werden (➤ Abb. 5.21, ➤ Tab. 5.1). Die Größe allein kann ein unzuverlässiger Parameter sein, denn manche Embryonen wachsen (insbesondere) in der Zeit vor ihrem Absterben langsamer. Für die Abschätzung des embryonalen Alters stellt insbesondere der Entwicklungsstand der Extremitätenanlagen ein geeignetes Kriterium dar.

5.3.1 Methoden zur Größenbestimmung

Da der Embryo in der dritten und frühen vierten Woche noch nicht gekrümmt ist (➤ Abb. 5.21A), wird als Messwert die größte Längenausdehnung (engl. *greatest length,* GL) angegeben. Für ältere Embryonen wird meist die Sitzhöhe oder Scheitel-Steiß-Länge (SSL;

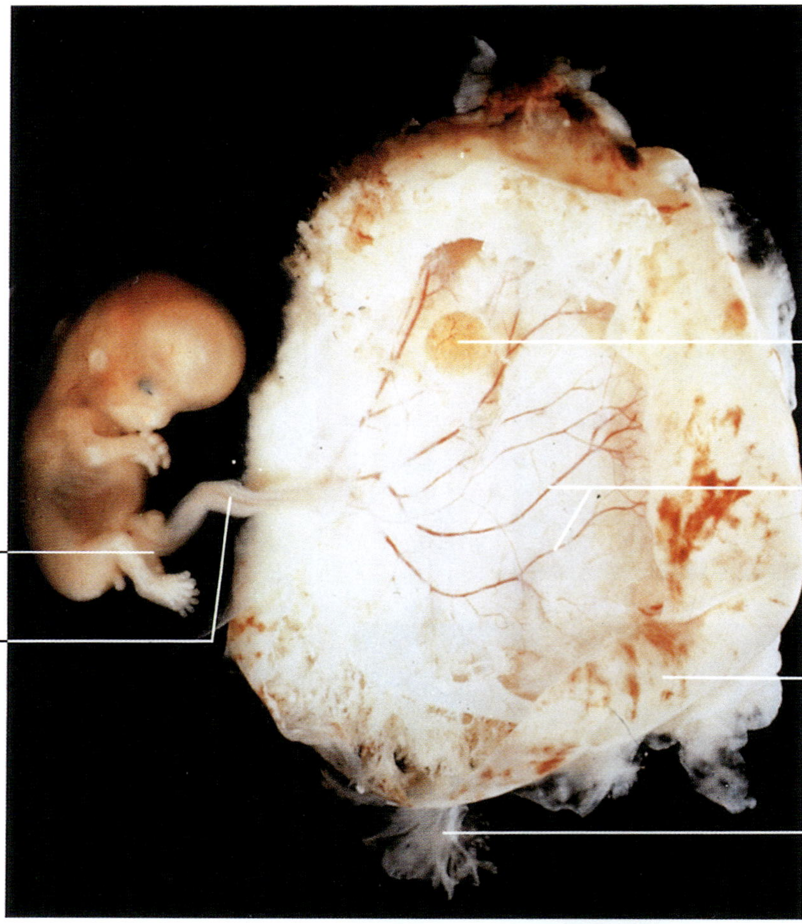

Abb. 5.19 Seitenansicht eines etwa 56 Tage alten Embryos, Carnegie-Stadium 23, mit seiner (von innen nach außen gewendeten) Chorionhülle. Kopfform, Gesichtszüge und die Umrisse der Extremitäten tragen nun zum eindeutig menschlichen Aussehen des Embryos bei. (Aus Nishimura H, Semba R, Tanimura T, Tanaka O: Prenatal development of the human with special reference to craniofacial structures: an atlas. National Institutes of Health, Washington, 1977.)

engl. *crown-rump length,* CRL) benutzt (➤ Abb. 5.21B und C). Da es keine anatomische Leitstruktur gibt, die den Scheitel oder Steiß sicher anzeigt, geht man davon aus, dass die längste messbare SSL die zutreffende ist. Bei Embryonen mit stark gebeugtem Kopf handelt es sich dabei eigentlich um eine Hinterkopf-Steiß-Länge. Bei acht Wochen alten Embryonen wird manchmal auch die Gesamtlänge oder Scheitel-Fuß-Länge (SFL; engl. *crown-heel length,* CHL) bestimmt (➤ Abb. 5.21D). Die Größe des Embryos ist allerdings nur eines der Kriterien für die Altersbestimmung; daher sollte man einen Embryo nie nur als „5-mm-Embryo" bezeichnen. International wird heute das **Carnegie-System** zur Bestimmung des embryonalen Entwicklungsstadiums eingesetzt (➤ Tab. 5.1). Dadurch werden die Befunde unterschiedlicher Untersucher miteinander vergleichbar.

Die Ultraschalluntersuchung des Embryos Mindestens drei Ultraschalluntersuchungen sind Teil des derzeitig in Deutschland gültigen gesetzlichen Anspruchs auf Vorsorgeuntersuchungen während der Schwangerschaft; gewöhnlich werden diese in der 9.–12., der 19.–22. und in der 29.–32. Schwangerschaftswoche durchgeführt. Neben der routinemäßigen Vorsorge können besondere Gründe für diese Untersuchung sein:

- Bestätigung einer klinisch festgestellten Schwangerschaft
- Bestimmung des Schwangerschaftsalters
- Verdacht auf Extrauteringravidität (➤ Kap. 3)
- Verdacht auf Uterusfehlbildung
- Untersuchung des embryonalen Wachstums bei Verdacht auf intrauterine Wachstumsretardierung
- ultraschallgesteuerte Chorionzottenbiopsie (➤ Kap. 6)
- Untersuchung bei klinisch festgestellter Raumforderung im kleinen Becken
- Ausschluss von angeborenen Fehlbildungen.

Vor allem wird zunächst die Größe des Embryos mittels Ultraschall bestimmt. Die *transvaginale* bzw. *endovaginale Sonografie* erlaubt dabei die Bestimmung der Scheitel-Steiß-Länge (SSL) bereits in der Frühschwangerschaft; bei Schwangerschaften, die durch In-vitro-Fertilisation zustande kamen, konnte die embryonale SSL bereits 25 Tage nach der Follikelaspiration bestimmt werden, und

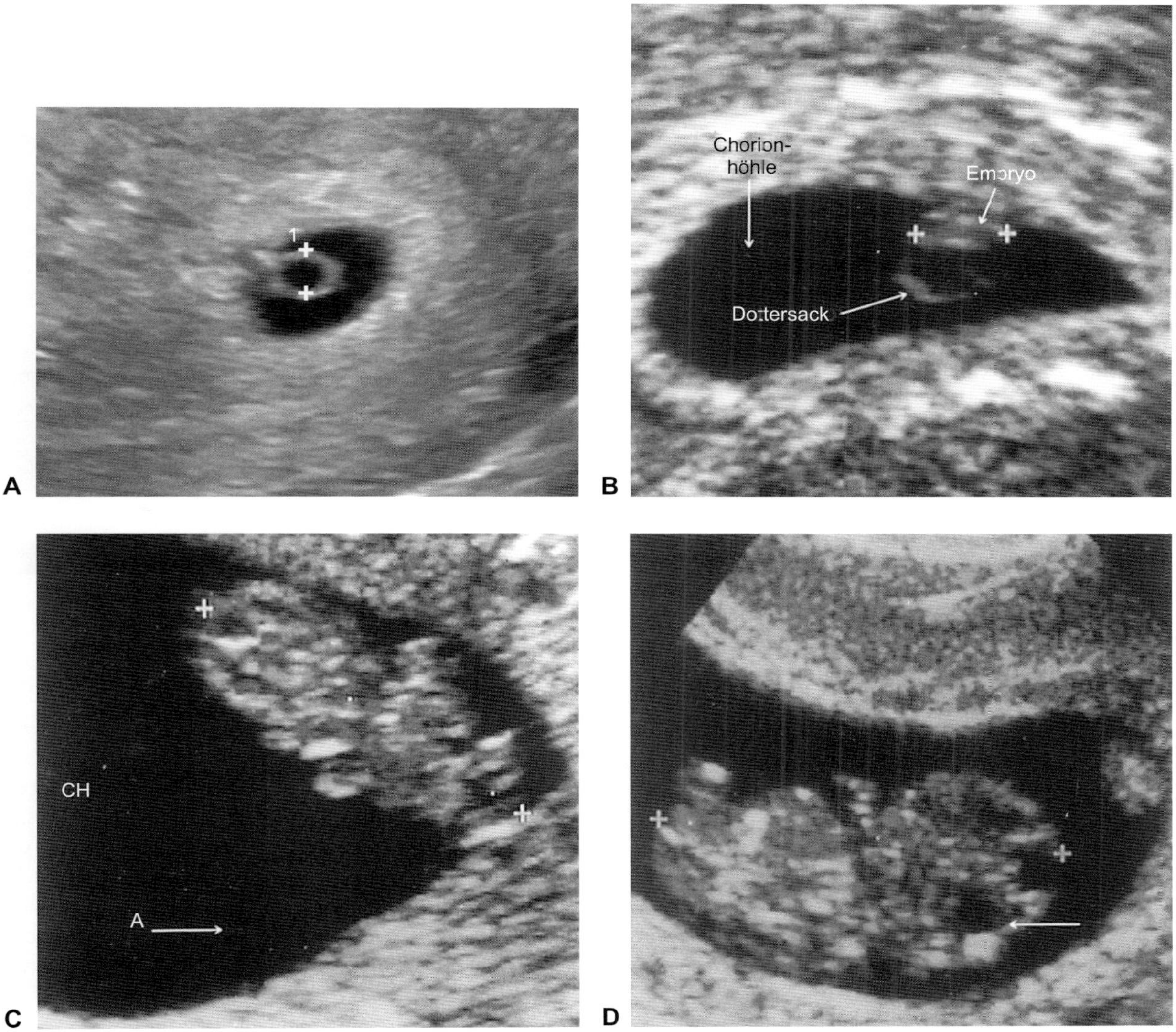

Abb. 5.20 Ultraschallbilder von Embryonen. A) 3,5 Wochen alter Embryo. Man beachte den sekundären Dottersack (Messmarkierungen +) und das Chorion (heller breiter Ring um die dunkle Chorionhöhle). **B)** Scheitel-Steiß-Länge (SSL) 4,8 mm. Der 4,5 Wochen alte Embryo ist durch die Messmarkierungen (+) gekennzeichnet. Ventral von ihm befindet sich der Dottersack; die Chorionhöhle stellt sich schwarz dar. **C)** Koronaler Scan eines 6,5 Wochen alten Embryos (SSL 22,9 mm). Die oberen Extremitäten sind deutlich erkennbar. Der Embryo wird von einer dünnen, kaum sichtbaren Amnionhülle (A) umgeben. Die Flüssigkeit in der Chorionhöhle (CH) ist echoreicher als die Amnionflüssigkeit. **D)** Sagittaler Scan eines 7,0 Wochen alten Embryos (SSL 21,4 mm) mit Darstellung von Auge, Extremitäten und IV. Hirnventrikel (Pfeil). (Mit freundlicher Genehmigung von E. A. Lyons, University of Manitoba, Winnipeg, Kanada.)

aus einer SSL von 4–7 mm kann eine Schwangerschaft der frühen fünften Woche (sieben Wochen nach der LNMP) bestätigt werden (➤ Abb. 5.14 und ➤ Abb. 5.20B). Im Verlauf der sechsten und siebten Woche können dann verschiedene embryonale Strukturen (z. B. Teile der Extremitäten) dargestellt und anhand der SSL das Alter des Embryos auf einen bis vier Tage genau bestimmt werden. Jenseits der sechsten Woche (acht Wochen nach der LNMP) können Kopf und Rumpf ausgemessen und für die Abschätzung des embryonalen Alters herangezogen werden. Wachstum und Entwicklung in frühen Embryonalphasen unterliegen jedoch großen Schwankungen. Vor dem Ende der vierten Woche sind diese Unterschiede am größten, zum Abschluss der Embryonalperiode jedoch wesentlich kleiner. Nachteilige biologische Wirkungen der Ultraschalluntersuchungen auf den Embryo oder den Fetus im Rahmen der pränatalen Diagnostik konnten aus den bislang verfügbaren Daten bei der üblicherweise verwendeten Dosis (applizierte Energie je Zeiteinheit, Dauer der Untersuchung) nicht nachgewiesen werden.

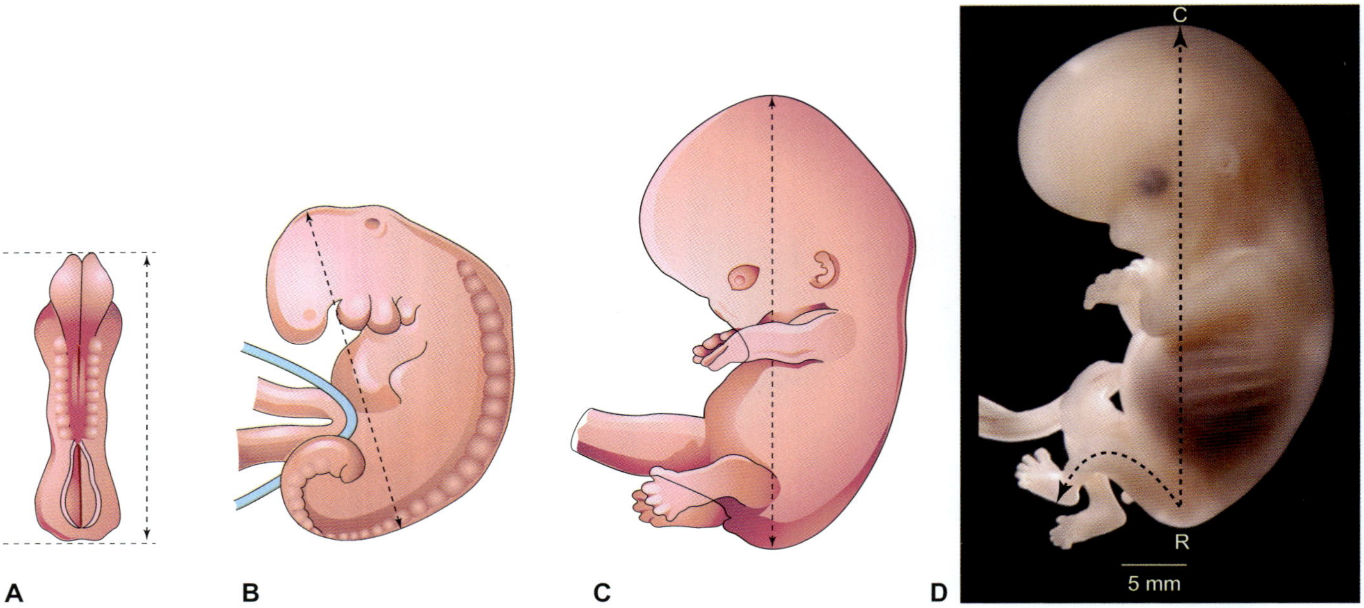

Abb. 5.21 Methoden zur embryonalen Größenbestimmung. A) größte Längenausdehnung; **B–C)** Scheitel-Steiß-Länge; **D)** Scheitel-Fuß-Länge. (D mit freundlicher Genehmigung von Dr. Bradley R. Smith, University of Michigan, Ann Arbor, Michigan.)

Zusammenfassung

Vierte bis achte Woche

Im Verlauf dieser fünf Wochen werden alle wichtigen Organsysteme aus den drei Keimblättern gebildet. Zu Beginn der vierten Woche wird die flache, dreiblättrige Keimscheibe durch die **Abfaltungen** in den Median- und Transversalebenen zu einem zylindrischen, C-förmig gebogenen Embryo. In einem kontinuierlichen Ablauf von Ereignissen wird durch die Bildung von Kopf und Endknospe und durch die laterale Abfaltung die Verbindung zwischen Embryo und Dottersack eingeengt, der Nabel bildet sich. Bei der Abfaltung wird auch proximales Endoderm des Dottersacks und des Allantoisdivertikels teilweise in den Embryo inkorporiert und entwickelt sich dort zur *Darmanlage* (Vorderdarm, Mitteldarm und Hinterdarm). Bei der ventralen Abfaltung der Kopfregion wird ein Teil der Endodermschicht als *Vorderdarm* in den embryonalen Kopf aufgenommen. Die Abfaltung des Kopfes führt außerdem dazu, dass die Rachenmembran und die Herzanlage nach ventral verlagert werden und dass das sich entwickelnde Gehirn die am weitesten kranial gelegene Position innerhalb des Embryos einnimmt. Bei der Abfaltung der durch die sekundäre Neurulation verlängerten **Endknospe** nach ventral wird ein Teil des endodermalen Keimblatts als *Hinterdarm* in das kaudale Ende des Embryos aufgenommen. Dessen terminaler Anteil erweitert sich zur *Kloake.* Die kaudale Abfaltung führt außerdem dazu, dass die Kloakenmembran, die Allantois und der Haftstiel auf die Ventralseite des Embryos verlagert werden. Durch die laterale Abfaltung des Embryos in der Transversalebene wird ein Teil des Endoderms als *Mitteldarm* in den Embryo inkorporiert. Der Dottersack bleibt über den engen **Dottersackgang** mit dem Mitteldarm verbunden. Durch die laterale Abfaltung bilden sich auch die Anlagen der lateralen und ventralen Rumpfwand. Das Amnion weitet sich aus und umscheidet schließlich Haftstiel, Dottersackgang und Allantois. Auf diese Weise bildet es die epitheliale Außenschicht der späteren *Nabelschnur.* Aus den drei Keimblättern entstehen durch Differenzierungsvorgänge die verschiedenen Gewebe und Organe, sodass am Ende der Embryonalperiode alle wichtigen Organsysteme angelegt sind.

Das äußere Erscheinungsbild des Embryos wird wesentlich durch die Ausbildung von Gehirn, Herz, Leber, Somiten, Extremitäten, Ohren, Nase und Augen bestimmt. Im Verlauf der Entwicklung dieser Strukturen erhält der Embryo bis zum Ende der achten Woche sein unzweifelhaft menschliches Aussehen. Da sich die Anlagen der meisten wesentlichen äußerlichen und inneren Strukturen zwischen der vierten und achten Woche ausbilden, stellt diese Zeit die kritischste Phase der gesamten Entwicklung dar. Wenn die Entwicklung in dieser Phase gestört wird, können schwere angeborene Fehlbildungen die Folge sein (➤ Kap. 21).

Geeignete Schätzwerte für das embryonale Alter können abgeleitet werden aus:

- dem Beginn der letzten Regelblutung (LNMP)
- dem geschätzten Zeitpunkt der Befruchtung
- der Vermessung von Chorionhöhle und Embryo mittels Ultraschall
- der Untersuchung äußerlicher Merkmale, insbesondere der Extremitäten mittels Ultraschall.

Klinisch orientierte Fragen

Fall 5–1

Eine 28 Jahre alte Frau, die schon seit dem Teenageralter starke Raucherin ist, erfährt, dass sie im zweiten Monat schwanger ist.

- Was wird der Arzt dieser Patientin wohl über das Rauchen und andere Drogen (z. B. Alkohol) sagen?

Fall 5–2

In der Regel bespricht der Arzt mit seinen Patientinnen die kritischen Entwicklungsphasen.

- Warum ist die Embryonalperiode eine solch kritische Entwicklungsphase?

Fall 5–3

Eine Patientin ist beunruhigt, weil sie in der Zeitung etwas über die Nebenwirkungen von Medikamenten bei Laborversuchstieren gelesen hat.

- Kann man die möglichen Schadwirkungen von Medikamenten auf den menschlichen Embryo aus Tierversuchen ableiten?
- Beschreiben Sie die Vorgänge bei der Keimblattbildung und Organogenese.

Fall 5–4

Eine 30-jährige Frau ist sich nicht sicher, wann ihre letzte Regelblutung war. Sie sagt, dass sie insgesamt eine unregelmäßige Periode habe.

- Aus welchen Gründen können die Angaben einer solchen Patientin über den Beginn einer Schwangerschaft unzuverlässig sein?
- Welche klinischen Methoden gibt es in diesem Fall zur Bestimmung des Schwangerschaftsalters?

Fall 5–5

Ein Mädchen wird mit einem großen Tumor geboren, der zwischen Beckenknochen und Rektum hervorsteht. Der Tumor wird als sakrokokzygeales Teratom diagnostiziert und chirurgisch entfernt.

- Was ist die wahrscheinlichste Ursache für diesen Tumor?
- Warum enthält dieser Tumor verschiedene Gewebe, die auf alle drei Keimblätter zurückgehen?
- Hat das Geschlecht des Neugeborenen einen Einfluss auf die Häufigkeit dieses Tumors?

Antworten zu den Fragen finden Sie am Buchende.

5

ZITIERTE UND WEITERFÜHRENDE LITERATUR

American College of Obstetricians and Gynecologists' Committee on Obstetric Practice: Methods for estimating the due date. Committee opinion 700, Obstet Gynecol 129:e150, 2017.

Barnea E. R. Hustin J. Jauniaux E. The First Twelve Weeks of Gestation. 1992; Springer. Berlin.

Barresi M, Gilbert S. F. Developmental Biology. 13th ed. 2023; Oxford. Oxford University Press.

Brewer S., Williams T. Finally, a sense of closure? Animal models of human ventral body wall defects. Bioessays. 2004; 26: 12. 1.307–1.321.

Briscoe J, Small S: Morphogen rules: design principles of gradient mediated embryo patterning, Development 142:3996, 2015.

De Bakker BS, de Jong KH, Hagoort J, et al.: An interactive three-dimensional digital atlas and quantitative database of human development, Science 354(6315), 2016.

Dhombres F, Maurice P, Guilbaud L, et al.: A novel intelligent scan assistant system for early pregnancy diagnosis by ultrasound: clinical decision support system evaluation study, J Med Internet Res:21e14286, 2019. https://doi.org/10.2196/14286 PMID: 31271152.

Doubilet PM, Benson CB: Ultrasound of the early first trimester. In Norton ME, editor: Callen's ultrasonography in obstetrics and gynecology, ed 6, Philadelphia, 2017, Elsevier, pp 82–97.

Gasser R. Virtual Human Embryo DREM Project. 2007; Louisiana State University. New Orleans.

Gilmour, D., M. Rembold and M. Leptin. From morphogen to morphogenesis and back. Nature. 2017 Jan 18;541(7637):311–320. doi: https://doi.org/10.1038/nature21348.

Holzgreve W. The Unborn Patient: The Art and Science of Fetal Therapy. 3rd ed. 2001; WB Saunders, Philadelphia.

Iber D, Vetter R: Relationship between epithelial organization and morphogen interpretation, Curr Opin Genet Dev 75:101916, 2022. https://doi.org/10.1016/j.gde.2022.101916.

Iffy L, Shepard TH, Jakobovits A, et al: The rate of growth in young human embryos of Streeter's horizons XIII and XXIII, Acta Anat (Basel) 66:178, 1967.

Iwarsson E., Malmgren H., Blennow E. Preimplantation genetic diagnosis: twenty years of practice. Semin Fetal Neonatal Med. 2011; 16: 74

Jirásek J. E. An Atlas of Human Prenatal Developmental Mechanics: Anatomy and Staging. 2004; Taylor & Francis. London and New York.

Moore K. L., Persaud T. V. N., Shiota K. Color Atlas of Clinical Embryology. 2nd ed. 2000; WB Saunders. Philadelphia.

Nishimura H, Tanimura T, Semba R, et al: Normal development of early human embryos: observation of 90 specimens at carnegie stages 7 to 13, Teratology 10:1, 1974.

O'Rahilly R., Müller F. Developmental Stages in Human Embryos. 1987; Carnegie Institution of Washington. Washington, DC.

O'Rahilly R., Müller F. The Embryonic Human Brain: An Atlas of Developmental Stages. 3rd ed. 2006; Wiley-Liss.

O'Rahilly R., Müller F. Developmental stages in human embryos: revised and new measurements. Cells Tissues Organs. 2010; 192: 2. 73–84.

O'Shea TM, Register HM, Yi JX: ELGAN-ECHO Pulmonary/Obesity Group: Growth during infancy after extremely preterm birth: Associations with later neurodevelopmental and health outcomes, J Pediatr 252:40–47.e.5, 2022. https://doi.org/10.1016/j.jpeds.2022.08.015.

Pechriggl E, Blumer M, Tubbs RS, et al.: Embryology of the abdominal wall and associated malformations – a review, Front Surg 9:891–896, 2022.https://doi.org/10.3389/fsurg.2022.891896.

Persaud T. V. N., Hay J. C. Normal embryonic and fetal development. Reece E. A. Hobbins J. C. Clinical Obstetrics: The Fetus and Mother. 3rd ed. 2006; Blackwell Publishing. Oxford.

Pooh R. K., Shiota K., Kurjak A. Imaging of the human embryo with magnetic resonance imaging microscopy and high-resolution transvaginal 3-dimensional sonography: human embryology in the 21st century. Am J Obstet Gynecol. 2011; 204: 77. e1

Saitsu H., Yamada S., Uwabe C., Ishibashi M., Shiota K. Development of the posterior neural tube in human embryos. Anat Embryol (Berl). 2004; 209: 2. 107–117.

Shiota K. Development and intrauterine fate of normal and abnormal human conceptuses. Congen Anom. 1991; 31: 67

Steding G. The Anatomy of the Human Embryo. A Scanning Electron-Microscopic Atlas. 2009; Karger. Basel.

Stooke-Vaughan GA, Campas O: Physical control of tissue and morphogenesis across scales, Curr Opin Genet Dev 51:111, 2018.

Streeter GL, Heuser CH, Corner GW: Developmental horizons in human embryos: description of age groups XIX, XX, XXI, XXII, and XXIII. Contrib Embryol Carnegie Inst 34:165, 1951.

Whitworth M., Bricker L., Mullan C. Ultrasound for fetal assessment in early pregnancy. Cochrane Database Syst Rev. 2015;2015(7):CD007058. https://doi.org/10.1002/14651858.CD007058.

Yamada S., Samtani R. R., Lee E. S. et al. Developmental atlas of the early first trimester human embryo. Dev Dyn. 2010; 239: 1.585

KAPITEL

6 Von der neunten Woche bis zur Geburt: Fetalperiode

Zur Orientierung

Der Übergang vom Embryo zum Fetus erfolgt allmählich, der Namenswechsel am Beginn der neunten Entwicklungswoche soll lediglich anzeigen, dass nun alle wesentlichen Organe angelegt sind und dass der Embryo äußerlich erkennbare, menschliche Merkmale entwickelt hat. Die Fetalentwicklung ist vor allem durch die Ausdifferenzierung von Geweben, Organen und Organsystemen gekennzeichnet. Eine bemerkenswerte Veränderung während der Fetalperiode ist die relative Verlangsamung des Kopfwachstums im Vergleich zum übrigen Körperwachstum. Der Körper wächst besonders zu Beginn der Fetalperiode sehr rasch in die Länge (➤ Abb. 6.1 und ➤ Tab. 6.1), ab dem 5. Monat ist dann die fetale Gewichtszunahme besonders stark ausgeprägt. Phasen normalen, kontinuierlichen Wachstums wechseln sich dabei ab mit Intervallen, in denen nur geringes Wachstum stattfindet.

Lebensfähigkeit von Feten Lebensfähigkeit ist bei einem Fetus definiert als die Fähigkeit, (nach einer eventuellen Frühgeburt) **außerhalb des Uterus zu überleben.** Beim gegenwärtigen Stand der Kenntnisse und der technischen Entwicklung beginnt die Lebensfähigkeit in der 22. Woche der Entwicklung und bei einem Geburtsgewicht von etwa 500 g. Bei termingerecht geborenen Kindern mit einem **zu niedrigen Geburtsgewicht** ist häufig eine intrauterine Wachstumsverzögerung (IUGR, von engl. *intrauterine growth retardation*) die Ursache. Dementsprechend können manchmal auch Babys mit einem Gewicht unter 500 g überleben, wenn sie nach der Geburt mit maximalem intensivmedizinischem Aufwand versorgt werden. Man spricht dann von einem **extrem niedrigen Geburtsgewicht** (ELBW, von engl. *extremely low birth weight*) oder **extrem unreifen Kindern. Frühgeborene,** die zwischen 1.500 und 2.000 g wiegen, überleben meistens, jedoch können auch hier Komplikationen auftreten, z. B. durch die Behandlung eines „Respiratory-Distress-Syndroms" mit erhöhter Sauerstoffkonzentration in der Beatmungsluft und mit Steroiden (z. B. Retinopathie). Die Frühgeburt ist eine der häufigsten Ursachen von perinataler Morbidität und Mortalität.

6.1 Bestimmung des Fetalalters

Ist das Alter eines Fetus bei einer Patientin mit unklarer Anamnese nicht eindeutig bekannt, werden Ultraschallmessungen der Scheitel-Steiß-Länge (SSL; ➤ Abb. 6.2) durchgeführt, um die Größe und das vermutliche Alter des Fetus zu bestimmen und den

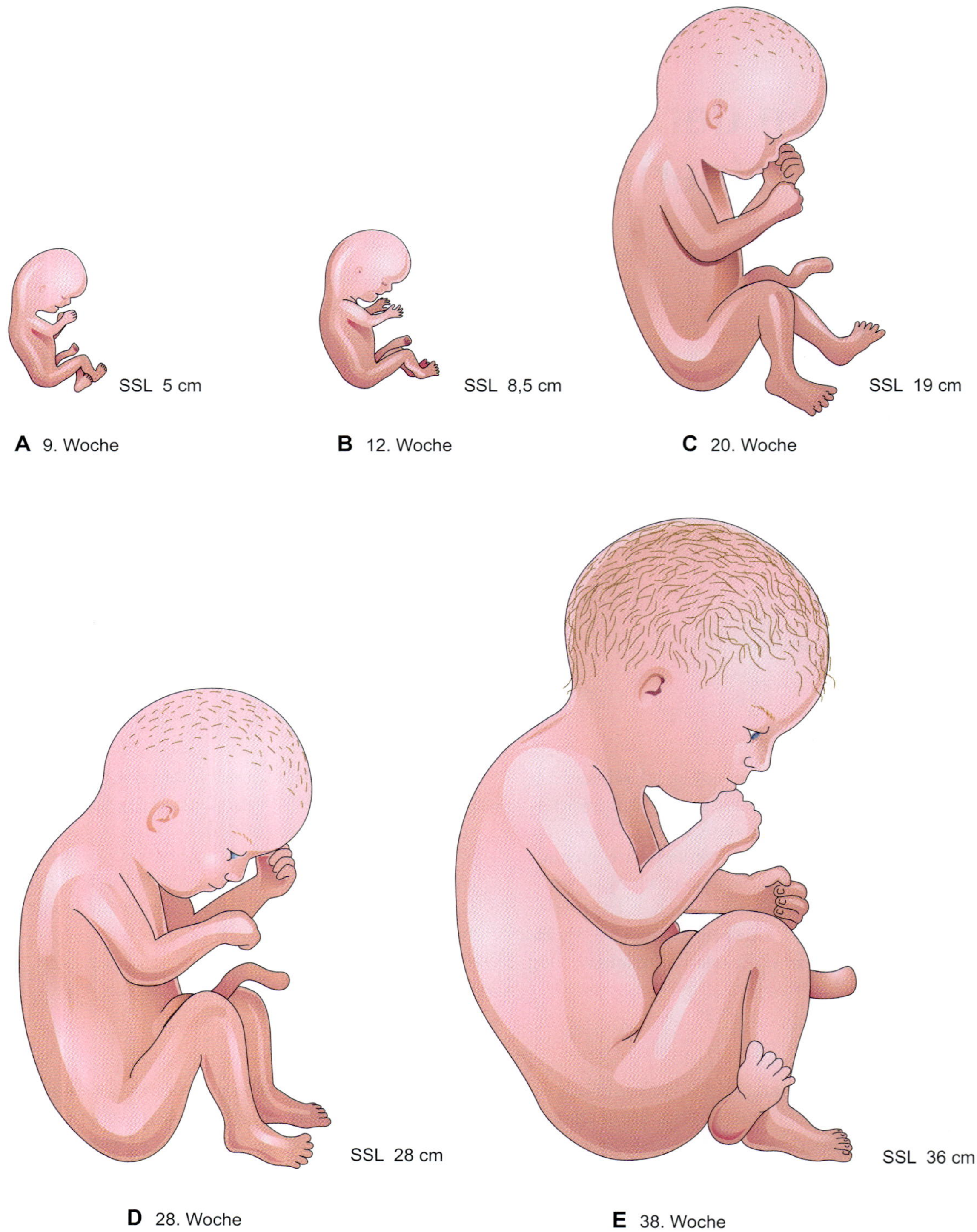

Abb. 6.1 Feten in unterschiedlichen Entwicklungsstadien. Das Kopfhaar erscheint gewöhnlich in der 20. Woche; Augenbrauen und Wimpern kann man ab der 24. Woche erkennen. Die Augen öffnen sich ungefähr in der 26. Woche. SSL, Scheitel-Steiß-Länge.

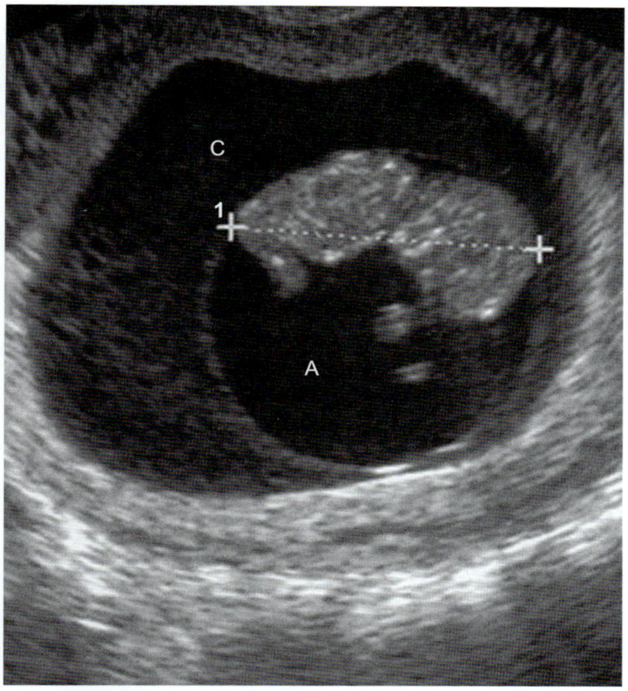

Abb. 6.2 Ultraschallbild eines 9 Wochen alten Fetus (Gestationsalter 11 Wochen). Beachte die Messmarken für die SSL (4,2 cm) und die Amnion- **(A)** und Chorionhöhle **(C).** (Mit freundlicher Genehmigung von E.A. Lyons, Winnipeg, Kanada.)

voraussichtlichen Geburtstermin (den **errechneten Termin,** ET, ➤ Kap. 6.3) festzulegen. Auch die Kopfmaße und die Femurlänge werden zur Altersbestimmung benutzt. In der klinischen Praxis wird meist der Begriff **Gestationsalter** (➤ Kap. 5.2.5) verwendet. Dies kann zu Missverständnissen führen, wenn man davon ausgeht, dass damit das tatsächliche Alter des Fetus – von der Befruchtung an gerechnet (das **Befruchtungs-** oder **Ovulationsalter**) – gemeint sein könnte. Korrekt wird der Begriff „Gestationsalter" aber synonym zum **Menstruationsalter** benutzt und bezieht sich auf die Zeitspanne seit dem ersten Tag der letzten Menstruation (➤ Kap. 5.2.5). Es ist also wichtig, dass derjenige, der eine Ultraschalluntersuchung anordnet, und derjenige, der sie ausführt, dieselbe Terminologie verwenden.

Die Schwangerschaftsdauer kann in Tagen, Wochen oder Monaten angegeben werden (➤ Tab. 6.2). Am häufigsten kommt es zu Unklarheiten, wenn das Fetalalter in Monaten angegeben wird – vor allem dann, wenn der Hinweis fehlt, ob Kalendermonate (28 bis 31 Tage) oder Mondmonate (28 Tage) gemeint sind. Am besten gibt man jeweils das Fetalalter an und zählt in Schwangerschaftswochen (SSW) und Tagen der nächsten angebrochenen SSW (➤ Tab. 6.2). Die Zeitangabe „in der zehnten Woche" ist ebenso gebräuchlich, u. a. weil sie einfacher zu verwenden ist; es gilt jedoch zu bedenken, dass mit einer solchen Angabe – nicht ohne Absicht – eine Spanne von mehreren fetalen Altersangaben und keine bestimmte Altersangabe gemeint ist und der Fetus nur am Ende des genannten Zeitraums wirklich 10 Wochen alt ist; „in der zehnten Woche" ist ein Fetus also mindestens neun Wochen und einen Tag alt, d. h., es ist hiermit die Altersspanne zwischen 9 + 1 SSW und 9 + 7 SSW (= 10 + 0 SSW) angesprochen. Dabei und bei allen anderen Altersangaben bezieht sich das Fetalalter üblicherweise – und wenn nicht anders angegeben, in diesem Buch durchgehend – auf den angenommenen Zeitpunkt der Befruchtung, und mit Monaten sind Kalendermonate gemeint.

6.1.1 Schwangerschaftstrimester

Klinisch unterteilt man die Schwangerschaft in drei Trimester (Trimena, Plural von griech. trimenon: Dreimonatszeitraum), die jeweils drei Kalendermonate dauern. Am Ende des **ersten Trimesters** (entspricht ➤ Abb. 6.1B) sind alle überlebenswichtigen Organe ausgebildet. Im **zweiten Trimester** wächst der Fetus so stark, dass sich bei Ultraschalluntersuchungen anatomische Einzelheiten gut darstellen lassen. In diesem Schwangerschaftsabschnitt ist es möglich, mithilfe hochauflösender Echtzeitultraschallverfahren die häufigsten fetalen Anomalien zu erkennen. Ab Beginn des **dritten Trimesters** (frühestens ab der 22. Woche der Entwicklung) kann der Fetus im Falle einer Frühgeburt überleben. In der 35. Schwangerschaftswoche erreicht er einen wesentlichen Meilenstein in seiner Entwicklung: Er wiegt nun ungefähr 2.500 g, und mit diesem Gewicht definiert man das Erreichen der fetalen Reife. In diesem Stadium überlebt der Fetus normalerweise, auch wenn er zu früh geboren wird.

6.1.2 Maße und Merkmale von Feten

Verschiedene Maße und äußere Merkmale können herangezogen werden, um das Fetalalter zu bestimmen (➤ Tab. 6.1). Bis zum Ende des ersten Trimesters ist die **Scheitel-Steiß-Länge** (SSL) das Mittel der Wahl zur Bestimmung des Fetalalters, weil die Größe von Feten in dieser Phase nur wenig variiert. Im zweiten und dritten Trimester können verschiedene Strukturen mittels Ultraschall identifiziert und vermessen werden. Die wichtigsten Messgrößen sind:

- biparietaler Durchmesser (BPD) – Kopfdurchmesser zwischen den beiden Scheitelhöckern
- Kopfumfang
- Bauchumfang
- Femurlänge
- Fußlänge (➤ Abb. 6.14).

Dabei korreliert die Fußlänge mit der Scheitel-Steiß-Länge.

Auch das **Fetalgewicht** kann ein nützliches Kriterium zur Reifebestimmung sein; allerdings können in bestimmten Fällen Diskrepanzen zwischen Alter und Gewicht eines Fetus bestehen. Wenn die Mutter z. B. während der Schwangerschaft unter einer diabetischen Stoffwechselstörung leidet, übersteigt das Fetalgewicht häufig Werte, die für die Scheitel-Steiß-Länge normal wären.

Frisch abgestoßene Feten haben eine glänzende, durchscheinende Haut, während die Haut von Feten, die bereits einige Tage vor einem Spontanabort abgestorben sind, bräunlich und nicht mehr elastisch ist. Die Ultraschallmaße von lebenden Feten *in utero* entsprechen recht genau der SSL von Feten aus Spontanaborten.

Tab. 6.1 Kriterien für die Abschätzung des Konzeptionsalters während der Fetalzeit.

Alter (Wochen)	SSL (mm)*	Fußlänge (mm)	Fetalgewicht (g)**	Wichtige äußerliche Merkmale
Nicht lebensfähige Feten				
9	50	7	8	*Schluss der Augenlider;* Kopf groß und rundlicher geformt; äußeres Genitale noch nicht als männlich oder weiblich unterscheidbar; Darm teilweise im proximalen Teil der Nabelschnur; tief ansetzende Ohren
10	61	9	14	*Darm vollständig im Abdomen;* Fingernagelentwicklung beginnt
12	87	14	45	*Geschlecht äußerlich unterscheidbar;* ausgeprägter Nacken
14	120	20	110	*Kopf aufgerichtet;* Augen nach anterior gerichtet; Ohren nahezu an der endgültigen Position; untere Extremitäten gut ausgebildet; Zehennagelentwicklung beginnt
16	140	27	200	*Ohrmuscheln stehen vom Kopf ab*
18	160	33	320	*Haut von Vernix caseosa* bedeckt; Kindsbewegungen können von der Mutter wahrgenommen werden
20	190	39	460	*Kopf- und Körperbehaarung (Lanugo)* vorhanden
Lebensfähige Feten***				
22	210	45	630	*Haut faltig, durchscheinend, rosig bis rot*
24	230	50	820	*Fingernägel ausgebildet;* magerer Körper.
26	250	55	1000	*Augenlider teilweise getrennt;* Wimpern vorhanden
28	270	59	1300	*Augen weit offen;* häufig volle Kopfbehaarung; Haut noch etwas faltig
30	280	63	1700	*Zehennägel vorhanden;* fülligere Körperformen; Deszensus der Hoden
32	300	68	2100	*Fingernägel erreichen Fingerspitzen;* glatte Haut
36	340	79	2900	*Pummelige Körperformen;* Lanugobehaarung fast verschwunden; Zehennägel erreichen Zehenspitzen; gebeugte Extremitäten; festes Zugreifen möglich
38	360	83	3400	*Vorgewölbter Brustkorb; Brüste ragen hervor;* Hoden im Skrotum oder in den Leistenkanälen tastbar; Fingernägel reichen über die Fingerkuppen

SSL, Scheitel-Steiß-Länge

* Die Längenangaben sind Durchschnittswerte und für besondere Fälle daher unter Umständen nicht zutreffend. Die Variabilität wird mit zunehmendem Alter größer.

** Die Gewichtsangaben beziehen sich auf Feten, die für ungefähr zwei Wochen in 10 % Formalin fixiert wurden. Frische Präparate wiegen in der Regel etwa 5 % weniger.

*** Es gibt keine scharfe Grenze bezüglich Entwicklung, Alter oder Gewicht, ab der ein Fetus automatisch extrauterin lebensfähig wird oder ab der sein Überleben nach der Geburt gesichert ist. Die Erfahrung zeigt jedoch, dass Neugeborene mit einem Gewicht unter 500 g oder einem Konzeptionsalter von weniger als 22 Wochen selten überleben. Selbst Feten, die zwischen der 26. und 28. Woche geboren werden, haben Schwierigkeiten zu überleben – vor allem weil die Atmungsorgane und das Zentralnervensystem noch nicht vollständig differenziert sind.

Die Bestimmung der Maße – vor allem auch der Kopfmaße – eines Fetus ist wichtig für den Geburtshelfer, um die Behandlung von Patientinnen planen zu können, insbesondere wenn bei der Frau ein schmales Becken und/oder beim Fetus eine intrauterine Wachstumsverzögerung und/oder angeborene Anomalien vorliegen.

6.2 Wichtigste Ereignisse der Fetalperiode

Für die Fetalperiode gibt es zwar keine offizielle Stadieneinteilung, jedoch ist es hilfreich, die Veränderungen in Zeitabschnitten von je vier bis fünf Wochen zu betrachten. Die Wochenangaben im Text beziehen sich auf den Zeitpunkt der Befruchtung. Um den entsprechenden Termin in Bezug auf die letzte Menstruation zu erhalten, muss man jeweils zwei Wochen hinzuzählen (➤ Tab. 6.2).

6.2.1 Neunte bis zwölfte Woche

Am Beginn der neunten Woche nimmt der Kopf die Hälfte der Scheitel-Fuß-Länge des Fetus ein (➤ Abb. 6.1A und ➤ Abb. 6.3). Danach beschleunigt sich das Längenwachstum des Körpers; die Scheitel-Steiß-Länge verdoppelt sich bis zum Ende der zwölften Woche (➤ Tab. 6.1). Obwohl das Wachstum des Kopfes um die zwölfte Woche herum deutlich langsamer wird, ist er im Vergleich zum übrigen Körper noch immer unverhältnismäßig groß. In der neunten Woche ist das Gesicht breit, die Augen stehen weit auseinander, die Ohren setzen tief am Kopf an, und die Augenlider sind miteinander verklebt („Lidnaht"). Am Ende der zwölften Woche entstehen im Skelett **primäre Ossifikationszentren,** vor allem im Schädel und in den Röhrenknochen. Die Augenlider sind immer noch verklebt (➤ Abb. 6.4A und B). Die Beine, insbesondere die Oberschenkel, sind am Beginn der neunten Woche relativ kurz. Am Ende der zwölften Woche haben

Tab. 6.2 Gegenüberstellung verschiedener Zeitangaben für die Schwangerschaftsdauer.

Referenzzeitpunkt*	Tage	Wochen	Kalendermonate	Mondmonate
Befruchtung	266	38	8¾	9½
letzte normale Menstruation	280	40	9¼	10

* Den Geburtstermin setzt man 266 Tage nach dem vermutlichen Zeitpunkt der Befruchtung bzw. 280 Tage nach dem Beginn der letzten normalen Menstruation an. Von der Befruchtung bis zum Ende der Embryonalperiode (Ende der achten Woche) wird das Alter in Tagen angegeben, danach gibt man es in (Schwangerschafts-)Wochen (SSW) und den Tagen der nächsten angebrochenen Woche an (Beispiel: „37 + 3 SSW" oder „37W3D", was einem Alter von 37 Wochen und 3 Tagen entspricht).

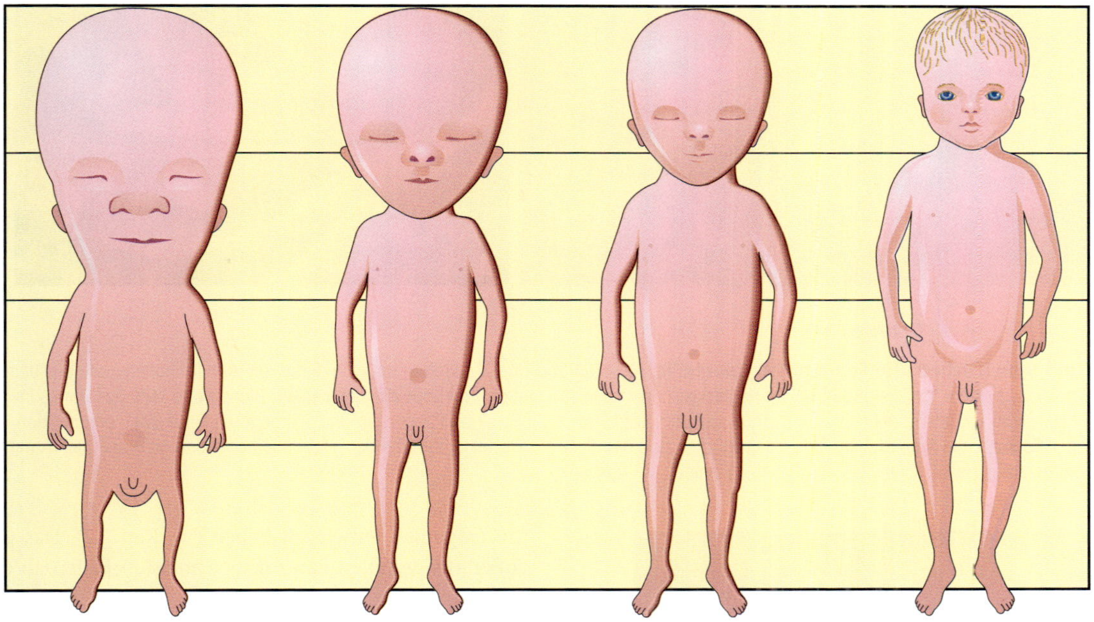

Abb. 6.3 Verschiebung der Proportionen im Verlauf der Fetalperiode. In der neunten Woche nimmt der Kopf ungefähr die Hälfte der Scheitel-Fuß-Länge des Fetus ein. In der 36. Woche sind Kopf- und Bauchumfang in etwa identisch; danach kann der Bauchumfang größer werden. Alle Stadien wurden hier auf dieselbe zeichnerische Gesamtgröße gebracht.

die oberen Extremitäten beinahe ihre endgültigen Proportionen erreicht, aber die unteren Extremitäten sind noch immer weniger gut entwickelt und etwas kürzer, als es den endgültigen Längenverhältnissen entspricht.
Bis zur Mitte der zehnten Woche kann man im proximalen Ende der Nabelschnur deutlich **Darmschlingen** erkennen (➤ Abb. 6.4), erst am Ende der elften Woche liegt der Darm dann vollständig wieder innerhalb der Bauchhöhle (➤ Abb. 6.5). Die Leber ist in der neunten Woche der Hauptort der **Erythropoese** (Bildung roter Blutkörperchen). Erst Ende der zwölften Woche wird diese Funktion größtenteils von der Milz übernommen.

Die **äußeren Genitalien** sehen bei weiblichen und männlichen Individuen bis zum Ende der neunten Woche gleich aus. Ihre endgültige fetale Ausprägung erhalten sie frühestens in der zwölften Woche. Zwischen der neunten und zwölften Woche setzt die **Urinbildung** ein und Urin wird in die Amnionflüssigkeit ausgeschieden. Der Fetus beginnt, Amnionflüssigkeit zu schlucken. Fetale Abfallprodukte werden durch die Plazentaschranke in den mütterlichen Blutkreislauf abgegeben (➤ Kap. 7).

6.2.2 13. bis 16. Woche

In dieser Phase erfolgt ein schnelles Wachstum (➤ Abb. 6.6 und ➤ Abb. 6.7; ➤ Tab. 6.1). In der 16. Woche ist der Kopf proportional schon deutlich kleiner als in der zwölften Woche, und die unteren Extremitäten sind relativ länger geworden. Die Bewegungen von Armen und Beinen, die erstmals am Ende der Embryonalperiode auftreten, erfolgen ab der 14. Woche koordiniert. Noch sind sie zu schwach, um von der Mutter wahrgenommen zu werden, aber bei Ultraschalluntersuchungen kann man sie bereits sehen.

Es findet eine rege **Verknöcherung des fetalen Skeletts** statt, und die Knochen des Fetus sind ab dem Beginn der 16. Woche auf Ultraschallbildern deutlich zu erkennen. In der 14. Woche treten **langsame Augenbewegungen** auf. Auch die Anordnung der Haare auf der Kopfhaut wird zu dieser Zeit festgelegt. In der 16. Woche stehen die Augen nicht mehr anterolateral, sondern sind nach vorne gerichtet, und die Ohren haben fast ihre endgültige Lage an der Seite des Kopfes erreicht. Ebenfalls in der 16. Woche haben sich die Ovarien so weit differenziert, dass sich die ersten Primordialfollikel

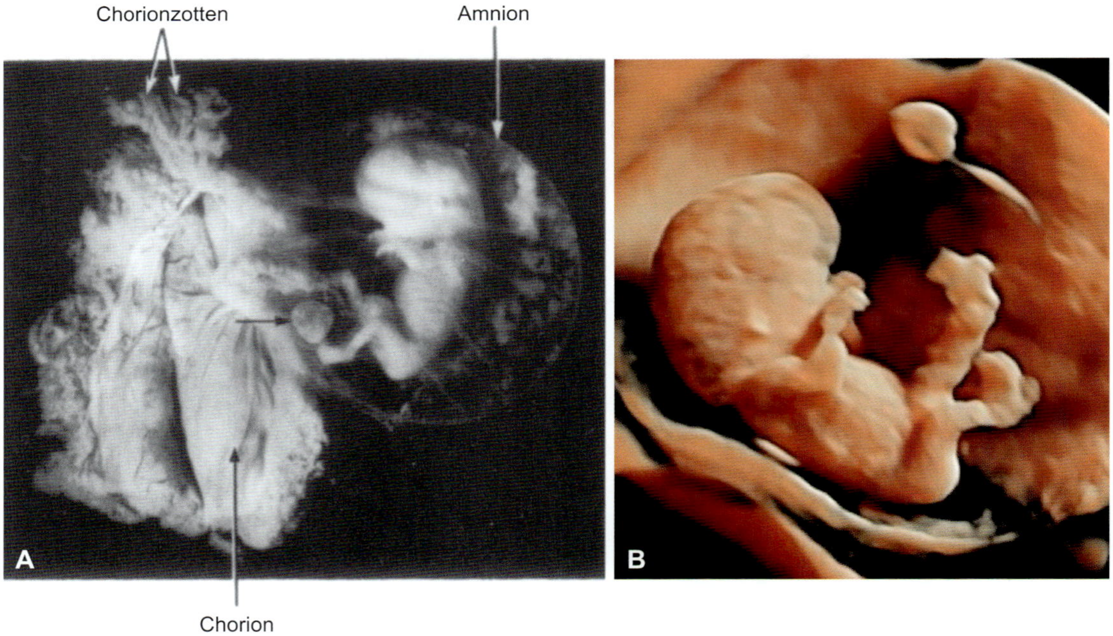

Abb. 6.4 Neun und zehn Wochen alte Feten mit Amnionhülle. A) Fotografie eines neun Wochen alten Fetus, die Amnionhülle wurde aus dem Chorion herausgeschält. Der unbeschriftete Pfeil zeigt auf den Dottersackrest. Man beachte den großen Kopf, die knorpeligen Rippen und Teile des Darms im aufgetriebenen proximalen Teil der Nabelschnur. Tatsächliche Größe. **B)** Transabdominales Ultraschallbild eines 10 Wochen und 2 Tage alten Fetus. Man erkennt den Ursprung der Nabelschnur am Abdomen, die Amnionhülle hinter dem Rücken und den Rest des Dottersacks nahe der gegenüberliegenden Amnionhülle. (A mit freundlicher Genehmigung von Prof. em. J. Hay, University of Manitoba, Winnipeg, Kanada.)

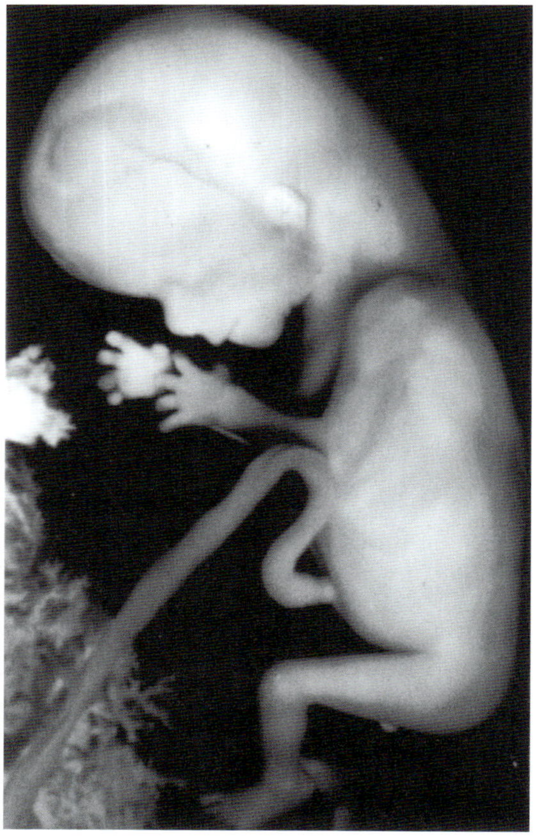

mit Oogonien entwickelt haben (➤ Kap. 12). Das Geschlecht der äußeren Genitalien kann in den meisten Fällen ab der 12. Woche erkannt werden.

6.2.3 17. bis 20. Woche

In diesem Zeitraum verlangsamt sich das Wachstum zwar, aber trotzdem nimmt die Scheitel-Steiß-Länge des Fetus um ungefähr 50 mm zu (➤ Tab. 6.1, ➤ Abb. 6.6, ➤ Abb. 6.8 und ➤ Abb. 6.9A). Die Extremitäten erhalten ihre endgültigen Proportionen. Normalerweise kann die Mutter die Bewegungen des Fetus (Kindsbewegungen) ab jetzt spüren. Die durchschnittliche Zeitspanne zwischen der ersten Wahrnehmung von Kindsbewegungen und der Geburt beträgt 147 Tage, mit einer Standardabweichung von ± 15 Tagen. Die Haut wird nun von einer fettigen, käseartigen Substanz überzogen – der ***Vernix caseosa*** („Frucht-" oder „Käseschmiere"). Sie ist eine Mischung aus dem Sekret fetaler Talgdrüsen und abgestorbenen Epidermiszellen. Die *Vernix caseosa* schützt die empfindliche Haut des Fetus vor Abschürfungen und verhindert, dass sie durch den ständigen Kontakt mit der Amnionflüssigkeit spröde („pergamentartig") wird.

Abb. 6.5 Fotografie eines elf Wochen alten Fetus nach Entfernung von Chorion und Amnion (× 1,5). Man beachte den relativ großen Kopf; der Darm befindet sich nicht mehr in der Nabelschnur. (Mit freundlicher Genehmigung von Prof. em. J. Hay, University of Manitoba, Winnipeg, Kanada.)

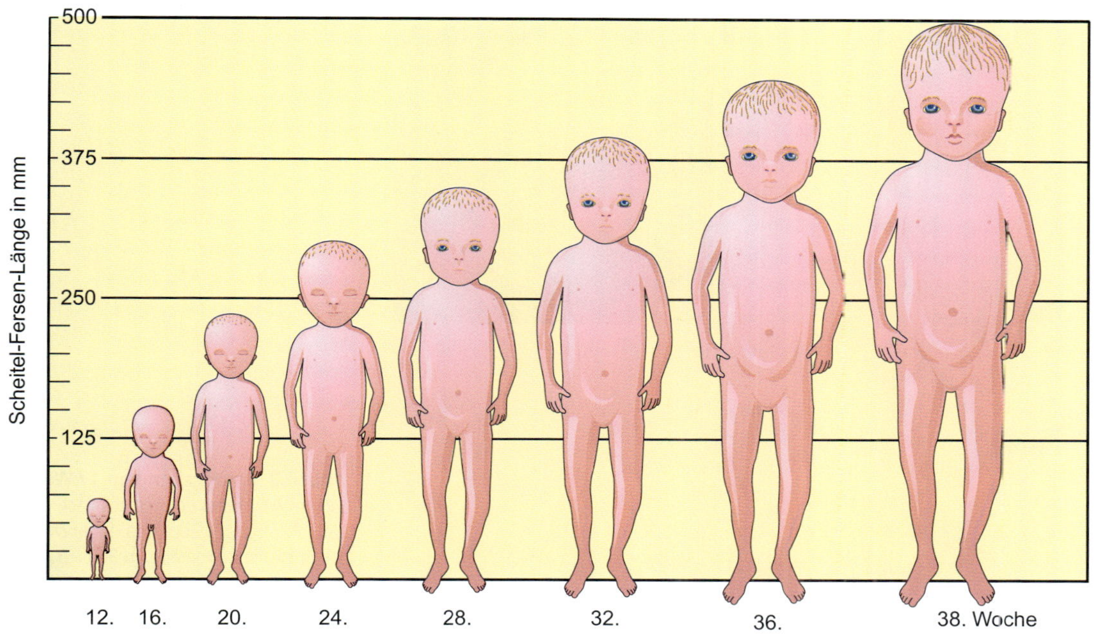

Abb. 6.6 Maßstabsgerechte Zeichnungen zur Veranschaulichung der Größenänderungen des menschlichen Fetus.

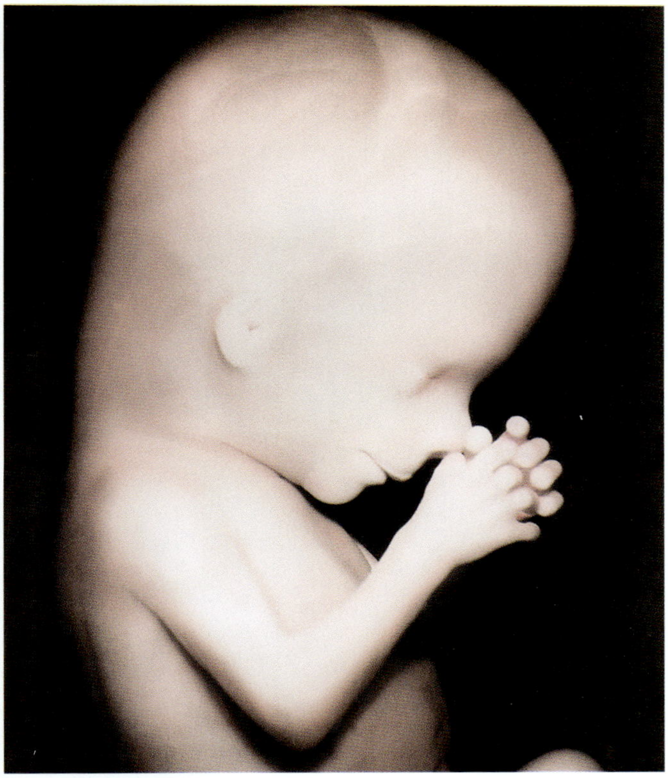

Abb. 6.7 Vergrößerte Fotografie von Kopf und Schultern eines 13 Wochen alten Fetus.

In der 20. Woche kann man Kopfhaar und Augenbrauen deutlich erkennen. Der Körper des Fetus ist ab jetzt vollständig von feinen, flaumigen Haaren bedeckt (Lanugobehaarung), die helfen, die *Vernix caseosa* auf der Haut zu halten. Zu dieser Zeit bildet sich das **braune Fett,** ein spezialisiertes, durch den Sympathikus (adrenerg) gesteuertes Gewebe, in dem vor allem bei Neugeborenen durch Oxidation von Fettsäuren (die Anhäufung der dafür notwendigen Mitochondrien führt zur leichten Braunfärbung) Wärme produziert wird, um der Auskühlungsgefahr angesichts der relativ großen Körperoberfläche „zitterfrei", d. h. ohne vermehrte Muskelkontraktion, zu begegnen. Braunes Fett kommt hauptsächlich im unteren Halsbereich, hinter dem Brustbein und um die Nieren herum vor. In der 18. Woche bilden sich Uterus und Vagina. Die Ovarien enthalten nun zahlreiche **Primordialfollikel mit Oogonien.** In der 20. Woche beginnt der Abstieg (Deszensus) der Hoden, sie befinden sich jedoch wie die Ovarien weiblicher Feten noch immer an der hinteren Bauchwand.

6

6.2.4 21. bis 25. Woche

In diesem Zeitraum findet eine beachtliche **Gewichtszunahme** statt. Obwohl er noch immer ein wenig mager ist, sieht der Fetus nun ausgewogener proportioniert aus (➤ Abb. 6.10). Die Haut ist vor allem zu Beginn dieses Zeitabschnitts noch faltig und hat eine dunkelrosa bis rote Färbung, weil das Blut in den Kapillargefäßen durchscheint. In der 21. Woche treten erstmals **schnelle Augenbewegungen** auf, und in der 22. bis 23. Woche können durch eine Vibrationsschallquelle auf dem Bauch der Mutter **Blinzel- und Schreckreflexe** ausgelöst werden. In der 24. Woche beginnen die sekretorischen Epithelzellen (Typ-II-Pneumozyten) in den Alveolarsepten, **Surfactant** zu sezernieren, ein oberflächenaktives Lipid, das die sich entwickelnden Lungenalveolen offen hält (➤ Kap. 10). In der 24. Woche sind die **Fingernägel** ausgebildet. Zwar ist es möglich, dass ein 22 bis 25 Wochen alter Fetus nach einer Frühgeburt zunächst überlebt, wenn er intensivmedizinisch versorgt wird (➤ Abb. 6.11), aber es

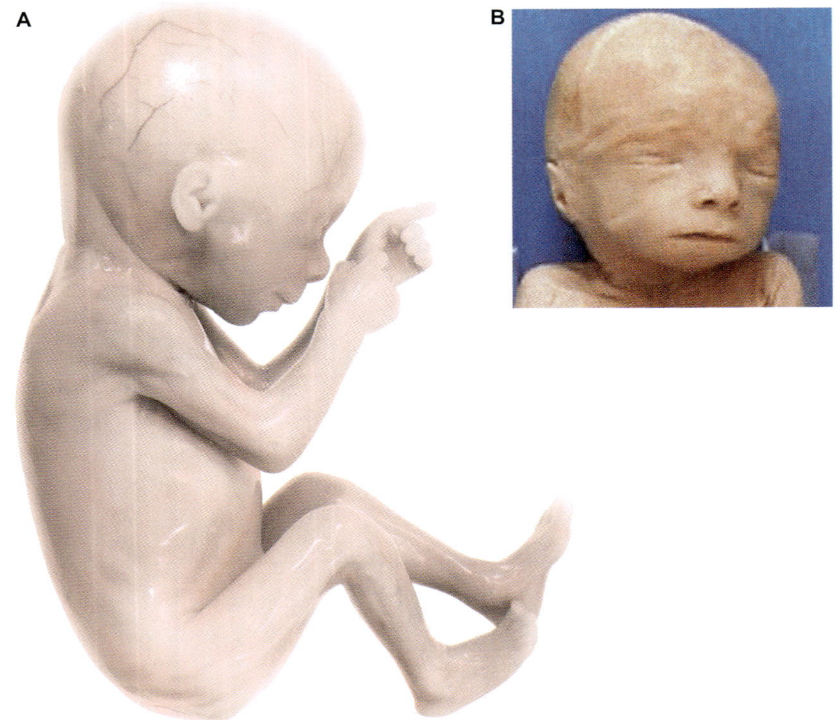

Abb. 6.8 Fotografien von 17 Wochen alten Feten. A) Wegen des erst schwach entwickelten Unterhautfettgewebes und der noch dünnen Haut scheinen die Blutgefäße im Bereich der Kopfhaut durch. In diesem Alter können frühgeborene Feten noch nicht überleben – hauptsächlich weil ihre Atmungsorgane noch nicht ausgereift sind. **B)** Frontalansicht eines 17 Wochen alten Fetus. Die Augen sind in diesem Stadium geschlossen. (A aus Moore et al., 2000; B mit freundlicher Genehmigung von R. Jordan, St. George's University, Grenada.)

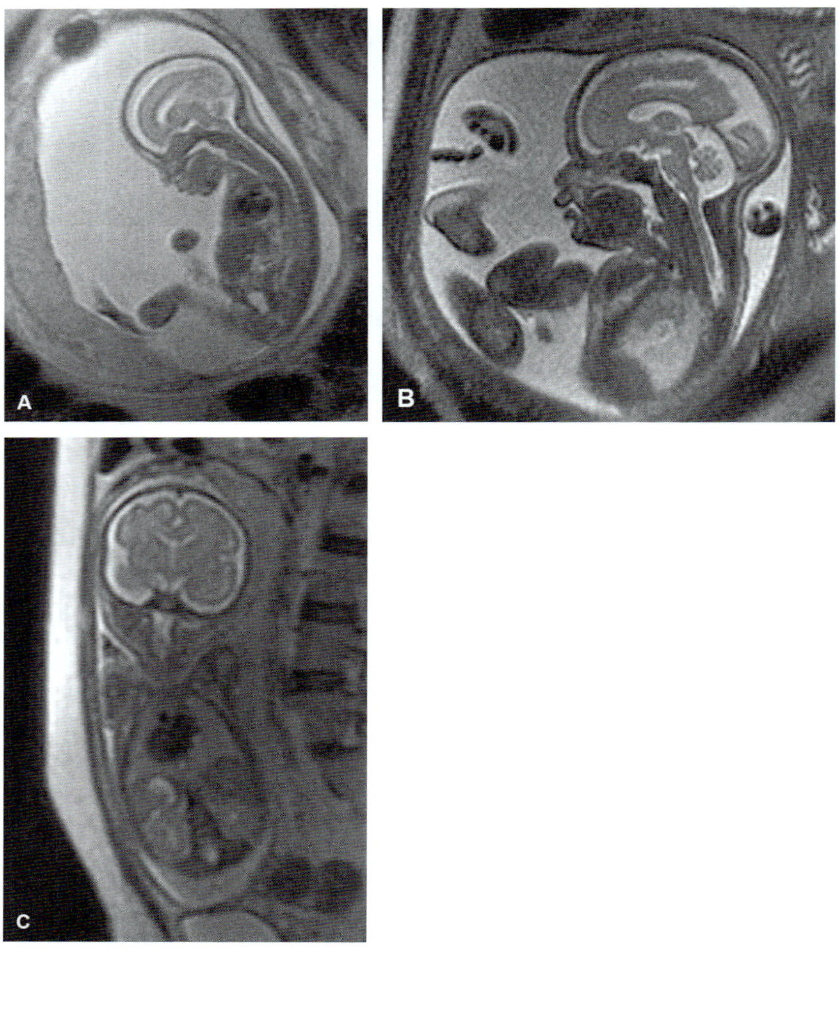

Abb. 6.9 Magnetresonanztomografie (MRT) von normalen Feten. A) 18 Wochen alt (Gestationsalter 20 Wochen). **B)** 26 Wochen alt. **C)** 28 Wochen alt. (Mit freundlicher Genehmigung von Dr. Deborah Levine, Beth Israel Deaconess Medical Center, Boston, MA.)

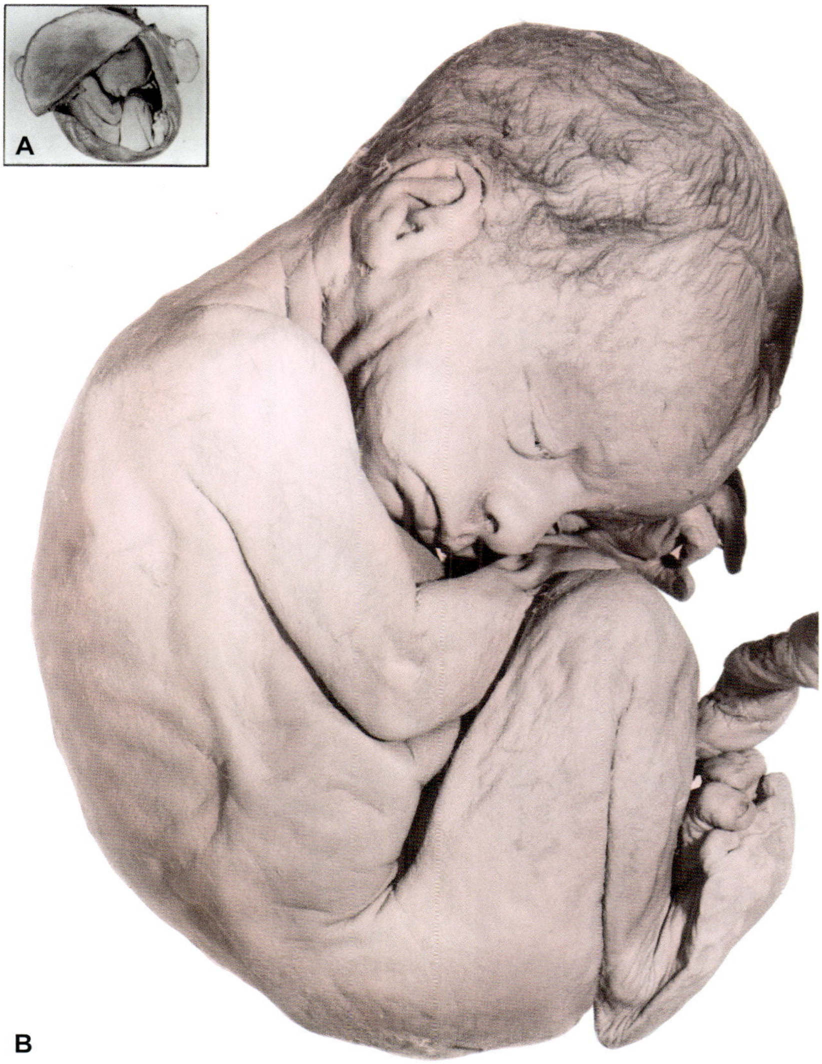

Abb. 6.10 Fotografien eines 25 Wochen alten Fetus. A) Im Uterus; **B)** freigelegt. Man beachte die faltige Haut und den relativ mageren Körper mit schwach ausgebildetem Unterhautfettgewebe. Die Augenlider beginnen, sich zu öffnen. Ein Fetus dieser Größe kann nach einer Frühgeburt überleben und wird daher als **lebensfähig** eingestuft.
(B aus Moore KL, Persaud TVN, Shiota K: Color atlas of clinical embryology. 2nd Ed., Elsevier Saunders, 2000.)

kann trotzdem sein, dass er dann im frühen Säuglingsalter stirbt, weil seine Atmungsorgane noch nicht ausgereift sind.

6.2.5 26. bis 29. Woche

In diesem Alter überleben viele Feten eine Frühgeburt, wenn sie intensivmedizinisch versorgt werden (➤ Abb. 6.11), denn ihre Lungen sind nun zur Luftatmung bereit. Das Lungengewebe und die pulmonale Gefäßversorgung sind ausreichend entwickelt, um den erforderlichen Gasaustausch zu bewerkstelligen. Auch das Zentralnervensystem ist so weit gereift, dass es die rhythmischen Atembewegungen steuern und die Körpertemperatur regeln kann.

In der 26. Woche öffnen sich die Augenlider, und **Lanugo**- und **Kopfbehaarung** sind deutlich ausgeprägt (➤ Abb. 6.12; ➤ Abb. 6.9B). Man kann nun die Fußnägel erkennen, und es ist mittlerweile so viel Unterhautfettgewebe vorhanden, dass ein großer Teil der

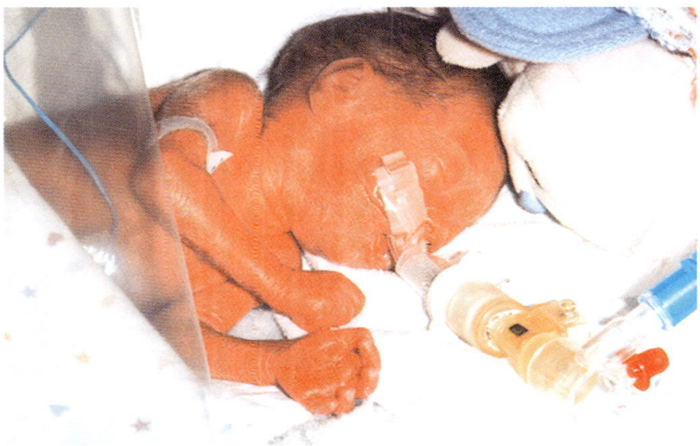

Abb. 6.11 Intensivmedizinisch versorgtes, 25 Wochen altes weibliches Frühgeborenes mit einem Geburtsgewicht von 725 g. (Mit freundlicher Genehmigung von Dean Barringer und Marnie Danzinger.)

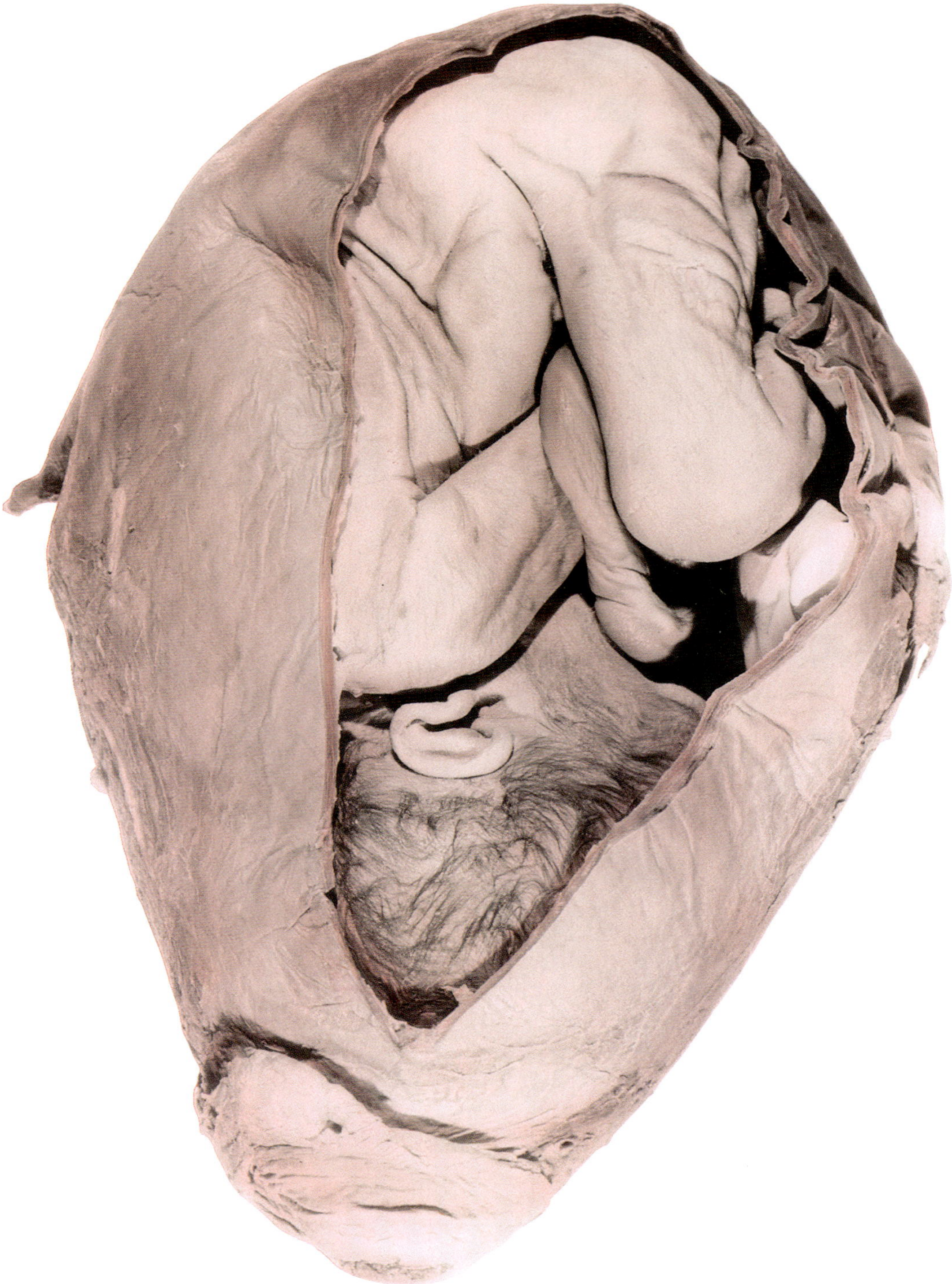

Abb. 6.12 Fotografie eines 29 Wochen alten Fetus im Uterus. Ein Teil der Uteruswand sowie Teile von Chorion und Amnion wurden entfernt, um den Fetus sichtbar zu machen. Er liegt längs und in Schädellage (mit dem Kopf voran), was zu diesem Zeitpunkt normal ist. Der Fetus und seine Mutter starben an Verletzungen durch einen Autounfall. (Aus Moore KL, Persaud TVN, Shiota K: Color atlas of clinical embryology. 2nd Ed., Elsevier Saunders, 2000.)

Hautfalten verschwunden ist. In dieser Phase steigt die Menge des weißen Fettgewebes auf 3,5 % des Körpergewichts an. Noch ist die **fetale Milz** ein wichtiger Ort der **Hämatopoese** – der Bildung und Entwicklung verschiedener Blutzelltypen und anderer korpuskulärer Blutbestandteile. Die Blutbildung in der Milz endet in der 28. Woche und findet von da an hauptsächlich im Knochenmark statt.

6.2.6 30. bis 34. Woche

In der 30. Woche kann der **Lichtreflex** der Pupillen ausgelöst werden. Am Ende dieses Entwicklungsabschnitts ist die Haut rosig und glatt, und Arme und Beine sehen „mollig" aus. In diesem Alter beträgt der Anteil des weißen Fettgewebes am Körpergewicht 8 %. Feten, die 32 Wochen oder älter sind, überleben normalerweise, wenn sie zu früh geboren werden. Ein in diesem Zeitraum geborener normalgewichtiger Fetus ist „dem Datum nach frühgeboren" – im Gegensatz zu „dem Gewicht nach frühgeborenen" Feten.

6.2.7 35. bis 38. Woche

In der 35. Woche können Feten fest zugreifen und zeigen eine spontane Orientierung hin zum Licht. Wenn sich der Geburtstermin nähert, ist das Nervensystem reif genug, um bereits einige integrative Funktionen zu übernehmen. In dieser abschließenden Phase haben die meisten Feten füllige Körperformen (➤ Abb. 6.13). In der 36. Woche sind Kopf- und Bauchumfang annähernd gleich. Danach kann der Bauchumfang größer als der Kopfumfang werden. In der 37. Woche sind die Füße meistens etwas länger als das Femur (Oberschenkelknochen). Zu dieser Zeit ist die **Messung der Fußlänge** eine alternative Möglichkeit für die Bestimmung des Fetalalters (➤ Abb. 6.14). Mit nahender Geburt verlangsamt sich das Wachstum (➤ Abb. 6.15).

Am Ende der Schwangerschaft erreicht der normale Fetus eine Scheitel-Steiß-Länge um 360 mm und wiegt im Durchschnitt 3.400 g. Der Anteil von weißem Fett am Körpergewicht beträgt ungefähr 16 %. In den letzten Wochen der Schwangerschaft nimmt ein Fetus pro Tag etwa 14 g an Fett zu. Im Allgemeinen sind männliche Feten bei der Geburt länger und schwerer als weibliche. Der Brustkorb ist nach außen gewölbt, bei beiden Geschlechtern ragen die Brüste oft ein wenig hervor. Bei reifen männlichen Neugeborenen befinden sich die Hoden in der Regel im Skrotum, Frühgeborene haben dagegen häufig einen Hodenhochstand. Obwohl der Kopf am Ende der Schwangerschaft in Relation zum übrigen Körper kleiner ist als jemals vorher in der Fetalperiode, ist er noch immer einer der größten Körperteile – ein wichtiger Gesichtspunkt im Hinblick auf den Durchtritt durch den Geburtskanal (➤ Kap. 7).

Niedriges Geburtsgewicht Nicht alle untergewichtigen Neugeborenen sind Frühgeburten. Ungefähr ein Drittel der Kinder mit einem Geburtsgewicht von 2.500 g oder weniger (= LBW für *low birth weight;* < 1.500 g = VLBW für *very low birth weight;* < 1.000 g = VVLBW für *very very low birth weight;* < 500 g = ELBW für *extremely low birth weight*) sind zu klein für ihr Gestationsalter (**SGA,** von

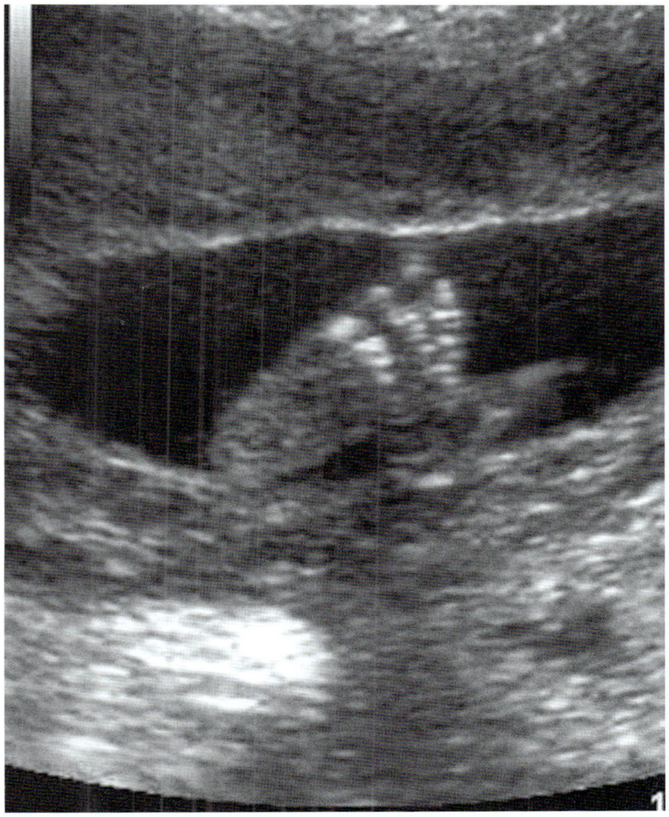

Abb. 6.14 Ultraschallbild vom Fuß eines Fetus in der 37. Schwangerschaftswoche. (Mit freundlicher Genehmigung von Dr. E. A. Lyons, University of Manitoba, Winnipeg, Kanada.)

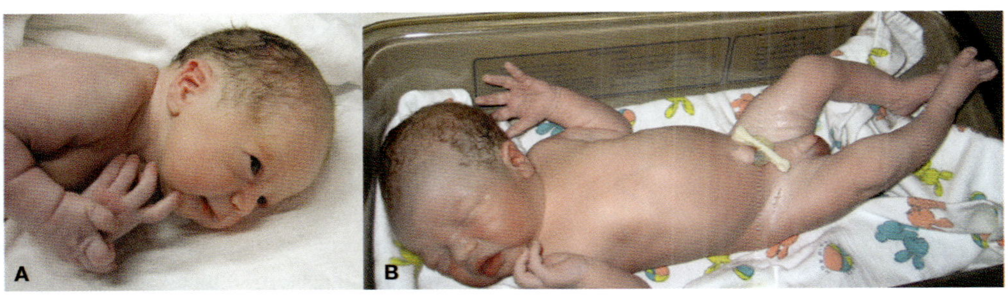

Abb. 6.13 Gesunde Neugeborene. A) 34 Wochen alt (Gestationsalter 36. SSW). **B)** 36 Wochen alt. (A: mit freundlicher Genehmigung von Michael und Michele Rice; B: mit freundlicher Genehmigung von Dr. Jon und Mrs. Margaret Jackson.)

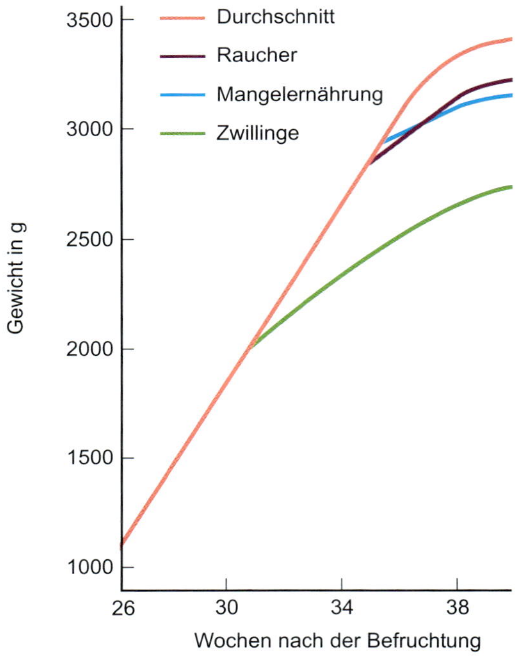

Abb. 6.15 Grafische Darstellung der fetalen Wachstumsgeschwindigkeit im letzten Trimester. Der Durchschnitt bezieht sich auf die in den USA geborenen Kinder. Ab etwa der 36. Woche weicht die Wachstumskurve von dem zuvor linearen Verlauf ab, und die Wachstumsgeschwindigkeit nimmt ab. Diese Abnahme – insbesondere am Schwangerschaftsende ab der 38. Woche – spiegelt wahrscheinlich eine verstärkt unzureichende Ernährung des Fetus durch plazentäre Veränderungen wider. (Nach Gruenwald, 1966.)

engl. *small for gestational age,* auch *„small-for-date" babies*). Eine mögliche Ursache hierfür ist die **Plazentainsuffizienz** (➤ Kap. 7), bei der die Plazenta zu klein und/oder nur schwach angeheftet ist. Eine Plazentainsuffizienz entsteht häufig auch durch degenerative Veränderungen in der Plazenta, die die Sauerstoff- und Nährstoffversorgung des Fetus zunehmend einschränken.

Man muss unterscheiden zwischen **termingerecht geborenen Kindern** mit einem niedrigen Geburtsgewicht aufgrund intrauteriner Wachstumsverzögerung (**IUGR,** von engl. *intrauterine growth retardation*) und **Frühgeborenen,** die wegen einer zu kurzen Schwangerschaftsdauer (Gestationsalter unter 38 + 0 SSW, ➤ Tab. 6.2) untergewichtig sind (➤ Abb. 6.11). IUGR kann verschiedene Ursachen haben – z. B. Plazentainsuffizienz, Mehrlingsschwangerschaft (insbesondere Drillinge), Infektionskrankheiten, Herz-Kreislauf-Erkrankungen, Mangelernährung der Mutter sowie mütterliche oder fetale Hormonstörungen. Außerdem können **Teratogene** (fruchtschädigende Medikamente, Chemikalien und Viren) und genetische Faktoren eine IUGR verursachen (➤ Kap. 21). Kinder mit IUGR haben eine faltige Haut und nur wenig Unterhautfettgewebe, was darauf hindeutet, dass sie ihr weißes Fett *in utero* aufgezehrt haben.

6.3 Errechneter Geburtstermin

Den voraussichtlichen Geburtstermin eines Fetus setzt man 266 Tage oder 38 Wochen nach der Befruchtung an bzw. 280 Tage oder 40 Wochen nach der letzten normalen Menstruation (➤ Tab. 6.2). Ungefähr 12 % aller Babys kommen jedoch bis zu zwei Wochen nach dem errechneten Geburtstermin zur Welt

Der errechnete Termin (ET) Üblicherweise berechnet man. den voraussichtlichen Geburtstermin nach der **Naegele-Regel,** wobei man vom ersten Tag der letzten Menstruation drei Monate zurückrechnet und dann ein Jahr und sieben Tage addiert. Zum Beispiel:

- erster Tag der letzten normalen Menstruation – 4. Januar 2024
- drei Monate subtrahieren – 4. Oktober 2023
- ein Jahr und sieben Tage addieren – 11. Oktober 2024 = voraussichtlicher Geburtstermin.

Bei Frauen mit einem regelmäßigen Menstruationszyklus lässt sich der voraussichtliche Geburtstermin mit dieser Methode relativ genau berechnen. Bei einem unregelmäßigen Zyklus kann es jedoch zu Fehlberechnungen von zwei bis drei Wochen kommen. Außerdem tritt bei einigen Schwangeren zum Zeitpunkt der ersten ausbleibenden Periode (ungefähr zwei Wochen nach der Befruchtung) eine **Implantationsblutung** auf. Wenn die Frau diese Blutung irrtümlicherweise als Menstruation interpretiert, ergibt die Berechnung einen um zwei oder mehr Wochen zu späten Geburtstermin. Für eine exaktere Bestimmung des voraussichtlichen Geburtstermins werden üblicherweise Ultraschalluntersuchungen des Fetus durchgeführt, insbesondere Messungen der Scheitel-Steiß-Länge im ersten Trimester.

Übertragung Bei 5–6 % der Schwangeren verlängert sich die Schwangerschaft um drei oder mehr Wochen über den ET hinaus (Gestationsalter über 42 + 0 SSW, ➤ Tab. 6.2). Einige Kinder aus solchen Schwangerschaften entwickeln sogenannte **Übertragungszeichen.** Sie haben eine trockene, pergamentartige Haut und sind häufig übergewichtig. Weitere typische Symptome sind die fehlende Lanugobehaarung, verminderte oder fehlende *Vernix caseosa,* lange Nägel und Unruhe. Wenn sich die Geburt um drei oder mehr Wochen über das Erreichen der Reife hinauszögert, steigt die Mortalität signifikant an. Deshalb muss die Geburt in solchen Fällen eingeleitet werden (➤ Kap. 7).

6.4 Untersuchungen zur Beurteilung des Fetalstatus

Die ersten für Menschen zugänglichen Anhaltspunkte für das Wohlergehen des Fetus lieferten von jeher die von der Mutter gefühlten oder vom Arzt ertasteten Kindsbewegungen. Dann gelang es, den fetalen Herzschlag zu überprüfen – zuerst durch Abhorchen mit einem speziellen, hölzernen Stethoskop und später durch ultraschallgestützte elektronische Monitore. Diese Techniken erlaubten Rückschlüsse auf Belastungen und Gefahrenzustände des Fetus. Neben der Bestimmung der Gonadotropine im mütterlichen Blut hat man in den letzten Jahrzehnten zahlreiche neue, insbesondere auch nichtinvasive Verfahren zur Beurteilung des Fetalstatus entwickelt, und mittlerweile können viele Feten mit lebensbedrohlichen Störungen bereits vor der Geburt behandelt werden. Ein Fetus im dritten Schwangerschaftstrimester kann daher als **ungeborener**

Patient angesehen werden, an dem man diagnostische und therapeutische Maßnahmen durchführen kann. Die **Perinatalogie,** die sich als spezieller Zweig der Medizin mit dem Wohlergehen des Fetus und des Neugeborenen beschäftigt und Aspekte der Geburtshilfe und der Kinderheilkunde vereint, deckt damit mittlerweile die Zeitspanne von etwa 24 Wochen nach der Befruchtung bis vier Wochen nach der Geburt ab.

6.4.1 Ultraschalldiagnostik

Das wichtigste bildgebende Verfahren zur Beurteilung des Fetus ist die Sonografie; sie ist kostengünstig, und schädliche Auswirkungen auch auf die spätere Entwicklung bis ins Erwachsenenalter sind bisher nicht bekannt. Bei Ultraschalluntersuchungen kann man sowohl in der Embryonal- als auch in der Fetalperiode die Fruchtblase, den Embryo bzw. Fetus und die Plazenta erkennen. Moderne Geräte haben eine laterale Auflösung von wenigen Millimetern, sodass eine Schwangerschaft und ihr Implantationsort bereits in der dritten Entwicklungswoche anhand des Durchmessers der Chorionhöhle und des sie umgebenden Rings von Trophoblast darstellbar sind (➤ Abb. 7.4). Auf jeden Fall lassen sich die Größe von Plazenta und Fetus, Mehrlingsschwangerschaften und abnorme Kindslagen feststellen. Ultraschallbilder ermöglichen insbesondere eine exakte Messung des **biparietalen** Durchmessers (BPD) des fetalen Schädels, über den sich Alter und Länge des Fetus recht genau abschätzen lassen. ➤ Abb. 6.14 und ➤ Abb. 6.16 zeigen, wie viele Einzelheiten des Fetus auf Ultraschallbildern zu erkennen sind. Durch Ultraschalluntersuchungen ist es außerdem möglich, pathologische Schwangerschaftsverläufe bereits in einem sehr frühen Stadium zu diagnostizieren. Die raschen Fortschritte auf dem Gebiet der Sonografie und der entsprechenden digitalen Bildverarbeitung ermöglichen mittlerweile dreidimensionale Darstellungen des Fetus (➤ Abb. 6.4B und ➤ Abb. 6.16) auch in Echtzeit („Babyfernsehen") und haben diese Technik zur Methode der Wahl für die Diagnose fetaler Fehlbildungen wie Anenzephalie, Hydrozephalie, Mikrozephalie, fetale Bauchwassersucht (Aszites) oder Fehlbildungen des Urogenitalsystems (z. B. Nierenagenesie, Ureterstenose) gemacht.

6.4.2 Magnetresonanztomografie (Kernspintomografie)

Bei der Planung einer fetalen Behandlung kann die Magnetresonanztomografie (MRT, ➤ Abb. 6.17) wertvolle zusätzliche Informationen über Veränderungen liefern, die bei Ultraschalluntersuchungen festgestellt wurden. Zu den Nachteilen der üblichen

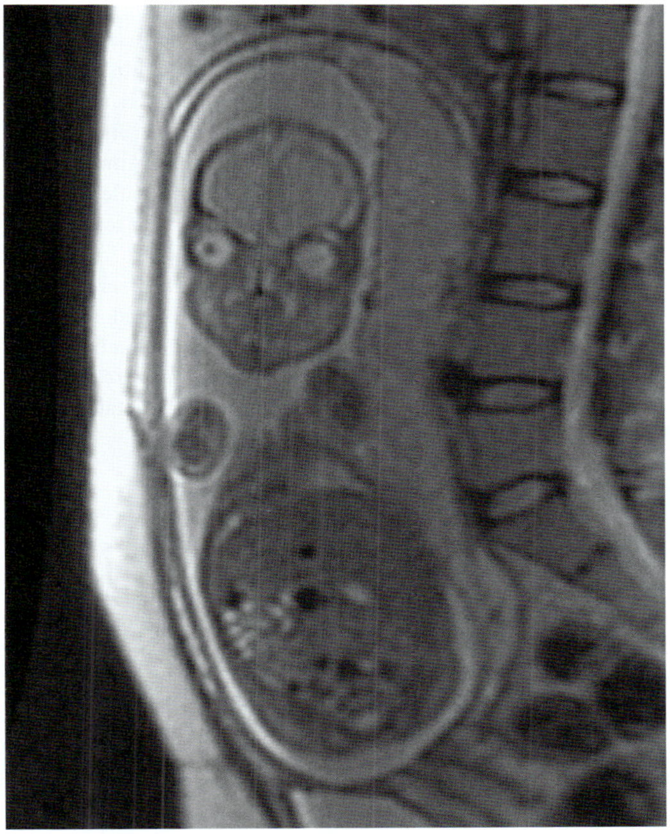

Abb. 6.17 Sagittale Magnetresonanztomografie (MRT) des Beckens einer schwangeren Frau nahe dem Geburtstermin. Der Fetus befindet sich in Steißlage. Gehirn, Augen und Leber sind gut zu erkennen. (Mit freundlicher Genehmigung von Dr. Deborah Levine, Beth Israel Deaconess Medical Center, Boston, MA.)

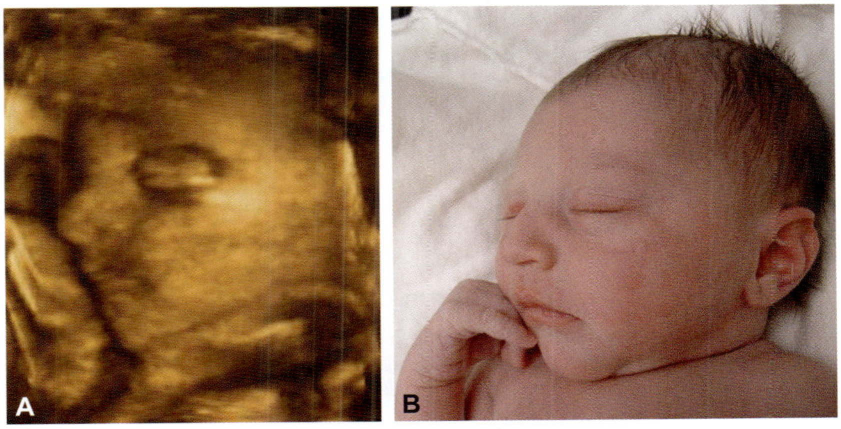

Abb. 6.16 A) Dreidimensionales Sonogramm eines 28 Wochen alten Fetus; das Sonogramm zeigt ein normal ausgebildetes Gesicht; alle Oberflächenmerkmale sind deutlich erkennbar. **B)** Fotografie des Neugeborenen (aus A) 3 Stunden nach der Geburt. (Mit freundlicher Genehmigung von Dr. E. A. Lyons, University of Manitoba, Winnipeg, Kanada.)

Kernspintomografie zählen jedoch hohe Kosten und die Länge der Untersuchung, bei der auch kleinere spontane Bewegungen des Fetus die Auflösung stark beeinträchtigen. Mittels Computertomografie, die wegen der Belastung des Fetus und der Mutter durch die Röntgenstrahlung nur noch sehr selten durchgeführt wird, ließen sich früher monoamniotische und diamniotische Zwillinge – d. h. Zwillinge in einem gemeinsamen oder je einem eigenen Amnion (➤ Kap. 7) – eindeutig unterscheiden. Wegen der hohen perinatalen Sterblichkeit monoamniotischer Zwillinge (30–50 % Sterberisiko) ist diese Unterscheidung immer noch interessant, tritt jedoch durch die inzwischen weitverbreitete Entbindung von Zwillingen per Kaiserschnitt zunehmend in den Hintergrund. Ebenfalls mittels Röntgenuntersuchungen wurde früher für die **Amniografie** ein wässriges Kontrastmittel in die Amnionhöhle injiziert, um die Fruchtblase und die äußeren Merkmale des Fetus darzustellen; bei der **Fetografie** verwendete man ein fettlösliches Kontrastmittel, das von der *Vernix caseosa* absorbiert wird. Beide Untersuchungen erhöhen jedoch das Risiko eines vorzeitigen Blasensprungs (Einriss der Fruchtblase) mit nachfolgender Frühgeburt erheblich und werden durch die heutigen hochauflösenden, nichtinvasiven Ultraschallverfahren (und ggf. Magnetresonanztomografie) ersetzt, die eine exaktere Darstellung der fetalen Strukturen erlauben.

6

6.4.3 Diagnostische Amniozentese

Die Amniozentese ist ein häufig angewandtes Verfahren in der pränatalen Diagnostik. Dabei wird eine Hohlnadel durch die Bauchdecke und Uteruswand der Mutter sowie durch Chorion und Amnion gestochen und Fruchtwasser (Amnionflüssigkeit) aus der Amnionhöhle entnommen (➤ Abb. 6.18A). Das Fruchtwasser selbst und die in ihm enthaltenen kindlichen Zellen werden dann mit verschiedenen Methoden untersucht, um z. B. Chromosomenanomalien festzustellen. Vor der 14. Woche nach der letzten Menstruation ist es schwierig, eine Amniozentese durchzuführen, denn es ist nur relativ wenig Fruchtwasser vorhanden. Später beträgt das Fruchtwasservolumen ungefähr 200 ml, und 20–30 ml können gefahrlos entnommen werden. Das Verfahren ist relativ risikoarm (Abortrisiko ca. 0,5 %), vor allem, wenn es von einem erfahrenen Arzt durchgeführt wird, der vor und während des Eingriffs die genaue Lage von Fetus und Plazenta unter Ultraschallkontrolle ermittelt.

Transabdominale Amniozentese Die Amniozentese ist ein gängiges Verfahren zum Nachweis genetisch bedingter Krankheiten wie dem Downsyndrom. Die üblichen Indikationen für eine Amniozentese sind:
- fortgeschrittenes Alter der Mutter (35 Jahre oder älter)
- vorhergehende Geburt eines Kindes mit einer Trisomie (z. B. Downsyndrom)
- Chromosomenanomalien bei einem der Elternteile (z. B. eine Chromosomentranslokation; ➤ Kap. 21)
- Trägerstatus der Mutter für eine X-chromosomal-rezessiv vererbte Krankheit (z. B. **Hämophilie**)
- Vorkommen eines Neuralrohrdefekts in der Familie (z. B. *Spina bifida cystica;* ➤ Kap. 21)
- Trägerstatus eines Elternteils für eine genetisch bedingte Stoffwechselkrankheit.

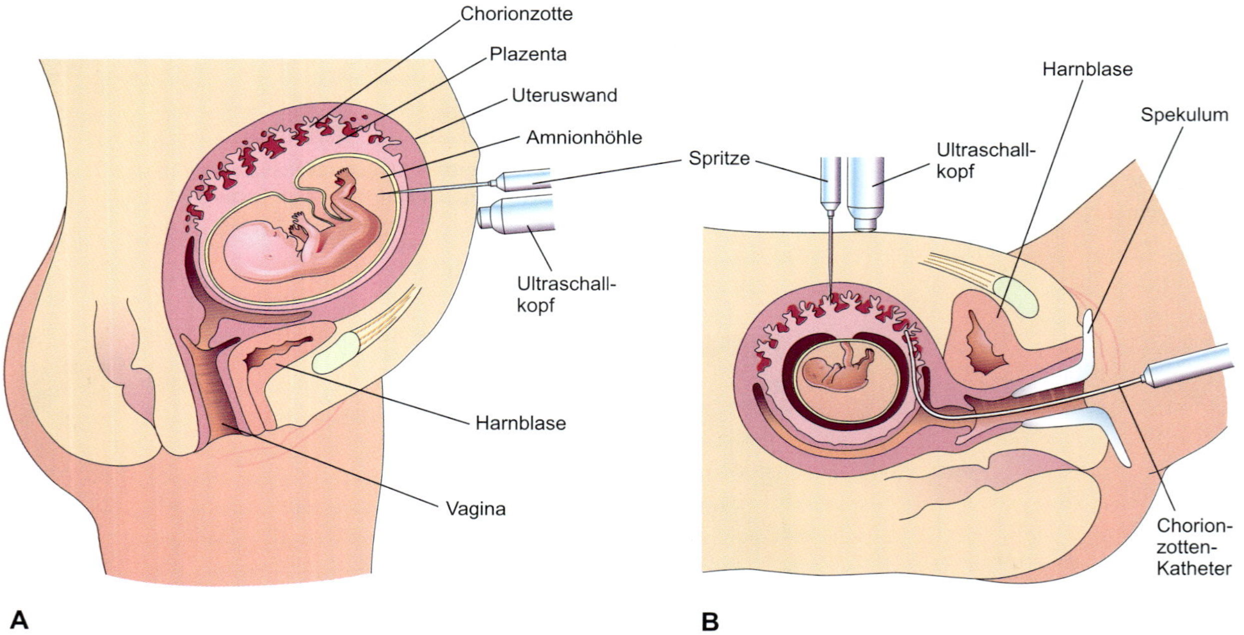

Abb. 6.18 A) Schemazeichnung zur Amniozentese. Durch die untere Bauchdecke und die Uteruswand wird eine Nadel in die Amnionhöhle eingeführt. Dann wird eine Spritze angesetzt und Fruchtwasser (Amnionflüssigkeit) für diagnostische Zwecke entnommen. **B) Schemazeichnung zur Chorionzottenbiopsie.** Zwei Biopsiemethoden sind dargestellt: (1) mit einer Spinalnadel durch die mütterliche Bauchdecke, (2) durch Vagina und Zervikalkanal unter Verwendung eines biegsamen Kunststoffkatheters.

6.4.4 Chorionzottenbiopsie

Eine andere Methode zur Gewinnung von Zellen mit dem Chromosomensatz des Fetus ist die Chorionzottenbiopsie. Es gibt zwei verschiedene Techniken: Entweder wird zur Entnahme des Biopsiematerials unter Ultraschallkontrolle eine Nadel durch die Bauchdecke und Uteruswand der Mutter in die Uterushöhle eingeführt, oder die Probenentnahme erfolgt transzervikal unter Echtzeitultraschallkontrolle (➤ Abb. 6.18B).

Diagnostischer Wert der Chorionzottenbiopsie Mithilfe der Chorionzottenbiopsie lassen sich Chromosomenanomalien, erbliche Stoffwechselkrankheiten und X-chromosomal vererbte Krankheiten nachweisen. Sie kann bereits zehn bis zwölf Wochen nach der letzten Menstruation durchgeführt werden. Die Abortrate ist mit ungefähr 1 % etwas höher als bei der Amniozentese. Über ein erhöhtes Risiko von Extremitätenfehlbildungen nach Chorionzottenbiopsien liegen widersprüchliche Berichte vor. Der wesentliche Vorteil der Chorionzottenbiopsie ist, dass die Ergebnisse der Chromosomenuntersuchung mehrere Wochen früher vorliegen als bei der Amniozentese. Dadurch gewinnt man Zeit für schwierige Entscheidungen, z. B. über einen Schwangerschaftsabbruch, wenn schwere Fehlbildungen festgestellt werden, die ein Leben nach der Geburt unmöglich machen (z. B. wenn ein Großteil des Gehirns nicht angelegt ist).

6.4.5 Nabelschnurpunktion und intrauterine fetale Transfusion

Durch Punktion der Nabelschnurgefäße (**Chordozentese,** engl. *percutaneous umbilical cord blood sampling,* PUBS) erhält man eine Blutprobe des Fetus, aus der man Zellen und Serum für verschiedene Tests gewinnen kann. Die Nabelschnurpunktion erfolgt unter Ultraschallkontrolle, um die Lage der Nabelschnurgefäße unter der Bauchdecke der Mutter feststellen zu können. Sie wird ungefähr 20 Wochen nach der letzten Menstruation durchgeführt – häufig für eine Chromosomenanalyse, wenn Ultraschall- oder andere Untersuchungen Anzeichen für eine schwere Anomalie des Fetus (z. B. eine Trisomie 13; ➤ Kap. 21) geliefert haben.

Manche Feten mit einem *Morbus haemolyticus neonatorum* können gerettet werden, indem sie intrauterine Bluttransfusionen erhalten. Das Blut wird in die fetale Peritonealhöhle injiziert. Innerhalb eines Zeitraums von fünf bis sechs Tagen gelangen die meisten injizierten Blutzellen dann über die Lymphgefäße des Zwerchfells in den fetalen Kreislauf. Durch eine Nabelschnurpunktion kann das Blut jedoch auch direkt in den Blutkreislauf des Fetus transfundiert werden. Der Bedarf an fetalen Bluttransfusionen ist jedoch allgemein geringer geworden, weil die Entstehung eines *Morbus haemolyticus neonatorum* verhindert werden kann, wenn Rh-negativen Müttern von Rh-positiven Feten Anti-Rh-Immunglobulin verabreicht wird. Mit intrauteriner fetaler Transfusion können auch Blutplättchen für die Behandlung der **alloimmunen Thrombozytopenie** verabreicht werden, auch können für manche Behandlungen auf diesem Weg intravenöse Medikamente genau definierte Konzentrationen im fetalen Kreislauf erzielen.

6.4.6 Fetoskopie

Mithilfe von faseroptischen Geräten können Teile des fetalen Körpers direkt betrachtet werden. Es ist möglich, den gesamten Fetus nach Fehlbildungen wie einer Lippenspalte oder Extremitätenanomalien abzusuchen. Gewöhnlich wird das Fetoskop – ähnlich wie die Nadel bei einer Amniozentese – durch Bauchdecke und Uteruswand in die Amnionhöhle eingeführt. In der Regel führt man die Fetoskopie 17 bis 20 Wochen nach der letzten Menstruation durch. Neue Techniken wie die TSEF *(transabdominal thin-gauge embryofetoscopy),* die mit sehr feinen Instrumenten arbeiten, machen es mittlerweile jedoch möglich, bestimmte Anomalien des Embryos bzw. Fetus bereits im ersten Trimester festzustellen. Wegen des im Vergleich zu anderen pränataldiagnostischen Verfahren höheren Risikos für den Fetus wird die Fetoskopie nur selten angewendet (meist auch im Rahmen der medizinischen Behandlung von Feten, z. B. wenn eine fetale Fehleinmündung der Harnleiter bereits intrauterin, jedoch offen operativ korrigiert werden musste, ➤ Abb. 6.19). Auch bei Erkrankungen, bei denen man für die pränatale Diagnostik auf fetale Gewebeproben (z. B. aus Haut, Leber oder Muskeln) angewiesen ist, kommt die Fetoskopie zum Einsatz.

6.4.7 Zellkulturen

Aus Fruchtwasser, Chorionzotten oder Nabelschnurblut gewonnene kindliche Zellen kann man kultivieren und auf **Chromosomenanomalien** (z. B. auf Trisomie 21 beim Downsyndrom) untersuchen. Auch verschiedene **erbliche Stoffwechselkrankheiten** lassen sich durch Tests an solchen Zellkulturen diagnostizieren, indem man z. B. einen bestimmten, für die jeweilige Krankheit charakteristischen Enzymmangel nachweist.

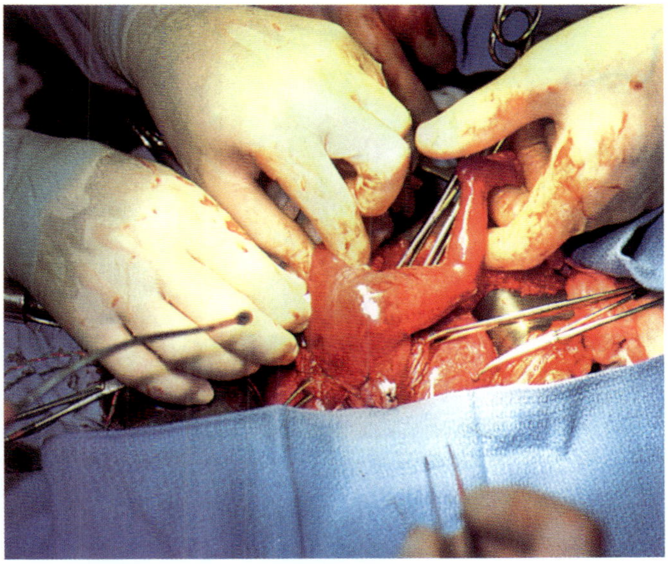

Abb. 6.19 Beidseitige Ureterostomie bei einem 21 Wochen alten Fetus. Die Ureteren werden in die Harnblase eingepflanzt. (Aus Harrison MR, Globus MS, Filly RA, editors: The unborn patient: prenatal diagnosis and treatment, ed 2, Philadelphia, 1994, Saunders.)

Außerdem kann an den kindlichen Zellen mittels einer **Geschlechtschromatinanalyse** das Geschlecht des Fetus bestimmt werden. Eine solche Untersuchung ist sinnvoll, wenn im Rahmen der pränatalen Diagnostik festgestellt werden soll, ob eine schwere geschlechtsgebundene Erbkrankheit (z. B. Hämophilie oder Muskeldystrophie) vorliegt. Die Geschlechtschromatinanalyse wurde entwickelt, nachdem man entdeckt hatte, dass im Kern normaler weiblicher Zellen ein **Barr-Körperchen** (ein inaktiviertes, kondensiertes X-Chromosom) vorkommt, im Kern normaler männlicher Zellen dagegen nicht (➤ Abb. 6.20A und B). Weibliche Individuen mit drei X-Chromosomen (46,XXX) besitzen zwei Barr-Körperchen in ihren Zellkernen (➤ Abb. 6.20C). Mithilfe einer bestimmten Färbetechnik lässt sich auch das Y-Chromosom in den Zellen männlicher Individuen nachweisen (➤ Abb. 6.20D).

Wenn die Konzeption durch Methoden der assistierten Reproduktionsmedizin (z. B. In-vitro-Fertilisation, intrazytoplasmatische Spermien-Injektion) zustande gekommen ist, kann man in der Kultivierungsphase vor der Rückführung des Konzeptus in den mütterlichen Organismus einige wenige Zellen aus dem ab-embryonalen Pol einer heranreifenden Blastozyste entnehmen, ohne dass die weitere Entwicklung des Konzeptus beeinträchtigt wird (➤ Abb. 6.21A und B). Die Kultur solcher Zellen wird üblicherweise dann angewendet, wenn eine autosomale numerische Chromosomenanomalie (wie z. B. beim Downsyndrom, ➤ Abb. 6.21C) zu befürchten ist.

6.4.8 Alpha-Fetoprotein-Bestimmung

Alpha-Fetoprotein (AFP) ist ein Glykoprotein, das in Leber, Dottersack und Darm des Fetus synthetisiert wird. Man findet AFP in hohen Konzentrationen im fetalen Serum; die höchsten Werte werden 14 Wochen nach der letzten Menstruation gemessen. Normalerweise gelangen nur geringe Mengen AFP in das Fruchtwasser. Bei Feten mit offenem Neuralrohrdefekt (bei denen die Läsion nicht mit Haut bedeckt ist) tritt jedoch deutlich mehr AFP aus dem fetalen Kreislauf in das Fruchtwasser über. Auch aus offenen ventralen Bauchwanddefekten wie einer Bauchspalte (Gastroschisis) oder einer Omphalozele (➤ Kap. 11) gelangt vermehrt AFP in das Fruchtwasser.

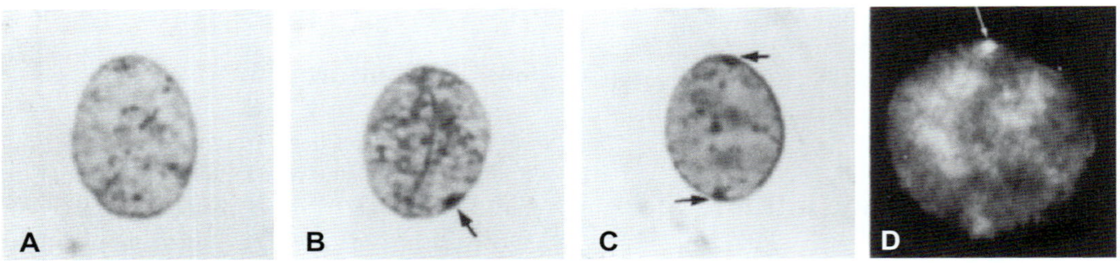

Abb. 6.20 Epithelzellkerne aus der Mundschleimhaut, gefärbt mit Kresylechtviolett (A, B und C) oder Quinacrin-Mustard (D) (× 2000). A) Von einem normalen männlichen Individuum; ohne Barr-Körperchen (Chromatin-negativ); **B)** von einem normalen weiblichen Individuum; ein Barr-Körperchen vorhanden (Pfeil; Chromatin-positiv); **C)** von einem weiblichen Individuum mit einer XXX-Trisomie; zwei Barr-Körperchen vorhanden (Pfeile); **D)** von einem normalen männlichen Individuum; das Y-Chromatin ist als besonders stark fluoreszierendes Körperchen sichtbar (Pfeil). (A und B aus Moore und Barr, 1955.)

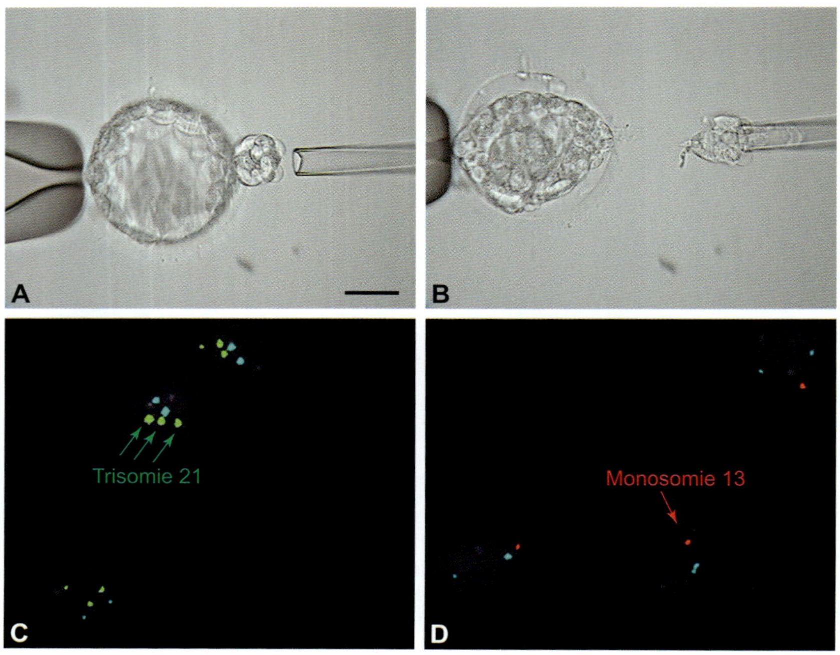

Abb. 6.21 Trophoblastbiopsie (A und B) und Fluoreszenz-in-situ-Hybridisierung (FISH) chromosomaler Präparationen (C und D) mit humanen Blastozysten. (A) Einige wenige Trophoblastzellen stülpen sich durch ein LASER-generiertes Loch in der Zona pellucida (rechts der Bildmitte), die der Blastozyste dennoch genügend Stabilität unter dem leichten Sog der stumpfen Haltepipette (links) bietet. Maßstabbalken etwa 40 µm. **(B)** Die dünne Punktionspipette enthält nach dem durch das Sog-assistierte mechanische Ablösen der Trophoblastenzellen in ihrem distalen Abschnitt etwa ¼ der Trophoblastenzellgruppe. **(C)** Gezielte Darstellung der zuvor durch Oligo-DNA-Mikroarray als betroffen definierten Chromosomen 21 (Karyotyp 46,XX+21, Trisomie 21, Downsyndrom) bzw. **(D)** des Chromosoms 13 (Karyotyp 45,XX-13, Monosomie 13). (Aus Liang L, Wang CT, Sun X, et al.: Identification of chromosomal errors in human preimplantation embryos with oligonucleotide DNA microarray, *PLoS ONE* 8:4, 2013.)

AFP und fetale Fehlbildungen Im Fruchtwasser, das Feten mit offenen Neuralrohr- oder ventralen Bauchwanddefekten umgibt, ist der AFP-Spiegel deutlich erhöht. Daher lassen sich diese schweren Fehlbildungen des Zentralnervensystems und der ventralen Bauchwand nachweisen, indem man über einen Immunoassay die AFP-Konzentration im Fruchtwasser bestimmt. Werden zusätzlich noch Ultraschalluntersuchungen durchgeführt, sind diese schweren Defekte bei ungefähr 99 % der betroffenen Feten vor der Geburt diagnostizierbar. Bei Feten mit einem offenen Neuralrohrdefekt ist meistens auch der AFP-Spiegel im mütterlichen Serum erhöht. Bei Feten mit Downsyndrom, Trisomie 18 oder anderen Chromosomenanomalien ist er dagegen erniedrigt.

6.4.9 Spektralfotometrie

Mit dem Spektralfotometer kann man im Fruchtwasser den Schweregrad eines *Morbus haemolyticus neonatorum* feststellen. Diese Erkrankung entsteht durch die Zerstörung fetaler Erythrozyten durch mütterliche Antikörper (**Erythroblastosis fetalis,** s. ➤ Kap. 7), die Konzentration von Bilirubin ist dabei (neben anderen, verwandten Blutabbauprodukten) der entscheidende Indikator.

6.4.10 Nichtinvasive Methoden

Die nichtinvasive Früherkennung des Downsyndroms (Trisomie 21, s. ➤ Kap. 21) stützt sich neben der Isolierung von fetalen Zellen schon seit etwa zwei Jahrzehnten auch auf die Bestimmung von fetaler Zell-freier DNA (*cell-free fetal DNA, cffDNA*) im mütterlichen Blut, die von apoptotischen Trophoblastenzellen an der dem mütterlichen Blut zugewandten Oberfläche der Plazentarzotten stammt oder aus dem fetalen Blut aus den Zottenkapillaren austreten und die Plazentaschranke überwinden kann. Neue Sequenziermethoden (*next generation sequencing*) und aufwendige Computerberechnungen (z. B. *machine learning*) an Blutproben von großen Kohorten von schwangeren Frauen verschiedener Ethnien und Kontinente haben kürzlich auch die Isolierung von Zell-freier fetaler RNA ermöglicht, die als molekularer Spiegel gerade ablaufender zellulärer Aktivität auch ein dynamisches Profil des gesamten Schwangerschaftsverlaufes abbilden und helfen kann, die Gefahr von lebensgefährlichen mütterlichen Erkrankungen wie die Präeklampsie (s. ➤ Kap. 7) anzuzeigen. Diese Art der Untersuchung, auch als *Non-invasive prenatal Testing (NIPT)* bekannt, hat offensichtlich großes Potenzial für eine umfassende, teilweise organspezifische Überwachung der Schwangerschaft, ihre Vorteile müssen jedoch abgewogen werden gegen unnötige Untersuchungen und Eingriffe und zunehmende Sorgen der betroffenen Eltern, die durch falsch-positive Ergebnisse ausgelöst werden können.

6.4.11 Fetale Überwachung

Bei Risikoschwangerschaften gehört die kontinuierliche Überwachung der fetalen Herzfrequenz zur Routine. Sie liefert Informationen über die fetale Sauerstoffversorgung, denn eine abnorme Herzfrequenz oder Herzrhythmusstörungen deuten darauf hin, dass der Fetus einer starken Belastung ausgesetzt ist oder sich in Gefahr befindet.

Fetaler Gefahrenzustand Zu den Ursachen für einen fetalen Gefahrenzustand gehören Erkrankungen der Mutter, die den Sauerstofftransport zum Fetus einschränken (z. B. zyanotischer Herzfehler, Präeklampsie). Die Überwachung des Fetus erfolgt über Messfühler, die auf dem Bauch der Mutter angebracht werden. Ein Ultraschallmessfühler kann so z. B. hochfrequente Schallwellen empfangen, die die mechanische Tätigkeit des fetalen Herzens widerspiegeln.

Zusammenfassung

Fetalperiode

Die Fetalperiode beginnt am Anfang der neunten Woche nach der Befruchtung (also in der elften Woche nach der letzten Menstruation) und endet mit der Geburt. Sie ist charakterisiert durch schnelles Körperwachstum und die Differenzierung von Geweben und Organsystemen. Eine deutliche Veränderung in der Fetalperiode ist die relative Verlangsamung des Kopfwachstums im Vergleich zum übrigen Körperwachstum. Zu Beginn der 20. Woche erscheint die Lanugo- und Kopfbehaarung, und die Haut wird von der *Vernix caseosa* überzogen. Die Augenlider sind in der Fetalperiode die meiste Zeit geschlossen; sie beginnen sich erst um die 26. Woche herum wieder zu öffnen. Etwa ab der Mitte der 24. Woche nach der letzten Menstruation ist der Fetus prinzipiell extrauterin lebensfähig, was hauptsächlich von der Reife seiner Atmungsorgane abhängt. Bis ungefähr zur 30. Woche hat der Fetus ein rötliches Hautkolorit und eine dünne, faltige Haut, bei der noch kaum Unterhautfettgewebe ausgebildet ist. Das Fett entwickelt sich gewöhnlich in den letzten sechs bis acht Wochen und verleiht dem Fetus dann eine glatte, füllige Erscheinung. In dieser abschließenden Phase werden vor allem Gewebe aufgebaut und die verschiedenen Organe, insbesondere Atmungsorgane und Herz-Kreislauf-System, auf den bevorstehenden Übergang von der intrauterinen zur extrauterinen Lebensweise vorbereitet. Die Veränderungen in der Fetalperiode sind zwar nicht so tiefgreifend wie die der Embryonalperiode, aber trotzdem sind sie sehr wichtig. Der Fetus ist weniger empfindlich gegenüber der teratogenen Wirkung von Medikamenten, Viren oder Strahlung als der Embryo, jedoch können diese Agenzien das Wachstum und die normale Entwicklung – vor allem die Entwicklung von Gehirn und Augen – beeinträchtigen (➤ Kap. 21).

Anstelle – oder in Ergänzung – verschiedener klassischer Verfahren wie Ultraschalldiagnostik, Amniozentese und Chorionzottenbiopsie können mittlerweile viele Krankheiten und angeborene Fehlbildungen auch nach einfacher mütterlicher Blutentnahme gefolgt von aufwendigen Sequenzier- und Computermethoden bereits vor der Geburt festgestellt werden. Die pränatale Diagnostik kann so früh durchgeführt werden, dass die

Schwangerschaft (falls erforderlich) noch abgebrochen werden kann – etwa wenn schwere Fehlbildungen festgestellt werden, die ein Leben nach der Geburt unmöglich machen.

In bestimmten Fällen können am Fetus Behandlungen durchgeführt werden, z. B. die Verabreichung von Medikamenten zur Behebung von Herzrhythmus- oder Schilddrüsenfunktionsstörungen. Auch die chirurgische Korrektur einiger angeborener Anomalien *in utero* ist bereits möglich.

Klinisch orientierte Fragen

Fall 6–1

Bei einer Frau in der 20. Woche einer Risikoschwangerschaft wird die Entbindung per Kaiserschnitt („Sectio") geplant. Ihr Arzt möchte den voraussichtlichen Geburtstermin bestimmen.

- Wie bestimmt man den voraussichtlichen Geburtstermin?
- Wann würde man die Geburt voraussichtlich einleiten?
- Wie leitet man eine Geburt ein?

Fall 6–2

Eine 44 Jahre alte schwangere Frau ist besorgt, dass ihr Fetus schwere Fehlbildungen haben könnte.

- Wie kann man den Zustand des Fetus beurteilen?
- Welche Chromosomenanomalie würde man im Fall einer pathologischen Schwangerschaft am wahrscheinlichsten finden?
- Welche anderen Chromosomenstörungen könnte man feststellen?
- Wie lässt sich das Geschlecht des Fetus bestimmen, wenn es klinisch relevant ist (z. B., wenn in der Familie Fälle von Hämophilie oder Muskeldystrophie bekannt sind)?

Fall 6–3

Eine 19 Jahre alte Frau im zweiten Schwangerschaftstrimester fragt ihren Arzt, ob ihr Fetus empfindlich gegenüber Drogen und rezeptfreien Medikamenten ist. Außerdem möchte sie wissen, welche Auswirkungen ihr starker Alkohol- und Tabakkonsum wohl auf das Kind haben wird.

- Was würde ihr der Arzt wahrscheinlich sagen?

Fall 6–4

Die Ultraschalluntersuchung einer schwangeren Frau zeigt eine intrauterine Wachstumsverzögerung (IUGR) des Fetus.

- Welche Faktoren können eine IUGR verursachen? Erörtern Sie deren Wirkung.
- Welche Faktoren kann die Mutter ausschalten?

Fall 6–5

Bei einer Frau im ersten Schwangerschaftstrimester soll in Kürze eine Amniozentese durchgeführt werden. Sie macht sich Sorgen, dass es dadurch zu einer Fehlgeburt oder Verletzungen des Fetus kommen könnte.

- Wie hoch ist das Risiko für diese Komplikationen?
- Durch welche Maßnahmen versucht man, das Risiko zu minimieren?
- Welches andere Verfahren könnte angewandt werden, um kindliche Zellen für eine Chromosomenanalyse zu erhalten?
- Was versteht man unter einer Chordozentese?
- Beschreiben Sie, wie dieses Verfahren durchgeführt wird und wie man damit den Zustand eines Fetus beurteilen kann.

Fall 6–6

Eine schwangere Frau soll sich einem AFP-Test unterziehen, um festzustellen, ob irgendwelche fetalen Anomalien vorhanden sind.

- Was bedeutet AFP?
- Welche fetalen Anomalien lassen sich über eine Bestimmung des AFP-Spiegels im mütterlichen Serum nachweisen?
- Worin liegt die Bedeutung hoher und niedriger AFP-Spiegel im mütterlichen Serum?
- Erläutern Sie das weitere Vorgehen bei einem auffälligen Befund.

Antworten zu den Fragen finden Sie am Buchende.

ZITIERTE UND WEITERFÜHRENDE LITERATUR

Bedei, I., A. Wolter, A. Weber, F. Signore and R. Axt-Fliedner. Chances and Challenges of New Genetic Screening Technologies (NIPT) in Prenatal Medicine from a Clinical Perspective: A Narrative Review. Genes (Basel). 2021 Mar 29;12(4):501. doi: https://doi.org/10.3390/genes12040501.

Benson CB, Doubilet PM: Fetal biometry and growth. Obstetric ultrasound examination 29125628; PMCID: PMC6486016. In Norton ME, editor: *Callen's ultrasonography in obstetrics and gynecology,* ed 6, Philadelphia, 2017, Elsevier.

Butt K, Lim K: Determination of gestational age by ultrasound, *J Obstet Gynaecol* 36:171, 2014.

David AL, Spencer RN: Clinical assessment of fetal wellbeing and fetal safety indications, *J* Clin Pharmacol 62(Suppl 1):567–578, 2022. https://doi.org/10.1002/jcph.2126.

De Bakker BS, de Jong KH, Hagoort J, et al: An interactive three-dimensional digital atlas and quantitative database of human development, *Science* 354, 2016.

Duan J, Wang J-C, Li H-X, et al: 1.5T magnetic resonance imaging in evaluating fetal head and abdominal malformations: a preliminary study, *Am J Transl Res* 13:9063, 2021.

Enders A. C. Implantation in the nine-banded armadillo: how does a single blastocyst form four embryos? Placenta. 2002; 23: 1. 71–85.

Evans LL, Harrison MR: Modern fetal surgery – a historical review of the happenings that shaped modern fetal surgery and its practices, *Transl Pediatr* 10:1401, 2021. https://doi.org/10.21037/tp-20-114.

Hinrichsen K. V. Humanembryologie. 1990; Springer. Berlin.

Huang H, Wang Y, Zhang M, et al: Diagnostic accuracy and value of chromosomal microarray analysis for chromosomal abnormalities in prenatal detection: a prospective clinical study, *Medicine (Baltimore)* 100(20):e25999, 2021. https://doi.org/10.1097/MD.0000000000025999.

Jirásek J. E. An Atlas of Human Prenatal Developmental Mechanics: Anatomy and Staging. 2004; Taylor & Francis. London and New York.

Lapa DA, Chmait RH, Gielchinsky Y, et al: Percutaneous fetoscopic spina bifida repair: effect on ambulation and need for postnatal cerebrospinal fluid diversion and bladder catheterization, *Ultrasound Obstet Gynecol* 58(4):582–589, 2021. https://doi.org/10.1002/uog.23658.

Liu Y, Xuan R, He Y, et al: Computation of fetal kicking in various fetal health examinations: a systematic review, *Int J Environ Res Public Health,* 2022.–04. https://doi.org/10.3390/ijerph19074366.

Magann EF, Sandin AI: Amniotic fluid volume in fetal health and disease. In Norton ME, editor: *Callen's ultrasonography in obstetrics and gynecology,* ed 6, Philadelphia, 2017, Elsevier.

Morgan TA, Feldstein VA, Filly PA: Ultrasound evaluation of normal fetal anatomy. In Norton ME, editor: *Callen's ultrasonography in obstetrics and gynecology,* ed 6, Philadelphia, 2017, Elsevier.

Norton ME, Rink BD: Genetics and prenatal genetic testing. In Norton ME, editor: *Callen's ultrasonography in obstetrics and gynecology,* ed 6, Philadelphia, 2017, Elsevier.

O'Rahilly R., Müller F. Development Stages in Human Embryos. 1987; Carnegie Institution of Washington. Washington, DC.

Persaud T. V. N., Hay J. C. et al. Normal embryonic and fetal development. Reece E. A. Clinical Obstetrics: The Fetus and Mother. 3rd ed. 2006; Blackwell Publishing. Malden, MA. 19–32.

Pooh R. K., Shiota K., Kurjak A. Imaging of the human embryo with magnetic resonance imaging microscopy and high-resolution transvaginal 3-dimensional sonography: human embryology in the 21st century. Am J Obstet Gynecol. 2011; 204: 77. e1–e16.

Rao R, Platt LD: Ultrasound screening: status of markers and efficacy of screening for structural abnormalities, *Semin Perinatal* 40:67, 2016.

Rozance PJ, Brown LP, Thorn SR: Intrauterine growth restriction and the small-for-gestational-age infant. In MacDonald MG, Seshia MMK, editors: *Avery's neonatology: pathophysiology and management of the newborn,* ed 7, Philadelphia, 2016, Lippincott Williams and Wilkins.

Shook, L. L. and A. G. Edlow. A blood test to predict complications of pregnancy. Nature. 2022 Jan;601(7893):319–320. doi: https://doi.org/10.1038/d41586-021-03801-y.

Steding G. A Scanning Electron-Microscopic Atlas. The Anatomy of the Human Embryo. 2009; Karger. Basel.

Streeter G. L. Weight, sitting height, head size, foot length and menstrual age of the human embryo. Contrib Embryol Carnegie Inst. 1920; 11: 143

Vermeesch JR, Voet T, Devriendt K: Prenatal and pre-implantation genetic diagnosis, *Nat Rev Genet* 17:643, 2016.

Wilson RD, Gagnon A, Audibert F: et al: Prenatal diagnosis procedures and techniques to obtain a diagnostic fetal specimen or tissue: maternal and fetal risks and benefits, *J Obstet Gynaecol Can* 37:656, 2015. (SOGC Clinical Practice Guideline No. 326, Society for Obstetrics and Gynecology of Canada, July 2015.)

6

KAPITEL

7 Plazenta und Eihäute

Zur Orientierung

Plazenta und Eihäute trennen den Fetus vom mütterlichen Gewebe, von der Schleimhaut des Uterus (Endometrium). Die **Plazenta** sorgt für den Substanzaustausch (von Sauerstoff, Kohlendioxid, Nährstoffen, Schlackenstoffen u. a.) zwischen der fetalen und der maternalen Blutbahn; zu diesem Zweck bildet der fetale Teil der Plazenta im Inneren der Plazenta eine großflächige, als *hämochorial* definierte Trennschicht (die *Plazentaschranke*) zwischen fetalem und mütterlichem Gewebe, und die Nabelschnurgefäße verbinden den Plazentakreislauf mit dem Körperkreislauf des Fetus. Die **Eihäute** (auch *embryonale Anhangsgebilde* genannt) bestehen zum größten Teil aus Chorion, Amnion, Dottersack und Allantois sowie (außen aufliegend) einer dünnen Schicht mütterlichen Gewebes (Uterusschleimhaut). Die fetalen Teile der Eihäute entwickeln sich, wie der Embryo selbst, aus der Zygote, sind aber – mit Ausnahme von kleinen embryonahen Anteilen des Dottersacks und der Allantois – nicht an der Bildung des Embryos bzw. Fetus beteiligt und werden deshalb als extraembryonale Gewebe bezeichnet. Dottersack und Allantois bilden die Grundlage für die extraembryonalen Gefäßverbindungen des Embryos (z. B. zur Plazenta) und werden größtenteils zusammen mit Plazenta und Nabelschnur in der *Nachgeburt* ausgestoßen.

7.1 Plazenta

Die Plazenta ist ein fetomaternales Organ und stellt den primären Ort für den **Stoff-** und **Gasaustausch** zwischen Mutter und Fetus dar. Die Plazenta besteht dazu aus zwei Komponenten:

- dem fetalen Anteil, der sich aus dem Chorion entwickelt
- dem mütterlichen Anteil, der vom Endometrium abstammt.

Nährstoffe und Sauerstoff gelangen vom mütterlichen Blut über die Plazenta zum fetalen Blut, und Abfallprodukte und Kohlendioxid gelangen vom fetalen Blut über die Plazenta in das mütterliche Blut. Für diesen Substanzaustausch zwischen Mutter und Fetus bildet die Plazenta im Inneren eine Trennmembran, die **Plazentaschranke,** und zusammen mit der Nabelschnur ein **Transportsystem.** Zusammen mit den Eihäuten erfüllt die Plazenta jedoch auch noch weitere Funktionen und Aufgaben. Insgesamt zählen dazu:

- Ernährung
- Gasaustausch
- Ausscheidung
- Hormonproduktion
- Schutz vor mechanischen und infektiösen Schädigungen.

Zum besseren Verständnis soll im Folgenden zunächst der mütterliche Anteil und dann die Entwicklung der Plazenta behandelt werden.

7.1.1 Dezidua

Als **Dezidua** (lat. *decadere* = abfallen) wird das Schwangerschaftsendometrium – die Funktionsschicht des Endometriums bei einer Schwangeren – bezeichnet. Der Begriff „Dezidua" beschreibt die Tatsache, dass sich dieser Teil des Endometriums nach der **Entbindung** (Geburt des Kindes) vom restlichen Uterus abtrennt („abfällt").

Drei Bereiche der Dezidua werden entsprechend ihrer Beziehung zum Implantationsort unterschieden (➤ Abb. 7.1):

- Die ***Decidua basalis*** ist der mütterliche Teil der Plazenta, der „Boden" der eigentlichen Plazenta.
- Als ***Decidua capsularis*** wird der oberflächliche Teil der Dezidua bezeichnet, der den Keimling zunächst an seiner (interstitiellen) Implantationsstelle bedeckt und später die äußerste Schicht der Eihäute ausmacht.
- Die ***Decidua parietalis*** umfasst alle übrigen, z. B. die der Implantationsstelle gegenüberliegenden Teile der Dezidua.

Als Reaktion auf den ansteigenden Progesteronspiegel im mütterlichen Blut in der zweiten Hälfte des Menstruationszyklus vergrößern sich die *Bindegewebszellen* des Endometriums und bilden außergewöhnlich große, unter dem Mikroskop blass gefärbt erscheinende **Deziduazellen.** Das Größenwachstum dieser Zellen geschieht durch Einlagerung von Glykogen und Lipiden in das Zytoplasma. Als **Deziduareaktion** werden dann alle zellulären und vaskulären Veränderungen zusammengefasst, die im Endometrium bei der Implantation der Blastozyste ablaufen (s. auch ➤ Abb. 7.9). Im Bereich des Synzytiotrophoblasten gehen viele dem Chorion benachbarte Deziduazellen zugrunde; diese stellen gemeinsam mit dem mütterlichen Blut und den Uterussekreten eine reiche Nahrungsquelle für den Embryo dar. Die Bedeutung der Deziduazellen ist jedoch noch nicht vollständig bekannt. Man geht davon aus, dass sie wohl auch für das mütterliche Gewebe einen Schutz vor unkontrollierter Invasion durch den Synzytiotrophoblast darstellen und an der Bildung von Hormonen und zahlreichen Signalmolekülen beteiligt sind. Bei der Ultraschalluntersuchung sind die verschiedenen Bereiche der Dezidua deutlich erkennbar und spielen für die Feststellung einer frühen Schwangerschaft eine wichtige Rolle.

7

7.1.2 Entwicklung der Plazenta

Die rasche Proliferation des Trophoblasten und die Entwicklung der Chorionhaut mit ihren Zotten während der 2. und 3. Woche wurden in ihrem prinzipiellen Ablauf bereits in ➤ Kapitel 3 und 4 beschrieben. Für unterschiedliche – mechanische bis biochemische – Aufgaben der Plazenta konnten inzwischen bereits in dieser Frühphase der Plazentaentwicklung verschiedene Zelllinien des Trophoblasten definiert werden; sie haben zum Konzept der Trophoblastenstammzelle geführt und werden im Detail im ➤ Kapitel 7.1.4 bei der Beschreibung der unterschiedlichen Funktionen der Plazenta erläutert. Am Ende der dritten Woche sind dann normalerweise die anatomischen Voraussetzungen (Plazentaschranke, Kapillaren) für die physiologischen Austauschvorgänge zwischen Mutter und Embryo etabliert, und bis zum Ende der vierten Woche hat sich ein komplexes Gefäßnetz in der Plazenta entwickelt, das den effektiven embryomaternalen Austausch von Blutgasen, Nährstoffen und Stoffwechselschlacken erlaubt.

Bis zum Beginn der achten Woche ist die gesamte Chorionhaut von Chorionzotten bedeckt (➤ Abb. 7.1C, ➤ Abb. 7.2 und ➤ Abb. 7.3A). Durch das Wachstum des Chorions und des Fetus in Richtung des Uteruslumens geraten die Zotten im Bereich der *Decidua capsularis* unter Druck und werden schlechter durchblutet. Sie degenerieren deshalb bald und hinterlassen ein relativ gefäßarmes, glattes Areal, das als **Chorion laeve** (lat. *levis* = glatt), auch als „Chorionglatze" bezeichnet wird (➤ Abb. 7.1D und ➤ Abb. 7.3B). Während diese Zotten verschwinden, nehmen diejenigen im Bereich der *Decidua basalis* (dem Uteruslumen ab- und dem reich vaskularisierten Myometrium zugewandt) rasch an Zahl und Größe zu und verzweigen sich ausgiebig. Dieser buschige Teil der Chorionhaut wird als *Chorion frondosum* (lat. *frondosus* = belaubt) bezeichnet.

Die Ultraschalluntersuchung der Chorionhöhle (Fruchthöhle)
Anhand der Größe der Chorionhöhle kann bei Patientinnen mit unklarer Menstruationsanamnese das Gestationsalter bestimmt werden. Im Frühstadium, solange die Amnionhöhle mit dem Embryo und Dottersack darin noch relativ klein ist, ist die Chorionhöhle mit Zölomflüssigkeit gefüllt (➤ Abb. 7.1C). Zwischen der fünften und zehnten Woche wächst die Chorionhöhle extrem schnell. Mit einem modernen Ultraschallgerät, das für eine transvaginale Sonografie ausgestattet ist, kann der Untersucher die Chorionhöhle schon erkennen, wenn das Chorion einen mittleren Durchmesser (CHD) von 2–3 mm hat (➤ Abb. 7.4). Mit einer Chorionhöhle dieses Durchmessers liegt das Gestationsalter bei vier Wochen und drei bis vier Tagen, was dem 18. Tag nach der Befruchtung entspricht.

Uterus, Chorionhöhle und Plazenta vergrößern sich mit zunehmendem Wachstum des Embryos bzw. später des Fetus. Die Plazenta nimmt sehr rasch an Größe und Dicke zu, bis der Fetus etwa 18 Wochen alt ist (also bis zur 20. Gestationswoche). Die voll entwickelte Plazenta bedeckt 15–30 % der Dezidua; ihr Gewicht beträgt etwa ein Sechstel von dem des Fetus. Die zwei Anteile der Plazenta stellen sich nun wie folgt dar (➤ Abb. 7.1E und F):

- Der **fetale Anteil** der Plazenta wird vom *Chorion frondosum* gebildet. Die Chorionzotten ragen von der Chorionplatte aus in den intervillösen Raum, der mütterliches Blut enthält.
- Der **mütterliche Anteil** der Plazenta wird von dem Teil der Dezidua gebildet, der an den fetalen Anteil der Plazenta grenzt *(Decidua basalis).*

Fetomaternale Verzahnung

Das *Chorion frondosum* (der fetale Anteil der Plazenta) geht mit dem mütterlichen Gewebe *(Decidua basalis)* überall dort, wo es mit ihm in Kontakt steht, über die **Zytotrophoblastschale** eine feste, mechanisch belastbare Verbindung ein (➤ Abb. 7.5). Mütterliches Gewebe (nicht aber das mütterliche Blut im intervillösen Raum) ist in der ganzen Plazenta (und im Prinzip auch im Bereich des *Chorion laeve*) von einer durchgehenden Schicht, dem (fetalen) Trophoblast, bedeckt. Manche großen Stammzotten heften sich an ihrer Spitze

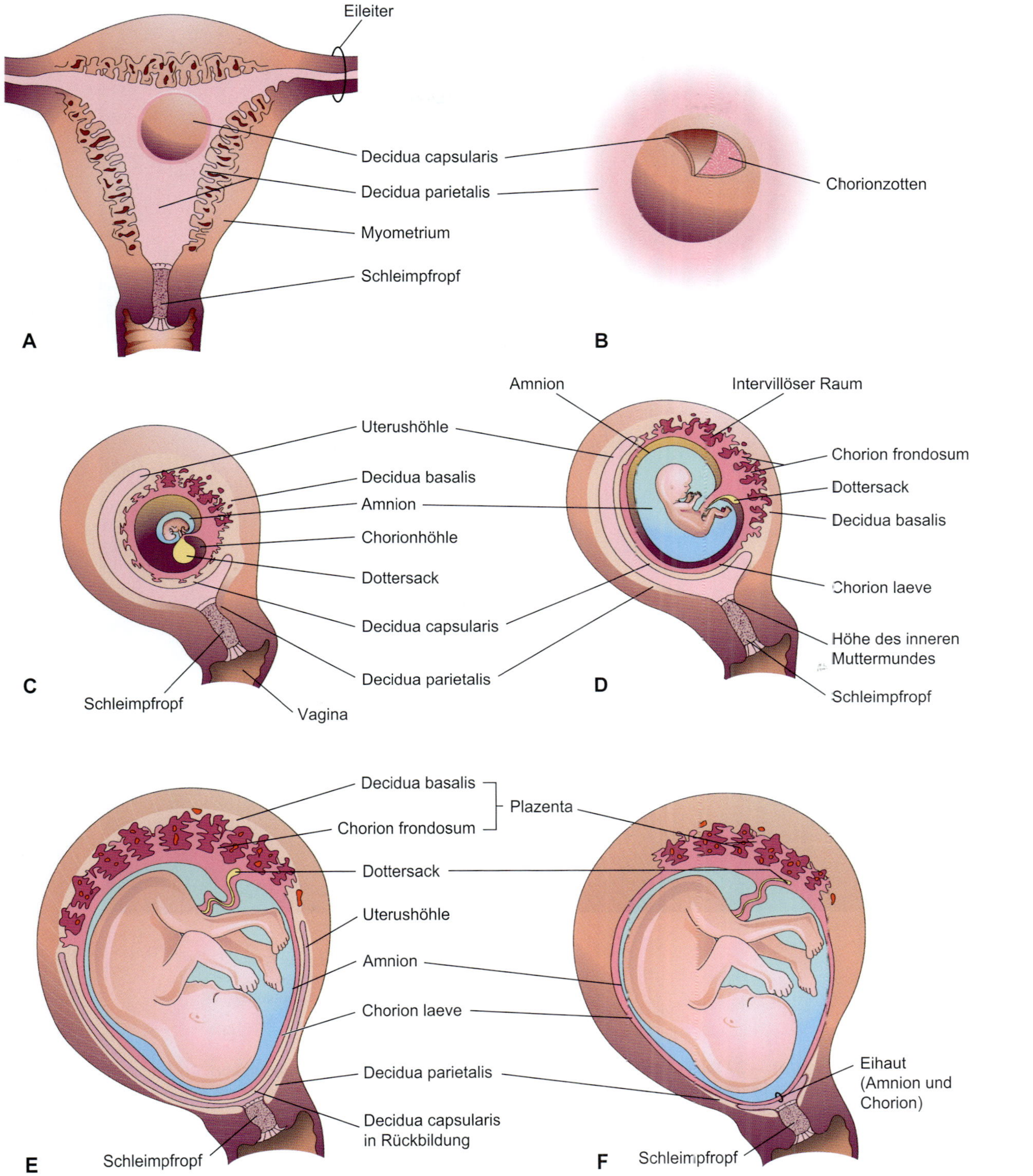

Abb. 7.1 Entwicklung der Plazenta und der Eihäute. A) Frontalschnitt durch den Uterus: Ein vier Wochen alter Embryo hat sich in das Hinterwandendometrium implantiert. Man sieht auf eine Vorwölbung, die der *Decidua capsularis* mit der darunter liegenden Chorionhöhle entspricht. **B)** Vergrößerte Darstellung der Implantationsstelle: Durch die Schnittöffnung in der *Decidua capsularis* sind Chorionzotten zu erkennen. **C–F)** Sagittalschnitte durch den schwangeren Uterus zwischen der fünften und 22. Schwangerschaftswoche. Man sieht, wie sich die Lagebeziehungen zwischen den Eihäuten und der Dezidua verändern. In F sind Amnion und Chorion miteinander und mit der Dezidua verschmolzen, sodass das Uteruslumen vollständig aufgebraucht ist. In D–F wird deutlich, dass die Chorionzotten nur da erhalten bleiben, wo das Chorion über der *Decidua basalis* liegt.

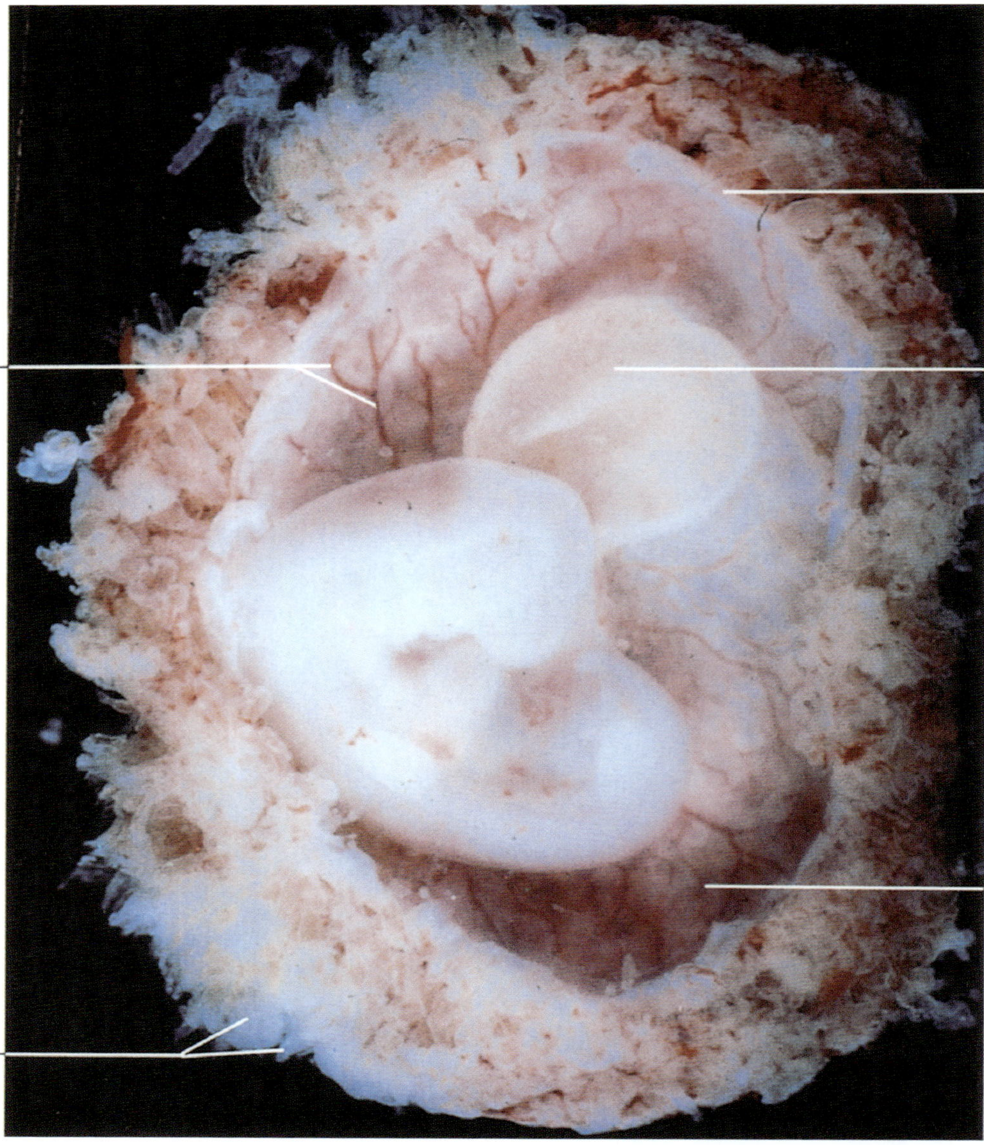

Tatsächliche Größe des Embryos mit seinen Eihäuten

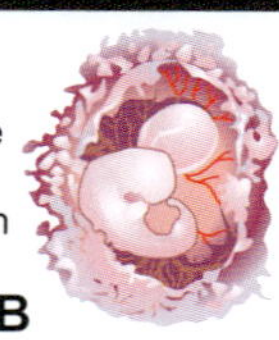

Abb. 7.2 Seitliche Ansicht eines etwa 32 Tage alten Embryos (Carnegie-Stadium 14) aus einem Spontanabort. Chorion und Amnion wurden eröffnet, um den Embryo selbst darzustellen. Der Dottersack hat in diesem Stadium noch eine beträchtliche Größe. (Aus Moore KL, Persaud TVN, Shiota K: *Color atlas of clinical embryology,* ed 2, Philadelphia, 2000, Saunders.)

mittels dieser Zytotrophoblastschale fest an der zur **Basalplatte** ausgebreiteten *Decidua basalis* an, verankern also als sog. **Haftzotten** die **Chorionplatte** – den der Plazenta anliegenden Teil der Chorionhülle – an der Basalplatte und sorgen so für eine konstante Dicke der Plazenta (und Höhe des intervillösen Raums). Endometriumarterien und -venen verlaufen ungehindert durch Öffnungen in der Zytotrophoblastschale; sie enden frei im intervillösen Raum und gewährleisten so dort einen effizienten Blutaustausch.

Die seitliche Ausdehnung der Plazenta wird durch den Bereich bestimmt, in dem am Chorion Zotten verbleiben (➤ Abb. 7.1F). Dieser Bereich ist in der Regel kreisförmig, sodass die Plazenta eine diskusartige Form erhält. Wenn die Chorionzotten in die *Decidua basalis* eindringen, wird immer wieder Deziduagewebe erodiert und der Zwischenzottenraum dadurch vergrößert. Durch diese Erosion entstehen mehrere keilförmig auf die Chorionplatte zulaufende Deziduabereiche, die **Plazentasepten** (➤ Abb. 7.5). Diese Plazen-

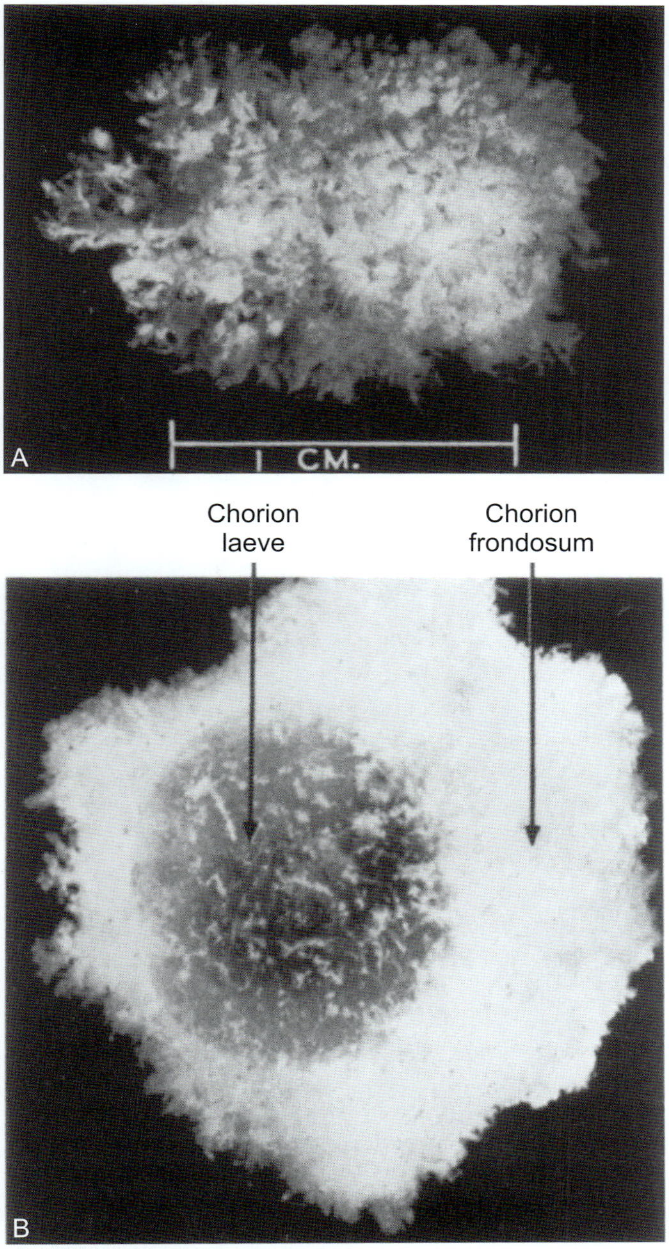

Abb. 7.3 Fotografien menschlicher Chorionpräparate aus Spontanaborten. A) 21 Tage (× 4): Das gesamte Chorion ist mit Chorionzotten bedeckt. **B)** Acht Wochen (natürliche Größe): Die *Decidua capsularis* dehnt sich immer mehr aus und wird dünner; dabei degenerieren die Chorionzotten des entsprechenden Chorionabschnitts und verschwinden schließlich, sodass die „Chorionglatze" übrig bleibt. Das verbleibende *Chorion frondosum* bildet den fetalen Anteil der Plazenta. (Aus Potter EL, Craig JM: *Pathology of the fetus and the infant,* ed 3, Chicago, 1975, Book Medical Publishers.)

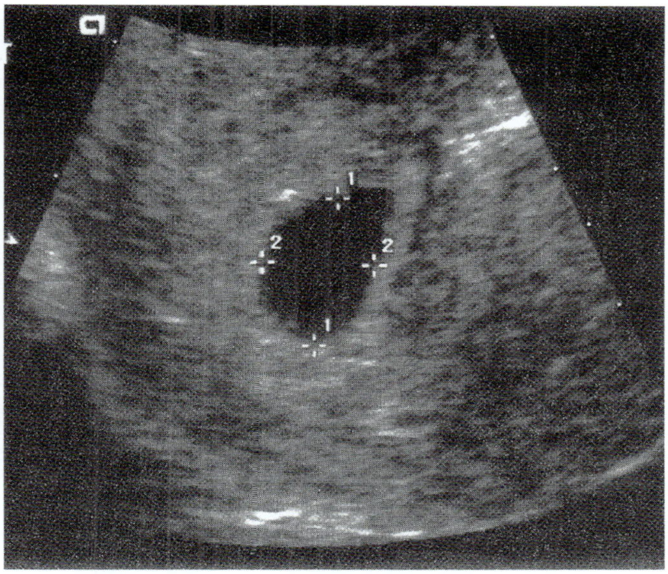

Abb. 7.4 Ultraschallbild einer frühen Chorionhöhle (Fruchthöhle). Dargestellt ist die Messung des mittleren Choriondurchmessers: er wird in allen drei Ebenen gemessen, und die Summe der Messwerte wird durch drei geteilt (hier etwa 2,5 mm, entsprechend einem Schwangerschaftsalter von 2 + 4 SSW). (Aus Laing F. C., Frates M. C., Benson C. B. Ultrasound evaluation during the first trimester. Callen P.W. Ultrasonography in Obstetrics and Gynecology. 5th ed. 2008; WB Saunders. Philadelphia.)

tarsepten grenzen die maternalen **Kotyledonen** ab und unterteilen auch den fetalen Anteil der Plazenta in unregelmäßig konvexe Bereiche (➤ Abb. 7.6). Jeder maternalen Kotyledone stehen etwa zwei oder drei Stammzotten mit ihren zahlreichen Verzweigungen gegenüber (➤ Abb. 7.7A), wobei manchmal eine Stammzotte auch als eine **fetale Kotyledone** bezeichnet wird. Bis zum Ende des vierten Monats wird fast die gesamte Basalplatte durch die maternalen Kotyledonen unterteilt. Der Verzweigungsprozess der Stammzotten und die Ausbildung des plazentären Gefäßnetzes werden über die Expression des **Transkriptionsfaktors Gcm1** *(glial cells missing-1)* in den trophoblastischen Stammzellen gesteuert.

Durch die **Decidua capsularis** – die über der implantierten Fruchthöhle liegende Schicht – wird eine „Kapsel" über der äußeren Oberfläche der Fruchtblase gebildet (➤ Abb. 7.1A–D). Mit zunehmendem Wachstum des Keimlings wölbt sich die *Decidua capsularis* immer mehr in das Uteruslumen vor und wird dabei immer dünner, bis sie schließlich die *Decidua parietalis* erreicht und mit dieser verschmilzt. Dadurch obliteriert die Uterushöhle langsam vollständig (➤ Abb. 7.1E und F). Nach 22 bis 24 Wochen degeneriert die *Decidua capsularis* aufgrund der immer geringer werdenden Blutversorgung. Wenn sie schließlich ganz verschwunden ist, verbindet sich das *Chorion laeve* mit der *Decidua parietalis.* Diese Verbindung kann jedoch wieder getrennt werden; dies ist z. B. üblicherweise der Fall, wenn Blut aus dem intervillösen Raum austritt. Das Blut, das sich dabei zwischen Chorion und *Decidua parietalis* ansammelt, trennt die beiden Schichten voneinander und stellt sozusagen die ursprüngliche Uterushöhle wieder her.

Intervillöser Raum

Der Zwischenzottenraum, der das mütterliche Blut enthält, geht aus den **Lakunen** hervor, die sich seit der zweiten Entwicklungswoche im Synzytiotrophoblast entwickelt haben (➤ Kap. 3). Durch Vereinigung und Größenzunahme der netzartig verzweigten Lakunen entsteht ein

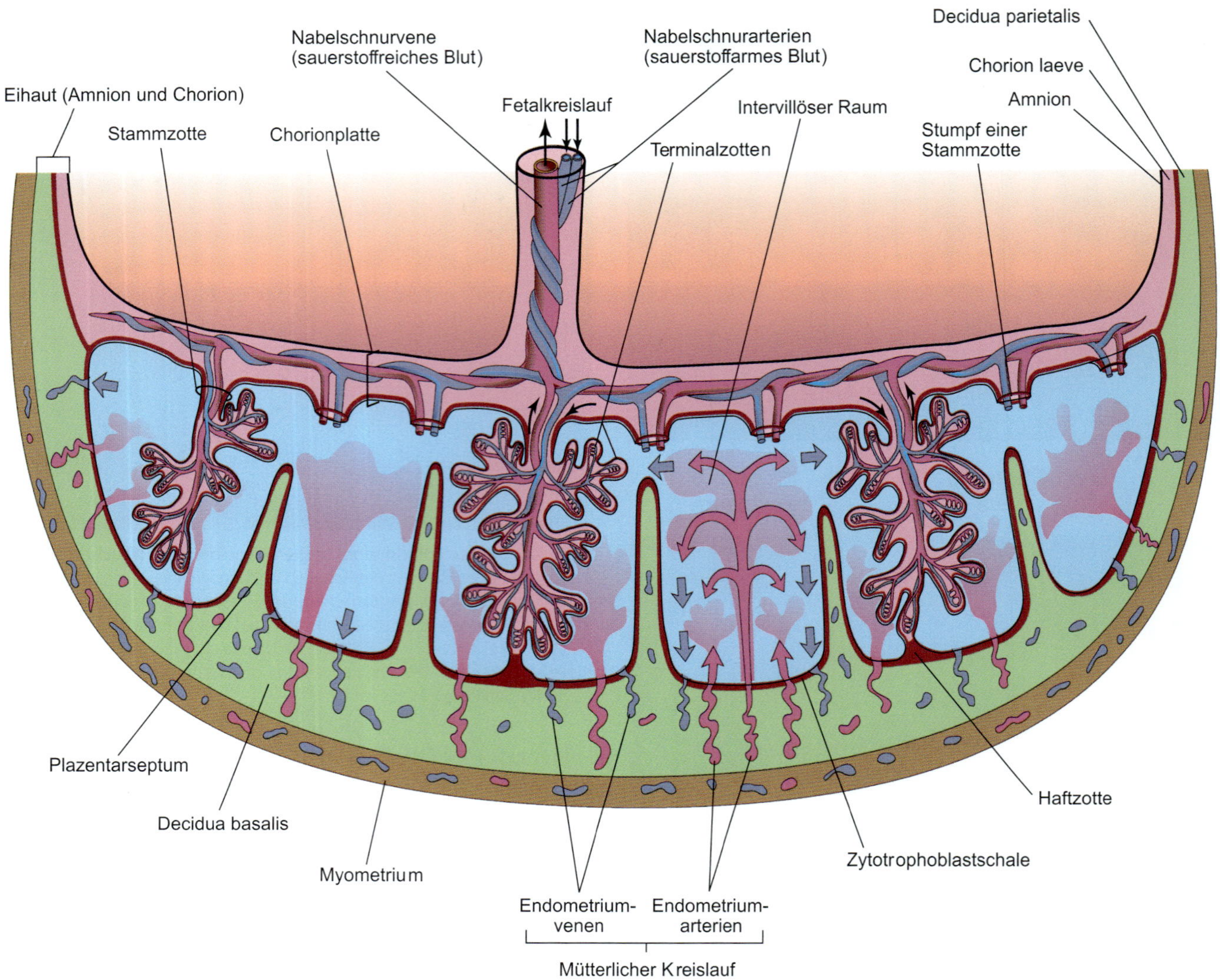

Abb. 7.5 Schemazeichnung eines Transversalschnittes durch die reife Plazenta. Dargestellt sind die Beziehungen zwischen dem fetalen *(Chorion frondosum)* und dem maternalen *(Decidua basalis)* Anteil der Plazenta sowie der fetale und der mütterliche Plazentakreislauf. Mütterliches Blut fließt mit trichterförmigem Strahl aus den endometrialen Spiralarterien in den intervillösen Raum. Fetomaternaler Austausch geschieht überall dort, wo das mütterliche Blut um die freien Zotten strömt; über diese Zotten findet der größte Teil des Substanzaustauschs zwischen Mutter und Embryo/Fetus statt. Durch das einströmende arterielle Blut wird venöses Blut aus dem intervillösen Raum verdrängt und fließt über die endometrialen Venen ab, die über die gesamte Oberfläche der *Decidua basalis* verteilt sind. Die Umbilikalarterien transportieren sauerstoff**armes** fetales Blut (blau dargestellt) zur Plazenta, und die Umbilikalvenen führen **oxygeniertes** Blut (rot dargestellt) zum Fetus. Die Kotyledonen sind voneinander durch Plazentasepten getrennt, die von der *Decidua basalis* ausgehen. Jede Kotyledone besteht aus ein bis zwei Stammzotten mit ihren zahlreichen Verzweigungen. Die Zeichnung zeigt maximal eine Stammzotte pro Kotyledone; von den übrigen Stammzotten ist nur der Gefäßstumpf dargestellt.

großer, blutgefüllter Raum. Er wird durch die **Plazentasepten** in verschiedene Kompartimente unterteilt; diese Kompartimente kommunizieren allerdings untereinander, da die Plazentasepten nicht bis zur **Chorionplatte** reichen (➤ Abb. 7.5). Entsprechend seiner Entstehung (im Synzytiotrophoblast) und zum Zweck einer lückenlosen, nicht auf intakte interzelluläre Verschlussleisten angewiesenen Schrankenbildung zwischen fetalem und mütterlichem Gewebe ist der gesamte intervillöse Raum mit einer schmalen synzytialen Zellschicht, dem Synzytiotrophoblast, ausgekleidet, d. h., das mütterliche Blut stößt an der Oberfläche der Zotten, auf der Unterseite der Chorionplatte und auf der Oberfläche von Basalplatte und Plazentasepten auf den (fetalen) Synzytiotrophoblast.

Das mütterliche Blut gelangt über die endometrialen **Spiralarterien** der *Decidua basalis* in den Zwischenzottenraum (➤ Abb. 7.5 und ➤ Abb. 7.6). Die Spiralarterien laufen durch Öffnungen in der Trophoblastschale und entleeren dann ihr Blut in den spaltförmigen, insgesamt aber großen intervillösen Raum. Drainiert wird dieser Raum durch endometriale Venen, die ebenfalls die Zytotrophoblastschale durchstoßen. Diese endometrialen Venen findet man über die gesamte Oberfläche der *Decidua basalis* verteilt. Das im intervillösen Raum zirkulierende mütterliche Blut umströmt die zahlreichen Verzweigungen der Stammzotten – die Intermediärzotten und die **terminalen Zotten** – und bringt den Sauerstoff und die Nährstoffe herbei, die der Fetus für sein Wachstum und seine Entwicklung benötigt. Im

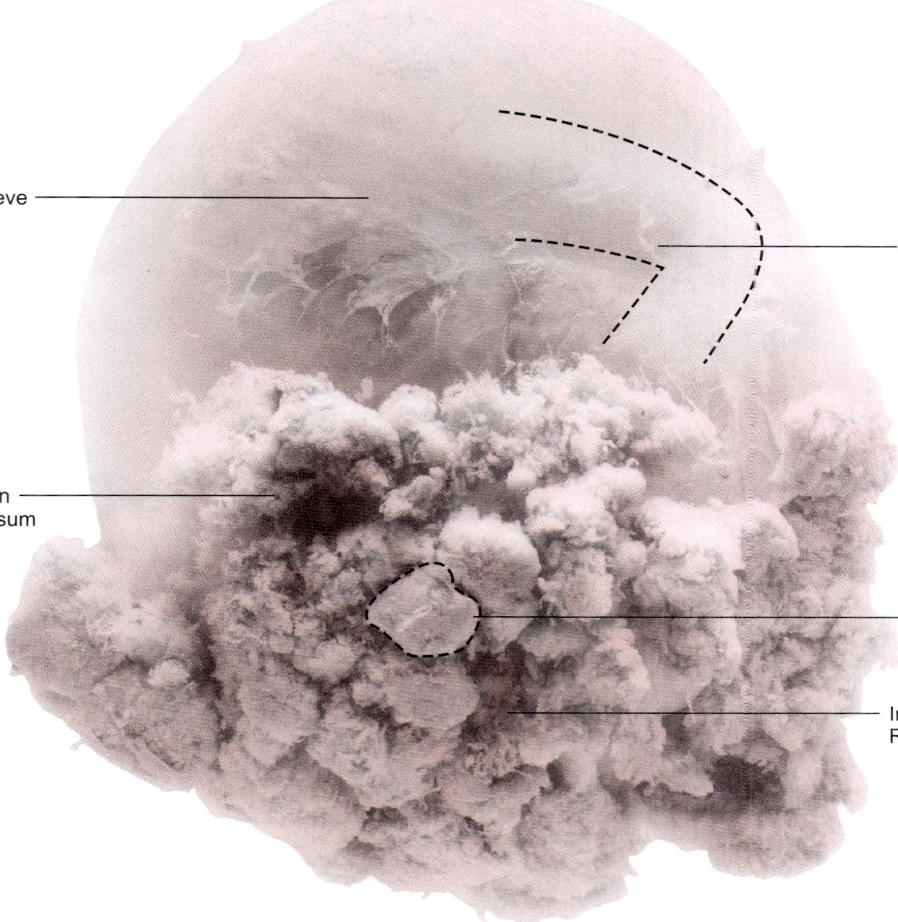

Abb. 7.6 Fotografie einer menschlichen Fruchthöhle aus einem Spontanabort. Im Inneren der Fruchthöhle befindet sich ein Fetus der 13. Schwangerschaftswoche. Der glatte Anteil des Chorions bildete sich durch Degeneration der Chorionzotten in diesem Bereich. Das *Chorion frondosum* findet sich dort, wo die Chorionzotten erhalten bleiben, und bildet den fetalen Anteil der Plazenta. *In situ* war das *Chorion frondosum,* über Haftzotten vonseiten des Fetus und Plazentasepten vonseiten der Mutter (letztere z. B. am Rand des mit „Kotyledone" bezeichneten Bereichs) angeheftet, von der *Decidua basalis* (Basalplatte) bedeckt; der Bereich zwischen den Zotten war mit mütterlichem Blut gefüllt. (Aus Moore KL, Persaud TVN, Shiota K: *Color atlas of clinical embryology,* ed 2, Philadelphia, 2000, Saunders.)

Gegenzug transportiert das mütterliche Blut fetale Abfallprodukte wie Kohlendioxid, Salze und Abbauprodukte aus dem Eiweißstoffwechsel.

Amnion und Chorion

Da die Amnionhöhle schneller wächst als die Chorionhöhle, verschmelzen Amnion und *Chorion laeve* nach einiger Zeit und bilden die sog. **Eihaut** (sekundäre Eihüllen; engl. *amniochorionic membrane*) oder fetalen Membranen (engl. *fetal membranes*) (➤ Abb. 7.5). Diese Haut verschmilzt wiederum mit der *Decidua capsularis* bzw. verbindet sich schließlich nach dem Untergang der kapsulären Dezidua-Anteile mit der *Decidua parietalis* (➤ Abb. 7.1F). Die Eihäute bilden die sog. **Fruchtblase,** die unter der Geburt einreißt („springt"). Ein vorzeitiger Blasensprung stellt die häufigste Ursache für vorzeitig einsetzende Wehentätigkeit dar. Wenn die Fruchtblase springt, fließt die Amnionflüssigkeit (Fruchtwasser) durch Zervix und Vagina nach außen ab.

7.1.3 Plazentakreislauf

Die **terminalen Chorionzotten** weisen eine große Gesamtoberfläche auf, die als Hauptaustauschfläche für den Substanztransport dient. Zwischen den fetalen und den mütterlichen Kreislauf ist hier nur die sehr dünne Plazentamembran (**„Plazentaschranke"**) zwischengeschaltet, die aus fetalen Zellen (Synzytiotrophoblast) besteht (➤ Abb. 7.7).

Fetaler Plazentakreislauf

Durch die **Umbilikalarterien (Nabelschnurarterien)** fließt sauerstoffarmes Blut vom Fetus zur Plazenta. An der Insertionsstelle der Nabelschnur in die Plazenta verzweigen sich die Arterien in mehrere radiär angeordnete **Choriongefäße,** die sich in der Chorionplatte reichlich verzweigen, bevor sie in die Chorionzotten eintreten

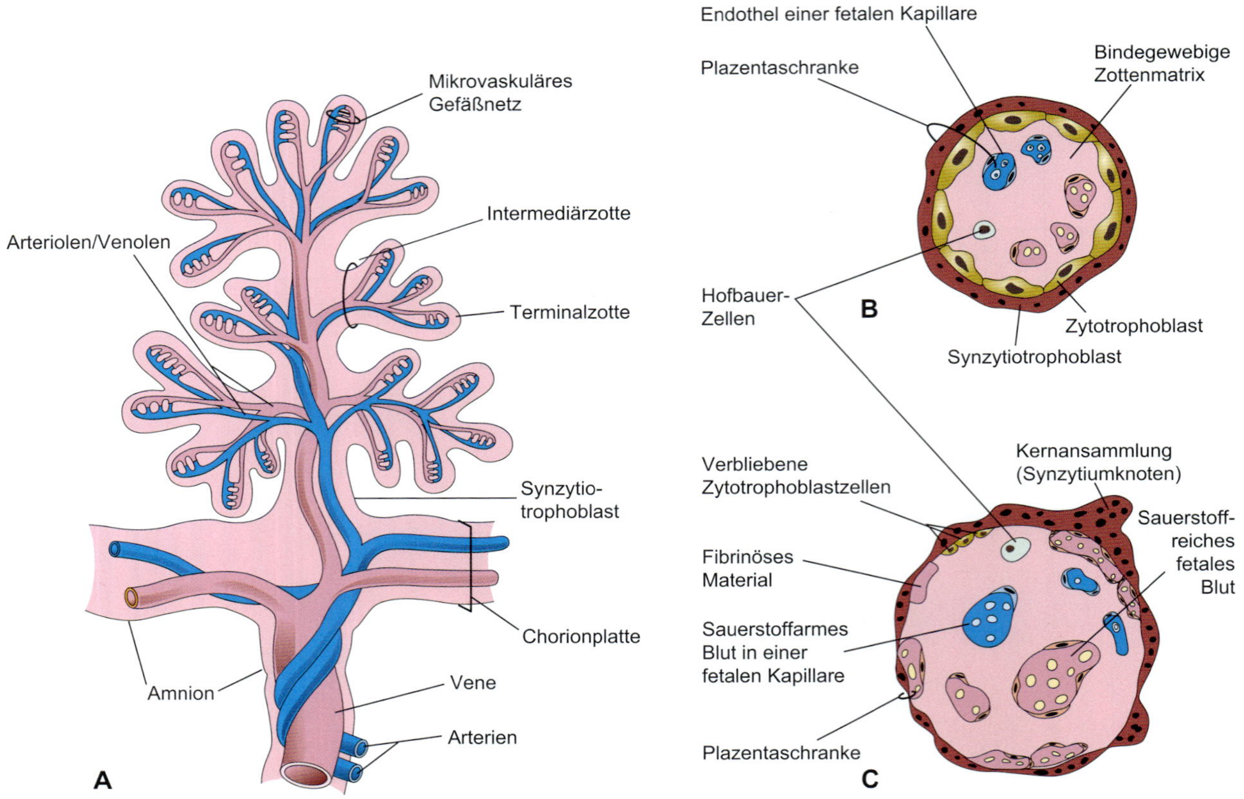

Abb. 7.7 A) Schemazeichnung einer Stammzotte mit ihrem arterio-kapillär-venösen Gefäßsystem und der Plazentaschranke. Die Arterien führen sauerstoffarmes und schlackenreiches Blut vom Fetus, während die Vene oxygeniertes Blut und Nährstoffe zum Fetus bringt. **B–C)** Schematischer Querschnitt durch eine terminale Zotte nach 20 Wochen bzw. zum Zeitpunkt der Entbindung. Die Plazentaschranke, die aus extrafetalem Gewebe gebildet wird, trennt das mütterliche Blut im intervillösen Raum vom fetalen Blut in den Zottenkapillaren. Die Plazentaschranke wird im Verlauf der Schwangerschaft zur Erleichterung des Stofftransports außerordentlich dünn. Die ebenfalls dargestellten Hofbauer-Zellen werden zu den phagozytierenden Zellen gezählt.

7

(➤ Abb. 7.5). Innerhalb der Chorionzotten bilden die Gefäße ein ausgedehntes **arterio-kapillär-venöses Netz** (Abb. 7.7A), über das das fetale Blut ganz eng mit dem mütterlichen zusammengebracht wird. Dadurch entsteht zwischen dem mütterlichen und dem fetalen Blutstrom eine sehr große Austauschfläche für Stoffwechselprodukte und Blutgase. Normalerweise findet keine Vermischung des fetalen mit dem mütterlichen Blut statt; ganz geringe Mengen fetalen Blutes gelangen allerdings durch winzige Defekte in der Plazentaschranke (s. u.) in den mütterlichen Kreislauf. Das mit Sauerstoff angereicherte fetale Blut gelangt von den fetalen Kapillaren in dünnwandige **Venen,** die parallel zu den Chorionarterien zur Insertionsstelle der Nabelschnur verlaufen. Sie vereinigen sich dort zu einem großen Gefäß, der **Umbilikalvene (Nabelschnurvene),** die sauerstoffreiches Blut zum Fetus bringt (➤ Abb. 7.5).

Mütterlicher Plazentakreislauf

Das mütterliche Blut befindet sich im intervillösen Raum vorübergehend außerhalb des mütterlichen Kreislaufs. Es gelangt dorthin über 80 bis 100 endometriale **Spiralarterien** in der *Decidua basalis,* die durch Öffnungen in der Zytotrophoblastschale in den Zwischenzottenraum münden. Durch den mütterlichen Blutdruck herrscht in den Spiralarterien pulsatiler Fluss, und das Blut wird in jetartigen Fontänen ausgestoßen (➤ Abb. 7.5). Das eintretende Blut steht damit unter deutlich höherem Druck als das bereits im intervillösen Raum vorhandene und spritzt in Richtung der Chorionplatte, die das „Dach" des Zwischenzottenraums bildet. Der Druck fällt dabei ab und das Blut umfließt dann langsam die terminalen Chorionzotten, sodass Stoffwechselprodukte und Gase zwischen fetalem und mütterlichem Blut unter Kontrolle durch die Plazentaschranke (s. u.) ausgetauscht werden können. Schließlich gelangt das Blut über die endometrialen Venen zurück in den mütterlichen Kreislauf.

Mehr als von allen anderen Faktoren hängt das Wohlergehen des Embryos bzw. Fetus davon ab, dass die terminalen Chorionzotten ausreichend von mütterlichem Blut umspült werden. Eine Einschränkung der uteroplazentären Blutzirkulation führt zu fetaler Hypoxie und intrauteriner Wachstumsverzögerung (engl. *intrauterine growth retardation,* IUGR); schwere Einschränkungen können sogar zum Tod des Fetus führen.

Der intervillöse Raum der reifen Plazenta enthält etwa 150 ml Blut, das drei- bis viermal pro Minute ausgetauscht wird. Durch intermittierende Uteruskontraktionen während der Schwangerschaft wird der uteroplazentäre Blutfluss etwas reduziert, es werden dadurch jedoch keine wesentlichen Blutmengen aus dem intervillösen Raum verdrängt. Dementsprechend ist die Sauerstoffabgabe an den Fetus während dieser Uteruskontraktionen zwar reduziert, aber nicht völlig unterbrochen.

Plazentaschranke

Die Plazentaschranke hat eine Verbundstruktur; sie besteht aus fetalen Geweben und trennt das mütterliche vom fetalen Blut. Bis etwa zur 25. Woche kann man vier Schichten unterscheiden (➤ Abb. 7.7B und ➤ Abb. 7.8):

- Synzytiotrophoblast
- Zytotrophoblast
- Bindegewebe in den Zotten
- fetales Kapillarendothel

Nach der 25. Woche finden einige histologische Veränderungen in den Terminalzotten statt, die dazu führen, dass der Zytotrophoblast in vielen Zottenabschnitten ausgedünnt wird. Am Ende verschwinden die Zytotrophoblastzellen in großen Bereichen vollständig, und es verbleibt nur eine unregelmäßige, dünne Schicht vom Synzytiotrophoblast. Infolgedessen besteht die Plazentaschranke dann an den meisten Stellen aus drei Schichten: aus Synzytiotrophoblast, fetalem Bindegewebe (oder interstitiellem Raum) und fetalem Kapillarendothel (➤ Abb. 7.7C). In einigen Bereichen erscheint die Plazentaschranke noch stärker ausgedünnt; an diesen Stellen

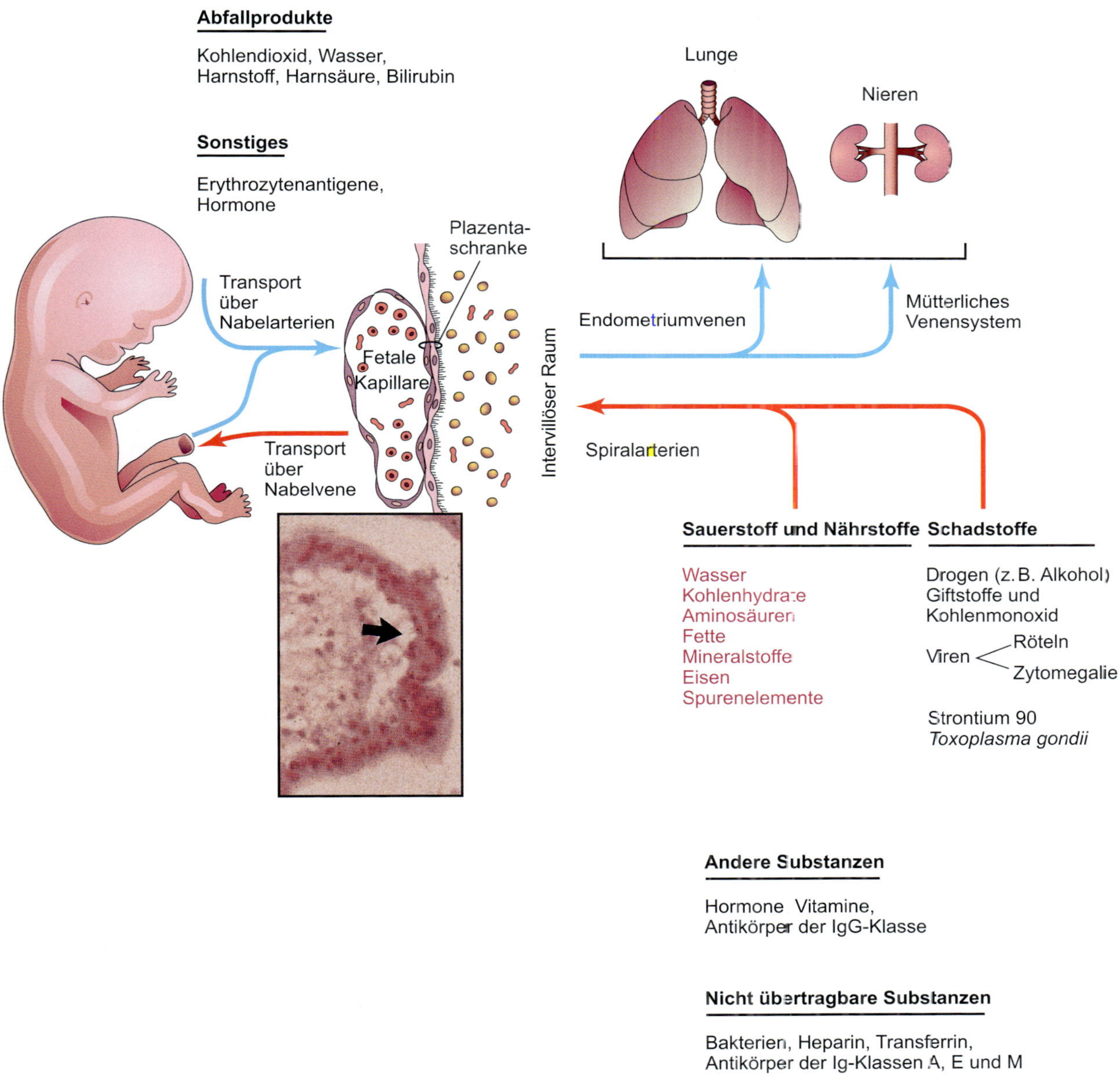

Abb. 7.8 Transport durch die Plazentamembran (Diagramm). Die Plazentamembran setzt sich zusammen aus allen extrafetalen Geweben, durch die der Substanztransport zwischen mütterlichem und fetalem Kreislauf hindurchgeht. **Einschub:** Lichtmikroskopische Aufnahme einer Chorionzotte mit einer fetalen Kapillare (Pfeil), unmittelbar rechts davon sind Zytotrophoblast (innere Zellkernreihe) und Synzytiotrophoblast (äußere Zellkernreihe) zu erkennen, rechts und oberhalb davon der intervillöse Raum (hell, strukturlos).

kommt der Synzytiotrophoblast in direkten, nur noch durch eine gemeinsame Basalmembran vermittelten Kontakt zum fetalen Kapillarendothel und bildet mit diesem eine **synzytiokapilläre Plazentamembran.** Auf elektronenmikroskopischen Aufnahmen des Synzytiotrophoblasten ist zu sehen, dass dessen freie Oberfläche zahlreiche Mikrovilli aufweist – mehr als 1 Milliarde/cm^2 zum Zeitpunkt der Geburt –, die die Austauschfläche zwischen mütterlichem und fetalem Kreislauf noch weiter vergrößern.

Der direkte Kontakt des Chorions (d. h. seiner Synzytiotrophoblastschicht) mit dem mütterlichen Blut bestimmt die Klassifizierung der menschlichen Plazenta als **hämochorial**. Berücksichtigt man außerdem den Reifegrad der Plazenta, wie er sich in der Schichtigkeit des Trophoblasten (Synzytiotrophoblastschicht mit oder ohne darunterliegende Zytotrophoblastschicht) widerspiegelt, so wird die weitergehende Klassifizierung in hämo*di*chorial für die „junge" Plazenta (bis zur 25. Woche) und hämo*mono*chorial für die „reife" Plazenta verständlich. Im Verlauf der Phylogenese haben sich je nach Anforderung an die Qualität und Quantität des Stoffaustauschs verschiedene Kombinationen von Geweben entwickelt, die sich an der Plazentaschranke beteiligen: syndesmochorial (mütterliches Bindegewebe und fetaler Trophoblast, z. B. beim Schaf), epitheliochorial (Endometrium und fetaler Trophoblast, z. B. bei bestimmten Paarhufern und Halbaffen), endotheliochorial (mütterliches Kapillarendothel und fetaler Trophoblast, z. B. bei Karnivoren) oder hämotrichorial (mütterliches Blut und fetaler dreischichtiger Trophoblast, z. B. bei Nagern). Dabei korreliert jedoch der allgemeine phylogenetische Entwicklungsstatus durchaus nicht mit der Effektivität der Plazentaschranke; vielmehr ist die Kenntnis dieser Unterschiede wichtig bei der Beurteilung von teratologischen Studien, die an sog. Modellorganismen zur Testung von neuen Medikamenten durchgeführt werden.

Im Verlauf des dritten Trimesters bilden sich immer wieder Konglomerate von Zellkernen des Synzytiotrophoblasten in multinukleären Ausbuchtungen, die als **Synzytiumknoten** bezeichnet und als **„Proliferationsknospen"** interpretiert wurden. Heute nimmt man an, dass diese Knoten hauptsächlich aus „verbrauchten" Organellen (darunter zahlreiche Zellkerne) des Synzytiotrophoblasten bestehen, die bis zu einem bestimmten Zeitpunkt ständig vom darunterliegenden Zytotrophoblast durch synzytiale Verschmelzung ersetzt werden können. Die Synzytiumknoten lösen sich fortlaufend ab und werden über den intervillösen Raum in den mütterlichen Kreislauf gespült; dort bilden sie die Grundlage für den Nachweis zellfreier fetaler DNA im peripheren mütterlichen Blut zum Zweck der pränatalen Diagnostik (➤ Kap. 6.4). Die meisten dieser Konglomerate werden jedoch in den mütterlichen Lungenkapillaren durch lokale Enzymwirkung rasch abgebaut.

Gegen Ende der Schwangerschaft bildet sich fibrinöses Material auf der Oberfläche der Zotten. Es setzt sich aus Fibrin und weiteren, noch nicht bekannten Substanzen zusammen, die sich intensiv mit Eosin anfärben lassen. Dieses fibrinöse Material entsteht durch den Alterungsprozess der Plazenta und reduziert offenbar den diaplazentären Transfer.

Der Ausdruck „Plazentaschranke" ist eigentlich nicht ganz angemessen, denn es gibt nur wenige – endogene oder exogene – Substanzen, die nicht in messbaren Mengen durch die Plazentamembran hindurchgelangen könnten. Nur für Moleküle bestimmter Größe, Konfiguration und Ladung – wie z. B. Heparin – und für Bakterien stellt die Plazentamembran eine Schranke dar. Andere Stoffwechselprodukte, Toxine und Hormone, die im mütterlichen Blut zirkulieren, passieren die Plazentaschranke zwar, offensichtlich aber nicht in so großer Menge, dass dies negative Auswirkungen auf den Embryo/Fetus hätte. Die meisten Medikamente gelangen jedoch aus dem mütterlichen Plasma über die Plazentaschranke in das fetale Plasma, sodass deren Auswirkungen auf den embryonalen oder fetalen Organismus bei der Verschreibung sehr wohl in Betracht gezogen werden müssen.

7.1.4 Funktionen der Plazenta

Die Plazenta erfüllt Funktionen in drei großen Bereichen, die alle für die Aufrechterhaltung der Schwangerschaft und die normale Entwicklung des Fetus wesentlich sind:

- Metabolismus (z. B. Glykogensynthese)
- Transport von Gasen und Nährstoffen
- endokrine Sekretion (z. B. von hCG).

Stoffwechselfunktion

Insbesondere während der Frühschwangerschaft werden in der Plazenta **Glykogen, Cholesterin** und **Fettsäuren** synthetisiert, die dem Embryo/Fetus als Nahrungs- und Energiequelle dienen. Viele der metabolischen Aktivitäten der Plazenta sind zweifellos auch grundlegend wichtig für die anderen beiden Aufgabenbereiche, den Transport und die endokrine Sekretion.

Transportfunktion

Die große Oberfläche der Plazentamembran ermöglicht einen bidirektionalen Stofftransport zwischen fetalem und mütterlichem Blut. Fast alle Substanzen werden durch einen der folgenden vier Hauptmechanismen durch die Plazentaschranke transportiert:

- einfache Diffusion
- erleichterte Diffusion
- aktiver Transport
- Pinozytose.

Passiver Transport durch **einfache Diffusion** ist typisch für Substanzen, die von Orten hoher Konzentration zu Orten niedrigerer Konzentration wandern, bis sich ein Konzentrationsgleichgewicht eingestellt hat. Bei der erleichterten Diffusion wird der Transport durch die elektrische Ladung begünstigt. **Aktiver Transport** gegen einen Konzentrationsgradienten erfordert Energie. An aktiven Transportsystemen sind manchmal Enzyme beteiligt, die vorübergehend mit den zu transportierenden Substanzen eine Verbindung eingehen. **Pinozytose** ist eine Art Endozytose, bei der das zu transportierende Material in einer kleinen Menge Extrazellulärflüssigkeit aufgenommen wird. Diese Transportmethode ist normalerweise großen Molekülen vorbehalten. Einige Proteine werden z. B. ganz langsam durch Pinozytose durch die Plazenta hindurchtransportiert.

Sonstige plazentäre Transportmechanismen Es gibt noch drei andere Arten des Transports durch die Plazentaschranke. Erstens können fetale Erythrozyten – insbesondere während der Entbindung – durch mikroskopisch kleine Risse in der Plazentamembran in den mütterlichen Kreislauf gelangen. Ebenso hat man auch markierte mütterliche Erythrozyten im fetalen Kreislauf gefunden. Also können Erythrozyten wohl in beiden Richtungen durch winzige Defekte in der Plazentamembran hindurchtreten. Zweitens können Zellen, z. B. .mütterliche Leukozyten oder *Treponema pallidum* (der Erreger der Syphilis), aus eigener Kraft die Plazentaschranke überwinden. Drittens können einige Bakterien und Protozoen (z. B. *Toxoplasma gondii;* ➤ Kap. 21) die Plazenta infizieren, indem sie zunächst zelluläre Läsionen erzeugen und dann durch diese Läsionen in der Plazentaschranke hindurchgelangen.

Gastransport

Sauerstoff, Kohlendioxid und Kohlenmonoxid passieren die Plazentaschranke durch einfache Diffusion. Der Gasaustausch über die Plazentamembran ist fast so effektiv wie der über die Lunge. Die den Fetus erreichende Sauerstoffmenge ist jedoch primär flusslimitiert und nicht diffusionslimitiert; dementsprechend wird ein fetaler Sauerstoffmangel primär durch Faktoren verursacht, die zu einer Reduktion des uterinen oder aber des fetalen Blutflusses führen. Bei einer Unterbrechung des Sauerstofftransports für nur wenige Minuten ist das Überleben des Embryos oder Fetus bereits gefährdet.

Inhalationsanästhetika überwinden die Plazentaschranke ebenso effektiv wie die Blut-Luft-Schranke der Lunge und können daher die Atmung des Neugeborenen beeinträchtigen, wenn sie unter der Entbindung angewendet werden.

Nährstoffe

Nährstoffe machen einen Großteil der Substanzen aus, die von der Mutter zum Embryo/Fetus transportiert werden. Durch einfache Diffusion wird **Wasser** rasch – und mit zunehmender Schwangerschaftsdauer in zunehmenden Mengen – hin- und hertransportiert. Von der Mutter und in der Plazenta synthetisierte **Glukose** wird ebenfalls rasch durch Diffusion zum Embryo/Fetus befördert. Es gibt allerdings wenig oder gar keinen Transfer von mütterlichem Cholesterin, Triglyzeriden oder Phospholipiden; und Transport von freien Fettsäuren findet zwar statt, aber wohl nur in relativ kleinen Mengen. **Aminosäuren** werden aktiv durch die Plazentaschranke transportiert; sie sind essenziell für das fetale Wachstum, und interessanterweise ist die Plasmakonzentration der meisten Aminosäuren beim Fetus höher als bei der Mutter. Auch Vitamine passieren die Plazentaschranke; sie sind ebenfalls essenziell für eine normale fetale Entwicklung. Wasserlösliche Vitamine gelangen dabei schneller durch die Plazentamembran als fettlösliche.

Eisen wird durch ein mütterliches Protein, Transferrin, zum Embryo oder Fetus transportiert. Die Plazentaoberfläche weist spezifische Rezeptoren für dieses Protein auf.

Hormone

Mit Ausnahme eines langsamen Thyroxin- und Trijodthyronintransfers gelangen **Proteinhormone** nur in unwesentlichen Mengen zum Embryo oder Fetus. **Steroidhormone** in unkonjugierter Form passieren die Plazentaschranke dagegen nahezu ungehindert. Auch Testosteron und einige synthetische Progesterone passieren die Plazentaschranke und führen in einigen Fällen zur Virilisierung weiblicher Feten (➤ Kap. 21).

Elektrolyte

Elektrolyte werden in großen Mengen und mit einer jeweils spezifischen Transportrate über die Plazentamembran ausgetauscht. Wenn eine Mutter Infusionen erhält, gehen diese auch auf den Fetus über und beeinflussen dessen Wasser- und Salzhaushalt.

Mütterliche Antikörper

Aufgrund der Unreife seines Immunsystems bildet der Fetus selbst nur wenige Antikörper. Stattdessen erhält er eine gewisse **passive Immunität** durch transplazentäre Übertragung von mütterlichen Antikörpern. Alpha- und Betaglobuline gelangen nur in geringen Mengen zum Fetus, aber viele Gammaglobuline, z. B. der IgG(7S)-Klassen, werden durch Pinozytose in genügender Menge zum Fetus gebracht. Mütterliche Antikörper bewirken eine Immunität des Fetus gegen Krankheiten wie Diphtherie, Pocken und Masern; gegen Pertussis (Keuchhusten) oder Varizellen (Windpocken) wird dagegen nicht in allen Fällen Immunität übertragen.

Morbus haemolyticus neonatorum Durch mikroskopisch kleine Lücken in der Plazentamembran können geringe Mengen fetalen Blutes in das mütterliche Blut übertreten. Wenn der Fetus Rh-positiv, die Mutter aber Rh-negativ ist, können fetale Blutzellen so die Bildung von Rhesusantikörpern durch das mütterliche Immunsystem auslösen. Diese gelangen zurück in das fetale Blut und bewirken – meistens im Falle einer fetalen Rh-Positivität bei der folgenden Schwangerschaft – eine Hämolyse fetaler, Rh-positiver Erythrozyten und eine fetale Anämie. Bei diesem als *Morbus haemolyticus neonatorum* (MHN) oder **fetale Erythroblastose** bezeichneten Krankheitsbild gelingt dem Fetus *in utero* manchmal keine ausreichende Kompensation. Ein Fetaltod kann dann nur durch vorzeitige Entbindung verhindert werden. Alternativ werden intrauterine, intraperitoneale oder intravenöse Transfusionen von Erythrozytenkonzentrat vorgenommen, um das Überleben des Fetus bis zur Geburt zu sichern (➤ Kap. 6). MHN ist heutzutage selten geworden, da Rh-negative Mütter üblicherweise Rhesusimmunglobulin erhalten, um die Entstehung von Symptomen beim Fetus zu vermeiden.

Stoffwechselschlacken

Harnstoff und **Harnsäure** passieren die Plazentaschranke durch einfache Diffusion, und auch **Bilirubin** wird rasch eliminiert.

Medikamente und ihre Metaboliten

Die meisten Medikamente und Medikamentenabbauprodukte passieren die Plazentaschranke durch einfache Diffusion. Eine Ausnahme bilden Substanzen mit aminosäurenähnlicher Struktur, z. B. Methyldopa oder Antimetaboliten. Einige Medikamente können gravierende **Fehlbildungen** verursachen (➤ Kap. 21). Bei mütterlichem Medikamenten- oder Drogenmissbrauch (z. B. von Heroin) kann der Fetus eine **Abhängigkeit** entwickeln: 50–75 % dieser Kinder zeigen nach der Geburt Entzugssymptome. Eine psychische Abhängigkeit kann sich in der Fetalzeit allerdings nicht entwickeln; daher weisen die betroffenen Kinder nach Abschluss der Entzugsphase im weiteren Verlauf kein erhöhtes Risiko für eine Betäubungsmittelabhängigkeit auf.

Die meisten Medikamente, die zur Kontrolle der Wehentätigkeit verabreicht werden, passieren die Plazentaschranke praktisch ungehindert (Ausnahme: Muskelrelaxanzien wie Succinylcholin und Curare). In Abhängigkeit von der Dosis und dem Applikationszeitpunkt im Verlauf der Entbindung können diese Medikamente beim Neugeborenen eine Atemdepression hervorrufen. Alle verabreichten **Sedativa und Analgetika** beeinflussen auch den Fetus bzw. das Neugeborene bis zu einem gewissen Grad. Medikamente, die die Mutter einnimmt, können außerdem direkte oder indirekte Auswirkungen auf den Fetus haben, indem sie mit mütterlichen oder plazentären **Stoffwechselvorgängen** interferieren. Das Ausmaß, in dem solche Medikamente oder ihre Metaboliten die Plazenta erreichen, hängt vom mütterlichen Blutspiegel und vom Blutfluss durch die Plazenta ab.

Krankheitserreger

Zytomegalie-, Röteln- und Coxsackieviren sowie die viralen Erreger von u. a. Pocken, Varizellen, Masern und Poliomyelitis können die Plazentaschranke überwinden und **fetale Infektionen** hervorrufen. In einigen Fällen, wie z. B. bei einer Infektion mit dem Rötelnvirus, können Fehlbildungen (u. a. eine Katarakt) entstehen (➤ Kap. 21). Auch Mikroorganismen wie *Treponema pallidum* (der Erreger der Syphilis) und *Toxoplasma gondii* (das Läsionen in Gehirn und Augen hervorruft) passieren die Plazentaschranke und gelangen in den fetalen Blutkreislauf. Fehlbildungssyndrome oder Fruchttod sind dann häufig die Folge.

Endokrine Funktion

Aus Vorstufen, die vom Fetus oder von der Mutter stammen können, werden im Synzytiotrophoblast der Plazenta Protein- und Steroidhormone synthetisiert. Plazentär synthetisierte **Proteinhormone** sind:
- Choriongonadotropin (engl. *human chorionic gonadotropin,* hCG)
- Chorionsomatomammotropin oder Choriomammotropin (engl. *human chorionic somatomammotropin,* hCS), auch als Plazentalaktogen (engl. *human placental lactogen,* hPL) bezeichnet
- Chorionthyrotropin (engl. *human chorionic thyrotropin,* hCT)
- Chorioncorticotropin (engl. *human chorionic corticotropin,* hCACTH oder hCCT).

Das Glykoprotein hCG, das dem luteinisierenden Hormon (LH) ähnelt, wird vom Synzytiotrophoblast erstmals in der zweiten Entwicklungswoche ausgeschüttet: hCG bewirkt die Aufrechterhaltung des *Corpus luteum* und verhindert das Einsetzen einer Menstruationsblutung. Im mütterlichen Blut und Urin erreicht die hCG-Konzentration bis zur achten Woche ihren Höhepunkt und fällt dann wieder ab.

In der Plazenta gebildete **Steroidhormone** sind Progesteron und Östrogene. Progesteron kann in allen Abschnitten der Schwangerschaft aus der Plazenta gewonnen werden – ein Zeichen dafür, dass dieses Hormon wesentlich für die Aufrechterhaltung der Schwangerschaft ist. In der Plazenta wird Progesteron aus mütterlichem Cholesterin oder Pregnenolon gebildet. Selbst wenn einer schwangeren Frau die Ovarien entfernt werden müssen, kommt es nach dem ersten Trimester nicht zur Fehlgeburt, da die Plazenta die Progesteronsynthese anstelle des *Corpus luteum* übernimmt. Östrogene werden im Synzytiotrophoblast in großen Mengen aus Vorstufen synthetisiert, die die fetale Nebennierenrinde bereitstellt (➤ Kap. 12).

Plazenta als allogenes Fremdgewebe[1]

In Bezug auf die Mutter kann man die Plazenta als **„Allograft"** ansehen. Die fetalen Plazentaanteile leiten sich vom Keimling ab, der sowohl väterliche als auch mütterliche Erbanlagen besitzt. Was also bewahrt die Plazenta davor, als Fremdgewebe vom mütterlichen Immunsystem abgestoßen zu werden? Diese Frage kann bisher immer noch nur mit einigen Einzelbefunden beantwortet werden:

Im intervillösen Raum steht der Synzytiotrophoblast der Chorionzotten im Kontakt mit den mütterlichen Abwehrzellen; aber ihm fehlen Histokompatibilitätsantigene (engl. *major histocompatibility antigens,* MHC-Antigene), sodass er keine Abstoßungsreaktion hervorruft. Die extravillösen Trophoblastanteile der **Verbindungszone** (engl. *extravillous trophoblast,* EVT), die in die *Decidua basalis* und die mütterlichen Spiralarterien eindringen, exprimieren dagegen Klasse-I-MHC-Antigene, unter anderem das nichtpolymorphe (Klasse-Ib-)Antigen **HLA-G,** das von T-Lymphozyten nur schlecht als Alloantigen erkannt wird, aber auch das polymorphe (Klasse-Ia-) Antigen **HLA-C,** das von den T-Zellen erkannt werden kann. Die Trophoblastzellen müssen aber nicht nur T-Zellen abwehren, sondern sich auch vor eventuellen Angriffen durch natürliche Killerlymphozyten (engl. *natural killer* [NK] *lymphocytes*) und vor Schädigungen durch eine mögliche Komplementaktivierung schützen. Verschiedene Mechanismen stehen für den Schutz der Plazenta zur Verfügung:
- Die Expression von HLA-G beschränkt sich auf einige wenige Gewebe wie die EVT-Zellen. Diese strategische Lokalisierung bewirkt, so wird angenommen, eine doppelte Immunoprotektion: Die Zellen entgehen der Erkennung durch die T-Lymphozyten, da HLA-G ein nichtpolymorphes Antigen ist, aber sie werden andererseits von „Killer-Inhibitionsrezeptoren" auf den NK-Zellen erkannt, die ihrerseits die Killerfunktion der NK-Zellen ausschalten.
- Diese Hypothese wird allerdings gleich durch mehrere Befunde infrage gestellt. Erstens gibt es gesunde Menschen mit homozy-

[1] Mit Dank an Dr. Peeyush Lala (University of Western Ontario in London/Kanada), der diesen und den folgenden Abschnitt verfasst hat.

gotem Verlust des HLA-G1, sodass HLA-G wohl nicht unentbehrlich für das fetoplazentäre Überleben sein kann. Zweitens wurde festgestellt, dass menschliche EVT-Zellen (s. Abb. 7.9) durchaus anfällig für die NK-vermittelte Zellzerstörung sind. Drittens erklärt diese Hypothese nicht, warum HLA-C, das ebenfalls von den EVT-Zellen exprimierte polymorphe Antigen, keine Abstoßungsreaktion *in situ* hervorruft. Sowohl HLA-G als auch HLA-C besitzen die besondere Eigenschaft, unempfindlich gegen den Zytomegalievirus-assoziierten Abbau von MHC-Klasse-I-Proteinen zu sein. Daher nimmt man an, dass die selektive Lokalisation dieser beiden Antigene an der fetomaternalen Grenze dazu beiträgt, virale Angriffe abzuwehren.

- Eine lokale Immunoprotektion wird durch bestimmte immunsuppressive Moleküle vermittelt. Dazu gehören Prostaglandin E_2 (PGE_2), der transformierende Wachstumsfaktor (*transforming growth factor*, TGF) β und Interleukin 10 (IL-10). Es konnte gezeigt werden, dass PGE_2 aus der Dezidua die Aktivierung mütterlicher T-Zellen und NK-Zellen blockiert.
- Eine vorübergehende Toleranz der mütterlichen T-Zellen gegenüber den fetalen MHC-Antigenen sichert möglicherweise die plazentäre Immunoprotektion zusätzlich ab. Eine ähnliche Immuntoleranz wurde auch für B-Zellen festgestellt.
- Ein Übertreten aktivierter mütterlicher Leukozyten in die Plazenta oder den Fetus wird dadurch verhindert, dass apoptoseinduzierende Liganden an der Oberfläche des Trophoblasten die Zerstörung dieser Zellen auslösen.
- An genetisch veränderten Mäusen konnte gezeigt werden, dass die Anwesenheit komplementregulierender Proteine – *complement receptor-related protein* Y (Crry) bei Mäusen; Membran-Kofaktor-Protein (*membrane cofactor protein*, MCP, oder CD46)

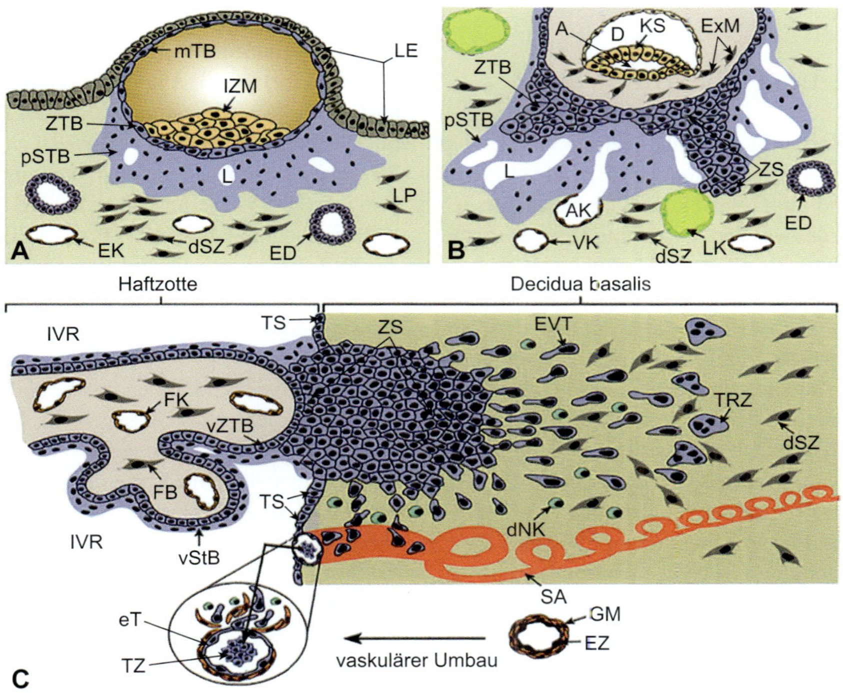

Abb. 7.9 Zelluläre Komponenten der Trophoblastdifferenzierung für die molekulare Kommunikation und mechanische Interaktion bei der Invasion und dauerhaften Verankerung des fetalen mit dem mütterlichen Gewebe. **(A)** Frühphase der Implantation und Eröffnung mütterlicher Gefäße am Ende der ersten Woche: Trophoblastzellen fusionieren zum primitiven (besser: primären) Synzytiotrophoblasten (pSTB); im Synzyt um bilden sich die ersten Lakunen zur Aufnahme der „uterinen Milch" aus den endometrialen Drüsen (histotrophe Ernährung) und von mütterlichem Blut aus den endometrialen Kapillaren (hämotrophe Ernährung). **(B)** Am Ende der zweiten Woche stülpen Zellsäulen des Trophoblasten den pSTB vor (links) und bilden primäre Zotten, oder sie durchbrechen den pSTB (rechts) und bilden die mechanische Grundlage für Haftzotten. **(C)** In der dritten Woche besiedeln extraembryonales Mesoderm und sprossende embryonale Blutgefäße den Kern der Primärzotten, die damit als ausgereifte Zotten gelten und Tertiärzotten genannt werden. An der (dem Endometrium zugewandten) Basis der proliferierenden Zellsäulen verlieren zahlreiche Trophoblastenzellen Kontakt zueinander und werden zum extravillösen Trophoblast (EVT) mit verschiedensten Aufgaben, darunter mehrkernige Trophoblastenriesenzellen, die humanes plazentales Lactogen (hPL) produzieren, und endovaskuläre Trophoblastzellen, die – mithilfe der dezidualen natürlichen Killerzellen – insbesondere die Ausläufer der Spiralarterien eröffnen und ihr Endothel und glatte Muskulatur durchsetzen, um sie zu Niederdruckgefäßen für die Durchblutung des intervillösen Raumes umzuwandeln.
(Aus Lala PK, Nandi P, Hadi A, Halari C: A crossroad between placental and tumor biology: what have we learnt? Placenta 116:12–30, 2021.)
Abkürzungen: A Amnionhöhle, AK arterielle Kapillare, D Dottersack, dNK deziduale natürliche Killerzelle, dSZ deziduale Stromazelle, EK endometriale Kapillare, ED endometriale Drüse, eT endovaskulärer Trophoblast, EVT extravillöser Trophoblast, ExM extraembryonales Mesoderm, EZ Endothelzelle, FB fetale Bindegewebszelle, FK fetale Kapillare, GM glatte Muskulatur, IVR intervillöser Raum, IZM Innere Zellmasse, KS Keimscheibe, L Lakune, LE Lamina epithelialis des Endometriums, LK lymphatische Kapillare, LP Lamina propria des Endometriums, mTB muraler Trophoblast, pSTB primitiver (primärer) Synzytiotrophoblast, SA Spiralarterie, TRZ Trophoblastenziesenzelle, TS Trophoblastenschale, TZ Trophoblastzapfen, VK venöse Kapillare, vSTB villöser Synzytiotrophoblast, vZTB villöser Zytotrophoblast, ZS Zellsäule des Zytotrophoblasten, ZTB Zytotrophoblast

bei Menschen – die Plazenta vor einer komplementvermittelten Zerstörung schützt. Diese Proteine blockieren die Aktivierung der dritten Komponente (C3) in der Komplementkaskade, die ansonsten im Rahmen der Abwehr von Krankheitserregern die Plazenta schädigen könnte. Knock-out-Mäuse ohne das Crry-Gen starben aufgrund einer komplementvermittelten Plazentaschädigung *in utero* ab; dies konnte durch zusätzlichen Knock-out des C3-Gens verhindert werden.
- Experimente an Mäusen zeigten, dass das Enzym Indolamin-2,3-Dioxygenase (IDO) in Trophoblastzellen wesentlich für die Immunoprotektion des allogenen Keimlings ist. Dieses Enzym unterdrückt lokal die durch T-Zellen vermittelten entzündlichen Reaktionen einschließlich der Komplementaktivierung. Die Behandlung trächtiger Mausweibchen mit dem IDO-Inhibitor 1-Methyl-Tryptophan führte selektiv zum Absterben allogener (nicht aber syngener) Nachkommen durch erhebliche Komplementablagerung und hämorrhagische Nekrosen in der Plazenta.

Plazenta als invasive, tumorähnliche Struktur

Wie bei vielen Spezies stellt die Plazenta auch beim Menschen ein hochgradig invasives, „tumorartiges" Gewebe dar. Die Plazenta wächst in den Uterus ein und zapft seine Blutversorgung an, um den Austausch wichtiger Moleküle zwischen Mutter und Fetus in ausreichendem Maß zu gewährleisten. Was bewahrt hierbei den Uterus vor einer übermäßigen Invasion? Nach der Bildung der Chorionzotten ist für die Invasivität der Plazenta eine bestimmte Fraktion der Zytotrophoblastzellen verantwortlich, nämlich die extravillösen Zytotrophoblastzellen (engl. *extravillous trophoblast,* EVT), die durch Proliferation und Differenzierung der Zytotrophoblastenstammzellen der frühen Chorionzotten, später insbesondere in den Trophoblasten-Zellsäulen der Haftzotten entstehen. Diese Zellen dringen in die Dezidua ein und bringen weitere Subpopulationen von Trophoblastenzellen mit besonderen Eigenschaften hervor (➤ Abb. 7.9):

- die Zellen der Zytotrophoblastenschale, die in der mütterlichen Wand des intervillösen Raums eine durchgehende, nur von den Öffnungen der Spiralarterien und endometrialen Venen durchbrochene Grenzschicht bilden,
- die interstitiellen Trophoblastenzellen, die verstreut in der Dezidua liegen (interstitieller Trophoblast),
- multinukleäre Zellen oder größere Zellaggregate im Plazentabett (sog. Trophoblastenriesenzellen), die durch Fusion und Endomitose bzw. durch dichte Anlagerung von EVT-Zellen entstehen,
- endoglanduläre und endovaskuläre Trophoblastenzellen, die in die Wände der endometrialen Drüsen und Gefäße eindringen. Insbesondere sind hiervon die Spiralarterien bis in die oberflächlichen Abschnitte des Myometriums betroffen.

Beim arteriellen Umbau (*Remodeling*) sind die Spiralarterien nach dem Ersetzen der glatten Muskelzellen der *Tunica media* und der Endothelzellen der *Tunica intima* Niederdruckgefäße und ermöglichen so die kontinuierliche Perfusion des intervillösen Raumes mit mütterlichem Blut ohne Behinderung durch vasoaktive Substanzen. Eine unzureichende Invasion durch EVT-Zellen mit nachfolgender schlechter Plazentadurchblutung bildet die pathogenetische Grundlage der Präeklampsie (einer schweren schwangerschaftsassoziierten hypertensiven Erkrankung der Mutter) und einiger Formen der intrauterinen Wachstumsverzögerung (engl. *intrauterine growth restriction,* IUGR) des Fetus. Eine übermäßige Trophoblastinvasion kennzeichnet dagegen die trophoblastischen Schwangerschaftsneoplasien und Chorionkarzinome.

Trophoblastische Stammzellen wurden erfolgreich aus der Plazenta von Mäusen angezüchtet, nicht jedoch aus der menschlichen Plazenta. Nur EVT-Zellen konnten bisher aus menschlichen Plazenten des ersten Trimesters angezüchtet werden. *In-vitro*-Funktionsuntersuchungen an diesen Zellen zeigten, dass deren Invasivität auf den gleichen molekularen Mechanismen beruht wie die von Krebszellen. *In situ* werden Proliferation, Migration und Invasivität jedoch durch eine ganze Reihe von lokal synthetisierten Molekülen streng kontrolliert: durch Wachstumsfaktoren, wachstumsfaktorbindende Proteine, Proteoglykane und Bestandteile der Extrazellulärmatrix. Zahlreiche Wachstumsfaktoren stimulieren die Proliferation der EVT-Zellen, ohne jedoch deren Migration oder Invasivität zu beeinflussen – so z. B. der epidermale Wachstumsfaktor (engl. *epidermal growth factor,* EGF), der transformierende Wachstumsfaktor (engl. *transforming growth factor*) TGFβ, Amphiregulin, der koloniestimulierende Faktor (engl. *colony stimulating factor*) CSF1, der Gefäßendothelwachstumsfaktor (engl. *vascular endothelial growth factor,* VEGF) und der Plazentawachstumsfaktor (engl. *placental growth factor,* PlGF). Der insulinartige Wachstumsfaktor 2 (engl. *insulin-like growth factor,* IGF2) und ein IGF-bindendes Protein (IGFBP1) stimulieren dagegen die EVT-Zell-Migration und -invasivität, ohne die Proliferation zu beeinflussen. Weiterhin wurde gezeigt, dass der primär in der Dezidua synthetisierte Wachstumsfaktor TGFβ eine Schlüsselfunktion für die Steuerung von EVT-Zell-Proliferation, -Migration und -Invasivität innehat, während Zellen aus trophoblastischen Tumoren (Chorionkarzinomen) resistent gegen die Inhibition durch TGFβ sind. Demnach spielt die Dezidua für das uteroplazentäre Gleichgewicht wohl in doppelter Hinsicht eine Rolle: einerseits für die Immunoprotektion der Plazenta, andererseits aber auch für den Schutz des Uterus vor einer übermäßigen Plazentainvasion.

Chorionkarzinom Abnorme Proliferationsaktivität des Trophoblasten ist die Grundlage der sog. gestationsbedingten Trophoblastenerkrankungen (engl. *gestational trophoblastic disease,* GTD, ➤ Kap. 4.6), die z. T. hoc malignen Tumoren ähneln: Beim gestationsbedingten Chorionkarzinom **infiltrieren Trophoblastenzellen** die *Decidua basalis,* dringen in ihre Blut- und Lymphgefäße ein und können so in Lunge, Knochenmark, Leber und andere mütterliche Organe metastasieren. Das Chorionkarzinom ist hochchemosensibel, sodass in den meisten Fällen eine Heilung durch Chemotherapie erzielt werden kann.

Uteruswachstum während der Schwangerschaft

Bei einer nicht schwangeren Frau liegt der Uterus im kleinen Becken (*Pelvis minor;* ➤ Abb. 7.10A). Um einen wachsenden Keimling zu beherbergen, ist eine Größenzunahme des Uterus erforderlich. Das absolute Gewicht des Uterus nimmt daher zu, auch wenn die Uteruswand immer dünner wird (➤ Abb. 7.10B und C). Im Verlauf des

7

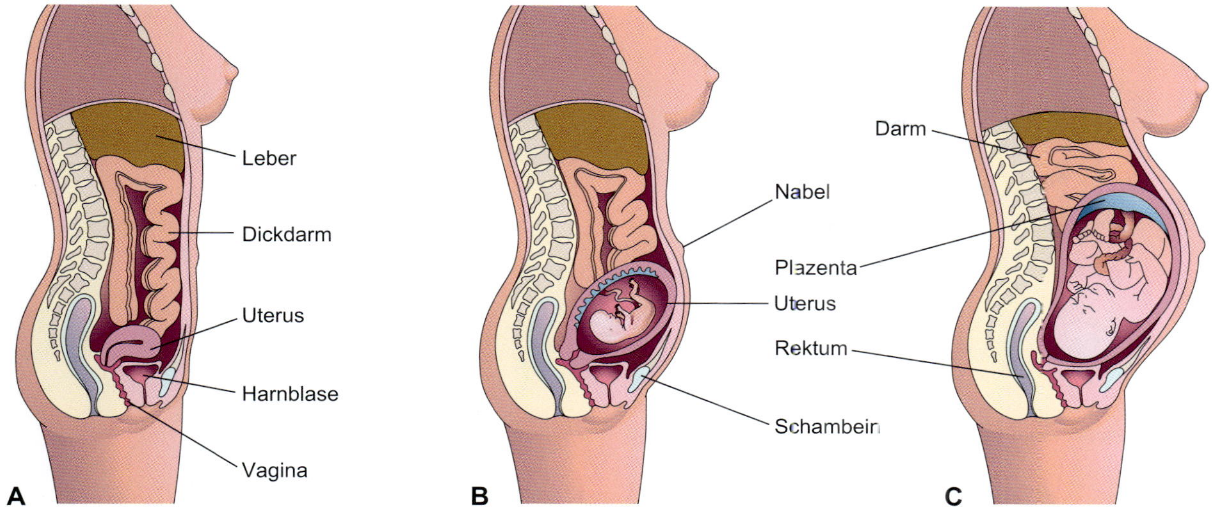

Abb. 7.10 Schematische Sagittalschnitte durch den weiblichen Körper. A) Ohne Schwangerschaft; **B)** in der 20. Schwangerschaftswoche; **C)** in der 30. Schwangerschaftswoche. Der Uterus vergrößert sich stark, um dem rasch wachsenden Fetus Raum zu geben. In der 20. Woche steht der Fundus auf Nabelhöhe, in der 30. Woche erreichen Fetus und Uterus das mütterliche Epigastrium. Die abdominalen Eingeweide der Mutter werden dadurch verlagert und zusammengedrückt, und die Muskeln der vorderen Bauchwand werden gedehnt.

ersten Trimesters wächst der Uterus aus dem kleinen Becken heraus und steht in der 20. Woche auf der Höhe des Nabels. In der 28. bis 30. Woche erreicht er dann das Epigastrium (den Bereich zwischen dem Nabel und dem *Processus xiphoideus* des Sternums). Die Größenzunahme des Uterus geschieht hauptsächlich durch Hypertrophie (= Vergrößerung bzw. Verlängerung) bereits vorhandener glatter Muskelfasern und nur zu einem kleinen Teil durch Ausbildung neuer Fasern.

7.2 Geburt (Entbindung, Partus)

Unter den Begriffen „Geburt" oder „Entbindung" werden die Vorgänge zusammengefasst, in deren Verlauf Fetus, Plazenta und Eihäute aus dem mütterlichen Genitaltrakt ausgestoßen werden (➤ Abb. 7.11 und ➤ Abb. 7.12). **Wehen** sind aufeinanderfolgende, unwillkürliche Uteruskontraktionen, die zunächst eine Erweiterung des Gebärmutterhalses (Muttermundes) und dann die Ausstoßung von Fetus und Plazenta aus dem Uterus bewirken. Die zur Wehentätigkeit führenden Faktoren sind nicht in allen Einzelheiten bekannt; man weiß aber, dass mehrere Hormone an der Auslösung von Wehen beteiligt sind. Im fetalen Hypothalamus wird das kortikotropinfreisetzende Hormon (engl. *corticotropin releasing hormone*, **CRH**) produziert, durch das der Hypophysenvorderlappen zur Bildung von **Adrenokortikotropin** (adrenokortikotropes Hormon, **ACTH**) angeregt wird. ACTH wiederum bewirkt die Ausschüttung von Kortisol aus der Nebennierenrinde; und Kortisol spielt eine Rolle bei der Synthese von Östrogenen, die die Auslösung von Gebärmutterkontraktionen fördern.

Das vom Hypophysenhinterlappen ausgeschüttete Hormon **Oxytocin** löst peristaltische Kontraktionen der glatten Uterusmuskulatur aus. Es wird auch in der Klinik eingesetzt, wenn eine Anregung der Wehentätigkeit erforderlich ist. Oxytocin stimuliert zusätzlich die Freisetzung von **Prostaglandinen** aus der Dezidua. Diese sensibilisieren die Zellen des Myometriums für Oxytocin und fördern so die Kontraktilität des Myometriums. Auch die **Östrogene** verstärken die kontraktile Aktivität des Myometriums und stimulieren die Freisetzung von Oxytocin und Prostaglandinen. Nach den Ergebnissen von Studien an Schafen und Menschenaffen scheinen sowohl die Schwangerschaftsdauer als auch der Geburtsvorgang unter unmittelbarer Kontrolle des Fetus zu stehen, und der Geburtsvorgang wird vom fetalen Hypothalamus ausgelöst.

7.2.1 Phasen der Entbindung

Die Wehentätigkeit läuft in vier Phasen ab:

- **Eröffnungsphase:** Das erste Entbindungsstadium beginnt definitionsgemäß, wenn regelmäßige schmerzhafte Uteruskontraktionen in Abständen von weniger als zehn Minuten auftreten, und endet mit der vollständigen Erweiterung des äußeren Muttermundes. Dabei verstreicht die Grenze zwischen dem Uterus und der Vagina, die normalerweise anhand der dickeren Wand des Muttermundes deutlich tastbar ist (➤ Abb. 7.11A). Außerdem kann der Geburtshelfer nun verschiedene morphologische Charakteristika des kindlichen Kopfes (z. B. Pfeilnaht, Fontanellen) tasten, die einen Hinweis auf Lage und Ausrichtung des Kopfes geben. Die Eröffnungsphase ist das längste Entbindungsstadium; sie dauert durchschnittlich zwölf Stunden bei einer Frau, die zum ersten Mal entbindet (*Nullipara* oder *Primigravida*), und sieben Stunden bei einer Frau, die schon Kinder geboren hat (*Multipara* oder *Multigravida*). Die entsprechenden Vorgänge werden durch veränderte Spiegel zirkulierender Hormone und anderer Botenstoffe (z. B. Prostaglandine) gesteuert.
- **Austreibungsphase:** Das zweite Stadium der Entbindung beginnt, wenn der Muttermund vollständig eröffnet ist, und endet mit der Geburt des Kindes (➤ Abb. 7.11C–E und ➤ Abb.

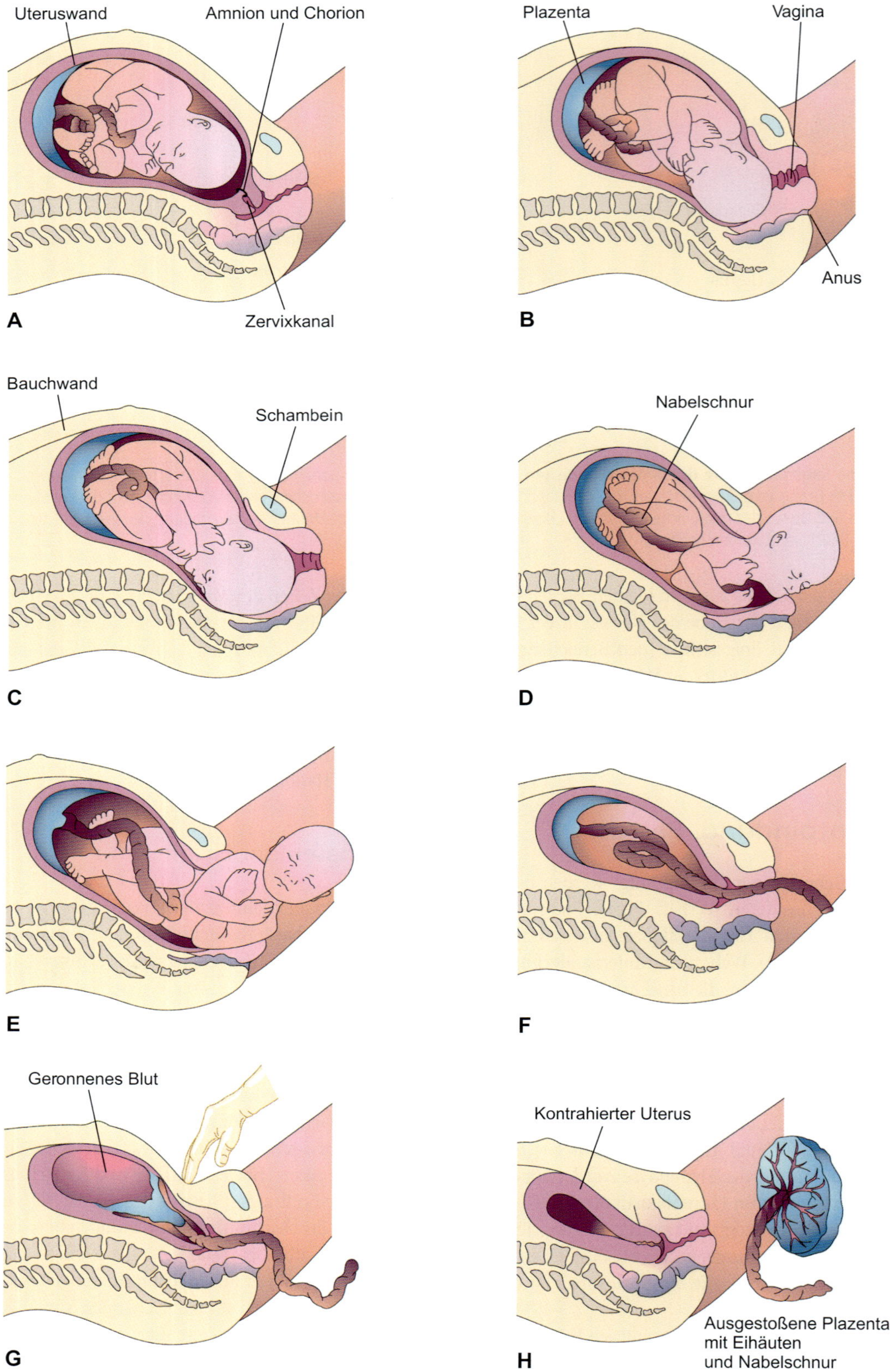
Uteruswand
Amnion und Chorion
Zervixkanal
A
Plazenta
Vagina
Anus
B
Bauchwand
Schambein
C
Nabelschnur
D
E
F
Geronnenes Blut
G
Kontrahierter Uterus
Ausgestoßene Plazenta
mit Eihäuten
und Nabelschnur
H

Abb. 7.11 Schemazeichnungen zur Veranschaulichung des Entbindungs-(Geburts-)Vorgangs. A–B) Im ersten Stadium der Entbindung erweitert sich der Gebärmutterhals, sodass (1) die Grenze zwischen Gebärmutter und Vagina allmählich vollkommen verstreicht (B) und (2) der kindliche Kopf (z. B. die Pfeilnaht oder eine Fontanelle) vom Geburtshelfer transvaginal getastet werden kann. **C–E)** Im zweiten Entbindungsstadium tritt der Fetus durch den Muttermund und die Vagina aus. **F–G)** Durch die Gebärmutterkontraktionen im dritten Entbindungsstadium wird die Plazenta zusammengeschoben und löst sich von der Uteruswand. Bei der Plazentalösung kommt es zur Blutung mit Ausbildung eines großen Hämatoms (Ansammlung von Blut). Durch Druck auf die Bauchwand kann die Ablösung der Plazenta unterstützt werden. **H)** Im vierten Entbindungsstadium wird die Plazenta ausgestoßen, und der Uterus zieht sich zusammen.

7.12). Während des zweiten Entbindungsstadiums tritt der Fetus durch den Muttermund und die Vagina. Sobald sich der Fetus außerhalb des Körpers seiner Mutter befindet, wird er als Neugeborenes oder Neonat bezeichnet. Die Austreibungsphase dauert durchschnittlich 50 Minuten bei einer Primigravida und 20 Minuten bei einer Multigravida.

- **Nachgeburtsphase:** Das dritte Stadium der Entbindung beginnt, wenn das Kind geboren ist (➤ Abb. 7.11F), und endet, wenn Plazenta und Fruchtblase ausgestoßen worden sind. Das dritte Entbindungsstadium dauert bei 90 % der Schwangerschaften etwa 15 Minuten. Kurz nach der Geburt des Kindes setzen wieder Uteruskontraktionen ein. Durch das Zusammenziehen der Gebärmutter und manuellen Druck auf die vordere Bauchwand verkleinert sich die Adhäsionsfläche der Plazenta (➤ Abb. 7.11G). Ein Hämatom – eine umschriebene Ansammlung von aus den Gefäßen ausgetretenem Blut – bildet sich rasch unter der Plazenta und hebt sie auf der Höhe des *Stratum spongiosum* der *Decidua basalis* (➤ Kap. 7.1.1 und ➤ Abb. 3.5) von der Uteruswand ab.
- **Erholungsphase:** Das vierte Stadium der Entbindung beginnt, sobald Plazenta und Fruchtblase ausgetreten sind, und dauert etwa zwei Stunden. Durch weitere Kontraktionen des Myometriums (➤ Abb. 7.11H) werden die Spiralarterien zusammengedrückt, die den Zwischenzottenraum zuvor mit Blut versorgt haben. Dies ist wichtig, um einen übermäßigen Blutverlust in das Gebärmutterlumen zu vermeiden.

7.2.2 Plazenta und Eihäute nach der Geburt

Die nach der Geburt ausgestoßene Plazenta mit den Eihäuten wird als **Nachgeburt,** im angloamerikanischen Sprachraum auch als *Secundina* (lat. *secundum* = folgend) bezeichnet. Die Plazenta (der „Mutterkuchen") ist diskusförmig, sie hat einen Durchmesser von

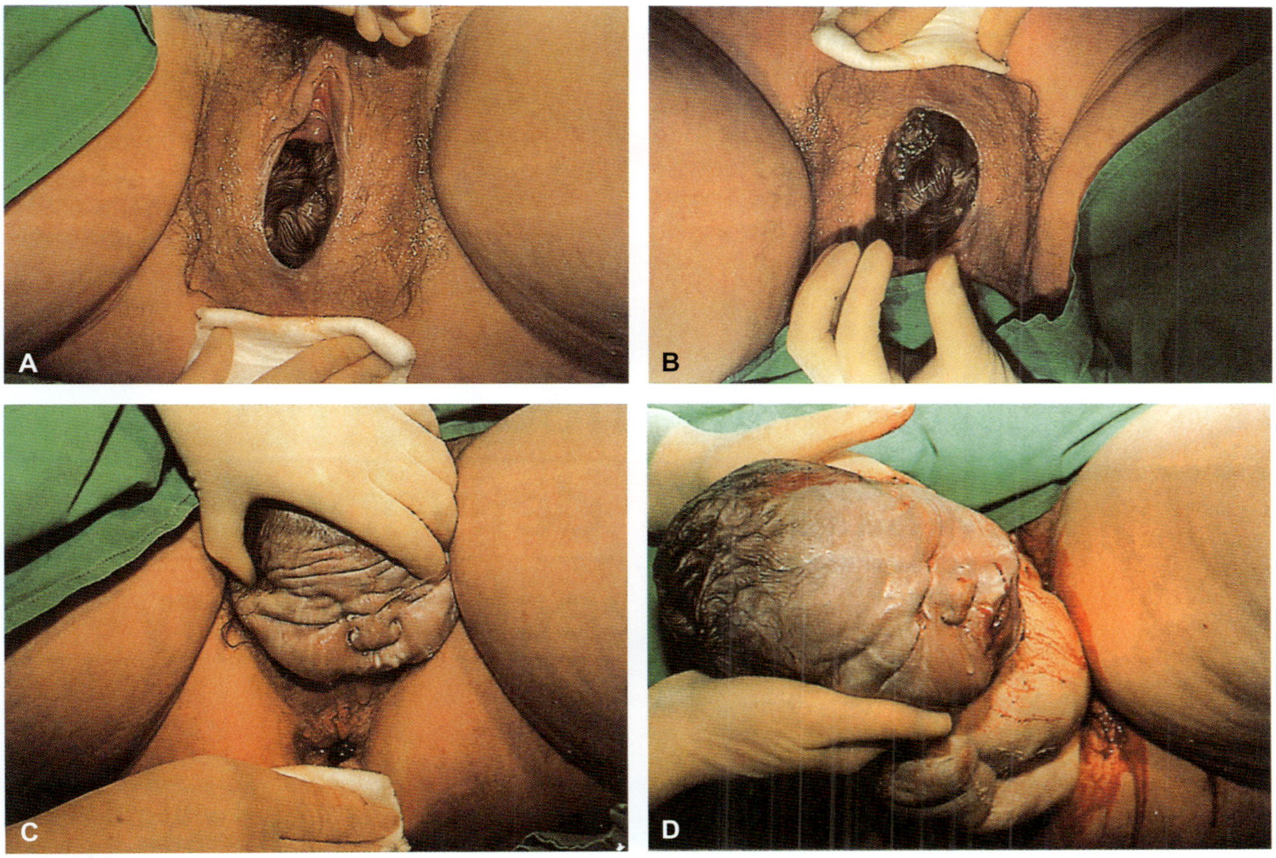

Abb. 7.12 Die Geburt des kindlichen Kopfes im zweiten Stadium der Entbindung. A) Die Scheitelregion des Kindes dehnt den mütterlichen Damm. **B)** Das Perineum gleitet über Schädel (und Gesicht) des Kindes. **C)** Der Kopf wird geboren. **D)** Geburt des Kopfes und der Schultern; anschließend wird der restliche Körper des Fetus ausgestoßen. (Aus Symonds I, Arulkumaran S: *Essential obstetrics and gynaecology,* ed 5, Edinburgh, 2013, Elsevier, pp 183–198.)

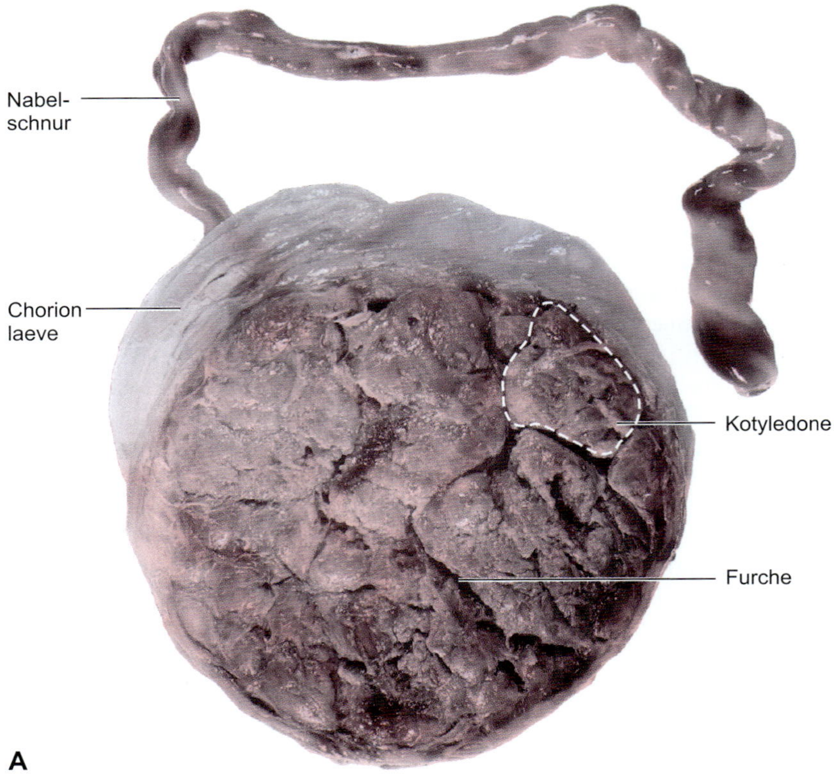

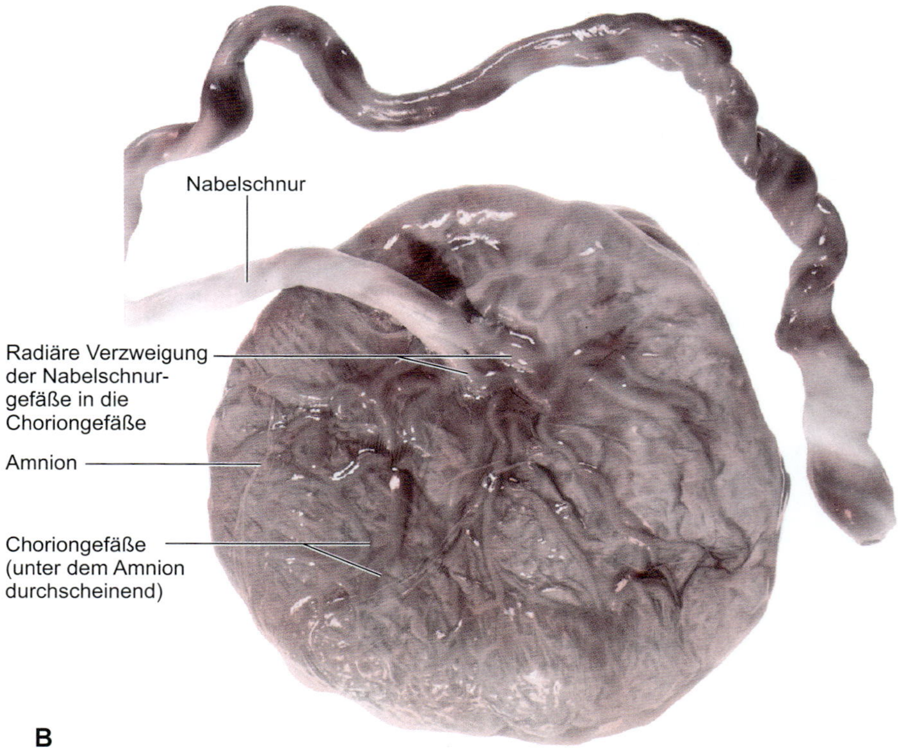

Abb. 7.13 Fotografien von Plazentapräparaten und Eihäuten nach der Geburt (ca. ⅓ natürliche Größe). A) Mütterliche Plazentaoberfläche mit Kotyledonen und Furchen. Jede (maternale) Kotyledone entspricht dem Bereich mehrerer Stammzotten mit ihren zahlreichen Verzweigungen. In den Furchen um die Kotyledonen herum verliefen die Plazentasepten, als die mütterlichen und fetalen Plazentaanteile noch miteinander verbunden waren (➤ Abb. 7.1).

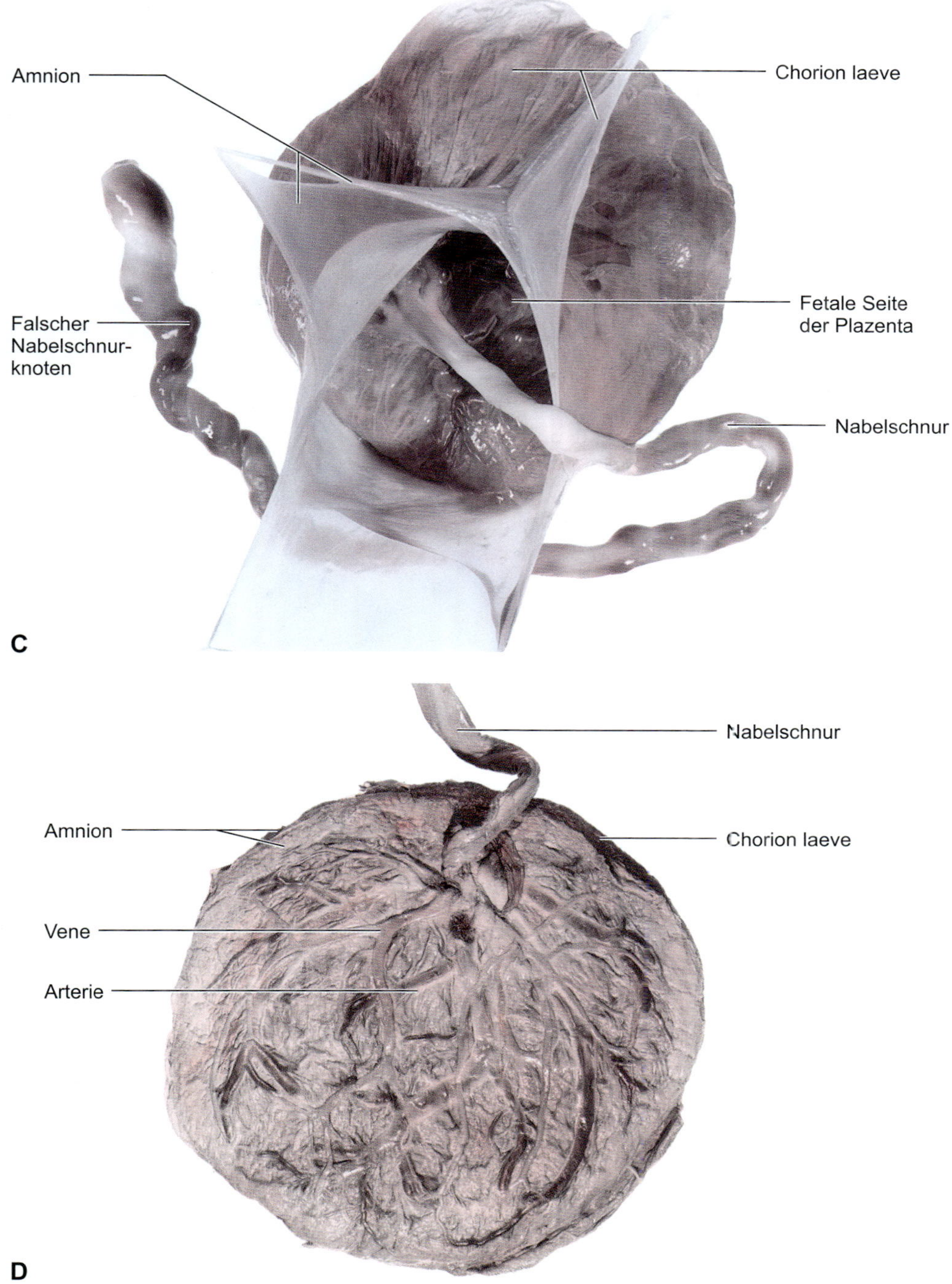

Abb. 7.13 B) Fetale Plazentaoberfläche mit den Blutgefäßen, die unterhalb des Amnions in der Chorionplatte verlaufen und sich am Ansatz der Nabelschnur zu den Nabelschnurgefäßen vereinigen. **C)** In dieser Anordnung wird deutlich, dass Amnion und *Chorion laeve* miteinander verbunden sind und nahtlos in den Plazentarand übergehen. **D)** Plazenta mit randständigem Ansatz der Nabelschnur (engl. *battledore placenta* wegen der an einen Federballschläger erinnernden Form). (Aus Moore KL, Persaud TVN, Shiota K: *Color atlas of clinical embryology,* ed 2, Philadelphia, 2000, Saunders.)

15–20 cm und ist 2–3 cm dick (➤ Abb. 7.13). Von dieser Form leitet sich ihr Name ab (griech. *plakus* = flacher Kuchen). Das Plazentagewicht beträgt 500–600 g, also durchschnittlich ein Sechstel des Fetalgewichts. Der Plazentarand geht in die Amnion- und Chorionhülle über.

Formvarianten der Plazenta

Während der Plazentaentwicklung bleiben die Chorionzotten in der Regel nur dort bestehen, wo das *Chorion frondosum* Kontakt zur *Decidua basalis* hat. Auf diese Weise entsteht normalerweise eine diskusförmige Plazenta (➤ Abb. 7.13). Wenn (außergewöhnlicherweise) auf der gesamten Oberfläche der Chorionmembran Zotten persistieren, werden große Bereiche des Uterus von einer dünnen Plazentaschicht bedeckt. Diese Form wird als „membranöse Plazenta" *(Placenta membranacea)* bezeichnet. Ansonsten können bei Persistieren von Zotten außerhalb des üblichen Bereichs unterschiedliche Formvarianten entstehen: akzessorische (Neben-) Plazenten *(Placenta succenturiata)* (➤ Abb. 7.14), eine bidiskoide Plazenta *(Placenta bipartita* oder *duplex)* oder eine Hufeisenplazenta. Die meisten Form- und Größenvarianten sind allerdings nur von geringer physiologischer oder klinischer Bedeutung.

Mütterliche Seite der Plazenta

Die charakteristische Kopfsteinpflasterstruktur der mütterlichen Plazentaoberfläche entsteht durch die **Kotyledonen,** die durch Furchen voneinander getrennt sind und jeweils die leicht vorgewölbten villösen Bezirke der kindlichen Plazenta aufnehmen. In den Furchen zwischen diesen kindlichen villösen Bezirken verliefen *in utero* die **Plazentasepten** (➤ Abb. 7.5 und ➤ Abb. 7.13A). Die mütterliche Oberfläche der Kotyledonen ist nach der Entbindung von dünnen grauen Geweberesten der *Decidua basalis* bedeckt. Diese Deziduaanteile lösen sich beim Ausstoßen der Plazenta von der Gebärmutterwand und sind in Plazentaschnittpräparaten unter dem Mikroskop abgrenzbar. Der größte Teil des Deziduagewebes verbleibt aber zunächst im Uterus und wird dann mit der Uterusblutung abgestoßen.

Vor der Geburt kann die Plazenta mit Ultraschall oder Magnetresonanztomografie (➤ Abb. 7.15) untersucht werden, nach der Geburt durch makroskopische und mikroskopische Inspektion. Daraus lassen sich Informationen gewinnen über die Ursachen:

- einer intrauterinen Wachstumsverzögerung (IUGR)
- einer Plazentadysfunktion
- von fetalem Stress oder Tod
- von Krankheiten des Neugeborenen.

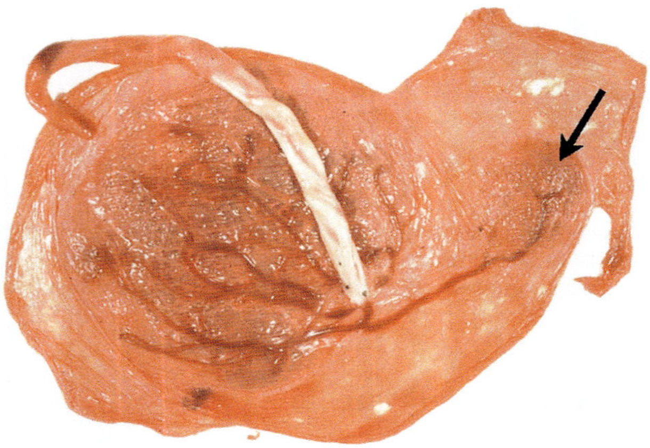

Abb. 7.14 Reife Plazenta mit akzessorischer Plazenta. Die akzessorische Plazenta (Pfeil) hat sich aus einer Gruppe von Chorionzotten entwickelt, die in einiger Entfernung von der Hauptplazenta erhalten geblieben sind.

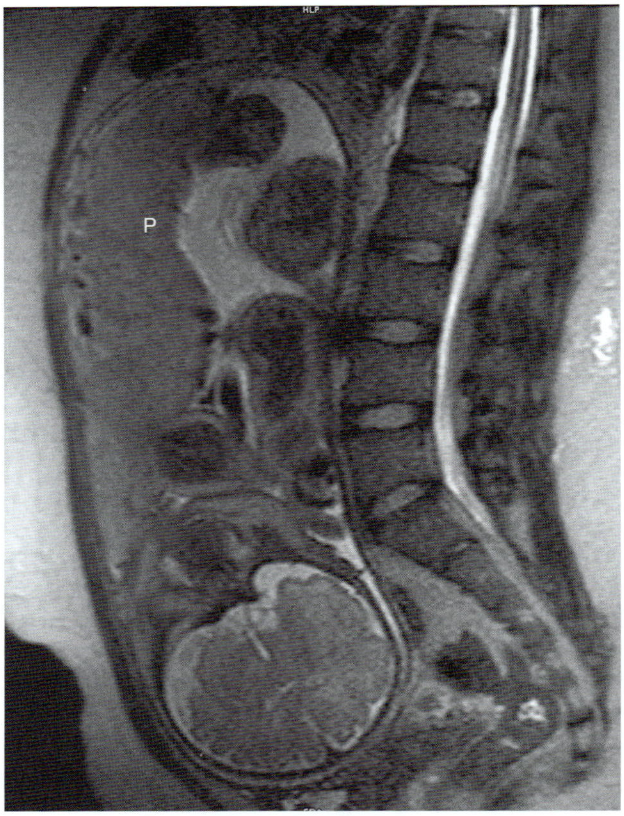

Abb. 7.15 Sagittales Magnetresonanztomogramm (MRT) vom Abdomen einer Schwangeren. Neben Wirbelsäule und Becken der Mutter sind Gehirn und Extremitäten des Fetus und die Plazenta dargestellt. (Mit freundlicher Genehmigung von Stuart C. Morrison, The Children's Hospital, Cleveland, Ohio, USA.)

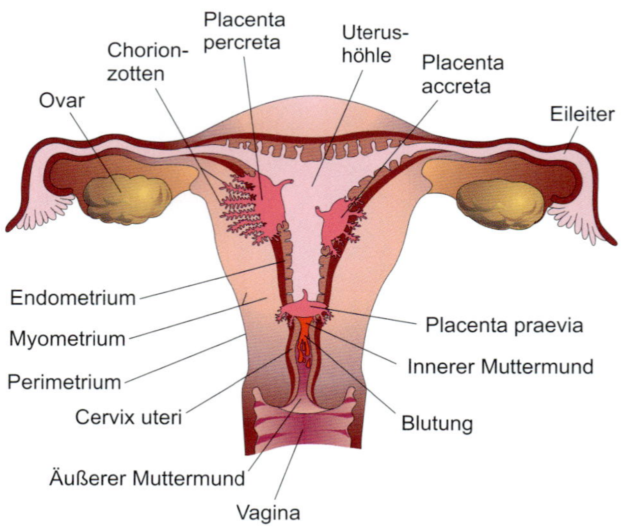

Abb. 7.16 Plazentastörungen. Als *Placenta accreta* wird eine abnorm fest am Myometrium haftende Plazenta bezeichnet. Bei der *Placenta percreta* durchdringen Chorionzotten die gesamte Dicke des Myometriums. Bei der hier dargestellten Form der *Placenta praevia* liegt die Plazenta vor dem inneren Muttermund und verlegt den Zervikalkanal.

Durch die Inspektion nach der Geburt wird auch festgestellt, ob die Plazenta vollständig ist. Verbleiben einzelne Kotyledonen oder eine **akzessorische Plazenta** (➤ Abb. 7.14) *in utero,* so kann dadurch eine starke Uterusblutung hervorgerufen werden.

Fetale Seite der Plazenta

Die Nabelschnur mündet auf der fetalen Seite der Plazenta, und ihr Epithel setzt sich in das Amnion der fetalen Plazentaoberfläche fort (➤ Abb. 7.5 und ➤ Abb. 7.13B bis D). Der Amnionüberzug verleiht der fetalen Plazentaoberfläche ihr glattes, glänzendes Aussehen. Durch das transparente Amnion hindurch sind die **Choriongefäße,** die sternförmig zur Nabelschnur hin bzw. von ihr weg verlaufen, deutlich sichtbar. Die **Nabelschnurgefäße** verzweigen sich auf der fetalen Plazentaoberfläche in die Choriongefäße, die in die Chorionzotten eintreten und dort das arterio-kapillär-venöse Gefäßsystem bilden (➤ Abb. 7.7A).

Fehlbildungen der Plazenta Eine abnorm fest am Myometrium haftende Plazenta wird als **Placenta accreta** bezeichnet (➤ Abb. 7.16). Wenn Plazentazotten die gesamte Dicke des Myometriums oder sogar das Perimetrium (Peritoneum) durchdringen, spricht man von einer **Placenta percreta.** Oft machen sich diese Plazentastörungen durch Blutungen im letzten Schwangerschaftsdrittel bemerkbar. Bei den meisten Patientinnen mit *Placenta accreta* verlaufen Schwangerschaft und Entbindung zunächst normal. Nach der Geburt des Kindes bleibt aber die Ablösung der Plazenta von der Uteruswand aus, und der Versuch einer Plazentalösung kann mit schwer zu beherrschenden Blutungen einhergehen.

Wenn sich die Blastozyste nahe dem inneren Muttermund einnistet, entwickelt sich eine sogenannte **Placenta praevia,** die mit Blutungen in der Spätschwangerschaft einhergehen kann. Wenn eine solche Plazenta den inneren Muttermund vollständig verlegt, muss der Fetus durch Kaiserschnitt geboren werden.

7.2.3 Nabelschnur

Normalerweise befindet sich der Ansatz der Nabelschnur etwa in der Mitte der fetalen Plazentaoberfläche (➤ Abb. 7.13B); er kann aber prinzipiell auch an jeder anderen Stelle liegen. Bei einer Nabelschnuranheftung am Rand (*Insertio marginalis,* ➤ Abb. 7.13D) oder außerhalb der Plazenta entsteht ein velamentöser Ansatz (*Insertio velamentosa;* ➤ Abb. 7.17).

Die normale Nabelschnur hat einen Durchmesser von 1–2 cm und ist zwischen 30 und 90 (im Mittel 55) cm lang. Selten kommen ungewöhnlich lange oder kurze Nabelschnüre vor. Wenn die Nabelschnur sehr kurz ist, löst sich die Plazenta unter der Geburt oft vorzeitig von der Uteruswand. Andererseits besteht bei sehr langer Nabelschnur die Gefahr des Nabelschnurvorfalls oder der Nabelschnurumschlingung um den Fetus (➤ Abb. 7.18). Frühzeitige Erkennung eines **Nabelschnurvorfalls** ist von wesentlicher Bedeutung, da es bei Abklemmung der Nabelschnur zwischen dem vorangehenden Körperteil des Fetus und dem knöchernen Becken der Mutter zu **fetaler Hypoxie** oder gar Anoxie (Sauerstoffmangel in den fetalen Geweben und Organen) kommen kann. Ein Sauerstoffmangel von mehr als fünf Minuten Dauer kann Hirnschäden verursachen und zu geistiger Behinderung des Kindes führen. Mithilfe der **Farb-Doppler-Sonografie** können Lage und Strukturbesonderheiten der Nabelschnur und ihrer Gefäße pränatal diagnostiziert werden.

In der Nabelschnur verlaufen in der Regel zwei Arterien und eine Vene, umgeben von gallertigem Bindegewebe **(Wharton-Sulze),** das durch seinen erhöhten Turgor (Gewebedruck) dazu beiträgt, die Nabelschnurgefäße vor Kompression zu schützen. Die Umbilikalgefäße sind länger als die Nabelschnur selbst und bilden deshalb Schleifen und Verwindungen in der Nabelschnur. Nicht selten entstehen durch Schleifenbildung **falsche Nabelschnurknoten,** die aber keine krankhafte Bedeutung haben. Bei etwa 1 % aller Schwangerschaften bildet sich allerdings ein echter Nabelschnurknoten, der sich festziehen und zu fetaler Anoxie bis hin zum Tod des Fetus führen kann (➤ Abb. 7.19). In den meisten

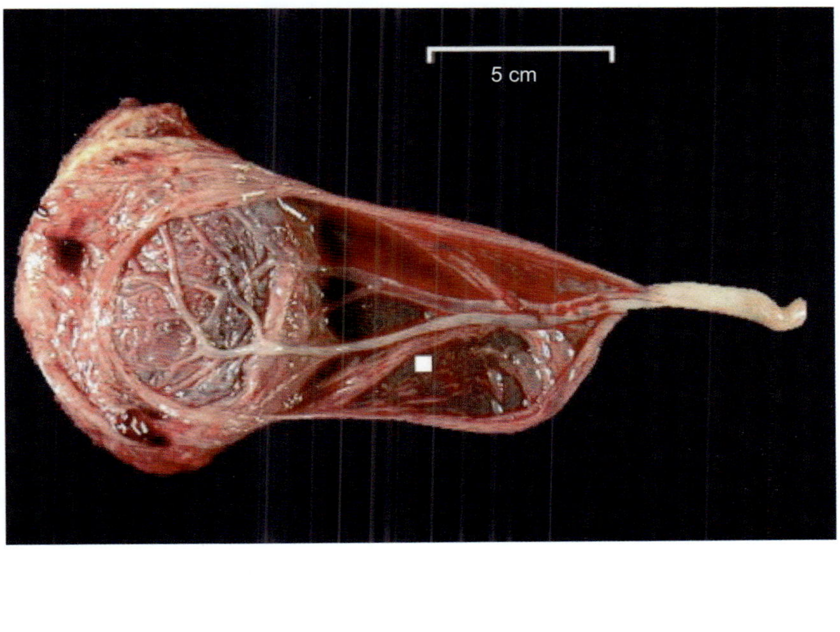

Abb. 7.17 Pathologisches Präparat einer Plazenta mit Insertio velamentosa der Nabelschnur. Die Nabelschnur mündet nicht auf der Plazenta, sondern auf den Eihäuten (Amnion und Chorion), und die Nabelschnurgefäße verlaufen nach dem Verlassen der Nabelschnur eine kurze Strecke weit zwischen Amnion und Chorion, bevor sie sich auf der Plazenta verzweigen. An dieser Stelle können die Gefäße leicht einreißen, insbesondere wenn sie im unteren Segment des Uterus verlaufen. In diesem Fall spricht man von *Vasa praevia.* Wenn die Gefäße vor der Geburt reißen, kommt es zum Blutverlust bis hin zum Verbluten des Fetus. (Aus Klatt E: *Robbins and Cotran atlas of pathology,* ed 3, Philadelphia, 2015, Elsevier, pp. 325–370.)

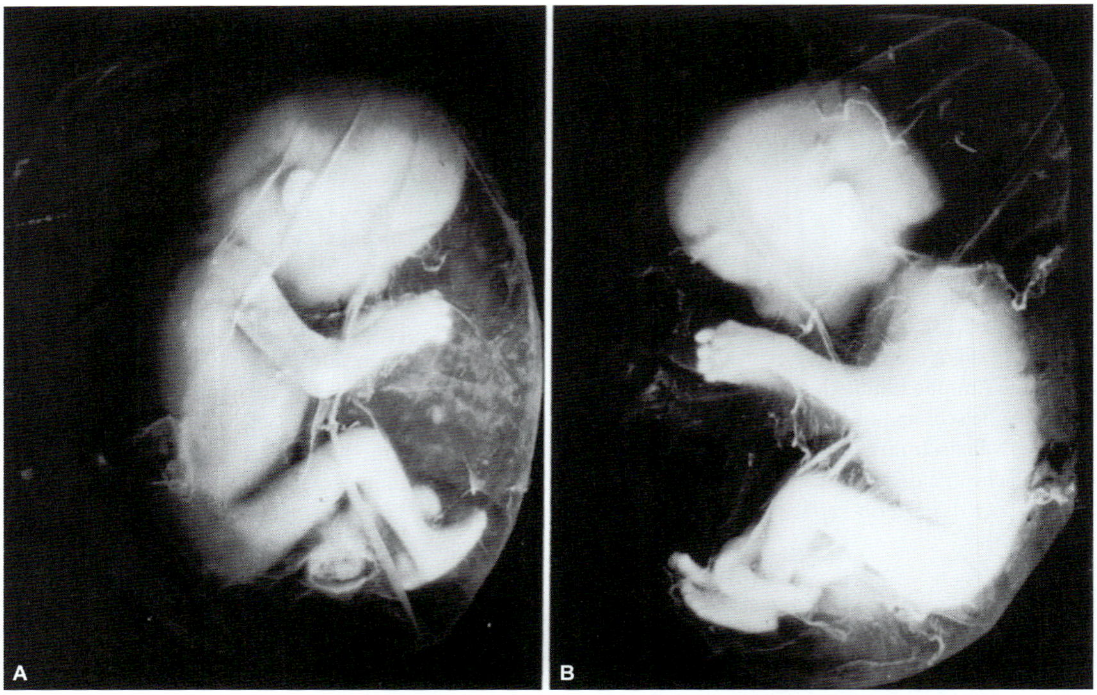

Abb. 7.18 Fotografien eines 12 Wochen alten Fetus im Amnion (natürliche Größe). Fetus und Fruchtblase gingen spontan ab; der Fetus wurde mit intaktem Amnion aus der Chorionhülle herauspräpariert. Abbildung B zeigt, dass die Nabelschnur um den linken Knöchel des Fetus geschlungen ist. Eine solche Nabelschnurumschlingung kann die Entwicklung des Fetus behindern, wenn die Nabelschnur so straff anliegt, dass die Durchblutung des entsprechenden Körperteils eingeschränkt wird.

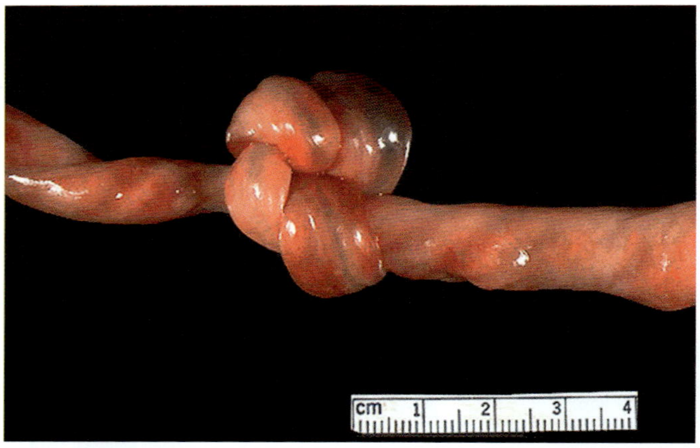

Abb. 7.19 Fotografie einer Nabelschnur mit Nabelschnurknoten. Dieser Knoten hat zweifellos eine schwere Anoxie (Sauerstoffmangel in den fetalen Geweben und Organen) verursacht. (Mit freundlicher Genehmigung von Dr. E. C. Klatt, Mercer University School of Medicine, Savannah, GA, USA.)

Fällen bilden sich solche Knoten dadurch, dass der Fetus infolge der Wehentätigkeit durch eine Schleife in der Nabelschnur rutscht. Auch einfache **Umschlingung** des Fetus durch die Nabelschnur kommt gelegentlich vor (➤ Abb. 7.18B). Bei etwa jeder fünften Entbindung besteht eine lose Nabelschnurumschlingung um den Hals des Kindes, ohne dass damit ein erhöhtes Risiko für den Fetus verbunden wäre.

Perkutane Nabelschnurpunktion Durch perkutane Punktion der Nabelschnurgefäße (engl. *percutaneous umbilical cord blood sampling,* PUBS) kann man im Rahmen der Überwachung des Fetus bzw. Neugeborenen den Säure-Basen-Status im kindlichen Blut überprüfen. PUBS wird in ➤ Kapitel 6 näher besprochen.

Dopplersonografische Flussmessung in den Nabelarterien Mit zunehmender Schwangerschaftsdauer und fortschreitendem Einwachsen des Trophoblasten in die *Decidua basalis* nimmt auch der diastolische Fluss in den Umbilikalarterien immer mehr zu. Durch dopplersonografische Untersuchungen des uteroplazentaren und fetoplazentaren Kreislaufs können Schwangerschaftskomplikationen wie eine intrauterine Wachstumsverzögerung (IUGR) oder fetaler Stress durch Hypoxie erkannt werden (➤ Abb. 7.20). So gibt es z. B. einen statistisch signifikanten Zusammenhang zwischen der IUGR und einem pathologisch erhöhten Resistance-Index in der Nabelarterie.

Singuläre Nabelschnurarterie Bei einem von etwa 200 Neugeborenen findet man nur eine Nabelarterie (➤ Abb. 7.21). In diesem Fall sollte man nach weiteren fetalen und chromosomalen Auffälligkeiten, insbesondere im kardiovaskulären Bereich, fahnden. Bei singulärer Nabelschnurarterie weist der Fetus nämlich in 15–20 % kardiovaskuläre Fehlbildungen auf. Das Fehlen einer Arterie kann auf eine Agenesie oder aber auf eine Degeneration in der frühen Embryonalentwicklung zurückzuführen sein. Die singuläre Nabelschnurarterie und eventuelle Begleitfehlbildungen können bereits pränatal durch eine Ultraschalluntersuchung diagnostiziert werden.

7.3 Amnion und Amnionflüssigkeit

Das dünne, aber feste Amnion umgibt als flüssigkeitsgefüllter häutiger Sack den Embryo bzw. Fetus (➤ Abb. 7.19). In den frühesten Entwicklungsstadien setzt das Amnion am Rand der Keimscheibe an; durch die Abfaltung verlagert sich der Amnionansatz dann an die ventrale Oberfläche des Embryos in den Bereich des zukünftigen Nabels (➤ Abb. 7.22). Mit zunehmendem Wachstum der Amnionhöhle füllt diese die Chorionhöhle mehr und mehr aus, sodass das Amnion schließlich die äußere Epithelumhüllung der Nabelschnur bildet (➤ Abb. 7.22C und D).

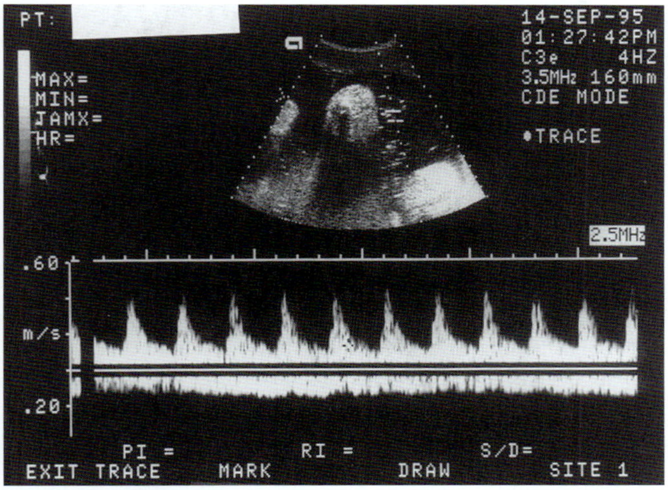

Abb. 7.20 Dopplersonografische Flussmessung in den Nabelschnurgefäßen. Das arterielle Strömungsprofil (oben) zeigt pulsatilen Fluss mit hohem Spitzenfluss und niedriger diastolischer Flussgeschwindigkeit. Diese Kombination deutet auf einen hohen Flusswiderstand (Resistance-Index) in der Plazenta hin. Dieser Index verändert sich allerdings im Verlauf der Schwangerschaft. Für die Auswertung ist deshalb wichtig zu wissen, dass es sich hier um eine Schwangerschaft in der 18. Woche handelt; für diesen Zeitraum ist das gezeigte Strömungsprofil normal. Der nicht pulsatile Fluss in die Gegenrichtung (nach unten aufgetragen) stellt den venösen Rückfluss aus der Plazenta dar. Beide Profile sind für das Gestationsalter normal. (Mit freundlicher Genehmigung von C. R. Harman, University of Maryland, Baltimore.)

7.3.1 Bildung der Amnionflüssigkeit

Die Amnionflüssigkeit (das Fruchtwasser) spielt eine wichtige Rolle für Wachstum und Entwicklung des Fetus. Anfangs wird etwas Flüssigkeit von den Zellen des Amnions selbst abgeschieden; der größte Teil der Amnionflüssigkeit wird aber vom mütterlichen Gewebe gebildet und diffundiert von der *Decidua parietalis* aus durch die Eihäute in die Amnionhöhle (➤ Abb. 7.5). Später diffundiert Flüssigkeit aus dem Blut im plazentären Zwischenzottenraum durch die Chorionplatte. Bevor die Haut des Fetus verhornt, spielt auch der transdermale Transport von Wasser und gelösten Molekülen aus der fetalen Gewebeflüssigkeit in die Amnionflüssigkeit eine große Rolle; in dieser Zeit entspricht die Zusammensetzung des Fruchtwassers daher in etwa der der fetalen Gewebeflüssigkeit. Auch aus dem Respirationstrakt des Fetus wird Flüssigkeit abgegeben; täglich gelangen auf diesem Weg 300–400 ml in die Amnionhöhle. Ab der elften Woche trägt der Fetus außerdem durch seine Urinausscheidung in die Amnionhöhle zur Bildung von Fruchtwasser bei; in der Spätschwangerschaft kommt so täglich etwa ein halber Liter Flüssigkeit hinzu. Respirations- und Urogenitaltrakt des Fetus sind also in der Spätschwangerschaft die beiden wesentlichen „Produzenten" des Fruchtwassers. Das Gesamtvolumen der Amnionflüssigkeit nimmt im Verlauf einer normalen Schwangerschaft langsam zu; es beträgt etwa 30 ml in der zehnten Woche, 350 ml in der 20. Woche und 700–1.000 ml in der 37. Woche.

7.3.2 Fruchtwasserrückresorption

Der Wasseranteil der Amnionflüssigkeit wird je einmal in drei Stunden ausgetauscht **(Fruchtwasserkreislauf).** Ein großer Teil des Wassers gelangt durch die Eihäute in die mütterliche Gewebeflüssigkeit und von dort aus in die Kapillaren des Uterus. Ein Flüssigkeitsaustausch mit dem fetalen Blut findet über die Nabelschnur statt und zusätzlich an den Stellen, wo das Amnion auf der fetalen Plazentaseite an der Chorionplatte angeheftet ist (➤ Abb. 7.5). Beides zählt zu den intramembranösen Resorptionsmechanismen. Amnionflüssigkeit wird außerdem vom Fetus verschluckt und im fetalen Verdauungstrakt resorbiert. Im letzten Stadium der Schwangerschaft verschluckt der Fetus pro Tag schätzungsweise 400 ml Fruchtwasser.

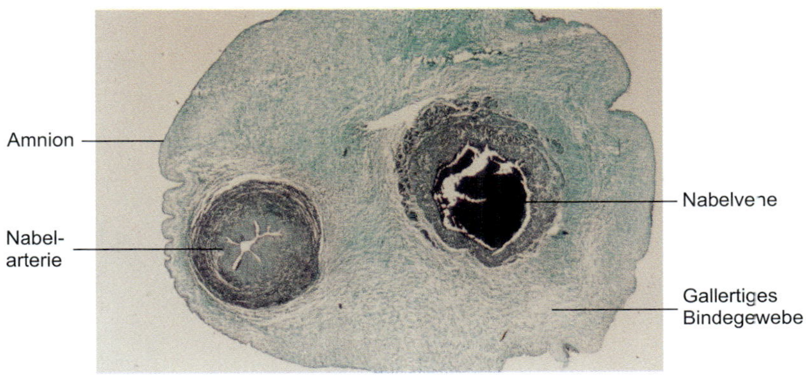

Abb. 7.21 Schnittpräparat einer Nabelschnur. Die Nabelschnur ist von einer Amnionhülle überzogen; ihr Kern besteht aus gallertigem Bindegewebe (Wharton-Sulze). Die dargestellte Nabelschnur hat ausnahmsweise nur eine Arterie und eine Vene; normalerweise gibt es zwei Umbilikalarterien. Die Vene, die oxygeniertes Blut von der Plazenta zum Fetus führt, hat insofern einen venenuntypischen Aufbau, als ihre Wand aus einer dominierenden *Tunica media* besteht. (Mit freundlicher Genehmigung von V. Becker, Universität Erlangen.)

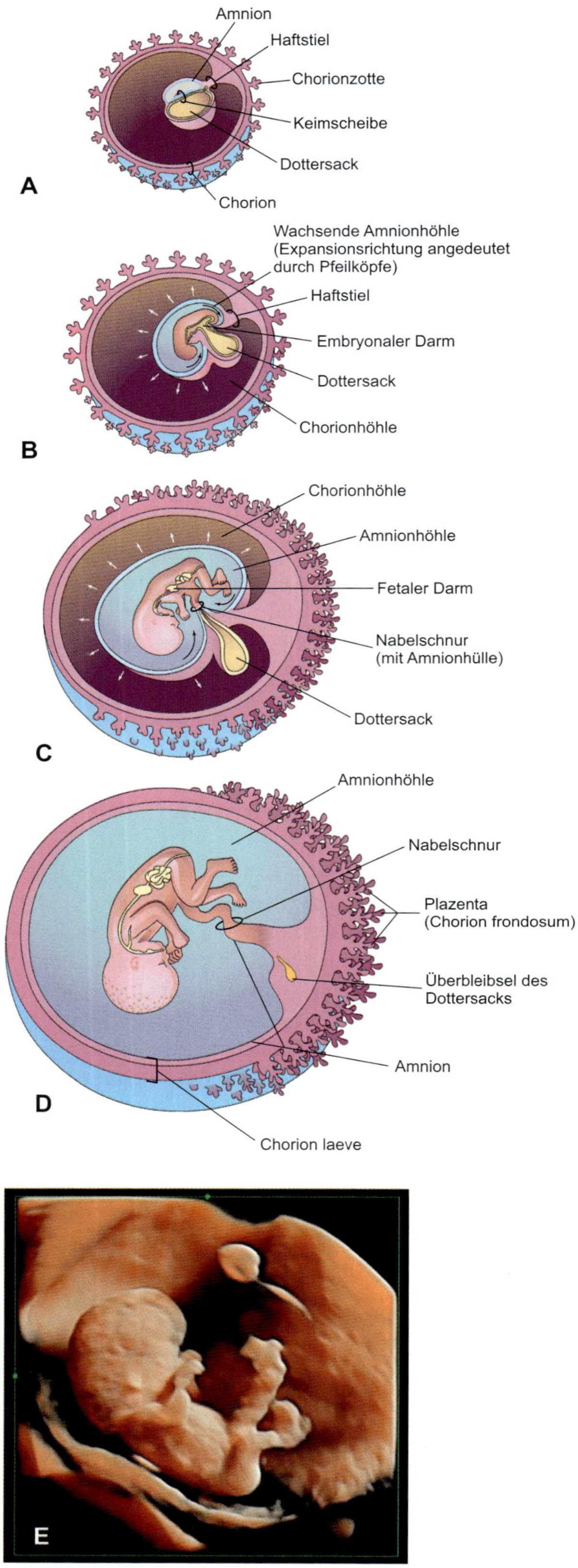

Abb. 7.22 Schemazeichnungen und Ultraschallbild zur Entwicklung des Amnions. Die Amnionhöhle nimmt an Größe zu, füllt die Chorionhöhle zunehmend aus, und schließlich umscheidet das Amnion die Nabelschnur vollständig. Ein Teil des Dottersacks wird als Darmanlage in den Embryo aufgenommen. Die Ausbildung der fetalen Plazentaanteile mit der Degeneration der Chorionzotten ist ebenfalls schematisch dargestellt. **A)** Drei Wochen; **B)** vier Wochen; **C)** zehn Wochen; **D)** 20 Wochen; **E)** 3-dimensionales Ultraschallbild aus der 10. Woche, auf dem das Amnion im Bereich des fetalen Rückens und der Rest des Dottersackes (obere Bildmitte) nahe der gegenüberliegenden Seite des Amnions dargestellt werden konnte.

Die Amnionflüssigkeit tritt so in den fetalen Kreislauf über, und die in ihr enthaltenen Abfallprodukte passieren die Plazentaschranke und gelangen im Zwischenzottenraum in das mütterliche Blut. Überschüssiges Wasser aus dem fetalen Blut wird umgekehrt über die Nieren des Fetus ausgeschieden und über den Harntrakt in die Amnionhöhle zurückgegeben.

Störungen der Fruchtwassermenge Ein **Oligohydramnion** – also eine für das jeweilige Gestationsalter verminderte Fruchtwassermenge (z. B. 400 ml im dritten Trimester) – resultiert in vielen Fällen aus einer Plazentainsuffizienz mit eingeschränkter Durchblutung der Plazenta. Die häufigste Ursache für ein Oligohydramnion ist wahrscheinlich ein vorzeitiger Blasensprung, der bei etwa 10 % aller Schwangerschaften auftritt. Im Falle einer *Nierenagenesie* (Ausbleiben der Nierenanlage) ist hauptsächlich der fehlende Beitrag der fetalen Urinausscheidung zur Amnionflüssigkeit verantwortlich für die Entstehung eines Oligohydramnions. In ähnlicher Weise ist die Flüssigkeitsmenge bei einer *obstruktiven Uropathie*. (Obstruktion der ableitenden Harnwege) vermindert. Als Komplikationen eines Oligohydramnions können infolge fetaler Kompression durch die Uteruswand Entwicklungsstörungen wie Lungenhypoplasie, Gesichts- oder Extremitätendefekte auftreten. Auch die Nabelschnurkompression gehört zu den Komplikationen eines ausgeprägten Oligohydramnions.

Ein **Polyhydramnion** (Hydramnion) mit einer Fruchtwassermenge von über 2.000 ml entsteht, wenn der Fetus zu wenig oder keine Amnionflüssigkeit schlucken kann. Beispielsweise gelangt bei einer **Ösophagusatresie** (Undurchgängigkeit der Speiseröhre, ➤ Kap. 11) kein Fruchtwasser zur Resorption in den fetalen Magen-Darm-Trakt, und die Flüssigkeitsmenge in der Amnionhöhle nimmt entsprechend zu. Die meisten Fälle (60 %) sind idiopathisch (d. h., ihre Ursache lässt sich nicht feststellen); in 20 % sind mütterliche Faktoren verantwortlich, und in 20 % liegen fetale Ursachen vor. Ein Polyhydramnion kann mit schweren Fehlbildungen des Zentralnervensystems (z. B. Anenzephalus) assoziiert sein. Methode der Wahl zur Diagnose eines Polyhydramnions ist die Sonografie (➤ Abb. 7.23).

7.3.3 Zusammensetzung der Amnionflüssigkeit

Die Flüssigkeit in der Amnionhöhle besteht zu etwa 99 % aus Wasser. In der Amnionflüssigkeit befinden sich sowohl gelöste Substanzen als auch ungelöste Bestandteile in Suspension, z. B. abgeschilferte fetale Epithelzellen und je etwa zur Hälfte organische und anorganische Salze. Die Hälfte der organischen Bestandteile sind Proteine,

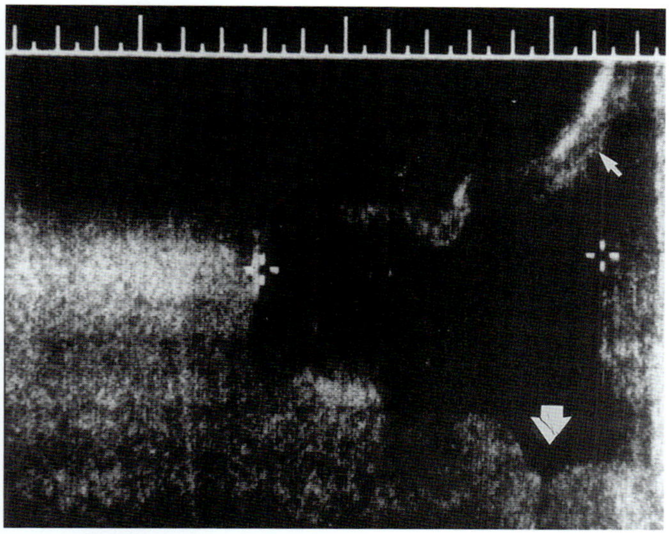

Abb. 7.23 Sonogramm bei Polyhydramnion in der 22. Gestationswoche. Verschiedene Auswirkungen einer schweren Rhesus-Unverträglichkeit kommen zur Darstellung: Das Polyhydramnion (Hydramnion) zeigt sich an Flüssigkeitstaschen (zwischen den weißen Messmarkierungen) von 10 cm Durchmesser und mehr. Die Plazenta (rechts und unten dargestellt) zeigt grobe Vorwölbungen durch ein Ödem (dicker Pfeil). Der Fetus leidet unter Anasarka (generalisierte Flüssigkeitseinlagerung im Subkutangewebe) mit Kopfhautödem (dünner Pfeil). (Mit freundlicher Genehmigung von C.R. Harman, University of Maryland, Baltimore.)

die andere Hälfte setzt sich aus Kohlenhydraten, Fetten, Enzymen, Hormonen und Pigmenten zusammen. Mit zunehmender Schwangerschaftsdauer verändert sich die Zusammensetzung des Fruchtwassers, da immer mehr fetale Exkretionen (*Mekonium* [fetaler Stuhl] und Urin) hinzutreten. Da Urin und Zellen des Fetus in die Amnionflüssigkeit gelangen, kann man durch eine **Amniozentese** (➤ Kap. 6) fetale Enzymsysteme, Aminosäuren, Hormone und andere Substanzen untersuchen. Durch Untersuchung der Zellen in der Amnionflüssigkeit können das Geschlecht des Fetus oder Chromosomenstörungen – z. B. die Trisomie 21 beim Downsyndrom – festgestellt werden. Oft werden fetale Zellen mithilfe der **Fluoreszenz-in-situ-Hybridisierung** (FISH) untersucht, wenn die Familienanamnese oder klinische Befunde auf bestimmte genetisch bedingte Erkrankungen hinweisen. Hohe **Alpha-Fetoprotein-Spiegel** (AFP) im Fruchtwasser deuten in der Regel auf das Vorliegen eines schweren Neuralrohrdefekts (z. B. Anenzephalus) hin; erniedrigte AFP-Spiegel können ein Hinweis auf eine Chromosomenstörung (z. B. Trisomie 21; ➤ Kap. 21) sein.

7.3.4 Bedeutung der Amnionflüssigkeit

Nur locker über die Nabelschnur mit dem mütterlichen Organismus verbunden, schwimmt der Embryo frei in der Amnionflüssigkeit, die einen wesentlichen Beitrag zu seiner normalen Entwicklung leistet. Die tragenden Funktionen lassen sich in etwa wie folgt zusammenfassen: Die Amnionflüssigkeit

- ermöglicht ein symmetrisches äußeres Wachstum des Embryos und Fetus
- wirkt als Barriere gegen Infektionen
- ermöglicht die normale fetale Lungenentwicklung
- verhindert das Anhaften der Amnionmembran am Embryo bzw. Fetus
- puffert Stöße von außen ab und schützt den Embryo bzw. Fetus so vor Verletzungen
- unterstützt die Temperaturregulation des Embryos durch relativ konstante Umgebungstemperatur
- gibt dem Fetus Raum für freie Bewegungen und unterstützt so die Entwicklung z. B. der Extremitätenmuskulatur
- trägt zur Aufrechterhaltung der Flüssigkeits- und Elektrolythomöostase bei
- trägt wahrscheinlich auch zum Phänomen der narbenfreien Wundheilung während der ersten zwei Schwangerschaftstrimena bei.

Vorzeitiger Blasensprung Das Einreißen der Fruchtblase ist die häufigste Ursache für vorzeitige Wehentätigkeit und Frühgeburt und auch die häufigste Schwangerschaftskomplikation, die zum Oligohydramnion führt. Mit der Amnionflüssigkeit verliert der Fetus seinen Hauptschutz gegen Infektionen. Durch Einreißen des Amnions und Ausbildung von **amniotischen Gewebesträngen** (Simonart-Bändern) können außerdem verschiedene fetale Fehlbildungen entstehen, die unter Begriffen wie **Amnionschnürfurchen-Syndrom** (oder -Sequenz), ABS (engl. *amniotic band syndrome*) und ABDC (engl. *amniotic band disruption complex)* zusammengefasst werden. Die Häufigkeit des ABS beträgt 1 auf etwa 1.200 Lebendgeburten; eine pränatale Diagnose ist durch Ultraschall inzwischen möglich. Die durch Amnionstränge verursachten Fehlbildungen reichen von der Einschnürung/Amputation eines Fingers bis hin zu schweren Defekten des Hirnschädels, Gesichtsschädels oder der Eingeweide. Als Ursache hierfür wird die Umschlingung und Abschnürung der betroffenen Körperteile durch Amniongewebestränge angesehen (➤ Abb. 7.24). Möglicherweise sind aber noch weitere, heterogene Faktoren daran beteiligt; die genaue Pathogenese des ABS ist noch immer unbekannt.

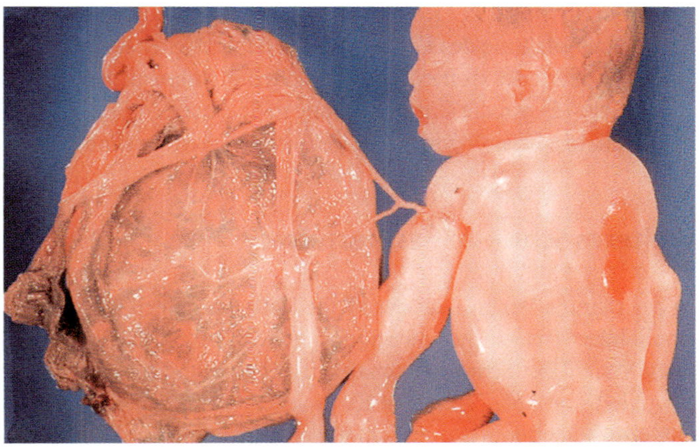

Abb. 7.24 Fotografie eines Fetus mit Amnionschnürfurchen-Syndrom. Der linke Arm ist von einem Amnionstrang stark eingeschnürt. (Mit freundlicher Genehmigung von V. Becker, Universität Erlangen.)

7.4 Dottersack

Die frühe Entwicklung des Dottersacks wurde in ➤ Kapitel 3 und Kapitel 5 abgehandelt. Am 32. Tag ist der Dottersack relativ groß (➤ Abb. 7.2 und ➤ Abb. 7.22B); im weiteren Verlauf der Schwangerschaft wächst er jedoch nicht mehr wesentlich (➤ Abb. 7.22C) und bildet sich dann zunehmend zurück. In der zehnten Woche bildet er noch ein etwa 5 mm großes, birnenförmiges Residuum, das über den dünnen **Dottergang** (*Ductus omphaloentericus, Ductus vitellinus* oder *Ductus vitellinointestinalis)* mit dem Mitteldarm in Verbindung steht. In der 20. Woche ist vom Dottersack dann nur noch ein ganz kleines Überbleibsel vorhanden (➤ Abb. 7.22D), und in späteren Schwangerschaftsstadien ist er in der Regel nicht mehr zu erkennen. Sonografisch kann der Dottersack ab der frühen fünften Entwicklungswoche bis zum Ende des ersten Trimesters dargestellt werden (➤ Kap. 5, ➤ Abb. 5.20); durch diesen frühen Nachweis des Dottersacks (und der Amnionhöhle) kann die Schwangerschaft bereits frühzeitig festgestellt und der Embryo vermessen werden.

Funktionen des Dottersacks

Der Dottersack dient beim Menschen zwar nicht als Vorratsspeicher für Dotter, aber er erfüllt die folgenden wesentlichen Funktionen für den Embryo:

- In der zweiten und dritten Woche spielt der Dottersack eine Rolle für den **Nährstofftransfer** zwischen Chorionhöhle und Embryo, bis der uteroplazentäre Kreislauf vollständig aufgebaut ist.
- Beginnend in der dritten Woche findet die früheste **Blutbildung** im dicht vaskularisierten extraembryonalen Mesoderm statt, das den Dottersack bedeckt (➤ Kap. 4). Sie wird ab der sechsten Woche durch die einsetzende hämatopoetische Tätigkeit der Leber abgelöst.
- Im Verlauf der vierten Woche wird der proximale Teil der Dottersackwand in die **Darmanlage** des Embryos integriert (➤ Abb. 5.1). Das Dottersackendoderm kann so zu den Epithelien von Trachea, Bronchien, Lunge und Verdauungstrakt beitragen.
- In der dritten Woche erscheinen die **Urkeimzellen** in der Endodermschicht der Dottersackwand. Von dort aus wandern sie nach Abfaltung des Keims über das dabei entstehende dorsale Mesenterium des Hinterdarms in die Keimdrüsenanlagen ein (➤ Kap. 12), wo die Differenzierung in Spermatogonien bei männlichen bzw. Oogonien bei weiblichen Feten stattfindet.

Weiteres Schicksal des Dottersacks

In der zehnten Woche liegt der kleine Dottersack noch in der Chorionhöhle zwischen Chorion und Amnion (➤ Abb. 7.22C). Im weiteren Verlauf der Schwangerschaft wird er zunehmend kleiner und atrophiert (➤ Abb. 7.22D und E). In seltenen Fällen persistiert der Dottersack über die gesamte Schwangerschaftsdauer und findet sich dann als kleine, subamnial gelegene Struktur auf der fetalen Seite der Plazenta nahe dem Nabelschnuransatz. Die Persistenz des Dottersacks hat keinerlei klinische Bedeutung. Der **Dottergang** *(Ductus omphaloentericus)* wird normalerweise am Ende der sechsten Woche von der Mitteldarmschleife abgeschnürt. In etwa 2 % persistiert der proximale intraabdominale Teil des *Ductus omphaloentericus* und findet sich beim Erwachsenen dann als Meckel-Divertikel am Ileum (➤ Kap. 11). Die vielfältige Differenzierungsfähigkeit des Dottersackepithels zeigt sich wahrscheinlich auch im häufigen Vorkommen von sog. heterotopischen Geweben (z. B. Magenschleimhaut, Pankreasepithelien) im Meckel-Divertikel.

7.5 Allantois

Die frühe Entwicklung der Allantois wurde in ➤ Kapitel 4 besprochen. In der dritten Entwicklungswoche erscheint die Allantois an der kaudalen Wand des Dottersacks als wurstförmige Ausstülpung in den Haftstiel (➤ Abb. 7.25A). Im Verlauf des zweiten Monats degeneriert ihr extraembryonaler Anteil (➤ Abb. 7.25B). Obwohl für die Allantois – im Gegensatz zu ihrer überlebenswichtigen Ausscheidungsfunktion z. B. beim Huhn – beim menschlichen Embryo in diesem Sinne keine Funktion bekannt ist, spielt sie doch aus den folgenden Gründen eine wichtige Rolle bei der Entwicklung:

- Von der dritten bis zur fünften Woche wird in der Allantoiswand **Blut** gebildet.
- Die Blutgefäße der Allantois sind unersetzbare Vorläufer der **Nabelschnurgefäße.**
- Aus der Amnionhöhle diffundiert Flüssigkeit in die **Nabelschnurvene** und gelangt so in die fetale Zirkulation, von wo aus sie durch die Plazentaschranke in das mütterliche Blut transportiert wird.
- Der intraembryonale Anteil der Allantois verläuft vom Nabel zur Harnblase und setzt sich in die Harnblase fort (daher die Bezeichnung „Urharnblase“ für Allantois). Während des Blasenwachstums verkümmert die Allantois zu einem dicken Schlauch, dem **Urachus.** Nach der Geburt verödet der Urachus zu einem Bindegewebsstrang, dem **Lig. umbilicale medianum,** das vom Dach der Harnblase zum Nabel zieht. Die klinische Bedeutung von Störungen der Urachusentwicklung wird in ➤ Kapitel 12 besprochen.

Allantoiszysten Überreste des extraembryonalen Anteils der Allantois können sich als zystischer Tumor in der Nabelschnur darstellen (➤ Abb. 7.26). Diese Zysten bilden sich meist zurück, können aber mit einer **Omphalozele,** also einer konnatalen Herniation (Bruchbildung) von Eingeweiden in den proximalen Abschnitt der Nabelschnur, einhergehen (➤ Kap. 11).

7.6 Mehrlingsschwangerschaften

Die fetale Morbidität und Mortalität ist bei Mehrlingsschwangerschaften gegenüber Einlingsschwangerschaften erhöht und steigt mit zunehmender Zahl der Feten an. Mehrlingsgeburten sind heutzutage häufiger als früher, denn sie entstehen z. B., wenn bei einer Frau mit Anovulation oder bei Infertilität aufgrund von Eileiterobstruktionen die Ovulation durch exogene Gonadotropine angeregt oder wenn bei Infertilität eine *In-vitro*-Fertilisation mit Embryotransfer vorge-

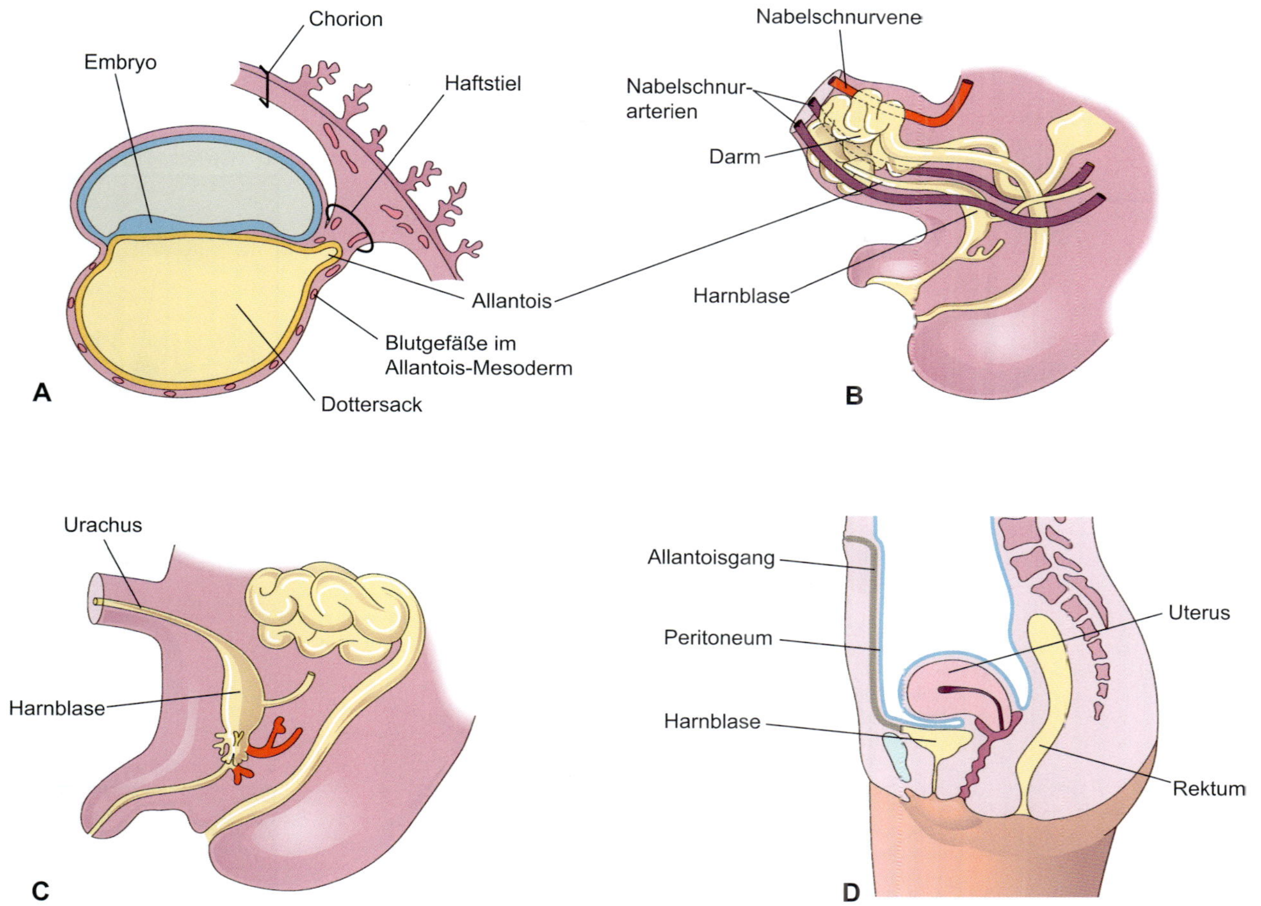

Abb. 7.25 Schematische Darstellung von Entwicklung und Involution der Allantois. A) Embryo der dritten Entwicklungswoche; **B)** Fetus der neunten Woche; **C)** männlicher Fetus im dritten Monat; **D)** erwachsene Frau. Das Residuum der Allantois bildet beim Fetus den Urachus und beim Erwachsenen das *Lig. umbilicale medianum.*

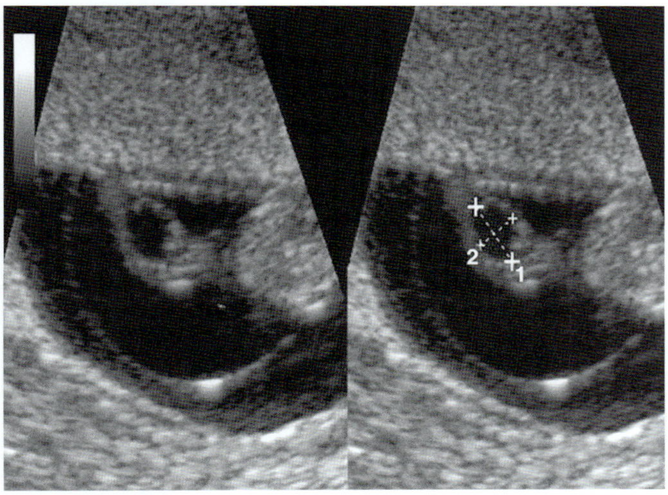

Abb. 7.26 Sonografische Darstellung der Nabelschnur (N) eines 7 Wochen alten Fetus mit einer Allantoiszyste (zwischen den Messmarken). (Mit freundlicher Genehmigung von Dr. E. A. Lyons, University of Manitoba, Winnipeg, Kanada.)

nommen wird. Zwillinge kommen bei einer von etwa 85 spontanen Schwangerschaften, Drillinge bei einer von etwa 85^2, Vierlinge bei einer von etwa 85^3 und Fünflinge bei einer von etwa 85^4 spontanen Schwangerschaften zur Welt (sog. Hellin-Regel von 1895).

7.6.1 Zwillingsschwangerschaften

Eihäute bei Zwillingsschwangerschaft

Zwillinge können aus zwei Zygoten entstehen und werden dann als **dizygote** (DZ) oder **zweieiige Zwillinge** (auch „Geschwisterzwillinge“ oder „unechte Zwillinge“) bezeichnet (➤ Abb. 7.27). Zwillinge, die sich aus einer einzigen Zygote entwickeln, heißen dagegen **monozygote** (MZ), **eineiige,** identische oder „echte“ Zwillinge (➤ Abb. 7.28). Die Verhältnisse bei Eihäuten und Plazenten unterscheiden sich dementsprechend (➤ Tab. 7.1). Bei eineiigen Zwillingen hängt die Bildung von Plazenta und Eihäuten davon ab, zu welchem Zeitpunkt der Entwicklung die Zwillingsbildung erfolgt. Etwa zwei Drittel aller Zwillingspaare sind dizygot. Die Häufigkeit zweieiiger Zwillinge schwankt deutlich zwischen verschiedenen

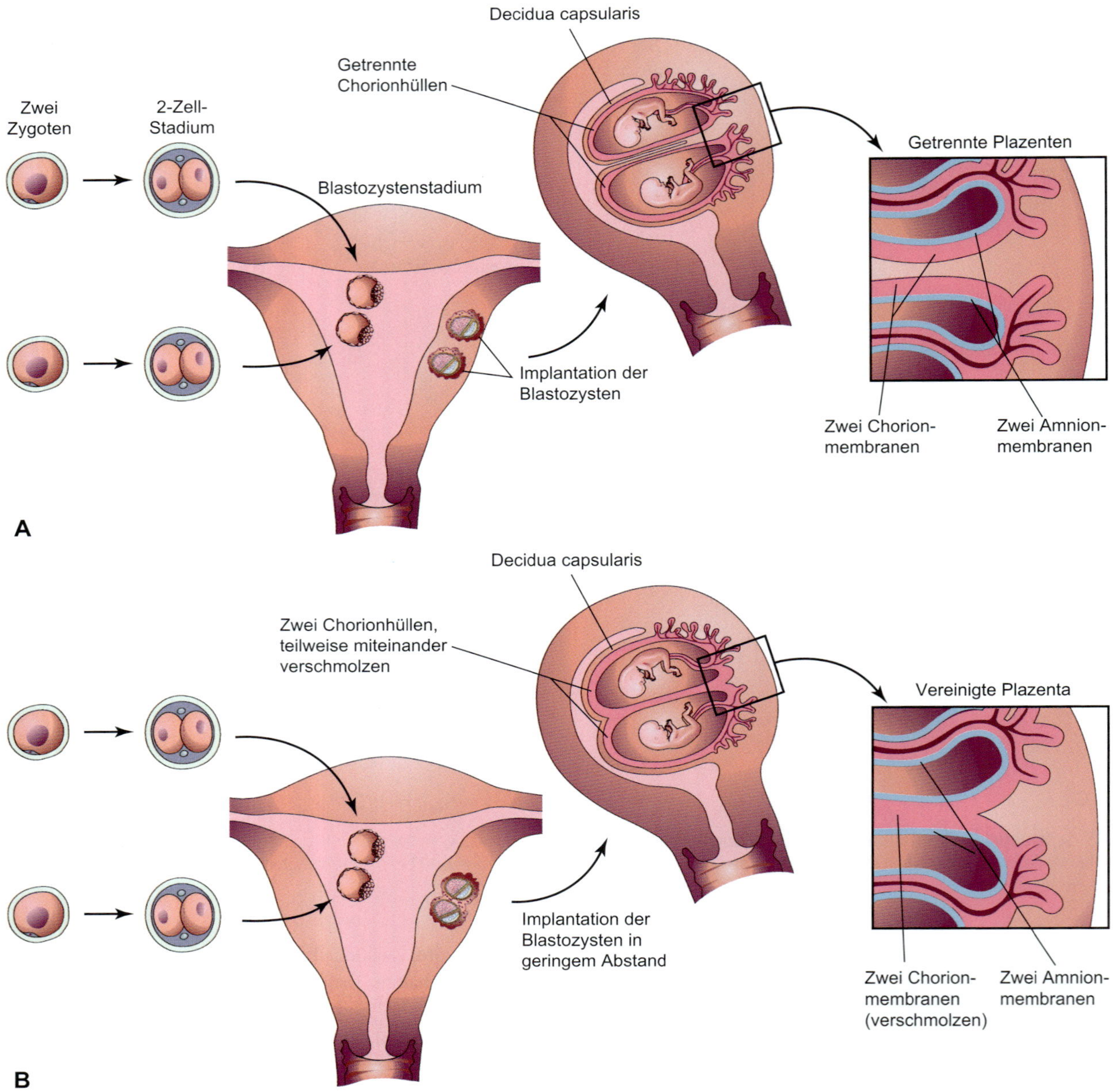

Abb. 7.27 Schematische Darstellung der Entwicklung von zweieiigen Zwillingen aus zwei Zygoten. Dargestellt sind die Lagebeziehungen der fetalen Membranen für den Fall, dass die Blastozysten **A)** entfernt voneinander oder **B)** nahe beieinander implantieren. In beiden Fällen gibt es je zwei Amnion- und zwei Chorionhäute; die Plazenten dagegen verschmelzen in der Regel miteinander, wenn die Implantationsstellen nahe beieinanderliegen.

Ethnien und nimmt mit dem Alter der Mutter zu; die Häufigkeit eineiiger Zwillingsschwangerschaften ist dagegen weitgehend unabhängig von Herkunft und Alter der Mutter.

Zwillingsstudien sind eine wichtige Methode der Humangenetik, da sie es ermöglichen, genetische und umweltbedingte Einflüsse auf die Entwicklung gegenüberzustellen. Wenn eine Auffälligkeit nicht ohne Weiteres auf ein einfaches genetisches Muster zurückzuführen ist, kann der Vergleich der Inzidenz bei eineiigen und zweieiigen Zwillingen dazu beitragen, eine eventuelle genetische Komponente aufzudecken.

Zweieiige – nicht aber eineiige – Zwillinge kommen familiär gehäuft vor, sodass der zweieiigen Zwillingsschwangerschaft wohl eine genetische Komponente zugrunde liegt. Untersuchungen unter Mormonen zeigten, dass die Häufigkeit zweieiiger Zwillingsschwangerschaften vom Genotyp der Mutter, nicht aber von dem des Vaters abhängt. Außerdem wurde festgestellt, dass nach einer ersten Zwillingsschwangerschaft die Wahrscheinlichkeit für eine (weitere) Zwillings- oder sonstige Mehrlingsschwangerschaft mehr als dreifach höher ist als in der Allgemeinbevölkerung

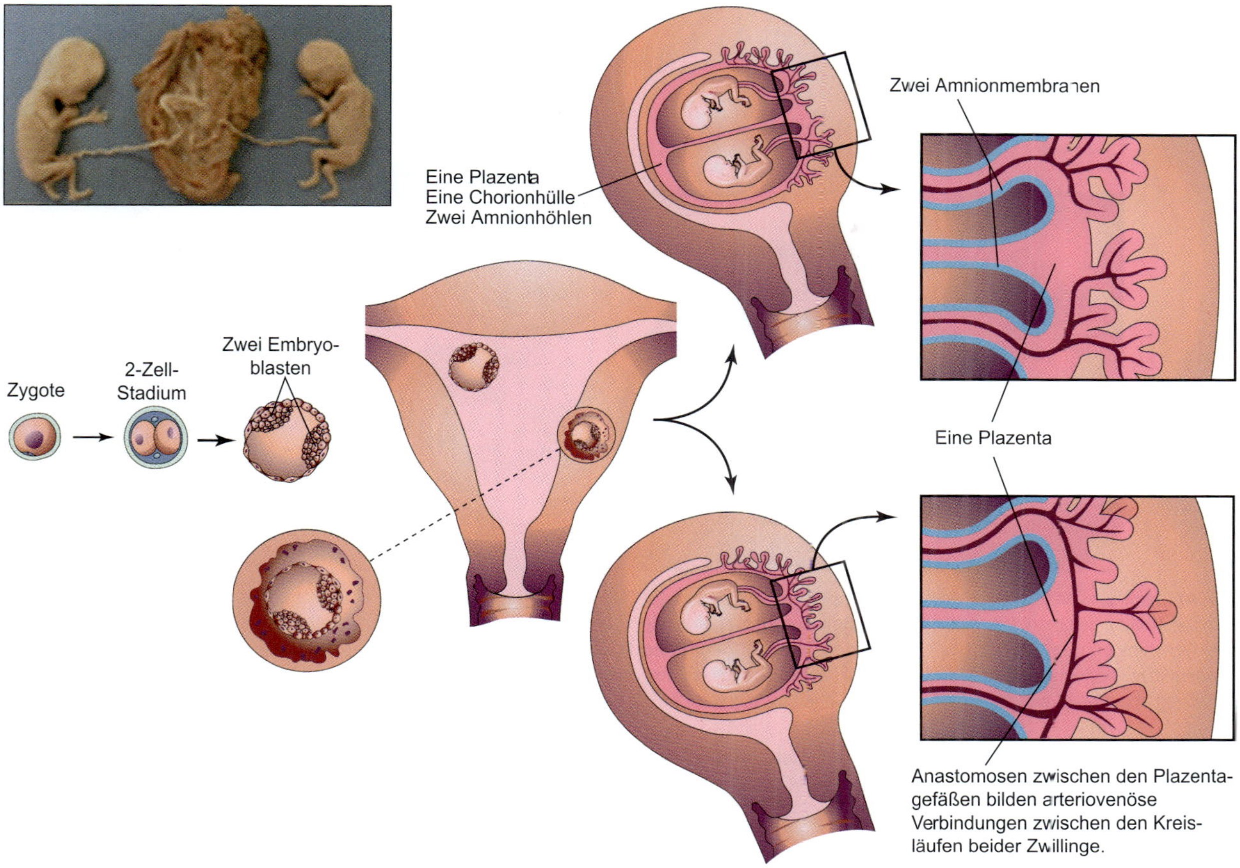

Abb. 7.28 Schematische Darstellung der Entwicklung von eineiigen Zwillingen durch Teilung des Embryoblasten (der inneren Zellmasse) in einer Blastozyste. Dieser für etwa 65 % der Fälle zutreffende Mechanismus führt dazu, dass die Zwillinge getrennte Amnionhöhlen, aber ein gemeinsames Chorion und eine gemeinsame Plazenta haben. Wenn zwischen den Plazentakreisläufen Anastomosen ausgebildet werden, nimmt unter Umständen einer der Zwillinge allein den größten Teil der Nährstoffe über die Plazenta auf. **Einschub:** Fotografische Darstellung eineiiger Zwillinge der 17. Gestationswoche (etwa ¼ natürliche Größe; mit freundlicher Genehmigung von R. Jordan, St. George's University, Grenada).

Tab. 7.1 Häufigkeiten verschiedener Plazenta- und Eihautbildungen bei eineiigen (MZ) und zweieiigen (DZ) Zwillingen. (Nach Thompson MW, McInnes RR, Willard HF: *Thompson and Thompson genetics in medicine*, ed 5, Philadelphia, 1991, Saunders.)

	Monochorial		Dichorial	
Eiigkeit	monoamnial	diamnial	verschmolzene Plazenten*	getrennte Plazenten
MZ	sehr selten	65 %	25 %	10 %
DZ	–	–	40 %**	60 %

* durch sekundäre Fusion
** Beim häufigsten Typ zweieiiger Zwillinge sind Chorion und Amnion beider Feten getrennt, aber die Plazenten können miteinander verwachsen sein.

Anastomosenbildung der Plazentakreisläufe .Bei einer vereinigten Plazenta zweier dizygoter Zwillinge können sich Anastomosen zwischen den Blutgefäßen beider Zwillinge bilden und dazu führen, dass ein **Erythrozytenmosaik** entsteht: Beide Zwillinge haben dann Erythrozyten von zwei verschiedenen Blutgruppen, weil die Erythrozyten zwischen den beiden Plazentakreisläufen ausgetauscht werden. Solche Anastomosenbildung ist bei Rindern sehr häufig und führt zum sog. „Freemartinismus". Die „Freemartins" oder „Zwicken" sind intersexuelle weibliche Zwillingsgeschwister männlicher Kälber. Da sie *in utero* über Anastomosen in den Plazentakreisläufen männliche Geschlechtshormone erhalten, ist ihre Geschlechtsentwicklung gestört, und sie sind unfruchtbar. Bei menschlichen ungleichgeschlechtlichen zweieiigen Zwillingen kommt es nicht zur Maskulinisierung des weiblichen Fetus, aber es kann zum **Blut(gruppen)chimärismus** kommen, bei dem die beiden Individuen Blutzellen mit zwei verschiedenen Genotypen tragen, die von verschiedenen Zygoten abstammen.

Feto-fetale Transfusion Dieses Phänomen kommt bei bis zu 30 % aller monochorialen, diamnialen eineiigen Zwillingsschwangerschaften vor. Über arteriovenöse Anastomosen wird arterielles Blut aus dem Kreislauf eines Zwillings in den venösen Kreislauf des anderen Zwillings übertragen. Der Donor (Spenderzwilling) ist dann klein, blass und anämisch (➤ Abb. 7.29), der Akzeptor (Empfängerzwilling) dagegen groß und plethorisch (d. h., er hat abnorm viele rote Blutkörperchen). Die Plazenta weist entsprechende Veränderungen auf: Der den anämischen Zwilling versorgende Teil ist blass, der den plethorischen Zwilling versorgende Teil dagegen

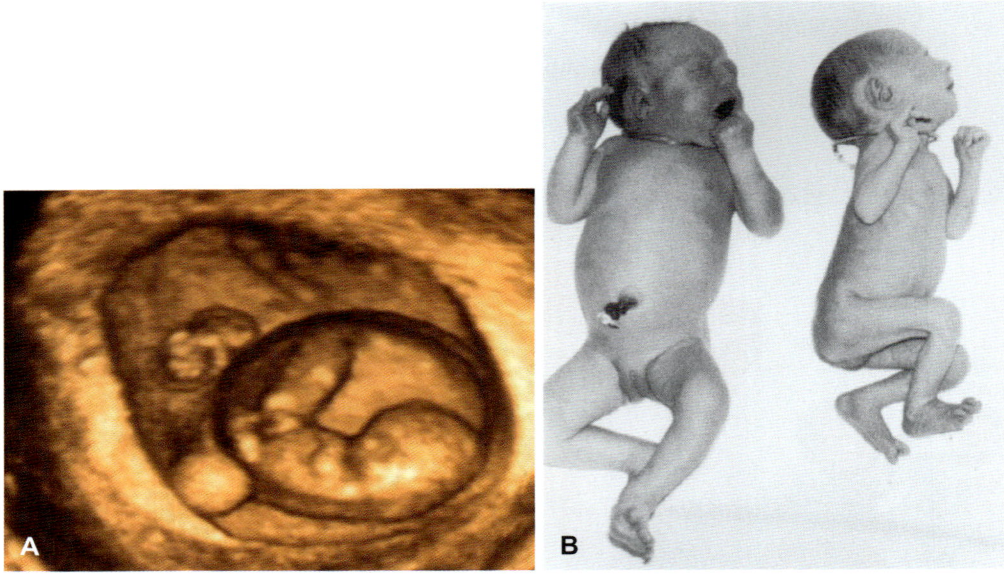

Abb. 7.29 A) Dreidimensionales Ultraschallbild von monochorialen diamniotischen diskordanten Zwillingen der 6. Gestationswoche. Der normale Zwilling (rechts) hat eine eigene Amnionmembran, die unmittelbar der Amnionmembran (oben) und dem Nabelbläschen (Dottersack, unten) des kleineren Zwillings anliegt. (Mit freundlicher Genehmigung von Dr. E. A. Lyons, University of Manitoba, Winnipeg, Kanada.) **B)** Eineiige monochoriale, diamniale Zwillinge nach feto-fetaler Transfusion. Der deutliche Größenunterschied resultiert aus einer nichtkompensierten arteriovenösen Anastomose der Plazentakreisläufe, durch die Blut vom kleineren zum größeren Zwilling abgezweigt wurde. (Mit freundlicher Genehmigung von Dr. E. A. Lyons, University of Manitoba, Winnipeg, Kanada)

dunkelrot. Im schlimmsten Fall kann die feto-fetale Transfusion zum Tod des Donors durch Anämie und/oder des Akzeptors durch Herzversagen führen.

Dizygote (DZ) Zwillinge

Dizygote Zwillinge entstehen nach Befruchtung zweier Oozyten und demzufolge aus zwei verschiedenen Zygoten (➤ Abb. 7.27). Sie können daher gleiches oder unterschiedliches Geschlecht haben und sind sich genetisch nicht ähnlicher als Geschwister, die zu unterschiedlichen Zeitpunkten geboren werden. Das einzig Besondere, was sie gemeinsam haben, ist, dass sie sich in einer „Gebärmuttergemeinschaft" zur selben Zeit den Uterus ihrer Mutter teilen. Zweieiige Zwillinge haben immer **zwei Amnion- und zwei Chorionhäute,** aber Chorionhöhlen und Plazenten können miteinander verwachsen sein. Es gibt eine **genetische Disposition** zur dizygoten Zwillingsschwangerschaft. Familien mit DZ-Zwillingen haben ein mehr als dreifach erhöhtes Risiko für eine erneute DZ-Zwillingsschwangerschaft. Zudem sind die Häufigkeiten von DZ-Zwillingsschwangerschaften regional sehr unterschiedlich: etwa 1 auf 500 Geburten bei Asiaten, 1 auf 125 Geburten bei Kaukasiern (Westeuropäern) und bis zu 1 auf 20 Geburten in einigen afrikanischen Bevölkerungsgruppen.

Monozygote (MZ) Zwillinge

Monozygote Zwillinge entstehen nach Befruchtung einer einzigen Oozyte und demzufolge aus derselben Zygote (➤ Abb. 7.28). Sie haben daher **dasselbe Geschlecht,** sind **genetisch identisch** und vom körperlichen Erscheinungsbild her sehr ähnlich. Die körperlichen Unterschiede zwischen MZ-Zwillingen sind epigenetisch (s. u., ➤ Kap. 2) oder umweltbedingt und entstehen z. B. durch eine Anastomose zwischen den Plazentakreisläufen (➤ Abb. 7.29). Die MZ-Zwillingsbildung geschieht in der Regel im Blastozystenstadium, also gegen Ende der ersten Entwicklungswoche. Dabei teilt sich der Embryoblast in zwei Embryonalanlagen, sodass sich in der Folge zwei Embryonen mit je einer Amnionhöhle in **einem** Chorion entwickeln und sich **eine** gemeinsame Plazenta – eine monochoriale, diamniale Zwillingsplazenta – teilen. In seltenen Fällen führt eine außergewöhnlich frühe Trennung der embryonalen Blastomeren (z. B. im 2- bis 8-Zell-Stadium) dazu, dass sich MZ-Zwillinge mit zwei Amnionhöhlen sowie zwei Chorionhüllen und zwei Plazenten entwickeln, die miteinander verschmolzen sein können, aber nicht müssen (➤ Abb. 7.30). In diesem Fall ist es nicht möglich, allein anhand der Eihäute zu entscheiden, ob die Zwillinge ein- oder zweieiig sind. Wenn sie zudem noch das gleiche Geschlecht und die gleiche Blutgruppe haben, muss man warten, bis sich weitere Charakteristika wie Augenfarbe oder Fingerbeerenmuster („Fingerabdruck") entwickeln.

Feststellung der Eiigkeit von Zwillingen Für Fragen der Gewebe- und Organtransplantation (z. B. Knochenmarktransplantation) ist es wichtig zu wissen, ob Zwillinge eineiig oder zweieiig sind. Die Eiigkeit von Zwillingen wird heutzutage mithilfe molekularbiologischer Methoden festgestellt, denn wenn zwei Menschen keine eineiigen Zwillinge sind, unterscheiden sie sich praktisch mit Sicherheit bezüglich einiger der vielen DNA-Marker, die man untersuchen kann. Etwa 35 % der MZ-Zwillingsschwangerschaften entstehen durch die oben beschriebene frühzeitige Teilung der embryonalen Blastomeren, also im Verlauf der ersten drei Tage der Entwicklung (➤ Abb. 7.30). Die anderen 65 % der MZ-Zwillinge nehmen ihren

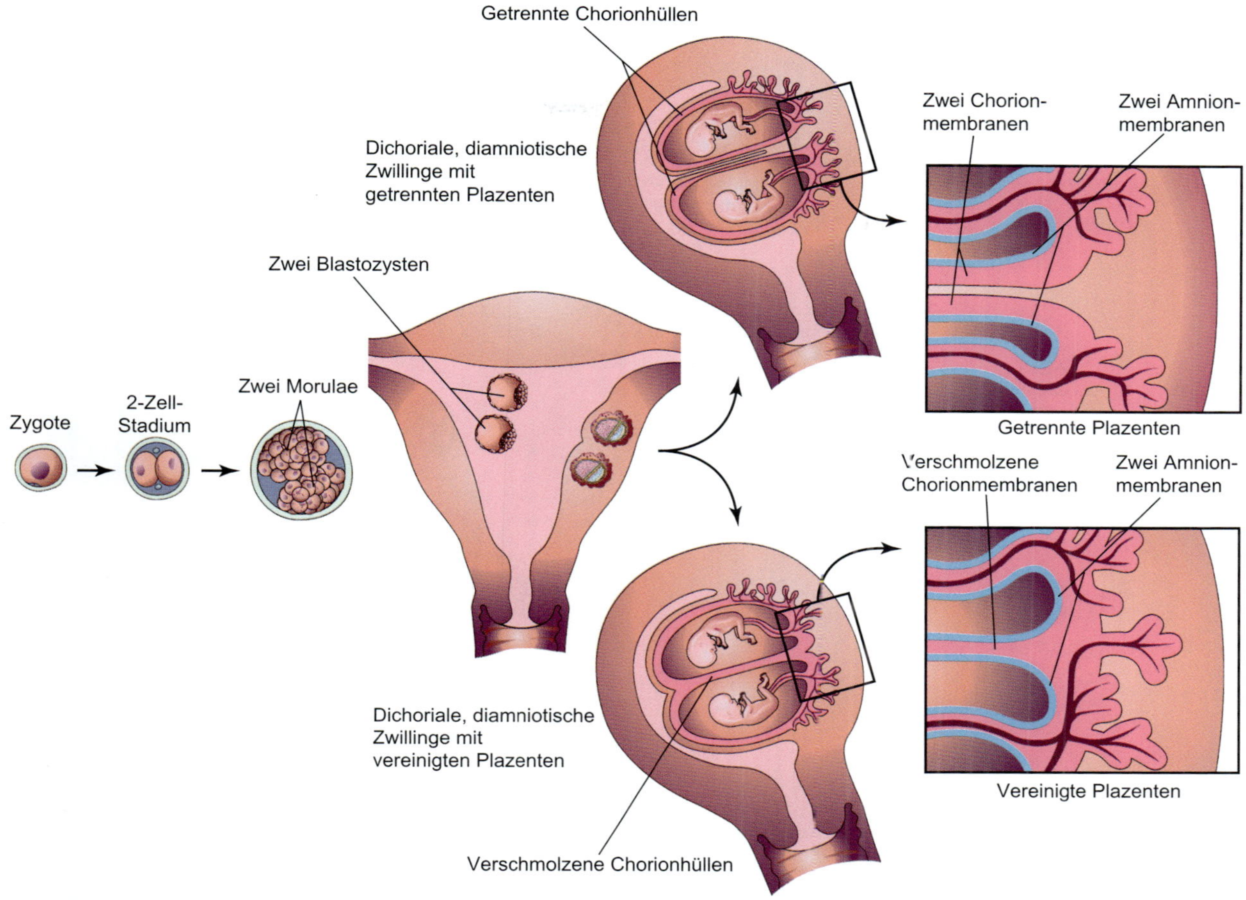

Abb. 7.30 Schematische Darstellung der Entwicklung von eineiigen Zwillingen durch Teilung der Blastomere in einer Zygote. Dieser für etwa 35 % der Fälle zutreffende Mechanismus beinhaltet die Teilung der Blastomere zu irgendeinem Zeitpunkt zwischen dem Zweizell- und dem Morulastadium, sodass zwei identische Blastozysten entstehen. In der Folge entwickelt jeder Zwilling sein eigenes Amnion und sein eigenes Chorion. Die Plazenten können sowohl getrennt als auch miteinander verschmolzen vorliegen: In 25 % der Fälle entsteht durch sekundäre Verschmelzung eine einzelne Plazenta, in 10 % bleiben die Plazenten getrennt. Im letzteren Fall kann aufgrund des Plazentabefundes bei der Geburt der Eindruck entstehen, dass es sich um zweieiige Zwillinge handelt, sodass einige MZ-Zwillinge zunächst fälschlicherweise als DZ-Zwillinge angesehen werden.

Ursprung am Ende der ersten Entwicklungswoche (➤ Abb. 7.28). Eine noch spätere Trennung frühembryonaler Zellen, z. B. durch Teilung der Keimscheibe in der zweiten Entwicklungswoche, führt dazu, dass sich die Zwillinge in einer gemeinsamen Amnion- und Chorionhöhle entwickeln (➤ Abb. 7.31A). Diese monochoriale, monoamniale Zwillingsplazenta ist mit einer fetalen Sterblichkeit von annähernd 50 % verbunden. In dieser Situation kommen nur selten beide Zwillinge lebend zur Welt, da die Nabelschnuren häufig so sehr ineinander verwickelt sind, dass die Blutzirkulation für einen oder beide Feten unterbrochen wird. Bei der Feststellung und Betreuung von Zwillingsschwangerschaften spielt die Sonografie eine große Rolle (➤ Abb. 7.29A und ➤ Abb. 7.32), denn damit können verschiedene, für MZ-Zwillinge typische Komplikationen (z. B. intrauterine Wachstumsverzögerung, fetaler Distress und vorzeitige Wehentätigkeit) erfasst werden.

Angeborene Fehlbildungen und erbliche Erkrankungen können bei eineiigen Zwillingen diskordant (nicht übereinstimmend) auftreten, obwohl die Zwillinge sich aus derselben Zygote entwickelt haben. Dafür werden neben Umwelt- und Zufallseinflüssen die folgenden Faktoren verantwortlich gemacht:

- Mechanismen der Embryonalentwicklung – z. B. **abnorme Gefäßbildung** –, die zu diskordanter Ausbildung von Erkrankungen führen
- postzygotische Veränderungen – z. B. **somatische Mutationen,** die zu diskordanter Ausbildung einer Krebserkrankung führen oder somatisches Rearrangement von Genen für Immunglobulin- oder T-Zell-Rezeptoren bewirken
- **Chromosomenaberrationen,** die nach der Zwillingsbildung in einer der Blastozysten entstehen
- unterschiedliche **Inaktivierung der X-Chromosomen** bei weiblichen MZ-Zwillingsfeten, sodass der eine Zwilling hauptsächlich das väterliche und der andere das mütterliche X-Chromosom exprimiert
- sog. **epigenetische Veränderungen des Genoms,** bei denen die Ablesbarkeit von Genen (Transkription) durch Anhängen von Methylgruppen (Methylierung) an Cystein-Basen verändert (verhindert) wird. Man nimmt an, dass die Methylierung

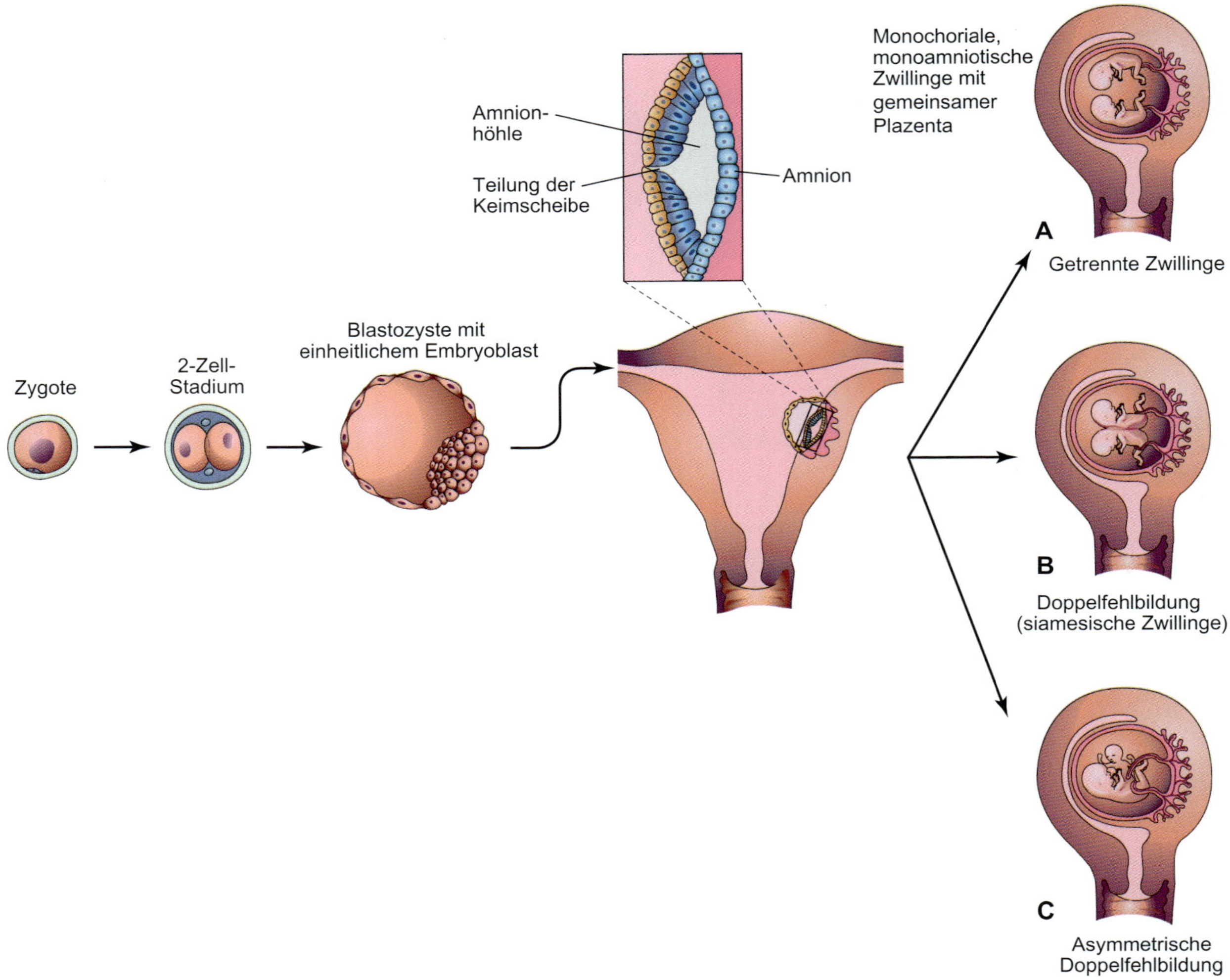

Abb. 7.31 Schematische Darstellung der Entwicklung von eineiigen Zwillingen durch Teilung der Keimscheibe. Dieser seltene Entstehungsmechanismus führt dazu, dass sich zwei Embryonen in einer gemeinsamen Amnionhöhle entwickeln. **A)** Durch vollständige Teilung der Keimscheibe entstehen zwei Zwillinge. Solcherart entstandene Zwillinge haben allerdings schlechte Überlebenschancen, weil ihre Nabelschnüre oft so sehr ineinander verwickelt sind, dass die Blutzufuhr zu den Feten dadurch unterbunden wird. **B–C)** Durch unvollständige Teilung der Keimscheibe können verschiedene Arten von siamesischen Zwillingen entstehen

normalerweise beim sog. **Imprinting** (Transkription vom maternalen *versus* paternalen Allel eines Gens) die entscheidende Rolle spielt.

Früher Tod eines Zwillings Seit die Ultraschalluntersuchung allgemeiner Bestandteil der Schwangerenvorsorge ist, weiß man, dass das frühzeitige Absterben mit anschließender Resorption eines Zwillings ein recht häufiges Ereignis ist. Diese Möglichkeit muss in Betracht gezogen werden, wenn zwischen pränatalen zytogenetischen Befunden und dem Karyotyp des geborenen Kindes Diskrepanzen bestehen. So können Fehldiagnosen bei der Pränataldiagnostik entstehen, wenn extraembryonales Gewebe (z. B. Chorionzotten) des abgestorbenen/resorbierten Zwillings untersucht wird.

Siamesische Zwillinge Bei unvollständiger Teilung der Keimscheibe oder Verschmelzung nebeneinanderliegender Keimscheiben können **Doppelfehlbildungen** (siamesische Zwillinge) unterschiedlicher Form entstehen (➤ Abb. 7.31B und C, ➤ Abb. 7.33, ➤ Abb. 7.34, ➤ Abb. 7.35). Die Formen werden nach dem jeweiligen Körperbereich benannt, in dem die Verwachsung auftritt (mit griech. *pagos* = Zwilling); z. B. sind beim *Thorakopagus* die Zwillinge an der vorderen Brustwand zusammengewachsen. Inzidenzschätzungen gehen von einem siamesischen Zwillingspaar auf 50.000 bis 100.000 Geburten aus. Die Zwillinge können ausschließlich häutig miteinander verbunden sein, aber auch durch Unterhaut- und andere Gewebe (z. B. Verschmelzung der Leber). Viele siamesische Zwillingspaare werden erfolgreich voneinander getrennt (➤ Abb. 7.33B); in den meisten Fällen ist aber aufgrund der anatomischen Verhältnisse keine chirurgische Trennung mit längerem postoperativem Überleben möglich (➤ Abb. 7.35).

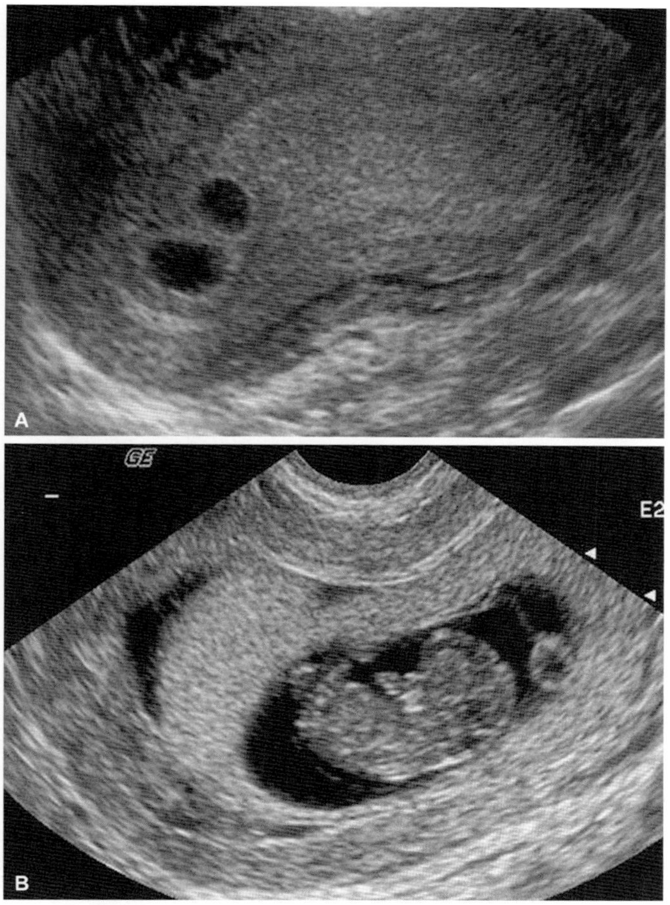

Abb. 7.32 Ultraschallbilder aus derselben Zwillingsschwangerschaft in der 5. (A) und in der 9. (B) Gestationswoche (Konzeptionsalter ca. 3 bzw. 7 Wochen). (Mit freundlicher Genehmigung von Dr. E. A. Lyons, University of Manitoba, Winnipeg, Kanada.)

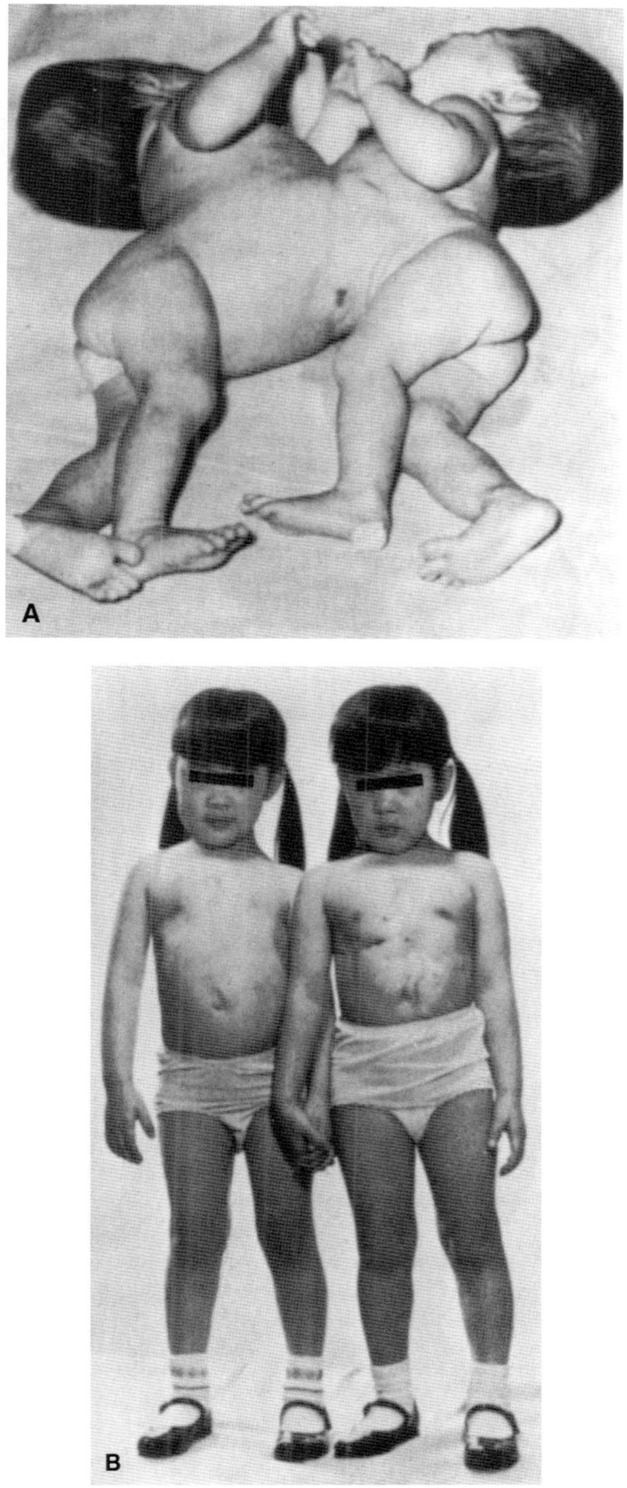

Abb. 7.33 A) Neugeborene siamesische Zwillinge, die im Brustbereich zusammengewachsen sind (Thorakopagus). **B)** Dieselben Zwillinge etwa vier Jahre nach ihrer Trennung. (Aus deVries PA: Case history: the San Francisco twins. In Bergsma D, editor: *Birth defects original article series: conjoined twins,* New York, 1967, Alan R. Liss for the National Foundation – March of Dimes, pp. 141–142. Mit Genehmigung des Copyright-Inhabers.)

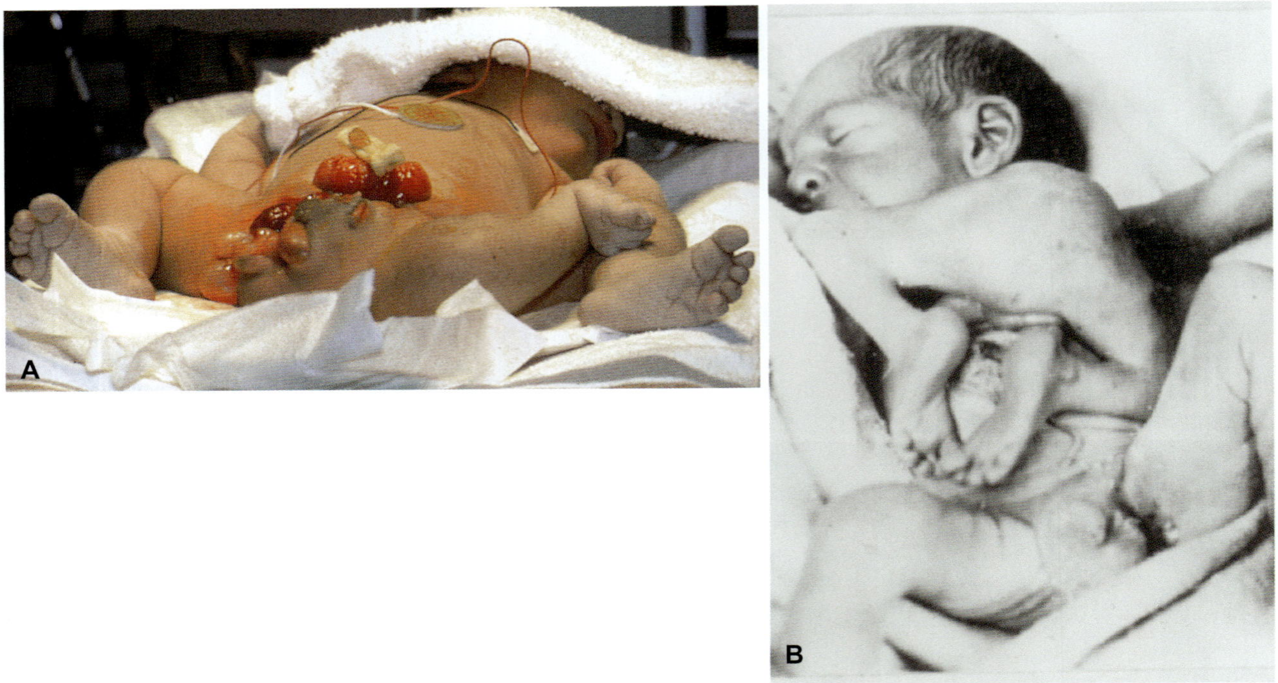

Abb. 7.34 A) Asymmetrische (parasitäre) Doppelfehlbildung (Ansicht von vorne). Körperhaltung und Tonus des voll entwickelten Zwillings – der Spuren von grünem Fruchtwasser zeigt – sind normal. Sowohl beim Wirtszwilling als auch beim Parasitenzwilling liegt eine Blasenekstrophie vor (➤ Kap. 12); vom Parasiten sieht man außerdem den ekstrophierten Dünndarm und ein voll ausgebildetes rechtes Bein, dessen normale Beugehaltung auf einen normalen Tonus hinweist. **B)** Parasitierender Zwilling mit gut entwickelter Becken-Bein-Region, der am Thorax eines ansonsten normal entwickelten männlichen Neugeborenen festgewachsen ist. (A mit freundlicher Genehmigung von L. J. Juretschke, Loyola University, Maywood, USA.)

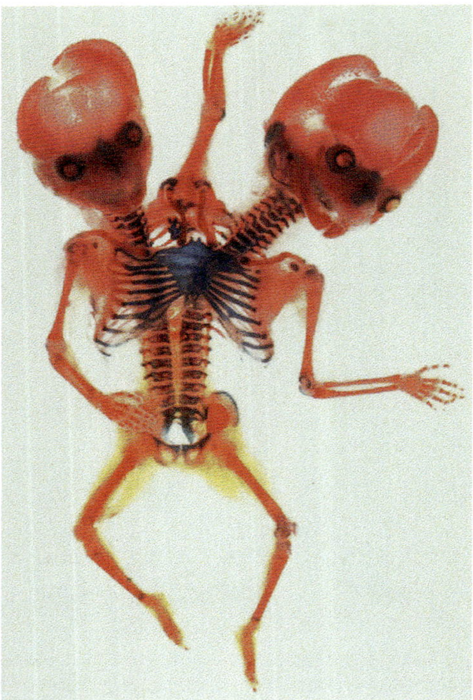

Abb. 7.35 Siamesische Zwillinge mit Dizephalie (zwei Köpfen). Die Alizarin-Färbung zeigt Knochensubstanz in Rot und Knorpel in Blau. Man beachte, dass der mittlere Arm von zwei Schlüsselbeinen getragen wird. Die Wirbelsäulen verlaufen parallel nebeneinander, die Brustkörbe sind dagegen miteinander verschmolzen. (Mit freundlicher Genehmigung von J. R. Sieber, Children's Hospital and Regional Medical Center, Seattle, USA.)

7.6.2 Andere Mehrlingsschwangerschaften

Drillinge können
- sich aus einer einzigen Zygote entwickeln und identisch sein
- sich aus zwei Zygoten entwickeln und ein identisches Zwillingspaar sowie einen Einling umfassen
- sich aus drei Zygoten entwickeln und entweder alle das gleiche Geschlecht oder unterschiedliche Geschlechter haben (➤ Abb. 7.36).

Im letzteren Fall sind sich die Kinder nicht ähnlicher, als wenn sie aus drei verschiedenen Schwangerschaften entstanden wären. Entsprechende Kombinationen gibt es für Vierlinge, Fünflinge, Sechslinge und Siebenlinge.

Superfecundatio Als **Superfecundatio (Überschwängerung)** bezeichnet man die zeitnahe Befruchtung von zwei oder mehr Eizellen aus demselben Ovarialzyklus nach verschiedenen Kohabitationen. Dementsprechend wurde von einigen menschlichen DZ-Zwillingen durch die Untersuchung genetischer Marker nachgewiesen, dass sie verschiedene Väter hatten. Bei manchen Säugetierarten (z. B. Hasen, Katzen oder Hunden) ist die **Superfetatio** (Nachempfängnis) ein häufiges Phänomen: Hierunter versteht man die Befruchtung und nachfolgende erfolgreiche Embryonalentwicklung während einer bereits fortgeschrittenen Trächtigkeit, sodass sich Feten unterschiedlichen Alters in ein und demselben Uterus gleichzeitig entwickeln.

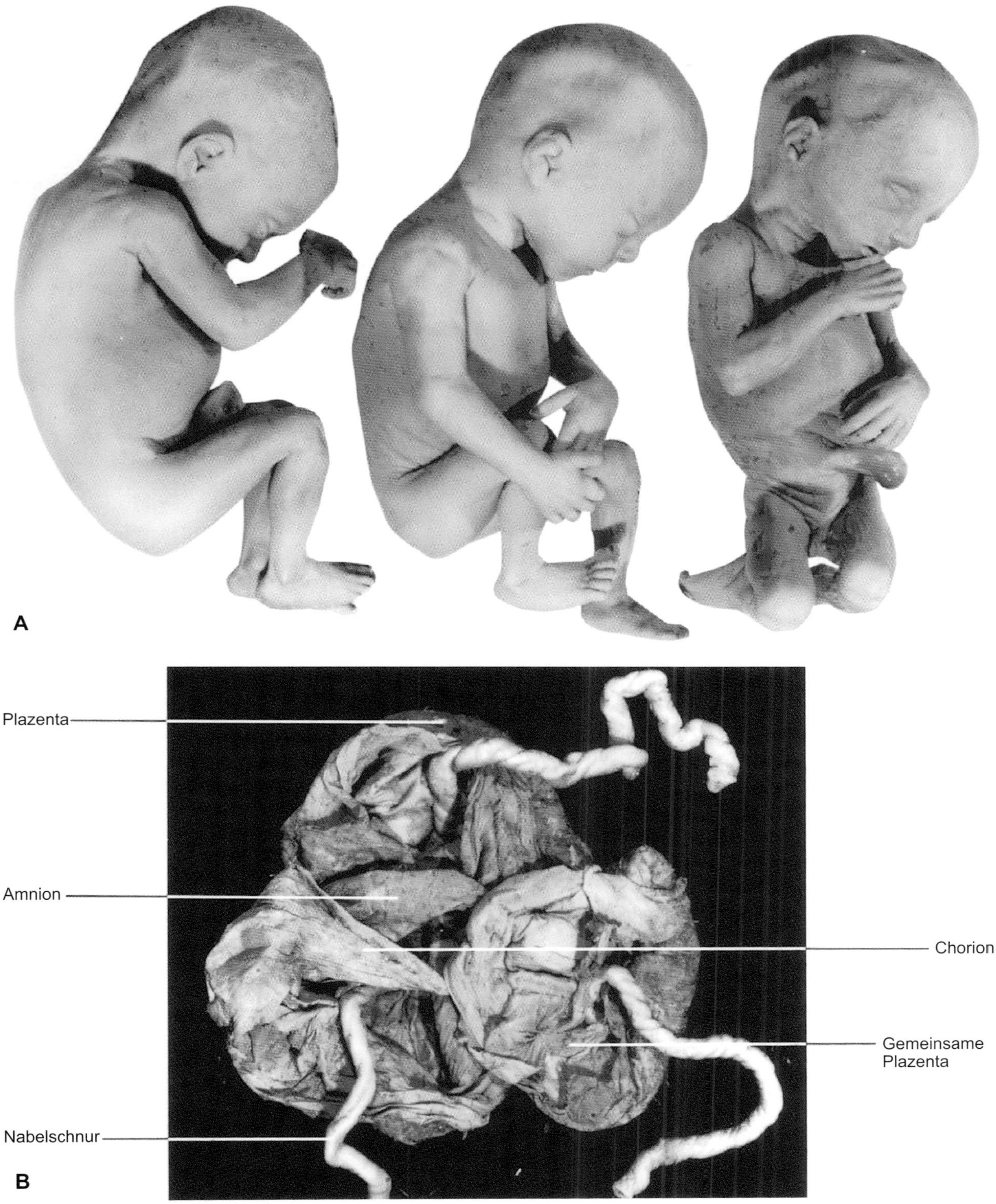

Abb. 7.36 Drillingsfeten und ihre Plazenten und Eihäute. A) Die Untersuchung der Plazenten und Eihäute ergab, dass die beiden Feten aus den linken Eihäuten identische Zwillinge und der Fetus aus den rechten Eihäuten ein Einling war. **B)** Die diamniale, monochoriale Plazenta befindet sich auf der linken, die Einlingsplazenta auf der rechten Seite. Die drei Feten entwickelten sich also aus zwei Zygoten. (Aus Moore KL, Persaud TVN, Shiota K: *Color atlas of clinical embryology,* ed 2, Philadelphia, 2000, Saunders.)

Zusammenfassung

Plazenta und Eihäute

Aus der Zygote entwickeln sich zusätzlich zum Embryo bzw. Fetus auch die Eihäute und der überwiegende Teil der Plazenta. Die Plazenta besteht aus zwei Teilen:

- dem größeren fetalen Anteil mit **Chorionplatte** und **Plazentazotten,** der sich aus dem *Chorion frondosum* entwickelt
- dem kleineren mütterlichen Anteil mit **Basalplatte** und **Plazentasepten,** der sich aus der *Decidua basalis* entwickelt.

Beide Teile werden durch die **Haftzotten** des Chorions zusammengehalten, die zusammen mit der **Zytotrophoblastschale** an der *Decidua basalis* angeheftet sind. Unter der Chorionplatte zwischen den Plazentazotten und über der Basalplatte erstreckt sich der **intervillöse Raum,** der mit mütterlichem Blut angefüllt ist. An allen freien Oberflächen des Zottenbaums bildet der Synzytiotrophoblast die Plazentaschranke (s. u.).

Die Hauptaufgaben der Plazenta sind:

- Stoffwechsel (z. B. Glykogen-, Cholesterin- und Fettsäuresynthese)
- respiratorischer Gasaustausch (Sauerstoff, Kohlendioxid und Kohlenmonoxid)
- Transfer von Nährstoffen (z. B. Vitaminen), Hormonen und Antikörpern
- endokrine Sekretion (z. B. von hCG) zur Aufrechterhaltung der Schwangerschaft.

Alle diese Leistungen sind wesentlich für die Aufrechterhaltung der Schwangerschaft und ermöglichen erst die normale Entwicklung des Fetus.

Der fetale Kreislauf ist vom mütterlichen durch eine dünne Schicht fetalen Gewebes getrennt: durch die – wegen des direkten Kontakts zwischen dem (vom Chorion abgeleiteten) Synzytiotrophoblast und dem mütterlichen Blut als **hämochorial** klassifizierte – **Plazentaschranke.** Dabei handelt es sich um eine semipermeable Membran, durch die Wasser, Sauerstoff, Nährstoffe, Hormone und auch Schadstoffe von der Mutter auf den Embryo bzw. Fetus übertreten können. In der entgegengesetzten Richtung gelangen fetale Exkrete durch die Plazentaschranke in den mütterlichen Kreislauf.

Dottersack und **Allantois** sind rudimentäre Strukturen, die aber dennoch wichtig für die normale Embryonalentwicklung sind. In beiden Strukturen findet die früheste Blutbildung statt, und beide werden im Verlauf der Entwicklung teilweise in den Embryo inkorporiert. Die Urkeimzellen besiedeln vorübergehend die Wand des Dottersacks.

Das Amnion umscheidet die Nabelschnur und begrenzt die Fruchthöhle, die die **Amnionflüssigkeit** (das **Fruchtwasser**) enthält. Die Amnionflüssigkeit erfüllt vor allem vier Aufgaben:

- Sie bildet einen mechanischen Schutz für den Embryo.
- Sie ermöglicht dem Fetus, sich zu bewegen.
- Sie unterstützt die Aufrechterhaltung der fetalen Körpertemperatur.
- Sie schützt den Fetus vor Infektionen.

Eihäute und Plazenta (oder Plazenten) bei **Mehrlingsschwangerschaften** können auf unterschiedliche Art ausgebildet werden – je nach dem Entwicklungsmodus der Embryonen und dem Zeitpunkt, zu dem die Aufteilung der Embryonalanlagen erfolgt. Beim häufigsten Zwillingstyp, den **zweieiigen Zwillingen,** liegen zwei Amnionhöhlen, zwei Chorionhöhlen und zwei Plazenten vor, die eventuell miteinander verwachsen sind. Weniger häufig und nur etwa ein Drittel aller Zwillingsschwangerschaften betreffend sind die sich aus einer einzigen Zygote entwickelnden **eineiigen Zwillinge.** Eineiige Zwillinge haben meist ein Chorion, zwei Amnionhöhlen und eine Plazenta. Zwillinge mit einem Amnion, einem Chorion und einer Plazenta sind immer eineiig, ihre Nabelschnüre sind sehr stark ineinander verwickelt. Auch die anderen Arten von Mehrlingsschwangerschaften (Drillinge etc.) können sich entweder aus einer einzelnen oder aus mehreren Zygoten entwickeln.

Klinisch orientierte Fragen

Fall 7–1

Ein Arzt fragt sich, ob das Medikament, das eine seiner Patientinnen einnimmt, Auswirkungen auf ihre Schwangerschaft haben kann.

- Wie kann man in diesem Zusammenhang das Schwangerschaftsalter bzw. den voraussichtlichen Geburtstermin (den sog. errechneten Termin, ET) des Kindes bestimmen?
- Wie kann der ET bei einer gynäkologischen Hochrisikopatientin bestimmt werden?

Fall 7–2

Eine Schwangere hat von ihrem Arzt erfahren, dass sie ein *Polyhydramnion* hat.

Sie fragt Sie, was das ist – was sagen Sie ihr?

Welche Störungen gehen oft mit einem Polyhydramnion einher?

Erläutern Sie, wie ein Polyhydramnion entsteht.

Fall 7–3

Ein Arzt wird gefragt: „Kann es sein, dass Zwillinge bei uns in der Familie liegen?"

- Spielt das mütterliche Alter dafür eine Rolle?
- Wie würden Sie im Zweifelsfalle bestimmen, ob ein Zwillingspaar eineiig oder zweieiig ist?

Fall 7–4

Ein Pathologe gibt Ihnen ein Stück Nabelschnur zur Untersuchung. Sie stellen fest, dass nur eine Nabelarterie vorhanden ist.

- Wie oft kommt so etwas vor?
- Welche fetalen Entwicklungsstörungen könnten damit verbunden sein?

Fall 7–5

Bei einer Ultraschalluntersuchung wird eine Zwillingsschwangerschaft mit *einer* Plazenta festgestellt. Chorionzottenbiopsie und Chromosomenanalyse ergeben, dass die Zwillinge wohl beide

weiblichen Geschlechts sind. Geboren werden aber Zwillinge unterschiedlichen Geschlechts.
- Wie konnte es zu dieser Fehldiagnose kommen?

Fall 7–6

Die Ultraschalluntersuchung einer Schwangeren im zweiten Trimester zeigt, dass der Fetus von mehreren Simonart-Bändern umgeben ist.
- Wie entstehen diese Bänder?
- Welche konnatalen Fehlbildungen können daraus entstehen?
- Wie nennt sich dieses Fehlbildungssyndrom

Antworten zu den Fragen finden Sie am Buchende.

ZITIERTE UND WEITERFÜHRENDE LITERATUR

Alecsandru D, Garcia-Velasco JA: Immunology and human reproduction, Curr Opin Obstet Gynecol 27:231, 2015.

Bakhsh H, Alenizy H, Alenazi S, et al.: Amniotic fluid disorders and the effects on prenatal outcome: a retrospective cohort study, BMC Pregnancy Childbirth 21:75, 2021. https://doi.org/10.1186/s12884-021-03549-3.

Benirschke K., Kaufmann P. Pathology of the Human Placenta. 5th ed. 2006; Springer. New York.

Brodowski L, Schröder-Heurich B, von Hardenberg S, et al.: MicroRNA profiles of maternal and neonatal endothelial progenitor cells in preeclampsia, Int J Mol Sci 22(10):5320, 2021. https://doi.org/10.3390/ijms22105320.

Carter A. M. Animal models of human placentation – a review. Placenta. 28 Suppl A. 2007; S41–S47.

Chen Y, Siriwardena D, Penfold C, et al.: An integrated atlas of human placental development delineates essential regulators of trophoblast stem cells, Development 149(13):dev 200171, 2022. https://doi.org/10.1242/dev.200171.

Cindrova-Davies T, Sferruzzi-Perri AH. Human placental development and function, Semin Cell Dev Biol, 131:66–77, 2022. https://doi.org/10.1016/j.semcdb.2022.03.039.

Coorena THM, Oliver TRW, Sanghvi R, Sovio U, Cook E, Vento-Tormo R: Inherent mocaicism and extensive mutation of human plcentas, Nature 592:80, 2021.

Cui Y., Wang W., Dong N., Lou J., Srinivasan D. K., Cheng W., Huang X., Liu M., Fang C., Peng J., Chen S., Wu S., Liu Z., Dong L., Zhou Y., Wu Q. Role of corin in trophoblast invasion and uterine spiral artery remodelling in pregnancy. Nature. 2012 Mar 21; https://doi.org/10.1038/nature10897.

Dashe JS, Hoffman BL: Ultrasound evaluation of the placenta, membranes and umbilical cord. Ultrasound evaluation of normal fetal anatomy. In Norton ME, editor: Callen's ultrasonography in obstetrics and gynecology, ed 6, Philadelphia, 2017, Elsevier.

Gauster M, Moser G, Wernitznig S, Kupper N, Huppertz: Early human trophoblast development: from morphology to function, Cell Mol Life Sci 79:345, 2022.

Gibson J: Multiple pregnancy. In Magowan BA, Owen P, Thomson A, editors: Clinical obstetrics and gynaecology, ed 3, Philadelphia, 2014, Saunders.

Hubinont C, Lewi L, Bernard P, et al: Anomalies of the placenta and umbilical cord in twin gestations, Am J Obstet Gynecol:S91, 2015.

Jeyarajah MJ, Bhattad J, Kelly RD, Bines KJ, Jarenem A, Yang FP: The multifaceted role of GCM1 during trophoblast differentiation in the human placenta, Proc Natl Acad Sci 119(49), 2020, e2203071119.

Khorami-Sarvestani S, Vanaki N, Shojaeian S, et al.: Placenta: an old organ with new functions, Front Immunol, 15, 2024, 1385762. https://doi.org/10.3389/fimmu.2024.1385762.

Knofler M, Haider S, Saleh L, et al: Human placenta and trophoblast development: key molecular mechanisms and model systems, Cell Mol Life Sci 76:3479, 2019.

Kosinska-Kaczynska K: Placental syndromes – a new paradigm in perinatology, Int J Environ Res Public Health 19, 2022. https://doi.org/10.3390/ijerph19127392t.

Lala PK, Nandi P, Hadi A, Halari C: A crossroad between placental and tumor biology: what have we learnt? Placenta 116:12–30, 2021. Epub 2021 Mar 12. PMID: 33958236 https://doi.org/https://doi.org/10.1016/j.placenta.2021.03.003.

Linde LE, Rasmussen S, Kessler J, et al.: Extreme umbilical cord lengths, cord knot and entanglement Risk factors and risk of adverse outcomes, a population-based study, PLoS One 13(3):e0194814, 2018. https://doi.org/10.1371/journal.pone.0194814.

Lo S, Kondon E, Chigusa Y, et al.: New era of trophoblast research: intergrating morphological and molecular approaches, Hum Reprod Update 26:611, 2020.

Mian A, Gabra NI, Sharma T, Topale N, Gielecki J, Tubbs RS, Loukas M: Conjoined twins: from conception to separation, a review, Clin Anat 30:385, 2017.

Miller JL: Twin to twin transfusion syndrome, Transl Pediatr 10:1518, 2021. https://doi.org/10.21037/tp-20-264.

Okae H, Toh H, Sato T, Hiura H, Takahashi S, Shirane K, Kabayama Y, Suyama M, Sasaki H, Arima T: Derivation of Human Trophoblast Stem Cells, Cell Stem Cell 22(1):50–63.e6, 2018. https://doi.org/10.1016/j.stem.2017.12.004. Epub 2017 Dec 14. PMID: 29249463.

Roellig K., Menzies B. R., Hildebrandt T. B., Goeritz F. The concept of superfetation: a critical review on a 'myth' in mammalian reproduction. Biol Rev Camb Philos Soc. 2011; 86: 1. 77–95. https://doi.org/10.1111/j.1469–185X.2010.00135.x.

Schust DJ, Bonney EA, Sugimoto J, Ezashi T, Roberts RM, Choi S, Zhou J: The immunology of syncytialized trophoblast, Int J Mol Sci 22:1767, 2021. https://doi.org/10.3390/ijms22041767.

Sherer DM, Al-Haddad S, Cheng R, Dalloul M: Current perspectives of prenatal sonography of umbilical cord morphology, Int J Women's Health 13:939, 2021.

Silasi M., Cohen B., Karumanchi S. A. et al. Abnormal placentation, angiogenic factors, and the pathogenesis of preeclampsia. Obstet Gynec Clinic NA. 2010; 37: 239

Turco MY, Moffett A: Development of the human placenta, Development 146:dev.163428, 2019. https://doi.org/10.3390/ijms20030687.

van der Schot AM, Sikkel E, Spaanderman MEA, Vandenbussche FPHA: Computer-assisted fetal laser surgery in the treatment of twin-to-twin transfusion syndrome: recent trends and prospects, Prenat Diagn 42(10):1225–1234, 2022. https://doi.org/10.1002/pd.6225.

Visentin S, Londero AP, Santoro L, et al: Abnormal umbilical cord insertions in singleton deliveries: placental histology and neonatal outcomes. J Clin Path 75:751, 2022.

Yang Y, Wang W, Weng J, Li H, Ma Y, Liu L, Ma W: Advances in the study of HLA class Ib in maternal-fetral immune tolerance, Front. Immunol.. 2022, Sec. Immunological Tolerance and Regulation. https://doi.org/10.3389/fimmu.2022.976289.

Zhang X, Wei H: Role of decidual natural killer cells in human pregnancy and related pregnancy complications, Front Immunol 12:728291, 2021. https://doi.org/10.3389/fimmu.2021.728291.

Zou L, Yang J, Min A, Yin Y, Li M: Clinical value and treatment progress of prenatal ultrasonography in twin pregnancy: a systematic review, Contrast Media Mol Imaging 2022:6748487. 2022. https://doi.org/10.1155/2022/6748487.

KAPITEL

8 Leibeshöhlen und Zwerchfell

Zur Orientierung

Der Begriff „Leibeshöhle" bezeichnet im weiteren Sinn beim Embryo wie beim Erwachsenen den Raum, der von der Leibeswand (Bauchwand, Brustwand) umgeben ist und die inneren Organe enthält. Je nach den Beweglichkeitsanforderungen an diese Organe liegt zwischen ihnen entweder Bindegewebe oder aber – in den meisten Fällen – ein Verschiebespalt, der beim Gesunden mit einem dünnen Flüssigkeitsfilm gefüllt ist.

Im Krankheitsfall können sich große Mengen von Gewebeflüssigkeit (z. B. bei Entzündung, Krebsgeschwür), Blut (z. B. beim rupturierten Herzinfarkt) oder Luft (z. B. beim Darmdurchbruch) in diesem Raum sammeln und so zu praktisch und klinisch darstellbaren künstlichen Räumen oder Höhlen führen. Ein solcher Zustand ist auch bei der besten medizinischen Versorgung oft lebensbedrohend und zwingt zu raschem ärztlichem Handeln. Durch diese dramatischen klinischen Umstände wie auch durch die Untersuchung und Schematisierung früher embryonaler Stadien – und nicht zuletzt wegen des reinen Wortsinns („Höhle") – entsteht bei der ersten Begegnung mit dem Begriff „Leibeshöhle" häufig die Vorstellung eines mehr oder weniger großen hohlen Raums zwischen den Organen. Tatsächlich ist die Leibeshöhle jedoch von Beginn an nahezu vollständig mit Organen ausgefüllt und wird nur unter pathologischen Bedingungen durch zusätzliche Höhlenbildung zwischen den Organen erweitert. Davon abgesehen bestehen Verwechslungsmöglichkeiten beim Begriff „Leibeshöhle" mit den offensichtlichen Höhlen des Körpers, wie z. B. den Hohlräumen von Herz, Magen, Darm und Harnblase, deren Form und Größe vom (ständig wechselnden) Füllungszustand abhängt.

Bei der Beschreibung der embryonalen Entwicklung wird der Begriff der *Leibeshöhle* am häufigsten gleichbedeutend mit dem Begriff *Zölom* gebraucht. Von der vergleichenden Embryologie wurden jedoch zwei verschiedene Räume mit dem Begriff „Leibeshöhle" belegt, die dann als *primäre* und *sekundäre Leibeshöhle* bezeichnet wurden: Die **primäre Leibeshöhle** ist bei mehrzelligen Organismen als der erste innere, von den außen liegenden Zellen abgeschirmte Raum definiert; er entsteht beim Säuger nicht etwa in Form der Blastozystenhöhle, sondern erst zu Beginn der Gastrulation zwischen Epiblast und Hypoblast, und zwar als der erste während der Entwicklung entstehende Spaltraum, der sich rasch erweitert, während er vom Mesoderm besiedelt wird. Dies und die Verwandtschaft mit dem *Blastozöl* (einer „echten" Höhle) des Amphibienkeims wurde in ➤ Kapitel 3 näher erläutert. Innerhalb des Mesoderms entsteht dann durch das Zusammenfließen von Interzellularräumen die **sekundäre Leibeshöhle** oder das **Zölom,** und zwar als **extraembryonales Zölom** (oder **Chorionhöhle**) im extraembryonalen Mesoderm (zwischen Trophoblast und Dottersack) und als **intraembryonales Zölom** im (intraembryonalen) Mesoderm zwischen Ektoderm und Endoderm. Das vorliegende Kapitel beschäftigt sich ausschließlich mit der weiteren Entwicklung der sekundären Leibeshöhle, d. h. mit der Abtrennung des intraembryonalen vom extraembryonalen Zölom und mit der anschließenden Unterteilung des intraembryonalen Zöloms in *Perikard-*, *Pleura-* und *Peritonealhöhle.*

Ein möglicher phylogenetisch ursprünglicher Sinn der sekundären Leibeshöhle liegt in der Gelegenheit zur „Ausscheidung von Stoffwechselprodukten und der Abgabe der Geschlechtsprodukte" (Broman, 1905): Dies ist durch die Anordnung der frühen Organanlagen – besonders der Nieren und Gonaden (➤ Kap. 12) – augenfällig, konnte jedoch bisher nicht anhand von morphologischen oder molekularen Daten zweifelsfrei bestätigt werden. In jedem Fall bringt das Prinzip der Leibeshöhle für den erwachsenen Organismus den Vorteil der beweglichen, lockeren Aufhängung der inneren Organe (z. B. an einem Mesenterium, s. u.), mit unbeeinträchtigter Gefäß- und Nervenversorgung trotz stark wechselnder Füllungs- oder Stellungszustände. Bei manchen Organen (Herz) ist dies sogar eine sehr frühe Entwicklungsvoraussetzung, sodass die Bildung der Leibeshöhle dort tatsächlich sehr früh einsetzt, und zwar nahezu gleichzeitig mit dem Auftreten der ersten interstitiellen (= Mesoderm-)Zellen des Embryos überhaupt.

8.1 Zölom als Vorläufer der embryonalen Leibeshöhlen

Als erste Anlage des **intraembryonalen Züloms** (➤ Kap. 4) bildet sich Ende der dritten Entwicklungswoche im Mesoderm des kranialen Teils der Keimscheibe ein abgeschlossener hufeisenförmiger Spaltraum, die **Pleuroperikardhöhle.** Ihr Mittelstück – am kranialen Ende des Embryos – ist die Anlage der *Perikardhöhle,* und ihre seitlichen absteigenden Schenkel sind die zukünftigen *Pleurahöhlen.* Als weiterer Teil des intraembryonalen Züloms entwickelt sich dann zu Beginn der vierten Entwicklungswoche auf Höhe der hinteren Hälfte der Keimscheibe (kaudal der Pleuroperikardhöhle) im Seitenplattenmesoderm ein ebenfalls parallel zu Ektoderm und Endoderm liegender intraembryonaler **Zölomspalt.** Dieser Spalt ist die Anlage der *Peritonealhöhle,* hat aber anders als die anterolateral geschlossene Pleuroperikardhöhle von Anfang an am Rand der Keimscheibe auf der ganzen Strecke bis zum Haftstiel nach lateral (und kaudal) eine offene Verbindung zum **extraembryonalen Zölom** (➤ Abb. 8.1). Noch während er sich bildet, öffnen sich die absteigenden Schenkel der Pleuroperikardhöhle an ihren kaudalen Enden in den Zölomspalt und verbinden nun als **Zölomgänge** *(Ductus pericardioperitoneales)* die Anlage der Perikardhöhle mit der Anlage der Peritonealhöhle (➤ Abb. 8.1A). Damit ist auf der ganzen Länge der noch flachen Keimscheibe ein durchgehendes, aber noch flaches, einheitliches intraembryonales Zölom als Anlage einer einheitlichen embryonalen Leibeshöhle entstanden.

8.2 Einheitliche embryonale Leibeshöhle

Bei der Abfaltung des Embryos in der vierten Entwicklungswoche (➤ Abb. 8.2) und der damit einhergehenden Ausbildung des Nabels entstehen die ventrale und die laterale Körperwand. Zugleich wird vom Dottersack die Darmanlage abgegliedert, indem die ursprünglich breite Verbindung zwischen der intraembryonalen Darmanlage und dem extraembryonalen Dottersack zum Dottersackgang *(Ductus omphaloentericus)* verschmälert wird (➤ Abb. 5.1). Die Darmanlage erstreckt sich nach kranial als *Vorderdarm* in die Kopfregion, nach kaudal als *Hinterdarm* in die Steißregion des Embryos, und aus dem mittleren Abschnitt *(Mitteldarm)* entspringt der Dottersackgang (➤ Abb. 8.2B und E).

In der vierten Woche vergrößert sich der zentrale Abschnitt der Pleuroperikardhöhle beträchtlich und bildet so die **Perikardhöhle,** die die *Herzfalte* (Anlage des Herzens) umgibt. Dabei wird die Perikardhöhle mit der Herzanlage im Zuge der Abfaltung des Embryos in ventrokaudaler Richtung vor den Vorderdarm verlagert (➤ Abb. 8.2B und E, ➤ Abb. 8.3). Die beiden absteigenden Schenkel der Pleuroperikardhöhle, die Anlagen der Pleurahöhlen, bleiben dagegen vorerst vergleichsweise enge Gänge **(Zölomgänge).** Sie entspringen nun an der Dorsalseite der Perikardhöhle, verlaufen beidseits neben dem Vorderdarm abwärts und münden an ihrem kaudalen Ende in die Anlage der Peritonealhöhle. Auf diese Weise verbinden sie als *Ductus pericardioperitoneales* die Perikardhöhle mit der Peritonealhöhle (➤ Abb. 5.1A_3 und B_3 sowie ➤ Abb. 8.3B und D).

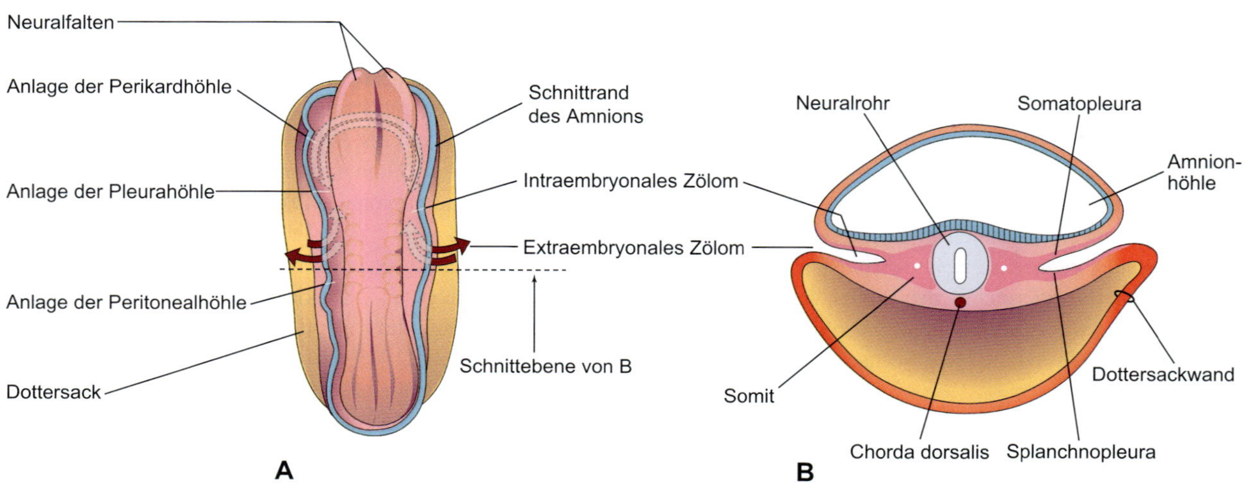

Abb. 8.1 A) Dorsalansicht eines Embryos vom Beginn der vierten Woche (22 Tage). Das Amnion ist abgetrennt, und der Embryo ist zur Darstellung des Zöloms durchscheinend gezeichnet. Der Verlauf der hufeisenförmigen Pleuroperikardhöhle und ihre Verbindung mit dem Zölomspalt sowie dessen Öffnung ins extraembryonale Zölom sind durch Pfeile gekennzeichnet. **B)** Querschnitt durch den Embryo in der in A angegebenen Höhe.

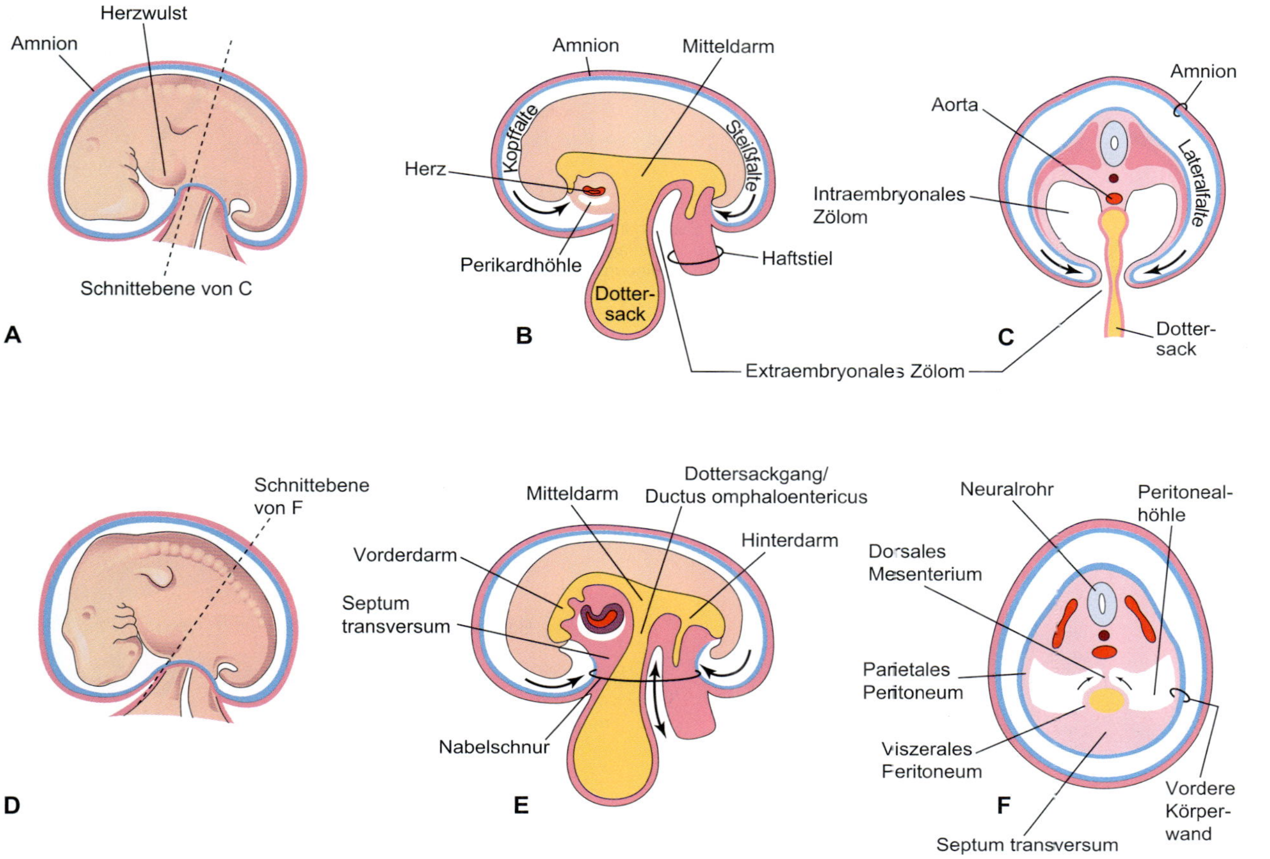

Abb. 8.2 Schematische Darstellung der Abfaltung des Embryos. Die Zeichnungen zeigen die Auswirkungen der Abfaltung auf das intraembryonale Zölom und die benachbarten Organe. A) Seitenansicht eines Embryos aus der Mitte der vierten Woche (ca. 26. Tag). B) Sagittalschnitt desselben Embryos mit Darstellung der Kopf- und Steißfalte. C) Transversalschnitt durch die in A angegebene Schnittebene. Das Schema zeigt, wie der Embryo mit der Aufeinanderzubewegung der Lateralfalten seine zylindrische Gestalt erhält. D) Seitenansicht eines Embryos vom Ende der vierten Woche (ca. 28. Tag). E) Sagittalschnitt desselben Embryos mit Darstellung der engen Verbindung zwischen intra- und extraembryonalem Zölom (Doppelpfeil). F) Transversalschnitt durch die in D angegebene Schnittebene mit Darstellung der vorderen Körperwand, des Septum transversum und des dorsalen Mesenteriums. Die Pfeile weisen auf den Übergang von der Somatopleura in die Splanchnopleura. Die Somatopleura wird zum parietalen Peritoneum und kleidet die Bauchwand aus, die Splanchnopleura wird zum viszeralen Peritoneum und bedeckt hier die Anlage des Vorderdarms.

Die Zölomspalten (als erste Anlagen der Peritonealhöhle) vertiefen und vergrößern sich bei der lateralen Abfaltung des Embryos, werden auf der Ventralseite des Embryos einander angenähert (➤ Abb. 8.4D) und flankieren nun beiderseits die Darmanlage. Dorsal (und später auch ventral) der Darmanlage nähern sich die beiderseitigen Anlagen der Peritonealhöhle so weit, dass hier nur noch schmale Gewebeplatten stehen bleiben, die den Darm mit der dorsalen (bzw. ventralen) Körperwand verbinden: Es bildet sich das dorsale (und später das ventrale) **Mesenterium** (➤ Abb. 5.1D$_3$ und ➤ Abb. 8.4E).

Während sich durch die Abfaltung des Embryos die Perikardhöhle mit der Herzanlage nach kaudal vor den nach kranial aufsteigenden Vorderdarm verlagert (➤ Abb. 8.2B), bildet sich als kaudale Begrenzung der Vorderdarmanlage die **obere Darmpforte,** die zusammen mit der Wand des Mitteldarms und der **Hinterdarmpforte** den zunächst noch breiten, im Dottersackstiel gelegenen ***Dottersackgang*** *(Ductus omphaloentericus)* bildet. Das Mesenchym, das sich Ende der dritten Woche kranial von der Anlage der Perikardhöhle bis zum Rand der Keimscheibe erstreckt (➤ Abb. 5.1A$_2$), wird ebenfalls nach kaudal – und zwar über das Niveau der Perikardhöhle hinaus – verlagert. Zwischen dem Boden der Perikardhöhle und dem Dach des *Ductus omphaloentericus* entsteht so eine Mesenchymplatte, die hier eine erste quere Scheidewand im Embryo bildet und deshalb ***Septum transversum*** genannt wird (➤ Abb. 5.2C). Ventral grenzt das *Septum transversum* im Gebiet des Nabels an das extraembryonale Zölom; nach dorsal steht es über das Mesenchym des Vorderdarms, medial und lateral der Zölomgänge mit der Rückenregion des Embryos in Verbindung (➤ Abb. 8.3A und B). Später, mit dem fortschreitenden Deszensus des kranialen Umfangs des Nabels (dem ehemaligen Vorderrand der Keimscheibe) im Laufe der vierten Entwicklungswoche, grenzt das *Septum transversum* ventral an die Körperwand oberhalb des Nabels und bildet nun eine Scheidewand zwischen der Perikardhöhle und dem oberen Teil der Bauchhöhle (➤ Abb. 8.5). Das *Septum transversum* zeigt sich hier als erste Anlage des Zwerchfells (➤ Abb. 8.4A); es wird später zum *Centrum tendineum* des Zwerchfells.

Die einfache Trennung der rechten und linken Anlage der Peritonealhöhle durch die Mesenterien ist im Prinzip auf den posterioren Abschnitt der Bauchhöhle beschränkt (➤ Abb. 8.4C). Oberhalb

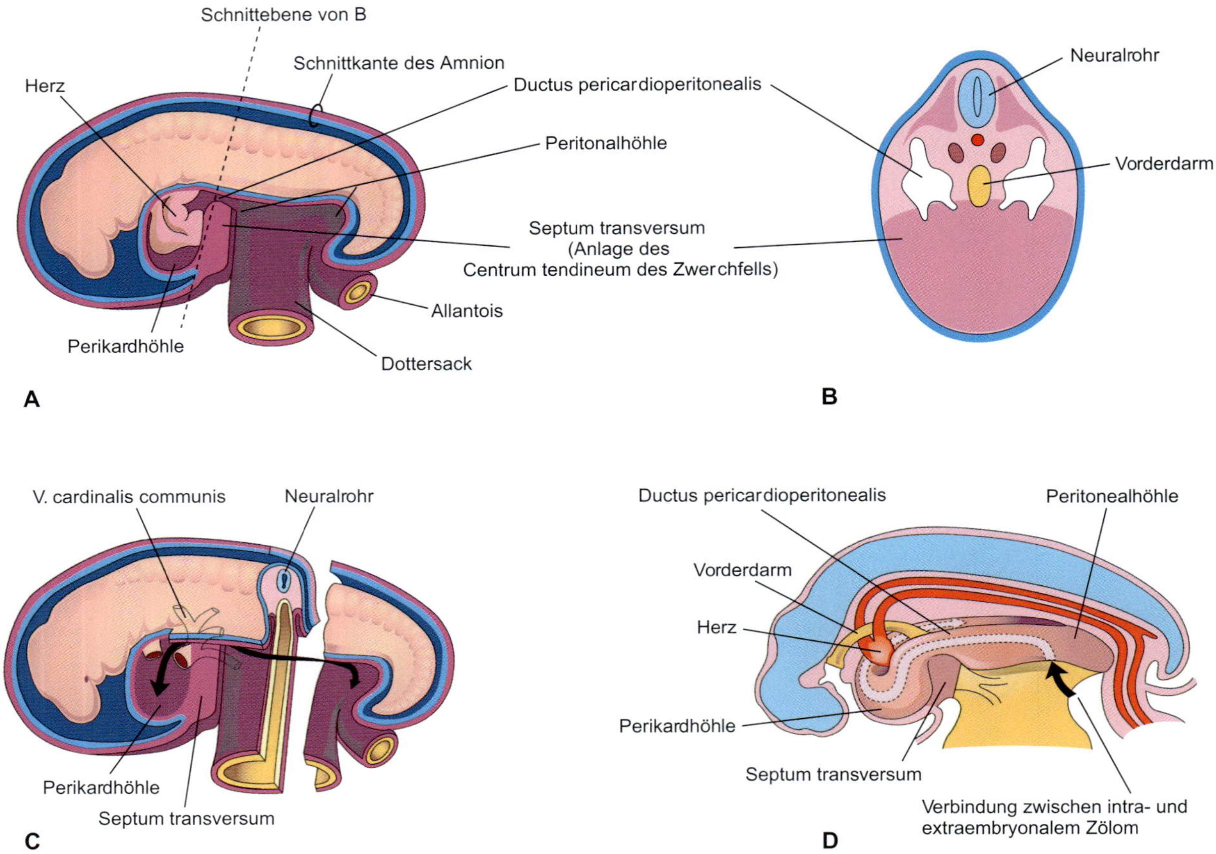

Abb. 8.3 Schematische Darstellung eines Embryos aus der Mitte der vierten Woche (ca. 24. Tag). A) Seitenansicht des Embryos. Die Herzanlage wurde durch Abtragung der Seitenwand der Perikardhöhle freigelegt. **B)** Transversalschnitt durch den Embryo zur Darstellung der Lagebeziehung der Zölomgänge (Ductus pericardioperitoneales) zum Septum transversum (Anlage des Centrum tendineum des Zwerchfells) und zum Vorderdarm. **C)** Seitenansicht des Embryos nach Wegnahme des Herzens. Um den Zusammenhang von intra- und extraembryonalem Zölom zu zeigen, wurde der Embryo quer durchtrennt. **D)** Sagittalschnitt zur Darstellung der Zölomgänge (Ductus pericardioperitoneales), die an der Hinterwand der Perikardhöhle entspringen und beidseits neben dem Vorderdarm verlaufen, bis sie in die Peritonealhöhle münden. Der Pfeil kennzeichnet die Verbindung zwischen dem intraembryonalen und dem extraembryonalen Zölom sowie den durchgängigen Zusammenhang aller Teile des intraembryonalen Zöloms in diesem Stadium.

des Nabels, sozusagen am ventralen Teil der „kranialen Decke" der Bauchhöhle, entsteht in Verbindung zum kaudalen Abschnitt des Vorderdarms (der Anlage von Magen und oberem Duodenum) durch die bereits mächtige Ausbreitung der Leberanlage (im *Septum transversum*) das **ventrale Mesenterium.** Es sorgt für eine zunächst nur kranial angedeutete Trennung der rechten und linken Peritonealhöhle; in seinen Unterrand wird später mit zunehmender Verengung des Nabels die *V. umbilicalis* verlagert. Dagegen ist der gesamte in der Bauchhöhle gelegene Darm (der untere Teil des Vorderdarms, der Mitteldarm und der Hinterdarm) mit einem **dorsalen Mesenterium** an der hinteren Bauchwand aufgehängt (➤ Abb. 8.2F und ➤ Abb. 8.4C–E). Kaudal des ventralen Mesenteriums kommunizieren also rechte und linke Hälfte der Bauchhöhle miteinander, sodass eine große gemeinsame **Peritonealhöhle** entsteht, die sich von der Perikardhöhle bis in die Beckengegend erstreckt.

Die Peritonealhöhle steht im Nabel rund um den *Ductus omphaloentericus* und Dottersack über das **Nabelzölom** auch weiterhin mit dem extraembryonalen Zölom in offener Verbindung (➤ Abb. 8.3C und D). Im Nabelzölom liegt in diesem Stadium also nur der *Ductus omphaloentericus,* doch tritt später die Nabelschleife des Mitteldarms durch diese Öffnung in die Nabelschnur und entwickelt sich hier sogar zum größten Teil des Dünndarms und zu einem Teil des Dickdarms. Erst nachdem sich der Darm in der zehnten Woche aus der Nabelschnur in die Bauchhöhle zurückverlagert hat (➤ Kap. 11), verliert die Peritonealhöhle die Verbindung mit dem extraembryonalen Zölom, und das extraembryonale Zölom obliteriert.

Aus dem intraembryonalen Zölom sind im Laufe der vierten Entwicklungswoche also vier abgrenzbare Anteile der embryonalen Leibeshöhle hervorgegangen (➤ Abb. 8.2 und ➤ Abb. 8.4):

- die Perikardhöhle
- die Peritonealhöhle
- zwei Zölomgänge *(Ductus pericardioperitoneales).*

Diese Leibeshöhlen sind von einer mesothelbedeckten Haut, der Serosa, ausgekleidet. Als **parietale Serosa** bedeckt sie die Wand der Leibeshöhle, als **viszerale Serosa** die Eingeweide. Die parietale Serosa ist aus dem Mesoderm der Leibeswand (der sog. Somatopleura[1]), die viszerale Serosa aus dem Mesoderm der Darmwand (der sog. Splanchnopleura[1]) entstanden (➤ Abb. 8.4E). Die Serosa

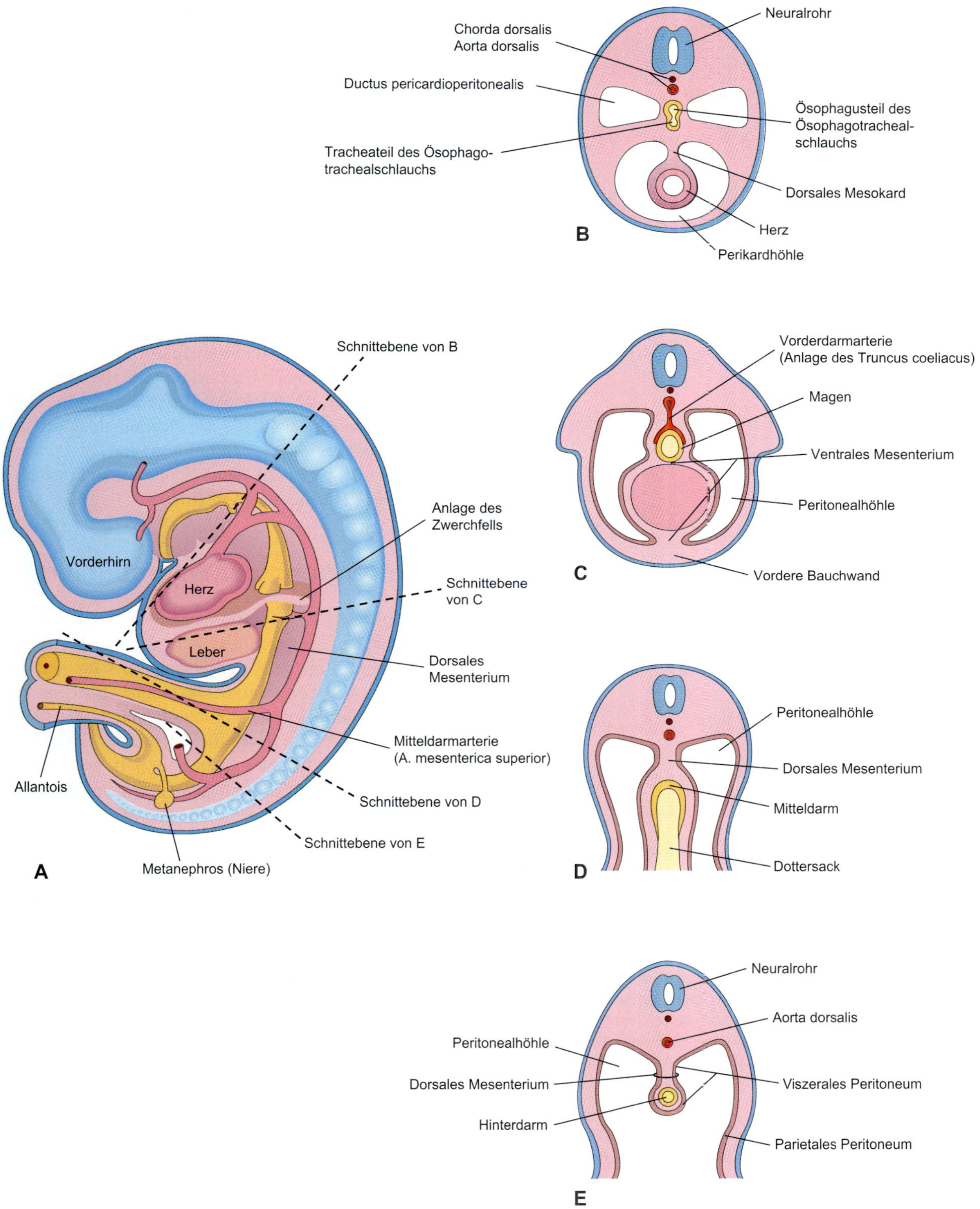

Abb. 8.4 Schematische Darstellung der Leibeshöhlen und Mesenterien zu Beginn der fünften Woche. A) Sagittalschnitt: Die Arterien zur Versorgung des Darms verlaufen – ebenso wie die Lymphbahnen und Nerven – zwischen den beiden Blättern des dorsalen Mesenteriums. **B–E)** Transversalschnitte durch den Embryo entlang den in A angegebenen Schnittebenen: Das ventrale Mesenterium tritt nur auf Höhe der Leber auf. Der rechte und der linke Teil der Peritonealhöhle sind in C (auf Höhe der Leber) voneinander geschieden, in E (kaudal der Leber) miteinander verbunden.

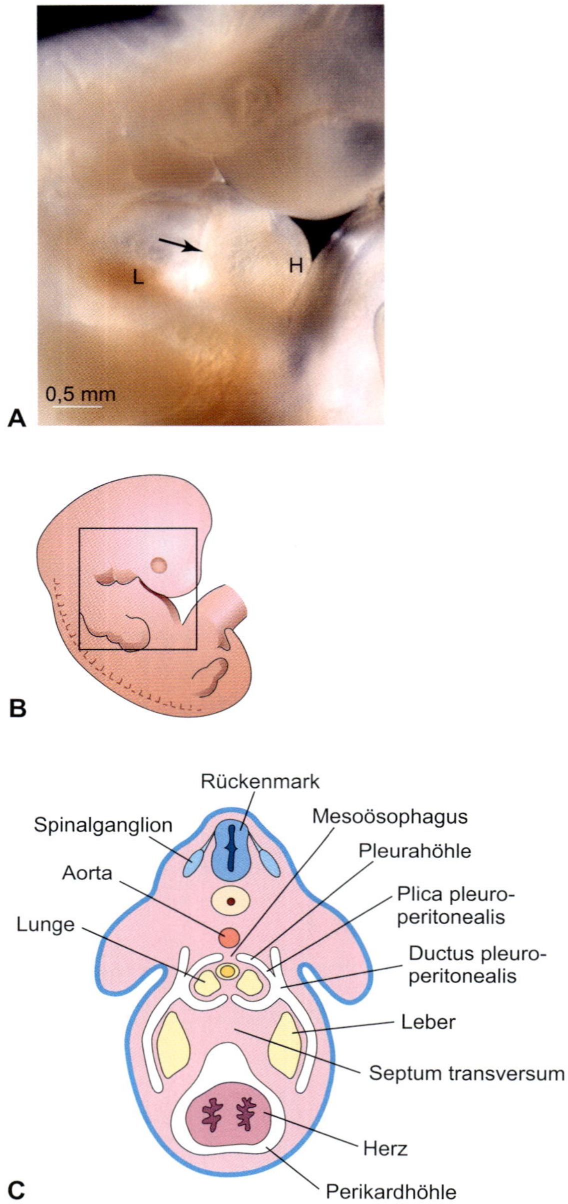

Abb. 8.5 A) Seitenansicht eines Embryos aus der Mitte der fünften Woche (ca. 33. Tag). Der Rahmen markiert den in B dargestellten Ausschnitt. **B)** Seitenansicht eines fünf Wochen alten Embryos zur Darstellung von Septum transversum (Pfeil), Herz (H) und Lunge (L). **C)** Transversalschnitt durch den Embryo in Höhe der in B angegebenen Schnittebene. (B mit freundlicher Genehmigung von Dr. Bradley R. Smith, University of Michigan, Ann Arbor, MI, USA.)

wird dann in der Bauchhöhle als parietales und viszerales **Peritoneum** bezeichnet und in der Pleurahöhle als parietale und viszerale **Pleura.** Die parietale Serosa der Perikardhöhle heißt **Perikard,** die viszerale heißt **Epikard;** allerdings bildet sich nur das Myokard direkt aus der Mesodermschicht der (Vorder-)Darmwand, und das Epikard überzieht erst nach und nach vom Mesoderm in der Nähe des *Septum transversum* ausgehend das Myokard (➤ Kap. 13).

Die mit viszeraler Serosa fast vollständig bedeckten Organe sind mit der parietalen Serosa über ein **Gekröse** *(„Meso")* verbunden. Es handelt sich dabei um eine schmale Gewebeplatte, die beidseits von Serosa bedeckt ist und Nerven und Gefäße zu den Organen führt.

Das Gekröse des Darms im Bauchraum heißt **Mesenterium.** Es ist eine Serosaduplikatur, die aus dem das Organ umhüllenden viszeralen Peritoneum entspringt und dies mit dem parietalen Peritoneum (Bauchfell) und der Körperwand verbindet. Am Darm kommen sowohl ein dorsales als auch ein ventrales Mesenterium vor. Das ventrale Mesenterium findet sich jedoch nur im Oberbauch, wo es von den unteren Abschnitten des Vorderdarms (Magen und oberes Duodenum) zur vorderen Bauchwand zieht, während das dorsale Mesenterium den Darm auf ganzer Strecke mit der dorsalen Bauchwand verbindet. Im dorsalen Mesenterium gelangen die Arterien von der hinteren Bauchwand zur Darmanlage: der *Truncus coeliacus* zum Vorderdarm, die *A. mesenterica superior* zum Mitteldarm und die *A. mesenterica inferior* zum Hinterdarm (➤ Abb. 8.4A).

In der Perikardhöhle wird das Gekröse des Herzens, wo das (viszerale) Myokard in das (parietale) Perikard übergeht, **Mesocardium** genannt (➤ Abb. 8.4B). In der Pleurahöhle bildet später der Lungenhilus mit dem **Mesopneumonium** (und *Lig. pulmonale*) den Übergang von der parietalen Pleura (Rippen- oder Brustfell) zur viszeralen Pleura der Lunge (➤ Abb. 8.6).

8.3 Abtrennung der Pleurahöhlen

Die **Zölomgänge** *(Ductus pericardioperitoneales)* sind die Anlagen der Pleurahöhlen. Sie liegen jeweils lateral vom Vorderdarm (der endodermalen Anlage des Ösophagus und des Respirationstrakts) und dorsal vom *Septum transversum;* kranial öffnen sie sich in die Perikardhöhle, kaudal in die Peritonealhöhle. In der fünften Entwicklungswoche erweitern sich die Zölomgänge allmählich zu den Pleurahöhlen. Diese Erweiterung beginnt dort, wo zu diesem Zeitpunkt die Anlagen der Lungen beginnen, sich aus der Medialwand der Zölomgänge heraus in deren Lumen vorzuwölben. Dabei entstehen sowohl am oberen als auch am unteren Rand der Pleurahöhlenanlagen Serosafalten, die sich aus der Lateralwand des Zöloms erheben und die Abtrennung der Pleurahöhlen von der Perikardhöhle und von der Peritonealhöhle einleiten:

- Die oberen Serosafalten, die *Plicae pleuropericardiacae,* liegen oberhalb der entstehenden Lungen am Übergang der Pleurahöhlen zu Perikardhöhle.
- Die unteren Serosafalten, die **Plicae pleuroperitoneales,** liegen am unteren Ende der entstehenden Lungen, wo sich die Pleurahöhlen in die Peritonealhöhle öffnen.

Die *Plicae pleuropericardiacae* und *pleuroperitoneales* bleiben im Wachstum relativ zur Pleurahöhle zurück und engen die Verbindung zwischen Pleurahöhlen und Perikard- bzw. Peritonealhöhle zunehmend ein. Die vorerst verbleibenden offenen Durchgänge der Pleurahöhlen zur Perikardhöhle werden nun *Ductus pleuropericardiaci,* die zur Peritonealhöhle *Ductus pleuroperitoneales* genannt.

Das Mesenchym beider *Plicae pleuropericardiaci* und *pleuroperitoneales* steht ventral mit dem Mesenchym des *Septum transversum* und dorsal mit dem Mesenchym der Rückenregion in Verbindung. Im Mesenchym der *Plicae pleuropericadiacae* gelangen von der Rückenregion die *Vv. cardinales* **communes** nach ventral zum *Sep-*

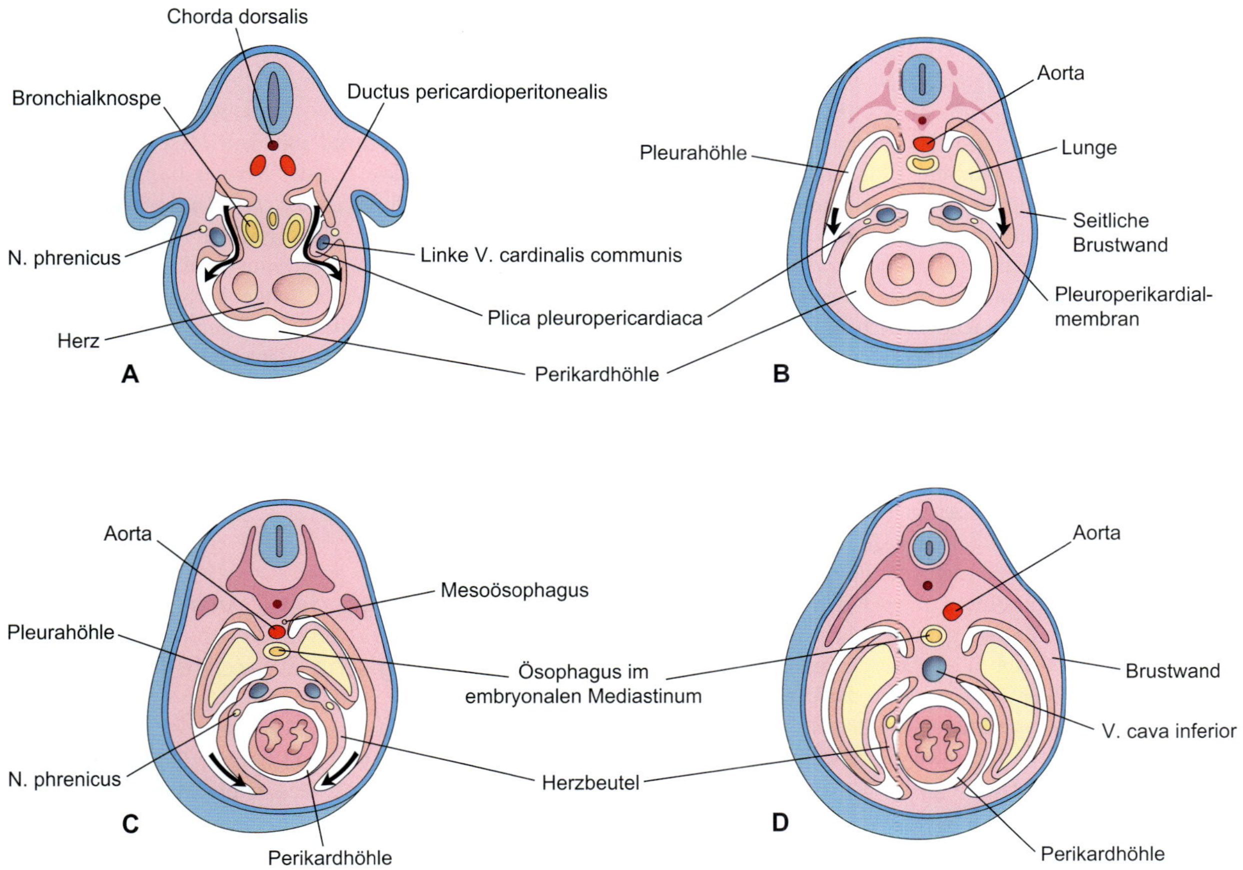

Abb. 8.6 Aufteilung der embryonalen Leibeshöhle bei Embryonen der fünften bis achten Woche. Die schematischen Querschnitte oberhalb des Septum transversum zeigen die Abtrennung der Pleurahöhlen von der Perikardhöhle, die Expansion der Pleurahöhlen, das Wachstum der Lungen und die Bildung des Herzbeutels. **A)** Ende der fünften Woche: Die Verbindungen zwischen den Anlagen der Pleurahöhlen (Ductus pericardioperitoneales) und der Perikardhöhle, die Ductus pleuropericardiaci, sind durch Pfeile markiert. **B)** Sechste Woche: Bildung der Pleuroperikardmembranen. Die Pfeile zeigen die Erweiterung der Pleurahöhlen in die Körperwand an. **C)** Siebte Woche: Erweiterung der Pleurahöhlen nach ventral zwischen Brustwand und Perikardhöhle. Die Verbindungen der Perikardhöhle zu den Pleurahöhlen (Ductus pleuropericardiaci) haben sich verschlossen. **D)** Achte Woche: weitere Ausdehnung der Pleurahöhlen, Vergrößerung der Lungen, Bildung des Herzbeutels und der Brustwand.

tum transversum (➤ Abb. 8.3C und ➤ Abb. 8.6A) und führen das Blut der längs des Rückens gelegenen Hauptvenen (*Vv. cardinales superior* und inferior) zum **Sinus** *venosus* des Herzens (➤ Kap. 13). Die *V. cardinalis communis* wird in der *Plica pleuropericardiaca* begleitet vom Zwerchfellnerv *(N. phrenicus)*, der auf diesem Wege vom *Plexus cervicalis* nach ventral zum *Septum transversum* (der Anlage des Zwerchfells) gelangt.

8.3.1 Pleuroperikardmembranen

Im Laufe des zweiten Entwicklungsmonats erweitern sich die Pleurahöhlen beträchtlich, indem sie beidseits der Perikardhöhle nach ventral in das Mesenchym der Leibeswand vordringen. Dadurch entstehen:

- lateral von der Pleurahöhle die Brustwand
- medial von der Pleurahöhle eine membranöse Scheidewand zwischen Pleurahöhle und Perikardhöhle, die *Membrana pleuropericardiaca* (Pleuroperikardmembran).

Je weiter die Pleurahöhlen in das Mesenchym der Körperwand vordringen, desto größer werden auch die Pleuroperikardmembranen. Dorsokranial, wo sich die Pleurahöhle noch immer in die Perikardhöhle öffnet, endet die Pleuroperikardmembran mit einem freien Rand (➤ Abb. 8.6B), der der *Plica pleuropericardiaca* entspricht und den *Ductus pleuropericardiacus* begrenzt. Hier liegen weiterhin die *Vv. cardinales communes* (➤ Abb. 8.6A), weiter lateral begleitet von den *Nn. phrenici.*

In der siebten Woche verschmilzt der freie Rand der Pleuroperikardmembran zunehmend mit der Medialwand des *Ductus pleuropericardiacus,* bis schließlich die Perikardhöhle von der Pleurahöhle vollständig abgetrennt ist (➤ Abb. 8.6C). Der *Ductus pleuropericardiacus* schließt sich auf der rechten Seite etwas eher als auf der linken, vermutlich weil die rechte *V. cardinalis communis* (als zukünftige *V. cava superior*) größer ist als die linke und den Ductus stärker einengt.

Als **Mediastinum** wird beim Erwachsenen der Bindegewebekörper bezeichnet, der sich zwischen den beiden Pleurahöhlen vom Brustbein bis zur Wirbelsäule erstreckt. Beim Embryo stellt der den

Vorderdarm umgebende Mesenchymkörper zwischen den beiden Anlagen der Pleurahöhlen (den Zölomgängen) die Anlage des Mediastinums dar. Wenn die Pleurahöhlen durch ihr ventralwärts gerichtetes Wachstum die Perikardhöhle schließlich umfassen und die Pleuroperikardmembranen gebildet werden, wird die Perikardhöhle mit dem Herzen in das embryonale Mediastinum einbezogen (➤ Abb. 8.6D). Die *Vv. cardinales communes* und die *Nn. phrenici,* die ursprünglich lateral von den Zölomgängen liegen, verlaufen dann im Mesenchym der Pleuroperikardmembranen zwischen den Pleurahöhlen und der Perikardhöhle und werden so auch Teile des embryonalen Mediastinums. Nachdem sich schließlich aus dem Mesenchym der Pleuroperikardmembranen der fibröse Herzbeutel gebildet hat, liegen die *Nn. phrenici* an der Medialwand der Pleurahöhle, von der *Pleura mediastinalis* bedeckt, dem Herzbeutel an.

Wenn sich in der fünften Woche die Zölomgänge zu den Pleurahöhlen zu erweitern beginnen, wölben sich auf ihrer medialen (mediastinalen) Seite die Lungenanlagen zunächst nur als sanfte Erhebungen der mediastinalen Serosa nach lateral in das Lumen der Pleurahöhle vor. In das Mesenchym der Lungenanlagen dringen aus dem embryonalen Mediastinum die endodermalen **Bronchialknospen,** die vom unteren Ende der Trachea abzweigen, nach lateral vor (➤ Abb. 8.6A und ➤ Abb. 12.4). Mit der zunehmenden Vergrößerung der Pleurahöhlen wachsen auch die Lungenanlagen zu den von viszeraler Pleura bedeckten Lungenflügeln heran (➤ Abb. 8.6B und C), in deren Mesenchym sich die Bronchialknospen zum Bronchialbaum verzweigen. Am Lungenhilus, wo die Bronchien und die Lungengefäße vom Mediastinum aus in die Lunge eintreten, geht die viszerale Pleura in die mediastinale Pleura über

Angeborene Herzbeuteldefekte Bei einem angeborenen Perikarddefekt ist der Herzbeutel nicht vollständig geschlossen: Die Perikardhöhle steht mit der Pleurahöhle – vorzugsweise auf der linken Seite – in offener Verbindung. Angeborene Herzbeuteldefekte sind selten; in sehr seltenen Fällen dringt dabei ein Teil des Herzvorhofs bei jedem Herzschlag in die Pleurahöhle vor. Die Fehlbildung beruht auf mangelhafter Bildung und/oder unvollständiger Verschmelzung der Pleuroperikardmembranen bei der Trennung der Perikardhöhle von den Pleurahöhlen.

8.3.2 Pleuroperitonealmembranen

Die *Plicae pleuroperitoneales* entspringen aus der dorsolateralen Körperwand; sie ragen anfangs mit ihrem halbmondförmigen freien Rand am unteren Ende des Zölomgangs in die Leibeshöhle vor und bilden die Grenze zwischen der Peritonealhöhle und der Anlage der Pleurahöhle. Oberhalb der *Plicae pleuroperitoneales* erweitern sich im Laufe des zweiten Entwicklungsmonats die Zölomgänge zu den Pleurahöhlen, die die entstehenden Lungen beherbergen; dabei dringen sie immer weiter in die laterale Körperwand vor. Unterhalb der *Plicae pleuroperitoneales* erweitert sich auch der obere Teil der Peritonealhöhle, der die rasch wachsenden Leberlappen enthält, nach lateral. Hierdurch springen die *Plicae pleuroperitoneales* zunehmend weiter in die Leibeshöhle vor und scheiden als vergleichsweise dünne *Membranae pleuroperitoneales* (Pleuroperitonealmembranen) die Pleurahöhle von der Peritonealhöhle (➤ Abb. 8.7). Die Pleuroperitonealmembranen bilden somit – neben dem *Septum transversum* – weitere Anteile der Zwerchfellanlage. In der sechsten Woche erstrecken sie sich so weit nach ventromedial, dass ihr freier Rand zunehmend mit dem Mesenterium des Ösophagus und dem dorsalen Teil des *Septum transversum* verschmilzt (➤ Abb. 8.7C), wodurch die *Ductus pleuroperitoneales* mehr und mehr eingeengt werden und somit die Peritonealhöhle von den Pleurahöhlen allmählich abgetrennt wird. Allerdings bleiben die *Ductus pleuroperitoneales* als enge Verbindungsgänge zwischen Pleura- und Peritonealhöhle noch längere Zeit – bis zum Ende des zweiten Entwicklungsmonats oder sogar bis in den dritten Monat hinein – bestehen. Der Schluss der Verbindungen zwischen Pleurahöhlen und Peritonealhöhle (➤ Abb. 8.7C) erfolgt auf der rechten Seite etwas früher als links; vielleicht hängt das damit zusammen, dass in diesem Entwicklungsstadium der rechte Leberlappen schon größer ist als der linke.

8.4 Entwicklung des Zwerchfells

8.4.1 Embryologische Zwerchfellkomponenten

Das Zwerchfell ist eine kuppelförmige muskulös-sehnige Scheidewand zwischen Brust- und Bauchhöhle. Es entsteht während der Embryonalentwicklung aus vier Komponenten (➤ Abb. 8.7):

- *Septum transversum*
- Pleuroperitonealmembranen
- dorsales Mesenterium des Ösophagus
- Anteile aus der Körperwand.

Septum transversum

Die Mesenchymplatte des *Septum transversum* bildet die erste Scheidewand zwischen der Perikardhöhle und der Bauchhöhle (➤ Abb. 8.3B). Vorne grenzt das *Septum transversum* an die ventrale Körperwand; nach dorsal steht es – lateral der *Ductus pericardioperitoneales* – mit dem Mesenchym der *Plicae pleuroperitoneales* und – medial der Ductus – mit dem Mesenchym um den Ösophagus sowie über dessen Mesenterium mit der Region der Wirbelsäulenanlage in Verbindung (➤ Abb. 8.7B). Während der frühen Leberentwicklung ist noch ein großer Teil der Leber in das Mesenchym des *Septum transversum* eingebettet (➤ Abb. 11.1B); später wird das *Septum transversum* dann aber zum *Centrum tendineum* des Zwerchfells (➤ Abb. 8.7D und E).

Pleuroperitonealmembranen

Die Pleuroperitonealmembranen zwischen den lateralen Abschnitten der Pleurahöhlen und der Peritonealhöhle gehen aus den *Plicae pleuroperitoneales* hervor und verschmelzen mit dem *Septum transversum* und dem Mesenterium des Ösophagus (➤ Abb. 8.7C). Hierdurch wird die Scheidewand zwischen Brust- und Bauchhöhle vervollständigt und das **primitive Zwerchfell** gebildet. Während die

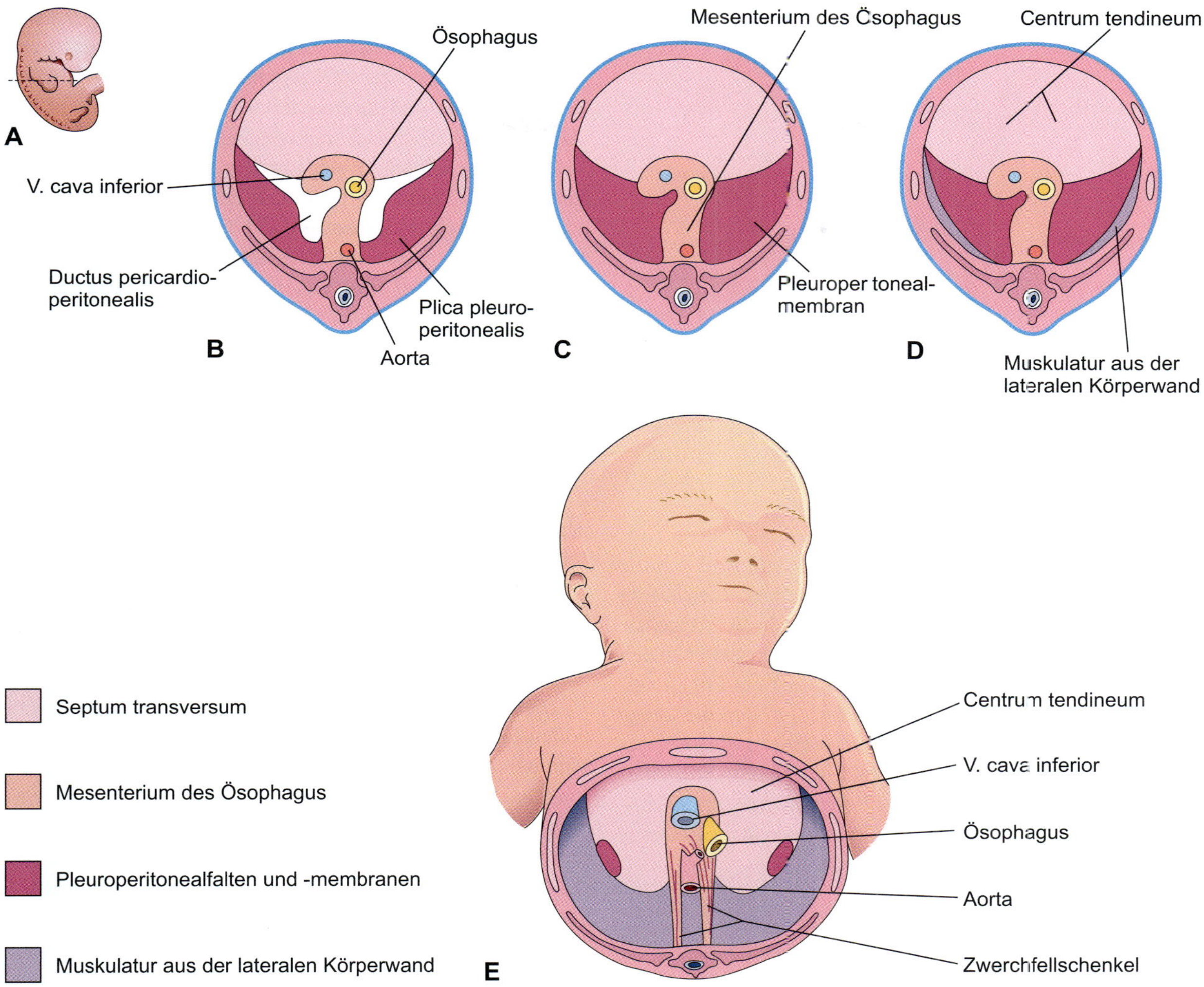

Abb. 8.7 Schematische Darstellung der Zwerchfellentwicklung. A) Skizze eines Embryos am Ende der fünften Woche in Seitenansicht (ca. × 2); die Ebene der Schnitte B bis D ist markiert. **B–E)** Darstellung der Zwerchfellentwicklung in der Ansicht von kaudal. **B)** Querschnitt mit Darstellung der noch nicht verschmolzenen Pleuroperitonealmembranen. **C)** Ähnlicher Schnitt am Ende der sechsten Woche nach der Verschmelzung der Pleuroperitonealmembranen mit den anderen beiden Komponenten des Zwerchfells. **D)** Querschnitt durch einen Fetus von zwölf Wochen nach dem Einwachsen der vierten Zwerchfellkomponente aus der Körperwand. **E)** Zwerchfell eines Neugeborenen in der Ansicht von kaudal. Die verschiedenen Zwerchfellkomponenten sind entsprechend ihrer embryonalen Herkunft gekennzeichnet.

Pleuroperitonealmembranen beim Embryo große Teile des primitiven Zwerchfells bilden, stellen sie beim neugeborenen Kind nur noch vergleichsweise kleine Teile des Zwerchfells dar (➤ Abb. 8.7C und E).

Dorsales Mesenterium des Ösophagus

Das dorsale Mesenterium des unteren Ösophagusabschnitts stellt insofern eine Anlage des Zwerchfells dar, als sich in ihm die von der Wirbelsäule entspringende Muskulatur der sog. **Zwerchfellschenkel** bildet. Bei den Zwerchfellschenkeln handelt es sich um paarige Muskelstränge, die vor der Wirbelsäule zum *Centrum tendineum* aufsteigen. Sie kreuzen auf diesem Wege ventral der Aorta und umfassen den Ösophagus (➤ Abb. 8.7E). Aus diesen Faserzügen entwickelt sich wahrscheinlich auch das *Lig. suspensorium duodeni* (Treitz-Band), das bei der Darmdrehung (➤ Kap. 11) als Fixierung für den kranialen Schenkel *(Flexura duodenojejunalis)* der gemeinsamen Anlage von Dünn- und Dickdarm eine Rolle spielt.

Anteile aus der Körperwand

Während des dritten Entwicklungsmonats (von der neunten bis zur zwölften Woche) vergrößern sich die Pleurahöhlen weiter, wobei sie sich gewissermaßen auch nach kaudal in die seitliche und dorsale Körperwand „hineingraben" (➤ Abb. 8.8). Das Gewebe der Körperwand wird dabei in zwei Schichten gespalten:

- eine äußere Schicht, die zur Brustwand wird
- eine innere Schicht, die – dorsal und lateral der von den Pleuroperitonealmembranen stammenden Teile – die randständigen Anteile des Zwerchfells bildet (➤ Abb. 8.7D und E).

Diese Zwerchfellpartien steigen von ihren Ursprüngen an den Rippen

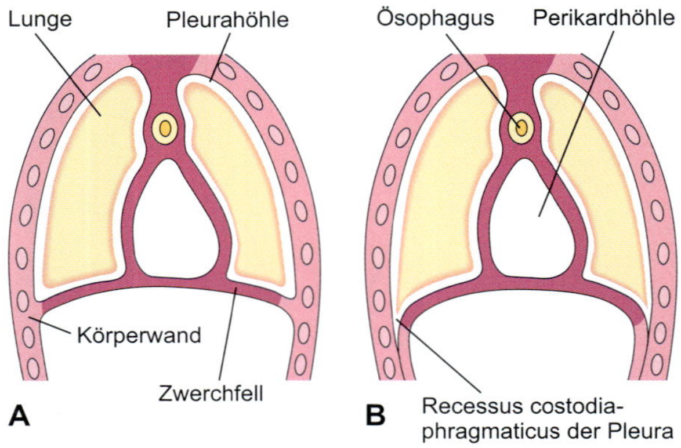

Abb. 8.8 Schematische Darstellung der Ausdehnung der Pleurahöhlen in die Körperwand. Dabei bilden sich die lateralen Anteile des Zwerchfells, die Recessus costodiaphragmatici und die typische Kuppelform des Zwerchfells aus. Bei der Vergrößerung der Pleurahöhlen wird dem Zwerchfell randständig Gewebe der Körperwand hinzugefügt.

und der lumbalen Wirbelsäule steil nach kranial auf, wodurch die charakteristische Kuppelform des Zwerchfells entsteht. Gleichzeitig mit der Vergrößerung der Pleurahöhle wächst auch die Lunge, sie füllt allerdings die Pleurahöhle in den kaudalen Partien zwischen den aufsteigenden Teilen des Zwerchfells und der Brustwand nicht aus. Diesen kaudal gelegenenen Teil der Pleurahöhle, in den die Lunge nicht hinabreicht, bezeichnet man als *Recessus costodiaphragmaticus* (➤ Abb. 8.8). Im postnatalen Leben dienen die *Recessus costodiaphragmatici* bei den Atembewegungen als Reserveräume für die Lungen: Deren Unterrand schiebt sich bei der Einatmung in die Recessus hinein und zieht sich bei der Ausatmung wieder daraus zurück.

8.4.2 Lageveränderungen, Muskulatur und Innervation des Zwerchfells

8

Während der vierten Woche liegt die Anlage des Zwerchfells, das *Septum transversum,* in Höhe des dritten bis fünften zervikalen Somiten (➤ Abb. 8.9A). In der fünften Woche wandern aus diesen Somiten Myoblasten in das sich entwickelnde Zwerchfell, und ebenso gelangen Nervenfasern aus den zugehörigen Zervikalsegmenten des Rückenmarks zum Zwerchfell. Beim Erwachsenen entspringt daher der Zwerchfellnerv *(N. phrenicus)* aus den ventralen Ästen des dritten, vierten und fünften zervikalen Spinalnervs; er innerviert das Zwerchfell motorisch und sensibel.

Durch das schnelle Wachstum des Rückens des Embryos verlagert sich das Zwerchfell relativ zur entstehenden Wirbelsäule nach kaudal **(Zwerchfelldeszensus)**. Mit dem Deszensus des Zwerchfells geht auch eine entsprechende Kaudalverlagerung des Herzens und der dem Zwerchfell anliegenden Brust- und Baucheingeweide einher *(Descensus viscerum).*

In der sechsten Woche findet sich das embryonale Zwerchfell in Höhe der thorakalen Somiten (➤ Abb. 8.9B), zu Beginn der achten Woche liegt der dorsale Teil des Zwerchfells auf Höhe des ersten Lumbalwirbels (➤ Abb. 8.9C). Durch den Deszensus des Zwerchfells erhält der *N. phrenicus,* der ja aus den zervikalen Spinalnerven *(Plexus cervicalis)* entspringt, einen absteigenden Verlauf und verlängert sich dabei entsprechend (beim Erwachsenen ist der *N. phrenicus* ca. 30 cm lang). Auf seinem Weg zum Zwerchfell liegt der *N. phrenicus* beim Embryo in der Pleuroperikardmembran zwischen der Pleura- und der Perikardhöhle. Dementsprechend liegen beim Erwachsenen die *Nn. phrenici,* von der perikardialen Pleura bedeckt, dem Herzbeutel an (➤ Abb. 8.6C und D).

Die Myoblasten (Vorläufer von Muskelzellen), die sich zur Muskulatur des Zwerchfells differenzieren, stammen aus den zervikalen Somiten (Innervation über den *N. phrenicus* aus den Zervikalsegmenten 3, 4 und 5), aus dem Mesenchym des *Septum transversum,* das sich in die anderen Komponenten der Zwerchfellanlage ausbreitet, und z. T. auch aus thorakalen Segmenten auf Höhe der thorakalen Körperwand. Ende des zweiten Entwicklungsmonats setzt im Zwerchfell die Differenzierung zu quergestreifter Muskulatur ein; der größte Teil des *Septum transversum* wird aber zu einer Sehnenplatte *(Centrum tendineum).*

Die *Nn. phrenici* innervieren das Zwerchfell motorisch, und zwar auch in den Teilen, die aus den Pleuroperikardmembranen, dem Mesenterium des Ösophagus und der Körperwand hervorgehen. Auch die sensible Innervation des Zwerchfells erfolgt durch die *Nn. phrenici,* die sensible Fasern zur Ober- und zur Unterfläche der

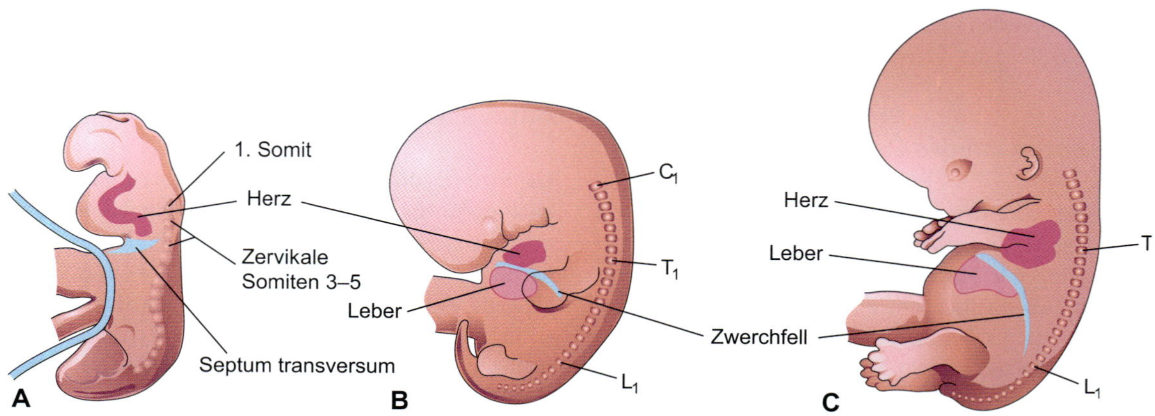

Abb. 8.9 Lageänderung des Zwerchfells im Laufe der Entwicklung. A) Vierte Woche (ca. 24. Tag): Das Septum transversum liegt in Höhe des dritten, vierten und fünften Halssegments. **B)** Sechste Woche (ca. 41. Tag). **C)** Achte Woche (ca. 52. Tag).

Zwerchfellkuppeln führen. Der den Rippen anliegende randständige Teil des Zwerchfells, der aus der Körperwand hervorgeht, erhält zusätzlich sensible Fasern aus den unteren Interkostalnerven.

8.4.3 Angeborene Zwerchfellhernien

Bei einem Zwerchfellbruch (Zwerchfellhernie) treten Baucheingeweide durch eine physiologische oder pathologische Lücke des Zwerchfells in den Thorax ein. Dass Zwerchfellbrüche auch als angeborene Fehlbildungen auftreten können, ist angesichts der Komplexität der Zwerchfellentwicklung nicht verwunderlich: Die Genese der Defekte ist daher in den meisten Fällen multifaktoriell, und genetisches Screening hat Mutationen in einer großen Zahl von Regionen auf mindestens 10 Chromosomen identifiziert. Klassifiziert werden die Hernien noch am eindeutigsten durch ihre topografische Lage (z. B. posterolateral, anterior, zentral), die häufigste Fehlbildung ist dabei der **posterolaterale Zwerchfelldefekt.**

Posterolateraler Zwerchfelldefekt Beim posterolateralen Zwerchfelldefekt fehlt ein Teil der posterolateralen Region des Zwerchfells. Durch den Defekt, der in der Klinik auch als *Bochdalek-Foramen* bezeichnet wird, steht die Peritonealhöhle mit der Pleurahöhle entlang der dorsalen Körperwand in offener Verbindung. Baucheingeweide treten durch den Defekt in die Brusthöhle und bilden einen Zwerchfellbruch (*angeborene* **pleuroperitoneale** Zwerchfellhernie oder **Bochdalek-Hernie**); als Bruchinhalt finden sich häufig Magen, Milz und verschiedene Darmabschnitte (➤ Abb. 8.10, ➤ Abb.

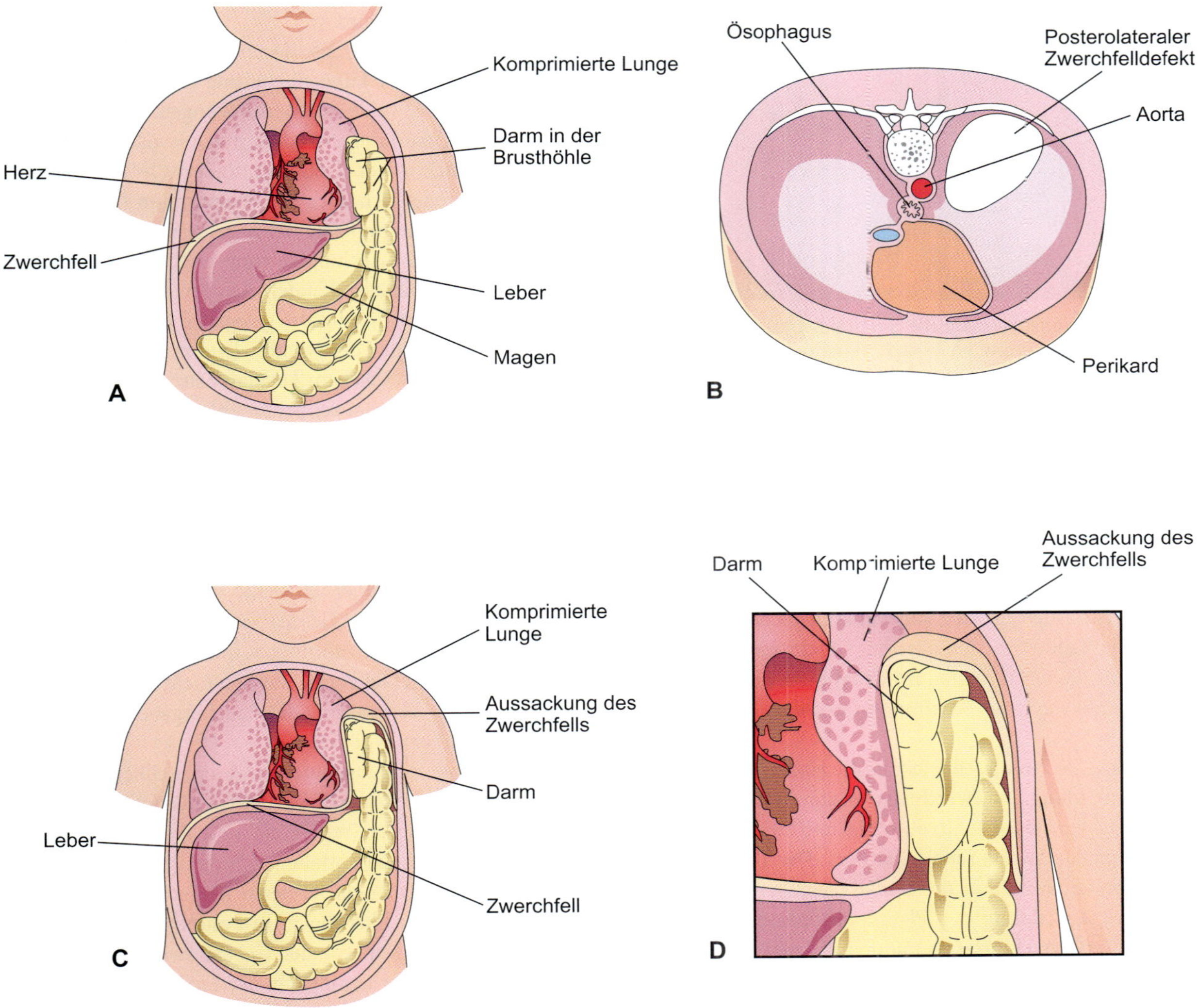

Abb. 8.10 A) In der Zeichnung sind Brust- und Bauchhöhle gefenstert, um den durch einen linksseitigen posterolateralen Zwerchfelldefekt in die Brusthöhle eingedrungenen Darm (Eventration) zu zeigen. Man beachte die komprimierte und hypoplastische Lunge. **B)** Schemazeichnung eines Zwerchfells mit einem großen posterolateralen Defekt auf der linken Seite als Folge abnormer Bildung und/oder mangelnder Verschmelzung der linken Pleuroperitonealmembran mit dem Mesenterium des Ösophagus und dem Septum transversum. **C–D)** Relaxatio diaphragmatica als Folge mangelhafter Muskelentwicklung des Zwerchfells. Baucheingeweide haben sich, von einer Aussackung des Zwerchfells umhüllt, in den Brustraum verlagert (Zwerchfellhernie).

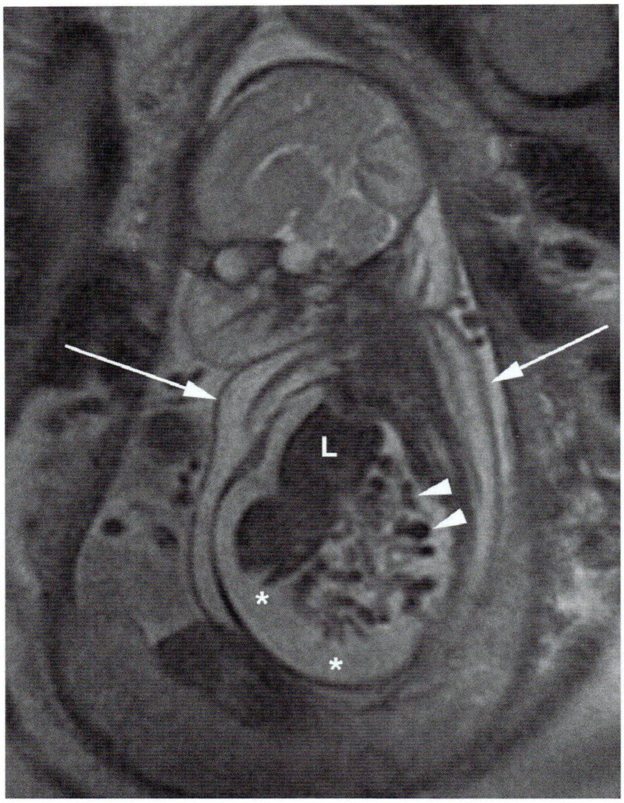

Abb. 8.11 Magnetresonanztomografie (Frontalebene) eines Fetus mit einer rechtsseitigen angeborenen Zwerchfellhernie. Beachte die Leber (L) und mehrere Dünndarmschlingen (Pfeilköpfe) im Inneren des Brustraums. In der Peritonealhöhle befindet sich Aszites (Ansammlung von seröser Flüssigkeit, Sterne), und an der Thoraxwand ist eine Verdickung der Haut zu erkennen (Pfeile). (Mit freundlicher Genehmigung von Deborah Levine, Beth Israel Deaconess Medical Center, Boston, USA.)

8.11 und ➤ Abb. 8.12). Durch die Anwesenheit von Bauchorganen im Brustraum kommt es zur Kompression der Lunge und Verlagerung des Mediastinums. Bei der angeborenen pleuroperitonealen Zwerchfellhernie handelt es sich allerdings nicht um einen Bruch im engeren Sinne, da der für einen Bruch typische Bruchsack fehlt; richtiger sollte man von einer *Eventration* sprechen.

Der posterolaterale Zwerchfelldefekt ist die einzige relativ häufige angeborene Fehlbildung des Zwerchfells, er kommt bei 2.200 Neugeborenen einmal vor, ist meist nur einseitig, und zwar überwiegend (in 85–90 %) auf der linken Seite lokalisiert. Der Defekt entsteht durch ausbleibenden Verschluss des *Ductus pleuroperitonealis* infolge mangelhafter Ausbildung der Pleuroperitonealmembran oder ihrer mangelhaften Verschmelzung mit den anderen Komponenten des Zwerchfells. Normalerweise findet der Verschluss des *Ductus pleuroperitonealis* gegen Ende des zweiten Entwicklungsmonats statt (➤ Abb. 8.7C). Sofern der Ductus noch offen ist, wenn der Darm in der zehnten Woche aus der Nabelschnur in den Bauchraum zurückverlagert wird (➤ Kap. 11), können Darm und andere Eingeweide als pleuroperitoneale Zwerchfellhernie in den Thorax eindringen. Das Überwiegen der linksseitigen Zwerchfelldefekte steht wahrscheinlich in Zusammenhang mit dem etwas früheren Verschluss des rechten *Ductus pleuroperitonealis.*

Bei pleuroperitonealer Zwerchfellhernie entwickelt das Neugeborene infolge der Lungenkompression und der Mediastinalverlagerung durch die im Brustraum gelegenen Baucheingeweide schon mit dem postnatalen Einsetzen der Atmung Atemnot mit Zyanose (Blauverfärbung der Haut) und Tachykardie (erhöhte Herzschlagfrequenz). Ultraschall, Magnetresonanztomografie (➤ Abb. 8.11) und – unter schwierigen Umständen auch – Röntgenuntersuchung (➤ Abb. 8.12C) ermöglichen eine genaue Diagnose: Es finden sich Baucheingeweide im Thorax, Herz und Mediastinum sind verlagert (in der Regel nach rechts, da die Bauchorgane sich meist im linken Brustraum befinden), die Därme sind gebläht, weil Luft geschluckt wird. Meist können sich die Baucheingeweide frei durch den Zwerchfelldefekt hin und her bewegen; sie können sich daher im Brustraum befinden, wenn das Kind liegt, und in den Bauchraum zurücktreten, wenn es aufgerichtet wird.

Die angeborenen Zwerchfellhernien führen aber nicht nur wegen der Behinderung der Lungenbelüftung durch die im Thorax gelegenen Baucheingeweide zu Atemstörungen. Häufig sind nämlich in diesem Fall die Lungen zudem hypoplastisch (unterentwickelt) und beträchtlich in der Größe vermindert (➤ Abb. 8.12A und B); nicht selten findet sich auch ein Hydramnion (zu viel Fruchtwasser). Die **Lungenhypoplasie** bei angeborener Zwerchfellhernie ist die Folge einer Entwicklungsstörung und Wachstumsverzögerung der (erst relativ spät ausreifenden) Lungen durch Raummangel und Kompression durch die abnorm gelegenen Baucheingeweide. Dabei hängt der Schweregrad der pulmonalen Entwicklungsstörung davon ab, wann und bis zu welchem Ausmaß Baucheingeweide in den Thorax eindringen, also vom zeitlichen Ablauf und vom Grad der Kompression der fetalen Lungen. Die Auswirkung auf die ipsilaterale (auf der gleichen Seite gelegene) Lunge ist größer, doch zeigt auch die kontralaterale Lunge morphologische Veränderungen.

Bei schwerer Lungenhypoplasie können primitive Alveolen reißen, sodass Luft in die Pleurahöhle eindringt *(Pneumothorax).* Die angeborene Zwerchfellhernie ist die häufigste Ursache einer Lungenhypoplasie. Nach der Geburt verursacht die Lungenhypoplasie lebensbedrohliche Atemstörungen, und die meisten Säuglinge mit angeborener Zwerchfellhernie sterben nicht wegen des Zwerchfelldefekts oder der Verlagerung der Bauchorgane in den Thorax, sondern an der Lungenhypoplasie.

Die Therapie der angeborenen Zwerchfellhernie erfolgt durch einen chirurgischen Eingriff, bei dem der Bruchinhalt in die Bauchhöhle zurückverlagert (reponiert) und der Zwerchfelldefekt verschlossen wird. Häufig entfalten sich die Lungen dann, füllen sich mit Luft und erreichen am Ende auch wieder ihre normale Größe; doch ist die Sterblichkeit hoch. In bestimmten Fällen ist die operative Korrektur schon vor der Geburt zwischen der 22. und 28. Schwangerschaftswoche möglich; der Eingriff stellt jedoch für den Fetus und die Mutter ein beträchtliches Risiko dar.

Akzessorisches Zwerchfell Eine weitere, allerdings seltene Fehlbildung des Zwerchfells geht ebenfalls häufig mit Lungenhypoplasie und anderen Atemstörungen einher: das akzessorische Zwerchfell. Bisher wurden mehr als 30 Fälle berichtet. Ein akzessorisches

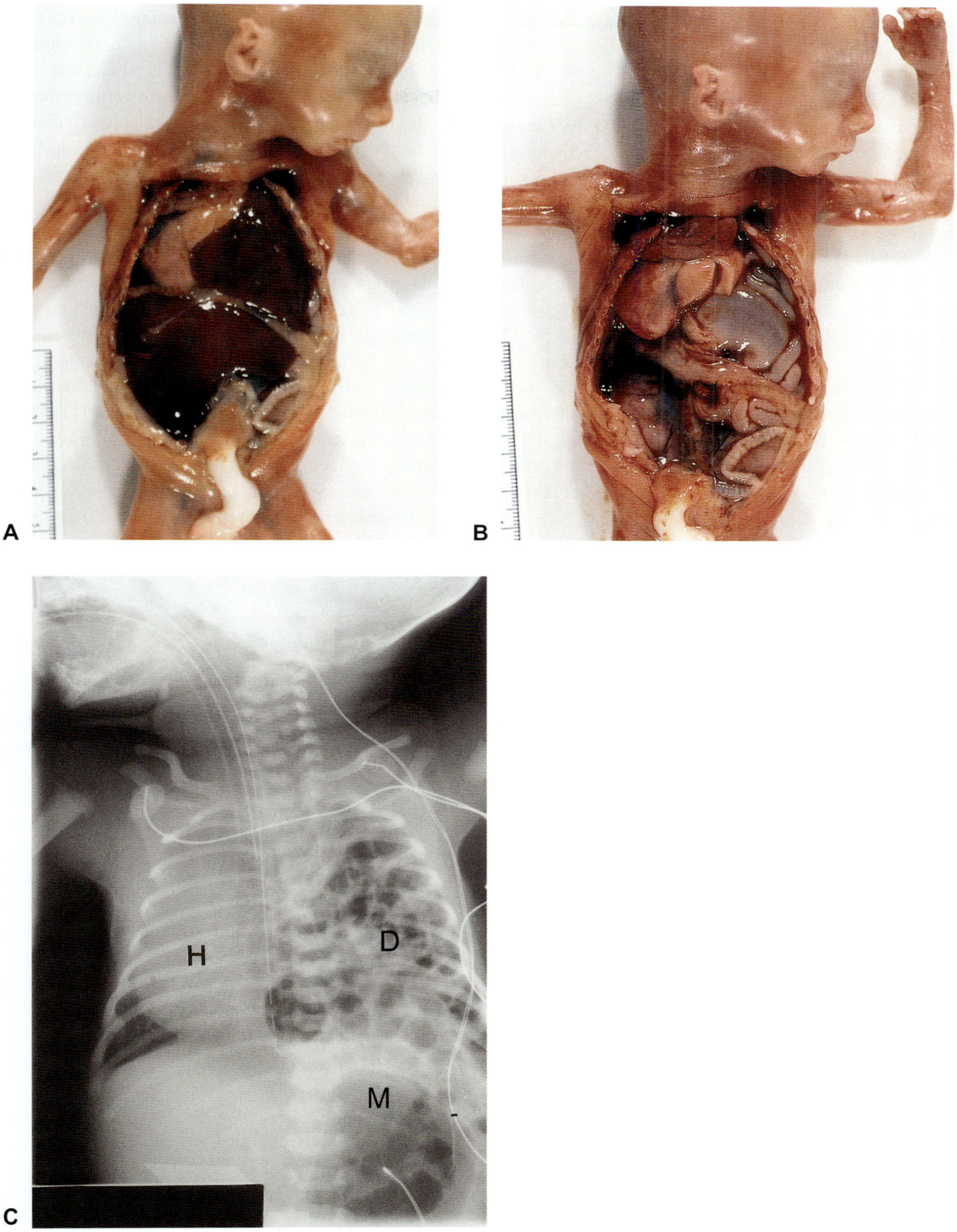

Abb. 8.12 Linksseitige Zwerchfellhernie bei einem weiblichen Fetus (19 bis 20 Wochen alt). A) Die Leber liegt in der Brusthöhle. **B)** Nach Entfernung der Leber sieht man, dass auch Magen und Darm in die Brust verlagert sind. Man beachte die Hypoplasie der Lunge. (Mit freundlicher Genehmigung von D.K. Kalousek, University of British Columbia, Vancouver, Kanada.) **C)** Thoraxröntgenaufnahme eines Neugeborenen mit angeborener Zwerchfellhernie (posterolateraler Zwerchfelldefekt). Auf der linken Seite stellen sich in die Brusthöhle verlagerte Darmschlingen (D) dar. Das Herz (H) ist nach rechts verlagert, und der Magen (M) liegt im Oberbauch auf der linken Seite. (Mit freundlicher Genehmigung von S. Sahni, Children's Hospital, Winnipeg, Kanada.)

Zwerchfell kann durch Kernspintomografie (MRT) und Computertomografie (CT) diagnostiziert werden und wird durch chirurgische Exzision behandelt.

Angeborene Relaxatio diaphragmatica Bei der angeborenen *Relaxatio diaphragmatica* ist auf einer Seite des Zwerchfells die Muskulatur mangelhaft ausgebildet. Das Zwerchfell ist hier nur eine aponeurotische Membran, die in der Art eines Beutels nach oben in die Brusthöhle ausgesackt ist; Baucheingeweide sind in dieser Aussackung des Zwerchfells nach oben verlagert (➤ Abb. 8.10C und D). Diese sehr seltene Fehlbildung entsteht hauptsächlich dadurch, dass auf der betroffenen Seite die Ausbreitung von Muskelgewebe in das Zwerchfell ausbleibt. Die *Relaxatio diaphragmatica* ist keine echte Zwerchfellhernie, sondern ein abnormer **Zwerchfellhochstand** mit entsprechender Kranialverlagerung der Baucheingeweide, doch sind die klinischen Erscheinungen denen der pleuroperitonealen Zwerchfellhernie sehr ähnlich. Bei der chirurgischen Korrektur wird das Zwerchfell mit einem Muskellappen (z. B. von einem Rückenmuskel wie dem *M. latissimus dorsi*) oder einem anderen Ersatzstück verstärkt.

Hiatushernie Bei der Hiatushernie wird ein Teil des Magens durch einen ungewöhnlich weiten *Hiatus oesophageus* – die Zwerchfellöffnung, durch die der Ösophagus zusammen mit den *Nn. vagi* durch das Zwerchfell tritt – in den Brustraum verlagert. Die Hiatushernie kommt nur sehr selten als angeborene Fehlbildung vor. Sie ist meist ein erworbenes Leiden des Erwachsenenalters, doch mag in einigen Fällen eine kongenitale Erweiterung des *Hiatus oesophageus* zu ihrer Entstehung beitragen.

Sternokostale Zwerchfellhernie Bei der sehr seltenen sternokostalen (parasternalen) Zwerchfellhernie tritt der Bruch zwischen dem sternalen und dem kostalen Teil des Zwerchfells durch das *Trigonum sternocostale* (Larrey-Spalte = Foramen Morgagni). Meist findet sich dabei ein Bruchsack. Größere Zwerchfelldefekte in diesem Bereich kommen meist zusammen mit Körperwanddefekten der Nabelregion (Omphalozele, Gastroschisis; ➤ Kap. 11) vor. Bei den sternokostalen Zwerchfellhernien kann der Darm bis in den Herzbeutel vordringen, oder umgekehrt kann das Herz nach unten in den Oberbauch verlagert sein. Röntgenologen und Pathologen sehen häufig Ausstülpungen von Fettgewebe durch das *Trigonum sternocostale,* die jedoch klinisch meist bedeutungslos sind.

Zusammenfassung

Entwicklung der Leibeshöhlen

Als erste Anlage des intraembryonalen Zöloms entsteht Ende der dritten Entwicklungswoche im Mesoderm des kranialen Anteils der Keimscheibe die **Pleuroperikardhöhle,** ein geschlossener, hufeisenförmiger Hohlraum. Sein Mittelstück stellt die Anlage der *Perikardhöhle* dar, seine seitlichen Schenkel sind die Anlagen der *Pleurahöhlen.* Als weiterer Teil des Zöloms entsteht im Mesoderm des kaudalen Teils der Keimscheibe als Anlage der *Peritonealhöhle* der **Zölomspalt,** der sich lateral in das extraembryonale Zölom öffnet. Die absteigenden Schenkel der Pleuroperikardhöhle öffnen sich an ihren kaudalen Enden in den Zölomspalt und verbinden als **Zölomgänge** *(Ductus pericardioperitoneales)* die Anlage der Perikardhöhle mit der Anlage der Peritonealhöhle. Aus der sog. **Somatopleura** gehen das *parietale Peritoneum,* die *parietale Pleura* und die *Serosa des Perikards* hervor, aus der sog. **Splanchnopleura** das *viszerale Peritoneum,* die *viszerale Pleura* und das *Epikard.*

Während der Abfaltung des Embryos in der vierten Woche nähern sich die beiden seitlichen Anteile der Peritonealhöhle auf der Ventralseite aneinander an. Die Splanchnopleura, die dem endodermalen Darmrohr anliegt, wird zum viszeralen Peritoneum und bildet vor und hinter dem Darm eine Peritonealduplikatur – das ventrale und dorsale **Mesenterium** –, über die der Darm mit der Körperwand verbunden ist. Bei der Abfaltung des Embryos wird zudem die Perikardhöhle nach kaudal verlagert; dann liegt zwischen dem Boden der Perikardhöhle und der Bauchhöhle eine quere Mesenchymplatte, das *Septum transversum;* es ist die erste Anlage des Zwerchfells.

In der fünften Entwicklungswoche beginnen die Zölomgänge *(Ductus pericardioperitoneales)* sich zu den Pleurahöhlen zu erweitern. An ihrem oberen und unteren Ende, wo sie mit der Perikard- bzw. Peritonealhöhle in offener Verbindung stehen, erheben sich Serosafalten, die *Plicae pleuropericardiacae* und *pleuroperitoneales.* Aus ihnen gehen mit der zunehmenden Ausdehnung der Pleurahöhlen im zweiten Entwicklungsmonat die **Pleuroperikard-** und **Pleuroperitonealmembranen** hervor, die die Pleurahöhlen von der Perikardhöhle bzw. der Peritonealhöhle scheiden. Die noch bestehenden offenen Verbindungen der Pleurahöhle zur Perikardhöhle *(Ductus pleuropericardiaci)* verschließen sich in der siebten Woche, die Verbindungen zur Peritonealhöhle *(Ductus pleuroperitoneales)* gegen Ende des zweiten Entwicklungsmonats.

Das **Zwerchfell** entsteht aus folgenden Komponenten:

- *Septum transversum*
- Pleuroperitonealmembranen
- dorsales Mesenterium des Ösophagus
- Anteilen aus der lateralen Körperwand.

Entwicklungsstörungen, die zu einem unvollständigen oder ineffektiven Zusammenschluss der 4 Teilkomponenten führen, werden unter dem Begriff der **kongenitalen Zwerchfellhernien** zusammengefasst und entsprechend ihrer Lage bezeichnet. Die posterolaterale Zwerchfellhernie ist dabei die häufigste Fehlbildung.

Klinisch orientierte Fragen

Fall 9–1

Ein Neugeborenes leidet unter schwerer Atemnot. Der Bauch ist ungewöhnlich flach, und Darmgeräusche können über der linken Thoraxhälfte auskultiert werden.

- Welche angeborene Fehlbildung vermuten Sie?
- Erläutern Sie, wie es zu den geschilderten Symptomen kommt.
- Wie wird die Diagnose gesichert?

Fall 9–2

Die Thoraxsonografie eines Kindes zeigt Darm im Herzbeutel.

- Welche Fehlbildung kann zur Eventration von Darm in die Perikardhöhle führen?
- Worauf beruht dieser Defekt embryologisch?

Fall 9–3

Bei einer pränatalen Ultraschalluntersuchung wird eine angeborene Zwerchfellhernie diagnostiziert.

- Wie häufig ist der posterolaterale Zwerchfelldefekt?
- Wie sollte Ihrer Meinung nach ein Neugeborenes gelagert werden, bei dem diese Verdachtsdiagnose gestellt wird?
- Weshalb wird diese Lagerung angewendet?
- Warum sterben die meisten Neugeborenen mit angeborener Zwerchfellhernie?

Antworten zu diesen Fragen finden Sie am Buchende.

ZITIERTE UND WEITERFÜHRENDE LITERATUR

Ariza L, Carmona R, Canete A, Cano E, Munoz-Chápuli R: Coelomic epithelium-derived cells in visceral morphogenesis, Dev Dyn 245:307, 2016.

Broman I. Über die Entwicklung und Bedeutung der Mesenterien und der Körperhöhlen bei den Wirbeltieren. Ergeb Anat Entw. 1905; 15: 332

Brosens E, Peters NCJ, van Weelden KS, et al.: Unraveling the genetics of congenital diaphragmatic hernia: an ongoing challenge, Front Pediatr 9:800915, 2022. https://doi.org/10.3389/fped.2021.800915.

Cannata G, Caporilli C, Grassi F, Perrone S, Esposito S: Management of congenital diaphragmatic hernia (CDH): role of molecular genetics, Int J Mol Sci 22(12):6353, 2021. https://doi.org/10.3390/ijms22126353. Published 2021 Jun 14.

Dahl, M. J., A. Lavizzari, J. W. Davis, P. B. Noble, R. Dellaca and J. J. Pillow. Impact of fetal treatments for congenital diaphragmatic hernia on lung development. Anat Rec (Hoboken). 2022 Sep 5. doi: https://doi.org/10.1002/ar.25059.

Groth S. S., Andrade R. S. Diaphragmatic eventration. Thorac Surg Clin. 2009; 19: 511.

Kim W, Courtier J, Morin C, et al.: Postnatal MRI for CDH: a pictorial review of late-presenting and recurrent diaphragmatic defects, Clin Imaging 43:1582017, 2017.

Mayer S., Metzger R., Kluth D. The embryology of the diaphragm. Semin Pediatr Surg. 2011; 20: 161

Minot C. S. Sollen die Bezeichnungen Somatopleura und Splanchnopleura in ihrem ursprünglichen richtigen oder in dem in Deutschland gebräuchlich gewordenen Sinne verwendet werden? Anat Anz. 1901; 19: 203

Moore K. L., Dalley A. F., Agur A. M. R. Clinically Oriented Anatomy. 6th ed. 2010; Williams & Wilkins. Baltimore.

Müller W. A., Hassel M. Berlin. Entwicklungsbiologie und Reproduktionsbiologie von Mensch und Tieren. 6. Aufl. 2018; Springer. Berlin.

Pechriggl E, Blumer M, Tubbs RS, Olewnik Ł, Konschake M, Fortélny R, et al: Embryology of the abdominal wall and associated malformations – a review, Front Surg 9:891–896, 2022. https://doi.org/10.3389/fsurg.2022.891896. Published 07 July 2022.

Slavotinek A. M. The genetics of congenital diaphragmatic hernia. Semin Perinatol. 2005; 29: 77

Starck D. Embryologie. Ein Lehrbuch auf allgemein biologischer Grundlage. 3. Aufl. 1975; Thieme. Stuttgart.

Wells L. J. Development of the human diaphragm and pleural sacs. Contr Embryol Carnegie Inst. 1954; 35: 107

Yu L, Hernan RR, Wynn J, Chung WK: The influence of genetics in congenital diaphragmatic hernia, Semin Perinatol 44(1):151169, 2020. https://doi.org/10.1053/j.semperi.2019.07.008.

Zani, A., W. K. Chung, J. Deprest, M. T. Harting, T. Jancelewicz, S. M. Kunisaki, N. Patel, L. Antounians, P. S. Puligandla and R. Keijzer. Congenital diaphragmatic hernia. Nat Rev Dis Primers. 2022 Jun 1;8(1):37. doi: https://doi.org/10.1038/s41572-022-00362-w.

KAPITEL

9 Hals- und Gesichtsentwicklung

Zur Orientierung

Zwischen dem ventral vorstehenden Herzwulst und dem noch unverschlossenen anterioren Ende des Neuralrohrs zeichnet sich gegen Ende der dritten Woche die Anlage von Hals und Gesicht ab. Hier entstehen in den beiden folgenden Entwicklungswochen eine Reihe von vorwiegend paarig angelegten Vorwölbungen. Für die Gesichtsentwicklung oberhalb des Oberkiefers liegen diese Vorwölbungen zunächst einzeln und sind gegeneinander verwinkelt. Für die Entwicklung von Mund, Hals und Ohr entwickeln sich auf Höhe des Rautenhirns auf jeder Seite nacheinander bis zu sechs parallele, annähernd in der transversalen Ebene liegende Verdickungen, die *Schlund-* oder *Pharyngealbögen.* Zunächst offensichtlich segmentartig angelegt, verschieben sie sich später durch unterschiedliches Wachstum gegeneinander und nehmen im Inneren des Embryos wie auch an der Außenseite ganz verschiedene Formen an (z. B. die des Unterkiefers oder der Ohrmuschel). Da diese segmentartigen Wülste auf Höhe des primitiven Schlunds oder Pharynx liegen, werden sie in ihrer Gesamtheit auch als *Schlund-* oder *Pharyngealapparat* bezeichnet (➤ Abb. 9.1). Auf jeder Körperseite besteht jedes dieser Segmente im typischen Fall aus:

- einem nach *innen und außen* vorstehenden Pharyngeal- oder **Schlundbogen**
- einer *außen* liegenden, den Bogen kaudal begleitenden Pharyngeal- oder **Schlundfurche**
- einer *innen* liegenden, den Bogen ebenfalls kaudal begleitenden Pharyngeal- oder **Schlundtasche**
- einer an der Kontaktfläche zwischen entsprechender Schlundfurche und Schlundtasche entstehenden Verschlussmembran, der Pharyngeal- oder **Schlundmembran.**

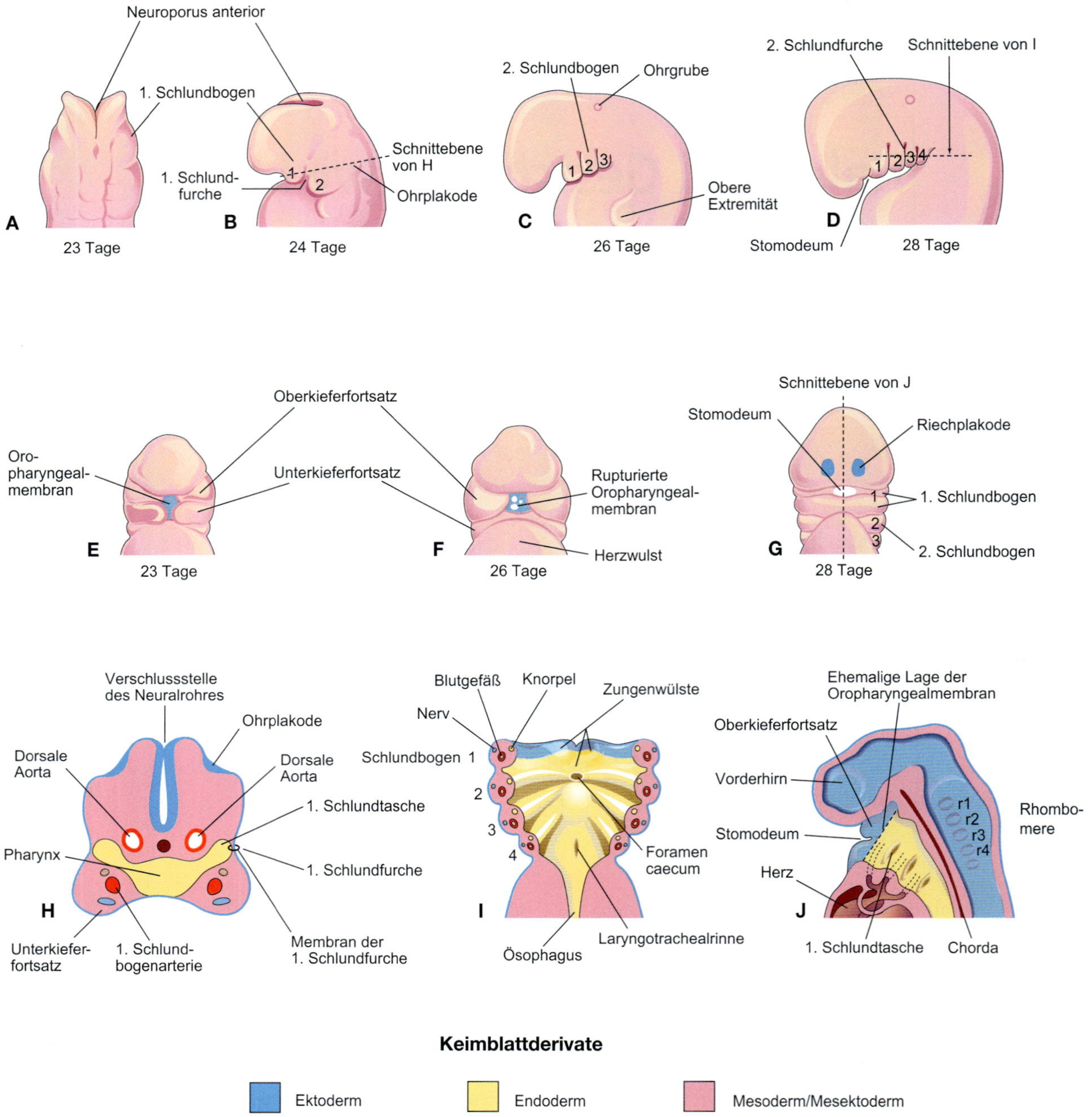

Abb. 9.1 Schematische Darstellung des menschlichen Pharyngealapparats. A) Dorsalansicht des Kopfendes eines jungen Embryos. **B–D)** Seitenansichten der Schlundbögen in späteren Entwicklungsstadien. **E–G)** Frontalansichten zur Darstellung der Beziehung zwischen erstem Schlundbogen und Stomodeum. **H)** Transversalschnitt durch die Kopfregion des Embryos in B. **I)** Ähnlicher Schnitt zur Darstellung der Bestandteile der Schlundbögen und des primitiven Pharynx eines etwas älteren Embryos (vgl. D). **J)** Sagittalschnitt durch die Kopfregion eines etwas jüngeren Embryos (vgl. C und F) mit Darstellung der ersten drei Schlundtaschen (in der seitlichen Wand des Schlunddarms) und der ersten vier Rhombomere (in der seitlichen Wand des Rhombenzephalons [Rautenhirn]).

Der Pharyngealapparat hat im vier Wochen alten menschlichen Embryo eine auffällige Ähnlichkeit mit der entsprechenden Region eines Fischembryos im vergleichbaren Entwicklungsstadium. Beim Fisch entwickelt sich diese Region zum adulten Kiemenapparat und wird deshalb schon während der Entwicklung als *Branchialregion* bezeichnet (abgeleitet vom griechischen Wort *branchia* für Fischkiemen). Bei Fischen und Amphibienlarven bildet der Branchialapparat mit seinen Furchen und Taschen ein Kiemensystem für den Austausch von Sauerstoff und Kohlendioxid zwischen Wasser und Blut. Dafür entwickelt sich in jedem Branchialbogen ein vollständiger Satz von Skelettelementen, Blutgefäßen und Nerven. Dann reißen die Schlundmembranen ein, sodass Wasser aus dem Pharynx zur Seite austreten kann und die Kiemenbögen nahezu vollständig vom (sauerstoffhaltigen) Wasser umspült werden.

Beim Menschen, wie auch bei allen landlebenden Wirbeltieren, entwickelt sich zwar im Bereich des primitiven Schlunds ansatzweise die

Anlage eines Branchialapparats mit den entsprechenden segmentalen Elementen, aber es entstehen keine funktionierenden Kiemen, die dem Stoffaustausch dienen. Vielmehr werden Frühformen der Kiemenanlagen entweder umgestaltet (d. h. an neue Funktionen angepasst) oder zurückgebildet oder aber von Anfang an überhaupt nicht angelegt. Folglich benutzt man beim Menschen den Ausdruck **Pharyngeal-** oder **Schlundbogen** anstelle von *Branchial-* oder *Kiemenbogen,* wenn man die Entwicklung der Gesichts- und Halsregion beschreibt. Im englischen Schrifttum hat sich allerdings der Ausdruck *„branchial arches"* neben *„pharyngeal arches"* auch für die Beschreibung der Spezies erhalten, die keine funktionsfähigen Kiemen ausbilden.

Die meisten angeborenen Fehlbildungen dieser Region entstehen bei der Umformung des Pharyngealapparates in die Anlagen adulter Organe. Die klinische Bezeichnung **„branchiogene Fehlbildungen"** bezieht sich deshalb auf die außerplanmäßige Erhaltung oder die abnorme Entwicklung von Teilen des Pharyngealapparats, die normalerweise zurückgebildet oder umgestaltet werden sollten. Das Verständnis der Bildungsmechanismen und Funktionen des Branchialsystems bei sog. „niederen" Vertebraten erleichtert in vielen Fällen die korrekte Beschreibung und Deutung der normalen und aberranten Entwicklungsvorgänge von Gesicht und Hals beim Menschen.

9.1 Schlundbögen

Die Entwicklung der Schlundbögen beginnt am Anfang der vierten Woche, wenn rhombenzephale Neuralleistenzellen in die zwischen Herz und Neuralrohr liegenden zukünftigen Gesichts- und Halsregionen einwandern (➤ Kap. 5.1). Das erste Paar Schlundbögen – die Anlage der beiden Ober- und Unterkieferhälften – erscheint als breite, oberflächliche Erhebungen lateral der *Oropharyngealmembran* (*Rachenmembran,* ➤ Kap. 3 und ➤ Kap. 4). Bald entwickeln sich kaudal davon, also auf der Höhe des primitiven Pharynx, auf jeder Seite weitere Bögen als leicht schräg verlaufende Wülste, die ventral miteinander verschmelzen (➤ Abb. 9.1B–D). Gegen Ende der vierten Woche sind äußerlich vier durch Schlundfurchen voneinander getrennte Schlundbogenpaare sichtbar (➤ Abb. 9.2). Die fünften und sechsten Schlundbögen sind nur rudimentär angelegt und von außen nicht durch Furchen abzugrenzen. Schlundbögen (und die zugehörigen Schlundfurchen und Schlundtaschen) werden in der Terminologie von kranial nach kaudal gleichmäßig durchnummeriert, zeigen jedoch höchst unterschiedliche Entwicklungsformen und tragen je nach Position zu unterschiedlichen Organanlagen bei:

Der **erste Schlundbogen** (Mandibularbogen) stülpt bald nach seinem Erscheinen von seinem dorsalen Abschnitt ausgehend einen breiten Fortsatz in kranioventraler Richtung aus – sozusagen das erste Anzeichen eines Mundwinkels. Der Form und Lage nach ist dieser neue Fortsatz dem ursprünglichen Schlundbogen sehr ähnlich und kann daher bei flüchtiger Betrachtung fälschlicherweise als der erste Schlundbogen selbst angesehen werden. Tatsächlich gliedert sich aber der erste Schlundbogen durch diese Besonderheit in zwei Fortsätze (➤ Abb. 9.1E–G und ➤ Abb. 9.2):

- den kaudal liegenden **Unterkieferfortsatz,** in dem sich die *Mandibula* (Unterkiefer) bildet
- den zunächst von dorsal nach kranioventral weisenden, dann aber parallel zum Unterkieferfortsatz liegenden **Oberkieferfortsatz,** der das Anlagematerial der *Maxilla* (Oberkiefer), des *Os zygomaticum* und der *Pars squamosa* des *Os temporale* liefert.

Dementsprechend sind diese beiden Fortsätze nicht durch eine Pharyngealmembran miteinander verbunden, sondern schließen zwischen sich eine schlitzförmige durchgängige Öffnung, den seitlichen Abschnitt der sich bildenden Mundöffnung, ein.

Der **zweite Schlundbogen** (Hyoidbogen oder Hyalbogen) trägt zur Bildung des *Os hyoideum* (Zungenbein) bei und liefert zusammen mit den darauf folgenden (dritten, vierten und sechsten) Schlundbögen das Stützgewebe für die lateralen Wände des primitiven *Pharynx.*

Das erste Schlundbogenpaar spielt eine wichtige Rolle bei der Gesichtsentwicklung und liefert das Stützgewebe für die **Mundbucht** (Stomodeum oder Stomatodeum). Diese erscheint durch die leichte Einsenkung der Oropharyngealmembran und des umliegenden Oberflächenektoderms zunächst anterior und später – im Zuge der in der dritten Woche einsetzenden Körperabfaltung – auch ventral des *Neuroporus anterior.* Im weiteren Verlauf senkt sie sich immer tiefer ein und reicht schließlich fast bis zum innen liegenden Übergang vom ersten zum zweiten Schlundbogen (➤ Abb. 9.1D und J). Stomodeum und primitiver Pharynx sind also von Anfang an kranioventral der Grenze zwischen dem ersten und dem zweiten Schlundbogen durch die Oropharyngealmembran getrennt. Diese besteht außen aus Ektoderm und innen aus Endoderm (➤ Kap. 3 und ➤ Kap. 4) und reißt etwa am 26. Tag ein, wodurch eine offene Verbindung zwischen Vorderdarm und Amnionhöhle entsteht (➤ Abb. 9.1F, G, J).

9.1.1 Bestandteile der Schlundbögen

Jeder Schlundbogen besteht aus einem mesenchymalen Kern und ist außen von Ektoderm und innen von Endoderm bedeckt (➤ Abb. 9.1H und I); lediglich der erste Schlundbogen ist als Wand des Stomodeums auch innen fast vollständig – nämlich bis über die innen am ersten Schlundbogen ansetzende Oropharyngealmembran hinweg – von Ektoderm ausgekleidet. Das Mesenchym stammt in der dritten Woche noch fast ausschließlich vom paraxialen Mesoderm ab; in der vierten Woche wandern dann zahlreiche **Neuralleistenzellen** in die Schlundbögen ein, sodass der größere Teil des Mesenchyms am Ende neuroektodermalen Ursprungs ist. Durch die Migration der Neuralleistenzellen und ihre anschließende Differenzierung zu Mesenchym bilden sich z. B. der Ober- und Unterkieferfortsatz des ersten Schlundbogens. Die (vom Ektoderm abstammenden) Neuralleistenzellen bilden also – abgesehen von ihrem generellen Beitrag zum peripheren Nervensystem und zur Haut (Melanozyten) – im Kopf- und Halsbereich einen großen Teil des Mesenchyms[1]; außerdem tragen sie zu vielen Strukturen in

[1] Das von den Neuralleistenzellen gebildete Mesenchym wurde früher von manchen Autoren auch als Ektomesoderm bezeichnet, kann jedoch in Struktur und vielen molekularen Aktivitäten vom „echten" Mesenchym, das sich vom Mesoderm ableitet, nicht unterschieden werden.

9

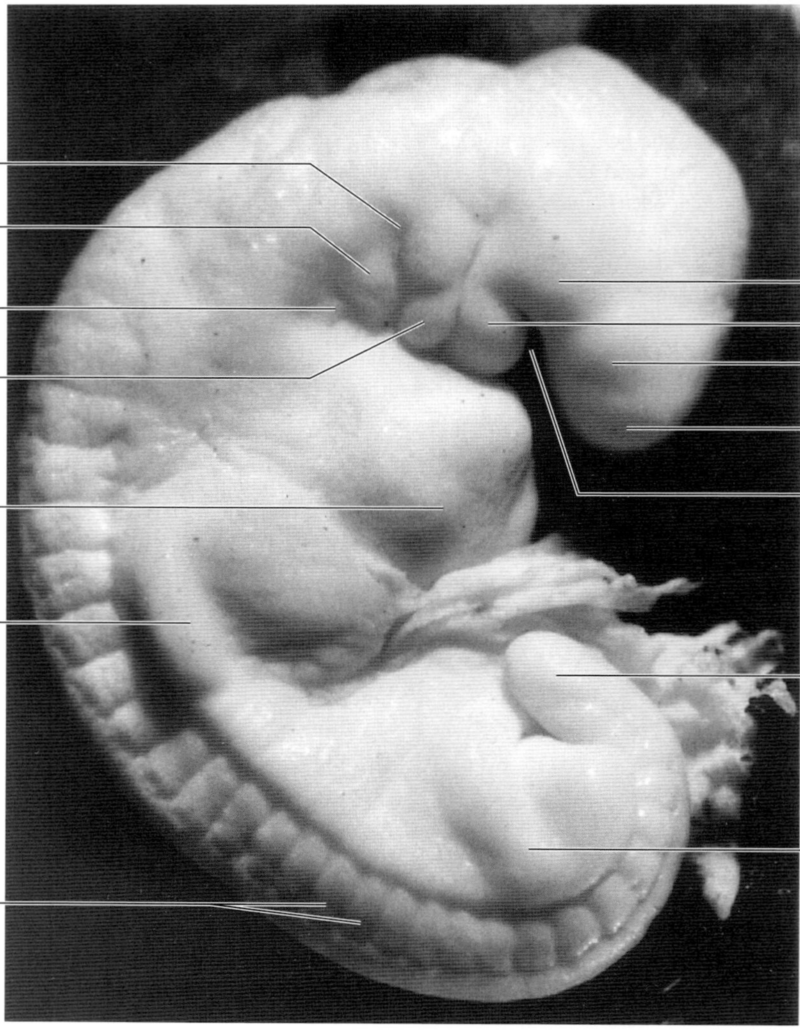

Abb. 9.2 Aufnahme eines 4½ Wochen alten menschlichen Embryos, Carnegie-Stadium 13. (Mit freundlicher Genehmigung von K.V. Hinrichsen†, Ruhr-Universität, Bochum.)

benachbarten Regionen bei (➤ Kap. 5). Die Skelettmuskulatur und das Gefäßendothel im Pharyngealapparat entwickeln sich aus Zellen des ursprünglichen Mesenchyms der Schlundbögen; experimentelle Untersuchungen haben jedoch gezeigt, dass möglicherweise auch aus dem prächordalen Kopfmesoderm myogene Vorläuferzellen in die Schlundbögen einwandern.

Im Mesenchym eines typischen Schlundbogens entstehen im weiteren Verlauf die folgenden Elemente:

- eine Schlundbogen**arterie,** die aus dem *Saccus aorticus* (➤ Kap. 13) oder einem kurzen angrenzenden Stück der ventralen Aorta hervorgeht, sich lateral an das Stomodeum oder den primitiven Pharynx anlegt und dann in die dorsale Aorta einmündet (➤ Abb. 9.3)
- eine **Knorpel**spange, die das Skelett des Schlundbogens bildet
- ein **Muskel**blastem, das sich zu Kopf- und Halsmuskeln differenziert
- ein Schlundbogen**nerv,** der auf der Höhe von genau definierten Rhombomeren (➤ Kap. 17.2.3) aus Neuralleistenzellen und parallel dazu aussprossenden Fortsätzen von Neuronen der neuralen Bodenplatte entsteht und mit verschiedenen Ästen die Derivate der Schlundbogenelemente – teilweise auch den unmittelbar angrenzenden Schlundbogen – innerviert.

9.1.2 Schicksal der Schlundbögen

Die Schlundbögen tragen wesentlich zur Bildung von Gesicht, Nasenhöhle, Mund, Larynx, Pharynx und Hals bei (➤ Abb. 9.4). Die Bestandteile der Schlundbögen beteiligen sich dabei je nach ihrer primären Differenzierung z.B. als Blutgefäß, Knorpel oder Nerv an den entsprechenden adulten Strukturen. Die Abstammung der verschiedenen Gewebe oder Organteile aus ein und demselben Schlundbogen lässt sich beim Erwachsenen jedoch noch weitgehend am Innervationsmuster des zugehörigen Schlundbogennervs ablesen.

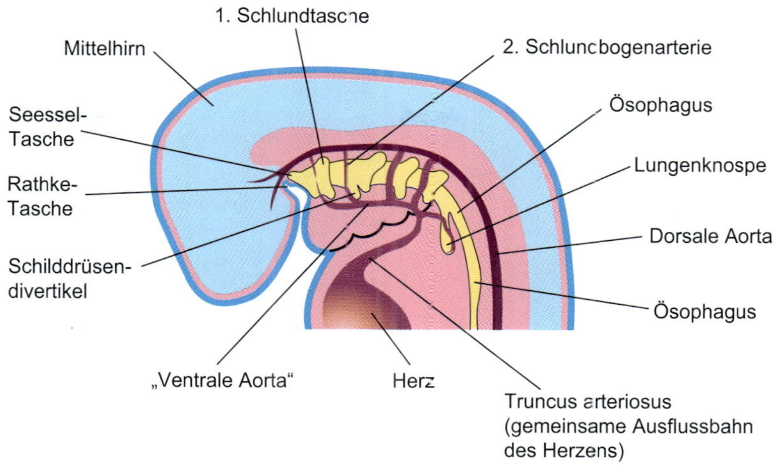

Abb. 9.3 Schematischer Sagittalschnitt durch die Pharyngealregion eines etwa 28 Tage alten menschlichen Embryos. Dargestellt sind die topografischen Beziehungen zwischen Schlundtaschen und Schlundbogenarterien, von denen die ersten beiden bereits in Rückbildung begriffen sind.

Derivate der Schlundbogenarterien

Noch während die Masse eines jeden Schlundbogens im Anfangsstadium seiner Entstehung durch einwandernde Neuralleistenzellen und lokale Proliferation der Mesenchymzellen immer mehr zunimmt, bilden sich die zugehörigen **Schlundbogenarterien.** Die Schlundbogenarterien gehen vom Aortensack und von einer kurzen, nur vorübergehend angelegten ventralen Aorta am arteriellen Pol *(Truncus arteriosus)* der Herzanlage aus und durchziehen den jeweiligen Schlundbogen in der Transversalebene bis zur paarig angelegten dorsalen Aorta. Wegen dieses Verlaufs zwischen Herz und dorsaler Aorta werden die Schlundbogenarterien in der angelsächsischen Literatur auch als „(primitive) Aortenbögen“ *(primitive aortic arches)* bezeichnet.

Die Wand der Schlundbogenarterien besteht zwar nur aus einer Lage Endothelzellen, ihr Durchmesser ist jedoch unverhältnismäßig groß. In manchen Fällen (z. B. im dritten Schlundbogen) füllt die Arterie sogar nahezu den gesamten Querschnitt des Schlundbogens aus (➤ Abb. 5.11). In den beiden ersten Schlundbögen halten die Schlundbogenarterien mit der starken Größenzunahme des Bogens nicht Schritt und bilden sich bereits zurück, während der vierte bis sechste Schlundbogen noch gar nicht vollständig ausgebildet ist (➤ Abb. 9.3). Die weitere Umformung der Schlundbogenarterien ist geprägt durch gezielte Rückbildung einzelner Arterien und Aufnahme anderer Gefäßabschnitte in die Bestandteile des adulten Gefäßnetzes; dies wird zusammen mit der Entwicklung des Herz-Kreislauf-Systems in ➤ Kapitel 13 beschrieben.

Derivate der pharyngealen Knorpelspangen

Das dorsale Ende des **ersten Schlundbogenknorpels (Meckel-Knorpel)** liegt in enger Nachbarschaft zum sich entwickelnden *Mittelohr;* hier verknöchert der Knorpel und bildet zwei gelenkig verbundene Gehörknöchelchen, den *Malleus* (Hammer) und den *Incus* (Amboss; ➤ Abb. 9.5 und ➤ Tab. 9.1).

Diese Entwicklung erinnert an die Verhältnisse bei niederen Knochenfischen, bei denen jeder Schlundbogen von zwei Skelettelementen – einem ventralen „keratobranchialen“ und einem dorsalen „epibranchialen“ Element – gestützt wird. Zwischen diesen beiden Elementen bildet sich in dem am weitesten kranial liegenden Branchialbogen ein Gelenk aus, das den beiden Skelettelementen die Funktion von einfachen, die Mundöffnung stützenden, aber beweglichen Kiefern verleiht. Das Gelenk zwischen *Malleus* und *Incus* entspricht also dem phylogenetisch frühen Auftreten eines Kiefergelenks und wird daher auch als das **primäre Kiefergelenk** bezeichnet, das im Laufe der Evolution von dem eigentlichen, leistungsfähigeren Kiefergelenk zwischen der Mandibula – die ja nicht aus dem Meckel-Knorpel selbst, sondern oberflächlich davon durch desmale Osteogenese gebildet wird – und dem *Os temporale* ersetzt wird. Der mittlere Teil des Meckel-Knorpels bildet sich zurück, wobei aus dem Perichondrium dieses Abschnitts das *Lig. mallei anterius* und das *Lig. sphenomandibulare* entstehen.

Zusammen haben die beiden ventralen Abschnitte des Meckel-Knorpels – auch wenn sie sich ventral nicht berühren – die Form einer hufeisenförmigen Spange, die als schienenartige Orientierung für die lateral von ihr entstehende Mandibula dient. Jede Hälfte der Mandibula bildet sich so zwar in enger Beziehung zu einem Meckel-Knorpel, aber – möglicherweise mit Ausnahme der ventralen Knorpelspitze – nicht durch Umformung des Meckel-Knorpels selbst. Wenn die Form der Mandibula voll ausgebildet ist (etwa im sechsten Monat), bildet sich der Meckel-Knorpel vollständig zurück (➤ Abb. 9.5B).

Der dorsale Abschnitt des **zweiten Schlundbogenknorpels (Reichert-Knorpel)** ist für die Entwicklung eines Teils des *Os hyoideum* bestimmt; der zweite Schlundbogen wird deshalb auch als „Hyoidbogen“ (oder „Hyalbogen“) bezeichnet. Dorsal steht der Reichert-Knorpel, wie der Meckel-Knorpel auch, in Beziehung zur Mittelohranlage. Hier verknöchert er und bildet ein weiteres Gehörknöchelchen im Mittelohr – den *Stapes* (Steigbügel), der mit dem *Incus* bindegewebig, aber nicht gelenkig verbunden ist – und unterhalb des Mittelohrs den *Proc. styloideus* des *Os temporale* (➤ Abb. 9.5B). Die ventralen Abschnitte des Reichert-Knorpels verknöchern ebenfalls und bilden das *Cornu minus* sowie den oberen Teil des Zungenbeinkörpers (➤ Abb. 9.5B). Der Teil des Knorpels, der zwischen dem *Proc. styloideus* und dem *Os hyoideum* liegt, degeneriert,

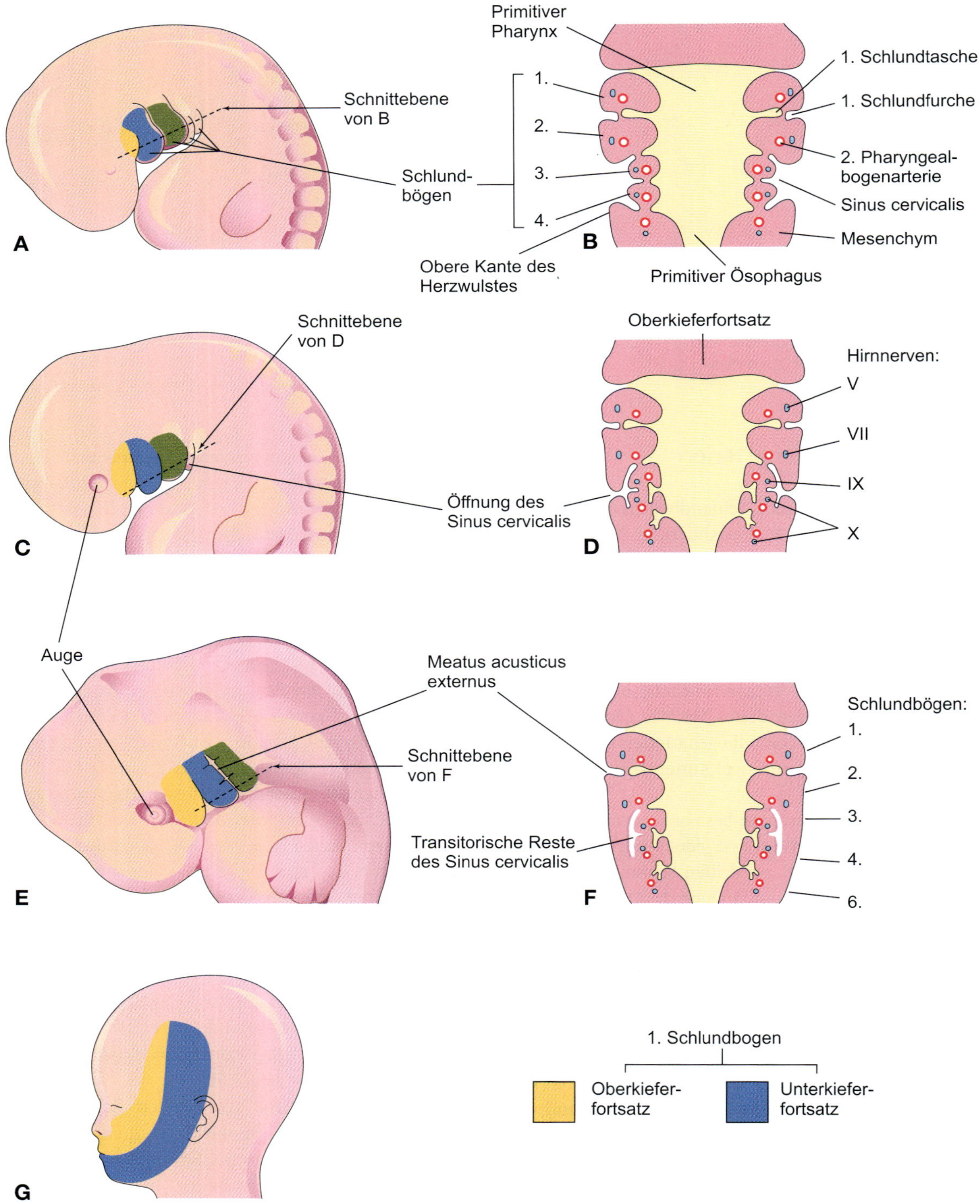

Abb. 9.4 **A)** Seitenansicht der Kopf-, Hals- und Thoraxregion eines menschlichen Embryos (ca. 32 Tage alt) mit Darstellung der Schlundbögen und des *Sinus cervicalis.* **B)** Schematischer Horizontalschnitt durch den Embryo in der in A angegebenen Ebene. Man erkennt, wie der zweite Schlundbogen (mit seinem als *Operculum* bezeichneten Abschnitt) über den dritten und vierten Bogen wächst. **C)** Etwa 33 Tage alter Embryo. **D)** Dieser Schnitt durch den Embryo in der in C angegebenen Ebene stellt den allmählichen Verschluss des *Sinus cervicalis* dar. **E)** Etwa 41 Tage alter Embryo. **F)** Dieser Schnitt durch den Embryo in der in E angegebenen Ebene zeigt den vorübergehend als Zyste persistierenden *Sinus cervicalis.* **G)** Schematische Darstellung der Gesichtsregion eines 20 Wochen alten Fetus mit Kennzeichnung derjenigen Bereiche, die vom ersten Schlundbogen abstammen.

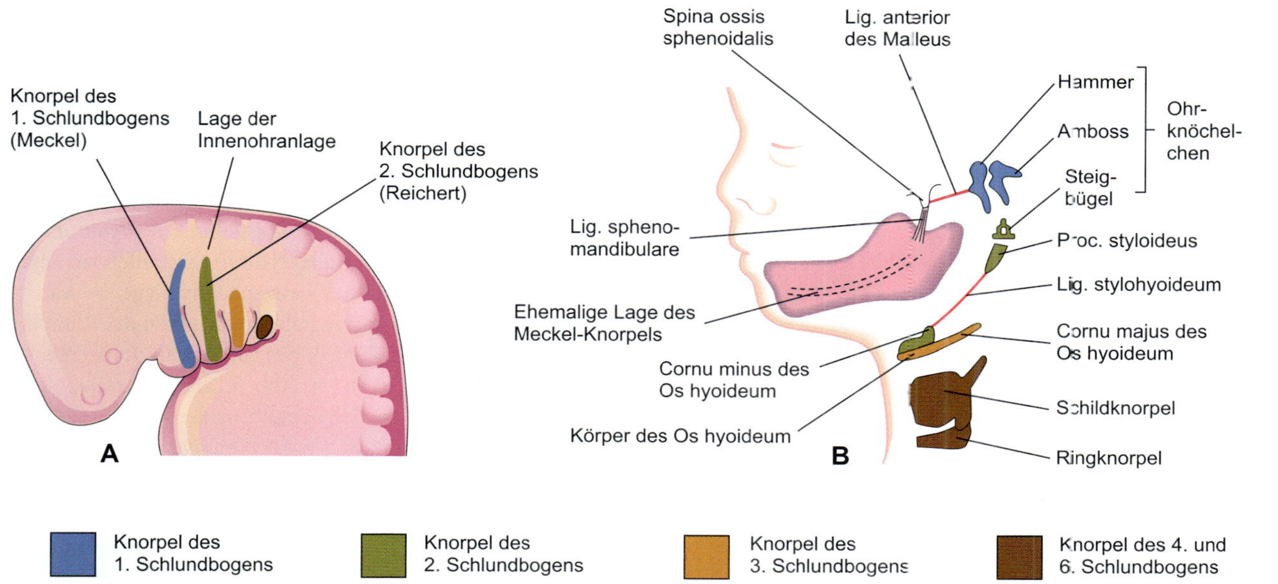

Abb. 9.5 A) Die der Kopf-, Hals- und Thoraxregion eines menschlichen Embryos (ca. 32 Tage alt) zeigt die Lage der Knorpel in den Schlundbögen. **B)** In der Seitenansicht eines 24 Wochen alten Fetus sind die Derivate der dargestellt. Die Mandibula entsteht durch desmale Osteogenese aus dem Mesenchym, das dem Knorpel des ersten Kiemenbogens oberflächlich anliegt und ihn teilweise umgibt. Der Knorpel dient als Schablone für die Entwicklung der Mandibula, trägt aber selbst nicht direkt zur Bildung dieses Knochens bei. Gelegentlich kann sich die Verknöcherung des zweiten Schlundbogenknorpels vom *Proc. styloideus* aus entlang dem *Lig. stylohyoideum* ausdehnen. In solch einem Fall können Schmerzen im Bereich der *Tonsilla palatina* auftreten.

Tab. 9.1 Derivate der verschiedenen Bestandteile der Schlundbögen*.

	Nerven	**Muskeln**	**Skelettelemente**	**Bänder**
Erster Schlundbogen (Mandibularbogen)	*N. trigeminus* (N. V)[t] mit *N. maxillaris*[e] und *N. mandibularis*[o]	Kaumuskeln[#]; *M. mylohyoideus, Venter anterior* des *M. digastricus, M. tensor tympani, M. tensor veli palatini*	Hammer, Amboss	Vorderes Band des Hammers, *Lig. sphenomandibulare*
Zweiter Schlundbogen (Hyoidbogen)	*N. facialis* (N. VII)[o] mit *Chorda tympani*[e]	Mimische Muskulatur[§]; *M. stapedius, M. stylohyoideus, Venter posterior* des *M. digastricus*	Steigbügel, *Proc. styloideus,* kleines Horn des Zungenbeins, oberer Teil des Zungenbeinkörpers	*Lig. stylohyoideum*
Dritter Schlundbogen	*N. glossopharyngeus* (N. IX)[o] mit *N. tympanicus*[e]	*M. stylopharyngeus*	Großes Horn des Zungenbeins, unterer Teil des Zungenbeinkörpers	
Vierter und sechster[+] Schlundbogen	*N. vagus* (N. X) mit *Ramus auricularis, N. laryngeus superior* (mit *Ramus internus*[e] u. *Ramus externus*[o]) und *N. laryngeus inferior* (*N. recurrens*)	*M. cricothyroideus, M. levator veli palatini,* Konstriktoren des Aryknorpels, Pharynxmuskulatur, innere Kehlkopfmuskeln, quergestreifte Muskulatur des Ösophagus	Schildknorpel, Ringknorpel, *Cartilagines corniculata* u. *cuneiformis*	

* Die Abkömmlinge der Schlundbogenarterien sind in ➤ Kapitel 13 beschrieben.
[t] Der *N. ophthalmicus* – der nach Art eines prätrematischen Astes (s. Text) am weitesten kranial liegende Ast des V. Hirnnervs – versorgt keine Schlundbogenabkömmlinge.
[e] als prätrematischer Ast
[o] als posttrematischer Ast
[#] *Mm. temporalis, masseter, pterygoideus medialis* und *lateralis*
[§] z. B. *Mm. buccinator, auricularis, frontalis, orbicularis oris, orbicularis oculi* und Platysma
\+ Der fünfte Schlundbogen fehlt in der Regel. Wenn er angelegt ist, ist er rudimentär und hat keine erkennbare Knorpelspange.

aber auch hier entsteht aus dem Perichondrium des zurückgebildeten Abschnitts ein Ligament, das *Lig. stylohyoideum.*

Der **dritte Schlundbogenknorpel** bildet sich nur im ventralen Teil des Schlundbogens. Er verknöchert und bildet das *Cornu majus* und die untere Hälfte des Zungenbeinkörpers.

Die Knorpel des **vierten** und **sechsten Schlundbogens** fusionieren ventral und bilden die **Kehlkopfknorpel** (➤ Abb. 9.5B, ➤ Tab. 9.1) mit Ausnahme der Epiglottis; diese entsteht aus dem Mesenchym des hypobranchialen Wulstes (➤ Abb. 9.24), einer medianen Erhebung am Boden des Pharynx, die aus dem dritten und vierten Schlundbogen stammt (s. u.). Der fünfte Schlundbogen ist rudimentär und hat keine knorpeligen oder knöchernen Derivate.

Schlundbogenmuskulatur

Die Muskelblasteme in den Schlundbögen bilden verschiedene Muskeln an Kopf und Hals. Aus dem **ersten Schlundbogen** entwickeln sich die **Kaumuskulatur** und weitere kleinere Muskeln des Gaumens und des Mittelohrs (➤ Abb. 9.6; ➤ Tab. 9.1). Aus dem Muskelblastem des **zweiten Schlundbogens** entstehen die gesamte mimische Muskulatur und der *M. stapedius, M. stylohyoideus* und *Venter posterior* des *M. digastricus.* Aus dem **dritten Schlundbogen** entwickeln sich der *M. stylopharyngeus,* teilweise der *M. levator veli palatini* und der obere Abschnitt des *M. constrictor pharyngis.* Die Muskeln des **vierten Schlundbogens** sind der *M. cricothyroideus,* der Hauptteil des *M. levator veli palatini* und der untere Abschnitt des *M. constrictor pharyngis.* Aus dem Muskelblastem des **sechsten Schlundbogens** entwickeln sich die inneren Kehlkopfmuskeln.

Schlundbogennerven

Jeder Schlundbogen wird durch einen eigenen Nerv versorgt, der auf der Höhe des Rhombenzephalons aus dem Neuralrohr entspringt und deshalb zu den Hirnnerven zählt (➤ Kap. 17). Die Vielfalt der Innervationsgebiete der Schlundbogennerven lässt sich zunächst durch drei Prinzipien erklären:

- durch die – wahrscheinlich vom *isthmischen Organisator* des Gehirns (einem transversalen Neuralrohrstreifen zwischen Mesenzephalon- und Rhombenzephalonanlage, ➤ Kap. 17) gesteuerte – primär segmentale Organisation des Rhombenzephalons und die auf Höhe dieses Hirnabschnitts segmental entstehenden Nervenfasern (➤ Abb. 5.11B): Wahrscheinlich nicht zufällig entspricht die Segmentierung des Rhombenzephalons in der frühen topografischen Anordnung ziemlich genau den Segmenten der Schlundbögen (➤ Abb. 9.1J). Die am weitesten kranial (auf Höhe des Rhombomers r2) austretenden Neuralleistenzellen bilden daher den Nerv für den ersten Schlundbogen, die weiter kaudal (auf Höhe des Segments r4) austretenden Neuralleistenzellen den Nerv für den zweiten Schlundbogen usw.
- durch die Unterteilung der Kerngebiete dieser Nerven im Rhombenzephalon in (lateral liegende) sensible und (medial liegende) motorische Kerne (vgl. die Entwicklung des Myelenzephalons in ➤ Kap. 17): Sog. *speziell viszeroefferente (branchiomotorische) Fasern* der Hirnnerven versorgen die Muskeln, die von den Schlundbögen abstammen (➤ Abb. 9.7; ➤ Tab. 9.1), und sog. *somato-* und *viszeroafferente Nervenfasern* gelangen mit dem Mesenchym des jeweiligen Schlundbogennervs zu den verschiedenen Haut- und Schleimhautarealen an Kopf und Hals.

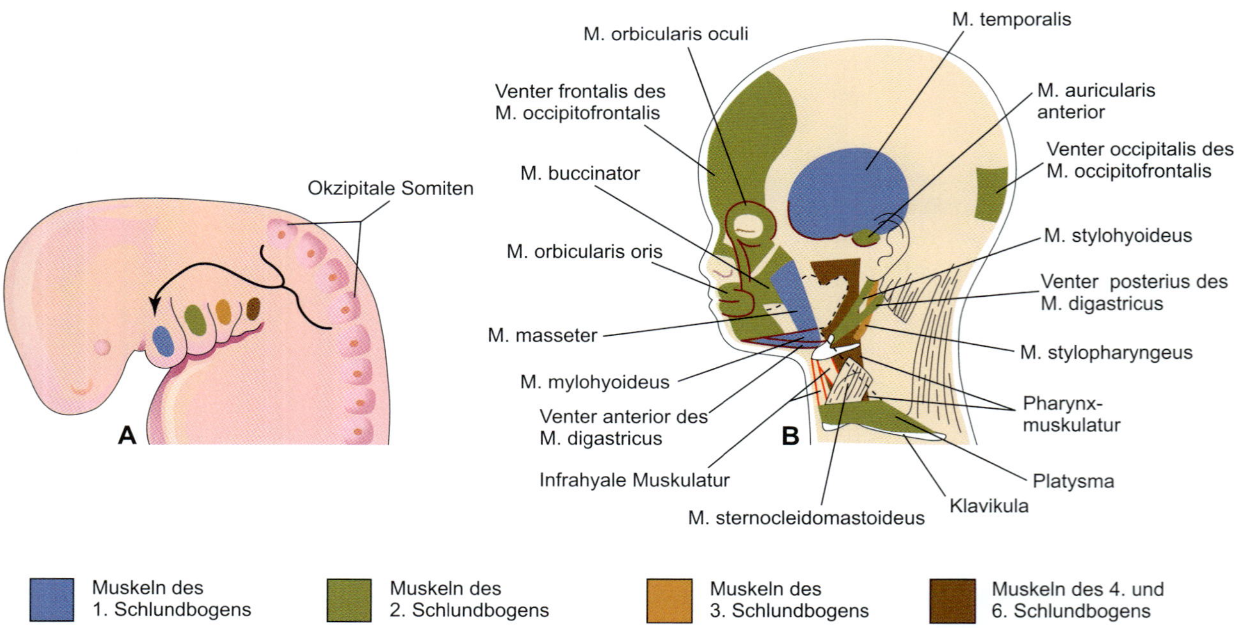

Abb. 9.6 A) Die Seitenansicht der Kopf-, Hals- und Thoraxregion eines vier Wochen alten menschlichen Embryos zeigt die Muskelanlagen in den Schlundbögen. Der Pfeil gibt den Weg der Myoblasten an, die aus den okzipitalen Somiten auswandern, um die Zungenmuskulatur zu bilden. **B)** Schema der Kopf- und Halsregion eines 20 Wochen alten Fetus mit Darstellung der von den Schlundbögen abstammenden Muskeln. Teile des Platysmas und des *M. sternocleidomastoideus* wurden entfernt, um die tiefer gelegenen Muskeln sichtbar zu machen. Die Myoblasten des zweiten Schlundbogens wandern vom Hals in die Gesichtsregion, um dort die mimische Muskulatur zu bilden. Diese Muskeln werden vom Nerv des zweiten Schlundbogens, dem *N. facialis* (N. VII), innerviert.

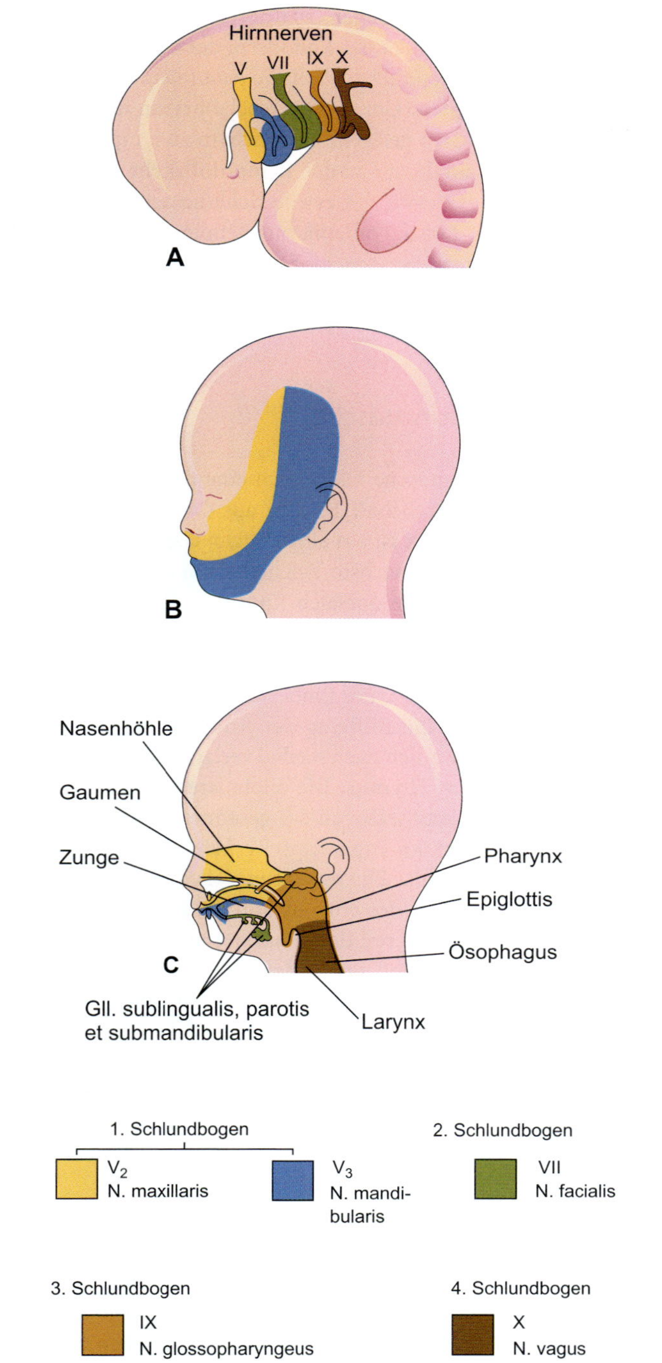

Abb. 9.7 A) Die Seitenansicht der Kopf-, Hals- und Thoraxregion eines vier Wochen alten menschlichen Embryos zeigt die Hirnnervenversorgung der Schlundbögen. **B)** Das Schema der Kopf- und Halsregion eines 20 Wochen alten Fetus stellt die Hautinnervation des zweiten und dritten Astes des *N. trigeminus* (Hirnnerv V, Nerv des ersten Schlundbogens) dar. **C)** Der Sagittalschnitt durch den fetalen Kopf und Hals zeigt die tiefen sensorischen Anteile dieser Nerven zur Versorgung der Zähne sowie der Schleimhaut von Zunge, Pharynx, Nasenhöhle, Gaumen und Larynx.

- aus einem phylogenetisch alten, komplexen peripheren Verzweigungsmuster, an dem noch die Aufgaben der Schlundbogennerven für voll ausgebildete, funktionstüchtige Kiemen abgelesen werden können: Die Verzweigungen eines typischen Schlundbogennervs in je einen sog. *prätrematischen* und einen *posttrematischen* sowie ggf. einen dorsalen sensiblen Ast gruppieren sich um die jeweils kranial anliegende Pharyngealmembran, aus der bei den Fischen die Kiemenöffnung entsteht (griech. *trema* = Öffnung, Loch). Der prätrematische Ast zweigt also im dorsal beginnenden Verlauf des Schlundbogennervs ab, bevor dieser die Anlage der potenziellen Kiemenöffnung erreicht, und betritt dadurch das Mesenchym im nächsthöher liegenden Schlundbogen (vgl. den N. V in ➤ Abb. 9.7A). Der posttrematische und der dorsale Ast bleiben dagegen innerhalb des Schlundbogens und versorgen die inneren Elemente bzw. die äußere Haut des eigenen Schlundbogens.

Vom fünften Hirnnerv – dem *N. trigeminus* (N. V) – wird die Gesichtshaut versorgt. Jedoch innervieren nur seine beiden kaudalen Äste (*N. maxillaris* und *N. mandibularis*) Derivate der Schlundbögen (➤ Abb. 9.7B). Der kraniale Ast *(N. ophthalmicus)* wendet sich nach Art eines prätrematischen Astes zu weiter kranial liegenden Abschnitten, z. B. zum Stirn- und zum Nasenwulst. Auf diese Weise werden die Haut im Gesicht, die Zähne und die Schleimhäute von Nasenhöhle, Gaumen, Mundhöhle und Zunge durch sensorische Fasern des *N. trigeminus* innerviert (➤ Abb. 9.7C). Der N. V ist damit aber nicht nur der wichtigste sensorische Nerv von Kopf und Hals; er ist auch der einzige motorische *(viszeroefferente)* Nerv für die ebenfalls aus dem ersten Schlundbogen abstammende Kaumuskulatur (➤ Tab. 9.1).

Der siebte Hirnnerv (*N. facialis,* N. VII), der neunte Hirnnerv (*N. glossopharyngeus,* N. IX) und der zehnte Hirnnerv (*N. vagus,* N. X) innervieren jeweils Bestandteile des zweiten und dritten Schlundbogens sowie der beiden rudimentären kaudalen (vierten bis sechsten) Schlundbögen, wobei der vierte Schlundbogen vom *N. laryngeus superior* des *N. vagus* und der sechste Schlundbogen vom *N. laryngeus recurrens,* ebenfalls einem Vagusast, versorgt wird. Die Nerven des zweiten bis sechsten Schlundbogens enthalten zwar nur kleine, aber deshalb nicht weniger wichtige Hautäste; sie innervieren die Schleimhäute der Zunge, des Pharynx und des Kehlkopfs (➤ Abb. 9.7C). Die prätrematischen Äste dieser Nerven sind im Falle des *N. facialis* die *Chorda tympani,* durch die die Fasern des N. VII das Gebiet des N. V, d. h. Zunge und *Gl. submandibularis* im ersten Schlundbogen, erreichen. Im Falle des *N. glossopharyngeus* ist der prätrematische Ast der *N. tympanicus,* der die *Gl. parotis,* also das Gebiet des zweiten Schlundbogens, erreicht und sich auf dem Weg dorthin auch an periphere Äste des *N. facialis* anlagert. Beispiele für sensible dorsale Äste von Schlundbogennerven sind der *R. auricularis* des *N. vagus* und ein *R. communicans* des *N. facialis* mit diesem *R. auricularis* des *N. vagus,* wodurch der *N. vagus* den äußeren Gehörgang und der *N. facialis* innere Teile auf beiden Seiten der Ohrmuschel erreicht. Beide Verläufe haben erhebliche Bedeutung in der täglichen Praxis z. B. des Hals-Nasen-Ohren-Arztes, der für die Untersuchung des Trommelfells den äußeren Gehörgang möglicherweise zunächst durch eine Spülung von Cerumen („Ohrenschmalz") befreien und dann mit seinen Instrumenten (Spekulum) berühren muss und dadurch in etwa 20 % der Fälle durch retrograde Reizung lebenswichtige vegetative Funktionen unbeabsichtigt beeinflussen kann, an denen der *N. vagus* beteiligt ist (Herzrhythmus, Hustenreflex).

9

9.2 Schlundtaschen

Da sich bei landlebenden Tieren und beim Menschen keine Kiemen ausbilden, sondern im Gegenteil eine geschlossene Seitenwand des Pharynx entstehen soll, reißen die Pharyngealmembranen hier im Normalfall nicht ein. Vielmehr verengt sich der innere Zugang zu den Schlundtaschen schon bald nach deren Entstehung, um eine durchgehende, endodermbedeckte Auskleidung des Pharynx entstehen zu lassen. Die Auskleidung des primitiven Pharynx stammt daher auch vom Endoderm des Vorderdarms ab. Der Pharynx erweitert sich kranial, wo er nach Einreißen der Oropharyngealmembran in die Anlage der Mundhöhle oder das *Stomodeum* übergeht (➢ Abb. 9.1J und ➢ Abb. 9.3), und verengt sich kaudal am Übergang in den *Ösophagus.*

Wenn sich aus dem Endoderm – das auch die Schlundtaschen auskleidet – und dem angrenzenden Mesenchym oder sogar Ektoderm dennoch absolut lebenswichtige Organe ausbilden, erklärt sich dies wieder aus dem phylogenetischen Erbe der betreffenden Zellschichten: Das Endoderm entwickelte sich hier nicht nur zur Wasser-Blut-Schranke der Kiemen, sondern erzeugte z. B. auch die für Kiemen typischen, oberflächlich liegenden (epithelialen) Salzdrüsen. Diese kann man im Zusammenhang mit den im Folgenden zu besprechenden Organen oder Geweben im weitesten Sinn als Organe ansprechen, die für die Homöostase innerhalb des Körpers zuständig sind und dafür mit der Umwelt einen Stoff- oder Informationsaustausch organisieren müssen. Nichts anderes sind nämlich die Organe, zu deren Entwicklung die Schlundtaschen auch bei landlebenden Tieren und beim Menschen einen überlebenswichtigen Beitrag leisten: ein Sinnesorgan (Mittelohr), Organe des Immunsystems *(Tonsilla palatina, Thymus)* und endokrine Organe (Epithelkörperchen, C-Zellen der Schilddrüse). Der Disparität dieser phylogenetisch stark weiterentwickelten („evolvierten") Organe entspricht eine komplizierte Odyssee ihrer Bestandteile während der Entwicklung, und diese verursacht das bunte Bild möglicher klinischer Störungen, auf die der informierte Arzt gefasst sein möchte.

9.2.1 Erste Schlundtasche

Die erste Schlundtasche vertieft sich zu dem lang gestreckten *Recessus tubotympanicus* (➢ Abb. 9.8B). Der erweiterte distale Teil dieses Rezessus behält den Kontakt mit der ersten Schlundfurche, mit deren Epithel (Ektoderm) er später zur Bildung des **Trommelfells** beiträgt. Eine weite Aussackung des *Recessus tubotympanicus* bildet die **Paukenhöhle** und das *Antrum mastoideum.* Die Verbindung des *Recessus tubotympanicus* mit dem Pharynx verlängert sich allmählich und bildet die *Tuba auditiva.* Weitere Einzelheiten über die Ohrentwicklung finden sich in ➢ Kapitel 18.

9.2.2 Zweite Schlundtasche

Das Endoderm der zweiten Tasche proliferiert und wächst mit epithelialen Knospen in das darunterliegende Mesenchym ein. Das Epithel im Inneren dieser Knospen wird von der Innenseite des Pharynx her zu mehreren engen, spaltförmigen Kanälen umgeformt; auf diese Weise bildet das Endoderm der zweiten Schlundtasche das Oberflächenepithel der *Tonsilla palatina* und das Epithel der **tonsillären Krypten.** Um die 20. Woche herum differenziert sich das um die Krypten gelegene Mesenchym zu lymphatischem Gewebe, das sich bald darauf zu den **Lymphfollikeln** der *Tonsilla palatina* anordnet. Obwohl die zweite Schlundtasche durch die für die Bildung der *Tonsilla palatina* notwendige Wucherung des Endoderms weitgehend verstreicht, bleibt ein Teil ihrer Höhlung als *Fossa tonsillaris* (Tonsillarbucht) bestehen (➢ Abb. 9.8C und ➢ Abb. 9.9).

9.2.3 Dritte Schlundtasche

In der dritten Schlundtasche bilden sich eine dorsale, solide und eine ventrale, hohle epitheliale Knospe aus (➢ Abb. 9.8B). Ihre Verbindung zum Pharynx ist auf einen engen Gang reduziert, der bald degeneriert. Um die sechste Woche herum differenziert sich das Epithel der kompakten dorsalen Knospe in die **unteren Epithelkörperchen** (Nebenschilddrüsen, Gll. parathyroideae). Das Epithel des schlauchförmig elongierten ventralen Knospenpaares proliferiert ebenfalls (und unter Einbeziehung des darüberliegenden Ektoderms), und die Höhlung der Knospen obliteriert. Die bilateralen Knospen werden nach medial verlagert und verschmelzen zum einheitlichen **Thymus.** Die bilobuläre Form dieses lymphatischen Organs bleibt während des gesamten Lebens bestehen und ist an der getrennten Organkapsel erkennbar. Jeder Lappen hat zudem seine eigene Blutversorgung, Lymphdrainage und Innervation. Die Anlagen des Thymus und der Epithelkörperchen verlieren ihre Verbindung mit dem Pharynx und „wandern" über das Mesenchym in der Wand des entstehenden Halses nach kaudal bis in die *Pars superior* des Mediastinums hinab. Die Epithelkörperchen trennen sich von der Thymusanlage, wenn sie auf ihrer Wanderung in die Nähe der Schilddrüse gelangen, und lagern sich der dorsalen Oberfläche der Schilddrüse an (➢ Abb. 9.8C und ➢ Abb. 9.9).

Histogenese des Thymus

Die endodermalen Schläuche, die sich aus dem Endoderm der dritten Schlundtasche bilden, formen sich wenig später in solide Stränge um, proliferieren und verzweigen sich in Seitenäste. Jede dieser Verzweigungen bildet den Kern eines Thymusläppchens. Andere Zellen schwärmen aus, bleiben aber durch Zellfortsätze miteinander in Verbindung und bilden so ein **epitheliales Retikulum** (Zellnetz aus epithelial differenzierten Zellen). Ob Zellen des anhaftenden Ektoderms tatsächlich den ektodermalen Epithelverband verlassen und die Vorläufer der **Hassall-Körperchen** beim Erwachsenen darstellen, wird gegenwärtig kontrovers diskutiert. Das Mesenchym zwischen den Epithelsträngen und Hassall-Körperchen bildet unvollständige, dünne Septen zwischen den Läppchen aus. Bald wandern aus der Blutbahn **Lymphozyten** ein und füllen das Interstitium zwischen den Epithelzellen aus. Diese Lymphozyten

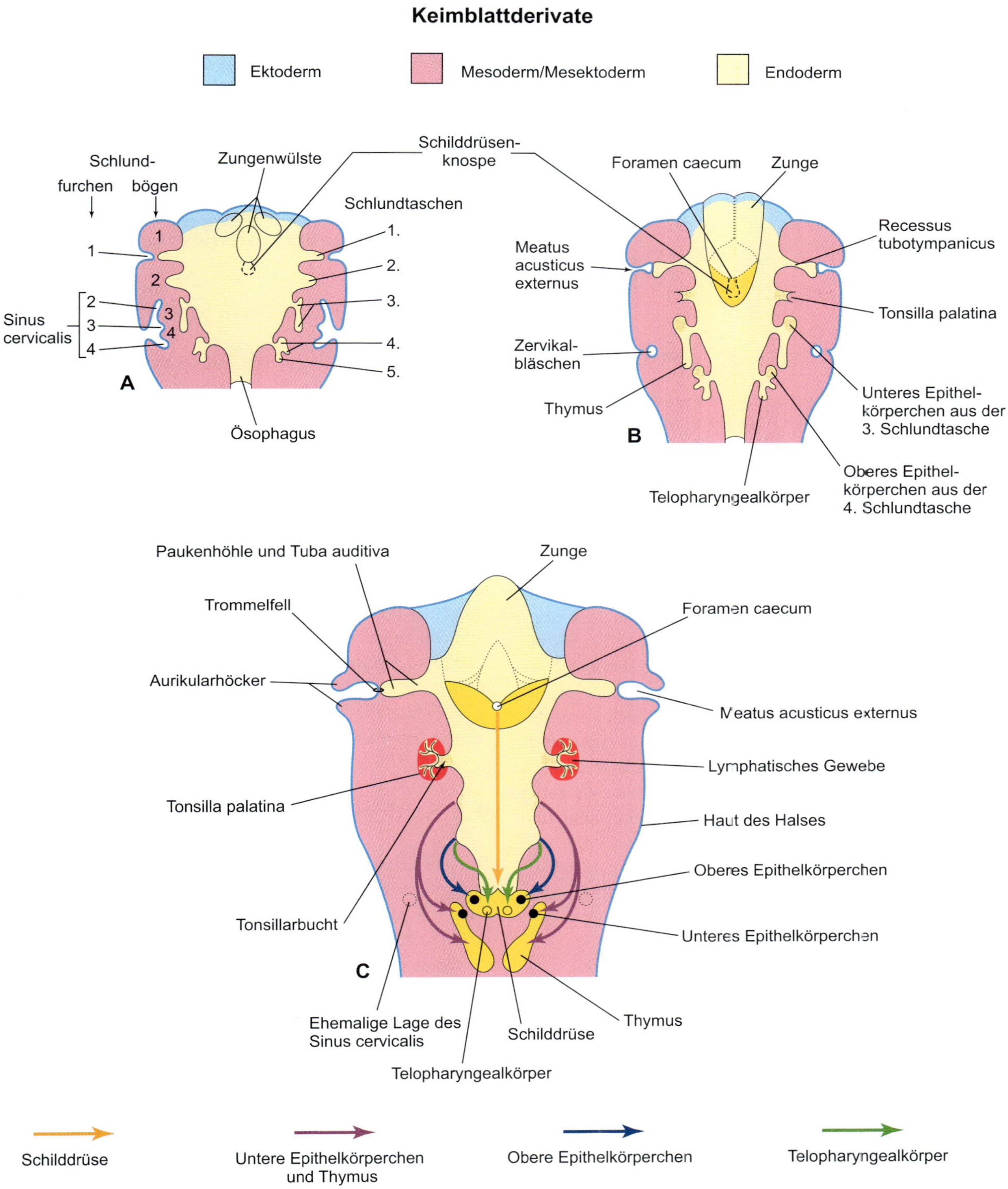

Abb. 9.8 Entwicklung der Schlundtaschenderivate. Die Schnittebene der dargestellten schematischen Horizontalschnitte durch den Kopfdarm entspricht der in ➤ Abb. 9.4A eingezeichneten Linie. **A)** Fünf Wochen alter Embryo. Der zweite Schlundbogen überwächst den dritten und vierten und lässt zusammen mit der Oberfläche über dem sechsten Schlundbogen – d. h. eigentlich mit dem Herzwulst – den *Sinus cervicalis* entstehen. **B)** Sechs Wochen alter Embryo. **C)** Sieben Wochen alter Embryo. Thymus, Epithelkörperchen und Schilddrüse werden im Verlauf ihrer Entwicklung im Mesenchym nach kaudal in Richtung Mediastinum verlagert.

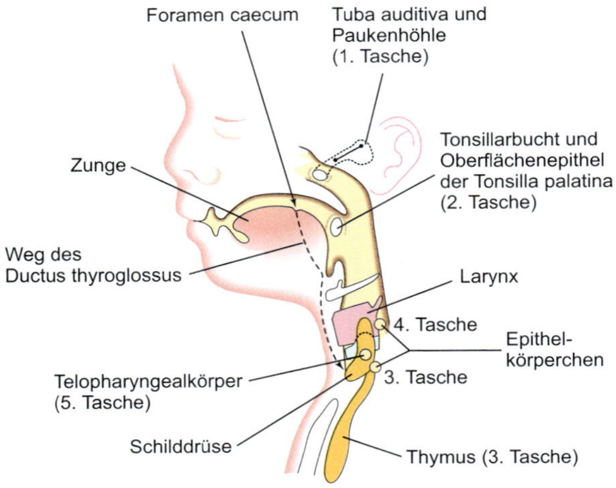

Abb. 9.9 Schematischer Sagittalschnitt durch Kopf, Hals und oberen Brustbereich eines 20 Wochen alten Fetus. Die Derivate der Schlundtaschen und der Deszensus der Schilddrüse sind dargestellt.

leiten sich von den **hämatopoetischen Stammzellen** ab; das Mesenchym wie auch bestimmte Epithelzellen des Thymus und spezielle Muskelzellen in der Medulla dieses Organs stammen dagegen von Neuralleistenzellen ab.

Wachstum und Differenzierung des Thymus sind bei der Geburt noch nicht abgeschlossen. In der Perinatalzeit ist er bereits ein relativ großes Organ und kann sich durch die obere Thoraxapertur bis zum Mediastinum erstrecken. Bis etwa zum sechsten Monat nimmt der Thymus an Größe zu; danach setzt jedoch ein histologischer Umbau ein, der ab dem 20. Lebensjahr in eine stetige Involution mündet, sodass der Thymus bei älteren Erwachsenen durch die Infiltration von Fettgewebe in seine Rinde oft kaum noch erkennbar ist. Dennoch ist er zeitlebens funktionsfähig und wichtig zur Erhaltung der Gesundheit (Sekretion von Thymushormonen). Besonders aber während der Kindheit ist der Thymus dafür verantwortlich, T-Lymphozyten für eine spezifische Immunantwort zu prägen.

9

9.2.4 Vierte Schlundtasche

Die vierte Schlundtasche wächst ebenfalls in eine dorsale bulbäre und eine elongierte ventrale Knospe aus (➤ Abb. 9.8 und ➤ Abb. 9.9). Ihre Verbindung zum Pharynx besteht auch hier aus einem engen Gang, der bald im Wachstum stark zurückbleibt und degeneriert. Um die sechste Woche herum entwickelt sich jede dorsale Knospe in ein **oberes Epithelkörperchen,** das auf der Dorsalseite der Schilddrüse zu liegen kommt. Wie bereits beschrieben, deszendieren die Epithelkörperchen aus der dritten Schlundtasche gemeinsam mit dem Thymus und gelangen dadurch schließlich sogar an eine weiter kaudale Position als die Epithelkörperchen, die aus der vierten Schlundtasche stammen. Die Epithelkörperchen der vierten Schlundtasche sind deshalb am oberen Schilddrüsenpol, die aus der dritten Tasche am unteren Schilddrüsenpol zu finden (➤ Abb. 9.9).

Histogenese der Epithelkörperchen

Während der fünften Woche proliferieren die Epithelkörperchen und bilden an der dorsalen Wand der dritten und vierten Schlundtasche kleine Knötchen. Gefäßhaltiges Mesenchym wächst in die Knötchen ein und bildet ein kapilläres Netzwerk. Die **Hauptzellen** differenzieren sich schon in der Embryonalzeit, und man nimmt an, dass sie dann bereits funktionell aktiv sind und durch Sekretion von Parathormon den fetalen Kalziumstoffwechsel regulieren. Die **oxyphilen Zellen** differenzieren sich fünf bis sieben Jahre nach der Geburt.

9.2.5 Fünfte und sechste Schlundtasche

Wenn sich diese rudimentären Taschen entwickeln, werden sie mit in die vierte Schlundtasche einbezogen und beteiligen sich an der Bildung des sog. **Telopharyngealkörpers.** Dieser Name ist darauf zurückzuführen, dass hier das letzte (am weitesten kaudal liegende) Organ in einer Reihe von Schlundtaschenderivaten entsteht; bei Kiemen bildenden Tieren wird es korrekterweise als *Ultimobranchialkörper* bezeichnet. Häufig entwickelt sich der Telopharyngealkörper des Menschen als lang gestreckter ventraler Abschnitt in den beiden vierten Schlundtaschen und verschmilzt nach dem Deszensus der unteren Epithelkörperchen mit der Schilddrüsenanlage. Dort verstreuen sich seine Zellen und bilden die **parafollikulären Zellen** der Schilddrüse. Diese auch **C-Zellen** genannten Zellen produzieren Kalzitonin, ein Hormon, das den Blutkalziumspiegel senkt. C-Zellen können sich jedoch auch aus Neuralleistenzellen differenzieren, die in die Schlundbögen bis unter das Epithel der rudimentären fünften oder sechsten Schlundtasche eingewandert sind.

9.3 Schlundfurchen

Die vier Schlundfurchen der Kopf- und Halsregion menschlicher Embryonen haben in der fünften Woche ihre deutlichste Ausprägung (➤ Abb. 9.1B–D und ➤ Abb. 9.2), bevor sie – bis auf die erste Furche – vollständig verstreichen. Das erste Paar vertieft sich in seinem dorsalen Abschnitt zu einem schlitzförmigen Spalt, der schließlich zum runden *Meatus acusticus externus* (➤ Abb. 9.8C) umgestaltet wird. Dazu bilden die Ränder der Furche (also das Ektoderm des Mandibularbogens und das gegenüberliegende Ektoderm des Hyoidbogens) entlang dem dorsalen Abschnitt der Furche eine Reihe von Verdickungen (sog. **Aurikularhöcker**), die über mehrere Wochen hinweg die Form der verschiedenen Erhebungen im lateralen Profil der Ohrmuschel (z. B. Helixwurzel, Anthelixwurzel, Tragus, Antitragus) annehmen.

Die Furchen der anderen Schlundbögen liegen in einer schlitzförmigen Einsenkung – dem *Sinus cervicalis* –, die sich durch eine besondere kaudale Vorwölbung *(Operculum)* und damit einhergehende Annäherung des zweiten Bogens an den Herzwulst bzw. an den sechsten Schlundbogen bildet. Die beiden dann gegenüberliegenden Kanten verwachsen miteinander, und das darunter entstehende blinde Lumen – *Vesicula cervicalis* – obliteriert normalerweise während der weiteren Halsentwicklung (➤ Abb. 9.4B, D, F).

9.4 Schlundmembranen

Die Schlundmembranen liegen am Boden der Schlundfurchen (➤ Abb. 9.1H), dort, wo sich das Endoderm der Schlundtaschen und das Ektoderm der Schlundfurchen einander annähern. Die beiden Epithelien werden bald durch einwanderndes Mesenchym getrennt. Bei der ersten Schlundmembran bleibt die Schicht mesenchymaler Zellen dünn, und es bildet sich das **Trommelfell** (➤ Abb. 9.8C). Bei den anderen Schlundmembranen nimmt das Mesenchym jedoch schnell und stark zu – zuvor entsteht bei der dritten Schlundmembran noch in der Phase des engen Kontakts zwischen Endoderm und Ektoderm die Thymusanlage, möglicherweise unter Auslösung einzelner Ektodermzellen für die Bildung der Hassall-Körperchen. Die Schlundfurchen verstreichen durch die Mesenchymbildung allmählich, und die beim Deszensus immer länger und dünner werdenden Verbindungen der Schlundtaschen zum Pharynxlumen werden zunächst von dichtem Mesenchym umgeben und schließlich vollständig ersetzt.

9.5 Anomalien von Kopf und Hals

Die Vielzahl der Kombinationsmöglichkeiten von unterschiedlichen Geweben auf engstem Raum innerhalb des Pharyngealapparats und die großen Unterschiede im histologischen Aufbau der hier entstehenden Organe erfordern hoch komplizierte Umformungs- und Zellwanderungsprozesse, die naturgemäß anfällig für eine Vielzahl von Entwicklungsstörungen im Kopf- und Halsbereich sind.

Kongenitale Ohrfisteln und -zysten In einem dreieckigen Bereich unmittelbar ventral der Ohrmuschel können kleine präotische Grübchen (durchgängige Fisteln oder blind endende Sinus oder Hautzysten) auftreten (➤ Abb. 9.10F). Seltener findet man sie an anderen Stellen in der Umgebung der Ohrmuschel oder am Ohrläppchen selbst. Einige Sinus und Zysten sind als Überreste der ersten Schlundfurche anzusehen, andere können dagegen auf ektodermale Falten zurückgeführt werden, die bei der Bildung der Ohrmuschel aus den Aurikularhöckerchen abgesprengt werden. Diese Fisteln und Zysten gehören zu den geringfügigen Anomalien, da sie keine ernsten klinischen Symptome hervorrufen.

Laterale (branchiogene) Halsfisteln Bei den **äußeren inkompletten** (blind endenden) **Fisteln** liegt die Öffnung seitlich am Hals (➤ Abb. 9.11). In den meisten Fällen entstehen diese seltenen Fehlbildungen dadurch, dass die *zweite Schlundfurche* und der *Sinus cervicalis* nicht obliterieren (➤ Abb. 9.10D). Typischerweise liegen die Öffnungen in diesem Fall am vorderen Rand des *M. sternocleidomastoideus* im unteren Drittel des Halses. Anomalien der anderen Schlundfurchen machen nur etwa 5 % der Fälle aus. Äußere Halsfisteln werden gewöhnlich in der Kindheit entdeckt, weil sie eine muköse Flüssigkeit absondern. Die lateralen Halsfisteln treten in 10 % der Fälle bilateral auf und sind häufig mit Ohrfisteln kombiniert.

Innere Halsfisteln öffnen sich in den Pharynx und sind sehr selten. Sie münden in der Regel in die Tonsillarbucht oder in der Nähe des *Arcus palatopharyngeus* (➤ Abb. 9.10D und F) und entstehen demzufolge aus persistierenden Überresten des proximalen Abschnitts der zweiten Schlundtasche. Normalerweise bildet sich diese Schlundtasche zurück, wenn sich die *Tonsilla palatina* entwickelt; die Tonsillarbucht stellt dabei ein physiologisches Residuum dar.

Durchgehende Halsfisteln münden innen in die Tonsillarbucht und außen an der lateralen Seite des Halses. Sie entstehen dadurch, dass Teile der zweiten Schlundfurche und der zweiten Schlundtasche erhalten bleiben (➤ Abb. 9.10E–F und ➤ Abb. 9.11B). Die Fistel verläuft von ihrer Öffnung am Hals durch die Subkutis und das Platysma bis zur Karotisscheide und zieht dann zwischen der *A. carotis externa* und *interna* hindurch bis zu ihrer Mündung in die Tonsillarbucht. Eine *Sinus-pirifomis*-Fistel wird als Überrest des Telopharyngealkörpers angesehen; der Fistelgang folgt der Migrationsroute dieses embryonalen Körpers vom unteren Pharynxabschnitt bis zur Schilddrüse (➤ Abb. 9.8C).

Halszysten (branchiogene Zysten) Überreste oder Teile des *Sinus cervicalis* und/oder der zweiten Schlundfurche können persistieren und eine kugelige oder längliche Zyste bilden (➤ Abb. 9.10F). Obwohl sie im Zusammenhang mit Halsfisteln auftreten können und dann durch diese drainiert werden, finden sich auch oft isolierte Halszysten in der Nähe des Kieferwinkels; alternativ können sie sich überall am Vorderrand des *M. sternocleidomastoideus* ausbilden. Halszysten werden häufig erst bei älteren Kindern oder Jugendlichen entdeckt, wenn sie langsam anwachsende schmerzlose Schwellungen am Hals verursachen (➤ Abb. 9.12). Die Zysten vergrößern sich durch die Ansammlung von Flüssigkeit und von Zelldetritus, der durch Abschilferung ihrer epithelialen Auskleidung entsteht (➤ Abb. 9.13). Halszysten wurden auch in den Epithelkörperchen beschrieben.

Überreste der Schlundbogenknorpel Normalerweise bilden sich die Knorpel der Schlundbögen – bis auf die Teile, die sich zu Bändern oder Knochen umformen – wieder zurück. In seltenen Fällen können jedoch Knorpel- oder Knochenstücke als Relikte des Schlundbogenknorpels unter der Haut an der seitlichen Halsregion persistieren (➤ Abb. 9.14). Sie befinden sich dann gewöhnlich am Vorderrand des unteren Drittels des *M. sternocleidomastoideus.*

Syndrom des ersten (Kiemen-)Bogens Eine abnorme Entwicklung der Bestandteile des ersten Schlundbogens führt zu verschiedenen Anomalien von Augen, Ohren, Mandibula und Gaumen, die unter dem Begriff „Syndrom des ersten Kiemenbogens“ zusammengefasst werden (➤ Abb. 9.15). Die Ursache soll darin liegen, dass in der vierten Woche nur eine unzureichende Migration von Neuralleistenzellen in den ersten Schlundbogen stattfindet. Es gibt zwei Hauptmanifestationsarten dieses Syndroms:

- Das **Treacher-Collins-Syndrom** *(Dysostosis mandibulofacialis)* wird autosomal-dominant vererbt und besteht in einer Jochbogenhypoplasie, einer Schrägstellung der Lidspalten, einem gespaltenen Unterlid (s. u.), Deformation des äußeren Ohrs und gelegentlich Anomalien des Mittel- und Innenohrs.

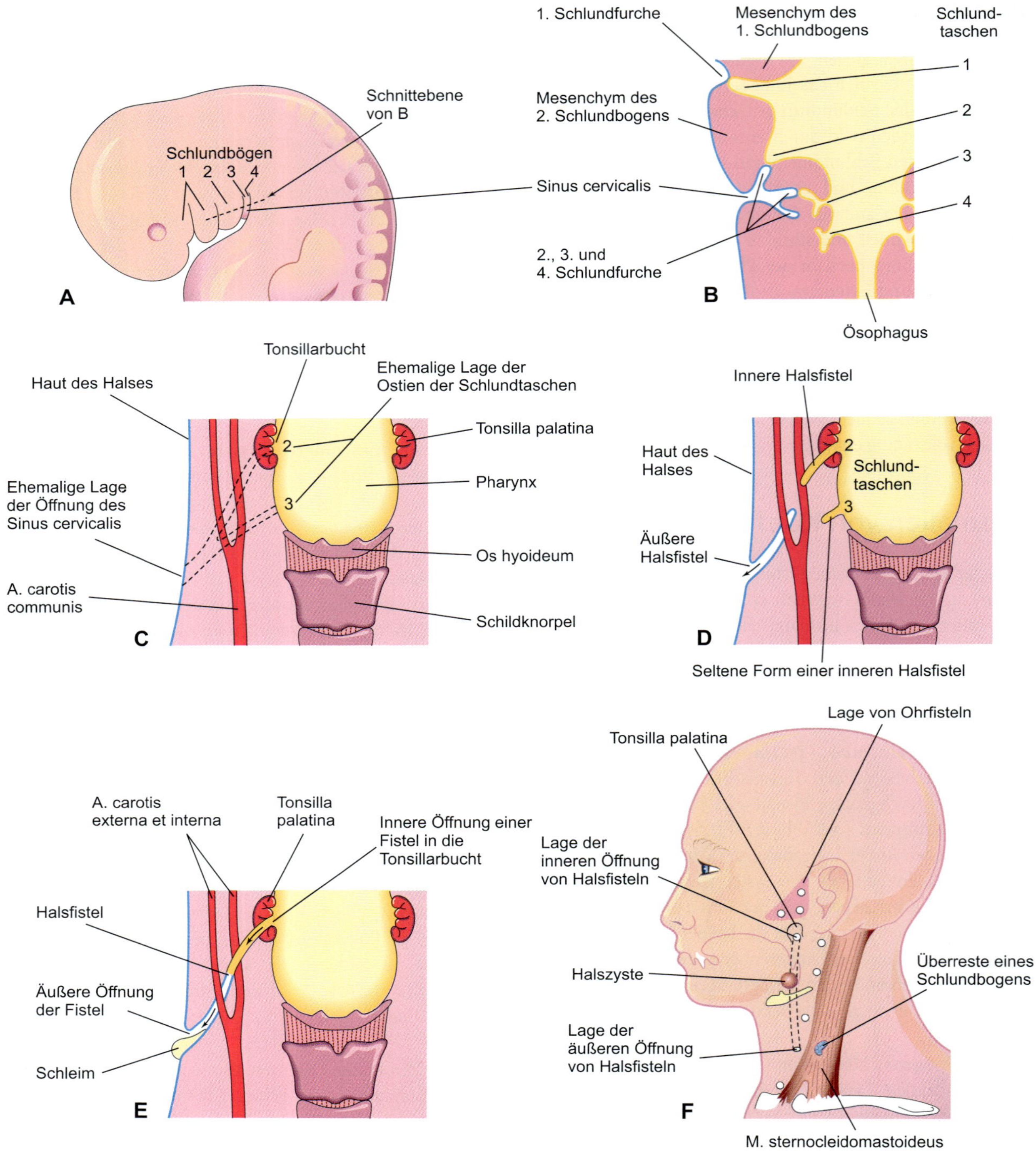

Abb. 9.10 A) Die Seitenansicht von Kopf-, Hals- und Thoraxregion eines fünf Wochen alten Embryos zeigt den Sinus cervicalis, der zu diesem Zeitpunkt normalerweise noch vorhanden ist. **B)** Der Horizontalschnitt durch den Embryo in Höhe der in A angegebenen Ebene stellt die Lagebeziehung zwischen Sinus cervicalis und Schlundbögen dar. **C)** Das Schema der Pharynx- und Halsregion beim Erwachsenen verdeutlicht die embryonale Lage der Ostien des Sinus cervicalis und der Schlundtaschen. Die gestrichelten Linien markieren mögliche Verläufe von Halsfisteln. **D)** In einem ähnlichen Schema ist hier die embryologische Herkunft der verschiedenen Arten von Halsfisteln dargestellt. **E)** Halsfistel, die durch partielle Persistenz der zweiten Schlundfurche und -tasche entstanden ist. **F)** Schematische Darstellung möglicher Lokalisationen von Halszysten und Halsfisteln (➤ Abb. 9.1).

9

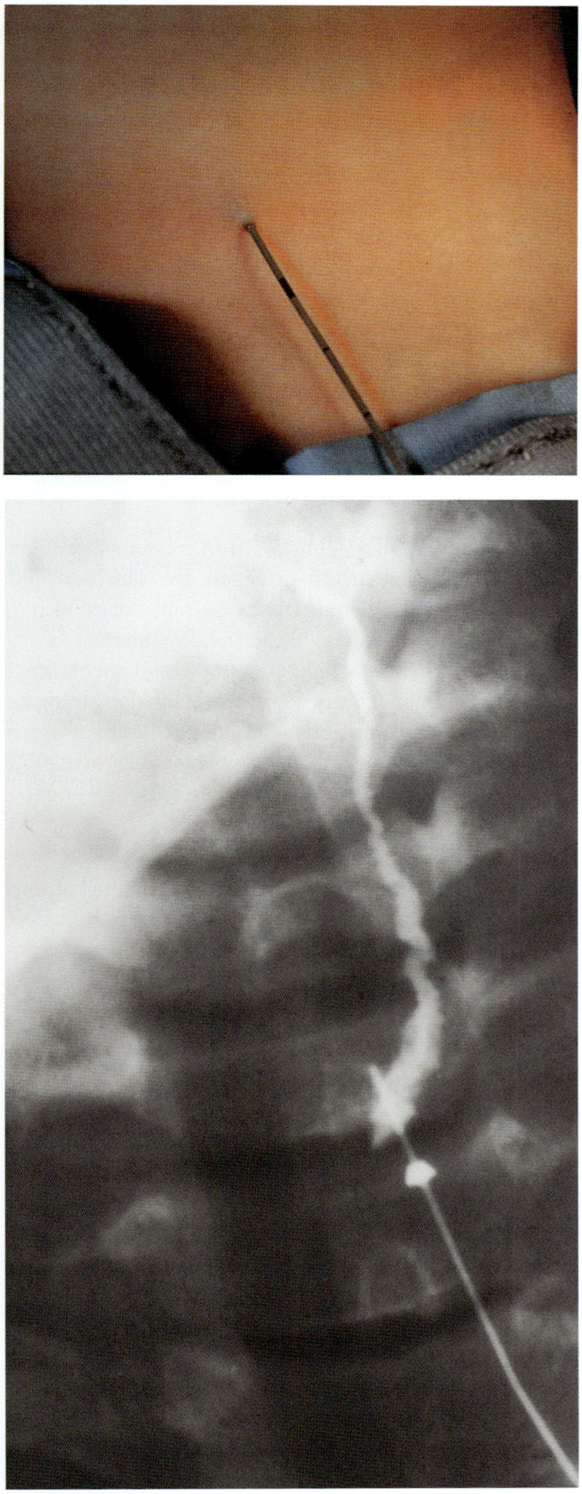

Abb. 9.11 A) Fotografische Seitenansicht vom Hals eines Kindes mit lateraler Halsfistel. In die äußere Öffnung der Halsfistel wurde ein Katheter eingeführt, mit dessen Hilfe die Länge des Fistelgangs zur Erleichterung der operativen Exstirpation bestimmt werden kann. **B)** Röntgenologische Darstellung einer Halsfistel. Durch Injektion eines Kontrastmittels kann der gesamte Verlauf der Fistel abgebildet werden. (Mit freundlicher Genehmigung von P. Soucy, Children's Hospital of Eastern Ontario, Ottawa, Kanada.)

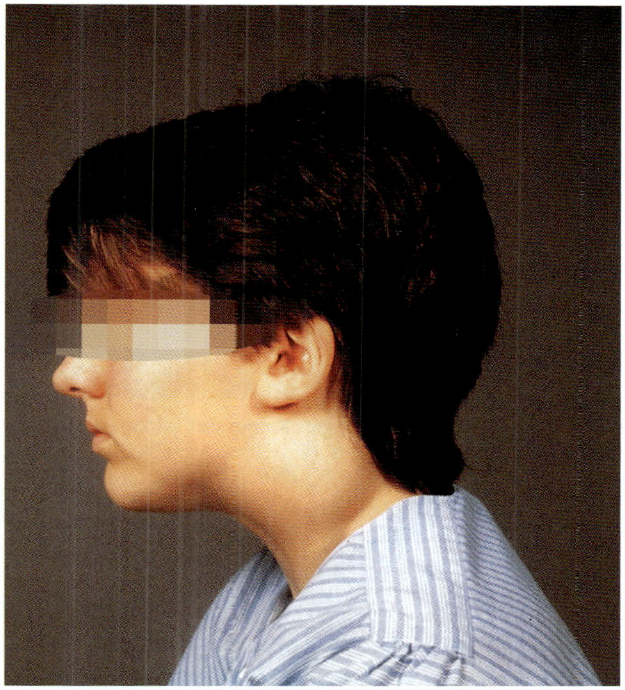

Abb. 9.12 Fotografie eines Jungen mit seitlicher Schwellung des Halses, hervorgerufen durch eine Halszyste. Halszysten liegen oft frei am Hals direkt unter dem *Angulus mandibulae* oder aber, wie in diesem Fall, am vorderen Rand des *M. sternocleidomastoideus*. (Mit freundlicher Genehmigung von P. Soucy, Children's Hospital of Eastern Ontario, Ottawa, Kanada.)

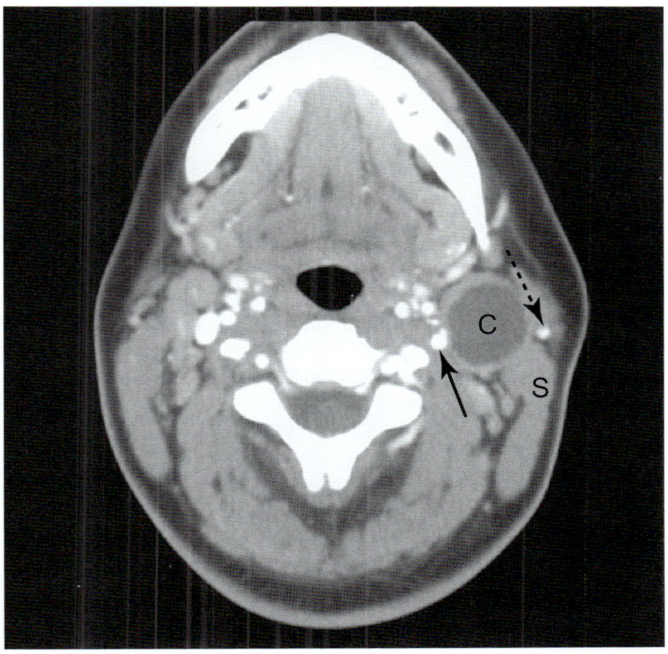

Abb. 9.13 Branchiogene Halszyste. Computertomografie (CT) von der Halsregion einer 24-jährigen Frau mit einer 2 Monate zuvor bemerkten Schwellung am Hals, ähnlich wie in ➤ Abb. 9.1. Die Zyste ist an ihrer geringen Strahlendichte erkennbar (C) und liegt ventral vor dem rechten *M. sternocleidomastoideus* (S). Beachte das normale Erscheinungsbild der A. carotis externa (Pfeil) und der V. jugularis externa (punktierter Pfeil). (Mit freundlicher Genehmigung von Dr. Gerald S. Smyser, Altru Health System, Grand Forks, ND, USA.)

9

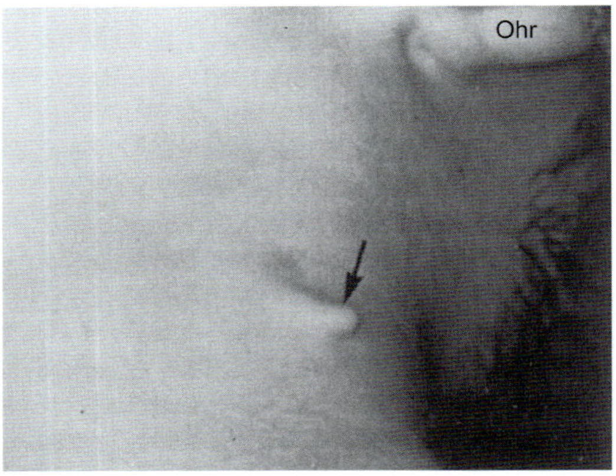

Abb. 9.14 Fotografie vom Hals eines Kindes mit subkutanem Überrest eines Schlundbogenknorpels. (Aus Raffensperger JG: *Swenson's pediatric surgery*, ed 5, New York, 1990, Appleton-Century-Crofts. Mit freundlicher Genehmigung des Copyright-Inhabers.)

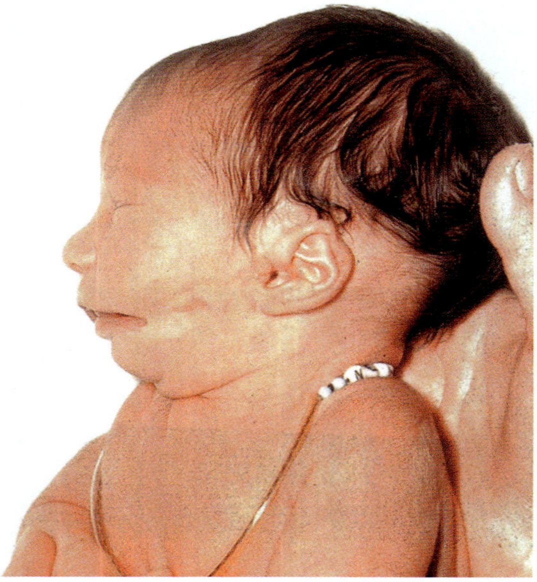

Abb. 9.15 Fotografie eines Kindes mit dem sog. Syndrom des ersten Kiemenbogens. Bei diesem Syndrom treten verschiedenen Anomalien auf, die auf einer unzureichenden Migration von Neuralleistenzellen in den ersten Schlundbogen beruhen. Hier liegen die folgenden Defekte vor: eine dysplastische Ohrmuschel, präaurikuläre Anhängsel, Defekte der Wange zwischen Ohrmuschel und Mund, Hypoplasie der Mandibula und Makrostomie (großer Mund).

- Beim **Pierre-Robin-Syndrom** findet man eine Hypoplasie der Mandibula, Gaumenspalten (s. u.) und Defekte an Auge und Ohr. Viele Fälle dieses Syndroms treten sporadisch auf, einige scheinen aber eine erbliche Grundlage zu haben. Bei der **Robin-Sequenz** ist die Mikrognathie (Hypoplasie des Unterkiefers) der initiale Defekt, der sekundär zum Zurückfallen der Zunge (Glossoptosis) in den Nasen-Rachen-Raum und zu einer Verschlussstörung des sekundären Gaumens mit Ausbildung von bilateralen Gaumenspalten führt (➤ Abb. 9.37 und ➤ Abb. 9.40).

DiGeorge-Syndrom Bei Kindern mit dieser Erkrankung liegt eine kongenitale Aplasie von Thymus und Epithelkörperchen vor. In einigen Fällen findet sich lediglich ektopes Drüsengewebe. Das Syndrom ist charakterisiert durch einen kongenitalen Hypoparathyroidismus, erhöhte Infektanfälligkeit, morphologische Anomalien des Mundes (kurzes Philtrum oder Fischmundbildung), tief ansetzende, eingekerbte Ohrmuscheln, Nasenspalten, Schilddrüsenhypoplasie und Herzfehler (Defekte des Aortenbogens und persistierender *Truncus arteriosus*). Das DiGeorge-Syndrom entsteht dadurch, dass sich in der dritten und vierten Schlundtasche kein Thymusgewebe und keine Epithelkörperchen ausbilden. Die Fehlbildungen des Gesichts beruhen in erster Linie auf einer abnormen Entwicklung der Bestandteile des ersten Schlundbogens, weil die Neuralleistenzellen fehlen. In den meisten Fällen besteht eine Mikrodeletion in der Region q11.2 von Chromosom 22 oder eine Mutation des (für einen Transkriptionsfaktor kodierenden) Homöobox-Gens *Tbx1*.

Thymusanomalien (➤ Abb. 9.16) Akzessorisches Thymusgewebe kann im Halsbereich, meistens in der Nähe der Epithelkörperchen, isoliert persistieren. Dieses Gewebe trennt sich von der Thymusanlage ab, wenn diese nach kaudal wandert.
Variationen der Thymusform kommen vor, sind aber klinisch nicht signifikant. Der Thymus kann aus einem schmalen Strang bestehen oder sich nach lateral am Hals oder anterolateral zur Trachea hin verlängern. Diese Fortsätze können über Bindegewebsstränge mit den unteren Epithelkörperchen verbunden sein.

Nebenschilddrüsenanomalien

Ektope Epithelkörperchen: Die Lage der Epithelkörperchen ist äußerst variabel. Man findet sie an allen möglichen Stellen in der Nähe oder innerhalb der Schilddrüse oder des Thymus.

Die oberen Epithelkörperchen sind konstanter in ihrer Lage als die unteren. Gelegentlich unterbleibt der Deszensus eines unteren

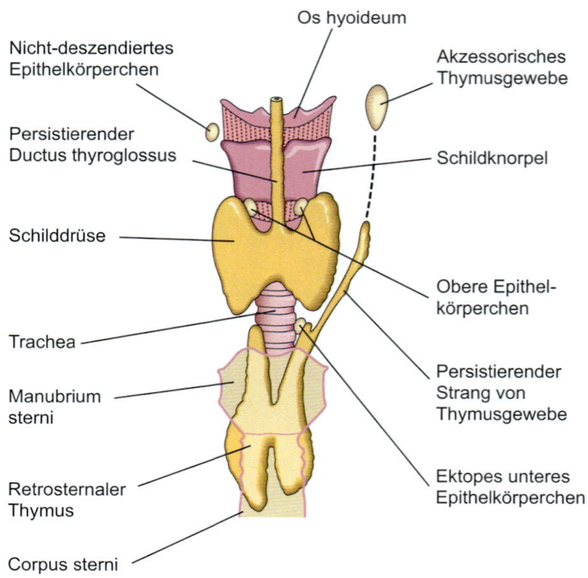

Abb. 9.16 Schematische Darstellung der kongenitalen Anomalien von Schilddrüse, Thymus und Epithelkörperchen.

Epithelkörperchens, und es bleibt in der Nähe der Bifurkation der *A. carotis communis* liegen. In anderen Fällen kann ein Epithelkörperchen den Thymus bis in den Thorax begleiten.

Abnorme Anzahl von Epithelkörperchen: In seltenen Fällen entwickeln sich mehr als vier Epithelkörperchen; überzählige Epithelkörperchen entstehen wahrscheinlich durch Teilung der primären Drüsenanlagen. Das Fehlen von Epithelkörperchen ist darauf zurückzuführen, dass sich eine der Anlagen nicht entwickelt oder zu einem frühen Zeitpunkt atrophiert.

9.6 Schilddrüse

Etwa 24 Tage nach der Befruchtung ist die Anlage der Schilddrüse als mediane Verdickung des Endoderms am Boden des primitiven Pharynx etwa auf der Höhe des zweiten Schlundbogens erkennbar (➤ Abb. 9.17). Die Epithelverdickung dehnt sich nach kaudal aus und wird zu einer hohlen **Schilddrüsenknospe.** Während die Zungenanlage durch das Wachstum der Zungenwülste (s. u.) höher wird, wächst die Schilddrüsenknospe in die Länge und gelangt ventral vor das im dritten und vierten Schlundbogen entstehende Zungenbein und schließlich vor den Schildknorpel (der aus dem vierten und sechsten Schlundbogen entsteht). Mindestens bis zur sechsten Woche behält die Schilddrüsenanlage ein enges Lumen und bildet dadurch den *Ductus thyroglossus,* über den sie mit der Zungenoberfläche verbunden bleibt (➤ Abb. 9.17B und C).

Die noch ungeteilte Schilddrüsenknospe wird kompakt und beginnt als mediane Schilddrüsenanlage (und Vorläufer eines *Lobus pyramidalis*) bereits mit der histologischen Differenzierung (s. u.), bevor sich auf beiden Seiten der Knospenspitze die Anlagen eines rechten und linken Drüsenlappens bilden. Der mittlere Abschnitt, also die Knospe selbst, bleibt dann im Wachstum zurück – während sich die Seitenlappen nach kranial über den Schildknorpel hinweg ausdehnen – und wird so zum **Isthmus** der Schilddrüse (➤ Abb. 9.18). Etwa in der siebten Woche hat die Schilddrüse ihre definitive Form ausgebildet und ihre endgültige Lage am Hals erreicht, d. h., der Isthmus und die Unterränder der Seitenlappen liegen vor der zweiten und dritten Knorpelspange der sich entwickelnden Trachea (➤ Abb. 9.17D). Zu dieser Zeit hat sich der *Ductus thyroglossus* zurückgebildet, seine proximale Öffnung persistiert jedoch als kleine Grube *(Foramen caecum)* am Zungengrund. Bei etwa 50 % der Bevölkerung bilden die distalen Überreste des *Ductus thyroglossus* einen vom Isthmus aus nach kranial ziehenden **Lobus pyramidalis,** der sogar über Bindegewebe und glatte Muskulatur mit dem Zungenbein verbunden sein kann.

9.6.1 Histogenese der Schilddrüse

Die dichte Zellansammlung in der frühen, in das Mesenchym am Hals hinabgewachsenen Schilddrüsenanlage wird bald zu epithelialen Zellsträngen aufgelockert, indem aus dem umgebenden Mesenchym gefäßreiches Bindegewebe einwandert. Etwa in der achten Woche sind die Zellstränge in kleine Zellhaufen unterteilt, und in

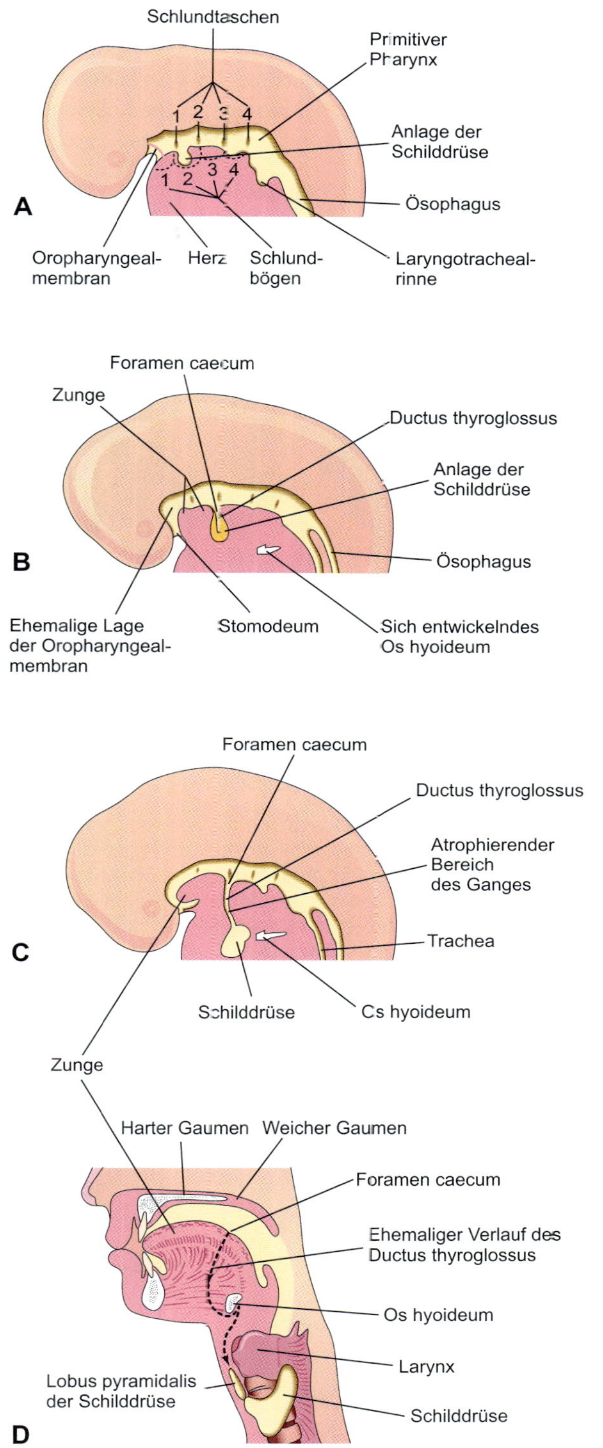

Abb. 9.17 Entwicklung der Schilddrüse. A–C) Schematische Darstellung der Schilddrüsenentwicklung auf Sagittalschnitten durch die Kopf- und Halsregion von vier, fünf und sechs Wochen alten Embryonen. **D)** Entsprechender Schnitt durch Kopf und Hals eines Erwachsenen. Der Weg der Schilddrüse während ihres embryonalen Deszensus ist anhand der Lage des ehemaligen *Ductus thyroglossus* erkennbar.

9

den Zellen bilden sich intrazelluläre, mit Mikrovilli ausgekleidete Kanälchen *(Canaliculi).* Unter Bildung von Schlussleistennetzen zwischen benachbarten Zellen verschmelzen diese Lumina zu einem Drüsenlumen, in dem etwa ab der zehnten Woche Kolloid und aktives Schilddrüsenhormon nachgewiesen werden können: Die Zellen haben sich also zu einem einschichtigen Epithel zusammengefügt, das das Kolloid umgibt und die Form adulter **Schilddrüsenfollikel** hat. Zwischen den entstehenden Follikeln sind zu diesem Zeitpunkt bereits die Abkömmlinge des Epithels der sechsten Schlundtasche, des Telopharyngealkörpers, angekommen und bilden die parafollikulären, kalzitoninproduzierenden C-Zellen (s. o.). Die Schilddrüse gehört – zusammen mit dem Inselorgan im Pankreas – zu den ersten endokrinen Organen, die sich im Embryo entwickeln und bereits pränatal im Sinne ihrer adulten Form und Funktion differenziert sind.

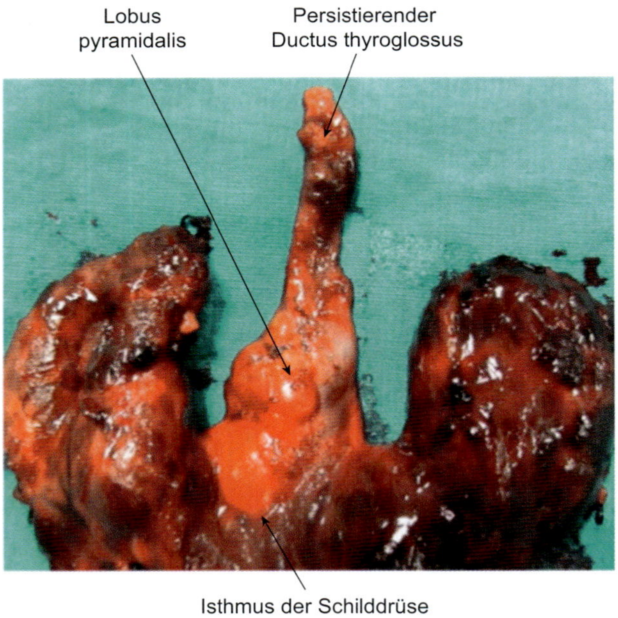

Abb. 9.18 Persistierender Ductus thyroglossus. Die fotografische Ansicht einer exzidierten adulten Schilddrüse mit euthyreoter (meist jodmangelbedingter) *Struma nodosa* von ventral zeigt den persistierenden *Ductus thyroglossus,* der vom oberen Rand des Isthmus aufwärts zieht und in seinem distalen, mit der Schilddrüse verbundenen Anteil als *Lobus pyramidalis* voll funktionstüchtiges Schilddrüsengewebe enthält. (Aus Gurleyik E, Gurleyik G, Dogan S, Cobek U, Cetin F, Onsal U: Pyramidal lobe of the thyroid gland: surgical anatomy in patients undergoing total thyroidectomy, *Anat Res Int,* 384148, 2015.)

9.6.2 Schilddrüsenanomalien

Kongenitale Hypothyreose Die primäre Ursache einer angeborenen Unterfunktion der Schilddrüse liegt eher in einer Störung bei der Entwicklung der Schilddrüse als in einer fehlerhaften Steuerung der Schilddrüse durch die hypothalamisch-hypophysäre Hormonregulation.

Mediane Halszysten und -fisteln Auf der gesamten Länge des *Ductus thyroglossus,* also vom *Foramen caecum* bis zum Isthmus oder *Lobus pyramidalis,* kann das Lumen erhalten bleiben und zur Zystenbildung führen (➤ Abb. 9.19 und ➤ Abb. 9.20). Die meisten dieser Zysten liegen unmittelbar unter dem Zungenbein und werden im Alter von etwa fünf Jahren entdeckt. Sofern sie sich nicht infizieren, bleiben sie in der Regel asymptomatisch. Klinisch erscheinen die **Thyroglossuszysten** in der Regel als langsam wachsende, schmerzlose und verschiebliche Schwellungen (➤ Abb. 9.21), die auch etwas Schilddrüsengewebe enthalten können. Bei einer Infektion der Zyste kann es zur Perforation durch die Haut kommen, und es bildet sich eine **Thyroglossusfistel** aus, die gewöhnlich in der Medianebene des Halses ventral vom Schildknorpel mündet (sog. mediane Halszyste; ➤ Abb. 9.19A).

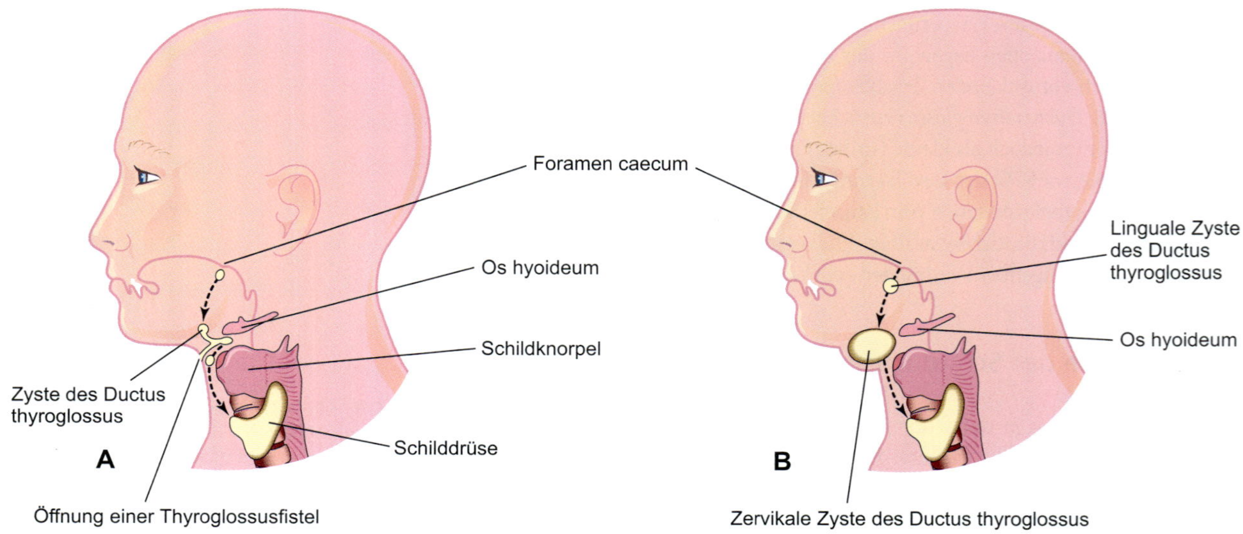

Abb. 9.19 A) Schematische Darstellung möglicher Lokalisationen von Zysten des *Ductus thyroglossus.* Auch eine durchgehende Fistel ist dargestellt. Die gestrichelte Linie gibt den Verlauf des *Ductus thyroglossus* während des Deszensus der Schilddrüse vom *Foramen caecum* bis zu ihrer endgültigen Lage in der vorderen Halsregion wieder. **B)** Ähnliches Schema mit Darstellung der lingualen und zervikalen Zysten des *Ductus thyroglossus.* Die meisten dieser Zysten liegen direkt unter dem *Os hyoideum.*

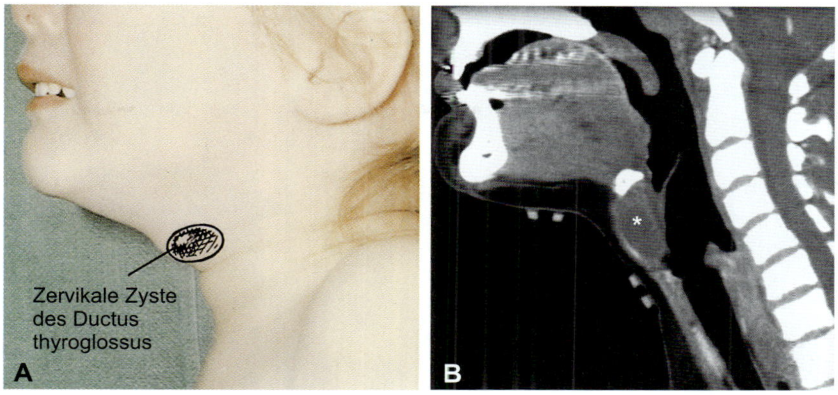

Abb. 9.20 Zysten des Ductus thyroglossus bei Kindern. A). Die runde, feste Masse (durch die Zeichnung hervorgehoben) verursachte eine Schwellung in der Medianebene des Halses direkt unter dem *Os hyoideum.* **B)** Im medianen CT-Röntgenbild (eines anderen Patienten) erkennt man die Lage der Zyste (*) ventral der medianen Aufhängung der Epiglottis am Schildknorpel. (B Mit freundlicher Genehmigung von Dr. Frank Gaillard, https://radiopaedia.org.

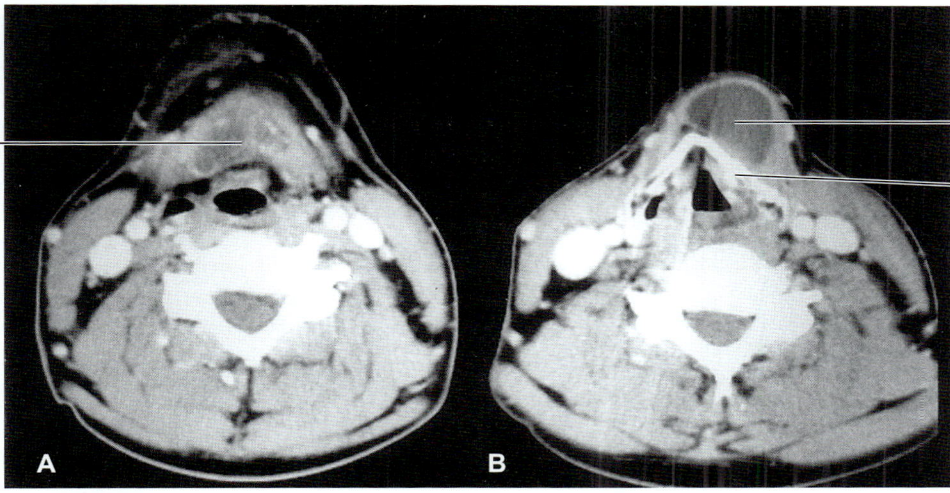

Abb. 9.21 Computertomografie (CT) einer Thyroglossuszyste. A) Schnittbild in Höhe der *Membrana thyrohyoidea* und der Basis der Epiglottis. **B)** Schnittbild in Höhe des verkalkten Schildknorpels. Die Zyste des *Ductus thyroglossus* erstreckt sich kranialwärts bis zum Rand des *Os hyoideum.* (Mit freundlicher Genehmigung von G. S. Smyser, Altru Health System, Gand Forks, USA.)

Schilddrüsenektopie Die ektope Schilddrüse ist eine seltene kongenitale Anomalie und kommt zustande, wenn der Deszensus der Schilddrüsenanlage (➤ Abb. 9.17C) unvollständig erfolgt oder ausbleibt. Eine **linguale (Zungen-)Schilddrüse** ist die häufigste Form – bei 10 % der Autopsien findet man intralinguales Schilddrüsengewebe, das aber nur bei einer von 4.000 Personen mit Schilddrüsenerkrankungen klinisch relevant ist. Eine **sublinguale Schilddrüse** liegt im oberen Halsbereich direkt unter dem Zungenbein (➤ Abb. 9.22 und ➤ Abb. 9.23). In der Regel ist eine solche ektope linguale oder sublinguale Schilddrüse das einzige Schilddrüsengewebe. Daher ist es wichtig, durch funktionelle Untersuchungen (➤ Abb. 9.23) zwischen einer ektopen Schilddrüse, einer Thyroglossuszyste und akzessorischem Schilddrüsengewebe zu unterscheiden, um die versehentliche chirurgische Exzision der einzig vorhandenen Schilddrüse zu vermeiden. Bei Fehldiagnosen sind die betroffenen Personen zeit ihres Lebens von einer Hormonsubstitution abhängig.

Akzessorisches Schilddrüsengewebe Akzessorisches Schilddrüsengewebe geht in der Regel aus Resten des *Ductus thyroglossus* hervor. Obwohl dieses Gewebe hormonell aktiv sein kann, ist es oft nicht umfangreich genug, um bei einer Entfernung der Schilddrüse

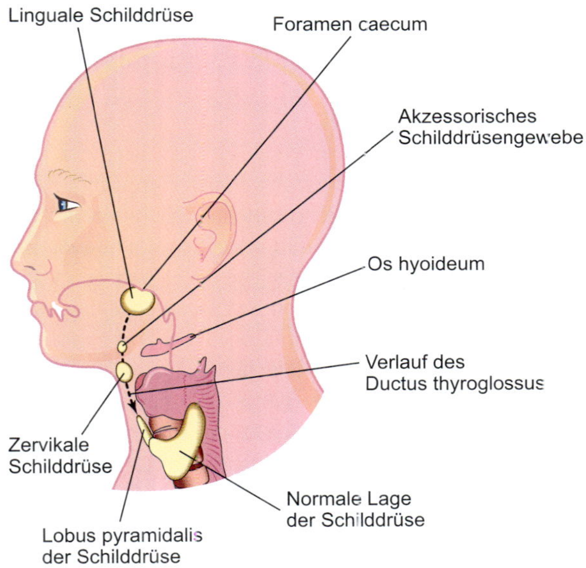

Abb. 9.22 Schematische Darstellung der häufigsten Lokalisationen von ektopem Schilddrüsengewebe. Die gestrichelte Linie gibt den Weg der Schilddrüse während ihres Deszensus an, erkennbar am Verlauf des *Ductus thyroglossus.*

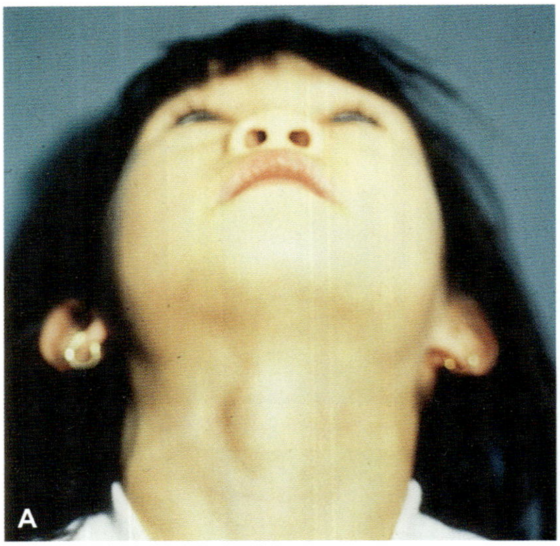

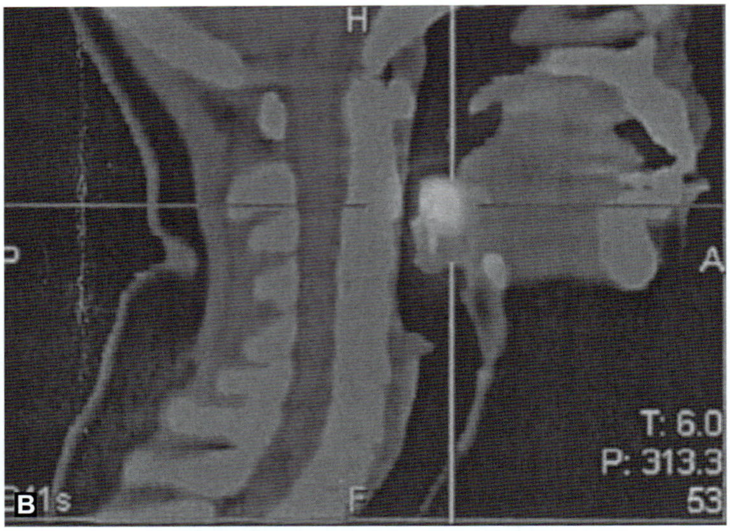

Abb. 9.23 **A)** Sublinguale Schilddrüse bei einem fünf Jahre alten Mädchen. **B)** Das Schilddrüsenszintigramm mit Technetium (99mTc, einem Radionuklid mit Jod-ähnlichen chemischen Eigenschaften) zeigt sublinguales Schilddrüsengewebe, jedoch kein funktionierendes Schilddrüsengewebe im Halsbereich ventral des Schildknorpels. (A) Aus Leung AK, Wong AL, Robson WL: Ectopic thyroid gland simulating a thyroglossal duct cyst, *Can J Surg* 38:87, 1995. (B) From Huang H, Lin Y-H: Lingual thyroid with severe hypothyroidism. A case report, *Medicine* 100:43, 2021.

(Thyroidektomie) die normale Funktion aufrechtzuerhalten. Akzessorisches Schilddrüsengewebe kann sich auch unterhalb der Schilddrüse im Thymus oder seitlich vom Schildknorpel entwickeln. Im letzteren Fall liegt es meistens auf dem *M. thyrohyoideus*.

Schilddrüsenagenesie Das Fehlen der Schilddrüse oder eines ihrer Lappen ist eine seltene Anomalie. Bei einer einseitigen Agenesie fehlt häufiger der linke als der rechte Lappen.

9.7 Zunge

Gegen Ende der vierten Woche bildet sich am primitiven Mundboden ein medianer dreiseitiger Wulst unmittelbar rostral des *Foramen caecum* (➤ Abb. 9.24A). Kurze Zeit später treten auf beiden Seiten dieses Wulstes zwei weitere ovale Schwellungen – die paarigen **lateralen Zungenwülste** – auf; im Vergleich dazu wird der mediane Wulst auch als *Tuberculum impar* (lat. *impar* = unpaar) bezeichnet. Alle drei Zungenwülste entstehen durch Proliferation des Mesenchyms im ventromedialen Abschnitt des ersten Schlundbogens. Das *Tuberculum impar* ist das erste Anzeichen der Zungenentwicklung, wird jedoch bald überwachsen von den lateralen Zungenwülsten, die schnell an Größe zunehmen und über dem *Tuberculum impar* miteinander verschmelzen. Die lateralen Zungenwülste bilden so die vorderen zwei Drittel (den oralen Teil) der Zunge (➤ Abb. 9.24C). Ihre Nahtstelle bleibt zeitlebens außen durch eine mittlere Rinne, den *Sulcus medianus,* und innen durch das mediane straffe Bindegewebe des *Septum linguae* erkennbar. Das *Tuberculum impar* bildet keinen nennenswerten Teil der definitiven Zunge.

Das hintere, pharyngeale Zungendrittel, die Zungenwurzel *(Radix linguae)* entsteht aus zwei medianen Erhebungen kaudal vom *Foramen caecum* (➤ Abb. 9.24A):

- Die **Copula** entsteht durch die Fusion des Mesenchyms in den ventromedialen Abschnitten des zweiten Schlundbogenpaares.
- Der **hypobranchiale Wulst** *(Eminentia hypobranchialis)* entwickelt sich kaudal der Copula aus dem Mesenchym in den ventromedialen Abschnitten des dritten und vierten Schlundbogens.

Während der weiteren Entwicklung der Zunge wächst der hypobranchiale Wulst über die Copula hinweg und bringt damit den medianen Anteil auch des zweiten Schlundbogens weitgehend zum Verschwinden (➤ Abb. 9.24B und C). Die Zungenwurzel entsteht also aus dem rostralen Abschnitt der *Eminentia hypobranchialis.* Die Fusionslinie zwischen dem vorderen und hinteren Abschnitt der Zungenanlage ist bei Erwachsenen noch durch eine V-förmige Rinne, den *Sulcus terminalis* (➤ Abb. 9.24C), zu erkennen.

Das Mesenchym der Schlundbögen liefert das Bindegewebe und die Gefäße der Zunge. Die Zungenmuskulatur stammt jedoch von Muskelvorläuferzellen ab, die aus den okzipitalen Somiten eingewandert sind (➤ Abb. 9.6A). Der *N. hypoglossus* (N. XII) begleitet die myogenen Zellen während ihrer Migration und innerviert dadurch schon die sich entwickelnde Zungenmuskulatur.

Bei der Geburt liegt die gesamte Zunge noch in der Mundhöhle; ihr hinteres Drittel verlagert sich erst um das vierte Lebensjahr herum in den Oropharynx.

9.7.1 Papillen und Geschmacksknospen

Zungenpapillen haben zum einen rein mechanische Aufgaben, indem sie der Zungenoberfläche trotz des feuchten Milieus eine gewisse Rauigkeit verleihen; zum anderen enthalten viele Papillenarten afferente Nervenendigungen für Geschmacksempfindungen. Die ersten Papillen treten gegen Ende der achten Woche auf. Sie erschei-

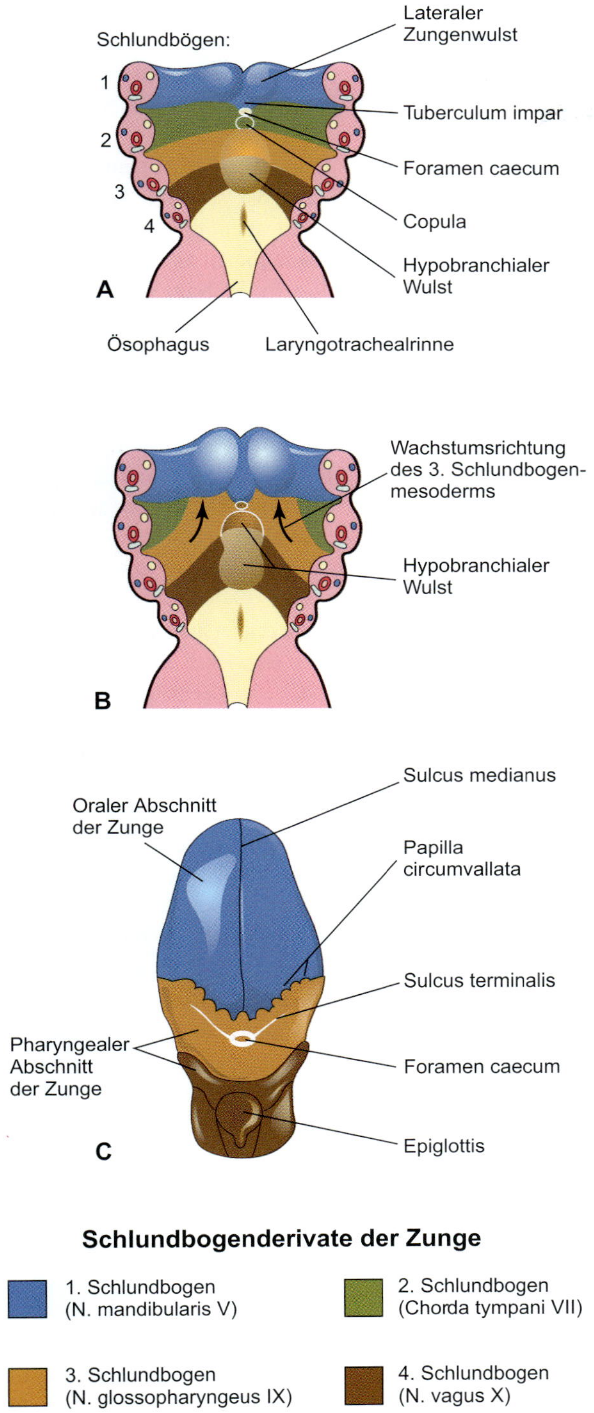

Abb. 9.24 A–B) Die schematischen Horizontalschnitte durch den Pharynx in der in ➤Abbildung 9.4A angegebenen Ebene zeigen aufeinanderfolgende Stadien der Zungenentwicklung während der vierten und fünften Woche. **C)** Schemazeichnung der adulten Zunge mit Darstellung der nervalen Versorgung der Schleimhaut und ihrer Abstammung aus den verschiedenen Schlundbögen. Die Farbgebung zeigt in dieser Zeichnung die Herkunft des Binnengewebes – nicht aber der Oberflächen – der Zunge an.

nen im hinteren Drittel der Zunge in unmittelbarer Nähe der Endäste des *N. glossopharyngeus* (N. IX) und entwickeln sich zu *Papillae vallatae* und *foliatae. Papillae fungiformes* treten erst später auf und werden von den Endästen der *Chorda tympani* des *N. facialis* (N. VII) innerviert. Die häufigste Form der Papillen, die fadenförmigen *Papillae filiformes*, entwickeln sich in der frühen Fetalzeit (zehnte bis elfte Woche). Die **Geschmacksknospen** an den Papillen entwickeln sich in der elften bis 13. Woche lokal aus dem endodermalen Epithel, jedoch nur unter der induktiven Wirkung der einwachsenden Geschmacksnervenfasern der *Chorda tympani*, des *N. glossopharyngeus* und des *N. vagus*. Die meisten Geschmacksknospen bilden sich an der dorsalen Oberfläche der Zunge, einige auch am *Arcus palatoglossus*, am Gaumen (dort möglicherweise auch aus dem ektodermalen Epithel und unter dem induktiven Einfluss des *N. petrosus major*, eines weiteren Astes des N. VII) und an der dorsalen Oberfläche der Epiglottis sowie in der hinteren Wand des Oropharynx. Durch bittere Substanzen kann bereits in der 26. bis 28. Woche eine deutliche Reaktion in der Gesichtsmimik ausgelöst werden.

9.7.2 Innervation der Zunge

Das komplizierte Innervationsmuster der Zunge erklärt sich aus der großen Zahl von Anlagen, die zur Bildung des Zungenkörpers und seiner Oberfläche beitragen. Nahezu die gesamten vorderen zwei Drittel der Zungenschleimhaut werden sensibel vom *N. lingualis*, einem Ast des *N. mandibularis* des *N. trigeminus* (N. V), d.h. vom Nerv des ersten Schlundbogens, innerviert, da dieser Schlundbogen das *Tuberculum impar* und die seitlichen Zungenwülste bildet (➤ Abb. 9.24). Da die Copula, der kleine mediane Zungenkörper aus dem zweiten Schlundbogen, vom dritten Schlundbogen überwachsen wird, hat der sensible (prätrematische) Ast des *N. facialis*, d.h. die *Chorda tympani*, keinen Anteil an der unspezifischen sensiblen (z.B. taktilen oder thermalen) Sensibilität der Zunge und innerviert die vorderen zwei Drittel der Zunge nur sensorisch, d.h. im Hinblick auf die Geschmacksempfindung. Die – hier nur in geringer Zahl vorkommenden – *Papillae vallatae* im oralen Teil der Zunge werden vom *N. glossopharyngeus* (N. IX), dem Nerv des dritten Schlundbogens, innerviert (➤ Abb. 9.24C). Der *N. vagus* (N. X), der Nerv des vierten Schlundbogens, versorgt mit seinem *N. laryngeus superior* einen kleinen Teil der Zungenwurzel kranioventral der Epiglottis (➤ Abb. 9.24C). Alle **Zungenmuskeln** werden vom *N. hypoglossus* (N. XII) innerviert – mit Ausnahme des *M. palatoglossus*, der über den *Plexus pharyngeus* aus dem *N. vagus* (N. X) versorgt wird.

Kongenitale Fehlbildungen der Zunge Zungenanomalien sind insgesamt selten. Eine Ausnahme von dieser Regel bildet die Faltenzunge mit Hypertrophie der Papillen, die bei Kindern mit Downsyndrom typischerweise vorkommen (➤ Kap. 21).

Kongenitale Zungenfisteln und -zysten: Zysten in der Zunge können von Überresten des *Ductus thyroglossus* abstammen (➤ Abb. 9.19). Sie können wachsen und pharyngeale Symptome wie Dysphagie (Schluckbeschwerden) hervorrufen. Auch Fisteln

9

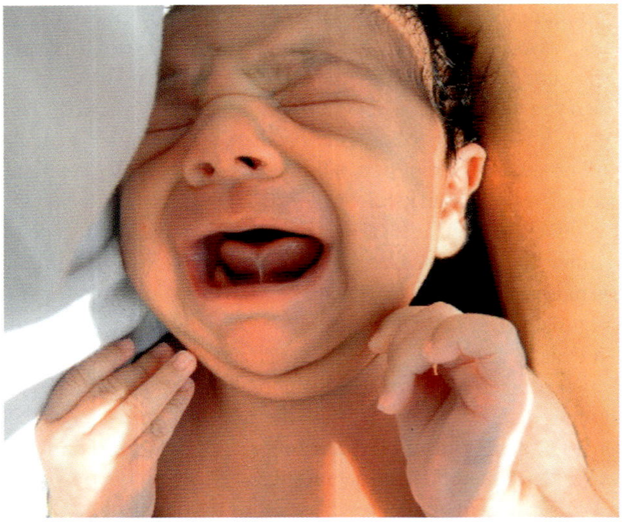

Abb. 9.25 Fotografie eines Kindes mit Ankyloglossie. Man beachte das kurze Frenulum (Zungenbändchen), das bis zur Zungenspitze reicht. Diese angeborene Verwachsung der Zunge mit dem Mundboden geht mit einer eingeschränkten Protrusion der Zunge einher und kann Schwierigkeiten beim Stillen bereiten. (Mit freundlicher Genehmigung von Evelyn Jain, Lakeview Breastfeeding Clinic, Calgary, Alberta, Kanada.)

können ebenfalls aus Überresten im Anfangsteil des *Ductus thyroglossus* entstehen; sie münden über das *Foramen caecum* in die Mundhöhle.

Ankyloglossie (verkürztes Zungenbändchen): Das Zungenbändchen (Frenulum) verbindet die Unterseite der Zunge mit dem Mundboden. Manchmal ist das Frenulum verkürzt und erstreckt sich bis zur Zungenspitze (➤ Abb. 9.25). Das behindert die freie Beweglichkeit, z. B. bei der Protrusion der Zunge, und kann zu Schwierigkeiten beim Stillen führen. Diese Anomalie wird in einer Häufigkeit von etwa 1 : 300 Neugeborenen gefunden, aber sie hat gewöhnlich keine klinische Bedeutung. Ein kurzes Frenulum dehnt sich mit der Zeit, was eine chirurgische Korrektur in der Regel überflüssig macht.

Makroglossie: Eine extrem große Zunge ist selten und entsteht meist durch ein Lymphangiom oder eine Hypertrophie der Zungenmuskulatur.

Mikroglossie: Eine abnorm kleine Zunge ist extrem selten und meist mit einer *Mikrognathie* (Unterentwicklung der Mandibula mit fliehendem Kinn) und Defekten an den Extremitäten verbunden (Hanhart-Syndrom).

Glossoschisis (gespaltene Zunge): Eine unvollständige Fusion der lateralen Zungenwülste führt zu einer tiefen medianen Zungenspalte, die meistens aber nicht bis zur Zungenspitze reicht. Dies ist eine äußerst seltene Anomalie.

9.8 Speicheldrüsen

Die Speicheldrüsen entstehen während der sechsten und siebten Woche als solide Epithelknospen aus der ektodermalen oder endodermalen Oberfläche der Mundbucht (➤ Abb. 9.7C). Die keulenförmigen Enden dieser Epithelsprossen wachsen in das darunterliegende Mesenchym ein und teilen sich dabei in schneller Folge. Das Bindegewebe der Speicheldrüsen stammt von Neuralleistenzellen ab; das Parenchym (der sekretorische Teil) entsteht durch Proliferation des epithelialen Anteils der Knospen.

Die *Gl. parotidea* (Parotis, Ohrspeicheldrüse) entsteht als erste Speicheldrüse bereits am Anfang der sechsten Woche. Sie entwickelt sich aus ektodermalen Knospen, die aus dem Epithel an den dorsokranialen Ecken der Mundbucht am kranialen Rand des Hyoidbogens stammen und dort in die Nähe des *R. tympanicus* des *N. glossopharyngeus,* also des prätrematischen Astes des dritten Schlundbogennervs, gelangen. Die Knospen wachsen auf das Ohr zu, wobei sie die Verbindung zum *R. tympanicus* nicht verlieren, sich dichotom verzweigen und Zellstränge mit aufgetriebenen Enden bilden. Um die zehnte Woche herum kanalisieren die Stränge, d. h., es bildet sich das Gangsystem aus. Die kolbenförmigen Enden der Stränge differenzieren sich zu den Azini. Die Sekretion beginnt bei 18 Wochen alten Feten. Die Kapsel und das interstitielle Bindegewebe entstehen aus dem umgebenden Mesenchym.

Die *Gl. submandibularis* (Unterkieferspeicheldrüse) erscheint am Ende der sechsten Woche. Sie entwickelt sich aus endodermalen Knospen des Mundbodenepithels beidseits der beiden lateralen Zungenwülste. Solide Zellstränge wachsen seitlich der Zungenanlage nach dorsal und bekommen dort Kontakt mit der späteren *Chorda tympani,* dem prätrematischen Ast des *N. facialis* im zweiten Schlundbogen. Die Knospen verzweigen sich vielfach, bilden in der zwölften Woche azinöse Endstücke aus und beginnen mit der sekretorischen Tätigkeit in der 16. Woche. Das Wachstum der *Gl. submandibularis* setzt sich nach der Geburt mit der Bildung von mukösen Azini fort. Lateral der Zunge, entlang der *Plica sublingualis,* formt sich eine Rinne, die sich bald darauf zum *Ductus submandibularis* schließt und damit die Mündungsstelle der *Gl. submandibularis* weit nach ventral bis in die Nähe des Zungenbändchens *(Frenulum linguae)* verlagert.

Die *Gl. sublingualis* (Unterzungenspeicheldrüse) erscheint in der achten Woche, also etwa zwei Wochen später als die anderen Speicheldrüsen. Sie entwickelt sich aus zahlreichen nebeneinander aufgereihten endodermalen Epithelknospen im Bereich der *Plica sublingualis* (➤ Abb. 9.7C) und liegt damit unmittelbar ventral der *Gl. submandibularis,* dehnt sich aber nach lateral nicht über den Meckel-Knorpel hinweg aus. Die Knospen verzweigen sich nur wenig und münden über zehn bis zwölf Gänge unabhängig voneinander in den Boden der Mundhöhle. Die Drüse erhält durch ihre enge Nachbarschaft mit der *Gl. submandibularis* ihre Innervation ebenfalls über die *Chorda tympani* aus dem *N. facialis.*

9.9 Gesicht

Die Gesichtsentwicklung beginnt in der vierten Embryonalwoche und ist in der achten Woche so weit fortgeschritten (➤ Abb. 9.26A–G), dass das Gesicht zweifelsfrei menschliche Züge aufweist, also deutlich vom entstehenden Gesicht der Säugetiere unterschie-

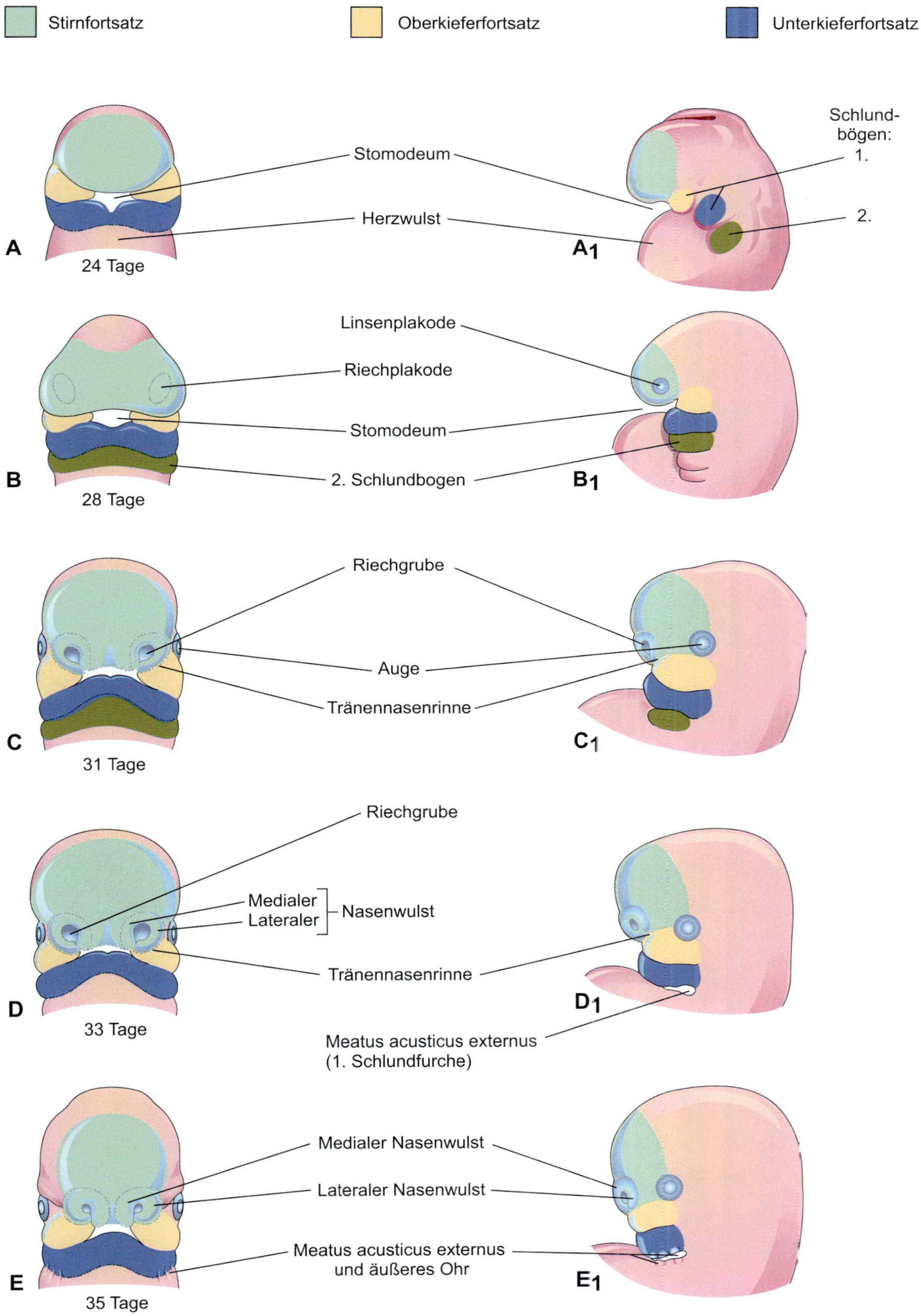

Abb. 9.26 Schematische Darstellung aufeinanderfolgender Stadien der Gesichtsentwicklung (A-I).

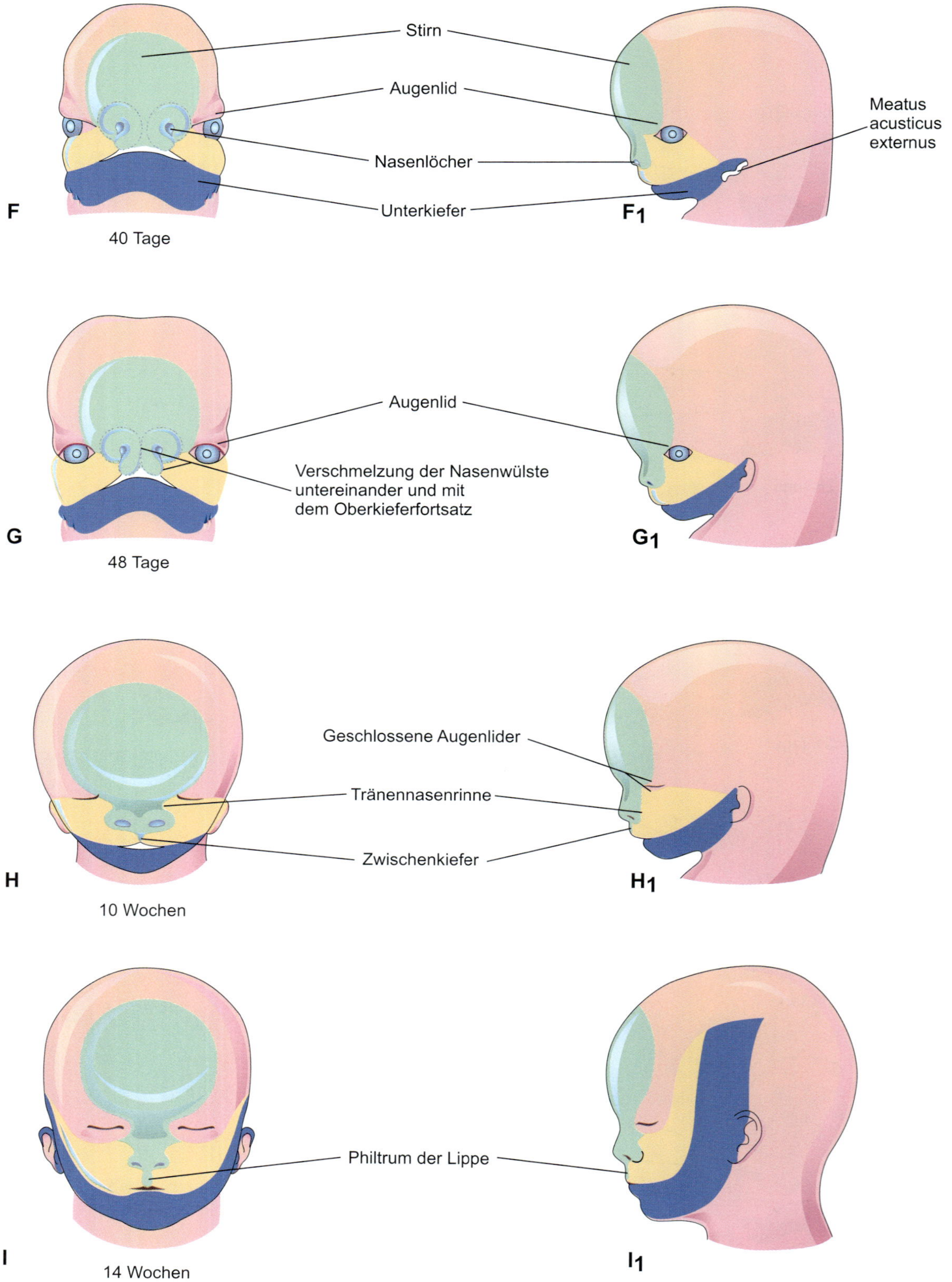

Abb. 9.26 Schematische Darstellung aufeinanderfolgender Stadien der Gesichtsentwicklung (A-I). *(Forts.)*

den werden kann. Die Abschnitte mit typischen Proportionen für individuelle Gesichtsformen bilden sich noch in der Fetalzeit aus (➤ Abb. 9.26H–I).

Noch bevor am Anfang der vierten Woche der vordere Neuroporus verschlossen wird, zeichnen sich im epidermalen Ektoderm anterolateral der Neuralfalten beidseits die leichten Vorwölbungen der Maxillarwülste ab und umgeben zusammen mit den schon deutlicheren Mandibularwülsten als erste Gesichtswülste die (ektodermale) Mundbucht (Stomodeum, ➤ Abb. 9.26A und B); an deren Dach beginnt die Oropharyngealmembran sich bereits aufzulösen. Als Ergebnis, aber auch unter dem induktiven Einfluss der vom kranialen Neuralrohr aus einwandernden Neuralleistenzellen nehmen diese Vorwölbungen zu; und nachdem der anteriore Neuroporus und darüber das epidermale Ektoderm verschlossen sind, wird das epidermale Ektoderm median – ebenfalls durch einwandernde Neuralleistenzellen – auf breiter Front vom anterioren Ende des Neuralrohrs getrennt und so stark vorgewölbt, dass der Frontonasal- oder Stirnfortsatz entsteht.

Die *fünf Gesichtsfortsätze,* die zunächst um das Stomodeum herum erscheinen, sind demnach:

- der unpaare **Stirnfortsatz**
- die paarigen **Oberkieferfortsätze**
- die paarigen **Unterkieferfortsätze**

Die aus Neuralleistenzellen stammenden mesenchymalen Kerne der fünf Gesichtsfortsätze sind aktive *Wachstumszentren;* dabei setzt sich das embryonale Bindegewebe in der Tiefe der Fortsätze kontinuierlich von einem Fortsatz zum anderen hin fort. Die Neuralleistenzellen sind in der Folge auch die Hauptquelle des Bindegewebes – einschließlich Knorpel, Knochen und Bandapparat – in der Gesichts- und Mundregion. Experimentelle Untersuchungen an Huhn- und Mausembryonen zeigten aber, dass insbesondere die Myoblasten für die Skelettmuskulatur am Kopf auch aus dem paraxialen und prächordalen Mesoderm im vorderen Bereich der sohlenförmigen, noch nicht gefalteten Embryonalscheibe stammen.

Der **Stirnfortsatz** (engl. *frontonasal process,* FNP) umgibt den ventrolateralen Umfang des Vorderhirns bis zu den beiden Augenbläschen, die sich aus dem noch kurzen, unpaaren Prosenzephalonbläschen lateral ausstülpen und die Augäpfel bilden (➤ Abb. 9.26C). Er bildet mit seinem frontalen Teil die Stirn; die nasalen (ventrolateralen) Teile des Stirnfortsatzes begrenzen dagegen das Stomodeum nach rostral und beteiligen sich dadurch an der Bildung von Mund- und Nasenhöhle. Die laterale Begrenzung des Stomodeums wird von den paarigen **Oberkieferfortsätzen** gebildet, während die paarigen **Unterkieferfortsätze** den Boden der primitiven Mundbucht formen (➤ Abb. 9.26B und ➤ Abb. 9.27). Indem die medialen Abschnitte der Unterkieferfortsätze miteinander verschmelzen, bilden sie Unterkiefer und Unterlippe als erste definitive Gesichtsstrukturen.

Bis zum Ende der vierten Woche bilden sich auf den beiden ventrolateralen Seitenflächen des Stirnfortsatzes ovale Verdickungen des Oberflächenektoderms – die **Riechplakoden** (olfaktorische Plakoden). Diese Anlagen der Nase und der Nasenhöhlen (➤ Abb. 9.28 und ➤ Abb. 9.29A und B) sind zunächst konvex, vertiefen sich aber dann zunehmend, sodass jede Plakode eine flache Einsenkung bildet. Das Mesenchym an den Rändern der Plakoden proliferiert und bildet auf jeder Seite des Embryos einen hufeisenförmigen Wulst, der aus einem **medialen** und einem **lateralen Nasenfortsatz** besteht. Als Folge davon wird die Riechplakode weiter in die Tiefe verlagert, und es bilden sich die paarigen **Riechgruben** (➤ Abb. 9.26C und D).

Gegen Ende der fünften Woche beginnt die Entwicklung des äußeren Ohrs (➤ Abb. 9.26E und ➤ Abb. 9.30). An beiden Kanten der ersten Schlundfurche bilden sich dorsal je drei mesenchymale Schwellungen, die **Aurikularhöckerchen,** und zwischen ihnen entsteht der äußere Gehörgang *(Meatus acusticus externus).* Dadurch befinden sich die Anlagen der beiden Ohrmuscheln zunächst am Hals (➤ Abb. 9.31). Wenn dann die Mandibula größer wird, aszendieren sie zu ihrer bekannten Position seitlich am Kopf etwa in Höhe der Augen (➤ Abb. 9.26H). Gleichzeitig – u. a. auch durch die Größenzunahme der beiden darunter entstehenden Telenzephalonbläschen – wenden sich die **Augenanlagen** nach ventral.

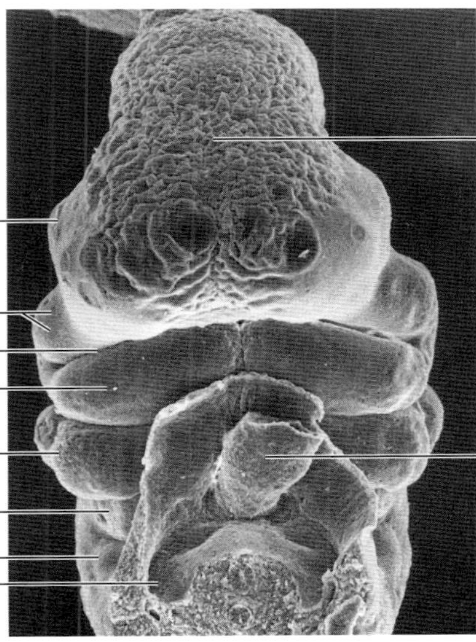

Abb. 9.27 Rasterelektronenmikroskopische Aufnahme der Ventralansicht eines Embryos im Carnegie-Stadium 14 (30–32 Tage). (Mit freundlicher Genehmigung von K.V. Hinrichsen †, Ruhr-Universität, Bochum.)

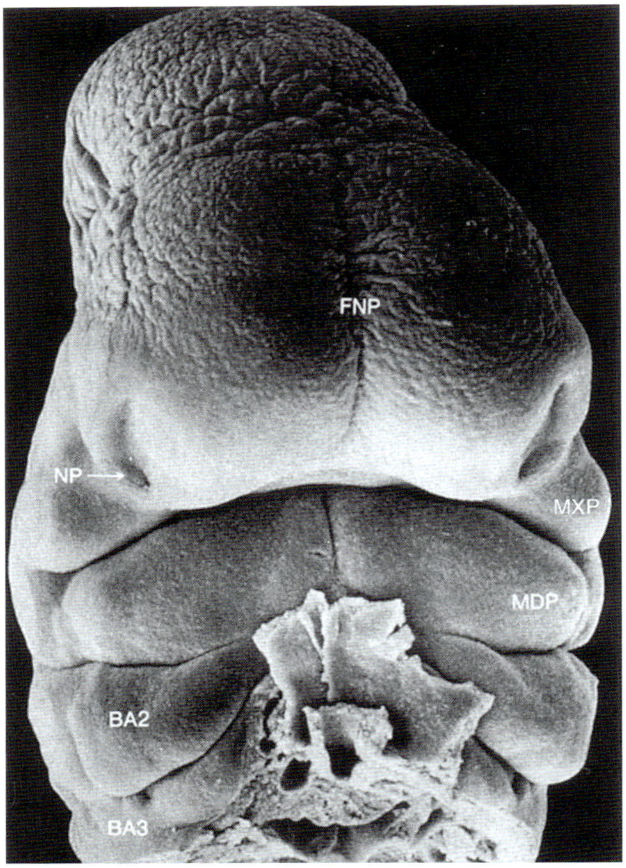

Abb. 9.28 Rasterelektronenmikroskopische Aufnahme eines 33 Tage alten Embryos von ventral (Carnegie-Stadium 15, Scheitel-Steiß-Länge [SSL] 8 mm). Der Stirnfortsatz (FNP, für engl. *frontonasal process*) umgibt die beiden Telenzephalon(Endhirn)-Bläschen und trägt an seinen beiden ventrolateralen Oberflächen die Riechgruben (NP, für engl. *nasal placodes*), die von den medialen und lateralen Nasenwülsten umgeben sind. Der Stirnfortsatz begrenzt zusammen mit den Oberkieferfortsätzen (MXP, für engl. *maxillary process*) das Stomodeum (Mundbucht) kranial. Die laterale Begrenzung des Stomodeums wird vom Übergang der Oberkieferfortsätze in die Unterkieferfortsätze (MDP, für engl. *mandibular process*) gebildet, die ihrerseits median miteinander verschmelzen und so das Stomodeum kaudal begrenzen. Die zweiten Schlundbögen (BA2, für engl. *branchial arch 2*) liegen parallel und kaudal der Unterkieferwülste. Ihr medianer Verschmelzungsbereich (hier vom Amnion verdeckt) ist noch schmal, die kaudalen Ränder zeigen jedoch schon überhängende Ränder *(Opercula)*, die die dritten Schlundbögen (BA3) zu überdecken beginnen. (Aus Hinrichsen K: The early development of morphology and patterns of the face in the human embryo, *Adv Anat Embryol Cell Biol* 98:1, 1985.)

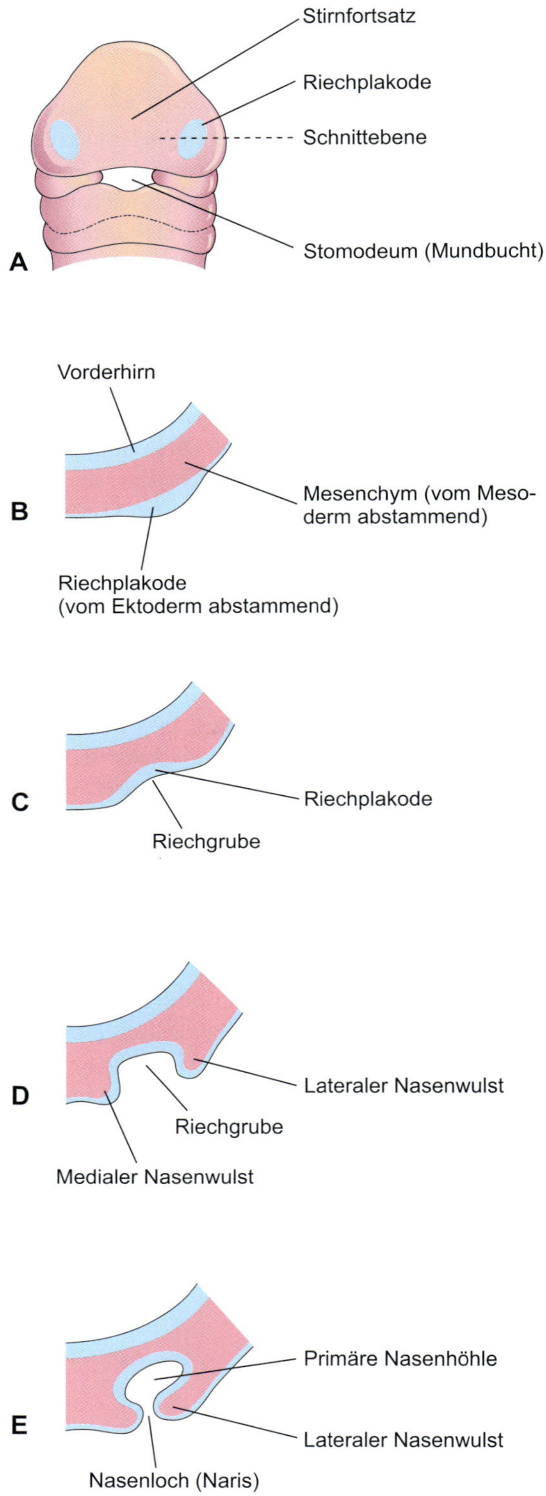

Abb. 9.29 Entwicklungsstadien der primären Nasenhöhle. A) Ventralansicht eines etwa 28 Tage alten Embryos. **B–E)** Transversalschnitte durch die linke Seite der sich entwickelnden Nasenhöhle.

Gegen Ende der sechsten Woche ist jeder der beiden Oberkieferfortsätze mit dem angrenzenden lateralen Nasenfortsatz verschmolzen; die Fusionslinie bleibt jedoch durch eine Vertiefung, die **Tränennasenrinne** (oder: Tränennasenfurche), markiert (➤ Abb. 9.32 und ➤ Abb. 9.33). Auf diese Weise entsteht eine Verbindung zwischen den lateralen Nasenfortsätzen, die den beiden Nasenflügeln entsprechen, und der oberen Wangenregion, die vom Oberkieferfortsatz gebildet wird.

9

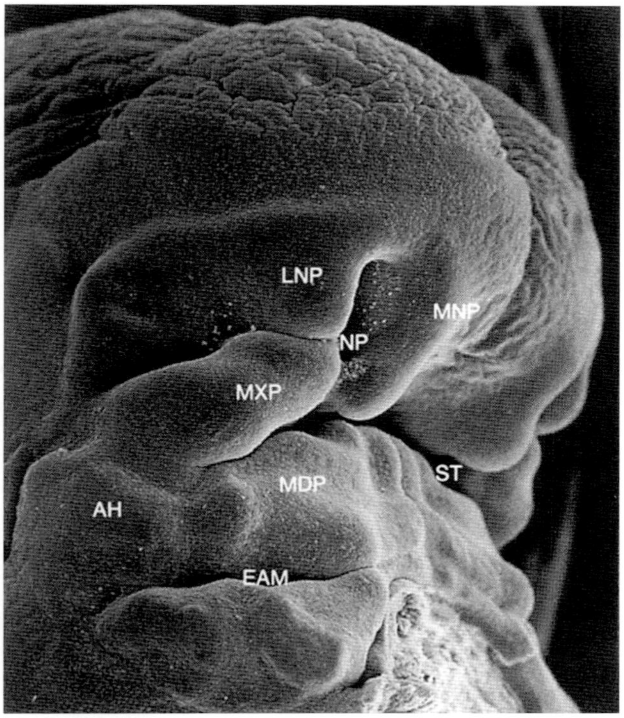

Abb. 9.30 Rasterelektronenmikroskopische Aufnahme der Gesichtsregion eines etwa 41 Tage alten Embryos (Carnegie-Stadium 17, Scheitel-Steiß-Länge [SSL] 10,8 mm) in einer schrägen Ansicht. Der Oberkieferfortsatz (MXP, für engl. *maxillary process*) erscheint nach lateral hin aufgebläht und eingekeilt zwischen den lateralen (LNP, für engl. *lateral nasal process*) und medialen (MNP, für engl. *medial nasal process*) Nasenfortsätzen, die die Riechgrube (NP, für engl. *nasal placode*) lateral, kranial und medial umgeben. Die Aurikularhöcker (AH markiert den am weitesten dorsal liegenden kranialen Aurikularhöcker auf der rechten Seite) bilden sich beidseits der ersten Schlundfurche, die zwischen dem ersten und zweiten Schlundbogen liegt und aus der der *Meatus acusticus externus* (EAM) entsteht. (ST, Stomodeum; MDP, Unterkieferfortsatz.) (Aus Hinrichsen K: The early development of morphology and patterns of the face in the human embryo, *Adv Anat Embryol Cell Biol* 98:1, 1985.)

Aus einer leistenförmigen Ektodermverdickung am Boden der Tränennasenrinne entsteht ein kompakter epithelialer Strang, der sich vom Ektoderm abschnürt und in das Mesenchym einsinkt. Durch Degeneration von Zellen im Inneren des Strangs kanalisiert sich der **Tränennasengang** *(Ductus nasolacrimalis)*. Das kraniale Ende des Ganges erweitert sich zum Tränensack *(Saccus lacrimalis)*. Gegen Ende der Fetalzeit mündet der *Ductus nasolacrimalis* in den *Meatus nasi inferior* in der lateralen Wand der Nasenhöhle. Erst nach der Geburt wird der Gang vollständig durchgängig. Nicht selten bleibt die Kanalisierung in Teilstücken des Ganges aus, was zu einer kongenitalen Fehlbildung – der **Atresie des** *Ductus nasolacrimalis* – führt. Bei etwa 6 % der Neugeborenen findet man eine Obstruktion des Tränennasengangs, die klinische Symptome (z. B. Epiphora = Tränenfluss über die Wange) zur Folge hat.

Während der sechsten Woche verlagert sich die Blutzufuhr des Gesichts von der *A. carotis interna* zur *A. carotis externa.* Dieser Wechsel wird durch die Umformung des primitiven Systems der Pharyngealbogenarterien in das postnatale Arteriensystem am Hals einschließlich des Aortenbogens verursacht. Möglicherweise als Folge dieses Wechsels verschmelzen dann zwischen der siebten und zehnten Woche die medianen Nasenfortsätze sowohl miteinander als auch mit dem Oberkieferfortsatz und dem lateralen Nasenfortsatz (➤ Abb. 9.26G und H). Für diesen Vorgang ist es erforderlich, dass sich die miteinander in Kontakt kommenden Oberflächenepithelien auflösen; erst dann können sich die darunterliegenden Mesenchymzellen vermischen. Durch die Verschmelzung des medialen Nasenfortsatzes mit dem Oberkieferfortsatz bilden sich ein durchgehender Oberkiefer, das Nasenseptum (s. u.) sowie eine kontinuierliche Oberlippe; außerdem werden die Riechgruben vom Stomodeum getrennt.

Als zentrales Element der medianen Gesichtsregion bildet sich aus der Fusion der medialen Nasenfortsätze unter der Oberfläche das **Zwischenkiefersegment** (➤ Abb. 9.26H und ➤ Abb. 9.33E–F); aus ihm gehen dann folgende Strukturen hervor:

- der mittlere Teil der Oberlippe, das **Philtrum**
- der **Zwischenkieferknochen** und die dazugehörige Gingiva (Zahnfleisch)
- der primäre **Gaumen.**

Bis zum Ende der sechsten Woche bestehen die Anlagen der Kiefer aus verdichtetem mesenchymalem Gewebe. Die Entwicklung der Lippen und der **Gingiva** (Zahnfleisch) beginnt damit, dass eine leistenartige Verdickung des Ektoderms, die **labiogingivale Platte,** in das darunterliegende Mesenchym einwächst (➤ Abb. 9.38B). Nach und nach degeneriert aber der größte Teil der Platte wieder, wodurch zwischen den Lippen und dem Zahnfleisch die **Labiogingivalrinne** entsteht (➤ Abb. 9.38D). In der Medianebene bleibt eine schmale Zone der ursprünglichen labiogingivalen Platte bestehen und bildet das **Frenulum** der Oberlippe, das die Lippe am Zahnfleisch befestigt.

Neuere klinische und embryologische Studienergebnisse deuten darauf hin, dass die Oberlippe vollständig von den Oberkieferfortsätzen gebildet wird. Die unteren Anteile der medialen Nasenfortsätze werden offenbar in die Tiefe verlagert und oberflächlich von medialen Auswüchsen der Oberkieferfortsätze überwachsen, die so das Philtrum bilden.

Die Nase ist in der frühen Fetalzeit flach und der Unterkiefer kaum entwickelt (➤ Abb. 9.26H); beide erhalten ihre charakteristische Form erst nach Beendigung der Gesichtsentwicklung (➤ Abb. 9.26I). Wenn sich die Mandibula und der Kopf insgesamt vergrößern, verlagern sich die Ohrläppchen nach oben bis auf die Höhe der Augen. Mit der Vergrößerung des Gehirns wölbt sich die Stirn mehr und mehr nach vorne und kranial, und die Augen wandern nach medial. Neben den Weichteilen entstehen auch verschiedene Knochen aus dem Mesenchym der Gesichtsfortsätze. Die endgültige Ausformung des Gesichts geht in der Fetalzeit relativ langsam vonstatten. Dabei bestimmen wahrscheinlich die hier eingewanderten Neuralleistenzellen die Veränderungen der Proportionen und die relativen Lageverschiebungen der prominenten Bestandteile des Gesichts.

Das Gesicht ist vor der Geburt sehr klein, weil:

- Ober- und Unterkiefer noch rudimentär sind
- die Milchzähne noch nicht durchgebrochen sind
- die Nasenhöhlen und die *Sinus maxillares* noch sehr klein sind.

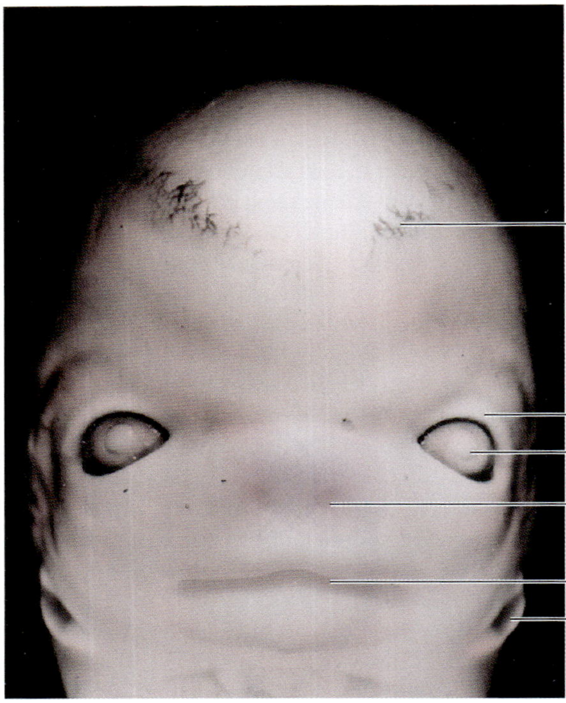

Abb. 9.31 Ventralansicht des Gesichts eines Embryos im Carnegie-Stadium 22, etwa 54 Tage. Typisch sind der weite Augenabstand und die tiefe Position der Ohren in diesem Stadium. (Aus Nishimura H, Semba R, Tanimura T, Tanaka O: *Prenatal development of the human with special reference to craniofacial structures: an atlas,* Bethesda, Maryland, 1977, U.S. Department of Health, Education, and Welfare, National Institutes of Health.)

Zusammenfassung der Gesichtsentwicklung (➤ Abb. 9.26)

- Der Stirnfortsatz bildet die Stirn und das Dorsum sowie den Apex der Nase.
- Die lateralen Nasenfortsätze formen die Nasenflügel.
- Aus den medialen Nasenfortsätzen entstehen das Zwischenkiefersegment und das Nasenseptum.
- Die Oberkieferfortsätze bilden die oberen Wangenregionen und den größten Teil der Oberlippe.
- Die Unterkieferfortsätze formen das Kinn, die Unterlippe und die unteren Wangenregionen.

9.10 Nasenhöhle

Noch während der Oberkieferwulst beginnt, sich vom Stirnwulst abzugrenzen und sich nach ventral auf dem Unterkieferwulst entlang auszudehnen, zeichnen sich am Stirnwulst über der Kontaktzone zwischen dessen Seitenfläche und den Oberkieferwülsten die **Riechplakoden** äußerlich als flache Vertiefungen ab und bilden die Grundlage für **Riechgruben** (➤ Abb. 9.26B und ➤ Abb. 9.28). Grundlage dafür ist die Proliferation in einem invertierten U-förmigen Bereich des angrenzenden Mesenchyms. Die beiden Schenkel dieses U sind auf beiden Gesichtshälften der mediale und der laterale Nasenfortsatz, deren weiteres Anschwellen zur starken Vertiefung der Riechgruben (➤ Abb. 9.26 und ➤ Abb. 9.28) und der Ausbildung der **primordialen Nasenhöhlen** führt (➤ Abb. 9.34). Durch weiteres Wachstum der Umgebung nimmt die Tiefe jeder Riechgrube ventral der Vorderhirnanlage in dorsokaudaler Richtung zu, bis nur noch eine dünne *Membrana oronasalis* die primitiven Nasenhöhlen von der Mundhöhle trennt (➤ Abb. 9.34A). Am Ende der sechsten Woche reißt diese Membran ein, sodass Mund- und Nasenhöhle miteinander kommunizieren (➤ Abb. 9.34B). Die verbindenden Öffnungen zwischen Nasen- und Mundhöhle sind die **primitiven Choanen;** sie liegen unmittelbar dorsal des *primären Gaumens.* Durch die Entwicklung des sekundären Gaumens (s. u.) verlagern sich die Choanen nach hinten und bilden jetzt den Übergang zwischen Nasenhöhle und Pharynx (➤ Abb. 9.34D). Während dieser Wachstumsprozesse entstehen die oberen, mittleren und unteren **Nasenmuscheln** als längliche Wülste an den lateralen Wänden der Nasenhöhle (➤ Abb. 9.34D), und in der Medianebene entwickelt sich das **Nasenseptum** als ein nach unten ragender Fortsatz, der aber nicht vom Dach des Stomodeums herunterwächst, sondern sich von ventral nach dorsal vorschiebt, da er vom inneren Abschnitt der verschmolzenen medialen Nasenfortsätze ausgeht (➤ Abb. 9.37 und ➤ Abb. 9.38). Das ektodermale Epithel spezialisiert sich dann auf der medialen Oberfläche der oberen Nasenmuscheln und beidseits auf dem oberen Drittel der Nasenscheidewand zum **Riechepithel:** Einige Epithelzellen differenzieren sich dabei zu den *Riechzellen* (Rezeptoren), andere werden zu Stützzellen. Die Axone dieser Zellen bilden die *Nn. olfactorii,* die in die nur wenige Mesenchymzelllagen entfernt liegende Anlage des *Bulbus olfactorius* im Telenzephalonbläschen einwachsen (➤ Abb. 9.34C und D). Durch Proliferation der Zellen, die die Nasenhöhle auskleiden, bildet sich zur äußeren Nasenöffnung hin vorübergehend ein epithelialer Pfropf, der die äußere Öffnung der Nasenhöhle verschließt. Zwischen der 13. und 15. Woche sterben diese Zellen ab, und der Nasenpfropf verschwindet.

Obwohl unmittelbar unterhalb der äußeren Nasenöffnung gelegen oder sogar an der Bildung des Nasenhöhlenbodens beteiligt, wird

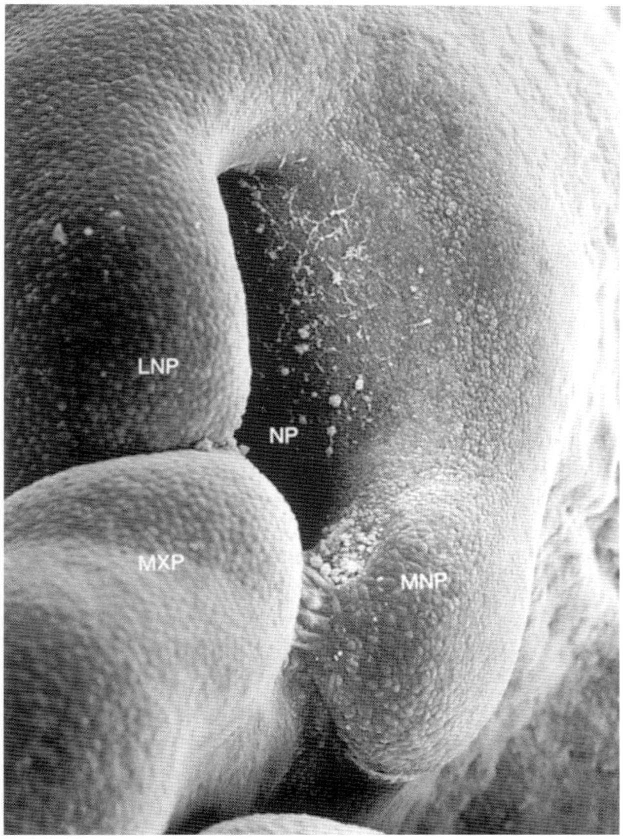

Abb. 9.32 Rasterelektronenmikroskopische Aufnahme der rechten Nasenregion eines etwa 41 Tage alten menschlichen Embryos aus ➤ Abb. 9.1. Die Aufnahme bei stärkerer Vergrößerung zeigt die Verschmelzung des Oberkieferfortsatzes (MXP) mit dem lateralen und medialen Nasenfortsatz über Epithelbrücken und die zwischen diesen Fortsätzen liegende tiefe Riechgrube (NP). Zwischen dem Oberkieferfortsatz und dem lateralen Nasenwulst (LNP) bleibt die Tränennasenrinne als Furche erhalten. (Aus Hinrichsen K: The early development of morphology and patterns of the face in the human embryo, Adv Anat Embryol Cell Biol 98:1, 1985.)
(Aus Hinrichsen K: The early development of morphology and patterns of the face in the human embryo, Adv Anat Embryol Cell Biol 98:1, 1985)

der größte Teil der Oberlippe und der Maxilla (sowie auch des sekundären Gaumens, s. u.) nicht aus den medialen Nasenfortsätzen, sondern aus den Oberkieferfortsätzen gebildet (➤ Abb. 9.26H). Diese Fortsätze verschmelzen medial miteinander, mediokranial mit den medialen Nasenfortsätzen und kraniolateral mit den lateralen Nasenfortsätzen. Lateral stehen sie mit dem Rest des Unterkieferfortsatzes in Verbindung und bereiten auf diese Weise dem Mesenchym aus dem zweiten Schlundbogenpaar einen Weg, um in die Anlagen der Lippen und der Wangen einzuwandern und die myogenen Zellen für die Gesichtsmuskulatur zu liefern (➤ Abb. 9.6 und ➤ Tab. 9.1). Entsprechend ihrer Herkunft wird die **mimische Muskulatur** vom *N. facialis* (N. VII), dem Nerv des zweiten Schlundbogens, innerviert, während die myogenen Zellen des ersten Schlundbogenpaares sich zu den **Kaumuskeln** entwickeln, die in ihrer Gesamtheit vom *N. trigeminus* (N. V), dem Nerv des ersten Schlundbogens, innerviert werden.

9.10.1 Nasennebenhöhlen

Fast alle Nasennebenhöhlen entwickeln sich aus Blindsäcken (Divertikeln) in den Seitenwänden der Nasenhöhle. Sie stülpen sich, z. B. zwischen der mittleren und unteren Nasenmuschel, hervor in die benachbarten Knochen (*Maxilla* oder *Os frontale*) und werden so zu pneumatisierten, mit einem (vom Ektoderm abgeleiteten) respiratorischen Epithel ausgekleideten Hohlräumen (*Sinus maxillaris*/Kieferhöhle, *Sinus frontalis*/Stirnhöhle, *Cellulae ethmoidales*/Siebbeinzellen). Die Öffnungen der Blindsäcke in die Nasenhöhle bleiben an ihrer ursprünglichen Position als Zugänge zu den Sinus bestehen. Der *Sinus sphenoidalis* (Keilbeinhöhle) mündet als einzige Nasennebenhöhle von hinten in die Nasenhöhle (auf der Höhe der oberen Nasenmuschel in den *Recessus sphenoethmoidalis*) und bildet sich aus (zwei) zunächst unabhängigen Ausstülpungen der hinteren Siebbeinzellen. In manchen Fällen wird er von einem Septum unterteilt und zeigt damit auch seine phylogenetische Herkunft als Teil der Nasenhöhle an, von der er erst sekundär abgegliedert worden ist. Die Nasennebenhöhlen werden mit ihren seitlichen Ausstülpungen der Nasenschleimhaut und einem in die Knochenanlage eingelassenen gallertigen Platzhaltergewebe relativ früh (in der späten Fetalzeit) angelegt; eine merkliche relative Größenzunahme entsteht jedoch erst um das sechste Lebensjahr herum. Ihre wahrscheinlich wichtigste Funktion als zusätzliche Resonanzräume für die Stimme erreichen sie dann durch einen zweiten Wachstumsschub während und nach der Pubertät, wenn – z. B. im Fall der Kieferhöhle – die permanenten Zähne ihre Wartestellung in der dadurch stark verdickten Seitenwand der Kieferhöhle aufgeben und in die Mundhöhle durchbrechen.

Postnatale Entwicklung der Sinus paranasales Die meisten Nasennebenhöhlen sind bei der Geburt noch rudimentär oder fehlen ganz: Die Kieferhöhlen *(Sinus maxillares)* fehlen (➤ Abb. 9.35B) oder sind klein (3–4 mm im Durchmesser), Stirn- und Keilbeinhöhlen (*Sinus frontales* und *sphenoidales*) existieren bei der Geburt noch nicht. Auch die Siebbeinzellen (*Cellulae ethmoidales*) werden zwar bereits in der Fetalzeit angelegt, sind aber vor dem zweiten Lebensjahr noch klein (➤ Abb. 9.35A) und beginnen erst ab dem sechsten bis achten Lebensjahr schneller zu wachsen. Um das zweite Lebensjahr herum beginnen die beiden vordersten Siebbeinzellen, in das *Os frontale* hineinzuwachsen, und bilden so auf jeder Seite einen Sinus frontalis. Gewöhnlich lassen sich die *Sinus frontales* vom siebten Lebensjahr an röntgenologisch darstellen. Die beiden Anlagen des *Sinus sphenoidalis* wachsen etwa im Alter von zwei Jahren in das *Os sphenoidale* ein. Die (fehlenden) Nasennebenhöhlen bestimmen also wesentlich Größe und Form des kindlichen Gesichts; die Größenzunahme besonders der Kieferhöhle (s. o.) und der Siebbeinzellen trägt dann wesentlich zum typischen Längenwachstum des Gesichts am Ende der allgemeinen postpubertären Wachstumsphase bei.

Im Nasenseptum erscheinen zwischen dem 37. und 43. Tag als bilaterale Epithelverdickungen die Anlagen eines beim Menschen nur unvollständig ausgebildeten sog. **Vomeronasalorgans** (nach Jacobson, 1811). Durch Einstülpung der Anlagen entsteht ein tubulärer Blindsack, der sich von der Innenseite der Nasenschleimhaut deutlich abhebt (➤ Abb. 9.36 und ➤ Abb. 9.39A und B) und seinen

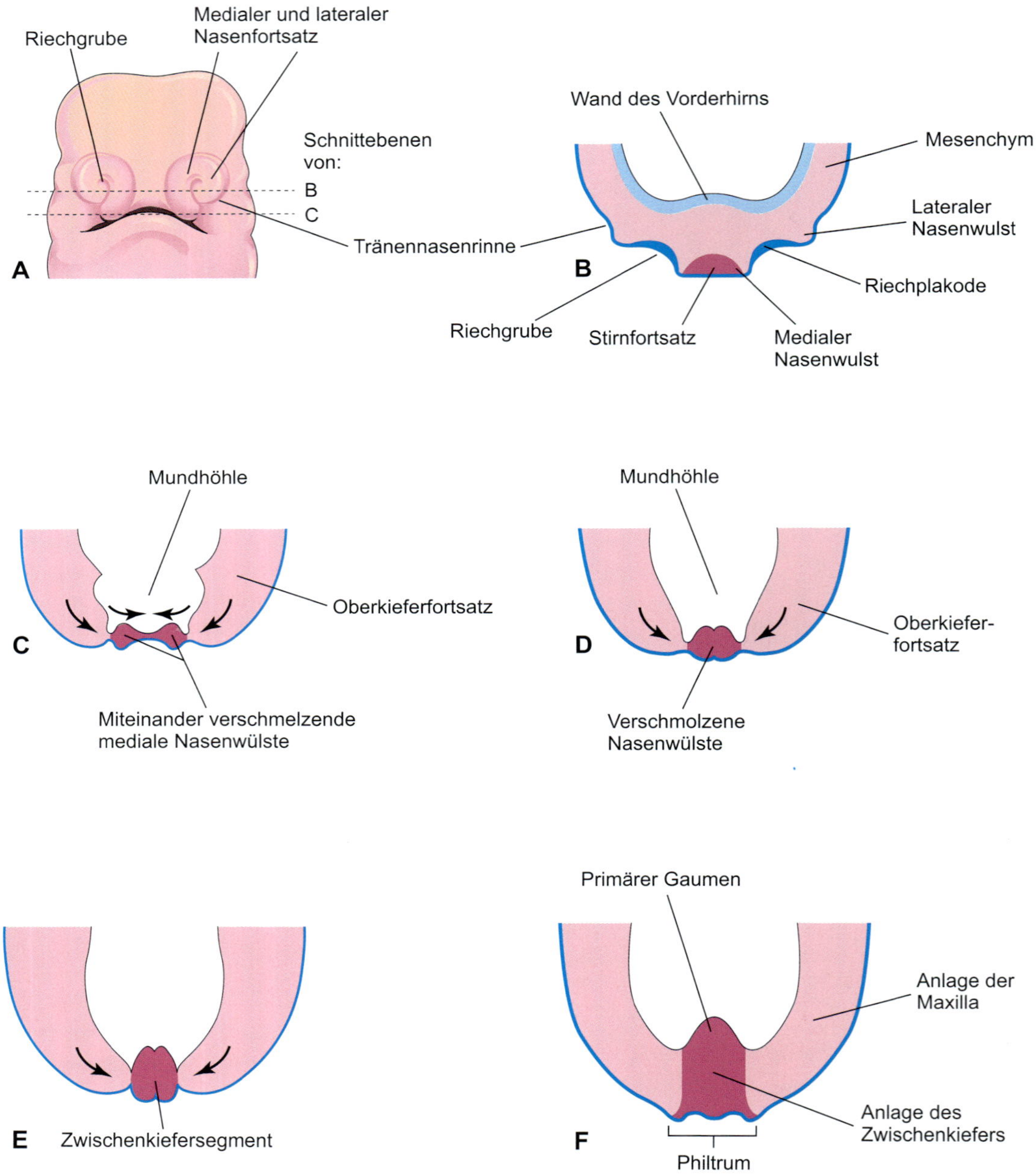

Abb. 9.33 Frühentwicklung des Oberkiefers (Maxilla), des Gaumens und der Oberlippe. A) Frontalansicht eines fünf Wochen alten Embryos. **B–C)** Schematische Horizontalschnitte durch die in A angegebenen Ebenen. Die Pfeile in C bezeichnen die Wachstumsrichtung der Oberkieferfortsätze und der medialen Nasenwülste zur Medianebene hin sowie die Verschmelzung der medianen Nasenwülste miteinander. **D–F)** Entsprechende Schnitte durch ältere Embryonen, die die Verschmelzung der Nasenwülste untereinander sowie mit dem Oberkieferfortsatz und das daraus entstehende Zwischenkiefersegment bzw. Philtrum der Oberlippe zeigen.

höchsten Entwicklungsstand in der zwölften bis 14. Woche hat. Später werden die Rezeptorzellen unregelmäßig durch Flimmerzellen ersetzt; ein bilateraler, zunächst schmaler Gang bleibt aber oberhalb des vomeronasalen Knorpels, der sich zwischen Vomer und dem Unterrand des knorpeligen Nasenseptums ausbildet, bestehen. Das tubuläre menschliche Vomeronasalorgan mit seinen winzigen vorderen Öffnungen und die vomeronasalen Knorpel sind dem Vomeronasalorgan vieler Tiere ähnlich. Bei anderen Säugern, bei Reptilien (insbesondere Schlangen) und Amphibien ist das Vomeronasalorgan mit einem chemosensorischen Epithel – ähnlich dem Riechepithel, aber häufig auch ohne Zilien – ausgekleidet. Es gilt als das primäre Rezeptororgan für Pheromone, hat deutliche Verbindungen zum akzessorischen *Bulbus olfactorius* und ist über die afferenten Nervenfasern der Chemorezeptoren mit dem Mandelkern und anderen Zentren des limbischen Systems verbunden. Beim Menschen scheinen der *N. terminalis* (der sog. „nullte Hirnnerv"), der akzessorische *Bulbus olfactorius* und die Afferenzen zum limbischen System zu fehlen. Während des gesamten Lebens bleibt jedoch ein Schleim transportierender Gang mit unterbrochenem Flimmerbesatz und einer mikroskopisch nachweisbaren Öffnung in das Nasenseptum bestehen.

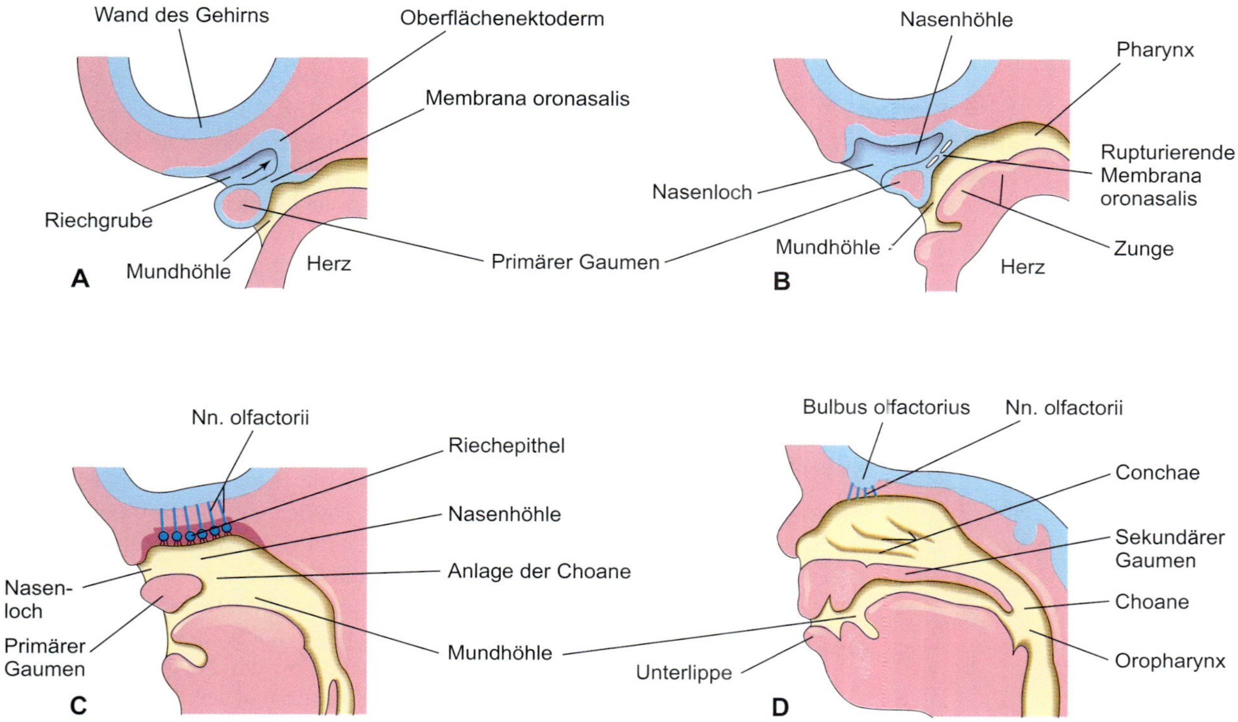

Abb. 9.34 Sagittalschnitte durch den Kopf zur Darstellung der Entwicklung der Nasenhöhlen. Das Nasenseptum wurde entfernt. **A)** Fünf Wochen alter Embryo. **B)** Sechs Wochen alter Embryo mit rupturierender Oronasalmembran. **C)** Sieben Wochen alter Embryo. Die Nasenhöhle kommuniziert mit der Mundhöhle, und das Riechepithel entwickelt sich in Verbindung mit dem Boden des Telenzephalonbläschens. **D)** Zwölf Wochen alter Embryo. Der Gaumen und die laterale Wand der Nasenhöhle haben sich gebildet.

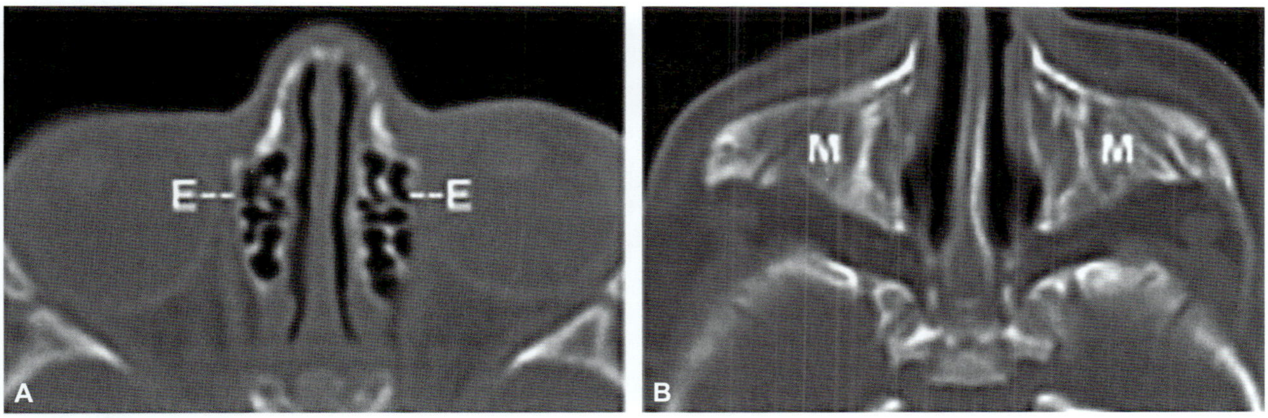

Abb. 9.35 Entwicklung der Nasenhöhlen im transversalen CT-Röntgenbild bei der Geburt. A) Pneumatisierte *Cellulae ethmoidales* (*E*). **B)** Nicht-pneumatisierte *Sinus maxillares* (M). (Aus Vaid S, Vaid, N: Sinonasal anatomy. *Neuroimag Clin N Am* 32:713, 2022.)

9.11 Gaumen

Der Gaumen entwickelt sich aus zwei Anlagen:

- dem primären Gaumen und
- dem sekundären Gaumen.

Obwohl die Entwicklung des Gaumens schon in der fünften Woche beginnt, wird der Verschluss des Gaumens nicht vor der zwölften Woche abgeschlossen. Die *kritische Phase* der Gaumenentwicklung reicht vom Ende der sechsten Woche bis zum Beginn der neunten Woche.

9.11.1 Primärer Gaumen

Zu Beginn der sechsten Woche entwickelt sich der primäre Gaumen aus dem inneren Abschnitt des **Zwischenkiefersegments** (➤ Abb. 9.33E und ➤ Abb. 9.34). Dieses Segment bildet sich durch die Verschmelzung der medialen Nasenfortsätze und stellt zunächst eine keilförmige Verdickung dar, die sich zwischen die beiden Oberkieferfortsätze einschiebt. Der primäre Gaumen wird zum prämaxillären Teil des Oberkiefers (Zwischenkiefer, *Os incisivum*) (➤ Abb. 9.37).

Er bildet nur einen kleinen Teil des adulten harten Gaumens, nämlich den kleinen Abschnitt vor dem *Foramen incisivum*.

9.11.2 Sekundärer Gaumen

Der sekundäre Gaumen liefert Anlagematerial für den hinteren Abschnitt des harten Gaumens und für den weichen Gaumen (➤ Abb. 9.37). Zu Beginn der sechsten Woche bilden sich zwei Fortsätze, die sich von der Innenseite der Oberkieferfortsätze aus nach medial erstrecken. Zunächst ragen diese **lateralen Gaumenfortsätze** oder **Gaumenplatten** zu beiden Seiten der Zunge nach medial und kaudal vor (➤ Abb. 9.38B und C und ➤ Abb. 9.39A und B). Wenn die beiden Unterkiefer länger und höher werden, wird die Zunge im Verhältnis dazu kleiner und bewegt sich so weit nach unten, dass in der siebten und achten Woche die zunächst lateral der Zunge liegenden Gaumenfortsätze auf die Zunge „rutschen", eine horizontale Lage einnehmen und sich mit ihren freien Kanten medial berühren. Die Gaumenplatten nähern sich einander immer weiter an und verschmelzen in der Medianebene miteinander (➤ Abb. 9.38E–H und ➤ Abb. 9.39C). Danach (in der neunten Woche) beginnen sie, rostral mit dem hinteren Rand des primären Gaumens und kranial mit dem Nasenseptum in ventrodorsaler Richtung zu verschmelzen, ein Prozess, der etwa in der zwölften Woche abgeschlossen ist. Die Hebung der lateralen Gaumenfortsätze in ihre horizontale Position wird durch Wasseranlagerung an Hyaluronsäure und die damit verbundene Quellung der Matrix im Inneren der Gaumenfortsätze unterstützt.

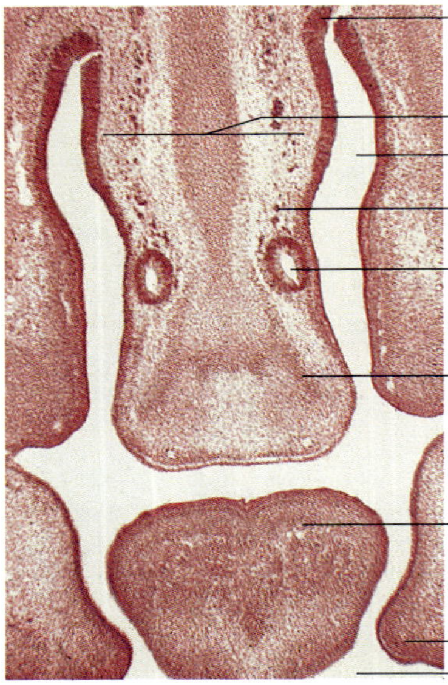

Abb. 9.36 Histologischer Frontalschnitt durch die Mundhöhlenanlage und die Nasenregion eines 33 mm großen menschlichen Embryos im Alter von etwa 54 Tagen. Man beachte das bilaterale tubuläre Vomeronasalorgan (s.a. ➤ Abb. 9.39). (Mit freundlicher Genehmigung von K. Bhatnagar, University of Louisville, Louisville, USA.)

Durch desmale Osteogenese entsteht im primären Gaumen das *Os incisivum* (Zwischenkieferknochen), in dem sich später die Schneidezähne entwickeln (➤ Abb. 9.37B). Gleichzeitig dringt Knochengewebe von der Maxilla und dem *Os palatinum* in die Gaumenfortsätze (Gaumenplatten) ein und formt die Anlage des später verknöchernden **harten Gaumens** (➤ Abb. 9.38E und G). Der hintere Teil der lateralen Gaumenfortsätze bleibt knorpelfrei und verknöchert nicht, sondern erstreckt sich nach dorsal, fusioniert und bildet den **weichen Gaumen** einschließlich seines weichen, konischen Fortsatzes, der **Uvula** (➤ Abb. 9.38D, F und H). Die median gelegene *Raphe palatina* bleibt als Nahtstelle des Gaumens immer sichtbar.

Zwischen dem *Os incisivum* und den lateralen Gaumenfortsätzen der Maxilla persistiert in der Medianebene ein kleiner *Canalis nasopalatinus*. Dieser Kanal obliteriert größtenteils, ist

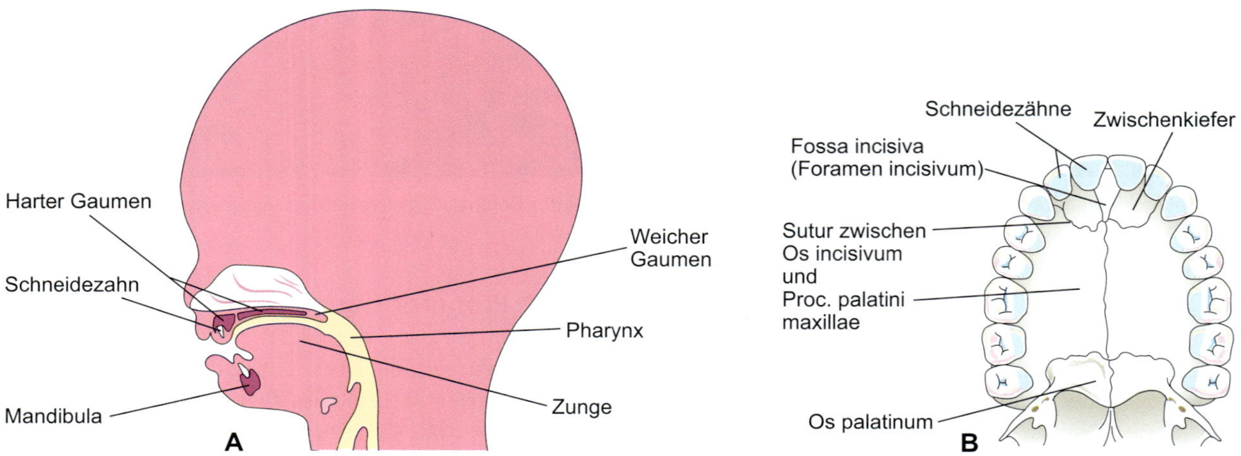

Abb. 9.37 A) Sagittalschnitt durch den Kopf eines 20 Wochen alten Fetus zur Darstellung des Gaumens. **B)** Knöcherner Gaumen und Alveolarbogen eines jungen Erwachsenen. Die Sutur zwischen dem Zwischenkiefer und den fusionierten lateralen Gaumenfortsätzen der beiden Oberkieferknochen ist im Schädel eines Jugendlichen meist noch deutlich sichtbar. Im harten Gaumen der meisten Schädelpräparate ist sie nicht sichtbar, da diese meist von älteren Personen stammen.

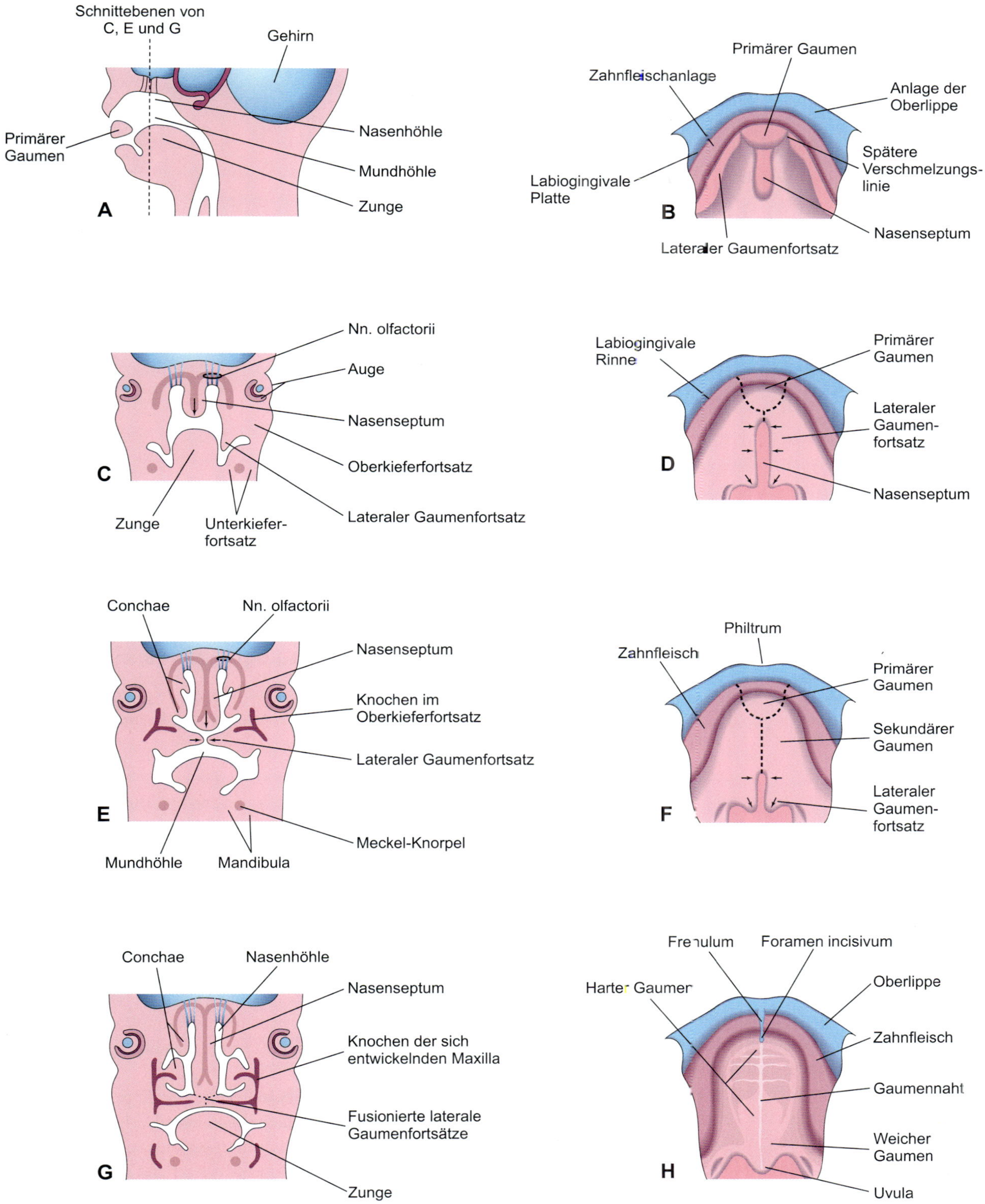

Abb. 9.38 A) Sagittalschnitt durch einen embryonalen Kopf mit primärem Gaumen gegen Ende der sechsten Woche. **B, D, F, H)** Dach der Mundhöhle von der sechsten bis zwölften Woche zur Darstellung der Gaumenentwicklung in der Ansicht von unten. Die gestrichelte Linie in D und F markiert die Verschmelzungslinie der Gaumenfortsätze. Die Pfeile zeigen die Wachstumsrichtung der lateralen Gaumenfortsätze nach medial und dorsal an. **C, E, G)** Frontalschnitte durch den Kopf zur Darstellung der Verschmelzung der lateralen Gaumenfortsätze untereinander und mit dem Nasenseptum. Hierdurch werden Nasen- und Mundhöhle voneinander getrennt.

9

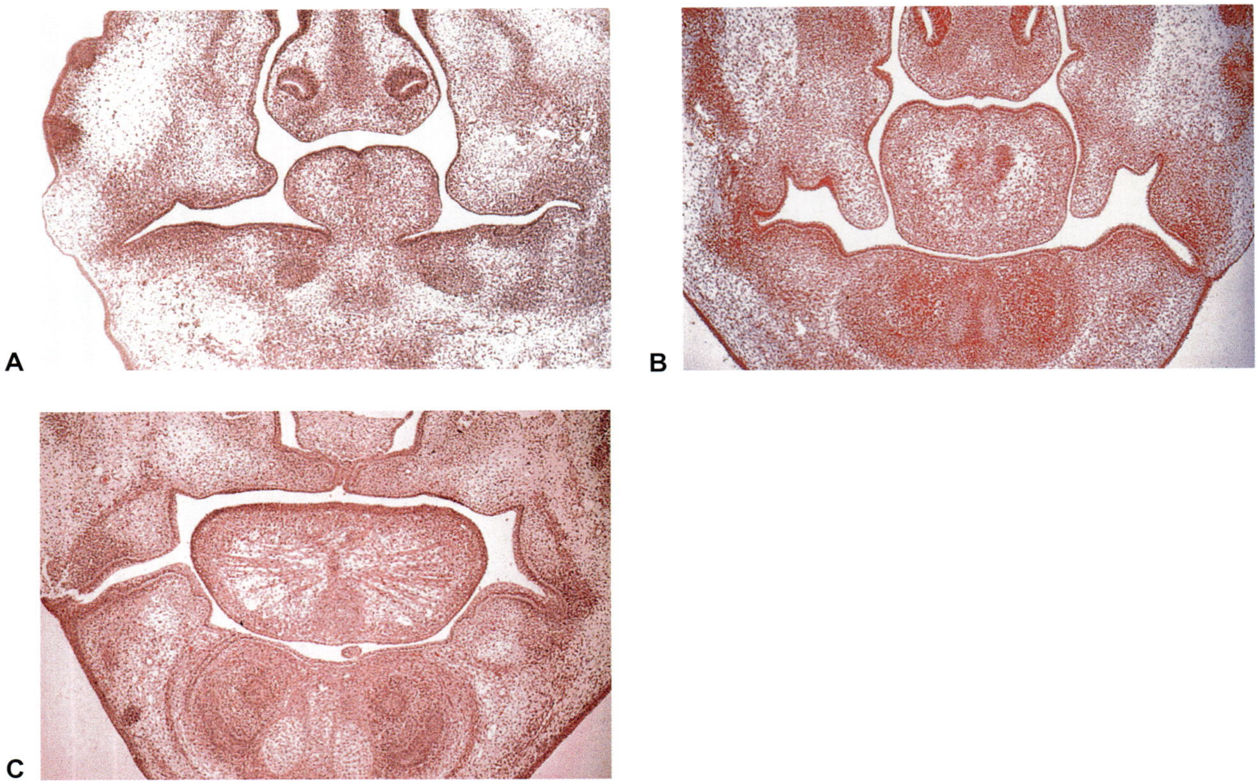

Abb. 9.39 Mikroskopische Schnittpräparate des embryonalen Kopfes. Dargestellt sind die Gaumenfortsätze(-platten) während der achten Woche in der Ansicht von frontal. **A)** Frühes Stadium der Gaumenentwicklung bei einem Embryo mit einer Scheitel-Steiß-Länge (SSL) von 24 mm. **B)** Stadium kurz vor der Aufrichtung der lateralen Gaumenfortsätze bei einem Embryo mit einer SSL von 27 mm. **C)** Embryo mit einer SSL von 29 mm (kurz vor Ende der achten Woche) und Gaumenplatten, die vollständig aufgerichtet sind und begonnen haben, miteinander zu verschmelzen. In A und B sind im Nasenseptum beidseits der medianen Mesenchymverdichtung die bogenförmigen Lumina und das breite Epithel der Anlage des Vomeronasalorgans (Jacobson-Organ) zu erkennen. (Aus Sandham A: Embryonic facial vertical dimension and its relationship to palatal shelf elevation, *Early Hum Dev* 12:241, 1985.)

jedoch beim Erwachsenen rudimentär als *Foramen incisivum* erhalten (➤ Abb. 9.37B). Vom *Foramen incisivum* geht nach beiden Seiten eine unregelmäßige Sutur aus, die im Alveolarfortsatz zwischen dem lateralen Schneidezahn und dem Eckzahn gelegen ist (➤ Abb. 9.37B). Bei Kindern kann man sie noch im vorderen Bereich des harten Gaumens finden. Die Sutur zeigt an, wo embryonaler primärer und sekundärer Gaumen zusammengewachsen sind.

Spaltbildungen des Gesichts Spaltbildungen im Gesicht gehören zu den häufigsten kongenitalen Fehlbildungen des Menschen (➤ Kap. 21) und sind besonders auffällig, weil sie Gesichtsveränderungen und Sprachstörungen hervorrufen können. Sie werden je nach ihrer Lage eingeteilt in *Lippenspalten* („Hasenscharte", Häufigkeit 1 : 1.000 Geburten), *Gaumenspalten* („Wolfsrachen", 1 : 2.500 Geburten) und die sehr seltenen *Gesichtsspalten,* die Orbita, Ohr oder Mundwinkel einbeziehen können. Entsprechend ihrer Häufigkeit treten die genannten Spaltendefekte auch in verschiedenen Kombinationen auf.

Die zelluläre Grundlage der Spaltenbildung hat in allen Fällen drei Aspekte (➤ Abb. 9.44):
- fehlende Kontaktbildung zwischen den sich annähernden Epithelien
- fehlende Proliferation, Wanderung und Durchmischung der unter den Epithelien liegenden (aus der Neuralleiste eingewanderten!) Mesenchymmassen
- Wiederaufbrechen von begonnenen Verschmelzungszonen.

Entsprechend multifaktoriell ist die Entstehungsgeschichte der Spaltenbildungen, und die Ursachen reichen von genetischer Prädisposition bis zu teratogenen Chemikalien und Medikamenten. Verschiedene Studien haben die Rolle des Interferon Regulatory Factor 6 (IRF-6) bei der Entstehung isolierter Spalten nachgewiesen.

Lippen- und Gaumenspalten werden mit Bezug auf das *Foramen incisivum* in zwei Hauptgruppen eingeteilt (➤ Abb. 9.40, ➤ Abb. 9.41 und ➤ Abb. 9.42):
- **Vordere Spalten:** Sie betreffen die Oberlippe und den alveolären Teil des Oberkiefers bis zum *Foramen incisivum* (➤ Abb. 9.41E und F). Vordere Spaltbildungen beruhen meist auf einem Defizit an Mesenchym im Oberkieferfortsatz und im Zwischenkiefersegment (➤ Abb. 9.33E).
- **Hintere Spaltbildungen:** Sie erstrecken sich durch den weichen und harten Gaumen nach ventral bis zum *Foramen incisivum,* betreffen also in erster Linie eine Spaltung im sekundären Gaumen (➤ Abb. 9.41G und H). Hintere Spalten entstehen meist durch eine defizitäre Ausbildung der lateralen Gaumenfortsätze

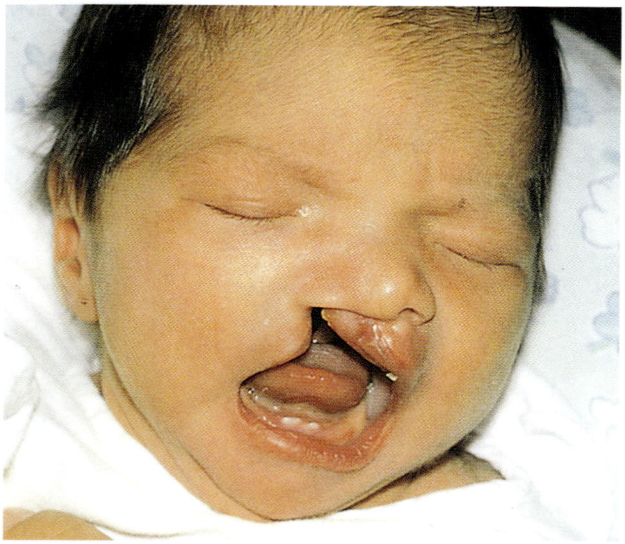

Abb. 9.40 Kind mit unilateraler Lippen-Kiefer-Gaumen-Spalte. (Mit freundlicher Genehmigung von A. E. Chudley, Children's Hospital and University of Manitoba, Winnipeg, Kanada.)

und können primär durch eine Verkantung der Gaumenplatten (gegen die medial anliegende Zungenanlage) verursacht sein, wodurch deren Auswachsen nach medial und die anschließende Fusion verhindert werden.

Lippenspalten

Lippenspalten (mit und ohne Gaumenspalte) kommen etwa einmal auf 1.000 Geburten vor, aber ihre Häufigkeit variiert stark zwischen verschiedenen ethnischen Gruppen. 60–80 % der betroffenen Kinder sind Jungen. Die Spalten variieren von kleinen Kerben im Lippenrot bis hin zu größeren Spalten, die durch den Boden der Nasenlöcher und durch den Alveolarfortsatz des Oberkiefers ziehen (➤ Abb. 9.40 und ➤ Abb. 9.42A–B). Lippenspalten können unilateral oder bilateral auftreten.

Einseitige Lippenspalten (➤ Abb. 9.40, ➤ Abb. 9.42A, ➤ Abb. 9.43, und ➤ Abb. 9.46A und B) entstehen dadurch, dass sich der Oberkieferfortsatz auf der betroffenen Seite nicht mit den Nasenfortsätzen vereinigt und die beiden Nasenfortsätze derselben Seite sich eventuell ebenfalls nicht vereinigen. Die Ursache dafür liegt wahrscheinlich in einer zu geringen Mesenchymproliferation innerhalb der Gesichtsfortsätze, sodass das die Fortsätze bedeckende Epithel an den Kontaktstellen nicht verdrängt wird. Die Epithelmauer in der Lippenfurche wird nur gedehnt, und das Gewebe am Boden der persistierenden Rinne reißt ein. Das Ergebnis ist eine **persistierende Lippenfurche** (➤ Abb. 9.44D), durch die die Lippe in einen medialen und einen lateralen Abschnitt unterteilt ist. Manchmal verbinden Gewebebrücken, ein sog. Simonart-Band, die unvollständige Lippenspalte.

Bilaterale Lippenspalten (➤ Abb. 9.42B, ➤ Abb. 9.45C–D und ➤ Abb. 9.46C) entstehen dadurch, dass sich die Oberkieferfortsätze beider Seiten nicht mit den mehr oder weniger fusionierten Nasenfortsätzen vereinigen. Die Epithelmauer im Bereich beider Lippenfurchen wird verdünnt und reißt schließlich ein. Der Schweregrad der Spaltbildung kann auf beiden Seiten unterschiedlich sein. Bei einer vollständigen doppelseitigen Spaltung der Oberlippe und des Alveolarfortsatzes der Maxilla haben sich auf beiden Seiten auch die Nasenfortsätze nicht vereinigt, und das Zwischenkiefersegment ragt frei nach vorne heraus. Solche Defekte sind durch die Diskontinuität des *M. orbicularis oris* – des Muskels, der den Mund schließt oder z. B. zum Pfeifen spitzt – besonders entstellend.

Die **mediane Oberlippenspalte** ist eine äußerst seltene Fehlbildung (➤ Abb. 9.47A). Die Ursache ist wahrscheinlich ein Mesenchymmangel, der zu einer unvollständigen Verschmelzung der medialen Nasenfortsätze und deshalb zur mangelhaften Ausbildung des Zwischenkiefersegments führt. Die mediane Oberlippenspalte ist ein charakteristisches Symptom des *Mohr-Syndroms,* das als eine autosomal-rezessiv vererbte Krankheit angesehen wird. Die **mediane Spalte der Unterlippe** ist ebenfalls äußerst selten und auf einen Mesenchymmangel in den Unterkieferfortsätzen zurückzuführen, durch den deren vollständige Verschmelzung ausbleibt (➤ Abb. 9.26A, ➤ Abb. 9.47B).

Gaumenspalten

Gaumenspalten mit und ohne Beteiligung von Lippe und Kiefer kommen etwa einmal auf 2.500 Geburten vor und sind bei Mädchen häufiger als bei Jungen, da sich bei Mädchen der sekundäre Gaumen etwa eine Woche später schließt als bei Jungen. Die Spaltbildung kann auf die Uvula beschränkt bleiben; die **gespaltene Uvula** hat ein fischschwanzähnliches Aussehen (➤ Abb. 9.41B). Die Spalte kann sich aber auch über den weichen und harten Gaumen ausdehnen (➤ Abb. 9.41C–D, ➤ Abb. 9.45 und ➤ Abb. 9.46D). Im schweren Fall einer **kompletten Spaltung** treten zusätzlich noch auf beiden Seiten Lippen- und Kieferspalten auf (➤ Abb. 9.41G–H und ➤ Abb. 9.42B). Die *Ursache* für die Entstehung von Gaumenspalten ist eine ungenügende Mesenchymbildung, die zu Störungen bei der Verschmelzung der lateralen Gaumenfortsätze miteinander, mit dem Nasenseptum und mit dem hinteren Rand des primären Gaumens führt (➤ Abb. 9.33 und ➤ Abb. 9.41). Bei den meisten Lippen-Kiefer-Gaumen-Spalten handelt es sich um eine **multifaktorielle Vererbung** (➤ Kap. 21), d. h., genetische und umweltbedingte Faktoren bewirken additiv die Entwicklungsstörung. Auf welche Art und Weise teratogene Faktoren Lippen-Kiefer-Gaumen-Spalten hervorrufen, ist noch nicht geklärt. Einige Lippen- und/oder Gaumenspalten sind Bestandteil von Syndromen, die durch Einzelgenmutationen hervorgerufen werden. Andere Fälle treten bei Chromosomenanomalien, insbesondere bei der **Trisomie 13,** auf (➤ Kap. 21). Untersuchungen an Zwillingen zeigen, dass genetische Ursachen bei den Lippenspalten (mit oder ohne Gaumenspalten) eine größere Bedeutung haben als bei den isolierten Gaumenspalten. Andererseits besteht für Nachkommen von Personen mit Gaumenspalten ein größeres Risiko für das Auftreten einer Gaumenspalte als für das einer Lippenspalte. Eine Lippen- und Kieferspalte, die sich durch den Gaumen hindurch fortsetzt, wird im Allgemeinen durch ein im männlichen Geschlechtschromosom lokalisiertes Gen vererbt. Falls kein Elternteil eine Spaltbildung aufweist, beträgt das Risiko für weitere Kinder, eine Spaltbildung zu bekommen, etwa 4 %.

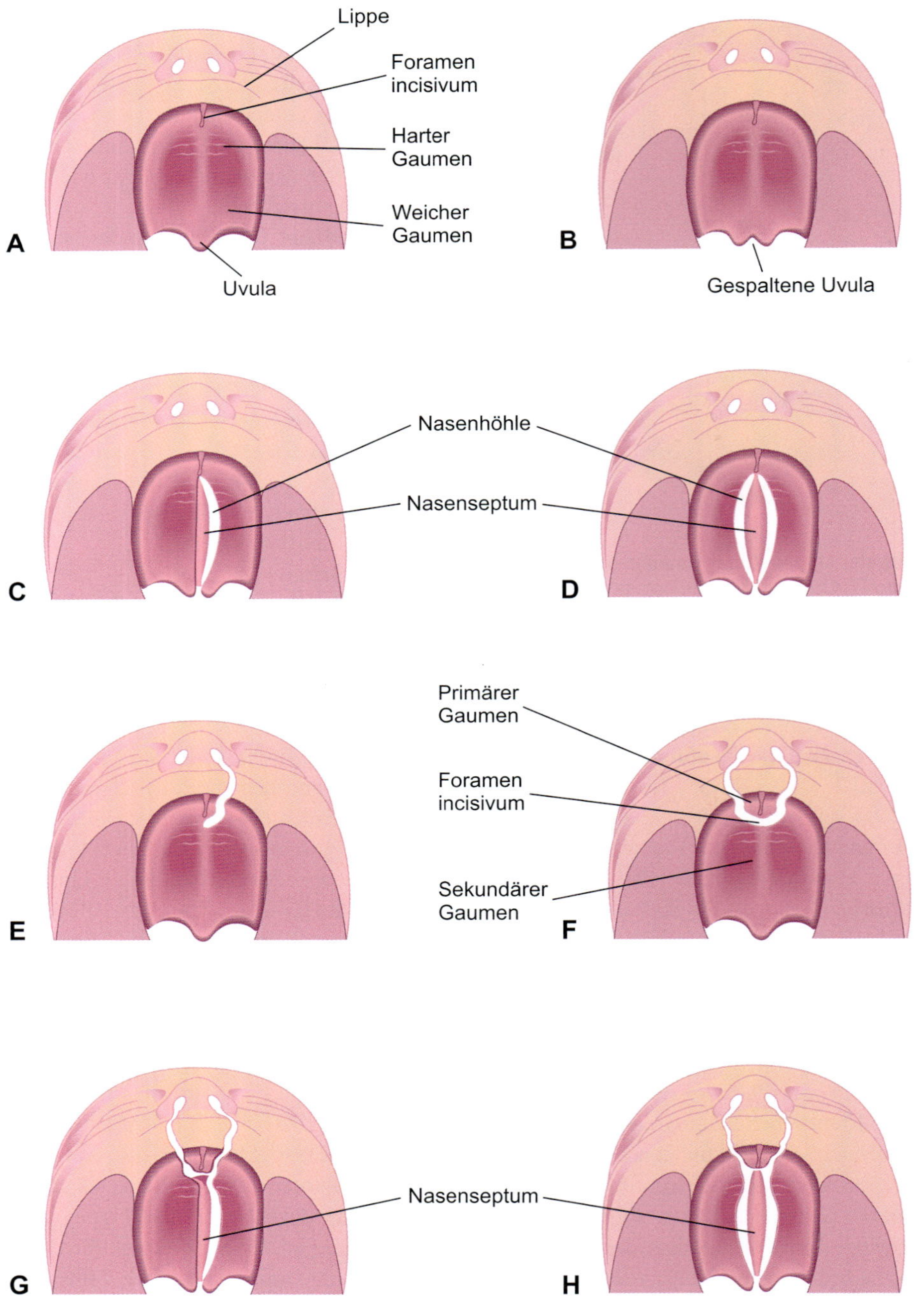

Abb. 9.41 Verschiedene Formen von Lippen- und Gaumenspalten. A) Normale Verhältnisse. **B)** Gespaltene Uvula. **C)** Einseitige Spalte des sekundären Gaumens (hintere Gaumenspalte). **D)** Bilaterale hintere Gaumenspalte. **E)** Vollständige unilaterale Spalte der Lippe und des Alveolarfortsatzes der Maxilla mit einseitiger Spaltbildung zwischen primärem und sekundärem Gaumen. **F)** Vollständige bilaterale Spalte der Lippe und des Alveolarfortsatzes mit Spaltbildung zwischen primärem und sekundärem Gaumen. **G)** Komplette bilaterale Lippenspalte sowie Spalte zwischen primärem und sekundärem Gaumen und unilaterale hintere Gaumenspalte. **H)** Komplette bilaterale Lippenspalte sowie Spalte zwischen primärem und sekundärem Gaumen und bilaterale hintere Gaumenspalte.

A

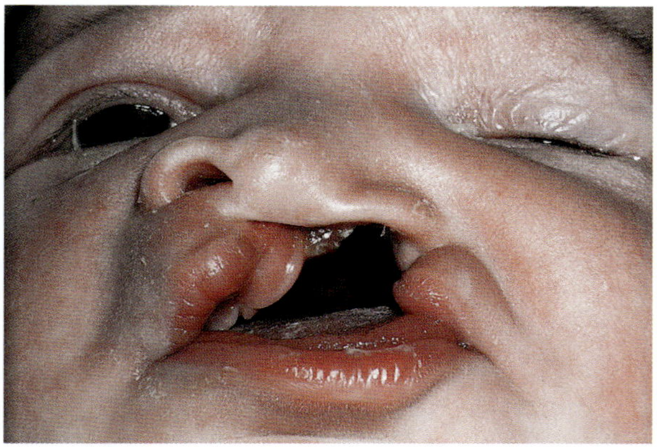

B

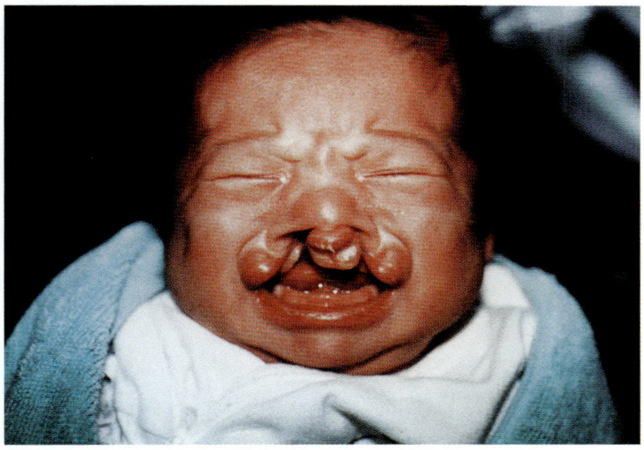

Abb. 9.42 Die Aufnahmen zeigen kongenitale Fehlbildungen der Lippe und des Gaumens. A) Patient mit einseitiger Lippen-Kiefer-Gaumen-Spalte. **B)** Patient mit bilateraler Lippen-Kiefer-Gaumen-Spalte. (Mit freundlicher Genehmigung von B. H. Grayson und B. L. Venditelli, New York University Medical Center, New York, USA.)

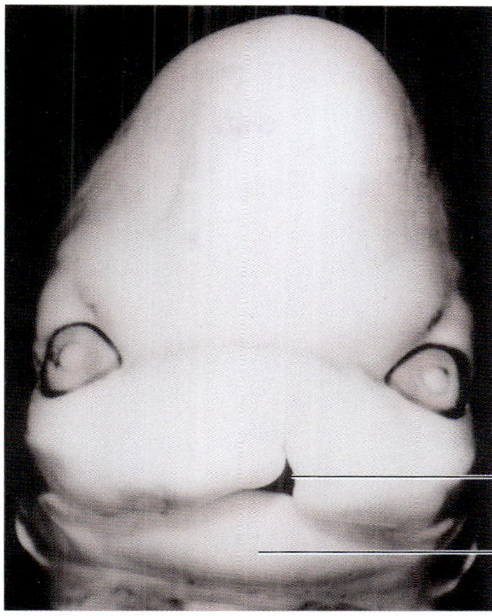

Abb. 9.43 Ventralansicht des Gesichts eines Embryos im Carnegie-Stadium 20 (etwa 51 Tage alt) mit einseitiger Lippenspalte. (Aus Nishimura H, Semba R, Tanimura T, Tanaka O: *Prenatal development of the human with special reference to craniofacial structures: an atlas,* Bethesda, Maryland, 1977, U. S. Department of Health, Education, and Welfare, National Institutes of Health.)

Gesichtsspalten Größere Gesichtsspalten sind äußerst selten und haben sehr unterschiedliche Ausprägungen; in schweren Fällen sind sie mit anderen ausgeprägten Fehlbildungen des Kopfes verbunden. **Schräge Gesichtsspalten** (orbitofaziale Spalten) entstehen, wenn die Tränennasenrinnen erhalten und die Tränennasengänge offen bleiben und die Oberkieferfortsätze nicht mit den lateralen und medialen Nasenfortsätzen verschmelzen. Diese Spalten reichen dann von der Unterlippe bis zum medialen Rand der Orbita und sind häufig bilateral (➤ Abb. 9.47C und ➤ Abb. 9.48). **Quere Gesichtsspalten** ziehen vom Mundwinkel bis zum Ohr. Bilaterale Spalten führen zu einer großen Mundspalte, was als *Makrostomie* bezeichnet wird (➤ Abb. 9.47D). In schweren Fällen reichen die Spalten in den Wangen bis auf die Höhe der Ohren.

Andere Gesichtsfehlbildungen Bei der **kongenitalen Mikrostomie** (zu kleiner Mund) geschieht die Verschmelzung der Ober- und Unterkieferfortsätze des ersten Schlundbogens zu breitflächig (➤ Abb. 9.47E). In schweren Fällen wird oft gleichzeitig noch eine Hypoplasie (Unterentwicklung) der Mandibula beobachtet. Wenn keine Riechplakoden angelegt werden, bildet sich auch *keine Nase* aus **(Nasenagenesie).** Ein singuläres Nasenloch entsteht, wenn sich nur eine Riechplakode bildet (➤ Abb. 9.47E). Eine gespaltene Nase entwickelt sich, wenn die medialen Nasenfortsätze nicht vollständig miteinander verschmelzen; die Nasenlöcher sind dann weit voneinander entfernt, und der Nasenrücken ist zweigeteilt (➤ Abb. 9.47F). In leichten Fällen ist nur eine Grube an der Nasenspitze vorhanden. Zu Beginn des zweiten Trimesters (➤ Abb. 9.26) können die charakteristischen Merkmale des fetalen Gesichts sonografisch identifiziert werden. Die moderne Sonografie ermöglicht eine sichere Diagnose und Charakterisierung der verschiedensten Anomalien des fetalen Gesichts (➤ Abb. 9.46).

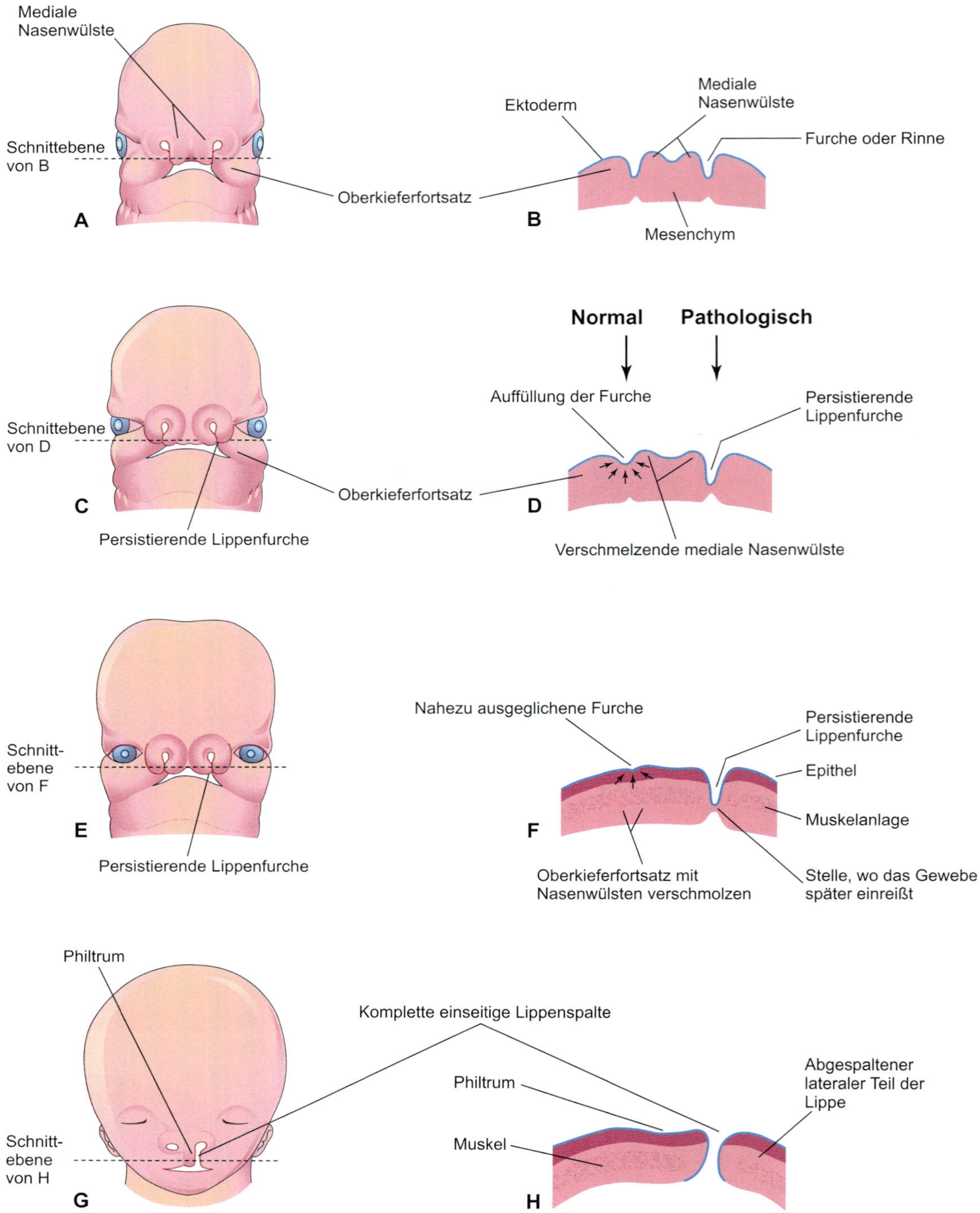

Abb. 9.44 Schematische Darstellung der embryologischen Voraussetzungen für die Entstehung einer vollständigen unilateralen Lippenspalte. **A)** Fünf Wochen alter Embryo. **B)** Horizontalschnitt durch den Kopf zur Darstellung der Furchen zwischen dem Oberkieferfortsatz und den miteinander verschmelzenden medialen Nasenwülsten. **C)** Sechs Wochen alter Embryo mit persistierender Lippenfurche auf der linken Seite. **D)** Der Horizontalschnitt durch den Kopf zeigt, dass sich die Furche auf der rechten Seite allmählich durch proliferierendes Mesenchym (Pfeile) füllt. **E)** Sieben Wochen alter Embryo. **F)** Der Horizontalschnitt durch den Kopf zeigt, dass auf der rechten Seite das Epithel schon fast vollständig aus der Furche zwischen Oberkieferfortsatz und Nasenwülsten herausgedrängt ist. **G)** Zehn Wochen alter Fetus mit einer kompletten einseitigen Lippenspalte. **H)** Horizontalschnitt durch den Kopf nach Streckung des Epithels und Einreißen des Gewebes am Boden der persistierenden Lippenfurche, wodurch eine vollständige unilaterale Lippenspalte entsteht.

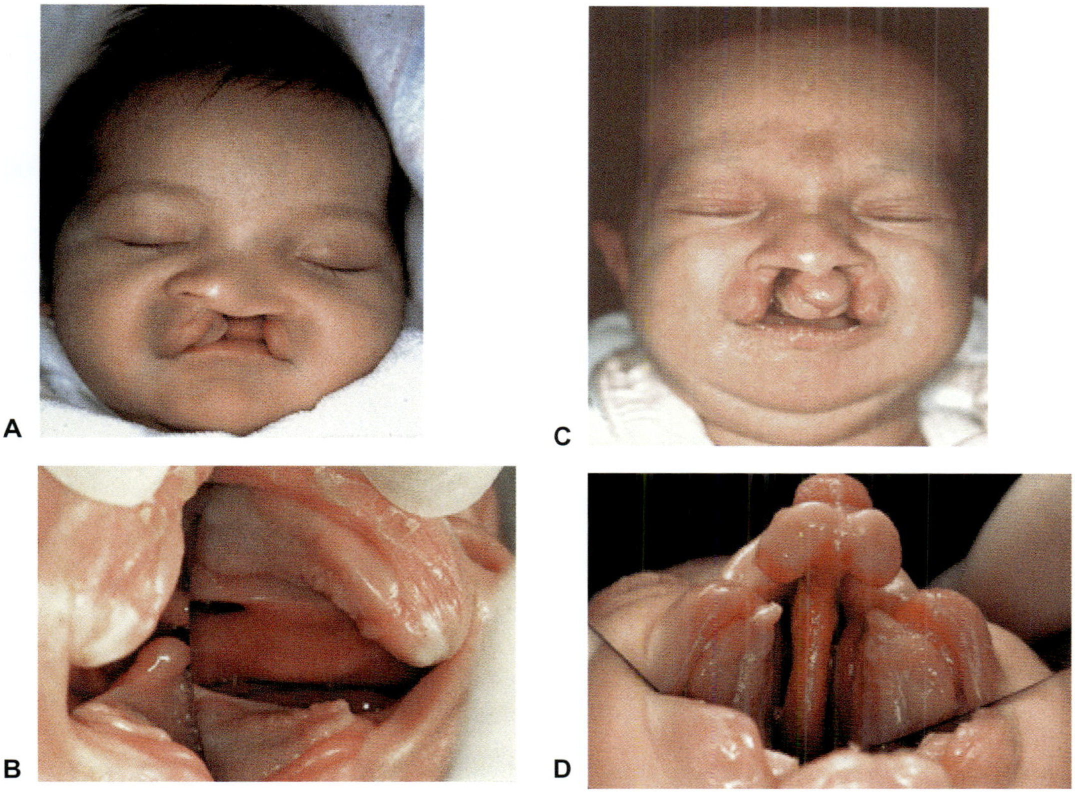

Abb. 9.45 Aufnahmen von Neugeborenen mit kongenitalen Anomalien der Lippe und des Gaumens. **A)** Neugeborener Junge mit unilateraler kompletter Lippen-Kiefer-Gaumen-Spalte. **B)** Die intraorale Fotografie (mit dem Spiegel aufgenommen) zeigt eine vollständige unilaterale Spalte des primären und sekundären Gaumens. **C)** Neugeborenes Mädchen mit bilateraler kompletter Lippen-Kiefer-Gaumen-Spalte. **D)** Die intraorale Fotografie zeigt den auf beiden Seiten vollständig gespaltenen Gaumen. Man beachte die Protrusion des Zwischenkiefers und der Anlagen der oberen Schneidezähne im Zwischenkiefersegment. (Mit freundlicher Genehmigung von J. B. Mulliken, Harvard Medical School, Boston, USA.)

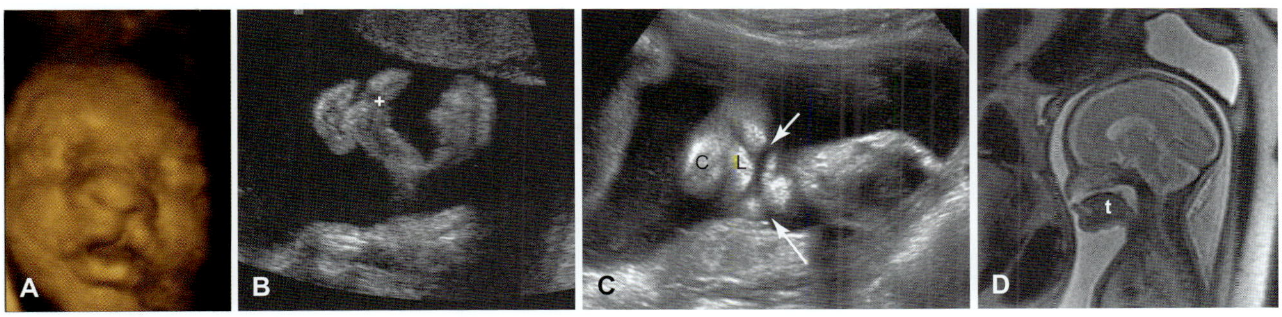

Abb. 9.46 Ultraschallaufnahmen von Feten mit verschiedenen Spaltbildungen im Gesicht. **A)** Dreidimensionale Ultraschallaufnahme der Oberfläche eines Fetus mit einer einseitigen Lippenspalte. **B)** Frontale Ultraschallaufnahme eines fetalen Mundes mit einer Lippenspalte, die bis in das linke Nasenloch (+) reicht. **C)** Frontaler Ultraschall eines Fetus mit bilateraler Lippenspalte (Pfeile); Unterlippe (L), Kinn (C). **D)** Sagittales Schnittbild einer Magnetresonanztomografieaufnahme eines Fetus mit fehlendem Mittelstück des harten Gaumens. Beachte die Flüssigkeit oberhalb der Zunge (t). (A und B mit freundlicher Genehmigung von Dr. G. J. Reid, University of Manitoba, Women's Hospital, Winnipeg, Manitoba, Kanada; C und D mit freundlicher Genehmigung von Dr. Deborah Levine, M. D., Beth Israel Deaconess Medical Center, Boston, MA, USA.)

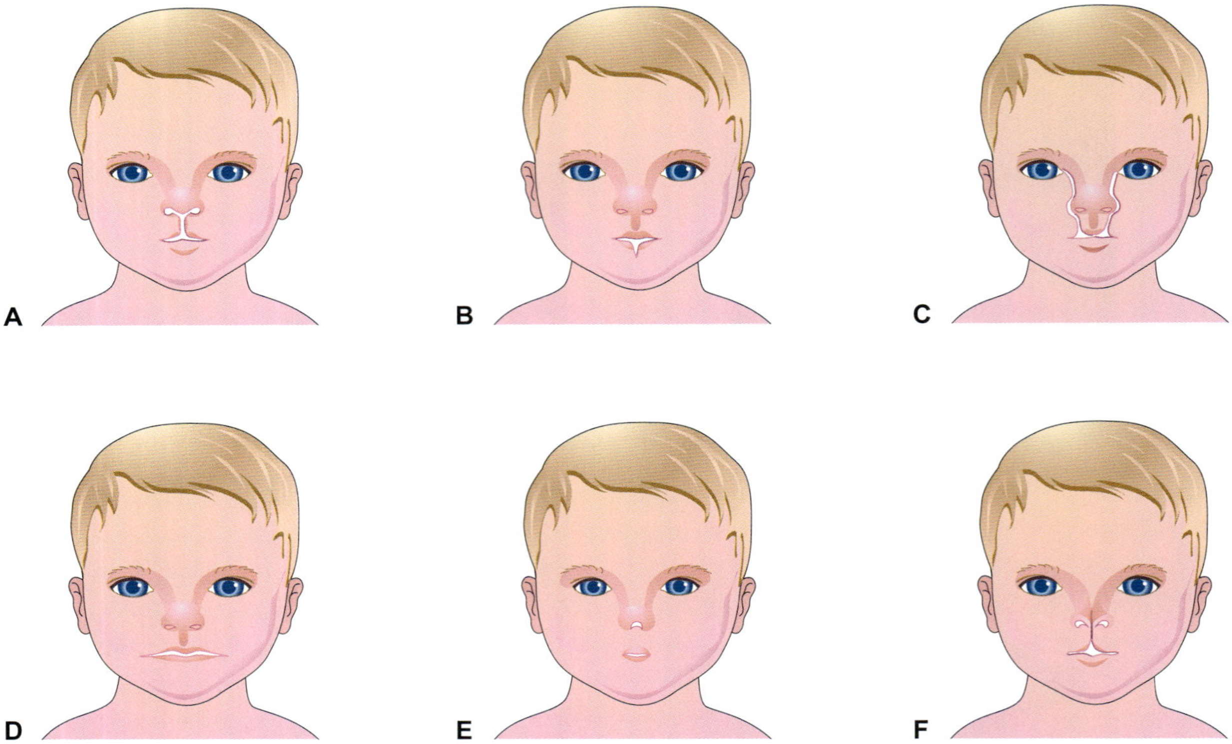

Abb. 9.47 Zeichnungen von seltenen Formen kongenitaler Anomalien des Gesichts. A) Mediane Spalte der Oberlippe. **B)** Mediane Spalte der Unterlippe. **C)** Bilaterale schräge Gesichtsspalten mit kompletten bilateralen Lippenspalten. **D)** Makrostomie. **E)** Mikrostomie und singuläres Nasenloch (diese Anomalien treten gewöhnlich nicht gemeinsam auf). **F)** Gespaltene Nase und unvollständige mediane Lippenspalte.

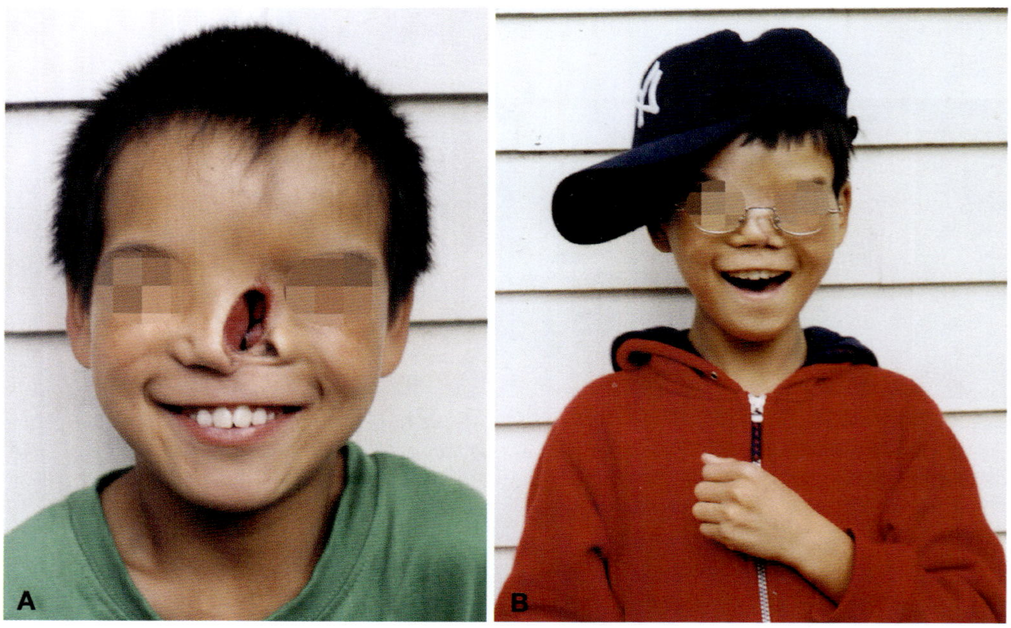

Abb. 9.48 Fotografie eines Kindes mit einer schrägen Gesichtsspalte. Beachte die persistierende nasolakrimale Spalte. (Mit freundlicher Genehmigung von J.A. Ascherman, Columbia University Medical Center, New York, NY, USA. © Pat Farrell.)

Zusammenfassung

Hals- und Gesichtsentwicklung

In der vierten und fünften Woche wird die Anlage von Mundhöhle und Pharynx lateral durch die **Schlundbögen** (Pharyngealbögen) begrenzt. Jeder Bogen besteht aus einem Mesenchymkern, der außen von Ektoderm und innen von Endoderm überzogen ist. Das ursprüngliche Mesenchym stammt aus dem paraxialen Mesoderm; bald wandern jedoch **Neuralleistenzellen** in die Schlundbögen ein und bilden am Ende die Hauptquelle des Binde- und Stützgewebes einschließlich der Knorpel, Knochen und Bänder der Mund- und Gesichtsregion. Jeder Schlundbogen enthält eine Arterie, einen stabförmigen Knorpel, einen Nerv und ein Muskelblastem. An der äußeren Oberfläche sind die Schlundbögen durch die **Schlundfurchen** (Pharyngealfurchen) voneinander getrennt; von innen werden sie durch Ausstülpungen des Pharynx – die **Schlundtaschen** – voneinander getrennt. Wo das Ektoderm der Schlundfurche mit dem Endoderm der Schlundtasche in Kontakt kommt, bildet sich eine **Schlundmembran** (Pharyngealmembran) aus. Die Bögen, Furchen und Taschen bilden zusammen den sog. **Pharyngealapparat.** Oberhalb des ersten Pharyngealbogens wird der Pharyngealapparat durch die paarigen medialen und lateralen **Nasenwülste** ergänzt, die sich beidseits auf dem unpaaren **Stirnwulst** um die Riechplakode herum bilden. Durch Umformung des Pharyngealapparats und Verschiebungen der übrigen Gesichtswülste entwickeln sich Gesicht, Lippen, Kiefer mit Zunge und Zähnen, Gaumen, Pharynx und Hals. Der grundlegende Teil der Gesichtsentwicklung ist innerhalb von drei Wochen (gegen Ende der sechsten Woche) abgeschlossen.

Die Derivate der verschiedenen Bestandteile der Schlundbögen sind in ➤ Tab. 9.1 zusammengefasst und in den ➤ Abb. 9.4 bis 9.8 dargestellt. Die *Schlundfurchen* verstreichen vollständig; davon ausgenommen ist das erste Paar, aus dem sich die äußeren Gehörgänge bilden. Die Pharyngealmembranen verschwinden ebenfalls (indem sie mit Mesenchym aufgefüllt werden) bis auf das erste Paar, aus dem sich das *Trommelfell* entwickelt. Aus der ersten Schlundtasche entstehen das *Cavum tympani,* das *Antrum mastoideum* und die *Tuba auditiva.* Die zweite Schlundtasche steht in Verbindung mit der Entwicklung der *Tonsilla palatina.* Aus den dritten Schlundtaschen (wahrscheinlich zusammen mit Anteilen der entsprechenden ektodermalen Schlundfurche) bilden sich die beiden Thymuslappen. Die Epithelkörperchen *(Gll. parathyroideae)* leiten sich aus der dritten und vierten Schlundtasche ab.

Die **Schilddrüse** entwickelt sich aus einem Divertikel am Boden des primitiven Pharynx im Bereich der Zungenanlage, das sich als *Ductus thyroglossus* stark nach kaudal verlängert und sich am kaudalen Ende in zwei Schilddrüsenlappen aufspaltet. Die parafollikulären C-Zellen der Schilddrüse stammen von den paarigen Telopharyngealkörpern ab, die sich im Endoderm in unmittelbarer kaudaler Nachbarschaft zu den vierten Schlundtaschen bilden.

Die meisten kongenitalen **Fehlbildungen** im Bereich von Kopf und Hals entstehen durch fehlerhafte Transformation des Pharyngealapparats in die definitiven Gewebe und Organe. Halsfisteln und -zysten können sich aus nichtobliterierten Resten der zweiten Schlundfurche, des *Sinus cervicalis* oder der zweiten Schlundtasche bilden.

Bleibt der Deszensus der Schilddrüse von der Zunge bis zum vorderen Halsbereich aus, so entsteht eine **ektope Schilddrüse.** Der *Ductus thyroglossus* kann persistieren, und aus Resten können sich *Thyroglossuszysten* und *ektopes Schilddrüsengewebe* bilden. Infizierte Zysten können Abzesse bilden, die eventuell zum Hals hin rupturieren; ein/e *Thyroglossusfistel(-sinus)* mündet in der Medianebene des Halses.

Wegen der komplizierten Entwicklung von Gesicht und Gaumen kommen angeborene Fehlbildungen in diesem Bereich häufig vor. Sie beruhen hauptsächlich auf einer **Fehlentwicklung der Neuralleistenzellen,** die das Material für Skelett- und Bindegewebselemente des Gesichts liefern. Neuralleistenzellen können in zu geringer Anzahl vorhanden sein, können nicht weit genug migriert sein oder eine unzureichende induktive Kapazität haben. Fehlbildungen des Gesichts und des Gaumens beruhen daher meistens darauf, dass die Gesichts- und Gaumenfortsätze (durch ungenügende Mesenchymansammlung) nicht groß genug werden und/oder nicht vollständig miteinander verschmelzen.

Lippenspalten sind häufige Anomalien. Obwohl sie meist mit Gaumenspalten zu sog. Lippen-Kiefer-Gaumen-Spalten verbunden sind, stellen beide Spaltenarten ätiologisch verschiedene Fehlbildungen dar, die auch in zeitlich unterschiedlichen Entwicklungsstadien auftreten. Lippenspalten entstehen dadurch, dass die Oberkieferfortsätze und die medialen Nasenfortsätze nicht miteinander verwachsen, während die Gaumenspalten durch eine unzureichende Fusion der lateralen Gaumenfortsätze entstehen. Die Mehrheit der Fälle von Lippenspalten (mit oder ohne Gaumenspalte) ist durch eine Kombination von genetischen und umweltbedingten Faktoren verursacht (multifaktorielle Vererbung). Diese Faktoren scheinen die Migration der Neuralleistenzellen in den Oberkieferfortsatz des ersten Schlundbogens zu beeinflussen und führen so zu den beschriebenen komplexen Spaltenarten.

Klinisch orientierte Fragen

Fall 10–1

Die Mutter eines zweijährigen Jungen konsultiert den Kinderarzt, weil aus einer kleinen Öffnung seitlich am Hals des Kindes zeitweilig ein muköses Sekret abgesondert wird. Auffällig ist auch eine ausgedehnte Rötung und Schwellung im unteren Drittel des Halses direkt am Vorderrand des *M. sternocleidomastoideus.*

- Welches ist die wahrscheinlichste Diagnose?
- Was ist die embryologische Ursache dieser unregelmäßigen Schleimabsonderung?
- Diskutieren Sie die Ätiologie dieser kongenitalen Anomalie!

Fall 10–2

Während einer subtotalen Thyroidektomie kann der Chirurg nur ein unteres Epithelkörperchen finden.

- Wo könnte sich das andere befinden?
- Was ist die embryologische Ursache für eine Epithelkörperchenektopie?

Fall 10–3

Eine junge Frau konsultiert den Chirurgen wegen einer Schwellung an der Vorderseite des Halses direkt unterhalb des Zungenbeins.

- Welcher Typus einer Zyste könnte hier vorliegen?
- Befinden sich derartige Zysten immer in der Medianebene?
- Diskutieren Sie die embryologische Ursache dieser Zysten!
- Womit könnte eine solche Schwellung verwechselt werden?

Fall 10–4

Ein Junge wird mit einer einseitigen Lippenspalte geboren, die sich bis in den Boden der Nase und durch den Alveolarfortsatz des Oberkiefers erstreckt.

- Was ist die embryologische Ursache dieser Anomalie?
- Keiner der beiden Elternteile hat eine Lippen- oder Gaumenspalte. Ist es wahrscheinlich, dass genetische Faktoren bei der Fehlbildung des Kindes eine Rolle gespielt haben?
- Kommen diese Fehlbildungen bei Jungen häufiger vor?
- Wie groß ist das Risiko, dass das nächste Kind ebenfalls eine Lippenspalte hat?

Fall 10–5

Eine epilepsiekranke Mutter, die während der Schwangerschaft mit Antikonvulsiva behandelt wurde, bringt ein Kind mit einer Lippen-Kiefer-Gaumen-Spalte zur Welt.

- Gibt es Hinweise darauf, dass Antikonvulsiva die Häufigkeit dieser Fehlbildung erhöhen?
- Diskutieren Sie die Ätiologie von Lippen- und Gaumenspalten!

Fall 10–6

Eine Mutter konsultiert den Kinderarzt, weil ihr Sohn mit einer am Mundboden verwachsenen Zunge geboren wurde

- Wie wird so etwas benannt?
- Handelt es sich dabei um eine häufige Anomalie?
- Diskutieren Sie die embryologischen Ursachen dieser geringfügigen Anomalie!
- Welche möglichen Komplikationen können dabei auftreten?

Antworten zu diesen Fragen finden Sie am Buchende.

ZITIERTE UND WEITERFÜHRENDE LITERATUR

Berkovitz B. K. B., Holland G. R., Moxham B. Oral Anatomy, Histology, and Embryology. 6th ed. 2024; Elsevier/Mosby. Edinburgh and London.

Burford CM, Mason MJ: Early development of the malleus and incus in humans, J Anat 229:857, 2016.

Cordes M, Coerper S, Kuwert T, Schmidkonz C: Ultrasound imaging of cervical anatomic variants, Curr Med Imaging 17:966, 2021.

Danescu A, Rens EG, Rehki J, et al: Symmetry and fluctuation of cell movements in neural crest-derived facial mesenchyme, Development 148(9):dev193755, 2021. https://doi.org/10.1242/dev.193755.

de Paula F, Teshima THN, Hsieh R, Souza MM, Nico MMS, Lourenco SV: Overview of human salivary glands: highlights of morphology and developing processes, Anat Rec 300:1180, 2017.

Fabik J, Psutkova V, Machon O: The mandibular and hyoid arches-from molecular patterning to shaping bone and cartilage, Int J Mol Sci 22(14):7529, 2021. https://doi.org/10.3390/ijms22147529.

Farley, A. M., L. X. Morris, E. Vroegindeweij, M. L. Depreter, H. Vaidya, F. H. Stenhouse, S. R. Tomlinson, R. A. Anderson, T. Cupedo, J. J. Cornelissen and C. C. Blackburn. Dynamics of thymus organogenesis and colonization in early human development. Development. 2013 May;140(9):2015–26. doi: https://doi.org/10.1242/dev.087320.

Ferreira ACF, Szeto ACH, Heycock MWD, Clark PA, Walker JA, Crisp A: RORα is a critical checkpoint for T cell and ILC2 commitment in the embryonic thymus, Nat Immunol 22(2):166–178, 2021. https://doi.org/10.1038/s41590-020-00833-w.

Frisdal A, Trainor PA: Development and evolution of the pharyngeal apparatus, Wiley Interdiscip Rev Dev Biol 6:403, 2014.

Gitton Y., Heude E., Vieux-Rochas M. et al. Evolving maps in craniofacial development. Sem Cell Develop Biol. 2010; 21: 301

Gordon, J. Hox genes in the pharyngeal region: how Hoxa3 controls early embryonic development of the pharyngeal organs. Int J Dev Biol. 2018;62(11–12):775–783. doi: https://doi.org/10.1387/ijdb.180284jg.

Gross E., Sichel J-Y. Congenital neck lesions. Surg Clin North Am. 2006; 86: 383

Gupta P, Tripathi T, Singh N, et al: A review of genetics of nasal development and morphological variation, J Family Med Prim Care 9(4): 1825–1833, 2020. https://doi.org/10.4103/jfmpc.jfmpc_126519.

Hinrichsen K. The early development of morphology and patterns of the face in the human embryo. Adv Anat Embryol Cell Biol. 1985; 98: 1–79.

Hong P., Lago D., Seargeant J. et al. Defining ankyloglossis: a case series of anterior and posterior tongue ties. Int J Pediatr Otorhinolaryngol. 2010; 74: 1.003

Honkura Y, Yamamoto M, Yoshimoto T, et al: Is the ultimobranchial body a reality or myth: a study using serial sections of human embryos, Okajimas Folia Anat Jpn 93:29, 2016.

Khan MI, Cs P, Srinath NM: Genetic factors in non-syndromic orofacial clefts, Glob Med Genet 7(4):101–108, 2020. https://doi.org/10.1055/s-0041-1722951.

Kostopoulou E, Miliordos K, Spiliotis B: Genetics of primary congenital hypothyroidism – a review, Hormones 20:225, 2021.

Lele S. M., Lele M. S., Anderson V. M. The thymus in infancy and childhood. Chest Surg Clin N Am. 2001; 11: 233

Lauffer P, Zwaveling-Soonawala N, Naafs JC, Boelen A, van Trotsenburg ASP: Diagnosis and management of central congenital hypothyroidism, Front Endocrinol 2:686317, 2021. https://doi.org/10.3389/fendo.2021.686317.

Leitch VD, Basssett JHD, Williams GR: Role of thyroid hormones in craniofacial development, Nat Rev Endocrinol 16:147, 2020.

Mai CT, Isenburg JL, Canfield MA, et al: National population-based estimates for major birth defects, 2010–2014, Birth Defect Res 111(18): 1420–1435, 2019.

Martinelli M, Palmieri A, Carinci F, Scapoli L: Non-syndromic cleft palate: an overview on human genetic and environmental risk factors, Front Cell Dev Biol 8:592271, 2020.

Minoux M., Rijii F. M. Molecular mechanisms of cranial neural crest cell migration and patterning in craniofacial development. Development. 2010; 137: 2.605

Naqvi S, Hoskens H, Wilke F, Weinberg SM, Shaffer JR, Walsh S: Decoding the human face: progress and challenges in understanding the genetics of craniofacial morphology, Annu Rev Genom Hum Genet 23:383, 2022.

Nishimura Y. Embryological study of nasal cavity development in human embryos with reference to congenital nostril atresia. Acta Anat. 1993; 147: 140

Noden D. M., Francis-West P. The differentiation and morphogenesis of craniofacial muscles. Dev Dyn. 2006; 235: 1.194–1.218.

Okabe M., Graham A. The origin of the parathyroid gland. Proc Natl Acad Sci U S A. 2004; 101: 51. 17.716–17.719.

O'Rahilly R., Müller F. The development of the neural crest in the human. J Anat. 2007; 211: 3. 335–351.

Petit KE, Tran NV, Pretorius DH: Ultrasound evaluation of the fetal face and neck. In Norton ME, editor: Callen's ultrasonography in obstetrics and gynecology, ed 6, Philadelphia, 2017, Elsevier.

Rodriguez-Vázquez J. F. Development of the stapes and associated structures in human embryos. J Anat. 2005; 207: 165

Sarnat HB, Flores-Sarnat L: Olfactory development, part 2: neuroanatomic maturation and dysgeneses, J Child Neurol 32:579, 2017.

Smith T. D., Bhatnagar K. P. The human vomeronasal organ. Part II: Prenatal development. J Anat. 2000; 197: 421

Som PM, Grapin-Botton A: The current embryology of the foregut and its derivatives, Neurographics 6:43, 2016.

Sperber G. H., Sperber S. M., Guttmann G. D. Craniofacial Embryogenetics and Development. 3nd ed. 2018; People's Medical Publishing House/ PMPH-Global. Beijing.

Sweat YY, Sweat M, Mansaray M, Cao H, Eliason S, Adeyemo WL: Six2 regulates PAX9 expression, palatogenesis and craniofacial bone formation, Dev Biol 458:246, 2020.

Takanashi Y, Honkura Y, Rodriguez-Vazquez JF, Murakami G, Kawase T, Katori Y: Pyramidal lobe of the thyroid gland and the thyroglossal duct remnant: a study using human fetal sections, Ann Anat 197:29, 2015.

Thompson H, Ohazama A, Sharpe PT, Tucker AS: The origin of the stapes and relationship to the otic capsule and oval window, Dev Dyn 241:1396, 2012.

van Trotsenburg P, Stoupa A, Léger J, Rohrer T, Peters C, Fugazzola L: Congenital hypothyroidism: a 2020–2021 consensus guidelines update – An ENDO-European Reference Network Initiative Endorsed by the European Society for Pediatric Endocrinology and the European Society for Endocrinology, Thyroid 31(3):387–419, 2021. https://doi.org/10.1089/thy.2020.0333.

Vid S, Vaid N: Sinonasla anatomy, Neuroimag Clin N Am 32:713, 2022.

Wang X, Chen D, Chen K, Jubran A, Ramirez A, Astrof S: Endothelium in the pharyngeal arches 3, 4 and 6 is derived from the second heart field, Dev Biol 421:108, 2017.

Wang X, Li C, Zhu Z, Yuan L, Chan WY, Sha O: Extracellular matrix remodeling during palate development, Organogenesis 16(2):43–60, 2020. https://doi.org/10.1080/15476278.2020.1735239.

Witt M., Hummel T. Vomeronasal versus olfactory epithelium: is there a cellular basis for human vomeronasal perception? Int Rev Cytol. 2006; 248: 209

Zhang Y, Li J, Ji Y, Cheng Y, Fu X: Mutations in the TBX15-ADAMTS2 pathway associate with a novel soft palate dysplasia, Hum Mutat, 2022. https://doi.org/10.1002/humu.24473.

9

KAPITEL

10 Atemtrakt

Zur Orientierung

Die Entwicklung des oberen Atemtrakts von der Nasenöffnung bis zum Eingang des Larynx wurde in ➤ Kapitel 9 beschrieben. Im Folgenden wird die Entwicklung des unteren Atemtrakts (Kehlkopf, Luftröhre, Bronchien und Lungen) behandelt; sie beginnt in der vierten Entwicklungswoche. Die frühe Entwicklung der Pleurahöhlen, die die Lungen umgeben und ohne die die Lungen nicht funktionieren können, und die komplexen Lagebeziehungen mit der Perikard- und der Peritonealhöhle wurden im Zusammenhang mit der Aufteilung der Leibeshöhle in ➤ Kapitel 8 behandelt

10.1 Frühentwicklung des unteren Atemtrakts

Als erste **Anlage des unteren Atemtrakts** entsteht in der vierten Woche der Entwicklung am unteren Ende der Ventralwand des Schlunddarms kaudal des vierten Schlundtaschenpaars eine mediane Längsrinne des Epithels, die sog. **Laryngotrachealrinne** (➤ Abb. 10.1A). Aus dem endodermalen Epithel, das die Laryngotrachealrinne auskleidet, gehen die Epithelien und die Drüsen von Kehlkopf, Trachea und Bronchien und das Alveolarepithel der Lungen hervor. Bindegewebe, Knorpel und glatte Muskulatur dieser Organe entwickeln sich aus dem umgebenden Mesenchym (➤ Abb. 10.4A). Gegen Ende der vierten Woche wächst aus der Laryngotrachealrinne eine Epithelausstülpung, die sog. **Lungenknospe,** nach ventral ins anliegende Mesenchym. Die Lungenknospe verlängert sich nach kaudal, ihr unteres Ende verdickt sich zur rundlichen **Trachealknospe** (➤ Abb. 10.2B) und bildet so das Laryngotrachealdivertikel. Auf seiner Innenseite entstehen beiderseits Längsfalten, die Ösophagotrachealfalten, die sich einander annähern und zu einer Scheidewand, dem *Septum oesophagotracheale* (➤ Abb. 10.2D und E), verschmelzen. Das *Septum oesophagotracheale* scheidet den ventral gelegenen **Laryngotrachealschlauch** (die Anlage von Kehlkopf, Trachea, Bronchien und Lunge) von der dorsal gelegenen Anlage des Hypopharynx und des Ösophagus (➤ Abb. 10.2F), doch bleibt kranial der Zugang vom Pharynx in den Laryngotrachealschlauch erhalten und bildet den **primitiven Kehlkopfeingang** (➤ Abb. 10.1B und ➤ Abb. 10.2C). Die Unterteilung des Vorderdarmepithels in Ösophagus- bzw. Lungenanlage steht unter dem Einfluss von Signalmolekülen aus der Chorda dorsalis (Shh und Noggin) und dem benachbarten Mesenchym (Wnt2, Wnt2b, Fgf10, Bmp4) und wird begleitet von komplexen, opponierenden mRNA-Expressionsmustern der Transkriptionsfaktoren Sox2 bzw. Nkx2.1 und der Signalmoleküle Noggin, Bmp7 bzw. Rhou, Shh und Wnt7b im Epithel selbst (➤ Abb. 10.3).

10.2 Kehlkopf

Das Epithel der Kehlkopfschleimhaut geht aus dem endodermalen Epithel am oberen Ende des Laryngotrachealschlauchs hervor. Die **Kehlkopfknorpel** entwickeln sich aus den Knorpeln des vierten und sechsten Schlundbogens (➤ Tab. 9.1) und damit aus dem Mesenchym, das von der *Neuralleiste* stammt. Am oberen Ende des Laryngotrachealschlauchs vermehrt sich das subepitheliale Mesenchym, das sich im gesamten Atemtrakt zum Bindegewebe *(Lamina propria)* der Schleimhaut differenziert, besonders schnell und wirft hier die **Arytenoidwülste** (kurz: Arywülste, ➤ Abb. 10.1B) auf. Sie wachsen in Richtung Zunge, verwandeln die schlitzförmige Mündung des Laryngotrachealschlauchs (die sog. **primitive Glottis**) in einen T-förmigen **Kehlkopfeingang** und verengen das Lumen des Kehlkopfs zu einem schmalen Spalt. Das Kehlkopfepithel wächst so schnell, dass es zu einem vorübergehenden *Verschluss des Kehlkopflumens* kommt; in der zehnten Woche wird das Kehlkopflumen rekanalisiert. Dabei bildet sich der *Ventriculus laryngis* (Morgagni-Sinus) aus, der kaudal von den **Stimmfalten** (Stimmbändern) und kranial von den **Taschenfalten** begrenzt wird. Die **Epiglottis**

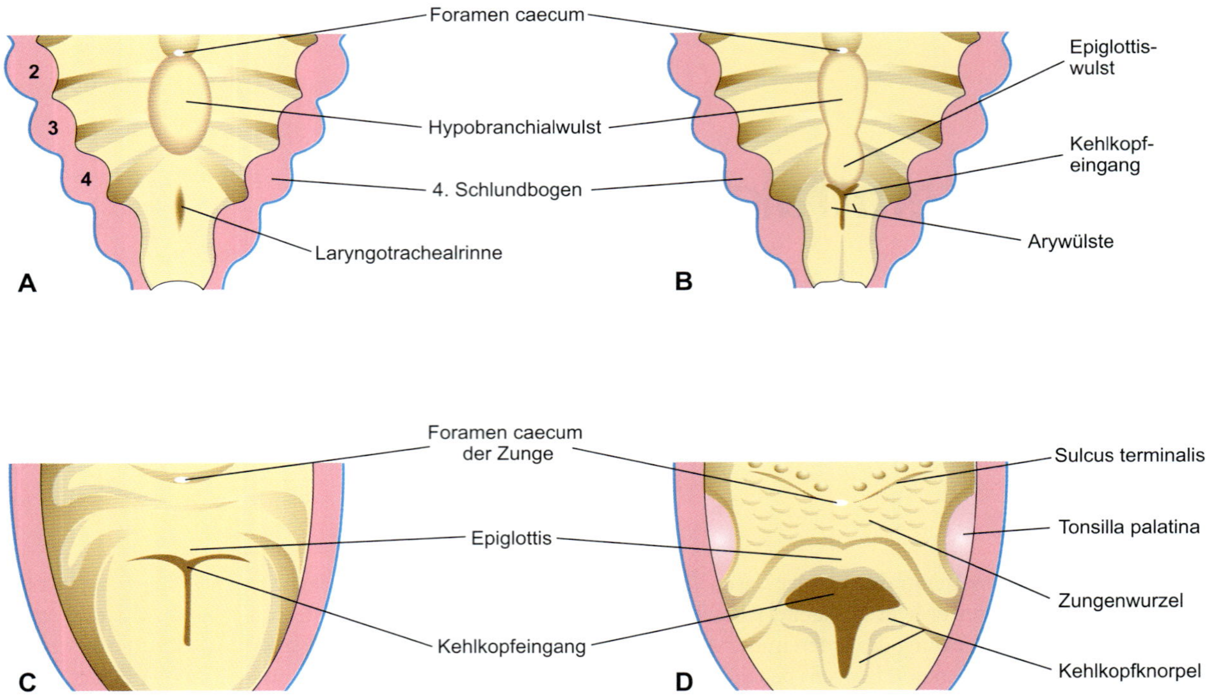

Abb. 10.1 Stadien der Kehlkopfentwicklung. A) vier Wochen; **B)** fünf Wochen; **C)** sechs Wochen; **D)** zehn Wochen. Das Epithel, das den Kehlkopf auskleidet, ist endodermaler Herkunft. Die Kehlkopfknorpel und -muskeln gehen aus dem Mesenchym des vierten und sechsten Schlundbogens hervor. Man beachte, dass der anfangs schlitzförmige Kehlkopfeingang durch die Proliferation des umgebenden Mesenchyms T-förmig wird.

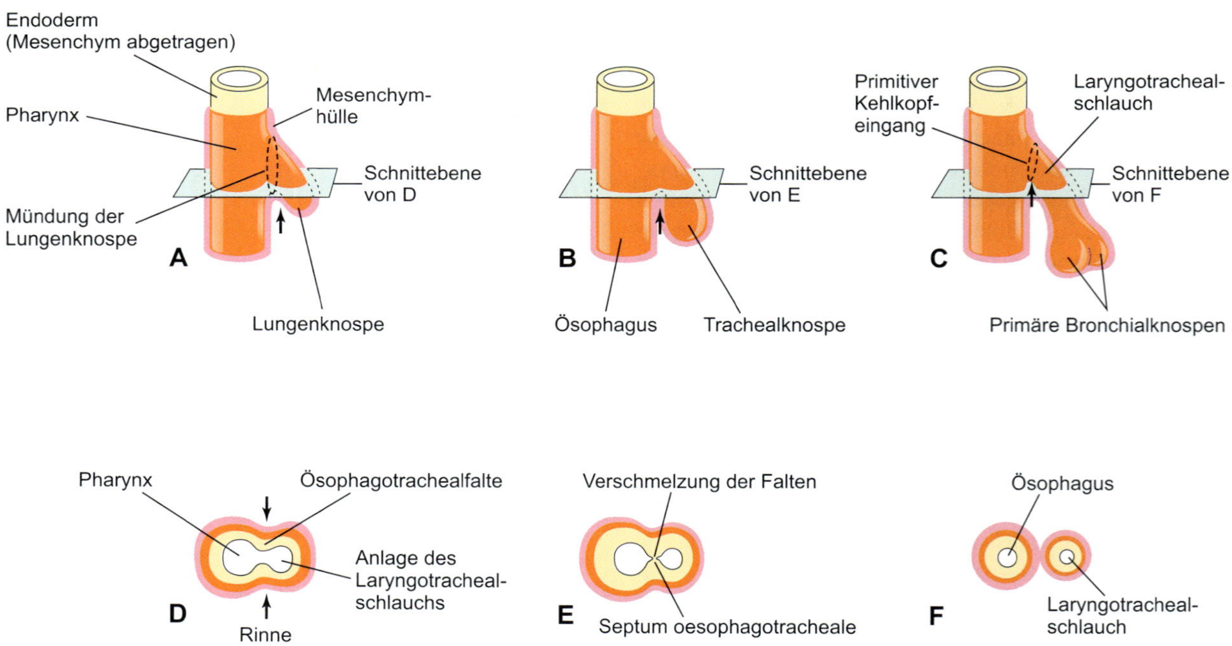

Abb. 10.2 Entwicklung des Septum oesophagotracheale während der vierten und fünften Woche. A–C) Seitenansichten des kaudalen Teils der Pharynxanlage mit der Lungenknospe: Dargestellt ist die Unterteilung des Vorderdarms in Ösophagus und Laryngotrachealschlauch. **D–F)** Querschnitte durch die Pharynxanlage: Dargestellt ist die Bildung des *Septum oesophagotracheale,* das den Vorderdarm in Ösophagus und Laryngotrachealschlauch unterteilt.

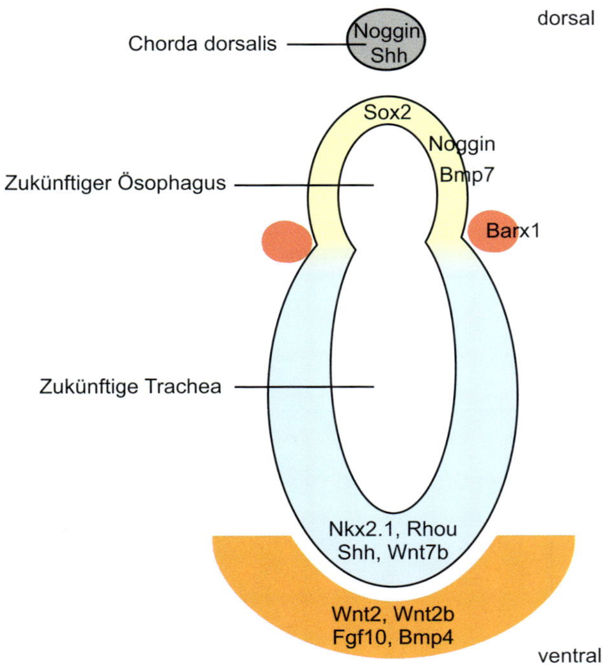

Abb. 10.3 Molekulare Differenzierung im Bereich des Vorderdarms auf Höhe der Anlage des Laryngotrachealschlauches. Bei Unregelmäßigkeiten in den Signalkaskaden von Shh, Wnt oder Bmp oder bei Mutationen in den Genen, die für die Transkriptionsfaktoren Sox2, Nkx2.1 oder Barx1 kodieren, können Störungen wie Ösophagealatresie oder Tracheoesophagealfisteln entstehen (s. Abb. 10.5). (Aus Jacobs IJ, Ku WY, Que J: Genetic and cellular mechanisms regulating anterior foregut and esophageal development, *Dev Biol* 369(1):54–64, 2012.)

entwickelt sich aus dem unteren Teil des **Hypobranchialwulstes,** der sich median zwischen den ventralen Ausläufern des dritten und vierten Schlundbogens als Folge einer Mesenchymproliferation erhebt (➤ Abb. 10.1B–D). Aus dem oberen Teil des Hypobranchialwulstes entsteht der angrenzende hintere Abschnitt der Zunge (➤ Kap. 9). Die **Kehlkopfmuskeln** gehen aus Myoblasten des vierten und sechsten Schlundbogens hervor; sie werden von den Kehlkopfästen der zugehörigen Schlundbogennerven, *N. laryngeus superior* und *N. laryngeus inferior* (bzw. *recurrens*) – beides Äste des *N. vagus* (N. X) –, innerviert (➤ Tab. 9.1).

Das nachgeburtliche Wachstum des Kehlkopfs und der Epiglottis ist in den ersten drei Lebensjahren sehr schnell. In dieser Zeit erlangt die Epiglottis ihre endgültige Form.

Larynxatresie und -stenose Bei. der **Larynxatresie** ist das Lumen des Larynx nicht durchgängig, bei der **Stenose** ist es verengt. Diese seltenen Fehlbildungen sind eine Folge fehlender oder mangelhafter Rekanalisierung des Kehlkopfs in der zehnten Woche. Klinisch erscheinen diese Fehlbildungen als *angeborene hohe Atemwegsobstruktion.* Distal von der Atresie oder der Stenose sind die Atemwege erweitert, die Lungen sind vergrößert und im Ultraschall echoreich. Das Zwerchfell ist entweder abgeflacht oder invertiert, und es findet sich fetaler Aszites und Hydrops (Ansammlungen seröser Flüssigkeit im Bindegewebe, ➤ Abb. 21.6).

Angeborenes Kehlkopfdiaphragma Beim Kehlkopfdiaphragma, einer seltenen Fehlbildung, spannt sich eine schwimmhautähnliche Membran in der Höhe der Stimmfalten aus und verschließt das Lumen des Kehlkopfs teilweise. Auch diese Anomalie entsteht durch unvollständige Rekanalisierung des Kehlkopfs.

10.3 Luftröhre

Aus dem endodermalen Epithel des Laryngotrachealschlauchs distal vom Larynx gehen die Epithelien und Drüsen von Luftröhre und Bronchien, aber auch das Lungenepithel hervor. Knorpel, Bindewebe und Muskulatur der Luftröhre stammen aus dem Mesenchym, das den Laryngotrachealschlauch umhüllt (➤ Abb. 10.4A).

Ösophagotrachealfisteln und Ösophagusatresie Bei der **Ösophagotrachealfistel** besteht eine abnorme Verbindung zwischen Luftröhre und Speiseröhre. Diese Fehlbildung findet sich einmal unter 3.000 bis 4.000 Lebendgeburten, überwiegend bei Knaben; sie ist häufig Teil des sog. VACTERL-Syndroms (**v**ertebral anomalies, **a**nal atresia, **c**ardiac malformations, **t**racheo-**e**sophageal fistula, **r**enal and **l**imb malformations, ➤ Kap. 11 und ➤ Kap. 21) und *in den unteren Atemwegen die häufigste Fehlbildung.* Ösophagotracheale Fisteln entstehen dadurch, dass bei der Abgliederung des Laryngotrachealschlauchs aus dem Vorderdarm in der vierten Woche die Ösophagotrachealfalten unvollständig verschmelzen und so ein *Defekt im Septum oesophagotracheale* verbleibt. Die übrigen Teile von Trachea und Ösophagus wachsen normal weiter, sodass eine mehr oder weniger weite, abnorme Verbindung zwischen Luft- und Speiseröhre entsteht, die – wie die pathologischen Verbindungsgänge zwischen anderen Hohlräumen auch – als Fistel bezeichnet wird.

Ösophagotrachealfisteln treten in vier Formen auf (➤ Abb. 10.5). In vielen Fällen liegt zugleich eine **Ösophagusatresie** vor, d. h., der Ösophagus ist auf längerer oder kürzerer Strecke ganz ohne Lumen. Bei der häufigsten Form (in etwa 85 % der Fälle; ➤ Abb. 10.6A) endet der obere Teil des Ösophagus blind, und der untere Teil ist über die Fistel mit der Luftröhre nahe der *Bifurcatio tracheae* verbunden (**untere Ösophagotrachealfistel**).

Die anderen Formen von Ösophagotrachealfisteln sind in ➤ Abb. 10.5B–D und ➤ Abb. 10.6B dargestellt.

Neugeborene mit Ösophagusatresie husten und würgen beim Schlucken, da sich große Mengen an Speichel im Mund befinden und in die oberen Atemwege gelangen können. Beim Versuch zu trinken füllt sich sofort der Ösophagusblindsack, und die Milch wird wieder hervorgebracht. Über eine untere Ösophagotrachealfistel kann Luft in den Magen gelangen, und umgekehrt kann durch Reflux Mageninhalt über die Fistel in Trachea und Lunge fließen. Dies führt zu Erstickungsanfällen (mit Zyanose = Blauverfärbung der Haut) und unweigerlich zu einer Lungenentzündung (sog. Aspirationspneumonie).

Ösophagusatresien gehen häufig mit einem *Hydramnion* (vermehrtes Fruchtwasser; ➤ Kap. 7) einher, da das Fruchtwasser nicht in den Magen und Darm gelangen kann, wo es normalerweise resorbiert und über die Plazenta dem mütterlichen Blut zugeführt wird.

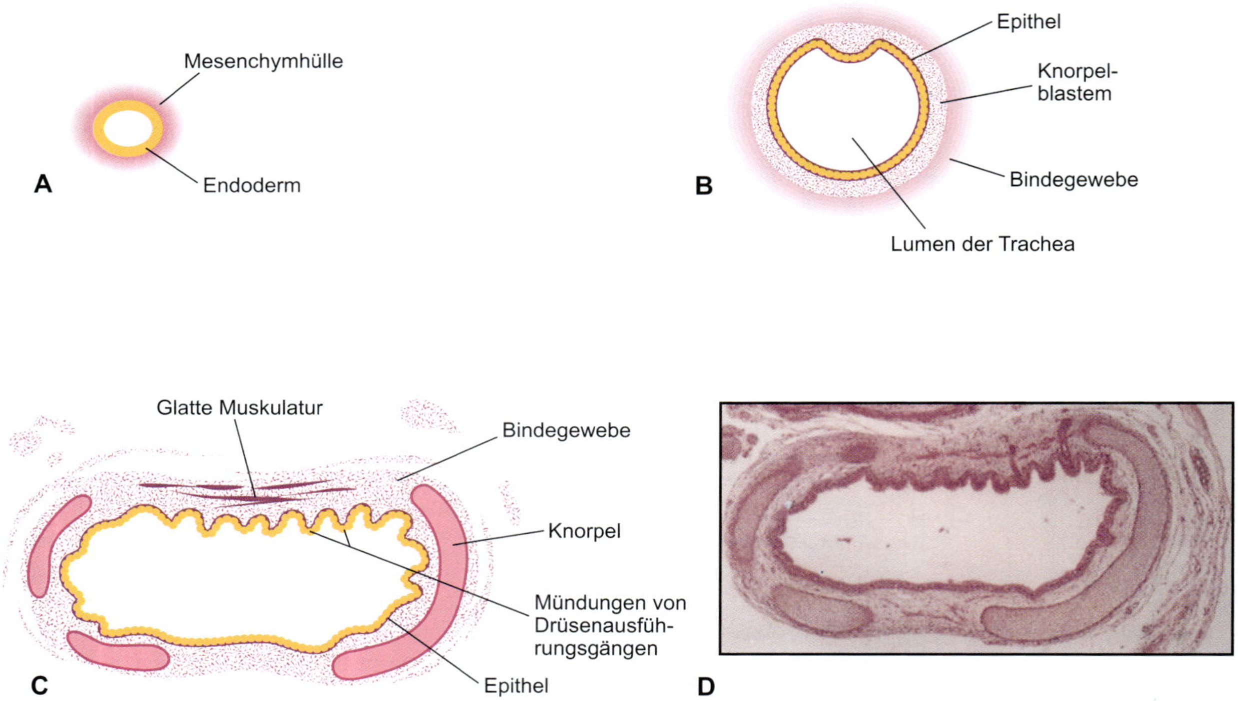

Abb. 10.4 Querschnitte durch den Laryngotrachealschlauch zur Darstellung der Luftröhrenentwicklung. Schematische Querschnitte mit **A)** vier Wochen; **B)** acht Wochen; **C)** 14 Wochen. Aus dem Endoderm des Laryngotrachealschlauchs gehen das Epithel und die Drüsen der Luftröhre hervor; das umgebende Mesenchym bildet Bindegewebe, Muskulatur und Knorpel. **D)** Mikroskopisches Schnittpräparat: Querschnitt durch die Trachea eines Fetus von 14 Wochen (D aus Moore KL, Persaud TVN, Shiota K: *Color atlas of clinical embryology*, ed 2, Philadelphia, 2000, Saunders.)

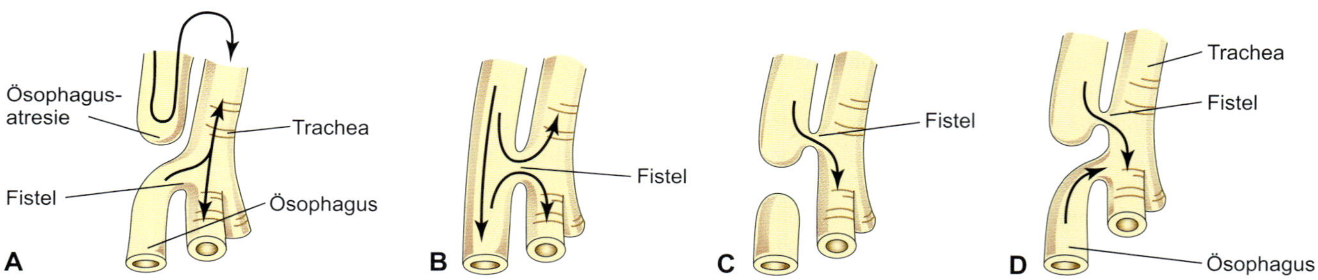

Abb. 10.5 Haupttypen der Ösophagotrachealfistel. Die möglichen Strömungsrichtungen werden durch Pfeile angezeigt. Eine Ösophagusatresie geht in über 85 % der Fälle mit einer Ösophagotrachealfistel einher. **A)** Untere Ösophagotrachealfistel bei Ösophagusatresie (häufigste Form der Ösophagotrachealfistel). Es kann Luft in den distalen Ösophagus und Magen, Mageninhalt umgekehrt (aufsteigend) in die Trachea und die Lunge gelangen. **B)** Ösophagotrachealfistel ohne Ösophagusatresie (sog. H-Typ). **C)** Obere Ösophagotrachealfistel bei Ösophagusatresie. Es kann keine Luft in den distalen Ösophagus und Magen gelangen. **D)** Obere und untere Ösophagotrachealfistel bei Atresie eines Ösophagussegments.

Laryngotracheoösophageale Spalten Bei einer laryngotracheoösophagealen Spalte sind Kehlkopf und Luftröhre auf unterschiedlicher Länge nur unvollständig von der Speiseröhre getrennt. Die Symptome dieser sehr seltenen Fehlbildung ähneln denen der Ösophagotrachealfisteln, typisch ist jedoch eine zusätzliche *Aphonie* (Fehlen der Stimme).

Trachealstenose und -atresie Stenose (Verengung) und Atresie (Verschluss) der Trachea sind seltene Fehlbildungen, die meist in irgendeiner Form mit einer Ösophagotrachealfistel einhergehen. Sie sind wahrscheinlich Folge einer frühen ungleichmäßigen Aufteilung des Vorderdarms in Ösophagus und Trachea. Gelegentlich findet sich in der Trachea membranöses Gewebe, das den Luftstrom hemmt (unvollständige Trachealatresie).

Trachealdivertikel Ein Trachealdivertikel ist ein blind endender, bronchusähnlicher Auswuchs aus der Trachea. Diese Fehlbildung ist äußerst selten. Das Trachealdivertikel kann in scheinbar normalem Lungengewebe enden und einen sog. *Trachealllappen* der Lunge bilden.

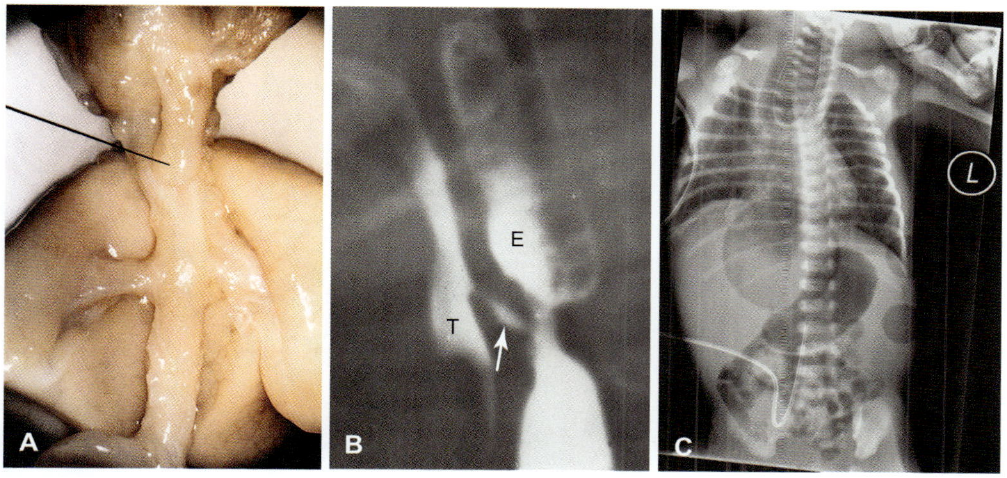

Abb. 10.6 A) Ösophagotrachealfistel bei einem 17 Wochen alten männlichen Fetus. Der obere Abschnitt des Ösophagus endet blind (Zeigestab). **B)** Kontrastmittelröntgenaufnahme eines Neugeborenen mit Ösophagotrachealfistel (H-Typ). Man beachte die Verbindung zwischen dem Ösophagus (Ö) und der Trachea (T) (Pfeil). **C)** Röntgenaufnahme einer Ösophagusatresie und Tracheoösophagealfistel. Der blind endende Ösophagus ist erkennbar. Beachte die Luft im distalen Gastrointestinaltrakt, ein eindeutiges Zeichen der Tracheoösophagealfistel. Auf der rechten Körperseite ist der Katheter in der Umbilikalvene zu erkennen. (A aus Kalousek et al., 1990; B mit freundlicher Genehmigung von P.S. Sahni, Children's Hospital, Winnipeg, Kanada; C mit freundlicher Genehmigung von Dr. J. V. Been und Dr. M. J. Schuurman, Department of Radiology, Maastricht University Medical Centre, Maastricht, Niederlande.)

10.4 Bronchien

Die Trachealknospe, die sich in der vierten Woche am unteren Ende der Lungenknospe bildet (➤ Abb. 10.2B), verzweigt sich bald darauf in zwei Knospen, die **primären Bronchialknospen** (➤ Abb. 10.2C). Diese teilen sich erneut und wachsen nach lateral in das Mesenchym vor, das an die mediale Serosa der Zölomgänge *(Ductus pericardioperitoneales)* – der Anlagen der Pleurahöhlen – grenzt (➤ Abb. 8.6A ➤ Abb. 10.7A). Aus der medialen Serosa des Zölomgangs entsteht die **viszerale Pleura** der Lunge, aus der lateralen Serosa des Zölomgangs die **parietale Pleura** (➤ Abb. 10.7B). Der zunehmenden Ausdehnung der Pleurahöhlen folgend, wachsen die Lungen nach ventral und kaudal in das Mesenchym der Körperwand vor und liegen dann auch seitlich vom Herzen. Das Wachstum der Pleurahöhlen und ihre allmähliche Abtrennung von der Perikardhöhle einerseits und der Peritonealhöhle andererseits wurden in ➤ Kapitel 8 behandelt.

Zusammen mit dem sie umgebenden Mesenchym differenzieren sich die Bronchialknospen zu den Bronchien und deren Verzweigungen innerhalb der Lunge. Früh in der fünften Woche wächst die Verbindungszone zwischen Bronchialknospe und Trachea zur Anlage des **Stammbronchus** (Hauptbronchus, *Bronchus principalis*) heran (➤ Abb. 10.8). Der rechte Stammbronchus ist schon beim Embryo ein wenig dicker als der linke und steht etwas steiler; dies bleibt auch nachgeburtlich so. Aspirierte Fremdkörper gelangen daher eher in den rechten als in den linken Stammbronchus. Die Stammbronchien verzweigen sich in Sekundärbronchien, aus denen die **Lappenbronchien** werden. Auf der rechten Seite versorgt der obere Sekundärbronchus den Oberlappen der Lunge, während der untere sich in zwei weitere Bronchien – einen für den Mittel- und einen für den Unterlappen – aufteilt. Auf der linken Seite versorgen die zwei Sekundärbronchien den Ober- und den Unterlappen der Lunge.

Aus den Lappenbronchien gehen um die siebte Woche die **Segmentbronchien** hervor (➤ Abb. 10.8), zehn in der rechten und acht oder neun in der linken Lunge. Jeder Segmentbronchus mit der ihn umgebenden Mesenchymmasse stellt die Anlage eines **Lungensegments** dar. Die Segmentbronchien wiederum verzweigen sich in

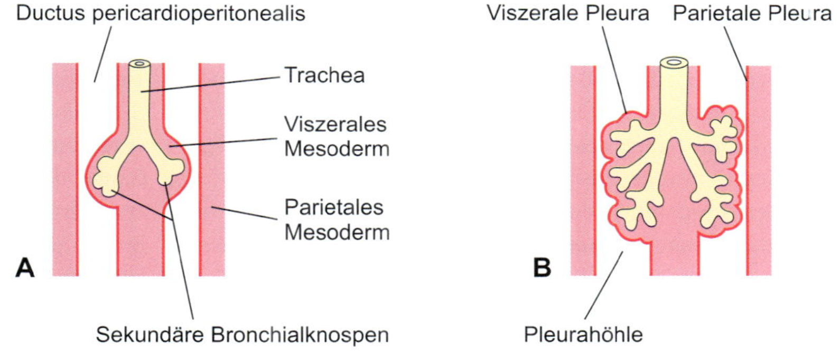

Abb. 10.7 Schematische Darstellung der frühen Lungenentwicklung. Die Abbildung zeigt, wie die Lungenanlagen in das Mesenchym an der Medialseite der *Ductus pericardioperitoneales* (Anlagen der Pleurahöhlen) einwachsen und die Pleurablätter sich entwickeln. **A)** Fünf Wochen; **B)** sechs Wochen.

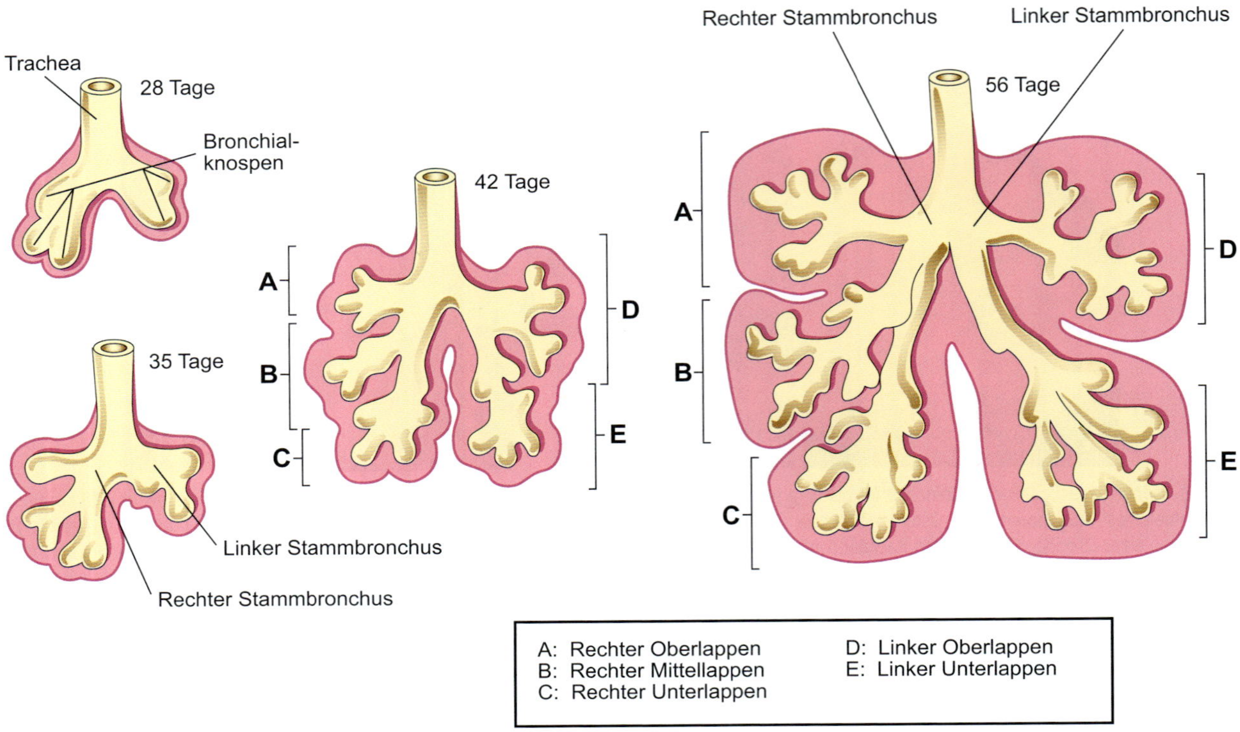

Abb. 10.8 Stadien der Entwicklung von Bronchialknospen, Bronchien und Lungen.

die intrasegmentalen Bronchien und Bronchiolen. In der 24. Woche sind etwa 17 Generationen von Bronchialverzweigungen vorhanden, und *Bronchioli terminales* und *Bronchioli respiratorii* sind entstanden (➤ Abb. 10.9). Weitere sieben Generationen von Bronchialverzweigungen entwickeln sich noch nach der Geburt.

Bei der Entwicklung der Bronchien entstehen aus dem umgebenden Mesenchym Knorpelplatten sowie glatte Muskulatur, das Bindegewebe und die Kapillaren. Die epithelialen Zellen der Bronchienanlagen differenzieren sich in der Mehrzahl in kinozilientragende, hochprismatische Epithelzellen und in die zwischen diese Zellen eingestreuten Becherzellen. Außerdem senkt sich das Epithel mit zahlreichen Aussackungen in das Bindegewebe ein, um die **Bronchialdrüsen** zu bilden.

10.5 Lungen

Die für die Bronchialknopsen beschriebene wiederholte Teilung erzeugt zwar eine große Zahl von Hohlräumen für die nach der Geburt einströmende Luft. Die charakteristische, funktionstragende Struktur der Lunge, die als Ort des Gasaustausches dienende Blut-Luft-Schranke, entwickelt sich jedoch erst in einem anschließenden, hochkomplexen histogenetischen Vorgang. Dieser Vorgang, der nicht in allen Abschnitten der Lunge gleichzeitig abläuft und bis über die Geburt hinaus andauert, wird in die vier folgenden Phasen unterteilt:

- pseudoglanduläre Phase
- kanalikuläre Phase
- sakkuläre Phase
- alveoläre Phase.

Pseudoglanduläre Phase (6. bis 16. Woche)

In der pseudoglandulären Phase bildet sich der Bronchialbaum der Lunge aus. In dieser Phase ähnelt die Lunge in ihrer Struktur einer exokrinen tubuloalveolären Drüse (➤ Abb. 10.10A). In der 16. Woche ist die Verzweigung des Bronchialbaums bis zu den *Bronchioli terminales* fortgeschritten; die zum Gasaustausch notwendigen Strukturen sind aber noch nicht vorhanden. Ein Fetus, der in dieser Phase geboren wird, ist *nicht lebensfähig*, eine Atmung ist noch nicht möglich.

Kanalikuläre Phase (16. bis 26. Woche)

Die kanalikuläre Phase ist dadurch gekennzeichnet, dass in dieser Zeit der respiratorische Anteil des Bronchialbaums in Form von Tubuli oder Canaliculi aussprosst. Bis zur 24. Woche sind aus jedem *Bronchiolus terminalis* zwei oder mehr *Bronchioli respiratorii* hervorgegangen, die sich wiederum in drei bis sechs schlauchförmige Gänge, die späteren *Ductus alveolares*, verzweigen. In dieser Phase erweitern sich auch die Lumina der Bronchien und der terminalen Bronchiolen, und das Mesenchym zwischen den Bronchialverzweigungen wird stark vaskularisiert (➤ Abb. 10.10B). Die kanalikuläre Phase überschneidet sich mit der vorhergehenden, da die oberen Lungensegmente schneller reifen als die unteren.

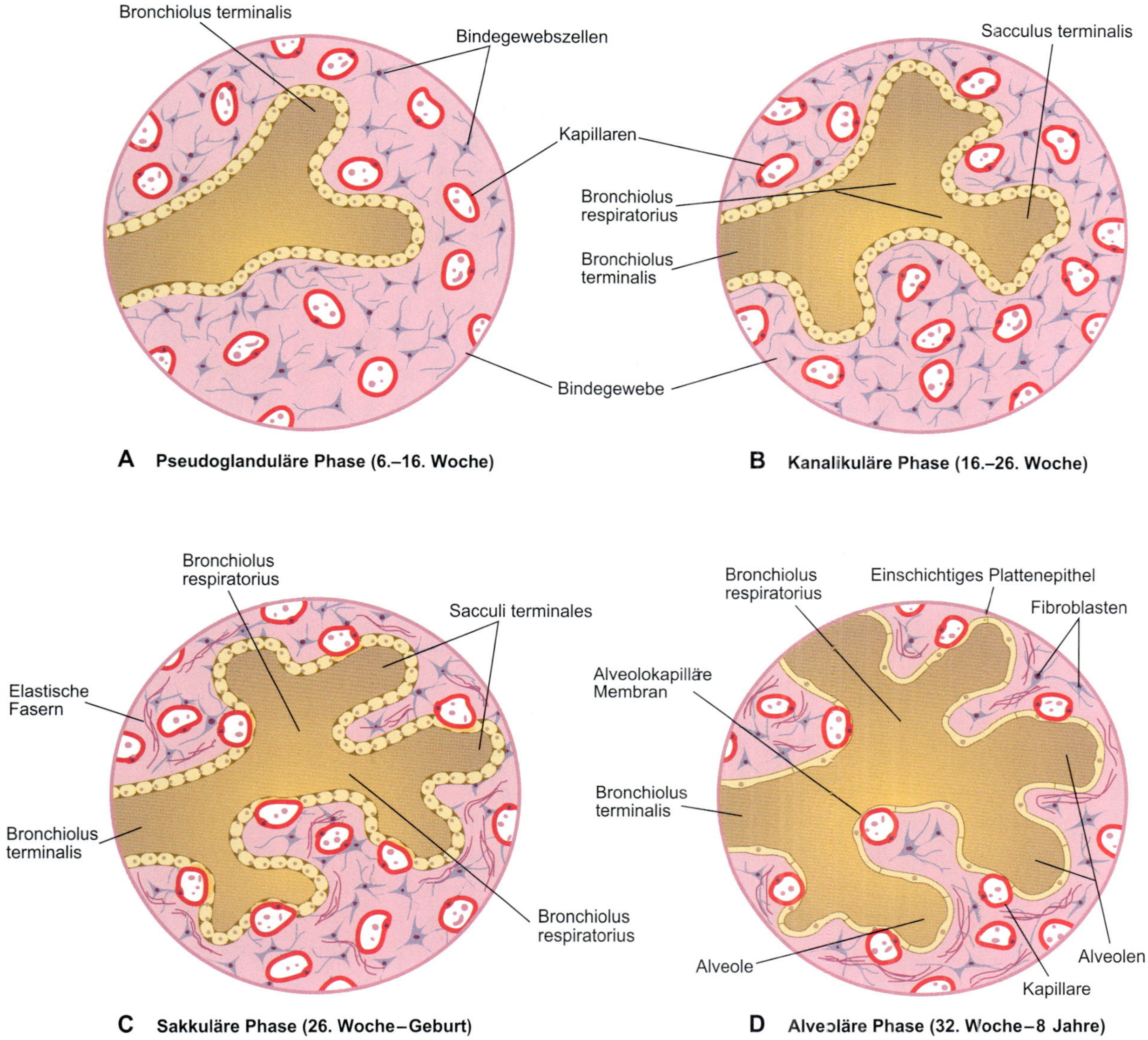

Abb. 10.9 Schemazeichnungen mikroskopischer Schnittpräparate zur Darstellung der fortschreitenden Lungenentwicklung. Man beachte in C und D, wie dünn die alveolokapilläre Membran geworden ist und dass sich einige Kapillaren in die *Sacculi terminales* vorwölben.

Am Ende der kanalikulären Phase sind an den Enden der *Ductus alveolares* schon einige dünnwandige *Sacculi terminales* (primitive Alveolen) entstanden. Zusammen mit der guten Vaskularisierung machen sie jetzt eine Atmung bedingt möglich: Feten, die gegen Ende der kanalikulären Phase zur Welt kommen, können bei intensiver Pflege überleben; doch ist die Sterblichkeit sehr hoch, da neben dem Atemtrakt auch andere Organsysteme noch recht unreif sind.

Sakkuläre Phase (26. Woche bis zur Geburt)

Die sakkuläre Phase zeichnet sich dadurch aus, dass immer mehr **Sacculi terminales** an den Enden der *Ductus alveolares* gebildet werden (➤ Abb. 10.10D). Die Wand der *Sacculi terminales* besteht anfangs aus kubischem Epithel, das sich jedoch rasch zu einem Plattenepithel verdünnt. Die primitiven Alveolen sind so schließlich von sehr dünnen Epithelzellen, den **Pneumozyten vom Typ I,** ausgekleidet, die nach der Geburt für den Gasaustausch verantwortlich sind. In der sakkulären Phase proliferiert das Kapillarnetz im Mesenchym zwischen den primitiven Alveolen schnell – zeitgleich entsteht auch das Lymphgefäßnetz –, und die Kapillaren beginnen, sich in die *Sacculi terminales* vorzuwölben. Durch den engen Kontakt zwischen Lungenepithel- und Kapillarendothelzellen wird die **Blut-Luft-Schranke** gebildet.

Versprengt zwischen den Plattenepithelzellen finden sich rundliche sekretorische Zellen, die **Pneumozyten vom Typ II,** die den Surfactant sezernieren. Der **Surfactant,** ein komplexes Gemisch von Phospholipiden und Proteinen, überzieht die Innenwand der *Sacculi terminales* als dünner Film und vermindert die Oberflächenspannung an der Grenzfläche zur Luft. Dadurch wird das im Vergleich

10

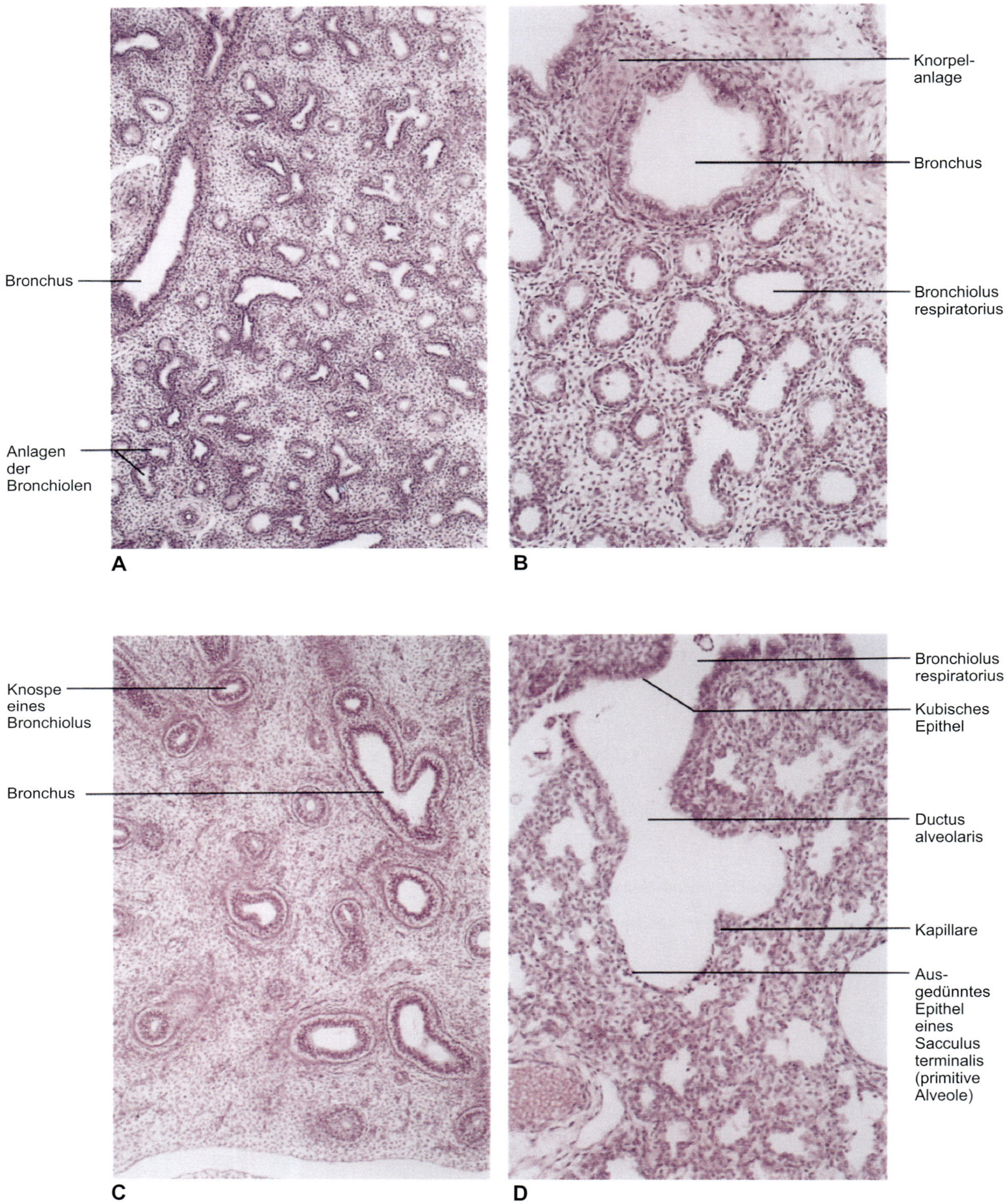

Abb. 10.10 Mikroskopische Schnittpräparate zur Entwicklung der menschlichen Lunge. A) Pseudoglanduläre Phase, acht Wochen: Die Lunge hat ein drüsenähnliches Erscheinungsbild. **B)** Kanalikuläre Phase, 16 Wochen: Die Lumina der Bronchien und der *Bronchioli terminales* vergrößern sich. **C)** Kanalikuläre Phase, 18 Wochen. **D)** Sakkuläre Phase, 24 Wochen: An den Enden der *Bronchioli respiratorii* haben sich dünnwandige *Sacculi terminales* (primitive Alveolen) gebildet. Die Zahl der Kapillaren hat zugenommen; einige Kapillaren liegen den *Sacculi terminales* eng an. (Aus Moore KL, Persaud TVN, Shiota K: *Color atlas of clinical embryology,* ed 2, Philadelphia, 2000, Saunders.)

zum Zellvolumen großflächige Abplatten der Pneumozyten vom Typ I und damit die Aufweitung der *Sacculi terminales* ermöglicht, wenn nach der Geburt Luft in die Lungen eindringt. Die Reifung der Pneumozyten vom Typ II und die Surfactantproduktion hängen in hohem Maße vom fetalen Alter ab: Die Produktion des Surfactants beginnt um die 20. Woche, erst in der späten Fetalzeit werden aber ausreichende Mengen für eine suffiziente Luftatmung produziert. Insbesondere in den letzten zwei Wochen vor dem Termin steigt die Surfactantproduktion nochmals an. Das Überleben und die Entwicklungschancen eines Frühgeborenen hängen nach der Geburt in erster Linie von der Ausbildung und Reifung des Kapillarnetzes und der verfügbaren Surfactantmenge ab; erst in zweiter Linie kommt es auf Reifung der Typ-I-Pneumozyten, d. h.

Alveoläre Phase (32. Woche bis 8. Lebensjahr)

Die alveoläre Phase ist durch die Ausbildung der Alveolen gekennzeichnet. Auch sie überschneidet sich zeitlich mit der vorhergehenden, der sakkulären Phase. Etwa ab der 32. Woche trägt jeder *Bronchiolus respiratorius* an seinem Ende ein Büschel dünnwandiger *Ductus* und *Sacculi alveolares,* die voneinander durch lockeres Bindegewebe getrennt sind. Ihre epitheliale Auskleidung verdünnt sich nun zu einem extrem dünnen einschichtigen Plattenepithel. Dabei werden die Epithelzellen (Pneumozyten vom Typ I) so dünn, dass die anliegenden Kapillaren in die *Ductus* und *Sacculi alveolares* vorspringen und sich die frühen Alveolen in das Bindegewebe hinein vorwölben (➤ Abb. 10.9D und ➤ Abb. 10.10D). Diese unreifen Alveolen wachsen heran, doch entstehen typische reife Alveolen erst durch das Eindringen von Luft in die Lungen in der Zeit nach der Geburt. Sobald aber in der späten Fetalzeit die **alveolokapilläre Membran** (oder „respiratorische Membran", also die Blut-Luft-Schranke) für den Gasaustausch dünn genug ist und genügend Surfactant zur Verfügung steht, sind die Lungen im Prinzip zur Atmung befähigt.

Mit der Geburt sind Entwicklung und Reifung der Lunge noch nicht abgeschlossen. Eine normal entwickelte Neugeborenenlunge hat etwa 50 Millionen Alveolen, ein Sechstel der Zahl des Erwachsenen. Auf Röntgenaufnahmen des Thorax stellen sich die Lungen Neugeborener daher dichter dar als die Erwachsener. Nach der Geburt vergrößern sich die Alveolen weiter; die Volumenzunahme der Lunge beruht aber nicht so sehr auf dieser Größenzunahme, sondern überwiegend auf der Vermehrung der *Bronchioli respiratorii* und Alveolen, denn circa 85 % der Alveolen entstehen erst postnatal. Während der ersten Monate nach der Geburt nimmt die Gesamtfläche der Blut-Luft-Schranke deshalb exponentiell zu.

Bis zum achten Lebensjahr entstehen ständig neue unreife Alveolen und wachsen zu reifen Alveolen heran. Anders als die reifen können die unreifen Alveolen zusätzliche Alveolen bilden. Dies geschieht hauptsächlich dadurch, dass sekundäre Bindegewebesepten die vorhandenen unreifen Alveolen unterteilen. Anfangs sind diese Septen vergleichsweise dick, aber sie werden bald in reife, dünne Alveolarsepten umgewandelt, die zum Gasaustausch geeignet sind. Um das achte Lebensjahr herum ist die endgültige Alveolenzahl (300 Millionen) ausgebildet.

Bereits vor der Geburt kann man mittels Ultraschall typische Atembewegungen nachweisen. Zunächst selten, werden sie häufiger und regelmäßiger, wenn die Geburt naht. Das Muster der fetalen Atembewegungen kann deshalb bei der Geburtsüberwachung und zur Prognose der Folgen einer Frühgeburt genutzt werden. Auf jeden Fall sind die fetalen Atembewegungen kräftig genug, um Fruchtwasser zu aspirieren, und spielen bei der Entwicklung des Atemapparates eine wichtige Rolle, denn sie trainieren ganz allgemein die Atemmuskeln und fördern andererseits auch die Lungenentwicklung, indem sie ein Druckgefälle zwischen Lunge und Fruchtwasser erzeugen. Offensichtlich ist der pränatale Flüssigkeitsaustausch zwischen Lunge und Fruchtwasser für die Lungenentwicklung förderlich, denn wenn ein schweres oder anhaltendes Oligohydramnion (zu wenig Fruchtwasser) – z. B. wegen eines Fruchtwasserlecks – vorliegt, verläuft die Lungenentwicklung verzögert, und eine schwere Lungenhypoplasie kann die Folge sein. Neben genügend Raum für das Lungenwachstum sind also

- fetale Atembewegungen und
- ausreichend Fruchtwasser

für die normale vorgeburtliche Lungenentwicklung wichtig.

Molekularbiologische Untersuchungen zeigen, dass die Lungenentwicklung von einer Kaskade von Signalwegen einer zeitlich und sequenziell genau festgelegten Expressionssequenz hochkonservativer Gene reguliert wird (s. ➤ Abb. 9.3). Die Differenzierungsvorgänge machen endodermale Vorderdarmzellen zu typischen Epithelzellen des Atemtrakts und gehen mit der Expression verschiedener Transkriptionsfaktoren einher, darunter neben den in ➤ Abb. 9.3 genannten Faktoren auch der thyreoidale Transkriptionsfaktor (engl. *thyroid transcription factor;* TTF)-1, der Hepatozyten-Kernfaktor (engl. *hepatocyte nuclear factor;* HNF-)3β sowie GATA6 und andere Mitglieder der Zinkfinger-Transkriptionsfaktorfamilie, Retinsäurerezeptoren (engl. *retinoid acid receptors,* RAR) und Gene, die eine Homöobox-Domäne enthalten. Diese sog. HOX-Gene (➤ Kap. 20) bestimmen während der Organogenese Differenzierungsvorgänge (z. B. im Nervensystem) entlang der kraniokaudalen Achse des Embryos; in der sich entwickelnden Lunge sind von dieser Genfamilie vor allem die paralogen Gene *HOXa5, HOXb5* und *HOXc4* aktiv. Der Fibroblastenwachstumsfaktor (engl. *fibroblast growth factor;* FGF-)10 und andere Signale aus dem viszeralen Mesenchym induzieren zunächst das Aussprossen der Trachealknospe; Verzweigung und Proliferation der Trachealknospe sind dann abhängig von einem adäquaten Zusammenspiel zwischen Epithel (Vorderdarmendoderm) und Mesenchym (Mesoderm), das vom Wnt-Signalweg kontrolliert wird. In diesen komplexen Prozess sind aber auch der Hedgehog-(Shh-Gli) und andere Signalwege eingebunden (s. ➤ Abb. 9.3, ➤ Kap. 20).

10.6 Anpassungsvorgänge während der Geburt

Obwohl die Lungen beim Fetus nicht an der Atmung beteiligt sind, müssen sie doch so weit entwickelt sein, dass sie diese lebenswichtige Funktion sofort übernehmen können, wenn das Kind geboren wird. Der Übergang vom plazentären zum pulmonalen Gasaustausch bei der Geburt erfordert also die plötzliche Umwandlung der Lunge von einem rein sekretorischen in ein sekretorisches *und* gasaustauschendes Organ. Die oben beschriebene Histogenese der luftleitenden Abschnitte (Larynx mit Stimmritze, Bronchien) und der Strukturen für den Gasaustausch (Kapillaren und Alveolen) sorgt dabei für einen reibungslosen und schnellen Ablauf der folgenden **Anpassungsvorgänge:**

- Erweiterung der Lungen beim ersten Atemzug durch die einströmende Luft
- Erweiterung der Alveolen durch vorübergehende Druckerhöhung infolge eines partiellen Verschlusses der Stimmritze während der ersten Schreie des Neugeborenen
- vermehrte Surfactantproduktion zur Offenhaltung der Alveolen
- stark vermehrte Durchblutung der Kapillaren in der erweiterten Lunge
- Trennung des Lungen- und Körperkreislaufs (➤ Kap. 13): Durch Abfall des Blutdrucks in den Lungenarterien wird der Blutstrom vom *Ductus arteriosus* weg in die *Aa. pulmonales* gelenkt, und im linken Vorhof drückt das vermehrt aus der Lunge strömende Blut das *Septum primum* gegen das *Septum secundum* und verschließt somit das *Foramen ovale* – die Trennung des kleinen vom großen Kreislauf ist perfekt.

Die Lungenflüssigkeit, die aus der Amnionhöhle, den Lungen und den Trachealdrüsen stammt, wird durch den Druck, der beim Durchtritt durch den Geburtskanal auf dem Thorax lastet, teilweise durch Mund und Nase ausgepresst. Trotzdem sind zu Beginn der Atmung gleich nach der Geburt die Lungen immer noch etwa zur Hälfte mit Flüssigkeit gefüllt. Diese Flüssigkeit wird im weiteren Verlauf in die Blutgefäße und die Lymphgefäße der Lunge aufgenommen. Die Lymphgefäße sind beim Fetus schon kurz vor der Geburt verhältnismäßig weit. In den ersten Stunden nach der Geburt ist der Lymphstrom schnell und verlangsamt sich dann. Die Belüftung der Lunge ist also nicht in erster Linie die Entfaltung eines leeren, kollabierten Organs, sondern vielmehr der schnelle Ersatz der intraalveolären Flüssigkeit durch Luft.

Die Flüssigkeit in der Lunge wird auf dreierlei Wegen aus der Lunge entfernt:

- aus Mund und Nase durch den Druck, der bei der Geburt auf dem Thorax lastet
- über die Blutgefäße der Lunge
- über die Lymphgefäße der Lunge.

Bei einer Autopsie enthält die gesunde Lunge eines Neugeborenen, das geatmet hat, immer Luft. Aus ihr entnommenes Lungengewebe schwimmt daher, wenn man es in Wasser legt. Dies ist von gerichtsmedizinischer Bedeutung, denn die Lunge eines tot geborenen Kindes – das nicht geatmet hat – schwimmt im Wasser nicht, da sie Flüssigkeit statt Luft enthält **(Schwimmprobe).** Allerdings schwimmt auch eine Lunge nicht, die geatmet hat, aber infolge einer Erkrankung mit viel Flüssigkeit angefüllt ist.

Atemnotsyndrom des Neugeborenen Das Atemnotsyndrom des Neugeborenen ist dadurch gekennzeichnet, dass sich bei den betroffenen Kindern nach der Geburt nach einem freien Intervall von wenigen Minuten bis Stunden eine zunehmende Dyspnoe (erschwerte Atmung) und Tachypnoe (erhöhte Atemfrequenz) einstellt. Das Atemnotsyndrom des Neugeborenen (ASN) ist auch als **Hyaline-Membranen-Syndrom** (HMS; engl. *respiratory distress syndrome of the newborn,* RDS) bekannt. Es betrifft etwa 2 % der Lebendgeburten und dabei in erster Linie die Frühgeburten. Folgen dieser Erkrankung oder ihrer Komplikationen machen schätzungsweise 30 % der gesamten Morbidität im Neugeborenenalter aus.

Pathologisch-anatomisch sind die Lungen gekennzeichnet durch Atelektasen (kollabierte Alveolen, verminderten Luftgehalt) und durch sog. **hyaline Membranen** vorwiegend in den *Ductus alveolares* und *Bronchioli respiratorii.* Hierbei handelt es sich um zu einer hyalinen (glasigen) Masse geronnene Flüssigkeit mit hohem Proteingehalt, die die Wände der terminalen Atemwege in Form von Membranen auskleidet. Man vermutet, dass diese hyalinen Membranen aus einer Kombination von Substanzen entstehen, die aus dem Kreislauf und aus verletzten Lungenepithelien stammen.

Eine der Hauptursachen des Atemnotsyndroms ist der Mangel an Surfactant. Bei Feten, die in der 24. bis 26. Entwicklungswoche geboren werden, kann allein wegen des normalen Entwicklungsstandes der Lunge nicht erwartet werden, dass genügend Surfactant vorhanden ist; diese Frühgeborenen können aber überleben, wenn man ihnen intensive Pflege angedeihen lässt. Zwar sind noch nicht alle Wachstumsfaktoren und Hormone identifiziert, die die Produktion von Surfactant beeinflussen, doch weiß man, dass Thyroxin, das an der Reifung der fetalen Lunge beteiligt ist, die Surfactantbildung stark anregt. Und die Entdeckung, dass eine Glukokortikoidbehandlung in der Schwangerschaft die fetale Lungenentwicklung beschleunigt, führte zur Einführung der routinemäßigen Anwendung von Kortikosteroiden (Betamethason) zur Verhinderung des Atemnotsyndoms. Zusätzlich kann durch die intratracheale oder intrabronchiale Verabreichung von synthetischem oder aus Tierlungen gewonnenem Surfactant **(Surfactant-Therapie)** die Ausprägung des Atemnotsyndroms vermindert und die Sterblichkeit gesenkt werden. Ab der 26. bis 28. Entwicklungswoche (der Fetus wiegt dann etwa 1.000 g) ist in den – zu diesem Zeitpunkt meist in ausreichender Zahl gebildeten – *Sacculi alveolares* genügend Surfactant vorhanden, um ein extrauterines Überleben zu ermöglichen.

Bei zum regulären Termin geborenen Kindern mit Atemnotsyndrom nimmt man an, dass eine lang dauernde *intrauterine Asphyxie* (Sauerstoffmangel des Fetus vor der Geburt) zu irreversiblen Veränderungen der Pneumozyten vom Typ II geführt hat, sodass diese keinen Surfactant mehr bilden können. Daneben scheint es aber noch weitere Ursachen für einen Surfactantmangel bei Früh- und Neugeborenen zu geben.

Lobus venae azygos Beim *Lobus venae azygos* handelt es sich um ein durch eine Fissur abgeteiltes Lungensegment, das medial der *V. azygos* im Oberlappen der rechten Lunge liegt. Der *Lobus venae azygos* entwickelt sich dadurch, dass der obere Bronchus medial statt lateral vom Bogen der *V. azygos* nach kranial wächst. Die Vene selbst, die – wie bei normaler Entwicklung – in einem sagittal stehenden Bogen von dorsal im rechten Winkel in die *V. cava superior* mündet, liegt dabei am Boden einer im Röntgenbild als Linie erscheinenden Fissur der Lunge. Ein *Lobus venae azygos* kommt etwa bei 1 % der Bevölkerung vor.

A

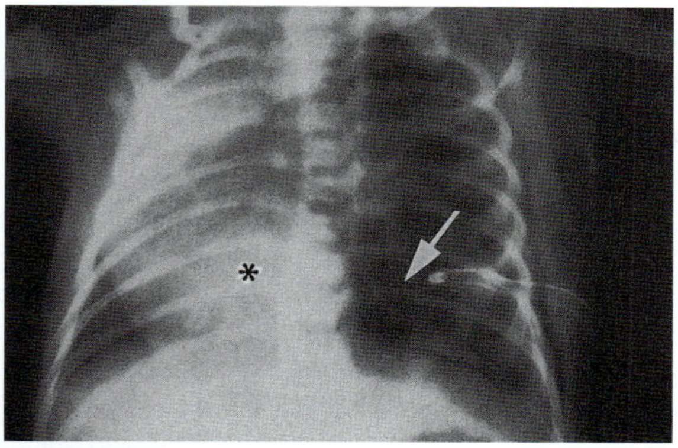

B

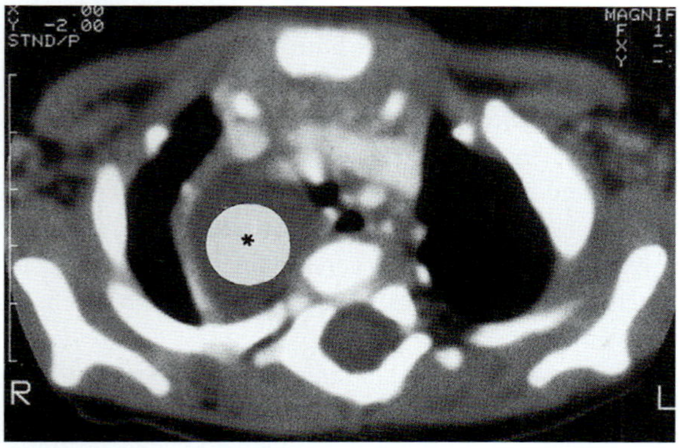

Abb. 10.11 Angeborene Lungenzysten. A) Röntgenaufnahme des Thorax (a.p.) eines Kindes mit einer linksseitigen großen angeborenen zystisch-adenomatoiden Fehlbildung (Pfeil). Das Herz (Stern) ist nach rechts verlagert. Die Kanüle auf der linken Seite wurde wegen der anfänglichen Diagnose „Pneumothorax" (Luft in der Pleurahöhle) gelegt. **B)** Axiale CT-Aufnahme des Thorax eines Kindes mit einer rechtsseitigen großen angeborenen Lungenzyste (Stern). (Mit freundlicher Genehmigung von P.S. Sahni, Children's Hospital, Winnipeg, Kanada.)

Angeborene Lungenzysten Lungenzysten sind (flüssigkeits- oder luftgefüllte) Hohlräume in der Lunge. Angeborene Lungenzysten (➤ Abb. 10.11) finden sich üblicherweise in der Peripherie der Lunge. Wenn eine Vielzahl von Zysten vorliegt, erinnert die Lunge im Röntgenbild an eine Honigwabe **(Wabenlunge).** Es wird vermutet, dass Lungenzysten durch Ausweitung der terminalen Bronchien infolge einer Entwicklungsstörung in der späten Fetalzeit entstehen.

Primäre Ziliendyskinesie Aktiv nicht bewegliche, sog. immotile Zilien haben in ihren Axonemata meist funktionsuntüchtige Motorproteine der Dyneinklasse und sind die Ursache der primären Ziliendyskinesie (engl. primary ciliary dyskinesia, PCD), die in 1 von 10–20.000 Geburten auftritt und zu Entwicklungs- und Funktionsstörunen von ganz verschiedenen Organsystemen wie der Nieren- und Geschlechtsorgane (➤ Kap. 12) oder der Rechts-links-Anordnung der inneren Organe (Situs inversus, Heterotaxie, s. ➤ Kap. 4) führt; am häufigsten beeinträchtigen sie jedoch die Lungenfunktion und machen sich bei Neugeborenen mit dem Atemnotsyndrom bemerkbar. Wegen des komplexen molekularen Aufbaus der Zilien und schon wegen der zahlreichen Subtypen bei den Dyneinen hat das Syndrom mit 45 möglicherweise betroffenen Genen äußerst heterogene Ursachen und führt im Atemtrakt zu einer Verkettungen von Störungen, die im Wesentlichen auf einen ungenügenden Schleimtransport auf den respiratorischen Epithelien zurückzuführen sind: chronischer, Schleim produzierender Husten mit der nachfolgenden chronischen obstruktiven Lungenerkrankung (COPD), chronische Rhinosinusitis und wiederkehrende Infektionen des unteren Respirationstraktes (Lungenentzündungen). Bei den männlichen Geschlechtsorganen führt die mangelhafte Motilität der Spermien zu Unfruchtbarkeit, im weiblichen Genitaltrakt ist die Ursache dafür der ineffiziente Transport entlang den Eileitern (Tubae uterinae).

Agenesie der Lunge Unter einer Lungenagenesie versteht man das Fehlen eines oder beider Lungenflügel. Eine einseitige Lungenagenesie ist häufiger als eine beidseitige, doch ist beides selten. Die einseitige Lungenagenesie ist mit dem Leben vereinbar. Dabei sind das Herz und andere mediastinale Organe auf die betroffene Seite verlagert, die vorhandene Lunge ist überdehnt. Die Lungenagenesie kommt zustande, wenn die Entwicklung der Bronchialknospen fehlschlägt.

Lungenhypoplasie Lungenhypoplasie nennt man eine Fehlbildung, bei der die Lunge zu klein und das Lungenvolumen dementsprechend stark vermindert ist. Häufigste Ursache der Lungenhypoplasie ist die angeborene Zwerchfellhernie (➤ Kap. 8): Durch die in die Brusthöhle verlagerten Baucheingeweide wird die Lunge komprimiert und in ihrer Entwicklung behindert. Die meisten Kinder mit angeborener Zwerchfellhernie sterben trotz bester medizinischer Versorgung an einer Lungeninsuffizienz, da ihre Lungen für das Leben nach der Geburt nicht genügend entwickelt sind.

Nebenlunge Als Nebenlunge bezeichnet man eine kleine zusätzliche Lunge, die nicht mit dem Bronchialbaum in Verbindung steht. Sie ist sehr selten und liegt fast immer an der Basis der linken Lunge. Ihre Blutversorgung erfolgt meist nicht aus dem Lungen-, sondern aus dem Körperkreislauf.

Zusammenfassung

Entwicklung des Respirationstrakts

Die Entwicklung des unteren Respirationstrakts beginnt um die Mitte der vierten Entwicklungswoche mit der Bildung der medianen **Laryngotrachealrinne** an der Ventralwand des auf Höhe des Pharyngealapparates entstandenen Vorderdarms. Die Rinne vertieft sich und bildet die **Lungenknospe.** Durch die Ösophagotrachealfalten, die zum *Septum oesophagotracheale* verschmelzen, wird die – inzwischen distal zur **Trachealknospe** verdickte – Lungenknospe vom Vorderdarm getrennt. Dieses Septum führt zur getrennten Bildung von Ösophagus und Laryngotrachealschlauch.

Aus dem Epithel des **Laryngotrachealschlauchs** gehen die Epithelien des unteren Respirationstrakts – einschließlich der zugehörigen Drüsen, z. B. Tracheal- und Bronchialdrüsen –

hervor. Das den Laryngotrachealschlauch umhüllende Mesenchym bildet das Bindegewebe, die Knorpel, Muskeln, Blut- und Lymphgefäße des unteren Respirationstrakts.

Der **Kehlkopf** geht aus dem oberen Abschnitt des Laryngotrachealschlauchs hervor. Bei der Kehlkopfentwicklung ist zudem das aus Neuralleistenzellen stammende Mesenchym der Schlundbögen von Bedeutung: Es trägt zur Bildung der Epiglottis und des Bindegewebes des Larynx bei. Die **Kehlkopfmuskeln** entwickeln sich aus dem Mesenchym der unteren Schlundbögen; die **Kehlkopfknorpel** gehen aus den Knorpeln des vierten und sechsten Schlundbogens hervor (➤ Tab. 9.1). **Trachea** und **Bronchien** stammen aus dem unteren Teil des Laryngotrachealschlauchs, der **Trachealknospe.** Diese teilt sich in den ersten Tagen der fünften Woche in zwei **Bronchialknospen.** Die Bronchialknospen vergrößern sich bald und bilden die Stammbronchien, die sich wiederum in Lappen-, Segment- und intrasegmentale Bronchien verzweigen. Jeder Segmentbronchus mit seinem umgebenden Mesenchym ist die Anlage eines **Lungensegments.** Die Verzweigung schreitet fort, bis etwa 17 Verzweigungsgenerationen entstanden sind. Weitere Bronchialverzweigungen entwickeln sich noch nach der Geburt, bis etwa 24 Generationen von Bronchialverzweigungen vorhanden sind.

Die **Lungenentwicklung** gliedert sich in vier Phasen: In der **pseudoglandulären Phase** (sechste bis 16. Woche) bilden sich die Bronchien und Bronchiolen einschließlich der *Bronchioli terminales.* In der **kanalikulären Phase** (16. bis 26. Woche) weiten sich die Lumina der Bronchien und *Bronchioli terminales,* es bilden sich die *Bronchioli respiratorii* und die *Ductus alveolares,* und das Lungengewebe wird stark vaskularisiert. In der **sakkulären Phase** (26. Woche bis zur Geburt) gehen aus den *Ductus alveolares* die *Sacculi terminales* (primitive Alveolen) hervor. Die *Sacculi terminales* sind anfangs mit kubischem Epithel ausgekleidet, das sich aber rasch zu einem Plattenepithel auszudünnen beginnt.

Zeitgleich haben sich in der Nachbarschaft der Alveolarepithelien Kapillarnetze ausgebreitet, und die Lungen sind nun in der Regel weit genug entwickelt, dass der Fetus bei einer Frühgeburt überleben kann. In der **alveolären Phase** (32. Woche bis etwa zum achten Lebensjahr), der letzten Phase der Lungenentwicklung, entstehen die Alveolen. Das Atmungssystem entwickelt sich so, dass es sofort nach der Geburt in Funktion treten kann. Um die Atmung zu gewährleisten, muss die **alveolokapilläre Membran** (Blut-Luft-Schranke) der Lunge hinreichend dünn werden, und es muss genügend **Surfactant** vorhanden sein. Surfactantmangel führt dazu, dass die Alveolen bei der Atmung nicht entfaltet bleiben, wodurch ein **Atemnotsyndrom** verursacht wird. Nach der Geburt erfolgt das weitere Wachstum der Lungen in erster Linie durch die zahlenmäßige Zunahme der *Bronchioli respiratorii* und der Alveolen. Die weit überwiegende Zahl der Alveolen entsteht erst nach der Geburt; neue Alveolen bilden sich mindestens bis zum achten Lebensjahr.

Größere angeborene Fehlbildungen des unteren Respirationstrakts sind selten, wenn man von den **ösophagotrachealen Fisteln** absieht, die üblicherweise mit einer *Ösophagusatresie* einhergehen. Die ösophagotrachealen Fisteln sind die Folge einer unvollkommenen Unterteilung des Vorderdarms in Ösophagus und Trachea während der vierten und fünften Entwicklungswoche.

Klinisch orientierte Fragen

Fall 10–1

Ein Neugeborenes würgt und hustet immerzu, und es hat offenkundige Schwierigkeiten beim Atmen. In seinem Mund finden sich reichlich Schleim und Speichel. Dem Kinderarzt gelingt es nicht, einen Katheter durch die Speiseröhre in den Magen zu schieben.

- Welche angeborene Fehlbildung vermuten Sie?
- Erörtern Sie die embryologischen Grundlagen dieser Fehlbildung.
- Durch welche Untersuchungen kann Ihrer Meinung nach die Verdachtsdiagnose gesichert werden?

Fall 10–2

Ein Frühgeborenes entwickelt kurz nach der Geburt eine schnelle, flache Atmung. Es wird ein Atemnotsyndrom diagnostiziert.

- Wie könnte man versuchen, den ungenügenden Gasaustausch von Sauerstoff und Kohlendioxid zu verbessern?
- Wodurch wird das Atemnotsyndom zumeist hervorgerufen?
- Welche Behandlung zur Verhütung des Atemnotsyndroms wird gegenwärtig in der Klinik üblicherweise angewendet?

Fall 10–3

Den Eltern eines Neugeborenen wird gesagt, ihr Sohn habe eine Fistel zwischen Luft- und Speiseröhre.

- Welches ist der häufigste Typ der ösophagotrachealen Fistel?
- Worauf beruht sie embryologisch?
- Welche Fehlbildung des Verdauungstrakts geht häufig damit einher?

Fall 10–4

Ein Neugeborenes mit Ösophagusatresie leidet kurz nach der Geburt unter Atemnot mit Zyanose. Röntgenaufnahmen zeigen Luft im Magen des Kindes.

- Wie kommt die Luft in den Magen?
- Welche weiteren Probleme ergeben sich für das Kind bei dieser relativ häufigen Fehlbildung?

Antworten zu diesen Fragen finden Sie am Buchende.

10

ZITIERTE UND WEITERFÜHRENDE LITERATUR

Berman DR, Treadwell MC: Ultrasound evaluation of fetal thorax. In Norton ME, editor: Callen's ultrasonography in obstetrics and gynecology, ed 6 2017; Elsevier, Philadelphia.

Burri P. H. Structural aspects of postnatal lung development – alveolar formation and growth. Biol Neonate. 2006; 89: 313

Caldeira I, Fernandes-Silva H, Machado-Costa D, Correia-Pinto J, Moura RS: Developmental pathways underlying lung development and congenital lung disorders, Cells 10(11):2987, 2021. https://doi.org/10.3390/cells10112987.

Coshal H, Mukerji A, Lemyre B, Ng EH, Alvaro R, Ethier G: Characteristics and outcomes of preterm neonates according to number of doses of surfactant received, J Perinatol 41(1):39–46, 2021. https://doi.org/10.1038/s41372-020-00779-9.

Edwards NA, Shacham-Silverberg V, Weitz L, Kingma PS, Shen Y, Wells JM: Developmental basis of trachea-esophageal birth defects, Dev Biol 477:85, 2021.

Hentschel R, Bohlin K, van Kaam A, Fuchs H, Danhaive O: Surfactant replacement therapy: from biological basis to current clinical practice, Pediatric Research 88:176, 2020.

Herriges M, Morrisey EE: Lung development: orchestrating the generation and regeneration of a complex organ, Development 141:502, 2014.

Ioannides A. S., Massa V., Ferraro E. et al. Foregut separation and tracheo-esophageal malformations: the role of tracheal outgrowth, dorso-ventral patterning and programmed cell death. Dev Dyn. 2010; 337: 351

Kina YP, Khadim A, Seeger W: The lung vasculature: a driver or passenger in lung branching morphogenesis? Front Cell Dev Biol 8:623868, 2021. https://doi.org/10.3389/fcell.2020.623868.

Lange AW, Haitchi HM, LeCras TD, Sridharan A, Xu Y, Wert SE: Sox17 is required for normal pulmonary vascular morphogenesis, Dev Biol 387:109, 2014.

Morrisey EE, Cardoso WV, Lane RH, Rabinovitch M, Abman SH, Ai X: Molecular determinants of lung development, Ann Am Thorac Soc 10:S12–S16, 2013.

O'Rahilly R., Boyden E. The timing and sequence of events in the development of the human respiratory system during the embryonic period proper. Z Anat Entwicklungsgesch. 1973; 141: 237

Palla J, Sockrider MM: Congenital lung malformations, Ped Ann 48(4):e169, 2019.

Perin S, McCann CJ, Borrelli O, De Coppi P, Thapar N: Update on foregut molecular embryology and role of regenerative medicine therapies, Front Pediatr 5:91, 2017. https://doi.org/10.3389/fped.2017.00091.

Schittny JC: Development of the lung, Cell Tissue Res 367:427, 2017.

Shanks A., Gross G., Shim T. et al. Administration of steroids after 34 weeks of gestation enhances fetal lung maturity profiles. Am J Obstet Gynecol. 2010; 203: 47

Shoemark A, Harman K: Primary ciliary dyskinesia, Semin Respir Crit Care Med 42:537, 2021.

Snowball J, Ambalavanan M, Whitsett J, Sinner D: Endodermal Wnt signaling is required for tracheal cartilage formation, Dev Biol 405:56, 2015.

Som PM, Grapin-Botton A: The current embryology of the foregut and its derivatives, Neurographics 6:43, 2016.

Sun D, Batlle OL, van den Ameele J, Thomas JC, He P, Lim K: SOX9 maintains human foetal lung tip progenitor state by enhancing WNT and RTK signalling, EMBO J 41:e111338, 2022.

Warburton D: Overview of lung development in the newborn human, Neonatology 111:398, 2017.

Wells L. J., Boyden E. A. The development of the bronchopulmonary segments in human embryos of horizons XVII and XIX. Am J Anat. 1954; 95: 163

Whitsett JA: The molecular era of surfactant biology, Neonatology 105:337, 2014.

Yamazake Y, Kanahashi T, Yamada S, Männer J, Takakuwa T: Three dimensional analysis of human laryngeal and tracheobronchial cartilages during the late embryonic and early fetal period, Cells Tissues Organs 211(1):1, 2022.

Zepp JA, Morrisey EE: Cellular crosstalk in the development and regeneration of the respiratory system, Nat Rev Mol Cell Biol 20:551, 2019. https://doi.org/10.1038/s41580-019-0141-3.

Zhang K, Yao E, Wang S-A, Chuang E, Wong J, Minichiello L: A functional circuit formed by the autonomic nerves and myofibrils controls mammalian alveolar formation for gas exchange, Dev Cell 57:1566, 2022.

KAPITEL

11 Verdauungstrakt

Zur Orientierung

Wenn in der vierten Entwicklungswoche durch die Kopf-, Steiß- und Lateralfalten des Embryos die ventrale und die laterale äußere Wand des Körpers ausgebildet werden, gliedert sich im Innern in einer dazu parallel laufenden Bewegung die Darmanlage vom Dottersack ab und wird in den embryonalen Körper einbezogen; die ursprünglich breite Verbindung der intraembryonalen Darmanlage zum extraembryonalen Dottersack wird zum Dottersackstiel verschmälert (➤ Kap. 5). Nach kranial erstreckt sich die Darmanlage dann als Vorderdarm in die Kopfregion, nach kaudal als Hinterdarm in die Steißregion des Embryos, und der mittlere Abschnitt bleibt als Mitteldarm über den Dottersackstiel mit der sich bildenden Nabelregion verbunden. Im Carnegie-Stadium 11–12 (Tag 24, ➤ Abb. 5.8), wenn sich die Herzanlage über dem Vorderdarm bis in die Nabelregion hinabsenkt, wird die weite Öffnung des Vorderdarms in kaudaler Richtung – also am Übergang zu Mitteldarm und Dottersack – als „Vorderdarmpforte" bezeichnet; sie wird ventral von der Herzanlage und vom *Septum transversum* (darin von der entstehenden Leberanlage) und dorsal vom Mesenchym um die Wirbelanlage und die dorsale Aorta begrenzt. Seitlich wird die Vorderdarmpforte flankiert von den *Ductus pleuroperitoneales* und den in die breite Splanchnopleura eingebetteten Dottersackgefäßen. Die entsprechende, ebenfalls durch die Abfaltung des Embryos, jedoch kaudal entstehende portalähnliche Öffnung des Hinterdarms wird „Hinterdarmpforte" genannt; diese wird dorsal, wie die Vorderdarmpforte, von Strukturen der dorsalen Rumpfwand begrenzt, lateral und ventral jedoch – wegen des kaudal nicht ausgebildeten *Septum transversum* – von der entstehenden Peritonealhöhle (dem intraembryonalen Zölom) umfasst. „Anstelle" der Herzanlage liegt hier ventral der Peritonealhöhle die Bauchwand mit dem Allantoisdivertikel und den dieses begleitenden Umbilikalarterien (➤ Abb. 11.2A). Die Grenze zwischen Vorderdarm und Mitteldarm wird aus morphologischen Gründen, ohne dass funktionelle Unterschiede etwa in der Herkunft dieser beiden Abschnitte des primitiven Darmrohrs nachweisbar wären, unmittelbar kaudal der Leber- und Pankreasanlage, also in die Mitte der adulten, C-förmigen Pars descendens des Duodenums gelegt; die Grenze zwischen Mitteldarm und Hinterdarm ist weniger scharf definiert und orientiert sich ungefähr am Versorgungsgebiet der späteren *A. mesenterica inferior;* die Grenze liegt damit zunächst distal des kaudalen Mitteldarmschenkels, später an der Grenze von Dünndarm zu Dickdarm, was eher dem Scheitel der frühen Mitteldarmschleife entspricht.

Zur epithelialen Auskleidung des Verdauungstrakts tragen nicht nur das endodermale Epithel des Vorder-, Mittel- und Hinterdarms sowie eine nur ungenau abgrenzbare ringförmige Übergangsregion des proximalen Dottersackepithels und des Allantoisdivertikels bei. Vielmehr ist am oberen und unteren Ende des Verdauungstrakts auch das Ektoderm wesentlich beteiligt: Im Bereich des Mundes ist das Epithel der Mundbucht (Stomodeum) – und dann die Anlagen von Zähnen und Speicheldrüsen – ektodermaler Herkunft, und im Bereich des unteren Darmausgangs ist das Epithel der Analbucht (Proktodeum) – einer dorsalen Abgliederung der Kloakenbucht (s. u.) – ektodermaler Herkunft. Sowohl der Vorder- als auch der Hinterdarm enden kranial bzw. kaudal zunächst blind, haben also keine Verbindung nach außen (zur Amnionhöhle): Der Vorderdarm reicht an seinem kranialen Ende bis unter das Ektoderm der Mundbucht und beteiligt sich dort an der Oropharyngealmembran (➤ Abb. 11.1). Diese Membran schwindet in der zweiten Hälfte der vierten Woche, womit der Zugang von außen zum Vorderdarm hergestellt wird. Ebenso ist auch der Hinterdarm anfangs kaudal verschlossen. Er grenzt in seinem kaudalen Abschnitt, der Kloake, an eine Ektodermeinsenkung der unteren ventralen Körperwand, die sog.

Kloakenbucht. Kloake und Kloakenbucht sind durch die Kloakenmembran (➤ Abb. 11.1B) getrennt. Erst wenn sich die Kloakenmembran in der zweiten Hälfte des zweiten Entwicklungsmonats auflöst, erhält auch der endodermale Hinterdarm eine Verbindung nach außen. Kaudal der Kloake setzt sich der Hinterdarm vorübergehend in den kurzen, blind endenden sog. Schwanzdarm fort, der sich im Zuge der sekundären Neurulation aus dem Überrest des Primitivstreifens gebildet hat (➤ Kap. 5, ➤ Abb. 11.2A). Der Schwanzdarm wird während der Differenzierung der definitiven Sakrokokzygealelemente bereits bis zum Ende der achten Woche vollständig zurückgebildet. Molekulare Untersuchungen belegen, dass die Hox- und die Pax-Gene sowie die Hedgehog-, BMP- und Wnt-Signalwege (➤ Kap. 20) eine prominente Rolle bei der Regionalisierung des Verdauungstrakts spielen.

Die Nachbarschaftsbeziehungen am kranialen und kaudalen Ende der Darmanlage machen es verständlich, dass die meisten, aber nicht alle inneren Oberflächen und Drüsenepithelien des Verdauungstrakts aus dem endodermalen Epithel des embryonalen Darms hervorgehen. Die Muskulatur, das Bindegewebe und die weiteren Wandschichten des Verdauungstrakts stammen aus der dicken Mesenchymschicht, die den embryonalen Darm umhüllt (vgl. ➤ Abb. 11.3B auf Höhe des Magens), und diese wiederum stammt im Rumpf aus dem Mesoderm, an Kopf und Hals jedoch hauptsächlich aus der Neuralleiste und damit aus dem Ektoderm **(Mesektoderm).** Bei den Darmgefäßen entsprechen den drei Teilen der Darmanlage sehr früh drei große, aus der dorsalen Aorta aussprossende Arterienstämme, die schon die prinzipielle Dreiteilung in der Versorgung des erwachsenen Magen-Darm-Trakts durch *Truncus coeliacus, A. mesenterica superior* und *A. mesenterica inferior* widerspiegeln. Die versorgenden Nerven sind – vom Vorderdarm bis zur Grenze zwischen Mittel- und Hinterdarm – Äste des IX. und X. Hirnnervs (*N. glossopharyngeus* und *N. vagus* aus rhombenzephalen Neuronen und der angrenzenden Neuralleiste) sowie des zervikalen und thorakalen Grenzstrangs (spinale Neuralleiste). Kaudal dieser Grenze sorgen lumbale und sakrale Neuralleistenzellen für die Entstehung der extramuralen *(Plexus hypogastricus superior* und *inferior)* und intramuralen Nervenplexus *(Plexus submucosus* und *Plexus myentericus).*

11.1 Vorderdarm

Aus dem endodermalen Rohr und dem dicken umgebenden Mesenchymmantel (und z. T. auch aus dem anliegenden Zölomepithel) des Vorderdarms gehen hervor:

- der Rachen und große Teile der Mundhöhle (die Entwicklung der Mundhöhle und des Rachens einschließlich Zunge, Tonsillen und Speicheldrüsen wird in ➤ Kapitel 9 im Zusammenhang mit der Bildung der Nase und des Gesichts behandelt.)
- der untere Respirationstrakt (Kehlkopf, Luftröhre und Lungen, ➤ Kap. 10)
- der Ösophagus und Magen
- der obere Teil des Duodenums (kranial von der Mündung des *Ductus choledochus*)
- die Leber, die Gallenwege (*Ductus hepaticus,* Gallenblase und *Ductus choledochus*) und das Pankreas

Die Vorderdarmarterie des Bauches, der *Truncus coeliacus,* versorgt allerdings nur die Organe, die aus dem unteren – von Zölom umgebenen – Teil des Vorderdarms hervorgehen (➤ Abb. 11.1B), und nicht die Abkömmlinge des oberen Vorderdarms (Pharynx, oberer Teil des Ösophagus und Atemtrakt).

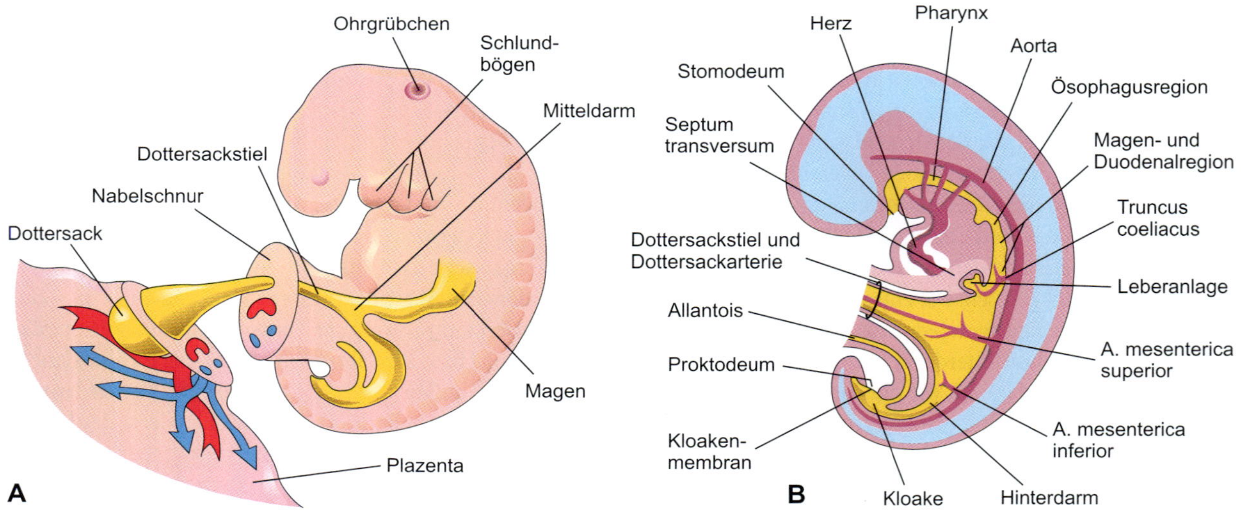

Abb. 11.1 A) Seitenansicht eines vier Wochen alten Embryos (Carnegie-Stadium 13) zur Darstellung der Lagebeziehungen zwischen der Darmanlage und dem Dottersack, nachdem die Herzanlage sich bis zum entstehenden Hautnabel herabgesenkt hat. **B)** Schematischer Medianschnitt durch den Embryo. Dargestellt ist die frühe Entwicklung des Verdauungstrakts und seine Gefäßversorgung. Die Darmanlage besteht zu diesem Zeitpunkt aus einem unregelmäßig geformten, länglichen Rohr, das von einem Ende des Embryos zum anderen reicht. Die frühe Darmanlage wird von Blutgefäßen versorgt, die aus den ehemaligen Dottersackgefäßen stammen.

11.1.1 Ösophagus

Der Ösophagus entwickelt sich aus dem Vorderdarm unmittelbar kaudal vom Pharynx (➤ Abb. 11.1B). Die Abgliederung der Anlage des unteren Respirationstrakts von der des Ösophagus ist in ➤ Kapitel 10 beschrieben. Anfangs ist der Ösophagus sehr kurz, verlängert sich aber mit dem Wachstum und dem Deszensus des Herzens, des Zwerchfells und der benachbarten Organe der Brust- und Bauchhöhle schnell nach kaudal; gegen Ende des zweiten Entwicklungsmonats reicht er – wie beim Erwachsenen – abwärts bis in Höhe der unteren Brustwirbel.

Die innere Oberfläche des Ösophagus und das Epithel der Ösophagusdrüsen gehen aus dem endodermalen Epithel des Vorderdarms hervor. Für die Bildung der ösophagealen Drüsen stülpt sich das Ösophagusepithel an zahlreichen Stellen in das umgebende Mesenchym ein; ansonsten proliferiert das Epithel der inneren Oberfläche im zweiten Entwicklungsmonat so sehr, dass es das Lumen teilweise oder vollständig verschließt. Im dritten Entwicklungsmonat wird das Lumen des Ösophagus dann wieder durchgängig (Rekanalisierung), indem sekundär zwischen den Epithelzellen entstehende Lumina (häufig auch „Vakuolen" genannt) zusammenfließen und ein neues gemeinsames Lumen bilden (➤ Abb. 11.6 zur Entwicklung des Duodenums). Die Muskelschicht des Ösophagus beginnt sich in der sechsten Woche im umgebenden, splanchnopleuralen Mesenchym zu differenzieren. Im oberen Drittel des Ösophagus bildet sich dabei quergestreifte Muskulatur, sie entstammt aus dem Mesenchym der Pharyngealbögen IV und VI; im unteren Teil des Ösophagus entsteht ausschließlich glatte Muskulatur unter dem Einfluss der entsprechenden regulatorischen Moleküle (➤ Kap. 15.2). Beide Muskelanlagen werden von Ästen des rechten und linken *N. vagus* (N. X) innerviert, die auch den vierten und sechsten Pharyngealbogen versorgen (➤ Tab. 9.1) und dann – zunächst als zwei dicke Nervenfaserbündel, weiter kaudal als *Plexus oesophageales dexter* und *sinister* – dem Ösophagus beidseits eng anliegend durch den Thorax verlaufen. Die Verlängerung des *N. vagus* entlang dem Ösophagus – durch Wanderung der rhombenzephalen Neuralleistenzellen und durch begleitendes Neuritenwachstum der entsprechenden rhombenzephalen Neurone – wird im Übrigen dadurch erleichtert, dass der sechste Pharyngealbogen nach kaudal (über dem Herzwulst) keine einengende Begrenzung hat und das Mesenchym für diese Zellwanderung einen durchgehenden Wanderungs„kanal" bilden kann.

Ösophagusatresie Bei der Ösophagusatresie ist der Ösophagus über eine unterschiedlich lange Strecke ganz ohne Lumen und damit undurchgängig (griech. *atretos* = ohne Durchbohrung). Diese Fehlbildung findet sich einmal unter 3.000 bis 4.000 Lebendgeburten; etwa ein Drittel der betroffenen Kinder sind Frühgeburten. In den meisten Fällen (etwa 66 % aller ösophageal-trachealen Fehlbildungen) geht die Ösophagusatresie mit einer **Ösophagotrachealfistel** einher (➤ Abb. 10.5). Selten gibt es eine Atresie des Ösophagus ohne eine direkte abnorme Verbindung zum Trachealumen am Larynx vorbei, häufiger schon (21 %) tritt eine Ösophagotrachealfistel bei einem durchgängigen Ösophagus auf (➤ Kap. 10).

Die Ösophagusatresien mit Ösophagotrachealfistel beruhen wohl auf einer Störung bei der Abgliederung des Laryngotrachealschlauchs vom Ösophagus durch die Ösophagotrachealfalten und das *Septum oesophagotracheale* (➤ Abb. 10.2), wobei die unvollständige Verschmelzung der Ösophagotrachealfalten zur Bildung einer Fistel und die Abweichung des Septums nach dorsal zur Einengung bzw. zum Verschluss des Ösophagus führen.

Wenn eine Ösophagusatresie ohne Ösophagotrachealfistel auftritt (13 % der Atresien), ist sie häufig mit anderen Fehlbildungen, z. B. mit einer Analatresie oder Fehlbildungen des Urogenitalsystems, vergesellschaftet. Diese Ösophagusatresien entstehen durch mangelhafte Rekanalisierung des Ösophagus im dritten Entwicklungsmonat; als Ursache vermutet man ein abnormes Wachstum der endodermalen Zellen.

Ösophagusatresien führen gewöhnlich zu einem **Hydramnion,** einer übermäßigen Fruchtwassermenge; normalerweise schluckt nämlich der Fetus Fruchtwasser, dessen Bestandteile im Darm resorbiert und so über die Plazenta dem mütterlichen Blut zugeführt werden können. Ein Neugeborenes mit Ösophagusatresie erscheint zunächst gesund, doch schon bald nach der Geburt wird Schleim hervorgebracht, und Ähnliches geschieht mit der Nahrung, die nach wenigen Schlucken aus Mund und Nase quillt. Zumeist wird durch die gleichzeitig vorhandene Ösophagotrachealfistel (oder aber durch den normal ausgebildeten Larynx) Flüssigkeit in die Lunge aspiriert, und es kommt zu Atemnot. Gelingt es nicht, einen Katheter durch den Ösophagus in den Magen zu schieben, liegt die Diagnose „Ösophagusatresie" nahe, und eine sofort vorzunehmende Röntgenuntersuchung bringt die Klärung. Die Überlebenschance bei rechtzeitiger chirurgischer Korrektur der Fehlbildung beträgt gegenwärtig nahe 100 %.

Ösophagusstenose Als Ösophagusstenose wird eine Verengung des Ösophaguslumens bezeichnet. Stenosen können überall im Ösophagus vorkommen, überwiegen jedoch im unteren Drittel. Teils findet sich über eine längere Strecke ein oft nur fadendünnes Lumen, teils ist das Lumen durch eine Membran eingeengt. Eine Ösophagusstenose ist meist Folge einer unvollständigen Rekanalisierung des Ösophagus im dritten Entwicklungsmonat, doch kann sie auch Folge einer durch mangelnde Gefäßentwicklung bedingten Atrophie eines Ösophagusabschnitts sein.

Brachyösophagus Beim Brachyösophagus ist die Speiseröhre ungewöhnlich kurz. Diese Fehlbildung beruht darauf, dass der anfangs kurze Ösophagus während des Wachstums von Hals und Brust nicht genügend an Länge zunimmt; infolgedessen ragt ein Teil des Magens durch den *Hiatus oesophageus* des Zwerchfells nach oben in den Brustraum **(angeborene Hiatushernie).** Die meisten Hiatushernien sind allerdings nicht angeboren, sondern entstehen erst im mittleren Lebensalter durch die Lockerung und Aufweitung des *Hiatus oesophageus.*

11.1.2 Magen

Im unteren Teil des Vorderdarms entsteht etwa in der Mitte der vierten Woche die **endodermale Magenanlage** (➤ Abb. 11.1B) als eine leichte Ausweitung des Epithelschlauchs des Vorderdarms.

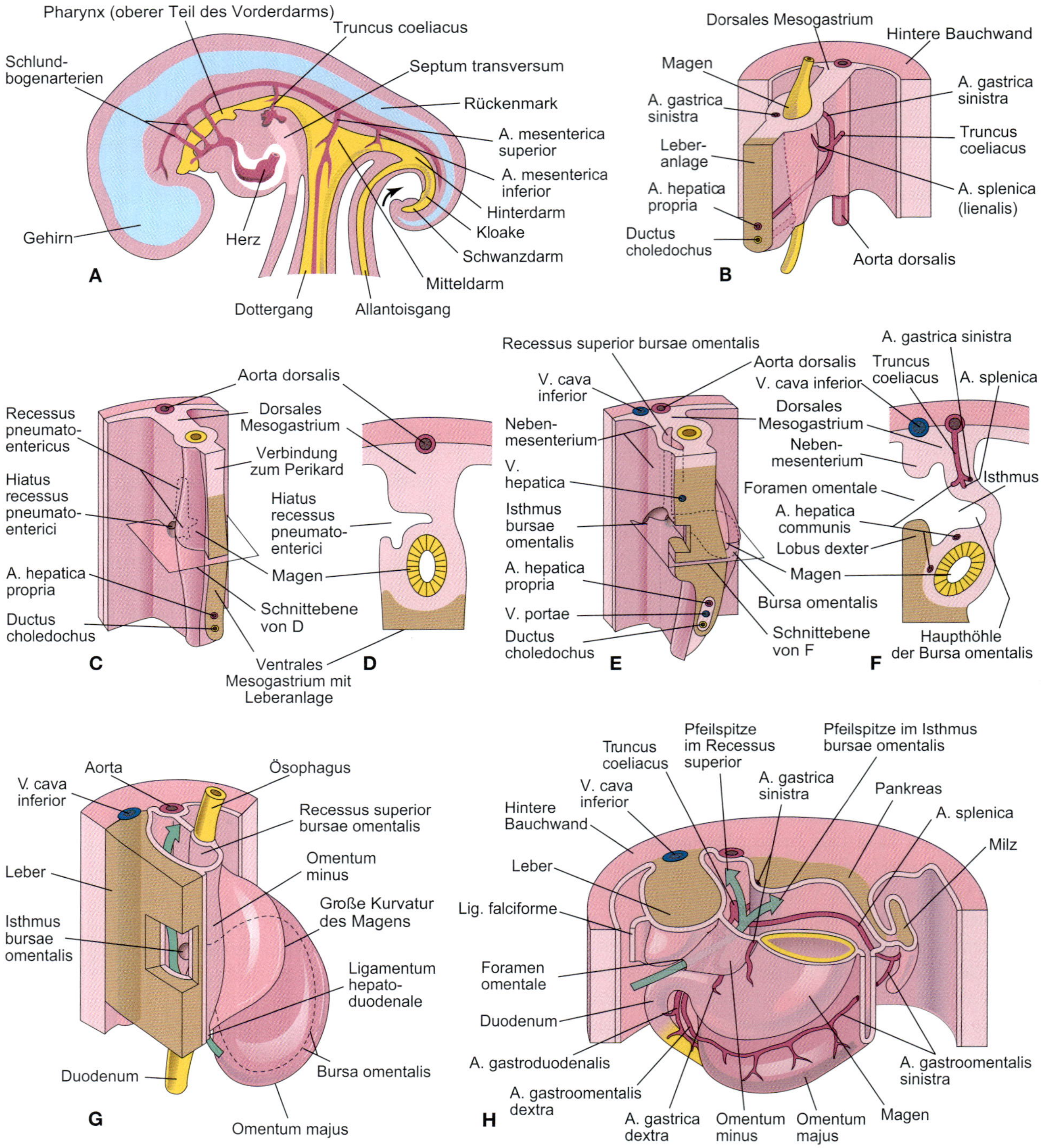

Abb. 11.2 Schematisierte Entwicklung von Magen, Bursa omentalis, Omentum majus und Omentum minus. A) Sagittalschnitt durch einen 28 Tage alten Embryo (Stadium 13, SSL 4 mm). **B)** Magenregion eines 26 Tage alten Embryos (Stadium 12, SSL 3 mm): Ansicht von links ventrolateral; dargestellt ist der prinzipielle Verlauf der Äste des *Truncus coeliacus* im dorsalen und ventralen Mesogastrium.

C–D) Etwa 28. Tag (Stadium 13, SSL 4 mm; vgl. ➤ Abb. 5.12C und D, Abb. 11.3A und B): Ansicht von rechts ventrolateral; dargestellt ist die beginnende Spaltbildung im dorsalen Mesogastrium als Anlage der *Bursa omentalis* (*Recessus pneumatoentericus;* Abb. 11.3B zeigt die großen Unterschiede in der Höhe des Zölomepithels, das den Recessus auskleidet). Der Übersichtlichkeit halber ist die Leberanlage mittig angeordnet, und die bilateralen, bis auf die Höhe des Magens hinunterreichenden Lungenanlagen sind nicht eingezeichnet.

E–F) Etwa 30. Tag (Stadium 14, SSL 5 mm): Das Nebenmesenterium (Nebengekröse) verlängert sich von diesem Stadium an nach kaudal, das *Foramen omentale (For. epiploicum)* wird durch das dorsokaudale Vorwachsen der Leberanlage im Mesenchym des Nebenmesenteriums (rechts vom kranialen Abschnitt des *Recessus pneumatoentericus*) nach und nach eingeengt. Die Leberanlage ist gefenstert zur Darstellung des *Isthmus bursae omentalis* zwischen späterem Vestibulum und Haupthöhle der *Bursa omentalis.* Der *Truncus coeliacus* verlässt mit seinen drei Haupttästen *(A. gastrica sinistra, A. splenica [lienalis] und A. hepatica communis)* die Schnittebene in F in kranialer bzw. kaudaler Richtung. Die Anlage der Milz im dorsalen Mesogastrium ist in diesem Stadium zwar vorhanden, in diese Zeichnung jedoch nicht aufgenommen.

11

Abb. 11.2 *(Forts.)*
G) Etwa 32. Tag (Stadium 15, SSL 7 mm): Durch Verbreiterung des *Recessus superior* und weiteres kaudalwärtiges Wachstum des rechten Leberlappens entsteht zwischen Magen und Leber das *Omentum minus (Lig. hepatogastricum)*, das an seinem freien Unterrand nun das *Foramen omentale* begrenzt. Die Leberanlage ist gefenstert zur Darstellung des *Isthmus bursae omentalis*. Der grüne Pfeil liegt im *Foramen omentale*, verläuft im Vestibulum am Isthmus der *Bursa omentalis* vorbei und reicht bis in den *Recessus superior*. **H)** Seitenansicht (von rechts) von Magen und großem Netz eines etwa 52 Tage alten Embryos: Die Peritonealverhältnisse auf Höhe des Magens entsprechen im Prinzip bereits denjenigen des Erwachsenen. An den Aufhängebändern des Magens ist der prinzipielle Verlauf der großen Äste des *Truncus coeliacus* dargestellt. Der Übersichtlichkeit halber ist der linke Leberlappen im Verhältnis zu klein gezeichnet.

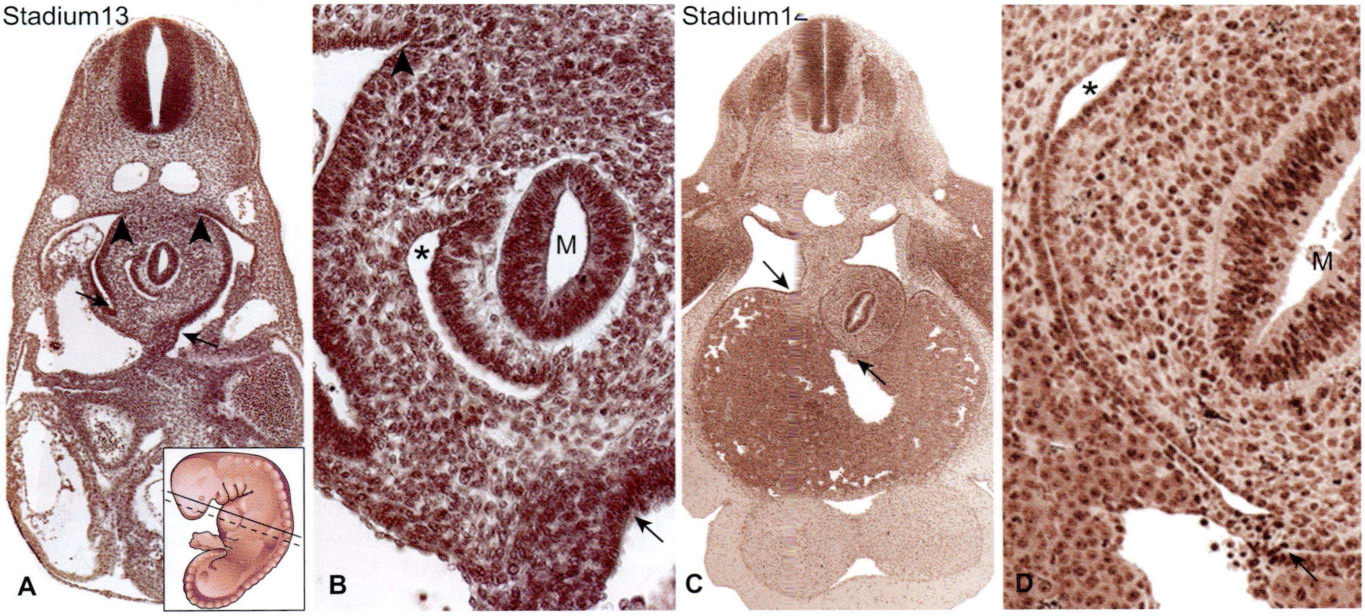

Abb. 11.3 Frühstadien der Entwicklung von Magen und Recessus pneumatoentericus in histologischen Schnittpräparaten.
A) Übersichtsvergrößerung eines Transversalschnittes auf Höhe des Dermomyotoms Nr. 7 und der Herzanlage des Embryos #836 der Carnegie-Sammlung im Stadium 13 (geschätztes Alter: 30–33 Tage). Beachte das breite dorsale Mesogastrium (zwischen den senkrechten Pfeilköpfen) und das ebenso breite ventrale Mesogastrium (zwischen den schrägen Pfeilen), die paarige dorsale Aorta unmittelbar ventral der Chorda dorsalis und die paarigen Zellverdichtungen der zervikalen Spinalganglien Nr. 3 unmittelbar lateral der dorsalen Hälfte des Neuralrohrs. Die Schnittebene ist durch die durchgezogene Linie in der schematischen seitlichen Gesamtansicht dieses Stadiums (Einschub rechts unten, identisch mit ➤ Abb. 5.12A) markiert und entspricht einem transversalen Schnitt durch den kranialen Abschnitt des *Recessus pneumatoentericus* in der Schemazeichnung C der ➤ Abb. 11.2; die darunterliegende gestrichelte Linie markiert die Schnittebene des histologischen Schnittes auf Höhe des Dermomyotoms Nr. 8 des vergleichbaren Embryos in ➤ Abb. 5.12D, der die Öffnung (Hiatus) des *Recessus pneumatoentericus* in das rechte Zölom enthält (vgl. Schemazeichnung ➤ Abb. 11.2D).
B) Ausschnittsvergrößerung aus A mit der Vorwölbung des Epithels in der linken Wand des Magens (M) als Zeichen des Beginns der „Magendrehung" und mit dem morphogenetisch aktiven mehrreihigen Zylinderepithel des *Recessus pneumatoentericus* (*) auf seiner dem Magen zugewandten Seite; beachte zum Vergleich das eher „ruhende" kubische Epithel des *Recessus pneumatoentericus* auf der dem Magen abgewandten Seite. Unmittelbar dorsal des Recessus ist im Mesenchym eine endothelgesäumte Kapillare mit etwa 7 Blutzellen zu erkennen, die der Lage der entstehenden A. hepatica communis entspricht (vgl. ➤ Abb. 11.2F).
C) Übersichtsvergrößerung eines Transversalschnittes auf Höhe des Dermomyotoms Nr. 11 und der Leberanlage (mit weitem *Ductus venosus*) des Embryos #6502 der Carnegie-Sammlung im Stadium 14 (geschätztes Alter: 33 Tage). Das Magenlumen ist schlitzförmig und um etwa 30° im Uhrzeigersinn gedreht, die Breite des dorsalen Mesogastriums ist relativ zum Magenlumen im Wachstum zurückgeblieben, das ventrale Mesogastrium (zwischen den schrägen Pfeilen) dagegen ist im Vergleich zum Stadium 13 breit geblieben, es enthält in seiner linken Hälfte Zellbalken der Leberanlage. Beachte (1) die dorsale Aorta mit zwei dorsalen Ausbuchtungen ihres sich unmittelbar kaudal anschließenden paarigen Verlaufes, (2) die paarigen Zellverdichtungen der zervikalen Spinalganglien Nr. 7 unmittelbar lateral der dorsalen Hälfte des Neuralrohrs (darin im ventralen Abschnitt die paarigen Verdichtungen der entstehenden Vorderhörner des Rückenmarks), (3) den Verlauf der Nervenzellfortsätze in die Armanlagen beidseits und (4) die tangentialen Anschnitte der kaudalen Wände der beiden Herzkammern ventral der Leberanlage.
D) Ausschnittsvergrößerung aus C mit dem *Recessus pneumatoentericus* rechts neben der Magenwand und auf der linken Körperseite den Leberzellbalken unmittelbar anliegend; sein Lumen ist schlitzförmigen und nur im rechten (*) und linken Winkel leicht erweitert. Dieser linke Winkel ist nur durch wenige Mesenchymzellen von der Umschlagstelle (Pfeil) des Zölomepithels des Magens auf das Zölomepithel der Leber getrennt: Dies ist die Anlage des Ligamentum hepatogastrium oder Omentum minus (vgl. ➤ 11.2G). Die Höhe des Zölomepithels, das den *Recessus pneumatoentericus* auskleidet, variiert in diesem Stadium auf dieser (kraniokaudalen) Höhe nur in geringem Maße. Vergrößerungen: A und C ca. 25x, B ca. 100x, D ca. 175x. (A Screenshot aus https://www.ehd.org/virtual-human-embryo/slide.php?stage=13&section=113&zoom=1; C Screenshot aus https://www.ehd.org/virtual-human-embryo/slide.php?stage=14&section=568&zoom=1.)

Sie erweitert sich zunächst in ventrodorsaler Richtung, sodass die dann spindelförmige Magenanlage zwar noch in der Medianebene steht (➤ Abb. 11.1 und ➤ Abb. 11.2B), aber mediolateral etwas abgeplattet ist und einen dorsal und ventralen spitzwinkligen Rand bekommt (➤ Abb. 11.3A). In den folgenden zwei Wochen wächst die linke Wand des Magens schneller als die rechte, und die Magenanlage krümmt sich entsprechend: Es entstehen die **kleine** und die **große Kurvatur** des Magens (➤ Abb. 11.1H), deren relative Anordnung die typische Lageänderung des embryonalen Magens, die sog. **Magendrehung,** verursacht (s. u.). Am kaudalen Ende der Magenanlage, wo beide Kurvaturen zusammenkommen, beginnt im Mesenchym etwa in der sechsten Woche die Differenzierung einer besonders dicken Muskelschicht, die Anlage des **Pylorussphinkters.**

„Die Magendrehung"

Die Lageänderung des embryonalen Magens beginnt in der fünften Woche. Dabei bleiben eine kleine und eine große Magenkurvatur erhalten, jedoch weist die kleine Kurvatur am Ende der Lageänderung nach rechts und die große Kurvatur nach links. Entsprechend sind die Verbindungsflächen zwischen den beiden Kurvaturen nun nach ventral bzw. dorsal gerichtet, der Magen hat eine ventrale und eine dorsale Oberfläche. Nach der achten Woche (und bis ins Erwachsenenalter) lässt sich diese Lageänderung noch daran ablesen, dass der linke *N. vagus* (abgesehen vom Pylorusabschnitt) vor allem die Vorderwand innerviert, der rechte dagegen die Hinterwand (und kaudal des Magens den restlichen Darm bis etwa zur *Flexura coli sinistra* versorgt). Im Vergleich mit der Ausgangslage hat es also den Anschein, als habe sich der Magen zwischen der fünften und achten Entwicklungswoche (von kranial gesehen) um 90° im Uhrzeigersinn um seine Längsachse gedreht (➤ Abb. 11.2D und F). Diese Lageveränderung kommt am ehesten durch ein im Vergleich zur rechten Seite schnelleres Wachstum der linken endodermalen Magenwand (und begleitend des dazugehörigen dorsalen Mesenteriums) zustande (➤ Abb. 11.3B und D).

Ein zweiter Aspekt der Lageänderung des embryonalen Magens wird ebenfalls häufig als Drehung beschrieben, und zwar als Rotation um eine dorsoventrale Achse – von ventral betrachtet – im Uhrzeigersinn. Als Ergebnis eines weiteren differenziellen Wachstumsvorgangs werden die beiden Enden des Magens, die ursprünglich beide in der Medianebene liegen (➤ Abb. 11.2B und G), so verlagert, dass der obere Abschnitt des Magens nach links und ein wenig nach kaudal, sein unterer Abschnitt nach rechts und etwas nach kranial gelangt.Schließlich liegt der Magen also nahezu quer im Oberbauch; die kleine Kurvatur ist nach rechts oben, die große nach links unten gerichtet (➤ Abb. 11.2H).

Die unterschiedliche nervale Versorgung der ventralen und dorsalen Magenflächen ergibt sich durch das relativ späte Vordringen der rechten und linken vagalen Neuriten aus rhombenzephalen Neuronen und entsprechenden Neuralleistenzellen, die nach ihrer breiten Verteilung auf die *Plexus oesophageales dexter* und *sinister* im unteren Drittel des Ösophagus wieder zu einer dorsalen und einer ventralen Ansammlung vereinigt werden. In der sechsten Woche auf der Höhe des Magens angekommen, bilden sie einen vorderen und einen hinteren *Truncus vagalis.* Der *Truncus vagalis anterior* schließt sich dem Verlauf der *A. gastrica sinistra* an, verteilt sich auf der Vorderfläche des Magens und zieht bis in die Pylorusmuskulatur. Der *Truncus vagalis posterior* schließt sich dagegen der *A. splenica (lienalis)* und der *A. hepatica communis* an und versorgt die Rückseite des Magens, geht aber zum größten Teil in den *Plexus coeliacus* und *mesentericus superior* auf, um danach die Arterien seines Versorgungsgebiets im Dünn- und Dickdarm bis zum Cannon-Böhm-Punkt (s. u.) zu begleiten. Beide Trunci erreichen den Magen also über das Mesenchym in der Nähe der kleinen Kurvatur, der eine ventral der seitlichen Öffnung (Hiatus) des *Recessus pneumatoentericus* (s. u.) auf der rechten Seite des dorsalen Mesogastriums (➤ Abb. 11.2E und F, ➤ Abb. 11.3A), der andere dorsal dieser Öffnung.

Auf Höhe des Magens entwickelt sich – abgesehen von dem kurzen, breiten dorsalen Gekröse ***(Mesogastrium dorsale),*** das den Magen mit der dorsalen Bauchwand verbindet und die Gefäßversorgung des Magens enthält – auch eine ventrale Aufhängung, das ***Mesogastrium ventrale*** (➤ Abb. 11.3A). Dieses ventrale Mesogastrium bildet sich jedoch erst im Zusammenhang mit der Leberentwicklung und verbindet zunächst in Form des *Septum transversum* (mit der darin enthaltenen Leberanlage) den kaudalen Abschnitt des Vorderdarms breitflächig mit der vorderen Bauchwand (➤ Abb. 11.2C und D).

Vor der oben beschriebenen Magendrehung ist das *Mesogastrium dorsale* eine breite, in der Transversalebene etwa ein Drittel der inneren dorsalen Bauchwand ausfüllende Verbindung zwischen dem dorsalen Rand der endodermalen Magenanlage (der zukünftigen großen Kurvatur) und der hinteren Bauchwand (➤ Abb. 11.2B und ➤ Abb. 11.3A). Seitlich grenzt es an die Verbindungsgänge zwischen Peritonealhöhle und Pleurahöhle *(Ductus pleuroperitoneales),* die beide fast vollständig von der sich entwickelnden Leber ausgefüllt werden (➤ Abb. 11.3C). Das *Mesogastrium ventrale* ist zunächst jedoch breiter als das *Mesogastrium dorsale;* es verbindet den Vorderrand der Magenanlage (die zukünftige kleine Kurvatur) und des kranialen Abschnitts des Duodenums mit der vorderen Bauchwand und enthält – auf beiden Seiten – den größten Teil der Leberanlage. Mit der Magendrehung, bei der die große Kurvatur nach links „schwenkt", wird das *Mesogastrium dorsale* länger und etwas nach links verlagert (➤ Abb. 11.2E und F); diese Entwicklung ist dabei stark abhängig von der nachfolgend geschilderten Bildung der *Bursa omentalis.*

Auch das ventrale Mesogastrium wird verlagert, wenn die kleine Kurvatur bei der sog. Magendrehung auf die rechte Seite des Magens gelangt. Es wird dabei – ebenfalls durch die Bildung der *Bursa omentalis* – zwischen Leber und Magen sehr schmal und in eine frontale Lage gebracht (➤ Abb. 11.2G und H); so entsteht das auch beim Erwachsenen frontal stehende *Lig. hepatogastricum* (kleines Netz, *Omentum minus*) mit dem *Lig. hepatoduodenale* als unterer Begrenzung. Ventral der Leber wird das breite ventrale Mesogastrium durch zwei aufeinander zuwachsende Peritonealepithelfalten verschmälert, bekommt aber durch ein gleichmäßig austariertes Wachstumsgleichgewicht zwischen diesen vorwachsenden Peritonealfalten eine annähernd sagittale Ausrichtung und ist dann die Anlage des *Lig. falciforme* mit der Umbilikalvene (dem *Lig. teres hepatis* beim Erwachsenen) als kaudale Begrenzung (➤ Abb. 11.2H).

Bursa omentalis

Noch während das dorsale Mesogastrium in der vierten Woche breit in der Sagittalebene steht, bildet sich in seiner rechten Oberfläche – unmittelbar kaudal der Lungenknospe – eine nach links weisende Peritonealfalte als Invagination mit besonders hohem Zölomepithel (➤ Abb. 5.12D). In der fünften Woche dehnt sich diese Falte in der Tiefe des mesenterialen Mesenchyms entlang der dorsalen Oberfläche der Magenanlage weiter nach links aus und steigt im Mesogastrium als schmaler Schlauch nach kranial bis in die Gegend der endodermalen Lungenanlage auf. Wegen dieses Übertritts aus dem Bereich der Darmanlage in den Bereich der Lungenanlage wird der so entstandene Raum als ***Recessus pneumatoentericus*** bezeichnet (➤ Abb. 11.2C und D). Dieser Rezessus ist anfangs von einem besonders hohen mehrreihigen zylindrischen Zölomepithel ausgekleidet (➤ Abb. 5.12D), das für die schnelle Ausdehnung der Peritonealfalte innerhalb des Mesogastriums sorgen kann, indem die hohen Zölomepithelzellen, ohne proliferieren zu müssen, „einfach" eine flache Form annehmen. Im Zuge der weiteren, organbezogenen Ausdehnung des *Recessus pneumatoentericus* (s. u.) sind die Abschnitte mit hohem Zölomepithel entsprechend der erforderlichen Wachstumsrichtung vorübergehend unterschiedlich verteilt (➤ Abb. 11.3B und D); dadurch kann er sich dem differentiellen Wachstum des Endodermschlauches (z. B. kleine vs. große Kurvatur des Magens) anpassen.

Im kranialen Abschnitt des expandierenden Rezessus wird durch von ventral her vorwachsende Mesenchymzellen des *Septum transversum* (also des entstehenden Zwerchfells) ein kleiner Abschnitt horizontal abgeteilt und als seröse Höhle umgestaltet; diese sog. *Bursa infracardiaca* kann bei manchen Erwachsenen noch rechts neben dem unteren Ösophagusabschnitt erhalten bleiben.

Der linke Teil des Rezessus liegt z. T. auf Höhe der kraniodorsalen Magenabschnitte (Kardia und Fundus) und erweitert sich im Zuge von deren Vergrößerung zum Rezessus des *Cavum proprium* (Haupthöhle) der *Bursa omentalis.* Weiter kaudal weitet sich der linke Teil des *Recessus pneumatoentericus* hinter der mittlerweile frontal stehenden Hinterwand des Magens nach lateral bis zur großen Kurvatur, also bis an den Rand der Magenanlage, aus. In der Nähe der Milzanlage, etwa auf halber Höhe der großen Kurvatur, bildet sich der kleine *Recessus splenicus* der *Bursa omentalis.* Entlang der unteren (rechten) Hälfte der großen Kurvatur breitet sich der *Recessus pneumatoentericus* vorübergehend weit über den Magenrand hinaus aus und wölbt dabei das *Mesogastrium dorsale* so stark vor, dass dies bereits als Anlage des *Omentum majus* (des großen Netzes) taschenförmig die kaudal entstehenden Bauchorgane ventral überdecken kann (➤ Abb. 11.2H). Zu Beginn seiner Entstehung enthält das *Omentum majus* also einen zunächst weiten, dann spaltförmigen Hohlraum, den *Recessus omenti majoris.* Mit zunehmendem Wachstum des großen Netzes obliteriert dieser Spaltraum in den meisten Fällen, sodass er als *Recessus inferior bursae omentalis* nur noch bis zur großen Kurvatur reicht.

Der ursprüngliche Eingang (Hiatus) des *Recessus pneumatoentericus* an der rechten Oberfläche des Mesogastriums bleibt bei aller Vergrößerung der Haupthöhle zunächst relativ eng und später als ***Isthmus bursae omentalis*** erhalten. Denn schon während der embryonalen Entwicklung wird dieser Eingang durch drei im dorsalen Mesogastrium verlaufende, sich früh vom ***Truncus coeliacus*** nach Art einer dreizackigen asymmetrischen „Raumgabel" abzweigende Arterien umfasst (➤ Abb. 11.2B): kranial des Hiatus liegt die ***A. gastrica sinistra*** (auf ihrem Weg zur kleinen Kurvatur), links laterokaudal liegt die ***A. splenica (lienalis)*** (auf dem Weg zur großen Kurvatur) und kaudal des Hiatus befindet sich die ***A. hepatica communis*** mit ihren Ästen, darunter die ***A. gastrica dextra*** (ebenfalls auf dem Weg zur kleinen Kurvatur, jedoch von kaudal kommend). Dem ventralen Rand des Isthmus liegt die Hinterseite der kleinen Kurvatur mit der Anastomose zwischen *A. gastrica sinistra* und *A. gastrica dextra* an.

Wie noch weiter unten zu behandeln sein wird, wächst das Pankreas im Mesenchym des dorsalen Mesenteriums von kaudal (vom Duodenum kommend) auf den *Truncus coeliacus* zu, umwächst die *A. splenica (lienalis)* auf ihrer gesamten Länge und gelangt mit der Schwanzspitze bis zur Milzanlage (➤ Abb. 11.2H). So kommt das Pankreas in der dorsalen Wand der *Bursa omentalis* zu liegen und bildet zusammen mit der *A. splenica (lienalis)* den dorsalen Rand des Isthmus. Wenn dann der Magen – und damit auch der hinter dem Magen gelegene Hauptraum der *Bursa omentalis* – stark an Größe zunimmt, bildet sich als kranialer Rand des Isthmus entlang der *A.* (und *V.*) *gastrica sinistra* eine weitgehend frei stehende, den Hauptraum rechts begrenzende Peritonealfalte, die ***Plica gastropancreatica*** (wie viele Peritonealfalten beim Erwachsenen auch als „Ligament" – in diesem Fall *Lig. gastropancreaticum* – bezeichnet). Die entsprechende, den kaudalen Rand des Isthmus bildende Falte heißt ***Plica pancreaticoduodenalis*** (oder auch *Plica pancreaticohepatica*), weil sie die *A. gastroducdenalis* von der *A. hepatica communis* aus (in ihrem Anfang selbst vom Pankreas umgeben) zum Duodenum führt. In ihrem ventralen Anteil enthält diese Falte auch die *A.* (und *V.*) *gastrica dextra,* die die Verbindung zur kleinen Kurvatur, der ventralen Begrenzung des Isthmus, herstellt.

Der *Isthmus bursae omentalis* verbindet beim Erwachsenen die Haupthöhle der Bursa mit dem **Vestibulum bursae omentalis,** das dann seinerseits über das *Foramen omentale* (früher: *F. epiploicum*) die Verbindung der *Bursa omentalis* zur freien Bauchhöhle herstellt. Das Vestibulum liegt zunächst nur rechts im *Mesogastrium dorsale,* wird aber am Anfang der fünften Woche nach kaudal und links verlängert, indem die Verbindung der Leberanlage zur dorsalen Bauchwand und darin die *Vv. hepaticae* auf ihrem Weg zur *V. cava inferior* vom *Septum transversum* herab die rechte kraniale Hälfte des *Mesogastrium dorsale* nach rechts und kaudal vorwölbt und dabei eine weitere mesenteriale Verbindung der Leber nach dorsal, das sog. Nebenmesenterium, entstehen lassen (➤ Abb. 11.2E und F).

Kraniomedial und kraniolateral dieser dorsalen Verbindung der rechten Leberanlage bleibt das *Septum transversum* dünn; dadurch wird der *Recessus superior* der *Bursa omentalis* als vertikaler Spaltraum zwischen Leber und Magen (links der Leber) breiter, und zwischen Leber und lateraler Bauchwand (rechts der Leber) wird das Zölom spaltförmig verlängert. Beide Räume sind durch das sog. **Nebengekröse** getrennt, das die Lebervenen enthält und in der Folge durch das Wachstum des Lebergewebes noch weiter nach kaudal über die Ebene des Isthmus der *Bursa omentalis* verlängert wird (➤ Abb. 11.2E und F). Der sagittal gestellte vertikale Spaltraum des Vestibulums wird außerdem breiter, wenn das ihn ventral bedeckende *Omentum minus* (aus dem ventralen Mesogastrium, s. o.) während der Magendrehung länger wird und in die Frontalebene zu liegen kommt.

Auch links des breiten ventralen Mesogastriums wölbt sich aus dem *Septum transversum* Lebergewebe nach kaudal hervor und bildet den linken Leberlappen. Hier bildet sich ebenfalls ein Spalt zwischen Leber und Magen (und ein weiterer zwischen Leber und lateraler Bauchwand); links entsteht jedoch – da sich hier nur vorübergehend ein kleiner *Recessus pneumatoentericus* bildet – keine breite, sich kaudal verlängernde Verbindung zwischen der Leber und der dorsalen Rumpfwand, d. h., es kommt auf der linken Körperseite nicht zur Bildung eines Nebengekröses.

Auf beiden Seiten breitet sich der Spalt zwischen Leber und Magen durch in das Mesenchym vorwachsende Zölomepithelfalten jeweils bis zur Medianebene nach ventral aus (➤ Abb. 11.8D). Die beiden Spalträume bleiben durch eine zunächst sagittal, später frontal stehende Peritonealduplikatur getrennt, das *Lig. hepatogastricum* (im Vergleich mit der Konsistenz des großen Netzes hier auch kleines Netz, ***Omentum minus,*** genannt). Im Unterrand des *Omentum minus,* im *Lig. hepatoduodenale,* liegt der endodermale Ursprung der Leberanlage, das Leberdivertikel (s. u.), das aus dem Duodenum ausgewachsen ist und sich zum *Ductus choledochus* verlängert hat. Ventral der Leberanlage setzt sich das *Omentum minus* durch das *Lig. falciforme* bis zur ventralen Rumpfwand fort, indem sich wiederum auf beiden Seiten die zunächst weit dorsal liegenden Spalten zwischen Leber und Bauchwand durch vorwachsendes Zölomepithel bis zur Medianebene verlängern (➤ Abb. 11.8B und D). Hier bildet dann die mit der linken lateralen Körperwand von kaudal (von der Allantois aus) „herangebrachte" *V. umbilicalis* den Unterrand. Zusammen mit dem *Lig. hepatoduodenale* und dem *Lig. falciforme* ist auf diese Weise aus den Überresten des *Septum transversum* das adulte ventrale Mesogastrium entstanden.

Medial des rechten, nach kaudal in die freie Peritonealhöhle vorwachsenden Leberlappens geben sich durch die Bildung des Nebengekröses bereits jetzt die vier (senkrecht stehenden) Wände des *Vestibulum bursae omentalis* zu erkennen: medial die linke Fläche des *Mesogastrium dorsale* (darin der Isthmus als Verbindung zur Haupthöhle der *Bursa omentalis*), ventral das *Omentum minus,* ventrolateral die Rück- und Unterseite der Leber (der *Lobus caudatus)* und dorsal die Vorderfläche der *V. cava inferior* (im kranialen Abschnitt von Lebergewebe bedeckt) und der *Aorta abdominalis* (später von der herunterwachsenden *Pars lumbalis* des Zwerchfells überdeckt). Nach kranial laufen diese vier Wände kuppelförmig unter dem *Septum transversum* (dem entstehenden Zwerchfell) zusammen, nach kaudal bleiben sie getrennt und bilden zwischen sich das ***Foramen omentale (F. epiploicum),*** das zur allgemeinen Bauchhöhle hin offen ist, da das *Mesogastrium ventrale* nur bis auf eine bestimmte Höhe durch das Vorwachsen der Leber nach kaudal „mitgenommen" wird, d. h. mit dem *Lig. hepatoduodenale* einen freien kaudalen Rand hat.

Man ist geneigt, die Bildung der *Bursa omentalis* durch eine einfache, die große Kurvatur begleitende Aussackung des gesamten *Mesogastrium dorsale* nach links zu erklären, die nach rechts durch das – im Zuge einer angenommenen „Annäherung und Verklebung der Leber an die dorsale Rumpfwand" (Area nuda!) entstehende – Nebengekröse der Leber begrenzt wird. Unberücksichtigt bliebe bei dieser Sichtweise jedoch, dass (1) die Leber von Anfang an mit der dorsalen Rumpfwand zum Zweck der venösen Drainage verbunden ist und dass (2) die drei großen Arterien der Magenregion *(A. gastrica sinistra, A. splenica [lienalis]* und *A. hepatica communis)* im Normalfall allesamt Äste einer einzigen Arterie, des *Truncus coeliacus,* sind und nicht unabhängig voneinander aus der Aorta entspringen, um in das – im Falle von *A. gastrica sinistra* und *A. hepatica communis* – ventrale Mesogastrium zu gelangen. Auch wäre nicht zu erklären, wie in einem zweiten Schritt die Verengung des Isthmus entstehen kann. Berücksichtigt man jedoch das Hinwachsen des *Recessus pneumatoentericus* in das dorsale Mesogastrium, erklären sich ohne Weiteres (a) die Bildung des bereits früh angelegten Isthmus, (b) die mechanisch notwendige Fixierung („kurze Zügelung") der ursprünglichen Ventralseite der Magenanlage und späteren kleinen Kurvatur entlang dem kranialen und kaudalen Rand des Isthmus, (c) die „sortierende" Wanderung der ventralen und dorsalen vagalen Neuriten und Neuralleistenzellen (im kranioventralen bzw. dorsokaudalen Rand des Isthmus) zur Vorderwand des Magens bzw. zum Plexus coeliacus und mesentericus superior und (d) eine frühe, von der dorsalen Versorgung des Magens *(A. splenica [lienalis]!)* getrennte, leistungsstarke Gefäßversorgung der Ventralseite des Magens und der Leber *(A. hepatica communis);* das ventrale Mesenterium hat – anders als ein dorsales Mesenterium – keine direkte Verbindung zum großen Kreislauf (z. B. zur Aorta in der dorsalen Bauchwand) und kann deshalb nicht von vorneherein als Gefäß-Nerven-Straße zwischen Aorta und Eingeweiden dienen.

Hypertrophische Pylorusstenose des Säuglings Unter einer hypertrophischen Pylorusstenose versteht man eine Anomalie des Magenausgangs, bei der besonders die Ringmuskulatur des Pylorus (Magenpförtner) stark verdickt (hypertroph) und das Lumen des Magenausgangs stark verengt ist (Stenose). Die Stenose behindert oder versperrt die Nahrungspassage durch den Pyloruskanal. Die hypertrophische Pylorusstenose ist recht häufig, sie findet sich bei einem von 150 neugeborenen Knaben und bei einem von 750 Mädchen; andere Magenanomalien sind dagegen selten. Die Ursache der Pylorusstenose ist unbekannt; die Tatsache, dass bei eineiigen Zwillingen häufig beide betroffen sind, legt jedoch die Beteiligung genetischer Faktoren nahe. Auffälligstes Symptom der Erkrankung ist das Erbrechen von Mageninhalt mit beträchtlicher Kraft (sog. **Erbrechen im Schwall**); dieses Erbrechen tritt aber erst zwischen der dritten und fünften Woche nach der Geburt auf. Weitere Symptome sind die durch die Bauchdecken tast- und sichtbaren peristaltischen Kontraktionen des Magens, der tastbar verdickte Pylorus und der geringe Stuhlgang (Pseudoobstipation). Im Ultraschallbild zeigen sich die Verdickung der Pylorusmuskulatur und die Einen-

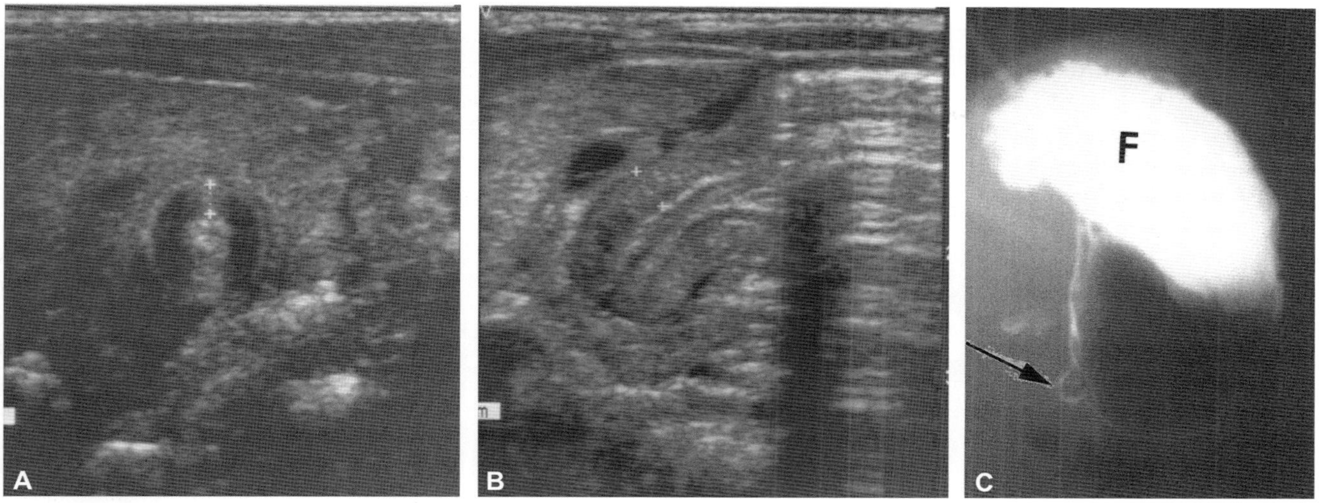

Abb. 11.4 Pylorusstenose. A) Sonografisch stellt sich im Transversalschnitt die auf über 4 mm verdickte Pyloruswand dar (+--+). **B)** Im Horizontalschnitt zeigt sich bei einem Säugling mit hypertrophischer Pylorusstenose eine Verlängerung des Pyloruskanals auf über 14 mm. **C)** Röntgenuntersuchung mit Kontrastmittel bei einem vier Wochen alten Jungen mit Pylorusstenose. Der Magenausgang (Pfeil) ist verengt, der mit Kontrastmittel gefüllte Magenfundus erweitert (F). A) (Aus Wyllie, 2004.) B) (Mit freundlicher Genehmigung von P. S. Sahni, Children's Hospital, Winnipeg, Kanada.)

gung des Pyloruskanals (➤ Abb. 11.4A und B), die auch durch eine Röntgenuntersuchung mit Kontrastmittel dargestellt werden kann (➤ Abb. 11.4C). Die Therapie erfolgt üblicherweise chirurgisch.

11.1.3 Zwölffingerdarm

Die Anlage des Zwölffingerdarms (Duodenum) liegt kaudal der Magenanlage, sowohl oberhalb als auch unterhalb der Einmündung des Gallengangs in den Darm (➤ Abb. 11.5A), gehört also teils dem Vorderdarm, teils dem Mitteldarm an (➤ Abb. 11.5D). In der fünften Woche bildet die Duodenalanlage eine C-förmige Schleife, die sich während der sog. Magendrehung in ihrem breiten Mesenchymmantel zunehmend nach rechts legt (➤ Abb. 11.5B und D), dann der dorsalen Bauchwand eng anliegt und damit praktisch eine retroperitoneale Lage einnimmt. In der oberen Hälfte des Duodenums findet sich ein ventrales Gekröse, in dem die Leberknospe nach kranioventral in das *Septum transversum* vorwächst (s. u.): Der verlängerte Stiel der Leberknospe entwickelt sich zum *Ductus choledochus* und liegt dann im Unterrand des kleinen Netzes, im *Lig. hepatoduodenale.* Da das Duodenum vom Vorder- *und* Mitteldarm abstammt, wird es von Ästen des *Truncus coeliacus* – der Hauptarterie des Vorderdarms – und der *A. mesenterica superior,* der Mitteldarmarterie, versorgt (➤ Abb. 11.1). In der fünften und sechsten Woche wird durch eine überschießende, die Zottenbildung vorwegnehmende Proliferation der Epithelzellen das Lumen des Duodenums zunehmend eingeengt und vorübergehend verschlossen. Dabei bilden sich stärker als im Ösophagus (➤ Kap. 11.1.1) im Epithel sekundäre Lumina, die zunächst zu einer „Vakuolisierung" des verschlossenen Lumens führen, aber dann gegen Ende der Embryonalzeit zusammenfließen und das Duodenum wieder rekanalisieren (➤ Abb. 11.6C und D).

Duodenalstenose und Duodenalatresie Bei der Duodenalstenose ist das Lumen des Duodenums lokal eingeengt, bei der Atresie ganz verschlossen (➤ Abb. 11.6). Diese Fehlbildungen haben ihren Sitz meist im absteigenden Teil des Duodenums unterhalb der Vater-Papille *(Papilla duodeni major),* der Mündung des Gallengangs. Die Duodenalatresie ist viel seltener als die Stenose.

Duodenalstenose und -atresie sind zumeist die Folge einer unvollständigen Wiederherstellung des Lumens (Rekanalisierung) des Zwölffingerdarms, das während der Entwicklung normalerweise durch Epithelzellen vorübergehend vollständig verschlossen wird (➤ Abb. 11.6). Selten kommt als Ursache auch ein *Pancreas anulare* infrage (➤ Abb. 11.11C).

Die Duodenealstenose/-atresie kommt als selbstständige Fehlbildung, aber auch gemeinsam mit anderen schweren Entwicklungsstörungen, wie z. B. Herzfehlern und Fehlbildungen der Anorektalregion, vor. 20–30 % der Kinder mit Duodenalatresie haben ein Downsyndrom, und weitere 20 % sind Frühgeburten. Untersuchungen an Familien mit *familiärer Duodenalatresie* deuten auf eine autosomal-rezessive Vererbung hin.

Bei der Duodenalatresie entsteht ein **Hydramnion,** da – wie bei der Ösophagusatresie – die Passage des Fruchtwassers in den Darm versperrt ist. Kinder mit Duodenalatresie beginnen wenige Stunden nach der Geburt zu erbrechen, das Erbrochene kann je nach Sitz des Hindernisses auch Galle enthalten. Die Bauchwand ist in der Magengegend (Epigastrium) infolge einer Überfüllung des Magens und des oberen Teils des Zwölffingerdarms vorgewölbt. Die Röntgenübersichtsaufnahme zeigt neben dem Magen auch den oberen Teil des Duodenums gasgefüllt (Doppelspiegel) und gebläht; im Ultraschall stellen sich Magen und oberes Duodenum in Form zweier Blasen dar („Double-Bubble"-Zeichen; ➤ Abb. 11.7). Bei der Stenose ist die Symptomatik je nach Grad der Einengung ganz ähnlich. Die Therapie der höhergradigen Stenosen und der Atresie erfolgt chirurgisch.

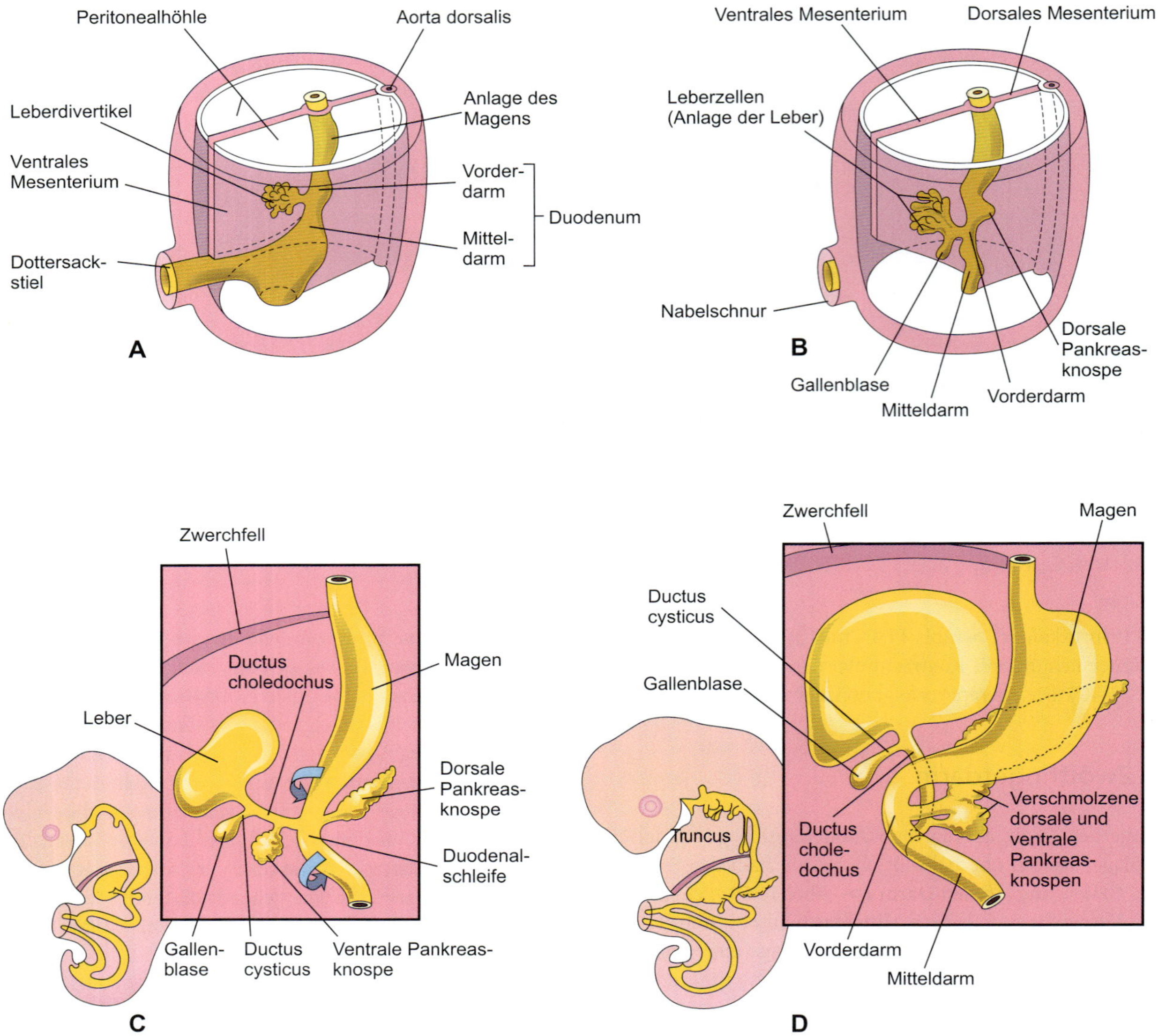

Abb. 11.5 Stadien der Entwicklung von Duodenum, Leber, Pankreas und extrahepatischen Gallenwegen. A) Vier Wochen alter Embryo; **B–C)** fünf Wochen; **D)** sechs Wochen. Das Pankreas entwickelt sich aus der Verschmelzung einer dorsalen und einer ventralen Knospe. Die Mündung des Gallengangs in das Duodenum wird allmählich von ihrer ursprünglichen Stelle aus weiter nach dorsal verlagert. Das erklärt, warum der Gallengang beim Erwachsenen hinter Duodenum und Pankreaskopf verläuft.

11.1.4 Leber, Gallenblase und Gallengänge

Als Anlage der Leber, der Gallenblase und der Gallengänge entsteht zu Beginn der vierten Woche im unteren Teil des Vorderdarms eine ventrale Epithelknospe, das sog. **Leberdivertikel** (➤ Abb. 11.5A und ➤ Abb. 11.8A). Es erstreckt sich in das Mesenchym des *Septum transversum,* das zwischen dem Boden der Perikardhöhle und dem Dach des *Ductus omphaloentericus* liegt und nach ventral bis an die Körperwand am oberen Rand des Nabels reicht. Das Leberdivertikel vergrößert sich schnell und teilt sich in zwei Teile. Der größere obere Teil *(Pars hepatica)* ist die endodermale **Anlage der Leber,** der untere kleinere Teil *(Pars cystica)* wird zur Gallenblase (➤ Abb. 11.5B–D).

Ausgehend vom Gebiet der Duodenumanlage, bildet das viszerale Peritonealepithel (die viszerale Serosa) wenig später beidseits Vorwölbungen, die nach dorsolateral in die Peritonealhöhle ragen und die beiden großen Leberlappen umfassen (➤ Abb. 11.8B und D; ➤ Abb. 11.3). Die proliferierenden Zellen der endodermalen Leberanlage dringen in das mit dünnwandigen Blutgefäßen durchsetzte Mesenchym des *Septum transversum* und der Leberlappen vor. Sie bilden ein Geflecht von **Leberzellbalken** um die mit Endothel ausgekleideten Gefäße, die frühen **Lebersinusoide.** Auch die epithelialen Anlagen der intrahepatischen Gallengänge entwickeln sich aus Zellen der endodermalen Leberanlage.

Aus dem Mesenchym des *Septum transversum* und der Leberlappen gehen das Bindegewebegerüst der Leber und die hämato-

11

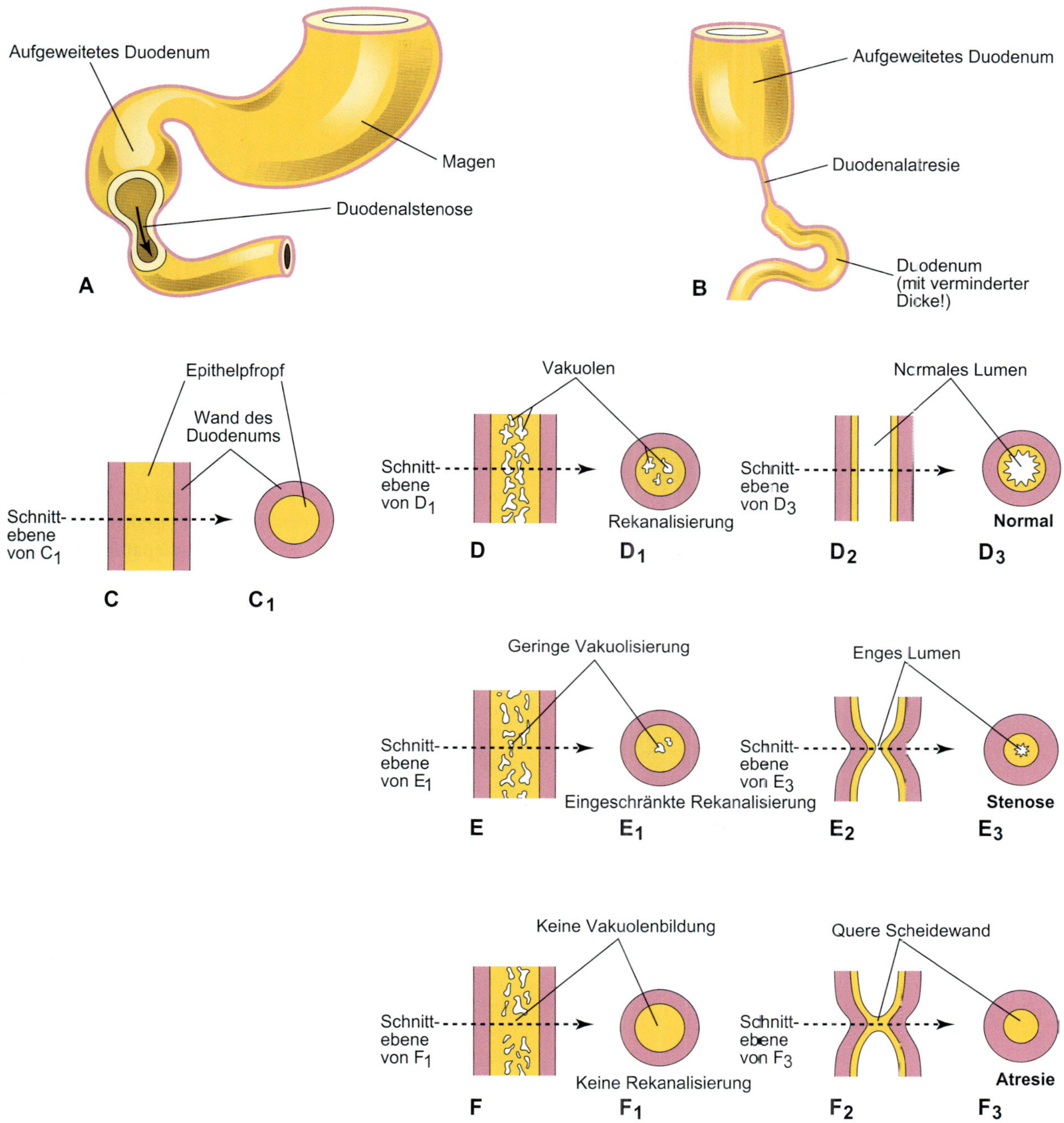

Abb. 11.6 Entwicklungsgeschichtliche Basis für die häufigeren Formen angeborener Dünndarmobstruktionen. A) Duodenalstenose. **B)** Duodenalatresie. **C–F)** Schematische Längs- und Querschnitte durch das Dünndarmlumen mit Darstellung der normalen Rekanalisation (D), der Stenosenbildung (E) und der Entstehung einer Atresie (F). Duodenalatresien treten meist im absteigenden (mittleren) oder horizontalen (distalen) Teil der Duodenalschlinge auf.

poetischen Zellen (einschließlich der *Kupffer-Zellen*) hervor. Die Blutgefäße der Leber (Verzweigungen der *Vv. vitellinae*) gewinnen in der fünften Woche Anschluss an die Nabelvene, durch die sauerstoffreiches Blut in die Leber fließt. Die Leber vergrößert sich sehr schnell und nimmt von der fünften bis zur zehnten Woche den überwiegenden Teil der oberen Bauchhöhle ein (➤ Abb. 11.8C und D); um die neunte Woche macht die Leber etwa 10 % des Gesamtgewichts des Fetus aus. Ab der sechsten Woche findet sich in der Leber zwischen den Lebertrabekeln zunehmend auch *blutbildendes Gewebe*, das ihr eine rötliche Färbung verleiht. Bis zum fünften Schwangerschaftsmonat ist die Leber das wichtigste Organ der Blutbildung; dann wird sie in dieser Funktion vom Knochenmark abgelöst, doch dauert die hepatische Blutbildung noch bis etwa vier Wochen nach der Geburt an. Die Leber bewahrt die Fähigkeit zur Blutzellbildung sogar noch beim Erwachsenen und kann bei bestimmten Erkrankungen die Blutbildung wieder aufnehmen **(extramedulläre Blutbildung).**

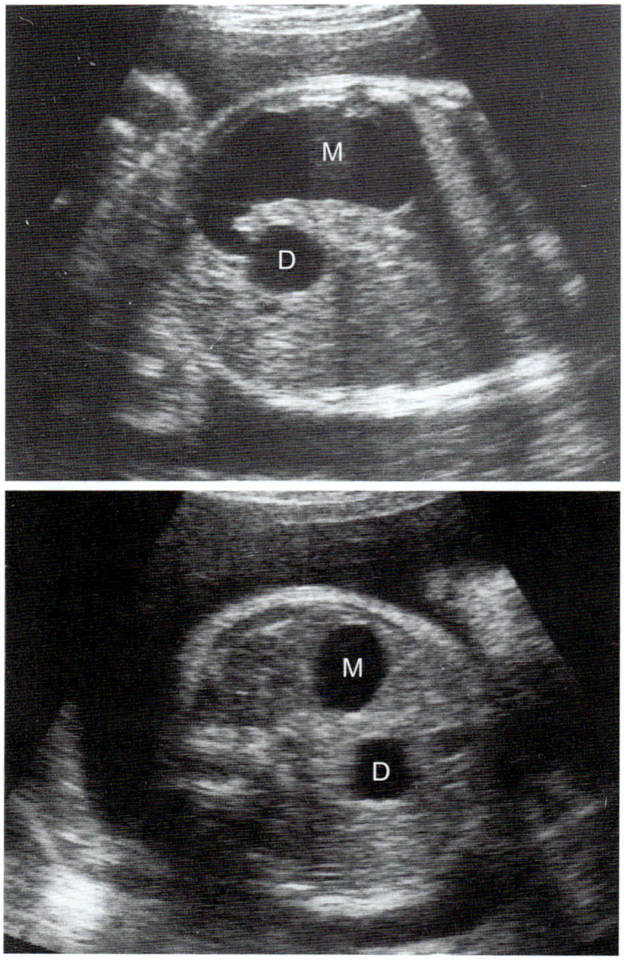

Abb. 11.7 Sonografische Darstellung einer Duodenalatresie bei einem Fetus der 33. Woche (Konzeptionsalter 31 Wochen). A) Der Oberbauchschrägschnitt zeigt den erweiterten, flüssigkeitsgefüllten Magen (M) mit dem Übergang in das Duodenum (D), das sich wegen der distal gelegenen Obstruktion (Atresie) ebenfalls erweitert darstellt. **B)** Auf dem Querschnitt bilden Magen und Duodenum das charakteristische „Double-Bubble"-Zeichen der Duodenalatresie. (Mit freundlicher Genehmigung von L. M. Hill, Magee-Women's Hospital, Pittsburgh, USA.)

Die abführenden Gallenwege außerhalb der Leber (die **extrahepatischen Gallenwege**) gehen aus dem Stiel des Leberdivertikels und aus dem unteren, kleineren Teil des Leberdivertikels, seiner *Pars cystica,* hervor. Dabei verlängert sich die *Pars cystica* an der Unterseite der Leber und wird zur **Gallenblase** und zum *Ductus cysticus* (➢ Abb. 11.5C). Der Stiel des Leberdivertikels, der die Leberanlage mit dem Duodenum verbindet, verlängert sich ebenfalls beträchtlich. Sein proximaler Abschnitt, in dem die intrahepatischen Gallengänge zusammenfließen, wird zum *Ductus hepaticus,* sein distaler Teil – d. h. der Teil hinter der Mündung des *Ductus cysticus* – wird zum *Ductus choledochus.* Mit der Drehung und Verlagerung der Duodenalschleife nach rechts gelangt der *Ductus choledochus* hinter diese und mündet dann von links in den Zwölffingerdarm (➢ Abb. 11.5C und D). Die Leberzellen beginnen in der zwölften Woche, Galle zu bilden. Die Galle wird durch die Gallenwege ins Duodenum abgegeben und verleiht dem **Mekonium** oder „Kindspech" (dem Darminhalt des Fetus) seine schwarzgrüne Färbung.

Gekröse der Leber

Im Gebiet des unteren Vorderdarms, der Anlage von Magen und oberem Duodenum, hat der Darm nicht nur ein dorsales Mesenterium, das ihn mit der dorsalen Bauchwand verbindet, sondern – hauptsächlich durch die Entwicklung der Leber (s. o.) – auch ein ventrales Mesenterium (➢ Abb. 11.8). In der vierten Entwicklungswoche erstreckt sich dieses ventrale Mesenterium im *Septum transversum* als breite Gewebebrücke von der Darmanlage nach vorne zur Anlage der Leber. Auf ihrer Vorderseite ist hier die Leberanlage zunächst noch breitflächig mit der ventralen Rumpfwand verbunden (➢ Abb. 11.8B).

Im Laufe der weiteren Entwicklung wird das ventrale Mesenterium zwischen dem Vorderdarmrohr und der Leber zu einer vergleichsweise dünnen, beidseits peritonealbedeckten Membran (➢ Abb. 11.8D), die als dorsales **Mesohepatikum** die Dorsalseite der Leber mit dem Magen und dem oberen Duodenum verbindet und zum ***Omentum minus*** wird (s. o.). Der obere, dünne Teil des kleinen Netzes, das *Lig. hepatogastricum,* setzt an der kleinen Kurvatur des Magens an; im unteren, dickeren Teil, dem *Lig. hepatoduodenale,* ziehen Pfortader und Leberarterie zur Leberpforte sowie der Gallengang von der Leberpforte zum Duodenum.

Während des zweiten Entwicklungsmonats dehnt sich der Zölomspalt zwischen Rumpfwand und Leber zunehmend nach ventral und kranial aus und löst die Leberlappen von der vorderen Bauchwand ab; sie sind dann auch auf ihrer Ventralseite von viszeralem Peritoneum bedeckt (➢ Abb. 11.8B und D). An ihrer kranialen Fläche bleibt die Leber im Gebiet der *Area nuda* jedoch breitflächig mit dem Zwerchfell verbunden (➢ Abb. 11.3C, ➢ Abb. 11.8C und ➢ Abb. 11.9). Ebenso macht die Ausdehnung des Leibeshöhlenspalts an der dorsalen Seite der Leber, an ihrer Verbindung mit der *V. cava inferior,* halt: Hier steht zwischen lateralem Leibeshöhlenspalt und dem Vestibulum der *Bursa omentalis* das sog. **Nebengekröse** der Leber (➢ Abb. 11.2E und H), das die Lebervenen auf ihrem Weg in die *V. cava inferior* enthält. Die ursprünglich breite Verbindung der Leberanlage mit der vorderen Bauchwand wird dabei zu einer vergleichsweise schmalen Peritonealduplikatur , die sich als *Lig. falciforme* (ventrales Mesohepatikum) von der Leber zur vorderen Bauchwand abwärts bis zum Nabel ausspannt. Die Nabelvene verläuft nun auf ihrem Weg von der Nabelschnur zur Leber im *Lig. falciforme* an dessen unterem freiem Rand.

Leberfehlbildungen Kleinere Variationen der Leberlappung sind häufig, doch echte Fehlbildungen sind selten. Häufig und klinisch bedeutsam sind auch Verlaufsvariationen der extrahepatischen Gallengänge *(Ductus hepaticus, choledochus* und *cysticus),* wie z. B. **akzessorische** *Ductus hepatici.* Es handelt sich dabei um zusätzliche kleine Gallengänge, die aus dem rechten Leberlappen kommen und direkt dort in den Gallenblasenkörper münden, wo er der Leber anliegt. In einigen Fällen zweigt der *Ductus cysticus* sogar aus einem

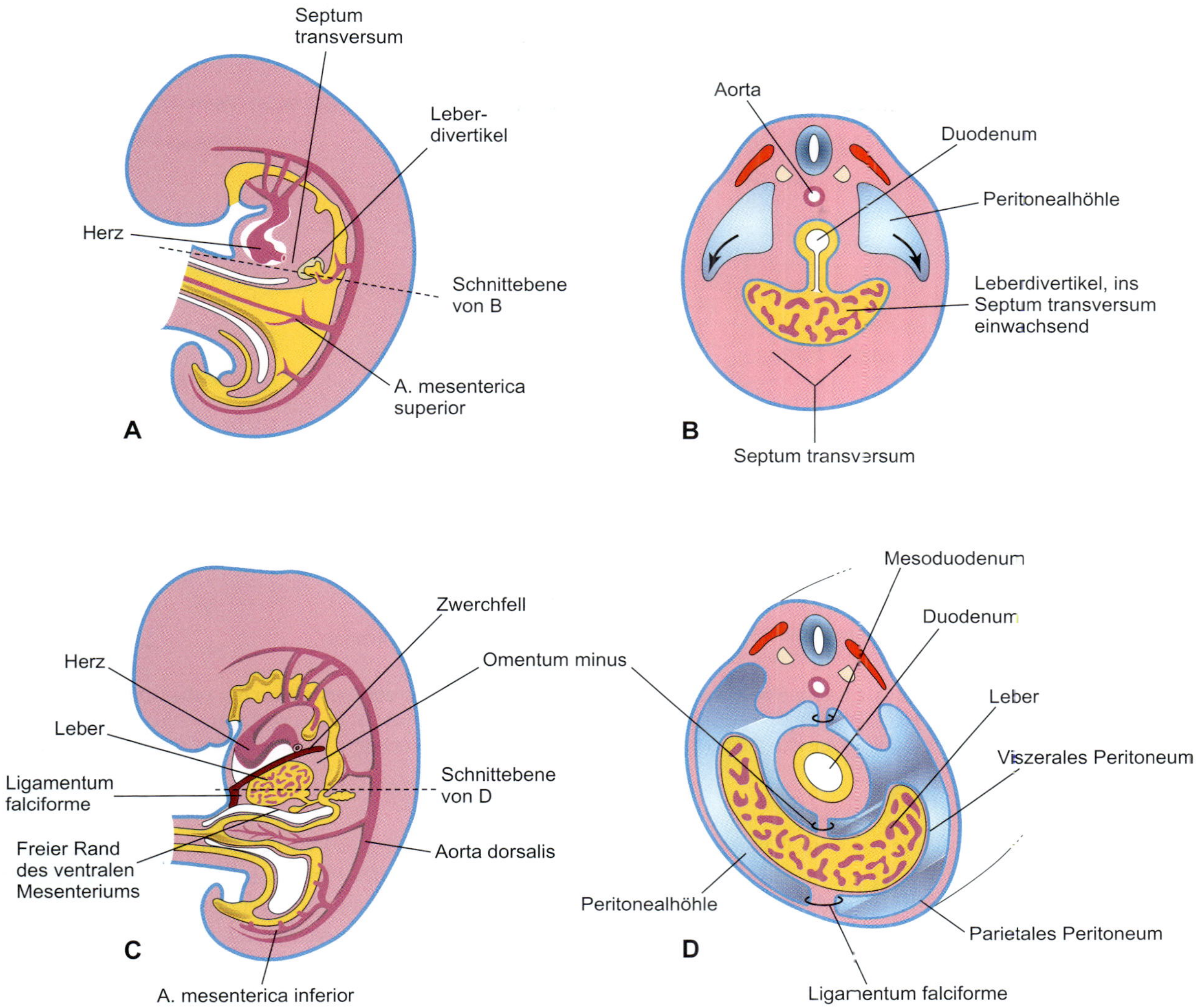

Abb. 11.8 Schematische Darstellung der Entwicklung des ventralen Mesenteriums. Der kaudale Anteil des *Septum transversum* weitet sich aus und wird zu einer dünnen Membran. **A)** Sagittalschnitt und **B)** Transversalschnitt durch einen vier Wochen alten Embryo. Der Transversalschnitt zeigt die Ausweitung der Peritonealhöhle (Pfeile). **C)** Sagittalschnitt und **D)** Transversalschnitt durch einen fünf Wochen alten Embryo nach der Bildung des dorsalen und des ventralen Mesenteriums. Die Leber ist durch das *Lig. falciforme* mit der vorderen Bauchwand und durch das *Omentum minus* mit Magen und Duodenum verbunden.

solchen akzessorischen Ductus hepaticus statt aus dem *Ductus hepaticus communis* ab.

Extrahepatische Gallengangsatresie Eine Atresie (Verschluss) der extrahepatischen Gallengänge findet sich zumeist (in 85 % der Fälle) an oder nahe der **Leberpforte** (wo an der *Facies visceralis* der Leber die Gallengänge aus- und die Pfortader und die Leberarterien eintreten). Die Atresie der extrahepatischen Gallenwege kommt bei einem von 10.000 bis 15.000 Lebendgeborenen vor. Sie beruht entweder auf einer fehlerhaften Differenzierung eines normal angelegten Gallengangs oder auf einer überschießenden Epithelproliferation oder entsteht als Folge von Leberentzündungen in der späten Fetalzeit.

Bei einer Gallengangsatresie entwickelt sich nach der Geburt eine Gelbsucht, die an Intensität ständig zunimmt; der Stuhl ist weiß, lehmartig und fettglänzend, der Urin dunkelbraun.

Wenn die Gallengangsatresie chirurgisch nicht behoben werden kann, muss eine Lebertransplantation erfolgen, damit die betroffenen Kinder nicht an ihrer Erkrankung versterben.

11.1.5 Entwicklung der Bauchspeicheldrüse

Als früheste Anlage der Bauchspeicheldrüse bildet sich Ende der vierten Woche aus dem Epithel auf der Dorsalseite der Duodenalanlage eine Knospe, die **dorsale Pankreasknospe** (➤ Abb. 11.9). Sie liegt dem Leberdivertikel gegenüber, mündet allerdings etwas weiter kranial und erstreckt sich ins Mesenchym des dorsalen Mesenteriums. Eine zweite, kleinere epitheliale Anlage des Pankreas, die **ventrale Pankreasknospe,** erscheint nur wenig später auf der Ventralseite des Zwölffingerdarms an der Unterseite des

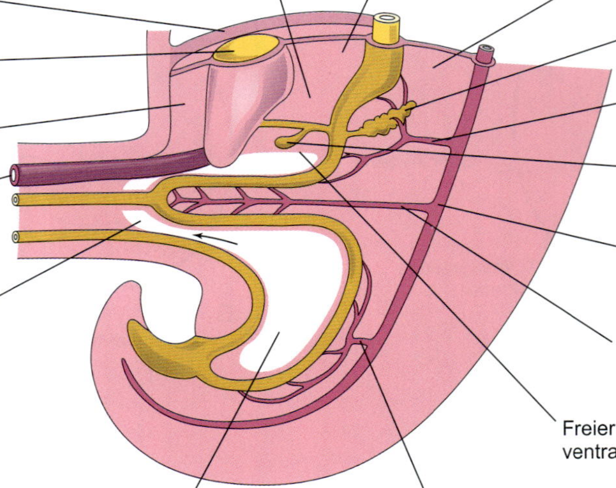

Abb. 11.9 Sagittalschnitt durch die kaudale Hälfte eines Embryos am Ende der fünften Woche zur Darstellung der Leber und ihres Bandapparats. Der Pfeil zeigt die Verbindung zwischen der Peritonealhöhle und dem extraembryonalen Zölom an. Durch das rasche Wachstum von Leber und Mitteldarm wird die Bauchhöhle vorübergehend zu klein, um den wachsenden Darm aufzunehmen; infolgedessen verlagert sich der Darm in den proximalen Anteil der Nabelschnur im extraembryonalen Zölom (➢ Abb. 11.1).

Leberdivertikelstiels, von wo aus sie in das ventral anliegende Mesenchym ragt (➢ Abb. 11.10A und B).

Neuere Untersuchungen am Hühnchen und an der Maus zeigen, dass sich das Leberdivertikel und die ventrale Pankreasknospe im vorderen Teil des Vorderdarmendoderms aus einer Zellpopulation mit zweierlei Entwicklungspotenzial entwickeln. **Fibroblasten-Wachstumsfaktoren** (engl. *fibroblast growth factors,* FGFs) werden in der Gegend der Herzanlage sezerniert und induzieren bei ausreichend hoher Konzentration die Bildung des Leberdivertikels und der ventralen Pankreasknospe in einem umschriebenen, *PDX1* produzierenden Endodermabschnitt. Die Bildung der dorsalen Pankreasknospe ist abhängig von der *Chorda dorsalis,* die Activin und Fibroblasten-Wachstumsfaktor-2 (FGF2) sezerniert und in einem kleinen Endoderm die Expression von Sonic Hedgehog (Shh) hemmt.

Mit der Drehung und Verlagerung der Duodenalschleife nach rechts gelangt das ventrale Pankreas zusammen mit dem *Ductus choledochus* hinter dem Duodeneum auf dessen linke Seite, wo sie dann gemeinsam münden (➢ Abb. 11.10C–G). Zugleich wird das dorsale Pankreas so verlagert, dass es nun nicht mehr hinter der Duodenalschleife, sondern ebenfalls links von ihr liegt; sein Ausführungsgang mündet etwas vor und über dem *Ductus choledochus* ebenfalls auf der linken Seite in das Duodenum. Das ventrale Pankreas liegt zu diesem Zeitpunkt unmittelbar hinter dem dorsalen Pankreas und verschmilzt in der sechsten Woche schließlich mit diesem. Dabei bildet die dorsale Pankreasanlage den größten Teil des Pankreas, nämlich den oberen Teil des Pankreaskopfes, den Körper und den Schwanz, während aus dem ventralen Pankreas nur der untere Teil des Pankreaskopfes mit dem *Proc. uncinatus* entsteht. Mit der Drehung und Verlagerung des Duodenums und des Magens gelangt das Pankreas zudem an die dorsale Bauchwand und wächst im Mesenchym des dorsalen Mesogastriums entlang der *A. splenica (lienalis)* bis zum Milzhilus vor. Da der größte Teil des *Mesogastrium dorsale* mit der dorsalen Bauchwand verwachsen ist und auch das Duodenum durch eine ähnliche Verwachsung mit der dorsalen Bauchwand bereits sekundär retroperitoneal liegt, bekommt das Pankreas ebenfalls eine sekundär retroperitoneale Lage (zum größten Teil in der Hinterwand der *Bursa omentalis,* s. o.).

Bei der Verschmelzung der beiden Pankreasanlagen anastomosieren die beiden Ausführungsgänge: Der lange Hauptausführungsgang der Bauchspeicheldrüse ***(Ductus pancreaticus major),*** der zusammen mit dem *Ductus choledochus* auf der *Papilla duodeni major* (Vater-Papille) in den Zwölffingerdarm mündet, geht aus dem Ausführungsgang des ventralen Pankreas und dem distalen Teil des Ausführungsgangs des dorsalen Pankreas hervor (➢ Abb. 11.10G). Der proximale Teil des Ausführungsgangs des dorsalen Pankreas verliert meist seine eigene Mündung ins Duodenum und wird zum ***Ductus pancreaticus minor,*** einem kleinen Seitenast des *Ductus pancreaticus major* im oberen Teil des Pankraskopfes. Bleibt die eigenständige Mündung des Ausführungsgangs des dorsalen Pankreas erhalten (in etwa 9 %), so mündet der *Ductus pancreaticus minor* an der sog. *Papilla duodeni minor* etwa 2 cm oberhalb der Mündung des Hauptgangs.

11

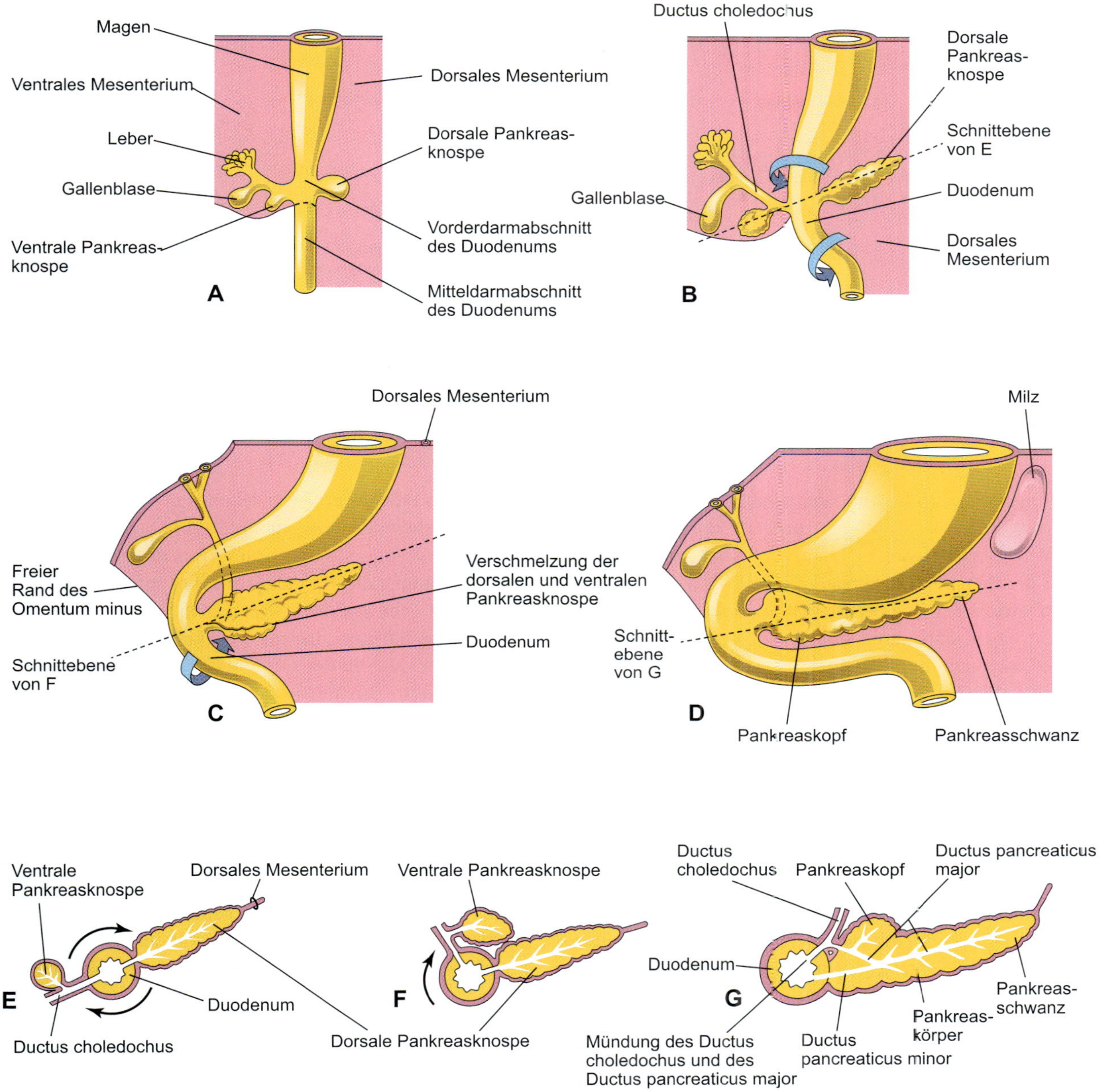

Abb. 11.10 A–D) Entwicklungsstadien des Pankreas zwischen der fünften und achten Woche. **E–G)** Schematische Querschnitte durch Duodenum und Pankreasanlage: Wachstums- und Rotationsvorgänge (Pfeile) des Duodenums bringen die ventrale Pankreasknospe neben die dorsale; in der Folge verschmelzen beide Knospen miteinander. Der Gallengang mündet zunächst auf der Ventralseite des Duodenums und gelangt erst durch die Drehung der Duodenalschleife auf seine Dorsalseite. Der Pankreashauptgang entsteht aus der Vereinigung des distalen dorsalen Pankreasgangs mit dem ventralen Pankreasgang. Der proximale Anteil des dorsalen Pankreasgangs obliteriert in der Regel, kann aber als akzessorischer Pankreasgang persistieren.

Das Parenchym des Pankreas entsteht aus den Pankreasknospen, indem sich diese zu hohlen Epithelsprossen auswachsen, verlängern und die Anlagen der Ausführungsgänge bilden; aus diesen Ausführungsgängen wachsen wiederum vielfach verzweigte Tubuli (primitive Nebengänge) hervor. Anfang des dritten Entwicklungsmonats beginnen sich Drüsenazini aus den Epithelkappen an den Enden der Tubuli auszubilden. Neben diesen exokrinen Drüsenendstücken entwickeln sich wenig später im Pankreas auch endokrine Anteile, die **Pankreasinseln (Langerhans-Inseln)**. Ihre Anlagen wachsen als besondere Zellgruppen aus den Tubuli aus, lösen sich später von diesen ab und verlieren damit die Verbindung zu den Ausführungsgängen; sie liegen dann inselartig zwischen den exokrinen Azini. Die Verzweigung der Tubuli wird vom Mesenchym durch das Chemokin SDF-1 kontrolliert, die Differenzierung der endokrinen Zellen des Inselapparats durch den Transkriptionsfaktor Ngn-3 (Neurogenin 3).

Die α-Zellen, die Glukagon und Somatostatin sezernieren, entwickeln sich dabei vor der Differenzierung der insulinsezernierenden

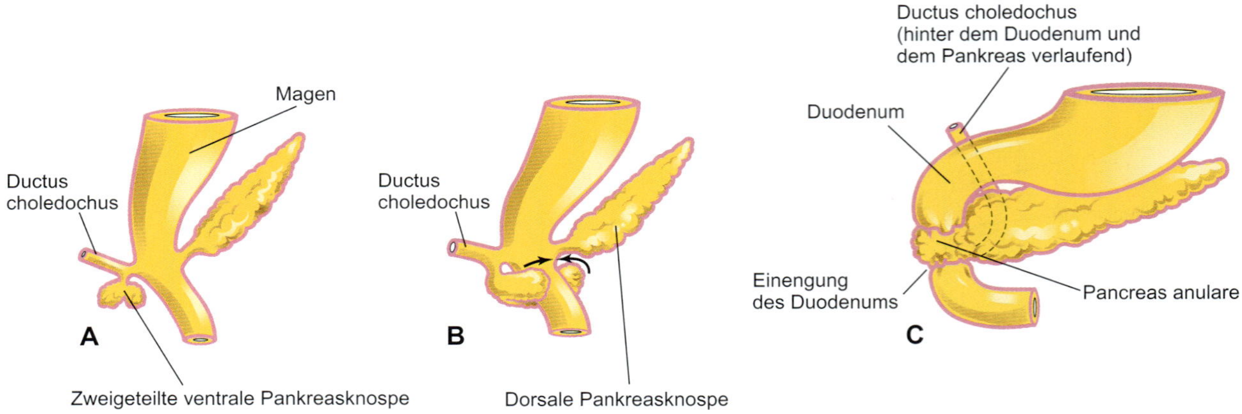

Abb. 11.11 A–B) Mutmaßliche Basis für die Entstehung eines *Pancreas anulare.* **C)** Das *Pancreas anulare* umgibt das Duodenum ringförmig und führt so gelegentlich zu einer vollständigen (Atresie) oder partiellen (Stenose) Verlegung der Duodenalpassage. In den meisten Fällen umgibt das *Pancreas anulare* den mittleren Teil der Duodenalschlinge distal der *Ampulla hepatopancreatica Vateri.*

β-Zellen. Die Sekretion von **Insulin** fängt schon in der frühen Fetalzeit (mit zehn Wochen) an; Glukagon wurde im fetalen Blutplasma ab der 15. Woche nachgewiesen. Mit fortschreitendem Alter des Fetus nimmt der Gehalt des Pankreas an Insulin und Glukagon zu. Bei einer Diabeteserkrankung der Mutter sind die insulinsezernierenden Zellen einem andauernd hohen Blutzuckerspiegel ausgesetzt. Infolgedessen kommt es zu einer Vermehrung dieser Zellen, um durch eine gesteigerte Insulinproduktion den Blutzucker zu senken.

Ektopes Pankreasgewebe Pankreasgewebe findet sich sehr oft auch außerhalb des Pankreas (ektop), z. B. in der Wand des Magens oder des Zwölffingerdarms; sogar in einem Meckel-Divertikel kann Pankreasgewebe vorkommen (s. u.).

Pancreas anulare Beim *Pancreas anulare* umfasst das Pankreas den absteigenden Teil des Duodenums ringförmig (lat. *anulus* = Ring; ➤ Abb. 11.11C). Die Entstehung eines *Pancreas anulare* beruht wahrscheinlich darauf, dass sich die ventrale Pankreasanlage in zwei Teile teilt, von denen einer das Duodenum dorsal, der andere es ventral umwächst (➤ Abb. 11.11) und die bei der Verschmelzung mit der dorsalen Pankreasanlage einen Ring aus Pankreasgewebe um das Duodenum bilden. Obwohl das *Pancreas anulare* selten ist, bedarf es der Erwähnung, da es den Zwölffingerdarm einengen kann (Duodenalstenose/-atresie). Die Behinderung der Duodenalpassage kann gleich nach der Geburt, aber auch erst viel später eintreten. Zur akuten Einengung des Duodenums führen beim *Pancreas anulare* auch Pankreasentzündungen oder -geschwülste. Zudem wurde bei Patienten mit *Pancreas anulare* eine erhöhte Inzidenz von peptischen Ulzera (Geschwüren) in Magen oder Duodenum festgestellt.

11.2 Milz

Obwohl die Milz als ein lymphatisches Organ nicht zum Verdauungsapparat gehört, wird ihre Entwicklung hier angeführt, da sie sich in enger topografischer Beziehung mit den anderen Oberbauchorganen, insbesondere Magen und Pankreas, entwickelt, mit diesen die Blutversorgung aus Ästen des *Truncus coeliacus* teilt und ihr venöses Blut über die Pfortader zur Leber abführt.

Die Milz geht aus dem Mesenchym und der Serosa des dorsalen Mesogastriums hervor (➤ Abb. 11.12). Als ihre erste Anlage findet sich in der fünften Woche auf der linken Seite des dorsalen Mesogastriums eine Verdickung des Serosaepithels mit Verdichtung des umgebenden Mesenchyms. Im Laufe des zweiten Entwicklungsmonats erhebt sich diese Anlage aus dem Mesogastrium, und im dritten Entwicklungsmonat löst sie sich so weit, dass sie nur noch an ihrem Hilus mit dem Mesogastrium verbunden bleibt. Nach der sog. Magendrehung verbindet der ventral der Milz gelegene Teil des dorsalen Mesogastriums als ***Lig. gastrosplenicum*** die Milz mit der großen Kurvatur des Magens. Der dorsal der Milz gelegene Teil des dorsalen Mesogastriums verbreitert seine Verbindung mit der dorsalen Bauchwand nach links über das Gebiet der entstehenden Nachnierenanlage hinweg, sodass die Milz dann über das ***Lig. splenorenale*** mit der dorsalen Bauchwand verbunden wird. Über dieses Ligament gelangt die *A. splenica (lienalis),* die als stärkster Ast des *Truncus coeliacus* zu diesem Zeitpunkt hinter der *Bursa omentalis* am Oberrand des Pankreas entlang verläuft, von der dorsalen Bauchwand zum Milzhilus (➤ Abb. 11.12C).

Beim Fetus ist die Oberfläche der Milz gefurcht und gelappt. Deutliche Furchen und Lappen sind auch noch beim Neugeborenen zu sehen, und beim Erwachsenen finden sich als Reste dieser Lappung Einkerbungen am oberen Rand der Milz.

Das Bindegewebegerüst der Milz (Kapsel und Trabekel), aber auch das Parenchym (rote und weiße Pulpa) gehen aus dem Mesenchym der Milzanlage hervor. Innerhalb dieses Mesenchyms wird zu Beginn des vierten Entwicklungsmonats eine Läppchengliederung sichtbar, wobei im Zentrum eines jeden Läppchens Seitenäste der Milzarterie – die späteren Zentralarterien – liegen. Ab dem vierten Entwicklungsmonat besiedeln Lymphozyten die Milz und versammeln sich um die Zentralarterien, doch finden sich typische Lymphfollikel (und periarterielle Lymphscheiden) erst ab dem sechsten

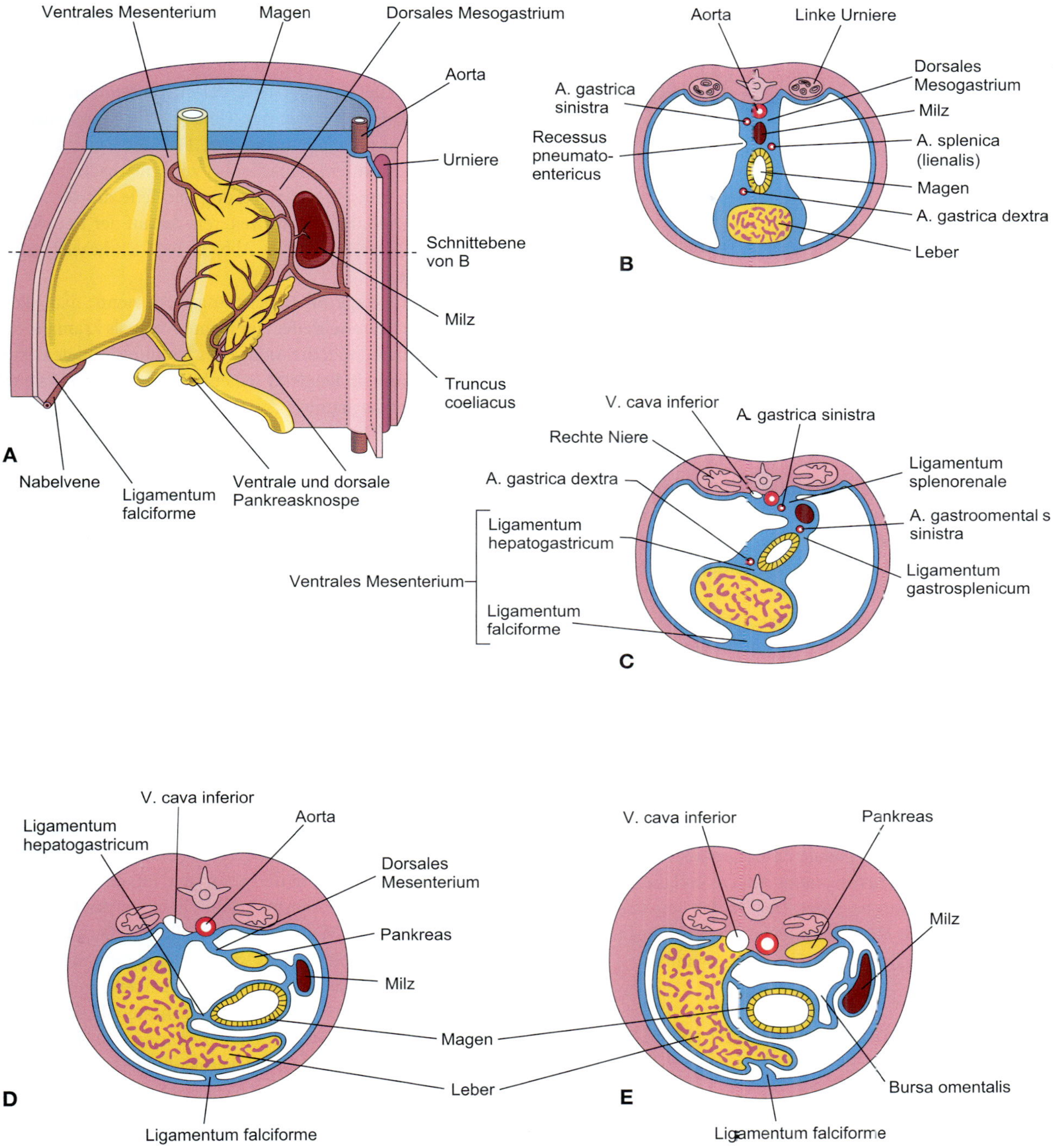

Abb. 11.12 A) Der Magen mit seinen umgebenden Strukturen am Ende der fünften Woche. Pankreas, Milz und *Truncus coeliacus* liegen zwischen den Schichten des dorsalen Mesogastriums eingebettet. **B)** Querschnitt in Höhe der in A eingezeichneten Ebene zur Darstellung der Lagebeziehungen zwischen Leber, Magen und Milz und dem dorsalen und ventralen Mesogastrium. **C)** Querschnitt durch den Fetus zur Darstellung der Verschmelzung von *Mesogastrium dorsale* und Peritoneum an der hinteren Leibeswand. **D–E)** Entsprechende Querschnitte zur Darstellung der Rechtsverlagerung der Leber und der Magendrehung. Das dorsale Mesogastrium ist mit der dorsalen Leibeswand verschmolzen; dadurch kommt das Pankreas retroperitoneal zu liegen.

Monat. Schon Ende des dritten Entwicklungsmonats lassen sich in der Milz erste Blutbildungsherde nachweisen, die bald zunehmen und der Milz dann ihre dunkle Farbe verleihen. Die Milz ist, wie die Leber, bis in die späte Fetalzeit hinein ein Organ der Blutbildung; sie wird in dieser Funktion vom Knochenmark abgelöst, bewahrt die Fähigkeit zur Blutzellbildung aber noch beim Erwachsenen und kann sie bei bestimmten Erkrankungen wieder aufnehmen **(extramedulläre Blutbildung).**

Molekulargenetische Untersuchungen zeigen, dass Capsulin, ein Basic-Helix-Loop-Helix-Transkriptionsfaktor (bHLH), und die Homöobox-Gene *NKx2–5, Hox11* und *Bapx1* die Milzentwicklung steuern.

Nebenmilz Unter Nebenmilzen versteht man Inseln von Milzgewebe, die außerhalb der Milz, doch meist in ihrer unmittelbaren Nachbarschaft nahe dem Milzhilus gelegen sind. Nebenmilzen liegen z. B. im *Lig. gastrosplenicum,* nahe dem Pankreasschwanz oder in ihn eingebettet; sie sind gewöhnlich etwa 1 cm groß und kommen bei ca. 10 % der Erwachsenen vor.

11.3 Mitteldarm

Aus dem Mitteldarm gehen hervor:

- der größte Teil des Dünndarms (unterer Teil des Duodenums, Jejunum und Ileum)
- der Blinddarm mit Wurmfortsatz, das *Colon ascendens* und die rechten zwei Drittel des *Colon transversum.*

Die Abkömmlinge des Mitteldarms werden von der ***A. mesenterica superior,*** der Arterie des Mitteldarms, mit Blut versorgt (➤ Abb. 11.1).

Nachdem sich im mittleren Abschnitt der Darmanlage die Verbindung zum Dottersack zum dünnen *Ductus omphaloentericus* (auch *Ductus vitellointestinalis*) im Dottersackstiel eingeengt hat, stellt sich die endodermale Anlage des **Mitteldarms** selbst ebenfalls als ein dünner Epithelschlauch dar, der wie der Vorderdarm von einem vergleichsweise mächtigen Mesenchymmantel umgeben ist. Der Mitteldarm beginnt Ende der vierten Woche, beträchtlich in die Länge zu wachsen, sodass er schließlich in der fünften Woche eine nach ventral weisende U-förmige Schleife, die **primäre Darmschleife,** bildet. An ihrer Dorsalseite ist die primäre Darmschleife ähnlich wie der Magen durch ein breites, aber noch kürzeres dorsales Mesenterium mit der hinteren Bauchwand verbunden (➤ Abb. 11.13A); an ihrem Scheitel, zwischen dem kranialen und dem kaudalen Schenkel, geht der Dottersackstiel ab, der sich durch das Nabelzölom in das extraembryonale Zölom erstreckt und den nun vergleichsweise engen *Ductus omphaloentericus* und die Dottersackgefäße *(A.* und *V. vitellina)* begleitet. Der *Ductus omphaloentericus* obliteriert bald, aber erst Mitte des zweiten Entwicklungsmonats ist der Dottersackstiel vom Darm vollständig abgeschnürt.

11.3.1 Physiologischer Nabelbruch und Darmdrehung

Bei ihrer zunehmenden Verlängerung tritt die Darmschleife zu Beginn der sechsten Woche durch das Nabelzölom aus der Peritonealhöhle aus und dringt in das extraembryonale Zölom im Nabelstrang vor (➤ Abb. 11.13A). Die Darmschleife bleibt vier Wochen lang, bis über den dritten Entwicklungsmonat hinaus, im Zölom des Nabelstrangs und entwickelt sich hier – außerhalb der Bauchhöhle – zu Dünn- und Dickdarm. Diese einem Nabelbruch ähnliche Verlagerung von Teilen des Darms aus der embryonalen Bauchhöhle heraus wird als **physiologischer Nabelbruch** bezeichnet (➤ Abb. 11.13, ➤ Abb. 11.14, ➤ Abb. 5.17, ➤ Abb. 5.19). Als Ursache für den physiologischen Nabelbruch nimmt man an, dass für den schnell wachsenden Mitteldarm nicht genug Platz im Bauchraum ist, insbesondere, weil in diesem Stadium die vergleichsweise große Leber und die Urnieren einen großen Teil des Bauchraums füllen.

Beim Eintritt des Darms in das Nabelstrangzölom beginnt sich die Darmschleife um die Achse der ***A. mesenterica superior*** im Sinne einer Drehung gegen den Uhrzeigersinn (von vorn betrachtet) um 90° zu verwinden (➤ Abb. 11.13B). Dabei verlagert sich der kraniale Darmschleifenschenkel zunächst nach rechts und der kaudale nach links. Die Verlagerung der Teile des Mitteldarms im Sinne einer Drehung, die im weiteren Verlauf der Entwicklung des Darms noch fortschreitet (➤ Abb. 11.13C–E), bezeichnet man als **Darmdrehung.**

Wegen ihrer Lage im Nabelstrangzölom nennt man die Darmschleife auch **Nabelschleife.** Der rechte (vormals kraniale) Schenkel der Nabelschleife stellt die Anlage des Jejunums und des Ileums dar, der linke (vormals kaudale) Schenkel die des terminalen Ileums und des Mitteldarmanteils des Dickdarms. Während sich der linke Darmschenkel (Dickdarmschenkel), abgesehen von der Bildung der **Blinddarmknospe,** vorerst nur wenig verändert, verlängert sich der rechte Darmschenkel (Dünndarmschenkel) schnell und bildet die Dünndarmschlingen. Dabei setzt sich die Verlagerung der Mitteldarmanteile im Sinne einer Drehung um weitere 90° fort, sodass zu Beginn des dritten Entwicklungsmonats der rechte Teil der Nabelschleife mit den Dünndarmschlingen zunehmend nach kaudal, der linke (Blinddarm und proximales Kolon) dagegen nach kranial gelangt (➤ Abb. 11.13C und D).

Ab Mitte des dritten Entwicklungsmonats verlagert sich der Darm wieder in den Bauchraum zurück. Dieser Vorgang wird als **Reposition** des physiologischen Nabelbruchs bezeichnet. Die Ursache der Reposition ist unbekannt; doch ist die Vergrößerung des Bauchraums, in dem die Leber und die Urnieren nun relativ weniger Raum einnehmen, sicher von Bedeutung. Die Rückverlagerung des Darms in die Bauchhöhle beginnt mit dem Dünndarm, der Dickdarm folgt nach. Dabei gelangt der Dünndarm unter der *A. mesenterica superior* in den zentralen Teil des Bauchraums, der Mitteldarmteil des Dickdarms an die Oberseite des Dünndarmkonvoluts (➤ Abb. 11.13C und D). Dieser Teil des Dickdarms erstreckt sich dann von der *Flexura coli sinistra* schräg abwärts nach rechts, sodass der Blinddarm an der rechten Körperseite unter der Leber zu liegen kommt. Erst später, wenn sich die hintere Bauchwand zunehmend verlängert, bilden sich das *Colon ascendens* und die *Flexura coli dextra* aus (➤ Abb. 11.13E). Die geschilderte Lageänderung des Dünn- und Dickdarms bei und nach der Reposition des physiologischen Nabelbruchs entspricht einer Fortsetzung der Darmdrehung um weitere 90°; gesteuert wird diese gerichtete Reposition durch Faktoren, die auch bei der Entwicklung der Rechts-links-Asymmetrien anderer innerer Organe eine Rolle spielen: Pitx2, Isl1, Tbx18 und Nodal.

11.3.2 Fixierung des Darms

Unter der Fixierung des Darms versteht man den Vorgang, bei dem Teile des Darms unter Verlust eines eigenen, eindeutig abgrenzbaren Mesenteriums an der hinteren Bauchwand befestigt werden und damit eine retroperitoneale Lage erhalten, d. h., dass sie nun

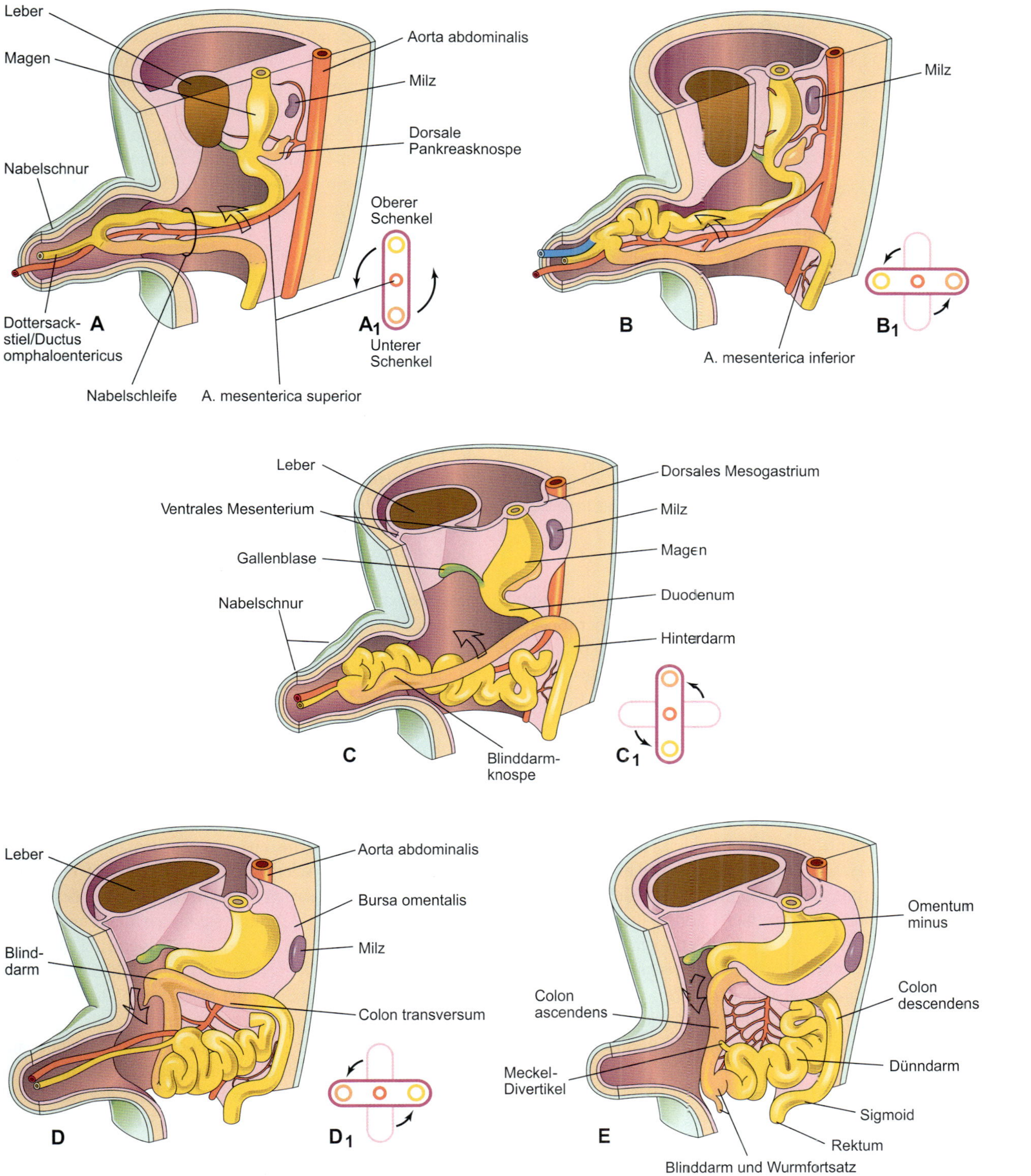

Abb. 11.13 Drehung des Mitteldarms, von links aus gesehen. A) Sagittalschnitt mit Darstellung der im proximalen Anteil der Nabelschnur gelegenen primären Darmschleife (etwa zu Beginn der sechsten Woche). **A1)** Querschnitt durch die Nabelschleife zur Verdeutlichung der anfänglichen Lagebeziehung zwischen den Schenkeln der Darmschleife und der *A. mesenterica superior.* **B)** Späteres Stadium zu Beginn der Mitteldarmdrehung. **B1)** Schematische Darstellung der 90°-Drehung gegen den Uhrzeigersinn, durch die der kraniale Schenkel der primären Darmschleife auf die rechte Seite verlagert wird. **C)** Etwa zehnte Woche: Der Darm wandert in die Bauchhöhle zurück. **C1)** Darstellung einer weiteren 90°-Drehung. **D)** Etwa elfte Woche: Der Darm ist vollständig in die Bauchhöhle zurückverlagert worden. **D1)** Darstellung einer weiteren 90°-Drehung: Der Darm hat sich nun insgesamt um 270° gedreht. **E)** Spätere Fetalperiode: Das Zäkum rotiert nun in seine endgültige Position im rechten Unterbauch.

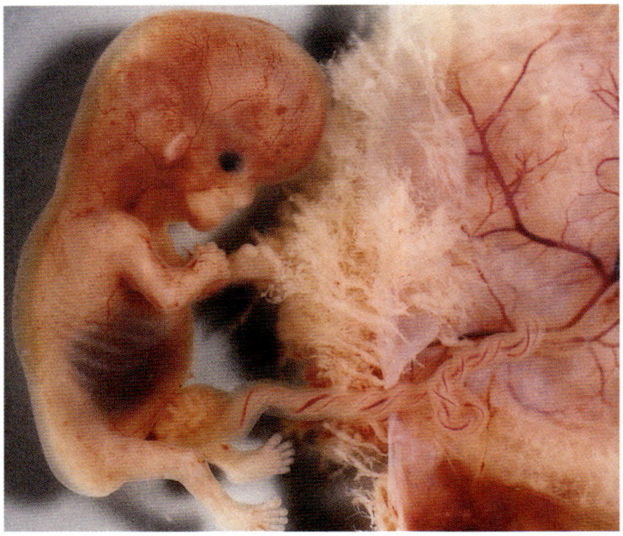

Abb. 11.14 Etwa 58 Tage alter Fetus mit seinem Chorion. Es besteht eine physiologische Nabelhernie: Man beachte den – von der primären Darmschleife abstammenden – hernierten Darm im proximalen Anteil der Nabelschnur und auch die deutlich dargestellten Nabelgefäße. (Mit freundlicher Genehmigung von D.K. Kalousek, University of British Columbia, Vancouver, Kanada.)

ohne sichtbares Mesenterium direkt mit der hinteren Bauchwand verbunden sind. Damit geht einher, dass bei den intraperitonealen Darmabschnitten – also bei denen, die ihr Mesenterium behalten – der Ursprung des Mesenteriums an der hinteren Bauchwand (die Mesenterialwurzel) umgestaltet wird.

Die Verlagerung und Drehung der Duodenalschleife führt in ihrem kranialen Abschnitt dazu, dass der mittlere Teil des Duodenums (unterhalb der Einmündung des *Ductus choledochus*) in einem kurzen dorsalen Mesenterium, das auch die Anlage des Pankreaskopfes enthält, rechts zu liegen kommt; beide Organanlagen bleiben hier also von Anfang an mit der dorsalen Bauchwand eng verbunden (➤ Abb. 11.15C, D und F), wobei der mittlere Teil des duodenalen Mesenteriums breitbasig und eng am Gefäßstiel der *V. vitellina* (spätere *V. portae*) haften bleibt und später in die hintere Bauchwand aufgenommen wird. Dadurch erhalten der größte Teil des Duodenums und der Pankreaskopf eine retroperitoneale Lage; nur die direkt an den Magen anschließende *Pars superior* des Duodenums (die ersten 2,5 cm) behält ein kurzes, breites Mesenterium (mit dem Anfangsteil der *A. hepatoduodenalis*) und liegt intraperitoneal.

Im Gebiet der primären Darmschleife (Nabelschleife) und auch weiter kaudal im Gebiet des Hinterdarms setzt das dorsale Mesenterium ursprünglich in der Medianebene an der dorsalen Bauchwand an (➤ Abb. 11.13B und C). Beim *Colon descendens,* dem auf der linken Seite des Bauchraums gelegenen oberen Abschnitt des Hinterdarms, kommt dieser Ansatz allmählich in der linken Hälfte der hinteren Bauchwand zu liegen, indem dieser Darmabschnitt während der Verlagerung nach links seine enge Verbindung mit der hinteren Bauchwand beibehält. Beim *Colon ascendens* hat die Verwachsung mit der hinteren Bauchwand eine kompliziertere Entstehungsgeschichte: Während der Darmdrehung und Rückverlagerung des Darms in die Bauchhöhle wird das *Colon ascendens ventral* über die kaudale Duodenumanlage hinweg mit der rechten Seite der hinteren Bauchwand eng verbunden, es bekommt selbst kein abgrenzbares Mesenterium, und die zugehörige Gefäßversorgung *(A. colica dextra* als Zweig der *A. ileocolica* und *A. mesenterica superior)* verläuft in der mesenchymalen Verbindung mit der hinteren Bauchwand nach rechts lateral schon früh (entlang der *V. vitellina*) über das Duodenum hinweg (➤ Abb. 11.13B und C); die Lage des *Colon ascendens* wird entsprechend dem hier fehlenden Mesenterium als retroperitoneal bezeichnet (➤ Abb. 11.15B und E). Nach Abschluss der retroperitonealen Fixierung dieser Darmanteile haben der Dünndarm (Jejunum und Ileum), das *Colon transversum* und das *Colon sigmoideum* ihre Mesenterien bewahrt, doch liegt dann deren Ursprung an der hinteren Bauchwand nicht mehr in der Medianebene: Das fächerförmige Mesenterium des Dünndarms gewinnt dadurch, dass der kaudale Teil des *Colon ascendens* seine rechtsseitige breite dorsale Fixierung behalten hat, über das Duodenum hinweg eine neue Ursprungslinie *(Radix mesenterii).* Sie reicht von der *Flexura duodenojejunalis* oben links nach unten rechts zur Mündung des Ileums in das Kolon. Das Mesenterium des *Colon transversum* ***(Mesocolon transversum)*** erstreckt sich mit seiner Wurzel von der *Flexura coli dextra* quer über das Duodenum kreuzend zur *Flexura coli sinistra* und ist damit zeitlebens das Zeichen der über das ventrale Mesenchymlager der unteren Duodenumanlage hinweg bestehenden mesenterialen Verbindung der Mitteldarmschleife zur rechten dorsalen Bauchwand. Das *Mesocolon transversum* begrenzt außerdem – durch die andauernde Nachbarschaft zwischen der kaudalen Duodenumanlage und der großen Kurvatur des Magens – die *Bursa omentalis* (bzw. deren *Recessus inferior*) von kaudal. Dem *Colon sigmoideum* bleibt kaudal der engen dorsalen Anbindung des *Colon descendens* nur ein recht kurzes Mesenterium (**Mesosigmoideum,** ➤ Abb. 11.15D).

Ermöglicht wird der während der Phase des physiologischen Nabelbruchs und der anschließenden Reposition des Darms in die Bauchhöhle entstandene enge mesenchymale Kontakt zwischen Darmanlage und dorsaler Bauchwand durch das frühe Vorwachsen der *A. mesenterica superior.* Diese Hauptarterie des Mitteldarms wächst im kranialen Abschnitt des dorsalen Mesoduodenums, an der linken Seite des kaudalen Duodenumanteils entlang auf den Scheitelpunkt der Darmschleife zu, der im Nabelbereich mit dem Dottersackstiel verbunden ist. Im Sinne der begonnenen Darmdrehung stehen die beiden Schenkel der (noch ganz kurzen) Nabelschleife im breiten Mesenterialstiel in der sagittalen Ebene zunächst „übereinander“: Der proximale Schenkel, als zukünftiger Dünndarmabschnitt, liegt kranial und leicht nach rechts geneigt, und der distale Schenkel, als zukünftiger Dickdarmabschnitt, liegt kaudal und ist leicht nach links geneigt. Zur Ausformung der adulten Mesenterialwurzeln (und der dadurch definierten retroperitonealen Positionen von distalem Duodenum und auf- und absteigendem Kolon) sorgt ein früh einsetzendes Vorwachsen zweier den noch kurzen distalen Schenkel begleitender, schräg von links-kranial nach rechts-kaudal verlaufender Peritonealfalten, die sich nach Art des *Recessus pneumatoentericus* in das *Mesenterium dorsale* leicht einstülpen und den Mesenchymmantel gezielt verschmälern: Die obere, durch die einsetzende Drehung der Mitteldarmschleife rechtsseitig verlaufende Falte begleitet den

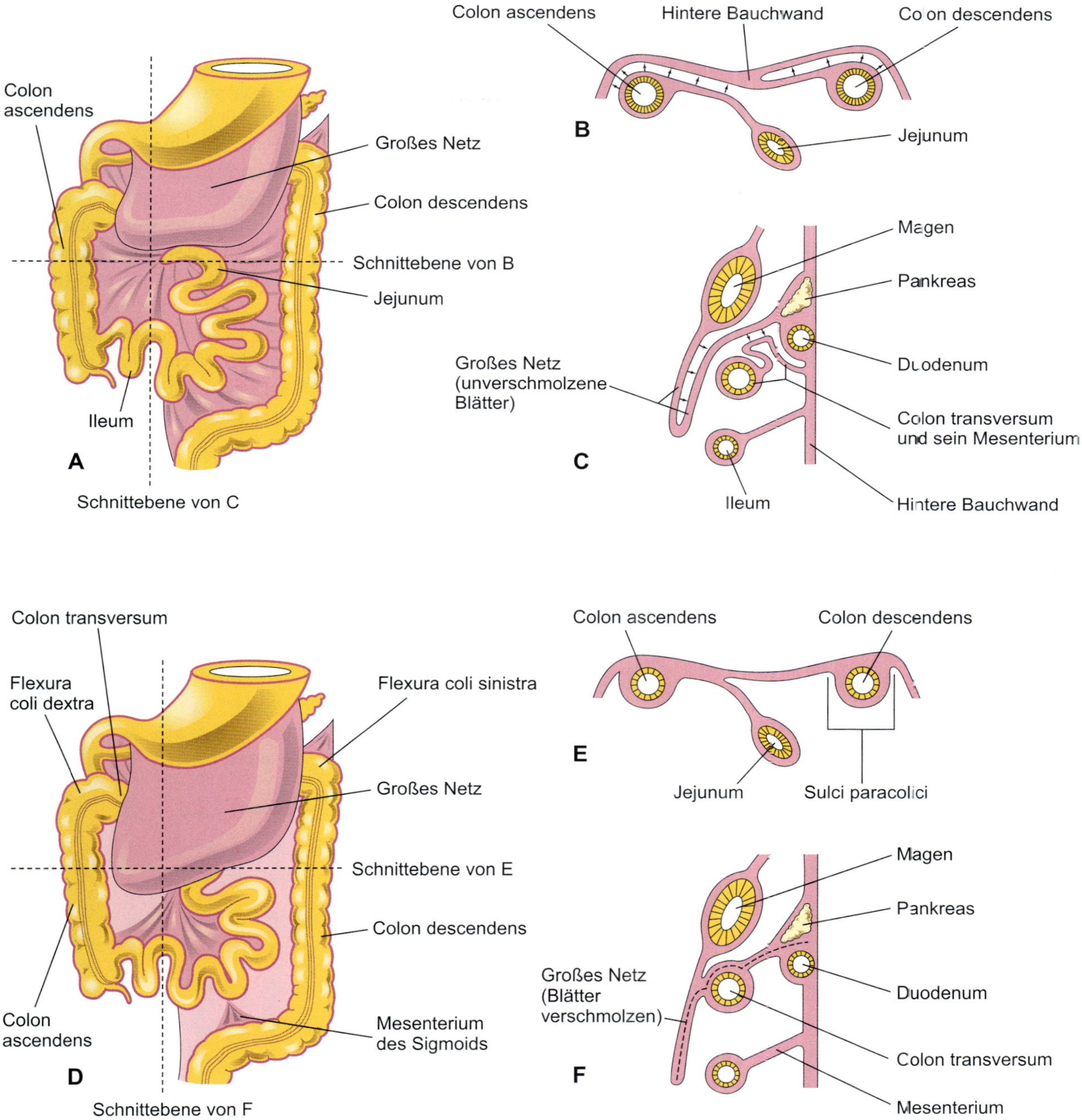

Abb. 11.15 Fixierung des Darms. A) Ventralansicht auf die Därme vor ihrer Fixierung. **B)** Transversalschnitt in Höhe der in A angezeichneten Schnittebene. Die Pfeile zeigen die späteren Verschmelzungszonen an. **C)** Auf dem Sagittalschnitt (entlang der in A eingezeichneten Ebene) wird deutlich, wie das große Netz über dem *Colon transversum* hängt. Auch hier zeigen die Pfeile die künftigen Verschmelzungszonen an. **D)** Ventralansicht auf die Därme nach ihrer Fixierung. **E)** Transversalschnitt in Höhe der in D eingezeichneten Ebene. Die Mesenterien des aszendierenden und des deszendierenden Kolons sind bereits nicht mehr vorhanden. **F)** Sagittalschnitt entlang der in D eingezeichneten Ebene. Dargestellt ist die Verschmelzung der beiden Lagen des *Omentum majus* untereinander und mit dem Mesenterium des *Colon transversum.*

distalen Schenkel der Darmschleife auf seiner kranialen Seite und sorgt schließlich für die Trennung zwischen dem *Colon transversum* und dem proximalen Abschnitt des Duodenums; die andere, linksseitig verlaufende Peritonealfalte begleitet den distalen Schenkel der Darmschleife auf seiner kaudalen Seite und sorgt für die Trennung des *Colon ascendens, Colon transversum* und Dünndarms (rechts) vom *Colon descendens* und *Colon sigmoideum* (links). Zwischen den beiden vorwachsenden Peritonealfalten bleibt dann zunächst nur das dünne Mesenterium des *Colon transversum* erhalten. Im kaudalen Abschnitt der linken dieser beiden Peritonealfalten werden links – am *Colon descendens* – und rechts – am *Colon ascendens* – keine Mesenterien ausgebildet, sodass die entsprechenden Kolonabschnitte retroperitoneal zu liegen kommen. Im breit werdenden Winkel zwischen *Colon transversum* und *Colon descendens* sorgt die starke Verlängerung des Dünndarms für eine fächerförmige Ausdehnung des zugehörigen Mesenteriums, das dann eine von links oben nach rechts unten verlaufende schräge Zwischenwand in diesem Raum bildet und die intraperitoneale Lage des Dünndarms einschließlich des Übergangs in das Kolon, also von *Colon caecum* und *Appendix vermiformis,* ermöglicht. Die rechte Peritonealfalte eröffnet im Vergleich mit der linken Falte lediglich einen kleinen Raum: Kaudal erstreckt sie sich nur bis zur *Flexura coli dextra* unter der Leber, sodass das *Colon ascendens* nicht von der dorsalen Bauchwand abgehoben wird, also retroperitoneal verbleibt. Nach kranial erstreckt sich die Falte nur bis zum horizontalen Teil des Duodenums, sodass das Mesenterium des *Colon transversum* nicht von der Ventralseite des Duodenums abgehoben und auf seiner kranialen Seite nicht vom (dorsalen) Mesenterium des Magens getrennt wird; dies ist die Grundlage für das hier entstehende *Lig. gastrocolicum.*

11.3.3 Blinddarm und Wurmfortsatz

Die Anlage des Blinddarms (*Colon caecum,* kurz: Zäkum) und des Wurmfortsatzes (*Appendix vermiformis;* lat. *appendix* = Anhängsel, *vermiformis* = wurmförmig), die **Blinddarmknospe,** erscheint in der sechsten Woche als Anschwellung am distalen Schenkel der Darmschleife. Nach der ersten Phase der Darmdrehung Ende der sechsten Woche findet sie sich am rechten Schenkel der Nabelschleife auf der dem Mesenterium gegenüberliegenden Seite (➤ Abb. 11.16A) und markiert durch ihre zunächst noch erhaltene Nähe zur Leber (physiologischer Zäkumhochstand) die ständige Verbindung des distalen Darmschenkels mit der dorsalen Bauchwand. Die Spitze der Blinddarmknospe nimmt nicht so schnell an Umfang zu wie der übrige Teil des Blinddarms; sie stellt die Anlage des Wurmfortsatzes dar. Anfangs ist der Wurmfortsatz nur eine kleine Ausstülpung des Blinddarms (➤ Abb. 11.16B), doch wächst er schnell in die Länge.

Zur Zeit der Geburt entspringt der Wurmfortsatz als relativ langer Schlauch aus dem distalen Ende des *Colon caecum* (➤ Abb. 11.16D); postnatal wächst die Wand des *Colon caecum* allerdings ungleichmäßig, sodass die Mündung des Wurmfortsatzes an die Medialseite des *Colon caecum* verlagert wird (➤ Abb. 11.16E).

Die Lage des Wurmfortsatzes ist sehr variabel. Bei der Verlängerung des *Colon ascendens* kann der Wurmfortsatz auf die Rückseite des Blinddarms oder des Kolons gelangen (*retrozäkale* bzw. *retrokolische Lage* des Wurmfortsatzes), und er kann sogar bis in das kleine Becken deszendieren *(pelvine Lage).* Bei ca. 64 % der Bevölkerung liegt der Wurmfortsatz retrozäkal.

Fehlbildungen in der Nabelregion

Nabelschnurbruch

Beim Nabelschnurbruch **(Omphalozele)** findet man Baucheingeweide durch den Nabelring in den proximalen Teil der Nabelschnur verlagert (➤ Abb. 11.17 und ➤ Abb. 11.18). Die Omphalozele ent-

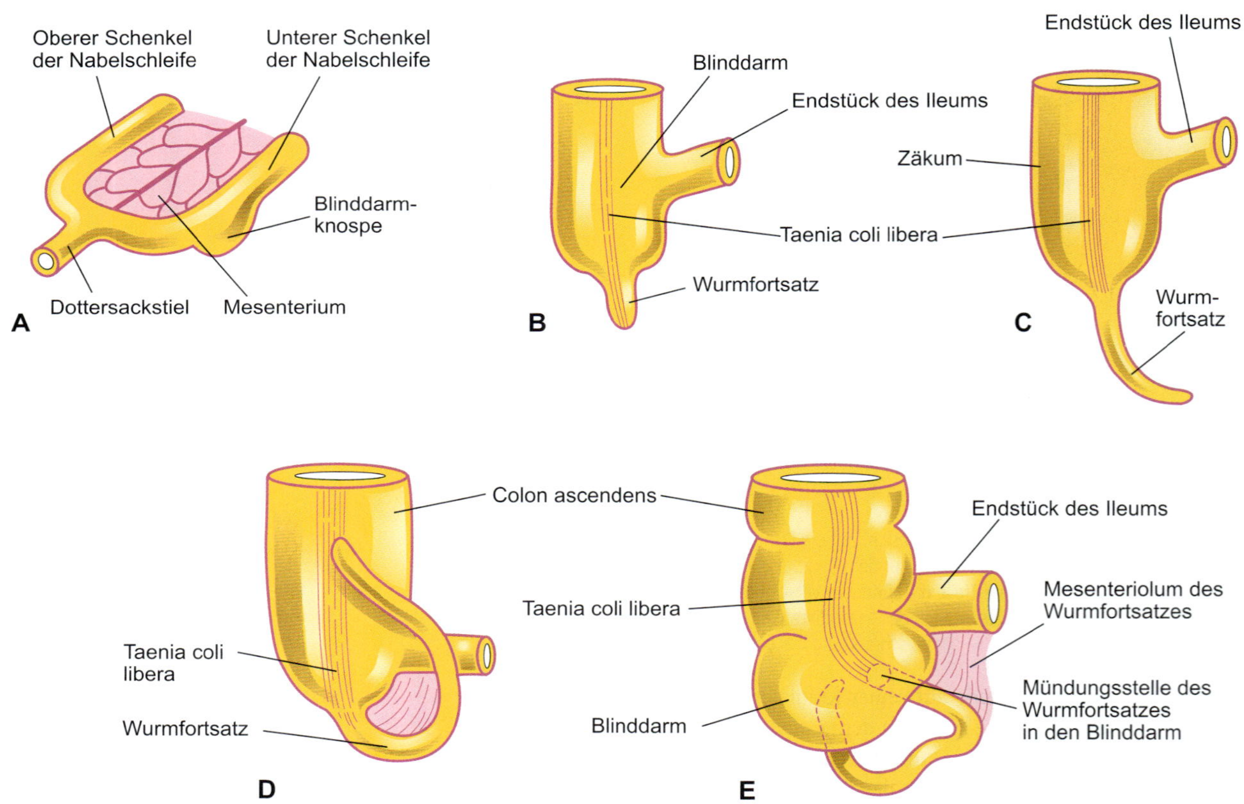

Abb. 11.16 Stadien der Entwicklung von Colon caecum und Appendix. A) Sechs Wochen; **B)** acht Wochen; **C)** zwölf Wochen; **D)** bei der Geburt: Die Appendix ist zu diesem Zeitpunkt relativ lang und geht in den Scheitelpunkt des *Colon caecum* über. **E)** Beim ErwachsenenDie Appendix ist jetzt relativ kürzer und liegt mit ihrer Mündung auf der Medialseite des Zäkums. Bei etwa 64 % aller Menschen ist die Appendix hinter dem Zäkum (retrozäkal) oder *Colon ascendens* (retrokolisch) gelegen. Die *Taeniae coli* sind verdickte Bänder aus longitudinalen Muskelfasern in der Kolonwand; sie endet an der Mündung der Appendix.

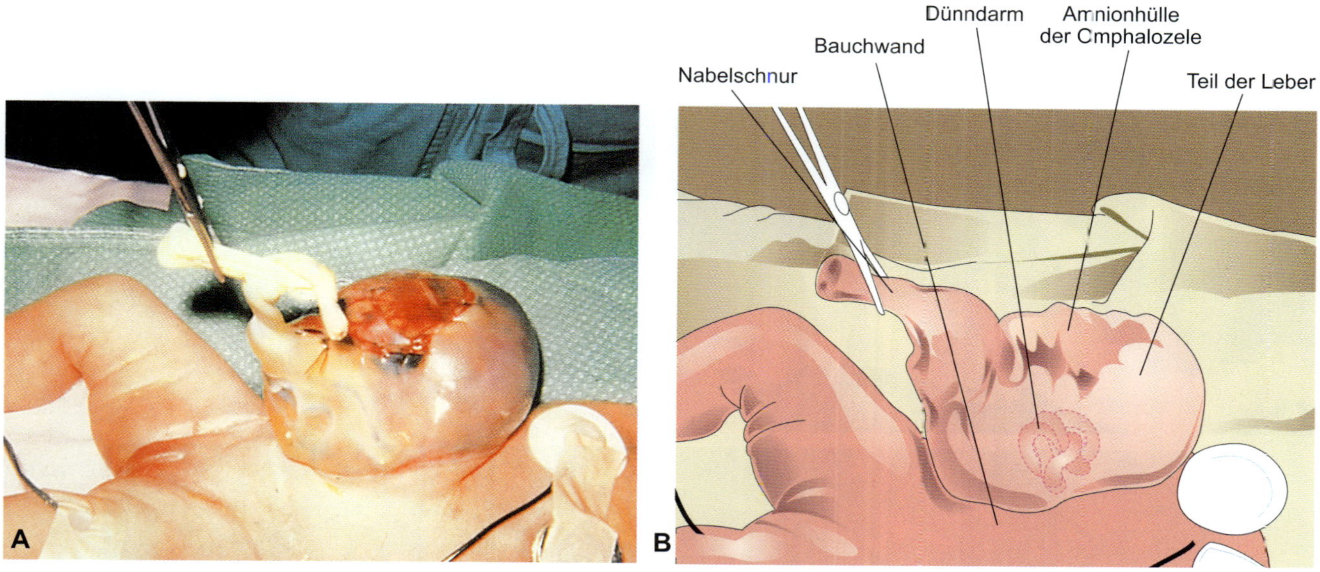

Abb. 11.17 A) Neugeborenes mit einer Omphalozele. (Mit freundlicher Genehmigung von N. E. Wisemann, Children's Hospital, Winnipeg, Kanada.) **B)** Schematische Darstellung des Situs: Das Kind hat eine große Omphalozele durch einen Mittelliniendefekt von Bauchmuskulatur, Faszie und Haut auf Höhe des Nabels. Intraabdominelle Strukturen (Leber und Dünndarm) sind in den proximalen Anteil der Nabelschnur herniert. Die Omphalozele ist von einer Membran aus Peritoneum und Amnion bedeckt. In einigen Fällen entsteht eine Omphalozele auch durch Persistieren der physiologischen embryonalen Nabelhernie.

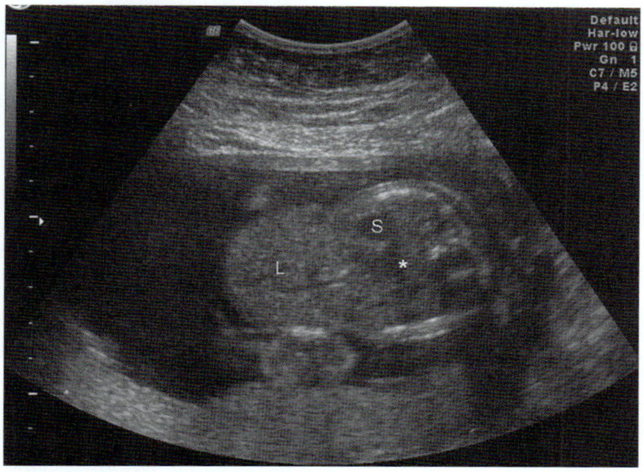

Abb. 11.18 Abdomensonogramm eines Fetus in der 28. Schwangerschaftswoche. Zur Darstellung kam eine große Omphalozele, durch die ein großer Teil der Leber (L) außerhalb des Abdomens (*) liegt. Der Magen (S) hat eine normale Lage. (Mit freundlicher Genehmigung von Dr. G. J. Reid, Department of Obstetrics, Gynecology and Reproductive Sciences, University of Manitoba, Women's Hospital, Winnipeg, Manitoba, Kanada.)

steht dadurch, dass die vollständige Reposition des Darms in die Bauchhöhle während der zehnten Woche unterbleibt; sie stellt das Fortbestehen des Zustands des physiologischen Nabelbruchs dar. Der Bruchsack ist nicht von Haut, sondern nur von der dünnen Amnionschicht der Nabelschnur bedeckt.

Die Größe des Bruchs kann ganz unterschiedlich sein: Kleine Brüche enthalten nur Teile des großen Netzes, große enthalten Darmschlingen, ja sogar Leber und Milz; die Bauchhöhle ist dann entsprechend verkleinert. Große Omphalozelen mit Darm im Bruchsack kommen bei einem von 5.000 Neugeborenen vor; bei einem von 10.000 Kindern finden sich dazu auch Leberanteile im Bruchsack.

Nabelbruch

Mit dem Nabelschnurbruch nicht zu verwechseln ist der **Nabelbruch des Säuglings.** Der Nabelbruch entsteht, wenn sich bei der Nabelheilung die Lücke des Nabelrings in der Bauchdecke nur ungenügend schließt. Nach Abfall der Nabelschnur tritt Bauchinhalt durch den Nabelring in der *Linea alba* und wölbt dabei die Bauchhaut im Gebiet der Nabelnarbe vor; anders als die Omphalozele ist der Nabelbruch also von Haut bedeckt. Bruchinhalt ist meist das große Netz, aber auch Dünndarm. Der Nabelbruch ist sehr häufig, gewöhnlich 1–5 cm groß und gewinnt seine größte Ausdehnung bis zum Ende des ersten Monats nach der Geburt. Er tritt beim Schreien, Pressen und Husten hervor und kann leicht durch den Nabelring reponiert werden. Da die meisten Nabelbrüche sich ohne Behandlung zurückbilden, ist ein chirurgisches Vorgehen nur nötig, wenn der Bruch noch im Alter von drei bis fünf Jahren vorhanden ist.

In diesem Zusammenhang sollen noch die epigastrische Hernie und die Gastroschisis erwähnt werden, bei denen ebenfalls Bauchinhalt durch die vordere Bauchwand tritt:

Bei den **epigastrischen Hernien** tritt oberhalb des Nabels meist nur subperitoneales Fettgewebe durch Lücken in der *Linea alba* unter die Haut aus, was Schmerzen verursachen kann. Bei der **Gastroschisis** (gr. *gaster* hier: Bauch und *schizein* = spalten) weist die vordere Bauchwand eine spaltförmige Öffnung auf, durch die die Bauchhöhle mit der Amnionhöhle in offener Verbindung steht. Durch diese Öffnung treten Baucheingeweide – ohne Bedeckung durch einen Bruchsack – aus der Bauchhöhle in die Amnionhöhle aus, wo sie von Fruchtwasser umspült werden (➤ Abb. 11.19). Meist findet sich dieser Bauchwanddefekt rechts neben dem Nabel (die rechte Umbilikalvene obliteriert normalerweise!); der Nabel ist dabei aber nicht betroffen. Die Gastroschisis ist eine ziemlich seltene Fehlbildung, von der häufiger Knaben als Mädchen betroffen sind. Wie sie entsteht, ist noch ungeklärt.

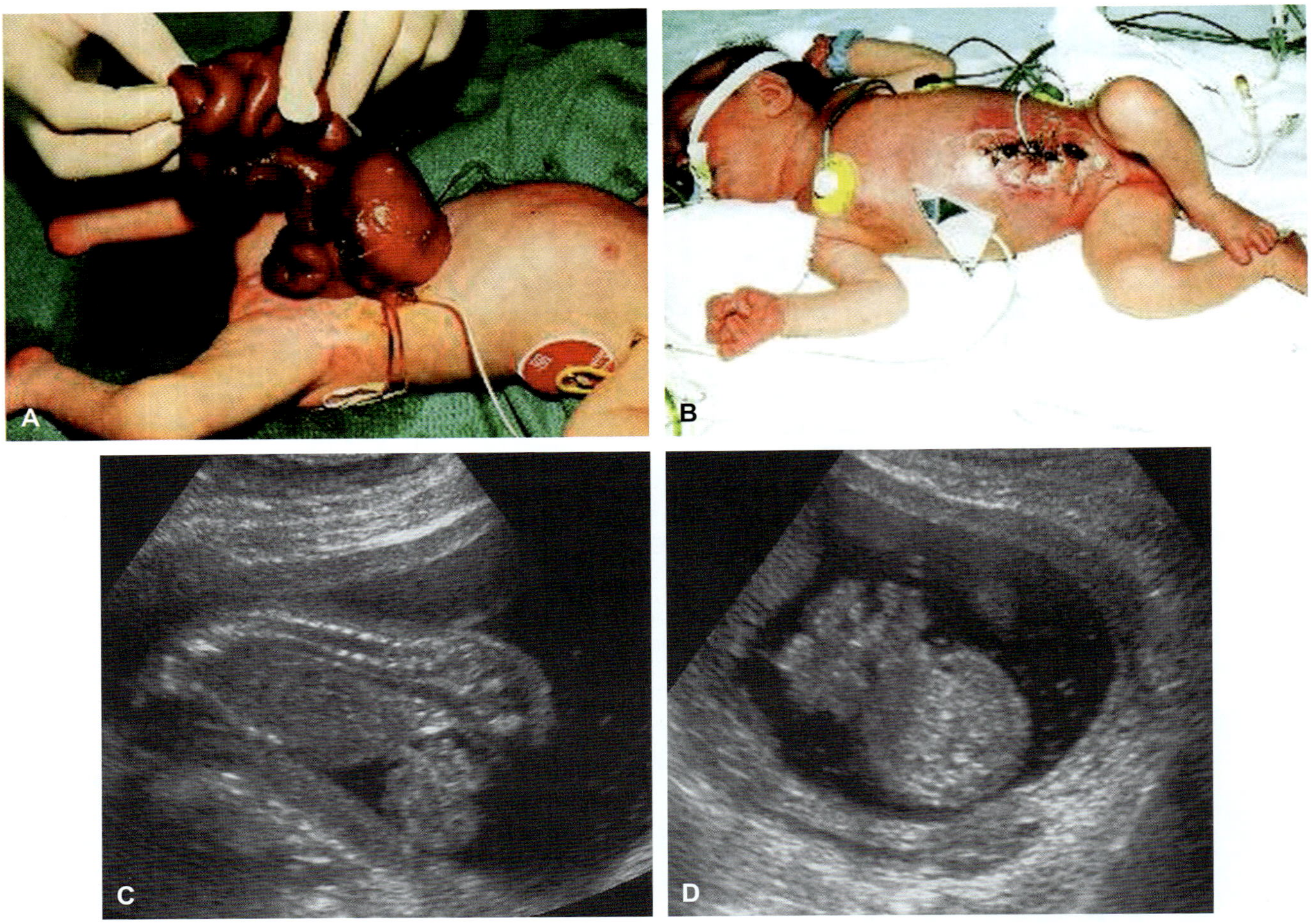

Abb. 11.19 **A)** Neugeborenes mit einem Bauchwanddefekt (Gastroschisis). Der rechts des Nabels gelegene Defekt war 2–4 cm lang und betraf sämtliche Schichten der Bauchwand. **B)** Dasselbe Kind nach Reposition der Eingeweide und chirurgischem Verschluss des Bauchwanddefekts. **C)** Sagittales, **D)** transversales Sonogramm eines Fetus der 18. Schwangerschaftswoche mit Gastroschisis. Ein großes Konvolut von Dünndarmschlingen liegt frei in der Amnionflüssigkeit ventral der fetalen Bauchwand. (A und B mit freundlicher Genehmigung von A. E. Chudley, Children's Hospital, Winnipeg, Kanada. C und D mit freundlicher Genehmigung von Dr. E. A. Lyons, Departments of Radiology, Obstetrics and Gynecology, and Anatomy, Health Sciences Centre and University of Manitoba, Winnipeg, Manitoba, Kanada.)

Meckel-Divertikel und andere Reste des Dottersackstiels
Das Meckel-Divertikel ist eine etwa 3–6 cm lange, fingerförmige Ausstülpung des Ileums (➤ Abb. 11.20). Es findet sich an der dem Mesenterialansatz gegenüberliegenden Seite etwa 40–50 cm oberhalb der Mündung des Ileums in den Blinddarm; seine Wand weist alle Schichten des Darms auf. Das Meckel-Divertikel ist eine der häufigsten Anomalien des Verdauungstrakts: Es kommt bei 2–4 % der Bevölkerung vor, beim männlichen Geschlecht drei- bis fünfmal häufiger als beim weiblichen.

Das Meckel-Divertikel stellt den Rest des proximalen Teils des Dottersackstiels dar. Es kann daher immer noch mit dem Nabel verbunden sein. Diese Verbindung besteht teilweise nur aus einem Bindegewebestrang (➤ Abb. 11.21B), der aber noch die Dottersackgefäße *(A. und V. vitellina)* enthalten kann (➤ Abb. 11.21F). Als Rest des Dottergangs *(Ductus omphaloentericus)* kann sich in der Verbindung des Divertikels mit dem Nabel ein Fistelgang finden, der sich am Nabel nach außen öffnet **(Nabelfistel)** und sich bis in das Divertikel erstreckt (*vollständige Nabelfistel,* ➤ Abb. 11.21C und ➤ Abb. 11.22), oft aber auch nicht mehr auf ganzer Strecke durchgängig ist (*unvollständige Nabelfistel;* ➤ Abb. 11.21E). Gelegentlich finden sich als Rest des *Ductus omphaloentericus* flüssigkeitsgefüllte Zysten (**Dottergangzysten;** ➤ Abb. 11.21D). Das Meckel-Divertikel ist von klinischer Bedeutung: Es kann sich entzünden und Symptome verursachen, die an eine Blinddarmentzündung denken lassen. Die Wand des Meckel-Divertikels kann versprengtes Pankreasgewebe oder Magenschleimhaut enthalten; der von ihr produzierte Magensaft kann zu Ulzerationen (Geschwürbildung = Gewebedefekt) mit Blutung führen (➤ Abb. 11.21A). Außerdem kann die strangartige Verbindung des Meckel-Divertikels mit dem Nabel Anlass für eine Darmverschlingung (Volvulus) mit Ileus (Darmverschluss) werden (➤ Abb. 11.21E).

Entwicklungsstörungen des Mitteldarms Fehlbildungen des Mitteldarms sind häufig. Meist handelt es sich um Lageanomalien, die als Folge abnormer Darmdrehung und/oder abnormer oder mangelnder Fixierung der Mesenterien entstehen und unter dem Begriff **Malrotation** zusammengefasst werden:

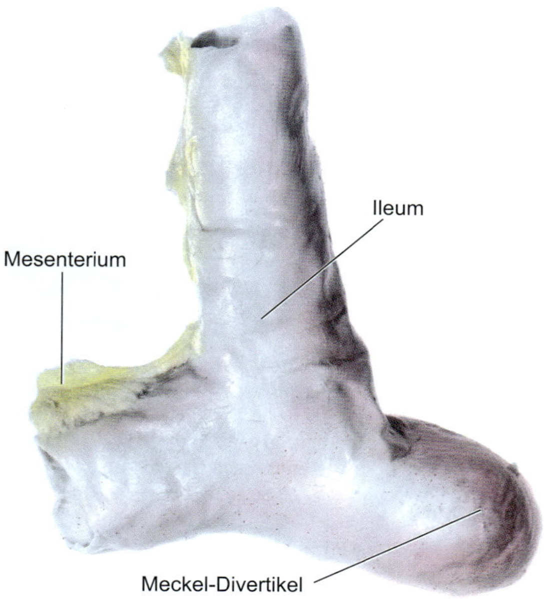

Abb. 11.20 Typisches Ileumdivertikel (aus einem Leichenpräparat). Nur ein kleiner Anteil dieser (im klinischen Sprachgebrauch) meist als Meckel-Divertikel bezeichneten Divertikel verursachen Symptome. Ileumdivertikel gehören zu den häufigsten Entwicklungsstörungen des Verdauungstrakts. (Aus Moore K.L., Persaud T.V.N., Shiota K. Color Atlas of Clinical Embryology. 2nd ed. 2000; WB Saunders.)

Nonrotation
Bei der sog. Nonrotation liegt der Dünndarm auf der rechten Körperseite, der gesamte Dickdarm auf der linken; daher wird diese Fehlbildung auch als *Linkslage des Kolons* bezeichnet (➤ Abb. 11.23A). Die Nonrotation ist die häufigste aller Störungen bei der Darmdrehung. Vermutlich entsteht sie dadurch, dass die Darmdrehung bei der Reposition des physiologischen Nabelbruchs ausbleibt und der Dickdarmschenkel als erster Teil der Darmschleife zurück in die Bauchhöhle tritt. Eine Nonrotation bleibt im Allgemeinen symptomlos, doch kann es zur Darmverschlingung *(Volvulus)* kommen.

Zäkumhochstand
Beim Zäkumhochstand liegt der Blinddarm im rechten Oberbauch. Offenbar ist die Darmdrehung in ihrer letzten Phase nur unvollständig vonstattengegangen, d.h., die dorsale Verbindung des *Colon ascendens* hat sich nicht genügend nach kaudal verlängert. Bei dem in ➤ Abb. 11.23B dargestellten Zäkumhochstand liegt der Blinddarm knapp unterhalb des Pylorus des Magens und ist mit Peritonealsträngen, die über das Duodenum ziehen, an der hinteren Bauchwand befestigt; zugleich liegt in diesem Fall eine Darmverschlingung (Volvulus) vor. Die Peritonealstränge verursachen eine Einengung des Duodenums, durch den Volvulus kann die *A. mesenterica superior* abgeklemmt werden, was zum Infarkt und zur Gangrän (Nekrose) des von ihr versorgten Darms führt. Eine andere Form des Zäkumhochstands, das *subhepatische Zäkum*, ist in

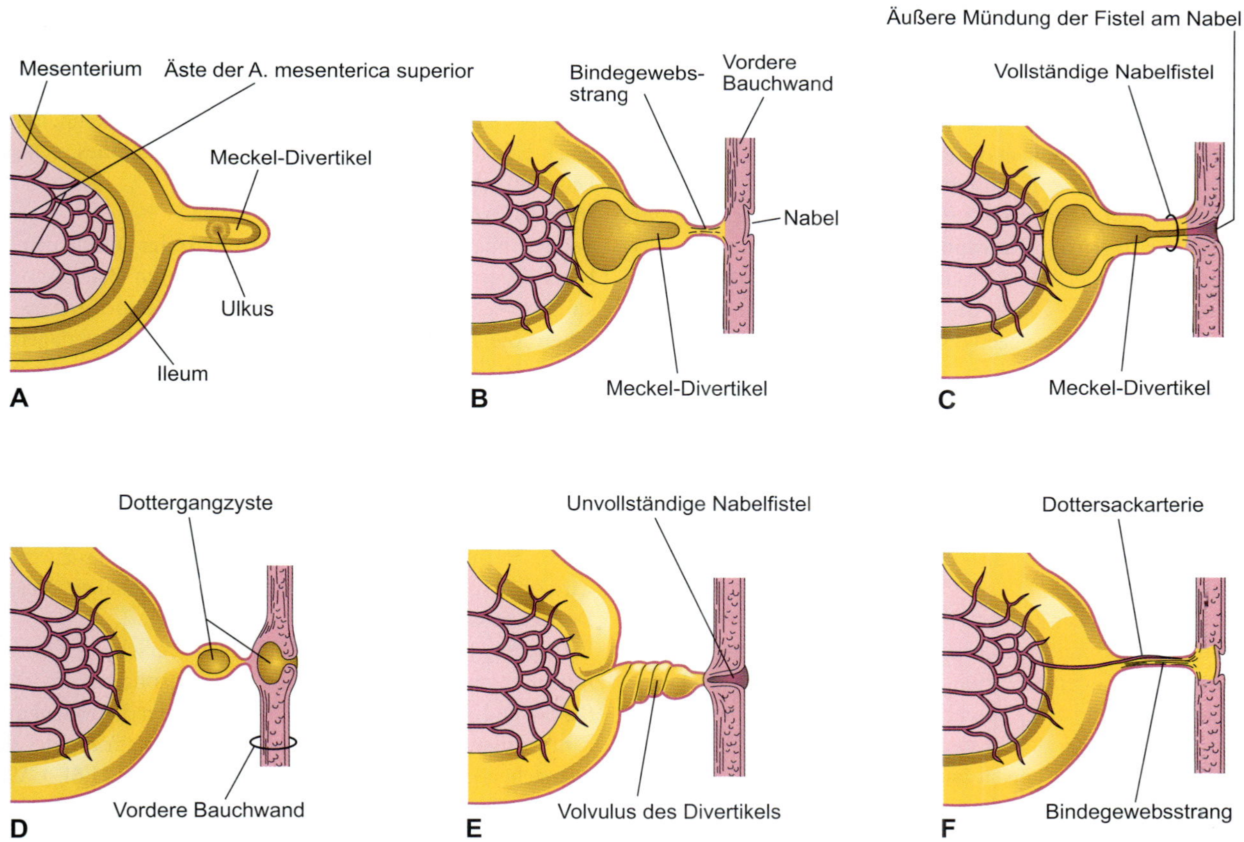

Abb. 11.21 Schematische Darstellung eines Ileumabschnittes mit Meckel-Divertikel und anderen Residuen des Dottersackstiels. A) Meckel-Divertikel mit Ulkus, das die Schleimhaut und – als perforierendes Geschwür – die gesamte Darmwand angreifen kann. **B)** Ileumdivertikel, das durch einen bindegewebigen Strang mit dem Nabel verbunden ist. **C)** Omphaloenterische Fistel mit Persistenz des intraabdominellen Anteils des Dottersackgangs *(Ductus vitellinus)*. **D)** Dottergangzysten (Enterokystome) am Nabel und in einem fibrösen Rest des Dottersackstiels. **E)** Nabelsinus durch Persistenz des Dottersackstiels am Nabel. **F)** Persistenz des Dottersackstiels als bindegewebiger Strang zwischen Ileum und Nabel. In diesem Bindegewebestrang kann eine persistierende *A. vitellina* bis zum Nabel verlaufen.

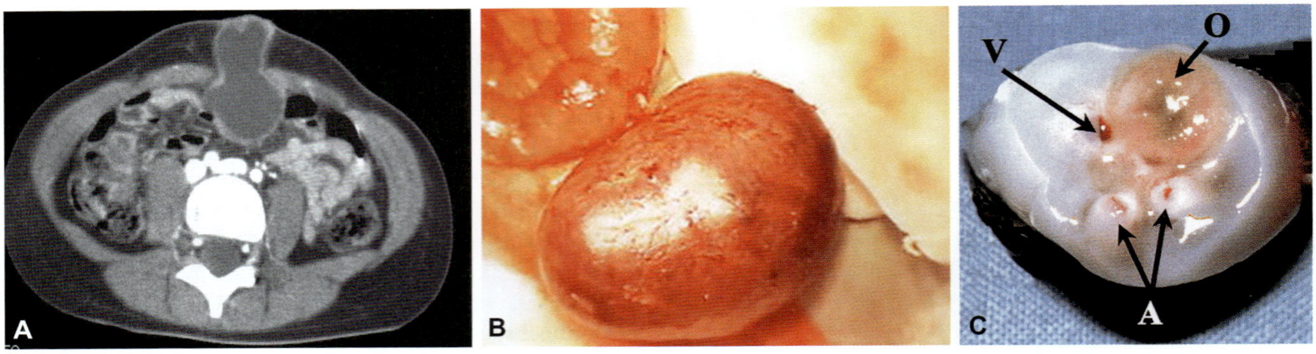

Abb. 11.22 Meckel-Divertikel: Persistierender Dottersackstiel (Ductus omphaloentericus oder Ductus vitellinointestinalis). A) Die CT-Röntgenaufnahme eines 6 Jahre alten Mädchens nach Kontrastmittelgabe zeigt unmittelbar unterhalb des Nabels eine große mit dem Darm verbundene Zyste, die von der Muskulatur der Bauchwand eingefasst ist. Unmittelbar unter der Bauchhaut zeigt die Wand der Zyste eine lokale nach innen gerichtete Vorwölbung mit (nach der Resektion histologisch bestätigter) vollständig differenzierter ektopischer Magenfundus-Schleimhaut. B) Intraoperative Aufnahme eines großen Meckel-Divertikels mit einer schmalen Verbindung zum Dünndarm (oben links). C) Operationspräparat einer stark verdickten Nabelschnur eines neugeborenen Jungen unmittelbar nach der Resektion. Auf dem Querschnitt der Nabelschnur sind die zwei Nabelarterien (A), die Nabelvene (V) und ein größeres Hohlorgan (O) erkennbar; Kontrastmittel, das vor der Resektion der Nabelschnur in das Hohlorgan injiziert worden war, hatte sich im Röntgenbild des Abdomens im Ileum dargestellt. (A) aus Iwasaki, M., K. Taira, H. Kobayashi and T. Saiga (2009). Umbilical cyst containing ectopic gastric mucosa originating from an omphalomesenteric duct remnant. J Pediatr Surg. 2009 Dec;44(12):2399–401. doi: 10.1016/j.jpedsurg.2009.08.027; B) mit freundlicher Genehmigung von Dr. M. N. Golarz De Bourne, St. George's University Medical School, Grenada; C) aus Hinson, R. M., A. Biswas, K. M. Mizelle and W. W. Tunnessen, Jr. (1997). Picture of the month. Persistent omphalomesenteric duct. Arch Pediatr Adolesc Med. 1997 Nov;151(11):1161–2. doi: 10.1001/archpedi.1997.02170480091015.

➤ Abb. 11.23D dargestellt. Dabei haftet der Blinddarm der Unterfläche der Leber an. Ein subhepatisches Zäkum kommt bei 6 % der Feten vor, und zwar überwiegend beim männlichen Geschlecht; bei Erwachsenen ist das subhepatische Zäkum allerdings selten. Bei Zäkumhochstand kann es Probleme bei der Diagnose einer Appendizitis (Blinddarmentzündung) und bei der chirurgischen Entfernung der Appendix (Appendektomie) geben.

Inverse Rotation

Bei der inversen Rotation liegt die *Pars inferior* des Duodenums vor der *A. mesenterica superior* anstatt wie im Normalfall hinter ihr, während das *Colon transversum* hinter der *A. mesenterica superior* anstatt vor ihr liegt (sog. **Retroposition** des *Colon transversum*) (➤ Abb. 11.23C). Bei der Retroposition des *Colon transversum* kann dieses durch den Druck des Gefäßstiels bis zum Darmverschluss (Dickdarmileus) eingeengt werden. Die inverse Rotation ist sehr selten; ganz selten liegt sie in einer Form vor, bei der der ganze Dickdarm nach rechts verlagert ist. Die inverse Rotation führt dazu, dass sich die Darmschleife *im Uhrzeigersinn* und nicht, wie normalerweise, gegen den Uhrzeigersinn „dreht".

Mesenterium commune

Beim *Mesenterium commune* hängen Dick- und Dünndarm an einem gemeinsamen Gekröse, das sich von einer kurzen, stielartigen *Radix mesenterii* aus – die die *A.* und *V. mesenterica superior* enthält – fächerförmig in kaudaler Richtung ausbreitet. Bei dieser Fehlbildung ist die frühe Anbindung der Darmanlage an die hintere Bauchwand (Fixierung der Mesenterien) verloren gegangen. Bleibt nur die Fixierung des Zäkums und eines anschließenden Teils des *Colon ascendens* aus, so ist der Blinddarm ungewöhnlich beweglich ***(Caecum mobile).*** Mangelnde oder unvollständige Fixierung der Mesenterien findet sich auch als Begleiterscheinung bei Störungen der Darmdrehung (Malrotation), bei der Nonrotation fast regelmäßig.

Beim *Mesenterium commune* kommt es wegen der großen Beweglichkeit der Darmschlingen häufig zur Darmverschlingung (*Mitteldarmvolvulus,* ➤ Abb. 11.23F). Dabei werden die *A.* und *V. mesenteria superior* im Gefäßstiel nahe am Duodenum verdrillt und eingeengt, sodass es zu Störungen der Blutversorgung des Darms und, falls die Gefäße ganz abgeklemmt werden, zu Infarkt und Gangrän kommen kann. Ein *Caecum mobile* findet sich bei etwa 10 % der Menschen. Klinisch bedeutsam ist diese Anomalie wegen der möglichen Lagevariationen des Wurmfortsatzes und auch, weil es zu einer Darmverschlingung (Volvulus) kommen kann; in ganz seltenen Fällen kann der Blinddarm sogar Inhalt eines rechtsseitigen Leistenbruchs sein.

Innere Hernie

Bei der inneren Hernie (Treitz-Hernie) ist der Dünndarm in einen bruchartigen Peritonealsack an der hinteren Bauchwand eingestülpt (➤ Abb. 11.23E). Diese Lageanomalie des Darms ist sehr selten. Sie bildet sich vermutlich bei der Rückverlagerung des Darms in die Bauchhöhle aus, indem der Dünndarm in eine sich zunehmend vergrößernde Peritonealnische an der *Radix mesenterii* gerät. Prädilektionsstellen für innere Hernien sind die *Recessus obdominales* am Wechsel des Darmschlauches aus einer retroperitonealen in eine intraperitoneale Lage (z. B. *Rec. duodenalis superior* oder *inferior,* oder *Rec. iliocaecalis superior* oder *inferior*). Die innere Hernie verursacht normalerweise keine Beschwerden und wird oft erst bei der Sektion oder im Präpariersaal entdeckt.

Darmstenosen und -atresien

Verengung (Stenose) und vollständiger Verschluss (Atresie) des Darmlumens (➤ Abb. 11.6) treten am häufigsten im Duodeum (25 %) und Ileum (50 %) auf. Die Länge der betroffenen Strecke kann variieren; bei der sog. *Atresia diaphragmatica* findet sich eine querstehende Scheidewand im Lumen (➤ Abb. 11.6F_2). Viele dieser Fehlbildungen beruhen auf einer ungenügenden Apoptose der Epithelzellen für die Rekanalisierung des Darms. Atresien können jedoch auch Folge eines *fetalen Gefäßverschlusses* im Darm sein: Die mangelnde Blutversorgung führt zur Nekrose des betreffen-

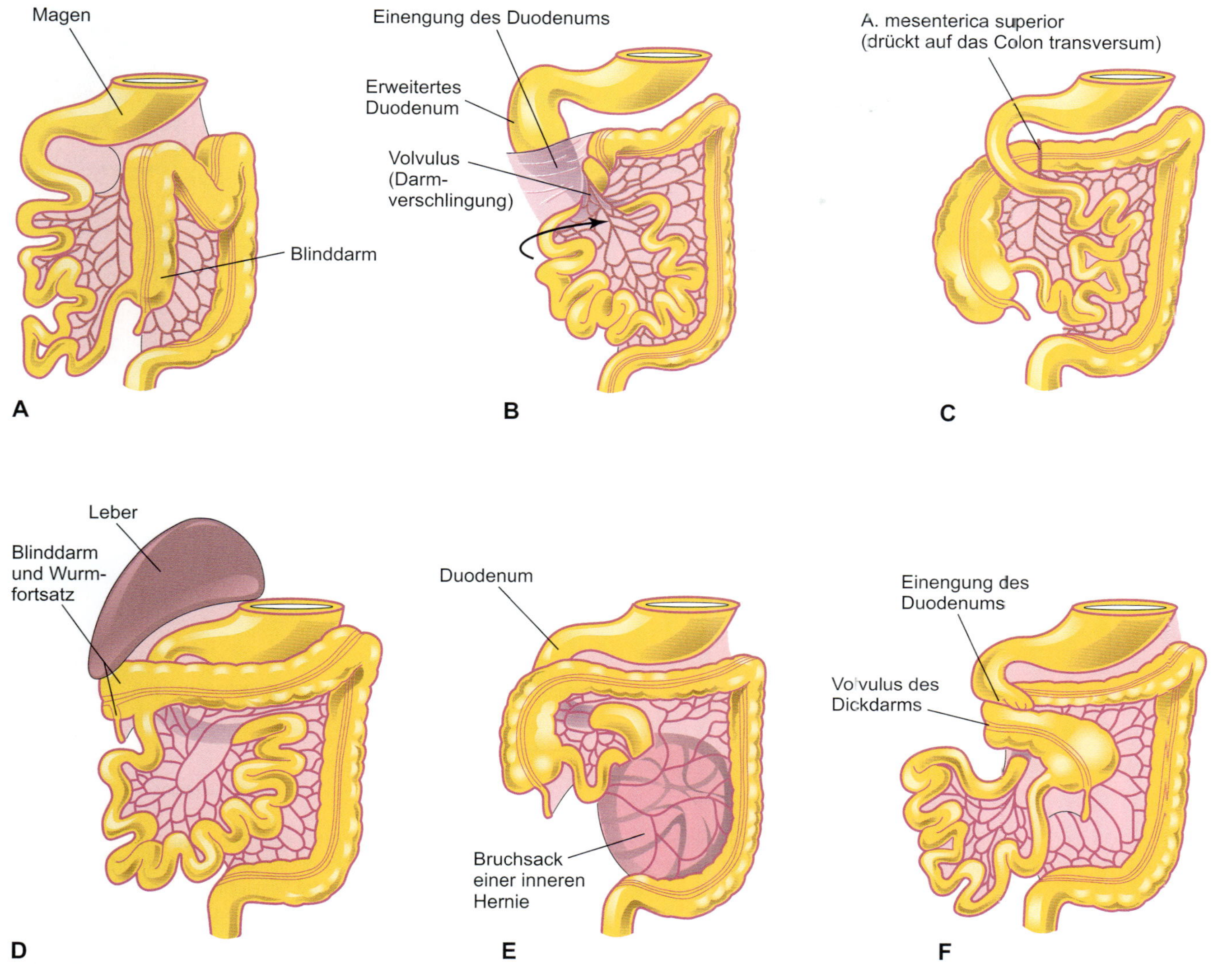

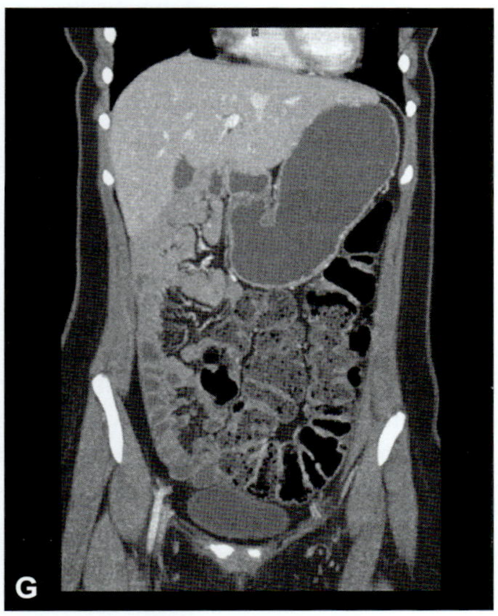

Abb. 11.23 Störungen der Mitteldarmdrehung. **A)** Nonrotation. **B)** Zäkumhochstand mit Volvulus. **C)** Inverse Rotation. **D)** Subhepatisches Zäkum und Appendix. **E)** Innere Hernie (Treitz-Hernie). **F)** Mitteldarmvolvulus. **G)** CT-Röntgenogramm einer Nonrotation in einem erwachsenen Patienten mit chronischen Bauchschmerzen. Der (mit Stuhl gefüllte) Dickdarm liegt vollständig auf der linken Seite des Körpers. (G mit freundlicher Genehmigung von Dr. S. Morrison, Children's Hospital, the Cleveland Clinic, Cleveland, OH.

11

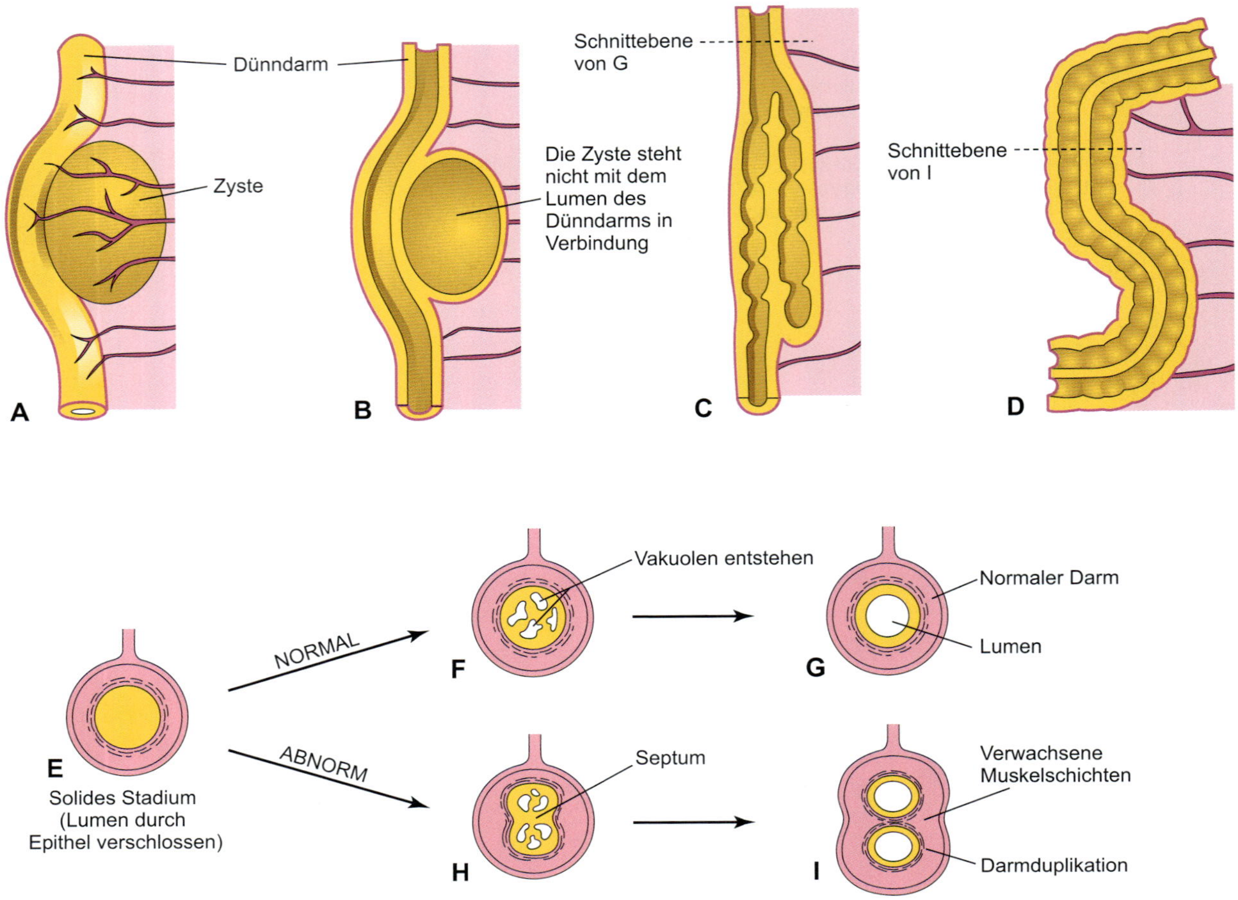

Abb. 11.24 A) Zystische Dünndarmduplikatur. Die Duplikatur liegt auf der Seite des Mesenteriums und erhält eine Gefäßversorgung aus den darmversorgenden Arterien. **B)** Längsschnitt durch die in A dargestellte Darmduplikatur; die Muskulatur des duplizierten Bereichs setzt sich in die normale Darmwand fort. **C)** Kurzstreckige tubuläre Duplikatur. **D)** Langstreckige Duplikatur, bei der die vereinigten Muskelschichten eine Trennwand zwischen den Darmlumina bilden. **E)** Querschnitt durch den Darm während des Verschlussstadiums. **F)** Normale Vakuolenbildung. **G)** Zusammenfließen der Vakuolen und Restitution des Lumens. **H)** Bildung von zwei Gruppen von Vakuolen. **I)** Die Vereinigung der in H dargestellten gruppierten Vakuolen führt zur Ausbildung einer intestinalen Duplikatur.

den Darmanteils, und der nekrotische Darmabschnitt wird später zu einem fibrösen Strang im Verlauf des sonst normalen Darms. Solche Darmgefäßverschlüsse können z. B. entstehen, wenn sich eine abnorm bewegliche Darmschlinge mit ihren Gefäßen verdrillt (Volvulus).Wahrscheinlich werden die meisten Atresien des Ileums durch einen Volvulus hervorgerufen, der bei der Rückverlagerung des Darms in die Bauchhöhle in der zehnten Woche zustande kommt.

Duplikaturen des Darms

Von einer Darmduplikatur spricht man, wenn der Darm streckenweise zwei Lumina hat (➢ Abb. 11.24). Das zusätzliche Lumen liegt gewöhnlich auf der Seite des Mesenterialansatzes. Es begleitet entweder über eine gewisse Strecke schlauchförmig das normale Darmlumen, in das es meist auch mündet (**tubuläre Duplikatur,** ➢ Abb. 11.24C und D), oder es liegt – was häufiger vorkommt – in Form einer Zyste dem normalen Lumen an (**zystische Duplikatur,** ➢ Abb. 11.24A und B). Nahezu alle Duplikaturen werden durch eine Störung der Rekanalisierung des Darmlumens hervorgerufen, die dazu führt, dass sich zwei Lumina ausbilden (➢ Abb. 11.24H und I).

11.4 Hinterdarm

Aus dem Hinterdarm gehen hervor:

- das linke Drittel des *Colon transversum,* das *Colon descendens* und das *Colon sigmoideum*
- das Rektum und der obere Teil des Analkanals
- das Epithel der Harnblase und der größte Teil der Harnröhre (➢ Kap. 12).

Die Hauptarterie des Hinterdarms ist die *A. mesenterica inferior.* Noch beim *Colon transversum* des Erwachsenen ist die Grenze zwischen dem Teil, der vom Mitteldarm abstammt, und dem Teil, der aus dem Hinterdarm hervorgeht, am Wechsel der Blutversorgung von einem Ast der *A. mesenterica superior* (Mitteldarmarterie) zu einem Ast der *A. mesenterica inferior* (Hinterdarmarterie) zu erkennen.

Die Entwicklung der distalen Teile des **Dickdarms** (linkes Drittel des *Colon transversum, Colon descendens* und *Colon sigmoideum*) unterscheidet sich nicht grundlegend von der Entwicklung der aus dem Mitteldarm hervorgehenden Kolonabschnitte. Wie das *Colon ascendens* liegt schließlich auch das *Colon descendens* retroperitoneal; da es mit der hinteren Bauchwand eng verbunden bleibt, wird ein Mesenterium nicht ausgebildet. Beim *Colon sigmoideum* bildet sich nur ein kurzes dorsales Mesenterium (➤ Abb. 11.15D und E).

Eine ganz andere Entwicklung nimmt der Endteil des Hinterdarms, die sog. Kloake, aus der einerseits das **Rektum** (der Mastdarm) und der obere Teil des **Analkanals,** andererseits Harnblase und Harnröhre hervorgehen. Ähnlich den Verhältnissen am oralen Ende des Verdauungstrakts wird der Übergang zur Außenwelt am aboralen Ende vollständig durch eine ektodermale Einbuchtung, die sog. **Kloaken-** oder **Analbucht (Proktodeum),** gestaltet, die sich mit Epithel und darunterliegendem Mesenchym an der Bildung eines kurzen inneren Abschnitts des Darmkanals, des unteren Teils des Analkanals, beteiligt, sodass der embryonale Übergang vom Endoderm zum Ektoderm nicht in der Ebene der beim Erwachsenen (oder Fetus) äußerlich sichtbaren Analöffnung liegt.

11.4.1 Kloake

Der kammerartig erweiterte Endteil des Hinterdarms wird, da in ihn Darm- und Urogenitalkanal zusammen münden, als **Kloake** bezeichnet. An ihrem ventrokranialen Umfang entspringt aus der Kloake die **Allantois** (➤ Abb. 11.25A) und steigt als dünner Gang in der ventralen Bauchwand zum Unterrand des Nabels auf. Kaudal vom Abgang der Allantois steht das endodermale Epithel der Kloake nach ventral in direktem Kontakt mit dem Ektoderm des Embryos (➤ Abb. 11.25A und B), das hier eine Einsenkung, die sog. **Kloakenbucht,** bildet. Die aus Ektoderm und Endoderm bestehende Grenzmembran zwischen Kloakenbucht und Kloake wird **Kloakenmembran** genannt (➤ Abb. 11.25C und D).

Unterteilung der Kloake

Im zweiten Entwicklungsmonat wird die Kloake durch eine Scheidewand, das *Septum urorectale,* in einen ventralen und einen dorsalen Teil geschieden. Dieses Septum entsteht dadurch, dass im Winkel zwischen dem Abgang der Allantois und der Einmündung des Hinterdarms in die Kloake eine transversale Epithelfalte in das Lumen der Kloake vorspringt und mit dem anliegenden Mesenchym in Form eines Keils abwärts in Richtung Kloakenmembran wächst. Diese transversale Epithelfalte setzt sich beidseits auf der Lateralwand der Kloake fort und bildet hier ebenfalls Einfaltungen, die in das Lumen vorspringen (➤ Abb. 11.25B_1). Diese Einfaltungen wachsen – von dem darunterliegenden Mesenchym unterstützt – aufeinander zu und verschmelzen miteinander zu einer Scheidewand, dem *Septum urorectale,* das die Kloake schließlich in zwei Teile unterteilt (➤ Abb. 11.25D_1 und F_1):

- Ventral liegt der *Sinus urogenitalis,* in dem inzwischen die Urnierengänge und die Harnleiter jeweils getrennte Einmündungsstellen haben; er stellt die Anlage der Harnblase und der Harnröhre dar (➤ Kap. 12).
- Dorsal liegt das embryonale Rektum, das zum Mastdarm einschließlich des oberen Teils des Analkanals wird.

Um die siebte Woche verschmilzt das *Septum urorectale* mit der Kloakenmembran, die dadurch in einen kleineren dorsalen Abschnitt, die **Analmembran,** und einen größeren ventralen Abschnitt, die **Urogenitalmembran,** unterteilt wird (➤ Abb. 11.25E und F). Noch in dieser Zeit reißt die Urogenitalmembran ein, sodass der *Sinus urogenitalis* nach außen geöffnet wird *(Ostium urogenitale).* Um die Analmembran herum entstehen durch Mesenchymproliferation Erhebungen des Ektoderms (Analfalten), sodass die Analmembran dann am Grunde einer von den Analfalten eingefassten Ektodermbucht, der **Analbucht** (Proktodeum), liegt (➤ Abb. 11.25E und F). Ende der achten Woche reißt schließlich auch die Analmembran ein, und der aus dem dorsalen Teil der Kloake hervorgegangene distale Teil des Darms öffnet sich in die Analbucht.

Die Grenzregion zwischen den Ausgängen des *Sinus urogenitalis (Ostium urogenitale)* und des Darms (Anus) bezeichnet man als Damm (Perineum); der Damm entspricht der Stelle, an der das *Septum urorectale* mit der Kloakenmembran verschmilzt (primärer Damm). Mit der Bildung des Damms werden auch die Anlagen der **Schließmuskeln** im Gebiet der Kloake in eine vordere und eine hintere Portion unterteilt. Der hintere Teil wird zum Schließmuskel des Anus *(M. sphincter ani externus),* der vordere entwickelt sich zu den *Mm. bulbospongiosus, ischiocavernosus* und *transversus perinei superficialis.* Sie werden alle vom demselben Nerv, dem ***N. pudendus,*** innerviert; außerdem beteiligen sich einige von ihnen (die *Mm. sphincter ani externus, bulbospongiosus* und *transversus perinei superficialis*) an einem gemeinsamen sehnig-muskulösen Geflecht, dem *Centrum tendineum perinei.*

Analkanal

Beim Erwachsenen verjüngt sich das distale Rektum im Gebiet des Durchtritts durch den Beckenboden und die Sphinkteren zu einem ca. 4 cm langen Kanal, dem Analkanal, der sich am Anus nach außen öffnet (➤ Abb. 11.26). In der oberen Hälfte des Analkanals – einem Abschnitt, der wegen der säulenartigen Längsfalten seines Epithels ***Zona columnaris*** (früher auch *Zona haemorrhoidalis)* genannt wird – findet sich, wie im Rektum, Zylinderepithel. Die untere Hälfte beginnt an der *Linea pectinata,* einer durch kleine Querfalten *(Valvulae anales)* und Kammern *(Sinus anales)* erzeugten, kammförmig gezackten Linie, mit einer heller scheinenden Zone *unverhornten* Plattenepithels (***Zona alba,*** auch *Pecten analis* genannt). Unterhalb davon schließt sich an der ***Linea anocutanea*** ein Gebiet *verhornten* Plattenepithels ***(Zona cutanea)*** an, das dann am Anus in die (ebenfalls verhornte) Epithelschicht (Epidermis) der Haut übergeht. Der obere Teil des Analkanals entsteht aus dem endodermalen **Hinterdarm,** der untere Teil entsteht aus der ektodermalen Analbucht **(Proktodeum).** Nach dem Verschwinden der Analmembran lässt sich die Grenze zwischen Ektoderm und Endoderm nicht mehr sicher bestimmen. Man nimmt an, dass diese Grenze – die auch der vorherigen Lage der Analmembran entspräche – ungefähr durch die erwähnte *Linea pectinata* markiert wird (➤ Abb. 11.26). Die äußeren Wandschichten des Analkanals gehen aus dem umgebenden Mesenchym hervor, die Entwicklung der Sphinktermuskulatur steht dabei – wie andere Sphinkteren des Magen-Darm-Kanals – unter der Kontrolle von *Hox*-Genen.

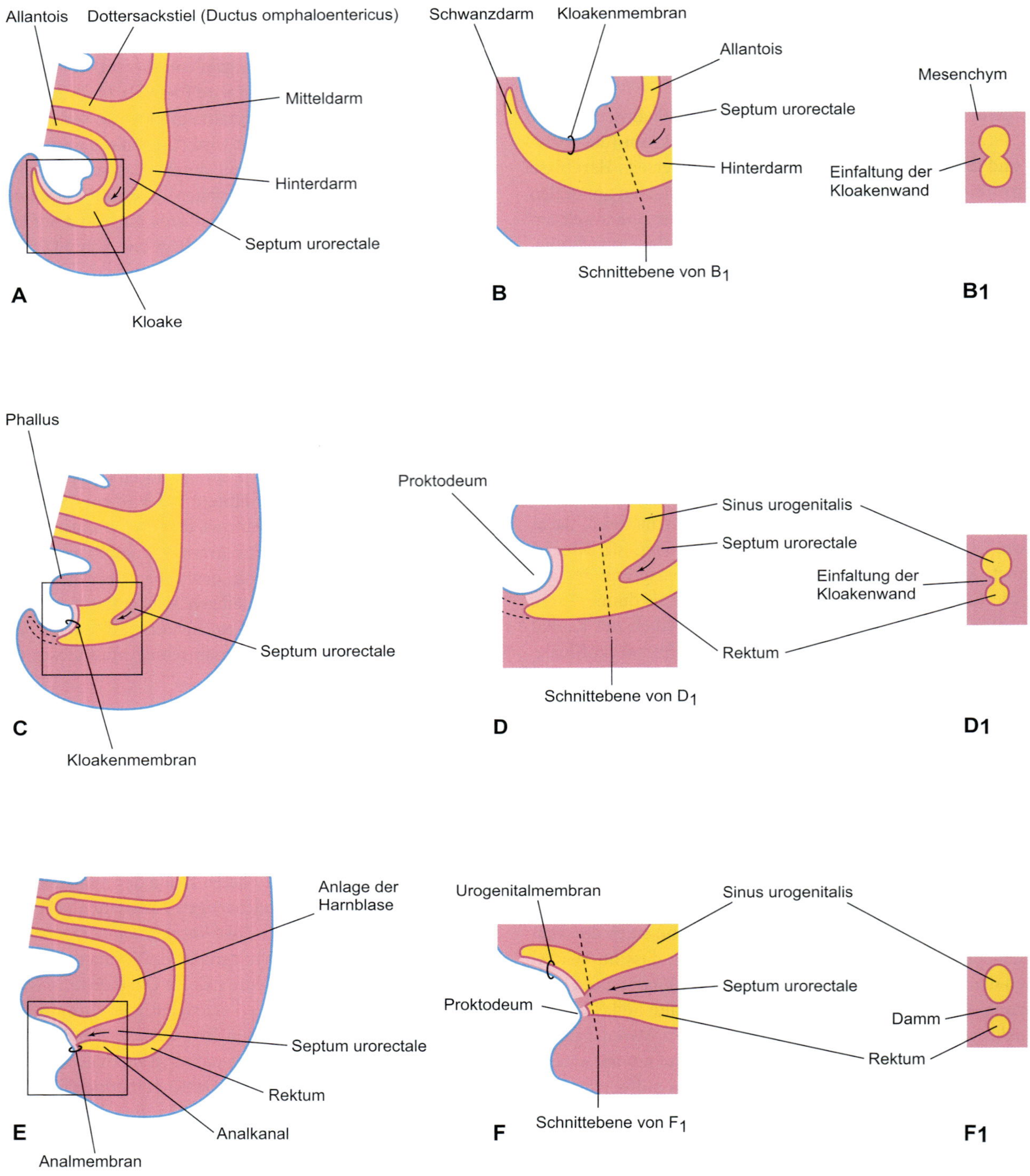

Abb. 11.25 Entwicklungsstadien der Kloake während ihrer Unterteilung in Rektum und Sinus urogenitalis durch das Septum urorectale. A, C, E) Ansicht von links in der vierten, sechsten und siebten Entwicklungswoche. **B, D, F)** Vergrößerte Darstellung der Kloake zu den in A, C und E gezeigten Zeitpunkten. **B1, D1, F1)** Querschnitte durch die Kloake in Höhe der in B, D und F eingezeichneten Schnittebenen. Der (in B noch dargestellte) postanale oder Schwanzdarm bildet sich zurück und ist verschwunden, wenn sich das Rektum (wie in C und D dargestellt) als dorsaler Anteil der Kloake ausbildet.

Die unterschiedliche Herkunft des oberen und unteren Teils des Analkanals spiegelt sich auch in einer unterschiedlichen Gefäßversorgung und Innervation wider: Während das Rektum noch hauptsächlich von der *A. rectalis superior* aus der *A. mesenterica inferior* (Hinterdarmarterie) versorgt wird, werden die oberen zwei Drittel des Analkanals aus den *Aa. rectales mediae* (aus den *Aa. iliacae internae*) versorgt; der venöse Abfluss erfolgt hauptsächlich über gleichnamige Venen zur Pfortader bzw. zur *V. cava inferior*, der

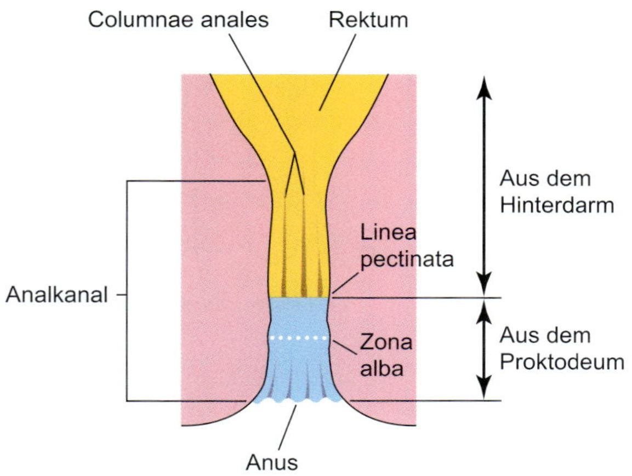

Abb. 11.26 Schematischer Längsschnitt durch Rektum und Analkanal. Die kraniale Hälfte des Analkanals entsteht aus dem Hinterdarm, die kaudale Hälfte aus der Analbucht (Proktodeum).

Lymphabfluss zu den Lymphknoten des Becken- und Bauchraums, die Innervation erfolgt aus Zweigen der vegetativen Beckengeflechte. Dagegen wird der untere Teil des Analkanals überwiegend von den *Aa. rectales inferiores* aus den *Aa. pudendae internae* (wie die *Aa. rectales mediae* ebenfalls aus den *Aa. iliacae internae* abzweigend) versorgt; der venöse Abfluss erfolgt über gleichnamige Venen in das Einzugsgebiet der *V. cava inferior,* der Lymphabfluss in die oberflächlichen Leistenlymphknoten. Die Innervation des unteren Teils des Analkanals – und damit auch die klinisch bedeutsame Innervation des *Sphincter ani externus* – erfolgt aus den *Nn. rectales inferiores* und den *Nn. perineales,* die alle aus den beiden *Nn. pudendi* entspringen; daher rührt das Empfinden für Schmerz, Temperatur, Druck und Berührung in diesem Bereich. Die Unterschiede der arteriellen Blutversorgung, des venösen und des Lymphabflusses sowie der Innervation sind auch klinisch-pathologisch bedeutsam: Karzinome im oberen Teil des Analkanals, die aus dem Zylinderepithel hervorgehen, sind schmerzfrei und metastasieren in die Lymphknoten des Becken- und Bauchraums oder über die Pfortader in die Leber. Karzinome im unteren Teil, die aus mehrschichtigem Plattenepithel entstehen, sind dagegen schmerzhaft und metastasieren in die Leistenlymphknoten.

Entwicklungsstörungen des Hinterdarms

Megacolon congenitum

Bei Kindern mit *Megacolon congenitum* (gr. *megas* = groß) oder Hirschsprung-Krankheit ist ein Teil des Kolons abnorm erweitert (➤ Abb. 11.27). Ursache ist das Fehlen vegetativer Ganglienzellen in der Wand des distal an die Erweiterung anschließenden Darmsegments **(aganglionäres Segment),** was zur Folge hat, dass hier die Peristaltik fehlt, der Darminhalt nicht weitertransportiert wird und sich vor diesem Abschnitt staut. Der abnorm erweiterte Teil des Kolons selbst, das Megakolon, besitzt jedoch eine normale Zahl von Ganglienzellen. In den meisten Fällen sind nur Rektum und *Colon sigmoideum* betroffen, gelegentlich fehlen die Ganglien auch in weiter proximal gelegenen Teilen des Kolons. Das *Megacolon congenitum* ist die häufigste Ursache für eine Passagestörung im Dickdarm bei Neugeborenen und für ein Drittel aller Darmverschlüsse

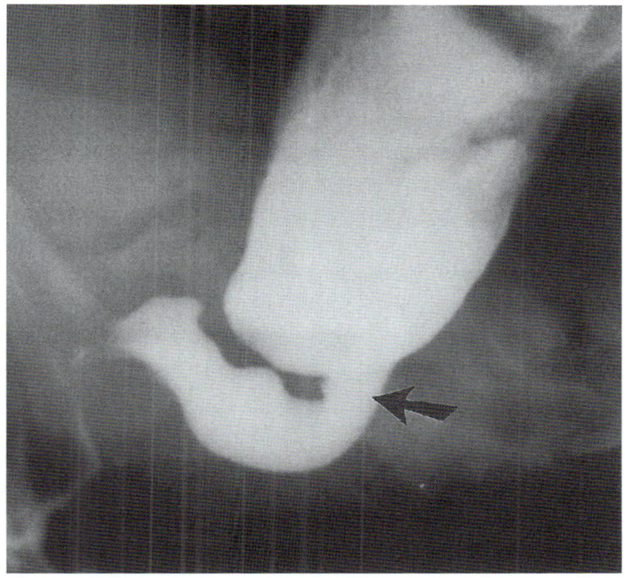

Abb. 11.27 Röntgenbild nach einem Kontrastmitteleinlauf bei einem einmonatigen Säugling mit kongenitalem Megakolon (Morbus Hirschsprung). Das aganglionäre Kolonsegment (Rektum und Sigmoideum) mit einem engen Lumen geht am oberen Ende des Sigmoids (Pfeil) in das übermäßig gedehnte, mit Fäzes angefüllte *Colon descendens* über. (Mit freundlicher Genehmigung von M.H. Reed, Children's Hospital, Winnipeg, Kanada.)

bei Neugeborenen verantwortlich. Knaben sind häufiger betroffen als Mädchen (4 : 1).

Das Fehlen der in der Darmwand gelegenen (intramuralen) Ganglienzellen im aganglionären Segment beruht auf einer Störung der Wanderung der Neuralleistenzellen in die Dickdarmwand während der fünften bis siebten Woche, wenn sich normalerweise die Ganglienzellen des *Auerbach-* und des *Meißner-Plexus* bilden (*Plexus myentericus* bzw. *Plexus submucosus*). Die Hirschsprung-Krankheit ist eine dominant vererbte polygenische Erkrankung mit unvollständiger Penetranz und variabler Expressivität. Von den bisher identifizierten Genen ist das *RET-Protoonkogen* als das mit der größten Anfälligkeit für diese Krankheit assoziierte Gen in den meisten Fällen verantwortlich.

Anorektale Fehlbildungen Die meisten Entwicklungsstörungen des Hinterdarms betreffen die Anorektalregion. Diese anorektalen Fehlbildungen gehen überwiegend auf eine abnorme Entwicklung des *Septum urorectale* zurück. Erfolgt die Scheidung der Kloake in ihre Urogenital- und Anorektalabschnitte durch das *Septum urorectale* nicht oder nur unvollständig, so bleibt ein Zustand bestehen, bei dem Darm-, Harn- und Geschlechtstrakt über einen gemeinsamen Endkanal nach außen münden (**Kloakenpersistenz,** ➤ Abb. 11.28A). Für die nachfolgend beschriebenen Fehlbildungen von Rektum und Analkanal werden z. T. die Signalkaskaden der Signalmoleküle Shh (Sonic Hedgehog) und BMP *(bone morphogenetic proteins)* verantwortlich gemacht. Aus klinischer Sicht geschieht die Unterteilung in *hohe* und *tiefe anorektale Fehlbildungen,* je nachdem, ob sie oberhalb oder unterhalb der Schlinge des *M. puborectalis* – eines Teils des *M. levator ani* – liegen.

11

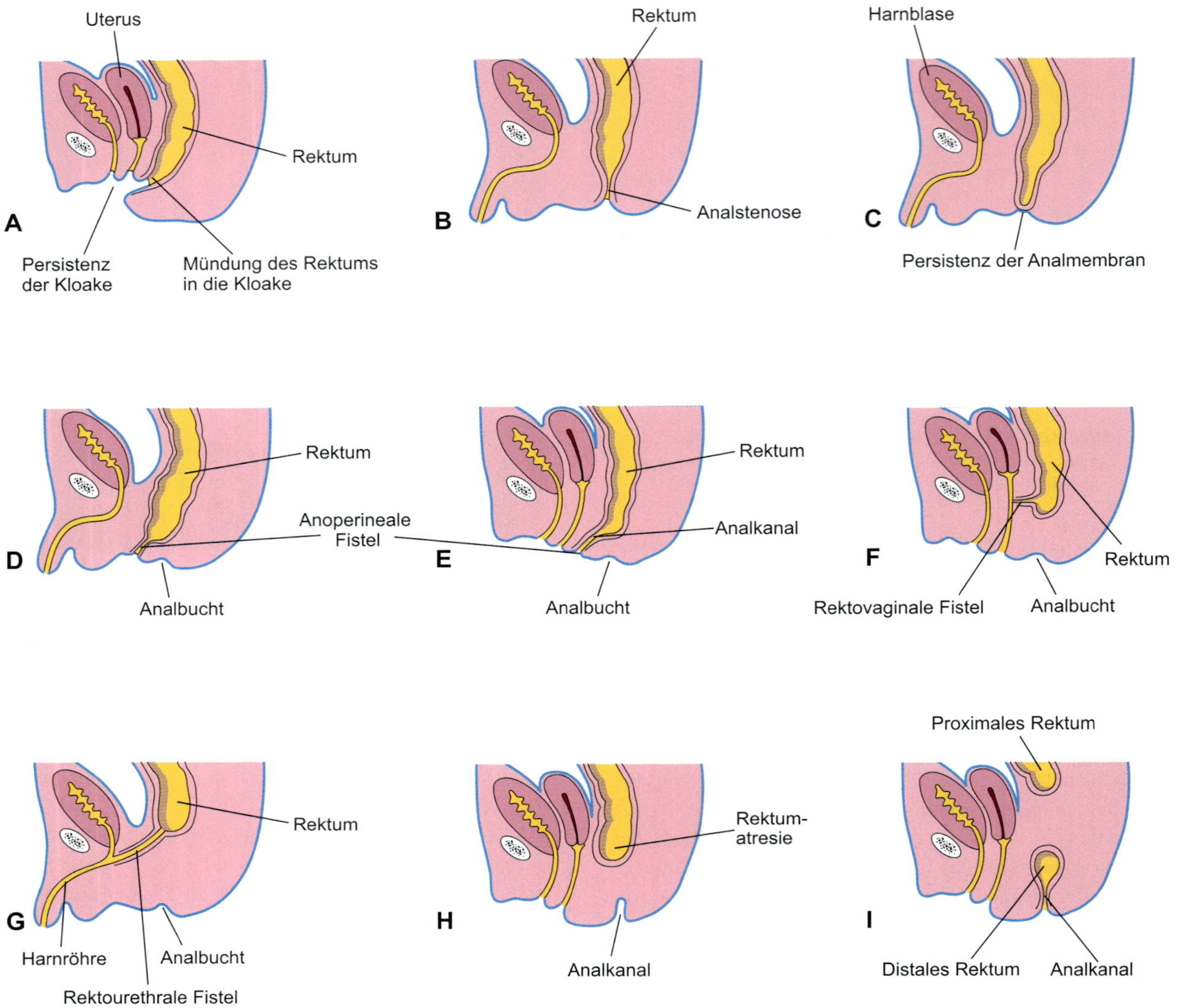

Abb. 11.28 Verschiedene Erscheinungsformen anorektaler Fehlbildungen. A) Persistierende Kloake. Alle drei großen Gangsysteme (Harn-, Genital- und Intestinalsystem) münden in einen großen Raum. **B)** Analstenose. **C)** Membranöse Analatresie. **D–E)** Analagenesie mit perinealer Öffnung (Fistel) bei einem Jungen und einem Mädchen. **F)** Anorektale Agenesie mit rektovaginaler Fistel. **G)** Anorektale Agenesie mit rektourethraler Fistel. **H–I)** Rektale Atresien auf unterschiedlicher Höhe.

Analstenose

Bei der Analstenose hat der Anus eine normale Lage, doch sind Anus und Analkanal abnorm eng (➤ Abb. 11.28B), gelegentlich ist der Analkanal sogar nur für eine dünne Sonde durchgängig. Diese Störung wird wahrscheinlich durch eine leichte dorsale Abweichung beim Herabwachsen des *Septum urorectale* und seiner Fusion mit der Kloakenmembran hervorgerufen, sodass der Analkanal zu eng und die Analmembran klein wird.

Analatresie (Atresia ani simplex)

Bei der Analatresie ist der Anus in normaler Lage, jedoch durch eine dünne, durchscheinende Membran verschlossen (➤ Abb. 11.28C und ➤ Abb. 11.29). Diese Membran ist so dünn, dass sie sich beim Pressen vorwölbt und das darüberliegende *Mekonium* („Kindspech", Stuhl des Neugeborenen) bläulich durchschimmert. Die Analatresie kommt einmal bei etwa 5.000 Neugeborenen vor und ist bei Knaben häufiger als bei Mädchen. Sie entsteht durch ausbleibende Perforation der Analmembran Ende der achten Woche (Persistenz der Analmembran) und ist häufig Teil des sog. VACTERL-Syndroms (➤ Kap. 10 und ➤ Kap. 21).

Rektumatresie

Bei der Rektumatresie ist zwar der Analkanal vorhanden, das Rektum aber über eine längere oder kürzere Strecke unterbrochen und ohne Lumen (➤ Abb. 11.28H und I). Gelegentlich findet sich als Rest dieses atretischen Rektumabschnitts ein bindegewebiger Strang. Ursache der Rektumatresie kann eine mangelnde Rekanalisierung des Darmlumens sein oder – wahrscheinlicher wohl – eine Störung der Blutversorgung, so wie es bereits bei der Dünndarmatresie erörtert wurde.

Analagenesie mit oder ohne Fistel

Bei der Analagenesie (gr. a- = *alpha privativum* und *genesis* = Entstehung) ist an normaler Stelle kein Anus ausgebildet. Die Darmöffnung findet sich entweder an abnormer Stelle **(ektoper Anus),**

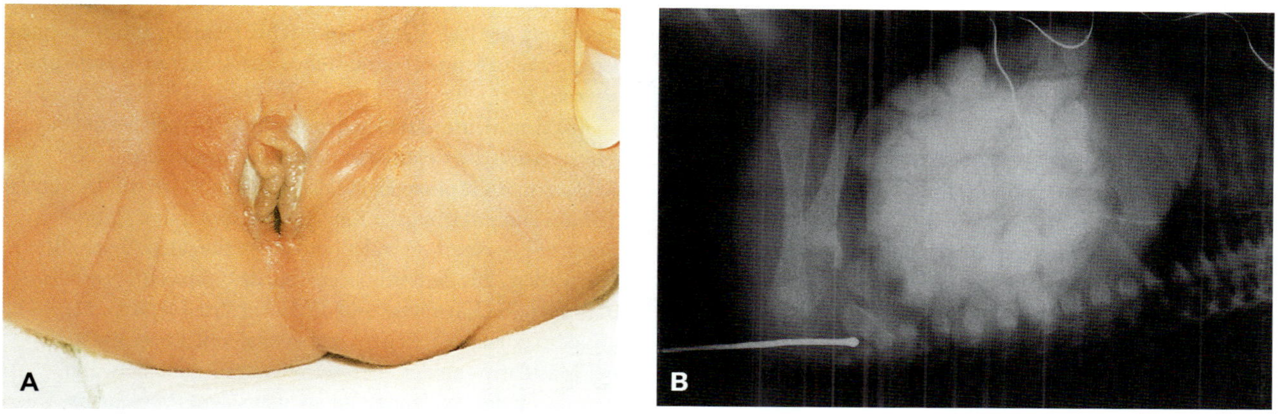

Abb. 11.29 Analatresie. A) Neugeborenes Mädchen mit membranöser Analatresie. (Mit freundlicher Genehmigung von Dr. A. E. Chudley, Children's Hospital, Winnipeg, Kanada.) **B)** Röntgenaufnahme eines Säuglings nach oraler Kontrastmittelgabe: Analatresie mit kurzem, blind endendem Analkanal. Die röntgendichte Sonde wurde bis zur persistierenden Analmembran vorgeschoben; der proximal davon gelegene Dickdarm ist überdehnt und mit Fäzes und Kontrastmittel gefüllt. (Mit freundlicher Genehmigung von P. S. Sahni, Children's Hospital, Winnipeg, Kanada.)

oder aus dem Darm entspringt eine Fistel, die am Damm (➤ Abb. 11.28D und E), bei Mädchen in die Scheide oder beim männlichen Geschlecht in die Harnröhre mündet. Mehr als 90 % der Analagenesien gehen mit einer nach außen offenen Darmfistel einher (s. u.).

Anorektale Agenesie mit und ohne Fistel

Bei der anorektalen Agenesie sind sowohl der Analkanal als auch der anschließende Teil des Rektums nicht ausgebildet; das Rektum endet also blind oberhalb des *M. puborectalis.* Die Anorektalagenesie ist die häufigste anorektale Fehlbildung (etwa zwei Drittel der Fälle). In den meisten Fällen entspringt aus dem blind endenden Rektum eine Fistel, die beim männlichen Geschlecht in die Harnblase *(rektovesikale Fistel)* oder Harnröhre *(rektourethrale Fistel),* beim weiblichen in die Scheide *(rektovaginale Fistel)* oder den Scheidenvorhof *(rektovestibuläre Fistel)* mündet (➤ Abb. 11.28F und G). Anal- und Anorektalagenesien mit Fistel sind das Ergebnis einer unvollständigen Trennung der Kloake durch das *Septum urorectale.* Bei den genannten Fisteln ist diagnostisch von Bedeutung, dass sich *Mekonium* bei neugeborenen Knaben mit dieser Fehlbildung im Urin, bei Mädchen im Urin oder im Scheidenvorhof findet.

Zusammenfassung

Entwicklung des Verdauungstrakts

Das embryonale Darmrohr bildet sich in der vierten Woche bei der Abfaltung des Embryos unter Beteiligung des embryonalen Endoderms und proximaler Teile des Dottersackendoderms. Man unterscheidet drei Abschnitte: kranial den Vorderdarm, kaudal den Hinterdarm, zwischen diesen den Mitteldarm, aus dem der Dottersackstiel entspringt. Zur Anlage des Verdauungstrakts gehören an seinem oberen und unteren Ende auch die ektodermalen Epithelbuchten des Stomodeums und Proktodeums, die sich mit dem Schwinden der Oropharyngeal- und Analmembran (in der vierten bzw. sechsten Woche) in das Darmrohr öffnen. Die meisten Epithelien und Drüsen des Verdauungstrakts gehen aus dem endodermalen Epithel des embryonalen Darms hervor; die Muskulatur, das Bindegewebe und die weiteren Wandschichten des Verdauungskanals stammen aus dem Mesenchym, das den embryonalen Darm umgibt.

Aus dem **Vorderdarm** entstehen der Pharynx und der untere Atemtrakt (➤ Kap. 9 und ➤ Kap. 10), Ösophagus, Magen und oberes Duodenum, die Leber mit den Gallenwegen und das Pankreas. Während der Ösophagus seine ursprünglich mediane Lage fast beibehält, verlagert sich der Magen bei der sog. **Magendrehung** überwiegend nach links; dabei entsteht in seiner zunächst breiten dorsalen Mesenterialwurzel die *Bursa omentalis* als (nach kaudal über das *Foramen omentale* offener) Rezessus der Bauchhöhle. Das Duodenum verlagert sich dagegen nach rechts und erhält eine retroperitoneale Lage. Zwischen der fünften und der achten Woche ist das Duodenum durch starke Proliferation der Schleimhautanlage vorübergehend verschlossen, sodass sich sein Lumen durch das Zusammenfließen von sekundären Lumina („Vakuolen") neu bilden muss.

Als endodermale Anlage der Leber, der Gallengänge und der Gallenblase entsteht aus dem endodermalen Epithel an der Vorderseite des unteren Endes des Vorderdarms das **Leberdivertikel.** Aus dem Epithel der *Pars hepatica* des Leberdivertikels sprossen die Anlagen der intrahepatischen Gallengänge und Lebertrabekel in das Mesenchym des *Septum transversum* und der Leberlappen, die als Vorwölbungen der viszeralen Serosa (Peritoneum) in die Bauchhöhle ragen. Aus der kleineren *Pars cystica* des Leberdiverdikels entwickelt sich die Gallenblase, aus dem Stiel des Leberdivertikels der *Ductus choledochus.* In der ersten Hälfte der Fetalzeit ist die Leber das wichtigste Organ für die Blutbildung.

Das **Pankreas** entwickelt sich aus zwei epithelialen Anlagen: Die **dorsale Pankreasknospe** entsteht an der Dorsalseite der Anlage des Duodenums, die **ventrale Pankreasknospe** ventral an der Mündung des *Ductus choledochus.* Wenn sich das Duodenum nach rechts dreht, verlagert sich das ventrale Pankreas mit dem *Ductus choledochus* hinter dem Duodenum nach links und verschmilzt mit dem dann ebenfalls auf der linken Seite des Duodenums gelegenen dorsalen Pankreas.

Das ventrale Pankreas bildet den größten Teil des Pankreaskopfes, das dorsale Pankreas Körper und Schwanz. Aus dem Ausführungsgang des ventralen Pankreas – der zusammen mit dem *Ductus choledochus* an der Vater-Papille in das Duodenum mündet – und dem mit ihm vereinigten distalen Teil des Ausführungsgangs des dorsalen Pankreas entsteht der *Ductus pancreaticus major.*

Der proximale Teil des Ausführungsgangs des dorsalen Pankreas verliert normalerweise seine eigene Mündung in das Duodenum und wird zum *Ductus pancreaticus minor.* Ein Teil der Epithelsprossen des Pankreas verliert seinen Anschluss an die Ausführungsgänge und bildet die endokrinen **Pankreasinseln.** Die **Milz** entsteht im *Mesogastrium dorsale;* sie ist in der Fetalzeit – ebenso wie die Leber – ein Organ der Blutbildung.

Aus dem **Mitteldarm** gehen das untere Duodenum, Jejunum, Ileum, *Colon caecum* mit *Appendix vermiformis, Colon ascendens* und die rechten zwei Drittel des *Colon transversum* hervor. Der Mitteldarm verlängert sich beträchtlich und bildet die **primäre Darmschleife,** die in der sechsten Woche aus der Bauchhöhle in den Nabelstrang tritt **(physiologischer Nabelbruch)** und zur **Nabelschleife** des Darms wird. Dabei dreht sie sich um die Achse der *A. mesenterica superior* zunächst um 90° gegen den Uhrzeigersinn. Im Nabelstrang bildet die Nabelschleife die Dünndarmschlingen und den Mitteldarmanteil des Kolons aus; dabei dreht sie sich um weitere 90°. In der zehnten Woche wird der Darm unter Fortführung der Drehung um nochmals 90° wieder in die Bauchhöhle zurückverlagert (Reposition des physiologischen Nabelbruchs). Nachfolgend werden Duodenum und *Colon ascendens* und *descendens* ohne Mesenterium an der hinteren Bauchwand permanent fixiert und damit zu retroperitonealen Organen. Dies führt auch zur Änderung der Lage der Mesenterialwurzeln der intraperitonealen Darmabschnitte (Jejunum, Ileum, *Colon transversum* und *sigmoideum*).

Aus dem **Hinterdarm** gehen das linke Drittel des *Colon transversum,* das *Colon descendens* und *sigmoideum,* das Rektum und die obere Hälfte des Analkanals hervor. Der untere Teil des Hinterdarms, die *Kloake,* wird durch das *Septum urorectale* in einen ventralen und einen dorsalen Abschnitt geschieden. Aus dem ventralen Teil, dem *Sinus urogenitalis,* entstehen die Harnblase und die Harnröhre (➤ Kap. 12), aus dem dorsalen Teil, dem embryonalen Rektum, entsteht der Mastdarm mit der oberen Hälfte des Analkanals. Der untere Teil des Analkanals entsteht aus dem *Proktodeum.* Die Analmembran, die das embryonale Rektum vom Proktodeum trennt und etwa auf der Höhe der späteren *Linea pectinata* des Analkanals liegt, löst sich in der achten Woche auf.

Unter den Fehlbildungen des Verdauungstrakts sind insbesondere **Stenosen** und **Atresien** von Bedeutung. Ihre Entstehung kann auf mangelnder Rekanalisierung des (vorübergehenden) epithelialen Verschlusses des Darmlumens oder auf Nekrosen von Darmabschnitten infolge mangelnder Blutversorgung beruhen; Stenosierungen können aber auch durch Einengung durch abnorme benachbarte Organe *(Pancreas anulare),* bei Lageanomalien des Darms und seiner Gekröse und bei Störungen der Blutversorgung entstehen. Die Atresien des Ösophagus mit ösophagotrachealer Fistelbildung werden auf Störungen der Entwicklung des *Septum oesophagotracheale* zurückgeführt; eine abweichende Entwicklung des *Septum urogenitale* liegt den Analstenosen und anorektalen Atresien mit Fistelverbindungen in die Blase, Harnröhre oder Scheide zugrunde.

Viele **Lageanomalien** des Darms können als Folge abnormer Darmdrehung **(Malrotation)** und **abnormer Fixierung** des Darms aufgefasst werden. Als Folge mangelnder Reposition des physiologischen Nabelbruchs und eines gestörten Nabelschlusses erscheint der Nabelschnurbruch **(Omphalozele);** Reste des Dottersackstiels können als **Meckel-Divertikel,** als Dottergangzysten oder als Nabelfisteln erhalten sein.

Klinisch orientierte Fragen

Fall 11–1

Eine 39-jährige Frau, deren Schwangerschaft durch ein *Hydramnion* kompliziert war, bringt in der 32. Schwangerschaftswoche ein Mädchen zur Welt. Die Amniozentese in der 16. Woche hatte eine Trisomie 21 ergeben. Wenige Stunden nach der Geburt fängt das Kind an zu erbrechen und zeigt eine auffällige Vorwölbung des Oberbauchs. Röntgenologisch findet sich Luft im Magen und im oberen Duodenum, nicht jedoch im übrigen Darm. Die Diagnose einer *Duodenalatresie* wird gestellt.

- Wo kommt der Verschluss des Duodenums zumeist vor?
- Worauf beruht diese Erkrankung embryologisch?
- Wodurch entsteht beim Kind die Vorwölbung des Epigastriums?
- Geht die Duodenalatresie gehäuft mit dem Downsyndrom einher?
- Erörtern Sie die embryologische Grundlage des Hydramnions in diesem Fall.

Fall 11–2

Der Nabel eines Neugeborenen heilt nicht ab. Er ist geschwollen, und aus dem Nabelstumpf kommen beständig Absonderungen. Bei der Durchleuchtung mit Kontrastmittel zeigt sich eine unvollständige Nabelfistel. Am neunten Tag nach der Geburt wird sie reseziert, und es stellt sich heraus, dass sie an einem *Ileumdivertikel* endet.

- Worauf beruht die unvollständige Nabelfistel embryologisch?
- Wie heißt diese Art des Ileumdivertikels üblicherweise in der Klinik?
- Ist diese Anomalie häufig?

Fall 11–3

Ein Mädchen wird geboren, das anstelle des Anus nur ein Grübchen hat. Bei der Untersuchung finden sich Mekonium in der Scheide und die Mündung eines Fistelgangs an der hinteren Scheidenwand. Bei Injektion von Kontrastmittel durch einen dünnen Katheter in die Mündung zeigt sich röntgenologisch eine Fistel mit Verbindung bis in den unteren Darm.

- Mit welchem Darmabschnitt ist die Fistel wahrscheinlich verbunden?
- Wie heißt diese Fehlbildung?
- Worauf beruht die Fehlbildung embryologisch?

Fall 11–4

Aus dem Nabel eines Neugeborenen wölbt sich eine apfelsinengroße hellgraue, glänzende Masse hervor, die von einer durchscheinenden Haut bedeckt ist.

- Wie heißt diese Fehlbildung?
- Woher stammt die durchscheinende Haut, die die Masse bedeckt?
- Woraus besteht die Masse, die sich aus dem Nabel wölbt?
- Worauf beruht diese Fehlbildung embryologisch?

Fall 11–5

Ein Neugeborenes scheint bei der Geburt gesund zu sein, doch nach ein paar Stunden entwickelt es massives Erbrechen und einen harten Bauch. Das Erbrochene enthält Galle, und das Kind entleert nur wenig Mekonium. Die Röntgenuntersuchung zeigt einen luftgefüllten Magen und geblähte, gasgefüllte Dünndarmschlingen, aber im Dickdarm findet sich keine Luft. Das deutet auf eine angeborene Obstruktion des Dünndarms hin.

- Welcher Teil des Dünndarms ist wahrscheinlich verengt?
- Wie nennt man diesen Zustand?
- Warum wird nur wenig Mekonium entleert?
- Was wird man bei einer Operation wahrscheinlich sehen?
- Was ist wahrscheinlich die embryologische Grundlage dieses Zustands?

Fall 11–6

Ein Kind wird mit einer Hernie in der Medianebene zwischen *Processus xiphoideus* und Nabel geboren.

- Wie heißt dieser Hernientyp?
- Ist er häufig?
- Worauf beruht diese Fehlbildung embryologisch?

Antworten zu diesen Fragen finden Sie hinten im Buch.

ZITIERTE LITERATUR

Ambartsumyan L, Smith C, Kapur RP: Diagnosis of Hirschsprung disease, *Pediatr Dev Pathol* 23:8, 2020.

Bastidas-Ponce A, Scheibner K, Lickert L: Cellular and molecular mechanisms coordinating pancreas development, *Development* 144:2873, 2017.

Bishop WP, Ebach DR: The digestive system. In Marcdante KJ, Kliegman KJ, Schuh A,editors: *Nelson essentials of pediatrics,* ed. 9 2022; Philadelphia, Elsevier.

Campione M., Steinbeisser H., Schweickert A., Deissler K., van Bebber F., Lowe L. A., Nowotschin S., Viebahn C., Haffter P., Kuehn M. R., Blum M. The homeobox gene Pitx2: mediator of asymmetric left-right signaling in vertebrate heart and gut looping. Development. 1999; 126: 1.225–1.234.

Choi SY, Hong SS, Park H, Lee HK, Shin HC, Choi GC: The many faces of Meckel's diverticulum and its complications, *J Med Imaging Radiat Oncol* 61:225, 2017.

Davis N. M., Kurpios N. A., Sun X., Gros J., Martin J. F., Tabin C. J. The chirality of gut rotation derives from left-right asymmetric changes in the architecture of the dorsal mesentery. Dev Cell. 2008; 15: 1. 134–145.

De Bakker BS, Babar A, Tol KCN: Reconsidering the 'non-recanalization Theory' of the gut, *J Dev Orig Health Dis,* 2021. https://doi.org/10.1017/S2040174421000490.

DeSesso JM: Comparative anatomy, pre- and postnatal changes during the development and maturation of the small intestine: life-stage influences on exposure, *Birth Defects Res* 114:449, 2022.

Diposarosa R, Bustam NA, Sahiratmadja E, Susanto PS, Sribudiani Y: Literature review: enteric nervous system development, genetic and epigenetic regulation in the etiology of Hirschsprung's disease, *Heliyon.* 7(6):e07308, 2021. https://doi.org/10.1016/j.heliyon.2021.e0730.

Garriock RJ, Chalamalasetty RB, Zhu J, et al.: A dorsal-ventral gradient of Wnt3a/β-catenin signals controls mouse hindgut extension and colon formation, *Development* 147(8):dev185108, 2020. https://doi.org/10.1242/dev.185108.

Gordillo M, Evans T, Gouon-Evans V: Orchestrating liver development, *Development* 142:2094, 2015.

Keplinger KM, Bloomston M. Anatomy and embryology of the biliary tract, *Surg Clin North Am* 94:203, 2014.

Khanna K, Sharma S, Pabalan N, Singh N, Gupta DK: A review of genetic factors contributing to the etiopathogenesis of anorectal malformations, *Pediatr Surg Int* 34:9, 2018.

Kostouros A, Koliarakis I, Natsis K, Spandidos DA, Tsatsakis A, Tsiaoussis J: Large intestine embryogenesis: molecular pathways and related disorders (Review), *Int J Mol Med* 46:27, 2020.

Kruepunga N, Hikspoors JPJM, Hülsman CJM, Mommen GMC, Köhler SE, Lamers WH: Development of extrinsic innervation in the abdominal intestines of human embryos, *J Anat* 237:655, 2020.

Kuwahara A, Lewis AE, Coombes C, Leung FS, Percharde M, Bush JO: Delineating the early transcriptional specification of the mammalian trachea and esophagus, *Elife* 9:e55526, 2020. https://doi.org/10.7554/eLife.55526

Levitt M. A., Pena A. Cloacal malformations: Lessons learned from 490 cases. Semin Pediatr Surg. 2010; 9: 118

Marine MB, Forbes-Amrhein MM: Magnetic resonance imaging of the fetal gastrointestinal system, *Pediatr Radiol* 50:1895, 2020.

Metzger R., Wachowiak R., Kluth DI Embryology of the early foregut. Semin Pediatr Sur. 2011; 20: 136

Miyagawa S, Harada M, Matsumaru D: Disruption of the temporally regulated cloaca endodermal β-catenin signaling causes anorectal malformations, *Cell Death Differ,* 2014.

Muniz T.D, Rolo L.C, Araujo Júnior E.: Gastroschisis: embryology, pathogenesis, risk factors, prognosis, and ultrasonographic markers for adverse neonatal outcomes, *J Ultrasound* 2024. https://doi.org/10.1007/s40477-024-00887-8.

Nadel A: The fetal gastrointestinal tract and abdominal wall. In Norton ME, Scoutt LM, Feldstein VA, editors: *Callen's ultrasonography in obstetrics and gynecology,* ed. 6 2017; Philadelphia, Elsevier.

Nagy N, Goldstein AM: Enteric nervous system development: a crest cell's journey from neural tube to colon, *Semin Cell Dev Biol* 66:94, 2017.

Naik-Mathuria B., Olutoye O. O. Foregut abnormalities. Surg Clin North Am. 2006; 86: 261.

Nakamura T, Yamada S, Funatomi T, Takakuwa T, Shinohara H, Sakai Y: Three-dimensional morphogenesis of the omental bursa from four recesses in staged human embryos, *J Anat* 237(1):166–175, 2020. https://doi.org/10.1111/joa.13174.

Oh C, Youn JK, Han JW, Yang HB, Kim HY, Jung SE: Analysis of associated anomalies in anorectal malformation: major and minor anomalies, *J Korean Med Sci* 35(14):e98, 2020. https://doi.org/10.3346/jkms.2020.35.

Pieler T., Chen Y. Forgotten and novel aspects in pancreas development. Biol Cell. 2006; 98: 79.

Schäfer, T., V. Stankova, C. Viebahn, B. de Bakker and N. Tsikolia. Initial morphological symmetry breaking in the foregut and development of the omental bursa in human embryos. J Anat. 2021 Apr;238(4):1010–1022. doi: https://doi.org/10.1111/joa.13344. Epub 2020 Nov 3.

Schierz IAM, Piro E, Giuffrè M, et al.: Clinical and genetic approach in the characterization of newborns with anorectal malformation, *J Matern Fetal Neonatal Med* 35:4513, 2022.

Som PM, Grapin-Botton A: The current embryology of the foregut and its derivatives, *Neurographics* 6:43, 2016.

Thomas DFM: The embryology of persistent cloaca and urogenital sinus malformations, *Asian J Androl* 22:124, 2020.

Van der Putte S. C. J. The development of the human anorectum. Anat Rec. 2009; 292: 952.

Zangen D, Kaufman Y, Banne E, Weinberg-Shukron A, Abulibdeh A, Garfinkel BP: Testicular differentiation factor SF-1 is required for human spleen development, *J Clin Invest* 124:2071, 2014.

Zhang Y, Yang Y, Jiang M, Huang SX, Zhang W, Al Alam D: 3D modeling of esophageal development using human PSC-derived basal progenitors reveals a critical role for notch signaling, *Cell Stem Cell* 23(4): 516–529.e5, 2018. https://doi.org/10.1016/j.stem.2018.08.009.

KAPITEL

12 Urogenitalsystem

Zur Orientierung

Das Urogenitalsystem kann unter funktionellen Gesichtspunkten in den Harntrakt als exkretorisches System und in den Genitaltrakt als das reproduktive System unterteilt werden. Während ihrer Entwicklung – aus dem intermediären Mesoderm – sind beide Systeme auch anatomisch besonders eng miteinander verbunden; beim Erwachsenen ist diese Verbindung auf einige wenige Strukturen beschränkt. So transportiert z. B. die Urethra beim Mann sowohl Urin als auch Sperma; bei der Frau sind Urethra und Vagina zwar getrennt, münden jedoch gemeinsam in den als Vestibulum bezeichneten Raum zwischen den *Labia minora.*

In diesem Kapitel wird auch die Entwicklung der Nebennieren *(Gll. suprarenales)* behandelt, weil diese sich in enger topografischer Beziehung zu den oberen Polen der Nieren entwickeln und weil sich angeborene Fehlbildungen der Nebenniere unmittelbar auf die Differenzierung des Genitaltrakts auswirken können.

Das Urogenitalsystem entwickelt sich zum größten Teil aus dem intermediären Mesoderm, einem schmalen Band mesodermaler Zellen zwischen paraxialem Mesoderm und Seitenplattenmesoderm an der dorsalen Körperwand des Embryos (➤ Abb. 12.1A und B). Während der lateralen Abfaltung (➤ Kap. 5) wendet sich dieser Abschnitt des Mesoderms etwas nach ventral, verliert seine Verbindung mit den Somiten und bildet zu beiden Seiten der dorsalen Aorta eine in das Zölom hineinragende, also vom Zölomepithel des Seitenplattenmesoderms bedeckte longitudinale Erhebung, die **Urogenitalleiste** (➤ Abb. 12.1F). Der Teil der Urogenitalleiste, aus dem die Harnorgane hervorgehen, liegt lateral und ist der **nephrogene Strang,** aus dem zunächst die Vor- und die Urnieren entstehen (➤ Abb. 12.1C–F); der Teil, aus dem die Genitalorgane entstehen, liegt medial, an der Wurzel des dorsalen Mesenteriums, und ist die **Genitalleiste** (➤ Abb. 12.29C)

12.1 Harnorgane

Die Entwicklung der Harnorgane beginnt bereits in der vierten Woche und damit etwa eine Woche, bevor die Anlagen der Genitalorgane zu erkennen sind. Folgende Abschnitte des adulten Harnsystems entwickeln sich dabei:

- die **Nieren,** die den Primär- und den Sekundärharn produzieren
- die **Ureteren,** die den Urin (Sekundärharn) von den Nieren zur Harnblase transportieren
- die **Harnblase,** die den Urin zwischenspeichert
- die **Urethra,** die den Urin von der Harnblase nach außen leitet.

12.1.1 Nieren und Ureteren

Beim menschlichen Embryo entwickeln sich – wie auch bei vielen Säugetieren – drei Generationen von exkretorischen Organen oder Nieren. Die erste Generation der Nieren – die *Pronephroi* (Plural von gr. *pronephros* = Vorniere) – entsprechen den Nieren der primitiven Fische; ihre Entwicklung bleibt beim Menschen schon während der frühen Embryonalzeit in einem rudimentären Stadium stehen. Die zweite Generation der Nieren – die *Mesonephroi* oder Urnieren – sind gut entwickelt und funktionieren während der embryonalen Entwicklung kurzzeitig als Exkretionsorgane, bevor sie sich zu verschiedenen Anteilen des Genitalsystems umdifferenzieren; sie entsprechen den Nieren der Amphibien. Erst die Nieren der dritten Generation – die *Metanephroi* oder Nachnieren – werden beim Menschen zu den bleibenden Nieren.

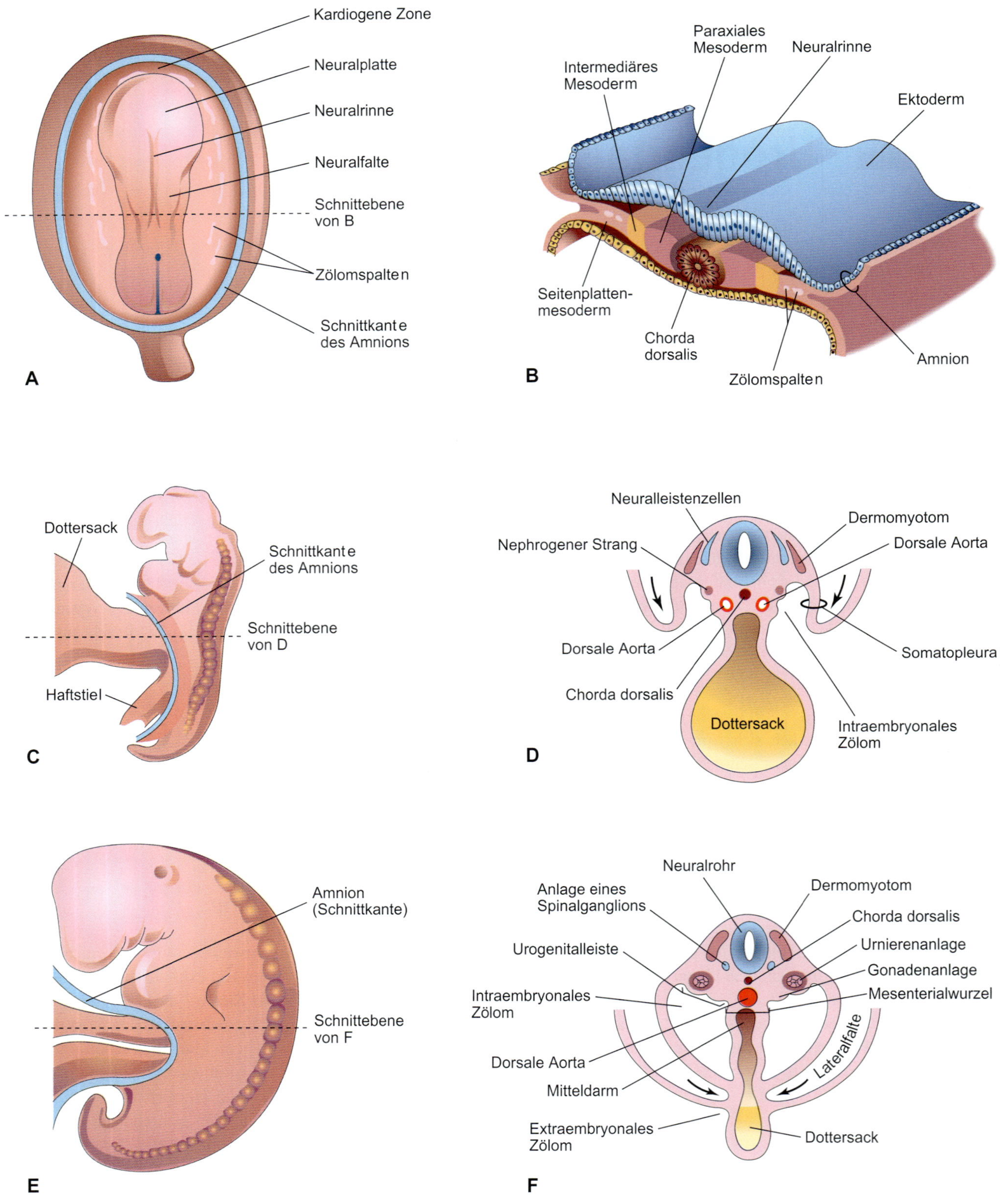

Abb. 12.1 **A)** Dorsalansicht eines Embryos am Ende der dritten Woche. **B)** Querschnitt durch den Embryo in A zur Illustration der intermediären Mesoderms, bevor die laterale Abfaltung des Embryos beginnt. **C)** Seitenansicht eines Embryos aus der Mitte der vierten Woche. **D)** Querschnitt durch den Embryo in C mit den nephrogenen Strängen beidseits der Wurzel des dorsalen Mesenteriums während der Abfaltung. **E)** Seitenansicht eines Embryos am Ende der vierten Woche. **F)** Querschnitt durch den Embryo in E mit den sich ventral annähernden Lateralfalten und den nun von der Wurzel des dorsalen Mesenteriums getrennt liegenden Urogenitalleisten (darin die nephrogenen Stränge und die Gonadenanlagen).

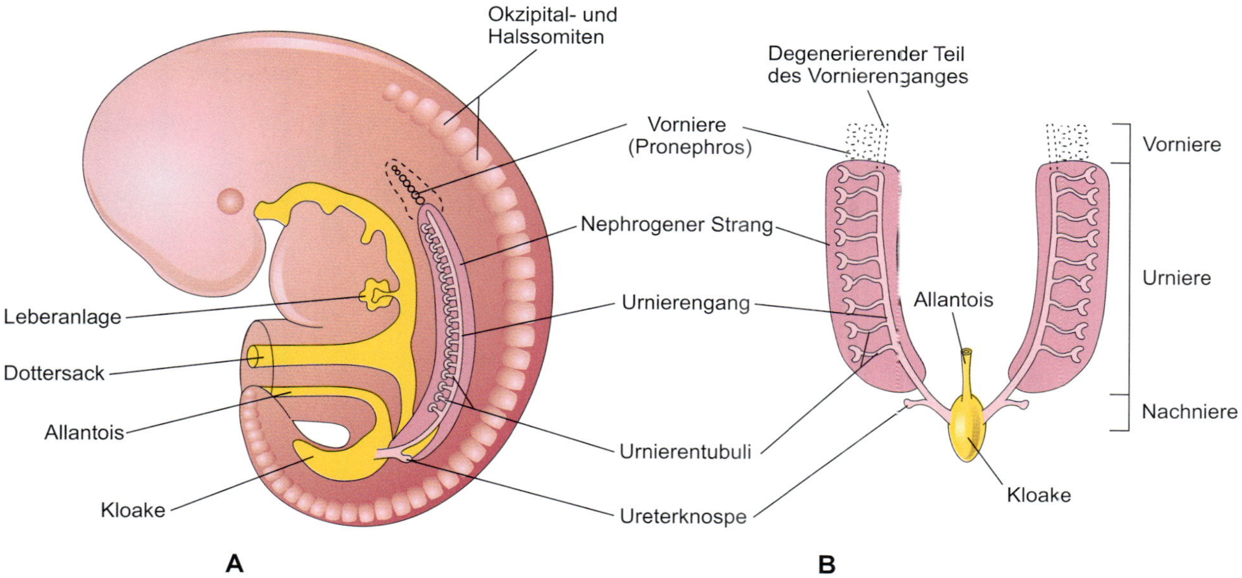

Abb. 12.2 Schematische Darstellung der drei Nierengenerationen in einem Embryo aus der fünften Woche. A) Seitenansicht. **B)** Ventralansicht. sind zur besseren Darstellung nach lateral verlagert; ihre normale Lage ist in A gezeigt.

Vornieren *(Pronephroi)*

Diese vorübergehenden, als funktionslos angesehenen Strukturen treten beim menschlichen Embryo bereits in der vierten Woche auf. Sie bilden sich beidseits in der späteren Nackenregion und bestehen aus kleinen, segmental angeordneten epithelialen Zellansammlungen und tubulären Strukturen (➤ Abb. 12.2A). Die beiden Gänge

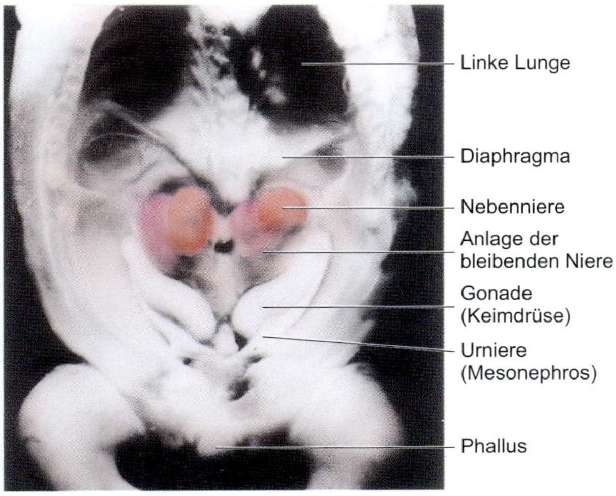

Abb. 12.3 Präparat von Thorax, Abdomen und Becken eines Embryos im Carnegie-Stadium 22, etwa 54 Tage alt. Die gut durchbluteten, großen Nebennieren *(Gll. suprarenales)* fallen durch ihre rötliche Anfärbung ventral der etwas blasseren Nachnieren auf; kaudal-lateral schließen sich die Gonaden (Hoden oder Ovarien) an, und lateral davon liegen die länglichen Urnieren. An der äußeren Form ist das Geschlecht der Gonaden noch nicht zu erkennen. Auch das äußere Genitale ist noch nicht geschlechtsspezifisch differenziert. Der Phallus wird je nach genetischem Geschlecht zur Entwicklung von Penis oder Klitoris beitragen. (Aus Nishimura, 1983.)

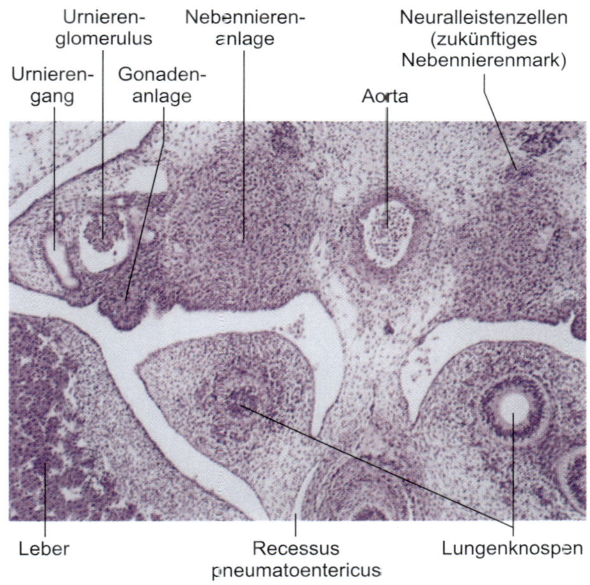

Abb. 12.4 Histologisches Schnittpräparat eines Embryos im Carnegie-Stadium 17 (etwa 42 Tage alt): Querschnitt durch die rechte Urniere und die Anlagen der Nebennieren, die beidseits neben der Aorta auf Höhe der Lungenanlage sichtbar sind. Die noch ventral liegende Nebennierenrindenanlage ist bereits breit angelegt, am dorsalen Rand dieser Anlage sind Neuralleistenzellen angelangt, die in der Folge im Zentrum der Anlage das Nebennierenmark bilden. (Aus Moore KL, Persaud TVN, Shiota K: Color atlas of clinical embryology, ed 2, Philadelphia, 2000, Saunders.)

12

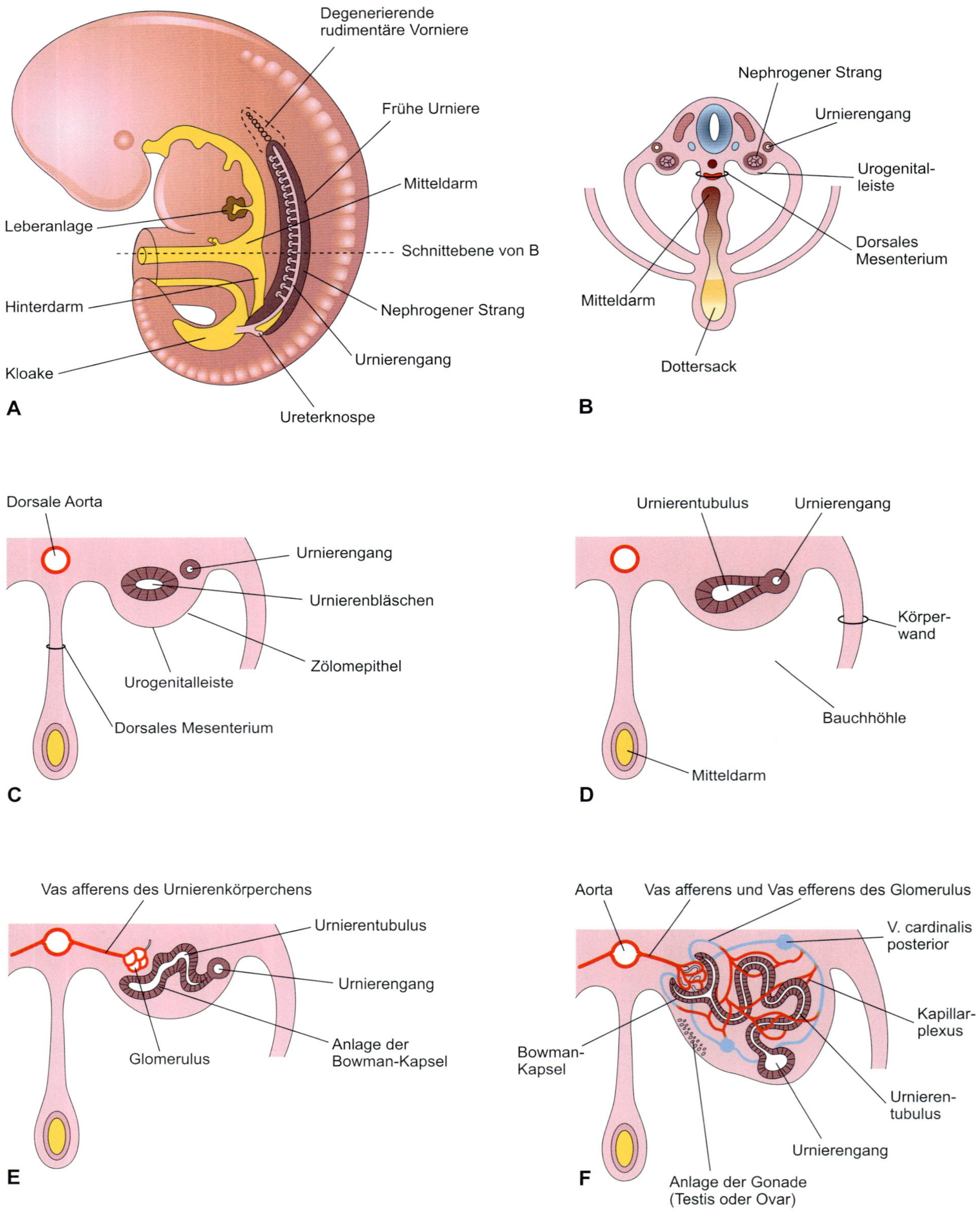

Abb. 12.5 A) Schemazeichnung eines fünf Wochen alten Embryos in der Ansicht von lateral zur Darstellung der Ausdehnung der Urniere und der Anlage der Metanephroi (der bleibenden Niere). **B)** Querschnitt durch den Embryo mit den nephrogenen Strängen, aus denen sich die Urnierentubuli entwickeln. **C–F)** Schematische Querschnitte zur Darstellung der Entwicklungsstadien der Urnierentubuli zwischen der fünften und elften Woche. Die mesenchymale Zellansammlung im nephrogenen Strang bildet ein Lumen aus; dadurch entsteht ein sog. Urnierenbläschen. Das Bläschen verlängert sich zu dem S-förmigen Urnierentubulus, der sich nach lateral ausdehnt und sich dort mit dem Urnierengang verbindet. Das erweiterte mediale Ende des Urnierentubulus wird durch ein Gefäßknäuel eingestülpt und bildet die glomeruläre Kapsel (Bowman-Kapsel). Das Kapillarknäuel, das in die Kapsel hineinragt, ist der Glomerulus.

der Vornieren *(Ductus pronephrici)* wachsen am lateralen Rand des intermediären Mesoderms nach kaudal und erreichen etwa Anfang der fünften Woche – dann als *Ductus mesonephrici* (s. u.) – die Kloake (➤ Abb. 12.2B). Die Vornieren kommen über ein rudimentäres tubuläres Stadium nicht hinaus, produzieren also – im Gegensatz zu den Vornieren der Fische – zu keinem Zeitpunkt Harn und bilden sich bald zurück. Der größte Teil der beiden **Vornieren***gänge* bleibt jedoch bestehen und wird zur harnableitenden Struktur der nachfolgenden Nierengenerationen.

Urnieren *(Mesonephroi)*

Die Urnieren treten am Ende der vierten Woche unmittelbar kaudal der rudimentären Vornieren auf (➤ Abb. 12.2). Sie sind große, lang gestreckte Organe und bestehen aus vollständig ausgereiften Nierenkörperchen mit entsprechenden, jedoch kurzen Tubulusabschnitten (➤ Abb. 12.3, ➤ Abb. 12.4, ➤ Abb. 12.5) und funktionieren als „Interimsnieren" für einen Zeitraum von ungefähr vier Wochen, bis sich die permanenten Nieren entwickelt haben (➤ Abb. 12.3). Die Tubuli öffnen sich in den ***Ductus mesonephricus*** **(Urnierengang, Wolff-Gang),** der die kaudale Fortsetzung des *Ductus pronephricus* (Vornierengang) ist und an seinem kaudalen Ende in die Kloake mündet. Die Urnieren bilden sich gegen Ende des ersten Trimesters zurück; jedoch bleiben regelmäßig einige der Tubuli erhalten, um sich z. B. zu den *Ductuli efferentes* des Nebenhodens (*Epididymis*) zu entwickeln. Aus den paarigen Urnierengängen entstehen also verschiedene Strukturen der ableitenden Samenwege des Mannes (➤ Tab. 12.1).

Nachnieren *(Metanephroi)*

Die Entwicklung der *Metanephroi* – der Anlagen der **bleibenden Nieren** – beginnt am Anfang der fünften Woche, etwa vier Wochen später nehmen sie dann ihre Funktion auf. Die bleibende Niere entwickelt sich aus zwei Quellen:

- der Ureterknospe
- dem metanephrogenen Blastem im ventromedialen Mesenchym am kranialen Ende der Endknospe (➤ Kap. 4.2).

Die Ureterknospe ist eine Ausstülpung des Urnierengangs nahe seiner Einmündung in die Kloake, und das metanephrogene Blastem stammt vom kaudalen Abschnitt des nephrogenen Strangs (vom intermediären Mesoderm) ab (➤ Abb. 12.6). Beide Anlagematerialien der Nachniere gehen also aus dem Mesoderm hervor.

Während die **Ureterknospe** in dorsokraniale Richtung auswächst, dringt sie in das metanephrogene Blastem des intermediären Mesoderms ein (➤ Abb. 12.6B). Der Stiel der Ureterknospe entwickelt sich zum **Ureter,** und ihr erweiterter mittlerer Abschnitt bildet das **Nierenbecken;** ihre Spitze verzweigt sich mehrfach in aufeinanderfolgenden Generationen und bildet die **Nierenkelche** und die **Sammelrohre** (➤ Abb. 12.6C–E). Die Verzweigungen aus den ersten vier Teilungsgenerationen erweitern sich und vereinigen sich zu den ***Calices majores,*** den großen Nierenkelchen, die der zweiten vier Teilungsgenerationen vereinigen sich zu den ***Calices minores,*** den kleinen Kelchen. Die übrigen Generationen von Verästelungen bilden schließlich die Sammelrohre.

Das ampulläre Ende jedes bogenförmigen Sammelrohrs induziert im angrenzenden metanephrogenen Blastem eine Verdichtung der mesenchymalen Zellen, die sich zu einem epithelialen **Metanephros-Bläschen (Nachnierenbläschen)** umformt (➤ Abb. 12.7A). Diese Bläschen verlängern sich und bilden nach dem sog. kommaförmigen und dem S-förmigen Stadium die **Nachnierentubuli** (➤ Abb. 12.7B und C). Während des S-förmigen Stadiums lagern sich Kapillarschlingen *(Glomeruli)* in den unteren Bogen der epithelialen (doppelwandigen) S-Form ein und bilden so die Voraussetzung für die Anordnung der Epithelien im Nierenkörperchen: Das kapillarnahe Epithel differenziert sich zu den **Podozyten** und legt sich als **viszerales Blatt der Bowman-Kapsel** eng an die Kapillarschlingen an; das kapillarferne, **parietale Blatt der Bowman-Kapsel** bildet mit seinem durchgehenden Plattenepithel eine Ballonform, die das podozytenbedeckte Kapillarknäuel vollständig umfasst und so einen Raum (zwischen viszeralem und parietalem Blatt) für das Auffangen des Primärharns abgrenzt. Der obere Abschnitt der doppelwandigen S-Form verlängert sich bald darauf stark, um das Tubulussystem bis zur Verbindung mit den Sammelrohren zu bilden. Auf diese Weise entwickelt sich jedes einzelne **Nephron,** die Baueinheit der Niere. Ein Nephron besteht dann aus dem **Nierenkörperchen** (Glomerulus und Bowman-Kapsel), dem gewundenen *(Pars convoluta)* und dem geraden Teil *(Pars recta)* des proximalen Tubulus, dem intermediären Tubulus (Henle-Schleife) und der *Pars recta* und *Pars convoluta* des distalen Tubulus (➤ Abb. 12.7D). Der gewundene Teil jedes distalen Tubulus nimmt über das Verbindungsstück *(Tubulus reuniens)* Kontakt mit einem der bogenförmigen Sammelrohre auf, und die beiden Anteile verschmelzen miteinander, sodass jedes Nephron Anschluss an das Sammelrohrsystem erhält (➤ Abb. 12.8). Zwischen der zehnten und 18. Woche der Schwangerschaft steigt die Anzahl der Nierenkörperchen langsam an, danach vermehren sie sich in rascher Folge bis zur 32. Woche, in der die endgültige Anzahl erreicht ist.

Ein **harnableitendes Kanälchen** besteht also embryologisch betrachtet aus zwei unterschiedlichen Abschnitten (➤ Abb. 12.6 und ➤ Abb. 12.7):

- dem Tubulusapparat, der aus dem metanephrogenen Blastem des intermediären Mesoderms entsteht
- dem Sammelrohr, das von der Ureterknospe abstammt.

Für die Aufzweigung der Ureterknospe ist die Induktion durch das metanephrogene Blastem erforderlich, während umgekehrt die Differenzierung der Nephrone der Induktion durch die Sammelrohre bedarf. Um die definitiven Nieren zu bilden, beeinflussen sich die Ureterknospe und das metanephrogene Blastem somit wechselseitig und induzieren einander, ein Vorgang, der als **reziproke Induktion** bekannt ist. Molekularbiologische Untersuchungen, besonders mithilfe von Knock-out- bzw. transgenen Mäusen und mit nephrogenen (sog. *Six2*-positiven) Stammzelllinien, zeigen, dass in diesen Prozess mit den Signalmolekülklassen BMP, FGF, Wnt und Notch mindestens vier Hauptsysteme der Signalübertragung (➤ Abb. 12.8, ➤ Kap. 20) involviert sind, die hochkonservierte molekulare Pfade benutzen. So wird, bevor die Induktion einsetzt, im metanephrogenen Blastem der Transkriptionsfaktor WT1 (für *Wilms-Tumor-Sup-*

Tab. 12.1 Derivate* oder rudimentäre Überreste von embryonalen urogenitalen Strukturen beim Erwachsenen*

Mann	Embryonale Struktur	Frau
Hoden	indifferente Gonaden	*Ovarien*
Tubuli seminiferi	Kortex	*Ovarialfollikel*
Rete testis	Medulla	Rete ovarii
Gubernaculum testis	Gubernakulum	*Lig. ovarii proprium* *Lig. teres uteri*
Ductuli efferentes Paradidymis	Urnierentubuli	Epoophoron Paroophoron
Appendix epididymidis *Ductus epididymidis* *Ductus deferens* *Ductus ejaculatorius* und *Gll. seminales* *Ureter, Nierenbecken, Nierenkelche* und *Sammelrohre*	Urnierengang (Wolff-Gang)	Appendix vesiculosa Epoophorongang Gartner-Gang *Ureter, Nierenbecken, Nierenkelche* und *Sammelrohre*
Appendix testis Utriculus prostaticus	Müller-Gang	Morgagni-Hydatide *Tuba uterina* *Uterus*
Harnblase *Urethra* (mit Ausnahme der Fossa navicularis) *Prostata* *Gll. bulbourethrales*	Sinus urogenitalis	*Harnblase* *Urethra* *Vagina* *Gll. urethrales* und *Gll. paraurethrales* *Gll. vestibulares majores*
Colliculus seminalis	Sinushügel (Müller)	Hymen
Penis *Corpora cavernosa* *Glans penis* *Corpus spongiosum*	Genitalhöcker, Phallus	*Klitoris* *Corpora cavernosa* *Glans clitoridis* *Bulbus vestibuli*
Unterseite des Penis	Urethralfalten	*Labia minora*
Skrotum	Genitalwülste	*Labia majora*

* Funktionstragende Derivate sind kursiv gesetzt.

pressor 1) exprimiert, der die Synthese des Signalmoleküls GDNF (engl. *glial cell line-derived neurotrophic factor*) reguliert. Zusammen mit den anderen Signalmolekülen spielt GDNF eine entscheidende Rolle bei der Induktion und bei der Verzweigung der Ureterknospe (**Verzweigungsmorphogenese,** engl. *branching morphogenesis*). Die Rezeptoren für GDNF, RET und GFRalpha-Proteine, werden zuerst im Urnierengang exprimiert, sind aber später – nach den Verzweigungen der Ureterknospe – jeweils an der Spitze der Ureterknospe lokalisiert. Der Fibroblastenwachstumsfaktor FGF2 (engl. *fibroblast growth factor 2*) und das osteomorphogenetische Protein BMP7 (engl. *bone morphogenetic protein 7*), die in der Ureterknospe exprimiert werden, verhindern den Zelltod im metanephrogenen Blastem des intermediären Mesoderms und senden Signale für die prätubulären Zellansammlungen (Mesenchymkondensation, ➤ Abb. 12.7A, ➤ Abb. 12.8A); FGF9 und FGF20 erhalten den (*Six2*-abhängigen) Stammzellcharakter des metanephrogenen Mesenchyms für die kontinuierliche, bis über die Geburt hinaus reichende Bildung von Nephronen. Die Transformation des metanephrogenen Mesenchyms zu den epithelialen Zellen des Nephrons – die mesenchymal-epitheliale Transformation – wird durch Signalmoleküle der FGF- und BMP-Klasse reguliert, entscheidend jedoch von Wnt9b angestoßen (➤ Abb. 12.8A). Die Expression der Transkriptionsfaktoren Six2 und Pax2 sowie verschiedener Homeoboxgene spielen bei der mesenchymal-epithelialen Umwandlung ebenfalls eine entscheidende Rolle. Die Musterbildung innerhalb des Nephrons, d. h. die Differenzierung von proximalen, intermediären und distalen Tubuli, unterliegt der Kontrolle des Transkriptionsfaktors HNF1B, der verschiedene Komponenten des Notch-Signalweges supprimiert (➤ Abb. 12.8B).

Die **fetalen Nieren** sind zunächst in größere Lappen unterteilt (➤ Abb. 12.9). Die Lobulierung verschwindet gegen Ende der Fetalperiode, aber die Lappen sind bei den Nieren des Neugeborenen noch durch Furchungen der Oberfläche ***(Renculi)*** angedeutet. Diese Furchen verstreichen gewöhnlich während der frühen Kindheit, wenn die Niere wächst und an Volumen zunimmt. Der Lappenaufbau der Nieren ist somit normalerweise beim Erwachsenen äußerlich nicht mehr zu erkennen, außer wenn in seltenen Fällen die *Renculi* erhalten bleiben, wie das bei einigen Tieren (z. B. Rindern) die Regel ist. Zum Geburtstermin enthält jede Niere 800.000 bis 1.000.000 Nephrone, und man nimmt an, dass die Bildung von Nephronen bei einer normalen Schwangerschaftsdauer bei der Geburt abgeschlossen ist.

Die glomeruläre Filtration beginnt bereits um die neunte Entwicklungswoche, und danach bleibt die Harnproduktion während der gesamten Fetalzeit bestehen. Urin wird also schon früh in die Amnionhöhle abgegeben und mischt sich mit der Amnionflüssigkeit. Ein reifer Fetus schluckt davon jeden Tag mehrere hundert Milliliter, die dann vom Dünndarm resorbiert werden. Die Stoffwechselendprodukte des Fetus werden jedoch durch die Plazentaschranke in das mütterliche Blut transportiert und dann von den Nieren der Mutter ausgeschieden. Die Filtrationsmenge nimmt nach der Geburt erheblich zu; außerdem findet die funktionelle Reifung der Niere, d. h. die Fähigkeit, konzentrierten Harn zu bilden, im Wesentlichen nach der Geburt statt. Diese Reifung wird begleitet durch eine deutliche Größenzunahme der Niere, die hauptsächlich auf einer Verlängerung der *Pars convoluta* der proximalen Tubuli sowie einer Zunahme des interstitiellen Bindegewebes beruht.

Lageänderungen der Nieren

Ursprünglich liegen die Nachnieren nahe beieinander im Anlagegebiet des kleinen Beckens, d. h. auf Höhe des sich schließenden *Neuroporus posterior* (➤ Abb. 12.10A). Auf dieser Höhe geht das kaudale Ende der *Chorda dorsalis* in die Endknospe über (➤ Kap. 4 und ➤ Kap. 5), und aus den hier angelegten Somiten geht das *Os sacrum* hervor. Im Gegensatz zu den Urnieren, die wegen ihrer oberflächennahen Lage in den Urogenitalfalten von Peritonealepithel überzogen sind, liegt das metanephrogene Gewebe, dessen Entwicklung von der Induktion durch die Ureterknospe angestoßen werden muss, von Anfang an in der Tiefe des aus dem intermediären Mesoderm entstandenen Mesenchyms und damit retroperitoneal (außerhalb der Peritonealhöhle). Wenn Abdomen und Becken wachsen, werden die Nieren allmählich in das Abdomen hinein verlagert und

2

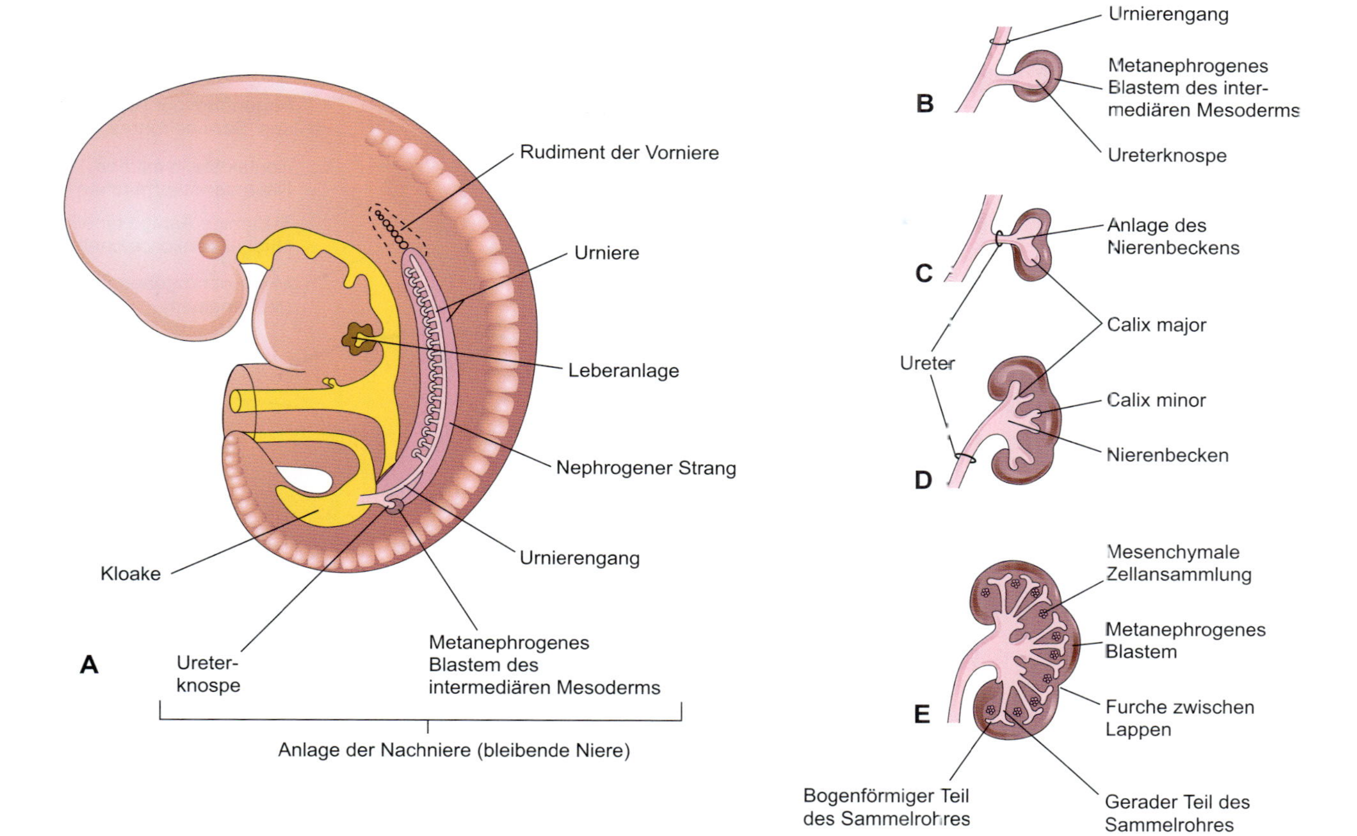

Abb. 12.6 Entwicklung der bleibenden Niere. A) Die Seitenansicht eines fünf Wochen alten Embryos zeigt die Anlage des Metanephros (Nachniere). **B–E)** Schematische Darstellung aufeinanderfolgender Entwicklungsstadien der Ureterknospe (fünfte bis achte Woche).

bewegen sich voneinander weg; sie bleiben jedoch retroperitoneal (➤ Abb. 12.10B und C) und erreichen ihre endgültige Position etwa in der neunten Woche (➤ Abb. 12.10D). Diese „Wanderung" ist hauptsächlich auf das Längenwachstum des embryonalen Körpers kaudal der Nieren zurückzuführen, d. h., das kaudale Körperende wächst von den Nieren weg, sodass diese in eine zunehmend kraniale Lage gelangen („relativer Aszensus"). Der Hilus der Nieren, an dem die Gefäße und Nerven ein- und austreten, zeigt ursprünglich nach ventral; wenn die Nieren „aszendieren", rotiert er jedoch um fast 90° nach medial. Um die neunte Woche ist der Hilus dann nach anteromedial ausgerichtet (➤ Abb. 12.10C und D).

Änderungen der renalen Blutversorgung

Während ihres „Aszensus" aus dem kleinen Becken erhalten die Nieren ihre Blutversorgung jeweils aus Gefäßen, die sich in ihrer Nähe befinden. Ursprünglich zweigen die Nierenarterien von den *Aa. iliacae communes* ab (➤ Abb. 12.10A und B). Sobald die Nieren weiter „aszendieren", werden sie jedoch aus Ästen zunächst vom distalen Abschnitt, später von kranialen Abschnitten der Bauchaorta versorgt. Normalerweise bilden sich die kaudalen Äste zurück und verschwinden vollständig. Wenn die Nieren in der neunten Woche mit den **Nebennieren** in Kontakt kommen, hört ihr „Aszensus" auf. Das am weitesten kranial gelegene Paar von Nierenarterien stammt aus der abdominalen Aorta; diese Äste entwickeln sich zu den definitiven *Aa. renales*. Die rechte *A. renalis* ist länger und liegt oft weiter kranial als die linke.

Akzessorische Nierenarterien Das relativ häufige Auftreten von Anomalien der zuführenden Nierengefäße spiegelt die Art und Weise wider, in der sich die renale Blutzufuhr kontinuierlich während der Embryonal- und frühen Fetalzeit ändert (➤ Abb. 12.10). Eine einzige Nierenarterie für jede Niere haben 75 % der Bevölkerung. Etwa 25 % der adulten Nieren werden von zwei bis vier *Aa. renales* versorgt. Akzessorische (überzählige) Nierenarterien entspringen gewöhnlich aus der Aorta. Sie sind ober- oder unterhalb der Hauptnierenarterie gelegen und folgen dieser zum Hilus (➤ Abb. 12.11A). Akzessorische Nierenarterien können aber auch direkt in die Niere eintreten, das geschieht dann gewöhnlich am oberen oder unteren Nierenpol. Eine akzessorische Arterie, die zum unteren Nierenpol zieht, kann von ventral den Ureter überqueren und ihn dabei einengen, sodass eine **Hydronephrose** entsteht – eine Aufweitung von Nierenbecken und Nierenkelchen durch Rückstau des Urins (➤ Abb. 12.11B). Wenn die Arterie in den unteren Pol der rechten Niere eintritt, kreuzt sie gewöhnlich die *V. cava inferior* und den Ureter ventral. Akzessorische Nierenarterien sind **Endarterien**. Wenn eine akzessorische Arterie verletzt oder unterbunden wird, kommt es folglich in dem Teil der

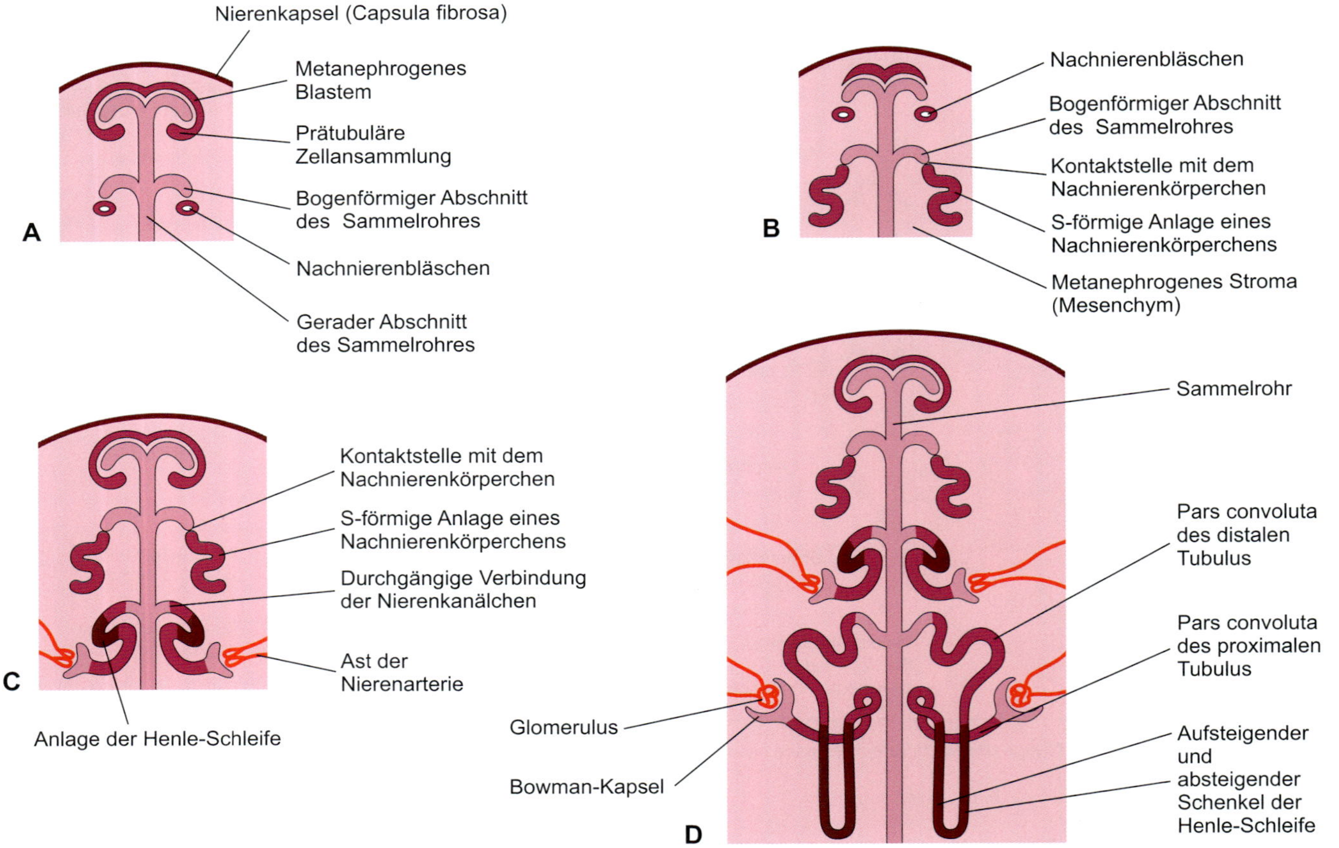

Abb. 12.7 Schematische Darstellung der Nephrogenese – Entwicklung der Nephrone. A) Beginn der Nephrogenese etwa am Anfang der achten Woche. **B–C)** Die Nachnierentubuli, die Anlagen der Nephrone, verbinden sich mit den Sammelrohren und bilden so ein zusammenhängendes System von Harnkanälchen. **D)** Zwischen der 20. und 38. Woche hat sich die Anzahl der Nephrone mehr als verdoppelt. Nephrone stammen vom metanephrogenen Blastem ab, die Sammelrohre dagegen von der Ureterknospe.

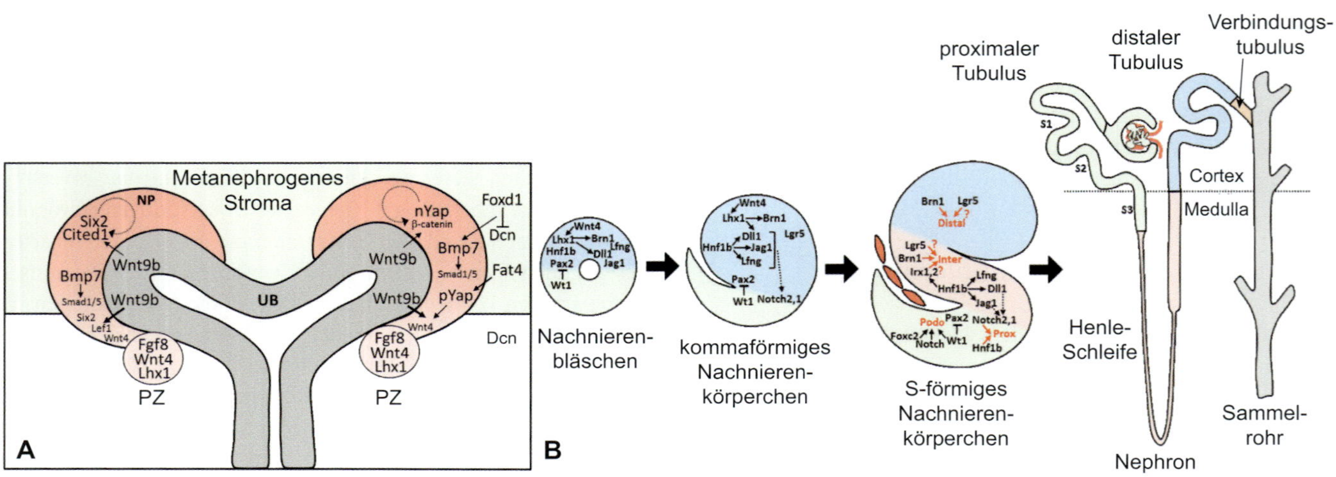

Abb. 12.8 Molekulare Steuerung der Nierenentwicklung. A) Induktion der Nephron-Vorläuferzellen. **B)** Nephron-Differenzierung in Glomerulusanteile und Tubulusabschnitte. PZ: Prätubuläre Zellansammlung; UB: Ureterknospe; NP: Nephron-Progenitorzellen; Inter: Tubulus intermedius (Henle-Schleife); Podo: Podozyten; Prox: Tubulus proximalis; ?: direkter Einfluss nicht nachgewiesen; gepunkteter senkrechter Pfeil: Ligand-Rezeptor-Bindung; S1–S3: Segmente des proximalen Tubulus. (Aus O'Brien LL, McMahon AP: Induction and patterning of the metanephric nephron. *Semin Cell Devel Biol* 36:31–38, 2014.)

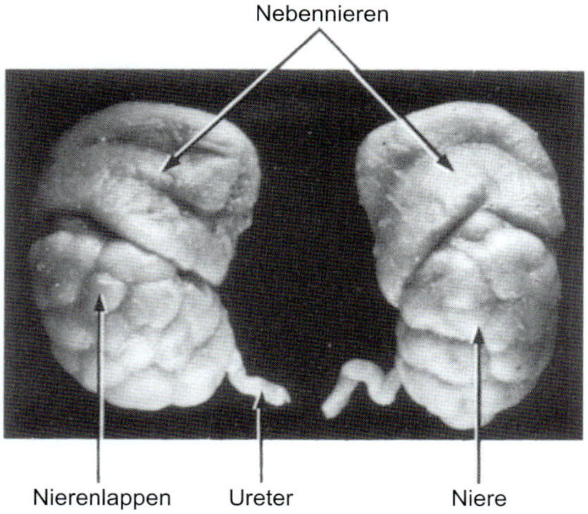

Abb. 12.9 Aufnahme der Nieren und Nebennieren eines 28 Wochen alten Fetus (× 2). Die Lappengrenzen verstreichen gegen Ende des ersten Lebensjahres. Die außerordentlich großen fetalen Nebennieren verkleinern sich in den ersten zwei Wochen nach der Geburt etwa um die Hälfte.

Niere, den sie versorgt, in aller Regel zu einer Ischämie (Blutleere). Akzessorische Arterien kommen ungefähr zweimal so häufig vor wie akzessorische Venen (➤ Abb. 12.11C, D).

Kongenitale Fehlbildungen von Nieren und Ureteren Fehlbildungen der Nieren oder Ureteren kommen bei 3–4 % der neugeborenen Kinder vor. Am häufigsten sind Anomalien der Form und der Lage. Viele Fehlbildungen der Harnorgane können mithilfe der Sonografie bereits vor der Geburt festgestellt werden.

Nierenagenesie

Eine *einseitige* Nierenagenesie ist relativ häufig und kommt einmal unter 1.000 Lebendgeburten vor. Jungen sind häufiger betroffen als Mädchen, gewöhnlich fehlt die linke Niere (➤ Abb. 12.12A und ➤ Abb. 12.13A). Die einseitige Nierenagenesie verursacht oft keine Symptome und wird gewöhnlich nicht in der Kindheit entdeckt, da die andere Niere kompensatorisch hypertrophiert und so die Funktion der fehlenden Niere übernimmt. Bei Kindern mit einer *singulären Nabelarterie* (➤ Kap. 7) sollte immer der Verdacht auf eine einseitige Nierenagenesie ausgeräumt werden. In der Regel wird eine Agenesie zufällig durch Ultraschalluntersuchungen entdeckt, die wegen anderer kongenitaler Anomalien oder Beschwerden am Harntrakt durchgeführt werden.

Die **doppelseitige Nierenagenesie** ist mit einem *Oligohydramnion* assoziiert (➤ Kap. 7), weil wenig oder kein Urin in die Amnionhöhle ausgeschieden wird. Ein Mangel an Amnionflüssigkeit sollte bei Fehlen anderer ursächlicher Faktoren (wie der Ruptur der Fruchtblase) den Ultraschalluntersucher dazu veranlassen, nach Anomalien des Harntrakts zu suchen. Die doppelseitige Agenesie der Nieren kommt ein Mal unter etwa 3.000 Geburten vor und ist mit dem postnatalen Leben unvereinbar (➤ Abb. 12.12B). Die betroffenen Kinder weisen charakteristische Gesichtsfehlbildungen auf: Die Augen stehen weit auseinander und haben Epikanthusfalten, die Ohren sind tief angesetzt, die Nase ist breit und flach, das Kinn ist fliehend, und darüber hinaus bestehen Defekte an den Gliedmaßen. Der fetale Elektrolythaushalt ist nicht gestört, weil der Austausch durch die Membranen der Plazentaschranke reguliert wird. Die meisten Kinder mit doppelseitiger Nierenagenesie sterben kurz nach der Geburt oder während der ersten Lebensmonate.

Das Fehlen der Nieren ist darauf zurückzuführen, dass sich die Ureterknospen nicht entwickeln oder dass die Anlagen der Ureteren degenerieren. Wächst die Ureterknospe nicht in das metanephrogene Blastem ein, so bleibt auch die Nierenentwicklung aus, weil die Bildung der Nephrone, die normalerweise durch die Aufzweigungen der Ureterknospe induziert wird, ausbleibt. Die Nierenagenesie hat wahrscheinlich eine multifaktorielle Ätiologie. Es gibt klinische Hinweise darauf, dass eine vollständige Involution von polyzystischen Nieren (➤ Abb. 12.25) *in utero* zu einer Nierenagenesie mit blind endendem Ureter führen kann.

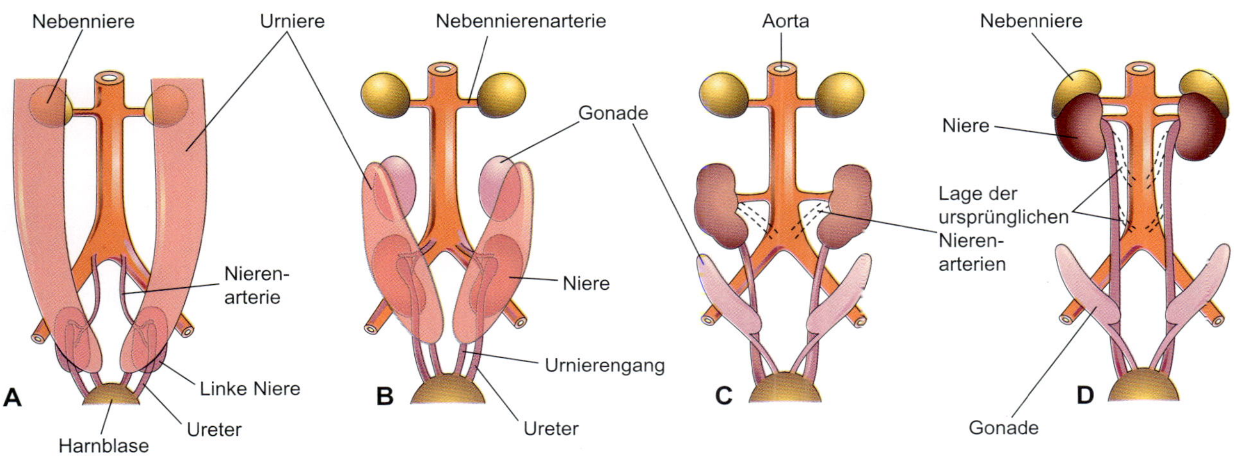

Abb. 12.10 Schematische Darstellung der Organe im Retroperitonealraum von ventral bei Embryonen bzw. Feten von der sechsten bis zur neunten Woche. Zu erkennen sind die Rotation des Nierenhilus nach medial sowie der „Aszensus" der Nieren aus der Beckenregion in das Abdomen. **A–B)** Größenabnahme der Urnieren. **C–D)** Die Nieren werden bei ihrem „Aszensus" schrittweise von Arterien aus höher gelegenen Bereichen versorgt; der Hilus der Niere (mit den großen ein- und austretenden Gefäßen und Nerven) zeigt schließlich nach medial.

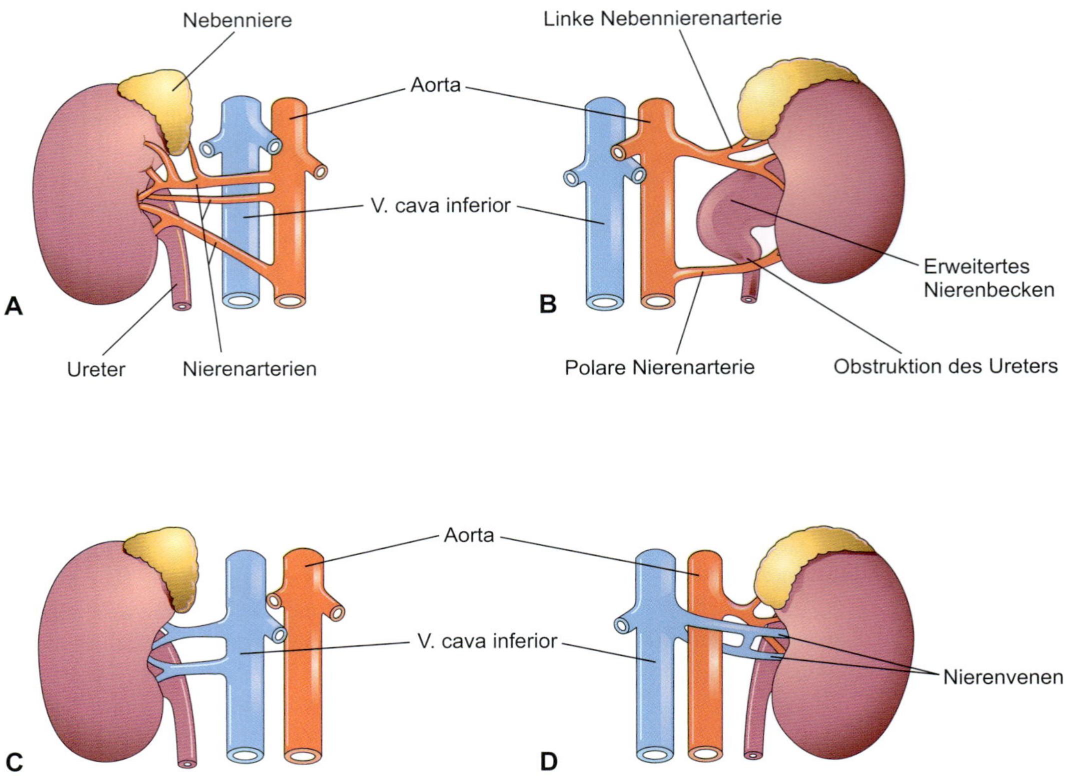

Abb. 12.11 Schematische Darstellung häufiger Nierengefäßanomalien. A–B) Multiple Nierenarterien. Akzessorische Gefäße treten an den Polen der Niere ein. Die polare Nierenarterie in B engt den Ureter ein, was zu einer Erweiterung des Nierenbeckens geführt hat. **C–D)** Multiple Nierenvenen kommen nicht so häufig vor wie überzählige Nierenarterien.

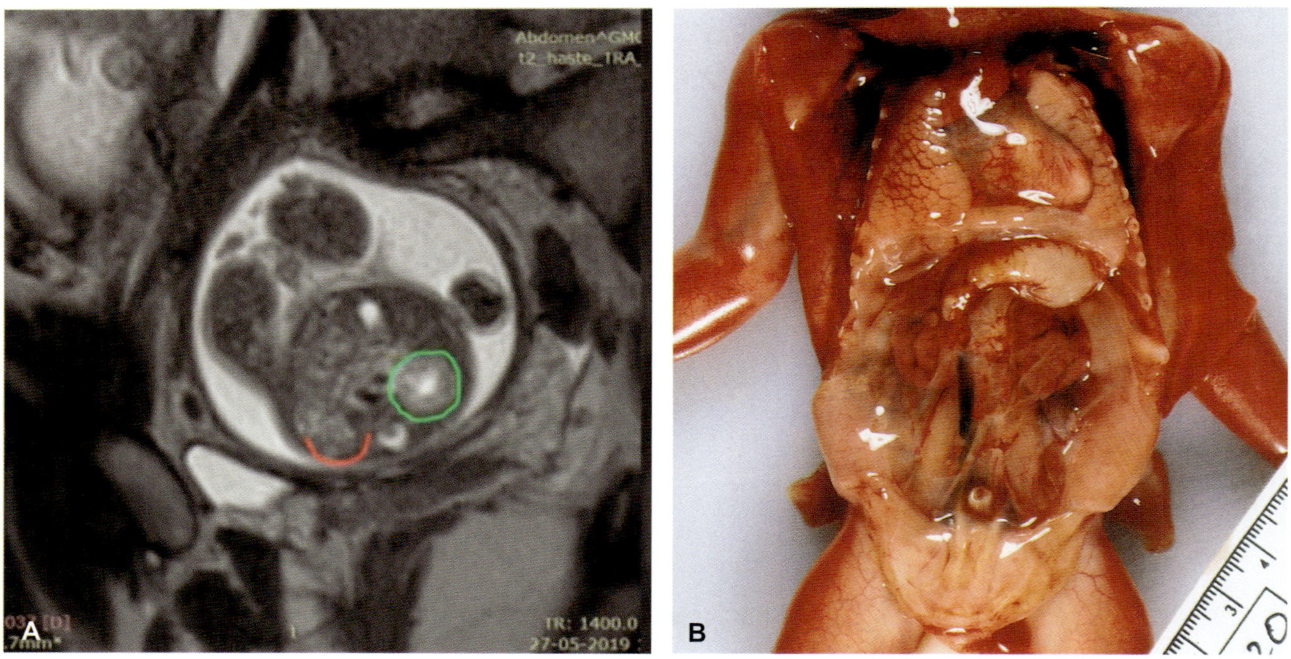

Abb. 12.12 A) Kernspintomogramm eines 24 Wochen alten Fetus mit unilateraler Nierenagenesie. Der Querschnitt in Höhe der lumbalen Wirbelsäule (Sp) zeigt eine rechte Niere (grüne Markierung), aber ein Nierenbecken ohne die typische Aufhellung der Niere auf der linken Seite (rote Markierung). **B)** Ventralansicht eines 19,5 Wochen alten männlichen Fetus mit doppelseitiger Nierenagenesie (Sektionspräparat). Nach der Entfernung von Leber und Darmtrakt zwischen Magen und Rektum liegt der Retrositus frei. Die auffällig großen (rötlich erscheinenden) Nebennieren nehmen den Platz der Nieren in der *Fossa lumbalis* ein.
(A adaptiert nach Gupta S, Mohi JK, Gambhir P, et al.: Prenatal diagnosis of congenital anomalies of genito-urinary system on fetal magnetic resonance imaging. *Egypt J Radiol Nucl Med* 51:155, 2020. B mit freundlicher Genehmigung von D. K. Kalousek, University of British Columbia, Vancouver, Kanada.

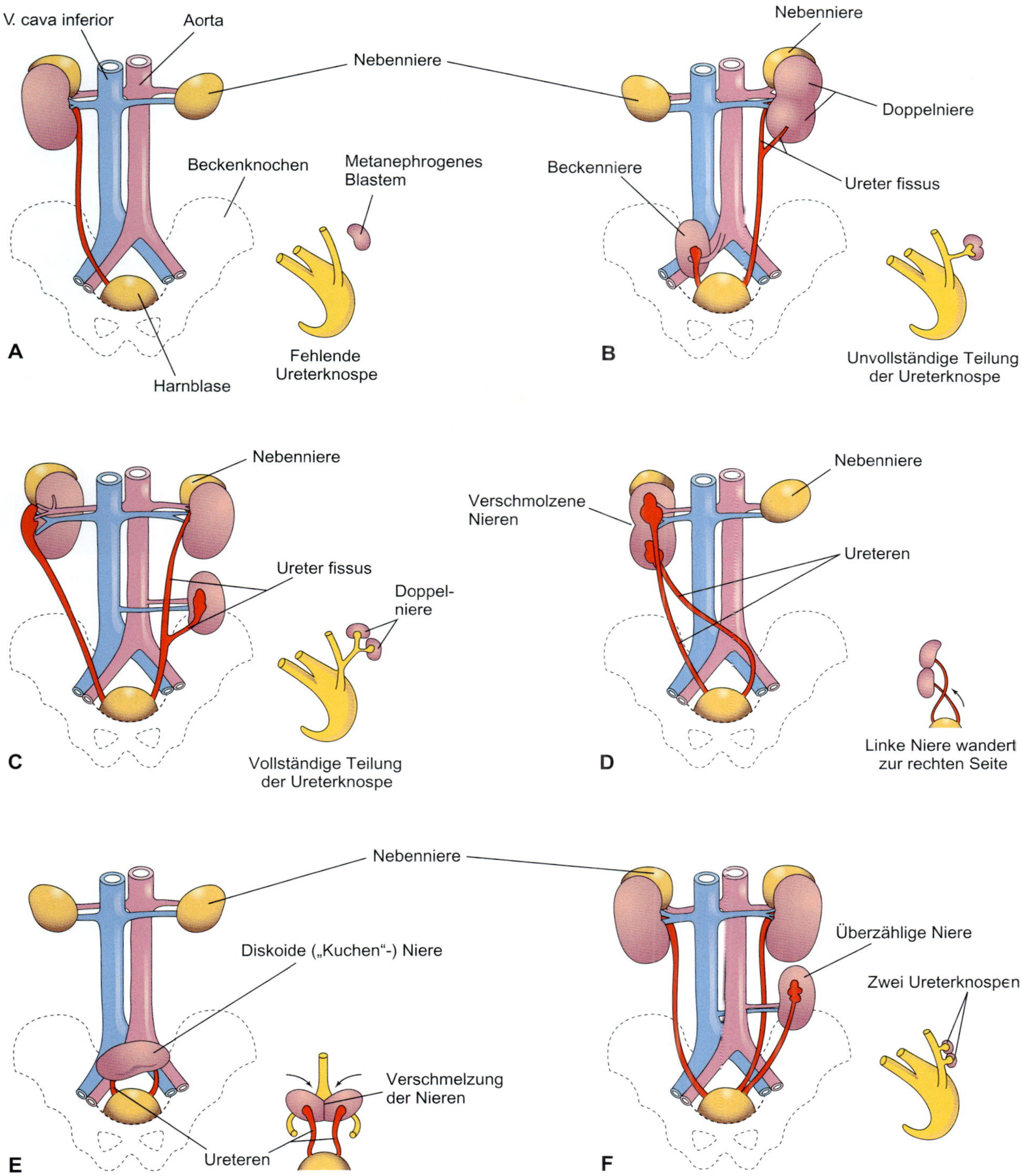

Abb. 12.13 Schemata verschiedener Anomalien der Harnorgane. Die kleine Skizze unten rechts bei jeder Abbildung demonstriert die wahrscheinliche embryologische Grundlage der jeweiligen Anomalie. **A)** Einseitige Nierenagenesie. **B)** Beckenniere rechts; Doppe niere mit *Ureter fissus* links. **C)** Malrotation der Niere rechts; *Ureter fissus* und akzessorische Niere links. **D)** Gekreuzte Nierenektopie. Die linke Niere ist auf die rechte Seite verlagert und mit der rechten Niere verschmolzen. **E)** Kuchenniere, entstanden durch Verschmelzung der im Becken verbliebenen Nieren. **F)** Akzessorische linke Niere, die auf der Entwicklung von zwei Ureterknospen auf dieser Seite beruht.

Malrotation der Niere

Wenn die Rotation der Niere unterbleibt, zeigt der Hilus nach ventral, d. h., die fetale Niere behält ihre embryonale Lage bei (➤ Abb. 12.10A und ➤ Abb. 12.13C). Wenn der Hilus nach dorsal zeigt, ist die Niere zu weit rotiert; wenn der Hilus nach lateral zeigt, ist eine Rotation nach lateral anstatt nach medial erfolgt. Eine Rotationsanomalie der Niere ist oft mit einer ektopen Lage der Nieren verbunden.

Ektope Nieren

Eine oder beide Nieren können eine abnorme Lage aufweisen (➤ Abb. 12.13B, E und F). Gewöhnlich liegen sie zu weit kaudal und sind nicht rotiert; folglich zeigt der Hilus nach ventral. Die meisten ektopen Nieren befinden sich im Beckenraum (➤ Abb. 12.14), einige liegen auch im unteren Teil des Abdomens. **Beckennieren** und andere Formen der Ektopie sind Folge eines unterbliebenen „Aszensus" der Nieren. Beckennieren liegen dicht beieinander und können zu einer scheibenförmigen **Kuchenniere** verschmelzen (➤ Abb. 12.13E). Ektope Nieren erhalten ihre Blutversorgung aus Blutgefäßen in ihrer Nähe (*A. iliaca interna* oder *externa* und/oder *Aorta iliaca*). Sie werden oft von mehreren Gefäßen versorgt. Manchmal gelangt eine Niere auf die Gegenseite, und es resultiert eine **gekreuzte Nierenektopie** mit oder ohne Verschmelzung (➤ Abb. 12.15). Eine ungewöhnliche Nierenanomalie stellt die **einseitige Verschmelzungsniere** dar (➤ Abb. 12.13D). Die Nieren verschmelzen während ihrer Entwicklung im Becken, eine Niere „aszendiert" zu ihrer normalen Lage und nimmt dabei die andere mit sich.

Hufeisenniere

Bei ungefähr einer von 500 Personen sind die Nieren an ihren Polen – üblicherweise den unteren – miteinander verschmolzen; ungefähr 5 % aller Menschen mit Turner-Syndrom haben solche Hufeisennieren. Die große U-förmige Niere befindet sich gewöhnlich im Hypogastrium ventral der unteren Lendenwirbel (➤ Abb. 12.16). Der normale Aufstieg der fusionierten Nieren ist behindert, weil sie wegen der über die Mittellinie ragenden Verschmelzungszone am Stamm der *A. mesenterica inferior* „hängen bleiben". Eine Hufeisenniere verursacht gewöhnlich keine Symptome, weil ihr harnableitendes System normal entwickelt ist und beide Ureteren in die Harnblase einmünden. Wenn der Harnabfluss behindert ist, können Zeichen und Symptome einer Obstruktion und/oder einer Infektion auftreten. Bösartige Tumoren aus spezifischem Nierengewebe, sog. **Wilms-Tumoren,** kommen zwei- bis achtmal häufiger bei Kindern mit einer Hufeisenniere vor als bei der normalen Bevölkerung.

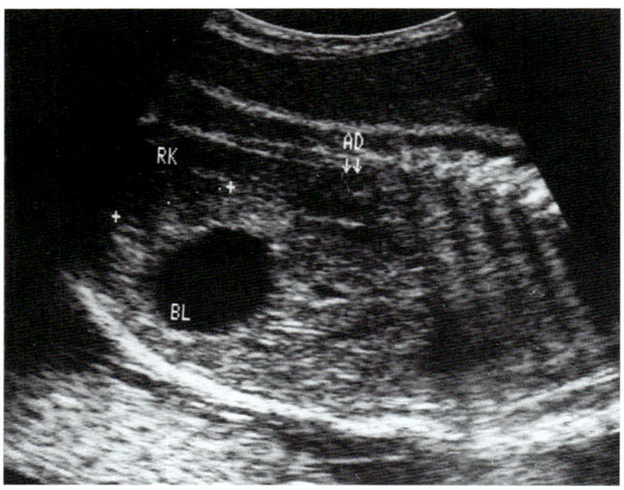

Abb. 12.14 Sagittales Sonogramm des Retrositus eines Fetus in der 31. Schwangerschaftswoche (29 Wochen nach der Befruchtung). Die rechte Niere (RK) liegt abnorm tief in der Nähe der Harnblase (BL); die Nebenniere (AD) derselben Seite liegt in normaler Position, da sie sich separat von der Niere entwickelt. Nur wenn die Nieren in das Abdomen „aszendieren", gelangen die Nebennieren an deren kraniale Pole. (Mit freundlicher Genehmigung von L. M. Hill, Magee-Women's Hospital, Pittsburgh, USA.)

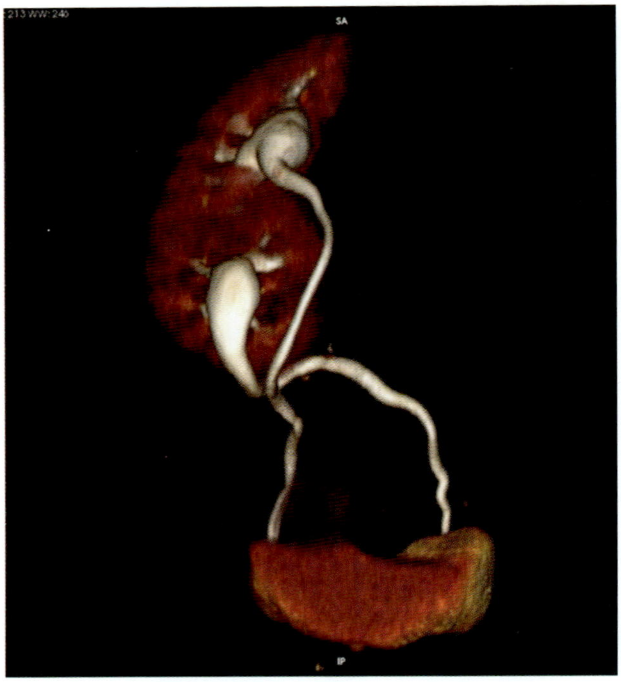

Abb. 12.15 Farbig kodierte CT-Röntgenaufnahme der gekreuzten Nierenektopie einer 69 Jahre alten Patientin. Beide Nieren stellen sich auf der rechten Seite des Abdomens dar. (Aus Di Muzzio B: Crossed fused renal ectopia. Radiopaedia.org.)

Verdoppelung des Ureters

Verdoppelungen des abdominalen Teils des Ureters und des Nierenbeckens kommen häufig vor, während eine überzählige Niere selten ist (➤ Abb. 12.13F). Diese Anomalien entstehen aus einer frühzeitigen Aufspaltung der Ureterknospe. Das Ausmaß der Duplikation hängt davon ab, wie vollständig diese Aufspaltung ist: Eine unvollständige Teilung der Ureteranlage führt zu einer geteilten Niere mit einem *Ureter fissus* (➤ Abb. 12.13B). Eine komplette Teilung hat eine Doppelniere mit *Ureter fissus* oder *Ureter duplex* (➤ Abb. 12.17) zur Folge. Eine überzählige Niere mit eigenem Ureter entwickelt sich mit großer Wahrscheinlichkeit dadurch, dass sich auf einer Seite am Urnierengang zwei Ureterknospen ausbilden.

Ektoper Ureter

Ein ektoper Ureter mündet nicht in den Fundus der Harnblase, sondern an einer anderen, meist weiter distal im sich entwickelnden harnableitenden System liegenden Stelle (zur Entwicklung von Harnblase und Harnröhre aus dem Sinus urogenitalis s. den folgenden Abschnitt). Bei Jungen tritt der Ureter dann meist in

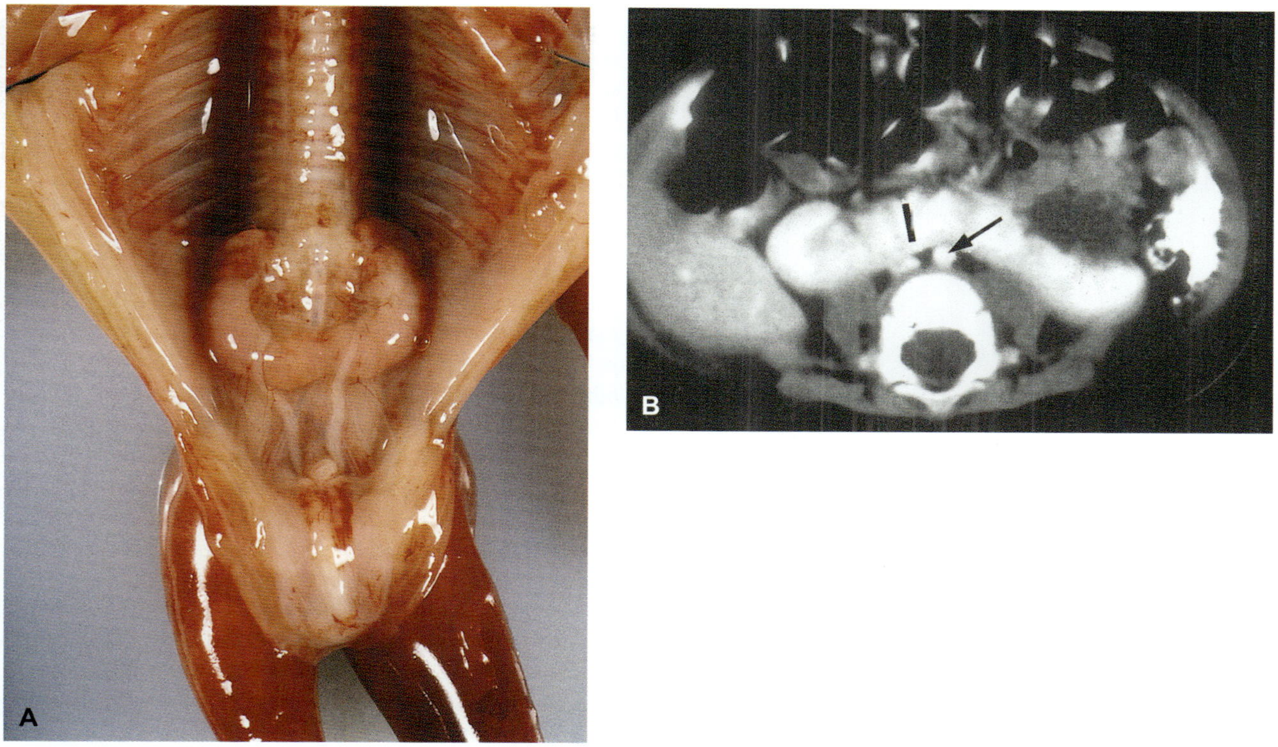

Abb. 12.16 A) Ventralansicht eines 13 Wochen alten weiblichen Fetus mit Hufeisenniere (Sektionspräparat). Nach der Entfernung von Leber und Darmtrakt bis zum Rektum liegt der Retrositus frei. Die Ureteren liegen typischerweise ventral auf den kaudalen Abschnitten der Hufeisennieren und können dort komprimiert werden. Dass der kaudale Abschnitt der Hufeisenniere üblicherweise dorsal der *A. mesenterica inferior* liegt, ist hier nicht zu erkennen. (Mit freundlicher Genehmigung von D.K. Kalousek, University of British Columbia, Vancouver, Kanada.) **B)** Kontrastverstärktes Computertomogramm des Abdomens bei einem Kind mit Hufeisenniere. Der Isthmus (vaskulär) des Nierengewebes (I), der die rechte und linke Niere verbindet, liegt direkt ventral der Aorta (Pfeil) und *V. cava inferior.* (Mit freundlicher Genehmigung von P.S. Sahni, Children's Hospital, Winnipeg, Kanada.)

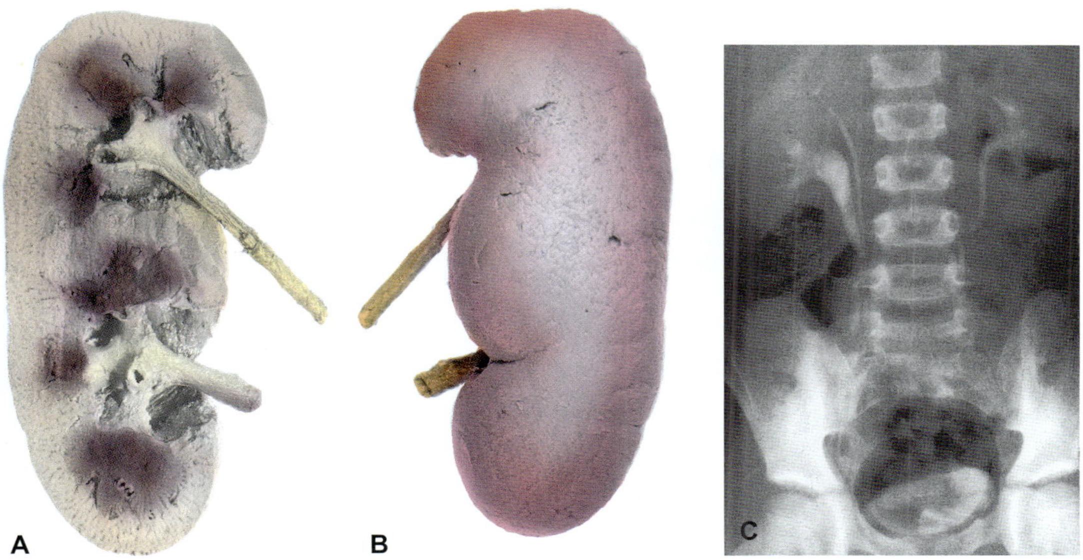

Abb. 12.17 Doppelniere mit zwei Ureteren und zwei Nierenbecken. Diese kongenitale Fehlbildung entsteht durch unvollständige Teilung der Ureterknospe. **A)** Der Längsschnitt durch die Niere zeigt zwei Nierenbecken und zwei Kelchsysteme. **B)** Außenansicht der Niere von ventral. **C)** Das intravenöse Pyelogramm (Ausscheidungsurogramm) zeigt die Verdoppelung der rechten Niere und des Ureters bei einem zehnjährigen Jungen. Auf Höhe des ersten Sakralwirbels verschmelzen die beiden rechten Ureteren miteinander. Die linke Niere ist normal. (Mit freundlicher Genehmigung von P.S. Sahni, Children's Hospital, Winnipeg, Kanada.)

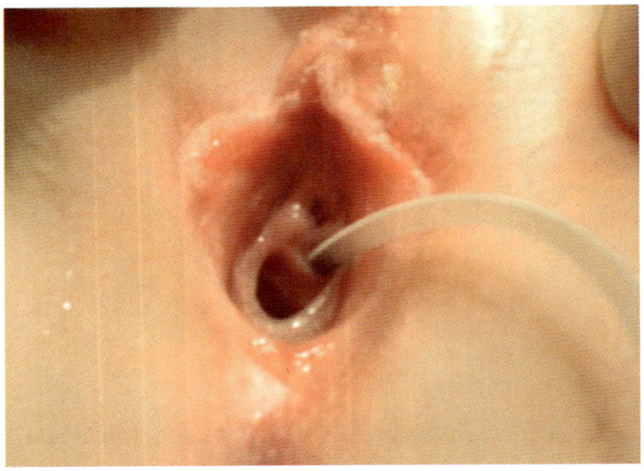

Abb. 12.18 Ektoper Ureter bei einem Mädchen. Ein dünner Ureterkatheter wurde durch das Ureterostium eingeführt, das im *Vestibulum vaginae* unmittelbar unterhalb der äußeren Öffnung der Urethra liegt. Das Mädchen hatte ein normales Miktionsverhalten, litt aber unter ständigem Urintröpfeln. (Aus MacLennan GT: *Hinman's atlas of urosurgical anatomy,* 2012, Saunders.)

den Harnblasenhals oder in die *Pars prostatica* der Urethra ein, bei Mädchen kann sich die Mündung im Blasenhals, in der Urethra, in der Vagina oder im *Vestibulum vaginae* befinden (➢ Abb. 12.18). **Inkontinenz** ist die häufigste Beschwerde bei einer ektopen Mündung des Ureters, weil der Urin, der durch die Ostien fließt, nicht in die Harnblase gelangt, deren Sphinkteren die Kontinenz garantieren; stattdessen tröpfelt er beständig aus der Urethra und/oder der Vagina. Die **Ureterektopie** tritt auf, wenn der distale Abschnitt des Ureters nicht in die hintere Wand der Harnblasenanlage eingegliedert wird; stattdessen wird er mit dem Urnierengang (Wolff-Gang) nach kaudal verlagert und in den unteren Teil des vesikalen Abschnitts des *Sinus urogenitalis* einbezogen. Aus der Tatsache, dass dieser Teil des Sinus beim Mann die *Pars prostatica* der Urethra und bei der Frau die Urethra bildet (➢ Kap. 12.1.2 und ➢ Kap. 12.1.3), wird die jeweilige postnatale Lage der ektopen Uretermündung verständlich. Wenn sich zwei Harnleiter aus einer Ureterknospe oder aus zwei eng beieinanderliegenden Ureterknospen ausbilden, münden sie beide in die Harnblase (➢ Abb. 12.13F). Entstehen jedoch zwei Ureterknospen sehr weit voneinander entfernt, so wird bei männlichen Feten der zusätzliche kraniale Ureter mit dem Wolff-Gang nach kaudal verlagert und leitet den Harn dann in den Blasenhals oder die *Pars prostatica* der Urethra (zur chirurgischen Korrektur noch während der Fetalzeit s. ➢ Abb. 6.19).

Zystische Nierenerkrankungen

Die **polyzystische** Nierenerkrankung (Typ **Potter I**) tritt als autosomal-rezessiv vererbte Form (ARPKD, von engl. *autosomal recessive polycystic kidney disease*) auf, die nach der Geburt oder *in utero* mithilfe der Sonografie diagnostiziert werden kann (➢ Abb. 12.19). Beide Nieren enthalten viele Hunderte kleiner Zysten (➢ Abb. 12.19A), durch die verhindert wird, dass sich genügend funktionelles Nierengewebe bildet; meist ist eine Niereninsuffizienz die Folge. Der Tod des Kindes tritt gewöhnlich kurz nach der Geburt ein; jedoch überlebt eine wachsende Anzahl von Kindern mithilfe einer postnatalen Dialyse oder einer Transplantation.

Die **multizystische** Nierendysplasie (Typ **Potter IIA**) beruht auf einer abnormen Morphogenese des renalen Systems. Die Überlebenschance für Kinder mit multizystischer Nierendysplasie ist im Allgemeinen gut, da in 75 % der Fälle die Krankheit nur einseitig ist. Bei der multizystischen Nierendysplasie findet man weniger Zysten als bei der polyzystischen Nierenerkrankung, und die Größe der Zysten kann von wenigen Millimetern bis zu mehreren Zentimetern innerhalb einer Niere variieren.

Über viele Jahre glaubte man, dass die Zysten das Ergebnis eines „Urinstaus" durch die fehlerhafte Vereinigung der Ureterknospe mit dem Tubulussystem aus dem metanephrogenen Blastem seien. Heute nimmt man an, dass die zystischen Strukturen starke Erweiterungen von Teilen des ansonsten durchgängigen Nephrons darstellen, insbesondere der Henle-Schleife. Genmutationen und Fehler in den oben beschriebenen Signalkaskaden (➢ Abb. 12.8) werden damit in Zusammenhang gebracht. Darüber hinaus sind mittlerweile meh-

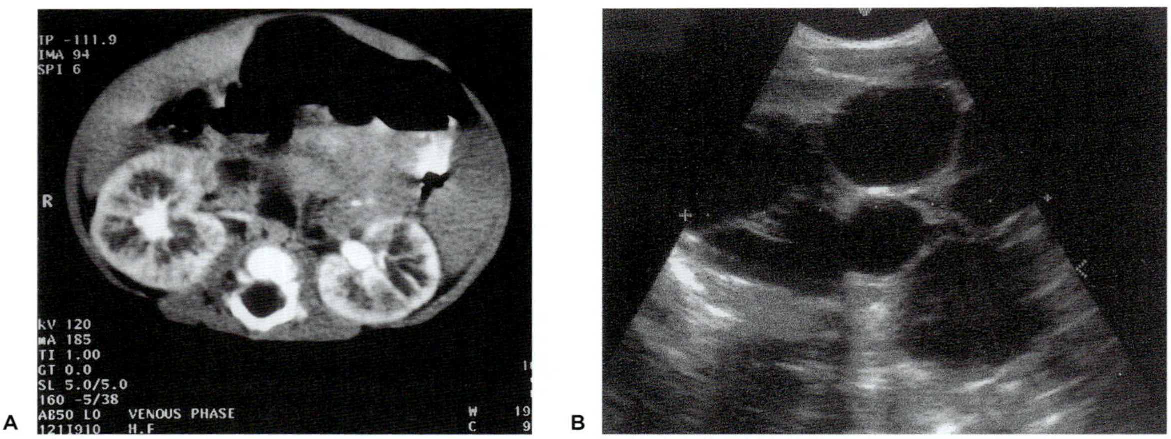

Abb. 12.19 Polyzystische Nierenerkrankung. A) Abdomen-CT (mit Kontrastmittel) eines fünf Monate alten Jungen mit infantiler polyzystischer Nierenerkrankung (ARPKD). Die längliche Erweiterung (Zystenbildung) einzelner Nephrontubulusabschnitte ist bereits „makroskopisch" zu erkennen. **B)** Ultraschallbild der linken Niere eines 15 Tage alten Jungen. Dargestellt sind multiple, isolierte Zysten und das Fehlen von Nierenparenchym (unilaterale multizystische Nierendysplasie). (Mit freundlicher Genehmigung von P.S. Sahni, Children's Hospital, Winnipeg, Kanada.)

rere spezifisch veränderte Proteine bei diesen vererbten Formen der Zystennieren identifiziert und entsprechend benannt worden; eines von ihnen („PKD2") ist ein spannungsabhängiger Kalziumkanal, der außerdem für frühembryonale Defekte bei der Entstehung der Rechts-links-Asymmetrie verantwortlich gemacht wird.

12.1.2 Harnblase

Die Unterteilung der Kloake durch das ***Septum urorectale*** in ein dorsales Rektum und einen ventralen *Sinus urogenitalis* wird in ➤ Kapitel 11.4.1 beschrieben. Im primitiven *Sinus urogenitalis* können dann drei Abschnitte unterschieden werden:

- ein kranialer Abschnitt, der die Harnblase bildet (manchmal deshalb auch als *Pars vesicalis* bezeichnet wird) und kranial in das Allantoisdivertikel übergeht
- kaudal anschließend die *Pars pelvina,* aus der beim männlichen Embryo die im Blasenhals gelegene *Pars intramuralis* sowie die *Pars prostatica* der Harnröhre hervorgeht und im weiblichen Embryo die gesamte Urethra entsteht
- am weitesten kaudal die *Pars phallica,* die zum Genitalhöcker vorwächst.

Zusammen bilden die *Pars pelvina* und die *Pars phallica* den definitiven *Sinus urogenitalis.* Anfangs setzt sich die Harnblase kranial in den Allantoisgang fort (➤ Abb. 12.20); dieser obliteriert jedoch bald und bildet sich zu einem dicken bindegewebigen Strang um, dem **Urachus,** der sich dann vom Apex der Harnblase bis zum Nabel erstreckt (➤ Abb. 12.20G und ➤ Abb. 12.21) und beim Erwachsenen als ***Lig. umbilicale* medianum** erhalten bleibt. Nicht die gesamte Harnblase entwickelt sich aus dem vesikalen Teilbereich des *Sinus urogenitalis:* Wenn die Harnblase wächst, erweitern sich die Urnierengänge sozusagen retrograd nach kranial bis über die Einmündung der Ureterknospe hinweg; auf diese Weise werden die Uretermündungen in den Boden der Harnblase aufgenommen (➤ Abb. 12.20B–H). Dabei tragen diese Gangabschnitte nur zur Bildung des Bindegewebes im *Trigonum vesicae* bei; das Epithel der gesamten Harnblase stammt vom Endoderm des *Sinus urogenitalis* ab. Die anderen Wandschichten entwickeln sich aus der angrenzenden mesodermalen Splanchnopleura. Bei der Verschmelzung der distalen Urnierengänge mit der Harnblasenwand bleiben die separaten Einmündungen der Ureteren in die Harnblase bestehen (➤ Abb. 12.20C–H). Unter anderem wegen des Zuges, den die Nieren während ihres „Aszensus" ausüben, bewegen sich die Ureterostien nach kraniolateral, und die Ureteren treten schräg durch die Basis der Harnblase ein. Die Mündungen der Urnierengänge selbst wandern jedoch dicht aufeinander zu und öffnen sich in die *Pars prostatica* der Urethra; aus den kaudalen Abschnitten dieser Gänge entwickeln sich im weiteren Verlauf die ***Ductus ejaculatorii.*** Beim weiblichen Geschlecht bilden sich die distalen Abschnitte der Urnierengänge zurück; Teile können als (blinde) Gartner-Gänge (im Bindegewebe neben Harnblase und Gebärmutter) erhalten bleiben.

Bei Säuglingen und jüngeren Kindern befindet sich die Harnblase auch im leeren Zustand noch im Bauchraum. Um das sechste Lebensjahr beginnt sie, sich in den Beckenraum *(Pelvis major)* zu verlagern, aber erst in der Pubertät gelangt sie ins kleine Becken *(Pelvis minor)* und wird so zu einem Beckenorgan.

Urachusanomalien Bei Kindern persistiert meist ein Überrest des Lumens im unteren Abschnitt des Urachus; in etwa 50 % der Fälle steht dieses Lumen mit der Harnblase in Verbindung.

Überreste der epithelialen Auskleidung des Urachus können zur Entstehung von **Urachuszysten** und malignen Tumoren führen (➤ Abb. 12.22A). Kleine Zysten findet man bei über einem Drittel der obduzierten Leichen; bei lebenden Menschen werden diese Zysten jedoch meist gar nicht entdeckt, es sei denn, sie entzünden oder vergrößern sich.

Das offene untere Teilstück des Urachus kann sich auch erweitern und zu einer **inneren Urachusfistel (Urachusdivertikel)** ausformen, die mit der Harnblase in Verbindung steht. Auch das Lumen des oberen Abschnitts kann offen bleiben und eine **äußere Urachusfistel (Urachussinus)** bilden, die in den Nabel mündet (➤ Abb. 12.22B). In sehr seltenen Fällen bleibt der gesamte Urachus durchgängig und bildet eine **komplette Urachusfistel,** bei der Urin aus der Nabelöffnung entleert wird (➤ Abb. 12.22C).

Angeborene Megazystis Eine pathologisch vergrößerte Harnblase – Megazystis – kann auf einer Entwicklungsstörung der Ureterknospe beruhen und dann mit einer Erweiterung des Nierenbeckens und der Bildung von plumpen Nierenkelchen einhergehen. In den meisten Fällen ist eine erweiterte Harnblase aber auf eine ausschließlich bei männlichen Feten auftretende, posteriore Urethralklappe zurückzuführen (➤ Abb. 12.23). Komplettes Nierenversagen und Lungenhypoplasie, Megaz mit letalem Ausgang können die Folgen dieser Anomalie sein, wenn keine intrauterine Behandlung erfolgt.

Harnblasenekstrophie Eine Harnblasenekstrophie (griech. *ek* = heraus, *strephein* = wenden) kommt ungefähr ein Mal unter 10.000 bis 40.000 Geburten vor, und zwar hauptsächlich beim männlichen Geschlecht. Charakterisiert wird diese schwere kongenitale Fehlbildung durch eine Ausstülpung der Harnblase durch die Bauchwand. Die hintere Harnblasenwand mit dem *Trigonum vesicae* und den Ureterostien liegt frei, und Urin tropft periodisch aus der nach außen gewendeten Harnblase. Die komplette Harnblasenekstrophie ist begleitet von anderen Fehlbildungen wie Epispadie und fehlender Fusion der Schambeine. In einigen Fällen ist der Penis in zwei Teile geteilt, und die beiden Hälften des Skrotums liegen weit auseinander (➤ Abb. 12.24).

Die Ekstrophie der Harnblase entsteht durch einen unvollständigen medianen Verschluss des unteren Abschnitts der vorderen Bauchwand und der Vorderwand der Harnblase (➤ Abb. 12.25). Die Anomalie kommt dadurch zustande, dass während der vierten Embryonalwoche die Einwanderung mesenchymaler Zellen zwischen dem Ektoderm der Bauchwand und der Kloake ausbleibt (➤ Abb. 12.25B und C). Das führt dazu, dass die unteren Abschnitte der beiden *Mm. recti abdominis* fehlen und die schrägen Bauchmuskeln (*M. obliquus externus abdominis, M. obliquus internus abdominis* und *M. transversus abdominis*) Defekte aufweisen.

So bildet sich ventral der Harnblase weder Muskulatur noch Bindegewebe in der vorderen Bauchwand. Später reißen die dünne

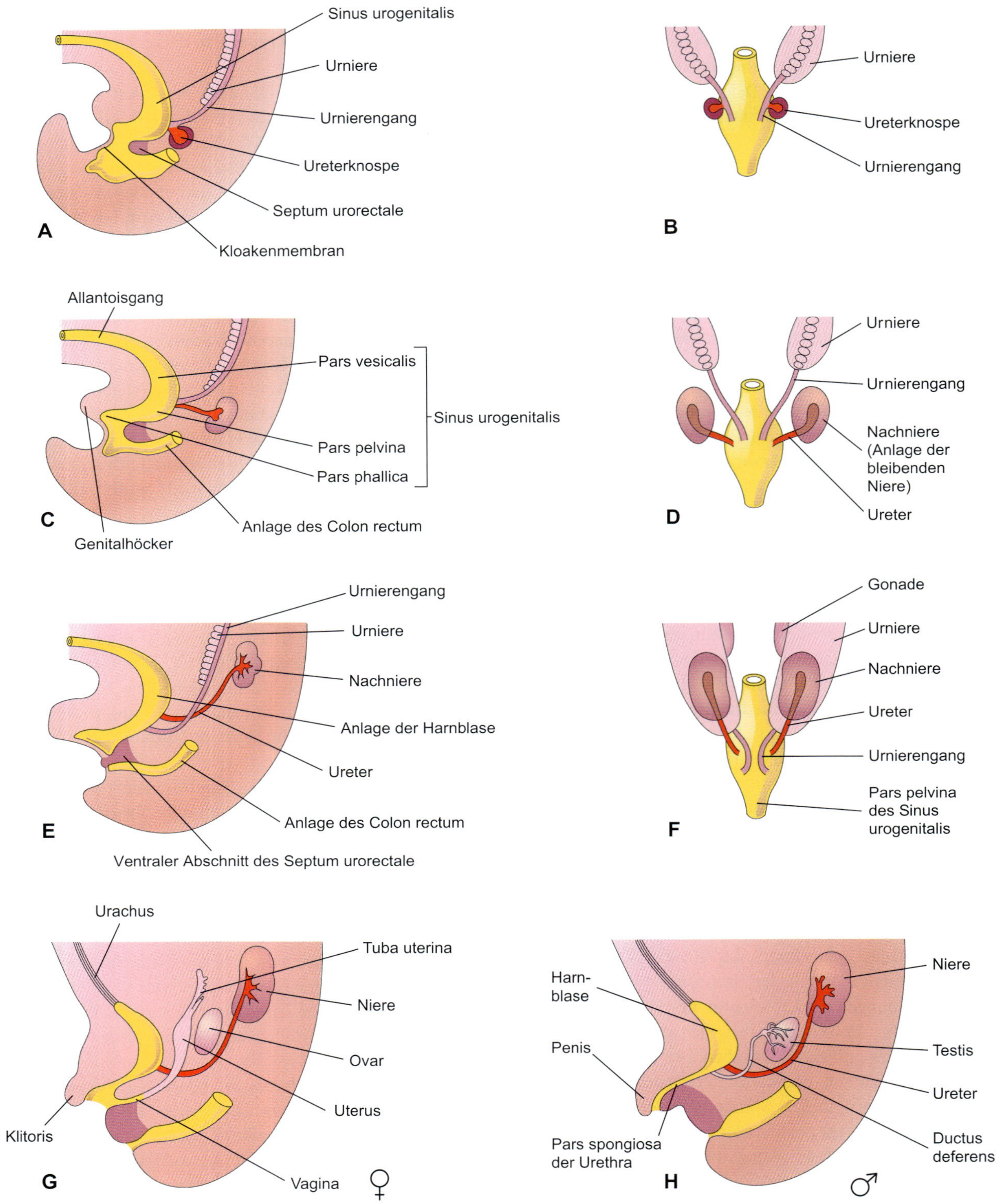

Abb. 12.20 Schemazeichnungen zur Kloakenentwicklung. Dargestellt sind die Unterteilung der Kloake in *Sinus urogenitalis* und Rektum durch das nach ventral vorwachsende *Septum urorectale,* die Rückbildung der Urnierengänge, die Entwicklung von Harnblase, Urethra und Urachus sowie die Lageänderungen der Ureteren. **A)** Seitenansicht der kaudalen Körperhälfte eines fünf Wochen alten Embryos (dargestellt sind die Urogenitalanlagen nur der rechten Seite). **B, D, F)** Dorsalansichten. **C, E, G, H)** Seitenansichten. Der in G und H gezeigte Zustand wird beim zwölf Wochen alten Embryo erreicht.

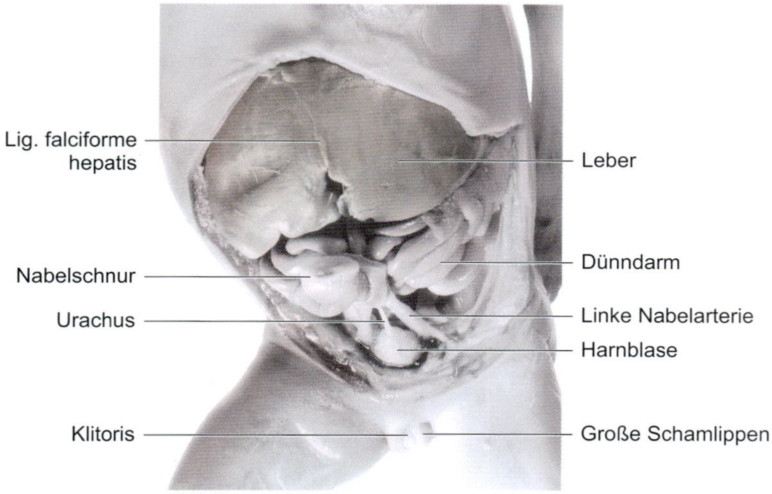

Abb. 12.21 Sektionspräparat von Abdomen und Becken eines 18 Wochen alten weiblichen Fetus, das die Lagebeziehungen des Urachus zur Harnblase und zu den Nabelarterien zeigt. Die Klitoris ist in diesem Stadium noch relativ groß.

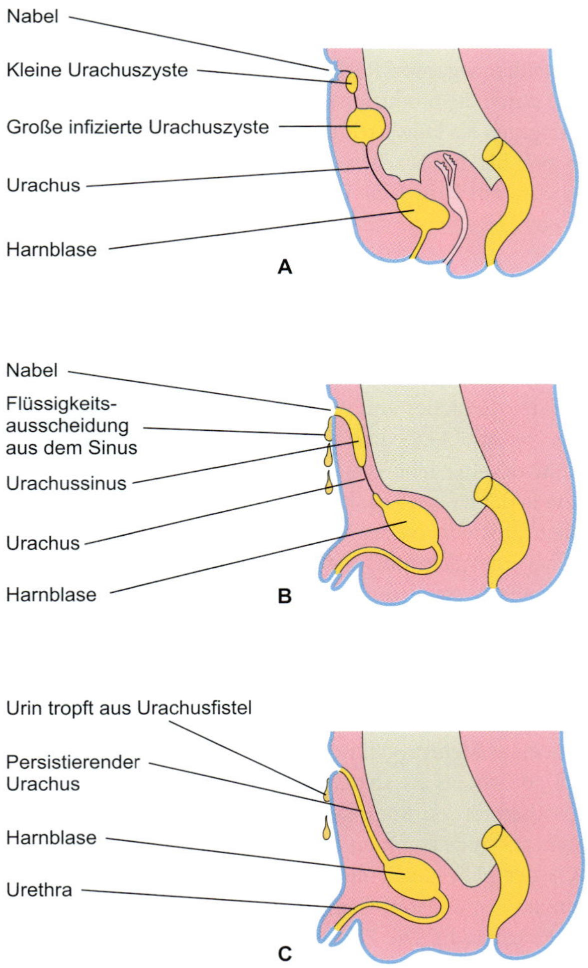

Abb. 12.22 Schematische Darstellungen von Urachusanomalien. A) Urachuszysten: Am häufigsten sind solche Zysten am oberen Ende des Urachus direkt unterhalb des Nabels lokalisiert. **B)** Urachusdivertikel und Urachussinus: Das Divertikel mündet in die Harnblase, der Sinus in den Nabel. **C)** Urachusfistel: Der Urachus ist als durchgängige Verbindung zwischen Harnblase und Nabel erhalten geblieben.

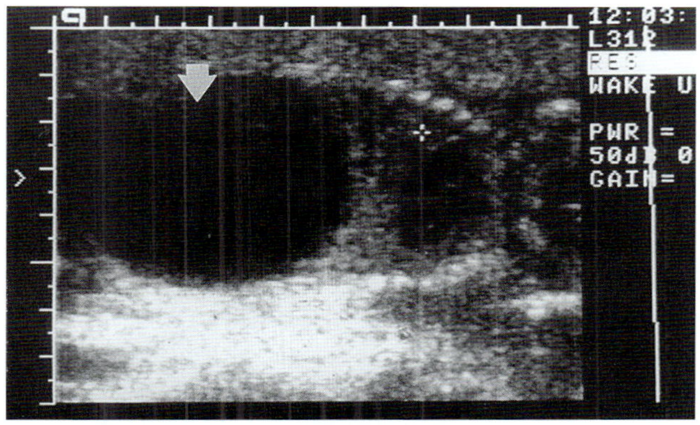

Abb. 12.23 Sonogramm eines 18 Wochen alten männlichen Fetus mit Megazystis durch eine hintere Urethralklappe. Das Kreuz markiert den vierten Interkostalraum, bis zu dem das Diaphragma durch die stark vergrößerte Harnblase angehoben worden ist; der Pfeil deutet auf den bei dieser Untersuchungstechnik schwarz erscheinenden Urin. Komplettes Nierenversagen und Lungenhypoplasie mit letalem Ausgang wären bei einem solchen Zustand die Folge, wenn keine intrauterine Behandlung durchgeführt würde. In diesem Fall überlebte der Fetus, weil ein sog. „Pigtail-Katheter" in die fetale Blase gelegt und der Urin darüber in die Amnionhöhle drainiert wurde. (Mit freundlicher Genehmigung von C.R. Harman, Women's Hospital and University of Manitoba, Winnipeg, Kanada.)

Epidermis und die Vorderwand der Harnblase ein, sodass eine breite Verbindung zwischen der Außenwelt und der Schleimhaut der Harnblase hergestellt wird. Es gibt viele Variationen der Blasenekstrophie, angefangen von einem intravesikalen Septum bis hin zur vollständigen Harnblasenduplikatur mit Ekstrophie einer oder beider Harnblasen.

12.1.3 Urethra

Das Epithel des größten Teils der männlichen Urethra und der gesamten weiblichen Urethra geht aus dem Endoderm des *Sinus urogenitalis* hervor (➤ Abb. 12.20E, H und ➤ Abb. 12.26). Nur der distale Teil der Urethra innerhalb der *Glans penis* stammt aus einem soliden ektodermalen Zellstrang, der von der Spitze der Glans aus

12

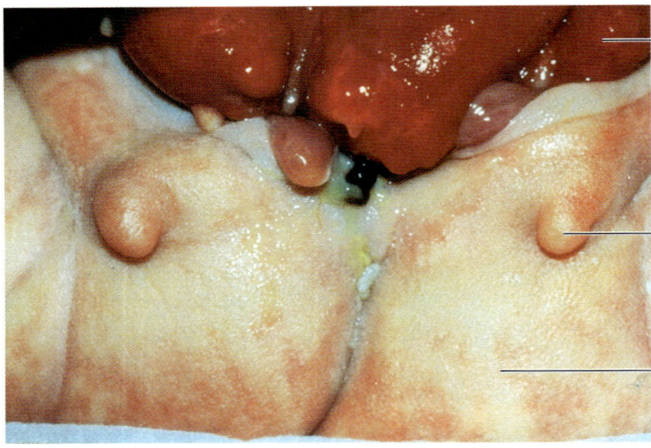

Abb. 12.24 Ekstrophie der Harnblase bei einem Knaben. Die Schleimhaut der Harnblase liegt offen, Penis und Skrotum sind weit gespalten. (Mit freundlicher Genehmigung von A. E. Chudley, Children's Hospital and University of Manitoba, Winnipeg, Kanada).

einwächst, um sich mit dem übrigen Anteil der *Pars spongiosa* der Urethra zu verbinden (➤ Abb. 12.26A–C); folglich stammt das Epithel des terminalen Abschnitts der Urethra aus dem Oberflächenektoderm. Das Bindegewebe und die glatte Muskulatur stammen bei beiden Geschlechtern vom Mesenchym der Splanchnopleura ab.

12.2 Nebennieren

Rinde und Mark der Nebennieren haben einen jeweils unterschiedlichen Ursprung (➤ Abb. 12.27). Die **Rinde** entwickelt sich aus dem Mesoderm, und das **Mark** differenziert sich aus **Neuralleistenzellen.** Erste Anzeichen der Rinde zeigen sich während der sechsten Woche in Form einer Aggregation von mesenchymalen Zellen in der dorsalen Bauchwand beidseits zwischen der Wurzel des dorsalen Mesenteriums und den sich entwickelnden Gonaden (➤ Abb. 12.4 und ➤ Abb. 12.29C). Die Zellen, die die fetale Nebennierenrinde bilden, stammen wahrscheinlich vom Zölomepithel (Mesothel) ab, das die hintere Bauchwand auskleidet.

Die Zellen, die die *Medulla* bilden, stammen von Neuralleistenzellen der Segmente Th5 bis Th10, aus denen sich auch die benachbarten *sympathischen Ganglien* herleiten. Zunächst bilden die Neuralleistenzellen eine Verdichtung an der medialen Seite der fetalen Kortexanlage der Nebenniere (➤ Abb. 12.27B). Wenn sie von der fetalen Rinde umgeben sind, differenzieren sich diese Zellen zu den katecholaminsezernierenden **chromaffinen Zellen** des Nebennierenmarks. Später lösen sich weitere mesenchymale Zellen aus dem Mesothel ab und umschließen den fetalen Kortex. Diese Zellen bilden die bleibende Rinde (➤ Abb. 12.27C). Die Differenzierung der charakteristischen Zonen der Nebennierenrinde beginnt erst in der späten Fetalperiode. Bei der Geburt sind eine *Zona glomerulosa* und eine *Zona fasciculata* vorhanden, aber die *Zona reticularis* ist nicht vor Ende des dritten Lebensjahres erkennbar (➤ Abb. 12.27H).

Die Nebennieren eines menschlichen Fetus sind – relativ zum Körpergewicht – zehn- bis 20-mal größer als die des Erwachsenen und auch im Verhältnis zur Niere sehr groß (➤ Abb. 12.3 und ➤ Abb. 12.9). Diese enorme Größe kommt im Wesentlichen dadurch zustande, dass in der Nebennierenrinde erhebliche Mengen von Androgenen produziert werden müssen, die in der Plazenta für die Aufrechterhaltung der Schwangerschaft zu Östrogen umgebaut werden. Erreicht wird diese physiologische „Überproduktion" mit der fehlenden negativen Rückkopplung der Hypophyse (ACTH-Sekretion) durch die produzierten Androgene. Das Nebennieren*mark* bleibt dagegen bis kurz nach der Geburt relativ klein. Während der ersten zwei bis drei Wochen nach der Geburt verlieren die Nebennieren etwa ein Drittel ihrer Masse und erreichen ihre „normale" Größe etwa gegen Ende des zweiten Lebensjahres.

Kongenitale Nebennierenrindenhyperplasie Eine abnorme Zunahme der Zellmasse in der Nebennierenrinde führt zu einer übermäßigen Androgenproduktion während der Fetalperiode. Beim weiblichen Geschlecht werden dadurch eine Vermännlichung des äußeren Genitales und eine Vergrößerung der Klitoris hervorgerufen (➤ Abb. 12.28 und ➤ Abb. 12.40B). Betroffene männliche Feten entwickeln ein normales äußeres Genitale, und die Hyperplasie kann in der frühen Kindheit unentdeckt bleiben. In der späteren Kindheit führt der Androgenüberschuss bei beiden Geschlechtern zu schnellem Wachstum und beschleunigter Skelettreifung. Das **adrenogenitale Syndrom (AGS),** das als Folge der kongenitalen Nebennierenrindenhyperplasie (engl. *congenital adrenal hyperplasia,* CAH) auftritt, manifestiert sich in verschiedenen klinischen Formen, die mit Enzymdefekten der Kortisol-Biosynthese im Zusammenhang stehen: Eine verringerte Hormonausschüttung führt zu einer Mehrproduktion des adrenokortikotropen Hormons (ACTH), durch das die Hyperplasie der Nebennierenrinde und die Überproduktion von Androgenen in den hyperplastischen *Gll. suprarenales* zustande kommen. Der entsprechende Enzymdefekt wird in 95 % der Fälle durch eine autosomal-rezessiv vererbte Mutation im aktiven *CYP21B*-Gen (das für eine *Steroid-21-Hydroxylase kodiert*) verursacht. Die Erkrankungen, die zu einer Virilisierung weiblicher Feten führen, werden als sog. *CAH/AGS-Gruppe* zusammengefasst.

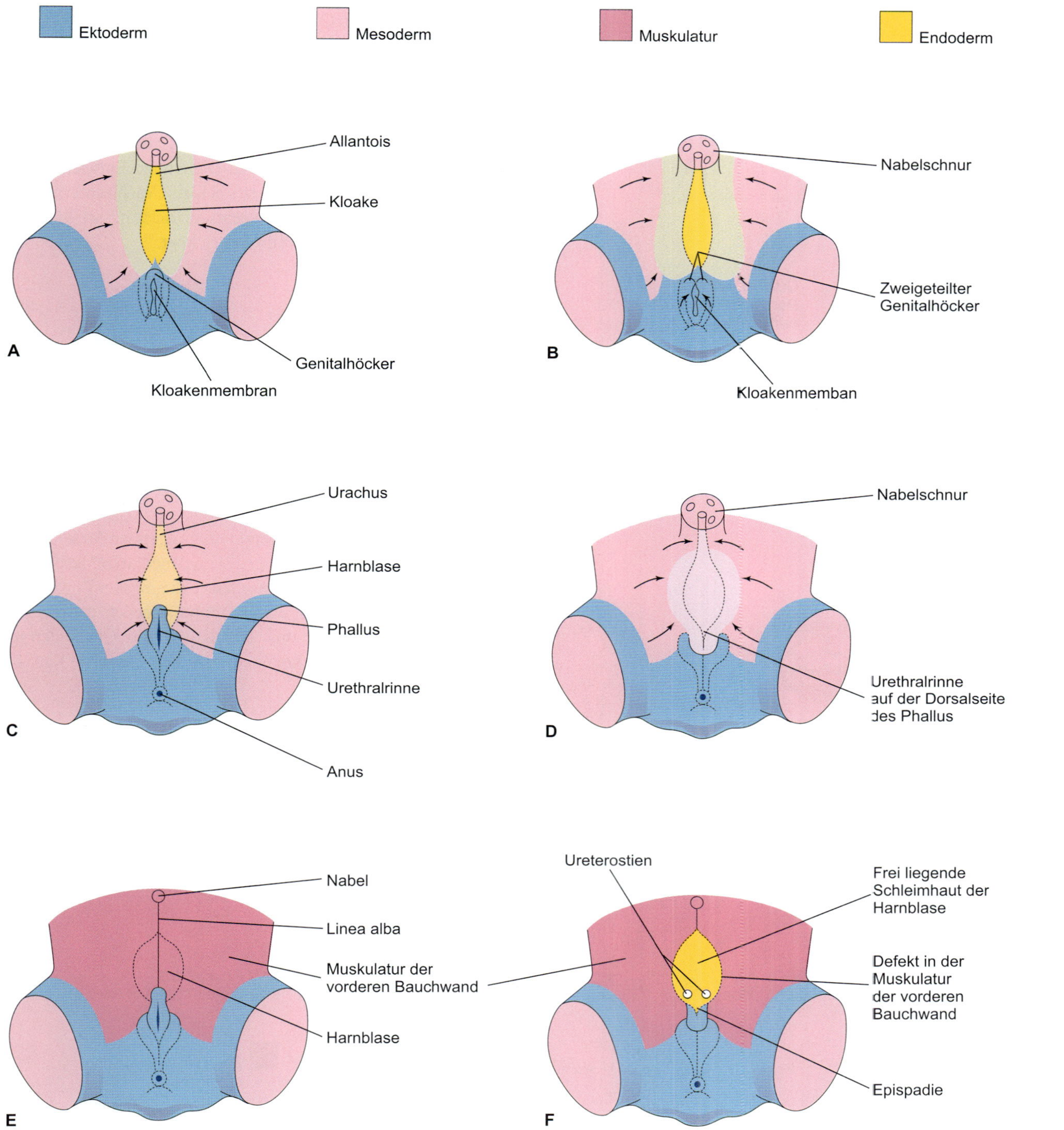

Abb. 12.25 A, C, E) Normale Entwicklungsstadien der infraumbilikalen Bauchwand und des Penis von der vierten bis zur achten Entwicklungswoche. Das Mesoderm und die daraus entstehende Muskulatur verstärken das Ektoderm (das auch an der Bauchwand das Mesoderm – und die Muskulatur – bedeckt, aber hier teilweise entfernt gezeichnet ist) der sich entwickelnden vorderen Bauchwand. **B, D, F)** Wahrscheinlicher Entstehungsweg von Harnblasenekstrophie und Epispadie. Das Mesenchym in der vorderen Bauchwand hat sich nicht bis in den Bereich ventral der Harnblase ausgedehnt (B und D). Außerdem hat der Genitalhöcker eine zu weit kaudal gelegene Position, und die Urethralrinne ist auf der dorsalen Seite des Penis ausgebildet. In F sind das Oberflächenektoderm und die vordere Wand der Harnblase rupturiert, sodass die Hinterwand der Harnblase offen zutage tritt. Die Muskulatur der vorderen Bauchwand reicht nur bis zu den Rändern des Defekts. (Nach Patten, B. M. and A. Barry (1952). The genesis of exstrophy of the bladder and epispadias. Am J Anat 1952 Jan;90(1):35–57. doi: 10 1002/aja.1000900103.)

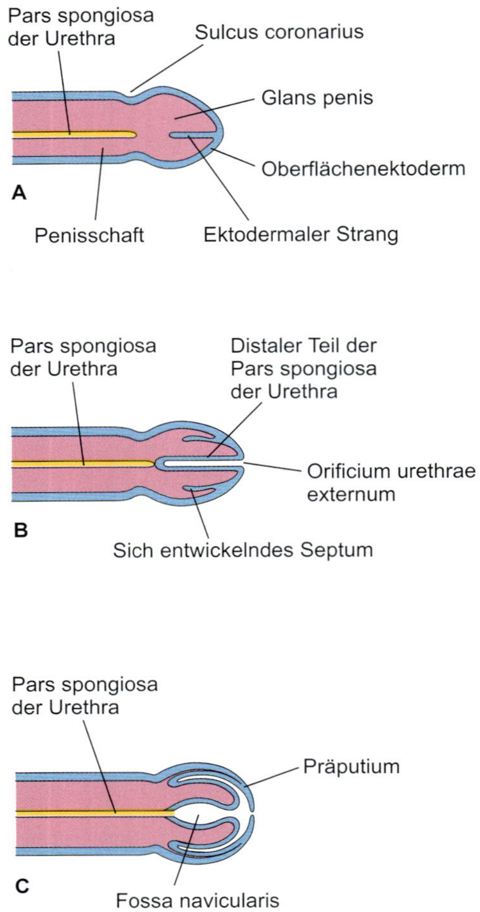

Abb. 12.26 Schematische Längsschnitte des distalen Penisabschnitts. Dargestellt ist die Penisentwicklung mit Bildung des Präputiums (Vorhaut) und des distalen Teils der *Pars spongiosa* der Urethra. **A)** Elf Wochen; **B)** zwölf Wochen, **C)** 14 Wochen. Das Epithel der *Pars spongiosa* der Urethra hat einen doppelten Ursprung; der größte Teil stammt aus dem Endoderm der *Pars phallica* des *Sinus urogenitalis*. Der distale Anteil, der die *Fossa navicularis* auskleidet, leitet sich vom Oberflächenektoderm ab.

12.3 Genitalorgane

Obwohl das chromosomale oder genetische Geschlecht eines Embryos bereits bei der Befruchtung durch die Art des Spermiums festgelegt wird, das in die Eizelle gelangt (➤ Kap. 2), sind männliches und weibliches Geschlecht äußerlich und histologisch nicht vor der siebten Woche zu unterscheiden: Die frühen Entwicklungsstadien der Geschlechtsorgane sehen bei beiden Geschlechtern gleich aus; die Anfangsphase der Geschlechtsentwicklung wird deshalb als **sexuell indifferentes Stadium** bezeichnet.

12.3.1 Gonaden

Die Zellen der Gonaden (Hoden und Ovarien) stammen aus drei verschiedenen Quellen (➤ Abb. 12.29):

- aus dem Zölomepithel (Serosa, Mesothel), das zunächst im medialen Winkel des intraembryonalen Zöloms die Somatopleura und die Splanchnopleura verbindet (demnach zum Seitenplattenmesoderm zu rechnen ist) und später auf der Oberfläche der Urogenitalfalte liegt
- aus dem unter diesem Zölomepithel liegenden Mesenchym (embryonales Bindegewebe) des intermediären Mesoderms
- aus den primordialen Keimzellen (Urkeimzellen).

Dabei bilden die beiden erstgenannten Quellen den sog. somatischen Teil der Gonaden und die letztgenannte Quelle den nichtsomatischen Teil, die sog. Keimbahn (➤ Kap. 2 und ➤ Kap. 4).

Indifferente Gonaden

Die Entwicklung der Gonaden beginnt in der fünften Woche, wenn an der *medialen* Seite der beiden Urnieren die paarigen Genitalleisten als Abschnitte mit hochprismatischem Epithel im ansonsten eher flachen Zölomepithel sichtbar werden. Etwa im mittleren Drittel dieser Genitalleisten entstehen durch Proliferation

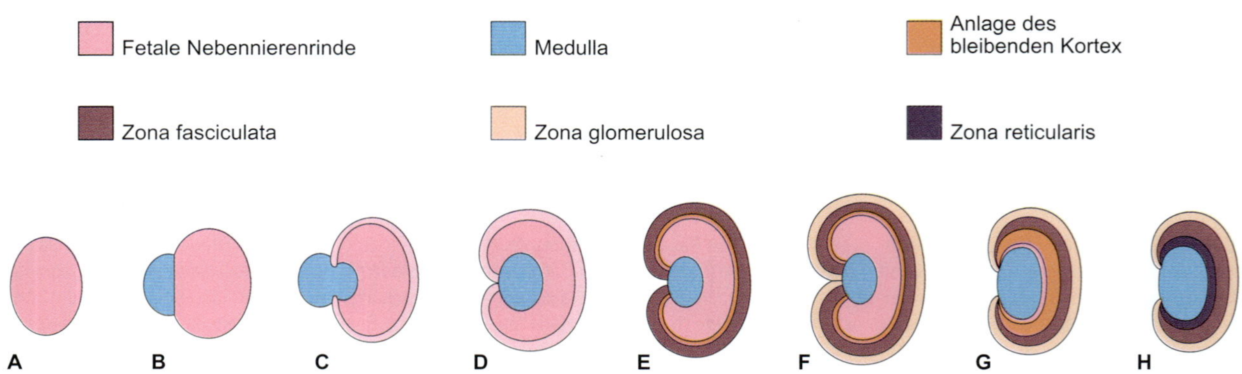

Abb. 12.27 Schematische Darstellung der Nebennierenentwicklung. A) Sechs Wochen: mesodermale Anlage der fetalen Nebennierenrinde. **B)** Sieben Wochen: Anlagerung von Neuralleistenzellen. **C)** Acht Wochen: Der fetale Kortex und die sich entwickelnde bleibende Nebennierenrinde beginnen, die Markanlage zu umwachsen. **D–E)** Spätere Entwicklungsstadien, in denen die Rinde das Mark zunehmend umhüllt. **F)** Neugeborenes: fetale Rinde und zwei Zonen der definitiven Rinde. **G)** Ein Jahr: Der fetale Kortex hat sich weitgehend zurückgebildet. **H)** Vier Jahre: adultes Muster der Schichtengliederung in der Nebennierenrinde. Der fetale Kortex ist verschwunden, und die *Gl. suprarenalis* ist insgesamt kleiner als bei der Geburt (F).

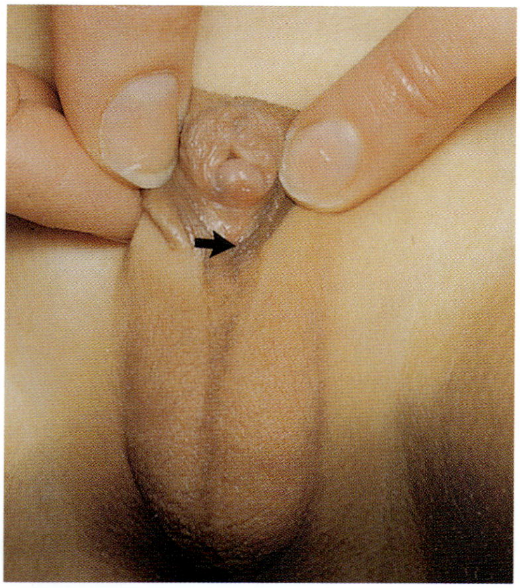

Abb. 12.28 Virilisiertes äußeres Genitale eines sechsjährigen Mädchens. Die Klitoris ist vergrößert, die *Labia majora* sind zu einer skrotumähnlichen Struktur verschmolzen. Der Pfeil zeigt die Öffnung in den *Sinus urogenitalis.* Diese starke Vermännlichung ist Folge einer kongenitalen Nebennierenrindenhyperplasie (CAH/AGS). (Mit freundlicher Genehmigung von H. Dean, University of Manitoba, Winnipeg, Kanada).

des hochprismatischen Epithels und des darunterliegenden Mesenchyms die eigentlichen Gonadenanlagen. Bei beiden Geschlechtern bestehen die Gonadenanlagen nun aus einem zelldichten Blastem, das sich leicht vom dorsal angrenzenden lockeren Mesenchym der Urniere abgrenzen lässt (➤ Abb. 12.30C). Sobald Ende der fünften Woche die ersten **primordialen Keimzellen (Urkeimzellen)** in der Gonadenanlage angekommen sind (s. u.), lassen sich epitheloide, die Keimzellen einschließende primäre Keimstränge abgrenzen, die zunächst noch von wenigen spindelförmigen Mesenchymzellen umgeben sind (➤ Abb. 12.29C). Bis zur siebten Woche entwickeln sich die Gonaden dann bei beiden Geschlechtern ohne offensichtliche äußere oder innere (histologische) Unterschiede und werden als **sexuell indifferente Gonaden** bezeichnet. Das sog. **gonadale Geschlecht** muss im weiteren Verlauf erst noch durch die sexuelle Differenzierung festgelegt (determiniert) werden (s. u.).

Primordiale Keimzellen (Urkeimzellen)

Hierbei handelt es sich um große runde Zellen, die wahrscheinlich auch beim Menschen (bereits in der zweiten Woche) zusammen mit den Mesodermzellen im Primitivstreifen entstehen (➤ Kap. 4.1) und dann zu Beginn der vierten Woche im Endoderm des

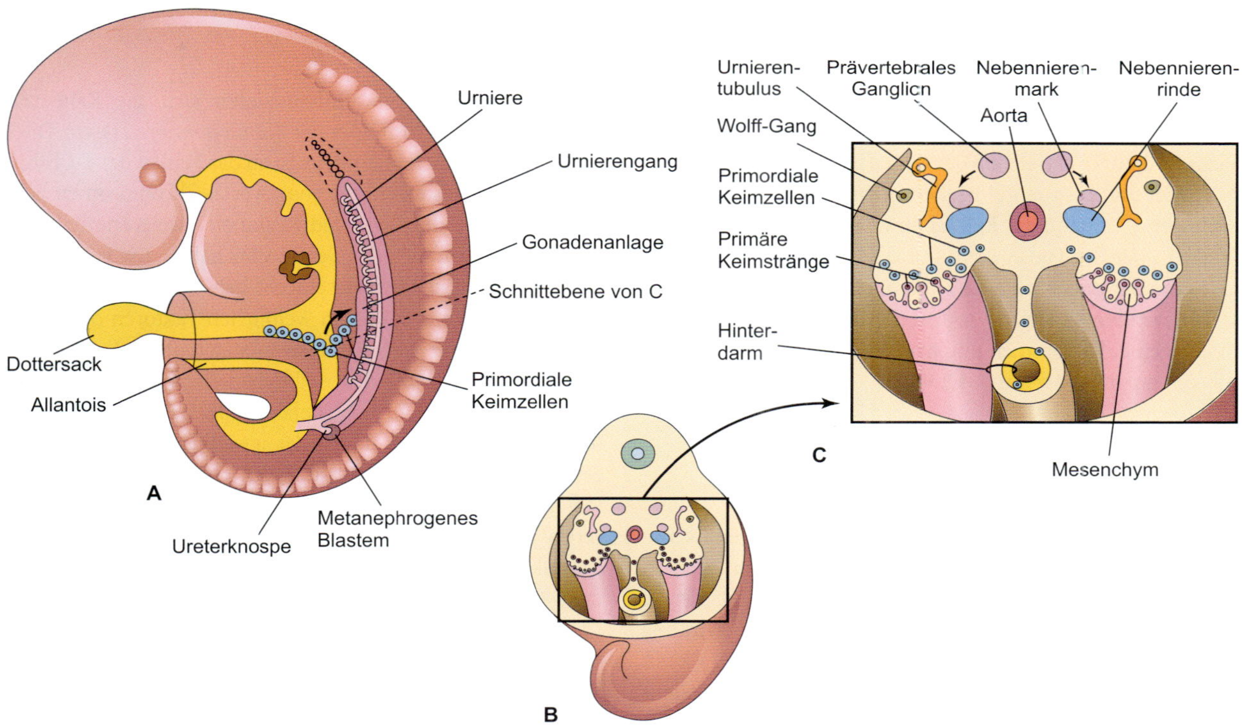

Abb. 12.29 A) Schemazeichnung eines fünf Wochen alten Embryos mit Darstellung des Migrationswegs der primordialen Keimzellen vom Dottersack bis in die Genitalleisten. Wahrscheinlich werden nur die nach der Körperabfaltung mit dem Darmepithel bereits in die Nähe der Genitalleisten gebrachten Keimzellen tatsächlich in die Gonade aufgenommen; die restlichen Keimzellen bleiben dagegen als ektope Keimzellen im Allantois-Mesenchym, im Dottersackendoderm oder auch im dorsalen Mesenterium liegen und werden schließlich resorbiert. **B)** Dreidimensionale Darstellung der kaudalen Körperregion mit Hinterdarm und Genitalleiste eines etwas älteren Embryos als in A. **C)** Ausschnitt aus B zur Veranschaulichung der Nebennierenanlagen und der Ankunft der primordialen Keimzellen in den sexuell indifferenten Gonaden und des Migrationswegs der Urkeimzellen zwischen Hinterdarm und den sich entwickelnden Gonaden. Im dorsolateralen Abschnitt der Urogenitalleiste sind auch der Wolff-Gang *(Ductus mesonephricus)*, einige Urnierentubuli und die Anlage der Nebenniere dargestellt.

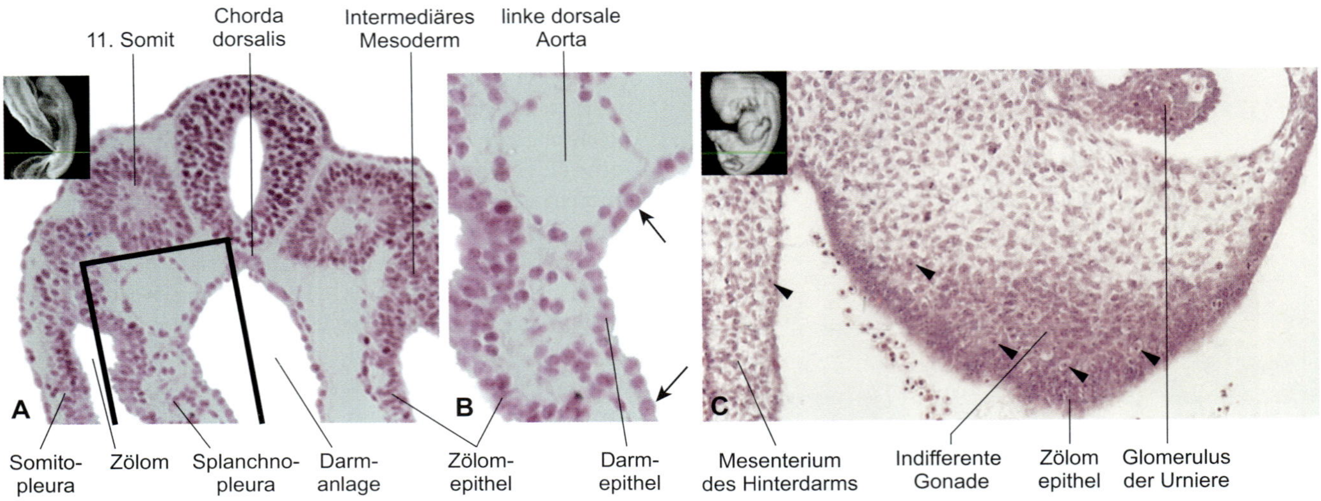

Abb. 12.30 Horizontalschnitte durch den Rumpf von Embryonen im Carnegie-Stadium 11 (etwa 29 Tage alt, A und B) und 16 (etwa 40 Tage alt, C). **A)** Die Genitalleiste entsteht beidseits nahe den dorsalen Aorten in einem verdickten Abschnitt des Zölomepithels an der Mesenterialwurzel der Darmanlage, während diese noch eine offene Verbindung zum Dottersack hat. **B)** Auf Höhe der Verbindung zum Dottersack kommen im isoprismatischen Epithel der Darmanlage große Zellen mit rundem Zellkern und deutlichem Nukleolus vor (Pfeile), die mit dieser Morphologie (vgl. auch die mit Pfeilköpfen markierten Zellen in C) und Lage charakteristisch für primordiale Keimzellen sind. **C)** Der größte Teil der Gonadenanlage besteht aus einem Blastem mit dicht liegenden mesenchymalen Zellen, die aus dem Zölomepithel der Genitalleiste stammen und um die ankommenden primordialen Keimzellen (zunächst noch undeutlich abgegrenzte) primäre Keimstränge bilden. Die primordialen Keimzellen sind in der indifferenten Gonade ebenfalls (s. **B**) an großen runden Zellkernen mit deutlichem Nukleolus zu erkennen (Pfeilköpfe). Die grünen horizontalen Linien in den kleinen Übersichtsbildern zeigen die Lage der jeweiligen transversalen histologischen Schnitte an. Das unten offene Rechteck in A zeigt die Position der in B abgebildeten starken Vergrößerung an. (A und B aus https://www.ehd.org/virtual-human-embryo/slide.php?stage=11&section=307&zoom=3; C aus Moore K. L., Persaud T.V. N., Shiota K. Color Atlas of Clinical Embryology. 2nd ed. 2000; WB Saunders. Philadelphia und https://www.ehd.org/virtual-human-embryo/slide.php?stage=16&section=851&zoom=0 und https://www.ehd.org/virtual-human-embryo/slide.php?stage=16&section=851&zoom=0 [kleines Übersichtsbild links oben.])

Dottersacks in der Nähe des Allantoisstiels zu erkennen sind. Bei der Abfaltung des Embryos (➤ Kap. 5) wird der dorsale Teil des Dottersacks in den Embryonalkörper einbezogen (➤ Abb. 12.29A; ➤ Abb. 12.30A und B). Die Keimzellen gelangen so in den Hinterdarm, verlassen aber dann das Epithel durch dessen Basalmembran und wandern über das (noch recht kurze) Mesenterium des Hinterdarms in die Genitalleisten ein (➤ Abb. 12.29C; ➤ Abb. 12.30A und B). Dort werden sie ab der sechsten Woche vom Blastem der Gonadenanlagen aufgenommen und in der Folge von den primären Keimsträngen umgeben (➤ Abb. 12.30C).

Geschlechtliche Differenzierung

Das chromosomale oder genetische Geschlecht wird bereits mit der Befruchtung festgelegt; es hängt davon ab, ob ein mit einem X- oder einem Y-Chromosom „beladenes" Spermium die Eizelle (die ja selbst ein X-Chromosom besitzt) befruchtet. Die Wirkung der entstandenen Chromosomenkombination (XX oder XY) kann man erst daran erkennen, welcher Gonadentyp (Ovar oder Hoden) sich aus der indifferenten Gonade entwickelt. Offensichtlich ist für die Entwicklung des männlichen Phänotyps ein Y-Chromosom erforderlich. In dessen geschlechtsdeterminierender Region befindet sich dafür das *SRY*-Gen (von engl. *sex-**d**etermining **r**egion of the **Y** chromosome*). Es kodiert für einen Transkriptionsfaktor, der – ebenso wie früher das Gen – als hodendeterminierender Faktor (engl. ***t**estis-**d**etermining **f**actor,* **TDF)** bezeichnet wird. Unter dem Einfluss dieses Faktors differenzieren sich die Keimstränge in Hodenstränge, die Vorläufer der *Tubuli seminiferi* (s. u.). Die Umsetzung des weiblichen Phänotyps ist an das Fehlen des Y-Chromosoms *und* an das Vorhandensein von zwei X-Chromosomen gebunden, auf dem zahlreiche Gene und Regionen jeweils spezielle Aufgaben bei der Determination des Geschlechts haben. Die *primäre* Differenzierung zum weiblichen Geschlecht hängt allerdings möglicherweise gar nicht von besonderen weiblichen Faktoren oder Hormonen ab; sie findet zum großen Teil sogar statt, sobald das Y-Chromosom fehlt, sodass man bei der weiblichen Entwicklung im englischen Sprachgebrauch auch vom „default type" (also dem „voreingestellten" Typ) spricht. Der Typus der jeweiligen Gonade legt dann die weitere Geschlechtsentwicklung (in den Genitalgängen und im äußeren Genitale) fest. Der fetale Hoden bestimmt durch **Testosteron-Produktion** den männlichen Phänotyp und sorgt mit der Produktion des sog. Anti-Müller-Hormons **(AMH)** für die Unterdrückung der („voreingestellten") weiblichen Entwicklung (z. B. der Müller-Gänge, s. u.).

Auf der zellulären Ebene gibt es verschiedene Hypothesen zum Schicksal der sexuell indifferenten Gonadenanlage bei ihrer Differenzierung zu Hoden oder Ovar. Nach einer gängigen Theorie entwickelt sich ein Ovar (bei Embryonen mit einem 46,XX-Chromosomensatz, s. u.) hauptsächlich durch die Vergrößerung des *oberflächlichen* Blastemabschnitts zu einer mit epitheloiden Keimsträngen gefüllten Rinde, während der Übergang zur Urniere sich zu einem kleinen, mit lockerem Mesenchym gefüllten Markabschnitt zurückbildet (➤ Abb. 12.31 und ➤ Abb. 12.32B). Dagegen entwickelt sich

12

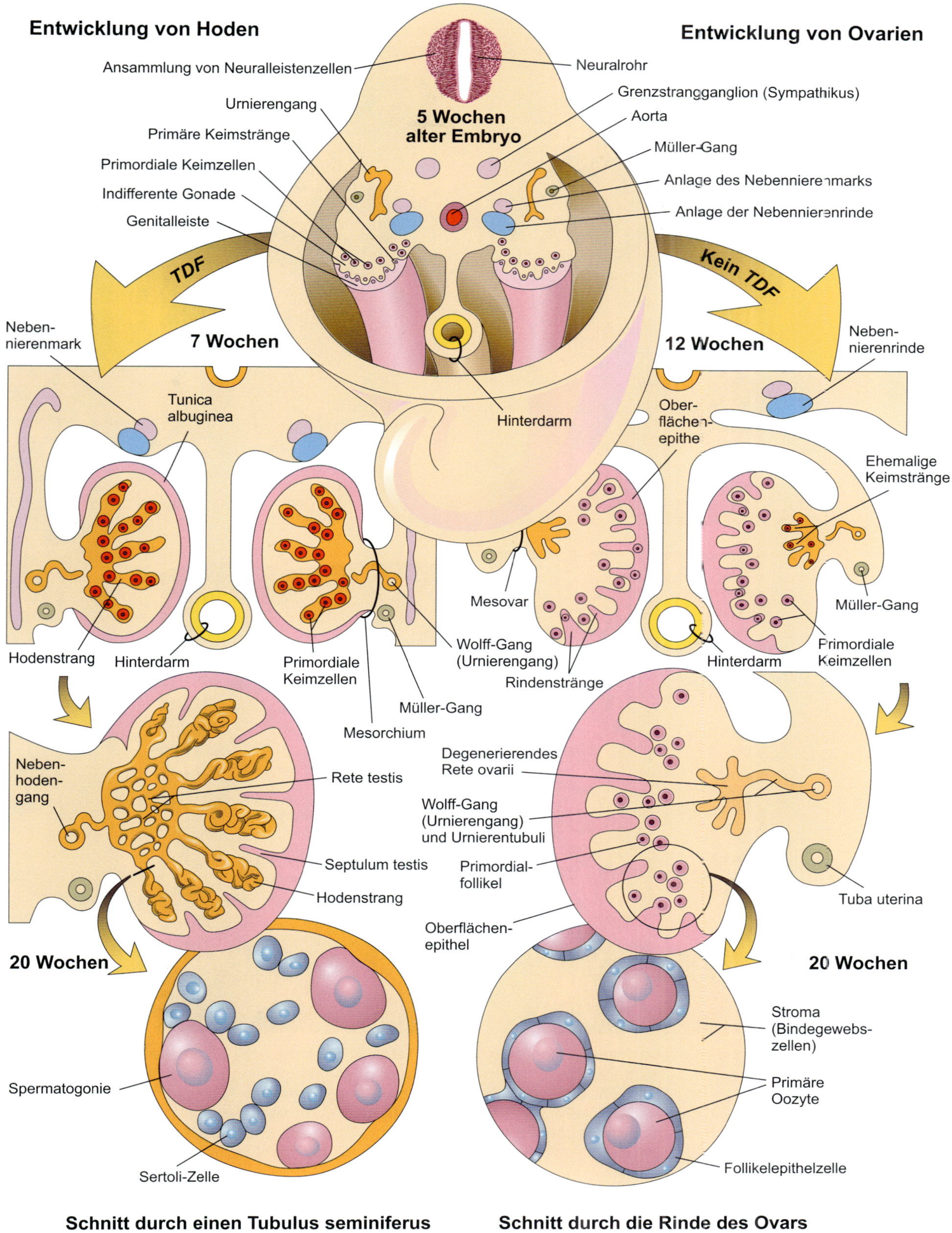

Abb. 12.31 Schematische Darstellung der Differenzierung der indifferenten Gonaden eines fünf Wochen alten Embryos (oben) zu Ovarien bzw. Hoden. Die linke Seite zeigt die Entwicklung der Hoden, die auf der Wirkung des Testis determinierenden Faktors (TDF, z. B. des *SRY*-Gens auf dem Y-Chromosom) beruht. Die Keimstränge entwickeln sich zu Hodensträngen, den Anlagen der *Tubuli seminiferi.* Die am weitesten innen in der Medulla gelegenen Anteile der Keimstränge bilden das *Rete testis.* In dem Querschnitt durch einen Hodenstrang unten links sind zwei Arten von Zellen zu erkennen: Spermatogonien, die von den primordialen Keimzellen abstammen, und die Sertoli-Zellen, die Abkömmlinge des Mesenchyms sind. Die rechte Seite zeigt die Entwicklung der Ovarien bei Fehlen des TDF. Rindenstränge erstrecken sich vom Oberflächenepithel der Gonade, und primordiale Keimzellen werden von ihnen umschlossen. Letztere sind die Vorstufen der Follikelepithelzellen stammen möglicherweise vorwiegend aus dem Oberflächenepithel des Ovars.

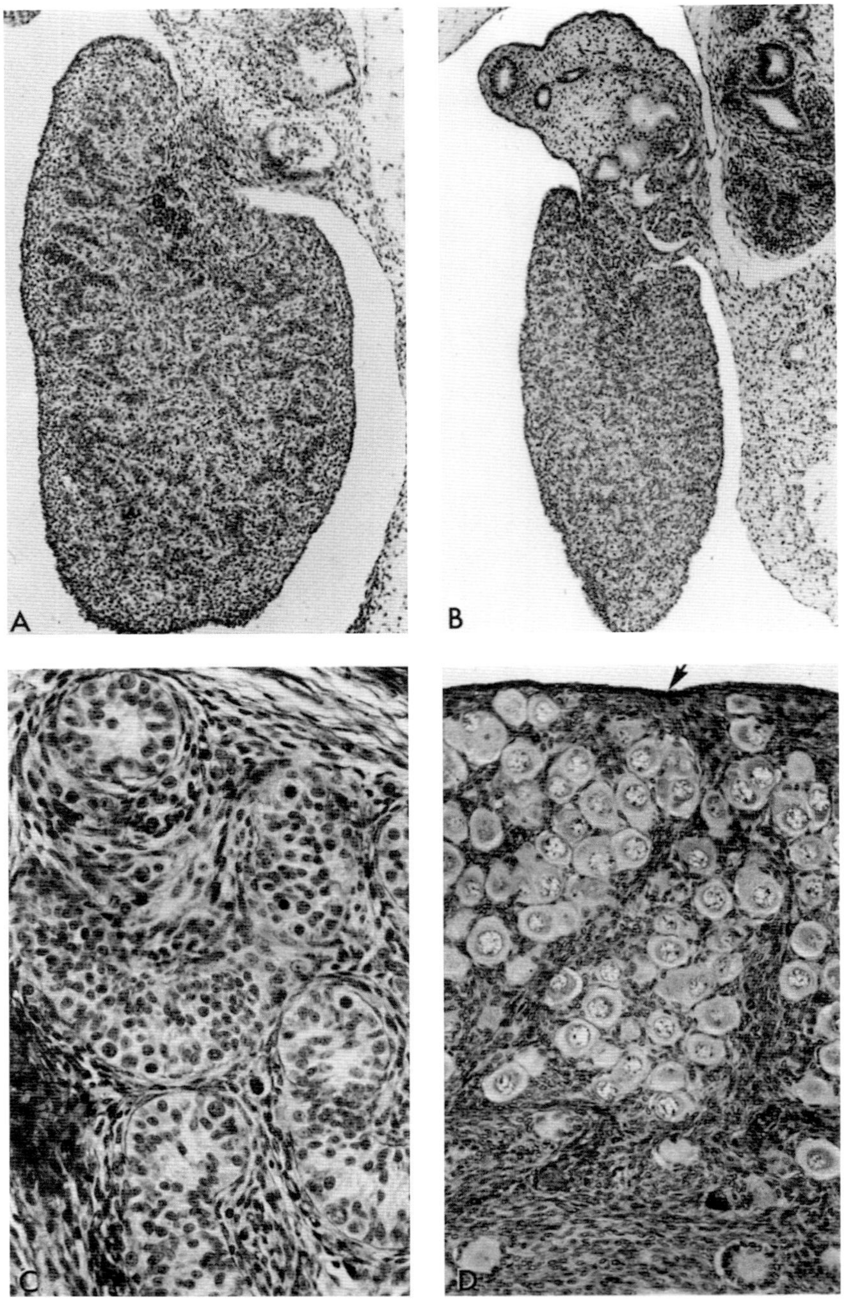

Abb. 12.32 Horizontalschnitte durch die Gonaden menschlicher Embryonen und Feten. A) Hoden eines etwa 43 Tage alten Embryos mit deutlichen Hodensträngen (× 175). **B)** Gonade von einem etwa gleich alten Embryo – vermutlich ein Ovar, da die Keimstränge weniger deutlich zu erkennen sind (× 125). **C)** Schnitt durch den Hoden eines Frühgeborenen der 21. Woche. Man erkennt die *Tubuli seminiferi*, die noch kein Lumen haben und hauptsächlich Sertoli-Zellen enthalten. Einige wenige große Spermatogonien (mit runden Zellkernen) sind sichtbar (× 475). **D)** Schnitt durch das Ovar eines 14 Tage alten Mädchens. In der Rinde befinden sich zahlreiche Primordialfollikel, die jeweils eine primäre Oozyte enthalten. Der Pfeil weist auf das relativ dünne Oberflächenepithel (Serosaepithel) des Ovars (× 275). (Aus van Wagenen G, Simpson ME: Embryology of the Ovary and Testis. Homo sapiens and Macaca mulatta. Yale University Press, 1965.)

nach dieser Theorie eine Hodenanlage (in Embryonen mit einem XY-Chromosomensatz, s. u.) hauptsächlich aus der Proliferation der *inneren* Blastemabschnitte zu Keimsträngen, die dann vom lockeren Mesenchym des Marks umgeben sind und so von der bis auf rudimentäre Anteile zurückgebildeten Rinde getrennt werden (➤ Abb. 12.31 und ➤ Abb. 12.32A; s. a. ➤ Tab. 12.1). Unabhängig davon deuten viele experimentelle Untersuchungen an Labortieren darauf hin, dass sich Zellen der Urniere – nach der Rückbildung der Urnieren selbst – zu (somatischen) Gonadenzellen umdifferenzieren und einen entscheidenden parakrinen Einfluss auf die Gonadenbildung, möglicherweise sogar auf die geschlechtliche Differenzierung, ausüben.

Geschlechtschromosomenanomalien Bei Embryonen mit abnormer Geschlechtschromosomen-Konstellation, wie XXX oder XXY, scheint die Anzahl der X-Chromosomen für die Festlegung des Geschlechts unbedeutend zu sein. Sobald *ein* normales Y-Chromosom vorhanden ist, entwickelt sich ein männlicher Embryo. Wenn kein Y-Chromosom vorliegt oder die hodendeterminierende Region auf dem Y-Chromosom (*SRY*-Gen) fehlt, erfolgt eine weibliche Geschlechtsentwicklung. Der Verlust eines X-Chromosoms scheint die Migration der primordialen Keimzellen in die Genitalleisten nicht zu beeinträchtigen, da in den Gonaden weiblicher Feten mit 45,X0-Chromosomensatz (Turner-Syndrom) Keimzellen gefunden wurden. Für eine vollständige Entwicklung der Ovarien werden jedoch zwei X-Chromosomen benötigt.

Hoden (Testis)

Bei Embryonen mit einem Y-Chromosom wird durch eine fein abgestimmte Kaskade von Genen die Entwicklung der Hoden induziert. Das *SRY*-Gen funktioniert dabei als eine Art Schalter, der die Entwicklung der indifferenten Gonade in Richtung Hodenentwicklung lenkt. Bei der Maus sorgt eine kurzzeitige *SRY*-Aktivität für die Transkription des *Sox9*-Gens, und dies veranlasst (neben mehreren anderen gonadenunabhängigen Funktionen) die Keimstränge dazu, sich zu verdichten und in die Medulla der indifferenten Gonade auszudehnen. Die Keimstränge verzweigen sich dann und bilden die kurzen *Tubuli seminiferi recti* und die daran anschließenden *Tubuli seminiferi contorti.* Erstere anastomosieren später vielfältig miteinander, um das ***Rete testis*** zu bilden (➤ Abb. 12.31). Die Verbindung der so entstandenen **Hodenstränge** zum oberflächlichen Serosaepithel geht verloren, indem sich die breite Bindegewebekapsel des Hodens, die ***Tunica albuginea,*** entwickelt. Die Ausbildung der *Tunica albuginea* –zusammen mit einer prominenten, an der Oberfläche der Hodenanlage früh erscheinenden, längs verlaufenden Arterie – ist daher ein charakteristischer Hinweis darauf, dass der Fetus einen Hoden entwickelt. Der wachsende Hoden löst sich allmählich von dem sich zurück- bzw. umbildenden Mesonephros ab und erhält um das *Rete testis* herum eine breite, mesenteriumähnliche Befestigung, das **Mesorchium.**

Die Wand der *Tubuli seminiferi* setzt sich von Beginn an aus zwei Zelltypen zusammen (➤ Abb. 12.32C):

- den Stützzellen (auch als Sertoli-Zellen bezeichnet), die gleich zu Beginn dafür sorgen, dass die Keimzellen (anders als im Ovar, s. u.) nicht in die Prophase der Meiose eintreten
- den Spermatogonien und nach der Pubertät ihren meiotischen Abkömmlingen (Spermatozyten I und II, Spermatiden usw.; ➤ Kap. 2), die sich aus den primordialen Keimzellen entwickeln.

Im fetalen Hoden bilden die Sertoli-Zellen noch den größten Teil des Epithels in den Hodenkanälchen (➤ Abb. 12.32C). Deshalb sind die *Tubuli seminiferi* bis zur Pubertät noch solide Stränge ohne Lumen; erst danach – mit der einsetzenden Proliferation und Reifung der Keimzellen – bildet sich ein deutliches Lumen aus.

Aus dem Mesenchym, das die ***Tubuli seminiferi*** voneinander trennt, gehen die Zwischenzellen **(Leydig-Zellen)** hervor, die ab der achten Woche mit der Sekretion von androgenen Hormonen wie Testosteron und Androstendion beginnen. Erst durch diese Hormone wird die männliche Entwicklung der Urnierengänge und des äußeren Genitales induziert. Die Testosteron-Produktion wird auch durch **humanes Choriongonadotropin** (hCG) stimuliert, dessen Spiegel seinen Höchststand zwischen der achten und der zwölften Woche erreicht. Zusätzlich zum Testosteron bildet der fetale Hoden ein Glykoprotein, das als **Anti-Müller-Hormon** (AMH; engl. *anti-Müllerian hormone,* AMH, oder *Mullerian inhibiting substance,* MIS) bekannt ist; es wird von den Sertoli-Zellen (bis in die Pubertät hinein) produziert und unterdrückt die Entwicklung der Müller-Gänge *(Ductus paramesonephrici),* die den *Uterus* und die *Tuba uterina* bilden.

Während der weiteren Entwicklung flacht das Epithel auf der Oberfläche des Hodens ab und bildet das Epiorchium (*Lamina visceralis* der *Tunica serosa*) des erwachsenen Hodens. Das ***Rete testis*** nimmt die Verbindung mit 15 bis 20 Tubuli der Urniere auf, die nach der Differenzierung der Nachniere (Metanephros) von ihren Aufgaben in der Urinproduktion entbunden sind und sich nun zu den ***Ductuli efferentes*** des Nebenhodens umwandeln können. Die *Ductuli* (*Epididymis*) münden (wie vormals in der noch als Niere tätigen Urniere) in den Urnierengang; dieser entwickelt sich nun zum ***Ductus epididymidis*** (➤ Abb. 12.33A).

Eierstock (Ovar)

Das X-Chromosom besitzt mehrere Gene für die ovarielle Entwicklung, aber auch zahlreiche autosomale Gene spielen eine Rolle bei der Organogenese des Ovars. Insgesamt läuft die Entwicklung der Gonaden beim weiblichen Embryo etwas langsamer ab als beim männlichen Embryo; so ist das Ovar histologisch vor der zehnten Woche nicht mit Sicherheit von der indifferenten Gonade zu unterscheiden.

Die Keimstränge sind zunächst weniger deutlich als in der Hodenanlage, aber sie erstrecken sich bis in die Markzone und bilden am Übergang zum Urnierengewebe das rudimentäre *Rete ovarii.* Das *Rete ovarii* bildet sich beim Menschen dann normalerweise vollständig zurück, und ab der zwölften Woche nehmen besonders die mit dem Oberflächenepithel verbundenen kortikalen Keimstränge durch Proliferation der Keimzellen – nun als Oogonien bezeichnet – an Größe zu und verbreitern die Rinde im Vergleich zum Mark beträchtlich.

Ab der 16. Woche „zerfallen" diese Keimstränge in einzelne Zellhaufen, sogenannte **Eiballen,** nachdem (in den inneren Abschnitten der Rinde bereits ab der 13. Woche) die Oogonien in die Prophase der **Meiose** eingetreten (und damit als primäre **Oozyten** zu bezeichnen) sind. Mit Beginn der 17. Woche bilden sich aus den Eiballen einzelne **Primordialfollikel,** die jeweils aus einer *Oozyte* und einer umhüllenden Schicht flacher *Follikelepithelzellen* bestehen (➤ Abb. 12.31 und ➤ Abb. 12.32D). Wahrscheinlich sorgt diese individuelle Umhüllung jeder Oozyte dafür, dass die **primären Oozyten** – bis zur Wiederaufnahme der Meiose bei der erwachsenen Frau – im Stadium des Diplotäns der Prophase der ersten meiotischen Teilung arretiert werden. Vermehrung und Reifung der Keimzellen laufen in

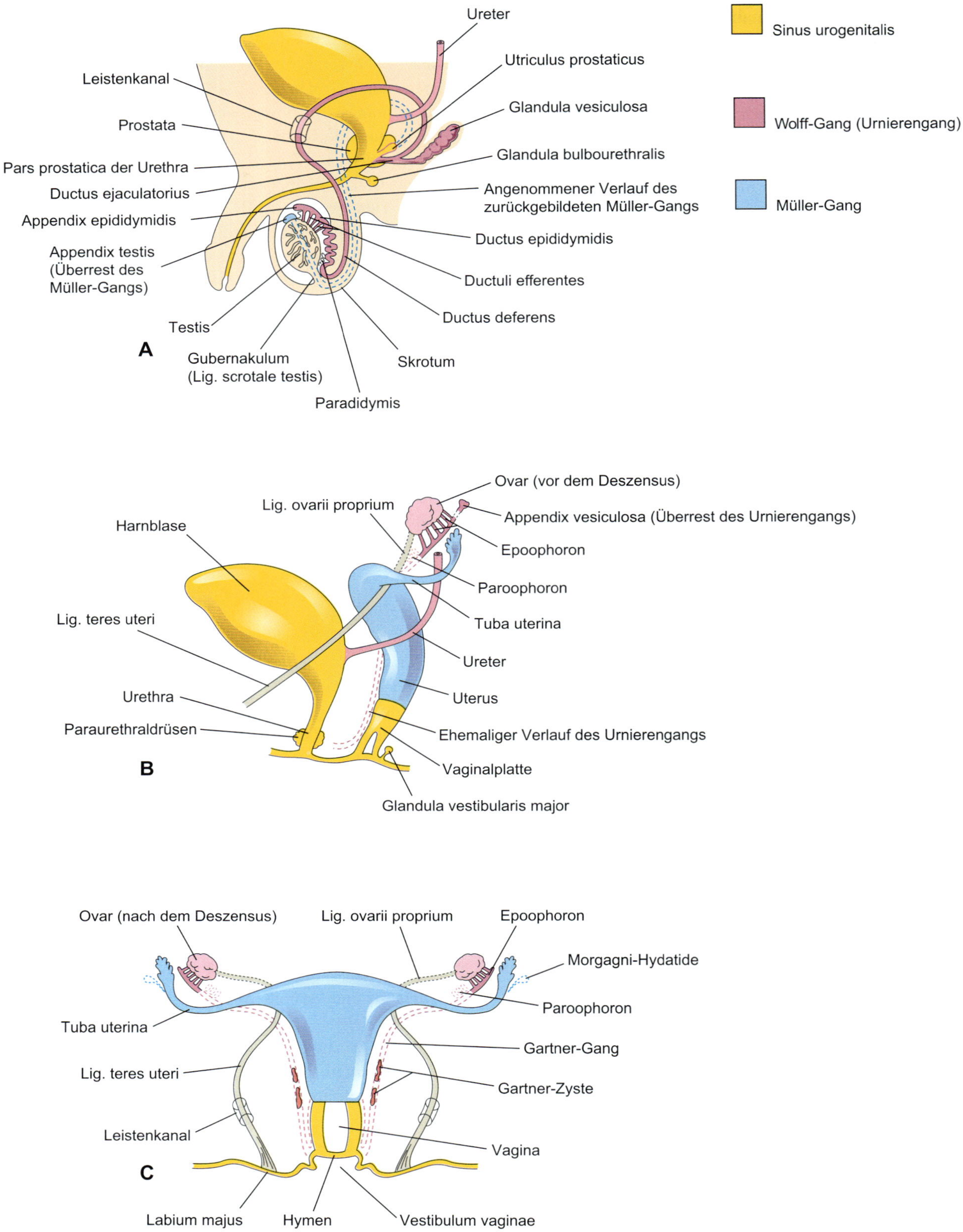

Abb. 12.33 Schematische Darstellung der Entwicklung von männlichen und weiblichen Genitalwegen sowie des Sinus urogenitalis. Rudimentäre Strukturen sind ebenfalls dargestellt. **A)** Geschlechtsorgane eines neugeborenen Jungen. **B)** Weibliche Geschlechtsorgane bei einem zwölf Wochen alten Fetus. **C)** Geschlechtsorgane bei einem neugeborenen Mädchen.

der verbreiterten Rinde nur schichtenweise synchron ab: Während nahe der Oberfläche z. B. noch in der 16. Woche die Vermehrung der Oogonien die Regel ist, findet man in der Nähe der Medulla zahlreiche Oozyten, die die Prophase der Meiose bereits abgeschlossen haben und in Primordialfollikel eingeschlossen sind. Ende des siebten Monats ist jedoch die gesamte Rinde gleichmäßig mit Primordialfollikeln durchsetzt.

Auf der Grundlage einer regen Mitoseaktivität der Oogonien bilden sich in der Fetalzeit Tausende von Primordialfollikeln (➤ Abb. 12.32D); postnatal bilden sich dagegen keine Oogonien oder Primordialfollikel mehr. Vielmehr degenerieren viele Oozyten auch schon vor der Geburt, trotzdem verbleiben noch ungefähr zwei Millionen Ooyzten, die in der Prophase der Meiose arretiert sind. In jeder Phase der Oogenese werden Keimzellen durch Zelluntergang eliminiert, sodass bis zur Pubertät nur noch etwa 200.000 Follikel erhalten bleiben. Manche Oozyten verharren also von der Geburt bis zur letzten Follikelreifung vor dem Klimakterium (durchschnittlich im 51. Lebensjahr) mehrere Jahrzehnte lang in der Ruhephase der Meiose.

Das Oberflächenepithel des Ovars wird von den in der Rinde gelegenen Follikeln nach und nach durch eine – im Vergleich mit der entsprechenden Schicht des Hodens – dünne Bindegewebekapsel abgetrennt, die ebenfalls als *Tunica albuginea* bezeichnet wird. Durch die Rückbildung der Urniere gliedert sich das Ovar von der dorsalen Bauchwand ab und bekommt eine eigene mesenteriale Aufhängung – das **Mesovar** (➤ Abb. 12.31). Dabei bleibt das Oberflächenepithel des Ovars nach der Geburt als einschichtige Lage kubischer Zellen bestehen, die erst am Hilus in das flache Epithel des Peritoneums auf dem Mesovar übergeht. Mit seiner kubischen bis leicht hochprismatischen Form wurde es noch bis zur Mitte des 20. Jahrhunderts „Keimepithel" genannt, weil man annahm, dass sich aus ihm – analog zum Keimepithel in den *Tubuli seminiferi* – auch bei der erwachsenen Frau Keimzellen bilden könnten. Auch neueste (bei der Maus erhobene) Befunde konnten jedoch nicht bestätigen, dass sich nach der Geburt aus dem Oberflächenepithel oder anderen Zellen des Ovars noch Geschlechtszellen entwickeln können.

12.3.2 Genitalgänge

Bei beiden Geschlechtern entwickelt sich jeweils lateral der Urnieren ein Paar von Genitalgängen. Die *Ductus mesonephrici* (Wolff-Gänge, Urnierengänge) haben eine wichtige Funktion bei der Entwicklung der männlichen ableitenden Genitalwege, und die *Ductus paramesonephrici* (Müller-Gänge) spielen eine führende Rolle bei der Entwicklung des weiblichen Genitalsystems. In der fünften und sechsten Woche, wenn beide Gänge vorhanden sind, befindet sich das Genitalsystem jedoch noch in einem **indifferenten Stadium** (s. o.)

Die **Urnierengänge (Wolff-Gänge),** die zunächst noch den Urin aus den beiden Urnieren *(Mesonephroi)* ableiten, wachsen unter dem Einfluss von Testosteron, das ab der achten Woche im fetalen Hoden produziert wird, in ihren proximalen Abschnitten in die Länge und bilden den stark gewundenen **Nebenhodengang** (*Ductus epididymidis,* ➤ Abb. 12.33A). Der Rest des Gangs bildet den ***Ductus deferens*** und den ***Ductus ejaculatorius***. Bei weiblichen Feten verschwinden die Urnierengänge fast vollständig, nur funktionslose Überreste bleiben als **Gartner-Gänge** erhalten (➤ Abb. 12.33B und C; ➤ Tab. 12.1).

Die ***Ductus paramesonephrici*** **(Müller-Gänge)** bilden sich in der 7. Woche (ab dem Carnegie-Stadium 18) auf jeder Seite aus einer trichterförmigen Einsenkung im kranialen Abschnitt der Urogenitalleiste, einer durch den Urnierengang induzierten Verdickung des Zölomepithels. Die Trichterregionen öffnen sich in die Bauchhöhle und stellen die späteren *Ostia abdominalia* der Eileiter dar. Von hier gliedern sich zunächst solide Blasteme ab, die jeweils zwischen Zölomepithel und Wolff-Gang nach kaudal auswachsen und später zu epithelialen Gängen mit Lumen transformiert werden. Die Spitze des herunterwachsenden Müller-Gangs liegt dabei der Außenseite des Wolff-Gangs so eng an, dass beide Epithelschläuche in einer gemeinsamen Basalmembran eingeschlossen sind und der Müller-Gang nur allmählich durch einwachsendes Mesenchym vom Wolff-Gang getrennt wird. Wenn die Müller-Gänge (am Ende der 7. Woche) die spätere Beckenregion des Embryos erreicht haben, überkreuzen sie von ventral die Wolff-Gänge und nähern sich einander in der Medianebene. Hier verschmelzen sie und bilden den Y-förmigen **Uterovaginalkanal** (➤ Abb. 12.34A). Der vereinte Gang trifft auf die dorsale Wand des *Sinus urogenitalis* und ruft dort eine Vorwölbung hervor – den **Sinushügel** oder **Müller-Hügel** (➤ Abb. 12.34B).

Differenzierung der männlichen Genitalgänge und -drüsen

Die fetalen Hoden produzieren Hormone mit maskulinisierender Wirkung (z. B. Testosteron) und ein **Anti-Müller-Hormon** (AMH; engl. *Müllerian-inhibiting substance,* MIS). Die Sertoli-Zellen beginnen mit der Produktion von AMH in der sechsten bis siebten Woche. Die Leydig-Zellen fangen in der achten Woche an, Testosteron zu synthetisieren. **Testosteron** regt die Urnierengänge (Wolff-Gänge) zur Bildung der männlichen Genitalgänge an, während **AMH** dafür verantwortlich ist, dass die Müller-Gänge sich durch Apoptose und epithelial-mesenchymale Umwandlung zurückbilden. Obwohl der größte Teil der Urniere degeneriert, persistieren die hodennahen Tubuli und bilden sich zu den ***Ductuli efferentes*** um (➤ Abb. 12.33A). Diese *Ductuli* münden in den proximalen Teil des Urnierengangs (Wolff-Gang), der sich hier zum Nebenhodengang – ***Ductus epididymidis*** – differenziert. Distal vom Nebenhoden erhält der Urnierengang eine dicke Schicht glatter Muskulatur und wird zum ***Ductus deferens.*** Vom kaudalen Ende jedes Urnierengangs wächst die Anlage der ***Gl. vesiculosa*** (Bläschendrüse) nach lateral aus. Dieses Drüsenpaar produziert ein Sekret, das für das Überleben der Spermien im weiblichen Genitaltrakt wichtig ist. Der Abschnitt des Urnierengangs, der zwischen der Mündung der Bläschendrüse und der Urethra liegt, wird als ***Ductus ejaculatorius*** bezeichnet.

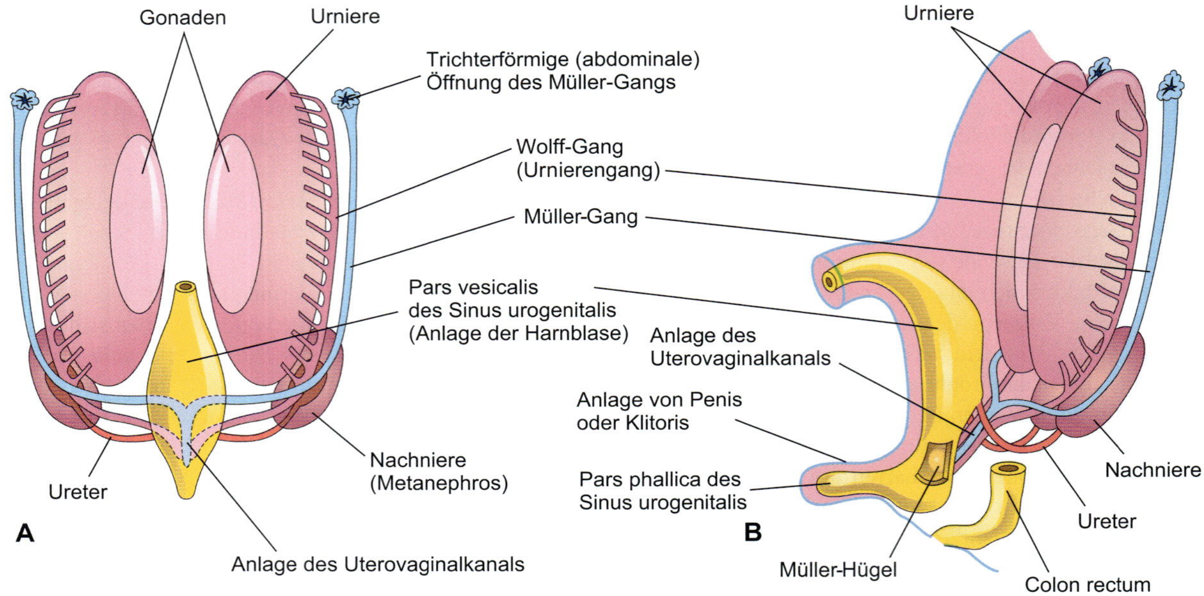

Abb. 12.34 **A)** Schema der dorsalen Bauchwand bei einem sieben Wochen alten Embryo in der Ansicht von ventral. In diesem indifferenten Stadium der Geschlechtsentwicklung sind sowohl Wolff-Gänge als auch Müller-Gänge angelegt. **B)** Lateralansicht eines neun Wochen alten Embryos. An der hinteren Wand des *Sinus urogenitalis* hat sich eine Vorwölbung (Müller-Hügel) gebildet, aus der beim weiblichen Geschlecht das Hymen und beim männlichen Geschlecht der *Colliculus seminalis* entsteht. Der *Colliculus* ist der am weitesten vorragende Teil innerhalb einer Leiste an der Hinterwand der *Pars prostatica* der Urethra

Prostata

Die Entwicklung der Prostata beginnt mit zahlreichen endodermalen Epithelknospen, die von der Urethraanlage (im *Sinus urogenitalis*) aus in das umgebende Mesenchym einwachsen (➤ Abb. 12.35A–C). Das Drüsenepithel der Prostata entsteht aus den endodermalen Zellen, und das benachbarte Mesenchym differenziert sich zu dem dichten Stroma und der glatten Muskulatur der Prostata.

Gll. bulbourethrales (Cowper-Drüsen)

Diese erbsengroßen Strukturen entwickeln sich aus paarigen Epithelknospen, die aus der *Pars membranacea* der Urethra auswachsen (➤ Abb. 12.33A). Die glatte Muskulatur und das bindegewebige Stroma differenzieren sich wiederum aus dem angrenzenden Mesenchym. Das schleimhaltige Sekret der Cowper-Drüsen wird der Samenflüssigkeit beigefügt.

Differenzierung der weiblichen Genitalwege und -drüsen

Bei weiblichen Embryonen bilden sich die Wolff-Gänge zurück, weil Testosteron fehlt; die Müller-Gänge entwickeln sich dagegen weiter, weil das Anti-Müller-Hormon (AMH/MIS) fehlt. Die weibliche Geschlechtsentwicklung setzt sich also auch ohne Ovarien oder Geschlechtshormone fort, dabei bilden die Müller-Gänge den überwiegenden Teil der weiblichen Genitalwege. Die beiden **Eileiter *(Tubae uterinae)*** entwickeln sich aus den nicht verschmolzenen kranialen Abschnitten der Müller-Gänge (➤ Abb. 12.33C und ➤ Abb. 12.34). Die kaudalen, fusionierten Teilstücke dieser Gänge bilden den **Uterovaginalkanal.** Wie der Name bereits sagt, entwickeln sich daraus Uterus und Vagina (von Letzterer jedoch nur der obere Abschnitt). Das Stroma des Endometriums sowie das Myometrium leiten sich vom Mesenchym der Splanchnopleura ab.

Durch die Verschmelzung der Müller-Gänge werden auch deren peritoneale Aufhängungen zusammengebracht, und es bilden sich dadurch eine frontal eingestellte Peritonealfalte – das ***Lig. latum*** – sowie zwei von Peritoneum begrenzte Räume – die ***Excavatio rectouterina*** **(Douglas-Raum)** und die ***Excavatio vesicouterina*** (➤ Abb. 12.36A–D). An beiden Seiten des Uterus, zwischen den Blättern des *Lig. latum,* proliferiert das Mesenchym und differenziert sich zum *Parametrium,* das aus lockerem Bindegewebe und glatter Muskulatur besteht.

Weibliche Gänge beim Mann Wenn die normale Entwicklung des Hodens ausbleibt **(Agonadismus, Hodenaplasie),** kann beim Mann eine ähnliche Entwicklung der Müller-Gänge wie bei der Frau ablaufen, denn dann wird kein AMH gebildet. Wenn bei Tieren die Hoden vor der Geschlechtsdifferenzierung entfernt werden, entwickelt sich ebenfalls das weibliche Gangsystem. Die Entfernung der Ovarien bei weiblichen Feten hat dagegen keinen Einfluss auf die fetale Geschlechtsentwicklung. Daran wird deutlich, dass die Testes die Maskulinisierung induzieren und die Feminisierung unterdrücken, dass die Ovarien dagegen für die weibliche Entwicklung der Geschlechtsgänge nicht nötig sind.

Vagina

Das Vaginalepithel stammt überwiegend vom Endoderm des *Sinus urogenitalis* ab, und die fibromuskuläre Wandung bildet sich aus

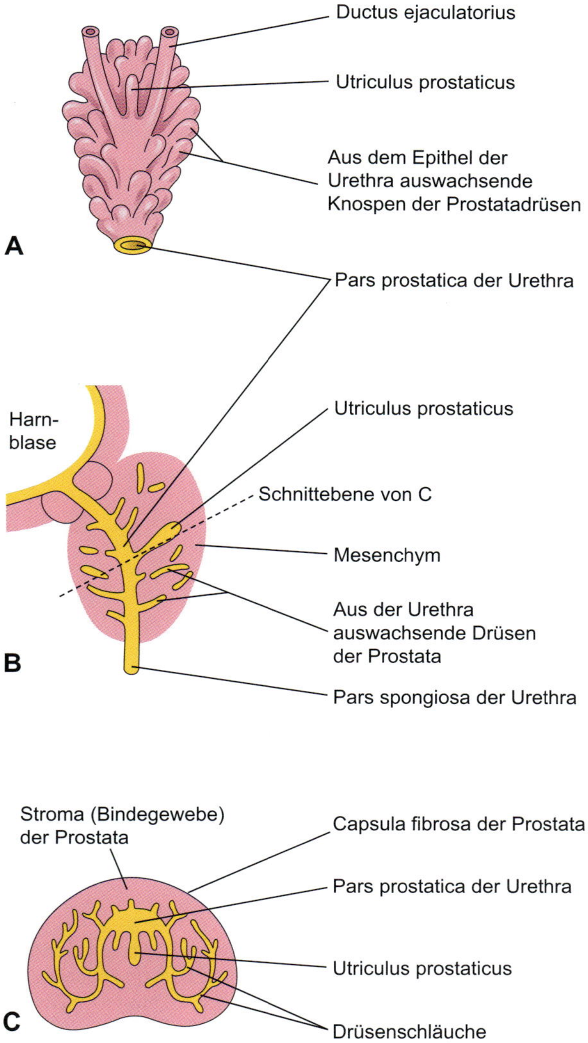

Abb. 12.35 **A)** Dorsalansicht der Prostataanlage bei einem elf Wochen alten Fetus. **B)** Schematischer Sagittalschnitt durch eine Prostataanlage. Die *Pars prostatica* der Urethra hat zahlreiche endodermale Aussprossungen. Der rudimentäre *Utriculus prostaticus* ist ebenfalls dargestellt. **C)** Schnitt durch die Prostata in der in B angegebenen Ebene (16 Wochen alter Fetus).

dem umgebenden Mesenchym. An der Stelle, wo das solide Ende des Uterovaginalkanals mit dem *Sinus urogenitalis* in Kontakt tritt, bildet sich der in das Lumen des *Sinus urogenitalis* hineinragende **Müller-Hügel** (➤ Abb. 12.34B). Das Epithel des *Sinus urogenitalis* proliferiert hier und bildet die **Sinuvaginalhöcker** (➤ Abb. 12.36A), die sich in Richtung auf den Uterovaginalkanal ausdehnen. Zusammen mit dem distalen Ende des Uterovaginalkanals bilden sie die solide **Vaginalplatte;** die Vaginalanlage hat also, wie manche Darmabschnitte auch, im Verlauf ihrer Entwicklung vorübergehend kein Lumen (➤ Abb. 12.33B). Die Zellen im Zentrum der Vaginalplatte gehen dann zugrunde; dabei bildet sich das Lumen der Vagina aus, und die peripheren Zellen der Platte bilden das Vaginalepithel (➤ Abb. 12.33C). Bis heute bestehen unterschiedliche Auffassungen über die Herkunft der vaginalen Auskleidung. Einige Autoren nehmen an, dass das Vaginalepithel überwiegend dem Uterovaginalkanal entstammt und damit einen mesodermalen Ursprung hat. Andere gehen davon aus, dass die gesamte Auskleidung der Vagina aus der Vaginalplatte stammt, die überwiegend endodermaler Herkunft ist. Diese Herkunftsfragen sind jedoch für die normale Funktion oder für pathologische Veränderungen von untergeordneter Bedeutung.

Bis in die späte Fetalzeit hinein ist das Lumen der Vagina von der Höhle des *Sinus urogenitalis* vollständig durch eine Membran – das **Hymen** – getrennt (➤ Abb. 12.33C und ➤ Abb. 12.37H). Das Hymen soll aus einer Invagination der dorsalen Wand des *Sinus urogenitalis* entstehen, die sich beim Tiefertreten des Müller-Hügels bildet. Es rupturiert normalerweise während der Perinatalzeit und bleibt als eine dünne Schleimhautfalte an der Dorsalseite des Eingangs zur Vagina erhalten.

Akzessorische weibliche Geschlechtsdrüsen

Aus der Urethra wachsen epitheliale Knospen in das umgebende Mesenchym ein und bilden beim weiblichen Geschlecht die ***Gll. urethrales*** sowie deren Ausführungsgänge, die ***Ductuli paraurethrales* (Skene-Gänge),** rechts und links der Harnröhrenmündung. Diese Drüsen entsprechen der Prostata beim Mann. Aussprossungen aus dem *Sinus urogenitalis* bilden die ***Gll. vestibulares majores* (Bartholin-Drüsen),** die Homologe der *Gll. bulbourethrales* (Cowper-Drüsen) beim Mann sind.

Rudimente der embryonalen Genitalgänge

Bei der Umwandlung des *Ductus mesonephricus* (Wolff-Gang) und *Ductus paramesonephricus* (Müller-Gang) in die Strukturen des adulten Geschlechtsapparats können Teile der Gänge als funktionslose Rudimente erhalten bleiben. Die Existenz solcher Gangrudimente wird kaum je bemerkt, solange sich keine pathologischen Veränderungen darin entwickeln.

Rudimente des Urnierengangs (Wolff-Gang) beim Mann Das kraniale, blinde Ende des Urnierengangs kann als gestielte **Hydatide** oder ***Appendix epididymidis*** persistieren, die in der Regel dem Kopf des Nebenhodens anliegt (➤ Abb. 12.33A). Kaudal der *Ductuli efferentes* können Überreste der unteren Urnierentubuli als ein kleines Gebilde bestehen bleiben, das als *Paradidymis* bezeichnet wird.

Rudimente des Urnierengangs (Wolff-Gang) bei der Frau Das kraniale Ende des Urnierengangs kann als ***Appendix vesiculosa*** bestehen bleiben (➤ Abb. 12.33B). Einige wenige blind endende Urnierentubuli und ein Gangabschnitt – Homologe der *Ductuli efferentes* bzw. des *Ductus epididymidis* beim Mann – bilden das ***Epoophoron,*** das im Mesovar zwischen Ovar und *Tuba uterina* persistieren kann (➤ Abb. 12.33B und C). Näher zum Uterus hin können einige rudimentäre Urnierentubuli als *Paroophoron* erhalten bleiben. Teile des Urnierengangs, die dem *Ductus deferens* und dem *Ductus ejaculatorius* homolog sind, können als **Gartner-Gang**

12

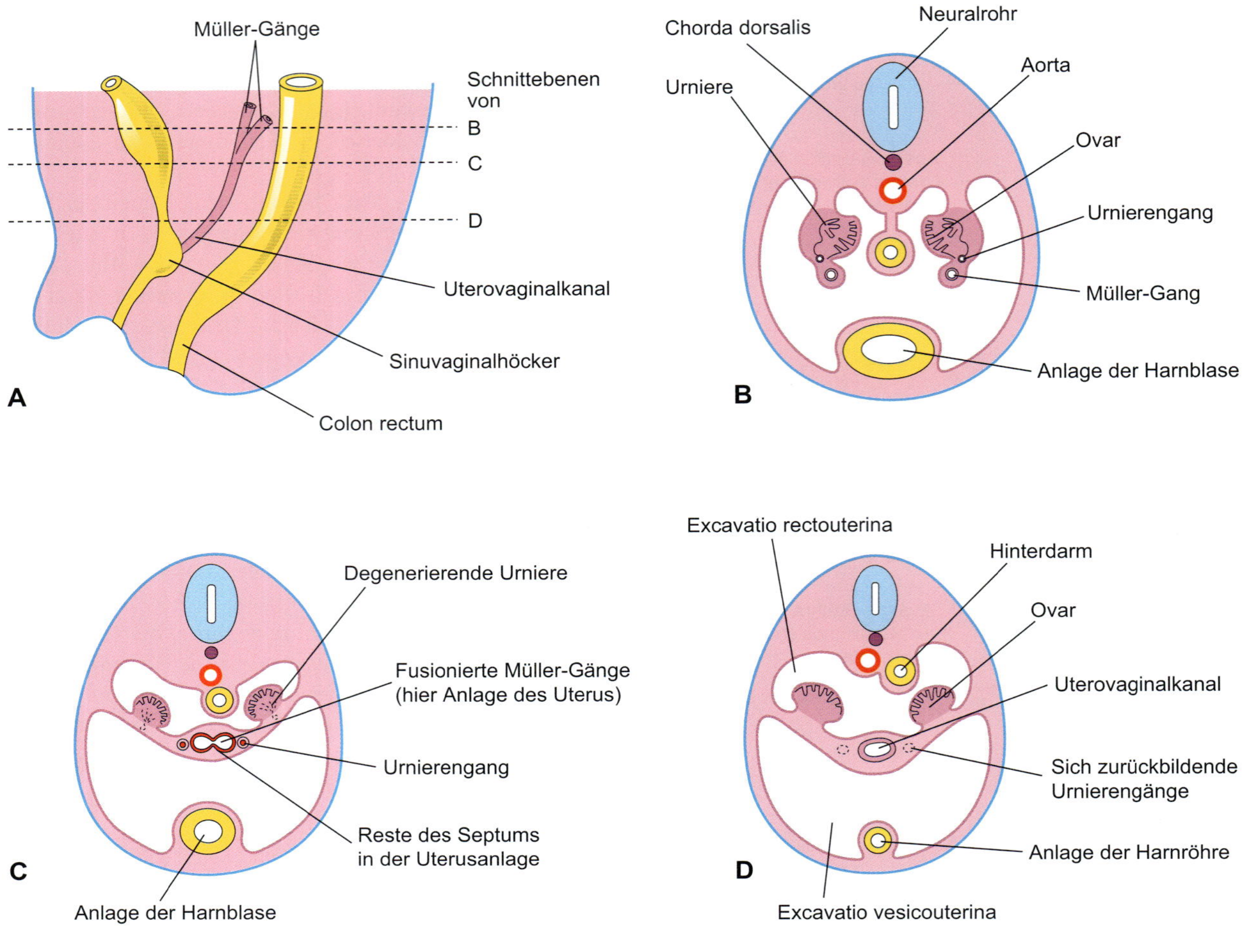

Abb. 12.36 Frühentwicklung der Ovarien und des Uterus. A) Schematischer Sagittalschnitt durch die kaudale Körperregion eines acht Wochen alten weiblichen Embryos. **B)** Der Horizontalschnitt zeigt die sich einander annähernden Müller-Gänge. **C)** Ein ähnlicher Schnitt etwas weiter kaudal stellt die Fusion der Müller-Gänge dar. Reste des Septums, das sie ursprünglich getrennt hat, sind noch vorhanden. **D)** Ein ähnlicher Schnitt zu einem späteren Zeitpunkt (etwa neun Wochen) zeigt den Uterovaginalkanal, das *Lig. latum* und die peritonealen Rezessus in der Beckenregion. Die Wolff-Gänge haben sich bereits zurückgebildet.

bestehen bleiben. Dieser verläuft zwischen den beiden peritonealen Blättern des *Lig. latum* entlang dem Uterus und in der Wand der Vagina. Aus diesem Überbleibsel des Urnierengangs können sich **Gartner-Zysten** bilden (➤ Abb. 12.33C).

Rudimente des Müller-Gangs beim Mann Das kraniale Ende des Müller-Gangs persistiert häufig als ungestielte Hydatide oder ***Appendix testis*** am oberen Pol des Hodens (➤ Abb. 12.33A). Der ***Utriculus prostaticus,*** eine kleine Aussackung der *Pars prostatica* der Urethra, entspricht der Vagina. Seine epitheliale Auskleidung stammt höchstwahrscheinlich vom Epithel des *Sinus urogenitalis* ab. Innerhalb des Epithels wurden endokrine Zellen entdeckt, die neuronenspezifische Enolase und Serotonin enthalten. Der ***Colliculus seminalis,*** eine kleine Erhebung an der dorsalen Wand der *Pars prostatica urethrae,* ist ein Derivat des Müller-Hügels (➤ Abb. 12.35C). Er entspricht möglicherweise dem Hymen bei der Frau (➤ Tab. 12.1).

Rudimente des Müller-Gangs bei der Frau Teile des kranialen Endes des Müller-Gangs, die nicht an der Bildung des Infundibulums der *Tuba uterina* beteiligt sind, können als bläschenförmige Anhängsel, die **Morgagni-Hydatiden,** persistieren.

12.3.3 Äußeres Genitale

Auch das äußere Genitale befindet sich zunächst – von der vierten bis zum Beginn der siebten Woche – in einem indifferenten Stadium (➤ Abb. 12.37A und B) und ist erst danach in seiner weiteren Differenzierung von den in den Gonadenanlagen produzierten Hormonen abhängig. Erst in der zwölften Woche ist es vollständig sexuell differenziert.

Zu Beginn der vierten Woche bildet das proliferierende Mesenchym oberhalb der Kloakenmembran bei beiden Geschlechtern den **Genitalhöcker.** Beidseits der Kloakenmembran entwickeln sich bald darauf die **Genitalwülste** (Labioskrotalwülste) und die **Urethralfalten.** Der Genitalhöcker verlängert sich rasch zur Anlage des **Phallus.** Wenn dann am Ende der sechsten Woche das *Septum urorectale* mit der Kloakenmembran verschmilzt, teilt es die Kloakenmembran in eine dorsale *Analmembran* und eine ventrale *Uro-*

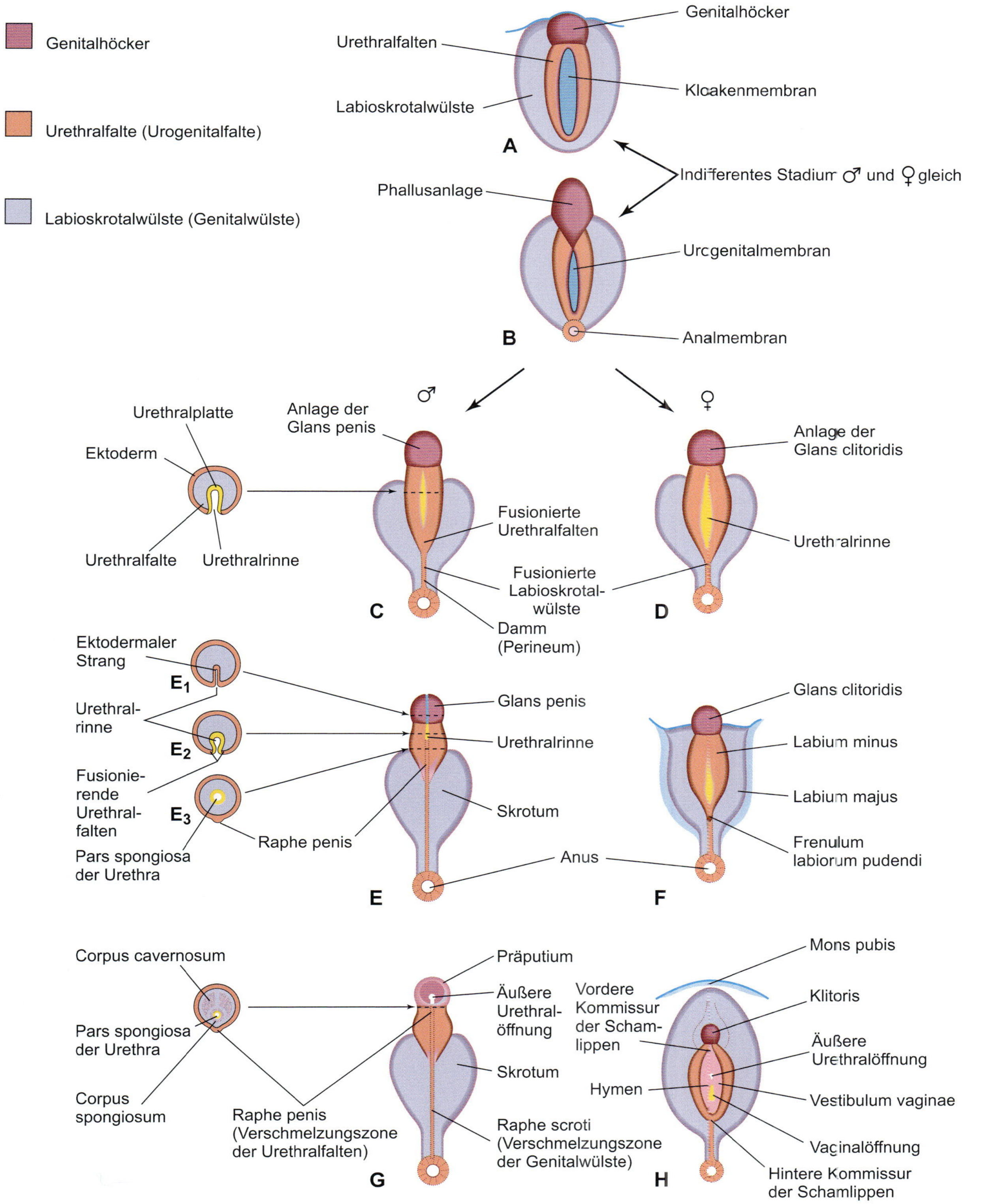

Abb. 12.37 Entwicklung des äußeren Genitales. A–B) Schematische Darstellung des äußeren Genitales im indifferenten Stadium (vierte bis siebte Woche). **C, E, G)** Entwicklungsstadien des äußeren Genitales bei neun, elf und zwölf Wochen alten männlichen Feten. Die schematischen Penisquerschnitte auf der linken Seite zeigen die Bildung der *Pars spongiosa* der Urethra. **D, F, H)** Entwicklungsstadien des äußeren Genitales bei neun, elf und zwölf Wochen alten weiblichen Feten.

genitalmembran (➤ Abb. 12.37B). Die **Urogenitalmembran** bildet den Boden einer medianen Spalte, der **Urogenitalrinne,** die durch die Urethralfalten begrenzt wird. Etwa eine Woche später reißen Anal- und Urogenitalmembran ein, und es entstehen der Anus bzw. das *Ostium urogenitale.* Beim weiblichen Fetus münden Urethra und Vagina bereits früh in eine gemeinsame Grube, das ***Vestibulum vaginae.***

Männliches äußeres Genitale

Die Maskulinisierung der indifferenten Anlage des äußeren Genitales wird durch Testosteron hervorgerufen, das in den Leydig-Zwischenzellen des fetalen Hodens gebildet wird (➤ Abb. 12.37C, E und G). Wenn der Phallus sich zum Penis vergrößert und verlängert, bilden die **Urethralfalten** an der ventralen Seite der Penisanlage die laterale Begrenzung der **Urogenitalrinne** (➤ Abb. 12.38A und B). Die epitheliale Auskleidung dieser Rinne stammt aus der *Pars phallica* des *Sinus urogenitalis,* dessen endodermale Zellen proliferieren und die sogenannte **Urethralplatte** bilden. Die Urethralfalten verschmelzen an der Unterseite des Penis miteinander und bilden so die *Pars spongiosa* der Urethra (➤ Abb. 12.37E_1–E_3). Das Oberflächenektoderm umgibt dann die *Pars spongiosa* der Urethra; seine Nahtstelle bleibt aber an der Unterseite des Penis als *Raphe penis* sichtbar. An der Spitze der *Glans penis* wächst das Epithel ein und bildet einen *ektodermalen Zellstrang,* der in Richtung auf die Peniswurzel auswächst und auf die *Pars spongiosa* der Urethra trifft (➤ Abb. 12.26A). Dieser Strang wird kanalisiert und vereinigt sich mit dem bereits ausgebildeten Abschnitt der *Pars spongiosa urethrae.* Dadurch wird der Endabschnitt der Urethra vervollständigt, und die äußere Öffnung der Urethra wird auf die Spitze der *Glans penis* verlagert (➤ Abb. 12.26C).

In der zwölften Woche wächst das Ektoderm vom distalen Rand der *Glans penis* zirkulär aus und bildet eine manschettenförmige Falte, die die gesamte *Glans* bedeckt. Dies ist die Anlage der Vorhaut oder des **Präputiums** (➤ Abb. 12.26C). Das Präputium ist zunächst mit der *Glans penis* verklebt und lässt sich gewöhnlich bei Säuglingen nicht zurückschieben. Normalerweise löst sich aber diese Verklebung während der Kindheit.

Die ***Corpora cavernosa*** und das ***Corpus spongiosum*** des Penis entwickeln sich aus dem Mesenchym des Phallus bzw. der Urethralfalten. Die **Genitalwülste** wachsen aufeinander zu und fusionieren zum **Skrotum** (➤ Abb. 12.37E und G). Die Verschmelzungszone dieser Falten ist als ***Raphe scroti*** deutlich sichtbar (➤ Abb. 12.37G und ➤ Abb. 12.38C).

Weibliches äußeres Genitale

Die Mechanismen, die zur Feminisierung des indifferenten äußeren Genitales führen, sind bis heute nicht eindeutig geklärt. Die Östrogenproduktion der Plazenta und der fetalen Ovarien scheint dabei wohl eine Rolle zu spielen. Das Wachstum der Phallusanlage kommt allmählich zum Stillstand, und es entsteht die **Klitoris** als äußerst empfindliches Sexualorgan. Die Klitoris ist in der 18. Woche noch relativ groß (➤ Abb. 12.21) und entwickelt sich im Prinzip auf die

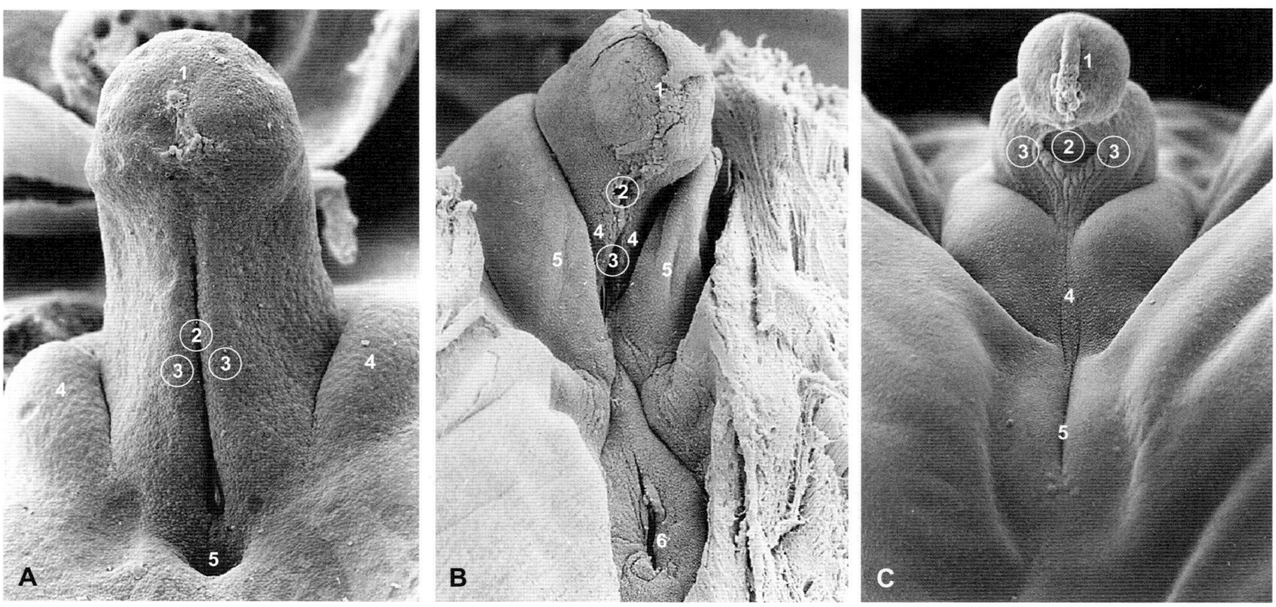

Abb. 12.38 Rasterelektronenmikroskopische Aufnahmen (REM) des sich entwickelnden äußeren Genitales. A) Dammregion im indifferenten Stadium eines 17-mm-Embryos, sieben Wochen alt (× 100). 1, Anlage der *Glans penis* mit ektodermalem Strang; 2, Urethralrinne, die mit dem *Sinus urogenitalis* in Verbindung steht; 3, Urethralfalten; 4, Genitalwülste; 5, Anus. **B)** Äußeres Genitale bei einem 7,2 cm großen, zehn Wochen alten weiblichen Fetus (× 45). 1, *Glans clitoridis;* 2, äußere Öffnung der Urethra; 3, Öffnung in den *Sinus urogenitalis;* 4, Urethralfalten *(Labia minora);* 5, Genitalwülste *(Labia majora);* 6, Anus. **C)** Äußeres Genitale eines 5,5 cm großen, zehn Wochen alten männlichen Fetus (× 40). 1, *Glans penis* mit ektodermalem Strang; 2, Reste der Urethralrinne; 3, Schluss der Urethralfalten; 4, Ausbildung der Skrotalraphe bei der Fusion der Genitalwülste; 5, Anus. (Aus Hinrichsen KV: Embryologische Grundlagen. In Sohn C, Holzgreve W [eds.]: Ultraschall in Gynäkologie und Geburtshilfe. New York, Georg Thieme Verlag, 1995.)

12

gleiche Weise wie der Penis; jedoch verschmelzen die Urethralfalten bei weiblichen Feten nur im hinteren Abschnitt, wo sie das ***Frenulum labiorum pudendi*** bilden (➤ Abb. 12.37D, F und H). Aus dem nicht fusionierten Anteil der **Urethralfalten** entwickeln sich die ***Labia minora.*** Die Genitalwülste verschmelzen hinten zur ***Commissura labiorum posterior*** und vorn zur ***Commissura labiorum anterior*** und zum ***Mons pubis*** (➤ Abb. 12.37H). Der überwiegende Teil der **Genitalwülste** vereinigt sich im Unterschied zur männlichen Entwicklung nicht und bildet zwei große Hautfalten, die ***Labia majora,*** die somit Analoga des Skrotums sind.

Geschlechtsbestimmung bei Feten Aus verschiedenen Gründen kann es von großer klinischer Bedeutung sein, das äußere Genitale mittels Sonografie darzustellen (➤ Abb. 12.39). So können z. B. die männlichen Feten ausfindig gemacht werden, die das Risiko schwerer X-chromosomal vererbter Erkrankungen tragen. Eine wirklich sichere Geschlechtsbestimmung wird nur durch den Nachweis von Hoden im Skrotum garantiert, was aber *in utero* nicht vor der 22. bis 36. Woche möglich ist. Leider verhindert die Lage des Fetus in 30 % der Fälle eine gute Darstellung der Dammregion.

Durch sorgfältige Untersuchung der Dammregion können auch **intersexuelle Formen** des Genitales diagnostiziert werden.

Bei einer normalen Geschlechtsdifferenzierung stimmt der Phänotyp des äußeren und des inneren Genitales mit der jeweiligen Geschlechtschromosomenkonstellation überein (XX oder XY). Da junge Embryonen das Potenzial sowohl für eine weibliche als auch für eine männliche Entwicklung haben, können Fehler bei der geschlechtlichen Differenzierung zu verschiedenen Zwischenformen führen, die als **Intersexualität** oder **Hermaphroditismus** bezeichnet werden. Ein Mensch mit einem nicht eindeutig zuzuordnenden äußeren Genitale wird als **Intersexueller** oder **Hermaphrodit** bezeichnet. Bei diesen Zwischenformen fehlt die Übereinstimmung zwischen dem chromosomalen bzw. dem gonadalen Geschlecht (Testes/Ovarien) und dem Phänotyp der äußeren Genitalien. Entsprechend dem histologischen Bild wird die Intersexualität wie folgt klassifiziert:

- *Echte* Hermaphroditen *(Hermaphroditismus verus)* haben ovarielles *und* testikuläres Gewebe entweder in derselben Gonade oder auf gegenüberliegende Gonaden verteilt.
- Beim *Pseudohermaphroditismus femininus* sind Ovarien vorhanden.
- Beim *Pseudohermaphroditismus masculinus* sind Hoden vorhanden.

Echter Hermaphroditismus
Menschen mit dieser äußerst seltenen Form der Intersexualität besitzen in etwa 70 % der Fälle einen 46,XX-Chromosomensatz. Eine chromosomale Mosaikbildung (46,XX/46,XY) weisen 20 % auf, nur etwa 10 % haben einen 46,XY-Chromosomensatz. Die Ursachen für den *Hermaphroditismus verus* sind noch weitgehend unbekannt. Häufig entwickeln sich Keimdrüsen, die ovarielles neben testikulärem Gewebe enthalten und dann als **Ovotestes** bezeichnet werden. Dazu kommt es, indem sich in der indifferenten Gonade sowohl die Medulla als auch der Kortex weiterentwickeln. Die entstehenden Gewebe sind jedoch meist weder hormonell noch im Hinblick auf die Keimzellreifung funktionsfähig. Der äußere Phänotyp kann männlich oder weiblich sein, und das äußere Genitale hat eine unterschiedlich stark ausgeprägte intersexuelle Morphologie. Die meisten echten Hermaphroditen werden als Mädchen erzogen.

Pseudohermaphroditismus femininus
Personen mit dieser Form der Intersexualität haben einen 46,XX-Chromosomensatz und zeigen bei der zytologischen Untersuchung z. B. der Mundschleimhaut das sog. Sexchromatin (Barr-Körperchen), eine punktförmige Verdickung an der Innenseite der Kernmembran aller Körperzellen, die durch das Heterochromatin des inaktivierten X-Chromosoms hervorgerufen wird (➤ Kap. 6 und ➤ Kap. 21). Der häufigste Grund für den *Pseudohermaphroditismus femininus* ist das adrenogenitale Syndrom (AGS) bei kongenitaler Nebennierenrindenhyperplasie (➤ Kap. 12.2). Die Ovarien sind normal entwickelt, aber durch die starke Androgenproduktion der fetalen Nebennieren kommt es zu einer Maskulinisierung des äußeren Genitales unterschiedlichen Ausmaßes, von der Klitorisvergrößerung bis hin zu einem nahezu männlichen Genitale. In den meisten Fällen liegen eine Klitorishypertrophie sowie eine partielle Fusion der großen Labien und ein persistierender *Sinus urogenitalis*

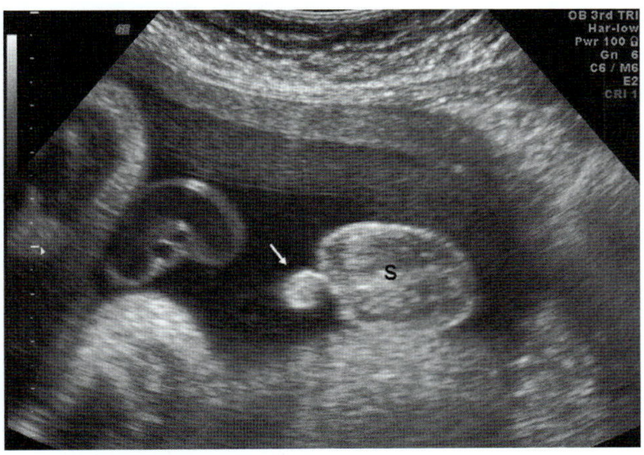

Abb. 12.39 Sonogramm eines 33 Wochen alten männlichen Fetus mit normalem äußerem Genitale. Penis und Skrotum sind deutlich sichtbar; der Pfeil weist auf den Penis. (Mit freundlicher Genehmigung von G. J. Reid, Department of Obstetrics, University of Manitoba, Winnipeg, Kanada.)

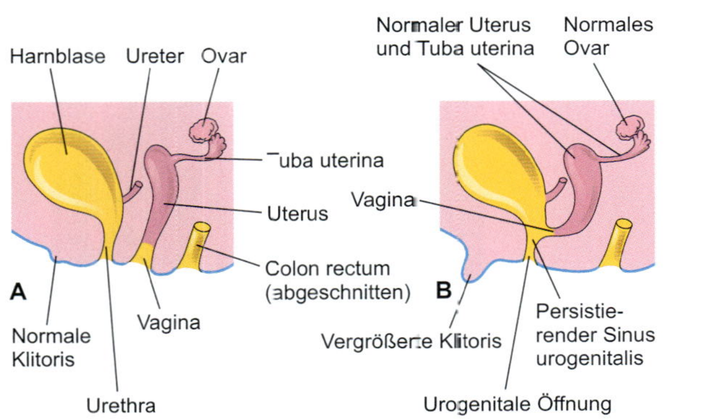

Abb. 12.40 Schematische Seitenansicht des weiblichen Urogenitalsystems. A) Normale Verhältnisse. **B)** Pseudohermaphroditismus bei der Frau, verursacht durch kongenitale Nebennierenrindenhyperplasie (adrenogenitales Syndrom, AGS). Die vergrößerte Klitoris und der persistierende *Sinus urogenitalis* sind durch die Androgenproduktion in den hyperplastischen Nebennieren bedingt.

12

vor (➤ Abb. 12.28 und ➤ Abb. 12.40). In sehr seltenen Fällen ist die Virilisierung so ausgeprägt, dass eine komplette klitoridale Urethra entsteht. Ein *Pseudohermaphroditismus femininus* ohne AGS kommt nur sehr selten vor. Die exogene Zufuhr von androgenen Hormonen während der Schwangerschaft kann ähnliche Anomalien des fetalen äußeren Genitales verursachen (➤ Kap. 21). Androgenproduzierende Tumoren der Mutter können ebenfalls eine Virilisierung des weiblichen Fetus verursachen (z. B. benigne Nebennierenadenome oder ovarielle Tumoren, insbesondere ein Arrhenoblastom).

Pseudohermaphroditismus masculinus

Menschen mit dieser Form der Intersexualität haben einen 46,XY-Chromosomensatz und folglich kein Sexchromatin (s. o.). Der *Pseudohermaphroditismus masculinus* kann durch eine unzureichende Produktion entweder von Testosteron oder von AMH durch die fetalen Hoden verursacht sein. Genetische Enzymdefekte der Androgenbiosynthese im fetalen Hoden oder Defekte bei der Differenzierung der Leydig-Zellen rufen wegen der damit verbundenen unzureichenden Virilisierung den Pseudohermaphroditismus hervor. Die testikuläre Entwicklung bei diesen genetisch männlichen Feten umfasst eine Bandbreite von rudimentär bis normal, d. h., der Grad der maskulinen Differenzierung der inneren und folglich auch der äußeren Genitalorgane ist sehr variabel.

Testikuläre Feminisierung (Tfm) Die **Testikuläre-Feminisierungs-Mutation** (Tfm) – auch als **Androgeninsensitivität** (engl. *androgen insensitivity syndrome,* **AIS**) bezeichnet – ist selten (1 : 20.000 Lebendgeburten) . Die Betroffenen haben, trotz eines männlichen Genotyps (46,XY) und der Entwicklung von zunächst normal differenzierten Hoden, einen äußerlich unauffälligen weiblichen Phänotyp (➤ Abb. 12.41). Dabei ist das äußere Genitale zwar weiblich, aber die Vagina endet in unterschiedlicher Tiefe blind, Uterus und Eileiter fehlen oder sind rudimentär. In der Pubertät kommt es zu einer unauffälligen Brustentwicklung und Ausbildung weiblicher Geschlechtsmerkmale, aber eine Menstruation bleibt aus. Die psychische Identität der Menschen mit AIS ist weiblich, und medizinisch wie auch gesetzlich und sozial gesehen sind sie Frauen. Die Hoden befinden sich meistens im Abdomen oder in den Leistenkanälen, aber sie können auch bis in die großen Labien abgestiegen sein.

Die ausbleibende Vermännlichung beruht auf dem Fehlen des Androgenrezeptors in der Zellmembran (durch eine Punktmutation in dem Genabschnitt, der für den Androgenrezeptor kodiert). Dadurch entsteht eine Testosteronresistenz, die besonders in den Wolff-Gängen, im Genitalhöcker, in den Urethralfalten und in den Genitalwülsten dazu führt, dass die normale Virilisierung dieser Organanlagen ausbleibt. Patienten mit **partiellem AIS** weisen bei der Geburt eine mangelhafte Virilisierung auf, z. B. ein intersexuelles äußeres Genitale mit einer vergrößerten Klitoris. Embryologisch gesehen stellen diese Frauen eine extreme Form des Pseudohermaphroditismus dar, aber sie sind meist keine Intersexuellen, weil sie normale äußere Genitalien haben. Das Gen, das für den Andro-

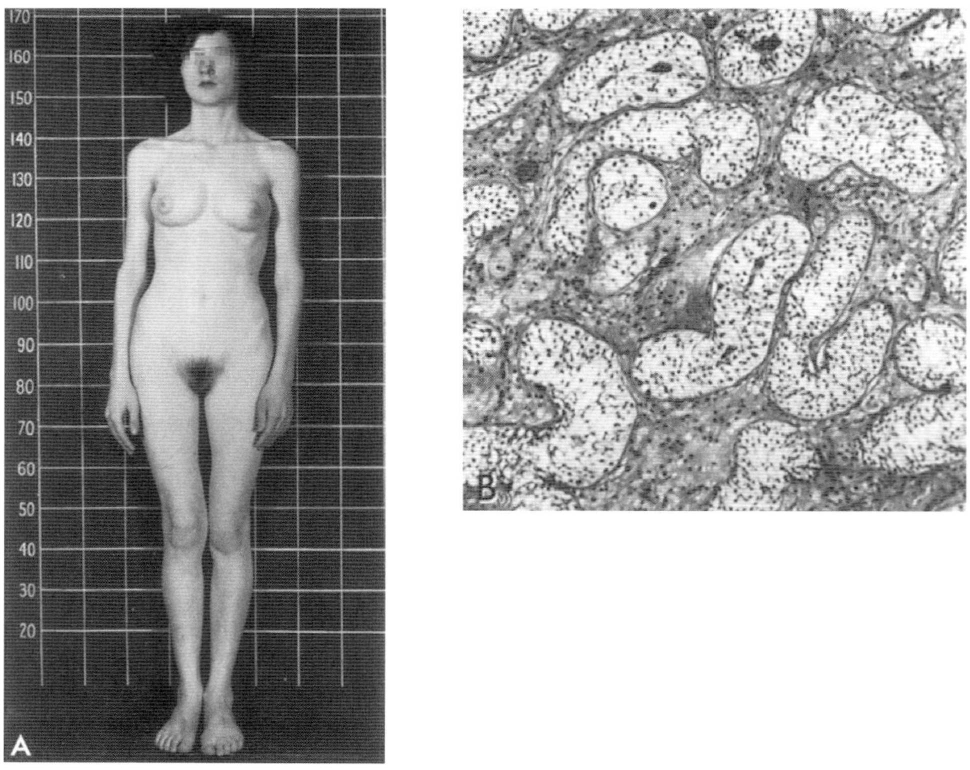

Abb. 12.41 **A)** Fotografie eines 17 Jahre alten Mädchens mit testikulärer Feminisierung (Androgeninsensitivität). Das äußere Genitale ist weiblich, aber die Patientin hat einen 46,XY-Karyotyp und Hoden. **B)** Histologischer Schnitt durch den Hoden, der aus der Leistenregion entfernt wurde: Die *Tubuli seminiferi* bestehen nahezu ausschließlich aus Sertoli-Zellen, Keimzellen fehlen, und die Leydig-Zwischenzellen sind hypoplastisch. (Aus Jones HW, Scott WW: *Hermaphroditism, genital anomalies and related endocrine disorders,* Baltimore, Maryland, 1958, Williams & Wilkins.)

genrezeptor kodiert, liegt auf dem X-Chromosom; folglich hat das Syndrom einen X-chromosomal-rezessiven Erbgang. Zur Therapie müssen die Hoden entfernt werden, sobald sie entdeckt werden, denn bei einem Drittel dieser Frauen entwickeln sich in einem Alter von 30 bis 50 Jahren maligne Hodentumoren.

Gemischte Gonadendysgenesie Menschen mit dieser sehr seltenen Anomalie haben Sexchromatin-negative Kerne, einen Hoden auf einer Seite und eine undifferenzierte Gonade auf der anderen Seite. Die inneren Genitalorgane sind weiblich, aber manchmal sind auch männliche Derivate der Urnierengänge vorhanden. Das äußere Genitale variiert von normal weiblich über Zwischenstadien bis zu normal männlich. In der Pubertät bilden sich weder Mammae, noch kommt es zu einer Menstruation, jedoch treten häufig verschiedene Grade der Virilisierung auf.

Hypospadie Die Hypospadie ist die häufigste Fehlbildung des Penis. Bei einem von 300 Knaben befindet sich die äußere Öffnung der Urethra an der Unterseite der *Glans penis* **(glanduläre Hypospadie)** oder an der Ventralseite des Peniskörpers **(penile Hypospadie).** Im Allgemeinen ist der Penis unterentwickelt und durch einen festen bindegewebigen Strang (Chorda) nach ventral gekrümmt (engl. *chordee*). Es gibt vier Formen der Hypospadie:

- glanduläre Hypospadie
- penile Hypospadie
- penoskrotale Hypospadie
- perineale Hypospadie.

Die glanduläre Form (➤ Abb. 12.42) und die penile Form machen zusammen etwa 80 % der Fälle aus. Bei der **penoskrotalen Hypospadie** befindet sich die Urethralöffnung am Übergang vom Penis ins Skrotum. Bei der **perinealen Hypospadie** sind die beiden Genitalwülste nicht miteinander verwachsen, und das *Orificium externum urethrae* liegt zwischen den beiden getrennten Hälften des Skrotums. Weil in schweren Fällen von Hypospadie das äußere Genitale intersexuell ausgebildet ist, werden Menschen mit perinealer Hypospadie und Kryptorchismus (nichtdeszendierte Hoden) manchmal den männlichen Pseudohermaphroditen zugerechnet. Die Ursache der Hypospadie ist eine unzureichende Produktion von Androgenen in den fetalen Hoden und/oder unzureichende Bindung des Hormons an den Rezeptor. Dadurch kommt es zu einer Störung der Kanalisation des ektodermalen Strangs in der *Glans penis* und/oder der Verschmelzung der Urethralfalten mit der Folge einer unvollständigen Bildung der *Pars spongiosa urethrae.* Unterschiede im zeitlichen Auftreten und im Grad des Hormonmangels und/oder bei der Entwicklung der Rezeptorbindungsstellen sind für die verschiedenen Typen der Hypospadie verantwortlich.

Epispadie Bei einem von 20.000 Jungen mündet die Urethra auf der Dorsalseite des Penis. Obwohl die Epispadie auch als isolierte Fehlbildung auftreten kann, ist sie doch oft mit einer Ekstrophie der Harnblase vergesellschaftet (➤ Abb. 12.24 und ➤ Abb. 12.25). Man nimmt an, dass die Epispadie durch eine mangelhafte Interaktion zwischen Ektoderm und Mesenchym bei der Entwicklung des Genitalhöckers verursacht wird, wodurch sich der Genitalhöcker zu weit dorsal ausbildet. Folglich liegt die Mündung des *Sinus urogenitalis,* wenn die *Membrana urogenitalis* rupturiert, auf der Oberseite des Penis, und der Urin fließt an der Oberseite oder der Wurzel des fehlgebildeten Penis ab.

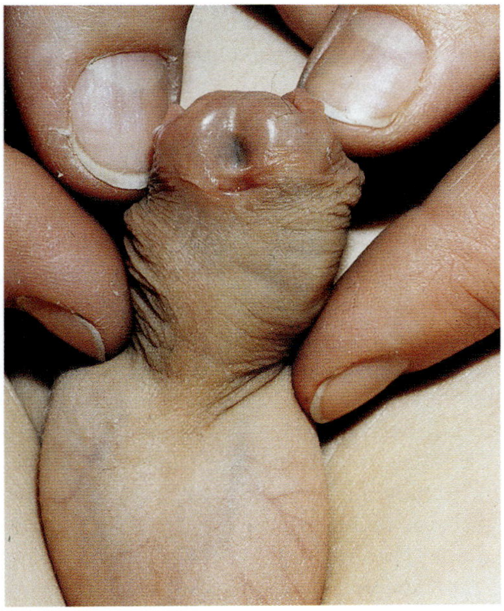

Abb. 12.42 Glanduläre Hypospadie. Die äußere Öffnung der Urethra liegt an der Unterseite der *Glans penis.* (Mit freundlicher Genehmigung von A. E. Chudley, University of Manitoba, Winnipeg, Kanada.)

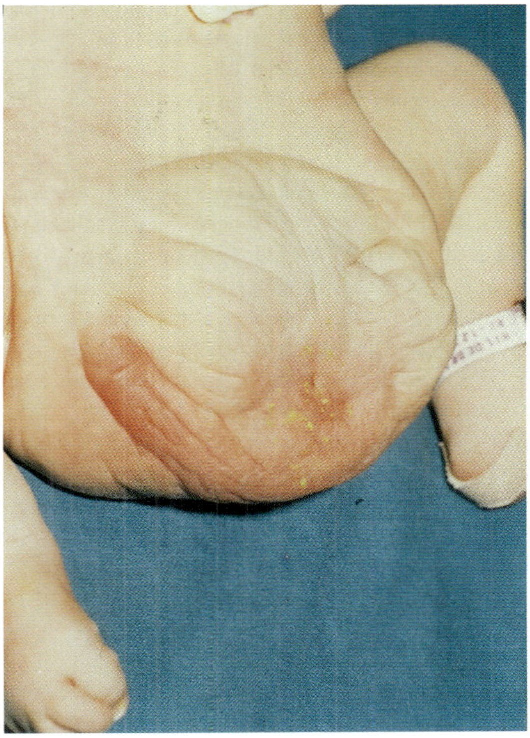

Abb. 12.43 Perinealregion eines kleinen Kindes. Es ist kein äußeres Genitale vorhanden. (Mit freundlicher Genehmigung von H. Dean, University of Manitoba, Winnipeg, Kanada.)

Agenesie des äußeren Genitales Eine kongenitale Agenesie von Penis, Klitoris oder Skrotum kommt nur äußerst selten vor (➤ Abb. 12.43). Die Entwicklung des Genitalhöckers kann ausbleiben, wenn Störungen bei der ektodermal-mesenchymalen Interaktion in der siebten Woche auftreten. Die Urethra mündet dann meistens in der Nähe des Anus in das Perineum.

Penis bifidus und duplex Diese Anomalien sind selten und gewöhnlich mit einer Ekstrophie der Harnblase verbunden (➤ Abb. 12.24). Sie können auch mit anderen Fehlbildungen des Harntrakts oder einer Analatresie einhergehen. Ein *Penis bifidus* bildet sich aus, wenn zwei Genitalhöcker angelegt werden.

Mikropenis Der Penis ist dabei so klein, dass er fast im suprapubischen Fettpolster verschwindet. Die Ursache dieser Fehlbildung liegt in einer mangelnden Hormonsekretion des fetalen Hodens; meistens ist eine Störung der Hypophysenfunktion (Hypopituitarismus) damit verbunden.

Fehlbildungen von Tuba uterina, Uterus und Vagina

Entwicklungsstörungen der Tuba uterina

Fehlbildungen der Eileiter sind selten, und nur über wenige Formen wurde bisher berichtet. Zu diesen gehören *zystische Hydatiden,* vollständige oder partielle *Eileiteragenesie, Verdopplung* des Eileiters, Fehlen der Muskulatur und schließlich das Ausbleiben der Kanalisierung.

Entwicklungsstörungen des Uterus

Die verschiedenen Formen von Doppelbildungen des Uterus und Fehlbildungen der Vagina beruhen auf einem Entwicklungsstillstand der uterovaginalen Anlage in der achten Woche (➤ Abb. 12.44):

- unvollständige Fusion der Müller-Gänge
- unvollständige Entwicklung eines Müller-Gangs
- Agenesie von Teilen eines oder beider Müller-Gänge
- unvollständige Kanalisation der Vaginalplatte.

Ein doppelter Uterus ***(Uterus didelphis)*** entsteht, wenn die Fusion der kaudalen Abschnitte der Müller-Gänge ausbleibt. Die Vagina kann bei dieser Fehlbildung doppelt oder singulär entwickelt sein (➤ Abb. 12.44A–C). In einigen Fällen erscheint der Uterus äußerlich normal, ist aber innerlich durch ein dünnes Septum unterteilt (➤ Abb. 12.44F). Ist nur der obere Teil des *Corpus uteri* von der Verdopplung betroffen, so spricht man von einem ***Uterus bicornis*** (➤ Abb. 12.44D und E sowie ➤ Abb. 12.45). Wenn ein Müller-Gang im Wachstum zurückbleibt und nicht mit dem anderen Gang verschmilzt, entsteht ein *Uterus bicornis* mit einem rudimentären Horn (➤ Abb. 12.44E). Das rudimentäre Horn muss nicht mit dem *Cavum uteri* in Verbindung stehen. Ein ***Uterus unicornis*** entwickelt sich bei Agenesie eines Müller-Gangs; das Ergebnis ist ein Uterus mit einer singulären *Tuba uterina* (➤ Abb. 12.44G).

Fehlen von Uterus und Vagina

Bei einer von 4.000–5.000 Geburten kommt eine Agenesie des kranialen Vaginalabschnitts und des Uterus vor. Diese Fehlbildung, das Mayer-Rokitansky-Küster-Hauser-Syndrom (MRKH-Syndrom), tritt auf, wenn die Entwicklung der Sinuvaginalhöcker und die Bildung einer Vaginalplatte ausbleiben (➤ Abb. 12.33B). Fehlt die Vagina, so ist in der Regel auch kein Uterus ausgebildet, denn es ist der sich entwickelnde Uterus (der Uterovaginalkanal), der die Bildung der Sinuvaginalhöcker induziert, die dann mit den distalen Abschnitten der Müller-Gänge fusionieren und die Vaginalplatte bilden. In Verbindung mit weiteren Anomalien, die die Nieren oder das Skelettsystem betreffen können, wird die uterovaginale Aplasie als MURCS-Syndrom (engl. *Müllerian-renal-cervicothoracic somite abnormalities*) bezeichnet. Die Syndrome dieser Gruppe können sporadisch auftreten, aber auch autosomal-rezessiv mit unterschiedlicher Penetranz und Expressivität vererbt werden.

Vaginalatresie

Unterbleibt die Kanalisation der Vaginalplatte, so kommt es zu einem angeborenen Verschluss der Vagina. Ein transversales vaginales Septum findet sich bei einer von 80.000 Frauen. Meist befindet sich dieses Septum am Übergang vom mittleren zum kranialen Drittel der Vagina. Unterbleibt die Kanalisierung im unteren Abschnitt der Vagina, so entsteht eine **Hymenalatresie** (nichtperforiertes Hymen). Variationen bei der Ausbildung des Hymens kommen häufig vor. Die Vaginalöffnung variiert stark in ihrem Durchmesser, und es können mehrere Öffnungen im Hymen vorkommen (➤ Abb. 12.46).

12.4 Leistenkanal

Die Leistenkanäle bilden den Weg, auf dem die Hoden ihrer intraabdominellen Lage durch die vordere Bauchwand hindurch in das Skrotum absteigen. Leistenkanäle bilden sich – und zwar bereits im morphologisch indifferenten Stadium der Geschlechtsentwicklung – bei beiden Geschlechtern aus. Wenn sich die Urniere zurückbildet, entsteht auf jeder Seite des Abdomens, ausgehend von der Überkreuzungsstelle des Müller-Gangs mit dem Wolff-Gang, ein Band, das – im Gegensatz zum aus dem Pronephros-Teil der Urogenitalfalten entstehenden *oberen Keimdrüsenband* – als **unteres Keimdrüsenband** oder auch **Gubernakulum** bezeichnet wird (➤ Abb. 12.47A). Das Gubernakulum verläuft mit einem interstitiellen Teil schräg durch die Schichten der sich entwickelnden Bauchwand und legt damit die Position des späteren Leistenkanals fest (➤ Abb. 12.47B–D). Mit einem subkutanen, faserigen Anteil heftet es sich ventrolateral an der Symphyse an.

Schon frühzeitig wird ventral des Gubernakulums eine Aussackung des Peritoneums, der ***Proc. vaginalis peritonei,*** erkennbar. Da seine dorsale Wandung fest mit dem Gubernakulum verwachsen ist, dringt er mit diesem immer tiefer in die Bauchwand vor (➤ Abb. 12.47B). Der *Proc. vaginalis* schiebt die Schichten der Bauchwand vor sich her, die somit die Wände des Leistenkanals bilden (s. u.). Beim männlichen Geschlecht bilden diese Schichten auch die Hüllen des Samenstrangs und des Hodens (➤ Abb. 12.47D–F), beim weiblichen Geschlecht bleibt vom Gubernakulum lediglich ein Rudiment, das *Lig. teres uteri,* bestehen. Die Öffnung, die der *Proc. vaginalis* in der *Fascia transversalis* hervorruft, wird zum **inneren Leistenring,** und die Öffnung in der Aponeurose des *M. obliquus externus abdominis* bildet den **äußeren Leistenring.**

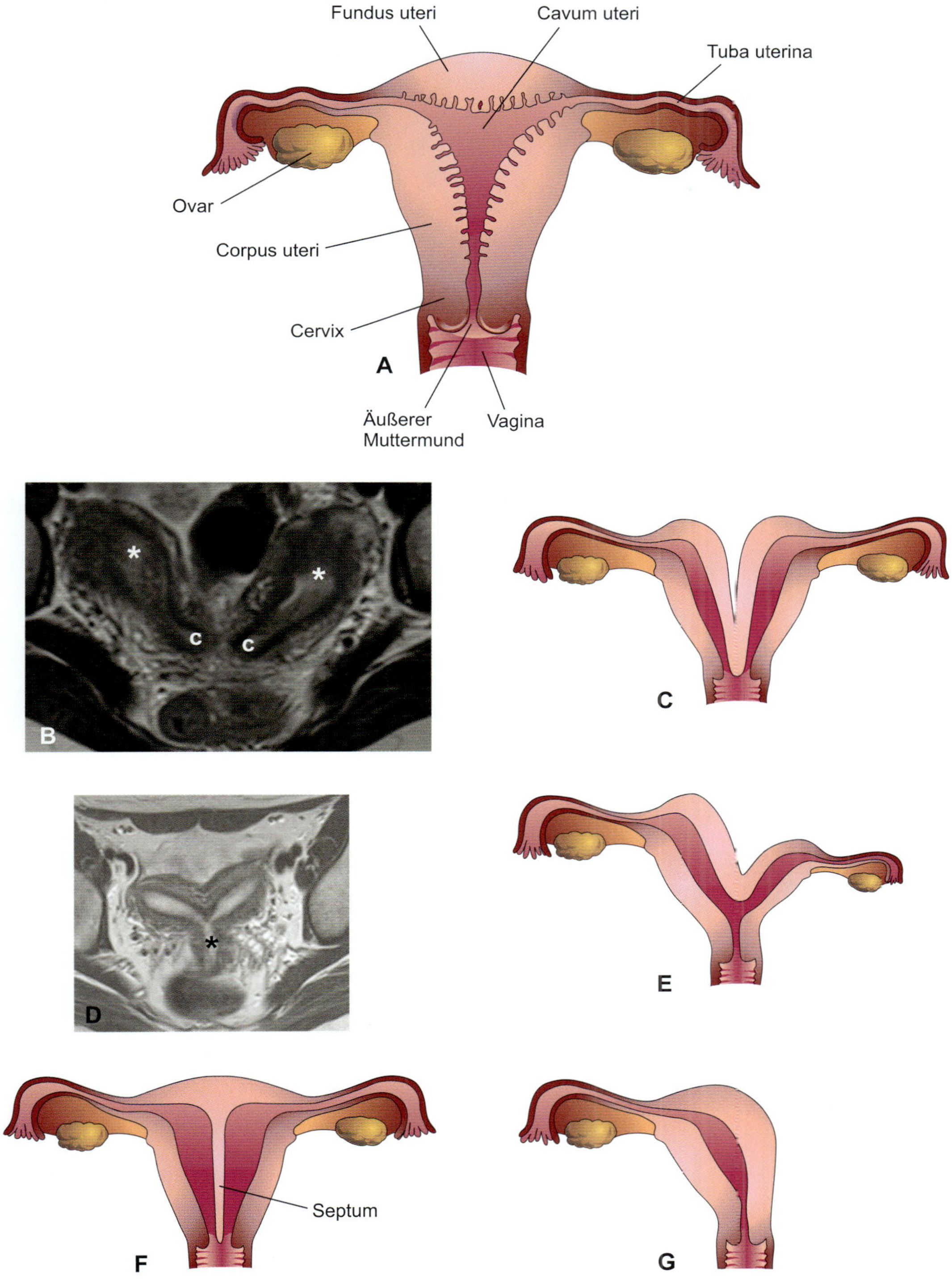

Abb. 12.44 Verschiedene Formen von Uterusfehlbildungen. A) Normaler Uterus und normale Vagina. **B)** Transversales („axiales") Kernspintomogramm mit T2-Wichtung mit zwei weit auseinanderliegenden Uterushörnern *(Uterus didelphis, *)* und doppelten Cervices (c), deren zwei Öffnungen (Uterusmund) in einer einzelnen Vagina münden. **C)** Schemazeichnung dazu. **D)** T2-Kernspintomogramm eines *Uterus bicornis* mit nahe beieinanderliegenden Mündungen in der Vagina (*). **E)** *Uterus bicornis* mit rudimentärem linkem Horn. **F)** *Uterus septus.* **G)** *Uterus unicornis.* (B und D aus Olpin JD, Moeni A, Willmore RJ, Heilbrun ME: MR imaging of Müllerian fusion anomalies, *Magn Reson Imaging Clin N Am* 25:563, 2017.)

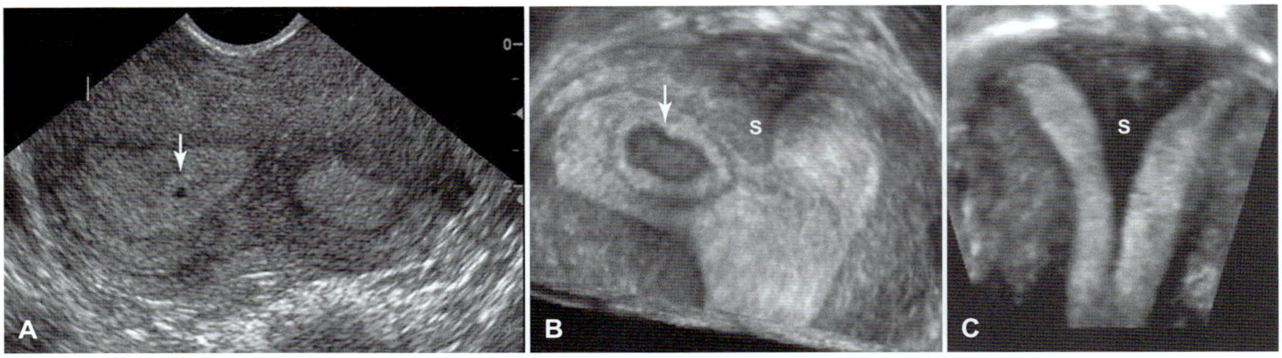

Abb. 12.45 Sonogramme mit Uterus bicornis. A) Axiales Sonogramm des *Fundus uteri* mit zwei getrennten Uteruslumina, der linke enthält ein Chorionsäckchen in der 2. Woche (Pfeil). **B)** Dreidimensionaler Ultraschall desselben Uterus wie in A, jetzt mit einem 4 Wochen alten Chorionsäckchen auf der rechten Seite des Uterusseptums (S). **C)** Frontale Ultraschallaufnahme eines Uterus mit einem großen Septum, das sich bis zur Zervix erstreckt. (Mit freundlicher Genehmigung von Dr. E. A. Lyons, Department of Radiology, University of Manitoba, Winnipeg, Manitoba, Kanada.)

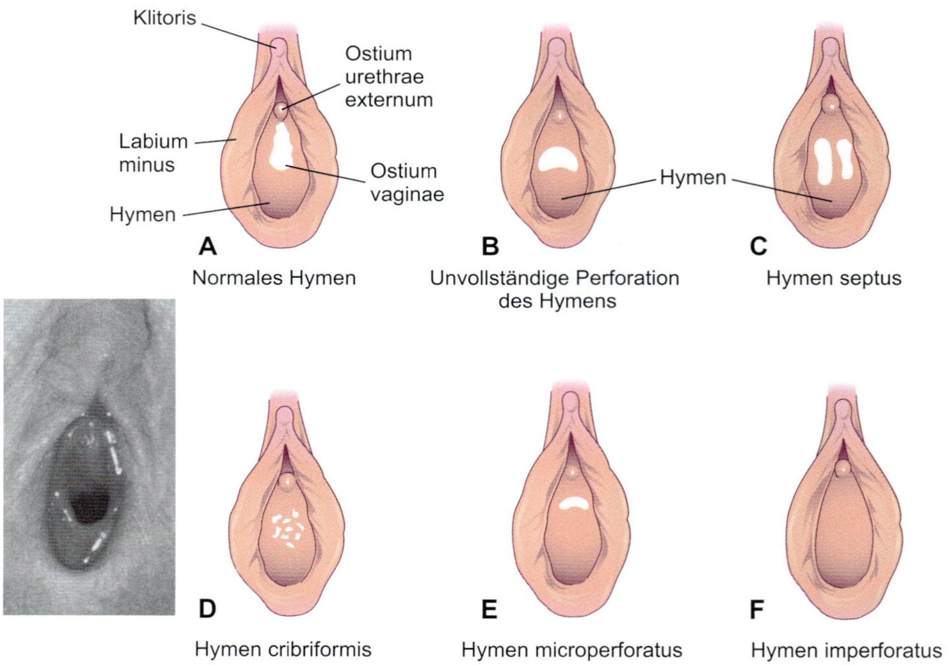

Abb. 12.46 Kongenitale Anomalien des Hymens. Die normale Erscheinungsform des kindlichen Hymens vor der Pubertät ist in A sowie fotografisch im Einschub links unten dargestellt. (Mit freundlicher Genehmigung von M. Morris, Women's Hospital and University of Manitoba, Winnipeg, Kanada.)

Descensus testis

Der *Descensus testis* wird durch folgende Vorgänge charakterisiert:

- Die Vergrößerung der Hoden und die Atrophie der Urnieren *(Mesonephroi)* ermöglichen eine Bewegung der Hoden nach kaudal entlang der dorsalen Bauchwand.
- Die (durch AMH hervorgerufene) Atrophie der Müller-Gänge bewirkt, dass die Hoden über den kaudalen Abschnitt des Wolff- und Müller-Gangs gleiten und sich transabdominell bis zum inneren Leistenring verlagern können.
- Der kaudale Hodenpol und der untere Teil der Urniere – die Anlage der *Cauda epididymidis* – vereinigen sich mit dem Gubernakulum.
- Das gallertartige Gubernakulum quillt auf und leitet den Hoden mit dem Nebenhoden durch den erweiterten Leistenkanal.
- Das Gubernakulum löst sich von seiner Anheftungsstelle an der Symphysenregion. Durch Schrumpfung verkürzt es sich zu einem rudimentären Band und ermöglicht somit das Eintreten von Hoden und Nebenhoden in das Skrotum.

Etwa in der 26. Woche sind die Hoden an der hinteren Bauchwand entlang bis zum inneren Leistenring abgestiegen (➤ Abb. 12.47B und C). Diese Lageveränderung findet zu einem Zeitpunkt statt, zu dem sich das fetale Becken vergrößert und der Rumpf des Fetus verlängert. Die Wanderung der Hoden innerhalb der Bauchhöhle ist daher überwiegend eine relative Bewegung, die auf dem Auseinanderwachsen von kranialen und kaudalen Abschnitten (der späteren

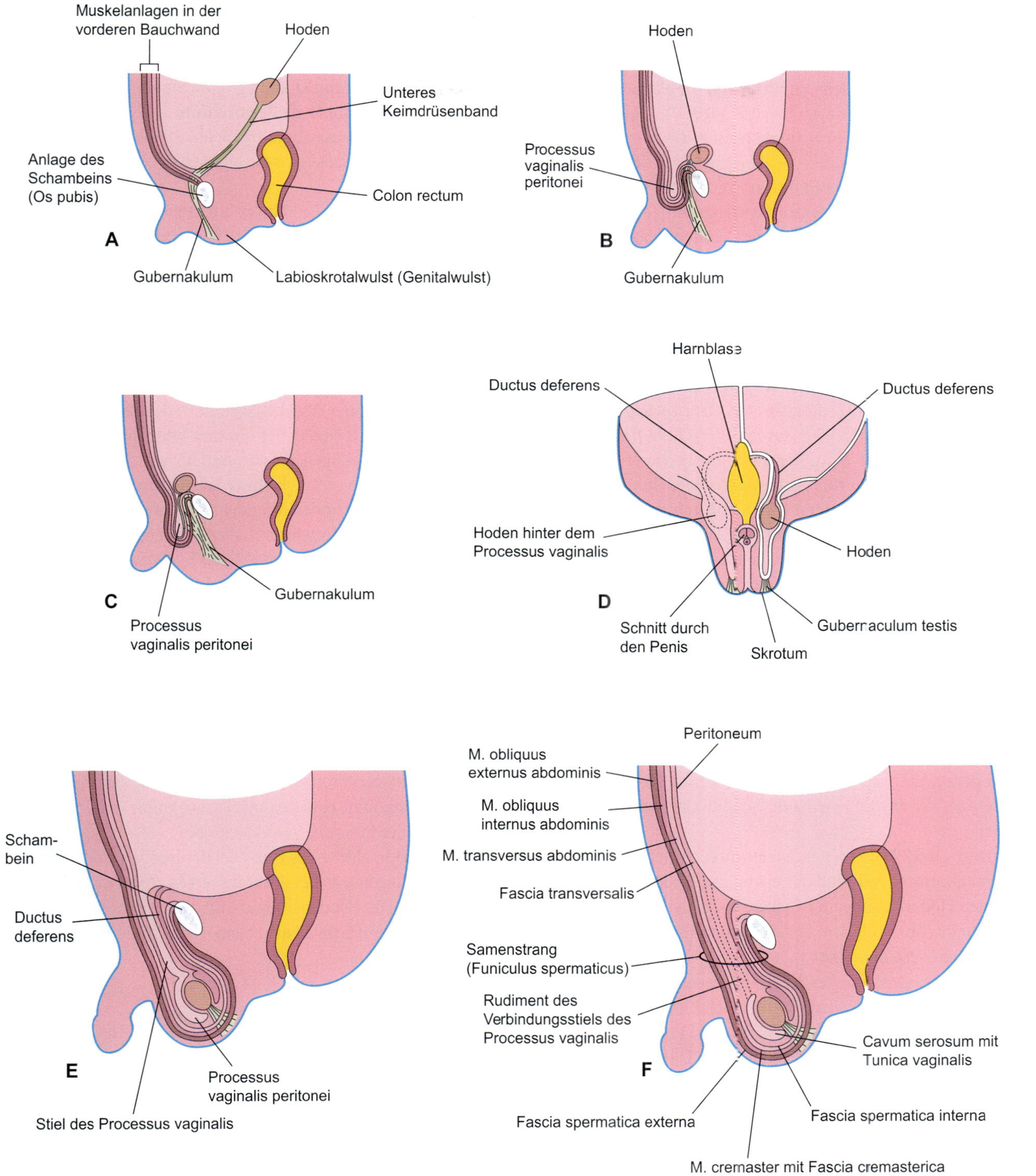

Abb. 12.47 Schematische Darstellung der Bildung des Leistenkanals und des Descensus testis. A) Die räumliche Darstellung eines Sagittalschnitts durch einen sieben Wochen alten Embryo zeigt den Hoden vor seinem Abstieg von der hinteren Bauchwand. **B–C)** Ähnliche Schnitte durch einen 28 Wochen alten Fetus zeigen den *Proc. vaginalis peritonei.* Der Hoden gelangt an den inneren Leistenring und beginnt seine Wanderung durch den Leistenkanal. Der *Proc. vaginalis* nimmt die Schichten der Bauchwand mit. **D)** Frontalschnitt durch einen Fetus etwa drei Tage später. Der absteigende Hoden befindet sich dorsal des *Proc. vaginalis peritonei.* Auf der linken Seite wurde der *Proc. vaginalis* entfernt, um den Hoden einschließlich des Nebenhoden (*Epididymis*) s sowie den *Ductus deferens* zu zeigen. **E)** Sagittalschnitt durch das Becken eines neugeborenen Jungen. Der *Proc. vaginalis* ist noch über einen dünnen Stiel mit der Bauchhöhle verbunden. **F)** Ähnlicher Schnitt bei einem einmonatigen Säugling. Der Stiel des *Proc. vaginalis peritonei* ist zu einem bindegewebigen Strang obliteriert. Die ausgezogenen Schichten der Bauchwand bilden nun die Hüllen des Samenstrangs und des Hodens.

Beckenregion) des Abdomens beruht. Dabei ist das Gubernakulum eine wichtige Leitstruktur für den Hoden und hilft bei seiner Positionierung am inneren Leistenring.

Der Deszensus des Hodens durch den Leistenkanal in das Skrotum dauert normalerweise zwei bis drei Tage. Die Rolle des Gubernakulums ist dabei noch nicht in allen Einzelheiten geklärt; schon der Verlauf des Gubernakulums wird häufig falsch dargestellt: Es ist primär nicht am Boden des Skrotums verankert, vielmehr durchdringt sein interstitieller Abschnitt anfangs nur die Anlagen der Bauchmuskeln und ermöglicht es dem anheftenden Peritoneum, sich zum *Proc. vaginalis* auszustülpen und so den Leistenkanal anzulegen. Das Gubernakulum verbindet sich erst dann mit dem Hoden, wenn dieser bereits den Wolff-Gang und den zurückgebildeten Müller-Gang überquert hat.

Eine wesentliche Voraussetzung für den Deszensus ist das Anschwellen des Gubernakulums aufgrund einer vermehrten Einlagerung von Glykosaminoglykanen etwa zu Beginn des fünften Monats, wodurch der Weg durch die vordere Bauchwand für den Hoden ausgeweitet wird. Die Passage des Hodens durch den Leistenkanal wird vermutlich auch durch eine Zunahme des intraabdominellen Drucks unterstützt, der durch das Wachstum der Baucheingeweide zustande kommt. Vor dem Eintritt des Hodens und Nebenhodens in das Skrotum schrumpft das Gubernakulum auf ein V-förmiges, dünnes Bändchen zusammen. Die *Testes* wandern beim Deszensus also *außerhalb* des Peritoneums entlang dem *Proc. vaginalis peritonei.* Sobald die Hoden sich im Skrotum befinden, verengt sich der Leistenkanal um den Samenstrang herum, der peritoneale Verbindungsstiel zur Bauchhöhle obliteriert, und es entsteht ein isoliertes *Cavum serosum testis.* Die Faktoren, die den *Descensus testis* durch den Leistenkanal in das Skrotum regulieren, sind noch nicht genau definiert, aber es wird allgemein angenommen, dass dieser Prozess durch Androgene (z. B. Testosteron), die im fetalen Hoden produziert werden, kontrolliert wird.

Bei mehr als 97 % der reifen Neugeborenen befinden sich beide Hoden im Skrotum. Während der ersten drei Lebensmonate steigen die meisten Hoden, die bei der Geburt noch nicht deszendiert sind, in das Skrotum ab. Nach dem ersten Lebensjahr findet kein spontaner *Descensus testis* mehr statt.

Der Ablauf des *Descensus testis* erklärt, warum der *Ductus deferens* den Ureter ventral überkreuzt (➤ Abb. 12.33A); auch der Verlauf der testikulären Gefäße mit ihrem weit kranial liegenden Ursprung aus der Aorta wird dadurch verständlich. Diese Gefäße werden bereits angelegt, wenn sich der Hoden noch im lumbalen Bereich der hinteren Bauchwand befindet. Wenn der Hoden absteigt, nimmt er den über das *Rete testis* verbundenen Nebenhoden und den sich anschließenden *Ductus deferens* sowie die Blutgefäße mit.

Der Hoden und die mit ihm absteigenden Strukturen werden von den sich ausstülpenden Schichten der vorderen Bauchwand umhüllt (➤ Abb. 12.47E und F):

- Die *Fascia transversalis* setzt sich als ***Fascia spermatica interna*** fort.
- Der *M. obliquus internus abdominis* und seine Faszie gehen in den *M. cremaster* und die ***Fascia cremasterica*** über.
- Die Fortsetzung der Aponeurose des *M. obliquus externus abdominis* ist die ***Fascia spermatica externa.***
- Innerhalb des Skrotums befindet sich der Hoden am distalen Ende des *Proc. vaginalis;* dadurch wird der *Proc. vaginalis* zum *Cavum serosum testis* mit einem viszeralen Blatt, das dem Hoden als **Epiorchium** direkt aufliegt, und einem parietalen Blatt, das die seröse Höhle als **Periorchium** nach außen (zur *Fascia spermatica interna*) abgrenzt. Beide Blätter zusammen werden als *Tunica vaginalis testis* bezeichnet.

Kryptorchismus Ein Hodenhochstand oder Kryptorchismus (griech. *kryptos* = verborgen) tritt zu 30 % bei Frühgeborenen und nur zu 3–4 % bei voll ausgetragenen Jungen auf. Das spiegelt die Tatsache wider, dass der Deszensus in der Mitte des dritten Trimesters beginnt. Ein Kryptorchismus kann einseitig oder beidseitig vorliegen In den meisten Fällen wandern die Hoden noch bis zum Ende des ersten Lebensjahres in das Skrotum. Wenn beide Hoden in oder gerade etwas außerhalb der Bauchhöhle liegen bleiben, reifen sie nicht richtig aus: Nicht deszendierte Hoden sind bis zur Geburt oft histologisch normal, aber bis zum Ende des ersten Lebensjahres kommt es zu Störungen der weiteren Entwicklung, zur Atrophie und Sterilität. Beim Kryptorchismus kann man die Hoden prinzipiell in der Bauchhöhle oder irgendwo auf ihrem üblichen Weg in das Skrotum finden, überwiegend aber bleiben sie im Leistenkanal liegen (**Leistenhoden;** ➤ Abb. 12.48A). In den meisten Fällen ist die Ursache des Kryptorchismus unbekannt, aber eine unzureichende Androgenproduktion des fetalen Hodens scheint ein wichtiger Faktor zu sein. Männer mit einem Kryptorchismus in der Anamnese tragen ein deutlich erhöhtes Risiko, an Hodenkrebs zu erkranken.

Hodenektopie Nachdem der Hoden den Leistenkanal durchquert hat, kann er von seiner üblichen Route abweichen und an verschiedenen abnormen Stellen liegen bleiben (➤ Abb. 12.48B):

- außen auf der Aponeurose des *M. obliquus externus abdominis* bei der inguinal-epifaszialen Hodenektopie, im *Trigonum femorale* bei der femoralen Hodenektopie
- auf der Dorsalseite des Penis bei der penilen Hodenektopie
- auf der Gegenseite bei der transversen Hodenektopie.

Alle Formen der Hodenektopie sind sehr selten; am häufigsten wird die inguinal-epifasziale Form beobachtet. Hodenektopien treten auf,

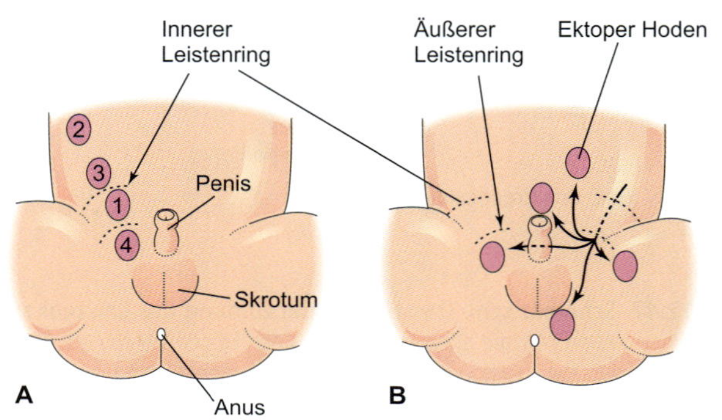

Abb. 12.48 Schematische Darstellung der Hodenpositionen bei Kryptorchismus und Hodenektopie. A) Positionen hochstehender Hoden, nach der Häufigkeit ihres Vorkommens nummeriert. **B)** Typische Lokalisationen von ektopen Hoden.

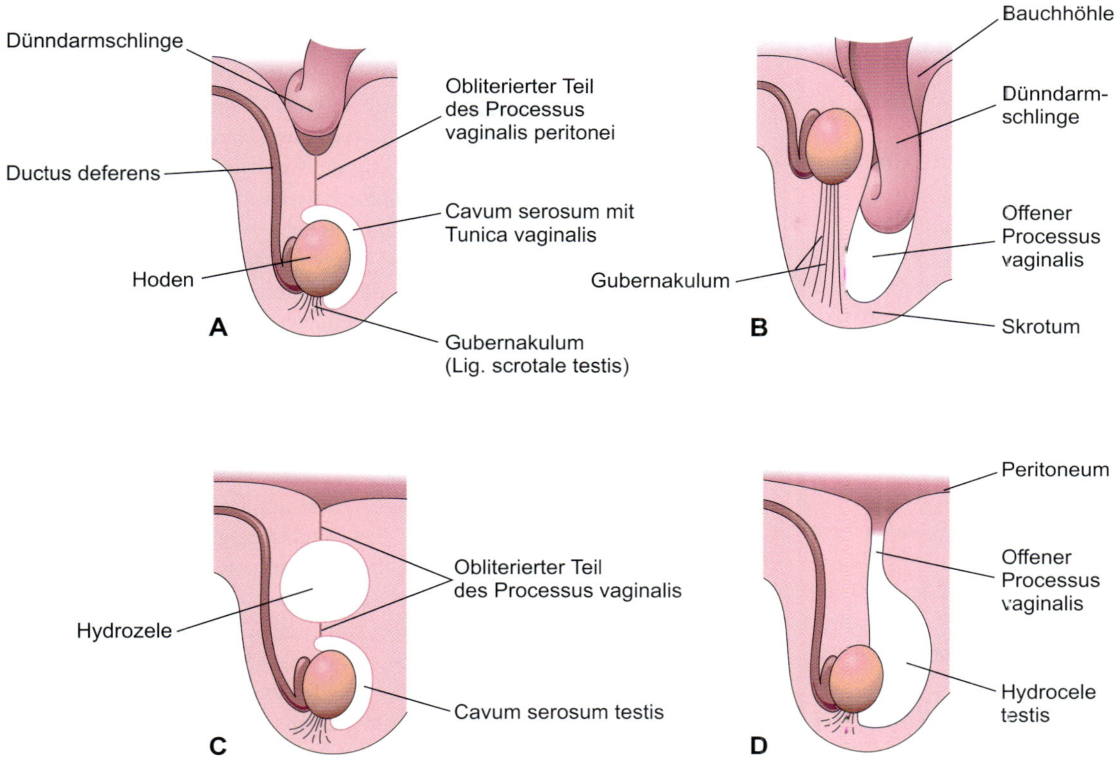

Abb. 12.49 Schematische Sagittalschnitte zur Darstellung verschiedener Störungen beim Schluss des Proc. vaginalis peritonei. A) Unvollständige angeborene Leistenhernie durch Persistenz des proximalen Teils des *Proc. vaginalis.* **B)** Vollständige angeborene Leistenhernie in das Skrotum durch Persistenz des *Proc. vaginalis.* Häufig tritt diese Anomalie zusammen mit dem ebenfalls dargestellten Kryptorchismus auf. **C)** Große Zyste oder Hydrozele in einem nicht obliterierten Abschnitt des *Proc. vaginalis.* **D)** Hydrozele des Hodens und des Samenstrangs durch den Übertritt von Peritonealflüssigkeit in den offenen *Proc. vaginalis.*

wenn das Gubernakulum an einer abnormen Stelle der Bauchwand angelegt wird und der Hoden ihm folgt.

Hydrocele testis Gelegentlich bleibt das abdominale Ende des *Proc. vaginalis* offen (s. u.), ist jedoch zu schmal, um den Eintritt von Dünndarmschlingen zu ermöglichen (➤ Abb. 12.49D). Seröse Flüssigkeit, die vom Peritoneum gebildet wird, kann sich hier ansammeln und eine **Hydrozele** des Hodens bilden. Bleibt nur der mittlere Teil des *Proc. vaginalis* offen, so kann sich hier auch seröse Flüssigkeit ansammeln und eine ***Hydrocele funiculi,*** also eine Hydrozele des Samenstrangs, bilden (➤ Abb. 12.49C).

Deszensus der Ovarien

Die Eierstöcke steigen von ihrer Position an der hinteren Bauchwand oberhalb der Nachnierenanlagen nur bis in das kleine Becken ab. Das Gubernakulum ist ebenfalls an der Überkreuzungsstelle von Müller- und Wolff-Gang im Mesenchym verankert. Die länglichen Ovarien gleiten aber nicht über die sehr prominenten Müller-Gänge und kommen nicht direkt mit dem Gubernakulum in Kontakt. Das weibliche Derivat des Gubernakulums, das ***Lig. teres uteri,*** findet man daher am Tubenwinkel des Uterus. Im kranialen Anteil wird das untere Keimdrüsenband zum ***Lig. ovarii proprium.*** Das paarige *Lig. teres uteri* zieht wie das Gubernakulum des Mannes durch den Leistenkanal und endet jeweils am *Labium majus.* Der relativ enge *Proc. vaginalis peritonei* obliteriert bald und verschwindet lange vor der Geburt. Ein persistierender *Proc. vaginalis* wird als *Diverticulum Nucki* bezeichnet.

Angeborene Leistenhernie Wenn sich die Verbindung zwischen dem *Cavum serosum testis* und der Bauchhöhle nicht schließt (➤ Abb. 12.49B), liegt ein **persistierender *Proc. vaginalis*** vor. Eine Dünndarmschlinge kann dann durch diesen Kanal in das Skrotum oder in ein *Labium majus* gelangen (sog. indirekte Leistenhernie). Angeborene Leistenhernien kommen bei Jungen sehr viel häufiger vor als bei Mädchen, insbesondere, wenn die Hoden nicht deszendiert sind. Kongenitale Leistenhernien können auch mit Hodenektopie oder beim weiblichen Geschlecht mit einer Androgeninsensitivität vergesellschaftet sein.

Zusammenfassung

Entwicklung des Urogenitalsystems

Das Urogenitalsystem entwickelt sich aus dem
- intermediären Mesoderm
- Zölomepithel des Seitenplattenmesoderms (der mesothelialen Auskleidung der Bauchhöhle)
- Endoderm des Sinus urogenitalis.

Die Entwicklung des Harntrakts beginnt beim etwa drei Wochen alten Embryo, noch bevor irgendwelche Anlagen des Genitaltrakts erkennbar sind. Es entwickeln sich drei aufeinanderfolgende Nierengenerationen:
- die **Vornieren** *(Pronephroi),* die sich frühzeitig zurückbilden
- die **Urnieren** *(Mesonephroi),* die vorübergehend als Exkretionsorgan dienen
- die **Nachnieren** *(Metanephroi),* die sich zu den bleibenden Nieren entwickeln.

Die **Nachnieren** oder **bleibenden Nieren** entstehen aus zwei Anlagen:
- aus der **Ureterknospe,** aus der der Ureter, das Nierenbecken, die Nierenkelche und die Sammelrohre hervorgehen
- aus dem **metanephrogenen Blastem,** aus dem sich die Nephrone entwickeln.

Zuerst befinden sich die Nachnieren im kleinen Becken, steigen aber schrittweise in den oberen Teil des Abdomens auf. Dieser passive Nierenaszensus beruht größtenteils auf einem ungleichen Wachstum der fetalen lumbalen und sakralen Region. Kongenitale Fehlbildungen der Nieren und Ureteren treten häufig auf. Eine zu frühe Teilung der Ureterknospe führt zur Bildung eines doppelten Ureters und einer Doppelniere. Bleibt der „Aszensus" der Niere von ihrer embryonalen Lage im kleinen Becken aus, so entsteht eine ektope (Becken-)Niere, deren Hilus nach ventral zeigt.

Die **Harnblase** entwickelt sich aus dem *Sinus urogenitalis* und dem umgebenden Mesenchym der Splanchnopleura. Die seltene **Ekstrophie der Harnblase** entsteht durch einen Defekt in der vorderen Bauchwand, aus dem sich die dorsale Wand der Harnblase hervorwölbt. Beim männlichen Geschlecht ist damit häufig eine **Epispadie** verbunden. Die weibliche Urethra und fast die gesamte männliche Urethra bilden sich durch die Vereinigung der Urethralfalten (Urogenitalfalten), die die aus dem (endodermalen) *Sinus urogenitalis* entstandene Urethralrinne flankieren. Störungen bei der Verschmelzung der Urethralfalten führen beim männlichen Geschlecht zu verschiedenen Formen der **Hypospadie,** einer häufigen Fehlbildung des Penis, bei der die Öffnung der Urethra an der Unterseite des Penis liegt.

Die **Genitalorgane** entwickeln sich in enger Beziehung zu den Harnorganen. Das genetische oder chromosomale Geschlecht wird bereits bei der Befruchtung festgelegt, die Genitalorgane entwickeln sich jedoch aus Anlagen, die bei beiden Geschlechtern gleich sind. Während dieser **indifferenten Phase** hat der Embryo das Potenzial, sich phänotypisch entweder in ein weibliches oder in ein männliches Individuum zu entwickeln.

Erst in der siebten Woche beginnen die Gonaden mit der geschlechtsspezifischen Differenzierung. Das äußere Genitale weist bis zur zwölften Woche keine deutlich unterscheidbaren männlichen bzw. weiblichen Merkmale auf.

Als erster Schritt der Gonadenentwicklung kann auch die Bildung der **primordialen Keimzellen** angesehen werden, die sich wahrscheinlich in der zweiten Woche im Primitivstreifen bilden und dann in der vierten Embryonalwoche in der Wand des Dottersacks zu identifizieren sind. Sie wandern in die sich entwickelnden Gonaden ein, wo sie sich zu den jeweiligen Keimzellen (Oogonien bzw. Spermatogonien) entwickeln.

Das gonadale Geschlecht wird durch einen Transkriptionsfaktor bestimmt, der durch das *SRY*-**Gen** auf dem Y-Chromosom kodiert wird. *SRY* steuert zusammen mit Sox9 und FGF9 die Differenzierung des Hodens. Die **Leydig-Zellen** (Zwischenzellen) produzieren Testosteron, das die Entwicklung des Urnierengangs zu den männlichen Geschlechtsgängen stimuliert. Die Androgene bewirken auch die Umwandlung des indifferenten in ein männliches äußeres Genitale mit einem Penis und einem Skrotum. Das **Anti-Müller-Hormon (AMH)** (engl. *Müllerian-inhibiting substance,* MIS), das von den Sertoli-Zellen der Hoden produziert wird, hemmt die Entwicklung der Müller-Gänge (Anlagen der weiblichen Genitalgänge).

Bei Fehlen des Y-Chromosoms und Vorhandensein eines X-Chromosoms entwickeln sich Ovarien, die Urnierengänge bilden sich zurück, und die Müller-Gänge differenzieren sich zu *Tubae uterinae* und Uterus. Die Vagina bildet sich aus der Vaginalplatte, die mutmaßlich überwiegend vom *Sinus urogenitalis* abstammt, und das indifferente äußere Genitale entwickelt sich in ein weibliches Genitale mit Klitoris und *Labia majora et minora.*

Menschen mit **echtem Hermaphroditismus,** einer sehr seltenen Form der Intersexualität, besitzen sowohl ovarielles als auch testikuläres Gewebe sowie variable Formen von intersexuellen Genitalwegen und intersexuellem äußerem Genitale. Störungen bei der Geschlechtsdifferenzierung führen zum Pseudohermaphroditismus. Die Ursache eines ***Pseudohermaphroditismus masculinus*** liegt entweder darin, dass der Hoden unzureichende Mengen von maskulinisierenden Hormonen produziert, oder darin, dass Androgenrezeptoren im Gewebe fehlen. Ein ***Pseudohermaphroditismus femininus*** ist gewöhnlich auf eine kongenitale Nebennierenrindenhyperplasie (CAH = adrenogenitales Syndrom, AGS) zurückzuführen, eine Erkrankung der fetalen Nebennieren, die zur Produktion exzessiver Mengen von androgenen Hormonen führt und eine Maskulinisierung des äußeren Genitales hervorruft.

Die meisten Anomalien des weiblichen Genitaltrakts, wie z. B. die **Doppelfehlbildungen des Uterus,** sind auf eine unvollständige Verschmelzung der Müller-Gänge zurückzuführen. **Kryptorchismus** und **Hodenektopie** haben ihre Ursache in Störungen des *Descensus testis.* Angeborene **Leistenhernien** und **Hydrozelen** treten bei einem persistierenden *Proc. vaginalis peritonei* auf.

Klinisch orientierte Fragen

Klinisch orientierte Fragen

Fall 12–1

Ein vier Jahre altes Mädchen muss immer noch Windeln tragen, weil es ständig nass ist. Bei der Untersuchung sieht der Kinderarzt, dass Urin aus der Scheide des Kindes tropft. Ein *intravenöses Urogramm* zeigt zwei Nierenbecken und zwei Ureteren auf der rechten Seite. Ein Ureter mündet eindeutig in die Harnblase, aber die Mündung des anderen Ureters ist nicht eindeutig zu sehen. Ein Kinderurologe untersucht das Mädchen unter Vollnarkose und bemerkt eine kleine Öffnung in der hinteren Wand der Vagina. Er führt einen dünnen Katheter dort ein und injiziert ein Röntgenkontrastmittel. Durch diese Untersuchung kann er nachweisen, dass die Öffnung in der Vagina das Ostium des zweiten Ureters ist.

- Was ist die embryologische Grundlage für die Entwicklung von zwei Nierenbecken und zwei Ureteren?
- Beschreiben Sie die embryologischen Grundlagen der ektopen Uretermündung!
- Was ist die anatomische Grundlage für das ständige Urintröpfeln aus der Vagina?

Fall 12–2

Ein schwer verletzter junger Mann erleidet einen Herzstillstand. Nach kardiopulmonaler Reanimation beginnt sein Herz wieder zu schlagen, aber die Spontanatmung bleibt aus. Eine künstliche Beatmung wird begonnen, aber es gibt keine Zeichen von Hirnaktivität im Elektroenzephalogramm (EEG). Nach zwei Tagen akzeptiert die Familie des Mannes, dass es keine Hoffnung auf Besserung gibt, und gibt die Nieren zur Transplantation frei. Der Radiologe führt eine Katheterisierung der *A. femoralis* mit anschließender Aortografie durch, um die Aorta und ihre Äste darzustellen. Mit dieser Technik kann eine einzelne, weite *A. renalis* auf der rechten Seite dargestellt werden. Auf der linken Seite finden sich zwei Nierenarterien, eine von mittlerer Größe und eine kleine. Nur die rechte Niere wird daraufhin für eine Transplantation verwendet, weil es schwieriger ist, kleine Arterien zu implantieren als große. Eine kleine Arterie an die Aorta anzunähen, ist daher mit einem höheren Risiko für ein (partielles) Absterben des Transplantats verbunden, wenn die kleine Arterie nicht erfolgreich einwächst.

- Kommen akzessorische Nierenarterien häufig vor?
- Was ist die embryologische Grundlage für die zwei linken Nierenarterien?
- Welche klinische Bedeutung kann eine akzessorische Nierenarterie außer der oben genannten noch haben?

Fall 12–3

Eine 32-jährige Frau mit plötzlich aufgetretenen krampfartigen Schmerzen und Druckschmerzhaftigkeit im Unterbauch unterzieht sich einer Laparotomie wegen des Verdachts auf eine extrauterine Schwangerschaft. Bei der Operation wird ein Keimling in einem rudimentären rechten Uterushorn entdeckt; das rechte Uterushorn wird vollständig entfernt.

- Kommt diese Form einer Uterusfehlbildung häufig vor?
- Was ist die embryologische Grundlage für ein rudimentäres Uterushorn?

Fall 12–4

Bei der körperlichen Untersuchung eines neugeborenen Jungen wird festgestellt, dass die Urethra auf der Ventralseite des Penis, am Übergang der Glans zum Schaft, mündet. Die Glans ist zur Unterseite des Penis hin gekrümmt.

- Nennen Sie die medizinischen Fachausdrücke für die beschriebenen Anomalien.
- Welches ist der embryologische Entstehungsmechanismus dieser abnormen Urethramündung?
- Kommt diese Anomalie häufig vor? Diskutieren Sie ihre Ätiologie.

Fall 12–5

Eine 20-jährige Frau darf nicht an den Olympischen Spielen teilnehmen, weil die Zellen aus einem Abstrich ihrer Mundschleimhaut kein Sexchromatin (Barr-Körperchen) haben, sodass von einem männlichen Chromosomensatz auszugehen ist.

- Ist sie ein Mann oder eine Frau?
- Was ist die Ursache dafür, dass der Sexchromatin-Test hier negativ ausfällt?
- Gibt es anatomische Gründe dafür, in diesem Fall die Teilnahme an den Olympischen Spielen zu verweigern?

Fall 12–6

Ein 10-jähriger Junge bekommt heftige Schmerzen in der linken Leistengegend, als er versucht, eine schwere Kiste anzuheben. Später bemerkt er eine Schwellung in seiner Leiste. Als er seiner Mutter diese Schwellung zeigt, stellt sie ihn beim Hausarzt der Familie vor. Nach einer körperlichen Untersuchung stellt dieser die Diagnose einer indirekten Leistenhernie.

- Erklären Sie die embryologischen Zusammenhänge bei dieser Form von Leistenhernie.
- Listen Sie mithilfe Ihrer embryologischen Kenntnisse die Hüllen des Samenstrangs auf, die den Bruchsack in diesem Fall umgeben.

Antworten zu diesen Fragen finden Sie am Buchende.

ZITIERTE UND WEITERFÜHRENDE LITERATUR

Aeckerle, N., C. Drummer, K. Debowski, C. Viebahn and R. Behr. Primordial germ cell development in the marmoset monkey as revealed by pluripotency factor expression: suggestion of a novel model of embryonic germ cell translocation. Mol Hum Reprod. 2015 Jan;21(1):66–80. doi: https://doi.org/10.1093/molehr/gau088. Epub 2014 Sep 18.,

Ali MAA, Maalman RS-U, Dankar YO: Ambiguous genitalia: clinical management of adult female with male assigned gender: case report, J Med Case Rep 15:362, 2021.

Amândio AR, Lopez-Delisle L, Bolt CC, Mascrez B, Duboule D: A complex regulatory landscape involved in the development of mammalian external genitals. eLife 9:e52962, 2020. https://doi.org/10.7554/eLife.5296.

Bakhsh H, Alenizy H, Alenazi S, Alnasser S, Alanazi N, Alsowinea M: Amniotic fluid disorders and the effects on prenatal outcome: a retrospective cohort study, BMC Pregnancy Childbirth 21(1):75, 2021. https://doi.org/10.1186/s12884-021-03549-3.

Billmire D. F. Germ cell tumors. Surg Clin North Am. 2006; 86: 489

Bunce C, McKey J, Capel B: Concerted morphogenesis of genital ridges and nephric ducts in the mouse captured through wholeembryo imaging, Development 148(18):dev199208, 2021. https://doi.org/10.1242/dev.199208.

Chang J, Wang S, Zheng Z: Etiology of Hypospadias: a comparative review of genetic factors and developmental processes between human and animal models, Res Rep Urol 12:673–686, 2020. https://doi.org/10.2147/RRU.S276141.

Cordido A, Vizoso-Gonzalez M, Garcia-Gonzalez MA: Molecular pathophysiology of autosomal recessive polycystic kidney disease, Int J Mol Sci 22:6523, 2021.

Cunha GR, Vezina CM, Isaacson D, Ircke WA, Timms BG, Cao M: Development of the human prostate, Differenitation 103:24, 2018.

Davies R, Davies L, Alleemudder D, et al.: Differences of sexual development and their clinical implications, TOG Obstetr Gynaecol 22:257, 2020.

Diaz A, Lipman Diaz EG: Disorders of sex development, Ped Rev 42(8):414, 2021.

Faa G, Gerosa C, Fanni D, et al.: Morphogenesis and molecular mechanisms involved in human kidney development, J Cell Physiol 227:1257, 2012.

Fukuoka K, Wilting J, Rodríguez-Vázquez JF, Murakami G, Ishizawa A, Matsubara A: The Embryonic Ascent of the Kidney Revisited, Anat Rec 302:278, 2019.

Gates RL, Shelton J, Diefenbach KA, Arnold M, St Peter SD, Renaud EJ: Management of the undescended testis in children: An American Pediatric Surgical Association Outcomes and Evidence Based Practice Committee Systematic Review, J Pediatr Surg 57:1293, 2022.

Gulas E, Wysiadecki G, Szymański J, et al.: Morphological and clinical aspects of the occurrence of accessory (multiple) renal arteries, Arch Med Sci 14(2):442–453, 2018. https://doi.org/10.5114/aoms.2015.55203.

Habiba M, Heyn R, Bianchi P, Brosens I, Benagiano G: The development of the human uterus: morphogenesis to menarche, Hum Reprod Update 27(1), 2021.

Haller M, Ma L: Temporal, spatial, and genetic regulation of external genitalia development, Diffrentiation 110:1, 2019.

Herlin K, Petersen MB, Brannstrom M: Mayer-Rokitansky-Kuster-Hauser (MRKH) syndrome: a comprehensive update, Orphanet J Rare Dis 15(1):214, 2020. https://doi.org/10.1186/s13023-020-01491-9.

Hornig NC, Holterhus P-M: Molecular. Basis of androgen insensitivity syndromes, Mol Cell Endocrin 523:1, 2021.

Ivell R, Mamsen LS, Andersen CY, Anand-Ivell R: Expression and role of INSL3 in the fetal testis, Front Endocrinol 13:868313, 2022. 3389/fendo.2022.868313

Josso N., Picard J. Y., Rey R., di Clemente N. Testicular anti-Mullerian hormone: history, genetics, regulation and clinical applications. Pediatr Endocrinol Rev 3: 347, 2006.

Khan N, Khaliq M, Azam MM, Raja R: Mayer-Rokitansky-Kuster-Hauser syndrome: MR manifestations of typical and atypical cases, J Ayub Med Coll Abbottabad 33(Suppl 1):711–716, 2021.

Kraft K. H., Shukla A. R., Canning D. A. Hypospadia. Urol Clin North Am. 2010; 37: 167

Kuroki, S. and M. Tachibana. Epigenetic regulation of mammalian sex determination. Mol Cell Endocrinol. 2018 Jun 15;468:31–38. doi: https://doi.org/10.1016/j.mce.2017.12.006. Epub 2017 Dec 14.

Kuure S, Vuolteenaho R, Vainio S: Kidney morphogenesis: cellular and molecular regulation, Mech Dev 92:19, 2000.

Lindström NO, Lawrence ML, Burn SF, et al.: Integrated β-catenin, BMP, PTEN, and Notch signaling patterns the nephron, eLife 3:e04000, 2015. https://doi.org/10.7554/eLife.04000.

Lozic M, Minarik L, Racetin A, et al.: AIF, BCL2, and UBASH3A during human kidney development, Int J Mol Sci 22(17):9183, 2021. https://doi.org/10.3390/ijms22179183.

Männer J., Kluth D. The morphogenesis of the exstrophy-epispadias complex: a new concept based on observations made in early embryonic cases of cloacal exstrophy. Anat Embryol (Berl). 2005; 210: 51–57.

Mehmood KT, Rentea RM: Ambiguous genitalia and disorders of sexual differentiation. [Updated 2022 May 8]. In StatPearls [Internet], Treasure Island, 2022, StatPearls Publishing. Available from: https://www.ncbi.nlm.nih.gov/books/NBK557435/.

Mullen RD, Bellessort B, Levi G, Behringer RR: Distal-less homeobox genes Dlx5/6 regulate Müllerian duct regression, Front Endocrinol (Lausanne) 13:916173, 2022. https://doi.org/10.3389/fendo.2022.916173 PMID: 35909540; PMCID: PMC9334558.

Murase, Y., R. Yokogawa, Y. Yabuta, M. Nagano, Y. Katou, M. Mizuyama, A. Kitamura, P. Puangsricharoen, C. Yamashiro, B. Hu, K. Mizuta, K. Ogata, Y. Ishihama and M. Saitou. In vitro reconstitution of epigenetic reprogramming in the human germ line. Nature. 2024 May 20. doi: https://doi.org/10.1038/s41586-024-07526-6.

Murugapoopathy V, Gupta IR: A primer on congenital anomalies of the kidneys and urinary tracts (CAKUT), Clin J Am Soc Nephrol 15(5):723–731, 2020. Epub 2020 Mar 18. PMID: 32188635; PMCID: PMC7269211. https://doi.org/10.2215/CJN.12581019.

Nebot-Cegarra J., Fàbregas P. J., Sánchez-Pérez I. Cellular proliferation in the urorectal septation complex of the human embryo at Carnegie stages 13–18: A nuclear area-based morphometric analysis. J Anat. 207: 353, 2005.

Nguyen V, Ngo L, Jaqua EE. Cryptorchidism (undescended testicle). Am Fam Physician 108(4):378–385, 2023.

Odiba AO, Dick JM: Fetal genitourinary tract. In Norton ME, editor: Callen's ultrasonography in obstetrics and gynecology, ed 6 2017, Elsevier, Philadelphia.

Overland MR, Li Y, Derpinghaus A, et al.: Development of the human ovary: fetal through pubertal ovarian morphology, folliculogenesis, and expression of cellular differentiation markers. Differentiation 129:37–59, 2023. Available from: https://doi.org/10.1016/j.diff.2022.10.005 .

Persaud T. V. N. Embryology of the female genital tract and gonads. Copeland L. J. Jarrell J. Textbook of Gynecology. 2nd ed. 2000; WB Saunders. Philadelphia.

Pradhay G, Gopidas GS, Karumathil Pullara S, Mathew G, Mathew AJ, Sukumaran TT: Prevalence and relevance of multiple renal arteries: a radioanatomical perspective, Cureus 13(10):e18957, 2021. https://doi.org/10.7759/cureus.18957.

Profeta G, Micangeli G, Tarani F, Paparella R, Ferraguti G, Spaziani M: Sexual developmental disorder in pediatrics, Clin Ter 173:475, 2022.

Rieke JM, Zhang R, Braun D, Yilmaz Ö, Japp AS, Lopes FM: SLC20A1 is involved in urinary tract and urorectal development, Front Cell Dev Biol 8:567, 2020. SLC20A1Is Involved in Urinary Tract and Urorectal Development. https://doi.org/10.3389/fcell.2020.00567

Rodprasert W, Virtanen HE, Mäkelä JA, Toppari J: Hypogonadism and Cryptorchidism, Front Endocrinol (Lausanne) 10:906, 2020. https://doi.org/10.3389/fendo.2019.00906.

Saitou, M. and K. Hayashi. Mammalian in vitro gametogenesis. Science. 2021 Oct;374(6563):eaaz6830. doi: https://doi.org/10.1126/science.aaz6830. Epub 2021 Oct 1.

Schuh MP, Alkhudairy L, Potter A, Potter SS, Chetal K, Thakkar K: The Rhesus Macaque serves as a model for human lateral branch nephrogenesis, J Am Soc Nephrol 32(5):1097–1112, 2021. https://doi.org/10.1681/ASN.2020101459.

Seth A, Rivera A, Chahdi A, Choi IS, Medina-Martinez O, Lewis S: Gene dosage changes in KCTD13 result in penile and testicular anomalies via diminished androgen receptor function, FASEB J(11), 2022. https://doi.org/10.1096/fj.202200558R.

Smyth IM: Development of the metanephric kidney. (Chapter) Curr Top Developmental Biol 14(3):111–1150, 2020. https://www.doi.org.10.1016/bs.ctdb.2020.09.003.

Sreenivasan R, Gonen N, Sinclair A: SOX genes and their role in disorders of sex development, Sex Dev 16:80, 2022.

Stec A. A. Embryology and bony and pelvic floor anatomy in the bladder and exstrophy-epispadias complex. Sem Pediatr Surg. 2011; 20: 66

Stein D, McNamara E: Congenital anomalies of the kidneys and urinary tract, Clin Perinatol 49:791, 2022.

Taglienti M, Graf D, Schumacher V, Kreidberg JA: BMP7 drives proximal tubule expansion and determines nephron number in the developing kidney, Development 149, 2022. https://doi.org/10.1242/dev.200773.

van der Ven AT, Connaughton DM, Ityel H, Mann N, Nakayama M, Chen J: Whole-Exome sequencing identifies causative mutations in families with congenital anomalies of the kidney and urinary tract, J Am Soc Nephrol 29(9):2348–2361, 2018 Sep. https://doi.org/10.1681/ASN.2017121265.

Wartenberg H. Morphological studies on the role of the periductal stroma in the regression of the human male Müllerian duct. Anat Embryol. 1985; 171: 311

Witschi E. Migration of the germ cells of human embryos from the yolk sac to the primitive gonadal folds. Contr Embryol Carnegie Inst 32: 67, 1948

Yatsenko SA, Witchel SF: Genetic approach to ambiguous genitalia and disorders of sex development: what clinicians need to know, Semin Perinatol 41(4):232–243, 2017.

KAPITEL

13 Herz-Kreislauf-System

Zur Orientierung

Das Herz-Kreislauf-System ist das erste im Sinne seiner adulten Funktion tätige Organsystem des Embryos: Eine einfache tubuläre Herzanlage und ein daran angeschlossenes Kapillarsystem entstehen in der Mitte der dritten Woche der Embryonalentwicklung, und bereits am Ende der vierten Woche beginnen in dieser Herzanlage die ersten spontanen Kontraktionen. Diese frühzeitige Herzentwicklung ist notwendig, da weder die befruchtete Eizelle noch die Blastozystenhöhle oder der Dottersack genügend Nährstoffe für den rasch wachsenden Embryo enthalten. Auch kann der Embryo seinen Nähr- und Sauerstoffbedarf nicht mehr allein über eine in gleichem Maß wachsende Diffusionsstrecke decken, die an der äußeren Oberfläche des Keims beginnt und darunter – auf dem Weg zu den innen liegenden Organanlagen – von der Anordnung der entstehenden zelldichten und flüssigkeitsgefüllten Regionen des Embryos abhängig ist. Der Embryo benötigt daher eine effiziente Methode, um aus dem mütterlichen Blut Sauerstoff und Nährstoffe in großen Mengen aufzunehmen, Kohlendioxid und Abfallstoffe im Gegenzug zu entsorgen und um den gezielten Transport dieser Stoffe innerhalb seines wachsenden Körpers zu organisieren.

Für die erstgenannte Aufgabe beginnt der an das mütterliche Gewebe angrenzende Trophoblast in der zweiten Woche mit der Differenzierung der Plazenta und der Plazentaschranke, für die zweite Aufgabe entstehen in den intra- und extraembryonalen Geweben nahezu gleichzeitig das Gefäßsystem und am anterioren Pol des noch flachen, nicht gefalteten embryonalen Körpers die Herzanlage. Die Bestandteile des Herz-Kreislauf-Systems stammen hauptsächlich aus:

- dem **Mesenchym des Seitenplattenmesoderms,** in dem zunächst in der *Splanchnopleura* (an deren Grenzflächen zum Endoderm und zum Dottersackepithel) und später auch in der *Somatopleura* sog. Blutinseln für eine allgemeine Blut- und Gefäßbildung (Vaskulogenese) gebildet werden (› Kap. 4)
- der **kardiogenen Platte,** einem schmalen, transversal angeordneten zunehmend U-förmigen Abschnitt der Splanchnopleura, der gegen Ende der dritten Woche über dem kranialen Drittel der flachen Neuralplatte „reitet" und durch Signale aus dem Endoderm induziert worden ist
- **Neuralleistenzellen** der Region etwa zwischen Ohrbläschen (› Kap. 17) und dem kaudalen Rand des dritten Somiten; diese Neuralleistenzellen sorgen u. a. für die Septierung im Ausflusstrakt des zunächst einheitlichen tubulären Herzens.
- Im Stadium des schleifenförmigen **Herzens** liegt an der Grenze zur gemeinsamen Wurzel der Schlundbogenarterien (› Kap. 9) ein Mesodermabschnitt, der – so legen Befunde nahe, die bei Huhn und Maus erhoben wurden – für den korrekten Anschluss der großen Gefäße an den arteriellen Pol des Herzens verantwortlich ist; im Vergleich zur kardiogenen Platte wird dieser Mesodermabschnitt, dessen Vorläuferzellen aus einem schmalen, kaudal und medial der U-förmigen kardiogenen Platte liegenden Streifen stammen, auch als **sekundäres Herzfeld** bezeichnet.

Das Herz ist schon früh – im Stadium der kardiogenen Platte – als ein spezialisierter Gefäßabschnitt und zentrales Element zwischen die Anlagen der Arterien und Venen eingeschaltet. Diese ersten Blutgefäßanlagen, deren Entwicklung in der **Vaskulogenese** oder **Angiogenese** in ➤ Kapitel 4 beschrieben ist, bestehen – einem erwachsenen Sinus durchaus ähnlich – aus einem einschichtigen Plattenepithel und zeigen noch keinen strukturellen Unterschied zwischen Arterien und Venen. Diese Bezeichnungen richten sich allein danach, ob ein Gefäß das Blut vom Herzen weg oder zum Herzen hin führt, und tatsächlich wird der Unterschied zwischen Arterien und Venen zunächst nur in ihrer Anordnung in der Nähe des Herzens deutlich; die histologische arterielle oder venöse Differenzierung der Blutgefäße wird erst später durch die Veränderungen in den Wandstrukturen – häufig erst bei der spezifischen Belastung in einem bestimmten Kreislaufabschnitt – offensichtlich. Das Lymphgefäßsystem entwickelt sich als eine Art „Einbahnstraßensystem" ebenfalls als ein großlumiges Kapillarsystem und zunächst unabhängig vom Blutgefäßsystem, bevor es sich in den großen Straßen der Blutgefäße etabliert und schließlich auch funktionelle Verbindungen mit dem Blutgefäßsystem erhält.

13.1 Frühentwicklung des Herzens und der Gefäße

Die erste sichtbare Herzentwicklung wird Mitte der dritten Woche – durch Induktionssignale aus dem Endoderm – in einem U-förmigen Abschnitt der Splanchnopleura eingeleitet, der kranial der Oropharyngealmembran den Vorderrand der noch flachen Neuralplatte begleitet. In diesem Bereich konfluieren die isolierten Zölominseln zur Perikardhöhlenanlage, aus den **Hämangioblasten** werden paarige Endothelstränge als Vorläufer des Endokards, und das Zölomepithel zwischen Perikardhöhle und der Endokardanlage wird hochprismatisch und lässt dadurch die Anlage des Myokards erkennen (➤ Abb. 13.1 B und C). Zusammen bilden diese Strukturen die **kardiogene Platte,** die mit dem Beginn der Abfaltung des Embryos – am Ende der dritten Woche – ventral zu liegen kommt und zur **tubulären Herzanlage** umgeformt wird (➤ Abb. 13.8). Anfang der vierten Woche, am 22. bis 23. Tag, beginnen die ersten spontanen Kontraktionen dieser einfachen Herzanlage (➤ Abb. 13.2), und wenige Tage später kann die Blutzirkulation mithilfe der Doppler-Ultraschalluntersuchung sichtbar gemacht werden (➤ Abb. 13.3).

Nachdem die Entwicklung des Herzens durch Induktionssignale (darunter FGF8, BMP2 und Shh) aus dem anterioren Endoderm angestoßen worden ist, übernimmt eine Kaskade von Transkriptionsfaktoren (darunter Nkx2.5, Tbx20, GATA-Faktoren, HAND-Proteine, Myocardin und Pitx2) und Signalmolekülen (darunter Wnt-Proteine, Noggin, Chordin und Nodal) die Steuerung der weiteren Entwicklung des Herzens wie auch des Blutgefäßsystems. Im Prinzip wird die Entwicklung selbst der großen, herznahen Gefäße getrennt von der des Herzens gesteuert. Die herznahen Abschnitte der sechs großen *Venen* des Embryos (je zwei Dottersackvenen, Allantoisvenen und gemeinsame Kardinalvenen) bilden jedoch zusammen den **venösen Sinus** der Herzanlage und werden sehr früh als ein integraler – beim Erwachsenen größtenteils nur noch undeutlich abgrenzbarer – Abschnitt dem rechten Vorhof einverleibt (daher die Bezeichnung *Sinus*knoten für den in diesem embryologisch definierten Abschnitt liegenden Herzschrittmacher, s. u.). Auch die großen Arterien und der arterielle Pol des Herzens

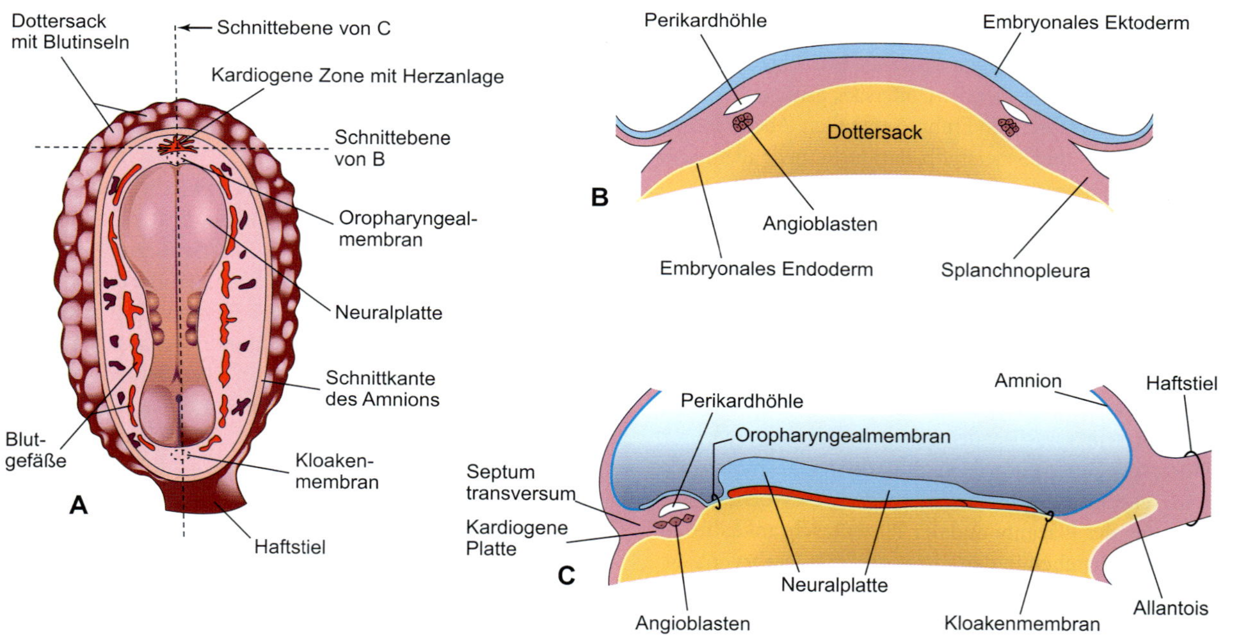

Abb. 13.1 Frühentwicklung des Herzens. A) Schematische Dorsalansicht eines etwa 18 Tage alten Embryos. **B)** Im Querschnitt durch den Embryo sind die Angioblasten im kardiogenen Mesoderm und ihre Beziehung zur Anlage der Perikardhöhle dargestellt. **C)** Der Längsschnitt durch den Embryo zeigt die Lage der Blutinseln im Verhältnis zur Oropharyngealmembran, zur Perikardhöhle und zum *Septum transversum.*

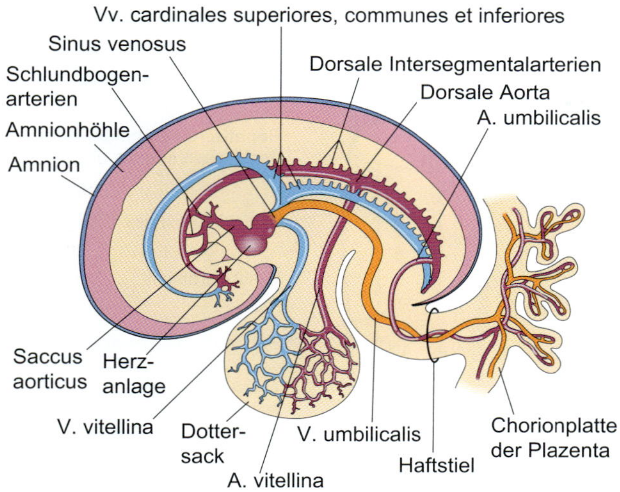

Abb. 13.2 Schematische Darstellung des frühen embryonalen Herz-Kreislauf-Systems (etwa am 26. Tag). Nur die Blutgefäße der linken Körperhälfte sind eingezeichnet. Die *V. umbilicalis* führt dem Embryo sauerstoffreiches Blut und Nährstoffe aus der Plazenta zu. Die *Aa. umbilicales* transportieren sauerstoffarmes Blut und Abfallprodukte vom Embryo zur Plazenta.

bilden sich zum großen Teil nach je eigenen Gesetzen, werden aber, wie die Venen, in die entstehende Herzanlage einbezogen. Aus diesem Grund sollen im Folgenden zunächst die Entwicklung der großen Venen in Rumpfbereich und die Anordnung der großen Arterien dargestellt werden, bevor die Entwicklung der eigentlichen Herzanlage behandelt wird.

13.1.1 Venenzuflüsse des Herzens

Drei paarige Venenstämme münden in den Herzschlauch eines vier Wochen alten Embryos (➤ Abb. 13.2):

- die *Vv. vitellinae,* die in der Splanchnopleura liegen und sauerstoffarmes Blut aus dem Dottersack zum Herzen transportieren
- die *Vv. umbilicales,* die in der Somatopleura und im Allantoismesoderm (dem früheren Haftstiel) liegen und sauerstoffreiches Blut aus der Plazenta führen
- die *Vv. cardinales communes,* die auf der Grenze zwischen lateralem und intermediärem Mesoderm liegen und sauerstoffarmes Blut aus dem Körper des Embryos zum Herzen zurückbefördern.

Dottervenen

Die ***Vv. vitellinae*** ziehen entlang dem Dottersackgang *(Ductus omphaloentericus oder Ductus vitellinointestinalis),* der im Zölom der Nabelschnur den Dottersack mit dem Mitteldarm verbindet (➤ Abb. 11.1), und den Mitteldarm entlang durch das *Septum transversum* zum venösen Pol der Herzanlage. Dieser Abschnitt des Herzschlauchs hat sich bereits leicht erweitert und wird deshalb als ***Sinus venosus*** bezeichnet (➤ Abb. 13.2 und ➤ Abb. 13.4A).
Während die Leberanlage vom Leberdivertikel des Vorderdarms kommend in das *Septum transversum* einwächst (➤ Kap. 11),

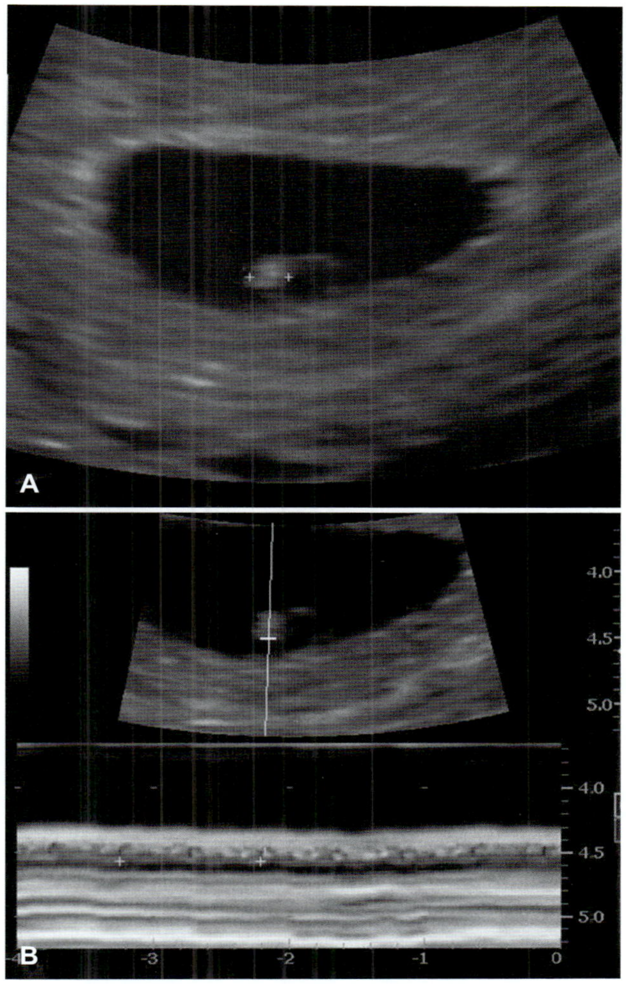

Abb. 13.3 Endovaginales Sonogramm eines vier Wochen alten Embryos. A) Heller Ultraschallreflex des 2,4 mm langen Embryos (zwischen den Messmarken). **B)** Die Herztätigkeit von 116 Schlägen pro Minute im Bewegungsmodus. Die Messmarken im unteren Bildteil umfassen zwei Herzschläge. (Mit freundlicher Genehmigung von E.A. Lyons, University of Manitoba, Winnipeg, Kanada.)

anastomosieren Stränge von Leberzellen (die späteren **Leberzellbalken**) um schon vorher angelegte, mit Endothel ausgekleidete Spalträume herum. Diese Spalträume sind die Anlagen der **Lebersinusoide,** die sich wenig später mit den Dottervenen verbinden. Die ***Vv. hepaticae*** bilden sich im herznahen Bereich der Leberanlage aus den Resten der rechten *V. vitellina.* Die ***V. portae,*** die das Blut aus der Darmanlage und den um sie herum gruppierten unpaaren Bauchorganen (Milz und Pankreas) führt, entwickelt sich aus einem anastomosierenden Gefäßnetz, das von den Dottervenen um das Duodenum herum angelegt worden ist (➤ Abb. 13.5 B).

Umbilikalvenen

Die ***Vv. umbilicales*** verlaufen am Rand des *Septum transversum* zunächst beidseits der Leberanlage und leiten das sauerstoffreiche

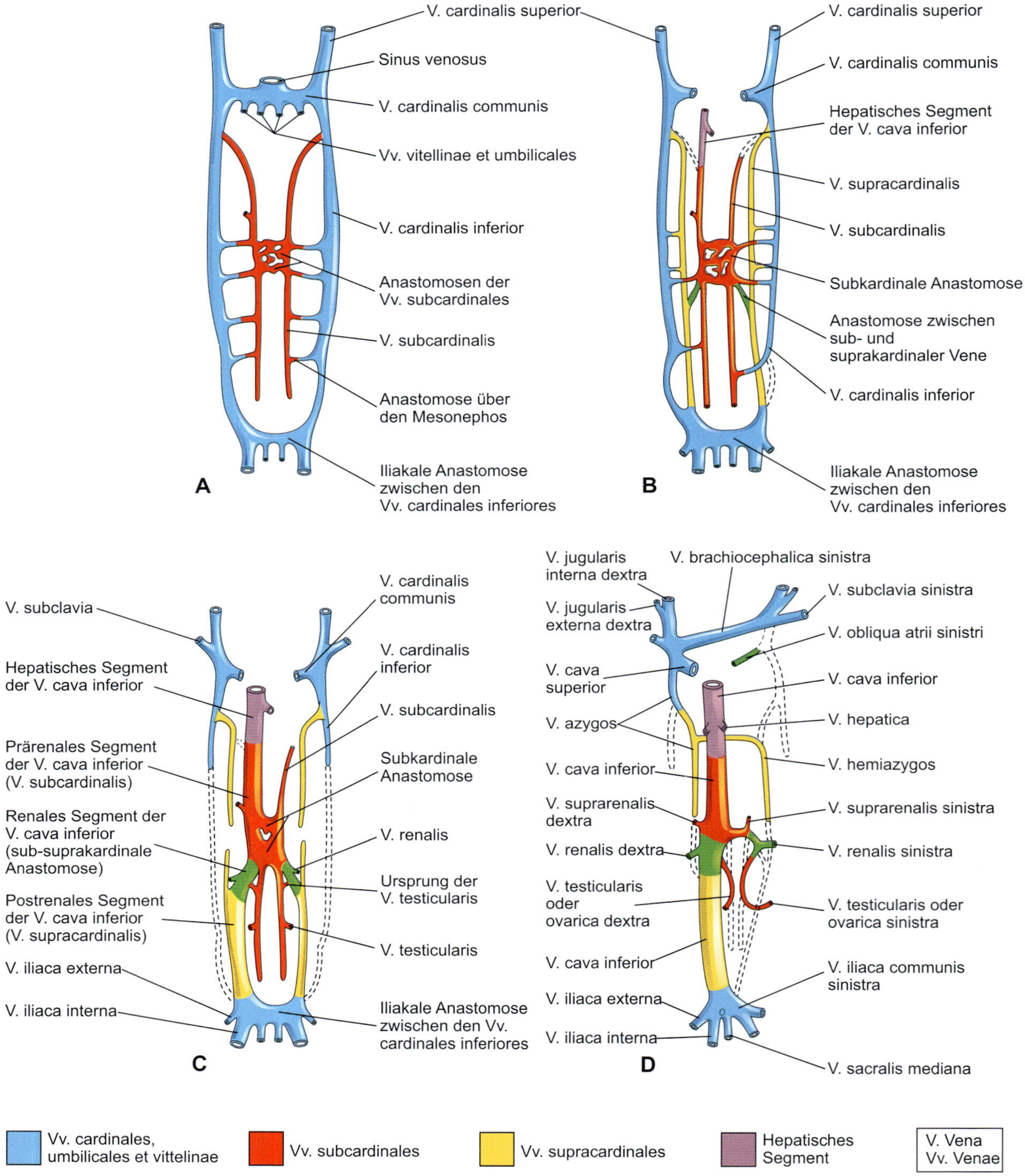

Abb. 13.4 Schemazeichnungen zur Umformung der primitiven Venen im Rumpf eines menschlichen Embryos (Ventralansicht). Ursprünglich sind auf jeder Körperseite drei Venensysteme angelegt: die *Vv. umbilicales* mit Ursprung in den Chorionzotten der Plazenta, die *Vv. vitellinae* aus dem Dottersack und die *Vv. cardinales* aus dem Körper des Embryos. Als Nächstes entstehen die *Vv. subcardinales,* und schließlich bilden sich die *Vv. supracardinales.* **A)** Sechs Wochen; **B)** sieben Wochen; **C)** acht Wochen; **D)** Verhältnisse beim Erwachsenen. (Modifiziert nach Arey LB: *Developmental anatomy,* revised ed 7 1974, Philadelphia, Saunders.)

Blut aus der Plazenta in den *Sinus venosus.* Ab der fünften Woche werden sie mehr und mehr in die Leberanlage einbezogen, verlieren jedoch durch das starke, auch nach lateral gerichtete Wachstum der Leberanlage (zu beiden Seiten der Vorderdarmanlage) ihre direkte Verbindung zum Herzen. Mit dieser Vergrößerung der Leberanlage entwickelt sich ein gegliedertes, intrinsisches Gefäßsystem. Dabei bildet sich die rechte *V. umbilicalis* bis zur siebten Woche nahezu vollständig zurück, und die **linke Umbilikalvene** bleibt als das alleinige

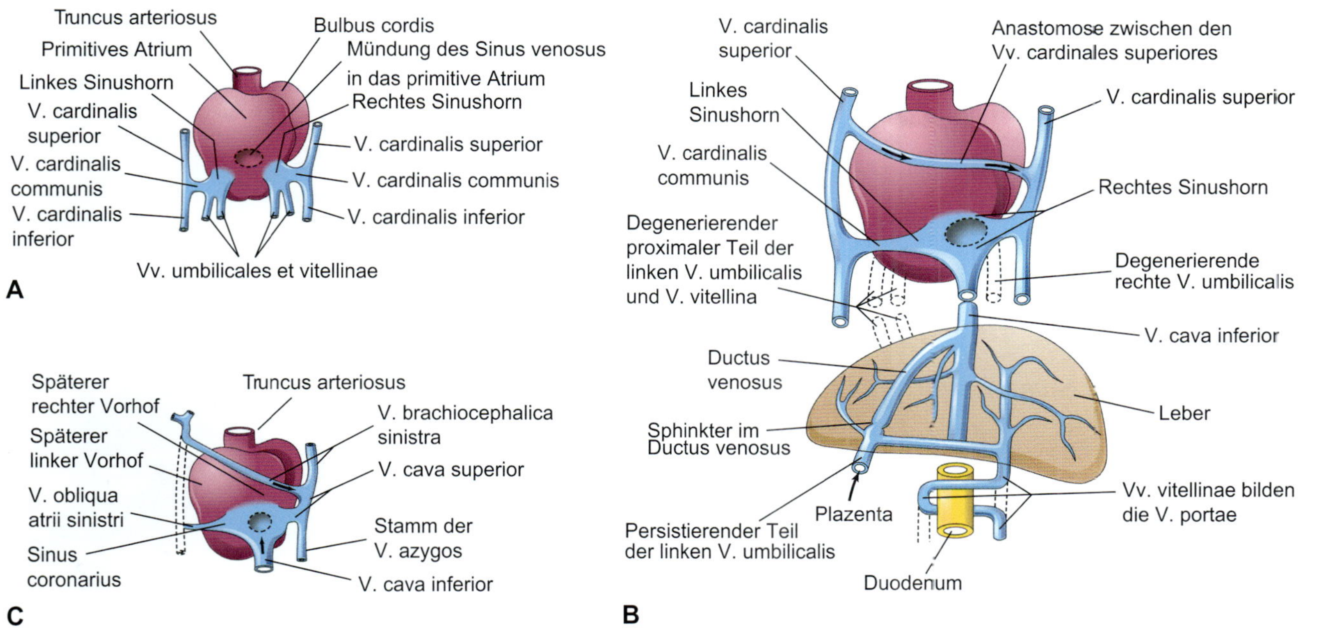

Abb. 13.5 Dorsalansicht des sich entwickelnden Herzens. A) Primitives Atrium und *Sinus venosus* mit den einmündenden Venen in der vierten Woche (etwa 24 Tage). **B)** Erweitertes rechtes Sinushorn des *Sinus venosus* und der venöse Blutfluss durch die Leber bei einem sieben Wochen alten Embryo (die Organe sind nicht maßstabsgerecht gezeichnet). **C)** Derivate der Kardinalvenen beim acht Wochen alten Embryo.

Gefäß übrig, das über den Allantoisstiel und die Somatopleura die venöse Verbindung zwischen Plazenta und Herzanlage aufrechterhält. Für die großen Mengen sauerstoffreichen Blutes aus der Plazenta ist die Passage des Kapillarsystems der Leber jedoch zunehmend hinderlich; deshalb vereinigen sich die Lebersinusoide im linken Leberlappen auf einer Verbindungslinie zwischen der in die Leber eintretenden linken Umbilikalvene und dem *Sinus venosus* des Herzens schon früh zu einem ebenso großen Blutleiter, wie ihn die Umbilikalvene darstellt. Diese Vene bildet eine Umgehung des Kapillarnetzes der Leberanlage und wird als ***Ductus venosus Arantii*** bezeichnet.

Die Umformung der Umbilikalvenen kann wie folgt zusammengefasst werden (➤ Abb. 13.5):

- Auf Höhe der Leber bildet sich zunächst die rechte *V. umbilicalis* vollständig zurück, während die linke *V. umbilicalis* zwischen der Leber und dem *Sinus venosus* der Herzanlage noch erhalten bleibt.
- Zwischen dieser erhaltenen linken *V. umbilicalis* und dem *Sinus venosus* bildet sich in der Leber als ein weiterer venöser Shunt des fetalen Kreislaufs der *Ductus venosus;* durch ihn wird die *V. umbilicalis* mit der späteren *V. cava inferior* verbunden.
- Der kaudale Teil der linken Umbilikalvene kann danach erhalten bleiben und wird zur definitiven *V. umbilicalis,* die das gesamte Blut aus der Plazenta zum Embryo transportiert.

Kardinalvenen

Die ***Vv. cardinales*** (➤ Abb. 13.2 und ➤ Abb. 13.4A) liegen auf der Grenze zwischen dem intermediären und dem lateralen Mesoderm und werden durch ihre Position mitten im embryonalen Körper zum zentralen Element des venösen Drainagesystems, zu dem Venen aus allen Abschnitten der Embryonalanlage einen unmittelbaren Anschluss finden können. Die *Vv. cardinales sup.* und *Vv. cardinales inf.* nehmen das Blut aus den kranialen bzw. kaudalen Körperpartien des Embryos auf und vereinigen sich auf der rechten und linken Seite jeweils in Höhe des *Septum transversum* zur ***V. cardinalis communis;*** die paarigen Vv. cardinales communes münden dann beidseits in den ***Sinus venosus*** ein (➤ Abb. 13.2).

In der achten Embryonalwoche bildet sich zwischen den oberen Kardinalvenen eine transversale Anastomose aus (➤ Abb. 13.5 B), die das Blut von der linken zur rechten ***V. cardinalis superior*** umleitet. Indem der kaudale Teil der linken *V. cardinalis sup.* mit dem allgemeinen Körperwachstum nicht mehr Schritt hält und sich zurückbildet, wird dieses Verbindungsgefäß zur ***V. brachiocephalica sinistra*** (➤ Abb. 13.4 D und ➤ Abb. 13.5 C). Die ***V. cava superior*** entsteht damit aus der rechten *V. cardinalis superior* und der rechten *V. cardinalis communis.* Die linke *V. cardinalis sup.* bleibt in manchen Fällen als *V. cardiaca obliqua (atrii sinistri)* auf der Hinterwand des linken Herzvorhofs erhalten.

Die ***Vv. cardinales inf.*** entwickeln sich zunächst hauptsächlich als Gefäße der Urnieren (einer nur vorübergehend ausgebildeten Nierengeneration, ➤ Kap. 12) und bilden sich zusammen mit diesen transitorischen Nieren später weitgehend zurück. Als „Ersatz“ für die zu klein werdenden *Vv. cardinales inferiores* bilden sich die Sub- und die Suprakardinalvenen. Dabei treten die ***Vv. subcardinales*** zuerst auf (➤ Abb. 13 4 A). Sie sind untereinander durch die subkardinale Anastomose und mit den *Vv. cardinales inf.* durch die Sinusoide des Mesonephros verbunden. Die Subkardinalvenen bilden den Stamm der linken *V. renalis,* die *Vv. suprarenales,* die Venen der Gonaden (*V. testicularis* bzw. *V. ovarica*) sowie ein Segment der *V. cava inferior* (➤ Abb. 13.4 D). Die ***Vv. supracardinales*** sind das letzte Venenpaar, das neu entsteht. Sie sind im Bereich der Nieren unterbrochen (➤ Abb. 13.4 C). Kranial dieser Unterbrechung werden sie durch eine Anastomose miteinander verbunden, die für das adulte Gefäßsystem zur ***V. azygos*** und ***V. hemiazygos*** umgebildet wird (➤ Abb. 13.4 D und ➤ Abb. 13.5 C). Später sind die Stämme der ***V. azygos*** und die *Vv. iliacae communes* die einzigen bleibenden Derivate der unteren Kardinalvenen (➤ Abb. 13.4 D). Kaudal der Nieren degeneriert die linke *V. supracardinalis,* aber das postrenale Segment der rechten *V. suprarenalis* wird zum unteren Teil der ***V. cava inf.*** (➤ Abb. 13.4 D).

Entwicklung der *V. cava inferior*

Die *V. cava inferior* bildet sich aus den primitiven Venen des Rumpfes nach einer Reihe von Umformungen, die mit der Verlagerung des Blutrückstroms auf die rechte Körperseite zusammenhängen. Die *V. cava inf.* besteht aus vier Hauptsegmenten (➤ Abb. 13.4 C):

- dem **hepatischen Segment,** das von der *V. hepatica* (dem proximalen Abschnitt der rechten *V. vitellina*) und den Lebersinusoiden abstammt
- dem **prärenalen Segment,** das aus der rechten *V. subcardinalis* entsteht
- dem **renalen Segment,** das aus der subkardinal-suprakardinalen Anastomose hervorgeht
- dem **postrenalen Segment,** das sich aus der rechten *V. supracardinalis* bildet.

Anomalien der Vv. cavae Wegen der vielen Umformungen, die bei der Bildung der *Vv. cavae superior* und *inferior* stattfinden, können anatomische Varianten entstehen, die insgesamt jedoch relativ selten sind.

Doppelte *V. cava superior*

Persistiert die linke *V. cardinalis sup.,* so bildet sich zusätzlich eine linke *V. cava sup.,* und folglich gibt es zwei obere Hohlvenen (➤ Abb. 13.6). Die Anastomose, aus der normalerweise die linke *V. brachiocephalica* entsteht, ist eng oder fehlt. Die anomale linke *V. cava superior,* die sich aus der linken *V. cardinalis sup.* und den *Vv. cardinales comm.* entwickelt, mündet ähnlich der *V. cardiaca obliqua* (s. o.) über den *Sinus coronarius* in den rechten Vorhof.

Linksseitige *V. cava superior*

Wenn die linke *V. cardinalis sup.* und die linke *V. cardinalis comm.* eine linke *V. cava superior* ausbilden, können die rechte *V. cardinalis sup.* und *V. cardinalis comm.,* aus denen normalerweise die *V. cava sup.* hervorgeht, degenerieren. Das Blut wird somit von der rechten Seite über die *V. brachiocephalica* zur abnormen linksseitigen *V. cava sup.* geleitet, die in den *Sinus coronarius* des Herzens einmündet.

Fehlen des hepatischen Segments der *V. cava inferior*

Gelegentlich bildet sich das Lebersegment der *V. cava inferior* nicht aus, und das Blut aus der unteren Körperhälfte fließt über die *Vv. azygos* und *hemiazygos* in das rechte Atrium. Die *Vv. hepaticae* münden dann getrennt in den rechten Vorhof ein.

Doppelte *V. cava inferior*

In seltenen Fällen besteht die *V. cava inferior* bis hin zur *V. renalis* aus zwei Gefäßen, von denen meistens das linke viel enger als das rechte ist. Diese Anomalie entsteht wahrscheinlich dann, wenn sich zwischen den primitiven Venen des Rumpfes keine Anastomose ausbildet (➤ Abb. 13.4 B). Als Folge davon persistiert der untere Teil der linken *V. supracardinalis* als zweite *V. cava inferior.*

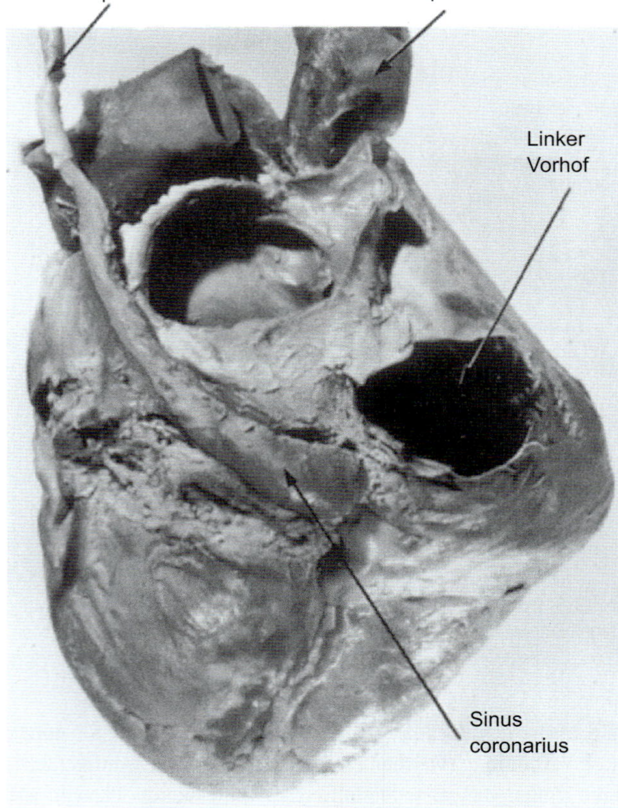

Abb. 13.6 Sektionspräparat eines Herzens mit doppelter V. cava superior (Dorsalansicht). Teile der Vorhofwände wurden entfernt. Eine kleine, anomale linke *V. cava sup.* mündet in den *Sinus coronarius.*

13.1.2 Schlundbogenarterien und Äste der dorsalen Aorta

Wenn sich in der vierten bis fünften Woche die Schlundbögen bilden, werden sie von jeweils einer eigenen Arterie versorgt – von den sog. **Schlundbogenarterien** (➤ Kap. 9). Diese entspringen aus dem *Saccus aorticus* der Herzanlage und münden beidseits in die dorsale Aorta (➤ Abb. 13.2). Diese dorsale Aorta verläuft zunächst paarig entlang dem gesamten Rumpf des Embryos, bald jedoch verschmelzen die beiden Gefäße kaudal der Schlundbögen zu einer einzigen ***Aorta dorsalis.***

Intersegmentalarterien

Etwa 30 Äste der dorsalen Aorta, die dorsalen ***Aa. intersegmentales,*** verlaufen zwischen den Somiten und versorgen diese sowie deren

Derivate mit Blut (➤ Abb. 13.2). Im Halsbereich vereinigen sich die Intersegmentalarterien und bilden auf jeder Seite eine longitudinal verlaufende Arterie, die ***A. vertebralis.*** Die meisten der ursprünglichen Verbindungen der Intersegmentalarterien mit der dorsalen Aorta bilden sich zurück; im Thorax persistieren sie jedoch als ***Aa. intercostales,*** und im Bereich des Abdomens bleiben sie überwiegend als ***Aa. lumbales*** bestehen. Das fünfte Paar der lumbalen Intersegmentalarterien entwickelt sich zur rechten und linken ***A. iliaca communis;*** die Intersegmentalarterien im Sakralbereich bilden die paarige ***A. sacralis lateralis.*** Schließlich läuft das kaudale Ende der dorsalen Aorta in der *A. sacralis media* aus.

Vitellin- und Umbilikalarterien

Mehrere unpaare ventrale Äste der dorsalen Aorta versorgen den Dottersack, die Allantois und das Chorion (➤ Abb. 13.2). Die *Aa. vitellinae* ziehen zunächst nur zum Dottersack. Wenn dann im Rahmen der Lateralabfaltung ein Teil des Dottersacks am Übergang zum einfachen Endodermrohr in den embryonalen Körper aufgenommen wird, versorgen sie auch die daraus entstehenden Darmabschnitte. Drei Vitellinarterien bilden sich dabei aus:

- der *Truncus coeliacus* für den Vorderdarm
- die *A. mesenterica superior* für den Mitteldarm
- die *A. mesenterica inferior* für den Enddarm.

Die ***Aa. umbilicales*** entstehen aus dem am weitesten kaudal liegenden Abschnitt der dorsalen Aorta, der nicht fusioniert, sondern unterhalb der Aortenbifurkation die beiden *Aa. iliacae communes* bildet. Die Umbilikalarterien sind deshalb paarig angelegt, sie ziehen am Allantoisdivertikel vorbei durch den Haftstiel (später die *Nabelschnur*) und verbinden sich unabhängig voneinander mit den Gefäßen des Chorions, des embryonalen Teils der Plazenta (➤ Kap. 7). Die Umbilikalarterien führen damit sauerstoffarmes Blut zur Plazenta (➤ Abb. 13.2). Der proximale Teil der Umbilikalarterie wird jeweils zur *A. iliaca interna* und *A. vesicalis superior,* während der distale Teil nach der Geburt obliteriert und als paariges *Lig. umbilicale mediale* bestehen bleibt.

Die Hauptveränderungen, die zur Ausbildung des definitiven Arteriensystems führen – insbesondere die Umbildung der Schlundbögen –, werden weiter unten beschrieben (➤ Kap. 13.4).

13.2 Herz

Die Anlage des Herzens wird erstmals am 18. Tag sichtbar (➤ Abb. 13.1). In dem transversal ausgerichteten, zwischen Oropharyngealmembran und anteriorem Neuralplattenrand liegenden **kardiogenen Feld** verdichten sich ventral der primitiven Perikardhöhle die Mesenchymzellen der Splanchnopleura zu Zellsträngen aus längs orientierten Angioblasten, während die Zölomepithelzellen sich ebenfalls verdichten, aber eine hochprismatische Zellform annehmen und das kardiogene Feld zu einer U-förmigen Platte ausdehnen **(kardiogene Platte).** Die Angioblastenstränge werden kanalisiert und bilden so unterhalb des erhöhten Zölomepithels einen Gefäßplexus mit zwei mehr oder weniger deutlich abgrenzbaren Endothelrohren (Abb. 13.7 und Abb. 13.8 B). Mit der lateralen Abfaltung des Embryos vereinigen sich diese Endothelrohre zu dem einheitlichen, aber noch primitiven **endokardialen Herzschlauch** und das erhöhte Zölomepithel zu einem schmalen, die Endokardanlage allmählich vollständig umgebenden primitiven **Myokardmantel** (Abb. 13.7 und Abb. 13.8 D). Molekularbiologischen Untersuchungen an der Maus zufolge beteiligen sich die Wachstumsfaktoren der BMP-, FGF- und der Wnt-Familien an der Induktion der Transkriptionsfaktoren Nkx2.5 und GATA4 in der Splanchnopleura des kardiogenen Feldes.

Wenn sich die beiden Endothelrohre zum primitiven Herzschlauch vereinigen, besteht die Herzanlage also aus einem dünnwandigen Endokardrohr und einem etwas dickeren Myokardmantel; dazwischen entwickelt sich in einer breiten Schicht eine gallertartige extrazelluläre Matrix – die **Herzgallerte** (engl. *cardiac jelly,* ➤ Abb. 13.8 C und D). Während das Endothelrohr zur inneren, endothelialen Auskleidung des Herzens, dem **Endokard,** wird und das Zölomepithel mit einigen darunterliegenden Mesenchymzellen die muskuläre Wand des Herzens, das **Myokard,** bildet, stammt die äußere Bedeckung des Myokards, das **Epikard,** als viszerales Blatt des Herzbeutels nicht, wie früher angenommen, ebenfalls vom primitiven Myokard (und vom Zölomepithel) ab, sondern wird vom sog. **Proepikard** gebildet. Das Proepikard liegt an der äußeren Oberfläche des venösen Pols der Herzanlage *(Sinus venosus)* und entspricht damit zunächst nur einem kleinen Bezirk von Mesothelzellen; diese breiten sich dann später über das gesamte Myokard aus (➤ Abb. 13.8 D und F).

Mit der kranialen Abfaltung des Embryos verlagern sich das Herz und die Perikardhöhle nach kaudal und ventral. Das Herz liegt dann ventral des Vorderdarms und kaudal der Oropharyngealmembran (➤ Abb. 13.9). Gleichzeitig wächst der Herzschlauch in die Länge und gliedert sich durch Einschnürungen (z. B. rechtsseitig durch den *Sulcus primus* oder *bulboventricularis)* und Aussackungen (z. B. linksseitig durch den *Bulbus cordis*) in mehrere Abschnitte (➤ Abb. 13.7 B–D):

- *Truncus arteriosus*
- *Bulbus cordis* (oder *Conus cordis*)
- primitiver Ventrikel
- primitives Atrium
- *Sinus venosus.*

Der ***Truncus arteriosus*** geht kranial über in den *Saccus aorticus,* den gemeinsamen ventralen Ursprung der Schlundbogenarterien (➤ Abb. 13.10 A). Die Entstehung der Verbindung von *Truncus arteriosus* und *Saccus aorticus* ist auf die Einwanderung von Mesenchymzellen angewiesen, die zunächst kaudal und medial der kardiogenen Platte und dann in der Nähe der Wurzeln der entsprechenden Schlundbogenarterien liegen und wegen ihrer Bedeutung für die korrekte Verbindung des arteriellen Herzpols mit den Schlundbogenarterien – insbesondere bei Huhn und Maus – auch als **sekundäres Herzfeld** beschrieben werden. Das sekundäre Herzfeld wird u. a. geprägt durch eine auf diesen Bereich beschränkte Expression der Transkriptionsfaktoren Mef2c und Hand2 und der Wachstumsfaktoren FGF10 und Isl1.

An der Einstromseite liegt der **Sinus venosus,** der die *Vv. umbilicales, Vv. vitellinae* und *Vv. cardinales communes* aus Chorion, Dot-

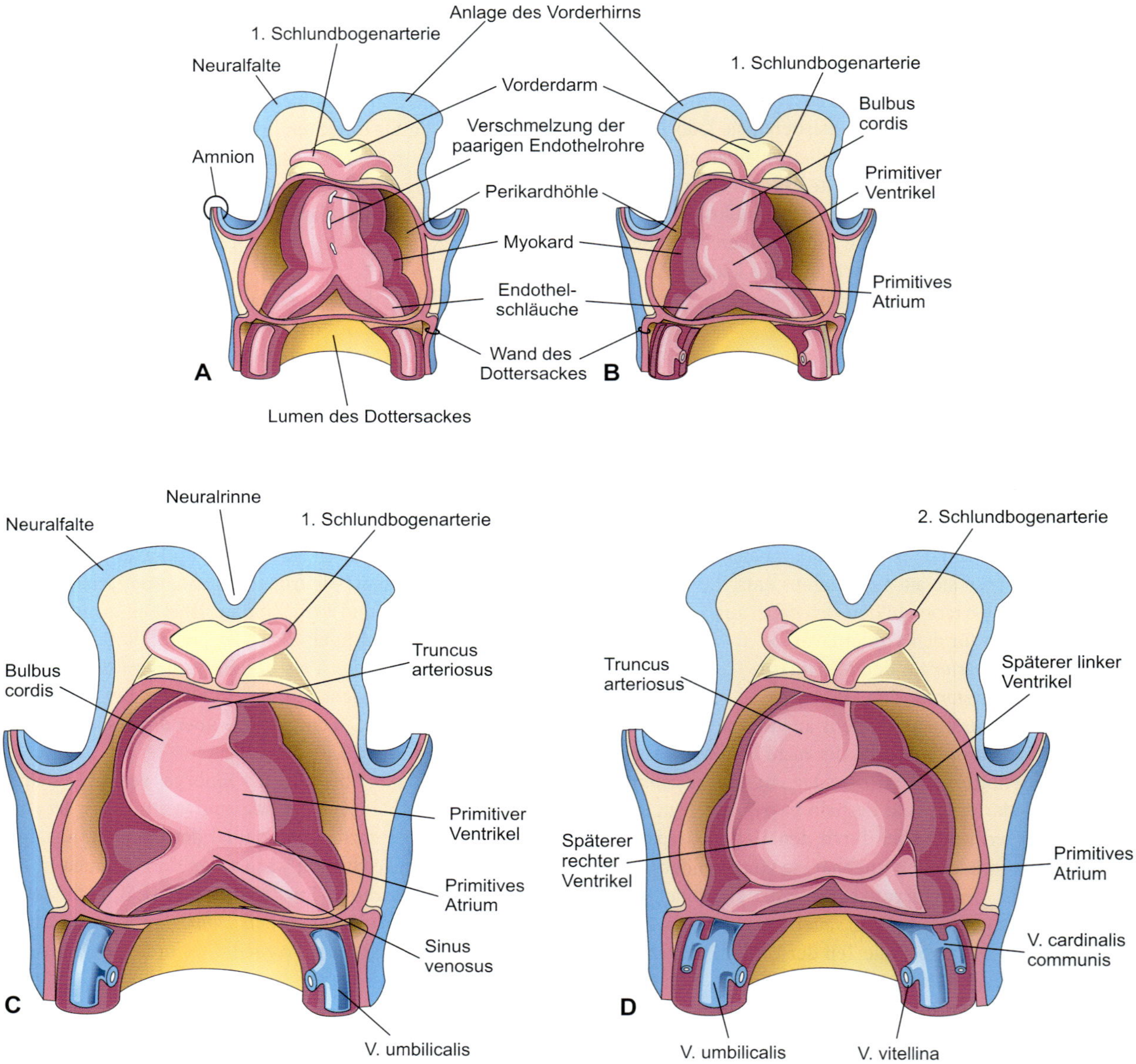

Abb. 13.7 A–B) Schematische Darstellung der Entwicklung des Herzens und der Perikardhöhle vom 22. bis 35. Tag (Ventralansicht). Die ventrale Wand des Herzbeutels wurde entfernt, um das entstehende Myokard und die Fusion des Endothelplexus zu einem unpaaren Herzschlauch sichtbar zu machen. Die Fusion beginnt am kranialen Ende der paarig angelegten Endothelrohre und setzt sich nach kaudal fort, bis ein einziger Herzschlauch entstanden ist. Das Endothel des Herzschlauchs bildet das Endokard des Herzens. **C–D)** Während das Herz in die Länge wächst, gliedert es sich in regional unterschiedliche Segmente und windet sich um sich selbst, sodass die S-förmige Herzschleife entsteht.

tersack und dem eigentlichen embryonalen Körper aufnimmt (s. o. und ➤ Abb. 13.10 B). Das arterielle Ende des Herzschlauchs ist also durch die ventralen Wurzeln der Schlundbogenarterien fixiert, das venöse Ende durch das *Septum transversum.* Da der primitive Ventrikel – und besonders dessen rechte Hälfte – stärker wächst als die anderen Abschnitte, krümmt sich der einfache Herz**schlauch** zur Herz**schleife.** Diese Herzschleife legt sich im Regelfall auch deswegen nach rechts, weil sich auf der linken Seite, zwischen Bulbus (bzw. Konus) und Ventrikelabschnitt, der *Sulcus primus* (auch *Sulcus bulboventricularis* oder *conoventricularis*) immer tiefer einsenkt und schließlich das tubuläre Herz in die von ventral aus gesehen U-förmige **Bulboventrikularschleife** (➤ Abb. 13.7 D und ➤ Abb. 13.8 E) „zwingt". Mit der Krümmung des Herzens kommen Vorhof und *Sinus venosus* dorsal von *Truncus arteriosus, Bulbus cordis* und Ventrikel zu liegen (➤ Abb. 13.10 A und B). Gleichzeitig hat sich der *Sinus venosus* lateral zum rechten und linken **Sinushorn** erweitert.

Der *Bulbus cordis* lässt sich an der einheitlichen tubulären Herzanlage schon von Beginn an durch eine leichte umlaufende Einschnürung vom Ventrikelabschnitt abgrenzen (➤ Abb. 13.7D). Während der weiteren Entwicklung wird diese Einschnürung linksseitig in Form des *Sulcus bulboventricularis* verstärkt (➤ Abb. 13.10

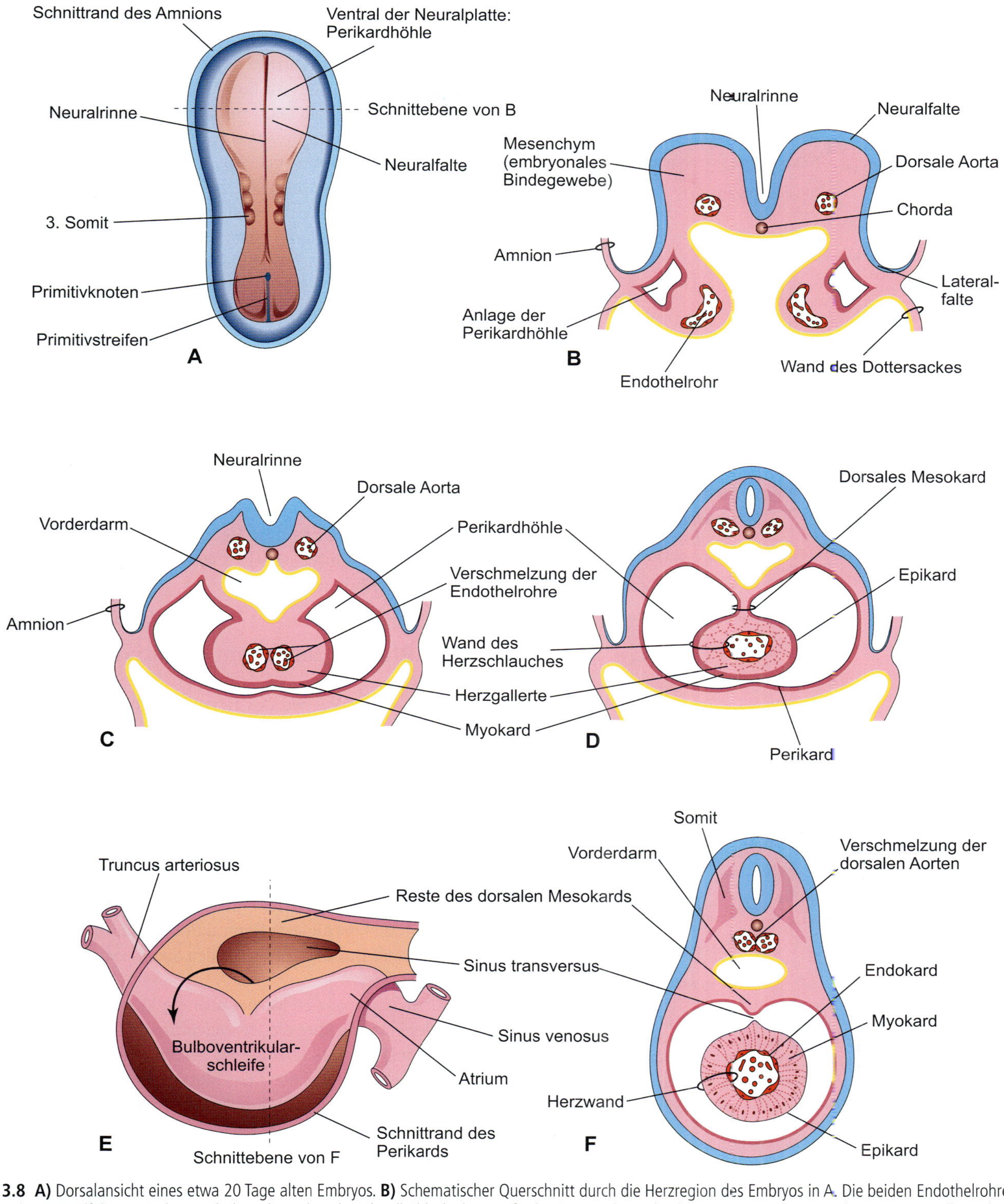

Abb. 13.8 **A)** Dorsalansicht eines etwa 20 Tage alten Embryos. **B)** Schematischer Querschnitt durch die Herzregion des Embryos in A. Die beiden Endothelrohre liegen in den Lateralfalten zwischen Endoderm (innen) und Perikardhöhle (Zölom, außen). **C)** Querschnitt durch einen etwas älteren Embryo mit Darstellung der Perikardhöhle und der Fusion der Endothelrohre. **D)** Ein ähnlicher Schnitt durch einen etwa 22 Tage alten Embryo zeigt den einheitlichen Herzschlauch, der am dorsalen Mesokard aufgehängt ist. **E)** Die schematische Darstellung eines etwa 28 Tage alten Embryos zeigt die Bildung des *Sinus transversus* in dem zurückgebildeten zentralen Teil des Mesokards. **F)** Querschnitt durch den Embryo in der in E angegebenen Schnittebene mit Darstellung der verschiedenen Schichten der Herzwand.

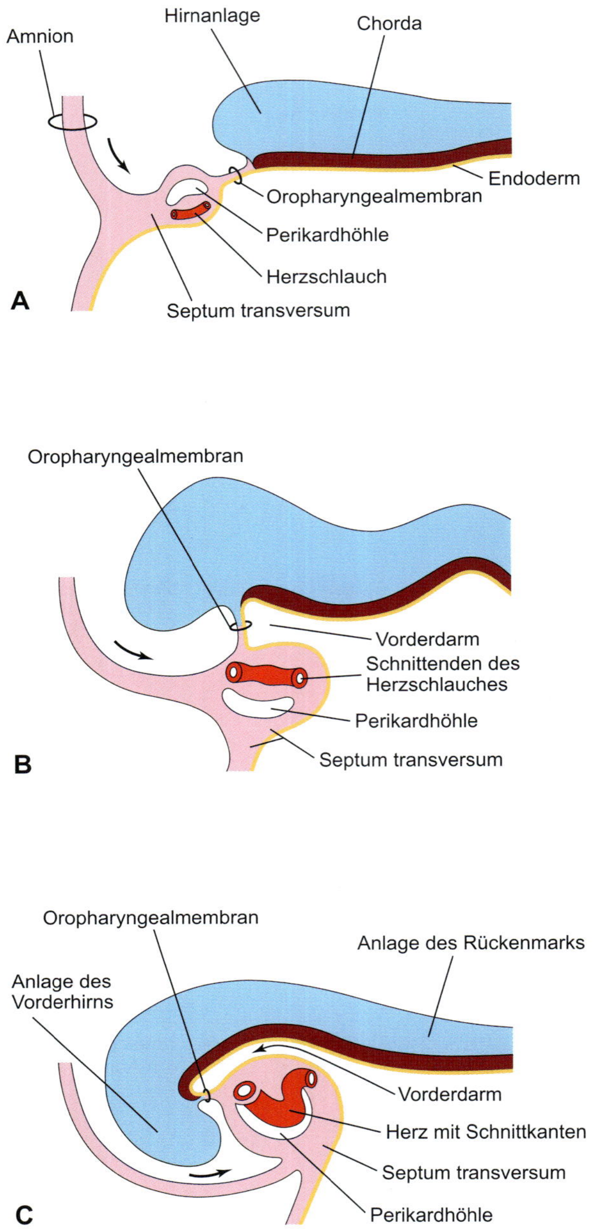

Abb. 13.9 Schematische Längsschnitte durch die kraniale Hälfte eines menschlichen Embryos der vierten Woche. Dargestellt ist die Verlagerung des Herzens und seiner angrenzenden Strukturen infolge der kranialen Abfaltung (Deszensus des Herzens). **A–B)** Der Herzschlauch und die Perikardhöhle kommen ventral vor den Vorderdarm und kaudal der Oropharyngealmembran zu liegen. **C)** Die Lagebeziehung zwischen Perikardhöhle und *Septum transversum* hat sich umgekehrt: Das *Septum transversum* liegt nun dorsal der Perikardhöhle, wo es später das *Centrum tendineum* des Diaphragmas bilden wird.

C); rechtsseitig verstreicht sie jedoch zumindest äußerlich vollständig, wenn der Bulbus den Ausflusstrakt des rechten Ventrikels bildet. Der distale, sich verjüngende Teil des Bulbus, der den Übergang zum Trunkus bildet, wird wegen seiner Form als *Conus cordis* bezeichnet; häufig wird diese Bezeichnung aber auch dem Bulbus als Ganzes zuteil. Nach Verstreichen der rechtsseitigen Einschnürung zwischen Bulbus und Ventrikelabschnitt – insbesondere auch in der Phase der Septierung des Ausflusstrakts (s. u.) – werden Bulbus und Trunkus dann auch als konotrunkale Region (oder *Konotrunkus*) zusammengefasst oder einfach als Ausflusstrakt (engl. *outflow tract*, OFT) des Herzens bezeichnet.

Die Signalmoleküle und die zellulären Mechanismen, die der Schleifenbildung des Herzens (engl. *cardiac looping*) zugrunde liegen, sind noch weitgehend unverstanden; gesichert sind allerdings die zwischen den rechten und linken Herzabschnitten unterschiedlich verteilte Genaktivität (z. B. des T-Box-Gens *Tbx5*) und die Beteiligung des Homöobox-Gens *Pitx2* an der im Normalfall asymmetrischen Verlagerung der Herzschleife nach rechts.

Je stärker sich das Herz verlängert und krümmt, umso weiter stülpt es sich in die **Perikardhöhle** ein (➤ Abb. 13.8 C und D und ➤ Abb. 13.9 C). Ursprünglich ist das Herz an der dorsalen Wand der Perikardhöhle mit dem ***Mesocardium dorsale*** aufgehängt, aber der mittlere Teil dieses Mesenteriums bildet sich bald zurück, sodass eine Verbindung zwischen der rechten und linken Seite der Perikardhöhle entsteht – der spätere ***Sinus transversus pericardii*** (➤ Abb. 13.8 E und F). Das Herz ist nun nur noch kranial und kaudal über die Umschlagstellen vom Perikard in das Epikard im embryonalen Körper fixiert.

13.2.1 Blutzirkulation im primitiven Herzen

Die ersten Kontraktionen des Herzens beginnen bereits am Ende der dritten Woche, sobald die Differenzierung der ersten Kardiomyozyten (bei der Maus u. a. durch den Transkriptionsfaktor Mef2c angestoßen) abgeschlossen ist. Die entstehende Vorhof- und Kammermuskulatur geht zu diesem Zeitpunkt ohne scharfe Grenze ineinander über, und so laufen die Kontraktionen, die im *Sinus venosus* beginnen, in Form peristaltikartiger Wellen über den gesamten Herzschlauch hinweg. Zunächst zirkuliert das Blut durch das primitive Herz nach dem Ebbe-Flut-Prinzip; ab dem Ende der vierten Woche führen koordinierte Kontraktionen dann zu einem gerichteten Blutstrom. Das Blut gelangt in den *Sinus venosus* (➤ Abb. 13.10 A und B):

- aus dem embryonalen Körper über die *Vv. cardinales communes*
- aus der Plazenta über die *Vv. umbilicales*
- aus dem Dottersack über die *Vv. vitellinae.*

Aus dem *Sinus venosus* fließt das Blut in den primitiven Vorhof; ein Rückfluss in den *Sinus venosus* wird dabei durch die vorübergehend ausgebildeten, nur leicht vorstehenden **Sinusklappen** eingeschränkt (➤ Abb. 13.11A und D). Anschließend gelangt das Blut durch den **Atrioventrikularkanal** in den primitiven Ventrikel. Durch die Kontraktionen des Ventrikels wird es durch den ***Bulbus cordis*** und ***Truncus arteriosus*** in den *Saccus aorticus* geleitet und von dort in die Schlundbogenarterien verteilt (➤ Abb. 13.10C). Über die dorsale Aorta erreicht das Blut schließlich den embryonalen Körper, den Dottersack und die Plazenta (➤ Abb. 13.2).

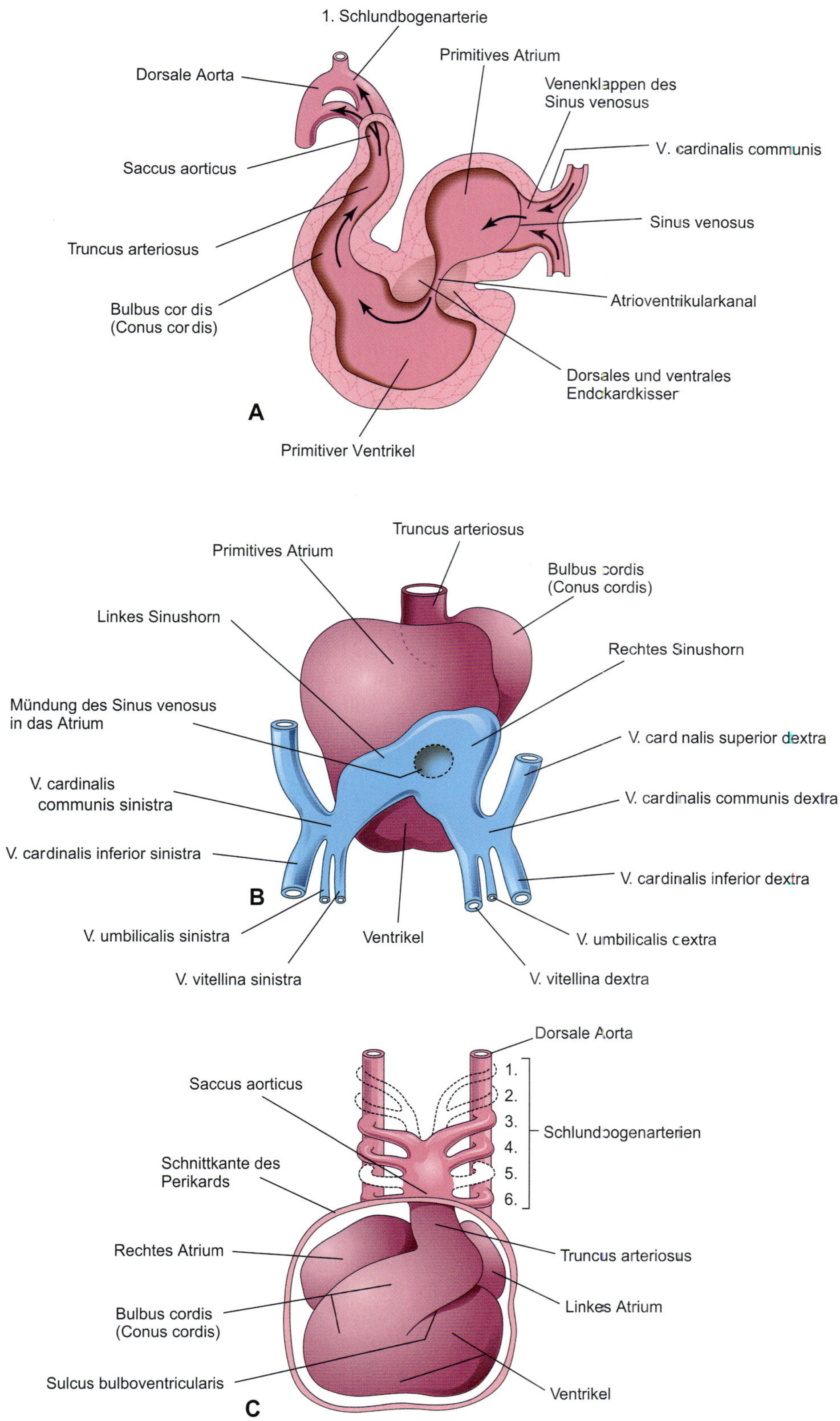

Abb. 13.10 **A)** Sagittalschnitt durch die Herzanlage (etwa 24. Tag) mit Darstellung des Blutstroms (Pfeile). **B)** Die Dorsalansicht eines Herzens etwa am 26. Tag zeigt die Sinushörner und die dorsale Lage des primitiven Atriums. **C)** Ventralansicht des Herzens und der stark schematisierten Schlundbogenarterien etwa am 35. Tag. Die ventrale Wand des Herzbeutels wurde entfernt, um das Herz in der Perikardhöhle zu zeigen.

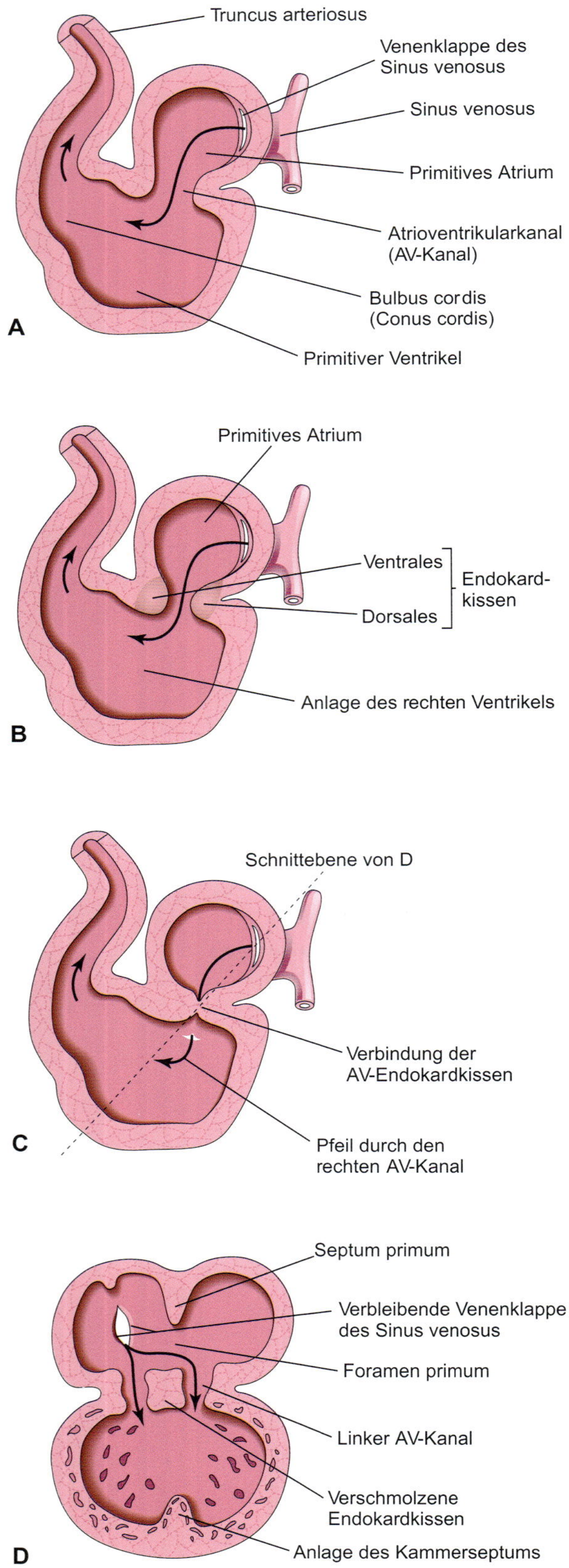

Abb. 13.11 A–C) Der Sagittalschnitt durch das Herz während der vierten und fünften Woche zeigt die Blutströmung durch das Herz und die Unterteilung des Atrioventrikularkanals. **D)** Frontalschnitt durch das Herz in der in C angegebenen Ebene: Die Bildung des Vorhof- und des Kammerseptums hat begonnen.

13.2.2 Septierung des primitiven Herzens

Die Unterteilung des Atrioventrikularkanals, des primitiven Atriums und des primitiven Ventrikels beginnt etwa in der Mitte der vierten Woche und ist am Ende der fünften Woche im Wesentlichen abgeschlossen. Diese Vorgänge werden hier der Übersichtlichkeit halber getrennt beschrieben, laufen aber in Wirklichkeit gleichzeitig ab.

Septierung des Atrioventrikularkanals

Gegen Ende der vierten Entwicklungswoche bilden sich aus der speziellen Extrazellulärmatrix zwischen Endokard und Myokard, der sog. **Herzgallerte** (s. o.), die **Endokardkissen** als Wülste an der dorsalen und ventralen Wand des Atrioventrikularkanals (AV-Kanals). Wenn im Laufe der fünften Woche Mesenchymzellen in diese Wülste eindringen, wachsen die atrioventrikulären Endokardkissen aufeinander zu und vereinigen sich in der Mitte, wodurch der AV-Kanal in einen rechten und einen linken Abschnitt unterteilt wird (➤ Abb. 13.11 C und D). Diese beiden Kanäle verbinden dann das primitive Atrium mit dem Ventrikel, und die Endokardkissen funktionieren als AV-Klappen.

Induktive Signale aus dem Myokard im Bereich des AV-Kanals veranlassen Endokardzellen im AV-Kanal und angrenzenden Ventrikelbereich zur epithelial-mesenchymalen Transformation und anschließenden Einwanderung in die extrazelluläre Matrix. Die so umgeformten Endokardkissen tragen zur Bildung der Klappen und membranösen Septen des Herzens bei. Der *Transforming Growth Factor* β (TGFβ1 und 2), die osteomorphogenetischen Proteine (engl. *bone morphogenetic proteins*) BMP2 und BMP4, das Zinkfinger-Protein Slug und eine Aktivinrezeptor-ähnliche Kinase (ALK2) sollen an der epithelial-mesenchymalen Transformation zur Bildung der Endokardkissen beteiligt sein.

Septierung des primitiven Atriums

Am Ende der vierten Woche beginnt auch die Unterteilung des primitiven Vorhofs in ein rechtes und linkes Atrium durch die Entwicklung zweier Septen, des *Septum primum* und des *Septum secundum* (➤ Abb. 13.12 und ➤ Abb. 13.13). Beide Septen werden während ihres Vorwachsens modifiziert und verschmelzen schließlich teilweise miteinander.

Das ***Septum primum,*** eine dünne, halbmondförmige Membran, wächst vom Dach des primitiven Atriums aus auf den mittleren Abschnitt (die Verschmelzungszone) der Endokardkissen zu und teilt so das *Atrium commune* teilweise in eine rechte und eine linke Hälfte. Während das Septum wie ein Vorhang herunterwächst, bleibt zunächst eine große Öffnung zwischen dem halbmondförmigen freien Septumrand und dem Endokardkissen bestehen, das ***Foramen*** oder ***Ostium primum*** (➤ Abb. 13.12 C und ➤ Abb. 13.13 A–C). Diese Öffnung dient als Shunt, durch den das sauerstoffreiche Blut aus dem rechten Atrium ohne Umweg in das linke Atrium gelangen kann. Das *Foramen primum* wird jedoch allmählich kleiner und verschwindet schließlich, indem das *Septum primum* mit dem Endokardkissen vollständig zusammenwächst (➤ Abb. 13.13 D und D_1).

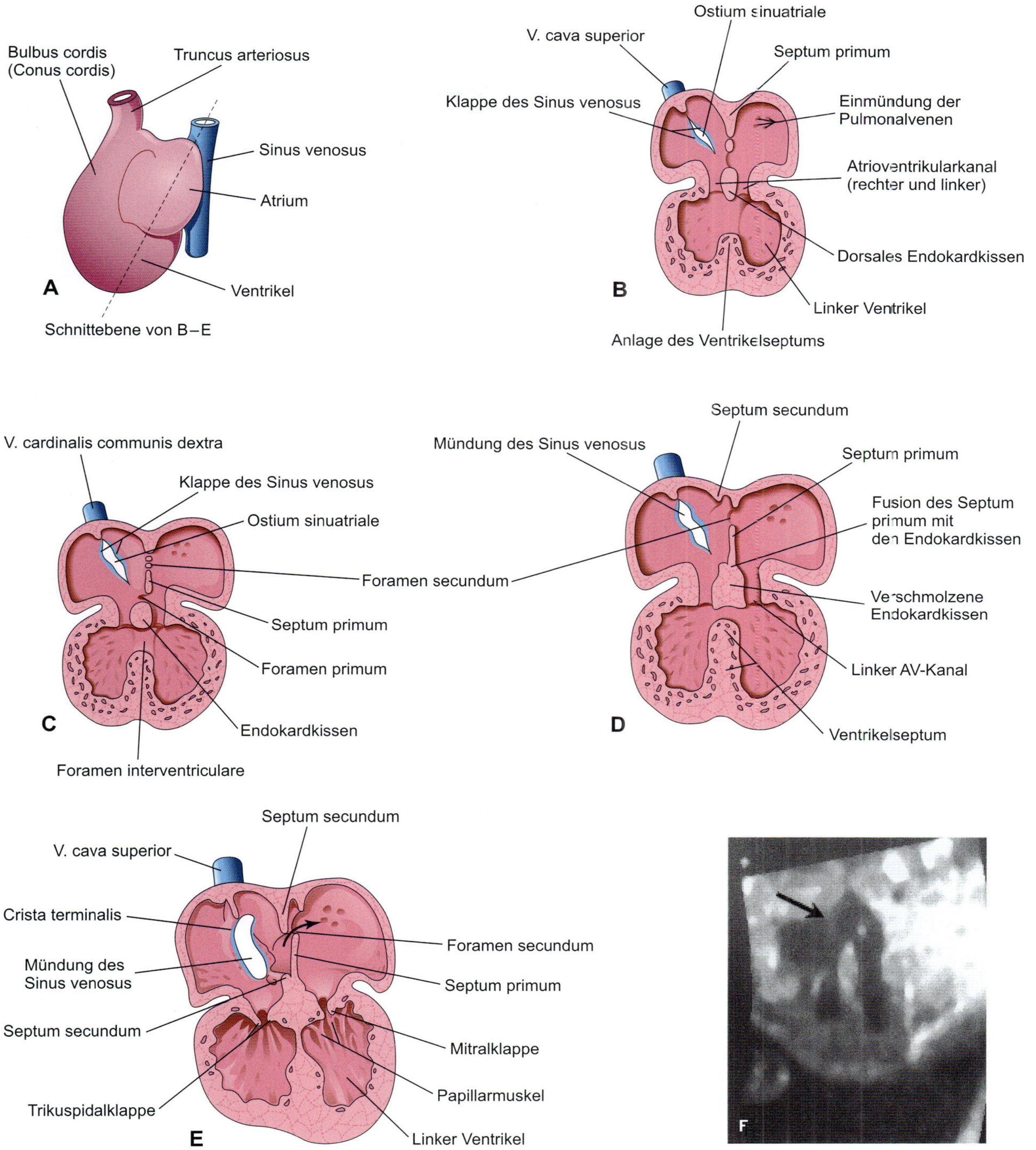

Abb. 13.12 Schematische Darstellung der Septierung des AV-Kanals und des primitiven Atriums und Ventrikels. A) Darstellung der Schnittebene von B. **B)** Der Frontalschnitt durch ein Herz in der vierten Woche (etwa 28 Tage) zeigt die Bildung des *Septum primum,* des Ventrikelseptums und des dorsalen Endokardkissens. **C)** Etwa am 32. Tag treten Perforationen im oberen Teil des *Septum primum* auf. **D)** Der Schnitt durch das Herz etwa am 35. Tag zeigt das *Foramen secundum.* **E)** Etwa acht Wochen: Das Herz ist in vier Kammern unterteilt; der Pfeil zeigt den Fluss des sauerstoffreichen Blutes vom rechten in das linke Atrium. **F)** Sonogramm eines Fetus aus dem zweiten Trimester mit Darstellung der vier Herzkammern. Man beachte das *Septum secundum* (Pfeil) und die *Aorta descendens.* (Mit freundlicher Genehmigung von G. Reid, University of Manitoba, Winnipeg, Kanada.)

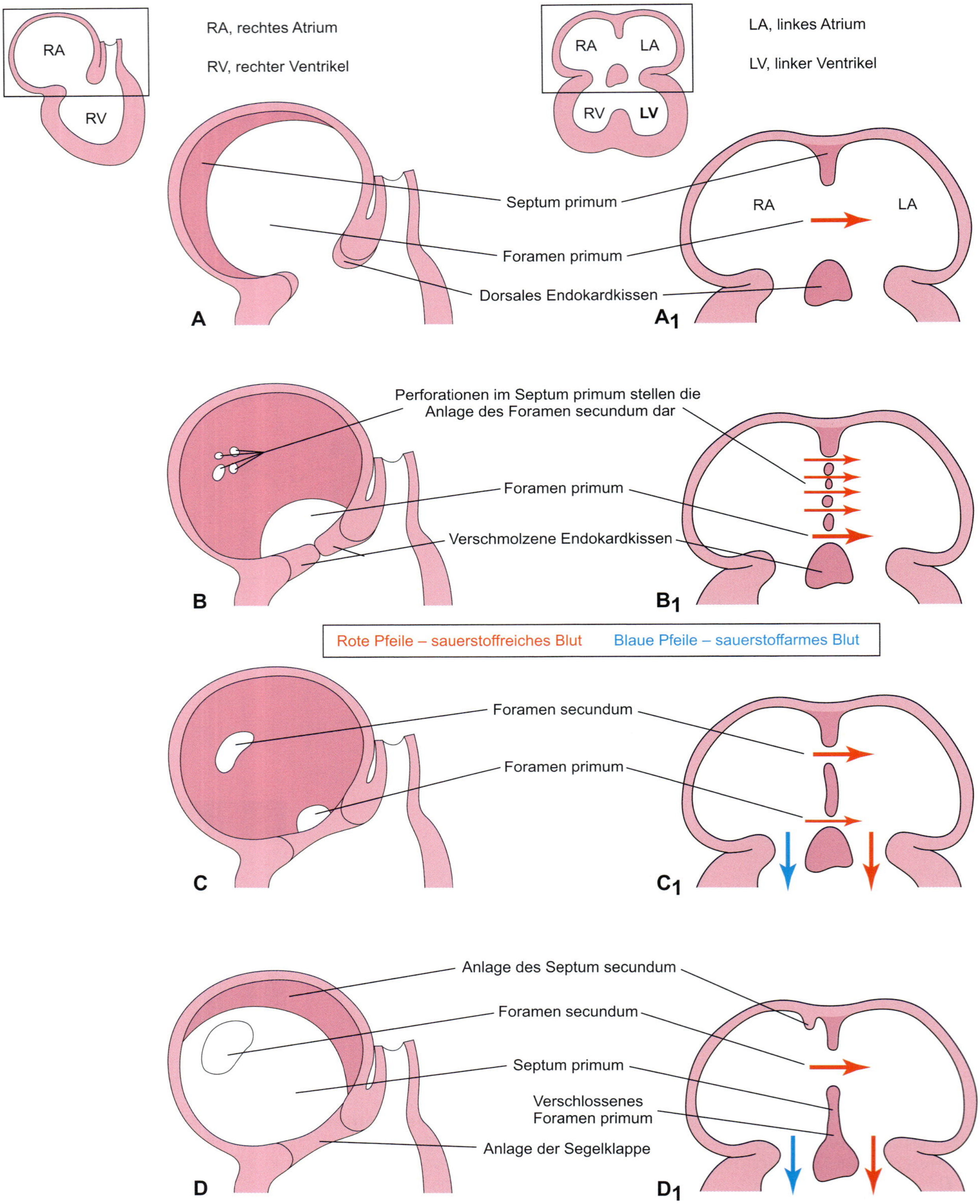

Abb. 13.13 Schematische Darstellung der zunehmenden Septierung des primitiven Atriums. A bis **H** sind Ansichten des sich entwickelnden Vorhofseptums von der rechten Seite. **A1** bis **H1** sind Frontalschnitte des Vorhofseptums. Das vorwachsende *Septum secundum* schiebt sich über die Öffnung im *Septum primum (Foramen secundum)* und führt zur Ausbildung des schließbereiten Klappenmechanismus des *Foramen ovale* (**G1** und **H1**): Solange der Blutdruck im rechten Vorhof denjenigen im linken Vorhof übersteigt, kann das Blut von der rechten Seite auf die linke Seite des Herzens gelangen (**H1**). Wenn der Blutdruck im linken Vorhof gleich oder höher als im rechten ist, verschließt die Klappe das *Foramen ovale* (**G1**).

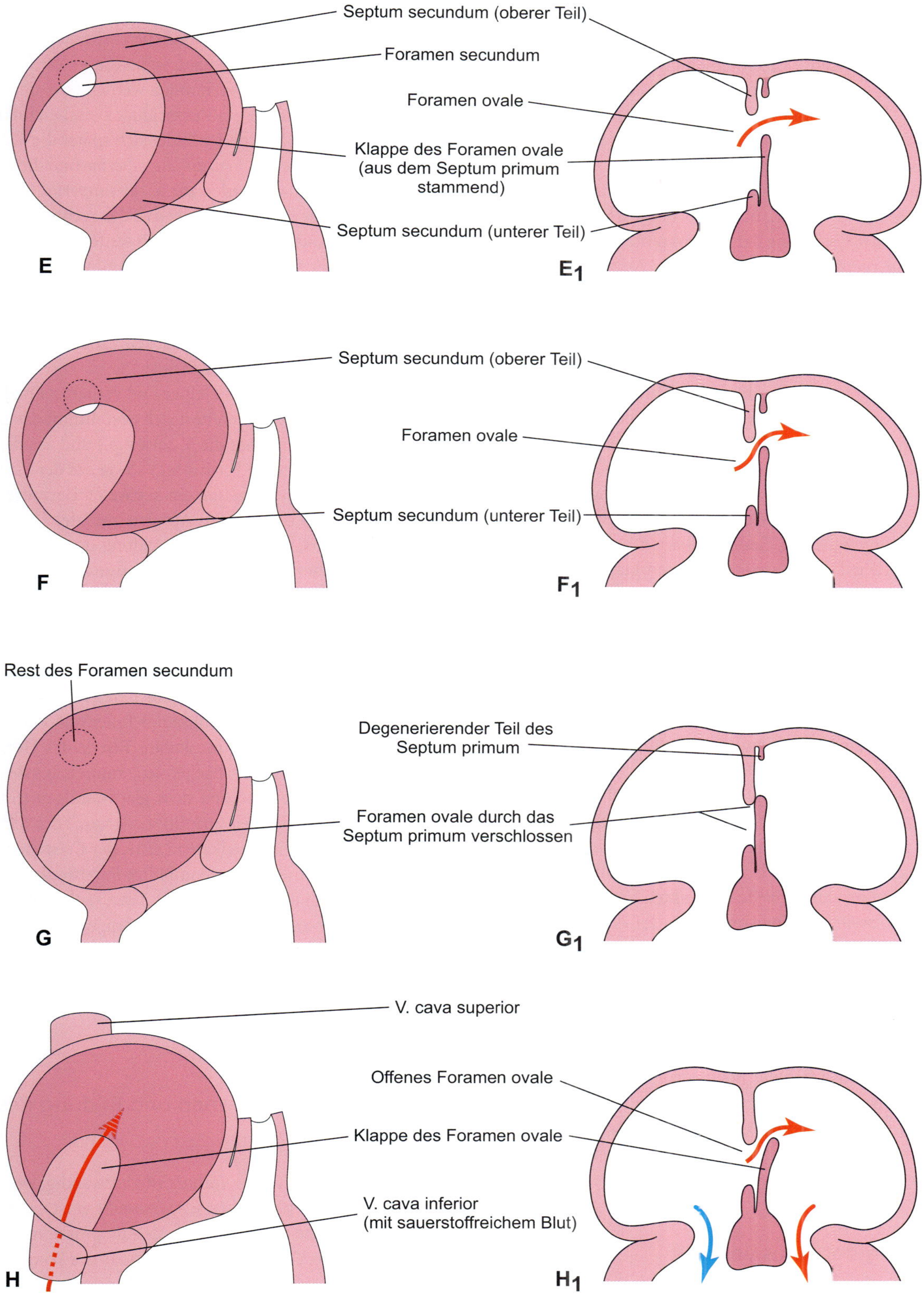

Abb. 13.13 (*Forts.*)

Bevor es jedoch vollständig verschlossen wird, treten oben im zentralen Teil des *Septum primum* kleine, durch Apoptose verursachte Perforationen auf (➤ Abb. 13.13 B) und fließen im weiteren Verlauf zu einer größeren Öffnung zusammen – dem ***Foramen secundum*** (➤ Abb. 13.12 D und ➤ Abb. 13.13 D). Dieses ***Foramen secundum*** sichert von da an den kontinuierlichen Fluss des sauerstoffreichen Blutes vom rechten in den linken Vorhof.

Das ***Septum secundum*** ist wie das *Septum primum* eine halbmondförmige Membran, die Myokard aus der Vorhofwand enthält. Es entsteht aus einer Einfaltung der ventrokranialen Wand des Vorhofs unmittelbar rechts des *Septum primum.* Als dickeres Septum wächst es während der fünften und sechsten Woche nach unten und bedeckt so allmählich das *Foramen secundum* im *Septum primum* (➤ Abb. 13.13 E). Das *Septum secundum* bildet jedoch nur eine unvollständige Trennwand zwischen den Vorhöfen, denn an seinem Unterrand bleibt stets eine ovale Öffnung, das ***Foramen ovale,*** erhalten. Diese Öffnung wird um den oberen Rand herum von einem sichelförmigen Randwulst, dem späteren ***Limbus fossae ovalis,*** begrenzt. Der obere Teil des *Septum primum,* der ursprünglich am Dach des linken Vorhofs befestigt war, verschwindet allmählich (➤ Abb. 13.13 G_1 und H_1), und der verbleibende Teil, der an der Verschmelzungszone der Endokardkissen befestigt ist, bildet zusammen mit dem *Septum secundum* einen klappenartigen Verschluss. Dieser Mechanismus ist die Voraussetzung dafür, dass der Blutweg durch das *Foramen ovale* nach der Geburt innerhalb kürzester Zeit unterbrochen werden kann.

Vor der Geburt leitet das *Foramen ovale* nämlich den Hauptteil des sauerstoffreichen Blutes, das aus der *V. cava inferior* in den rechten Vorhof strömt, zum linken Vorhof weiter (➤ Abb. 13.14 A) und verhindert den Rückfluss des Blutes in die entgegengesetzte Richtung, da sich das dünne, bewegliche *Septum primum* an das relativ feste *Septum secundum* anlagern kann (➤ Abb. 13.14 B). **Nach der Geburt** schließt sich das *Foramen ovale* normalerweise, indem der Rest des *Septum primum* (die „Klappe" des *Foramen ovale*) gegen das *Septum secundum* gedrückt wird. Auf diese Weise sind die beiden Vorhöfe postnatal vollständig voneinander getrennt. Auf der Seite des rechten Vorhofs erinnern die ***Fossa ovalis,*** eine ovale Vertiefung im unteren Teil des Vorhofseptums, und der *Limbus fossae ovalis,* ihr kranialer, in den rechten Vorhof vorstehender Rand, an diesen Teil des Kurzschlusses im fetalen Kreislauf. Der Boden der *Fossa ovalis* wird vom *Septum primum* gebildet und liegt ungefähr an der Stelle, an der das *Foramen primum* durch das Vorwachsen des *Septum primum* verschlossen wurde (➤ Abb. 13.51). Beim Erwachsenen wölbt sich der Boden der *Fossa ovalis* auch häufig in den linken Vorhof vor; hier erinnert am Oberrand des vorgewölbten Bodens ein im Gegensatz zum *Limbus ovalis* nach kranial gerichteter U-förmiger Rand an die kaudale Begrenzung des von der fünften Woche bis zur Geburt bestehenden *Foramen secundum.*

Umgestaltung des Sinus venosus

Anfangs mündet der *Sinus venosus* von dorsal in das primitive Atrium, und sein rechtes und linkes Horn haben etwa die gleiche Größe (➤ Abb. 13.5 A). Zwei **Links-rechts-Kurzschlüsse** verursachen aber eine allmähliche Erweiterung des rechten Sinushorns:

- Der erste Kurzschluss entsteht bei der Umformung der *Vv. vitellinae* und *Vv. umbilicales* wie bereits oben beschrieben (➤ Kap. 13.1.2).
- Der zweite Kurzschluss tritt auf, wenn die *Vv. cardinales sup.* durch eine Anastomose verbunden werden (s. o. und ➤ Abb. 13.5 B und C). Aus diesem Kurzschluss zwischen linker und rechter *V. cardinalis superior* bildet sich später die *V. brachiocephalica.* Die rechte *V. cardinalis superior* und die rechte *V. cardinalis communis* werden zur *V. cava superior.*

Bis zum Ende der vierten Woche wird das rechte Sinushorn durch die genannten Kurzschlüsse wesentlich weiter als das linke (➤ Abb. 13.15 A). Dabei verlagert sich die Mündung des *Sinus venosus* zunehmend nach rechts und öffnet sich in jenen Teil des primitiven Vorhofs, der später zum rechten Atrium wird (➤ Abb. 13.11 D und ➤ Abb. 13.15 C). Die beiden venösen Links-rechts-Kurzschlüsse wirken sich also folgendermaßen aus:

- Das linke Sinushorn wird kleiner und verliert an Bedeutung.
- Das rechte Sinushorn erweitert sich und nimmt das gesamte Blut von Kopf und Hals (über die *V. cava sup.*) und aus der unteren Körperhälfte (über die *V. cava inf.*) sowie aus der Plazenta auf.

Anfangs ist der *Sinus venosus* ein separater Herzabschnitt, der in die dorsale Wand des rechten Atriums mündet (➤ Abb. 13.10 A und B). Mit fortschreitender Entwicklung des Herzens bildet sich das linke Sinushorn dann zum ***Sinus coronarius*** um, während das rechte Sinushorn in die Wand des rechten Vorhofs einbezogen wird (➤ Abb. 13.15 B und C).

Da der glattwandige Abschnitt des rechten Vorhofs zwischen der oberen Hohlvene und dem rechten Herzohr aus dem ***Sinus venosus*** stammt, wird er als ***Sinus venarum*** bezeichnet (➤ Abb. 13.15 B und C). Die restlichen Abschnitte der Innenwand des rechten Vorhofs und die kegelförmige muskuläre Tasche des **Herzohrs** haben eine raue, trabekuläre Oberfläche; sie stammen aus dem primitiven Atrium. Die Grenze zwischen dem glattwandigen *(Sinus venosus)* und dem trabekulären Teil (primitives Atrium) des rechten Vorhofs ist im Inneren an einer vertikalen Leiste, der ***Crista terminalis,*** und äußerlich durch eine flache, unauffällige Furche, den ***Sulcus terminalis,*** zu erkennen (➤ Abb. 13.15 B). Die *Crista terminalis* stellt den kranialen Abschnitt der rechten Sinusklappe dar (➤ Abb. 13.15 C); der kaudale Teil dieser Klappe bildet später die *Valvulae* der *V. cava inferior* und des *Sinus coronarius.* Die linke Sinusklappe vereinigt sich von dorsal kommend mit dem *Septum secundum* und wird in das Vorhofseptum einbezogen.

Primitive Pulmonalvenen und Bildung des linken Vorhofs

Der größte Teil des linken Vorhofs ist glattwandig, weil er durch die Eingliederung der primitiven *V. pulmonalis* entstanden ist (➤ Abb. 13.16). Diese Vene entwickelt sich als Aussprossung in der dorsalen Wand des linken Vorhofs unmittelbar links des *Septum primum* und verzweigt sich sofort mehrfach. Durch die Ausdehnung des Vorhofs werden der Venenstamm und auch die Mündungen dieser neu gebildeten Äste der *V. pulmonalis* nach und nach in die Wand des linken Vorhofs einbezogen, sodass schließlich vier **Pulmonalvenen** getrennt in den linken Vorhof einmünden (➤ Abb. 13.16 C und D).

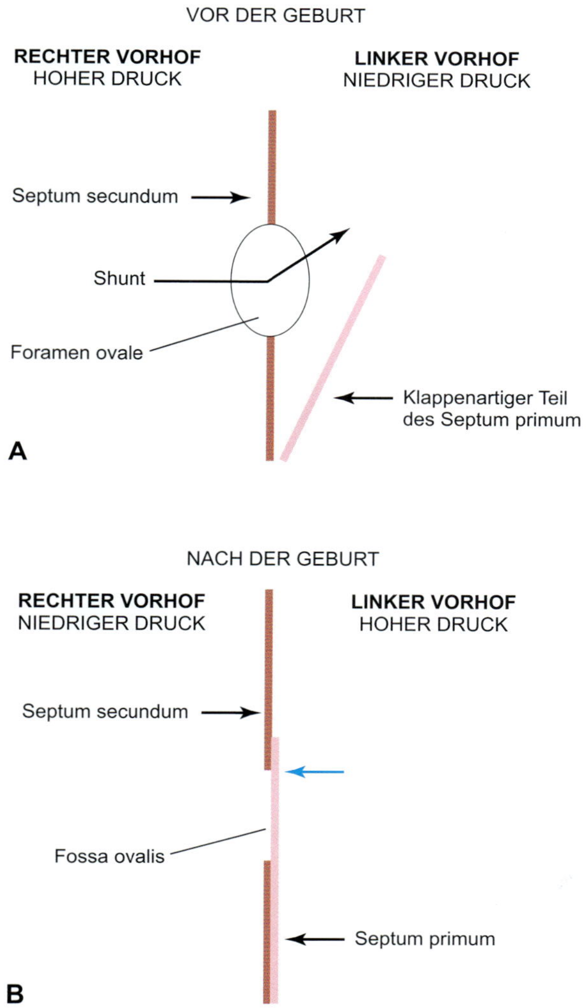

Abb. 13.14 Schematische Darstellung der Lagebeziehungen des Septum primum zum Foramen ovale und Septum secundum. A) Vor der Geburt wird das sauerstoffreiche Blut vom rechten Vorhof durch das *Foramen ovale* in den linken Vorhof geleitet, sobald der Druck rechts ansteigt. Wenn dagegen der Druck im rechten Atrium abfällt, wird der klappenartige Abschnitt des *Septum primum* gegen das relativ rigide *Septum secundum* gepresst; dadurch wird das *Foramen ovale* verschlossen. **B)** Nach der Geburt steigt der Druck im linken Vorhof an, sobald das Blut aus dem nun funktionierenden Lungenkreislauf zurückströmt. Dadurch wird das *Septum primum* gegen das *Septum secundum* gepresst und verklebt; das *Foramen ovale* wird dauerhaft verschlossen, und es entsteht die *Fossa ovalis.*

Durch molekularbiologische Untersuchungen wurde bestätigt, dass Myoblasten aus dem Vorhof in die Wand der Pulmonalvenen einwandern; die funktionelle Bedeutung dieser pulmonalen Herzmuskulatur („pulmonales Myokard") ist jedoch nicht bekannt. Das kleine linke Herzohr geht aus dem primitiven Atrium hervor; seine innere Oberfläche hat daher eine trabekuläre Struktur.

Abnormer Anschluss der Pulmonalvenen Bei einer **totalen Lungenvenenfehlmündung** öffnet sich keine der *Vv. pulmonales* in den linken Vorhof. Sie sind stattdessen mit dem rechten Vorhof und/oder einer der Hohlvenen verbunden. Bei einer **partiellen Fehlmündung** haben eine oder einige der Pulmonalvenen einen abnormen Abfluss, andere münden regelrecht in den linken Vorhof.

Septierung des primitiven Ventrikels

Erstes Anzeichen einer Unterteilung des primitiven Ventrikels ist eine mediane halbmondförmige Muskelleiste, die Anlage des ***Septum interventriculare,*** die sich am Boden des Ventrikels in der Nähe der Herzspitze ausbildet (➤ Abb. 13.12 B und ➤ Abb. 13.17 A). Der nach oben weisende freie Rand dieser dicken Leiste bildet einen konkaven Bogen (➤ Abb. 13.18 A). Anfangs verlängert sich das *Septum interventriculare* vorwiegend durch das Wachstum der Ventrikel zu beiden Seiten (➤ Abb. 13.18 B). Die medialen Wandanteile der sich erweiternden Ventrikel wachsen aufeinander zu, vereinigen sich miteinander und bilden so den **muskulären Teil** des ***Septum interventriculare.*** Später proliferieren auch die Myoblasten im Septum selbst, sodass dieses dann aktiv in die Höhe wächst. Bis zur siebten Woche bleibt ein halbmondförmiges ***Foramen interventriculare*** zwischen dem freien Rand des *Septum interventriculare* und der Verschmelzungszone der Endokardkissen bestehen. Dadurch steht der rechte Ventrikel mit dem linken Ventrikel in offener Verbindung (➤ Abb. 13.17 B–D und ➤ Abb. 13.18). Das *Foramen interventriculare* schließt sich gewöhnlich am Ende der siebten Woche, wenn sich die Septumanteile im Konusabschnitt (s. u.) mit den Endokardkissen vereinigen (➤ Abb. 13.17 C–E).

Der **Verschluss des *Foramen interventriculare*** und die Bildung des membranösen Teils ***(Pars membranacea)*** des *Septum interventriculare* sind also auf die Fusion von drei Gewebeformationen zurückzuführen:

- dem rechten Konuswulst
- dem linken Konuswulst
- der Verschmelzungszone von dorsalem und ventralem Endokardkissen.

Die *Pars membranacea* des Kammerseptums entwickelt sich, indem sich das Gewebe an der rechten Seite des Endokardkissens zum muskulären Teil des *Septum interventriculare* hin ausdehnt. Die so entstehende dünne Gewebeplatte vereinigt sich mit dem *Septum aorticopulmonale* (s. u.) und dem dicken muskulären Teil des Kammerseptums (➤ Abb. 13.17 C–E und ➤ Abb. 13.19C). Nach Verschluss des *Foramen interventriculare* durch die *Pars membranacea* des Kammerseptums entspringt der *Truncus pulmonalis* aus dem rechten Ventrikel und die Aorta aus dem linken Ventrikel (➤ Abb. 13.17 E).

Kardiale Sonografie des Fetus Im Ultraschall werden bereits am fetalen Herzen zahlreiche normale (und anomale) Strukturen sichtbar (➤ Abb. 13.19). Die meisten Untersuchungen werden zwischen der 18. und 22. Schwangerschaftswoche durchgeführt, weil das Herz dann aufgrund seiner Größe leicht zu untersuchen ist. Falls notwendig, kann die fetale Echokardiografie aber auch schon in der 16. Woche erfolgen. Abgesehen von sonografisch darstellbaren anatomischen Veränderungen begründet jedoch bereits ein langsamer Herzschlag (< 90 Schläge pro Minute) des Fetus den Verdacht auf das Vorliegen eines Herzfehlers.

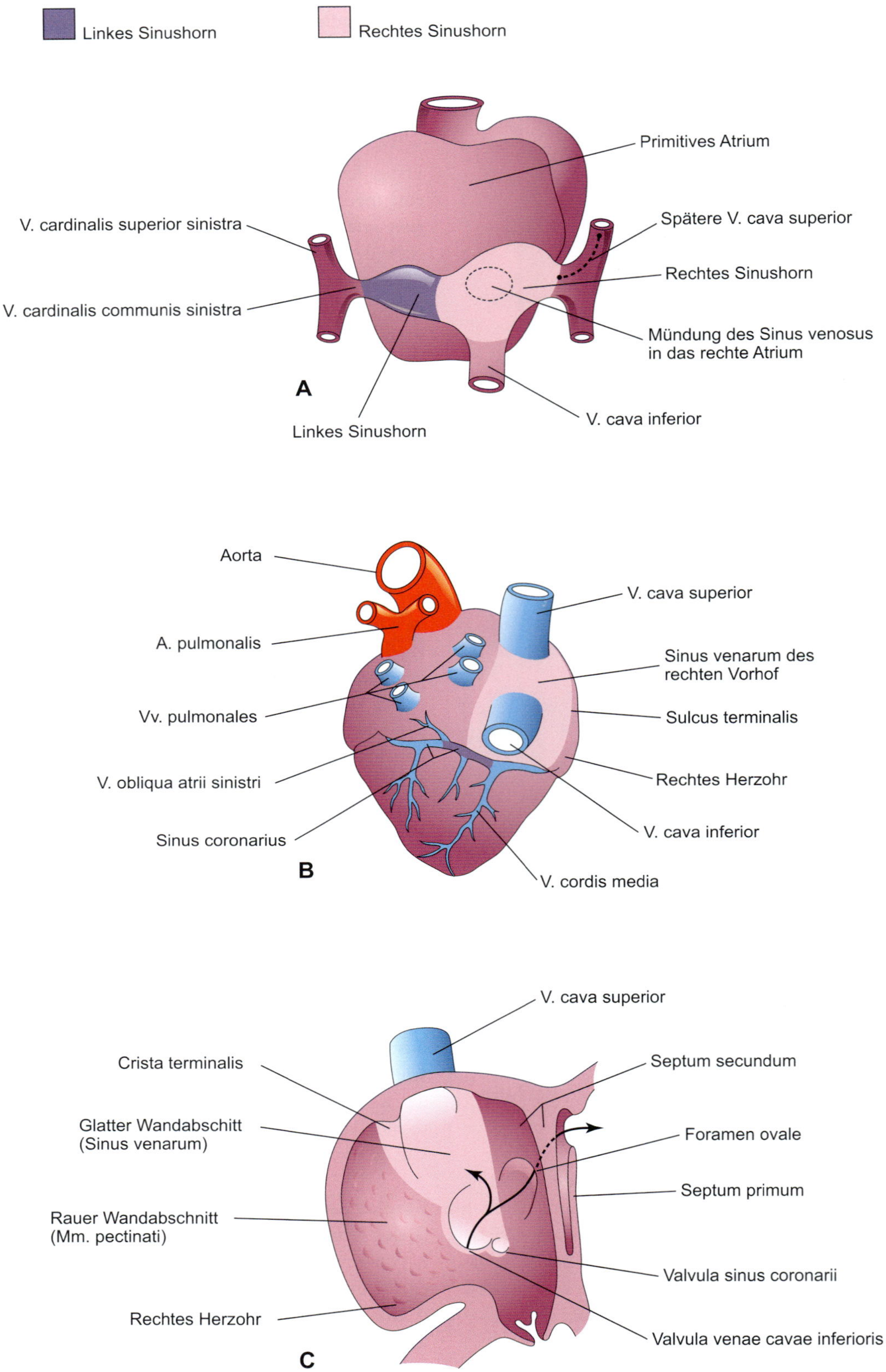

Abb. 13.15 Schematische Darstellung des Schicksals des Sinus venosus. A) Dorsalansicht des Herzens (etwa am 26. Tag) mit dem primitiven Atrium und dem *Sinus venosus.* **B)** Dorsalansicht des Herzens in der achten Woche. Das rechte Sinushorn ist in den rechten Vorhof eingegliedert. Aus dem linken Sinushorn ist der *Sinus coronarius* entstanden. **C)** Die Innenansicht des fetalen rechten Atriums zeigt den glattwandigen Teil des rechten Vorhofs *(Sinus venarum)*, der aus dem rechten Sinushorn stammt, und die *Crista terminalis* sowie die Klappen von *V. cava inf.* und *Sinus coronarius,* die von der rechten Venenklappe des *Sinus venosus* abstammen. Das primordiale rechte Atrium entwickelt sich zum rechten Herzohr, einer kegelförmigen muskulären Tasche.

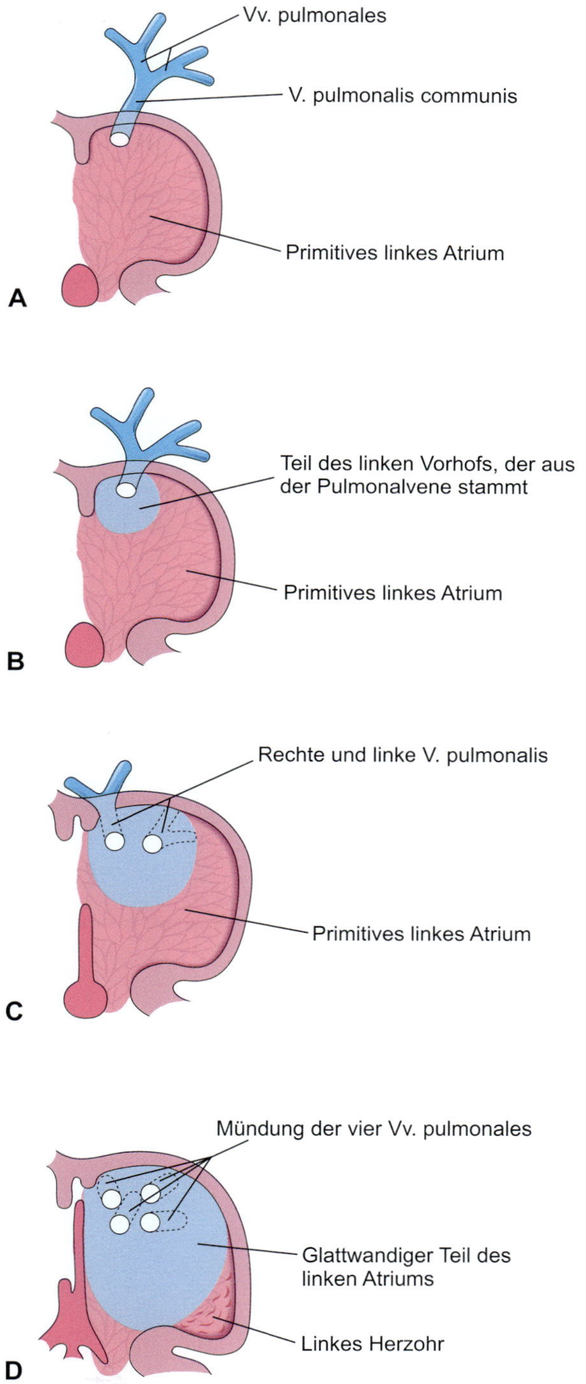

Abb. 13.16 Einbeziehung der Pulmonalvenen in den linken Vorhof. **A)** Fünf Wochen: Die unpaare *V. pulmonalis* mündet in das linke Atrium. **B)** In einem späteren Stadium ist die *V. pulmonalis communis* schon teilweise in die Wand des Vorhofs einbezogen. **C)** Sechs Wochen: Nach der vollständigen Eingliederung der *V. pulmonalis communis* münden jetzt zwei Pulmonalvenen in den linken Vorhof. **D)** Acht Wochen: Vier Pulmonalvenen münden getrennt in den linken Vorhof. Das ursprüngliche linke Atrium wird zum linken Herzohr, einem schlauchförmigen Anhängsel des linken Vorhofs. Der größte Teil des linken Atriums ist durch die Aufnahme der *V. pulmonalis* und ihrer Äste entstanden.

Septierung des *Conus (Bulbus) cordis* und *Truncus arteriosus*

In der fünften Entwicklungswoche entstehen durch aktive Proliferation der Mesenchymzellen in der Wand des *Conus cordis* zwei einander gegenüberliegende Längswülste, die **Konuswülste** (➤ Abb. 13.17C und D, ➤ Abb. 13.21 B und C). Ähnlich ausgerichtete leistenförmige Vorwölbungen bilden sich auch im *Truncus arteriosus* und verbinden sich mit den Konuswülsten. Das Mesenchym, aus dem sich die Konus- und **Trunkuswülste** weitgehend bilden, stammt von **Neuralleistenzellen** ab, die entlang dem primitiven Pharynx und den Schlundbögen in diese Wülste eingewandert sind.

Im Verlauf der Septumbildung kommt es – vermutlich durch die einander spiralig umfließenden Blutströme aus den Ventrikeln – zu einer schraubenförmigen Drehbewegung (um insgesamt 180°) der Konus- und Trunkuswülste, die sich so zu einem spiraligen *Septum aorticopulmonale* vereinigen. Das ***Septum aorticopulmonale*** unterteilt den *Conus cordis* und *Truncus arteriosus* auf diese Weise in zwei arterielle Kanäle, die **Aorta** und den ***Truncus pulmonalis*** (➤ Abb. 13.21D–G). Entsprechend dem spiraligen Verlauf des *Septum aorticopulmonale* windet sich der *Truncus pulmonalis* um die *Aorta ascendens* (➤ Abb. 13.21 H). Der proximale Teil der Ausflussbahn wird dabei größtenteils in die Wand des rechten Ventrikels einbezogen (➤ Abb. 13.17 A und B):

- Im rechten Ventrikel repräsentiert der glattwandige Teil dann den *Conus arteriosus* (Infundibulum), der die Wurzel des *Truncus pulmonalis* bildet.
- Im linken Ventrikel bildet der *Conus cordis* ebenfalls den glattwandigen Ausflusstrakt, der direkt unterhalb der Aortenklappe gelegen ist.

Entwicklung der Herzklappen

Wenn die Unterteilung des *Truncus arteriosus* fast abgeschlossen ist, beginnt die Entwicklung der **Semilunarklappen.** Sie entstehen aus jeweils drei subendokardialen Polstern (Endokardkissen), die sich am Abgang von *Aorta* bzw. *Truncus pulmonalis* ausbilden und zunächst für einen einfachen Verschlussmechanismus sorgen. Die Endokardkissen werden nach und nach ausgehöhlt, sodass jeweils drei dünnwandige Taschen entstehen, die zusammen die Aortenklappe bzw. Pulmonalklappe formen (➤ Abb. 13.22). Die **Atrioventrikularklappen** (Trikuspidal- und Mitralklappe) entstehen in ähnlicher Weise aus lokalen Proliferationen um den AV-Kanal. Hier werden die Endokardkissen später zu membranösen Segeln ausgeformt. Auf der Innenseite der Ventrikelwand bildet sich schon sehr früh ein schwammartiges Netzwerk von Muskelfaserbündeln aus, die *Trabeculae carneae*. Einige dieser Trabekel bündeln sich zu den **Papillarmuskeln,** die über die ***Chordae tendineae*** mit den Atrioventrikularklappen verbunden sind (➤ Abb. 13.20 C und D).

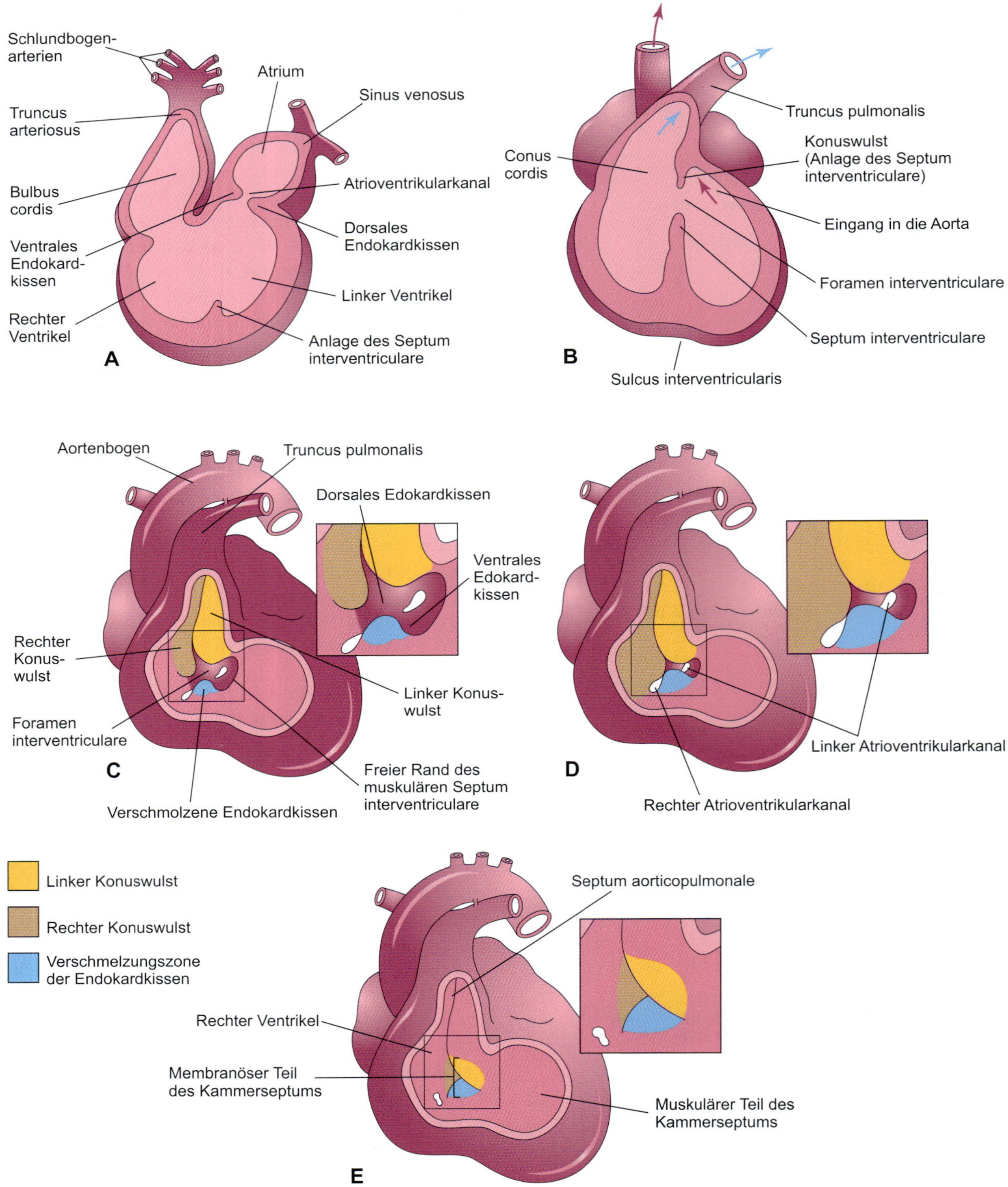

Abb. 13.17 Eingliederung des Bulbus (Conus) cordis in die Ventrikelanlage und Septierung des Conus arteriosus und Truncus arteriosus in Aorta und Truncus pulmonalis. A) Sagittalschnitt durch das Herz in der fünften Woche: Der *Bulbus cordis* bildet einen großen Teil des aufsteigenden Abschnitts des primitiven Herzschlauchs. **B)** Frontalschnitt durch das Herz in der sechsten Woche: Der *Bulbus* wird proximal in die Ventrikelanlage einbezogen und wird zum Ausflusstrakt sowohl des rechten Ventrikels (*Conus arteriosus* oder Infundibulum) wie auch des linken Ventrikels. **C–E)** Schemazeichnungen zum Verschluss des *Foramen interventriculare* und zu der Bildung der *Pars membranacea* des *Septum interventriculare.* Die Wand des rechten Ventrikels und die des *Conus arteriosus* wurden entfernt. **C)** Fünf Wochen: Herz mit Konuswülsten und den verschmolzenen **D)** Sechs Wochen: Man erkennt, wie durch Proliferation des subendokardialen Gewebes das *Foramen interventriculare* kleiner wird. **E)** Sieben Wochen: Das Schema zeigt die zum Konusseptum verschmolzenen Konuswülste und den membranösen Teil des Kammerseptums, der durch Vorwachsen des hinteren Endokardkissens und dessen Fusion mit dem Konusseptum und dem muskulären Teil des Kammerseptums gebildet wird. Damit ist das *Foramen interventriculare* verschlossen.

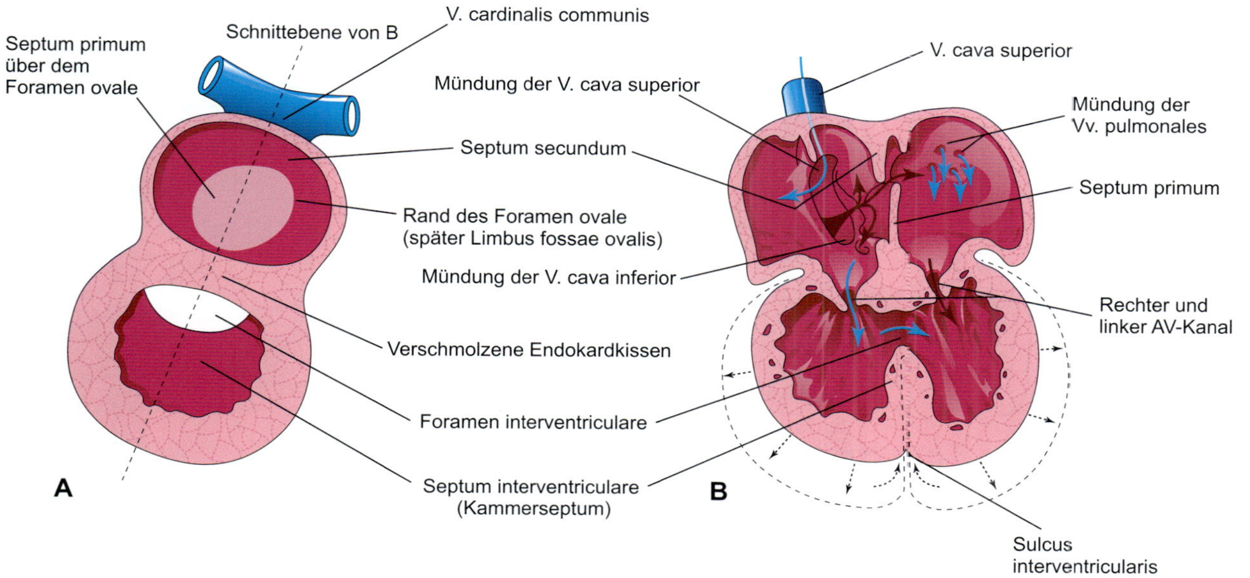

Abb. 13.18 Schematische Darstellung der Septierung des Herzens. A) Sagittalschnitt vom Ende der fünften Woche mit Herzsepten und Foramina. **B)** Der Frontalschnitt in einem etwas späteren Stadium zeigt die Richtung des Blutstroms und die Ausdehnung der Ventrikel.

13.2.3 Erregungsleitungssystem und Koronargefäße

Anfangs geht das Myokard des Vorhofs kontinuierlich in das Myokard des Ventrikels über, und der Vorhof funktioniert als Schrittmacher für das Herz. Bald übernimmt jedoch der *Sinus venosus* diese Funktion. Bereits am Anfang der vierten Woche entwickelt sich dort der **Sinusknoten.** Er liegt ursprünglich in der rechten Wand des *Sinus venosus,* wird aber mit diesem zusammen in den rechten Vorhof einbezogen und liegt dann in der rechten Vorhofwand, dort, wo die *Crista terminalis* auf die Einmündung der *V. cava superior* trifft (➤ Abb. 13.20 D).

Mit der Eingliederung des *Sinus venosus* gelangen Zellen des linken Sinusabschnitts an die Basis des Vorhofseptums direkt vor die Mündung des *Sinus coronarius.* Zusammen mit Zellen aus dem Bereich des AV-Kanals bilden sie den **Atrioventrikular(AV)-Knoten** (etwa ab Mitte der vierten Woche zu erkennen) und das **His-(AV-)Bündel,** die dann beide unmittelbar oberhalb der Endokardkissen liegen. Fasern aus dem His-Bündel ziehen vom Atrium in den Ventrikel und teilen sich dort in den rechten und linken Kammerschenkel auf. Über die **Purkinje-Fasern** verteilen sie sich schließlich über das gesamte ventrikuläre Myokard (➤ Abb. 13.20 D). Sinus- und Atrioventrikularknoten sowie His-Bündel werden reich mit Ästen des vegativen Nervensystems versorgt; jedoch ist das Erregungsleitungssystem selbst bereits gut entwickelt, bevor die vegetativen Nerven in das Herz gelangen.

Das Erregungsleitungssystem besteht aus spezialisiertem Muskelgewebe und ist normalerweise die einzige direkte muskuläre Verbindung zwischen den Vorhöfen und den Kammern. Denn wenn das Herz in die vier Herzhöhlen unterteilt wird, wächst Bindegewebe aus dem Epikard ein und bildet in der Ventilebene ein fibröses **Herzskelett,** das die Muskulatur der Vorhöfe dann vom Myokard der Kammern trennt.

Als Ursprung des Erregungsleitungssystems wurden lange Zeit die in die Herzanlage einwandernden Neuralleistenzellen angesehen. Experimentelle Untersuchungen vor allem am Huhn belegen jedoch, dass die Zellen des Erregungsleitungssystems durch Signale aus dem Endokard aus bestimmten, zunächst als Kardiomyozytenvorläufer differenzierten Zellen rekrutiert werden, die so zur Verlängerung des Erregungsleitungssystems, insbesondere der Purkinje-Fasern, beitragen.

Auch die Bildung der **Koronargefäße,** insbesondere der Arterien, wurde lange Zeit durch Aussprossung von Endothelien am Ursprung der Aortenwurzel erklärt. Tatsächlich entsteht aber der größte Teil der Koronargefäße (bis auf den *Sinus coronarius,* der sich aus dem Sinusabschnitt der Herzanlage ableitet) lokal durch Vaskulogenese und bekommt erst sekundär Anschluss an den großen Kreislauf. Eine weitere Quelle für Koronargefäßabschnitte, die möglicherweise bei diesem Anschluss Hilfestellung leisten, ist – zumindest beim Huhn – auch das (aus dem Proepikard stammende) Epikard.

Anomalien des Erregungsleitungssystems Fehlentwicklungen des Erregungsleitungssystems können zu unerwarteten Todesfällen in der frühen Kindheit führen, wie z. B. beim **plötzlichen Kindstod** (engl. *sudden infant death syndrome,* **SIDS**) oder Krippentod. Beim plötzlichen Kindstod wurden zwar Anomalien des Erregungsleitungssystems beobachtet, strittig ist jedoch, ob ein einziger Mechanismus für den plötzlichen und unerwarteten Tod scheinbar gesunder Kinder verantwortlich ist. Manche Befunde weisen darauf hin, dass auch Anomalien des vegetativen Nervensystems beteiligt sind. Wahrscheinlich bilden Fehlentwicklungen des Hirnstamms und eine verzögerte Reifung der neuronalen Herz-Kreislauf-Regulation gemeinsam eine Ursache für den plötzlichen Kindstod. Der plötzliche Kindstod ist die häufigste Todesursache im frühesten Kindesalter in den Industrieländern und für 40–50 % der Todesfälle im ersten Lebensjahr verantwortlich.

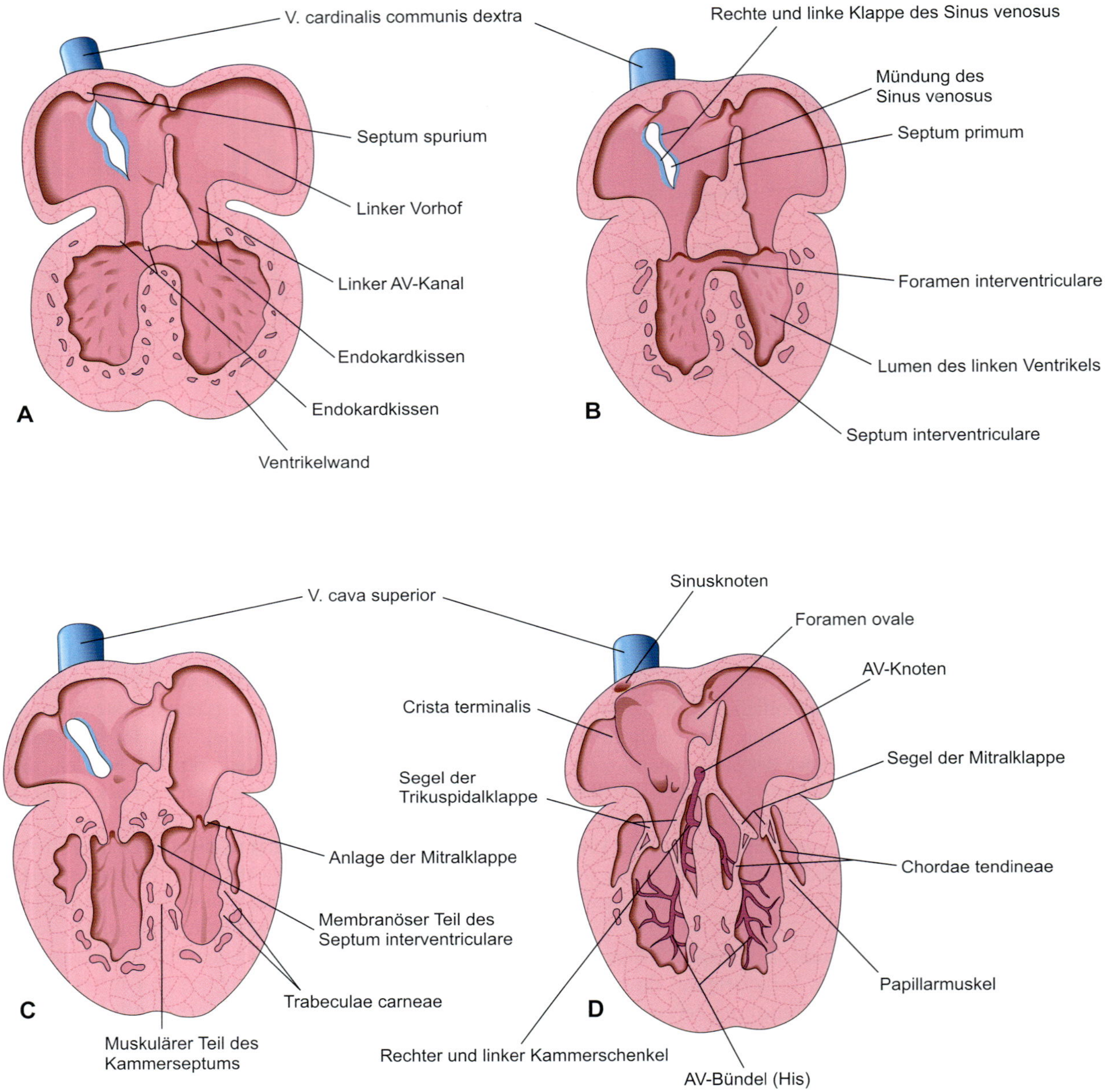

Abb. 13.19 Schematische Darstellung aufeinanderfolgender Entwicklungsstadien der Atrioventrikularklappen, der Chordae tendineae sowie der Papillarmuskeln. A) Fünf Wochen; **B)** sechs Wochen; **C)** sieben Wochen; **D)** zehn Wochen, mit Darstellung des Erregungsleitungssystems.

13.3 Fehlbildungen des Herzens und der großen Gefäße

Angeborene Herzfehler sind relativ häufig und kommen in sechs bis acht Fällen bei 1.000 Geburten vor. Einige dieser Herzfehler werden durch eine einzelne Genmutation oder durch Chromosomenaberrationen hervorgerufen, andere Defekte haben exogene Ursachen wie das **Rötelnvirus** (➤ Kap. 21). In vielen Fällen ist jedoch die Ursache unbekannt. Es wird angenommen, dass die meistens angeborenen Herzfehler multifaktoriell bedingt sind, d. h. sowohl durch genetische als auch durch Umweltfaktoren verursacht werden (**multifaktorielle Vererbung,** ➤ Kap. 21.4), wobei jeder einzelne Faktor für sich nur einen geringen Effekt hat. Die molekularen Aspekte einer abnormen Herzentwicklung sind noch wenig bekannt, und eine Gentherapie für Kinder mit angeborenen Herzfehlbildungen liegt zurzeit noch in weiter Ferne.

Mithilfe neuerer Technologien wie der Realtime- und Duplex-Ultraschalldiagnostik können Herzfehler bereits in der 17. oder 18. Schwangerschaftswoche festgestellt werden. Die meisten Herzfehler werden *in utero* vom Fetus noch gut toleriert und erst nach der Geburt – wenn das Kind von der mütterlichen Zirkulation abgetrennt ist – als Störungen manifest. Einige der angeborenen Herzfehler rufen nur geringe Symptome hervor, andere sind mit dem extrauterinen Leben nicht zu vereinbaren. Wegen der jüngsten

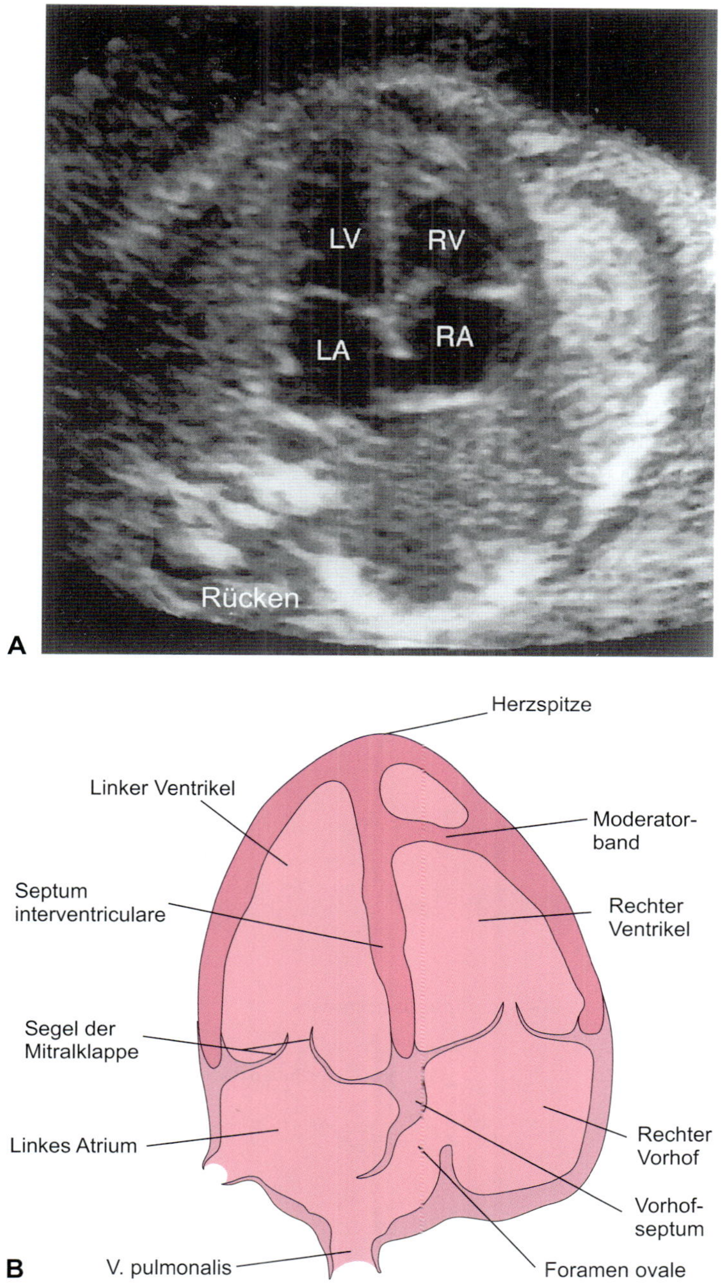

Abb. 13.20 **A)** Ultraschallaufnahme des sog. „Vierkammerblicks" bei einem Fetus in etwa der 20. Schwangerschaftswoche. LA, linkes Atrium; LV, linker Ventrikel; RA, rechtes Atrium; RV, rechter Ventrikel. **B)** Umzeichnung zur Orientierung. Es wurde durch den fetalen Thorax gescannt. Die Ventrikel und die Atrien sind gut ausgebildet, und zwei AV-Klappen sind vorhanden. Das Moderatorband ist die *Trabecula septomarginalis* des rechten Ventrikels, in der der rechte Schenkel des AV-Bündels verläuft. (A) mit freundlicher Genehmigung von W. Lee, William Beaumont Hospital, Royal Oak, USA. (B) modifiziert nach: American Institute of Ultrasound in Medicine Technical Bulletin, Performance of the Basic Fetal Cardiac Ultrasound Examination.

Fortschritte in der Herz-Kreislauf-Chirurgie können viele Defekte operativ korrigiert werden, und auch die fetale Herzchirurgie könnte schon bald für komplexe Herzfehler Wirklichkeit werden.

Nicht alle angeborenen Herzfehler können hier beschrieben werden. Der Schwerpunkt liegt auf solchen Defekten, die mit dem Leben vereinbar oder nach dem gegenwärtigen Stand einer chirurgischen Therapie zugänglich sind.

Dextrokardie Wenn sich die embryonale Herzschleife nach links statt nach rechts (engl. *D-loop*) krümmt (➤ Abb. 13.23), kommt es zu einer Transposition, bei der das Herz und die Gefäße spiegelbildlich von links nach rechts vertauscht angeordnet sind. Diese sog. **Dextrokardie,** bei der das Herz rechts im Thorax liegt, ist die häufigste Lageanomalie des Herzens. Bei einer **Dextrokardie mit *Situs inversus*** (spiegelbildlicher Verlagerung der Eingeweide wie Leber, Magen und Milz) ist die Inzidenz begleitender Herzfehler gering. Soweit keine anderen Gefäßanomalien auftreten, funktioniert das Herz normal. Bei der **isolierten Dextrokardie** wird die abnorme Lage des Herzens nicht von der Verlagerung anderer Eingeweide begleitet **(Heterotaxie),** und diese Anomalie ist dann gewöhnlich durch schwere Herzfehler kompliziert (z. B. durch einen singulären Ventrikel oder eine Transposition der großen Gefäße). Der TGFβ-Faktor *Nodal* ist an dem „Looping" des Herzens beteiligt; seine Rolle bei der Dextrokardie ist jedoch unklar.

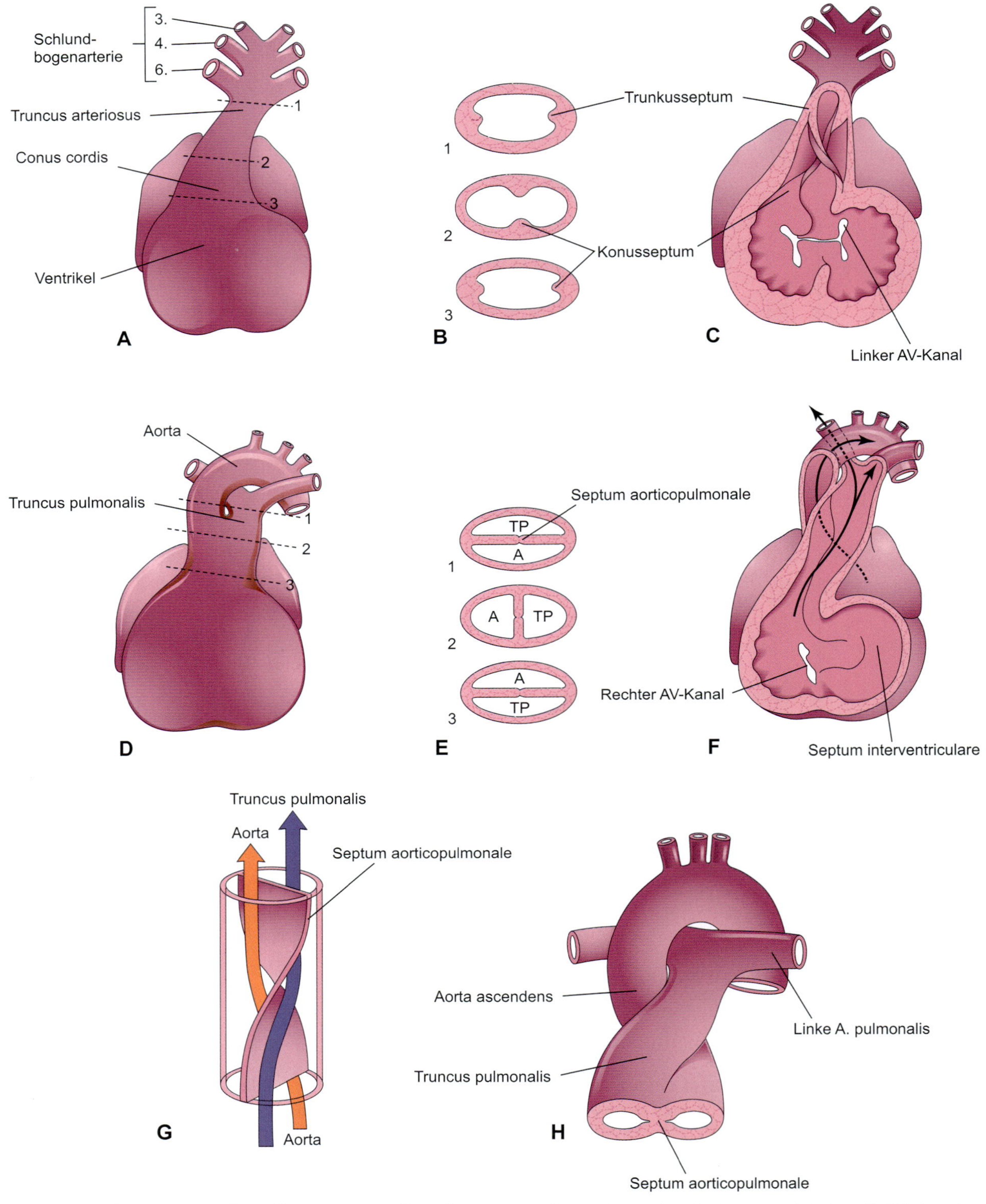

Abb. 13.21 Schritte der Septierung des Bulbus (Conus) cordis und Truncus arteriosus. A) Ventralansicht des Herzens bei einem fünf Wochen alten Embryo. **B)** Querschnitt durch den *Conus cordis* und *Truncus arteriosus* mit Darstellung der Wülste. **C)** Die ventrale Wand des Herzens und des *Truncus arteriosus* wurde entfernt, um die sich entwickelnden Septen sichtbar zu machen. **D)** Ventralansicht des Herzens nach der Unterteilung des *Truncus arteriosus.* **E)** Schnitte durch die neu gebildete Aorta (A) und den *Truncus pulmonalis* (TP) auf Höhe der in D skizzierten Schnittebenen zur Darstellung der unterschiedlichen Ausrichtung des *Septum aorticopulmonale.* **F)** Sechs Wochen alter Embryo. Die ventrale Wand des Herzens und des *Truncus pulmonalis* wurde entfernt, um das *Septum aorticopulmonale* zu zeigen. **G)** Schematische Darstellung der Spiralform des *Septum aorticopulmonale.* **H)** Spiralige Verwindung der Arterienstämme nach ihrem Austritt aus dem Herzen.

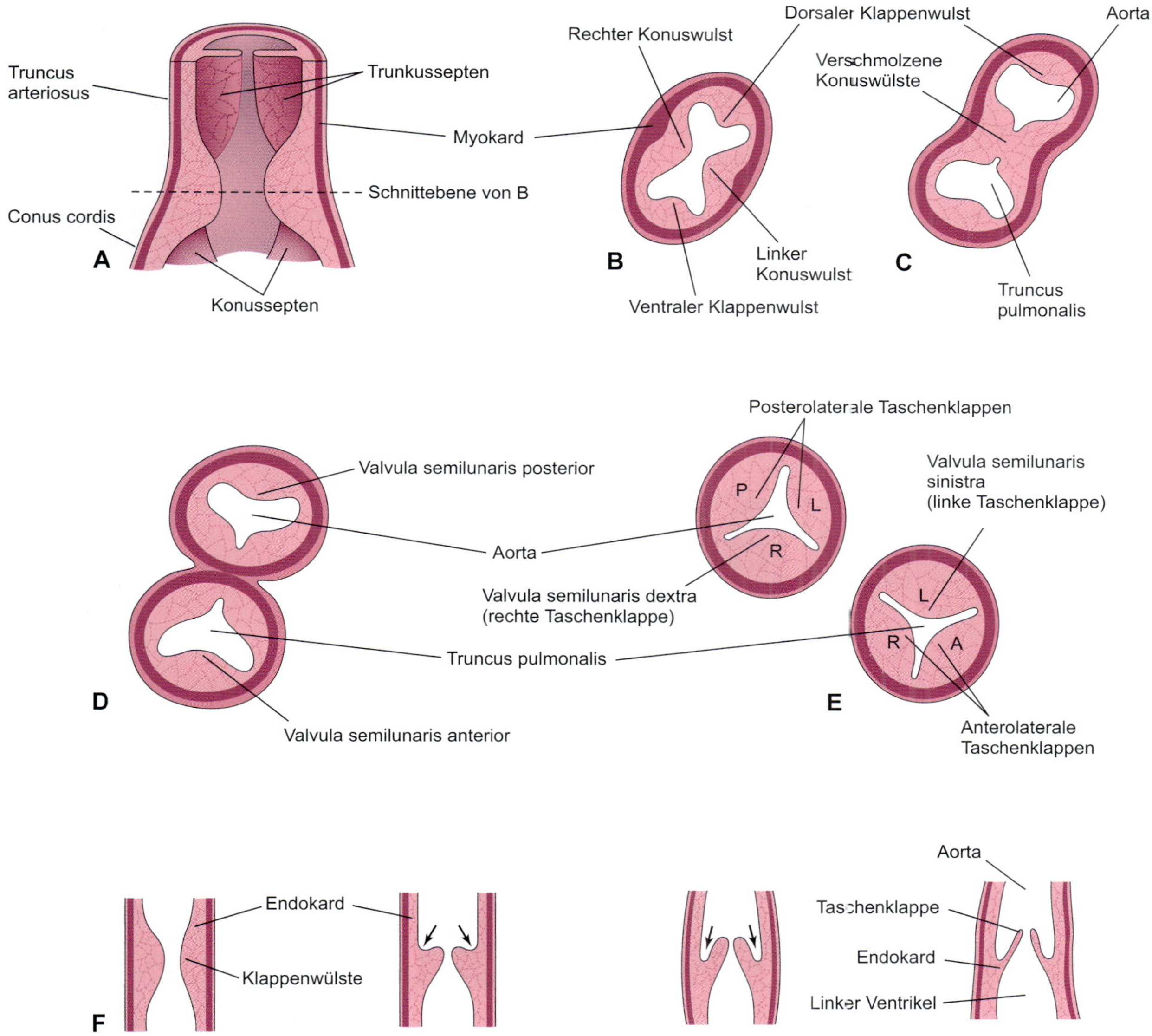

Abb. 13.22 Entwicklung der Semilunarklappen der Aorta und des Truncus pulmonalis. **A)** Schematischer Längsschnitt durch *Conus cordis* und *Truncus arteriosus* mit den Klappenwülsten. **B)** Querschnitt durch den *Conus cordis.* **C)** Ähnlicher Schnitt nach Verschmelzung der Konuswülste. **D)** Bildung der Wände und Klappen von Aorta und *Truncus pulmonalis.* **E)** Durch die Rotation der Gefäße sind die Klappen in ihre endgültige Lage gelangt. **F)** Längsschnitte durch den Übergangsbereich zwischen Aorta und Ventrikel in aufeinanderfolgenden Entwicklungsstadien. Die Klappenwülste werden durch zunehmende Aushöhlung (Pfeile) immer dünner.

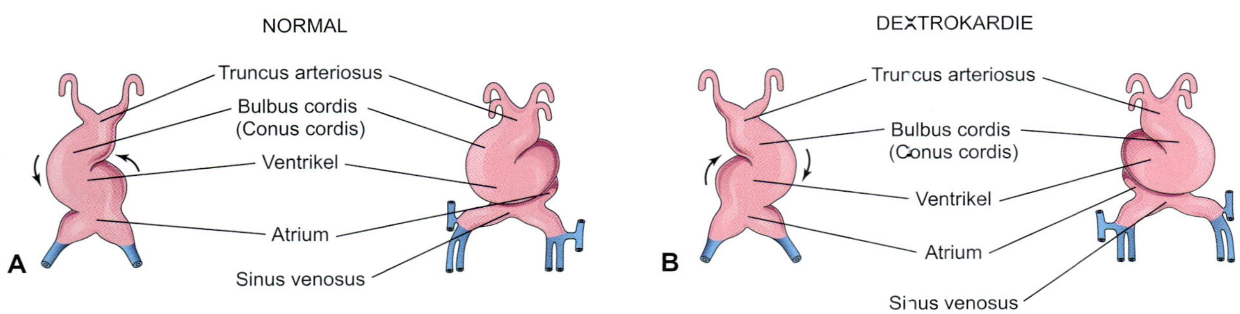

Abb. 13.23 Der primitive Herzschlauch in der vierten Woche. **A)** Normale Krümmung nach rechts *(D-loop).* **B)** Abnorme Krümmung nach links.

Ectopia cordis Bei der *Ectopia cordis,* einer äußerst seltenen Fehlbildung, befindet sich das Herz in abnormer Position. Bei der häufigsten, der thorakalen Form liegt das Herz ganz oder teilweise außerhalb des Körpers. auf dem Thorax (➤ Abb. 13.24). Dieser Defekt entsteht dadurch, dass sich die Sternalleisten bei der Bildung der Thoraxwand in der vierten Woche nicht schließen.

Dementsprechend besteht eine weite Spaltbildung zwischen den beiden Hälften des Sternums; die Perikardhöhle ist nach außen geöffnet. Bei der abdominalen Form der Ektopie stülpt sich das Herz durch das Zwerchfell in das Abdomen. Der Tod tritt oft bereits wenige Tage nach der Geburt durch Infektion, Herzversagen oder Hypoxämie auf. Wenn keine schweren begleitenden Herzfehlbildungen auftreten, besteht die chirurgische Therapie in der Regel darin, dass das ektope Herz mit Haut überdeckt wird. Insgesamt haben sich die klinischen Behandlungsmethoden für Patienten mit Ektopie verbessert, und eine ganze Reihe von Patienten haben schon mit einer *Ectopia cordis* bis ins Erwachsenenalter hinein überlebt.

Vorhofseptumdefekte Der atriale Septumdefekt (engl. *atrial septal defect,* **ASD**) gehört zu den häufig auftretenden kongenitalen Fehlbildungen und ist beim weiblichen Geschlecht öfter anzutreffen als beim männlichen (im Verhältnis 3 : 1). Die häufigste Form ist das **persistierende *Foramen ovale* (PFO;** ➤ Abb. 13.25). Als sondendurchgängiges Foramen kommt es bei bis zu 25 % der Bevölkerung vor (➤ Abb. 13.25 B) – eine Sonde kann dabei durch ein kleines Loch, meist im oberen Bereich der *Fossa ovalis* (d. h. unter dem *Limbus fossae ovalis*) in schrägem Verlauf von einem Vorhof zum anderen vorgeschoben werden. Ein solches sondierbares, offenes *Foramen ovale* entsteht, wenn nach der Geburt das klappenartige *Septum primum* nur unvollständig mit dem *Septum secundum* verwächst.

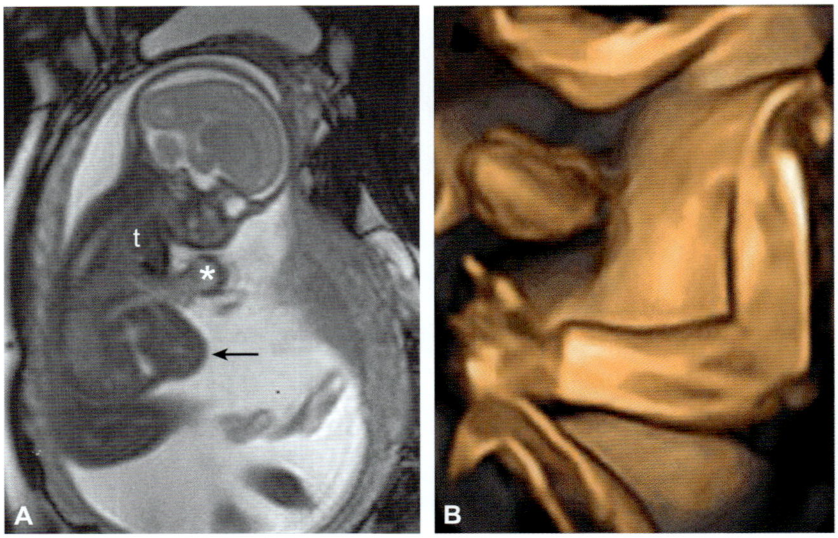

Abb. 13.24 (A) Fetales Kernspintomogramm mit einem „Single-shot turbo spin echo" zeigt das Herz in ektoper Position (*) und eine teilweise Eventralisierung der Leber in der Mittellinie (Pfeil). Beachte die kleine Brusthöhle (t). Im Zentrenalnervensystem wurde keine Fehlbildung festgestellt. (B) Die dreidimensionale Rekonstruktion desselben Datensatzes zeigt, dass das Herz das Sternum penetriert hat. (Aus Leyder M, van Berkel E, Done K, et al.: Ultrasound meets magnetic resonance imaging in the diagnosis of pentalogy of Cantrell with complete ectopy of the heart, *Gynecol Obstet [Sunnyvale]* 4:200, 2014.)

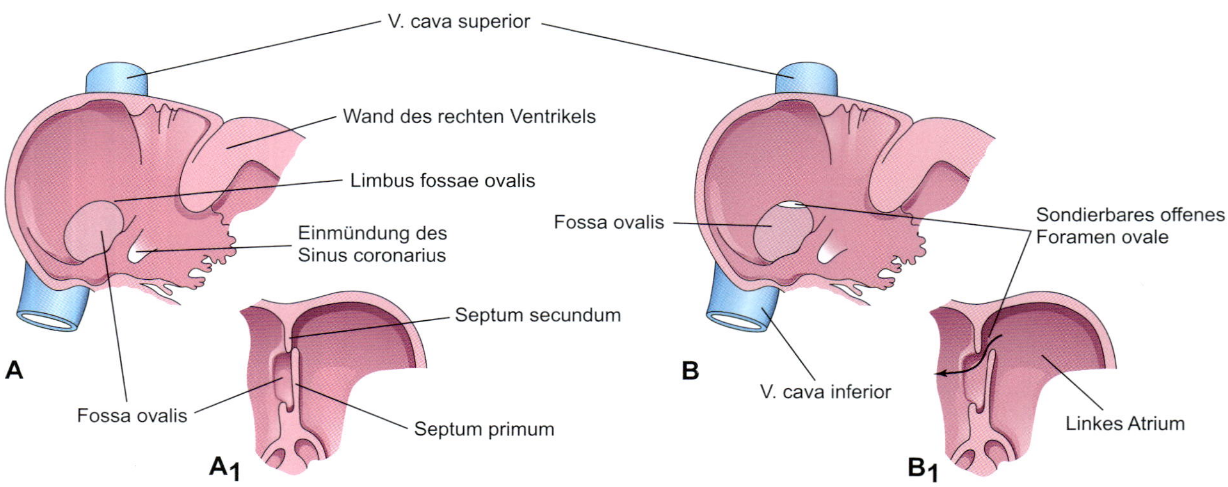

Abb. 13.25 A) Normales postnatales Erscheinungsbild der rechten Seite des Vorhofseptums nach Verklebung des *Septum primum* mit dem *Septum secundum.* **A1**) Schematischer Schnitt durch das Vorhofseptum. Die Bildung der *Fossa ovalis* im rechten Vorhof ist dargestellt. **B, B1**) Ähnliche Ansichten bei einem sondendurchgängig offenen *Foramen ovale,* das durch unvollständige Anheftung des *Septum primum* an das *Septum secundum* entstanden ist.

Ein kleines, isoliert auftretendes Foramen ovale hat keine hämodynamische Wirkung. Wenn jedoch noch andere Defekte, wie z. B. eine Pulmonalstenose oder -atresie, hinzukommen, wird der Blutstrom durch das Foramen ovale zum linken Vorhof kurzgeschlossen, und der betroffene Patient entwickelt eine Zyanose (eine blau-violette Verfärbung von Haut und Schleimhäuten aufgrund des niedrigen Sauerstoffgehalts im Blut). Es gibt vier klinisch relevante Formen des ASD (Abb. 13.26 und Abb. 13.27):

- *Ostium-secundum*-Defekt = ASD II
- *Ostium-primum*-Defekt mit Beteiligung der Endokardkissen = ASD I
- *Sinus-venosus*-Defekt
- *Atrium commune.*

Die ersten beiden Typen kommen am häufigsten vor. Der ***Ostium-secundum*-Typ (ASD II;** ➤ Abb. 13.26 A–D und ➤ Abb. 13.27) gehört zu den häufigsten angeborenen Herzfehlern überhaupt, betrifft den Bereich der *Fossa ovalis* und beruht meist auf einer Kombination von Defekten des *Septum primum* und des *Septum secundum.* Die Defekte können also multipel sein, aber auch einfache Defekte von mehr als 2 cm Durchmesser sind bei symptomatischen älteren Kindern keine Seltenheit. Ein offenes *Foramen ovale* kann z. B. durch eine pathologische Resorption des *Septum primum* während der Bildung des *Foramen secundum* entstehen: Findet die Resorption an falscher Stelle statt, so erscheint das *Septum primum* gefenstert oder netzförmig (➤ Abb. 13.26 A). Erfolgt eine übermäßige Resorption, so klafft zwischen dem verbleibenden zu kurzen *Septum primum* und einem normal ausgebildeten *Septum secundum* eine Lücke, und das *Foramen ovale* kann bei der Geburt nicht vollständig verschlossen werden (➤ Abb. 13.26 B). Ist das *Foramen ovale* infolge eines zu geringen Wachstums des *Septum secundum* zu groß, so kann es auch durch ein normales *Septum primum* nicht verschlossen werden (➤ Abb. 13.26 C). Große ASD II können aber auch aus einer *Kombination von zu starker Resorption des Septum primum* und zu *geringem Wachstum des Septum secundum* entstehen (➤ Abb. 13.26 D und ➤ Abb. 13.27).

Ein ASD II wird in der Kindheit meist gut toleriert. Symptome wie z. B. eine pulmonale Hypertonie erscheinen erst im dritten Lebenjahrzehnt oder später. Der Verschluss des ASD erfolgt chirurgisch am offenen Herzen; die Mortalität beträgt dabei weniger als 1 %.

Defekte des Endokardkissens (➤ Abb. 13.26 E) stellen seltenere Formen eines Vorhofseptumdefekts dar. Verschiedene Herzfehler fallen unter diese Rubrik, weil sie auf dem gleichen Entwicklungsdefekt beruhen, nämlich auf einer mangelhaften Vereinigung der Endokardkissen mit dem Vorhofseptum: Die Folge ist ein **offenes *Foramen primum*** = ein ***Ostium-primum-Defekt (ASD I).*** Meistens findet sich dabei auch eine Spalte im vorderen Segel der Mitralklappe.

Bei der selteneren kompletten Form des Endokardkissendefekts bleibt die Vereinigung des oberen und unteren Endokardkissens in der Mitte aus. Als Folge bildet sich ein großer Defekt im Zentrum des Herzens, der als **atrioventrikulärer Septumdefekt (AVSD)** bezeichnet wird und zum Bild des **persistierenden AV-Kanals** führt (➤ Abb. 13.28 und ➤ Abb. 13.29). Dieser Herzfehler kommt bei etwa 20 % der Patienten mit Downsyndrom vor; ansonsten ist er recht selten. Beim persistierenden AV-Kanal besteht ein durchgehender Vorhof- und Ventrikelseptumdefekt mit deutlich abnormen Segelklappen. Ein solch schwerer Herzfehler kann mittels Ultraschalluntersuchung bereits am fetalen Herzen diagnostiziert werden.

Sinus-venosus-Defekte (hohe Vorhofseptumdefekte) befinden sich im oberen Teil des Vorhofseptums nahe der Mündung der *V. cava superior* (➤ Abb. 13.26 F) und zählen zu den seltensten Formen des ASD. Sie beruhen auf einer unvollständigen Einbeziehung des *Sinus venosus* in den rechten Vorhof und/oder auf einer abnormen Entwicklung des *Septum secundum.* Dieser ASD-Typ ist häufig mit einer partiellen Fehlmündung der Pulmonalvenen verbunden.

Atrium commune Bei dieser sehr seltenen Fehlbildung fehlt das Vorhofseptum vollständig, weil weder ein *Septum primum* noch ein *Septum secundum* angelegt wurde.

Ventrikelseptumdefekte Die Ventrikelseptumdefekte **(VSD)** sind mit einem Anteil von 25 % die häufigsten kongenitalen Herzfehler; sie kommen beim männlichen häufiger als beim weiblichen Geschlecht vor und können in allen Abschnitten des *Septum interventriculare* lokalisiert sein. Viele kleine Ventrikelseptumdefekte (30–50 %) schließen sich spontan, häufig während des ersten Lebensjahres. Patienten mit einem großen VSD haben jedoch meistens einen massiven Links-rechts-Shunt. Der **membranöse Ventrikelseptumdefekt** ist die häufigste Form eines VSD (➤ Abb. 13.28 B und ➤ Abb. 13.29). Der vollständige Verschluss des *Foramen interventriculare* bleibt in diesem Fall dadurch aus, dass sich der membranöse Teil des *Septum interventriculare* nicht entwickelt. Auch wenn das subendokardiale Gewebe auf der rechten Seite des fusionierten Endokardkissens nicht vorwächst und daher nicht mit dem *Septum aorticopulmonale* und dem muskulären Teil des *Septum interventriculare* fusioniert, kann ein membranöser VSD entstehen (➤ Abb. 13.17 C–E). Große VSD (➤ Abb. 13.30) mit übermäßiger Füllung des Lungenkreislaufs und pulmonaler Hypertonie führen bereits in der frühen Kindheit zu Dyspnoe (erschwerte Atmung) und Herzversagen. Der **muskuläre VSD** ist selten und kann überall im muskulären Teil des Kammerseptums auftreten. Manchmal bestehen multiple kleine Defekte, sodass das Ventrikelseptum stark durchlöchert ist (engl. *„Swiss cheese VSD“).* Muskuläre VSD entstehen wahrscheinlich bei zu starker Aushöhlung des Muskelgewebes während der Bildung der trabekulären Ventrikelwand und des muskulären Anteils des Ventrikelseptums.

Das vollständige Fehlen des *Septum interventriculare,* d. h. **ein singulärer Ventrikel** (*Ventriculus communis;* engl. *single ventricle* oder *common ventricle*), ist äußerst selten und führt zu einem dreikammerigen Herzen *(Cor triloculare biatriatum).* Die beiden Vorhöfe pumpen das Blut durch eine gemeinsame Klappe oder zwei getrennte AV-Klappen in den singulären Ventrikel, aus dem Aorta und *Truncus pulmonalis* gemeinsam entspringen. Die meisten Kinder mit singulärem Ventrikel haben auch eine **Transposition der großen Arterien** (➤ Abb. 13.32) und eine rudimentäre Ausstrombahn. Einige Patienten sterben bereits im frühen Kindesalter an Herzinsuffizienz, andere überleben aber auch bis in das frühe Erwachsenenalter.

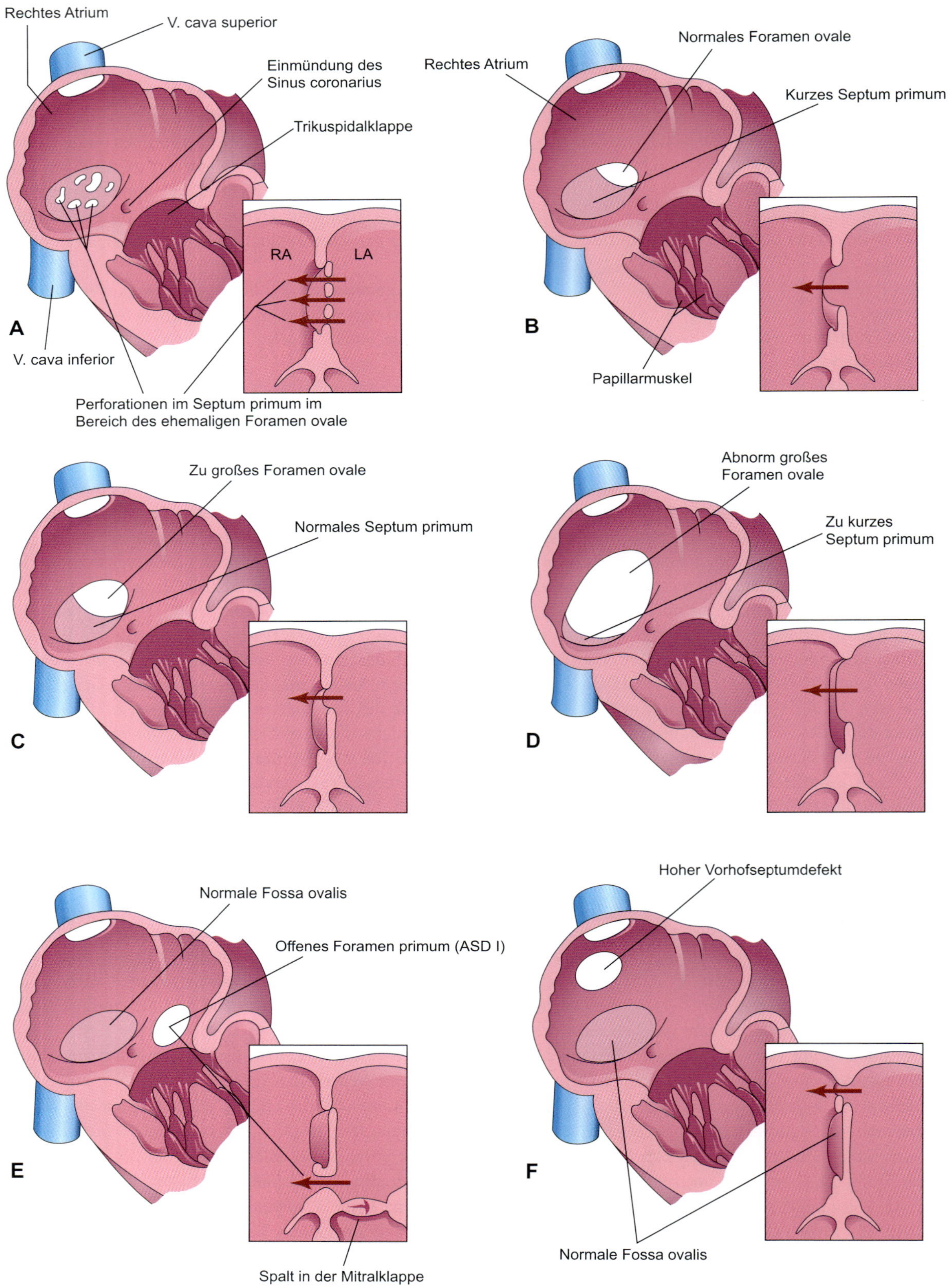
Rechtes Atrium
V. cava superior
Einmündung des Sinus coronarius
Trikuspidalklappe
RA
LA
A
V. cava inferior
Perforationen im Septum primum im Bereich des ehemaligen Foramen ovale
Normales Foramen ovale
Rechtes Atrium
Kurzes Septum primum
B
Papillarmuskel
Zu großes Foramen ovale
Normales Septum primum
C
Abnorm großes Foramen ovale
Zu kurzes Septum primum
D
Normale Fossa ovalis
Offenes Foramen primum (ASD I)
E
Spalt in der Mitralklappe
Hoher Vorhofseptumdefekt
F
Normale Fossa ovalis

Abb. 13.26 Schematische Ansichten der rechten Seite des Vorhofseptums bei Vorhofseptumdefekten. In den Inserts sind die verschiedenen Formen der Vorhofseptumdefekte (ASD) verdeutlicht. **A)** Offenes *Foramen ovale* durch Rückbildungen an abnormen Stellen im *Septum primum.* **B)** Offenes *Foramen ovale* durch zu starke Rückbildung des *Septum primum.* **C)** Offenes *Foramen ovale* bei abnorm großem *Foramen ovale.* **D)** Offenes *Foramen ovale* bei zu großem *Foramen ovale* und zu starker Rückbildung des *Septum primum.* **E)** Endokardkissendefekte führen zum *Ostium-primum*-Typ des ASD (ASD I). Der Schnitt zeigt die Spalte im *Cuspis anterior* der Mitralklappe. **F)** *Sinus-venosus*-Typ des ASD. Der hohe Septumdefekt beruht auf einer anomalen Einbeziehung des *Sinus venosus* in das rechte Atrium. In E und F hat sich die *Fossa ovalis* jeweils normal ausgebildet.

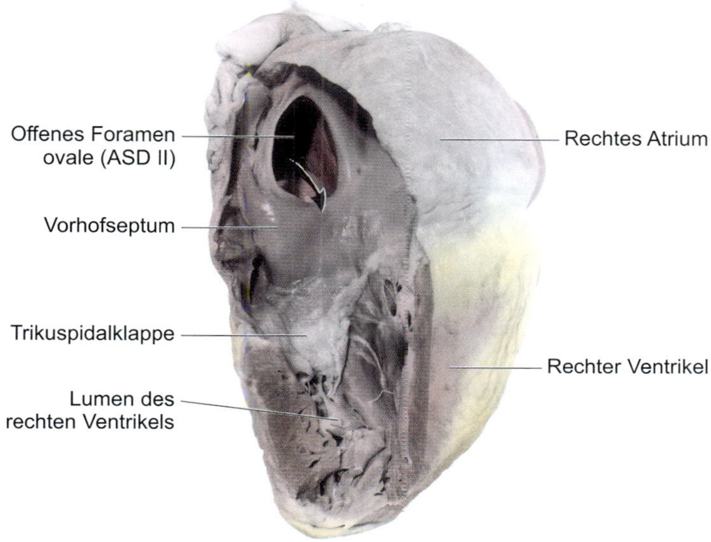

Abb. 13.27 Sektionspräparat des Herzens eines erwachsenen Mannes mit großem Vorhofseptumdefekt (Pfeil). Der Defekt ist in diesem Fall durch ein abnorm großes *Foramen ovale* und zu starke Rückbildung des *Septum primum* entstanden. Diese Form wird auch als *Ostium-secundum*-Typ des ASD bezeichnet und ist eine der häufigsten Fehlbildungen des Herzens. Der rechte Ventrikel und das rechte Atrium sind vergrößert.

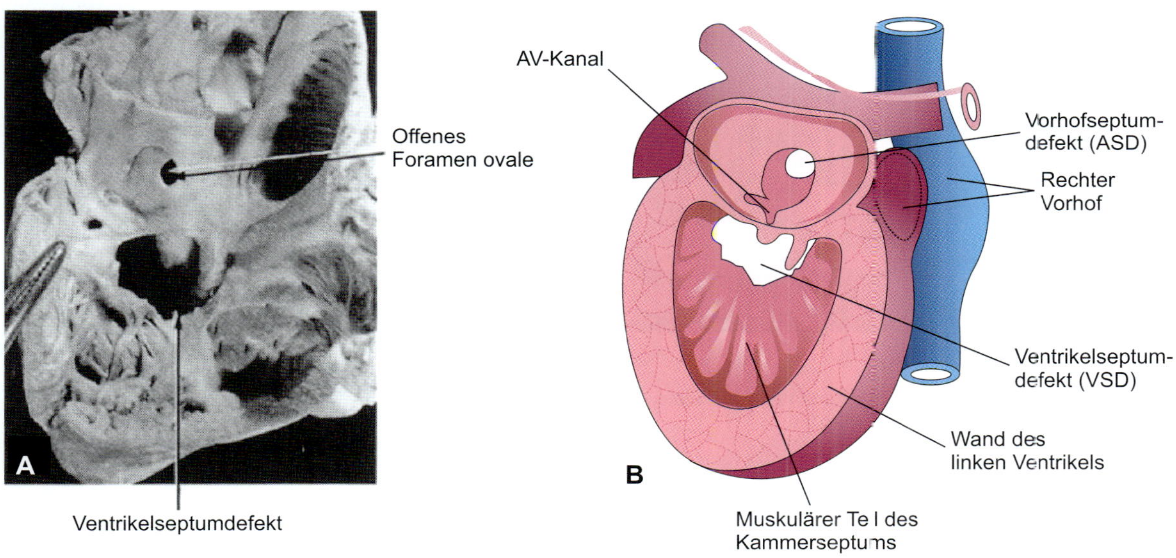

Abb. 13.28 A) Foto eines eröffneten kindlichen Herzens in der Ansicht von rechts. Man erkennt ein offenes Foramen ovale und einen atrioventrikulären Septumdefekt (AV-Kanal). **B)** Schematische Darstellung verschiedener Defekte an den Herzsepten. (A aus Lev M: Autopsy diagnosis of congenitally malformed hearts, Springfield, 1953, Charles C. Thomas.)

Fehlbildungen des Truncus arteriosus Ein **persistierender** *Truncus arteriosus* entsteht, wenn sich die Trunkussepten und dementsprechend auch das *Septum aorticopulmonale* nicht normal entwickeln, d.h., wenn der *Truncus arteriosus* nicht regelrecht in Aorta und *Truncus pulmonalis* unterteilt wird (➤ Abb. 13.31). Im Allgemeinen unterbleibt dabei auch die Verwachsung der Konuswülste miteinander. Bei dieser Fehlbildung entspringt ein einziger arterieller Gefäßstamm aus dem Herzen und versorgt den Körper- und Lungenkreislauf sowie die Herzkranzgefäße. Der persistierende *Truncus arteriosus* geht immer mit einem Ventrikelseptumdefekt einher; der gemeinsame arterielle Gefäßstamm „reitet" über dem VSD (➤ Abb. 13.31 B). Jüngste Untersuchungen zeigen, dass eine frühembryonale (31. bis 32. Tag)

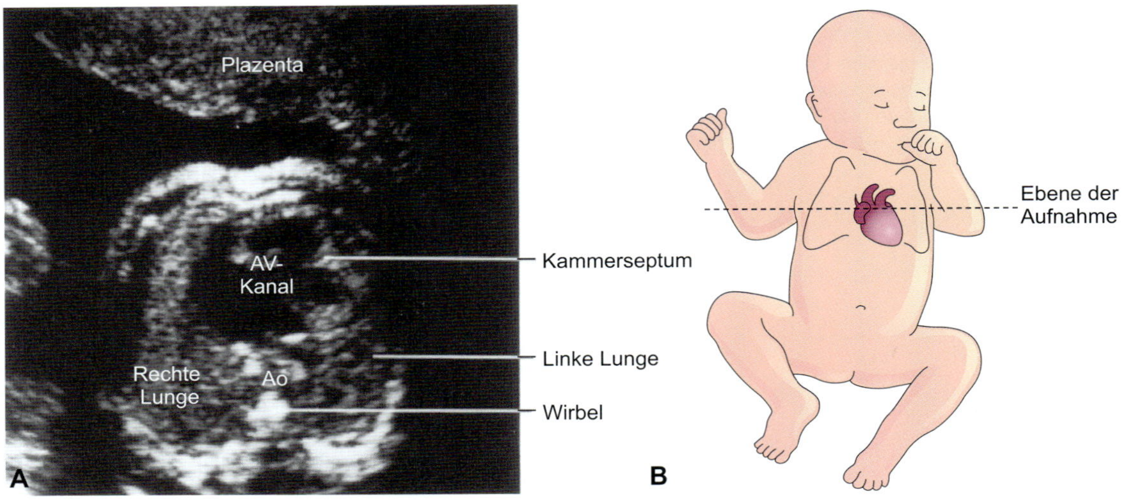

Abb. 13.29 A) Echokardiogramm eines Fetus im zweiten Trimester mit einem persistierenden AV-Kanal. Ein ASD und ein VSD sind auch vorhanden. (Ao, Aorta.) **B)** Schemazeichnung zur räumlichen Orientierung. (A) mit freundlicher Genehmigung von B. Benacerraf, Diagnostic Ultrasound Associates, P.C., Boston, USA.

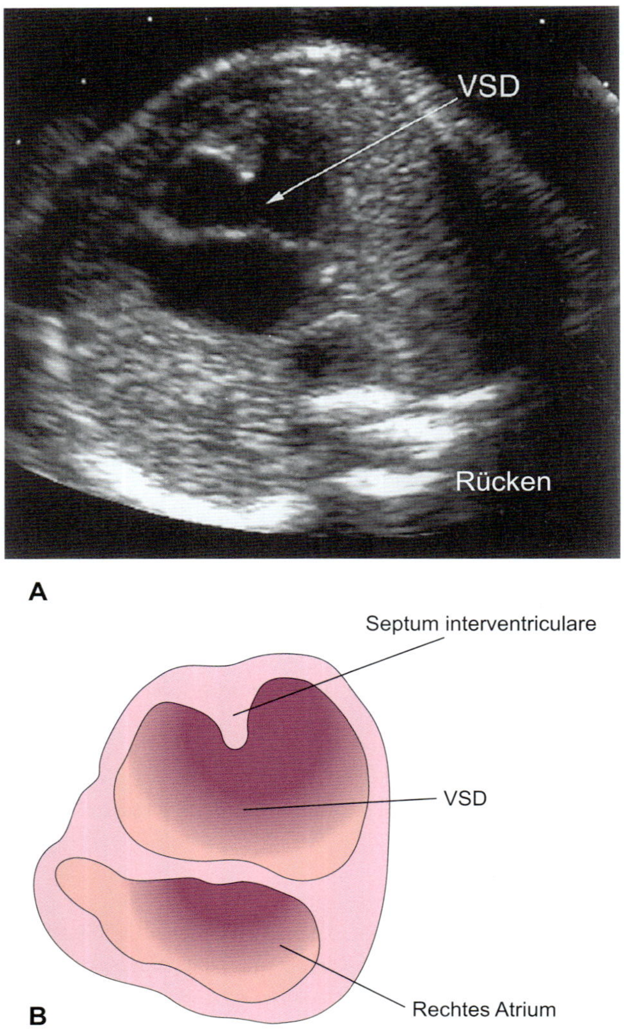

Abb. 13.30 A) Echokardiogramm eines Fetus in der 23. Woche der Schwangerschaft mit einem Vorhofseptumdefekt und einem großen Ventrikelseptumdefekt. (Mit freundlicher Genehmigung von W. Lee, William Beaumont Hospital, Royal Oak, USA.) **B)** Schemazeichnung zur räumlichen Orientierung.

Hemmung der Entwicklung der Ausflussbahn, der Semilunarklappen und des *Saccus aorticus* an der Pathogenese der *Truncus-arteriosus*-Fehlbildungen beteiligt ist. Bei der häufigsten Form des persistierenden *Truncus arteriosus* gehen der *Truncus arteriosus* und die Aorta aus einem gemeinsamen Gefäßstamm hervor (➤ Abb. 13.31 A und B). Bei der zweithäufigsten Form entspringen die rechte und linke Pulmonalarterie dicht nebeneinander aus der dorsalen Wand des persistierenden *Truncus arteriosus* (➤ Abb. 13.31 C). Weniger häufige Formen sind in ➤ Abb. 13.31 D und E dargestellt.

Aortopulmonaler Septumdefekt Hierbei handelt es sich um eine seltene Fehlbildung, bei der aus lokalen Defekten des *Septum aorticopulmonale* in der Nähe der Aortenklappe eine Öffnung (sog. **Aortenfenster**) zwischen Aorta und *Truncus pulmonalis* entsteht. Im Unterschied zum persistierenden *Truncus arteriosus* sind die Pulmonal- und Aortenklappe sowie das Kammerseptum intakt.

Transposition der großen Gefäße Die Transposition der großen Arterien **(TGA)** ist der häufigste **zyanotische Herzfehler** bei Neugeborenen (➤ Abb. 13.32). Die TGA ist oft mit anderen Herzfehlern (z. B. ASD und VSD) vergesellschaftet. Typischerweise liegt die Aorta ventral und rechts vom *Truncus pulmonalis* und entspringt ventral aus dem morphologisch rechten Ventrikel; der *Truncus pulmonalis* entspringt dagegen aus dem morphologisch linken Ventrikel. Bei dieser Fehlbildung gelangt das sauerstoffarme Blut, das in den rechten Vorhof zurückkehrt, in die rechte Kammer und von dort über die Aorta wieder in den Körperkreislauf. Das sauerstoffreiche Blut aus dem Lungenkreislauf gelangt über den linken Ventrikel zurück in die Lunge. Gleichzeitig bestehende Vorhof- und Ventrikelseptumdefekte ermöglichen einen gewissen Austausch des Blutes zwischen Körper- und Lungenkreislauf. Auch durch das noch offene *Foramen ovale* kann sich das Blut teilweise vermischen. Ohne eine chirurgische Korrektur der Transposition sterben die betroffenen Kinder meistens innerhalb der ersten Monate nach der Geburt. Es gibt zahlreiche Erklärungs-

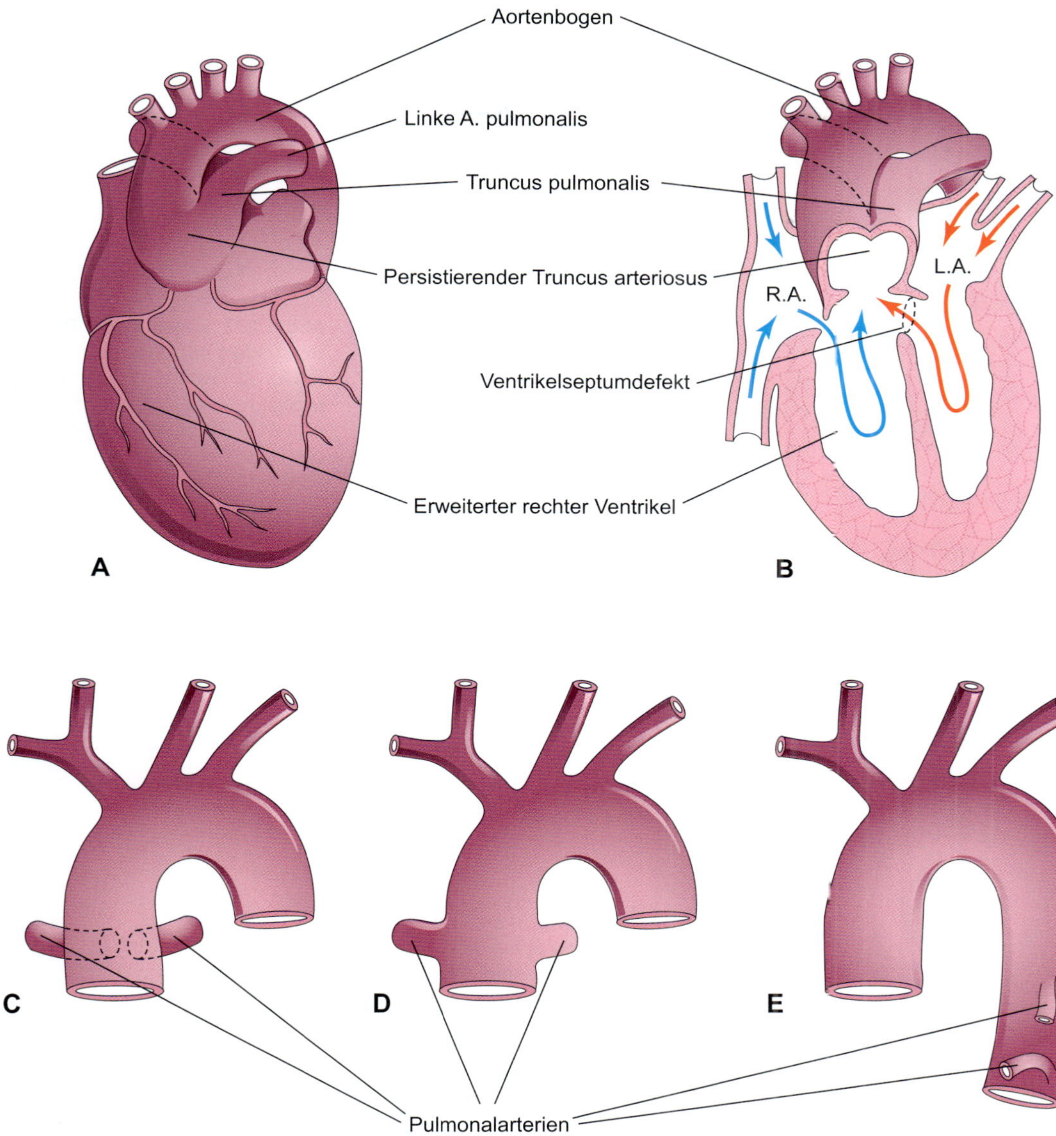

Abb. 13.31 Hauptformen des persistierenden Truncus arteriosus. A) Der gemeinsame *Truncus arteriosus* verzweigt sich in die Aorta und einen kurzen *Truncus pulmonalis.* **B)** Frontalschnitt durch das in A dargestellte Herz. Man beachte den Verlauf der Blutzirkulation (Pfeile) und den VSD. **C)** Rechte und linke Pulmonalarterie entspringen dicht beieinander aus dem *Truncus arteriosus.* **D)** Die beiden Pulmonalarterien entspringen unabhängig voneinander seitlich am *Truncus arteriosus.* **E)** Die Pulmonalarterien führen nicht in die Lungen; die Lungen werden ausschließlich von den Bronchialarterien erreicht.

ansätze für die embryologischen Ursachen der TGA. Nach der meistfavorisierten sog. „*Conal growth*"-Hypothese entwickelt sich der *Conus arteriosus* während der Eingliederung des *Bulbus cordis* in den Ventrikel nicht adäquat, und während der Trennung von *Conus cordis* und *Truncus arteriosus* bleibt der spiralige Verlauf des *Septum aorticopulmonale* daher unvollständig. Vieles spricht dafür, dass eine fehlerhafte Migration der Neuralleistenzellen an der Entstehung der TGA beteiligt ist.

Asymmetrische Teilung des Truncus arteriosus Gelegentlich erfolgt die Septierung des *Truncus arteriosus* oberhalb der Taschenklappen nicht gleichmäßig, sodass ein weitlumiger und ein englumiger (stenotischer) Gefäßabschnitt gebildet werden (➤ Abb. 13.33 A und ➤ Abb. 13.34 B und C). Dabei steht das *Septum aorticopulmonale* nicht in derselben Ebene wie das *Septum interventriculare,* und es entsteht ein VSD. Das größere Gefäß (entweder die Aorta oder der *Truncus pulmonalis*) liegt dann meistens über dem VSD („überreitende Aorta"; ➤ Abb. 13.33 B). Bei einer **Stenose der Pulmonalklappe** sind die drei Taschen der Pulmonalklappe miteinander verschmolzen und bilden eine Kuppel, die zentral nur eine enge Öffnung besitzt (➤ Abb. 13.34 D). Bei der **Infundibulumstenose** ist der *Conus arteriosus* (= Infundibulum) des rechten Ventrikels unterentwickelt. Diese beiden Formen der Pulmonalstenose können gemeinsam auftreten. Abhängig vom Ausmaß der Behinderung des Blutflusses kommt es zu unterschiedlich stark ausgeprägter Hypertrophie des rechten Ventrikels (➤ Abb. 13.33 A und B).

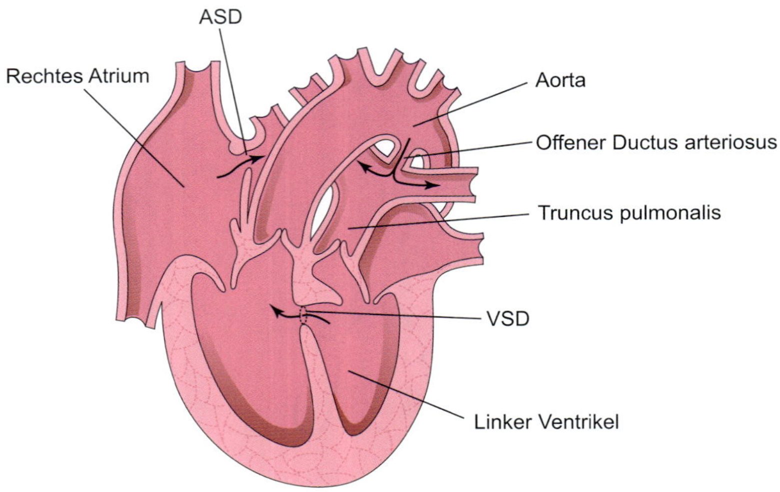

Abb. 13.32 Schematische Darstellung eines Herzfehlers mit Transposition der großen Gefäße (TGA). Der Ventrikel- und der Vorhofseptumdefekt ermöglichen eine Mischung des arteriellen und venösen Blutes. Die TGA ist der häufigste zyanotische Herzfehler bei Neugeborenen. So wie hier ist sie oft mit weiteren Herzfehlern (VSD und ASD) verbunden.

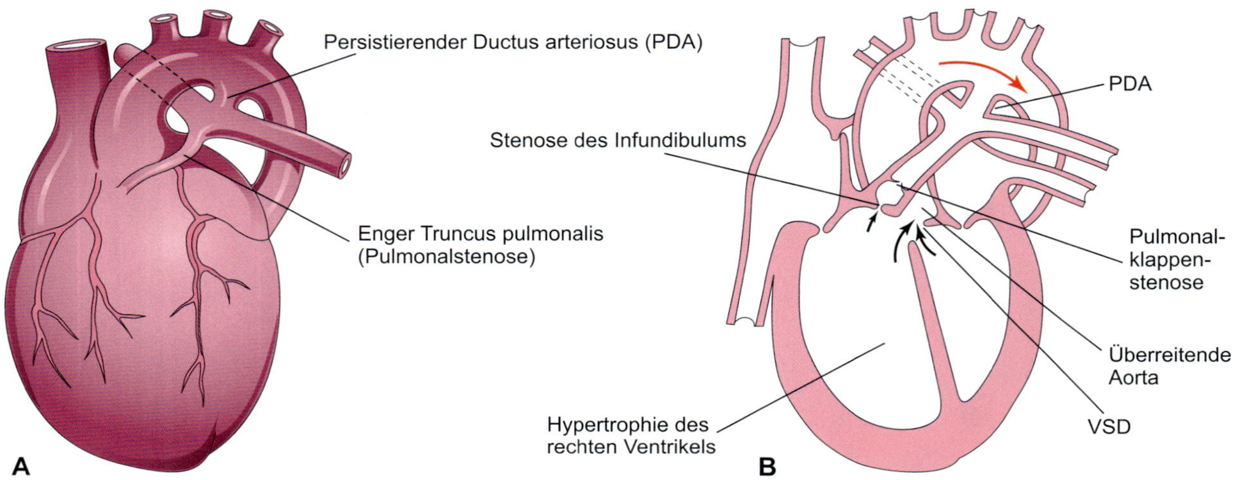

Abb. 13.33 A) Schematische Darstellung eines kindlichen Herzens mit asymmetrischer Aufteilung des *Truncus arteriosus.* Der *Truncus pulmonalis* ist zu klein (Pulmonalstenose), die Aorta sehr groß. Gleichzeitig bestehen eine Hypertrophie des rechten Ventrikels und ein persistierender *Ductus arteriosus.* **B)** Frontalschnitt durch ein Herz mit Fallot-Tetralogie. Man beachte die vier Komponenten: Stenose der Pulmonalklappe, VSD, „überreitende" Aorta und Hypertrophie des rechten Ventrikels. In diesem Fall liegt gleichzeitig auch noch eine Stenose des Infundibulums vor.

Fallot-Tetralogie Dieser klassische Komplex aus vier Defekten (➤ Abb. 13.33, ➤ Abb. 13.35 und ➤ Abb. 13.36) umfasst:

- eine Pulmonalstenose (Einengung der Ausflussbahn des rechten Ventrikels)
- einen Ventrikelseptumdefekt (VSD)
- eine Rechtsverlagerung der Aorta (über dem Ventrikelseptumdefekt reitende Aorta)
- eine Hypertrophie des rechten Ventrikels.

Der *Truncus pulmonalis* ist dabei verengt (➤ Abb. 13.33 A), und eine Pulmonalarterienstenose unterschiedlichen Ausmaßes kann ebenfalls bestehen. Die Einengung der pulmonalen Ausflussbahn ist der entscheidende Faktor bei der Entstehung dieser Fehlbildung. Eine Zyanose ist ein deutlicher Hinweis auf eine Fallot-Tetralogie, sie ist aber häufig bei der Geburt noch nicht stark ausgeprägt.

Pulmonalatresie Die Pulmonalatresie mit VSD ist eine seltene Form der Fallot-Tetralogie. Der gesamte Blutstrom aus dem rechten Ventrikel fließt in die Aorta, und der Lungenkreislauf kann nur über einen offenen *Ductus arteriosus Botalli* oder durch Kollateralen der Bronchialarterien gespeist werden.

Diese Anomalie entsteht entweder, wenn die Unterteilung des *Truncus arteriosus* so ungleichmäßig ist, dass der *Truncus pulmonalis* gar kein Lumen erhält, oder wenn in Höhe der Pulmonalklappen keine Öffnung ausgebildet wird. Die Pulmonalatresie kann, muss aber nicht mit einem VSD kombiniert sein. Wenn die Pulmonalarterien sehr hypoplastisch sind, ist die **Herz-Lungen-Transplantation** die einzig mögliche Therapie.

Aortenstenose und -atresie Bei der **Aortenklappenstenose** sind die Taschenklappen so miteinander verwachsen, dass sie eine Kuppel mit einer engen Öffnung bilden (➤ Abb. 13.34 D).

Diese Fehlbildung kann angeboren oder auch erworben sein; Letzteres bedeutet, dass sie sich erst nach der Geburt entwickelt. Durch die Klappenstenose entsteht für das Herz zusätzliche Arbeit,

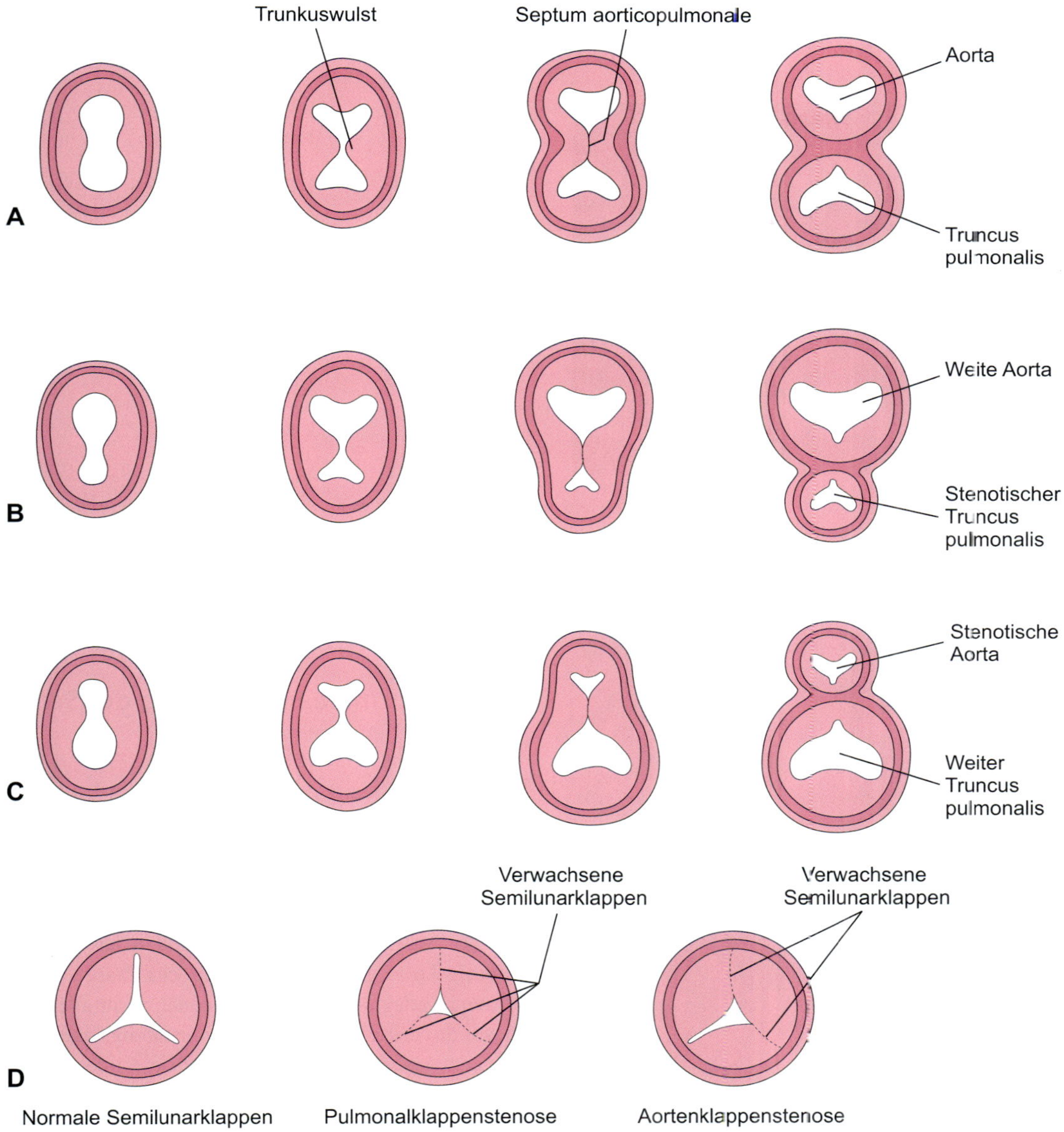

Abb. 13.34 Abnorme Unterteilung des Truncus arteriosus (TA). A–C) Schematische Querschnitte durch den TA. **A)** Normale Unterteilung des TA. **B)** Asymmetrische Aufteilung mit zu kleinem *Truncus pulmonalis.* **C)** Asymmetrische Aufteilung mit zu kleiner Aorta. **D)** Schemazeichnungen zur Veranschaulichung der normalen Semilunarklappenmorphologie bzw. einer stenotischen Pulmonal- bzw. Aortenklappe.

sodass es zu einer Hypertrophie des linken Ventrikels mit Ausbildung abnormer Herzgeräusche kommt. Bei einer **subvalvulären Aortenstenose** findet sich oft ein bindegewebiges Band direkt unterhalb der Aortenklappe. Die Einengung der Aorta beruht in diesem Fall auf der Persistenz embryonalen Gewebes, das sich normalerweise bei der Differenzierung der Klappen zurückbildet. Eine **Aortenatresie** besteht bei vollständiger Undurchgängigkeit der Aorta oder der Aortenklappe.

Hypoplastisches Linksherz-Syndrom Hierbei ist der linke Ventrikel klein und nicht funktionsfähig (➤ Abb. 13.37); der rechte Ventrikel versorgt sowohl den Körper- als auch den Lungenkreislauf. Das Blut gelangt durch einen ASD oder durch ein erweitertes *Foramen ovale* von der linken auf die rechte Seite des Herzens, wo es sich mit dem venösen Blut aus dem Körperkreislauf vermischt. Gleichzeitig bestehen eine Atresie der Aorten- oder Mitralklappe und eine Hypoplasie der *Aorta ascendens.* Kinder mit dieser schweren Fehlbildung sterben gewöhnlich innerhalb der ersten Wochen nach der Geburt. Wie bei vielen Herzfehlern werden auch hier Migrationsstörungen der Neuralleistenzellen, Störungen der Hämodynamik, der Apoptose und der Bildung der extrazellulären Matrix verantwortlich gemacht.

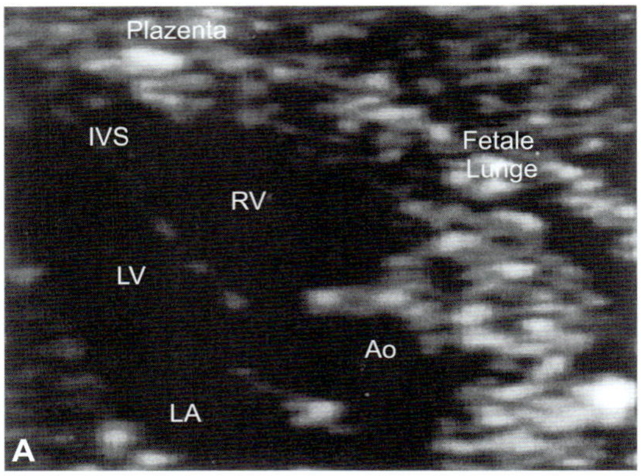

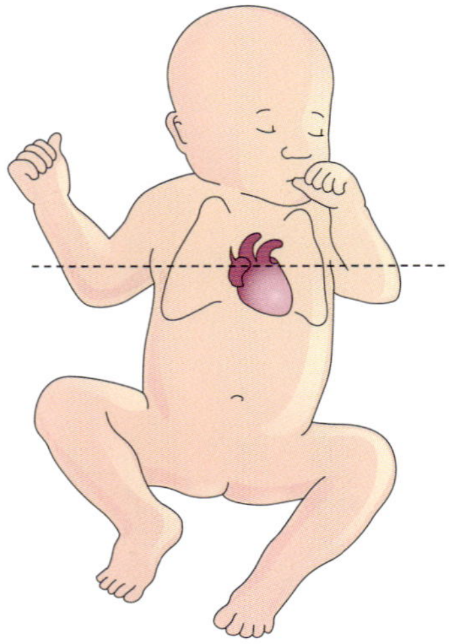

Abb. 13.35 A) Echokardiogramm eines 20 Wochen alten Fetus mit Fallot-Tetralogie. Man beachte die weite, „überreitende" Aorta (Ao), die rittlings auf dem Ventrikelseptumdefekt sitzt und so Blut aus dem linken (LV) und rechten (RV) Ventrikel bekommt. IVS, *Septum interventriculare.* LA, linkes Atrium. **B)** Zeichnung zur räumlichen Orientierung. (A mit freundlicher Genehmigung von B. Benacerraf, Diagnostic Ultrasound Associates, P. C., Boston, Massachusetts.)

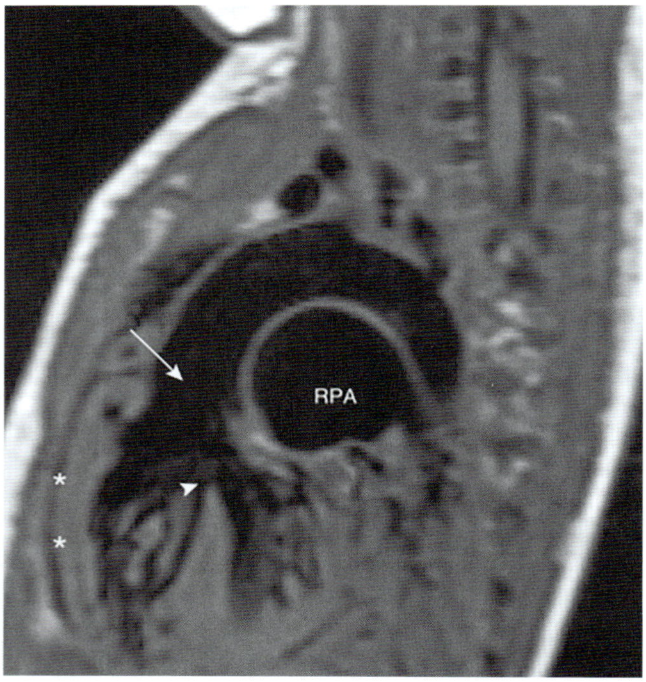

Abb. 13.36 Fallot-Tetralogie in einem 3 Tage alten Jungen mit Atemnotsyndrom aufgrund einer fehlenden Pulmonalklappe. Das sagittale T1-gewichtete Kernspintomogramm zeigt die rechtsventrikuläre Hypertrophie *(*)*, einen Ventrikelseptumdefekt (Pfeilkopf) und die über dem Ventrikelseptumdefekt reitende Aorta (Pfeil). Die rechte Pulmonalarterie (RPA) ist stark dilatiert. (Aus Newman B, Towbin AJ, Chan FP: Syndromes and chromosomal anomalies. In Coley BD, editor: *Caffey's pediatric diagnostic imaging*, ed 13 2019, Philadelphia, Elsevier.)

13.4 Derivate der Schlundbogenarterien

13.4.1 Normale Entwicklung der Schlundbogenarterien

Mit der Ausbildung der Schlundbögen im Lauf der vierten Woche entwickelt sich – unter dem Einfluss des *Tbx1*-Gens und der Beteiligung von Neuralleistenzellen – auch deren Gefäßversorgung in Form paariger **Schlundbogenarterien** (Pharyngealbogenarterien), die aus dem ***Saccus aorticus*** entspringen (➤ Abb. 13.38 B, ➤ Kap. 9). Die Schlundbogenarterien münden jeweils in die ipsilaterale dorsale Aorta. Es werden bis zu sechs Paare von Schlundbogenarterien angelegt, sie erscheinen jedoch nicht alle gleichzeitig: Schon bevor das dritte und vierte Paar vollständig ausgebildet sind, werden die ersten beiden Paare wieder zurückgebildet, und das sechste Paar ist bereits sichtbar, bevor das fünfte Paar entsteht (dieses fünfte Paar bleibt meist äußerst rudimentär und bildet sich auch schnell wieder zurück).

Bis zum Ende der achten Woche wird das ursprüngliche segmentale Muster der Schlundbogenarterien zum definitiven fetalen Arteriensystem umgestaltet (➤ Abb. 13.39). Während dieses Prozesses vergrößert sich der betroffene Körperabschnitt zwischen Herz- und Pharynxanlage und damit der segmentale „Gefäßkorb" der Schlundbogenarterien etwa um das Zehnfache, sodass unterschiedlich schnelles Wachstum in verschiedenen Abschnitten dieses Gefäßkorbs (**differenzielles Wachstum**) für die normale Umgestaltung vollkommen ausreicht. Im Prinzip sind es vier Stellen, an denen zurückbleibendes Wachstum in der Gefäßwand zusammen mit dem Blutfluss in den weiterwachsenden Gefäßabschnitten zur Gestalt des fetalen herznahen Arteriensystems führt:

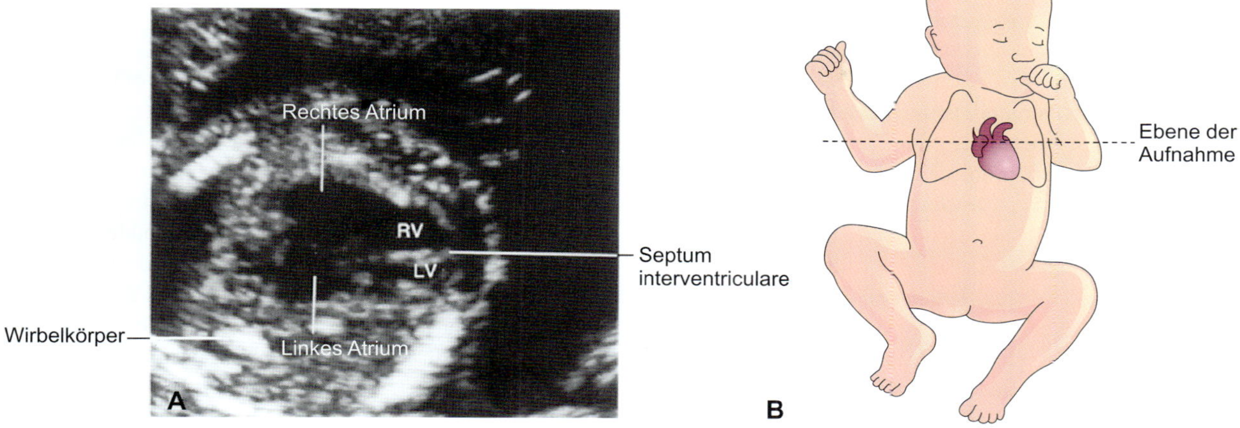

Abb. 13.37 A) Echokardiogramm eines Fetus im zweiten Trimester mit einem hypoplastischen linken Herzen. Der linke Ventrikel (LV) ist wesentlich kleiner als der rechte (RV). Die Scan-Ebene liegt schräg im Thorax in der Längsachse der Ventrikel. **B)** Schemazeichnung zur räumlichen Orientierung. (A mit freundlicher Genehmigung von B. Benacerraf, Diagnostic Ultrasound Associates, P. C., Boston, USA.)

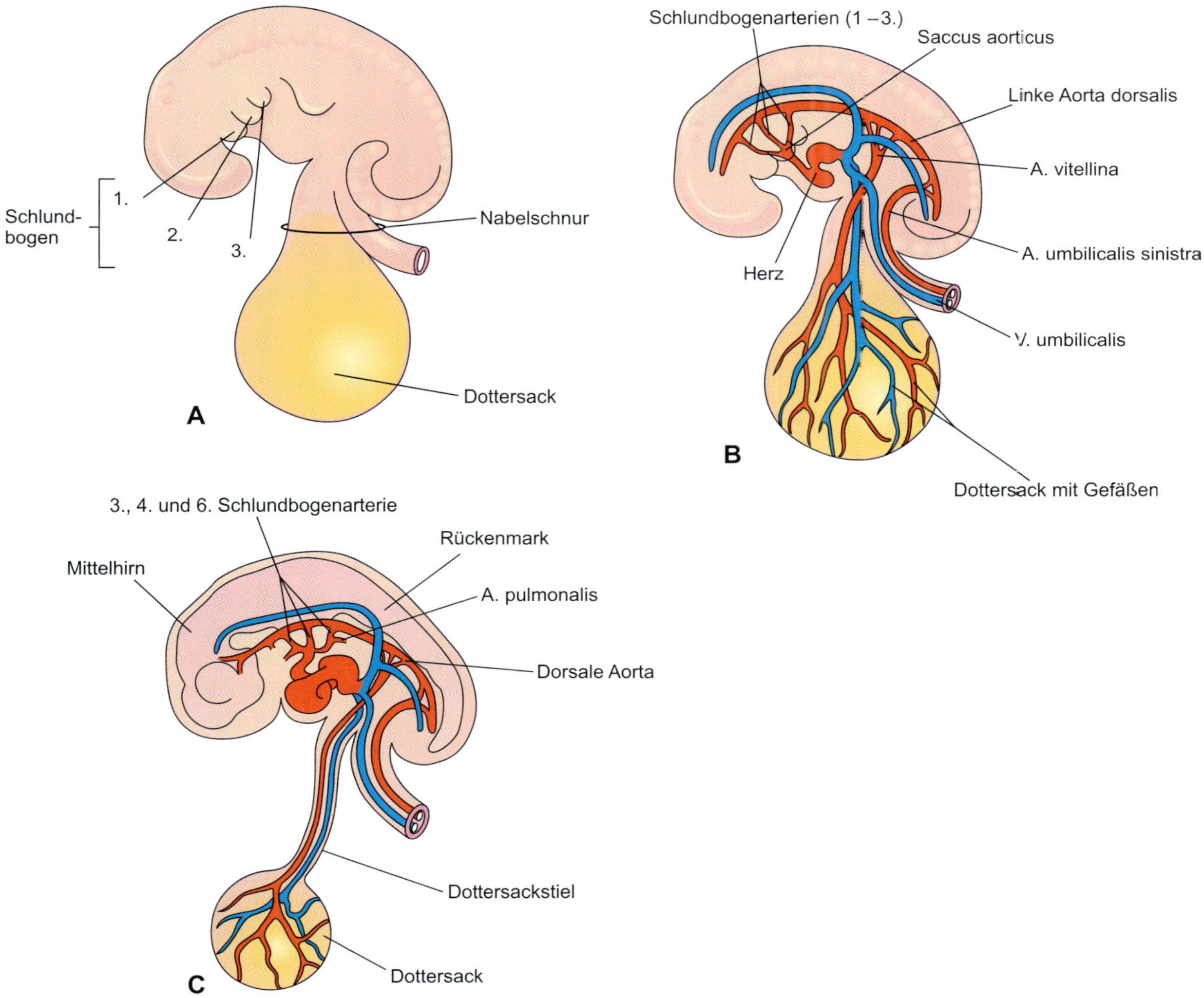

Abb. 13.38 Schlundbögen und Schlundbogenarterien. A) Linke Seite eines etwa 26 Tage alten Embryos. **B)** Schematische Darstellung der linken Schlundbogenarterien, die aus dem *Saccus aorticus* hervorgehen und über die Schlundbögen zur linken dorsalen Aorta ziehen. **C)** Bei einem etwa 37 Tage alten Embryo ist die dorsale Aorta unpaar ausgebildet, und die ersten beiden Schlundbogenpaare haben sich bereits größtenteils zurückgebildet.

- Die *Vereinigung der paarigen Aorten,* die am Beginn der vierten Woche in Höhe des zehnten Somitenpaars beginnt und schnell nach kaudal und kranial voranschreitet, macht (am Ende der vierten Woche) in kranialer Richtung unterhalb des sechsten Arterienbogens halt.
- Unmittelbar kranial davon und *nur auf der rechten Seite* bleiben (Anfang der sechsten Woche) der größte Teil der *sechsten Schlundbogenarterie* und die dorsale Aorta zwischen der *sechsten Schlundbogenarterie* und der Vereinigung dorsaler Aorten im Wachstum zurück; im vollständigen Gegensatz dazu bilden sich aus den entsprechenden Gefäßabschnitten auf der linken Seite der mächtige *Ductus arteriosus Botalli* und der absteigende Teil des Aortabogens. Die kaudale (jetzt unpaare) Aorta wird also von nun an nur noch von der linken Seite aus (über die dritte, vierte und sechste Bogenarterie) mit Blut versorgt (➤ Abb. 13.39 B).
- *Auf beiden Seiten* bleibt (im Verlauf der sechsten Woche) in den dorsalen Aorten der kurze Abschnitt zwischen den Einmündungen der mächtigen *dritten* und der ebenso mächtigen *vierten Schlundbogenarterie* im Wachstum zurück, sodass das Blut der dritten Bogenarterie von nun an ausschließlich nach kranial, das Blut der vierten Arterie dagegen ausschließlich nach kaudal weitergeleitet wird (➤ Abb. 13.39 B).
- Das bifurkationsähnliche **kraniale Ende des Aortensacks** wird durch Rückbildung des paarigen (ventralen) Ursprungs der ersten Bogenarterien auf den arteriellen Pol des Herzens zu verlagert und liegt vorübergehend zwischen den ventralen Ursprüngen der dritten Bogenarterien (➤ Abb. 13.39 A), bis nachfolgend einsetzendes asymmetrisches Wachstum zur Umgestaltung des Aortensacks und zur Trennung von Aorta und *Truncus brachiocephalicus* auf der linken Seite führt (➤ Abb. 13.39 B und C).

Derivate des ersten Schlundbogenarterienpaares

Dieses Arterienpaar bildet sich zum größten Teil wieder zurück; aus den übrig bleibenden Abschnitten entwickelt sich die ***A. maxillaris,*** die das Ohr, die Zähne sowie Augen- und Gesichtsmuskulatur versorgt. Ein kleiner Abschnitt dieser Arterie ist auch an der Bildung der ***A. carotis externa*** beteiligt.

Derivate des zweiten Schlundbogenarterienpaares

Nur die dorsalen Abschnitte dieser Arterien bleiben erhalten und bilden den Stamm der paarigen ***A. stapedia,*** eines kleinen Gefäßes, das durch den Ring des Steigbügels im Mittelohr zieht.

Derivate des dritten Schlundbogenarterienpaares

Proximale Abschnitte dieser Arterien bilden die rechte und linke ***A. carotis communis,*** die neben den *Aa. vertebrales* die zentralen Arterien für die Versorgung von Kopf und Hals sind. Aus den distalen Abschnitten, die in die *Aortae dorsales* münden, bildet sich auf beiden Seiten der proximale Abschnitt der ***A. carotis interna,*** die das Gehirn und die Orbita versorgt (➤ Abb. 13.39 C).

Derivate des vierten Schlundbogenarterienpaares

Die *linke* vierte Schlundbogenarterie bildet Teile des definitiven ***Arcus aortae*** (➤ Abb. 13.39 C); dessen Anfangsteil geht aus dem *Saccus aorticus* und sein distaler Teil aus der linken *Aorta dorsalis* hervor. Die *rechte* vierte Schlundbogenarterie bildet den proximalen Abschnitt der rechten ***A. subclavia.*** Der distale Teil dieser Arterie entsteht aus der rechten dorsalen Aorta und der rechten siebten Intersegmentalarterie. Die linke *A. subclavia* leitet sich nicht aus den Schlundbogenarterien ab, sondern bildet sich aus der linken siebten Intersegmentalarterie (➤ Abb. 13.39 B). Mit fortschreitender Entwicklung verlagert sich der Abgang der linken *A. subclavia* durch differenzielles Wachstum der dorsalen Aorten so weit nach kranial, dass er in die Nähe des Abgangs der *A. carotis communis* gelangt (➤ Abb. 13.39 C).

Derivate des fünften Schlundbogenarterienpaares

Bei 50 % der Embryonen wird dieses Arterienpaar nur rudimentär angelegt und verschwindet bald wieder, ohne Derivate zu hinterlassen. Bei den anderen 50 % wird es überhaupt nicht angelegt.

Derivate des sechsten Schlundbogenarterienpaares

Die *linke* sechste Schlundbogenarterie entwickelt sich folgendermaßen (➤ Abb. 13.39 B und C):

- Der proximale Teil persistiert als der proximale Anteil der linken ***A. pulmonalis.***
- Der distale Teil zieht von der linken Pulmonalarterie zur dorsalen Aorta und bildet zwischen beiden einen arteriellen Shunt, den ***Ductus arteriosus Botalli.***

Auch bei der *rechten* sechsten Schlundbogenarterie persistiert ein proximaler Teil als proximaler Anteil der rechten ***A. pulmonalis;*** der distale Teil bildet sich jedoch vollständig zurück.

Die Umformung des sechsten Schlundbogenarterienpaares erklärt, warum der *N. laryngeus recurrens* auf beiden Seiten unterschiedlich verläuft. Dieser Nerv versorgt das sechste Schlundbogensegment und biegt beidseits um die sechste Schlundbogenarterie herum, um zur Anlage des Kehlkopfs zu gelangen (➤ Abb. 13.40 A). Da auf der rechten Seite die sechste Schlundbogenarterie zurückgebildet wird, verlagert sich der *N. laryngeus recurrens* hier nach kranial und schlingt sich um den proximalen Teil der rechten *A. subclavia,* dem Derivat der vierten Schlundbogenarterie (➤ Abb. 13.40 B). Auf der linken Seite schlingt er sich um den *Ductus arteriosus,* der sich aus dem distalen Teil der sechsten Schlundbogenarterie bildet. Nach Rückbildung dieses arteriellen Shunts nach der Geburt verläuft der Nerv um das *Lig. arteriosum* (den obliterierten *Ductus arteriosus*) und den *Arcus aortae* herum (➤ Abb. 13.40 C).

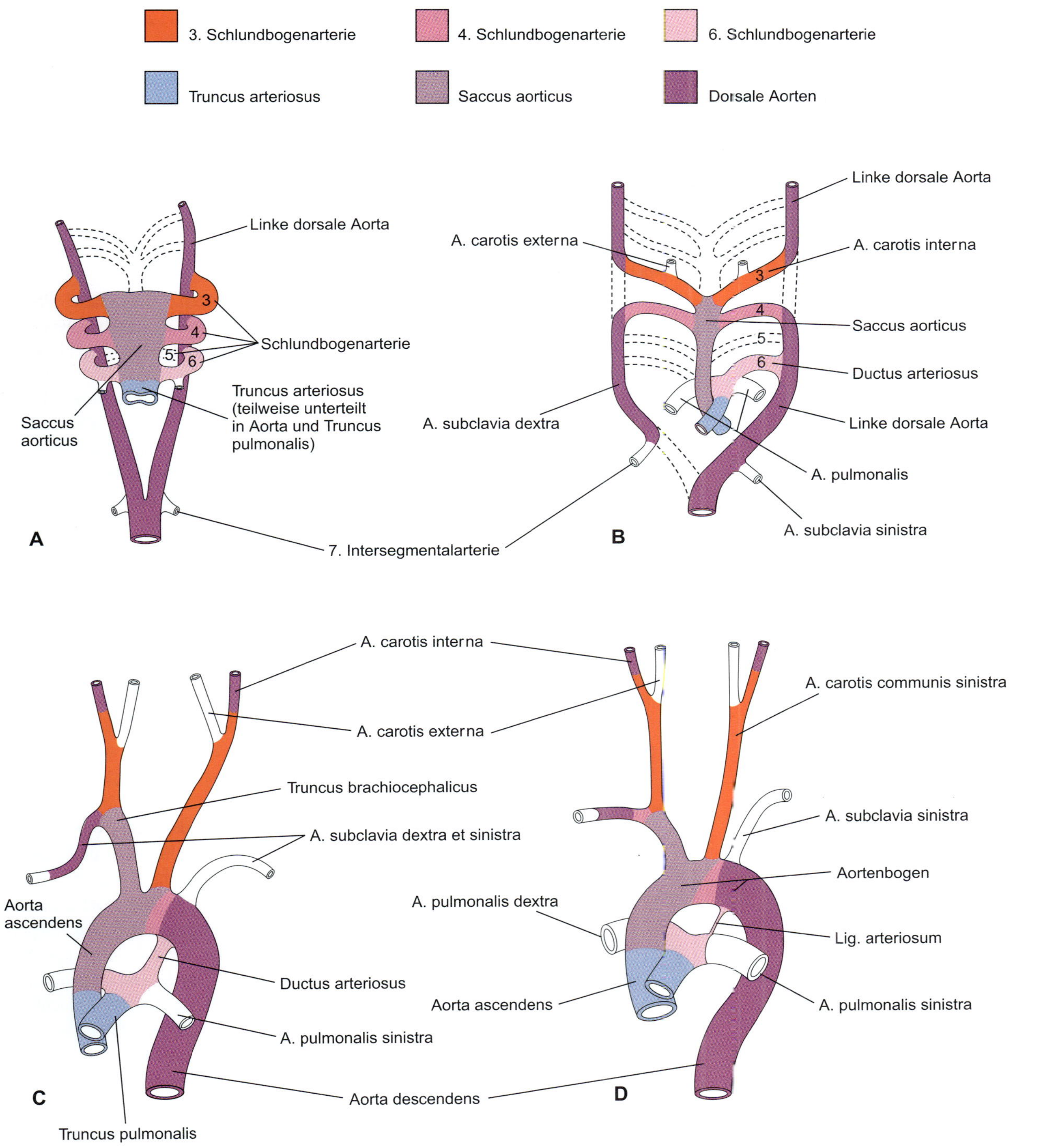

Abb. 13.39 Schematische Darstellung der Arterien, die sich durch Umformung des Truncus arteriosus, des Saccus aorticus, der Schlundbogenarterien und der dorsalen Aorta bilden. Die nicht kolorierten Gefäße stammen von anderen Strukturen ab. **A)** Sechste Woche: In diesem Stadium sind die ersten beiden Schlundbogenarterienpaare bereits zurückgebildet. **B)** Siebte Woche. Anteile der dorsalen Aorten und der Schlundbogenarterien, die normalerweise zurückgebildet werden, sind durch gestrichelte Linien markiert. **C)** Achte Woche. Der weite *Ductus arteriosus* ist zu diesem Zeitpunkt eine direkte Fortsetzung des *Truncus pulmonalis.* **D)** Sechs Monate altes Kind. Der *Ductus arteriosus* schließt sich funktionell innerhalb der ersten Tage nach der Geburt und obliteriert später zum *Lig. arteriosum.* – Die natürliche Größe des arteriellen „Gefäßkorbs" nimmt zwischen der sechsten (A) und der siebten Woche (B) stark zu; die Verhältnisse sind daher durch Zeichnungen mit stark unterschiedlichen Maßstäben dargestellt. So sind die *Aorta ascendens* und die Pulmonalarterien in B und C bedeutend größer wiedergegeben als in C bzw. D. Gestrichelt gezeichnete Gefäßabschnitte in A und B deuten hypothetische Gefäßverläufe an, die nur dann zuträfen, wenn das entsprechende Gefäß weiterwachsen und später zurückgebildet würde.

13

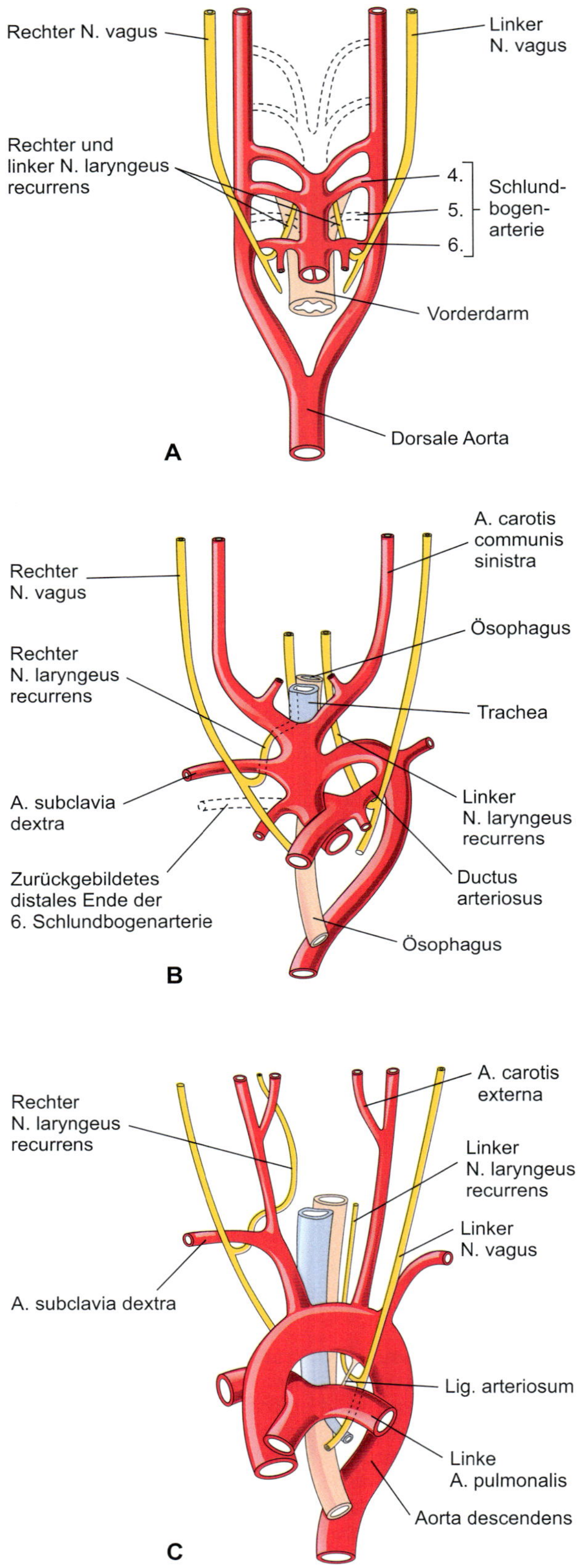

Abb. 13.40 Darstellung der Lagebeziehung zwischen N. laryngeus recurrens und Schlundbogenarterien. A) Beim sechs Wochen alten Embryo schlingt sich der Nerv um das sechste Paar der Schlundbogenarterien. **B)** Mit acht Wochen schlingt sich der rechte *N. recurrens* um die rechte *A. subclavia* und der linke um den *Ductus arteriosus* und den Aortenbogen. **C)** Beim Kind verläuft der linke *N. laryngeus recurrens* um das *Lig. arteriosum* und den Aortenbogen.

13.4.2 Anomalien der Schlundbogenarterien

Die komplexe Umformung der embryonalen Schlundbogenarterien macht es verständlich, dass hier zahlreiche, häufig allerdings symptomlose Anomalien auftreten. Die meisten pathologischen Entwicklungen erklären sich aus der Persistenz von Gefäßabschnitten, die sich normalerweise zurückbilden, oder umgekehrt aus der Degeneration von Abschnitten, die normalerweise erhalten bleiben.

Aortenisthmusstenose Die Aortenisthmusstenose (auch ***Coarctatio aortae***) macht etwa 10 % der angeborenen Herzfehler bei Kindern und Erwachsenen aus. Sie ist durch eine Einengung der Aorta über eine variable Länge charakterisiert (➤ Abb. 13.41). Meistens bildet sich die Stenose distal vom Abgang der *A. subclavia* an der Einmündung des *Ductus arteriosus Botalli.* Gängigerweise unterscheidet man **postduktale** und **präduktale Stenosen;** dabei muss jedoch betont werden, dass ein Großteil dieser Stenosen sich direkt in Höhe des *Ductus arteriosus* **(juxtaduktal)** befindet. Aortenisthmusstenosen kommen beim männlichen Geschlecht doppelt so häufig vor wie beim weiblichen und sind in 70 % der Fälle mit einer bikuspidalen Aortenklappe vergesellschaftet.

Bei der **postduktalen Aortenisthmusstenose** (➤ Abb. 13.41 A) befindet sich die Engstelle direkt distal des *Ductus arteriosus.* Dadurch kann sich bereits in der Fetalzeit ein ausreichender Kollateralkreislauf ausbilden, der die Blutversorgung der unteren Körperhälfte sicherstellt (➤ Abb. 13.41 B).

Bei der **präduktalen Aortenisthmusstenose** (➤ Abb. 13.41 C), dem fetalen Prototyp, befindet sich die Engstelle proximal des *Ductus arteriosus.* Der stenotische Gefäßabschnitt kann sehr ausgedehnt sein, ohne dass es sich nachteilig bemerkbar macht, denn vor der Geburt fließt das Blut zur Versorgung der unteren Körperpartien durch den *Ductus arteriosus* in die *Aorta descendens* (➤ Abb. 13.41 D). Bei der Geburt führt der Verschluss des *Ductus arteriosus* jedoch zu einer Mangeldurchblutung und rapiden Verschlechterung des Gesundheitszustands. Die Patienten werden üblicherweise akut mit Prostaglandin E_2 behandelt, um damit den *Ductus arteriosus* wieder zu öffnen und eine ausreichende Blutversorgung der unteren Extremitäten zu gewährleisten.

Die Ursachen der *Coarctatio* sind noch nicht genau bekannt. Eine Aortenisthmusstenose tritt gehäuft beim Turner-Syndrom auf (➤ Kap. 21). Diese und andere Beobachtungen weisen darauf hin, dass genetische und/oder Umweltfaktoren die Fehlbildung verursachen können. Es gibt im Wesentlichen drei Theorien über die Entstehung der Aortenisthmusstenosen:

- Bei der Bildung des *Arcus aortae* wird glatte Muskulatur aus dem *Ductus arteriosus* in die Aortenwand miteinbezogen. Wenn sich dann der *Ductus* nach der Geburt zusammenzieht, kontrahieren sich auch die duktalen Muskelfasern in der Aorta und rufen eine Stenosierung hervor.

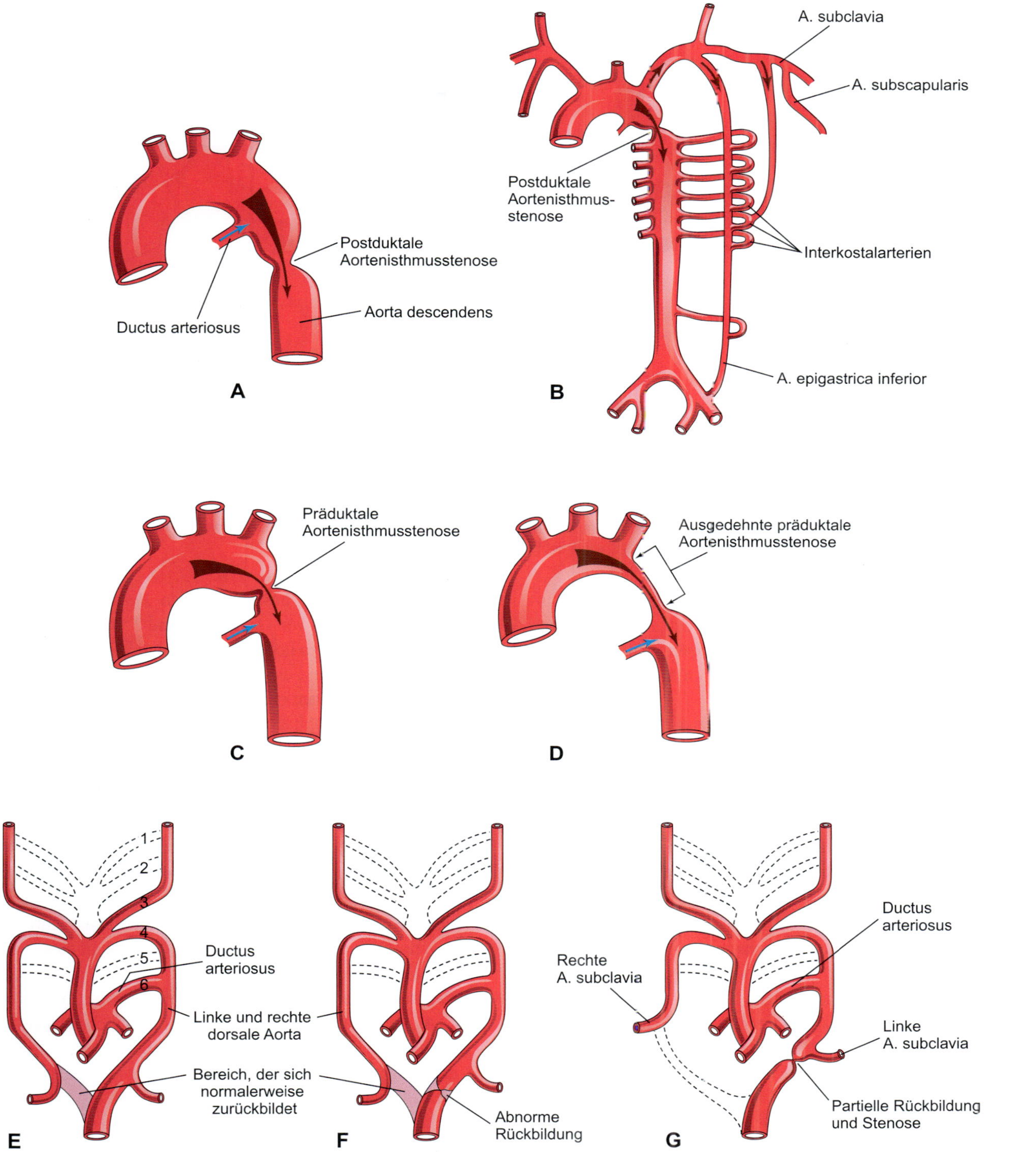

Abb. 13.41 **A)** Postduktale Aortenisthmusstenose. **B)** Schematische Darstellung des Kollateralkreislaufs bei der postduktalen Aortenisthmusstenose. **C–D)** Präduktale Aortenisthmusstenose. **E–G)** Ein hypothetischer Entstehungsmechanismus für die Aortenisthmusstenose. **E)** Entwicklungsmuster der Schlundbogenarterien bei einem sieben Wochen alten Embryo. Die zu diesem Zeitpunkt üblicherweise zurückgebildeten Bereiche sind gestrichelt gezeichnet. Man beachte, dass sich das distale Segment der rechten dorsalen Aorta normalerweise zurückbildet, wenn sich die rechte *A. subclavia* entwickelt. **F)** Umschriebene abnorme Involution eines kleinen distalen Segments der linken dorsalen Aorta. **G)** Späteres Stadium, in dem das abnorm zurückgebildete Segment als eine Stenose der Aorta erscheint. Diese verlagert sich mit der linken *A. subclavia* in den Bereich des *Ductus arteriosus*.

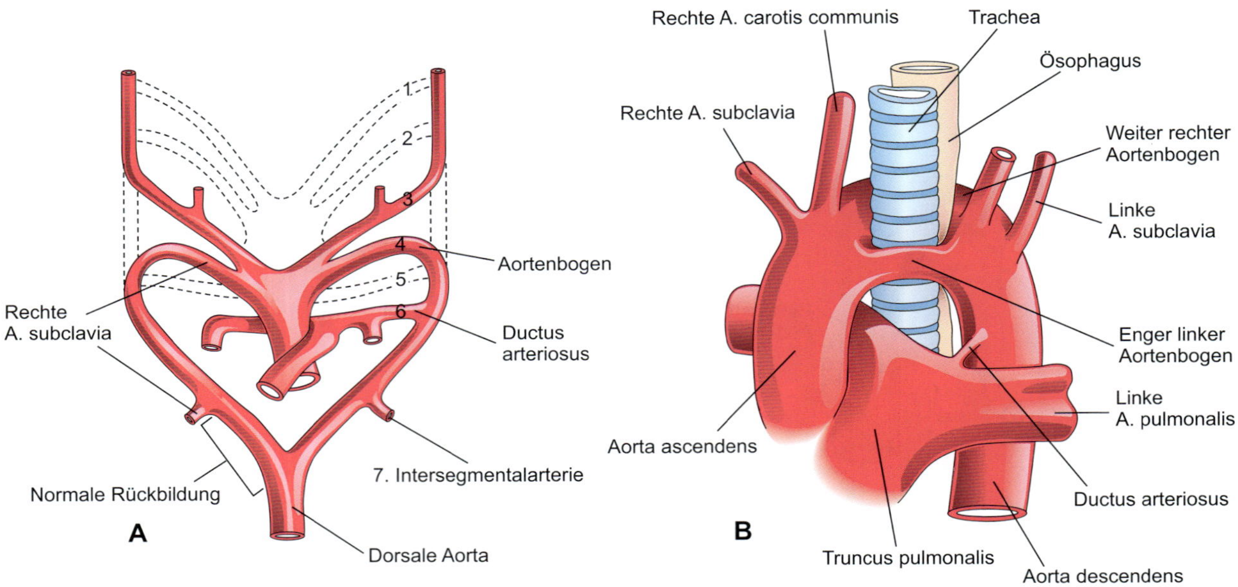

Abb. 13.42 A) Schema der embryonalen Schlundbogenarterien zur Veranschaulichung der embryologischen Grundlagen für die Entstehung eines doppelten Aortenbogens. Der distale Teil der rechten dorsalen Aorta persistiert und bildet den rechten Aortenbogen. **B)** Ein weiter rechter Aortenbogen und ein enger linker Bogen entspringen aus der *Aorta ascendens* und bilden einen Gefäßring um Trachea und Ösophagus, was zur Kompression dieser beiden Strukturen führt. Die rechte *A. carotis communis* und die rechte *A. subclavia* entspringen getrennt aus dem rechten, weiten Aortenbogen.

- In der linken dorsalen Aorta bleibt ein kleines Segment – ähnlich der normalen Entwicklung auf der rechten Seite – in der Entwicklung zurück (➤ Abb. 13.41 F). Später wird dieser stenotische Abschnitt zusammen mit der linken *A. subclavia* nach kranial verlagert (➤ Abb. 13.41 G).
- In der Fetalzeit ist das Segment des *Arcus aortae* zwischen dem *Ductus arteriosus* und der *A. subclavia* schon normalerweise relativ eng, weil hier zunächst nur wenig Blut passieren muss. Nach dem Verschluss des Ductus arteriosus erweitert sich die Engstelle *(Isthmus aortae)* unter normalen Bedingungen, bis sie den gleichen Durchmesser wie die übrige Aorta erreicht hat. Bleibt diese Erweiterung aus, so entsteht eine Isthmusstenose.

Doppelter Aortenbogen Diese seltene Anomalie ist durch einen **Gefäßring** um Trachea und Ösophagus charakterisiert (➤ Abb. 13.42 B), der diese Strukturen in unterschiedlichem Maße komprimieren kann. Eine ausgeprägte Kompression führt zu einer keuchenden Atmung, die sich beim Schreien, Trinken und Beugen des Halses verschlechtert. Der adulte Gefäßring (➤ Abb. 13.42 B) entsteht dadurch, dass der zunächst physiologischerweise gebildete embryonale Gefäßring (➤ Abb. 13.42 A) wegen der ausbleibenden Rückbildung der rechten dorsalen Aorta nicht unterbrochen wird und dass dann die dorsal des Ösophagus liegende bifurkationsähnliche Vereinigung der beiden dorsalen Aorten passiv aszendiert und schließlich links von Ösophagus und Trachea und kranial des *Truncus pulmonalis* zu liegen kommt; folglich entstehen ein (dorsal liegender) rechter und ein (ventral liegender) linker Aortenbogen, wobei der rechte Bogen meist weiter ist als der linke und dorsal der Trachea und des Ösophagus verläuft (➤ Abb. 13.42 B).

Rechter Aortenbogen Wenn die gesamte rechte dorsale Aorta persistiert (➤ Abb. 13.43 A und B) und sich der distale Abschnitt der linken dorsalen Aorta zurückbildet, entsteht ein rechts verlaufender Aortenbogen (*Arcus aortae dexter*). Man unterscheidet zwei Haupttypen:

- **Rechter Aortenbogen ohne retroösophagealen Anteil** (➤ Abb. 13.43 B): Der *Ductus arteriosus* (oder das *Lig. arteriosum*) zieht von der rechten Pulmonalarterie zum rechten Aortenbogen. Weil sich kein Gefäßring ausbildet, bleibt diese Variante meistens asymptomatisch.
- **Rechter Aortenbogen mit retroösophagealem Anteil** (➤ Abb. 13.43 C): Wahrscheinlich war hier ursprünglich auch ein kleiner linker Aortenbogen angelegt, der sich aber später zurückgebildet und einen rechten Aortenbogen hinter dem Ösophagus zurückgelassen hat. Der *Ductus arteriosus* (oder das *Lig. arteriosum*) zieht nach links bis zur *Aorta descendens*, und so bildet sich ein Gefäßring, der Ösophagus und Trachea einengen kann.

Abb. 13.43 A) Schema der Schlundbogenarterien mit abnormer Rückbildung im distalen Abschnitt der linken *Aorta dorsalis.* Gleichzeitig persistieren die gesamte rechte Aorta und der distale Teil der rechten sechsten Schlundbogenarterie. **B)** Rechter Aortenbogen ohne retroösophageale Anteile. **C)** Rechter Aortenbogen mit retroösophagealem Verlauf. Der abnorme rechte Aortenbogen und das *Lig. arteriosum* (der obliterierte *Ductus arteriosus*) bilden einen Ring, der Ösophagus und Trachea komprimieren kann. **D–F) Ursachen für einen abnormen Ursprung der rechten A. subclavia. D)** Die rechte vierte Schlundbogenarterie und der kraniale Abschnitt der rechten dorsalen Aorta haben sich zurückgebildet. Als Folge davon bildet sich die rechte *A. subclavia* aus der rechten siebten Intersegmentalarterie und dem distalen Abschnitt der rechten dorsalen Aorta. **E)** Bei der abnormen Bildung des definitiven Aortenbogens wurde die rechte *A. subclavia* zusammen mit der linken *A. subclavia* nach kranial verlagert (Pfeile). **F)** Die abnorme rechte *A. subclavia* entspringt aus der Aorta und verläuft hinter der Trachea und dem Ösophagus.

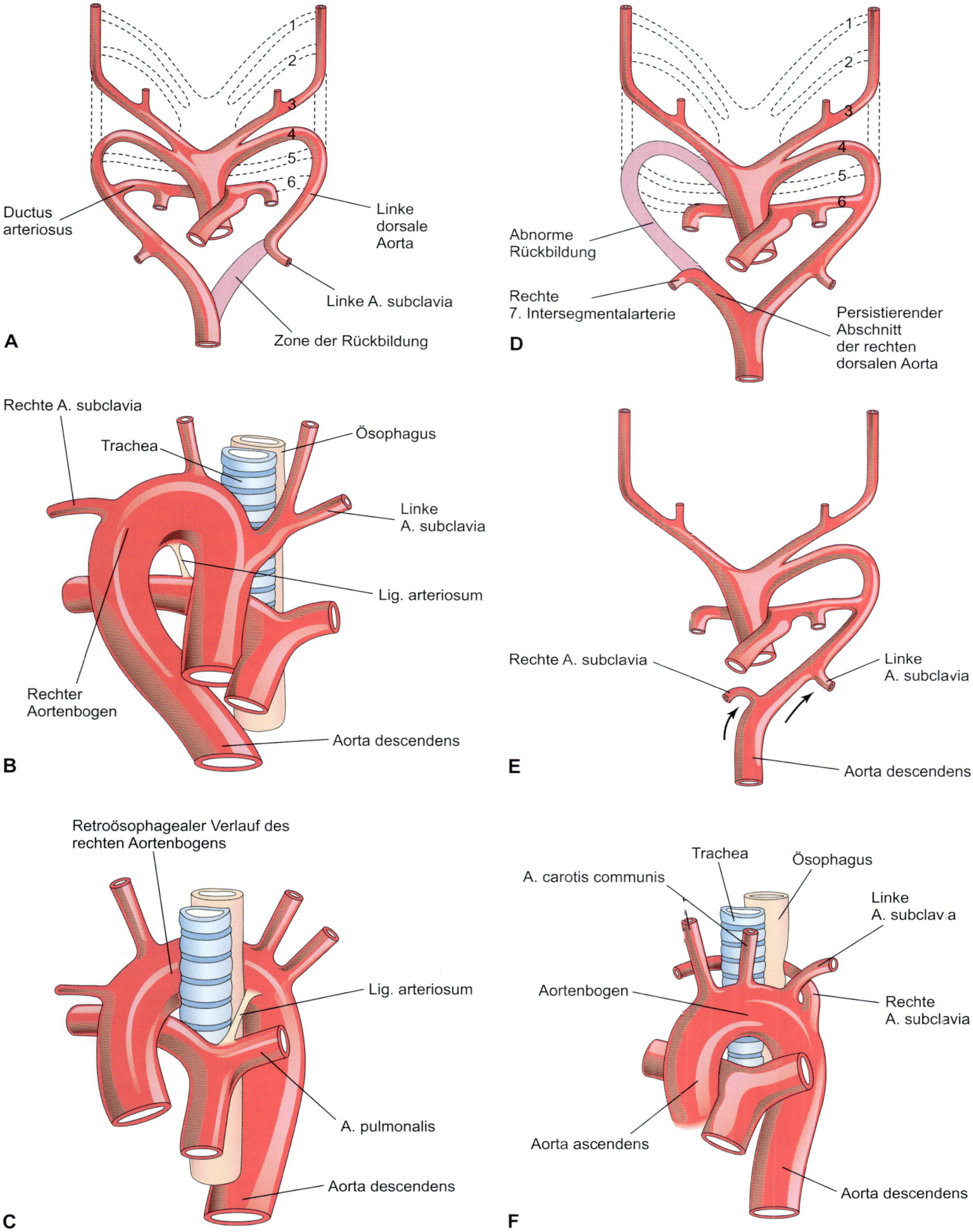
1
2
3
4
5
6
Ductus arteriosus
Linke dorsale Aorta
Linke A. subclavia
Zone der Rückbildung
A
Abnorme Rückbildung
Rechte 7. Intersegmentalarterie
Persistierender Abschnitt der rechten dorsalen Aorta
D
Rechte A. subclavia
Trachea
Ösophagus
Linke A. subclavia
Lig. arteriosum
Rechter Aortenbogen
Aorta descendens
B
Rechte A. subclavia
Linke A. subclavia
Aorta descendens
E
Retroösophagealer Verlauf des rechten Aortenbogens
Lig. arteriosum
A. pulmonalis
Aorta descendens
C
Trachea
Ösophagus
A. carotis communis
Linke A. subclavia
Aortenbogen
Rechte A. subclavia
Aorta ascendens
Aorta descendens
F

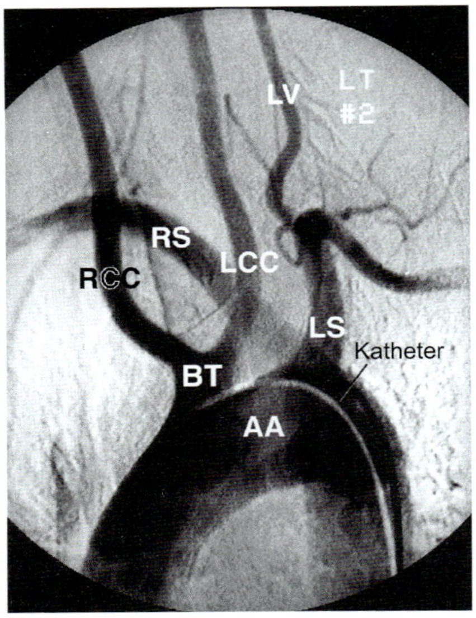

Abb. 13.44 Verlaufsvariante der rechten A. subclavia („Arteria lusoria"). Die Aortenbogenangiografie im zweiten Schrägdurchmesser (LT#2) und nach Injektion eines Kontrastmittels über einen arteriellen Katheter zeigt, dass beide *Aa. carotides communes* über einen gemeinsamen Stamm aus dem Aortenbogen entspringen. Der Abgang der rechten *A. subclavia* (RS) liegt distal und separat vom Ursprung der linken *A. subclavia* (LS), ist diesem jedoch in dieser Projektion überlagert. Die rechte *A. subclavia* verläuft hinter dem Ösophagus und der Trachea nach kranial und rechts. AA, Aortenbogen; BT, *Truncus brachiocephalicus;* RCC, rechte und LCC, linke *A. carotis comm.*; LV, linke *A. vertebralis.* (Mit freundlicher Genehmigung von G. S. Smyser, Altru Health System, Grand Forks, USA.)

Abnormer Ursprung der rechten A. subclavia Die rechte *A. subclavia* geht bei dieser Variante aus der *Aorta descendens* hervor und verläuft hinter Trachea und Ösophagus zum Arm (Abb. 13.43F). Eine retroösophageale *A. subclavia* entsteht immer dann, wenn sich die rechte vierte Schlundbogenarterie und die rechte dorsale Aorta kranial statt kaudal der siebten Intersegmentalarterie zurückbilden. Als Folge davon entsteht die rechte *A. subclavia* aus der rechten siebten Intersegmentalarterie und dem distalen Abschnitt der rechten dorsalen Aorta. Im Verlauf der weiteren Entwicklung wird dann der Ursprung der rechten *A. subclavia* durch differenzielles Wachstum so weit nach kranial verlagert, dass er in die Nähe der Abgangsstelle der linken *A. subclavia* gelangt. Obwohl diese Gefäßvariante ziemlich häufig ist und immer einen Gefäßring bildet, verursacht sie klinische Symptome eher selten und unregelmäßig, weil der Ring in der Regel nicht eng genug ist, um Ösophagus und Trachea einzuschnüren. Die Anomalie wird deshalb auch als das Syndrom der *Arteria lusoria* bezeichnet (von lat. *ludere* = spielen) (➤ Abb. 13.44).

13.5 Fetaler und postnataler Kreislauf

Das fetale Herz-Kreislauf-System (➤ Abb. 13.45) ist so gestaltet, dass es einerseits den pränatalen Bedürfnissen gerecht wird, andererseits sich aber nach der Geburt schnell auf die postnatalen Verhältnisse umstellen kann (➤ Abb. 13.46). Die lebensnotwendige Atmung des Neugeborenen hängt von den mit der Geburt stattfindenden Umbauvorgängen der Kreislauforgane ab, die die Anreicherung des Blutes mit Sauerstoff in den Lungen ermöglichen, sobald das Blut nicht mehr durch die Plazenta fließt. Pränatal findet kein Gasaustausch in den Lungen statt, und die Pulmonalgefäße sind eng gestellt (Vasokonstriktion). Die drei wichtigsten Strukturen bei der Kreislaufumstellung sind:

- der *Ductus venosus Arantii*
- das *Foramen ovale*
- der *Ductus arteriosus Botalli*

13.5.1 Fetaler Kreislauf

Das in der Plazenta mit Sauerstoff und Nährstoffen angereicherte Blut gelangt über die ***V. umbilicalis*** in den Fetus (➤ Abb. 13.45). Nur etwa die Hälfte des Blutes fließt in die Sinusoide der Leber und von dort aus durch die ***Vv. hepaticae*** in die *V. cava inferior.* Die andere Hälfte strömt mit hohem Druck in den ***Ductus venosus Arantii,*** der die *V. umbilicalis* direkt mit der *V. cava inferior* verbindet und somit einen Kurzschluss an der Leber vorbei darstellt (➤ Abb. 13.45, ➤ Abb. 13.47 und ➤ Abb. 13.48). Der Blutstrom durch den *Ductus venosus* wird durch mehrere Sphinktermechanismen in der Nähe der Einmündung der *V. umbilicalis* in die Leber reguliert (➤ Abb. 13.45 und ➤ Abb. 13.47): Erschlafft der Sphinkter des *Ductus venosus* und kontrahieren sich die Sphinkteren in den Ästen der *V. umbilicalis,* die mit der *V. portae* oder dem Leberparenchym in Verbindungen stehen (sog. *Vv. advehentes*), so fließt mehr Blut durch den *Ductus venosus;* kontrahiert sich dagegen der Sphinkter des *Ductus venosus* (➤ Abb. 13.47) und erschlaffen die Sphinkteren der *Vv. advehentes,* so gelangt mehr Blut über die *V. portae* und die Lebersinusoide in die sog. *Vv. revehentes* (die späteren Lebervenen) und in die *V. cava inferior.* Die Lebersinusoide scheinen eine erstaunliche Transportkapazität zu haben, da das Fehlen eines *Ductus venosus* offenbar auch ohne größere Entwicklungsstörung des Fetus einhergeht. Ein **anatomischer** Sphinkter in Form einer in das Lumen vorstehenden Gewebelippe am Beginn des *Ductus venosus* wurde zwar in einigen Tierspezies, nicht jedoch beim Menschen beschrieben. Als nachgewiesen gelten jedoch das vermehrte Vorkommen von glatter Muskulatur in den Wandabschnitten der betroffenen Gefäße und ein **physiologischer** Sphinktermechanismus, der eine zu starke Füllung des Herzens verhindert, wenn z. B. während der Geburtswehen durch die Kontraktionen des Uterus der Blutfluss in der Umbilikalvene stark ansteigt.

Nach kurzer Passage durch die *V. cava inf.* erreicht das Blut den rechten Vorhof des Herzens. Da die *V. cava inf.* bereits sauerstoffarmes Blut aus den unteren Extremitäten, dem Abdomen und dem Becken enthält, ist das Blut, das in den rechten Vorhof gelangt, nicht mehr ganz so sauerstoffreich wie das Blut in der *V. umbilicalis* (➤ Abb. 13.45). Das meiste Blut aus der *V. cava inf.* wird über den unteren Rand des *Septum secundum* (die sog. *Crista dividens*) durch das ***Foramen ovale*** in den linken Vorhof geleitet (➤ Abb. 13.49). Hier mischt es sich mit der relativ kleinen Menge sauerstoffarmen Blutes, das über die Pulmonalvenen aus den Lungen zurückkommt (die fetalen Lungen erhalten vor allem sauerstoffarmes Blut aus dem rechten Ventrikel, s. u.). Vom linken Vorhof gelangt das Blut dann

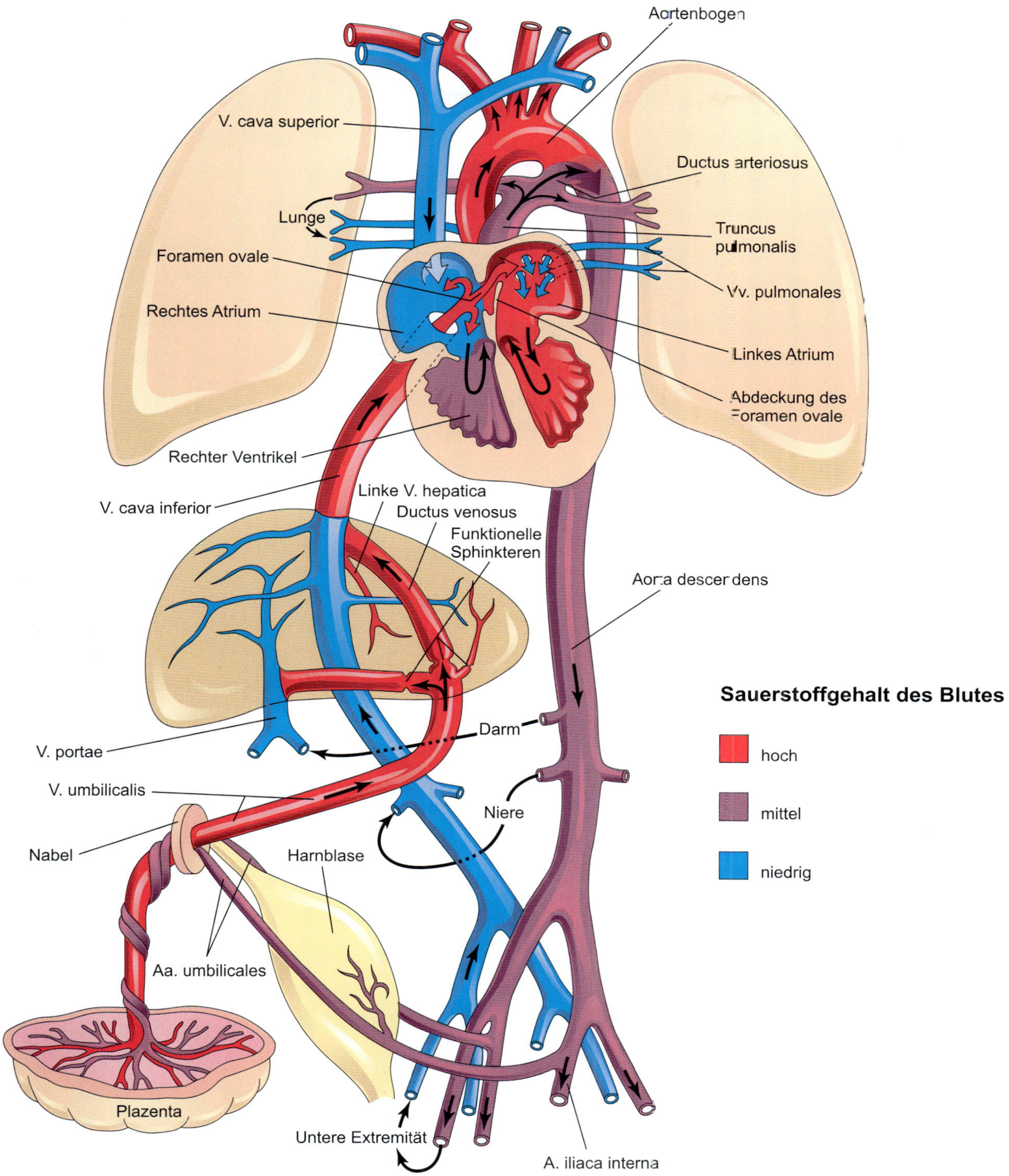

Abb. 13.45 Fetaler Kreislauf. Die Farben zeigen die Sauerstoffsättigung des Blutes, die Pfeile die Strömungsrichtung des Blutes von der Plazenta zum Herzen an. Die Organe sind nicht maßstabsgerecht gezeichnet. Drei Shunts ermöglichen pränatal eine Umgehung der Blutzirkulation durch die Leber und die Lungen: (1) *Ductus venosus Arantii,* (2) *Foramen ovale* und (3) *Ductus arteriosus Botalli*. Das sauerstoffarme Blut fließt über die *Aa. umbilicales* zur Aufnahme von Sauerstoff und Nährstoffen in die Plazenta zurück.

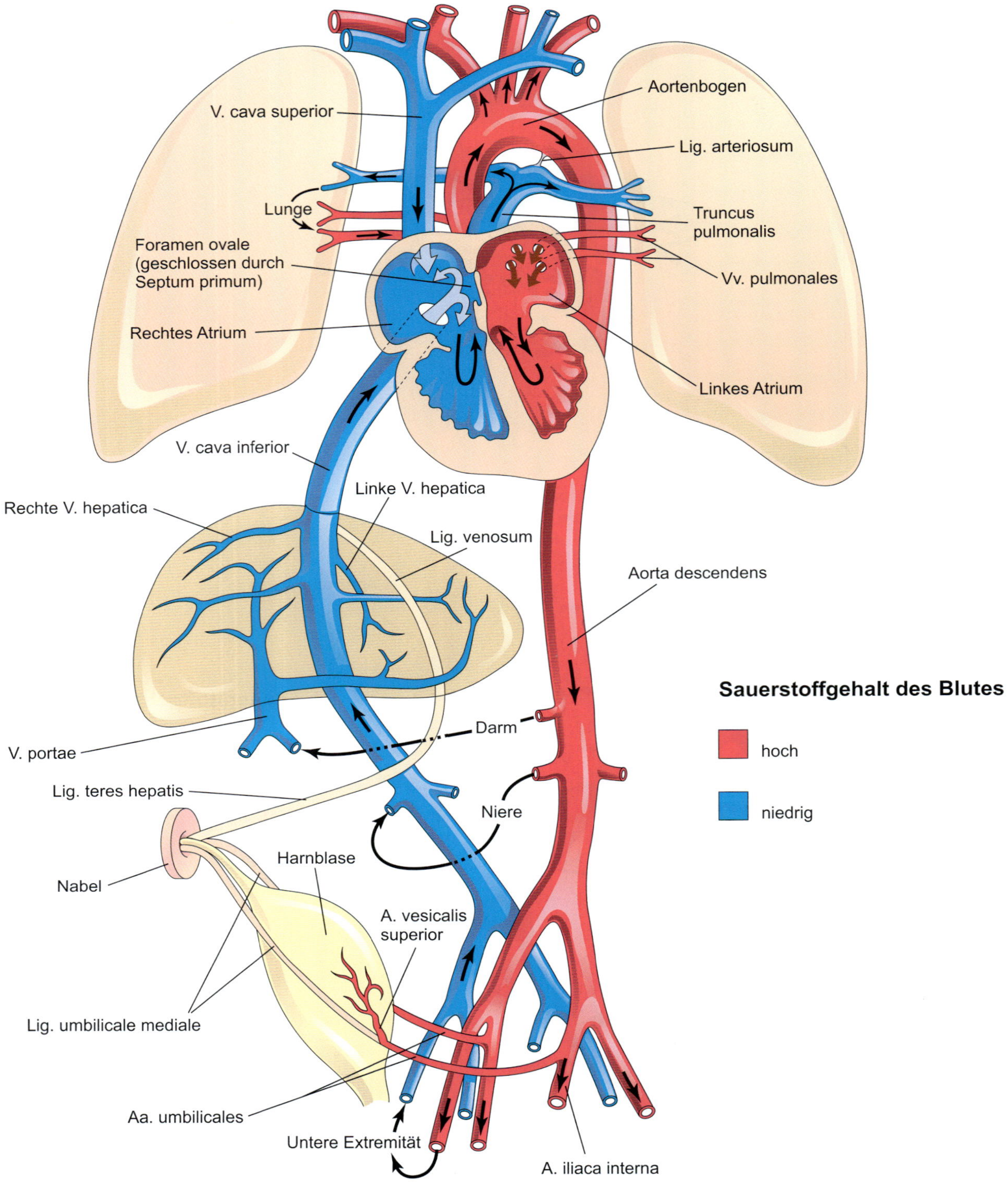

Abb. 13.46 Blutkreislauf nach der Geburt. Die Derivate der fetalen Blutgefäße und andere Strukturen, die nach der Geburt funktionslos geworden sind, sind zusätzlich dargestellt. Die Pfeile geben die Richtung der Blutzirkulation im kindlichen Kreislauf an. Die Organe sind nicht maßstabsgerecht dargestellt. Nach der Geburt stellen die drei Shunts, die im fetalen Leben den Blutstrom an Leber und Lunge vorbei kurzgeschlossen haben, ihre Funktion ein, sodass jetzt der Lungenkreislauf vom systemischen Kreislauf getrennt wird.

in den linken Ventrikel und von dort aus in die *Aorta ascendens.* Die Arterien zum Herzen, zu Kopf und Hals sowie zu den oberen Extremitäten erhalten daher relativ sauerstoffreiches Blut; die Leber erhält sauerstoffreiches Blut bereits über die *V. umbilicalis* (➤ Abb. 13.47).

Die kleinere Menge sauerstoffreichen Blutes aus der *V. cava inferior,* die nicht ihren Weg durch das *Foramen ovale* findet und zunächst im rechten Vorhof verbleibt, mischt sich dort mit dem sauerstoffarmen Blut, das aus der *V. cava superior* und dem *Sinus coronarius* in den rechten Vorhof gelangt. Dieses Blut (mit einem mittleren Sauerstoffgehalt) fließt anschließend über den rechten Ventrikel in den *Truncus pulmonalis.* Etwa 10 % davon passieren die Lungen, der größte Teil aber gelangt über den ***Ductus arteriosus Botalli*** in die *Aorta descendens* und wird über die *Aa. umbilicales* zur Plazenta zurückgeführt (➤ Abb. 13.45). Der *Ductus arteriosus* schützt also die Lunge vor einer Kreislaufüberlastung und ermöglicht dem rechten Ventrikel die Vorbereitung auf seine Fähigkeit, unmittelbar nach der Geburt das gesamte Blutvolumen zu transportieren. Wegen des hohen Gefäßwiderstandes im fetalen Lungenkreislauf ist der Blutfluss in den Pulmonalgefäßen bis zur Geburt gering.

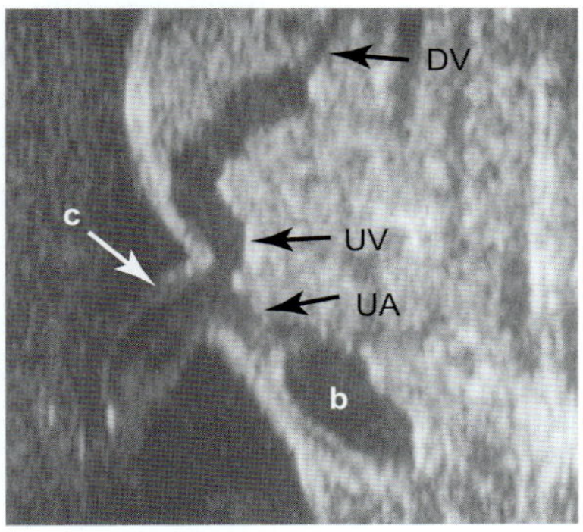

Abb. 13.47 Ultraschallaufnahme zur Darstellung der Nabelschnur und des Verlaufs der umbilikalen Gefäße. c, Nabelschnur; b, Harnblase; UV, *V. umbilicalis;* UA, *A. umbilicalis;* DV, *Ductus venosus.* (Aus Goldstein RB: Ultrasound evaluation of the fetal abdomen. In Callen PW, editor: *Ultrasonography in obstetrics and gynecology,* ed 3 1996, Philadelphia, Saunders.)

Aus der *Aorta ascendens* gelangt nur ein kleines Blutvolumen – etwa 10 % des Herzminutenvolumens – in Höhe der Einmündung des *Ductus arteriosus* in die *Aorta descendens.* Etwa 65 % des Blutes in der *Aorta descendens* fließen über die Umbilikalarterien in die Plazenta zurück, um dort mit Sauerstoff angereichert zu werden. Die restlichen 35 % versorgen die Eingeweide und die untere Körperhälfte.

13.5.2 Kreislaufumstellung bei der Geburt

Nach der Geburt erfolgen wichtige Anpassungsvorgänge des Kreislaufs, wenn einerseits die Blutzirkulation durch die Plazenta auf-

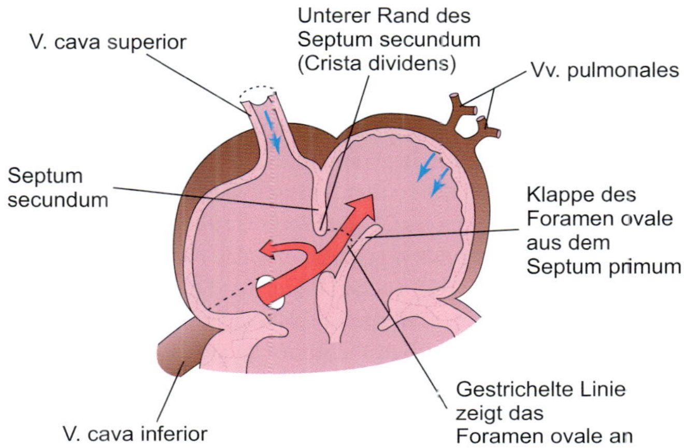

Abb. 13.49 Schematische Darstellung des Blutflusses durch die fetalen Vorhöfe. Die *Crista dividens,* der untere Rand des *Septum secundum,* teilt den Blutstrom aus der *V. cava inferior* in zwei Teile: Der stärkere Strom fließt durch das *Foramen ovale* in das linke Atrium, wo er sich mit einem kleinen Anteil sauerstoffarmen Blutes vermischt, das über die *Vv. pulmonales* aus der Lunge kommt. Der schwächere Blutstrom aus der *V. cava inf.* bleibt zunächst im rechten Vorhof und vermischt sich dort mit dem sauerstoffarmen Blut aus der *V. cava superior* und dem *Sinus coronarius.*

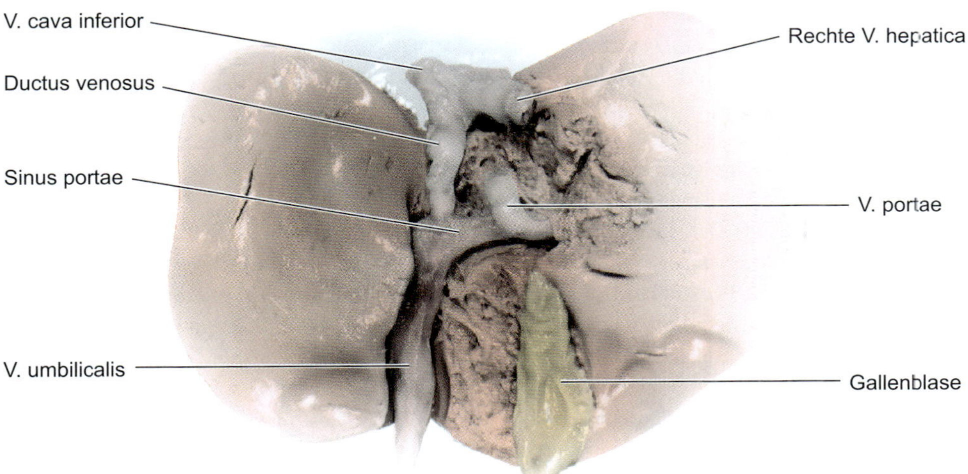

Abb. 13.48 Sektionspräparat einer fetalen Leber (Facies visceralis). Etwa 50 % des Blutes der *V. umbilicalis* umgehen die Leber und fließen über den *Ductus venosus Arantii* in die *V. cava inferior.*

hört und sich andererseits die kindliche Lunge ausdehnt und ihre Funktion aufnimmt (➤ Abb. 13.46). Die drei Shunts, die vor der Geburt Blut an Leber und Lungen vorbeigeleitet haben, schließen sich und werden somit funktionslos, d. h., das *Foramen ovale,* der *Ductus arteriosus,* der *Ductus venosus* und die umbilikalen Gefäße werden postnatal nicht mehr benötigt.

Die erstmalige **Belüftung der Lungen** bei der Geburt ist verbunden mit:

- einer dramatischen **Widerstandssenkung** in den pulmonalen Gefäßen
- einer Zunahme der pulmonalen Durchblutung
- einer progressiven Abnahme der Wanddicke in den Pulmonalarterien, die hauptsächlich auf der Ausdehnung der Lungen bei den ersten Atemzügen beruht.

Außerdem kontrahiert sich der ***Ductus venosus*** (mit seinem physiologischen Sphinkter, s. u.), sodass das gesamte Blut, das zur Leber fließt, in die Lebersinusoide gelangt. Dadurch und durch die versiegende plazentare Zirkulation fällt der Blutdruck in der *V. vava inferior* und im rechten Vorhof ab, aber auch wegen der vermehrten Durchblutung der Lungen liegt der Blutdruck im linken Vorhof sehr bald über demjenigen des rechten Vorhofs. Dadurch wird – auf der linken Seite des *Foramen ovale* – das *Septum primum* wie eine Klappe gegen das *Septum secundum* gepresst und das ***Foramen ovale*** verschlossen (➤ Abb. 13.46). Da der Widerstand im Lungenkreislauf jetzt geringer ist als der im Körperkreislauf, kehrt sich der Blutstrom im *Ductus arteriosus* um; Blut fließt nun zunächst (s. u.) retrograd von der Aorta in den *Truncus pulmonalis,* sodass das gesamte Blutvolumen des rechten Ventrikels nun durch den *Truncus pulmonalis* fließen muss.

Zwar begünstigt schon die schräg verlaufende Einmündung des *Ductus arteriosus* in den Aortenbogen nicht gerade den Blutfluss von der Aorta zurück in den *Truncus pulmonalis,* aber für die schnelle Umstellung auf eine optimale Sauerstoffversorgung des Blutes nach der Geburt wird der ***Ductus arteriosus*** (anders als das *Foramen ovale*) zusätzlich *aktiv* durch die Kontraktion der glatten Muskelzellen in seiner Wand verschlossen. Offenbar wird dieser Verschluss durch einen **hohen Sauerstoffgehalt** ausgelöst, wie er nach der Geburt durch die einsetzende Lungenatmung gegeben ist: Wenn der Sauerstoffpartialdruck (pO_2) des Blutes, das durch den *Ductus arteriosus* fließt, etwa 50 mmHg erreicht, kontrahiert sich die Wand des Duktus.

Sauerstoff ist daher wahrscheinlich der wichtigste Faktor, der den Verschluss des *Ductus arteriosus* beim ausgetragenen Kind kontrolliert; die zugrunde liegenden Mechanismen sind allerdings noch nicht in allen Einzelheiten bekannt. Der Sauerstoff könnte direkt auf die Muskulatur in der Duktuswand kontraktionsfördernd wirken, aber auch **Endothelin** und **Prostaglandine** greifen hier vermittelnd ein; wenn bei Frühgeborenen die Muskulatur des *Ductus arteriosus* weniger stark auf Sauerstoff anspricht, können Prostaglandin-Inhibitoren wie Indometacin zu einer Konstriktion des offenen Duktus führen, wahrscheinlich ist außerdem auch der Transforming-Growth-Factor-β (TGFβ) an dem späteren permanenten anatomischen Verschluss des *Ductus arteriosus* beteiligt.

Über den *Ductus arteriosus* bleibt bei einem reifen Neugeborenen in den ersten 24 bis 48 Stunden meist noch ein kleiner Shunt zwischen Aorta und *Truncus pulmonalis* bestehen. Nach 24 Stunden sind 20 %, nach 48 Stunden 82 % und nach 96 Stunden 100 % der Duktus-Shunts funktionell geschlossen. Bei Frühgeborenen und bei Kindern mit persistierender Hypoxie kann der *Ductus arteriosus* auch länger offen bleiben.

Die Wand des rechten Ventrikels ist bei Feten und Neugeborenen dicker als die Wand des linken Ventrikels, da der rechte Ventrikel bis zur Geburt mehr Arbeit zu leisten hatte. Bis zum Ende des ersten Lebensmonats wird dann die Wand des linken Ventrikels dicker, weil dieser nun – gegen den erhöhten Blutdruck im Körperkreislauf – die größere Arbeitsleistung erbringen muss. Die Wand des rechten Ventrikels wird dagegen wegen der geringeren Arbeitsbelastung allmählich immer dünner.

Die **Umbilikalarterien** kontrahieren sich nach der Geburt ebenfalls und verhindern so einen Blutverlust des Kindes. Wird die Nabelschnur nicht gleich abgebunden, fließt immer noch etwas Blut (bis zu 160 ml!) aus der Plazenta durch die *V. umbilicalis* zum Kind („plazento-fetale Transfusion").

Abgesehen vom Verschluss des *Foramen ovale* nach dem ersten Atemzug ist der Übergang vom Fetalkreislauf zum bleibenden Kreislauf kein plötzliches Ereignis. Einige Veränderungen benötigen Stunden und Tage. Dabei ist der Verschluss der nicht mehr benötigten fetalen Gefäße und des *Foramen ovale* zunächst rein funktioneller Natur, und ein kleiner Rechts-links-Shunt durch das *Foramen ovale* kann während dieser Übergangszeit ohne Weiteres bestehen bleiben. Die spätere anatomische Obliteration der Kurzschlussverbindungen geschieht durch Endothelproliferation und Bindegewebevermehrung, der *Ductus venosus* z. B. ist regelmäßig nach etwa 2 Monaten vollständig obliteriert.

13.5.3 Rudimente der fetalen vaskulären Strukturen

Wegen der Veränderungen im Herz-Kreislauf-System bei der Geburt werden bestimmte Gefäße und Strukturen nicht mehr benötigt. Über einen Zeitraum von mehreren Monaten bilden sich aus den fetalen Blutgefäßen bindegewebige Ligamente; andere fetale Strukturen persistieren als anatomische Rudimente wie etwa das *Foramen ovale* in Form der *Fossa ovalis* (➤ Abb. 13.51).

V. umbilicalis und *Lig. teres hepatis*

Der intraabdominelle Abschnitt der *V. umbilicalis* bildet sich später zum *Lig. teres hepatis* um (➤ Abb. 13.46), das vom Nabel zur Leberpforte verläuft und dort mit dem linken Ast der *V. portae* verbunden ist (➤ Abb. 13.50). Die *V. umbilicalis* bleibt jedoch nach der Geburt für einige Zeit durchgängig und kann daher beim Säugling für Bluttransfusionen benutzt werden. Solche Transfusionen sind z. B. bei der Erythroblastose notwendig (➤ Kap. 7.1.4 und ➤ Kap. 21.4), bei der das kindliche Blut durch Spenderblut ersetzt werden muss, um eine Hirnschädigung oder sogar den Tod durch Anämie zu verhindern. Selten verschwindet das Lumen der *V. umbilicalis* beim Erwachsenen vollständig; das *Lig. teres hepatis* kann daher auch

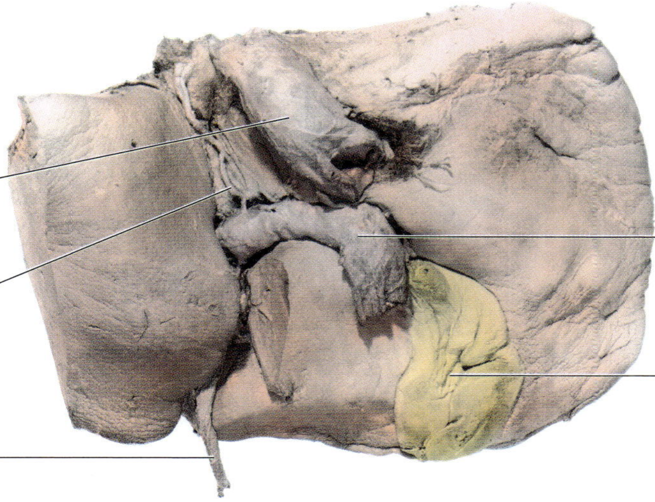

Abb. 13.50 Sektionspräparat einer Erwachsenenleber (Facies visceralis). Die *V. umbilicalis* ist zum *Lig. teres hepatis* und der *Ductus venosus* zum *Lig. venosum* obliteriert.

beim Erwachsenen punktiert werden, um z. B. Kontrastmittel oder Chemotherapeutika zu injizieren. Die potenzielle Durchgängigkeit dieser Vene ist auch für die Entstehung portokavaler Anastomosen bei der Leberzirrhose, das sog. *Caput medusae,* von funktioneller Bedeutung.

Ductus venosus und *Lig. venosum*

Der *Ductus venosus* wird zum *Lig. venosum,* jedoch dauert der Verschluss unter der Geburt länger als beim *Ductus arteriosus.* Das *Lig. venosum* zieht auf der Hinterseite der Leber zwischen *Lobus caudatus* und *Lobus sinister* von der Leberpforte zur *V. cava inf.*, an der es fixiert ist (➤ Abb. 13.48 und ➤ Abb. 13.50).

Aa. umbilicales und *Ligg. umbilicalia*

Der intraabdominelle Abschnitt der *Aa. umbilicales* obliteriert weitgehend und bildet die ***Ligg. umbilicalia medialia*** (➤ Abb. 13.46); der proximale Teil persistiert als paarige ***A. vesicalis superior,*** die den oberen Teil der Harnblase versorgt.

Foramen ovale und *Fossa ovalis*

Funktionell verschließt sich das *Foramen ovale* gleich nach der Geburt. Der anatomische Verschluss erfolgt jedoch erst im dritten Lebensmonat und beruht auf einer Bindegewebeproliferation und Verklebung des *Septum primum* (der „Klappe“ des *Foramen ovale*) mit dem linken Rand des *Septum secundum.* Das *Septum primum* wird zum Boden der *Fossa ovalis* (➤ Abb. 13.51), und der freie Rand des *Septum secundum* bildet eine halbmondförmige, verdickte Kante, den *Limbus fossae ovalis,* der den ursprünglichen kranialen Rand *(Crista dividens)* des *Foramen ovale* markiert. Die *Fossa ovalis* stellt sich – von rechts gesehen – als eine rundliche Vertiefung im Zentrum des Vorhofseptums dar.

Ductus arteriosus und *Lig. arteriosum*

Der funktionelle Verschluss des *Ductus arteriosus* zwischen der linken Pulmonalarterie und dem Aortenbogen vollzieht sich innerhalb der ersten Tage nach der Geburt (➤ Abb. 13.52A). Der anatomische Verschluss des *Ductus arteriosus* und die Bildung des *Lig. arteriosum* sind normalerweise etwa in der zwölften Woche abgeschlossen (➤ Abb. 13.52C).

Persistierender *Ductus arteriosus* Botalli Der persistierende *Ductus arteriosus* (PDA; ➤ Abb. 13.52B) tritt zwei- bis dreimal häufiger beim weiblichen Geschlecht auf als beim männlichen. Der Grund für diese Geschlechtswendigkeit ist nicht bekannt; jedoch wurde eine dominant vererbte Form des PDA in der medizinischen Literatur beschrieben. Funktionell sollte sich der *Ductus arteriosus* gleich nach der Geburt verschließen; wenn er jedoch durchgängig bleibt, gelangt Blut aus der Aorta in den *Truncus pulmonalis.* Die embryologische Grundlage des PDA ist die unzureichende Rückbildung und Umstrukturierung des *Ductus arteriosus* zum *Lig. arteriosum* nach der Geburt. Als primäre Ursache dafür ist anzusehen, dass die Muskelkontraktion in der Wand des *Ductus arteriosus* aufgrund eines niedrigen Sauerstoffgehalts im Blut ausbleibt. So wirkt sich z. B. der niedrige Sauerstoffgehalt im Blut des Neugeborenen beim Atemnotsyndrom (dem sog. *Respiratory-Distress-Syndrome*) nachteilig auf den Verschluss des *Ductus arteriosus* aus, und es tritt ein PDA daher insbesondere bei kleinen frühgeborenen Kindern auf, die Atemschwierigkeiten infolge eines Surfactant-Mangels aufweisen. Ein isolierter PDA kommt auch bei Kindern vor, die in großer Höhe geboren werden. Später könnte der PDA auf einer unzureichenden TGFβ-Induktion beruhen.

Ein PDA kann auch in Verbindung mit anderen Herzfehlern auftreten. Ein übermäßiger Druckunterschied zwischen Aorta und

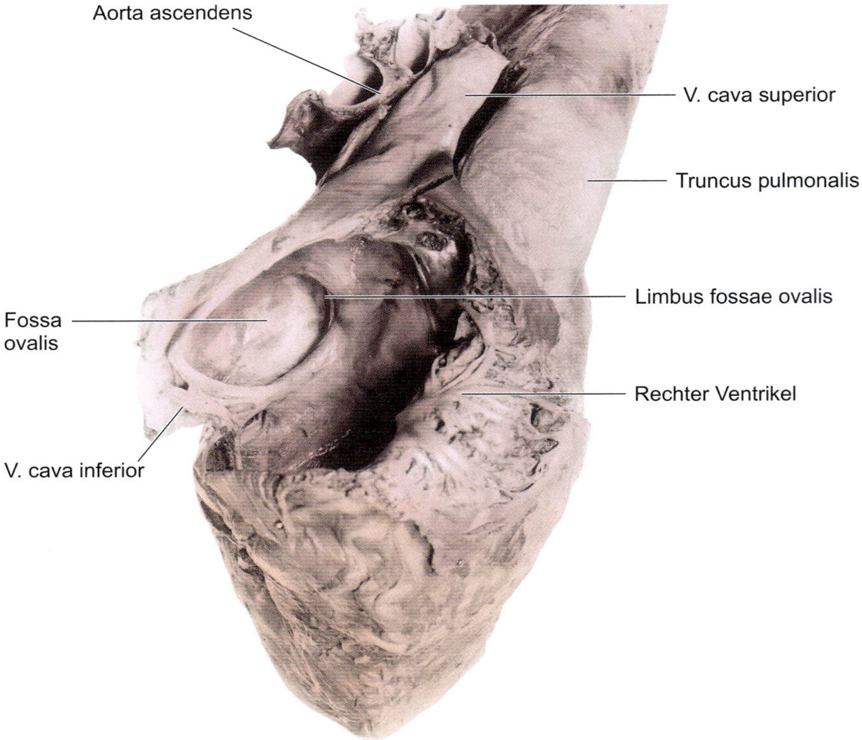

Abb. 13.51 Sektionspräparat eines Erwachsenenherzens. Das Vorhofseptum ist vom rechten Vorhof aus aufgenommen; man sieht die *Fossa ovalis* und ihren Rand (Limbus). Der Boden der *Fossa ovalis* wird vom *Septum primum* gebildet, während der Limbus vom *Septum secundum* stammt. Die Belüftung der Lunge führt zu einem dramatischen Abfall des Lungengefäßwiderstandes und zum Anstieg der Lungendurchblutung. Durch den zunehmenden Blutfluss im Lungenkreislauf steigt der Blutdruck im linken Atrium über den Druck im rechten Vorhof an. Das *Foramen ovale* wird geschlossen, indem das klappenartige *Septum primum* gegen das *Septum secundum* gedrückt wird. Die *Fossa ovalis* bleibt zeitlebens als eine markante Stelle im Vorhofseptum erhalten.

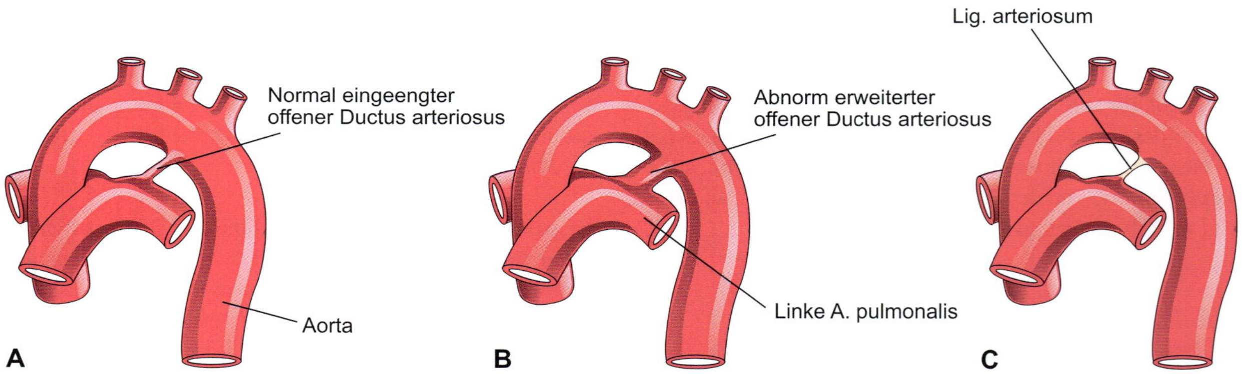

Abb. 13.52 Verschluss des Ductus arteriosus. A) Der *Ductus arteriosus* bei einem Neugeborenen. **B)** Offener *Ductus arteriosus* bei einem sechs Monate alten Kind. **C)** Normal ausgebildetes *Lig. arteriosum* bei einem sechs Monate alten Kind.

Truncus pulmonalis bewirkt einen starken Blutfluss durch den *Ductus arteriosus* und kann dadurch die normale Konstriktion nach der Geburt verhindern. Solche Druckdifferenzen werden z. B. durch eine Aortenisthmusstenose (➤ Abb. 13.41C), eine Transposition der großen Gefäße (➤ Abb. 13.32) oder eine Pulmonalstenose/-atresie/(➤ Abb. 13.34) verursacht.

Ein PDA ist die häufigste Fehlbildung bei einer Rötelninfektion der Mutter in der frühen Schwangerschaft. Aber bei fast allen Kindern mit einem Geburtsgewicht unter 1.750 g persistiert der *Ductus arteriosus* in den ersten 24 Stunden ihres postnatalen Lebens. Dagegen ist ein persistierender *Ductus arteriosus* bei reifen Neugeborenen pathologisch und wird gewöhnlich behandelt, sobald sich Anzeichen für eine hämodynamische Auswirkung ergeben. Der Verschluss erfolgt medikamentös z. B. durch den Prostaglandinhemmer Indometacin oder chirurgisch durch Ligatur und Durchtrennung des *Ductus arteriosus* oder aber durch Einbringung eines Coils oder Schirmchens über einen Herzkatheter.

13.6 Lymphsystem

Die Entwicklung des lymphatischen Systems beginnt am Ende der fünften Woche, ungefähr zwei Wochen nachdem die ersten Anlagen des Herz-Kreislauf-Systems erkennbar geworden sind. Die Lymphgefäße bilden sich in ähnlicher Weise wie die in ➤ Kapitel 4 beschriebenen Blutgefäße, d. h., die zuerst vorhandenen Lymphkapillaren verbinden sich zunehmend miteinander, bilden so ein Netzwerk aus Lymphgefäßen und gewinnen frühzeitig Anschluss an das venöse System (➤ Abb. 13.53A). Auch bei der Entstehung der Lymphgefäße wird die direkte Bildung aus dem Mesenchym – als Analogon zur Vaskulogenese – der Aussprossung aus bestehenden Lymphgefäßen – analog zur Angiogenese – gegenübergestellt. Eine entscheidende molekulare Rolle bei der Bildung des Lymphsystems spielt der Homöobox-Transkriptionsfaktor Prox1.

13.6.1 Lymphsäckchen und Lymphgänge

Am Ende der Embryonalperiode gibt es zunächst sechs **primäre Lymphsäckchen** (➤ Abb. 13.53A):

- die beiden **jugulären Lymphsäckchen** am Übergang der *V. subclavia* in die *V. cardinalis superior* (die spätere *V. jugularis interna*)
- die beiden **iliakalen Lymphsäckchen** am Übergang der *V. iliaca* in die *V. cardinalis inferior*

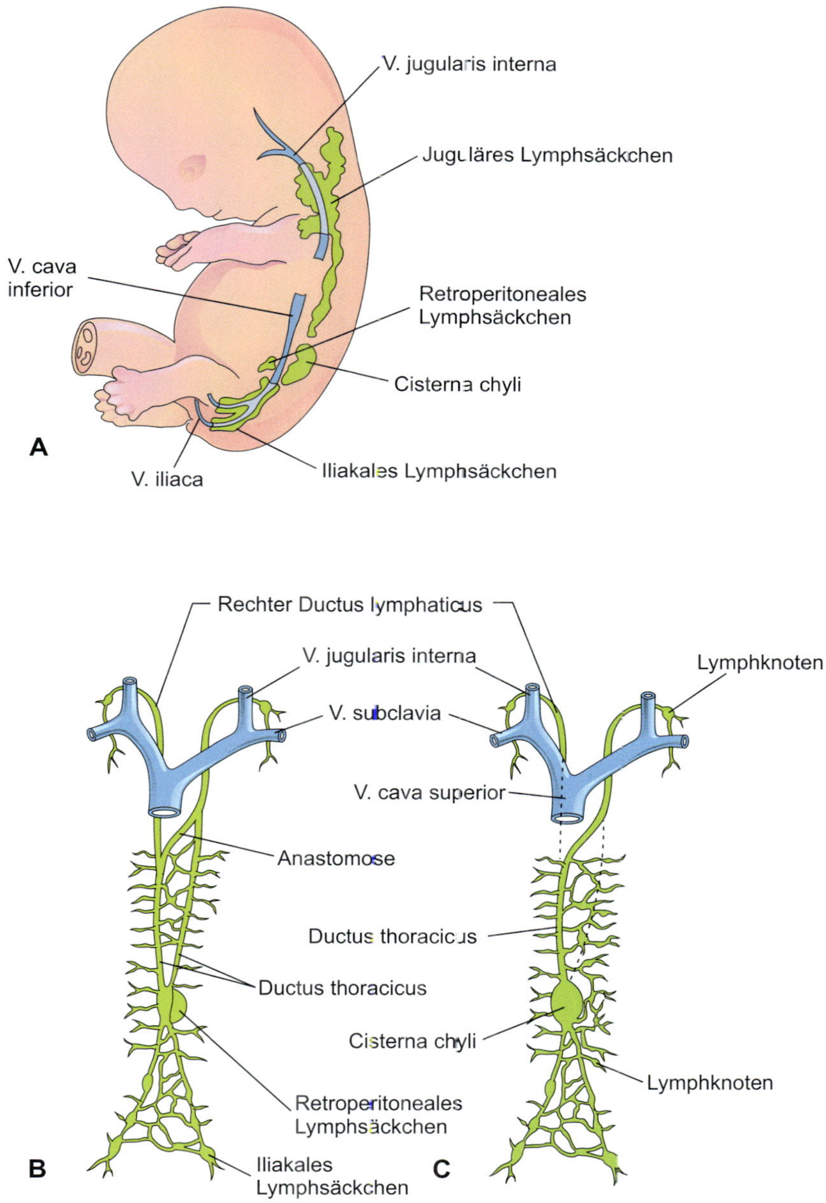

Abb. 13.53 Entwicklung des Lymphgefäßsystems. A) Seitenansicht eines acht Wochen alten Embryos mit den drei primitiven Lymphsäckchen. **B)** Ventralansicht des Lymphgefäßsystems bei einem neun Wochen alten Fetus mit Darstellung des paarigen *Ductus thoracicus*. **C)** Späteres Stadium mit Ausbildung des definitiven *Ductus thoracicus* und des rechten *Ductus lymphaticus*.

- ein **retroperitoneales Lymphsäckchen** an der *Radix mesenterii* in der hinteren Bauchwand
- eine *Cisterna chyli,* die sich dorsal des retroperitonealen Lymphsäckchens ausbildet.

Die frühen Lymphgefäße verbinden sich bald darauf mit diesen Lymphsäckchen und wachsen entlang den Hauptvenen vor: von den jugulären Lymphsäckchen zu Kopf, Hals und oberen Extremitäten, von den iliakalen Lymphsäckchen zur unteren Körperhälfte und den unteren Extremitäten, vom retroperitonealen Lymphsäckchen und der *Cisterna chyli* in die Anlage des Darms. Zwei größere Lymphstämme (der rechte und der linke *Ductus thoracicus*) verbinden die jugulären Lymphsäckchen mit der *Cisterna chyli.* Wenig später bildet sich eine weite Anastomose zwischen den beiden Stämmen (➤ Abb. 13.53B).

Ductus thoracicus

Der definitive *Ductus thoracicus* entwickelt sich aus:

- dem kaudalen Abschnitt des rechten *Ductus thoracicus*
- der Anastomose zwischen den beiden *Ductus thoracici* und dem kranialen Teil des linken *Ductus thoracicus.*

Weil der ursprüngliche *Ductus thoracicus* paarig angelegt ist, bilden sich viele Varianten bezüglich des Ursprungs, des Verlaufs und der Einmündung des definitiven *Ductus thoracicus* aus.

Der ***Ductus lymphaticus dexter*** leitet sich vom kranialen Abschnitt des rechten *Ductus thoracicus* ab (➤ Abb. 13.53C). Der ***Ductus thoracicus*** und der *Ductus lymphaticus dexter* münden in den linken bzw. rechten Venenwinkel am jeweiligen Zusammenfluss von *V. jugularis interna* und *V. subclavia.* Von der embryonalen ***Cisterna chyli*** bleibt nur der kraniale Teil erhalten (s. u.).

Entwicklung der Lymphknoten

Mit Ausnahme des kranialen Anteils der *Cisterna chyli* bilden sich die Lymphsäckchen während der frühen Fetalzeit in Gruppen von **Lymphknoten** um. Mesenchymzellen dringen in jedes Lymphsäckchen ein und unterteilen seinen ursprünglichen Hohlraum in ein Netzwerk von Kanälchen, die Anlagen der **Lymphsinus.** Andere Mesenchymzellen bilden die Kapsel und das bindegewebige Stroma der Lymphknoten und bringen so auch die Blutgefäße – darunter die für die Leukodiapedese wichtigen hochendothelialen Venulen – in das Innere der Lymphknoten.

13.6.2 Lymphozyten

Die Lymphozyten entstehen ursprünglich aus Stammzellen im Mesenchym des **Dottersacks** und später aus Stammzellen, die in die Leber und z. T. auch in die Milz einwandern. In der späteren myeloischen Phase der Blutbildung wandern die Progenitorzellen in das Knochenmark, wo sie sich teilen und u. a. zu Lymphoblasten differenzieren. Die Vorläufer der T-Lymphozyten wandern anschließend in den **Thymus** ein, ein Derivat der dritten Schlundtasche (➤ Kap. 9). Hier reifen sie zu **T-Lymphozyten** heran, verlassen den Thymus und gelangen über den Kreislauf in die sekundären lymphatischen Organe. Die **B-Lymphozyten** reifen dagegen im **Knochenmark** heran. Während B- und T-Zellen zunächst ungleichmäßig verteilt sind, siedeln sie sich später beide in speziellen T- bzw. B-Zell-Regionen der sekundären lymphatischen Organe an, wo sie im Kontakt mit speziellen Retikulumzellen ihre terminale Differenzierung erlangen. Lymphfollikel und Keimzentren entwickeln sich erst kurz vor oder nach der Geburt.

13.6.3 Milz und Tonsillen

Die Milz entsteht aus einer Ansammlung von Mesenchymzellen im dorsalen Mesogastrium (➤ Kap. 11). Die *Tonsillae palatinae* entwickeln sich aus dem zweiten Schlundtaschenpaar (➤ Kap. 9). Die *Tonsillae tubariae* an der Rachenhinterwand bilden sich aus einer Ansammlung von Lymphfollikeln in der Umgebung der pharyngealen Öffnung der *Tubae auditivae.* Die *Tonsilla pharyngea* und die *Tonsilla lingualis* entstehen aus Aggregaten von Lymphfollikeln in der Wand des Nasopharynx bzw. an der Zungenwurzel. Einzelne Lymphfollikel entwickeln sich auch in der Schleimhaut des Respirations- und Verdauungstrakts.

Entwicklungsstörungen des lymphatischen Systems Angeborene Fehlbildungen des lymphatischen Systems sind selten. **Kongenitale Lymphödeme** können durch Erweiterung der primordialen Lymphgänge oder durch eine angeborene Hypoplasie der Lymphgefäße entstehen und machen sich als diffuse Schwellung eines Körperteils bemerkbar. Noch seltener ist eine diffuse zystische Erweiterung der Lymphgefäße, die größere Abschnitte des Körpers erfasst. Beim **zystischen Hygrom** tritt eine starke Schwellung meist im kaudolateralen Halsbereich auf; sie wird durch eine einzelne große oder mehrere kleine flüssigkeitsgefüllte Hohlräume hervorgerufen (➤ Abb. 13.54). Hygrome können schon bei der Geburt vorhanden sein, aber meistens erweitern und manifestieren sie sich erst im Verlauf der frühen Kindheit.

Die meisten Hygrome werden vermutlich durch eine abnorme Umgestaltung der jugulären Lymphsäcke hervorgerufen, indem Lymphsäckchen teilweise abgeklemmt werden oder einzelne Lymphräume keinen Anschluss an die Hauptlymphgänge finden.

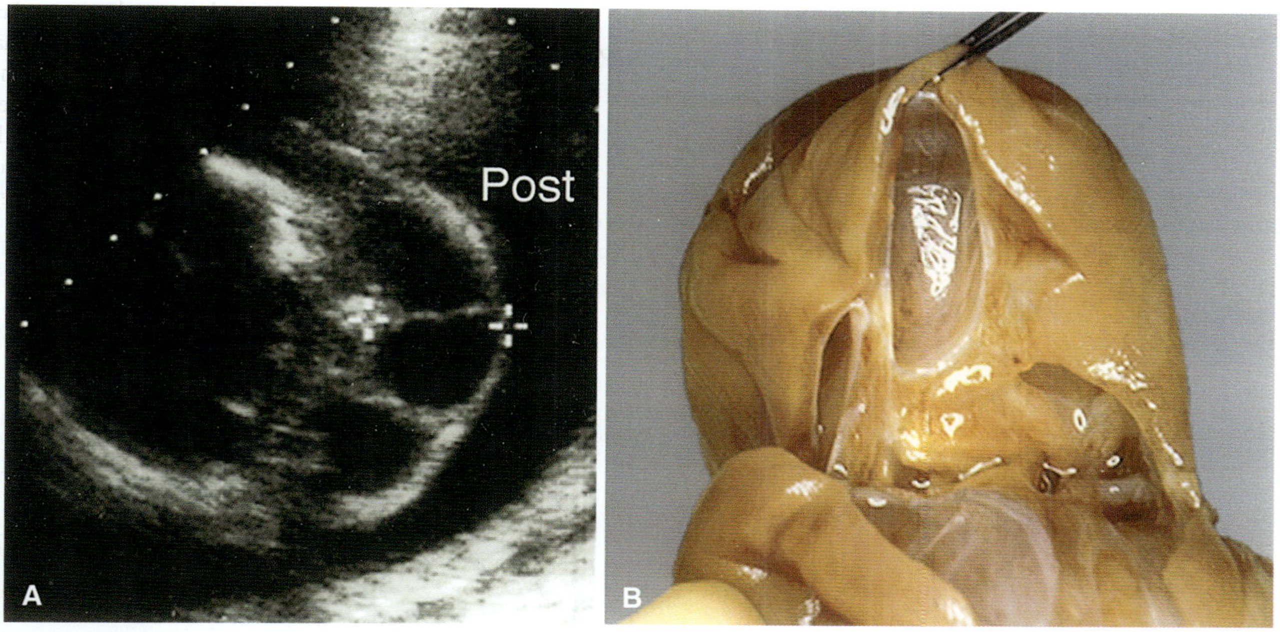

Abb. 13.54 Zystisches Hygrom. A) Sonografischer Transversalschnitt durch den Hals eines Fetus. Ein großes zystisches Hygrom wurde in diesem Fall durch die Sonografie in Schwangerschaftswoche 18,5 nachgewiesen. **B)** Fotografie des Resektats nach sog. *Neck Dissection:* Das Hygrom war durch multiple septierte Zysten charakterisiert. Post = posterior. (Mit freundlicher Genehmigung von W. Lee, William Beaumont Hospital, Royal Oak, USA.)

Zusammenfassung

Entwicklung des Herz-Kreislauf-Systems

Die Entwicklung des Herz-Kreislauf-Systems beginnt am Ende der dritten Woche mit der Entwicklung der ersten Blutgefäße. Dazu proliferieren Mesenchymzellen aus der **Splanchnopleura** und bilden isolierte Zellansammlungen, die sich wenig später zu durchgängigen Endothelrohren zusammenfügen. Für die Herzentwicklung geben sie sich dann anterior des kranialen Keimscheibenumfangs hauptsächlich durch eine hochkonservierte herzspezifische Genexpression (*Nkx2.5* und *Gata4*) als **kardiogene Platte** zu erkennen. Mit der Abfaltung des Embryos wird diese U-förmige Herzanlage zu einem einheitlichen länglichen **Herzschlauch** ventral der vorderen Darmpforte umgeformt, bei dem die ursprünglichen Schenkelenden der U-Form den nach kaudal weisenden venösen Pol und der Scheitel der U-Form den kranial liegenden arteriellen Pol bilden. Aus der Splanchnopleura, die den endokardialen Herzschlauch umgibt, bildet sich die Anlage des Myokards, das Epikard überwächst die Myokardanlage sekundär von der proepikardialen Anlage (am venösen Pol in der Nähe des *Septum transversum*) aus, und das Perikard wird von der dieser Herzanlage gegenüberliegenden Somatopleura gebildet. Wenn das Herz zu Beginn der vierten Woche anfängt zu schlagen, besteht es zunächst noch aus vier hintereinanderliegenden Hohlräumen:

- dem *Sinus venosus*
- dem primitiven Atrium
- dem primitiven Ventrikel
- dem *Bulbus (Conus) cordis.*

Der einfache Herzschlauch wächst zunächst in die Länge und krümmt sich dann zu einer nach rechts gerichteten, durch den *Sulcus bulboventricularis* eingekerbten **Herzschleife.** Zwischen der vierten und siebten Woche wird dieses schleifenförmige Herz durch **Septen** und Klappen in vier Räume unterteilt.

Drei paarige Venensysteme münden in das primitive Herz:

- die *Vv. vitellinae*, die das Pfortadersystem bilden
- die *Vv. cardinales*, aus denen das Kava-System hervorgeht
- die *Vv. umbilicales*, die sich nach der Geburt weitgehend zurückbilden.

Am arteriellen Pol geht der *Bulbus cordis (Conus cordis)* in den ***Truncus arteriosus*** (die gemeinsame Anlage von *Aorta ascendens* und *Truncus pulmonalis*) und dieser wiederum in den *Saccus aorticus* über; kaudal wird der Bulbus in die Ventrikel einbezogen. Wenn sich während der vierten und fünften Woche die Schlundbögen bilden, wachsen Arterien aus dem *Saccus aorticus* in die Schlundbögen ein und bilden so die zugehörigen **Schlundbogenarterien.** In der sechsten und siebten Woche werden die Schlundbogenarterien zu den definitiven Gefäßstämmen, den jeweils paarigen *Aa. carotides, Aa. subclaviae* und *Aa. pulmonales*, umgewandelt.

Die **kritische Phase der Herzentwicklung** umfasst vor allem den Zeitraum vom 20. bis 50. Tag nach der Befruchtung, in dem zahlreiche komplexe Vorgänge stattfinden. Entwicklungsstörungen zu jedem beliebigen Zeitpunkt innerhalb dieser Phase können einfache oder komplexe Herzfehler verursachen. Besonders die Septierung des Herzens ist von komplizierten zellulären und molekularen Prozessen abhängig. Die häufigsten Fehlbildungen des Herzens sind deshalb **Septumdefekte,** insbesondere der Ventrikelseptumdefekt (VSD).

Einige der kongenitalen Fehlbildungen beruhen auf einer abnormen Transformation der Schlundbogenarterien in das definitive arterielle Gefäßsystem (z. B. der rechte Aortenbogen).

Da die Lungen während der Fetalzeit noch nicht funktionieren, ist der **fetale Kreislauf** dadurch charakterisiert, dass das Blut in der Plazenta mit Sauerstoff angereichert wird und die Lungen fast vollständig umgeht. Die Umstellung auf den postnatalen Kreislauf erfolgt nur z. T. abrupt; viele Anpassungen des Kreislaufsystems setzen sich bis weit in das Säuglingsalter hinein fort. Bleiben solche Veränderungen des Kreislaufsystems nach der Geburt aus, so führt das zu zwei häufigen Anomalien des Herzens und der großen Gefäße:

- einem offenen *Foramen ovale*
- einem persistierenden *Ductus arteriosus.*

In enger Verbindung mit dem Venensystem entwickelt sich ab der fünften Woche auch das lymphatische System. Zunächst bilden sich sechs **primäre Lymphsäckchen** aus, die später durch Lymphgefäße miteinander verbunden werden. Lymphknoten bilden sich entlang dem Netzwerk der Lymphgefäße; sie reifen erst kurz vor oder nach der Geburt aus. Manchmal wird ein Teil eines jugulären Lymphsäckchens vom übrigen Lymphsystem abgetrennt. Daraus kann sich dann eine Ansammlung erweiterter Lymphspalten, ein sog. zystisches Hygrom, bilden.

Klinisch orientierte Fragen

Fall 13–1

Ein Pädiater stellt bei einem Kind einen Herzfehler fest und erklärt der Mutter, dass es sich hierbei um eine häufige Fehlbildung handele.

- Welches ist der häufigste angeborene Herzfehler?
- Wie hoch ist der prozentuale Anteil dieser Anomalie an den angeborenen Herzfehlern?
- Diskutieren Sie den Blutfluss bei Kindern mit dieser Anomalie!
- Welche Probleme können bei dem Kind auftreten, wenn der Defekt sehr groß ist?

Fall 13–2

Eine Frau, die im ersten Trimester ihrer Schwangerschaft an Röteln erkrankt war, wird auf normalem Wege von einem Mädchen entbunden. Das Neugeborene hat Katarakte und einen Herzfehler. Eine Thorax-Röntgenaufnahme des drei Wochen alten Kindes zeigt eine globale Herzvergrößerung und eine vermehrte Lungengefäßzeichnung.

- Welche angeborene Fehlbildung des Herz-Kreislauf-Systems tritt häufig nach einer Rötelninfektion der Mutter in der frühen Schwangerschaft auf?
- Wodurch ist vermutlich die Herzvergrößerung verursacht?

Fall 13–3

Ein neugeborenes Kind wird dem Kinderarzt vorgestellt, weil es eine livide Hautfarbe hat (Zyanose). Eine Ultraschallaufnahme wird veranlasst, um die Verdachtsdiagnose einer Fallot-Tetralogie zu bestätigen.

- Welches sind die vier Komponenten der Fallot-Tetralogie?
- Welches ist das auffälligste Zeichen bei der Fallot-Tetralogie?
- Welche Untersuchungsmethoden könnte man anwenden, um die Verdachtsdiagnose für diese Herzfehlbildung zu bestätigen?
- Was sollte das Hauptziel einer Therapie in einem solchen Fall sein?

Fall 13–4

Ein Junge wird am Termin nach einer unauffälligen Schwangerschaft geboren. Am ersten Lebenstag wird eine schwere generalisierte Zyanose beobachtet. Eine Thoraxaufnahme zeigt ein leicht vergrößertes Herz mit einer schmalen Basis und erweiterte pulmonale Gefäße. Die klinische Diagnose lautet „Transposition der großen Gefäße".

- Mit welcher Untersuchungstechnik könnte diese Diagnose verifiziert werden?
- Was könnte in diesem speziellen Fall mit dieser Technik gezeigt werden?
- Wie war das Kind in der Lage, mit dieser schweren Anomalie der großen Arterienstämme nach der Geburt zu überleben?

Fall 13–5

Bei der Autopsie eines 72 Jahre alten Mannes, der an chronischem Herzversagen verstorben ist, wird festgestellt, dass das Herz sehr groß ist und dass der *Truncus pulmonalis* und seine Hauptäste dilatiert sind. Bei der Eröffnung des Herzens zeigt sich ein großer Vorhofseptumdefekt.

- Welcher Typ eines Vorhofseptumdefektes liegt hier wahrscheinlich vor?
- Wo könnte der Defekt lokalisiert sein?
- Erklären Sie, warum die pulmonalen Gefäße dabei erweitert sind.

Antworten zu den Fragen finden Sie am Buchende.

ZITIERTE UND WEITERFÜHRENDE LITERATUR

Anderson R. H., Brown N. A., Moorman A. F. M. Development and structures of the venous pole of the heart. Dev Dyn. 2006; 235: 2

Bernstein E. The cardiovascular system. Behrman R. E. Kliegman R. M. Jenson H. B. Nelson Textbook of Pediatrics. 17th ed. 2004; WB Saunders. Philadelphia.

Borasch K, Richardson K, Plendl J: Cardiogenesis with a focus on vasculogenesis and angiogenesis, Anat Histol Embryol 49:643, 2020.

Bredeloux P, Pasqualin C, Bordy R, Maupoil V, Findlay I: Automatic activity arising in cardiac muscle sleeves of the pulmonary vein, Biomolecules 12:23, 2021.

Bubb K, du Plessis M, Hage R, Tubbs RS, Loukas M: The internal anatomy of the inferior vena cava with specific emphasis on the entrance of the renal, gonadal, and lumbar veins, Surg Radiol Anat 38:107, 2016.

Buckingham, M. and R. G. Kelly. Cardiac Progenitor Cells of the First and Second Heart Fields. Adv Exp Med Biol. 2024;1441:103–124. doi: https://doi.org/10.1007/978-3-031-44087-8_5

Combs M. D., Yutzey K. E. Heart valve development: regulatory networks in development and disease. Circ Res. 2009; 105: 408

Conte G, Pellegrini A: On the development of the coronary arteries in human embryos, stages 13–19, Anat Embryol (Berl) 169:209, 1984.

Davis, C. L. (1927). Development of the human heart from its first appearance to the stage found in embryos of twenty paired somites. Carnegie Instn Wash Publ 380, Contrib Embryol 19: 245–284

Gabriel GC, Young CB, Lo CW: Role of cilia in the pathogenesis of congenital heart disease, Semin Cell Dev Biol 110:2, 2021.

Goto, T., Y. Nakamura, Y. Ito and S. Miyagawa. Regenerative medicine in cardiovascular disease. Regen Ther. 2024 Oct 5;26:859–866. doi:https://doi.org/10.1016/j.reth.2024.09.004. eCollection 2024 Jun.

He L, Lui KO, Zhou B: The formation of coronary vessels in cardiac development and disease, Cold Spring Harb Perspect Biol 12(5):a037168, 2020. https://doi.org/10.1101/cshperspect.a037168.

Hildreth V., Anderson R. H., Henderson D. J. H. Autonomic innervations of the developing heart. Origins and function. Clin Anat. 2009; 22: 36

Horsthuis T., Christoffels V. M., Anderson R. H. et al. Can recent insights into cardiac development improve our understanding of congenitally malformed heart. Clin Anat. 2009; 22: 4

Isayama T, Kusuda S, Adams M, Berti E, Battin M, Helenius K, et al: International Network for Evaluating Outcomes of Neonates (iNeo) Investigators. International variation in the management of patent ductus arteriosus and its association with infant outcomes: a survey and linked cohort study, J Pediatr 244:24–29.e7, 2022. Epub Jan 4, 2022; https://doi.org/10.1016/j.jpeds.2021.12.071.

Jones P. N., Showengerdt K. O. Jr Prenatal diagnosis of congenital heart disease. Pediatr Clin North Am. 2009; 56: 709

Li SJ, Lee J, Hall J, Sutherland TR: The inferior vena cava: anatomical variants and acquired pathologies, Insights Imaging 12(1):123, 2021. https://doi.org/10.1186/s13244-021-01066-7.

Liu X, Gu X, Ma W, et al: Rasip1 controls lymphatic vessel lumen maintenance by regulating endothelial cell junctions, Development 145(17):dev165092, 2018. https://doi.org/10.1242/dev.165092.

Loukas M., Bilinsky C., Bilinski E. et al. The normal and abnormal anatomy of the coronary arteries. Clin Anat. 2009; 22: 114

Männer J., Perez Pomases J. M., Macias D., Munoz Chapuli R. The origin, formation and developmental significance of the epicardium: a review. Cell Tissue Organs. 2001; 169: 2. 89–103.

Männer J. The anatomy of cardiac looping: A step towards the understanding of the morphogenesis of several forms of congenital cardiac malformations. Clin Anat. 2009; 22: 21

Männer J, Yelbuz TM: Functional morphology of the cardiac jelly in the tubular heart of vertebrate embryos, J Cardiovasc Dev Dis 6(1):12, 2019. https://doi.org/10.3390/jcdd6010012.

Männer J: When does the human embryonic heart start beating? A review of contemporary and historical sources of knowledge about the onset of blood circulation in man, J Cardiovasc Dev Dis 9:187, 2022.

Miksiunas R, Mobasheri A, Bironaite D: Homeobox genes and homeodomain proteins: new insights into cardiac development, degeneration and regeneration., Adv Exp Med Biol 1212:155–178, 2020.

Moorman A. F., Christoffels V. M., Anderson R. H., van den Hoff M. J. The heart-forming fields: one or multiple? Philos Trans R Soc Lond B Biol Sci. 2007; 362: 1484. 1.257–1.265.

Nakano H, Nakano A: The role of metabolism in cardiac development. In Current Topics in Developmental Biology, 2024, Elsevier, pp 201–243. Heart Development and Disease. https://doi.org/10.1016/bs.ctdb.2024.01.005.

Nees SN, Chung WK: The genetics of isolated congenital heart disease, Am J Med Genet C Semin Med Genet 184:97, 2020.

O'Rahilly R. The timing and sequence of events in human cardiogenesis. Acta Anat. 1971; 79: 70

Oostra R. J., Steding G., Lamers W. H., Moorman A. F. M. Steding's and Virágh's Scanning Electron Microscopy Atlas of the Developing Human Heart. 2010; Springer. New York.

Ottaviani G, Buja LM: Update on congenital heart disease and sudden infant/perinatal death: from history to future trends, J Clin Pathol 70:555, 2017.

Penny D. J., Vick G. W. Ventricular septal defect. Lancet. 2011; 377: 1.103

Quijada P, Trembley MA, Small EM: The role of epicardium during heart development and repair, Circ Res 126:377, 2020.

Ridge LA, Kewbank D, Schütz D, Stumm R, Scambler PJ, Ivins S: Dual role for CXCL12 signaling in semilunar valve development, Cell Rep 36(8):109610, 2021. https://doi.org/10.1016/j.celrep.2021.109610.

Sierra-Pagan JE, Garry DJ: The regulatory role of pioneer factors during cardiovascular lineage specification – a mini review, Front Cardiovasc Med 9:972591, 2022. https://doi.org/10.3389/fcvm.2022.972591.

Škorić-Milosavljević D, Tadros R, Bosada FM, et al.: Common genetic variants contribute to risk of transposition of the great arteries, Circ Res 130(2):166–180, 2022. https://doi.org/10.1161/CIRCRESAHA.120.317107.

Steele RE, Sanders R, Phillips HM, Bamforth SD: PAX genes in cardiovascular development, Int J Mol Sci 23(14):7713, 2022. https://doi.org/10.3390/ijms23147713.

Stutt N, Song M, Wilson MD, Scott IC: Cardiac specification during gastrulation – the yellow brick road leading to tinman, Semin Cell Dev Biol 27:46, 2022.

Sun L, Marini D, Saini B, Schrauben E, Macgowan CK, Seed M: Understanding fetal hemodynamics using cardiovascular magnetic resonance imaging, Fetal Diagn Ther 47:354, 2020.

Sylva M, van den Hoff MJB, Moorman AFM: Development of the human heart, Am J Med Genet 164A(6):1347, 2014.

Tomanek RJ: Developmental progression of the coronary vasculature in human embryos and fetuses, Anat Rec (Hoboken) 299:25, 2016.

Vollbrecht T. M., Bissell M. M., Kording F. et al.: Fetal cardiac MRI using Doppler US Gating: emerging technology and clinical implications, Radiol Cardiothorac Imaging 6(2), 2024. https://doi.org/10.1148/ryct.230182.

Wilting J., Aref Y., Huang R., Tomarev S. I., Schweigerer L., Christ B., Valasek P., Papoutsi M. Dual origin of avian lymphatics. Dev Biol. 2006; 292: 1. 165–173.

Yokoyama U, Ichikawa Y, Minamisawa S, Ishikawa Y: Pathology and molecular mechanisms of coarctation of the aorta and its association with the ductus arteriosus, J Physiol Sci 67:259, 2017.

Zavos P. M. Stem cells and cellular therapy: Potential treatment for cardiovascular diseases. Int J Cardiol. 2006; 107: 1

KAPITEL

14 Skelettsystem

Zur Orientierung

Das Skelettsystem entwickelt sich zum größten Teil aus Zellen des Mesoderms, im Kopf- und Halsbereich zusätzlich auch aus Neuralleistenzellen. Wenn sich die *Chorda dorsalis* und das Neuralrohr ausbilden, verdickt sich das Mesoderm lateral der Chorda und bildet die zwei longitudinal verlaufenden Säulen des **paraxialen Mesoderms** (➤ Abb. 14.1 A und B). Ab dem Ende der dritten Woche werden diese Säulen – etwa auf halber Strecke der Chorda beginnend und dann nach kaudal fortschreitend – in segmentale Mesodermabschnitte unterteilt, die **Somiten** (➤ Abb. 14.1 C, ➤ Kap. 4). Zunächst erscheinen die Somiten als perlenartige Vorwölbungen unter der dorsolateralen Oberfläche des Embryos (s. z. B. ➤ Abb. 4.7 und ➤ Abb. 5.7), aber unter dem Einfluss von Signalmolekülen aus *Chorda dorsalis,* Neuralrohr und Oberflächenektoderm beginnen sich die am weitesten kranial liegenden Somiten bereits in der vierten Woche abzuflachen und in zwei Abschnitte zu differenzieren (➤ Abb. 14.1 D):

- in einen ventromedialen Abschnitt, das **Sklerotom,** dessen Zellen die Wirbel und Rippen bilden, und
- in einen dorsolateralen Abschnitt, das **Dermomyotom,** aus dem sich einerseits **Myoblasten** (primordiale Muskelzellen) und andererseits viele Anteile der **Dermis** bilden.

Lange Zeit wurden die vorübergehend auftretenden Zellschichten des Dermomyotoms als *Dermatom* (außen) und *Myotom* (innen) bezeichnet; nach heutigem Verständnis liefern jedoch beide Zellschichten Vorläufer für beide der infrage kommenden Zellarten (Myoblasten und Fibroblasten), sodass die Begriffe „Myotom“ und „Dermatom“ in diesem Zusammenhang nicht mehr sinnvoll verwendet werden können.

Das **Mesenchym** (embryonales Bindegewebe), das die Anlagen der Skelettelemente umgibt, wird größtenteils von **Mesodermzellen** des unsegmentierten Seitenplattenmesoderms geliefert. Im Kopfbereich leitet sich dieses Mesenchym außerdem von der Neuralleiste ab, sodass die **Neuralleistenzellen,** die in die Schlundbögen einwandern, neben den Knochen auch das Bindegewebe der kraniofazialen Strukturen bilden. **Homöobox (HOX)- und Pax-Gene** regulieren dabei die Migration und die anschließende Differenzierung der Neuralleistenzellen (wie auch der oben erwähnten Abkömmlinge der Somitenzellen) und spielen eine entscheidende Rolle bei der komplexen Musterbildung im Kopf- und Gesichtsbereich (➤ Kap. 9).

14.1 Knochen und Knorpel

Die meisten Knochen des menschlichen Körpers erscheinen zunächst als **Kondensationen** mesenchymaler Zellen, die wie einfache Modelle der späteren Knochenform aussehen. Diese Kondensation ist das Ergebnis einer selektiven Genaktivität, die der darauffolgenden **Differenzierung,** meist zunächst zu Knorpelgewebe, vorausgeht (➤ Abb. 14.2). Die Mitglieder der TGFβ(Transforming growth factor-β)-Genfamilie (nicht zuletzt die Bone morphogenetic proteins) sowie andere Signalkaskaden (darunter diejenigen der Wnt- und Hedgehog-Familie) sind dabei in verschiedenen Stadien der Knorpel- und Knochenbildung beteiligt.

Die Umwandlung der mesenchymalen Urform in ein knorpeliges Vorläufermodell bildet den Ausgang der Entwicklung bei den meisten Extremitätenknochen; die nachfolgende Verknöcherung erfolgt im Wesentlichen durch **chondrale Osteogenese (chondrale Ossifikation).** Die meisten platten Knochen entstehen dagegen direkt aus einem mesenchymalen Blastem; dieser Typ der Knochenbildung wird als **desmale** (oder **membranäre**) **Osteogenese** bezeichnet.

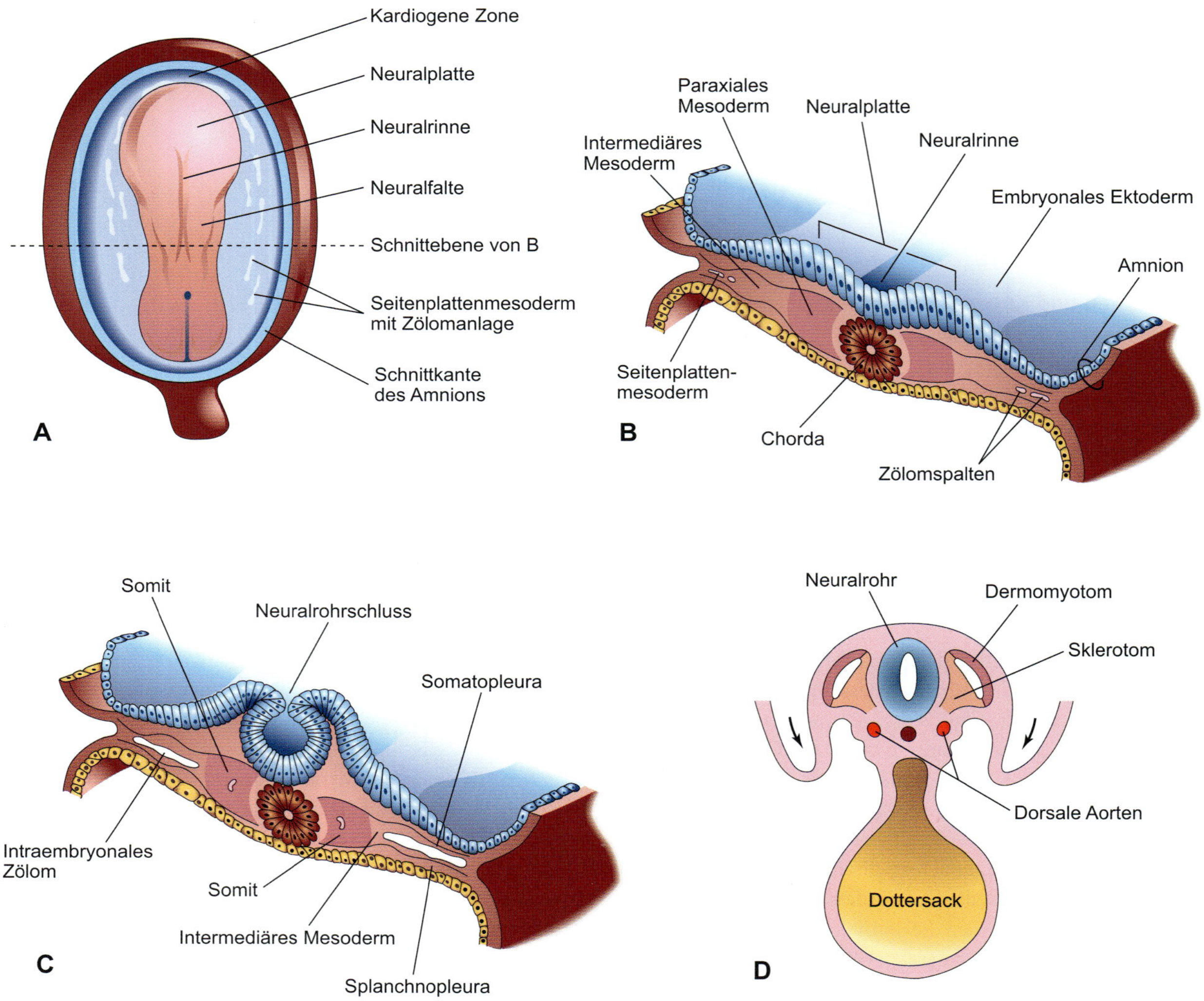

Abb. 14.1 Schematische Darstellung der Entstehung und frühen Differenzierung der Somiten. A) Dorsalansicht eines Embryos im Präsomitenstadium (ca. 18 Tage). **B)** Der Querschnitt des Embryos aus A zeigt das paraxiale Mesoderm, aus dem sich die Somiten abgliedern. **C)** Querschnitt durch einen 22 Tage alten Embryo mit dem ersten Auftreten von Somiten. Zu diesem Zeitpunkt beginnt auch die Bildung des Neuralrohrs durch Verschmelzung der Neuralfalten. **D)** Der Querschnitt durch einen 24 Tage alten Embryo zeigt die laterale Abfaltung (Pfeile). Aus dem Dermomyotomabschnitt der Somiten bilden sich die Vorläuferzellen des subkutanen Bindegewebes und die Vorläuferzellen der Skelettmuskulatur.

14.1.1 Histogenese des Knorpels

Knorpel entwickelt sich aus Mesenchymzellen und tritt beim Embryo erstmals in der fünften Woche auf. In den Bereichen, wo sich Knorpel entwickelt, verdichtet sich das Mesenchym und bildet **Knorpelzentren (Chondrifikationszentren),** in denen die mesenchymalen Zellen proliferieren und sich abrunden. Die knorpelbildenden Zellen – **Chondroblasten** – sezernieren Kollagenfibrillen (Kollagen Typ II) und die Grundsubstanz (z. B. Chondroitinsulfat und Hyaluronsäure) der extrazellulären Matrix; anschließend können zusätzliches Kollagen oder elastische Fasern in der Matrix abgelagert werden, sodass drei Arten von Knorpel entstehen:

- hyaliner Knorpel, der am weitesten verbreitete Knorpel (z. B. in den Gelenken)
- Faserknorpel (z. B. in der Zwischenwirbelscheibe)
- elastischer Knorpel (z. B. in der Ohrmuschel).

14.1.2 Histogenese des Knochens

Wie der Knorpel, so besteht auch der Knochen aus Zellen und einer organischen Interzellulärsubstanz – der Knochenmatrix **(Osteoid);** diese Knochenmatrix besteht aus Kollagenfibrillen (Kollagen Typ I) und einer amorphen Grundsubstanz, die durch Kalkeinlagerung die typische knöcherne Härte bekommt. Knochen entwickelt sich entweder *direkt* aus Mesenchym (desmale oder membranäre Osteogenese) oder *indirekt* aus Knorpel (chondrale Osteogenese, s. u.).

Desmale Osteogenese

Diese Form der Knochenbildung findet in membranartigen Mesenchymverdichtungen statt (➤ Abb. 14.3) und wird daher, vor allem im englischen Sprachraum, auch als **membranäre Ossifikation**

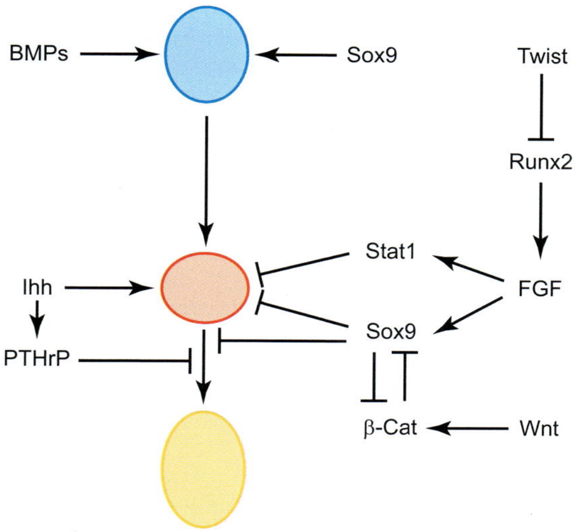

Abb. 14.2 Vereinfachte schematische Darstellung der sezernierten Signalmoleküle und der dadurch regulierten Transkriptionsfaktoren der initialen Differenzierung, der Proliferation und der terminalen Differenzierung der Chondrozyten. Von oben: Mesenchymzellen (blau), ruhende und proliferierende (aber nicht hypertrophierende) Chondrozyten (rot) und hypertrophierende Chondrozyten (gelb). Linien mit Pfeilen stehen für aktivierende, Linien mit Querbalken stehen für inhibierende Wirkung. *β-Cat,* β-Catenin; *BMPs,* bone morphogenetic proteins; *FGF,* fibroblast growth factor; Ihh Indian hedgehog; *PTHrP,* parathyroid hormone-related protein. (Aus Karsenty G, Kronenberg HM, Settembre C. Genetic control of bone formation. Annu Rev Cell Dev Biol. 2009; 25: 629.)

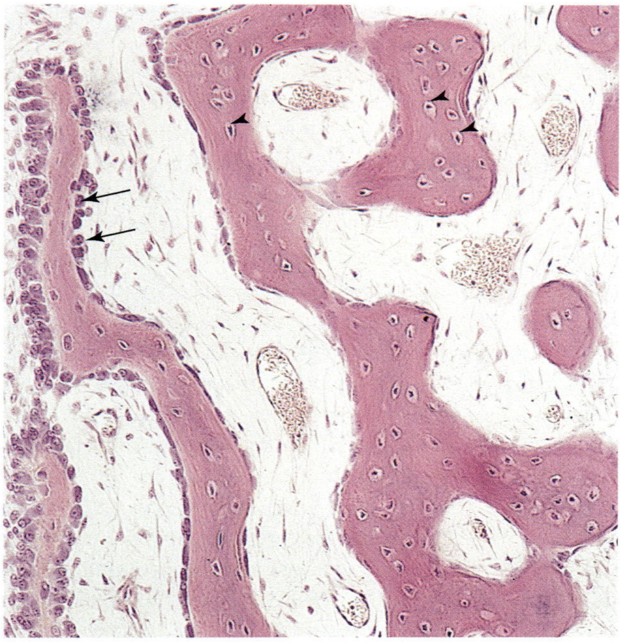

Abb. 14.3 Lichtmikroskopische Aufnahme der desmalen Osteogenese (× 132). Knochenbälkchen werden durch Osteoblasten gebildet, die ihre Oberfläche umsäumen (Pfeile). Die Osteozyten sind in Lakunen „gefangen" (Pfeilköpfe), und die Bildung primitiver Osteone deutet sich bereits dadurch an, dass die Hohlräume der primitiven Osteone Blutkapillaren enthalten. (Aus Gartner LP, Hiatt JL: *Color atlas and textbook of histology,* ed 6 2014, Philadelphia, Lippincott William & Wilkins.)

(membranous ossification) bezeichnet. Das Mesenchym kondensiert und wird stärker vaskularisiert; einige Zellen differenzieren sich zu **Osteoblasten** (Knochenbildungszellen) und beginnen mit der Ablagerung der Matrix oder Interzellulärsubstanz – dem unverkalkten **Osteoid.** Auf diese Weise werden die Osteoblasten fast vollständig voneinander getrennt, und der Kontakt zwischen den Zellen wird nur noch durch lange, dünne Fortsätze aufrechterhalten. Kalziumphosphat wird dann in Form von Hydroxyapatit-Kristallen in das Osteoid eingelagert, wodurch dieses zur reifen **Knochenmatrix** umgebildet wird. Die Osteoblasten in den so gebildeten Knochenbälkchen sind ganz von Matrix umschlossen und werden als **Osteozyten** bezeichnet. Der neu gebildete Knochen hat zunächst noch keine organisierte Struktur und wird als Geflechtknochen bezeichnet. Die feinen Knochenbälkchen werden im weiteren Verlauf in den meisten Knochen umorganisiert und bilden geschichtete Lamellen. Um die Blutgefäße formen sich konzentrische Lamellen und bilden das **Osteon** oder **Havers-System,** das dann aus dem Havers-Kanal und den zirkulär darum verlaufenden Speziallamellen besteht.

Einige Osteoblasten in der Peripherie des sich entwickelnden Knochens lagern immer weitere Schichten ab und bilden so an der Oberfläche des Knochens Platten aus kompaktem Knochen. Zwischen der äußeren **Kompakta** (oder auch Kortikalis) bleibt der Knochen in Balken angeordnet und erscheint spongiös **(Spongiosa).** Das schwammartige Erscheinungsbild wird noch durch die Tätigkeit der **Osteoklasten,** die aus dem Blut eingewandert sind, verstärkt, da sie Knochenmatrix abbauen und resorbieren. In den Zwischenräumen des spongiösen Knochens differenziert sich das Mesenchym zum **Knochenmark.** Während des fetalen und postnatalen Lebens findet ein ständiger Knochenumbau (engl. *remodeling*) statt, bei dem gleichzeitig, aber an verschiedenen Orten Osteoklasten und Osteoblasten tätig sind.

Molekular kann die beginnende Osteogenese in den mesenchymalen Vorläuferzellen schon früh an spezifischer Genaktivität von der Chondrogenese unterschieden werden: Die Osteogenese beginnt unter dem Einfluss des Transkriptionsfaktors RUNX2, während SOX9 die Chondrogenese anstoßen kann (➤ Abb. 14.4). Diese frühe Dichotomie zwischen scheinbar einfachem Knorpel- und komplexem Knochengewebe soll nicht darüber hinwegtäuschen, dass die Osteogenese (als desmale, direkte Ossifizierung des Bindegewebes) phylogenetisch älter ist als die Chondrogenese. Die direkte Osteogenese bildet z. B. das Exoskelett von Weichtieren (vergleichbar mit dem Gehäuse von Schnecken) und hat sich bei höheren Vertebraten einschließlich des Menschen bei der Bildung der Schädeldecke erhalten, die Chondrogenese tritt dagegen erst in phylogenetisch späteren Formen im Endoskelett auf, weil Knorpelgewebe dem schnellen Wachstum während der embryonalen Entwicklung besser folgen kann als Knochengewebe. Während der Evolution haben sich dann auch adulte Formen ohne Knochen herausgebildet (z. B. die Knorpelfische), die dann – etwa als Vorfahren der Reptilien – die Knochenbildung auf der Grundlage von Knorpelmodellen erneut „erfunden" haben, um ein stabiles Endoskelett für das Leben an Land ausbilden zu können.

14

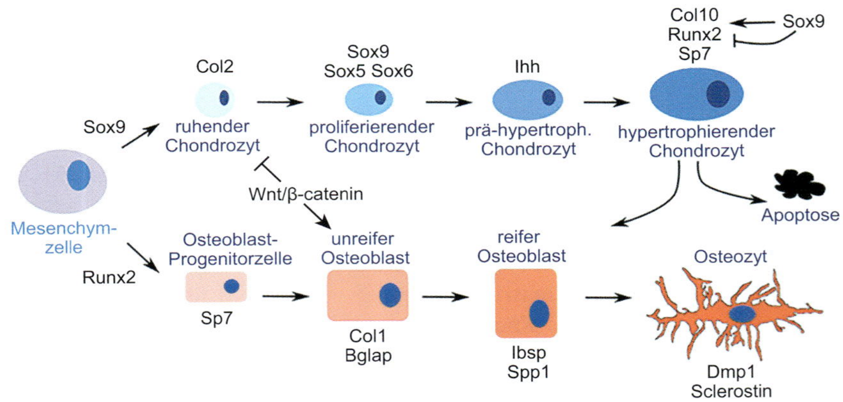

Abb. 14.4 Vergleich der molekularen Steuerung für die Differenzierungswege von Chondrozyten und Osteozyten. Die Expression des Transkriptionsfaktors *SOX9* persistiert in den frühen hypertrophen Chondrozyten, um die Expression von Kollagen Typ X (mRNA: Col10) zu induzieren und die Aktivität des (die Osteogenese stimulierenden) Transkriptionsfaktors RUNX2 zu inhibieren. Die Degradation des SOX9-Proteins kann dementsprechend zur Transformation von Chondrozyten zu Osteoblasten führen. Der WNT-βCatenin-Signalweg unterstützt die direkte (membranöse) Osteogenese und verhindert gleichzeitig die Chondrogenese. (Aus Galea GL, Zein MR, Allen S, Francis-West P: Making and shaping endochondral and intramembranous bones. *Dev Dyn* 250(3):414–449, 2021.)

Chondrale Osteogenese

Diese Form der Knochenbildung findet in den vorgefertigten Knorpelmodellen der Skelettelemente statt (➤ Abb. 14.5). In einem langen Röhrenknochen z. B. bildet sich zunächst im Bereich der **Diaphyse** – dem mittleren Teil des Knochens oder **Knochenschaft** – unter dem **Perichondrium,** das die Diaphyse umgibt, nach Art der desmalen Osteogenese eine dünne Knochenmanschette. Damit wird das Perichondrium zum **Periost.** Aus dem Periost wächst dann gefäßreiches Bindegewebe in das Innere der Diaphyse ein und bereitet so die Grundlage für die Bildung eines **Ossifikationszentrums** (eines **primären Knochenkerns**) und der Knochenmarkhöhle im Inneren des Knorpelmodells.

Im Bereich dieses Knochenkerns beginnt – unter der Beteiligung des Transkriptionsfaktors SOX9 und der Arginin-Methyltransferase CARM1 – die **chondrale Osteogenese,** indem die Knorpelzellen an Größe zunehmen (Hypertrophie), die Knorpelmatrix dagegen abnimmt und verkalkt. Schließlich sterben die Knorpelzellen ab, und die entstehenden leeren Knorpelhöhlen werden von einwandernden Osteoblasten eröffnet. Die Osteoblasten lagern Knochenmatrix an die verkalkten Reste der Knorpelmatrix an, werden in der immer dicker werdenden Knochenmatrix eingemauert und wandeln sich zu Osteozyten um. Einige der einwachsenden Zellen differenzieren sich auch zu den **hämatopoetischen Zellen** des Knochenmarks, die für die Bildung der Blutzellen verantwortlich sind. Die eingewanderten Zellen, die sich zu Osteoblasten differenzieren und auf den feinen Bälkchen des verkalkten Knorpels Knochensubstanz ablagern, breiten sich auch in Richtung der **Epiphysen,** der Knochenenden, aus. Die entstandenden Knochenbälkchen werden in der Folge durch die wechselseitige Tätigkeit von Osteoklasten und Osteoblasten in Knochenlamellen umgestaltet.

Beim Umbau der Knorpelmodelle zu Knochen kann also neben dem Mechanismus der Ossifikation (desmal/direkt bzw. chondral/indirekt) auch der Ort der Knochenbildung mit den Begriffen **perichondrale Ossifikation** (zur Bildung der Knochenmanschette unter dem Perichondrium) bzw. **enchondrale Ossifikation** (zur Bildung des Ossifikationszentrums im Inneren des Knorpelmodells und beim Längenwachstum, s. u.) unterschieden werden.

Das **Längenwachstum** der langen Röhrenknochen, in denen die Verknöcherung in den Diaphysen schon begonnen hat, findet in der Übergangszone zwischen Diaphyse und Epiphyse statt. Dort, in den sog. **Epiphysenfugen** (Wachstumszonen), proliferieren die Chondrozyten durch mitotische Teilung und beteiligen sich an der enchondralen Knochenbildung. Diaphysenwärts hypertrophieren die Knorpelzellen; gleichzeitig verkalkt die Matrix. Gefäßreiches Bindegewebe dringt ein, das die verkalkte Knorpelgrundsubstanz aufzulösen beginnt und so die **primäre Markhöhle** bildet. An den übrig gebliebenen Knorpelresten wird Knochenmatrix abgelagert. Da gleichzeitig auch eine Resorption des neu gebildeten, spongiösen Knochengewebes stattfindet, bleibt die Knochenmasse der Spongiosa relativ konstant, obwohl sich die Markhöhle vergrößert.

Die **Verknöcherung der Extremitätenknochen** beginnt am Ende der Embryonalzeit; dafür wird die Zufuhr von Kalzium und Phosphor aus dem mütterlichen Blut benötigt. Schwangeren Frauen ist daher zu raten, auf eine adäquate Zufuhr dieser Elemente zu achten, um gesunde Knochen und Zähne zu behalten. Die im Zentrum des Knochenschafts, der Diaphyse, gelegene Knochenbildungszone wird als **primärer Knochenkern** bezeichnet (➤ Abb. 14.5 B). Zum Zeitpunkt der Geburt sind die Diaphysen weitgehend verknöchert, während der größte Teil der Epiphysen noch verknorpelt ist. Die meisten **sekundären Knochenkerne** in den Epiphysen und Apophysen (Knochenvorsprüngen, die als Muskelansatz dienen, z. B. *Trochanter major* oder *minor*) bilden sich in den ersten Lebensjahren. Auch hier hypertrophieren die Knorpelzellen, und es findet eine Invasion von gefäßreichem Bindegewebe statt, das den Verknöcherungsprozess ähnlich wie in der Diaphyse in Gang bringt. Die Osteogenese breitet sich in alle Richtungen aus, nur der Gelenkknorpel und die Epiphysenfuge bleiben knorpelig (➤ Abb. 14.5 E). Nach Beendigung des Längenwachstums wird die Epiphysenfuge durch spongiösen Knochen ersetzt; Epiphyse und Diaphyse sind dann synostotisch vereinigt, und es findet kein Längenwachstum der Röhrenknochen mehr statt. In den meisten Knochen sind die Epiphysen mit der Diaphyse um das 20. Lebensjahr herum verschmolzen.

Das **Dickenwachstum** des Knochens beruht auf einer Ablagerung von Knochenmatrix auf der Periostseite durch desmale Osteogenese und einem Abbau von Knochen auf der Seite des Knochenmarks. Das Verhältnis zwischen An- und Abbaurate ist dabei ausgeglichen und reguliert die Dicke der Kompakta des Knochens sowie die Größe der Knochenmarkhöhle. Während des gesamten Lebens findet außerdem eine innere Umstrukturierung des Knochens statt, bei der

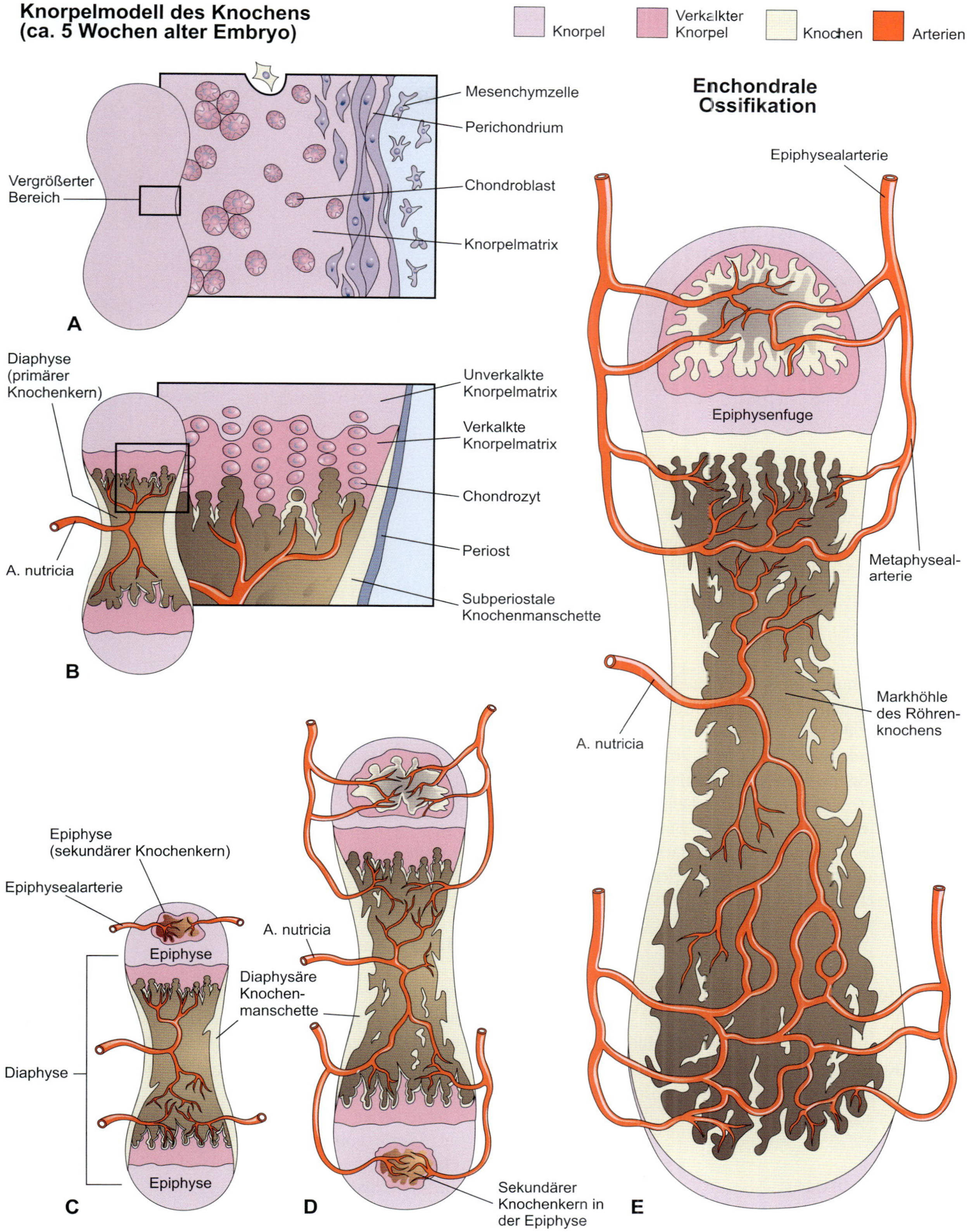

Abb. 14.5 A–E) Schematische Längsschnitte zur Illustration der enchondralen Osteogenese in einem sich entwickelnden Röhrenknochen.

die Knochenlamellen entlang den durch die Belastung des Knochens entstehenden Kraftlinien ausgerichtet werden und auf diese Weise Veränderungen der Knochenbelastung allmählich folgen können.

Die Entwicklung der kurzen und unregelmäßigen Knochen entspricht der Osteogenese in den Epiphysen der Röhrenknochen. Die Verknöcherung beginnt zentral und breitet sich in alle Richtungen aus

Rachitis Die Rachitis ist eine Erkrankung, die sich bei Kindern durch einen Vitamin-D-Mangel entwickeln kann. Die Kalziumaufnahme durch den Darm ist bei einem Vitamin-D-Mangel beeinträchtigt, was zu Störungen der Osteogenese in den Epiphysenfugen (z. B. mangelhafte Mineralisierung) und zu ungeordnetem Umbau sowie manchmal überschießender Neubildung der Knochenzellen in der Metaphyse (dem Abschnitt zwischen Diaphyse und Epiphyse) führt. In schweren Fällen sind die langen Röhrenknochen verkürzt oder durch Verkrümmung deformiert.

14.2 Gelenke

Die Entwicklung der Gelenke beginnt in der sechsten Woche, und am Ende der achten Woche ähneln die Verhältnisse bereits den Gelenken beim Erwachsenen (➤ Abb. 14.6). Gelenke können eingeteilt werden in:

- Syndesmosen
- Synchondrosen
- Diarthrosen.

Die beiden erstgenannten Formen beschreiben Gelenke mit geringem oder gar keinem Bewegungsspielraum; sie werden entsprechend dem Gewebetypus, der die Knochen verbindet, klassifiziert: Die Knochen einer **Syndesmose** sind durch Bindegewebe verbunden, die Knochen einer **Synchondrose** durch Knorpel. **Diarthrosen** sind dagegen sog. echte Gelenke mit einem hohen Differenzierungsgrad; sie haben eine **Gelenkkapsel** aus straffem Bindegewebe (in Verlängerung des Periostes der am Gelenk beteiligten Knochen), die noch durch Bänder verstärkt sein kann, eine Gelenkhöhle mit Gelenkflüssigkeit **(Synovia)** und auf den Gelenkoberflächen der beteiligten Knochen eine mehr oder weniger dicke Schicht **Gelenkknorpel.**

14.2.1 Syndesmosen

Während der Entwicklung einer Syndesmose differenziert sich das zwischen den Knochen gelegene Mesenchym zu straffem Bindegewebe (➤ Abb. 14.6 D). Beispiele für Syndesmosen sind die Suturen des Schädelknochens.

14.2.2 Synchondrosen

Während der Entwicklung von Synchondrosen differenziert sich das Mesenchym zwischen den Knochen zu hyalinem Knorpel (z. B. am kostochondralen Übergang der Rippen) oder zu Faserknorpel (z. B. bei der *Symphysis pubica;* ➤ Abb. 14.6 C).

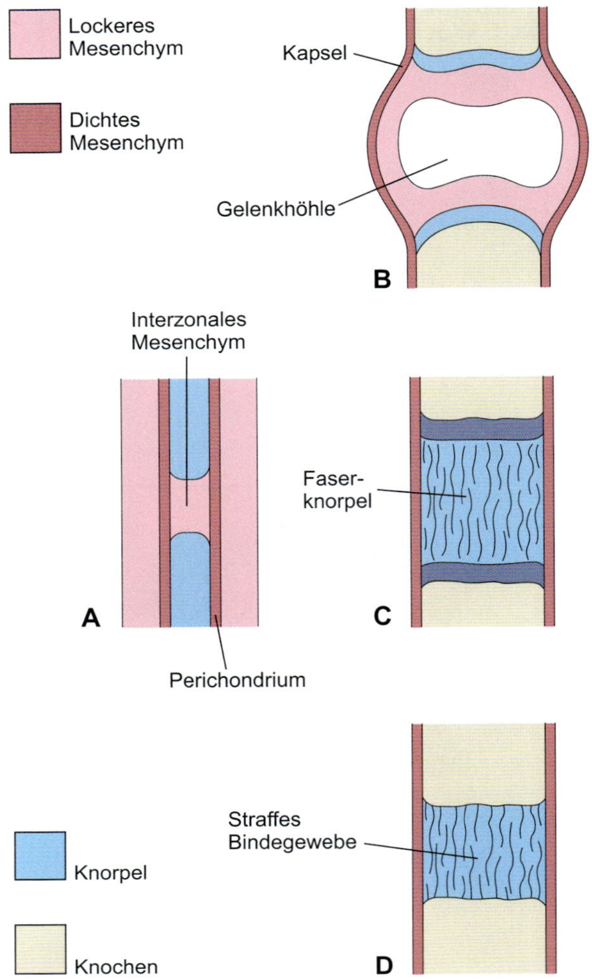

Abb. 14.6 Schematische Darstellung der Gelenkentwicklung während der sechsten und siebten Woche. A) Die Kondensierung setzt sich über den Spalt zwischen den sich entwickelnden Knochen fort; kondensiertes Mesenchym schließt dabei das Mesenchym im künftigen Gelenkspalt ein. Eine solche Gelenkanlage entwickelt sich in den meisten Fällen zu einer **B)** Diarthrose, seltener zu einer **C)** Synchondrose oder **D)** Syndesmose weiter.

14.2.3 Diarthrosen

Während der Entwicklung von Diarthrosen differenziert sich das zwischen den artikulierenden Knochen, in der sog. „Interzone" gelegene Mesenchym in folgender Weise (➤ Abb. 14.6 B):

- Im peripheren Bereich bildet es die Kapsel mit dem Bandapparat.
- Im zentralen Bereich weiten sich die Interzellularräume auf, und der so entstandene Spaltraum wird zur Gelenkhöhle, dabei konnte programmierter Zelltod (Apoptose) in diesem Bereich nicht nachgewiesen werden.
- Wo es dem *Stratum fibrosum* der Gelenkkapsel anliegt, bildet es die innere Oberfläche der Gelenkkapsel, die *Membrana synovialis* (Gelenkinnenhaut).
- Als Folge der einsetzenden Gelenkbewegungen verschwinden die mesenchymalen Zellen auf der Oberfläche des Gelenkknor-

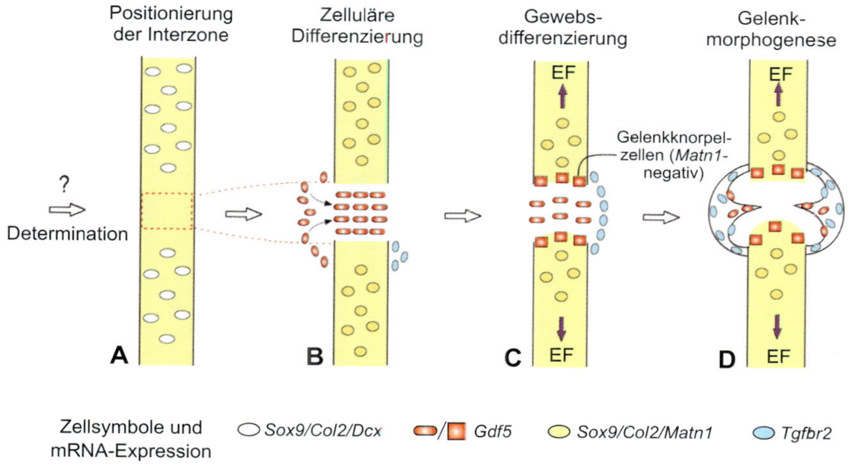

Abb. 14.7 Modell der Gelenkbildung im Extremitätensekelett. A) Frühstadium mit der Positionierung der Gelenkregion unter bisher unbekanntem Einfluss. **B)** *Gdf5*-Expression wird zusammen mit anderen Interzonen-spezifischen Genen aktiviert und definiert die initiale Interzone innerhalb des *SOX9/Col2/Matn1*-positiven Knorpelmodells. Dies wird begleitet von Zelleinwanderung von den Flanken der Knorpelmodelle aus und Aktivierung der *Tgfbr2*-Expression in nicht einwandernden Zellen. **C)** *Gdf5*-positive Zellen an den Grenzen zu den Knorpelmodellen – sie haben zuvor *SOX9/Col2*, aber nicht *Matn1 (Matrilin-1)* exprimiert – differenzieren sich zu Gelenkknorpel. **D)** Zusätzliche Differenzierungsprozesse einschließlich der frühen Muskelbewegungen führen zur Bildung der Gelenkhöhle und der Entwicklung der anderen Gelenkgewebe wie Ligamente und Menisken, die ebenfalls eine differentielle Genexpression zeigen. Für viele Gelenke wie z. B. die intervertebralen Gelenke oder das Kiefergelenk trifft dieses Modell der molekularen Steuerung nur teilweise zu. EF, Epiphysenfugen. (Aus Decker RS, Koyama E, Pacifici M: Genesis and morphogenesis of limb synovial joints and articular cartilage. *Matrix Biol* 39:5, 2014.)

pels. Abnorme intrauterine Verhältnisse, die die embryonalen und fetalen Bewegungen einschränken, können sich störend auf die Extremitätenentwicklung auswirken und zu Gelenkversteifungen führen.

Die molekulare Steuerung der Entwicklung von Diarthrosen ist so komplex wie deren morphologischer Aufbau: Signalmoleküle mit großer Reichweite (und aus bisher unbekannter Quelle) wie Ihh (Indian Hedgehog) und PTHrP (Parathyroid-related Protein) nehmen neben lokalen Regulatoren wie SOX11, Osr1/2, Hif1, TGFβ und Hip1 Einfluss auf Gdf5, Wnt9a und Erg in unmittelbarer Umgebung der betreffenden Interzonen, um die differentielle Genexpression der verschiedenen Gewebe in den Diarthrosen zu induzieren (➤ Abb. 14.7).

14.3 Achsenskelett

Das Achsenskelett setzt sich zusammen aus:

- Schädel
- Wirbelsäule
- Rippen
- Sternum.

Während der Bildung dieser Skelettabschnitte verändern die Zellen im Sklerotom ihre Lage (➤ Abb. 14.1). In der vierten Entwicklungswoche wandern sie nach medial und umgeben das Neuralrohr (die Anlage des Rückenmarks) und die Chorda, also diejenigen Strukturen, um die sich die Anlagen der Wirbel entwickeln. Die Lageveränderung der Sklerotomzellen beruht teils auf einem differenziellen Wachstum der angrenzenden Strukturen und teils auf ihrer aktiven Migration. *Hox-* und *Pax*-Gene, die – wie in Huhn- und Mausembryonen nachgewiesen wurde – in allen prospektiven Sklerotomzellen des epithelialen Somiten exprimiert werden, scheinen eine entscheidende Rolle bei der Entwicklung der Wirbelsäule zu spielen.

14.3.1 Wirbelsäule

Während des Vorknorpel- oder Mesenchymstadiums findet man die mesenchymalen Zellen des Sklerotoms in drei Hauptarealen (➤ Abb. 14.8 A):

- um die Chorda
- um das Neuralrohr herum
- in der Körperwand.

In einem frontalen Schnitt von einem vier Wochen alten Embryo erscheinen die Sklerotome als paarige Mesenchymverdichtungen beidseits der Chorda (➤ Abb. 14.8 B). In jedem Sklerotom bilden sich durch Unterschiede in der Zelladhäsion eine kraniale Hälfte mit locker angeordneten Zellen und eine kaudale Hälfte mit dicht gepackten Zellen aus. Ein Teil der dicht gepackten Zellen verlagert sich etwas mehr nach kranial auf die Höhe des Zentrums des benachbarten Myotoms und bildet so die Anlage der **Bandscheiben** (*Disci intervertebrales*, ➤ Abb. 14.8 C und D). Der übrige dicht gepackte Zellbereich verbindet sich mit dem lockeren kranialen Sklerotomabschnitt des kaudal angrenzenden Somiten und bildet die Anlage eines **Wirbelkörpers.** Jeder Wirbel enthält also Material aus zwei benachbarten Sklerotomen und wird so zu einer intersegmentalen Struktur, ein Prozess, der als **Resegmentierung** bezeichnet wird. Die **Spinalnerven** liegen dadurch auf der Höhe der Bandscheiben, und die **Intersegmentalarterien** liegen beidseits auf Höhe der Zentren der Wirbelkörper und werden zu den *Aa. nutriciae* der Wirbelkörper. Im Thorax bilden sich aus den Intersegmentalarterien zusätzlich die ***Aa. intercostales.***

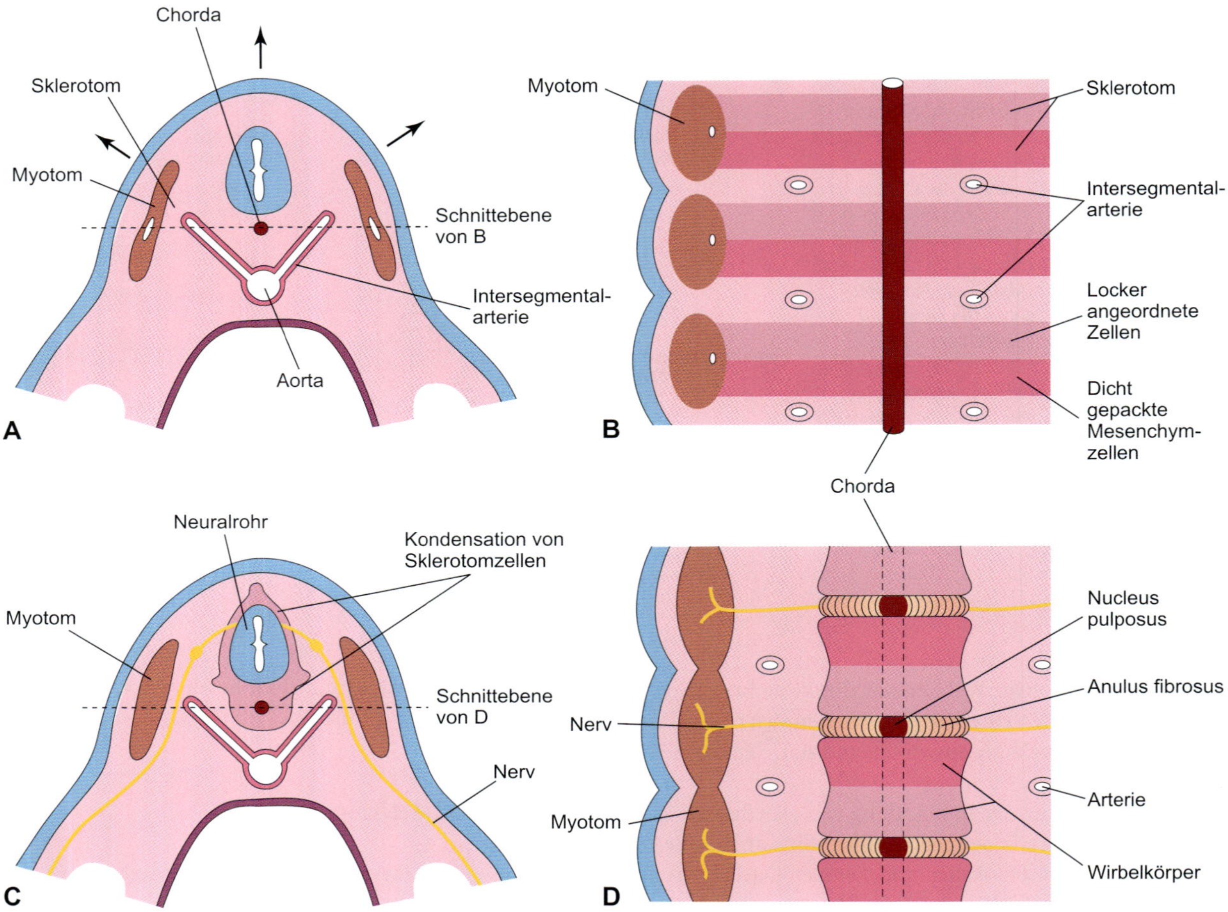

Abb. 14.8 Entwicklung der Wirbelsäule A) Querschnitt durch einen vier Wochen alten Embryo. Die Pfeile geben die Richtung des dorsalen Wachstums des Neuralrohrs und die gleichzeitige dorsolaterale Bewegung der Somitenderivate an, die einen Schweif von Sklerotomzellen hinter sich herziehen. **B)** Der schematische Frontalschnitt durch den Embryo zeigt, dass die Ansammlung von Sklerotomzellen um die Chorda herum (Perichordalröhre) aus einem kranialen Anteil mit locker angeordneten Zellen und einem kaudalen Anteil mit dicht gepackten Zellen besteht. **C)** Der Querschnitt durch einen fünf Wochen alten Embryo zeigt die mesenchymale Wirbelsäule, die aus einer Kondensation von Sklerotomzellen um Chorda und Neuralrohr herum besteht. **D)** Der schematische Frontalschnitt illustriert, dass der Wirbelkörper sich aus der kranialen und der kaudalen Hälfte von zwei aufeinanderfolgenden Sklerotomen zusammensetzt. Die Intersegmentalarterien überkreuzen jetzt die Wirbelkörper, und die Spinalnerven liegen zwischen den Wirbeln. Die Chorda hat sich zurückgebildet bis auf den Abschnitt in der Bandscheibe, wo sie den *Nucleus pulposus* bildet.

Die Chorda bildet sich dort zurück, wo sie von den Wirbelkörpern umgeben ist. Im Zwischenwirbelbereich dehnt sie sich dagegen aus und bildet den gallertigen Kern der Bandscheibe, den ***Nucleus pulposus*** (➤ Abb. 14.8 D). Dieser Gallertkern wird später von zirkulär angeordneten Fasern umgeben, aus denen der ***Anulus fibrosus*** entsteht. *Nucleus pulposus* und *Anulus fibrosus* bilden zusammen die Bandscheibe. Aus den das Neuralrohr dorsal umgebenden Mesenchymzellen entwickeln sich die **Wirbelbögen,** und die Sklerotomzellen in den lateralen Bereichen bilden zusammen mit Mesenchymzellen der Körperwand die ***Procc. costarii*** bzw. im Thoraxbereich die Rippen.

Chordome Überreste der Chorda können persistieren und zu Chordomen entarten. Über ein Drittel dieser langsam wachsenden malignen Tumoren sind als kraniale Chordome an der Schädelbasis lokalisiert und erstrecken sich bis in den Nasopharynx. Sie infiltrieren den Knochen und sind wegen der komplexen topografischen Verhältnisse und der zahlreichen lebenswichtigen Leitungsbahnen in dieser Region nur schwer zu entfernen. Nur wenige Patienten überleben länger als fünf Jahre nach der Diagnosestellung. Chordome können sich auch in der lumbosakralen Region entwickeln.

Knorpelstadium der Wirbelentwicklung

In der sechsten Woche treten in jedem einzelnen mesenchymalen Wirbelkörperblastem je zwei Knorpelkerne auf (➤ Abb. 14.9 A und B). Die beiden Kerne verschmelzen am Ende der Embryonalzeit zu einem Knorpelzentrum. Gleichzeitig fusionieren auch die Knorpelkerne in den Wirbelbögen miteinander und mit dem Zentrum. Die *Procc. spinosi* und *transversi* entwickeln sich dadurch, dass die Knorpelkerne in den Wirbelbögen sich fortsatzartig ausdehnen. Auf diese Weise breitet sich die Chondrogenese aus, bis sich eine knorpelige Wirbelsäule gebildet hat.

Knöchernes Stadium der Wirbelentwicklung

Die Ossifikation der für die verschiedenen Wirbelsäulenabschnitte typischen Wirbel beginnt in der Embryonalperiode und endet gewöhnlich mit dem 25. Lebensjahr. Für jeden Wirbelkörper gibt es vier **primäre Knochenkerne,** zwei dorsale und zwei ventrale. Die ventralen **Knochenkerne** fusionieren bald und bilden einen gemeinsamen Kern in der **Wirbelkörperanlage.** Am Ende der Embryonalzeit sind dann insgesamt drei primäre Knochenkerne ausgebildet (➤ Abb. 14.9 C):

- einer im Zentrum der Wirbelkörperanlage
- zwei in jeder Hälfte des Wirbelbogens.

Die Ossifikation der Wirbelbögen ist in der achten Woche deutlich erkennbar. Bei der Geburt besteht jeder Wirbel aus drei Knochenteilen, die durch Knorpel verbunden sind (➤ Abb. 14.9 D). Die knorpeligen Bögen vereinigen sich zuerst in der Lendenregion, dann setzt sich die Verschmelzung kranialwärts fort. Die Wirbelbögen sind zunächst noch synchondrotisch *(Synchondrosis neurocentralis)* mit dem Wirbelkörper verbunden. Diese Synchondrose ermöglicht das Wachstum der Wirbelbögen und damit eine Anpassung der Wirbelsäule an das sich vergrößernde Rückenmark. Die knorpeligen Verbindungen verschwinden, wenn im dritten bis sechsten Lebensjahr der Wirbelbogen mit dem Wirbelkörper knöchern verbunden wird. Nach der Pubertät treten fünf (apophysäre) **sekundäre Knochenkerne** auf:

- einer an der Spitze des *Proc. spinosus*
- einer an der Spitze jedes *Proc. transversus*
- zwei in den ringförmigen Epiphysen (häufig auch als Ring- oder anulare Apophysen bezeichnet) an der Ober- bzw. Unterseite der Wirbelkörper (➤ Abb. 14.9 E und F).

Die **Wirbelkörperanlage** besteht zu dieser Zeit nicht nur aus der Knochenmasse des Wirbelzentrums: Kranial und kaudal liegen dem Wirbelzentrum ringförmige Epiphysen auf und sorgen für die Befestigung der Zwischenwirbelscheibe über deren *Anulus fibrosus.* Die Wirbelkörperanlage reicht außerdem in den proximalen Anteil der Wirbelbögen hinein und liefert die Gelenkflächen für die Rippenköpfchen. Alle sekundären Knochenkerne vereinigen sich um das 20. Lebensjahr herum mit dem Rest des jeweiligen Wirbels.

Ausnahmen von dieser typischen Ossifikation der Wirbel finden sich im Atlas (C1), Axis (C2), in C7, in den Lendenwirbeln, im Sakrum und Steißbein. Überhaupt zeigen die Wirbel je nach Wirbelsäulenabschnitt klare, an die jeweiligen Anforderungen der Bewegungs- und Stützfunktion angepasste Differenzierungsformen. Die dafür ausgebildete „Wirbelidentität" ist ein Musterbeispiel dafür, wie verschiedene (häufig additive) Kombinationen der etwa 24 eng verwandten **Hox-Gene** zu definierten, z. T. geringgradig unterschiedlichen Differenzierungsformen führen können.

Variationen in der Anzahl der Wirbel Etwa 95 % der Menschen haben sieben zervikale, zwölf thorakale, fünf lumbale und fünf sakrale Wirbel. Circa 3 % haben einen oder zwei zusätzliche Wirbel, und etwa 2 % haben einen Wirbel zu wenig. Um die Anzahl der Wirbel zu bestimmen, ist es notwendig, die ganze Wirbelsäule zu

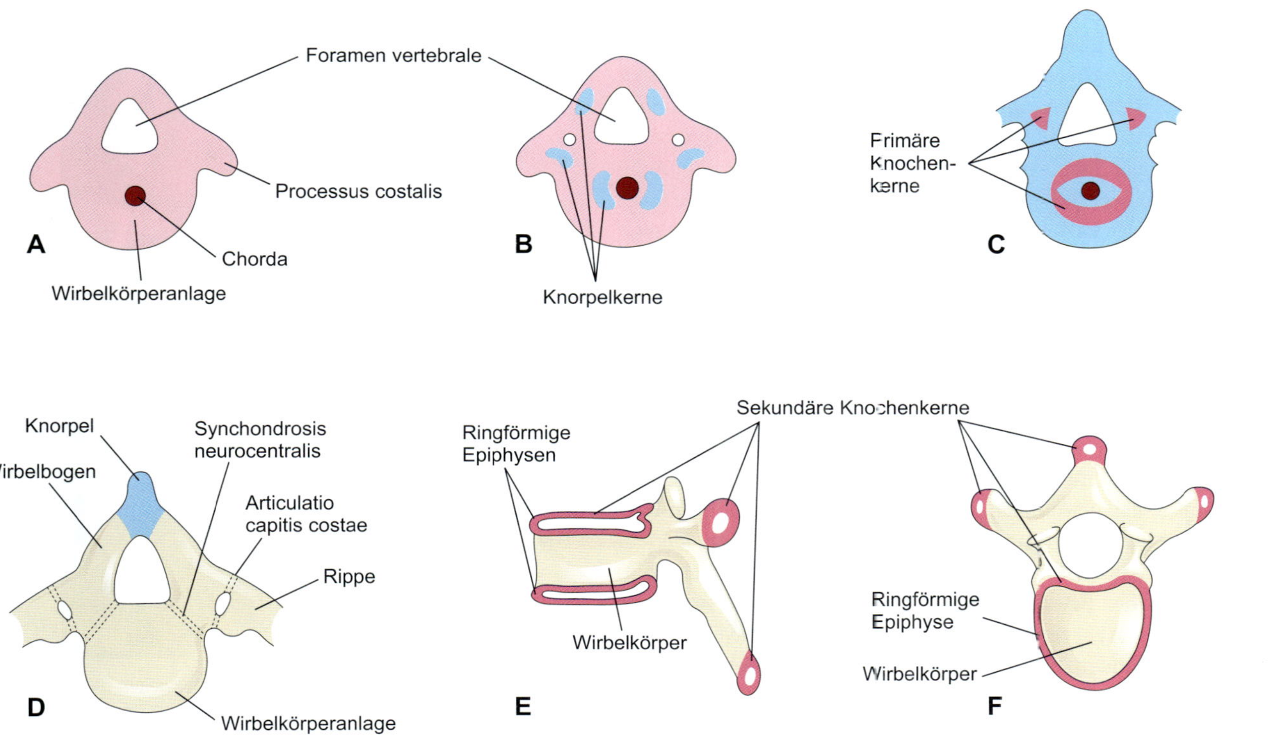

Abb. 14.9 Schematische Darstellung der Wirbelentwicklung. A) Mesenchymales Wirbelblastem (fünf Wochen). **B)** Knorpelkerne in einem Wirbelblastem (sechs Wochen). **C)** Primäre Knochenkerne in einer knorpeligen Wirbelanlage (sieben Wochen). **D)** Zum Zeitpunkt der Geburt besteht der Wirbel aus drei Knochenteilen. Man beachte den Knorpel zwischen den beiden Hälften des Wirbelbogens und zwischen dem Wirbelkörper und dem Wirbelbogen *(Synchondrosis neurocentralis).* **E–F)** Die zwei Ansichten eines typischen Brustwirbels zur Zeit der Pubertät zeigen die Lage der sekundären Knochenkerne.

betrachten, weil ein scheinbar zusätzlicher (oder fehlender) Wirbel in einem Abschnitt der Wirbelsäule durch einen fehlenden (oder zusätzlichen) Wirbel in dem angrenzenden Abschnitt ausgeglichen werden kann; z. B. können elf typisch thorakale Wirbel mit sechs Wirbeln vom lumbalen Typ vergesellschaftet sein.

Klippel-Feil-Syndrom (kongenitale Halswirbelsynostose) Die Hauptmerkmale dieses Syndroms sind ein kurzer Hals, ein tiefer Haaransatz und eingeschränkte Halsbewegungen. In den meisten Fällen ist die Anzahl der Halswirbel geringer als normal. In einigen Fällen sind mehrere Halswirbel miteinander verschmolzen. Die Anzahl der Wurzeln der zervikalen Spinalnerven kann normal sein, aber die Wurzelfäden und auch die *Foramina intervertebralia* sind kleiner als gewöhnlich. Menschen mit diesem Syndrom sind oft anderweitig nicht beeinträchtigt, aber auch die Verbindung mit anderen kongenitalen Anomalien ist nicht ungewöhnlich.

Halbwirbel Die Anlagen der Wirbelkörper haben zwei Knorpelkerne, die bald miteinander verschmelzen. Im Falle der Halbwirbel bildet sich nur einer dieser Knorpelkerne aus, und dementsprechend wird eine Hälfte des Wirbels nicht angelegt (➤ Abb. 14.11 C). Dieser Wirbeldefekt ruft eine **Skoliose,** eine seitliche Verbiegung der Wirbelsäule, hervor (➤ Abb. 14.11 C und D). Es gibt allerdings auch andere Ursachen für eine Skoliose, so verursacht z. B. eine Schwäche der Rückenmuskeln eine sog. myopathische Skoliose.

Spina bifida Unterbleibt die Fusion der beiden Hälften der Wirbelbögen, so kommt es zu einem relativ häufigen Defekt, der *Spina bifida* (➤ Abb. 17.11). Die Inzidenz dieses Wirbelsäulendefekts liegt bei 0,04–0,15 % und ist bei Mädchen höher als bei Jungen. In den meisten Fällen (80 %) ist die *Spina bifida* „offen" und der Defekt in der Rumpfwand nur durch eine dünne Membran bedeckt. Eine „geschlossene" *Spina bifida* oder *Spina bifida occulta* ist von einer dicken Membran oder von Haut bedeckt. Bei beiden Varianten ist der Defekt die Folge einer mangelnden Fusion der beiden Wirbelbogenhälften. Eine ***Spina bifida occulta*** wird gewöhnlich in Röntgenaufnahmen der Zervikal-, Lumbal- oder Sakralregion festgestellt. Auf Höhe des ersten Sakralwirbels findet man sie bei 20 % aller röntgenologisch untersuchten Wirbelsäulen. Häufig ist nur ein Wirbel betroffen.

Die ***Spina bifida occulta*** kann sonografisch bereits *in utero* diagnostiziert werden, ist aber eine relativ geringfügige, klinisch unbedeutende Anomalie der Wirbelsäule. Das Rückenmark und die Spinalnerven sind meistens normal ausgebildet, und neurologische Symptome fehlen gewöhnlich. Die Haut über dem gespaltenen Wirbelbogen ist intakt; manchmal geben jedoch ein Grübchen oder ein Haarbüschel Hinweise auf einen darunterliegenden Wirbeldefekt. Bei etwa 3 % der Erwachsenen findet man eine *Spina bifida* des Atlas. In anderen zervikalen Bereichen ist diese Störung eher selten und, falls vorhanden, unter Umständen mit anderen Fehlbildungen der Zervikalregion oder der Wirbelsäule verbunden.

Die ***Spina bifida cystica,*** eine schwerwiegende Form, die Rückenmark und Hirnhäute mit einschließt, wird in ➤ Kapitel 17 diskutiert. Bei diesen Fällen sind immer **neurologische Symptome** vorhanden.

Rachischisis Die unter dem Begriff „Rachischisis" (gespaltene Wirbelsäule) zusammengefassten Wirbelanomalien gehören zu einer komplexen Gruppe von Fehlbildungen **(dysrhaphische Störungen)**, die primär axiale Strukturen betreffen (➤ Abb. 14.10). Bei den betroffenen Kindern schließt sich das Neuralrohr nicht, entweder weil eine fehlerhafte Induktion der darunter liegenden Chorda vorliegt oder weil teratogene Substanzen auf die Zellen des Neuroepithels innerhalb der Neuralfalten einwirken. Die neuralen und vertebralen Defekte können sehr ausgedehnt sein oder aber sich auf kleine Bereiche beschränken.

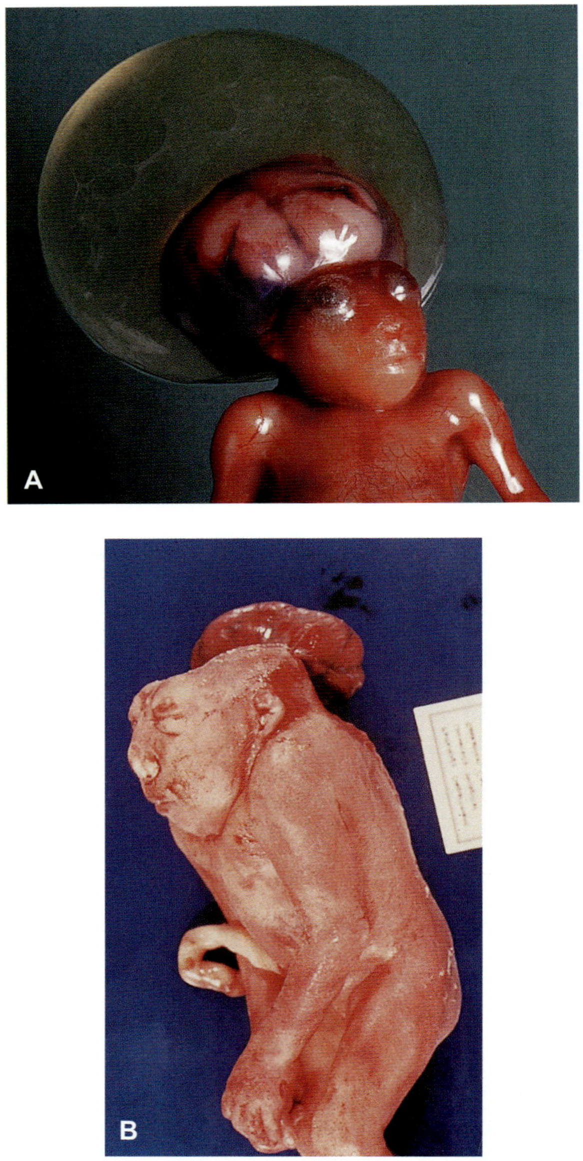

Abb. 14.10 A) Fotografie eines Fetus aus dem zweiten Trimester mit Holoakranie (vollständiges Fehlen des Kraniums). Eine zystische Struktur umgibt das intakte Gehirn des Fetus. **B)** Seitenansicht eines Neugeborenen mit Akranie, Meroanenzephalie (partielles Fehlen des Gehirns) und Rachischisis (ausgedehnte Spaltbildungen in den Wirbelbögen, in der Abbildung nicht erkennbar). (Mit freundlicher Genehmigung von A. E. Chudley, University of Manitoba, Winnipeg, Kanada.)

14.3.2 Rippen

Die Rippen entwickeln sich aus den mesenchymalen Rippenfortsätzen der thorakalen Wirbelanlagen (➤ Abb. 14.9 A), dabei sind sie wie die Wirbelanlagen von der **Resegmentierung** betroffen: Die dorsalen Anteile der Rippen (*Caput, Collum* und *Tuberculum costae)* stammen aus dem eher locker gefügten kranialen Sklerotomabschnitt, der ventrale Teil (Rippenschaft oder *Corpus costae*) dagegen aus dem dichten kaudalen Sklerotomabschnitt des nächsthöher (kranial) liegenden Sklerotoms. In der Embryonalzeit sind die Rippen knorpelig und verknöchern dann in der Fetalperiode. Die ursprünglich knorpelige Verbindung des ***Proc. costalis*** mit dem Wirbelkörper wird durch das **Rippenkopfgelenk** *(Art. capitis costae)* ersetzt, eine Diarthrose vom planen Typ (➤ Abb. 14.9 D).

Sieben Rippenpaare (1 bis 7) – die **echten Rippen** – sind über den Rippenknorpel mit dem Sternum verbunden. Fünf Rippenpaare (8 bis 12) – die **falschen Rippen** – sind nur indirekt über ihre miteinander verwachsenen Knorpelanteile am Sternum befestigt. Die letzten beiden Rippen (11 und 12) – die ***Costae fluitantes*** (fliegende Rippen) – sind gar nicht mit dem Sternum verbunden. Ähnlich wie bei der Festlegung der verschiedenen Wirbelidentitäten (s. o.) sind auch die Rippenformen von der Kombinatorik der Hox-Gene abhängig.

Akzessorische Rippen Die – in der Regel rudimentäre – Ausbildung von akzessorischen Rippen beruht auf der Entwicklung von *Proc. costales* an zervikalen oder lumbalen Wirbeln (➤ Abb. 14.11 A und B). Aus solchen Fortsätzen entwickeln sich üblicherweise im Thoraxbereich die Rippen. Die **Lendenrippen** sind die häufigste Form der akzessorischen Rippen, sie rufen aber keine Symptome hervor. **Halsrippen** kommen bei 0,5–1 % der Bevölkerung vor. Eine Halsrippe ist meist mit dem siebten Halswirbel verbunden und kann ein- oder doppelseitig angelegt sein. Durch Druck auf den *Plexus brachialis* oder die *A. subclavia* kann sie neurovaskuläre Symptome hervorrufen.

Fusionierte Rippen Eine Fusion von Rippen erfolgt meist dorsal, wenn zwei oder mehr Rippen aus einem Wirbel hervorgehen (➤ Abb. 14.11 D). Fusionierte Rippen sind oft mit einem Halbwirbel (Hemivertebra) assoziiert.

14

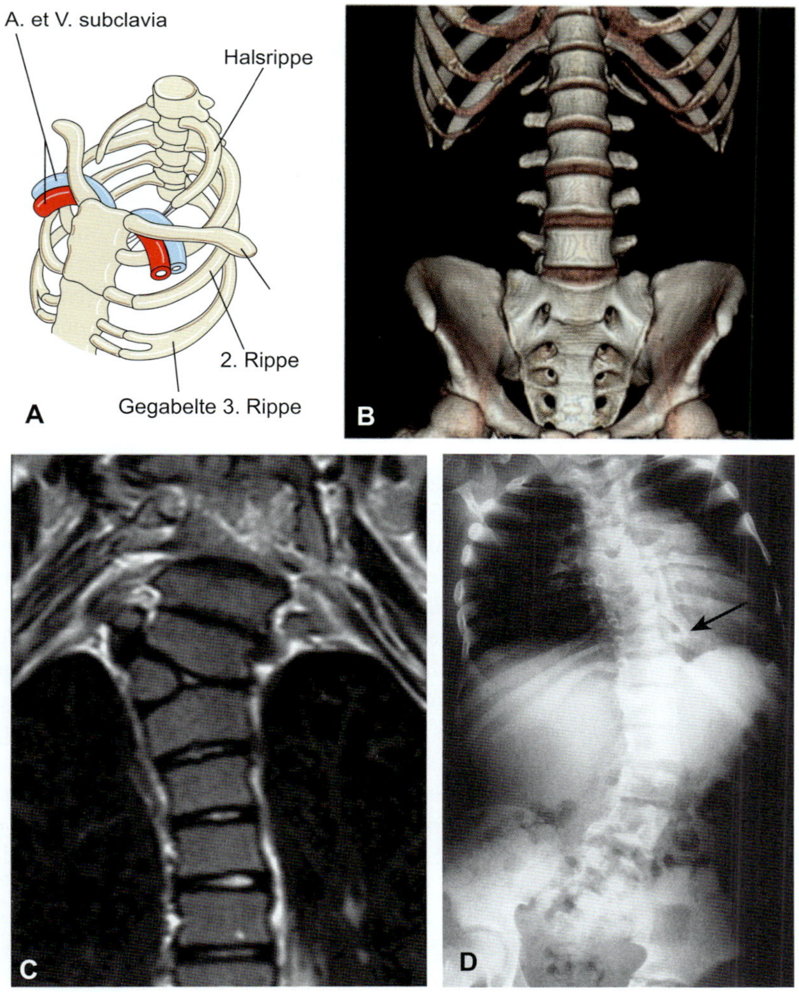

Abb. 14.11 Wirbelsäulen- und Rippenanomalien. **A)** Hals- und Gabelrippen. Die linke Halsrippe ist über ein bindegewebiges Band, das hinter der *A.* und *V. subclavia* verläuft, mit dem Sternum verbunden. Daraus ergeben sich mit hoher Wahrscheinlichkeit neurovaskuläre Störungen der linken oberen Extremität. **B)** Digital aufbereitetes 3-dimensionales Computer-Tomogramm eines Erwachsenen mit lumbalen Rippen auf der Höhe von L1. **C)** Frontales (koronales) Magnetresonanz-Tomogramm von der Wirbelsäule eines 10-jährigen Mädchens mit Rückenschmerzen. Beachte den Halbwirbel links der rechten Lungenspitze. **D)** Das Röntgenbild eines Kindes mit kyphoskoliotischer Deformierung der Lendenwirbelsäule zeigt multiple Anomalien der Wirbel und Rippen. Man beachte die verschmolzenen Rippen (Pfeil). (3 aus Aly I, Chapman JR, Oskouian RJ, Lukas M, Tubbs F.S. Lumbar ribs: a comprehensive review, Childs Nerv Syst 32: 781, 2016; C aus Johal J, Loukas M, Fisahn C, Chapman JR, Oskouian RJ, Tubbs RS: Hemivertebrae: a comprehensive review of embryology, imaging, classification, and management, Childs Nerv Syst 32: 2105, 2016; D mit freundlicher Genehmigung von P. S. Sahni, Children's Hospital, Winnipeg, Kanada.)

14.3.3 Sternum

In der Somatopleura der ventrolateralen Körperwand entwickelt sich eine paarige Mesenchymkondensation, die **Sternalleiste.** Während sie verknorpelt, wachsen ihre beiden Hälften aufeinander zu. In der Medianebene verschmelzen sie dann von kranial nach kaudal fortschreitend und bilden das knorpelige Modell von *Manubrium, Corpus sterni* und *Proc. xiphoideus.* Die Fusion des Sternums ist manchmal am unteren Ende unvollständig; daraus resultiert eine Spaltung oder Perforation des *Proc. xiphoideus* bei den betroffenen Kindern. Noch vor der Geburt treten von kranial nach kaudal die Knochenkerne auf – mit Ausnahme des *Proc. xiphoideus,* der erst in der frühen Kindheit verknöchert.

Anomalien des Sternums Eine konkave Einbuchtung im Bereich des unteren Sternums – die **Trichterbrust** *(Pectus excavatum)* – ist die häufigste Normvariante der Thoraxwand, die von Kinderärzten gesehen wird. Sie beruht wahrscheinlich auf einem zu starken Wachstum der Rippenknorpel, die den unteren Sternalbereich nach hinten drücken. Kleinere **sternale Spaltbildungen** wie Lücken oder Löcher im *Proc. xiphoideus* kommen häufig vor und haben keinerlei klinische Bedeutung. Ein ***Foramen sternale*** unterschiedlicher Größe und Form kommt gelegentlich am Übergang vom dritten zum vierten Segment des Sternums vor. Ein solches Foramen ist das Ergebnis einer inkompletten Verschmelzung der knorpeligen Sternalleisten während der Embryonalzeit und ist ebenfalls pathologisch unbedeutsam; es könnte sich allenfalls in klinischem Zusammenhang bemerkbar machen, wenn das Sternum für eine Knochenmarkuntersuchung punktiert werden muss, da an dieser Stelle die Gefahr eines akzidentellen Eindringens in die darunterliegende Pleurahöhle besteht.

14.3.4 Schädel

Der Schädel entsteht aus dem Kopfmesenchym, das zum größten Teil von Neuralleistenzellen abstammt und nun das sich entwickelnde Gehirn umschließt. Er besteht aus:

- dem **Neurokranium** (Hirnschädel), einer schützenden Hülle für das Gehirn
- dem **Viszerokranium** (Gesichtsschädel).

Knorpeliges Neurokranium oder Chondrokranium

Der knorpelige Anteil des Neurokraniums, das **Chondrokranium,** besteht zunächst aus der knorpeligen Anlage der Schädelbasis, die durch die Verschmelzung mehrerer Knorpelstücke entsteht (➤ Abb. 14.12 A–D). Später bilden sich durch enchondrale Osteogenese die Knochen der Schädelbasis.

Die Osteogenese der Schädelbasis folgt einer festgelegten zeitlichen Sequenz und beginnt mit dem *Os occipitale,* dem Korpus des *Os sphenoidale* und dem *Os ethmoidale.* Der **parachordale Knorpel** (oder die **Basalplatte**) bildet sich um das kraniale Ende der Chorda herum (➤ Abb. 14.12 A) und verschmilzt mit den Knorpelstücken, die sich aus den okzipitalen Somiten bilden. Diese Knorpelplatte ist an der Bildung der *Pars basilaris* des *Os occipitale* beteiligt; später wachsen daraus Fortsätze um das kraniale Ende des Rückenmarks und bilden die Begrenzung des *Foramen magnum,* (➤ Abb. 14.12 C).

Der **hypophysäre Knorpel** bildet sich um die Anlage der Hypophyse und verschmilzt zum Korpus des *Os sphenoidale.* Die *Trabeculae cranii* verschmelzen zum Korpus des *Os ethmoidale,* und die *Ala orbitalis* bildet die *Ala minor* des *Os sphenoidale.* Die **Ohrkapsel** entwickelt sich um die Ohrbläschen, die paarigen Anlagen des Innenohrs (➤ Kap. 18), und bilden jeweils die *Pars petrosa* und den *Proc. mastoideus* des *Os temporale.* **Nasenkapseln** umgeben die beiden Riechgruben (➤ Kap. 9) und sind an der Bildung des *Os ethmoidale* beteiligt. Der hypophysäre Knorpel und die Ohrkapsel stammen wahrscheinlich als einzige Schädelbasisvorläufer nicht von Neuralleistenzellen, sondern vom paraxialen Mesoderm ab.

Desmales Neurokranium

Aus dem Mesenchym an den Seiten und am Scheitel des Gehirns bildet sich das **Schädeldach** (Kalotte oder *Calvaria)* durch desmale Osteogenese. In der Fetalzeit sind die flachen Knochen des Schädeldachs durch straffes Bindegewebe voneinander getrennt und bilden Syndesmosen, die **Schädelnähte (Suturen).** Sechs breite Bindegewebezonen – **Fontanellen** – entstehen dort, wo mehrere Suturen zusammentreffen (➤ Abb. 14.13). Durch die Weichheit der Knochen und die lose Verbindung in den Suturen kann das Schädeldach unter der Geburt verformt werden. Bei der Anpassung des fetalen Schädels an den Geburtskanal im kleinen Becken werden die Stirnbeine flacher, das *Os occipitale* wird nach außen gedrückt, und ein *Os parietale* kann das andere überlappen. Wenige Tage nach der Geburt hat sich die Form des Schädeldachs in den meisten Fällen wieder normalisiert.

Knorpeliges Viszerokranium

Diese Abschnitte des fetalen Schädels entstehen aus dem knorpeligen Skelett der ersten beiden Schlundbogenpaare (➤ Kap. 9).

- Die Knorpel im dorsalen Abschnitt des ersten Schlundbogens – in Fortsetzung des Meckel-Knorpels – bilden die beiden Mittelohrknochen *Malleus* und *Incus.*
- Das dorsale Ende des Knorpels im zweiten Schlundbogen bildet den *Stapes* des Mittelohrs und den *Proc. styloideus* des *Os temporale.* Aus den ventralen Enden der Knorpelspange entstehen das *Cornu minus* des *Os hyoideum* und der kraniale Teil des Zungenbeinkörpers.
- Der dritte, vierte und sechste Schlundbogen bilden nur in ihrem ventralen Abschnitt Knorpel. Aus dem Knorpel des dritten Schlundbogens gehen das *Cornu majus* des *Os hyoideum* und der kaudale Teil des Zungenbeinkörpers hervor.
- Die Knorpel des vierten und sechsten Bogens verschmelzen miteinander und bilden das knorpelige Skelett des Kehlkopfs mit Ausnahme der Epiglottis (➤ Kap. 9).

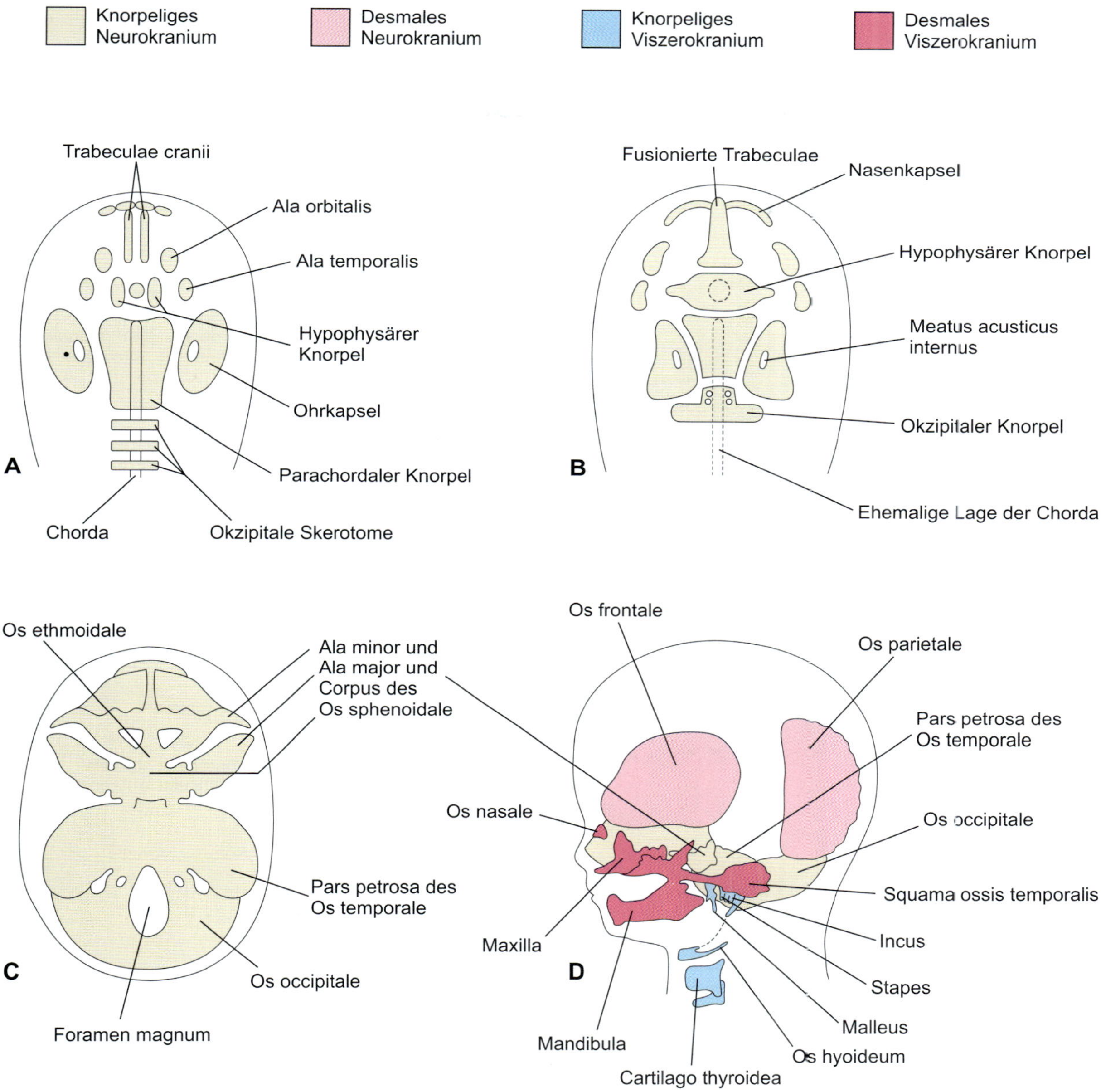

Abb. 14.12 Schematische Darstellung verschiedener Stadien der Schädelentwicklung. A bis C sind Ansichten der sich entwickelnden Schädelbasis von oben, D eine Seitenansicht. **A)** Sechs Wochen alter Embryo mit verschiedenen Knorpelelementen, die sich zum Chondrokranium verbinden. **B)** Sieben Wochen alter Embryo nach der Verschmelzung einiger der paarigen Knorpelelemente. **C)** Knorpelige Schädelbasis, die durch die Vereinigung der verschiedenen Knorpelelemente entstanden ist, bei einem zwölf Wochen alten Embryo. **D)** Bei einem 20 Wochen alten Fetus ist die Herkunft der verschiedenen Knochen des Schädels farblich gekennzeichnet.

Desmales Viszerokranium

Im Oberkieferfortsatz des ersten Schlundbogens entstehen durch desmale Osteogenese nacheinander die *Squama ossis temporalis,* die Maxilla und das *Os zygomaticum* (➤ Kap. 9). Die Squama ossis temporalis wird zum Bestandteil des Neurokraniums. Das Mesenchym im Unterkieferfortsatz des ersten Pharyngealbogens verdichtet sich lateral der Knorpelspange des Pharyngealbogens (Meckel-Knorpel) und bildet durch desmale Osteogenese die Mandibula. In der Mitte der Kinnpartie und im *Proc. condylaris* der Mandibula findet jedoch auch enchondrale Osteogenese statt.

Schädel des Neugeborenen

Nachdem sich der Schädel von der Verformung unter der Geburt erholt hat, ist er insgesamt rund und – wie in der Fetalzeit – im Verhältnis zum restlichen Skelett relativ groß. Der Gesichtsschädel ist dabei im Vergleich zum Hirnschädel relativ schmal (➤ Abb. 14.13), da

- die beiden Kiefer noch recht klein sind,
- die Nasennebenhöhlen noch weitestgehend fehlen und
- die Gesichtsknochen zum Zeitpunkt der Geburt noch relativ unterentwickelt sind.

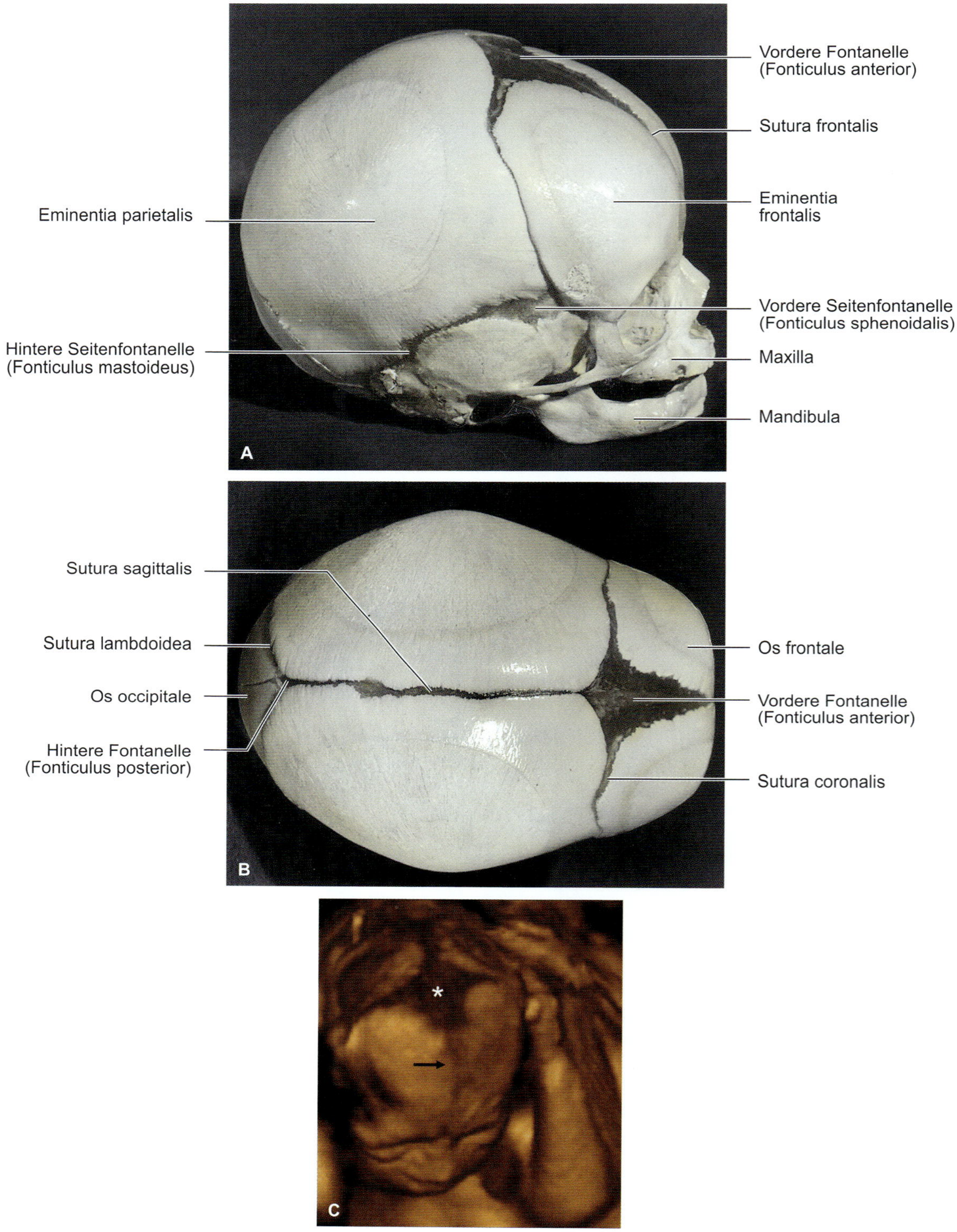

Abb. 14.13 Fetale Schädel mit Darstellung der Fontanellen und Suturen in Seitenansicht (A) und Ansicht von oben (B). Die hintere Fontanelle und die vorderen Seitenfontanellen schließen sich wegen des Wachstums der angrenzenden Knochen innerhalb des zweiten bis dritten Monats nach der Geburt, bleiben aber als Suturen noch einige Jahre erhalten. Die hinteren Seitenfontanellen und die vordere Fontanelle schließen sich in entsprechender Weise gegen Ende des ersten Lebensjahres. Die beiden Hälften des *Os frontale* verschmelzen normalerweise während des zweiten Lebensjahres, und die *Sutura frontalis* obliteriert etwa mit dem achten Lebensjahr. Die anderen Suturen verknöchern erst nach der Pubertät, aber der Zeitpunkt ihres Verschlusses variiert individuell sehr stark. **C)** Dreidimensionale Ultraschallaufnahme eines fetalen Kopfes aus der 23. Woche. Beachte die anteriore Fontanelle (*) an der Überkreuzung der sagittalen und koronaren Sutur. Die frontale Sutur ist mit einem Pfeil markiert. (Mit freundlicher Genehmigung von Dr. G. J. Reid, University of Manitoba Women's Hospital, Winnipeg, Manitoba, Kanada.)

Auch die Knochen der Schädelkalotte sind im Neugeborenenalter noch sehr dünn.

Postnatales Wachstum des Schädels

Die bindegewebigen Suturen des Schädeldachs beim Neugeborenen ermöglichen die enorme Größenzunahme des Gehirns im Säuglings- und Kindesalter. Dementsprechend ist auch das Wachstum des Schädeldachs während der ersten beiden Lebensjahre – der Phase des stärksten Gehirnwachstums – am ausgeprägtesten. Das Schädelvolumen nimmt normalerweise bis etwa zum 16. Lebensjahr zu; in den darauffolgenden drei bis vier Jahren findet nur noch eine geringe Größenzunahme statt, die auf einer Verdickung der Knochen beruht. Die Gesichts- und Kieferknochen wachsen im Zusammenhang mit dem Durchbruch der Milchzähne sehr rasch. Die Proportionsveränderungen des Gesichtsschädels werden jedoch noch ausgeprägter, wenn im sechsten bis siebten Lebensjahr die ersten bleibenden Zähne durchbrechen (➤ Kap. 19). Die gleichzeitige Vergrößerung der Stirn- und Gesichtsregion hängt mit der Größenzunahme der Nasennebenhöhlen zusammen. Bei der Geburt sind die meisten *Sinus paranasales* nur rudimentär angelegt oder fehlen ganz. Das Wachstum dieser Sinus ist wichtig für die Formänderung des Gesichts und für die Resonanz der Stimme.

Kraniale Fehlbildungen Das Spektrum dieser Fehlbildungen reicht von großen Defekten, die mit dem Leben unvereinbar sind, bis zu kleineren und klinisch unbedeutenden Anomalien. Bei größeren Defekten ist oft auch eine Hernierung der Hirnhäute oder des Gehirns vorhanden (➤ Kap. 17).

Akranie

Dabei fehlt das Schädeldach meist vollständig; oft sind gleichzeitig ausgedehnte Defekte der Wirbelsäule vorhanden. Die Akranie, verbunden mit einer **Anenzephalie** (einer partiellen Aplasie des Gehirns), kommt etwa einmal unter 1.000 Schwangerschaften vor und ist mit dem Leben unvereinbar. Eine Akranie kann auftreten, wenn sich (in der vierten Embryonalwoche) das kraniale Ende des Neuralrohrs nicht schließt und sich in der Folge das Schädeldach nicht ausbildet (➤ Abb. 14.10 B).

Kraniosynostose

Zahlreiche, meist seltene Schädeldeformationen **(Kraniostenosen)** entstehen durch den vorzeitigen Schluss der Schädelnähte (Kraniosynostose). Die Ursache der Kraniosynostosen ist unklar. Mutationen der Homöobox-Gene *Msx2* und *Alx4* wurden hierfür, wie auch für andere kraniale Defekte, verantwortlich gemacht. Kraniostenosen sind beim männlichen Geschlecht viel häufiger als beim weiblichen und oft mit anderen Skelettfehlbildungen kombiniert. Die Art der Schädeldeformation hängt davon ab, welche Sutur sich vorzeitig schließt. Wenn sich die *Sutura sagittalis* (Sagittalnaht, Pfeilnaht) zu früh schließt, wird der Schädel länglich, schmal und keilförmig – ein **Kahnschädel** (Skapho- oder Dolichozephalie; ➤ Abb. 14.14 A und B). Dieser Typus einer Schädelverformung macht etwa die Hälfte aller Kraniosynostose-Fälle aus. Weitere 30 % beruhen auf einem vorzeitigen Verschluss der *Sutura coronalis* (Kranznaht), was zu einem hohen, turmförmigen Schädel – **Turmschädel** (Oxy- oder Brachyzephalie) – führt (➤ Abb. 14.14C). Wenn sich die *Sutura coronalis* oder *lambdoidea* nur auf einer Seite vorzeitig schließt, wird der Schädel schief und asymmetrisch – es entsteht eine **Plagiozephalie.** Durch vorzeitigen Verschluss der *Sutura frontalis* (Stirnnaht) entstehen eine kielartig vorspringende Stirn und andere Formauffälligkeiten – ein **Dreieckschädel** (Trigonozephalie) (➤ Abb. 14.14 D).

Mikrozephalie

Kinder mit dieser Fehlbildung werden mit einem normal großen oder nur geringfügig verkleinerten Kopf geboren. Die Fontanellen schließen sich dann aber schon im frühen Säuglingsalter, die Suturen innerhalb des ersten Lebensjahres. Allerdings ist die Mikrozephalie nicht durch den vorzeitigen Nahtschluss bedingt, sondern kommt durch eine primär abnorme Entwicklung des Zentralnervensystems (ZNS) zustande, bei der das Gehirn – und erst als Folge davon der Schädel – nach der Geburt nicht weiterwachsen. Mikrozephale Kinder sind im Allgemeinen geistig sehr stark retardiert. Dieses Krankheitsbild ist daher auch in ➤ Kapitel 17 dargestellt (➤ Abb. 17.37).

Anomalien der kraniovertebralen Übergangsregion Kongenitale Anomalien in der kraniovertebralen Übergangsregion kommen bei etwa 1 % der Neugeborenen vor, führen aber unter Umständen erst beim Erwachsenen zu Symptomen. Im Folgenden einige Beispiele:

- **basiläre Impression:** kaskadenartige Einstülpung der Skelettpartien um das *Foramen magnum* des Hinterhauptknochens in die hintere Schädelgrube hinein
- **Atlas-Assimilation:** angeborene Verschmelzung (Okzipitalisation) des Atlas mit dem *Os occipitale*
- **atlantoaxiale Instabilität**
- **Arnold-Chiari-Syndrom** (➤ Kap. 17)
- ***Os odontoideum:*** Ausbleiben der Fusion der Knochenkerne des *Dens axis* mit dem des Proatlas.

14.4 Extremitätenskelett

Das Extremitätenskelett umfasst die Knochen von Schultergürtel, Beckengürtel sowie den eigentlichen Extremitäten. In der fünften Woche bilden sich in den Extremitätenknospen (➤ Kap. 15) mesenchymale Verdichtungen (Knochenblasteme; ➤ Abb. 14.15 A–C). In der sechsten Woche verknorpeln die mesenchymalen Knochenanlagen in den Extremitäten und es bilden sich aus hyalinem Knorpel bestehende Modelle der späteren Knochenelemente (➤ Abb. 14.15 D–E). Nur die Klavikula entsteht zunächst durch desmale Osteogenese, jedoch lagert sich später an beiden Enden Knorpel an. Die Anlagen der knöchernen Bestandteile von Schultergürtel und Armen treten etwas früher auf als die von Beckengürtel und Beinen, und innerhalb einer Extremität entstehen die Knochenanlagen in einer proximo-distalen Sequenz. Dabei wird die Musterbildung in den sich entwickelnden Extremitäten durch **Homöobox-Gene** reguliert. Die meisten Extremitätenknochen bilden sich „lokal" aus Mesenchymzellen in der Extremitätenknospe; lediglich Teile des Schulter- und Beckengürtels haben teilweise auch eine somitogene Herkunft.

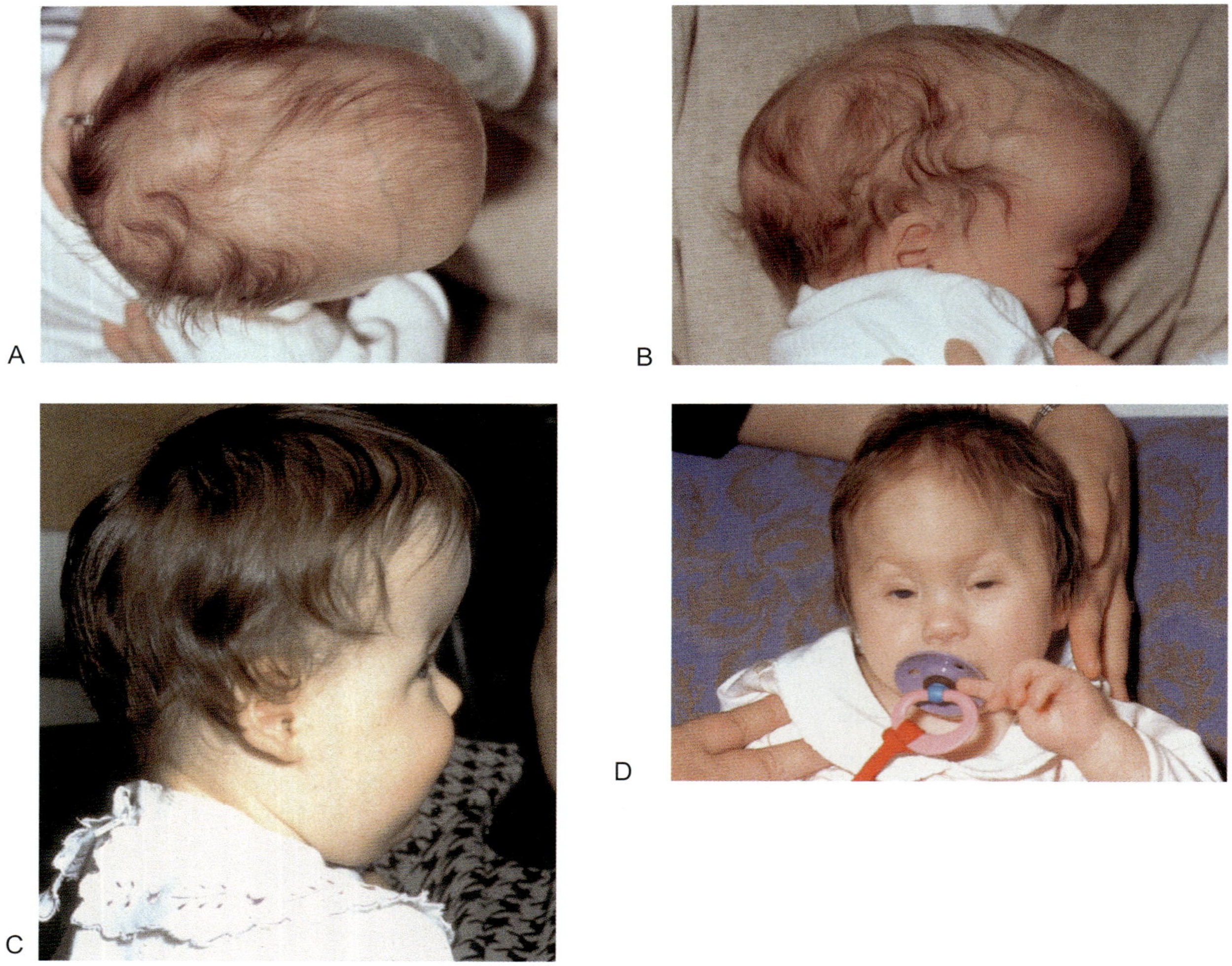

Abb. 14.14 Kraniostenosen. A–B) Fotografien eines Kindes mit Skaphozephalus. Dieses Krankheitsbild entsteht bei vorzeitigem Verschluss der Sagittalnaht. Man beachte die übermäßig lange, nach oben keilförmige Schädelkalotte, die in A von oben und in B in der Seitenansicht gezeigt wird. **C)** Fotografie eines Säuglings mit beidseitiger vorzeitiger Kranznahtsynostose (Brachyzephalus). Man beachte die hohe, vorgewölbte Stirn. **D)** Fotografie eines Säuglings mit vorzeitigem Verschluss der Frontalnaht *(Sutura metopica)* (Trigonozephalus). Man beachte den weiten Augenabstand (Hypertelorismus) und die in der Mittellinie deutlich vorspringende Stirn. (Mit freundlicher Genehmigung von J.A. Jane Sr., University of Virginia Health System, Charlottesville, USA.)

Die Verknöcherung der langen Röhrenknochen beginnt gegen Ende der Embryonalperiode und nimmt ihren Ausgang von den **primären Knochenkernen** der Diaphysen (➤ Abb. 14.5). Um die zwölfte Woche herum sind in fast allen Extremitätenknochen primäre Knochenkerne zu erkennen (➤ Abb. 14.16). Die Klavikula beginnt vor allen anderen Knochen des Körpers zu verknöchern; als Nächstes zeigt dann das **Femur** Zeichen der Ossifikation. Als erstes Anzeichen der Osteogenese in den langen Röhrenknochen wird in der Mitte des knorpeligen Femurschafts der primäre Knochenkern sichtbar, aus dem sich die Diaphyse entwickelt. Die primären Knochenkerne der verschiedenen Knochen treten zu unterschiedlichen Zeitpunkten auf, die meisten davon zwischen der siebten und zwölften Entwicklungswoche. Bei der Geburt sind praktisch alle primären Knochenkerne ausgebildet.

Von den **sekundären Knochenkernen** erscheinen die des Knies als erste. Die Kerne für die distalen Enden des Femurs und das proximale Ende der Tibia bilden sich in der Regel im letzten Monat des intrauterinen Lebens (34 bis 38 Wochen nach der Befruchtung). Folglich sind sie normalerweise bei der Geburt vorhanden, während die anderen sekundären Knochenkerne erst nach der Geburt ausgebildet werden. Die Teile des Knochens, die sich aus den sekundären Knochenkernen entwickeln, sind die **Epiphysen,** ggf. auch **Apophysen** (z. B. der *Trochanter major*). Erst wenn der Knochen ausgewachsen ist, verschmilzt der Anteil, der sich aus dem primären Knochenkern gebildet hat (die Diaphyse), mit den Epiphysen, die aus den sekundären Knochenkernen entstanden sind. Eine zwischen Diaphyse und Epiphyse geschaltete Scheibe aus hyalinem Knorpel, die **Epiphysenfuge,** ermöglicht das Längenwachstum des Knochens (s. o.), bis dieser seine endgültige Länge erreicht hat (➤ Abb. 14.5). Gegen Ende der Wachstumsperiode wird die Epiphysenfuge von beiden Seiten, der diaphysären und der epiphysären, her durch Knochen ersetzt, und das Wachstum ist damit beendet.

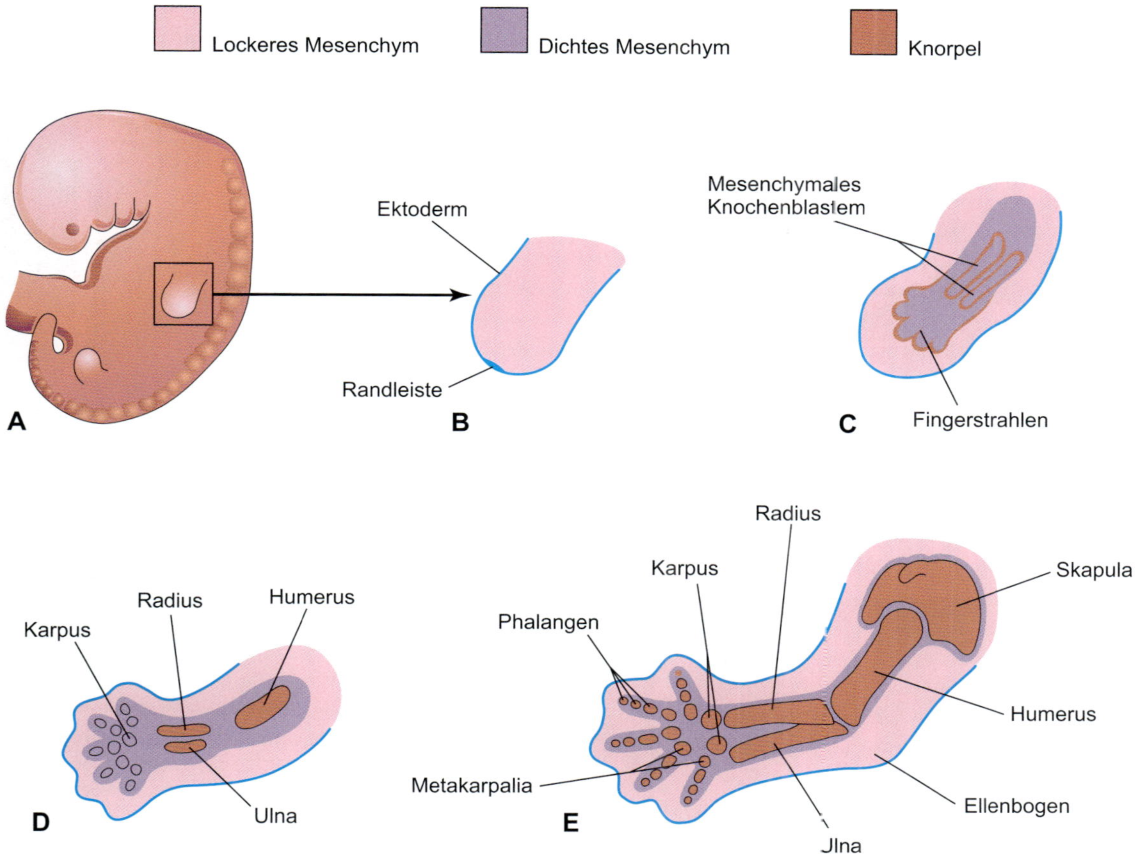

Abb. 14.15 **A)** Bei einem etwa 28 Tage alten Embryo sind die ersten Anlagen der Extremitätenknospen erkennbar. **B)** Längsschnitt durch eine Armknospe. Die apikale Randleiste hat induktiven Einfluss auf das Mesenchym der Extremitätenknospe; sie fördert dessen Wachstum und verleiht ihm wohl auch die Fähigkeit zur Bildung von Knorpelelementen. **C)** Armknospe eines etwa 33 Tage alten Embryos mit den mesenchymalen Knochenanlagen. Die Fingerstrahlen sind zu diesem Zeitpunkt Mesenchymverdichtungen; später verknorpeln und verknöchern sie, und es entstehen daraus die Knochen der Hand. **D)** Obere Extremität in der sechsten Woche mit den knorpeligen Vorstufen der Knochen. **E)** Ende der sechsten Woche sind die knorpeligen Vorstufen der Armknochen vollständig angelegt.

Knochenalter Das Knochenalter ist ein guter Parameter für die allgemeine körperliche Reife. Es wird üblicherweise durch die Bestimmung von Anzahl, Größe und Fusion der sekundären Knochenkerne anhand von Röntgenbildern festgestellt. Zur Bestimmung des Knochenalters verwendet der Radiologe zwei Kriterien:

- das Auftreten von verkalktem Material in den Diaphysen und/oder Epiphysen bzw. Apophysen, das für jede Diaphyse und jede Epiphyse, für jeden Knochen und für jedes Geschlecht zu einem spezifischen Zeitpunkt erfolgt
- das Verschwinden der auf dem Röntgenbild als dunkle Linie erscheinenden Epiphysenfuge, das darauf hinweist, dass die Epiphyse mit der Diaphyse verschmolzen ist.

Die Fusion der sekundären Knochenkerne, die ebenfalls in jeder Epiphyse zu einem festgelegten Zeitpunkt erfolgt, findet beim weiblichen Geschlecht jeweils ein bis zwei Jahre früher statt als beim männlichen. „Realtime"-Ultraschalluntersuchungen werden zunehmend eingesetzt, um die fetalen Knochen zu evaluieren und zu vermessen und anhand des fetalen Knochenalters das Schwangerschaftsalter zu bestimmen.

Generalisierte Skelettfehlbildungen Die **Achondroplasie** ist die häufigste Ursache des Zwergwuchses (➤ Kap. 21). Sie kommt einmal bei etwa 15.000 Geburten vor. Aufgrund einer Störung der fetalen enchondralen Osteogenese in der Epiphysenfuge der langen Röhrenknochen sind die Extremitäten kurz und gebogen (➤ Abb. 14.17); auch der Körper insgesamt ist verkürzt, und der Kopf erscheint überproportional groß mit vorgewölbter Stirn und Sattelnase. Die Achondroplasie wird autosomal-dominant vererbt. Bei ca. 80 % der Erkrankungen handelt es sich um Neumutationen, wobei die Mutationsrate mit dem Alter des Vaters zunimmt.

Die häufigste Form einer *letalen Skelettdysplasie* ist die **thanatophore Dysplasie** (griech. *thanatos* = Tod; *phoros* = tragend), die etwa einmal bei 20.000 Geburten vorkommt. Die betroffenen Kinder sterben innerhalb von Minuten an einer Ateminsuffizienz. Diese letale Fehlbildung beruht auf Mutationen des Fibroblastenwachstumsfaktor-Rezeptors (FGFR3).

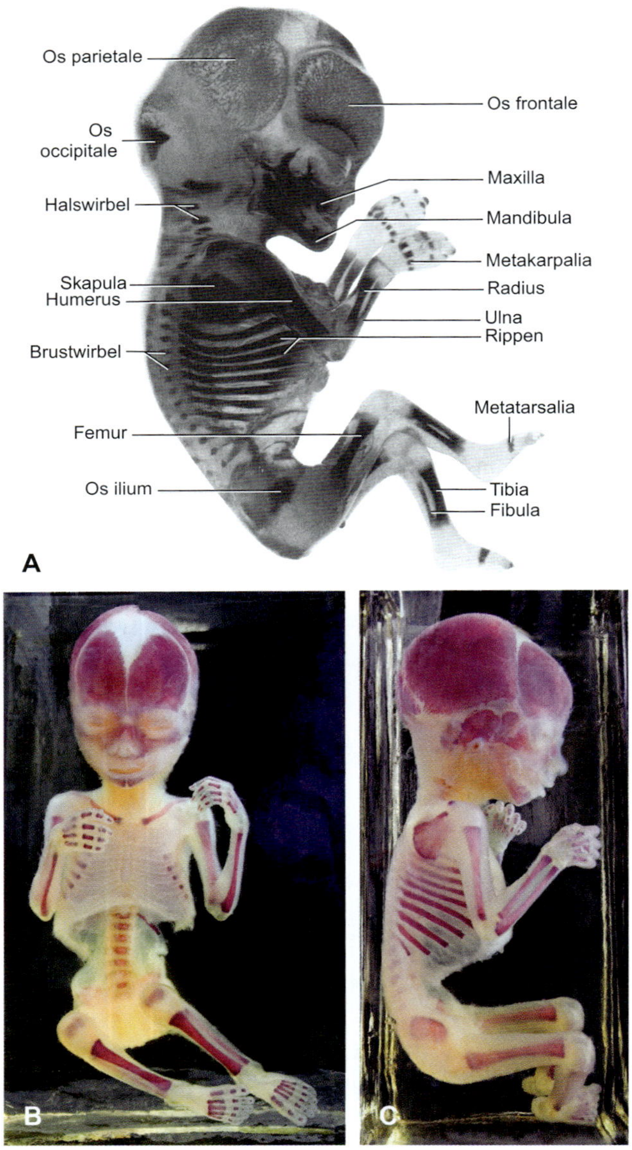

Abb. 14.16 Mit Alizarin gefärbte und aufgehellte Präparate von menschlichen Feten. A) Zwölf Wochen alter Fetus. Die fortschreitende Osteogenese geht von den primären Knochenkernen aus. Sie läuft in den Extremitäten und im axialen Skelett enchondral ab, mit Ausnahme der meisten Schädelknochen (nämlich vor allem derjenigen, die das Schädeldach bilden). Karpus und Tarsus – ebenso wie die Epiphysen der langen Röhrenknochen – sind zu diesem Zeitpunkt noch vollständig knorpelig. (Mit freundlicher Genehmigung von G. Geddes, Lake Oswego, Oregon, USA.) **B–C)** 20 Wochen alter Fetus. Die Ossifikation der Schädel- und Extremitätenknochen ist weiter fortgeschritten. (Mit freundlicher Genehmigung von David Bolender, Medical College of Wisconsin, Milwaukee, Wisconsin, USA.)

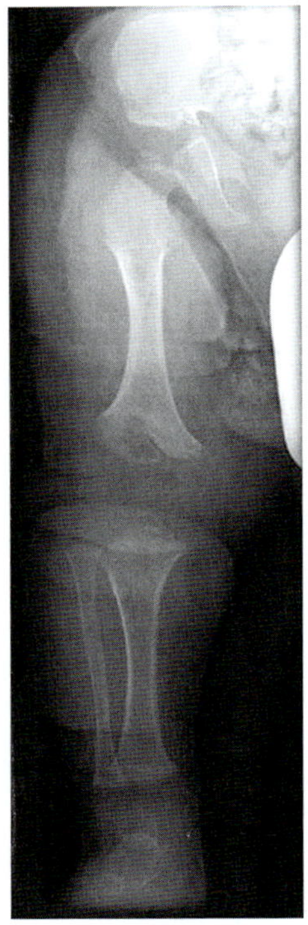

Abb. 14.17 Röntgenbild vom Skelett eines zwei Jahre alten Kindes mit Achondroplasie. Man beachte die Verkürzung von Femur und Tibia und die auffallend breiten Metaphysen. (Mit freundlicher Genehmigung von Prem S. Sahni, Children's Hospital, Winnipeg, Kanada.)

Hyperpituitarismus Eine angeborene Überfunktion der Hypophyse, die zu einem abnormen Längenwachstum des Kindes führt, ist selten. Bei nicht geschlossenen Epiphysenfugen kann der Hyperpituitarismus zum **Gigantismus** (Riesenwuchs), beim Erwachsenen zur **Akromegalie** (Vermehrung des Bindegewebes, Vergrößerung der Eingeweide und der Knochen von Gesicht, Hand und Fuß) führen. Sowohl der Gigantismus als auch die Akromegalie beruhen auf einer exzessiven Produktion von Wachstumshormon (somatotropes Hormon, STH).

Hypothyreose und Kretinismus Ein schwerer Schilddrüsenhormonmangel führt zum Kretinismus, der durch Wachstumsverzögerung, geistige Retardierung, Skelettanomalien und Störungen an Gehör und Nervensystem charakterisiert ist. Das Knochenalter ist geringer als das tatsächliche Alter, weil die Epiphysenentwicklung retardiert ist. Der Kretinismus ist sehr selten und kommt besonders in Gegenden vor, in denen Jod im Boden und Wasser fehlt. Eine Agenesie der Schilddrüse führt ebenfalls zum Kretinismus.

Zusammenfassung

Skelettentwicklung

Das Skelettsystem entwickelt sich aus dem Mesenchym, das aus dem *Mesoderm* und der *Neuralleiste* stammt. In den meisten Knochen – so bei den langen Röhrenknochen in den Extremitäten – verknorpelt das verdichtete Mesenchym und bildet zunächst ein knorpeliges Modell des zukünftigen Knochens. Gegen Ende der Embryonalzeit treten an diesen knorpeligen Anlagen durch **desmale Osteogenese** gebildete (perichondrale) Knochenmanschetten auf, und im Inneren der knorpeligen Anlagen (enchondral) wird der Knorpel durch **chondrale Osteogenese** in Knochen umgewandelt. Einige Knochen, wie die platten Knochen der Schädelkalotte, entwickeln sich ausschließlich durch desmale Osteogenese.

Die Wirbelsäule und die Rippen entstehen aus Mesenchymzellen, die sich von den Sklerotomen der Somiten herleiten. Jeder Wirbel bildet sich durch die Verschmelzung des dicht gepackten Mesenchyms in der kaudalen Hälfte des **Sklerotoms** eines Somitenpaars mit dem lockeren Mesenchym in der kranialen Hälfte des nachfolgenden Sklerotoms **(Resegmentation).** Die Rippen setzen sich ebenfalls aus Abschnitten von zwei benachbarten Sklerotomen zusammen.

Der sich entwickelnde Schädel besteht aus dem **Neuro-** und dem **Viszerokranium,** in denen jeweils sowohl desmale als auch chondrale Osteogenese stattfinden. Das Neurokranium formt das Schädeldach als eine schützende Hülle für das Gehirn. Zum Viszerokranium gehören die Skelettelemente des Gesichts.

Das **Extremitätenskelett** wird durch desmale und chondrale Osteogenese aus den knorpeligen Knochenmodellen gebildet, die sich aus dem Mesenchym der Extremitätenanlagen entwickeln. Die Knochen nehmen an Länge durch die enchondrale Osteogenese in den Epiphysenfugen und an Dicke durch die desmale Osteogenese in der perichondralen Knochenmanschette zu. **Gelenke** entstehen aus dem Mesenchym zwischen den Knochenanlagen. In einer **Syndesmose** differenziert sich dieses Mesenchym zu straffem Bindegewebe, in den **Synchondrosen** zu Knorpel. In den **Diarthrosen** bildet sich innerhalb des zwischen den Knochenenden liegenden Mesenchyms ein Gelenkspalt, ohne dass hier Zellen absterben. Das Mesenchym liefert hier auch das *Stratum synoviale*, das *Stratum fibrosum* der Gelenkkapsel und die verstärkenden Bänder des Gelenks.

Obwohl es zahlreiche Formen von Skelettfehlbildungen gibt, sind die meisten von ihnen – bis auf die *Spina bifida occulta* und akzessorische Rippen – doch selten.

Klinisch orientierte Fragen

Fall 14–1

Ein Neugeborenes weist eine Läsion im unteren Rückenbereich auf, von der angenommen wird, dass es sich um einen Wirbelbogendefekt handelt.

- Welches ist die häufigste kongenitale Fehlbildung der Wirbelsäule?
- Wo ist der Defekt gewöhnlich lokalisiert?
- Verursacht dieser Defekt normalerweise Symptome, wie z. B. Rückenprobleme?

Fall 14–2

Ein junges Mädchen kommt zum Arzt mit Schmerzen im Arm, die beim Tragen schwerer Gegenstände schlimmer werden. Nach einer röntgenologischen Untersuchung teilt der Arzt den Eltern mit, dass das Kind eine rudimentäre Halsrippe hat.

- Gewöhnlich sind rudimentäre Rippen mit dem siebten Hals- oder dem ersten Lumbalwirbel verbunden. Sind solche Rippen von klinischer Bedeutung?
- Was ist die embryologische Grundlage der akzessorischen Rippenbildung?

Fall 14–3

Der Mutter eines Mädchens mit „krummer Wirbelsäule" wurde gesagt, dass ihre Tochter eine Skoliose hat.

- Welcher Wirbeldefekt kann eine Skoliose hervorrufen?
- Erklären Sie, wie dieser Defekt aussieht und wie er zustande kommt!
- Was ist die embryologische Grundlage dieses Wirbeldefektes?

Fall 14–4

Ein Junge weist einen langen, schmalen Kopf auf. Seine Mutter befürchtet, dass er geistig behindert sein könnte.

- Was versteht man unter dem Begriff „Kraniosynostose"?
- Was sind die Folgen dieser Entwicklungsstörung?
- Nennen und beschreiben Sie ein häufiges Beispiel!

Fall 14–5

Ein Kind weist Charakteristika des Klippel-Feil-Syndroms auf.

- Welches sind die Hauptmerkmale dieses Fehlbildungssyndroms?
- Welche Wirbelanomalien liegen meistens vor?

Antworten zu den Fragen finden Sie am Buchende.

ZITIERTE UND WEITERFÜHRENDE LITERATUR

Alexander T., Nolte C., Krumlauf R. Hox genes and segmentation of the hindbrain and axial skeleton. Annu Rev Cell Dev Biol. 2009; 25: 431–456. https://doi.org/10.1146/annurev.cellbio.042308.113423.

Ami O, Maran JC, Gabor P, et al: Three-dimensional magnetic resonance imaging of fetal head molding and brain shape changes during the second stage of labour. PLoS One 14(5):e0215721, 2019. https://www.doi.org.10.1371/journal/pone.0215721.

Andreescu N, Sharma A, Mihailescu A, Zimbru CG, David VL, Horhat R: Chest wall deformities and their possible associations with different genetic syndromes, Eur Rev Med Pharmacol Sci 26:5107, 2022.

Aulehla A: Oscillatory signals controlling mesoderm patterning in vertebrate embryos, Mech Dev 145(Suppl), 2017.

Christ B., Huang R., Scaal M. Formation and differentiation of the avian sclerotome. Anat Embryol (Berl). 2004; 208: 333

Cohen M. M. Jr Perspectives on craniosynostosis: sutural biology, some well-known syndromes and some unusual syndromes. J Craniofac Surg. 2009; 20: 646

Decker RS, Koyama E, Pacifici M: Genesis and morphogenesis of limb synovial joints and articular cartilage, Matrix Biol 39:5–10, 2014.

Dias MS, Samson T, Rizk EB, Governale LS, Richtsmeier JT: Identifying the misshapen head: craniosynostosis and related disorders, Pediatrics 146(3), 2020. https://doi.org/10.1542/peds.2020-015511 e2020015511

Etich J, Leßmeier L, Rehberg M, et al.: Osteogenesis imperfecta-pathophysiology and therapeutic options, Mol Cell Pediatr 7(1):9, 2020. https://doi.org/10.1186/s40348-020-00101-9.

Galea GL, Zein MR, Allen S, Francis-West P: Making and shaping endochondral and intramembranous bones, Dev Dyn 250(3):414–449, 2021. https://doi.org/10.1002/dvdy.278.

Gandhi M, Rac MWF, McKinney J. Radial ray malformation. Am J Obstet Gynecol, 221, (6), 2019, B16-B18 https://doi.org/10.1016/j.ajog.2019.09.024.

Gentile C, Chiarelli F: Rickets in children: an update, Biomedicines 9(7):738, 2021. https://doi.org/10.3390/biomedicines9070738.

Governale LS: Craniosynostosis, Pediatr Neurol 53:394, 2015.

Hall B. K., Bones and Cartilage: Developmental Skeletal Biology. Ed. 2 2015; Elsevier. Philadelphia.

Hernandez-Andre E, Yeo L, Goncalves LF: Fetal musculoskeletal system. In Norton ME, editor: Callen's ultrasonography in obstetrics and gynecology, ed 6 2017, Philadelphia, Elsevier.

Hinrichsen K. V., Jacob H. J., Jacob M. et al. Principles of ontogenesis of leg and foot in man. Ann Anat. 1994; 176: 121

Huang R., Zhi Q., Schmidt C. et al. Sclerotomal origin of the ribs. Development. 2000; 127: 527

Johal J, Loukas M, Fisahn C, Chapman JR, Oskouian RJ, Tubbs RS: Hemivertebrae: a comprehensive review of embryology, imaging, classification, and management, Childs Nerv Syst 32:2105, 2016.

Kague E, Roy P, Asselin G: Osterix/Sp7 limits cranial bone initiation sites and is required for formation of sutures, Dev Biol 413:160, 2016.

Kuratani S: The neural crest and origin of the neurocranium in vertebrates. Genesis 56(6–7):e23213, 2018. https://doi.org/10.1002/dvg.23213.

Kuta A, Mao Y, Martin T, Ferreira de Sousa C, Whiting D, Zakaria S: Fat4-dchs1 signalling controls cell proliferation in developing vertebrae, Development 143:2367, 2016.

Liao J, Huang Y, Wang Q, Chen S, Zhang C, Wang D: Gene regulatory network from cranial neural crest cells to osteoblast differentiation and calvarial bone development, Cell Mol Life Sci 79(3):158, 2022. https://doi.org/10.1007/s00018-022-04208-2.

Liu RE: Musculoskeletal disorders in neonates. In Martin RJ, Fanaroff AA, Walsh MC, editors: Fanaroff and Martin's neonatal-perinatal medicine: diseases of the fetus and infant, current therapy in neonatal-perinatal medicine, ed 10, Philadelphia, 2015, Saunders Elsevier.

Monsoro-Burq A. H. Sclerotome development and morphogenesis: When experimental embryology meets genetics. Int J Dev Biol. 2005; 49: 2–3. 301–308.

O'Rahilly R., Müller F., Meyer D. B. The human vertebral column at the end of the embryonic period proper. 4. The sacrococcygeal region. J Anat. 1990; 168: 95

Park AJ-M, Nelson SE, Mesfin A: Klippel-Feil syndrome, clinical presentation and management, JBJS Rev 10(2), 2022. e2100166

Plotkin LI, Bruzzaniti A: Molecular signaling in bone cells: regulation of cell differentiation and survival, Adv Protein Chem Struct Biol 116:237–281, 2019. https://doi.org/10.1016/bs.apcsb.2019.01.002.

Powel JE, Sham CE, Spiliopoulos M, Ferreira CR, Rosenthal E, Sinkovskaya ES: Genetics of non-isolated hemivertebra – a systematic review of fetal, neonatal, and infant cases, Clin Genet 102(3), 2022. https://doi.org/10.1111/cge.14188.

Rodríguez-Vázquez JF, Verdugo-López S, Garrido JM, Murakami G, Kim JH: Morphogenesis of the manubrium of sternum in human embryos: a new concept, Anat Rec 296:279, 2013.

Romer, A. S. : Cartilage, an embryonic adaptation. Amer. Nat. 76, 394–404, 1942.

Roth DM, Bayona F, Baddam P, Graf D. Craniofacial development: neural crest in molecular embryology. Head Neck Pathol 15, (1), 2021, 1–15. https://doi.org/10.1007/s12105-021-01301-z.

Stacchiotti S, Gronchi A, Fossati P, Akiyama T, Alapetite C, Baumann M: Best practices for the management of local-regional recurrent chordoma: a position paper by the Chordoma Global Consensus Group, Ann Oncol 28(6):1230–1242, 2017. https://doi.org/10.1093/annonc/mdx054.

Tanaka T, Takahashi A, Kobayashi Y, Saito M, Xiaolong S, Jingquan C: Foxf2 represses bone formation via Wnt2b/β-catenin signaling, Exp Mol Med 54:753, 2022.

KAPITEL

15 Muskulatur

Zur Orientierung

Die Muskulatur entwickelt sich aus dem **Mesoderm;** ausgenommen von dieser Regel sind nur die Irismuskeln, die aus dem Neuroektoderm des Augenbrechers hervorgehen. Die Vorstufe der Myoblasten (embryonale, noch teilungsfähige Muskelvorläuferzellen) wird zwar häufig auch als Mesenchym (embryonales Bindegewebe) bezeichnet, und im Kopfbereich wird ein großer Teil des Mesenchyms – insbesondere die aus den Pharyngealbögen hervorgehenden Gewebe – von eingewanderten Neuralleistenzellen gebildet (➤ Kap. 4, ➤ Kap. 5 und ➤ Kap. 9); trotzdem entwickelt sich die Gesichts- und Halsmuskulatur aus den ursprünglichen mesenchymalen Zellen der Pharyngealbögen, die aus dem paraxialen Mesoderm stammen (➤ Tab. 9.1).

Für den Umbau der Mesodermzellen zu Myoblasten und die darauffolgende Differenzierung in glatte oder quergestreifte Muskelfasern **(Myogenese)** ist die Transkription von muskelspezifischen Genen (z. B. Myogenin) verantwortlich; sie kann durch MyoD *oder* Myf5 aktiviert werden, denn beide gehören zur Familie der myogenen Regulationsfaktoren (MRF) und werden als Schlüsselfaktoren und Regulatoren für die Induktion der Muskeldifferenzierung angesehen. Die Induktion der Myogenese in mesodermalen oder neuroektodermalen Zellen durch MyoD hängt dabei vom Grad der vorangegangenen Differenzierung dieser Zellen ab.

15.1 Skelettmuskulatur

Die Myoblasten, die die Skelettmuskulatur des Rumpfes bilden, leiten sich vom Mesoderm des Dermomyotomanteils der **Somiten** ab (➤ Abb. 15.1; ➤ Abb. 14.1); die Extremitätenmuskeln entwickeln sich aus Muskelvorläuferzellen in den Extremitätenknospen. Aus experimentellen Untersuchungen geht hervor, dass diese Vorläuferzellen selbst ebenfalls aus den Somiten stammen und an der ventralen Kante des Dermomyotoms als Reaktion auf molekulare Signale aus den angrenzenden Geweben entstehen (➤ Abb. 15.2). Nach epithelial-mesenchymaler Transition wandern diese Muskelvorläuferzellen in die Extremitätenknospen ein, bevor sie sich dann „vor Ort" in Myoblasten umwandeln.

Das erste Anzeichen der **Myogenese** (Muskelbildung) ist eine Elongation von Kern und Zytoplasma mesenchymaler Zellen, die sich so zu **Myoblasten** differenzieren. Kurz darauf vereinigen sich diese primordialen Muskelzellen und bilden längliche, mehrkernige, schlauchförmige Strukturen, die **Myotuben.** Auf der molekularen Ebene gehen diesem Ereignis die Aktivierung von Genen und die Expression von Transkriptionsfaktoren der MRF-Familie in den Muskelvorläuferzellen voraus. Zu diesen muskelspezifischen **Transkriptionsfaktoren** mit einer konservierten Basic-Helix-Loop-Helix-Struktur zählen MyoD, MYF5, Myogenin und MRF4 (➤ Abb. 15.4 und ➤ Abb. 15.4B); zahlreiche dieser Regulatoren werden im Übrigen auch bei der Muskelregeneration aus Satellitenzellen im adulten Organismus verwendet (➤ Abb. 15.4A).

Die extrazellulären Signalmoleküle für die Induktion des Dermomyotoms und den Beginn der Myogenese werden von den ventralen Anteilen des Neuralrohrs (Shh), der Chorda (Shh), von der dorsalen Hälfte des Neuralrohrs (Wnts, BMP4) sowie aus dem darüberliegenden Ektoderm (Wnts, BMP4) produziert (➤ Abb. 15.4).

Das Muskelwachstum während der Entwicklung beruht auf fortdauernder Vereinigung von Myoblasten zu Myotuben. Im Zytoplasma der Myotuben entwickeln sich während oder nach der Fusion der Myoblasten die **Myofilamente** (z. B. Myosin, Aktin, Troponin). Wenig später bilden sich die in **Sarkomere** unterteilten **Myofibrillen** und andere für die quergestreifte Muskelzelle typische Organellen. Weil die Muskelzellen lang und schmal sind, werden sie gewöhnlich als **Muskelfasern** bezeichnet. Wenn sich die Myotuben differenzieren, werden sie von einer Basallamina umhüllt,

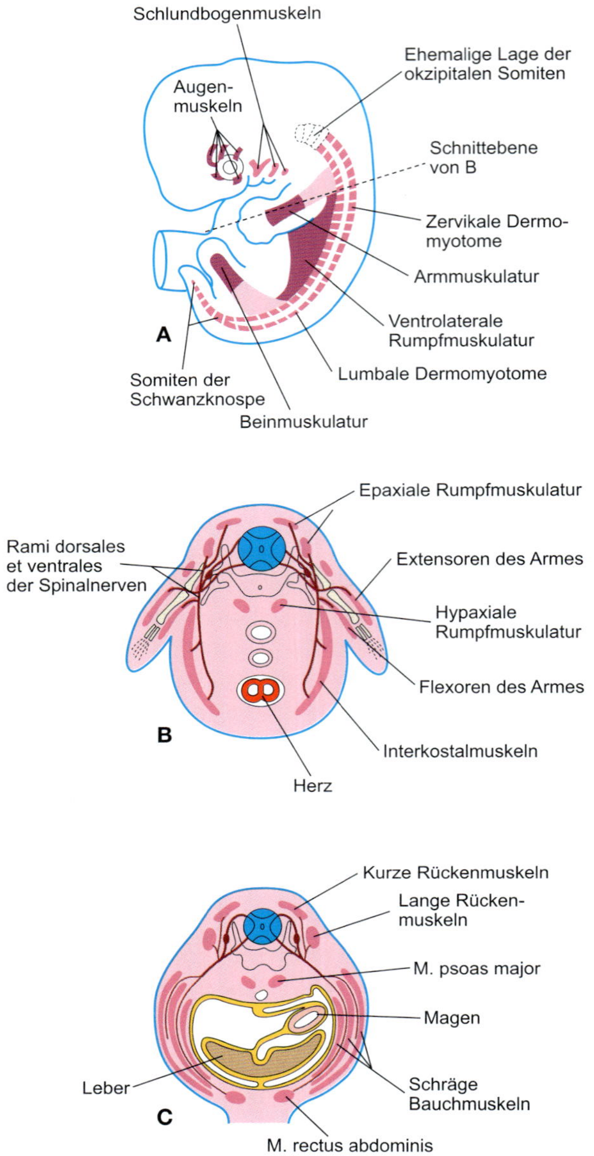

Abb. 15.1 **A)** Die schematische Darstellung eines etwa 41 Tage alten Embryos zeigt die Dermomyotome und die sich entwickelnde Muskulatur. **B)** Querschnitt durch diesen Embryo zur Darstellung der epaxialen und hypaxialen Derivate des Dermomyotoms. **C)** Ähnlicher Schnitt durch einen sieben Wochen alten Embryo mit den Muskelschichten, die aus dem Dermomyotom hervorgegangen sind.

die sie von dem umgebenden Bindegewebe abgrenzt. Fibroblasten bilden das **Perimysium** und **Epimysium** als Bestandteile der bindegewebigen Muskelhüllen; das **Endomysium** mit retikulären Fasern nimmt seinen Ursprung in der Basallamina, die von der Muskelfaser gebildet wird. Fast alle Skelettmuskelfasern entwickeln sich bereits vor der Geburt, die übrigen ganz überwiegend bis zum Ende des ersten Lebensjahres. Jenseits des ersten Lebensjahres beruht die Größenzunahme des Muskels darauf, dass der Durchmesser der Muskelfasern durch Bildung neuer Myofilamente zunimmt. Die Muskeln nehmen entsprechend dem allgemeinen Skelettwachstum

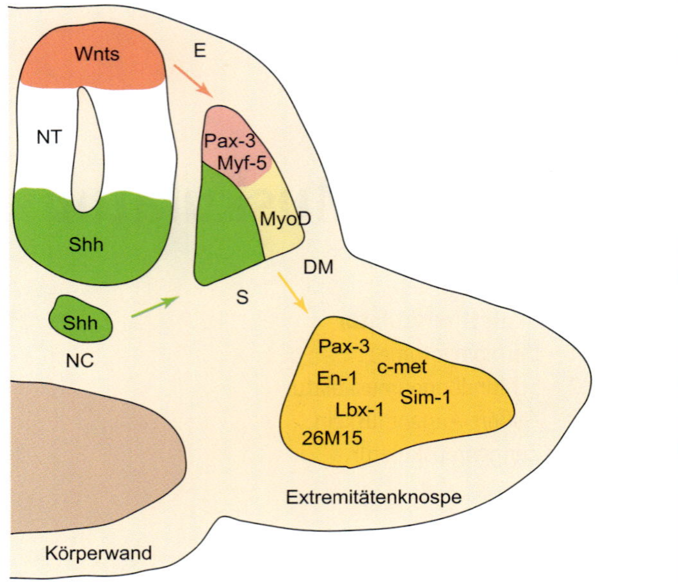

Abb. 15.2 Modell der molekularen Interaktionen bei der Myogenese. Shh- und Wnt-Signalmoleküle, die vom Neuralrohr (NT) und von der *Chorda dorsalis* (oder Notochord, NC) produziert werden, induzieren die Expression von *Pax3* und *Myf5* in den Somiten. Beide können die *MyoD*-Transkription aktivieren und damit die Myogenese einleiten. Das Oberflächenektoderm (E) ist auch in der Lage, *Myf5* und *MyoD* zu induzieren. Außerdem reguliert *Pax3* die Expression des Zellrezeptors *c-met,* der für die Migration der Muskelvorläuferzellen notwendig ist. Die Muskelvorläuferzellen ihrerseits exprimieren *En1, Sim1, Lbx1* und *26M15.* DM, Dermomyotom; S, Sklerotom. (Aus Kablar, B. and M.A. Rudnicki. Skeletal muscle development in the mouse embryo. Histol Histopathol. 2000 Apr;15(2):649–56. doi: 10.14670/HH-15.649.)

an Länge und Breite zu; ihre endgültige Größe hängt allerdings auch davon ab, wie viel Arbeit sie verrichten müssen. Nicht alle embryonal angelegten Muskelfasern bleiben erhalten; viele, die sich als nicht notwendig für die Funktion des jeweiligen Muskels erweisen, gehen zugrunde.

15.1.1 Dermomyotome

Jedes typische Dermomyotom eines Somiten teilt sich in einen dorsalen, **epaxialen Teil** und einen ventralen, **hypaxialen Teil** (➤ Abb. 15.1B). Die zugeordneten **Spinalnerven** teilen sich ebenfalls und schicken je einen Ast zu jedem Abschnitt: den **Ramus dorsalis** für die Innervation der epaxialen Muskeln, den **Ramus ventralis** für die hypaxialen Muskeln. Einige der Muskeln, z. B. die Interkostalmuskeln und die tiefen Anteile der autochthonen Rückenmuskulatur, bleiben wie die Somiten segmental angeordnet; andere, wie die oberflächlichen Anteile der Rückenmuskeln, verbinden sich zu segmentübergreifenden Muskeleinheiten.

Mithilfe des sog. Gen-Targeting konnte gezeigt werden, dass *MyoD* und *MYF5* (➤ Abb. 15.3) für die Entwicklung der hypaxialen bzw. der epaxialen Muskeln eine wesentliche Rolle spielen. Beide Gene sind auch an der Entwicklung der Interkostal- und Bauchmuskeln beteiligt.

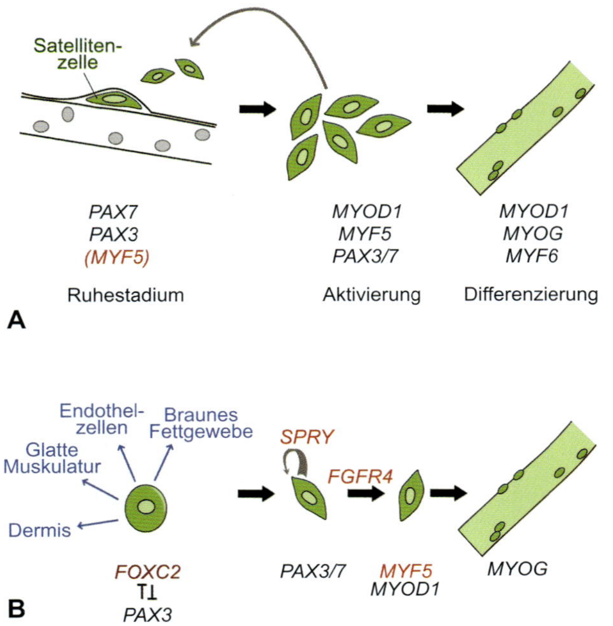

Abb. 15.3 PAX3, PAX7 und MYF5 als Hauptregulatoren für die Differenzierungvon Muskelvorläuferzellen der quergestreiften Muskulatur im Vergleich von adulten (A) und embryonalen Geweben (B). **A)** *MYF5* ist im Ruhestadium der Muskelregeneration aus Satellitenzellen rot geschrieben und steht in Klammern, um zu zeigen, das *MYF5*-mRNA vorhanden ist aber noch kein MYF5-Protein produziert wird. **B)** Bei der Myogenese in Somitenzellen setzt sich der Transkriptionsfaktor PAX3 gegen den Transkriptionsfaktor FOXC2 durch und induziert dann die zentralen Transkriptionsfaktoren der Myogenese; hier sind die Zielgene von PAX3 rot geschrieben. (Aus Buckingham M, Rigby PW: Gene regulatory networks and transcriptional mechanisms that control myogenesis, *Dev Cell* 28:225, 2014.)

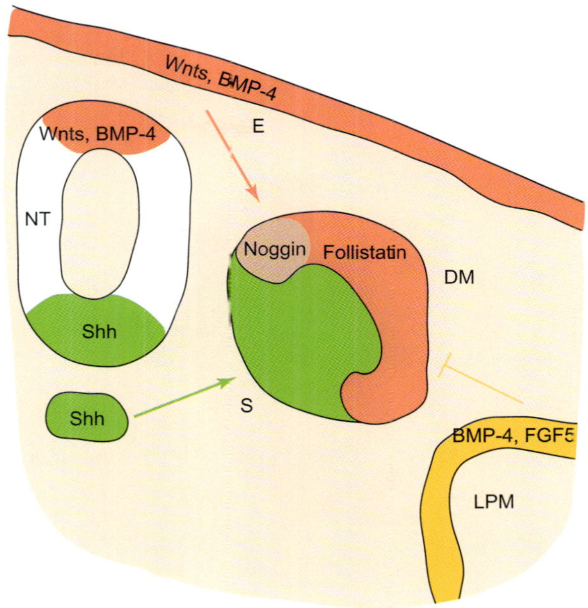

Abb. 15.4 Embryonale Strukturen und Myogenese. In den dorsalen Abschnitten des Neuralrohrs (NT) und im darüberliegenden, nichtneuronalen Ektoderm (E) werden Glykoproteine (Signalmoleküle) aus der Wnt-Familie und BMP4 sezerniert, während die *Chorda dorsalis* und das ventrale Neuralrohr (grün) Quelle des Signalmoleküls Sonic Hedgehog (Shh) sind. Diese Faktoren haben einen positiven regulatorischen Effekt, sie leiten die Myogenese ein und induzieren die Dermomyotombildung. Im Gegensatz dazu produziert das Seitenplattenmesoderm (SPM) die Faktoren BMP4 und FGF5, die die terminale Differenzierung der Muskelzellen im lateralen Abschnitt des Dermomyotoms herunterregulieren. Das BMP4-Signal wird über seine Bindungsproteine Noggin und Follistatin vermittelt. DM: Dermomyotom; S: Sklerotom. (Aus Kablar, B. and M.A. Rudnicki. Skeletal muscle development in the mouse embryo. Histol Histopathol. 2000 Apr;15(2):649–56. doi: 10.14670/HH-15.649.)

Epaxiale Muskulatur

Myoblasten aus dem epaxialen Abschnitt des Myotoms bilden die Strecker der Wirbelsäule, die sog. **autochthone Rückenmuskulatur** (➤ Abb. 15.5). Die Muskelanlagen der sakralen und kokzygealen Myotome degenerieren; ihnen entsprechen beim Erwachsenen die *Ligg. sacrococcygealia posteriora.*

Hypaxiale Muskulatur

Myoblasten aus den hypaxialen Abschnitten der zervikalen Dermomyotome bilden die *Mm. scaleni,* die prävertebrale Halsmuskulatur, den *M. geniohyoideus,* die infrahyale Muskulatur und die Muskeln der oberen Extremität (➤ Abb. 15.5). Die thorakalen Dermomyotome liefern die Interkostalmuskeln und die ventrolateralen Bauchmuskeln. Die lumbalen Dermomyotome bilden den *M. quadratus lumborum* und die sakrokokzygealen Dermomyotome bilden das muskuläre *Diaphragma pelvis* und wahrscheinlich auch die quergestreiften Muskeln im Bereich des Anus und der Genitalorgane. Die Muskeln der unteren Extremität stammen aus beiden Segmentabschnitten, aus den lumbalen und den sakralen Dermomyotomen.

15.1.2 Schlundbogenmuskulatur

Die aus den Schlundbögen stammenden Myoblasten bilden die Kaumuskulatur, die mimischen Muskeln sowie die Muskeln von Pharynx und Larynx (➤ Kap. 9). Diese Muskeln werden von den Schlundbogennerven innerviert.

15.1.3 Äußere Augenmuskeln

Die äußeren Augenmuskeln stammen wahrscheinlich aus mesenchymalen Zellen des prächordalen Mesoderms ab, das vor der Spitze des Kopffortsatzes lokalisiert ist (➤ Kap. 4.1.2 sowie Abb. 15.1 und Abb. 15.5). Somit wären diese Muskeln Derivate des axialen Mesoderms. Mesenchymale Zellen gliedern sich aus diesem Areal nach lateral ab und bilden drei paarige Verdichtungen, die jeweils von einem eigenen Nerv (III., IV. und VI. Hirnnerv) innerviert werden.

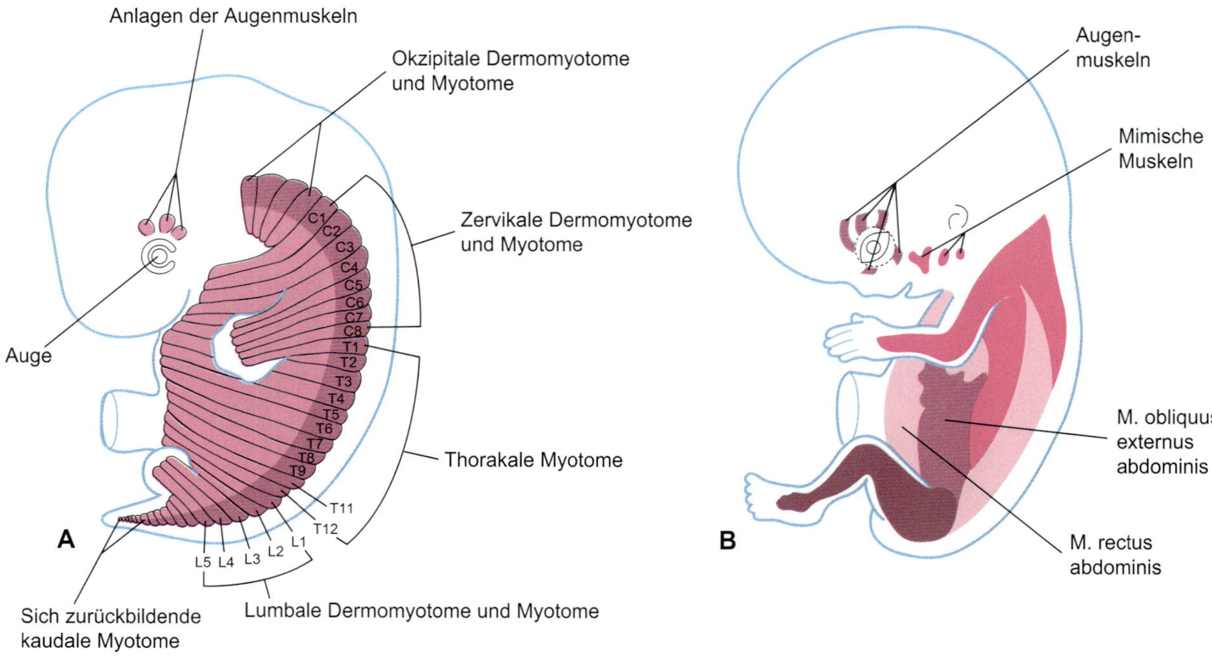

Abb. 15.5 Schemata des segmentalen Muskelursprungs und der Entwicklung von segmentübergreifenden Muskelindividuen und -gruppen. A) Sechs Wochen alter Embryo: Dargestellt sind die Dermomyotome, aus denen die Skelettmuskulatur hervorgeht. **B)** Acht Wochen alter Embryo: Die Schemazeichnung zeigt die Muskeln des Kopfes, des Rumpfes und der Extremitäten.

15.1.4 Zungenmuskulatur

Ursprünglich werden fünf okzipitale (postotische) Somitenpaare angelegt, von denen sich das erste Paar auflöst. Aus dem Dermomyotom der verbleibenden Somiten wandern Muskelvorläuferzellen in die Zungenanlage ein und bilden dort die Zungenmuskulatur, die vollständig vom *N. hypoglossus* (XII. Hirnnerv) innerviert wird (➤ Abb. 15.1A).

15.1.5 Extremitätenmuskeln

Die Muskulatur der Extremitäten entwickelt sich aus myogenen Zellen (Myoblasten), die als dorsale und ventrale Muskelmasse um die Knochenanlagen der Extremitätenknospen angeordnet sind. Experimentelle Untersuchungen mittels Transplantationen und Gen-Targeting an Vogel- und Säugerembryonen zeigen, dass die Vorläufer der Muskelzellen der Extremitätenknospen aus den Somiten stammen. Diese Zellen sind zuerst in den ventralen Abschnitten des Dermomyotoms nachzuweisen, zählen also zu den hypaxialen Muskelvorläuferzellen, und sind dort noch epithelialer Natur (Abb. 14.4D). Nach epithelial-mesenchymaler Transition wandern die Zellen in die Extremitätenanlagen. Molekulare Signale aus dem Neuralrohr und der *Chorda dorsalis* induzieren die Expression von *Pax3* und *MYF5* in den Somiten. Pax3 reguliert die Expression des Zellrezeptors c-met, dessen Ligand der Hepatozytenwachstumsfaktor (engl. *hepatocyte growth factor,* HGF) ist und der an der Basis der Extremitätenanlage gebildet wird. Erst wenn diese Muskelvorläuferzellen in den dorsalen und ventralen Muskelmassen der Extremitätenanlagen angekommen sind, wird in ihnen – u. a. unter der Kontrolle von Wnt6 aus dem Ektoderm – die Myogenese eingeleitet (➤ Abb. 15.2), und es können in den Muskelmassen die entsprechenden Muskelgruppen und -individuen der Strecker bzw. Beuger unterschieden werden. Wenn man die molekulare Steuerung der Myogenese an Rumpf, Kopf und Extremitäten vergleicht, zeigen sich im Wesentlichen dieselben Steuerungsfaktoren, nur stehen sie zum Teil in anderen Abhängigkeiten zueinander (➤ Abb. 15.6)

15.2 Glatte Muskulatur

Glatte Muskelzellen differenzieren sich aus dem Mesenchym der **Splanchnopleura,** die das Endoderm der Darmanlage und seiner Derivate umgibt (➤ Abb. 15.1). Die glatte Muskulatur in der Wand der Blut- und Lymphgefäße entsteht aus der **Somatopleura.** Die Muskeln der Iris (*Mm. sphincter* und *dilatator pupillae*) entwickeln sich direkt aus dem Neuroektoderm des Augenbechers (➤ Kap. 18), und die myoepithelialen Zellen der *Gl. mammaria* und der Schweißdrüsen sollen dagegen aus mesenchymalen Zellen stammen, die sich vom Ektoderm (Neuralleiste) herleiten.

Das erste Zeichen der Entwicklung glatter Muskulatur ist die Bildung spindelförmiger **Myoblasten** mit länglichen Zellkernen. Zunächst differenzieren sich ständig neue Myoblasten aus mesenchymalen Zellen, aber sie vereinigen sich nicht, sondern bleiben mononukleär. Während der späteren Entwicklung entsteht neues Muskelgewebe hauptsächlich durch mitotische Teilung bereits gebil-

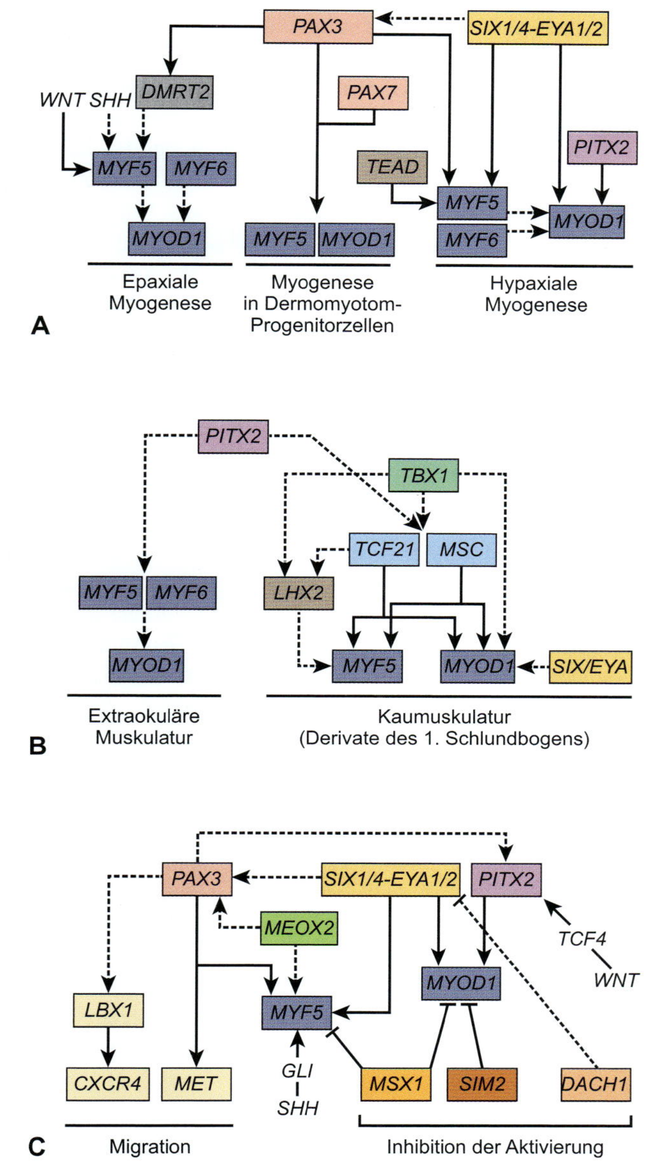

Abb. 15.6 Unterschiedliche Genregulations-Netzwerke bestimmen die Myogenese an Rumpf (**A**) und Kopf (**B**) und in den Zellen, die vom hypaxialen Teil des Somiten in die vordere Extremität einwandern (**C**). (Aus Buckingham M, Rigby PW: Gene regulatory networks and transcriptional mechanisms that control myogenesis, *Dev Cell* 28:225, 2014.)

deter Myoblasten. Im Verlauf der weiteren Differenzierung bilden sich im Zytoplasma der glatten Muskelzellen filamentöse kontraktile Elemente, die jedoch im Gegensatz zur quergestreiften Muskelzelle nicht zu Sarkomeren angeordnet sind. Die Außenfläche jeder Zelle wird von einer Basallamina umhüllt. Die Muskelfasern ordnen sich zu Schichten oder Bündeln und erhalten ihre Innervation durch das autonome Nervensystem. Fibroblasten und Muskelzellen synthetisieren Kollagenfasern und elastische Fasern, die im Extrazellulärraum abgelagert werden.

Im molekularen Programm, das zur Differenzierung von glatter Muskulatur führt, wurden die Gene *Id2*, *Id3*, *FoxC2* und *Snail1* identifiziert, die unter der sich gegenseitig stimulierenden Kontrolle von Notch und BMPs stehen und das Programm für die Differenzierung von (quergestreifter) Skelettmuskulatur (➤ Abb. 15.3) durch Inhibition der maßgeblichen Faktoren Pax7 und MYF5 unterdrücken.

15.3 Herzmuskulatur

Der Herzmuskel entwickelt sich aus der **Splanchnopleura** des Seitenplattenmesoderms, das auch das Mesenchym des Herzschlauchs liefert (➤ Kap. 13). Aus der Anlage des Myokards differenzieren sich die **Myoblasten des Herzens.** Herzmuskulatur ist bereits in der vierten Woche nachweisbar und entwickelt sich durch Expression von herzspezifischen Genkombinationen (z. B. *Nkx2.5, Mef2c, Hand2* und *Pbx*). In immunhistochemischen Untersuchungen lässt sich zwischen der vierten und achten Entwicklungswoche bereits ein räumliches Muster „gewebespezifischer" Antigene (gegen Isoformen der schweren Kette des Myosins) im embryonalen Herzen nachweisen. Im Gegensatz zu den Skelettmuskelzellen vereinigen sich die Herzmuskelzellen nicht, sondern die **Herzmuskelfasern** entstehen durch Differenzierung und Wachstum einer einzelnen Zelle. Die Größenzunahme der Herzmuskelfaser erfolgt durch die Bildung neuer **Myofilamente.** Bald nach der Geburt ist dies die einzige nachgewiesene Möglichkeit des Herzwachstums. Bis zu welchem Grad Kardiomyozyten später – möglicherweise nach einem Herzinfarkt – wieder teilungsfähig werden können, ist noch ungeklärt. Die Myoblasten sind wie bei dem sich entwickelnden Skelettmuskel miteinander verbunden, aber die aneinander grenzenden Zellmembranen lösen sich nicht auf, sondern an den Kontaktstellen entstehen die **Disci intercalares.** Gegen Ende der Embryonalperiode entwickeln sich spezielle Bündel von Muskelfasern mit relativ wenigen Myofibrillen und relativ großem Durchmesser. Diese atypischen Herzmuskelzellen sind die **Purkinje-Fasern,** die das Erregungsleitungssystem des Herzens bilden (➤ Kap. 13).

Fehlbildungen der Muskulatur Die Aplasie eines oder mehrerer Skelettmuskeln kommt häufiger vor als allgemein angenommen. In der Regel ist nur ein einzelner Muskel oder ein Teil eines Muskels auf einer Körperseite nicht entwickelt. Jeder Muskel des Körpers kann davon betroffen sein; häufige Beispiele sind die *Pars sternocostalis* des *M. pectoralis major* (➤ Abb. 15.7), der *M. palmaris longus, M. trapezius, M. serratus anterior* und *M. quadratus femoris.* Das Fehlen des *M. pectoralis major,* meist des sternalen Anteils, ist oft mit einer Syndaktylie (Verschmelzung der Finger) verbunden; diese Anomalien sind Teile des **Poland-Syndroms.** Eine Aplasie des *M. pectoralis major* geht gelegentlich mit dem Fehlen der Brustdrüse und/oder einer Hypoplasie der Mamille einher (➤ Abb. 15.7).

In seltenen Fällen kann eine weiterreichende Störung der normalen Muskelentwicklung auftreten, die dann zur Unbeweglichkeit verschiedener Gelenke führt – **Arthrogryposis multiplex congenita** (➤ Abb. 15.8). Menschen mit dieser Fehlbildung weisen eine angeborene Steifheit eines oder mehrerer Gelenke auf, die mit einer Hypoplasie der zugehörigen Muskeln verbunden ist. Die Ursachen umfassen sowohl neurogene als auch primär myopathische Erkrankungen. Die betroffenen Muskeln sind teilweise oder ganz durch Fett

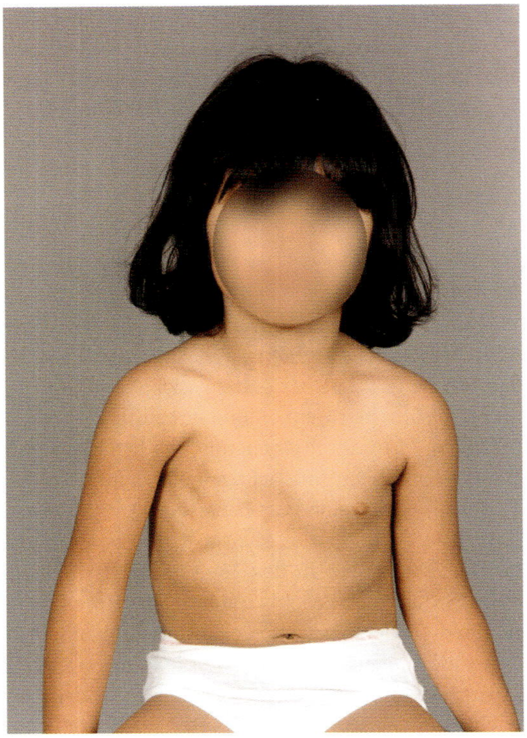

Abb. 15.7 Junges Mädchen mit einer schweren Form des Poland-Syndroms mit fehlender Brustwarze und Pectoralis-Muskeln auf der rechten Seite. (Aus Al-Quattan MM, Kozin SH: Update on embryology of the upper limb, *J Hand Surg Am* 38:1835, 2013.)

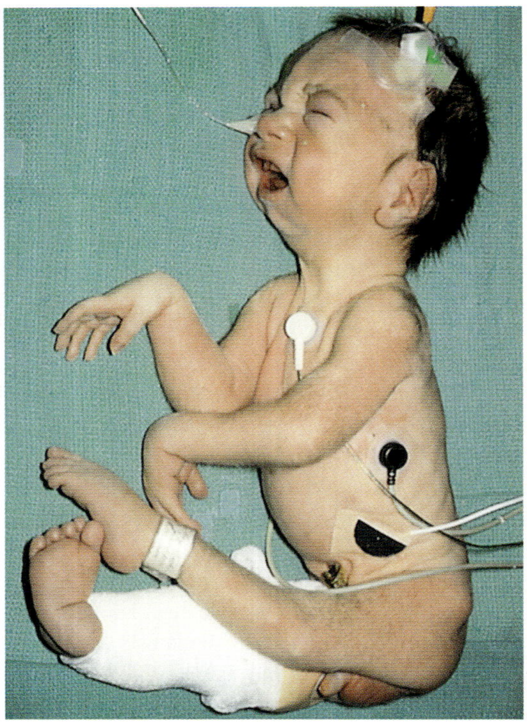

Abb. 15.8 Neugeborenes mit multiplen Kontrakturen der Gelenke – Arthrogryposis. (Mit freundlicher Genehmigung von A. E. Chudley, Children's Hospital und University of Manitoba, Winnipeg, Kanada.)

oder Bindegewebe ersetzt. Einige muskuläre Entwicklungsstörungen führen zu Schwierigkeiten beim Atmen, so z. B. die **Agenesie des Zwerchfells,** die gewöhnlich mit einer unvollständigen Entfaltung der Lungen oder von Teilen der Lunge **(Atelektasen)** und Lungenentzündungen verbunden ist. Eine Agenesie der Muskeln der vorderen Bauchwand geht mit schweren gastrointestinalen oder urogenitalen Fehlbildungen einher, z. B. mit einer Ekstrophie der Harnblase (➤ Kap. 12). Gelegentlich entwickeln Menschen mit einer Muskelagenesie im späteren Leben eine **Muskeldystrophie.** Am häufigsten ist diesbezüglich die Assoziation zwischen der Agenesie des *M. pectoralis major* und der fazio-skapulo-humeralen Form der Muskeldystrophie (Landouzy-Déjerine-Syndrom). Die X-chromosomal-rezessiv vererbte (1 : 4.000 Neugeborene) **Muskeldystrophie Duchenne** betrifft die Stabilität des Sarkolemms, tritt jedoch meist erst nach dem 6. Lebensjahr in Erscheinung.

Muskelvariationen Alle Muskeln können bis zu einem gewissen Grad variabel ausgebildet sein; bestimmte Muskeln sind jedoch besonders häufig betroffen. Manche davon sind funktionell rudimentär, wie z. B. die Muskeln des äußeren Ohrs und der Kopfhaut. Einige Muskeln, die bei anderen Primaten vorhanden sind, sind nur bei wenigen Menschen ausgebildet (z. B. der *M. sternalis*). Variationen in Form, Lage und Ansatz eines Muskels sind häufig, haben aber keine besondere funktionelle Bedeutung.

Tortikollis Ein kongenitaler **muskulärer Schiefhals (Tortikollis)** kann sich entwickeln, wenn der *M. sternocleidomastoideus* bei der Geburt verletzt wird. Einige Fälle von Tortikollis entstehen auch durch Zerreißen von Muskelfasern des *M. sternocleidomastoideus* in der Kindheit. Bei einer lokalisierten Blutung in einen Muskel bildet sich eine kleine Schwellung (Hämatom). Später entwickelt sich an dieser Stelle aus abgestorbenen Muskelfasern ein strukturloses Nekrosegewebe oder eine Fibrose (Bildung von Bindegewebe). Die Folge davon ist in den meisten Fällen eine Verkürzung des Muskels,

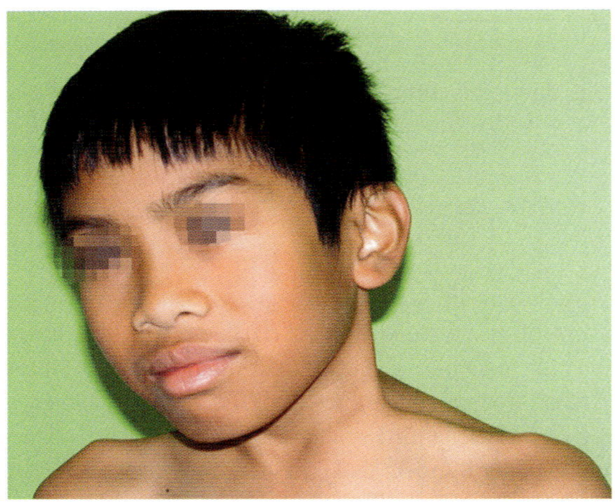

Abb. 15.9 Elf Jahre alter Junge mit kongenitalem Tortikollis (angeborener Schiefhals). Die Verkürzung des rechten M. sternocleidomastoideus bewirkt eine Neigung des Kopfes nach rechts und eine Drehung des Kinns nach links. (Aus Graham J: *Smith's recognizable patterns of human deformation,* ed 3 2007, Philadelphia, Elsevier.)

die eine Seitwärtsneigung des Kopfes zur betroffenen Seite und eine Drehung zur Gegenseite verursacht (➤ Abb. 15.9). Als Folge der andauernden Fehlstellung des Kopfes können sich Gesicht und Schädel asymmetrisch entwickeln. Obwohl gewöhnlich Geburtstraumata als Ursache des angeborenen Schiefhalses angesehen werden, muss es auch noch andere Ursachen geben, da die Fehlbildung gelegentlich auch bei Kindern vorkommt, die per Kaiserschnitt zur Welt kamen.

Akzessorische Muskeln Gelegentlich bilden sich akzessorische Muskeln aus, was in einigen Fällen sogar zu klinisch relevanten Symptomen führen kann. So ist z. B. ein akzessorischer *M. soleus* bei 6 % der Bevölkerung vorhanden. Es wird vermutet, dass die Anlage des *M. soleus* schon frühzeitig während der Entwicklung aufgespalten wird, um den zusätzlichen *M. soleus* zu bilden.

Zusammenfassung

Muskelentwicklung

Die meisten Skelettmuskeln stammen von den Myotomen der Somiten ab; einige Kopf- und Halsmuskeln leiten sich vom Mesoderm der Schlundbögen ab. Die Extremitätenmuskeln entwickeln sich aus Muskelvorläuferzellen, die aus dem Dermomyotom zervikaler oder lumbosakraler Somiten in die Extremitätenknospen eingewandert sind. Herzmuskeln und die meisten glatten Muskelzellen stammen von der Splanchnopleura ab. Agenesien oder Variationen einiger Muskeln kommen häufig vor und sind in der Regel ohne klinische Bedeutung.

Klinisch orientierte Fragen

Fall 15–1

Ein Kind wird vorgestellt, bei dem die linke vordere Achselfalte fehlt. Zusätzlich steht die linke Mamille tiefer als die rechte.

- Das Fehlen welches Muskels ist höchstwahrscheinlich für diesen ungewöhnlichen Befund verantwortlich?
- Welches Syndrom könnte hier vorliegen?
- Nach welchen weiteren Merkmalen würden Sie suchen?
- Wäre das Kind sehr beeinträchtigt, wenn die Agenesie dieses Muskels die einzige vorhandene Anomalie ist?

Fall 15–2

Ein Medizinstudent stellt mit Erstaunen fest, dass er nur einen *M. palmaris longus* hat.

- Kommt so etwas häufig vor? Wie häufig?
- Führt das Fehlen dieses Muskels zu Behinderungen?

Fall 15–3

Die Eltern eines vier Jahre alten Mädchens beobachten, dass es immer den Kopf leicht zur rechten Seite geneigt hält und dass einer der Halsmuskeln deutlicher hervortritt als der entsprechende Muskel der Gegenseite. Die Anamnese ergibt, dass es als Steißgeburt zur Welt kam.

- Nennen Sie den Muskel, der besonders hervortritt.
- Zieht dieser Muskel den Kopf des Kindes zur rechten Seite?
- Wie wird diese Fehlstellung genannt?
- Wodurch ist wahrscheinlich die Muskelverkürzung verursacht, die zu diesem Krankheitsbild geführt hat?

Fall 15–4

Ein Neugeborenes hat einen Bauchwanddefekt, bei dem eine Agenesie der quergestreiften Muskulatur in der Medianebene der vorderen Bauchwand mit schweren Fehlbildungen des Harntrakts verbunden ist.

- Wie wird diese Anomalie genannt?
- Was ist die embryologische Grundlage für das Ausbleiben der Muskelbildung bei diesem Kind?

Antworten zu diesen Fragen finden Sie am Buchende.

ZITIERTE UND WEITERFÜHRENDE LITERATUR

Applebaum M, Kalcheim C: Mechanisms of myogenic specification and patterning, Results Probl Cell Differ 56:77, 2015.

Aulehla A: Oscillatory signals controlling mesoderm patterning in vertebrate embryos, Mech Dev 145(Suppl), 2017.

Bothe I., Tenin G., Oseni A. et al. Dynamic control of head mesoderm patterning. Development. 2011; 138: 2.807

Bouzada J, Gemmell C, Konschake M, Tubbs RS, Pechriggl E, Sañudo J: New insights into the development of the anterior abdominal wall, Front Surg 9:863679, 2022. https://doi.org/10.3389/fsurg.2022.863679.

Braun T., Gautel M. Transcriptional mechanisms regulating skeletal muscle differentiation, growth and homeostasis. Nat Rev Mol Cell Biol. 2011; 12: 6. 349–361. https://doi.org/10.1038/nrm3118.

Christ B., Brand-Saberi B. Limb muscle development. Int J Dev Biol. 2002; 46: 7. 905–914.

Dahan-Oliel N, Cachecho S, Barnes D, Bedard T, Davison AM, Dieterich K: International multidisciplinary collaboration toward an annotated definition of arthrogryposis multiplex congenita, Am J Med Genet C Semin Med Genet 181(3):288–299, 2019. https://doi.org/10.1002/ajmg.c.31721.

Gasser R. F. The development of the facial muscle in man. Am J Anat. 1967; 120: 357

Giacinti C., Giodano A. Cell cycle regulation in myogenesis. Giordano A. Galderisi U. Cell Cycle Regulation and Differentiation in Cardiovascular and Neural Systems. 2010; Springer. New York.

Hernandez-Andre E, Yeo L, Goncalves LF: Fetal musculoskeletal system. In Norton ME, editor: Callen's ultrasonography in obstetrics and gynecology, ed 6, Philadelphia, 2017, Elsevier.

Hu J. K., McGlinn E., Harfe B. D., Kardon G., Tabin C. J. Autonomous and nonautonomous roles of Hedgehog signaling in regulating limb muscle formation. Genes Dev. 2012; 26: 18. 2.088–2.102. https://doi.org/10.1101/gad.187385.112.

Kalcheim C: Epithelial–mesenchymal transitions during neural crest and somite development, J Clin Med 5(1):1, 2015.

Kaplan SL, Coulter C, Sargent B: Physical therapy management of congenital muscular torticollis: a 2018 Evidence-Based Clinical Practice Guideline from the APTA Academy of Pediatric Physical Therapy, Pediatr Phys Ther 30:240–290, 2018.

Laquerriere A, Jaber D, Abiusi E, et al.: Phenotypic spectrum and genomics of undiagnosed arthrogryposis multiplex congenita, J Med Genet 59(6):559–567, 2022. https://doi.org/10.1136/jmedgenet-2020–107595

Lee JH, Protze SI, Laksman Z, Backx PH, Keller GM: Human pluripotent stem cell-derived atrial and ventricular cardiomyocytes develop from distinct mesoderm populations, Cell Stem Cell 21:179, 2017.

Lopes RI, Baker LA, Dénes FT: Modern management of and update on prune belly syndrome, J Pediatr Urol 17:548, 2021.

Milanese J-S, Marcotte R, Costain WJ, Kablar B, Drouin S: Roles of skeletal muscle in development: a bioinformatics and systems biology overview. In: B Kablar, editor: Advances in Anatomy, Embryology and Cell Biology: Roles of Skeletal Muscle in Organ Development, Springer International Publishing, 2023, pp 21–55. https://doi.org/10.1007/978-3-031-38215-4_2.

Noden DM: Vertebrate craniofacial development – the relation between ontogenetic process and morphological outcome, Brain Behav Evol 38:190, 1991.

O'Rahilly R., Gardner E. The timing and sequence of events in the development of the limbs of the human embryo. Anat Embryol. 1975; 148: 1

Yusuf F., Brand-Saberi B. Myogenesis and muscle regeneration. Histochem Cell Biol. 2012; 138: 2. 187–199. https://doi.org/10.1007/s00418-012-0972-x.

KAPITEL

16 Extremitäten

Zur Orientierung

Die Grundzüge der Extremitätenentwicklung wurden bereits in ➤ Kapitel 5 skizziert, und die Entwicklung der Extremitätenknochen und -muskulatur ist in ➤ Kapitel 14 bzw. ➤ Kapitel 15 beschrieben. Zweck dieses Kapitels ist es, das beschriebene Material zusammenzufügen und um die Entwicklung der peripheren Leitungsbahnen zu ergänzen. Dabei soll ein zusammenhängendes Bild der Extremitätenentwicklung entstehen. Außerdem werden die wichtigsten Fehlbildungen der Extremitäten beschrieben.

16.1 Frühe Stadien der Extremitätenentwicklung

Die Entwicklung der Extremitäten beginnt damit, dass eine Gruppe mesenchymaler Zellen im Seitenplattenmesoderm aktiviert wird und sich daraufhin beidseits an der ventrolateralen Körperwand je eine längs verlaufende Falte mit einer leistenförmigen Verdickung des Ektoderms bildet. Jeweils am kranialen und kaudalen Ende dieser Leiste entsteht eine **Extremitätenknospe,** die aus einem mesenchymalen Kern und einer ektodermalen Hülle besteht und deren weitere Differenzierung sich an drei hierfür definierten Achsen orientiert: an der dorsal-ventralen, der proximal-distalen und der anterior-posterioren (kranio-kaudalen) Achse (➤ Abb. 16.1 und Abb. 16.4). Die oberen Extremitätenknospen erscheinen unverhältnismäßig weit kaudal am Rumpf, weil die kraniale Hälfte des embryonalen Körpers von der dritten Woche an weitaus schneller an Größe zugenommen hat als die kaudale. Dennoch entwickeln sich die Armknospen auf Höhe der kaudalen Halssegmente und die Beinknospen auf Höhe der lumbalen und oberen sakralen Segmente. Die Knospen der oberen Extremitäten sind am 26. oder 27. Tag deutlich zu erkennen, diejenigen der unteren Extremitäten sind ein oder zwei Tage später deutlich abgrenzbar.

Die frühesten Entwicklungsstadien sind in den oberen und unteren Extremitäten identisch – alle Extremitätenknospen unteren Extremitäten sind ein oder zwei Tage später deutlich abgrenzbar.

nehmen zunächst durch Proliferation des Mesenchyms an Länge zu –, jedoch eilt die Entwicklung der oberen Extremitäten derjenigen der unteren Extremitäten um etwa zwei Tage voraus (➤ Abb. 16.1B und ➤ Abb. 16.4). Die Musterbildung bei der Extremitätenentwicklung der Vertebraten wird durch **Hox**-Gene reguliert (➤ Kap. 20.3.3). Dadurch entstehen z. B. schon relativ früh in der Entwicklung deutliche Unterschiede in der Form zwischen der Hand und dem Fuß.

An der Spitze jeder Extremitätenknospe verdickt sich das Ektoderm und bildet die **Randleiste** (engl. *apical ectodermal ridge,* AER). Diese Randleiste, ein mehrschichtiges Epithel (➤ Abb. 16.2), induziert das Mesenchym der Extremitätenknospe und regt so das weitere Auswachsen der Knospe an. An diesem Prozess ist die Expression der endogenen fibroblastischen Wachstumsfaktoren (engl. *fibroblastic growth factors,* FGF) in der Randleiste beteiligt. Die Randleiste übt also einen induktiven Einfluss auf das Extremitätenmesenchym aus, wodurch Wachstum und Entwicklung der Extremitäten entlang der proximodistalen Achse stimuliert werden.

Mesenchymzellen sammeln sich am posterioren Rand der Extremitätenknospe an und bilden die **Zone polarisierender Aktivität (ZPA)**. FGF aus der Randleiste aktivieren die ZPA, was zur Expression von Sonic Hedgehog *(Shh)* führt. Experimentelle Untersuchungen zeigen, dass die Sekretion von Shh die Musterbildung entlang der anteroposterioren Achse kontrolliert, so z. B. die Bildung des Radius im anterioren (kranialen) Kompartiment und der Ulna im posterioren (kaudalen) Kompartiment des Unterarms. Die unterschiedliche Expression von Genen auf der dorsalen und ventralen Seite der Extremität – *Wnt7* in der dorsalen Epidermis und *Engrailed-1 (En1)* im ventralen Ektoderm – ist für die Ausbildung der dorsoventralen Polarität von Bedeutung. Interessanterweise wird die Randleiste selbst durch induktive Signalmoleküle wie Shh und Wnt7

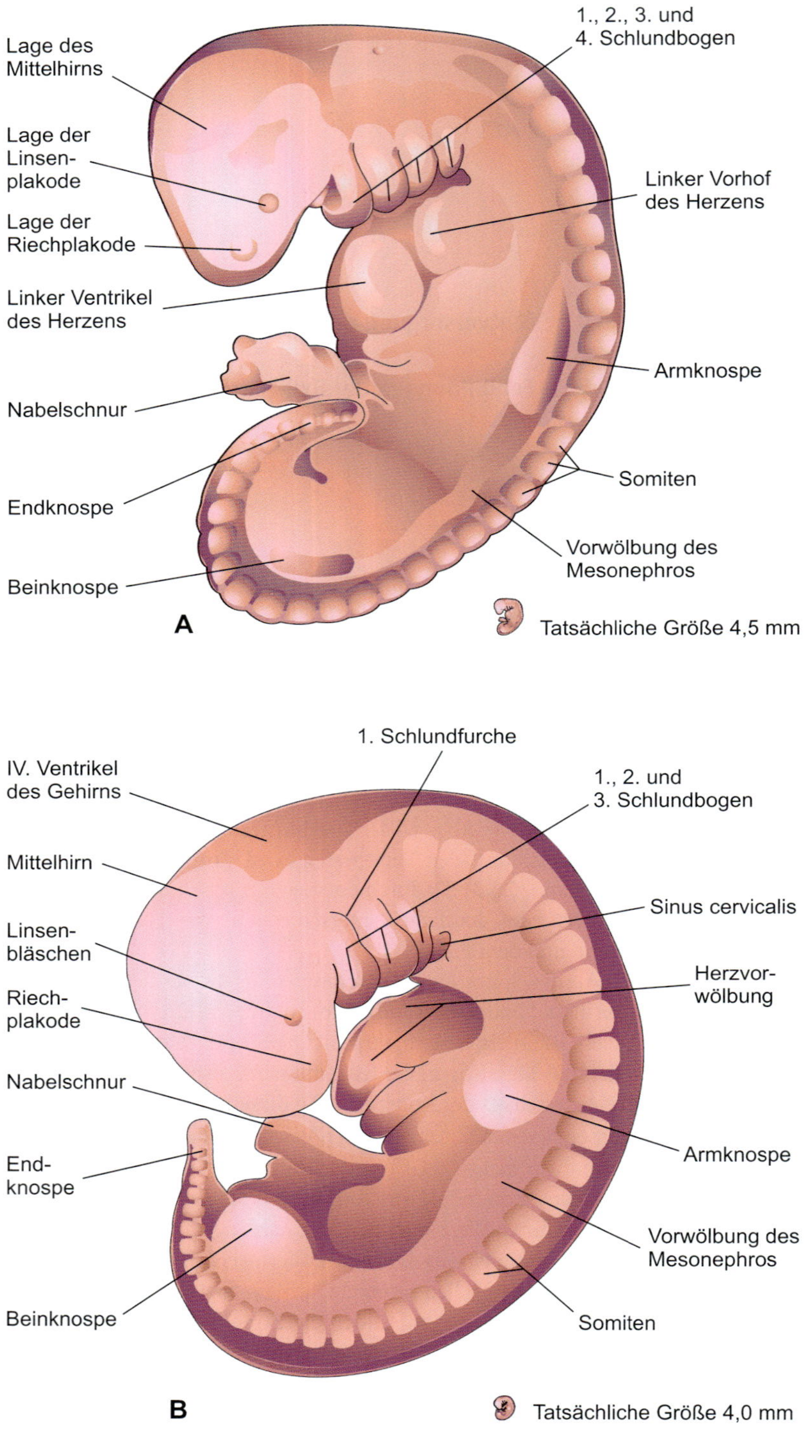

Abb. 16.1 A) Seitenansicht eines menschlichen Embryos im Carnegie-Stadium 13, etwa 28 Tage alt: Die Armknospen erscheinen als Vorwölbungen an der ventrolateralen Körperwand, die Beinknospen sind noch nicht so deutlich abgegrenzt (➤ Abb. 5.10A). **B)** Seitenansicht eines Embryos im Carnegie-Stadium 14, etwa 32 Tage alt: Die obere Extremität ist paddelförmig, die untere ist noch flossenförmig (➤ Abb. 5.14A). (Nach Nishimura H, Semba R, Tanimura T, Tanaka O: Prenatal development of the human with special reference to craniofacial structures: an atlas, Washington, DC, 1977, National Institutes of Health.)

aufrechterhalten, und Epiprofin, ein Zink-Finger-Transkriptionsfaktor, reguliert wiederum das Wnt-Signal in der Extremitätenknospe.

Das unter der Randleiste gelegene Mesenchym besteht aus undifferenzierten, stark proliferierenden Zellen, während die proximal davon gelegenen Mesenchymzellen sich zu Blutgefäßen und den knorpeligen Knochenanlagen differenzieren. Dabei werden zunächst die proximalen Skelettelemente und danach die distalen Elemente einschließlich der Fingerstrahlen (s. u.) gebildet. Auch für diese frühe Musterbildung ist bereits die Expression von Homöobox-Genen notwendig; in experimentellen Untersuchungen zeigte sich aber auch, dass endogene Retinsäure an der Extremitätenentwicklung und Musterbildung beteiligt ist.

Die distalen Enden der nun flossenartigen Extremitätenknospen flachen sich zu paddelförmigen Hand- und Fußplatten ab (➤ Abb.

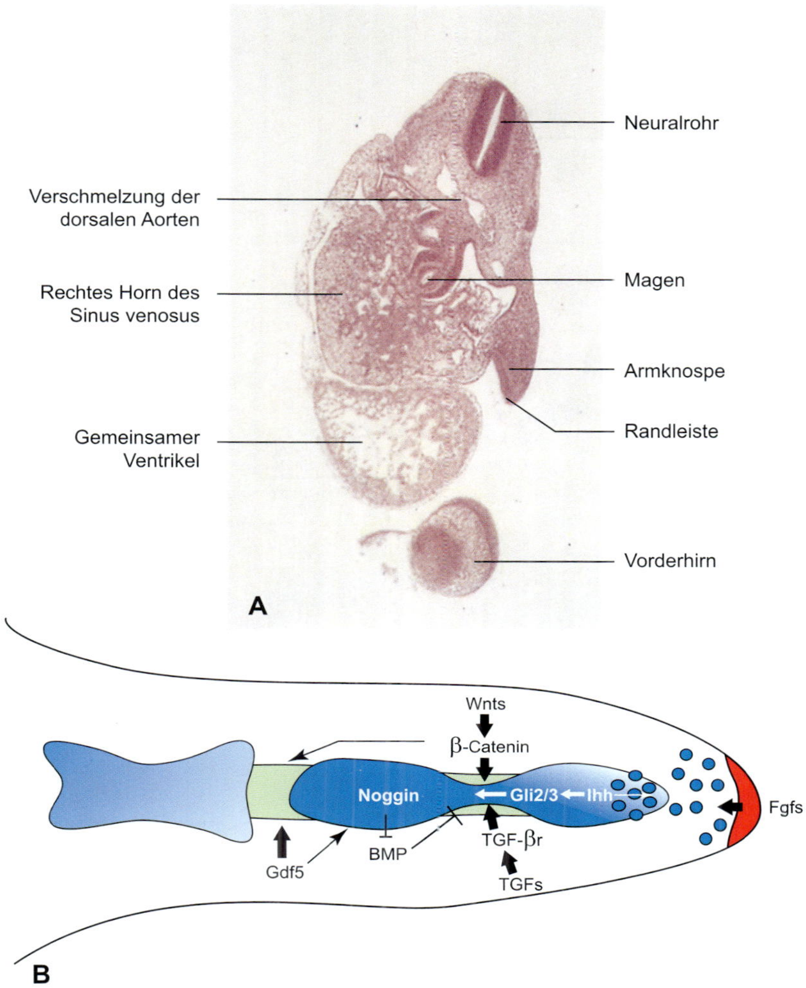

Abb. 16.2 A) Querschnitt durch einen Embryo im Carnegie-Stadium 13, etwa 28 Tage alt. Man beachte die flossenartige Armknospe lateral vom embryonalen Herzen. (Aus Moore KL, Persaud TVN, Shiota K: *Color atlas of clinical embryology,* ed 2 2000, Philadelphia, Elsevier.) **B)** Signalwege der Segmentierung und Verlängerung der Fingerstrahlen. Ein frühes FGF-Signal aus der AER (rot) unterhält eine kleine Gruppe von undifferenzierten „sub-ridge"-Mesenchymzellen unmittelbar unter der AER; diese Zellen werden in der Folge aktiv in die Kondensationen der Fingeranlagen (blau) aufgenommen. An der zukünftigen Gelenkstelle entdifferenzieren sich unter dem Einfluss von mehreren Signalkaskaden die gerade entstandenen chondrogenen Zellen zu den Interzonen-Zellen (➤ Abb. 14.6 und ➤ Abb. 14.7): Wnt-Moleküle führen zu Chondrozyten-Dedifferenzierung, Indian hedgehog (Ihh) wirkt über lokale Gli2/Gli3-Expression, TGFs wirken über ihre Typ-II-Rezeptoren, und Gdf5 reguliert das Voranschreiten der Gelenk- und Skelettentwicklung in den Fingern. (Aus Hu J, He L: Patterning mechanisms controlling digit development, *J Genet Genom* 35:517–524, 2008.)

16.3). Etwa am Ende der sechsten Woche kondensiert das Mesenchym in den **Handplatten** und bildet die **Fingerstrahlen** (➤ Abb. 16.3 und ➤ Abb. 16.4C–D). Diese mesenchymalen Verdichtungen – auch **Fingerknospen** genannt – lassen die Anordnung der Finger bereits erkennen. Während der siebten Woche bilden ähnliche Mesenchymverdichtungen die **Zehenstrahlen** und **Zehenknospen** in den Fußplatten (➤ Abb. 16.4I–J). An der Spitze eines jeden Finger- bzw. Zehenstrahls induziert ein Abschnitt der Randleiste die Entwicklung der mesenchymalen Knochenanlagen (Phalangen) in den Fingern und Zehen (➤ Abb. 16.7). Die Zwischenräume der digitalen Strahlen enthalten zunächst lockeres Mesenchym, das sich aber durch **programmierten Zelltod (Apoptose)** bald auflöst, sodass sich nun zunächst *Furchen* zwischen den Finger- und Zehenstrahlen bilden (➤ Abb. 16.3, ➤ Abb. 16.4D und J, und ➤ Abb. 16.5). Mit zunehmendem Gewebeabbau bilden sich gegen Ende der achten Woche getrennte Finger und Zehen (➤ Abb. 16.4E, F, K und L). Der Zelluntergang in den interdigitalen Regionen wird vermutlich durch osteomorphogenetische Proteine (engl. ***bone morphogenetic proteins;* BMP**) – das sind Signalmoleküle aus der Transforming-Growth-Factor-β-[TGFβ-])Superfamilie – eingeleitet. Die Blockierung von zellulären und/oder molekularen Abläufen der Apoptose ist wahrscheinlich für die **Syndaktylie** – die Schwimmhautbildung oder Fusion von Fingern bzw. Zehen – verantwortlich (➤ Abb. 16.14C und D).

16.2 Späte Stadien der Extremitätenentwicklung

Wenn sich die Extremitäten in der fünften Woche verlängern, bilden sich aus mesenchymalen Verdichtungen die Anlagen der Knochen in Form der **Vorknorpelblasteme.** Knorpelige Zentren treten erstmals gegen Ende der fünften Woche auf; gegen Ende der sechsten Woche ist das gesamte Extremitätenskelett knorpelig vorgeformt (➤ Abb. 16.6A–D und ➤ Abb. 16.7C–D).

Die **Knochenbildung** (Osteogenese) der *langen Röhrenknochen* beginnt in der siebten Woche, ausgehend von Verknöcherungszentren in der Mitte der knorpeligen „Schablone". Ein Verknöcherungszentrum oder **primärer Knochenkern** besteht aus Osteoblasten und Kapillaren, die zuvor in den Knorpel eingewandert sind. Primäre Knochenkerne sind gegen Ende der zwölften Woche in fast allen langen Röhrenknochen vorhanden (➤ Kap. 14). Die Ossifikation

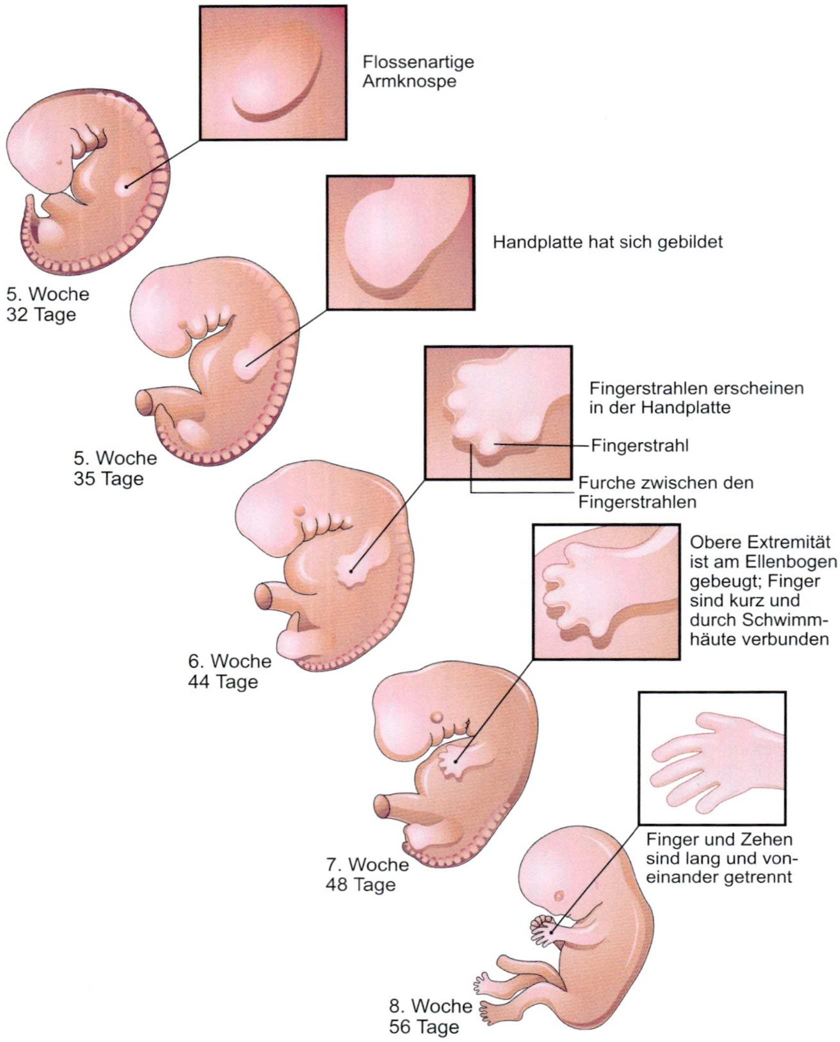

Abb. 16.3 Schematische Darstellung der embryonalen Extremitätenentwicklung (32. bis 56. Tag der Entwicklung).

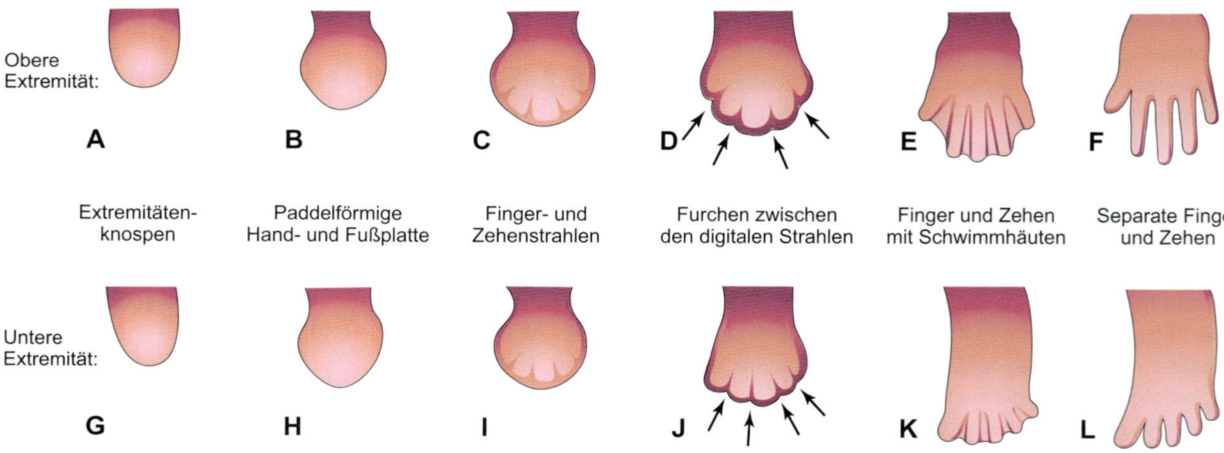

Abb. 16.4 Hand- und Fußentwicklung zwischen der vierten und achten Woche in der Ansicht von dorsal (der anteriore/kraniale Abschnitt der Extremitätenanlagen zeigt nach links). Die frühen Entwicklungsstadien der oberen und unteren Extremitäten sind gleich, außer dass die Entwicklung der Hände derjenigen der Füße einen bis mehrere Tage vorauseilt. **A)** 27. Tag, **B)** 32. Tag, **C)** 41. Tag, **D)** 46. Tag, **E)** 50. Tag, **F)** 52. Tag, **G)** 28. Tag, **H)** 36. Tag, **I)** 46. Tag, **J)** 49. Tag, **K)** 52. Tag, **L)** 56. Tag der Entwicklung.

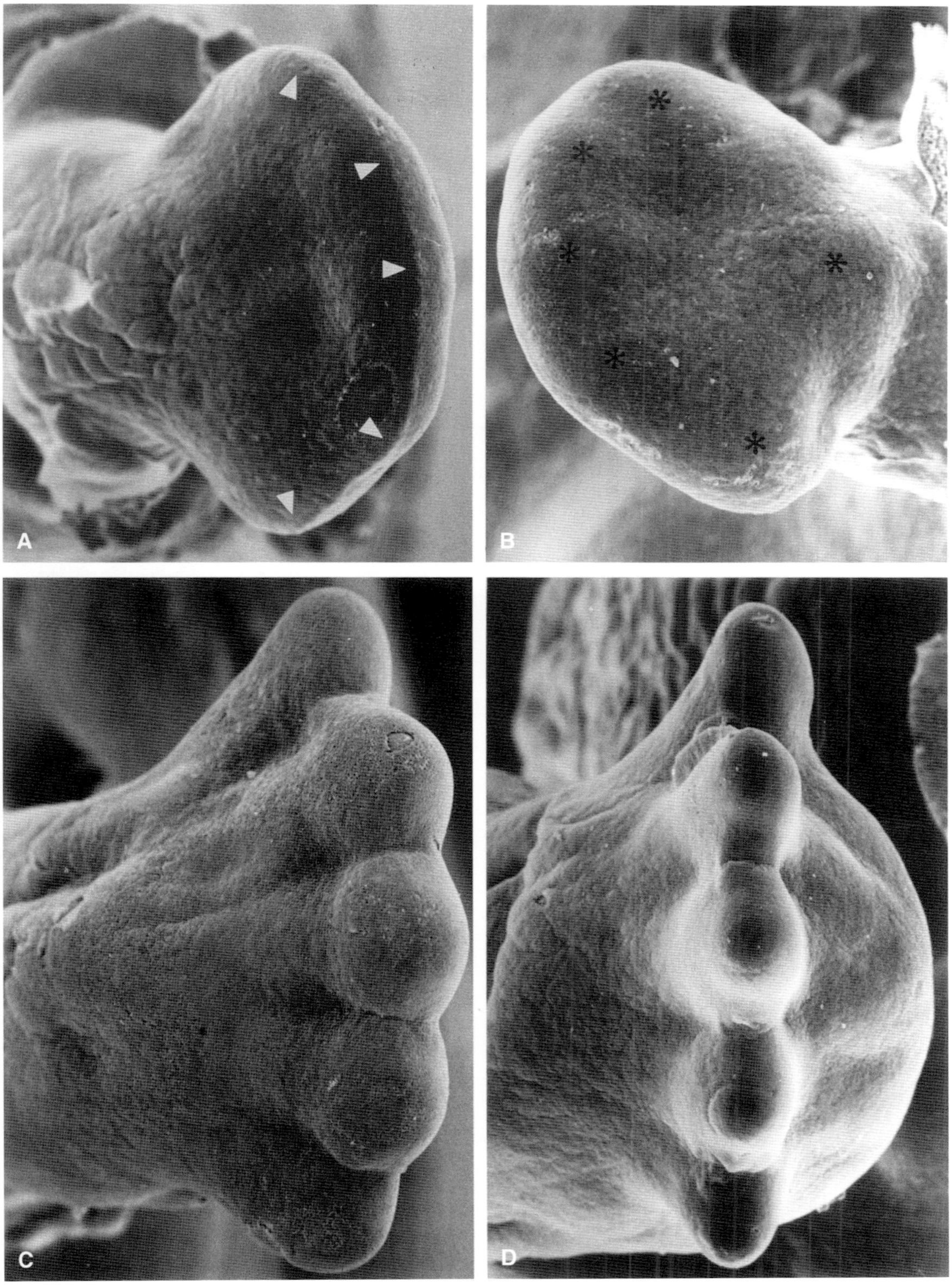

Abb. 16.5 Rasterelektronenmikroskopische Aufnahmen. A) Dorsal- und **B)** Plantaransichten des rechten Fußes eines menschlichen Embryos, Carnegie-Stadium 19 (etwa 48 Tage): Die Zehenknospen (Pfeile in A), das Fersenpolster und die Anlagen der Metatarsalia sind als tastbare Vorwölbungen (Sterne in B) gerade erkennbar. **C)** Dorsalansicht und **D)** Ansicht von distal auf den rechten Fuß eines menschlichen Embryos, Carnegie-Stadium 22 (etwa 55 Tage): Die Spitzen der Zehen sind bereits durch interdigitale Apoptose voneinander getrennt. Man beachte die Dorsalflexion des Metatarsus und der Zehen in C sowie das verdickte Fersenpolster in D. (Aus Hinrichsen KV, Jacob HJ, Jacob M, et al.: Principles of ontogenesis of leg and foot in man, *Ann Anat* 176:121, 1994.)

16

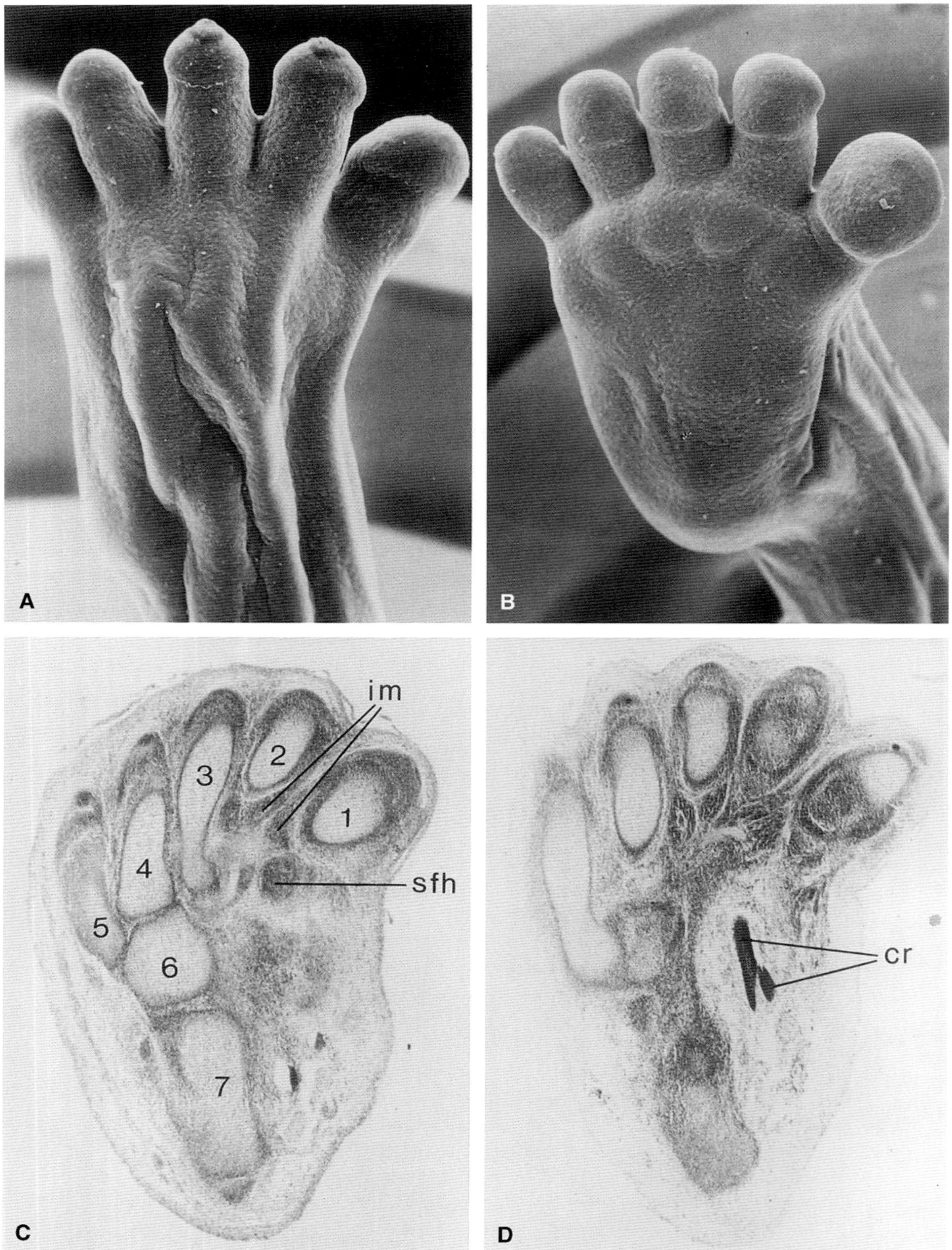

Abb. 16.6 A–B) Rasterelektronenmikroskopische Aufnahmen. Dorsalansicht des rechten Beins und Fußes (A) und Plantaransicht des linken Fußes (B) eines acht Wochen alten menschlichen Embryos. Trotz der Supination ist eine deutliche Dorsalflexion zu erkennen. **C–D) Paraffinschnitte** durch den Tarsus und Metatarsus eines jungen menschlichen Fetus, Färbung Hämatoxylin/Eosin. 1–5, Knorpelige Anlage des Metatarsus; 6, knorpelige Anlage des *Os cuboideum;* 7, Kalkaneus. Die Aufteilung der *Mm.* interossei (IM) und des *M. flexor hallucis brevis* (sfh) sind deutlich sichtbar. Das *Chiasma plantare* (cr) der Sehnen der langen Flexoren der Zehen und des Hallux ist in D gezeigt. (Aus Hinrichsen KV, Jacob HJ, Jacob M, et al.: Principles of ontogenesis of leg and foot in man, Ann Anat 176:121, 1994.)

der Handwurzelknochen beginnt dagegen erst während der ersten Jahre nach der Geburt.

Wenn sich die langen Röhrenknochen ausbilden, sammeln sich Myoblasten und bilden große **Vormuskelmassen** in jeder Extremitätenknospe (➤ Abb. 15.1). Diese Muskelmassen gliedern sich jeweils in eine dorsale **(Extensoren)** und eine ventrale (Flexoren) Gruppe. Das Material für Knochen, Bänder, Sehnen und Blutgefäße wird vom Mesenchym der Extremität geliefert, das sich aus der Somatopleura herleitet (➤ Abb. 16.7). Die Myoblasten stammen dagegen von Vorläuferzellen ab, die aus dem lateralen Dermomyotom der Somiten in die Extremitätenknospen eingewandert sind und sich hier später zu Myoblasten – den Vorläufern der Muskelzellen – differenzieren. Die kaudalen zervikalen Somiten (etwa 10. bis 14. Somit) liefern Material für die Muskeln der oberen Extremität (einschließlich des Schultergürtels), die lumbosakralen Somiten für die der unteren Extremität und des Beckens.

Sowohl bei den oberen als auch bei den unteren Extremitätenknospen zeigt die Beugeseite ursprünglich nach ventral und die Streckseite nach dorsal; die randförmigen Begrenzungen zwischen der ventralen und der dorsalen Seite – der **prä-** bzw. **postaxiale Rand** (➤ Abb. 16.10A und D) – zeigen also nach kranial bzw. nach kaudal. Zu Beginn der siebten Woche wachsen die Extremitätenanlagen

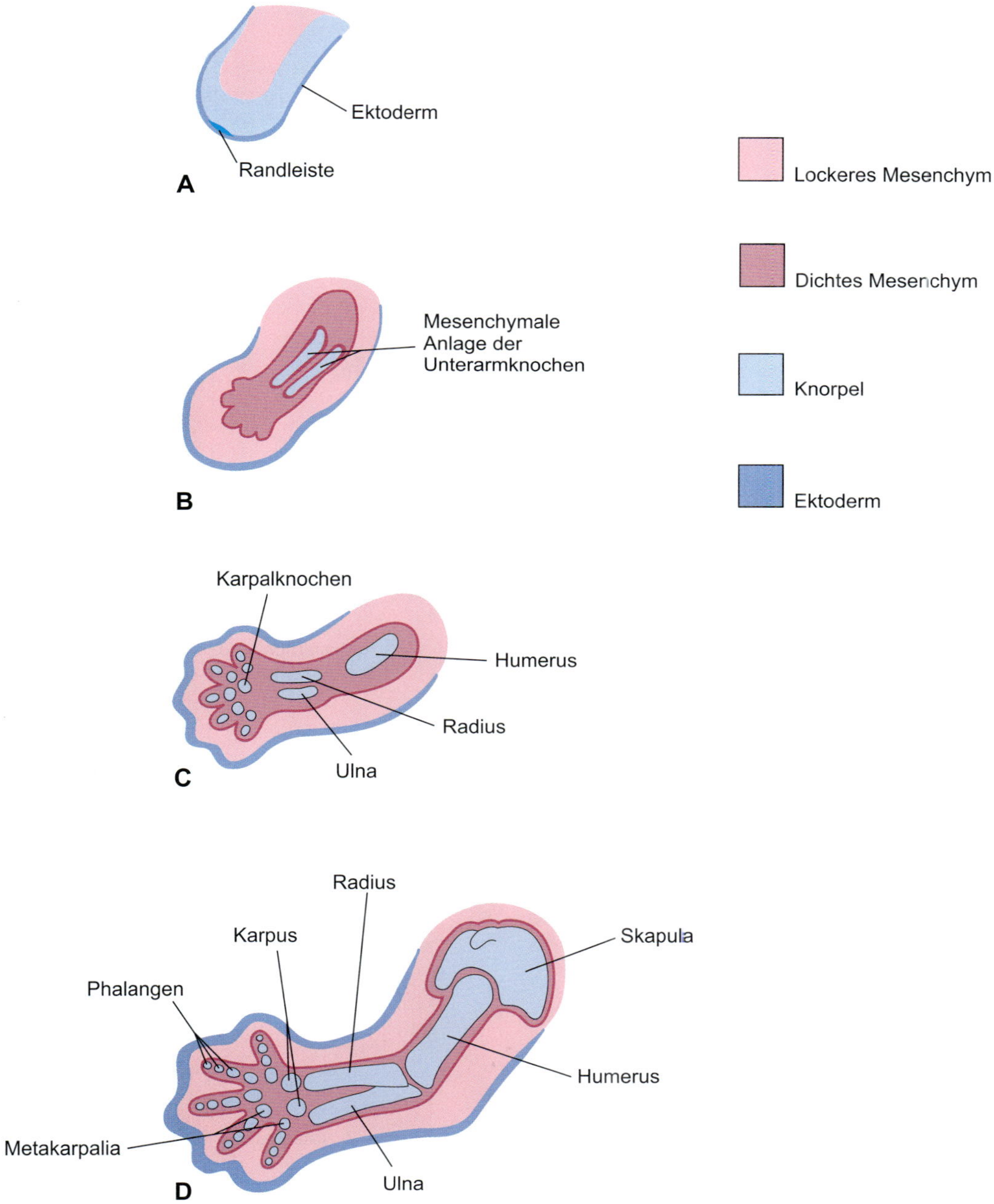

Abb. 16.7 Die schematischen Längsschnitte durch die obere Extremität eines menschlichen Embryos zeigen die Entwicklung der knorpeligen Vorstufen der Knochen. A) 28. Tag, **B)** 44. Tag, **C)** 48. Tag, **D)** 56. Tag der Entwicklung.

nach ventral. Im weiteren Entwicklungsverlauf rotieren die oberen und unteren Extremitäten dann in entgegengesetzter Richtung und auch in etwas unterschiedlichem Ausmaß (➤ Abb. 16.8 und ➤ Abb. 16.9):

- Die *oberen Extremitäten* rotieren um 90° um ihre Längsachsen, sodass der spätere Ellenbogen nach kaudal zeigt und die Streckmuskeln auf der lateralen und dorsalen Seite zu liegen kommen.
- Die *unteren Extremitäten rotieren* ebenfalls, jedoch in etwas geringerem Ausmaß *(um fast 90°)* und in eine andere Richtung als die oberen Extremitäten, sodass das spätere Knie nach ventral zeigt und die Streckmuskeln auf der Ventralseite liegen.

Bei der vergleichenden Betrachtung der Embryonalentwicklung der oberen und unteren Extremitäten wird damit klar, dass Radius und Tibia bzw. Ulna und Fibula homologe Knochen sind, ebenso wie Daumen und Großzehe homologe Digiti sind.

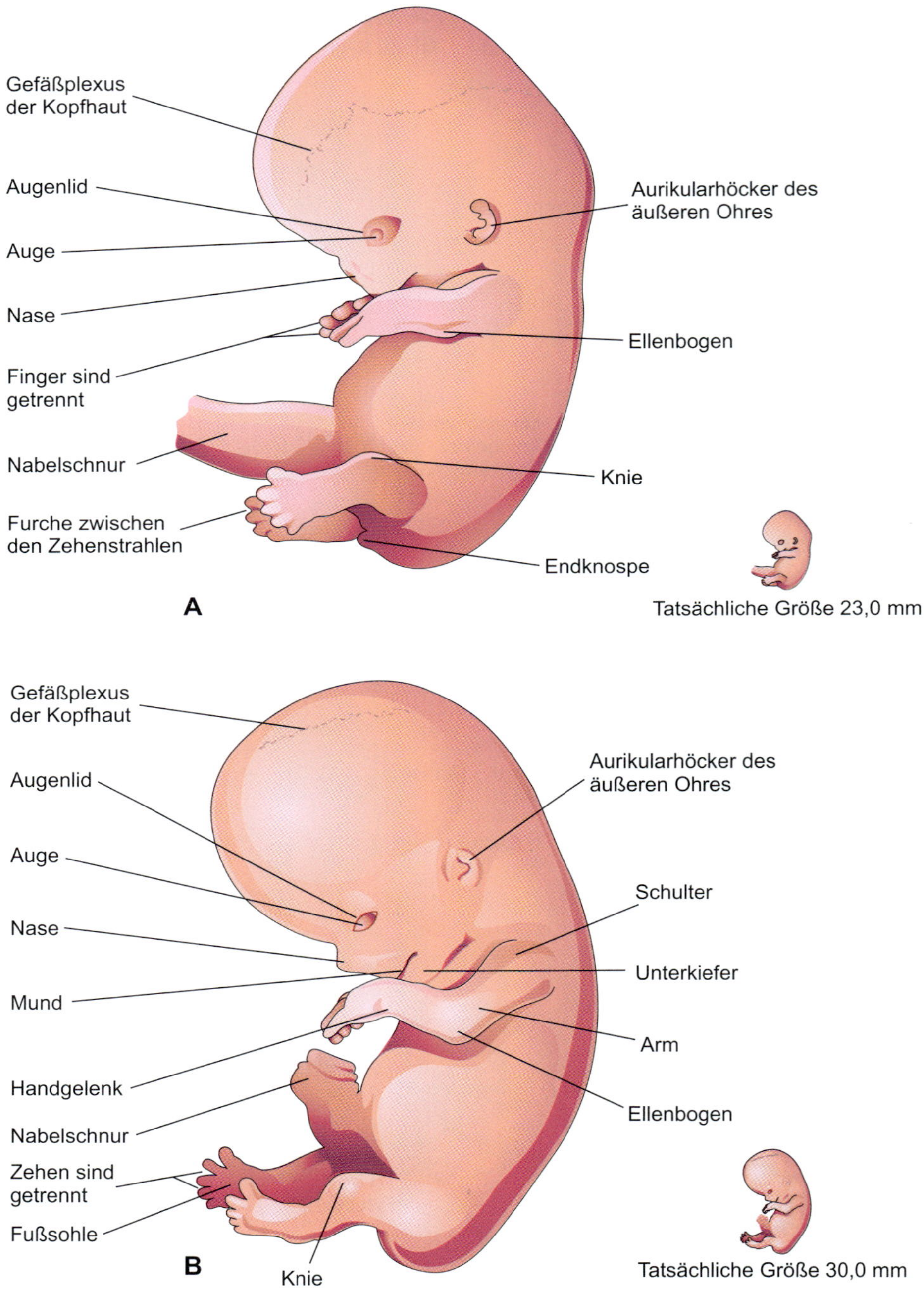

Abb. 16.8 **A)** Seitenansicht eines Embryos im Carnegie-Stadium 21, etwa 52 Tage alt: Die Finger sind bereits getrennt, und die Separation der Zehen beginnt. Man beachte die fächerförmigen Füße. **B)** Seitenansicht eines Embryos im Carnegie-Stadium 23, etwa 56 Tage alt: Alle Abschnitte der Extremitäten sind deutlich erkennbar, und die Finger und Zehen sind voneinander getrennt. (Nach Nishimura H, Semba R, Tanimura T, Tanaka O: Prenatal development of the human with special reference to craniofacial structures: an atlas, Washington, DC, 1977, National Institutes of Health.)

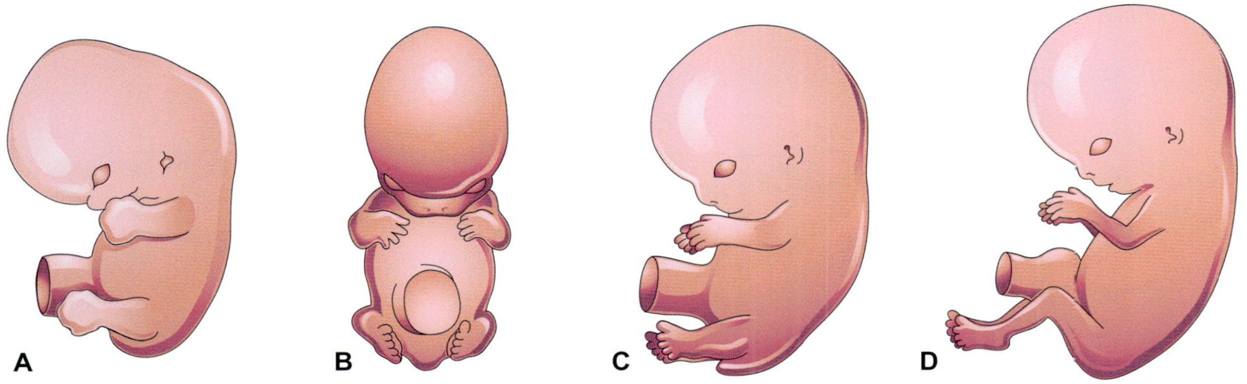

Abb. 16.9 Schematische Darstellung der Lageveränderungen bei der Extremitätenentwicklung menschlicher Embryonen. A) Bei einem etwa 48 Tage alten Embryo zeigen die Extremitäten nach ventral, die Hand- und Fußplatten sind einander zugekehrt. **B)** Bei dem etwa 51 Tage alten Embryo ist die obere Extremität im Ellenbogenbereich gebeugt, und die Hände sind über dem Thorax proniert. **C)** Etwa am 54. Tag sind die Fußsohlen einander zugekehrt. **D)** Bei dem etwa 56 Tage alten Embryo zeigen die Ellenbogen nach kaudal und die Knie nach kranial.

Synoviale Gelenke (Diarthrosen) erscheinen zu Beginn der Fetalperiode, gleichzeitig mit der funktionellen Differenzierung und Innervation der Extremitätenmuskeln (➤ Kap. 14.2).

16.3 Innervation der Extremitäten

Wegen ihrer engen Beziehung zu Wachstum und Rotation der Extremitätenanlagen wird die Hautinnervation der Extremitäten bereits hier dargestellt (und nicht im ➤ Kapitel 17 über das Nervensystem). Axone der **Motoneurone** wachsen aus dem Rückenmark aus, gelangen während der fünften Embryonalwoche in die Extremitätenanlagen und dringen in die dorsale und ventrale Muskelmassen (➤ Kap. 15) ein. **Sensible Axone** erreichen die Extremitätenknospen erst nach den motorischen Axonen und nutzen diese als Leitstruktur. Vorläufer der Schwann-Zellen, die sich aus Neuralleistenzellen entwickelt haben, umgeben die motorischen und sensorischen Nervenfasern der Extremitäten und bilden die **Markscheiden** (➤ Kap. 17).

Unter einem **Dermatom** versteht man im Zusammenhang mit der Innervation ein Hautgebiet, das von einem einzigen *Spinalnerv* aus dem dazugehörigen Spinalganglion versorgt wird. Durch die unmittelbare Nachbarschaft der Wurzelfäden von aufeinanderfolgenden Spinalnerven am Rückenmark gibt es z. T. beträchtliche Überlappungsbereiche zwischen den Dermatomen. Der zentrale Teil eines Dermatoms, der ausschließlich vom zugehörigen Spinalnerv versorgt wird, heißt **autonomes Gebiet,** und das gesamte von einem Spinalnerv versorgte Gebiet – also das autonome Gebiet und der Überlappungsbereich mit den benachbarten Dermatomen – wird als **maximales Versorgungsgebiet** bezeichnet.

Auch auf Höhe des Schulter- oder Beckengürtels sind die sensiblen Äste der einzelnen Spinalnerven jeweils einem segmentalen Abschnitt – dann an der ventralen und dorsalen Seite der Extremität – zugeordnet. Mit dem Längenwachstum der Extremitäten und weil die peripheren Nerven während der fünften Woche aus den sich entwickelnden Nervengeflechten der Extremitäten *(Plexus brachialis* und *Plexus lumbosacralis)* in das Mesenchym der Extremitätenknospen eingewachsen sind (➤ Abb. 16.10B und E), verschieben sich diese segmentalen Areale jedoch gegeneinander, sodass schließlich die distalen Segmente den Kontakt oder ihren Überlappungsbereich mit den rumpfnahen Segmenten und den dazugehörigen Hautnerven verlieren. Obwohl sich so das ursprüngliche Dermatommuster während des Extremitätenwachstums verändert, kann man doch noch beim Erwachsenen eine geordnete Folge der Hautsegmente erkennen (➤ Abb. 16.10C und F). In der oberen Extremität grenzen die von den Zervikalsegmenten C5 und C6 versorgten Dermatome an die Gebiete der Thorakalsegmente Th2 und Th1 und an das Segment C8; entlang der ventroaxialen Grenzlinie der Extremität besteht zwischen diesen Dermatomen nur eine minimale Überlappung.

Ein **Hautnervenareal** ist der Hautbezirk, der von einem einzelnen *peripheren Nerv* versorgt wird. Wenn sich in den Extremitäten die Knorpel-, Muskel- und Sehnenanlagen differenzieren, finden die Nervenfasern eines einzelnen Rückenmarksegments, die später im *Plexus brachialis* oder *lumbosacralis* verlaufen, häufig auf komplexen Wachstumsstraßen ihr Zielgebiet und lagern sich in unterschiedlichen Kombinationen zusammen (Plexusbildung des peripheren Nervensystems; ➤ Kap. 17). Dadurch entstehen Hautareale, die zwar von einem einzelnen peripheren Nerv, jedoch von mehreren segmentalen Nerven, d. h. von mehreren Spinalnerven, versorgt werden. Wenn die Extremitäten dann später in die Länge wachsen und ihre charakteristischen, z. T. rotierenden Wachstumsbewegungen durchführen, bekommen viele Nerven zusätzlich einen schrägen und verschlungenen Verlauf. Die Hautnervenareale entsprechen dann ungefähr dem subkutanen Verlauf des zugehörigen peripheren Nervs. Dagegen können die Dermatome an der oberen Extremität in absteigender Reihenfolge an der lateralen Seite nach distal verfolgt werden und in umgekehrter Richtung auf der medialen Seite. Eine vergleichbare Verteilung der Dermatome findet sich auch an der unteren Extremität. Hier können die Dermatome in absteigender Reihenfolge zunächst auf der ventralen Seite bis zum Fuß und dann wieder aufwärts auf der dorsalen Seite verfolgt werden.

Hautnervenareale weisen wie die Dermatome an Kopf, Hals und Rumpf z. T. beträchtliche Überlappungen auf, und auch hier gilt das Prinzip des autonomen und des maximalen Versorgungsgebiets.

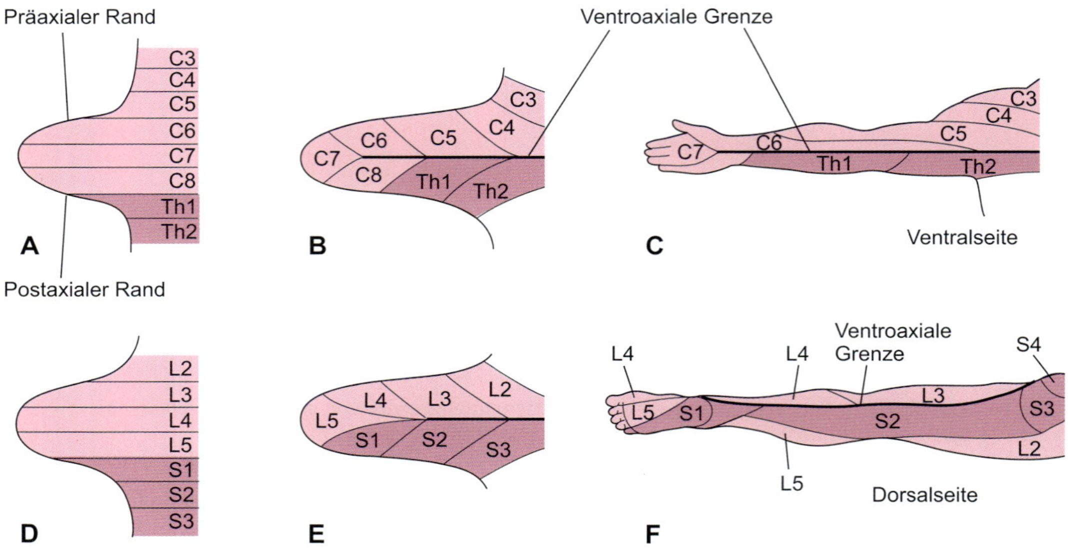

Abb. 16.10 Entwicklung der Dermatome im Bereich der Extremitäten. Die ventroaxiale Grenzlinie markiert den Bereich, in dem es kaum Überlappung der sensiblen Innervation gibt. **A, D**) Ventralansicht der Extremitätenknospen zu Beginn der fünften Woche. In diesem Stadium zeigt das Dermatommuster noch die ursprüngliche segmentale Anordnung. **B, E)** Die gleiche Ansicht gegen Ende der fünften Woche zeigt, wie sich die Anordnung der Dermatome verändert. **C, F)** Dermatommuster der oberen und unteren Extremität beim Erwachsenen. Das primäre segmentale Muster ist zwar verschwunden, aber man kann noch die geordnete Abfolge der Dermatome erkennen. Der größte Teil der ursprünglichen Ventralseite der unteren Extremität ist auf die Dorsalseite verlagert worden. Dies ist auf die Innenrotation der unteren Extremität gegen Ende der Embryonalperiode zurückzuführen. Bei der oberen Extremität verläuft die ventroaxiale Grenze auf der Vorderseite von Ober- und Unterarm, bei der unteren Extremität verläuft sie von der medialen Seite des Oberschenkels und Knies zur dorsomedialen Seite der Ferse.

Wegen der erwähnten Plexusbildung wird innerhalb eines bestimmten Hautnervenareals nur ein kleiner Bereich ausschließlich von einem einzigen segmentalen Nerv innerviert. Wenn jedoch die Dorsalwurzel eines einzelnen Spinalnervs durchtrennt wird, kann es in dem gesamten zugehörigen Dermatom, und damit in mehreren Hautnervenarealen, zu sensiblen Ausfällen kommen.

16.4 Blutversorgung der Extremitäten

Die Extremitätenknospen werden aus Ästen der **dorsalen Intersegmentalarterien** versorgt (➤ Abb. 16.11A), die aus der Aorta kommen und ein feines kapilläres Netzwerk innerhalb des Mesenchyms bilden. Das ursprüngliche Gefäßmuster besteht aus einer primären **axialen Arterie** und ihren Ästen (➤ Abb. 16.11B und C). Das Blut sammelt sich in einem peripheren Randsinus und fließt von dort in eine periphere Vene. Das Gefäßmuster ändert sich bei der Weiterentwicklung der Extremität hauptsächlich durch die Aussprossung und das Längenwachstum neuer Gefäße, die aus dem proximalen Abschnitt der axialen Arterie entspringen. Während der distale Abschnitt der ursprünglichen axialen Arterie mit dem Längenwachstum der distalen Extremität nicht Schritt hält und den Anschluss an das distale arterielle Gefäßnetz verliert, erreichen die neu ausgewachsenen Arterien dieses Gefäßnetz und bilden Anastomosen mit diesem Gefäßnetz. Die primäre axiale Arterie wird so am Oberarm zur ***A. brachialis*** und am Unterarm zur ***A. interossea communis,*** die sich in die *Aa. interossea anterior* und *posterior* aufzweigt. Von den Endästen der *A. brachialis* sprosst zunächst die ***A. ulnaris*** aus und stellt anstelle der nur vorübergehend vorhandenen ***A. mediana*** den Anschluss an das distale arterielle Netzwerk (und den späteren *Arcus palmaris superficialis*) her. Erst danach entwickelt sich die ***A. radialis.*** Wenn sich die Finger bilden, löst sich der Randsinus auf, und das endgültige Venensystem, bestehend aus der *V. basilica* und der *V. cephalica* sowie deren Zuflüssen, entwickelt sich.

Am Oberschenkel liegt die primäre axiale Arterie in derselben Loge wie der *N. ischiadicus* und bildet hier den Ursprung für die vorübergehend vorhandene ***A. ischiadica.*** Am Unterschenkel wird die primäre axiale Arterie zu den *Aa. tibiales anterior et posterior.* Der Anschluss der axialen Arterie an die Unterschenkelarterien wird jedoch bald durch die noch im Beckenbereich nach ventral aussprossende und schnell durch den *Canalis adductorius* nach dorsal wachsende ***A. femoralis*** ersetzt.

16.5 Fehlbildungen der Extremitäten

Die **kritischste Periode der Extremitätenentwicklung** erstreckt sich vom **24. bis zum 36. Tag** nach der Befruchtung. Diese Angabe beruht auf klinischen Studien an Kindern, die während der Embryonalperiode dem Medikament **Thalidomid** – einem Sedativum, das sich für den Menschen als hochgradig toxisches Teratogen herausgestellt hat – ausgesetzt waren. Die Einwirkung von Thalidomid vor dem 33. Tag kann schwere Extremitätendefekte hervorrufen, z. B. das Fehlen ganzer Gliedmaßen (➤ Abb. 16.12A). Folglich kann offenbar ein Teratogen, das partielle oder vollständige Extre-

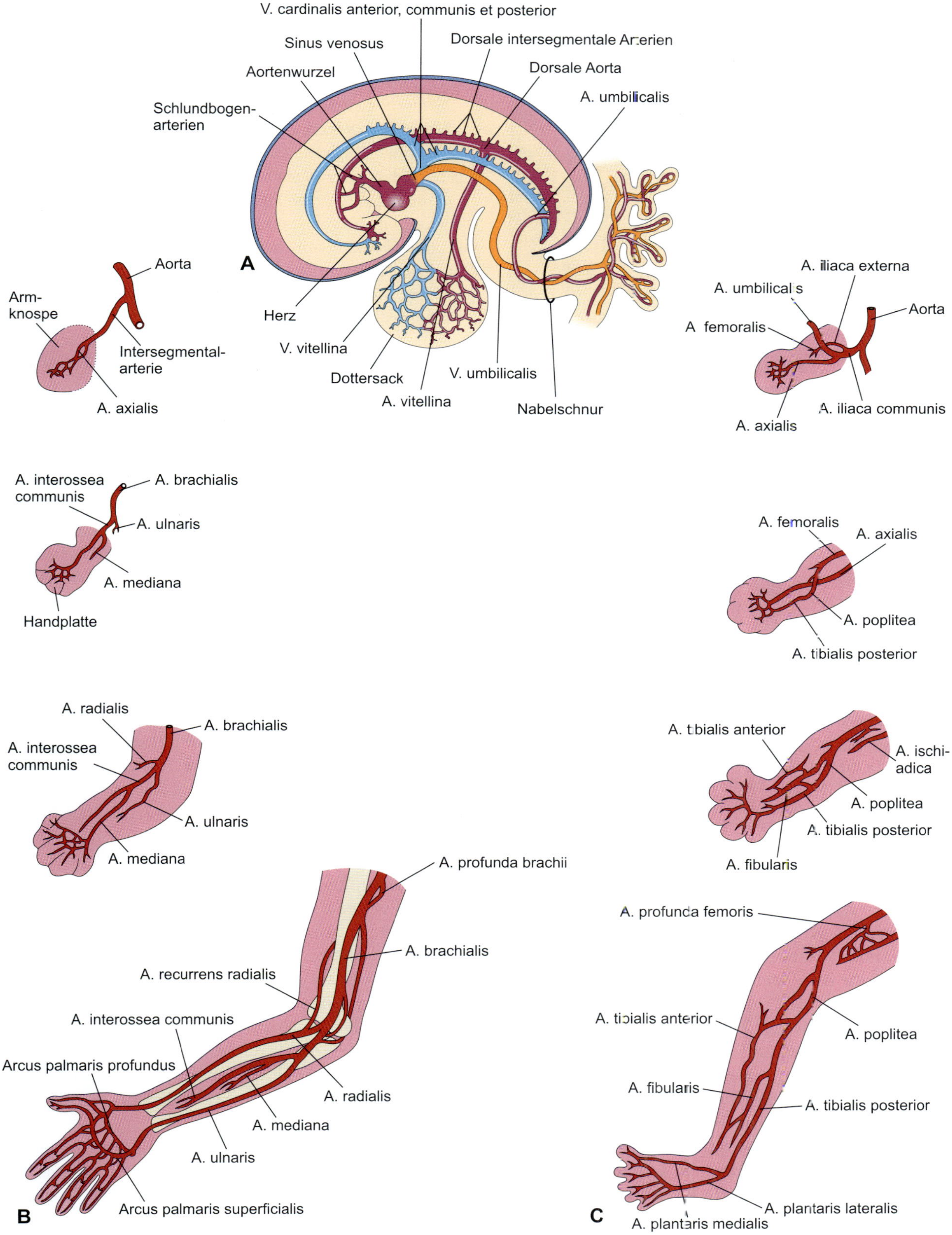

Abb. 16.11 Entwicklung der arteriellen Gefäßversorgung in den Extremitäten. A) Schema des primordialen Gefäßsystems bei einem etwa 26 Tage alten Embryo. **B–C)** Entwicklung der Arterien in der oberen und der unteren Extremität vom 35. bis zum 60. Tag der Entwicklung.

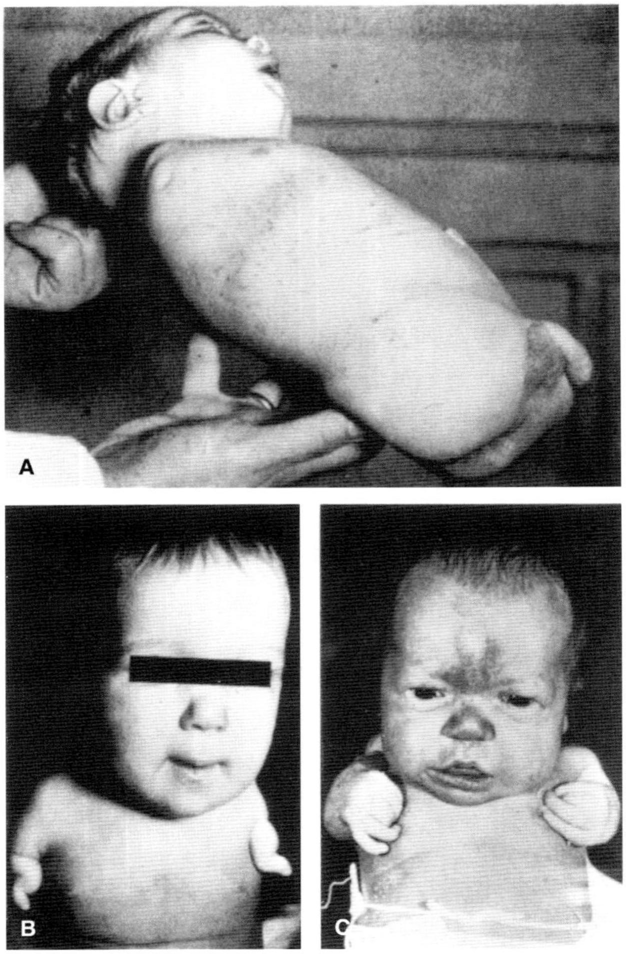

Abb. 16.12 Durch Thalidomid verursachte Extremitätenfehlbildungen. **A)** Totale Amelie: die oberen und unteren Extremitäten fehlen vollständig. **B)** Meromelie der oberen Extremitäten: Die Arme bestehen nur aus rudimentären Stümpfen. **C)** Meromelie mit rudimentären Armen, die direkt am Rumpf ansetzen. (Aus Lenz W, Knapp K: Foetal malformation due to thalidomide, Geriatr Med Monthly 7:253, 1962.)

mitätenagenesien verursacht, nur vor dem 36. Tag, dem Ende der kritischen Phase der Extremitätenentwicklung, wirksam werden. Zwischen 1957 und 1962 traten viele durch die Einnahme von Thalidomid verursachte Arm- und Beinfehlbildungen auf, wobei der Mechanismus bis heute nicht eindeutig geklärt ist. Nach einer neueren Vermutung beeinträchtigt Thalidomid die Bildung von Blutgefäßen in den Extremitätenknospen. Das Medikament war in den 1950er-Jahren als Sedativum weitverbreitet, wurde aber auch gegen die morgendliche Übelkeit bei Schwangeren häufig verordnet. 1961 wurde es vom Markt genommen. Seit dieser Zeit wurden schwere Extremitätenfehlbildungen nur noch selten beobachtet. Inzwischen wird Thalidomid wieder in der Lepra- und Krebstherapie sowie bei mehreren anderen Erkrankungen eingesetzt. Bei Frauen im gebärfähigen Alter ist Thalidomid jedoch weiterhin absolut kontraindiziert.

Kleinere Anomalien der Extremitäten treten relativ häufig auf und können gewöhnlich chirurgisch korrigiert werden (➤ Abb. 16.14). Diese geringfügigen Anomalien haben meist keine ernsthaften Auswirkungen auf die Funktion, können jedoch als Indikator für weitere, schwerere Fehlbildungen dienen, da sie häufig Komponenten eines allgemeinen Fehlbildungssyndroms sind.

Schwere Extremitätenfehlbildungen treten bei zwei von etwa 1.000 Neugeborenen auf. Die meisten dieser Defekte beruhen auf genetischen Faktoren; molekularbiologische Untersuchungen haben gezeigt, dass Mutationen der Hox-Gene sowie von *BMP, Shh, Wnt7, En1* und anderen eine Rolle spielen können. Einige der kongenitalen Anomalien ohne nachweisbare Beziehung zu den genannten Faktoren konnten mit einem abnormen Arterienverlauf in Zusammenhang gebracht werden. Vaskuläre Anomalien könnten daher offenbar ebenfalls eine Bedeutung in der Pathogenese der Extremitätendefekte haben.

Extremitätendefekte Die hier gebrauchte Terminologie zur Beschreibung der Extremitätenfehlbildungen folgt der internationalen Nomenklatur, in der nur zwei Grundbegriffe verwendet werden:

- **Amelie** für das Fehlen einer Extremität oder mehrerer Extremitäten (➤ Abb. 16.12A und ➤ Abb. 16.13A)
- **Meromelie** (gr. *meros* = Teil und *melos* = Extremität) für das Fehlen von Abschnitten einer Extremität oder mehrerer Extremitäten (➤ Abb. 16.12B, C und ➤ Abb. 16.13B, C).

Deskriptive Begriffe wie *Hemimelie, Peromelie, Ektromelie* und *Phokomelie* werden in der gegenwärtigen Nomenklatur wegen ihrer Ungenauigkeit nicht mehr verwandt.

Spalthand und Spaltfuß

Bei dieser seltenen Anomalie (bei einem von etwa 16.000 Neugeborenen) fehlen ein oder mehrere zentrale Finger oder Zehen, da die entsprechenden Fingerstrahlen nicht angelegt wurden (➤ Abb. 16.13D und E, ➤ Abb. 16.14E). Die Hand oder der Fuß ist in zwei Teile gespalten, die sich wie bei einer Hummerschere gegenüberstehen. Die Fehlbildung beginnt in der 5. oder 6. Woche, wenn sich der zentrale Abschnitt der apikalen Randleiste (➤ Abb. 16.2 und ➤ Abb. 16.7) nicht ausbildet. Mögliche Kandidatengene für diese Fehlbildung sind *LRP6* und *UBA2.*

Kongenitale Radiusaplasie

Der Radius fehlt bei dieser Fehlbildung (ein von 30.000 Neugeborenen) teilweise oder vollständig. Die Hand weicht nach lateral (radial) ab, und die Ulna ist stark gebogen, ihre Konkavität zeigt zur lateralen Seite des Unterarms. Eine Radiusaplasie beruht darauf, dass in der fünften Entwicklungswoche keine mesenchymale Anlage des Radius ausgebildet wird, sie wird gewöhnlich durch genetische Faktoren verursacht und kann mit anderen Fehlbildungen wie etwa der Thrombozytopenie kombiniert sein (0,5 bis 1 Fall bei 100.000 Neugeborenen). Wenn auch Handwurzelknochen und der Daumen betroffen sind, spricht man im Englischen von der **Radial Ray Malformation.**

Polydaktylie

Überzählige Finger kommen mit zwei bis zehn von etwa 10.000 Neugeborenen relativ häufig vor (➤ Abb. 16.14A und B). Oft ist der zusätzliche Finger nutzlos, denn er ist unvollständig ausgebildet, und ihm fehlt eine eigene Muskulatur. An der Hand liegt der zusätzliche Finger häufiger medial oder lateral als zentral. Am Fuß befindet sich die überzählige Zehe gewöhnlich auf der lateralen Seite. Polydaktylie wird dominant vererbt.

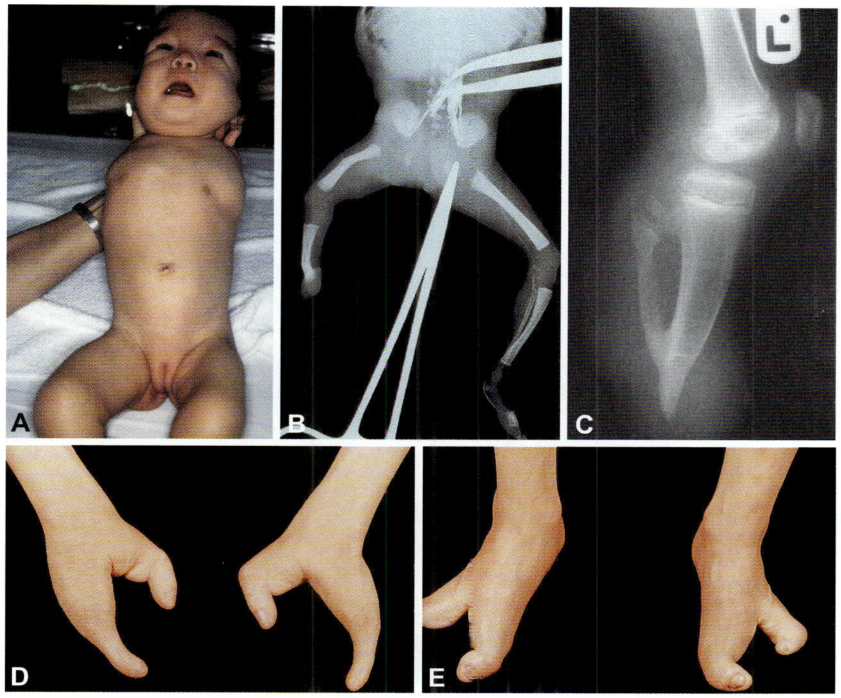

Abb. 16.13 Verschiedene Arten von Extremitätenfehlbildungen. A) Kind mit Amelie (vollständigem Fehlen der oberen Extremität). (Mit freundlicher Genehmigung von Y. Suzuki, Achi, Japan.) **B)** Röntgenbild von einem weiblichen Fetus im fünften Monat, bei dem die rechte Fibula fehlt. Man beachte, dass das rechte Bein verkürzt ist und dass Femur und Tibia gebogen und hypoplastisch sind. (Mit freundlicher Genehmigung von J. R. Siebert, Children's Hospital and Regional Medical Center, Seattle, USA.) **C)** Das Röntgenbild eines fünf Jahre alten Kindes zeigt, dass Teile der Tibia und Fibula fehlen und ihre distalen Enden verschmolzen sind (Stumpfbildung). (Mit freundlicher Genehmigung von P. S. Sahni, Children's Hospital, Winnipeg, Kanada.) **D)** Spalthand bei Fehlen der zentralen Finger. **E)** Spaltfuß bei fehlender II. bis IV. Zehe. (Mit freundlicher Genehmigung von A. E. Chudley, University of Manitoba, Winnipeg, Kanada.)

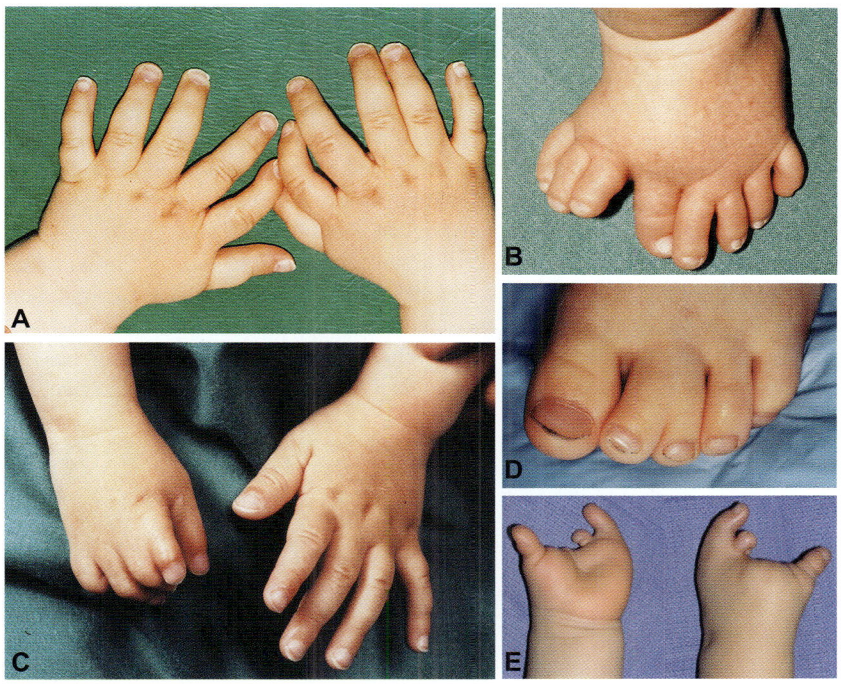

Abb. 16.14 Verschiedene Fehlbildungen der Extremitäten. A–B) Polydaktylie der Hände (A) und des Fußes (B). Hierbei bilden sich in der Embryonalperiode ein oder mehrere zusätzliche Finger- oder Zehenstrahlen. **C–D)** Die unterschiedlichen Formen der Syndaktylie können sowohl die Finger (C) als auch die Zehen (D) betreffen. Die kutane Syndaktylie (C) ist die häufigste Form und wahrscheinlich auf eine unzureichende Apoptose in dem Gewebe zwischen den Fingerstrahlen zurückzuführen. Eine Syndaktylie der II. und III. Zehe ist in D gezeigt. Bei der ossären Form der Syndaktylie verschmelzen die Knochen aufgrund einer reduzierten Apoptose im Stadium der knorpeligen Knochenanlage. **E)** Palmare (links) und dorsale (rechts) Ansicht einer bidaktylen Hand mit je einem ulnaren und einem radialen mehrgliedrigen Finger und einem ungegliederten, stummelförmigen Finger. (A–D mit freundlicher Genehmigung von A. E. Chudley, University of Manitoba, Winnipeg, Kanada; E aus Woodside JC, Light TR: Symbrachydactyly – diagnosis, function, and treatment, *J Hand Surg* 41:135, 2016.)

Syndaktylie
Eine Syndaktylie – die Verschmelzung von Fingern oder Zehen – kommt einmal auf 2.200 Geburten vor. Die kutane Syndaktylie stellt die häufigste Fehlbildung der Extremitäten überhaupt dar; sie tritt am Fuß häufiger auf als an der Hand (➤ Abb. 16.14C und D). Die **kutane Syndaktylie** (eine einfache Schwimmhaut zwischen den Fingern) entsteht bei unzureichender Apoptose im Mesenchym der Finger- oder Zehenzwischenräume; in schweren Fällen verschmelzen gleich mehrere Finger. In einigen Fällen kommt es auch zur Fusion von Knochen (Synostosis): Diese **knöcherne Syndaktylie** tritt auf, wenn in der siebten Woche die Furchenbildung zwischen den Finger- bzw. Zehenstrahlen und damit die Trennung der Knochenelemente ausbleibt. Eine Syndaktylie wird am häufigsten zwischen dem III. und IV. Finger bzw. zwischen der III. und IV. Zehe

beobachtet und kann autosomal-dominant vererbt werden (Syndaktylie Typ I). Ein zweiter Typ (von insgesamt mittlerweile neun Typen) wird als Synpolydaktylie beschrieben und hängt funktionell mit Mutationen am NH2-Ende des nicht DNA-bindenden Teils des *HoxD13*-Gens zusammen.

(Sym-)Brachydaktylie (Kurzfingrigkeit)
Diese seltene Anomalie (mit 0,6 Fällen bei etwa 10.000 Neugeborenen) wird in der Regel dominant vererbt, sie ist das Ergebnis eines verminderten Längenwachstums der Phalangen (oder der gesamten Extremität) und oft mit Zwergwuchs vergesellschaftet. Sie tritt bei Jungen häufiger auf als bei Mädchen (75:25) und links häufiger als rechts (66:34). Der Daumen steht häufig ko-planar mit dem Handteller, was den Pinzettengriff oder auch das Greifen überhaupt unmöglich macht (➤ Abb. 16.14E).

16

Angeborener Klumpfuß
Jede Fehlstellung des Fußes, die den *Talus* betrifft, wird als *Klumpfuß* bezeichnet. Der Klumpfuß ist eine häufige Anomalie und kommt ungefähr einmal bei 1.000 Neugeborenen vor. Die abnorme Fußstellung verhindert eine normale Gewichtsbelastung, und wenn sich das Kind entwickelt, neigt es – ohne Behandlung der Fehlstellung – dazu, eher auf dem Knöchel zu gehen als auf der Fußsohle. Der ***Pes equinovarus adductus*** ist die häufigste Form des Klumpfußes (➤ Abb. 16.15) und kommt beim männlichen Geschlecht zweimal so häufig vor wie beim weiblichen. Der Fuß ist dabei nach plantar flektiert *(Pes equinus),* die Fußsohle ist nach medial gedreht (supiniert; Varusstellung), und der Vorfuß ist adduziert. Über die Ursachen des Klumpfußes besteht noch weitgehend Unklarheit. Obwohl allgemein angenommen wird, dass eine abnorme Lage oder eingeschränkte Bewegungsmöglichkeiten der unteren Extremitäten des Fetus *in utero* dafür verantwortlich seien, sind die vorliegenden Hinweise dafür nicht schlüssig. Bei einer Stellungsanomalie, die durch die Lage des Fetus *in utero* bedingt ist, kann der Fuß in der Regel ohne Weiteres in die normale Position gebracht werden. In einigen Fällen spielen erbliche Faktoren bei der Entstehung des Klumpfußes eine Rolle, und in den meisten Fällen scheinen auch Umweltfaktoren involviert zu sein. Somit scheint der Klumpfuß einem *multifaktoriellen Vererbungsmuster* zu folgen; und eine intrauterine Lage, die eine abnorme Fußstellung bedingt, kann nur dann einen Klumpfuß verursachen, wenn der Fetus genetisch für diese Deformität prädisponiert ist.

Kongenitale Hüftdysplasie/Hüftluxation
Diese Fehlbildung findet sich bei einem von etwa 1.500 Neugeborenen und ist bei Mädchen häufiger als bei Jungen. Die Hüftgelenkskapsel ist dabei schlaff, und das Azetabulum des Hüftbeins und der Femurkopf sind unterentwickelt. Die Luxation findet fast immer erst nach der Geburt statt. Zwei ursächliche Faktoren werden postuliert:

- Eine *abnorme Entwicklung des Azetabulums* findet bei etwa 15 % der Kinder mit angeborener Hüftluxation statt. Die Hüftluxation tritt nach einer Steißgeburt gehäuft auf, sodass eine Steißlage während der letzten Monate der Schwangerschaft vermutlich zu einer abnormen Entwicklung von Azetabulum und Femurkopf führen kann.
- Die allgemeine *Überstreckbarkeit der Gelenke* ist oft ein dominant vererbtes Krankheitsbild, bei dem es gehäuft zu einer angeborenen Hüftluxation kommt. Die kongenitale Hüftluxation ist durch ein multifaktoriellen Vererbungsmuster bedingt.

Ursachen von Extremitätenfehlbildungen Anomalien der Extremitäten können in unterschiedlichen Stadien der Entwicklung entstehen. Wird bereits die Anlage der Extremitätenknospen zu Beginn der vierten Woche unterdrückt, so kommt es zu einem vollständigen Fehlen der Extremitäten **(Amelie;** ➤ Abb. 16.12A und ➤ Abb. 16.13A). Eine Hemmung oder Störung der Differenzierung oder des Wachstums der Extremitäten während der fünften Woche führt zu verschiedenen Arten der **Meromelie** (➤ Abb. 16.12B, C und ➤ Abb. 16.13B, C).

Wie andere kongenitale Anomalien, so können auch die Fehlbildungen der Extremitäten verursacht werden durch:

- Chromosomenaberrationen (z. B. Trisomie 18; ➤ Kap. 21)
- Genmutationen, wie bei der Brachydaktylie, der Achondroplasie (➤ Kap. 14) oder der *Osteogenesis imperfecta* (Glasknochenkrankheit), einer schweren Störung des Knochenaufbaus mit Knochenbrüchen bereits vor der Geburt

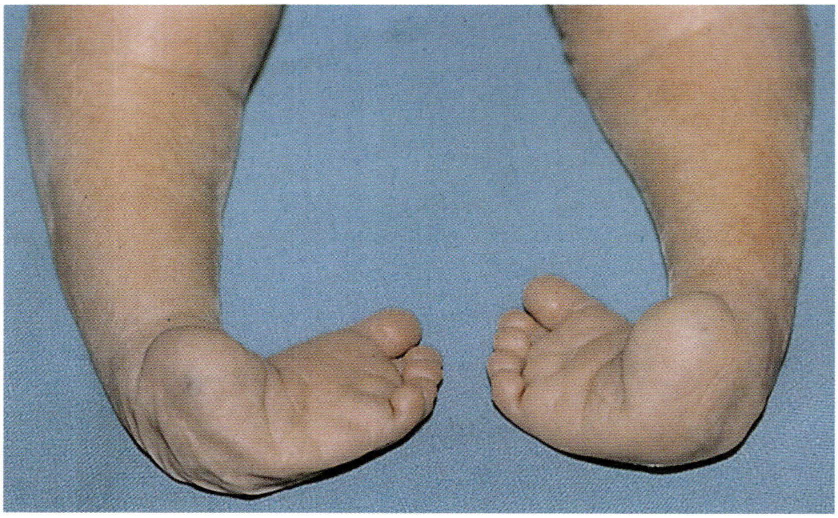

Abb. 16.15 Neugeborenes mit beidseitigem Pes equinovarus adductus (Klumpfuß). Die Füße sind überstreckt und nach innen gebogen. (Mit freundlicher Genehmigung von A. E. Chudley, University of Manitoba, Winnipeg, Kanada.)

- Umweltfaktoren im weitesten Sinn, z. B. Teratogene wie Thalidomid (s. o.)
- eine Kombination von genetischen und umweltbedingten Faktoren (multifaktorielle Vererbung), z. B. bei der kongenitalen Hüftluxation
- Durchblutungsstörungen und Ischämie, die z. B. eine Verkürzung der Extremitäten verursachen können.

Experimentelle Untersuchungen unterstützen die Annahme, dass mechanische Einflüsse während der intrauterinen Entwicklung zu Extremitätenfehlbildungen führen können. So geht z. B. eine verminderte Fruchtwassermenge (**Oligohydramnion**) häufig mit Extremitätendeformationen einher. Die Bedeutung intrauteriner mechanischer Faktoren für die angeborenen Extremitätenfehlstellungen wird allerdings noch kontrovers diskutiert.

Zusammenfassung

Extremitätenentwicklung

Die **Extremitätenknospen** werden gegen Ende der vierten Woche als kleine Ausstülpungen an der ventrolateralen Körperwand sichtbar. Die Armknospen entwickeln sich ungefähr zwei Tage früher als die Beinknospen.

Das Gewebe der Extremitätenknospen stammt hauptsächlich aus dem Mesoderm und dem Ektoderm. Die **Randleiste** übt einen induktiven Einfluss auf das Extremitätenmesenchym aus und fördert dadurch Wachstum und Entwicklung der Extremitäten. Die Zone polarisierender Aktivität (ZPA) am posterioren (kaudalen) Rand der frühen Extremitätenknospe kontrolliert mithilfe des Signalmoleküls Shh die Musterbildung des Extremitätenskeletts.

Apoptose (programmierter Zelltod) ist ein wichtiger Mechanismus bei der Extremitätenentwicklung, z. B. bei der Trennung der Radius- und Ulnaanlage und bei der Ausbildung von Furchen zwischen den Finger- und Zehenstrahlen.

Die **Muskulatur** der Extremitäten stammt von myogenen Vorläuferzellen ab, die aus den Somiten in die Extremitätenknospen einwandern. Die muskelbildenden Zellen (Myoblasten) ordnen sich zu dorsalen und ventralen Vormuskelmassen an. Nach der Bildung dieser Vormuskelmassen wachsen **Nerven** in die Extremitätenknospen ein. Die meisten **Blutgefäße** der Extremitätenknospen entstehen als Äste der Aorta und der Kardinalvenen.

Am Anfang ihrer Entwicklung sind die Extremitäten nach kaudal gerichtet, später mehr nach ventral, und schließlich rotieren sie um ihre Längsachse. Arm- und Beinanlagen drehen sich dabei in entgegengesetzten Richtungen und in einem unterschiedlichen Ausmaß.

Die Mehrheit der Extremitätendefekte ist durch genetische Faktoren bedingt; jedoch beruhen wahrscheinlich viele Fehlbildungen auf einem Zusammenwirken von genetischen *und* umweltbedingten Faktoren (multifaktorielle Vererbung). Relativ wenige kongenitale Fehlbildungen der Extremitäten können auf spezifische exogene Teratogene zurückgeführt werden, so z. B. diejenigen, die durch Thalidomid entstanden sind.

Klinisch orientierte Fragen

Fall 16–1

Eine Mutter konsultiert den Kinderarzt, nachdem sie bemerkt hat, dass bei ihrer elf Monate alten Tochter, die nun selbstständig zu stehen beginnt, die Beine anscheinend unterschiedlich lang sind.

- Haben Mädchen häufiger eine kongenitale Hüftluxation als Jungen?
- Sind die Hüftgelenke bereits bei der Geburt luxiert?
- Welches sind die wahrscheinlichen Ursachen einer kongenitalen Hüftluxation?

Fall 16–2

Ein Junge wird mit Fehlbildungen der Extremitäten geboren. Seine Mutter sagt, dass einer ihrer Verwandten ähnliche Fehlbildungen aufweise.

- Kommen Extremitätenfehlbildungen, die den durch Thalidomid verursachten ähneln, häufig vor?
- Welches sind die charakteristischen Extremitätenfehlbildungen und sonstigen Merkmale der Thalidomid-Embryopathie?

Fall 16–3

Ein neugeborenes Kind kommt mit einem Klumpfuß zur Welt. Die Ärzte erklären der Mutter, dass dies eine relativ häufige Anomalie sei.

- Welches ist die häufigste Form des Klumpfußes?
- Wie häufig kommt der Klumpfuß vor?
- Beschreiben Sie die Fußstellung von Kindern, die mit dieser Fehlbildung geboren werden.

Fall 16–4

Ein Mädchen wird mit Schwimmhäuten zwischen den Fingern geboren. Der Arzt erklärt der Mutter, dass diese geringfügige Anomalie leicht chirurgisch korrigiert werden könne.

- Kommen Syndaktylien häufig vor?
- Treten sie häufiger an der Hand als am Fuß auf?
- Was sind die embryologischen Grundlagen der Syndaktylie?

Antworten zu diesen Fragen finden Sie am Buchende.

16

ZITIERTE UND WEITERFÜHRENDE LITERATUR

Ambler C. A., Nowicki J. L., Burke A. C. et al. Assembly of trunk and limb blood vessels involves extensive migration and vasculogenesis of somite-derived angioblasts. Dev Biol. 2001; 234: 352

Berenguer M, Duester G: Role of retinoic acid signaling, FGF signaling and Meis genes in control of limb development, Biomolecules 11:80, 2021. https://doi.org/10.3390/biom11010080.

Cole P., Kaufman Y., Hatef D. A. et al. Embryology of the hand and upper extremity. J Craniofac Surg. 2009; 20: 992

Dobbs M. B., Gurnett C. A. Genetics of clubfoot. J Pediatr Orthop B. 2012; 21: 1. 7–9. https://doi.org/10.1097/BPB.0b013e328349927c.

Elliott A. M., Evans J. A., Chudley A. E. Split hand foot malformation (SHFM). Clin Genet. 2005; 68: 501

Gold N. B., Westgate M. N., Holmes L. B. Anatomic and etiological classification of congenital limb deficiencies. Am J Med Genet A. 2011; 155: 1.225

Hinrichsen K. V., Jacob H. J., Jacob M. et al. Principles of ontogenesis of leg and foot in man. Ann Anat. 1994; 176: 121

Ippolito E, Gorgolinin G: Clubfoot pathology in fetus and pathogenesis. A new pathogenetic theory based on pathology, image findings, and biomechanics – a narrative review, Ann Transl Med 9(13):1095, 2021.

16

Ito T., Ando H., Suzuki T., Ogura T., Hotta K., Imamura Y., Yamaguchi Y., Handa H. Identification of a primary target of thalidomide teratogenicity. Science. 2010; 327: 5971. 1.345–1.350.

Kabak S., Boizow L. Organogenese des Extremitätenskeletts und der Extremitätengelenke beim Menschenembryo. Anat Anz. 1990; 170: 349

Logan M. Finger or toe: The molecular basis of limb identity. Development. 2003; 130: 6.401

Manske P. R., Oberg K. C. Classification and developmental biology of congenital anomalies of the hand and upper extremity. J Bone Joint Surg Am. 2009; 91: 3

Mendelsohn AI, Dasen JS, Jessell TM: Divergent Hox coding and evasion of retinoid signaling specifies motor neurons innervating digit muscles, Neuron 93:792, 2017.

Montero JA, Lorda-Diez CI, Sanchez-Fernandez C, Hurle JM: Cell death in the developing vertebrate limb: A locally regulated mechanism contributing to musculoskeletal tissue morphogenesis and differentiation, Dev Dyn 250(9):1236–1247, 2021. https://doi.org/10.1002/dvdy.237.

Moore K. L., Dalley A. F., Agur A. M. R. Clinically Oriented Anatomy. 6th ed. 2010; Williams & Wilkins. Baltimore.

Müller E. Beiträge zur Morphologie des Gefäßsystems. I. Die Armarterien des Menschen. Anatomische Hefte. 1903; 22: 377

Newton AH, Williams SM, Major AT, Smith CA: Cell lineage specification and signaling pathway use during development of the lateral plate mesoderm and forelimb mesenchyme, Development 149(18), 2022. https://doi.org/10.1242/dev.200702.

Raines AM, Magella B, Adam M, Potter SS: Key pathways regulated by Hox A9,10,11/HoxD9,10,11 during limb development, BMC Dev Biol 15:28, 2015.

Sammer D. M., Chung K. C. Congenital hand differences: embryology and classification. Hand Clin. 2009; 25: 151

Senior H. D. The development of the arteries of the human lower extremity. Am J Anat. 1925; 25: 55

Society for Maternal-Fetal Medicine (SMFM): McKinney J, Rac MWF, Gandhi M: SMFM Fetal Anomalies consult series #2: extremities, Am J Obstet Gynecol 221(6):B2–B18, 2019. https://doi.org/10.1016/j.ajog.2019.09.019. Epub 2019 Sep 18. Erratum in: Am J Obstet Gynecol. 2023 Jan;228(1):125

Tabin C., Wolpert L. Rethinking the proximodistal axis of the vertebrate limb in the molecular era. Genes Dev. 2007; 21: 12. 1.342–1.433.

Tonkin MA: Classification of congenital anomalies of the hand and upper limb, J Hand Surg (Eur Volume) 42:448, 2017. https://doi.org/10.1177/1753193417690965.

Towers M., Tickle C. Generation of pattern and form in the developing limb. Int J Dev Biol. 2009; 53: 805

Van Allen MI: Structural anomalies resulting from vascular disruption, Pediatr Clin North Am 39:255, 1992.

Whitley KL, Britton JC, Pira CU, Oberg KC: LHX2 regulates Shh expression in the limb independent of the ZPA regulatory sequence, FASEB J 36(Suppl 1), 2022. https://doi.org/10.1096/fasebj.2022.36.S1.R6203.

Yamoto K, Saitsu H, Nishimura G, Kosaki R, Takayama S, Haga N, et al.: Comprehensive clinical and molecular studies in split-hand/foot malformation: identification of two plausible candidate genes (LRP6 and UBA2), Eur J Hum Genet 27(12):1845, 2019. https://doi.org/10.1038/s41431-019-0473-7.

Zaib T, Rashid H, Khan H, Sun P: Recent advances in syndactyly: basis, current status and future perspectives, Genes (Basel) 13(5):771, 2022. https://doi.org/10.3390/genes13050771.

KAPITEL

17 Nervensystem

Zur Orientierung

Das Nervensystem wird nach morphologischen oder funktionellen Gesichtspunkten in verschiedene Abschnitte unterteilt: Anhand der *Morphologie* unterscheidet man das **Zentralnervensystem (ZNS)** vom **peripheren Nervensystem (PNS):** Das ZNS besteht aus Gehirn und Rückenmark, das PNS umfasst alle Neurone (Nervenzellen) und Gliazellen (Hüll- und Stützzellen im Nervensystem), die außerhalb des ZNS liegen, sowie deren Fortsätze in Form der Spinal- und Hirnnerven.

Funktionell unterscheidet man zwischen einem **somatischen** und einem **vegetativen** Nervensystem; letzteres wird auch als **autonomes Nervensystem** bezeichnet. Das somatische Nervensystem ist für die *bewusste* Kontrolle der Skelettmuskulatur verantwortlich, während das vegetative Nervensystem der *unbewussten* Steuerung der Herzmuskulatur, der glatten Muskulatur (z. B. von Gefäßen und Magen-Darm-Trakt) und zahlreicher Drüsen dient.

Bestandteile des somatischen und des vegetativen Nervensystems und der funktionellen Verbindungen zwischen beiden Systemen kommen im ZNS und im PNS vor.

17.1 Ursprung des Nervensystems

Das Nervensystem entwickelt sich vollständig aus Zellen des **Ektoderms.** Zu den frühen Vorstufen zählen:

- die **Neuralplatte,** ein annähernd ovaler Bereich mit erhöhtem Epithel, der ab dem Stadium 6 im anterioren Bereich der Keimscheibe vom umgebenden Ektoderm abgegrenzt werden kann und anterior (kranial) zunächst breiter ist als posterior (kaudal) (➤ Abb. 17.1A).
- ein diese Neuralplatte umgebendes, an das umliegende Oberflächenektoderm (epidermales Ektoderm) angrenzendes Band ektodermaler Zellen, in dem sich die **Neuralleiste** und die ektodermalen **Plakoden** – ebenfalls umschriebene Bereiche mit erhöhtem Epithel – entwickeln.

Neben Chorda dorsalis und Chordaplatte induzieren nach neuen Erkenntnissen auch Organisator-Vorläufergewebe während bzw. vor der Gastrulation die Neuralplatte im darüber bzw. davor liegenden Ektoderm und Epiblast – wahrscheinlich auch beim Menschen. Zu den zahlreichen sezernierten Signalmolekülen, die dann außerdem die Differenzierung in der Neuralplatte steuern, zählen Shh, transformierende Wachstumsfaktoren-β (**TGFβ**, z. B. Activin), deren Inhibitoren (z. B. Chordin) und Mitglieder der Familie der Fibroblastenwachstumsfaktoren (**FGF).**

Die Differenzierung ektodermaler Zellen zu Neuroblasten wird durch die Aktivierung des Transkriptionsfaktors **Neurogenin** eingeleitet, der wiederum die Expression des neuronalen Schlüsselfaktors ***NeuroD*** induziert. *Neurogenin* wird zunächst in allen neuroektodermal geprägten Zellen gleichmäßig exprimiert; im weiteren Verlauf führt jedoch die Bindung des extrazellulären Signalmoleküls **Delta** an seinen Rezeptor **Notch** (➤ Kap. 20) in einigen Zellen zur Inhibition der *Neurogenin*-Expression und damit auch zur Inhibition neuronaler Differenzierung. In den Zellen mit blockierter neuronaler Differenzierung wird in der Folge die Expression von Delta reduziert, sodass diese Zellen die neuronale Differenzierung in ihren Nachbarzellen nicht mehr inhibieren können. Dadurch entsteht ein spezifisches **Muster** aus neuronalen neurogeninpositiven Vorläuferzellen und aus nichtneuronalen neurogeninnegativen Zellen, aus denen sich später die Zellen der Neuroglia ableiten. Die initiale

Expressionsstärke des *Delta*-Signals bestimmt dabei die Zahl der gebildeten Neurone.

Die Faltung der Neuralplatte zum Neuralrohr – die **Neurulation** – beginnt etwa am 18. Tag, wenn sich die Ränder der Neuralplatte zu heben beginnen (➤ Kap. 4.2.1), und sie erreicht ihren ersten Höhepunkt am Anfang der vierten Entwicklungswoche (22. oder 23. Tag) mit der Fusion der Neuralfalten auf Höhe des vierten bis sechsten Somitenpaares (➤ Abb. 17.1, ➤ Kap. 4). Durch die Fusion entsteht schließlich ventral das geschlossene Neuralrohr, dorsal die durchgehende Schicht des Oberflächenektoderms und dazwischen die locker geformte Schicht der ersten Neuralleistenzellen (➤ Abb. 17.1F).

- Aus dem **Neuralrohr** entstehen im weiteren Verlauf der Entwicklung Gehirn und Rückenmark, d. h. die zentralen Anteile des somatischen und des autonomen Nervensystems. Die kranialen zwei Drittel der Neuralplatte bzw. des Neuralrohrs bis etwa zum vierten Somitenpaar repräsentieren dabei das zukünftige **Gehirn,** aus dem kaudalen Drittel entsteht das **Rückenmark.**
- Aus der **Neuralleiste** entstehen die peripheren Anteile des somatischen und des autonomen Nervensystems, d. h. Teile der Hirn- und Spinalnerven sowie die zugehörigen somatischen und vegetativen Ganglien.
- Die im Oberflächenektoderm zurückgebliebenen ektodermalen **Plakoden** beteiligen sich an der Bildung von Sinnesepithelien (z. B. Riechepithel, Sinnesepithelien des Innenohrs), von Ganglien der Hirnnerven und von Hilfsstrukturen der Sinnesorgane (Linse, Innenohrlabyrinth).

Die Verschmelzung der Neuralfalten schreitet nach kranial und kaudal fort, bis an beiden Enden des entstehenden Neuralrohrs nur noch eine kleine Öffnung verbleibt (➤ Abb. 17.2A und B). An diesen Stellen kommuniziert das Lumen des Neuralrohrs – der ***Neuralkanal*** – frei mit der Amnionhöhle (➤ Abb. 17.2C). Die kraniale Öffnung, der sog. ***Neuroporus anterior*** *(cranialis)*, verschließt sich etwa am 24. Tag (Carnegie-Stadium 10, 12 Somiten) und der *Neuroporus posterior (caudalis)* zwei Tage später (Carnegie-Stadium 12, 25 Somiten; ➤ Abb. 17.2D). Der Verschluss der Neuroporen geht mit der Etablierung der Blutgefäßversorgung des Neuralrohrs einher. Für die Ausbildung von Gehirn und Rückenmark verdicken sich die Wände des Neuralrohrs (➤ Abb. 17.3). Dabei entstehen aus dem Neuralkanal das Ventrikelsystem des Gehirns und der Zentralkanal des Rückenmarks.

Durch das fortschreitende Wachstum des Embryos kommt der *Neuroporus posterior* im Carnegie-Stadium 13 (28. Tag) etwa auf Höhe des 31. Somitenpaares zu liegen. Aus diesem Somitenpaar entstehen Teile der ersten und zweiten Sakralwirbelanlage. Das Neuralrohr für die sakralen und kokzygealen Segmente, die kaudal von diesem Punkt angelegt werden, entsteht nicht durch Faltung, sondern durch einen kaudalwärts gerichteten Aussprossungsprozess des Neuralepithels, der seinen Anfang von der ventralen Wand des kaudalen Neuralrohrendes – also kaudal des *Neuroporus posterior* – nimmt und in die **Endknospe** (oder auch Sakrokokzygealknospe), den Überrest des Primitivstreifens, vordringt (➤ Kap. 5.1.1). Auf diese Weise entsteht zunächst ein solides Neuralrohr, in dem sich erst nachträglich von kranial nach kaudal fortschreitend ein Neuralkanal bildet. Dieser bislang nur wenig verstandene Prozess der Neuralrohrbildung im kaudalen Körperabschnitt wird als **sekundäre Neurulation** dem zuvor beschriebenen Faltungsprozess der **primären Neurulation** gegenübergestellt (➤ Kap. 4 und ➤ Kap. 5).

Zellbiologisch lässt sich die Formentwicklung des Neuralrohrs vor allem durch zwei erst kürzlich auch als molekular eng verbunden erkannte Prozesse erklären: Durch die sog. **konvergente Extension** werden zunächst ganze Reihen von Nachbarzellen des noch flachen Neuroektoderms gegeneinander verschoben, sodass sich zwei symmetrische Flächen (Neuralfalten) mit erhöhtem Zylinderepithel – zusammen als Neuralplatte bezeichnet – beidseits einer Rinne (der Neuralrinne) formen können (➤ Abb. 17.1B). **Apikale Konstriktion** der Neuralepithelzellen, die in anterior-posteriorer Richtung zum einen in der Neuralrinne („medial hinge“) und zum anderen etwa in der Mitte der beiden Neuralplattenhälften („lateral hinges“) aufgereiht sind, sorgen in einem zweiten Schritt für die Anhebung und gegenseitige Annäherung der Neuralplattenränder – jetzt als Neuralwülste zu erkennen – in Richtung der dorsalen Mittellinie (➤ Abb. 17.1D und E). Beide Prozesse werden von Komponenten des sog. **Planar-cell-polarity(PCP)-Signalwegs** gesteuert, die wiederum unter dem Einfluss von Wnt-Signalmolekülen stehen (➤ Kap. 20). Wie bei den Gastrulationsbewegungen (➤ Kap. 4) zeigt sich hier die überragende Bedeutung der Polarität und Beweglichkeit in der sog. „planaren“ Dimension von Epithelien: Diese planare Polarität von Epithelien steht senkrecht zur bekannten apikal-basalen Polarität des Epithels und wird – nach heutigem Kenntnisstand – auf zellulärer Ebene nicht morphologisch, sondern nur molekular durch die PCP-Komponenten definiert und aktiv gesteuert. Auf der Ebene der diesen beiden Prozessen übergeordneten Gene ist bisher nur bekannt, dass die Vielfalt der genetischen Neuralrohrdefekte einer ebenso großen Vielfalt von Mutanten der Maus gegenübersteht und dass von diesen Mutationen beim Menschen bisher nur wenige identifiziert werden konnten.

Störungen des Neuralrohrverschlusses Beobachtungen an Labortieren wie auch epidemiologische Untersuchungen an Kindern mit Neuralrohrdefekten legen den Schluss nahe, dass der Neuralrohrverschluss auch beim Menschen von mehreren, sehr wahrscheinlich sogar von fünf verschiedenen Punkten oder Regionen ausgeht. Störungen des Verschlusses an Punkt 1 (zwischen Rhombenzephalon und dem 5. Somitenpaar) führen zur Entstehung einer sog. *Spina bifida cystica;* Störungen an Punkt 2 (am Übergang zwischen Prosenzephalon- und Mesenzephalonanlage) zur sog. Anenzephalie. Störungen in der Region 4 (auf Höhe des Rhombenzephalons, also zwischen den Punkten 1 und 2), zusätzlich zu Störungen an den Punkten 1 und 2, führen zur Kraniorachischisis. Eine komplette Störung des Neuralrohrschlusses, die dann auch den Punkt 3 (kraniale Spitze der Neuralplatte) einbezieht, ist sehr selten. Die genannten Neuralrohrdefekte werden weiter unten noch genauer besprochen (➤ Kap. 17.2.1).

17.2 Zentralnervensystem

Im Querschnitt haben das Gehirn und Rückenmark während der frühen Entwicklung ursprünglich dieselbe Grundstruktur. Auf Höhe des Gehirns wird diese Grundstruktur durch die Hirnbeugen und

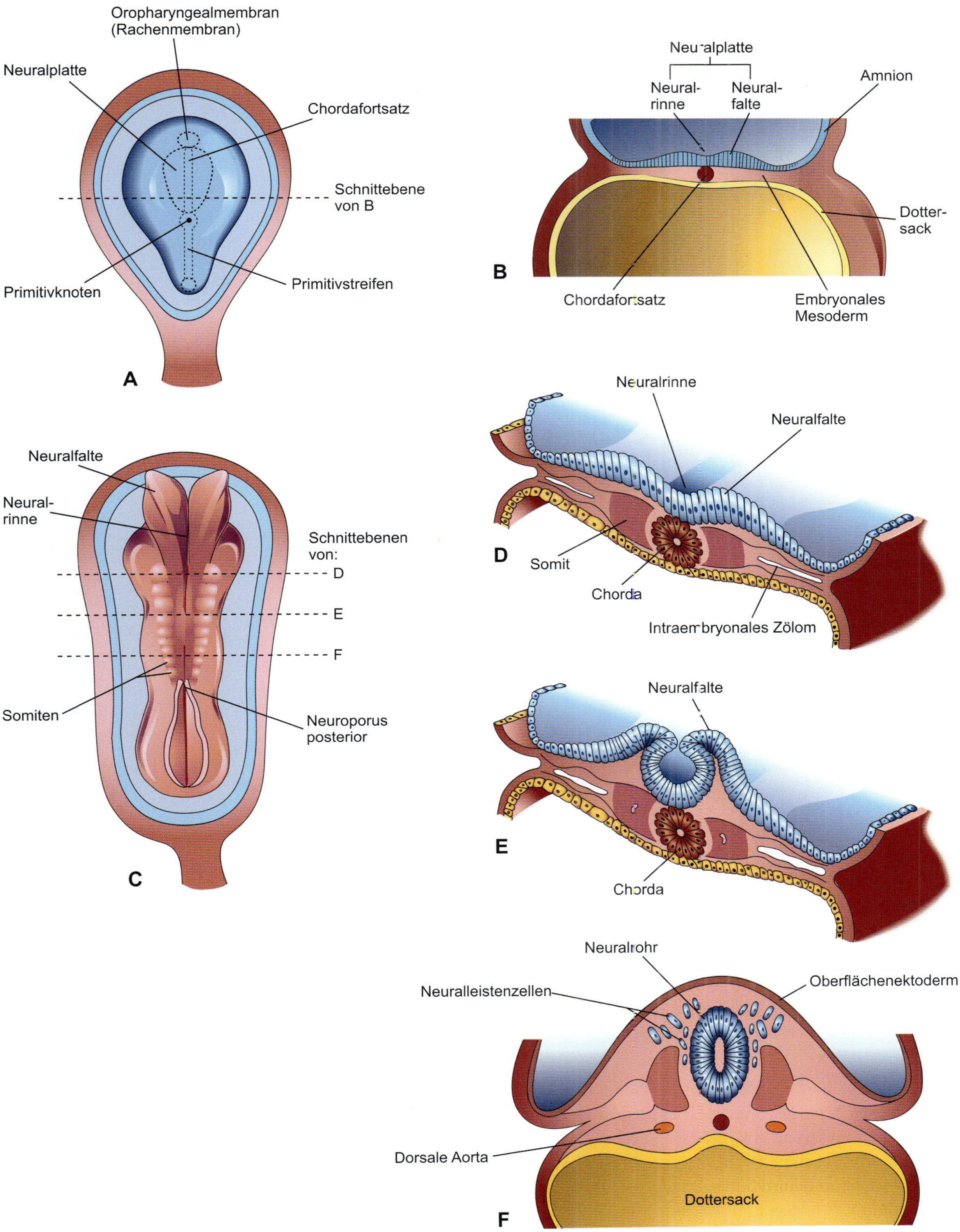

Abb. 17.1 Schematische Darstellung der Neuralplatte und ihrer Auffaltung im Verlauf der Bildung des Neuralrohrs. A) Dorsalansicht eines 18 Tage alten Embryos nach Entfernung des Amnions. **B)** Transversalschnitt durch die Neuralplatte dieses Embryos, der die frühe Entwicklung der Neuralrinne zeigt. **C)** Dorsalansicht eines ca. 22 Tage alten Embryos: Im Bereich des vierten bis sechsten Somitenpaares sind die Neuralfalten bereits verschmolzen, jedoch noch nicht in den weiter kranial oder kaudal liegenden Bereichen. **D–F)** Transversalschnitte entlang den in C gezeigten Schnittebenen. Sie zeigen die Bildung des Neuralrohrs und seine Ablösung vom Oberflächenektoderm (dem Vorläufer der Epidermis). Einige Neuralepithelzellen haben sich aus dem Neuralrohr ausgegliedert und kommen in der Nachbarschaft von Neuralrohr, Oberflächenektoderm und Somiten als Neuralleistenzellen zu liegen.

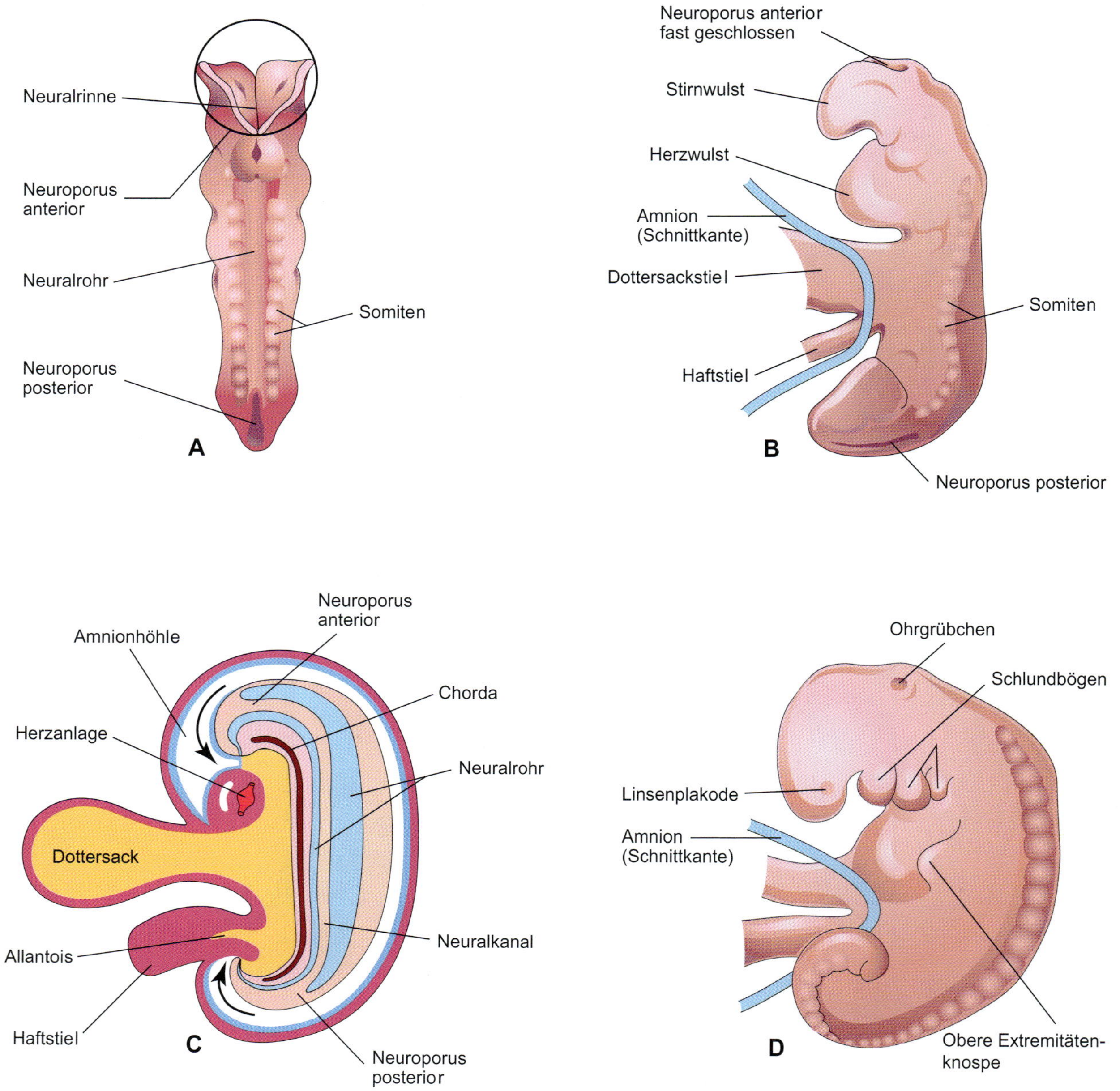

Abb. 17.2 **A)** Dorsalansicht eines etwa 23 Tage alten Embryos, bei dem die Vereinigung der Neuralfalten und die Entstehung des Neuralrohrs schon weit vorangeschritten sind. **B)** Seitenansicht eines etwa 24 Tage alten Embryos: Man beachte den Stirnfortsatz und den beginnenden Verschluss des *Neuroporus anterior.* **C)** Schematischer Sagittalschnitt des Embryos aus B, der die vorübergehende Verbindung des Neuralkanals mit der Amnionhöhle zeigt. **D)** Seitenansicht eines etwa 27 Tage alten Embryos: Die in B gezeigten Neuralrohröffnungen sind jetzt verschlossen.

durch unterschiedlich starke Proliferation der Neuralepithelzellen in den verschiedenen Wandabschnitten der entstehenden Hirnbläschen weitaus stärker variiert als etwa bei der Entstehung der für das Rückenmark typischen „Schmetterlingsform“ der grauen Substanz. Insbesondere entsteht im Gehirn durch das tangentiale, häufig dem Verlauf des Neuralrohrs folgende Auswachsen von Nervenzellfortsätzen eine mächtige Schicht weißer Substanz, meist zwischen der grauen Substanz und der luminalen Oberfläche der Hirnbläschen, teilweise aber auch zwischen der grauen Substanz und der äußeren Oberfläche. Da auf Höhe des Rückenmarks die Nervenzellfortsätze hauptsächlich zwischen der grauen Substanz und der äußeren (basalen) Oberfläche des Neuralrohrepithels auf und ab wachsen, kommt es zu drastischen Unterschieden im Querschnittsbild und in der Verteilung von grauer und weißer Substanz in diesen verschiedenen Abschnitten des ZNS. In den Hemisphären von Kleinhirn und Großhirn ist schließlich die Verteilung von weißer und grauer Substanz prinzipiell umgekehrt wie im Rückenmark; lediglich im Hirnstamm liegt die weiße Substanz (wie im Rückenmark) vorwiegend peripher. Der prinzipiell röhrenartige Aufbau mit einer äußeren (pialen), der Basalmembran des Neuralrohrs zugewandten Oberflä-

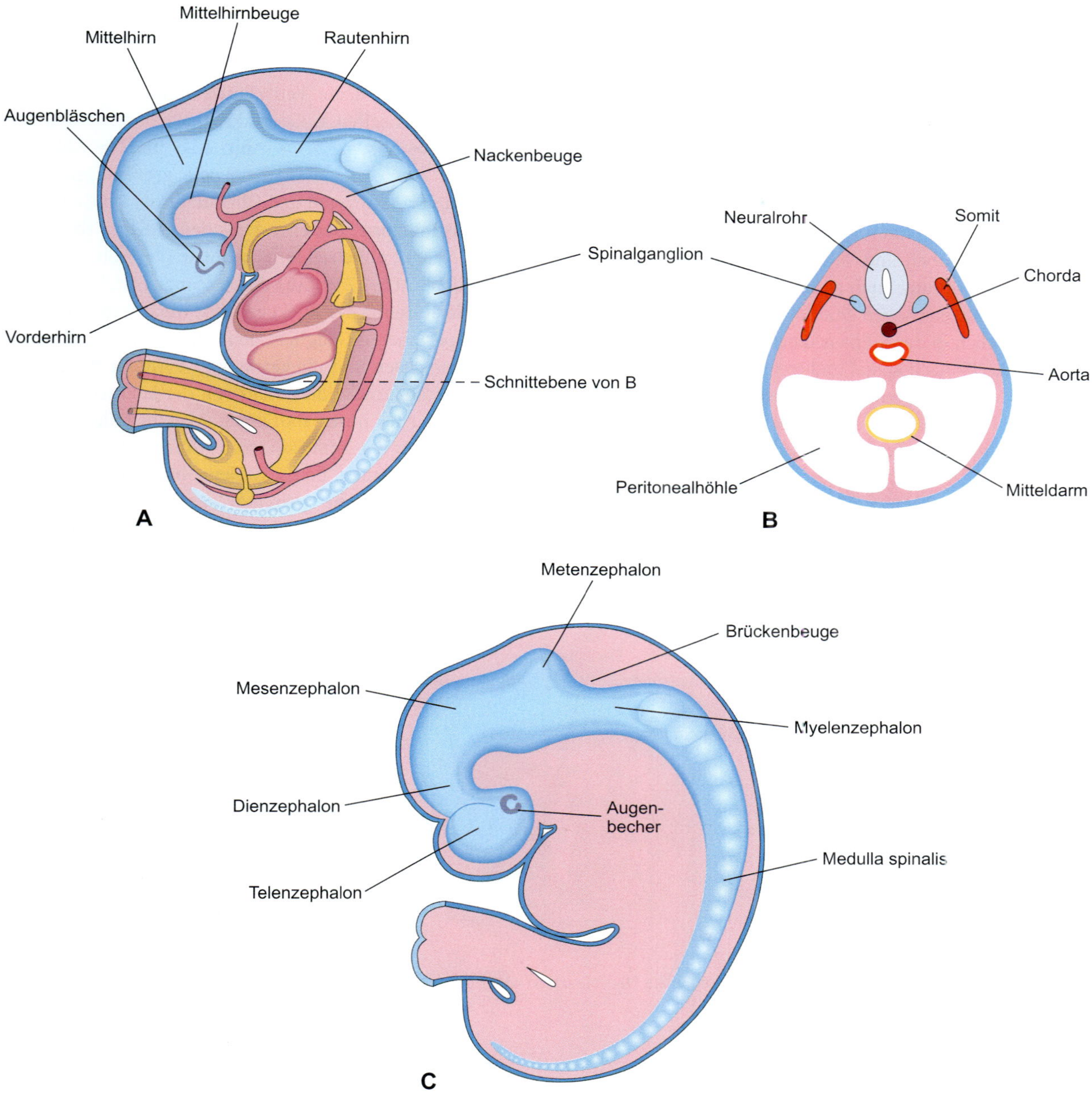

Abb. 17.3 A) Schematische Seitenansicht eines etwa 28 Tage alten Embryos zur Darstellung der drei primären Hirnbläschen: Vorderhirn (Prosenzephalon), Mittelhirn (Mesenzephalon) und Rautenhirn (Rhombenzephalon). Zwei Beugen markieren diese primären Unterteilungen des Gehirns. **B)** Transversalschnitt durch den Embryo in A auf Höhe des Neuralrohrabschnitts, aus dem das Rückenmark entsteht. Die Spinalganglien als Derivate der Neuralleiste sind ebenfalls dargestellt. **C)** Schematische Seitenansicht des ZNS eines fünfwöchigen Embryos zur Darstellung der sekundären Hirnbläschen und der Brückenbeuge. Die Brückenbeuge entsteht durch differenzielles Wachstum verschiedener Gehirnabschnitte.

che und einer inneren (ependymalen), das Lumen des Neuralrohrs umschließenden Oberfläche bleibt jedoch auch beim erwachsenen ZNS in allen Abschnitten erhalten.

Die funktionelle Unterteilung des ZNS in motorische und sensorische Anteile entspricht in der grauen Substanz des Rückenmarks der ventral und der dorsal liegenden Hälfte der „Schmetterlingsform", deren morphologische Trennung auf der ependymalen Seite durch den Sulcus limitans markiert ist (➤ Abb. 17.4, ➤ Abb. 17.6). Bereits im 19. Jahrhundert war bekannt, dass sich der Sulcus limitans nach kranial bis in den Hirnstamm fortsetzt, und die dieser Ausdehnung entsprechende (topografisch definierte) Säulenform der motorischen (ventralen) und sensorischen (dorsalen) grauen Substanz ist die Grundlage für die über hundert Jahre alte prinzipielle topografische Gliederung auch der kranialen Abschnitte des ZNS bis in das Zwischenhirn. Nach moderner Auffassung wird dieses „Säulenmodell" im Vorderhirn überlagert von der metameren Gliederung des „Prosomerenmodells", das entsprechend der Definition der – im Hirnstamm auch morphologisch erkennbaren – Rhombomere molekular durch (differentielle) mRNA-Expression definiert ist und hilft, die komplexe Entwicklung des ZNS auch speziesübergreifend zu verstehen.

17.2.1 Rückenmark (Myelon)

Das Rückenmark entsteht aus dem Neuralrohrabschnitt, der kaudal des vierten Somitenpaares liegt (➤ Abb. 17.3 und Abb. 17.4). Die laterale Wand des Neuralrohrs verdickt sich durch Proliferation der Neuralepithelzellen. Dabei sind Mitosespindeln (sog. mitotische Figuren) hauptsächlich lumennah zu beobachten (➤ Abb. 17.4E); wie in vielen hochprismatischen embryonalen Epithelien wandern die Zellkerne nämlich in der S-Phase innerhalb der zylinderförmigen Neuroepithelzelle nach apikal und treten dort, also lumennah, in die Mitose ein. Für die folgende Zytokinese verkürzt sich die Zelle kurzfristig, und in den entstehenden Tochterzellen wandern die Zellkerne vor der nächsten Teilung wieder in Richtung des basalen Zellkompartiments. Der Grund und die molekulare Regulation dieser **interkinetischen nukleären Migration** sind bisher wenig verstanden.

Durch die Proliferation verengt sich der Neuralkanal zusehends, bis ab der neunten oder zehnten Woche nur noch der **Zentralkanal** des Rückenmarks zurückbleibt (➤ Abb. 17.4C). Zunächst besteht die Neuralrohrwand nur aus einem mehrreihigen, hochprismatischen Neuralepithel (➤ Abb. 17.4D). Diese neuroepithelialen Zellen bilden die **Ventrikulärzone,** aus der alle Neurone und **Makrogliazellen** („die Makroglia") des Rückenmarks hervorgehen (➤ Abb. 17.5, ➤ Abb. 17.6 und ➤ Abb. 17.7); als Makroglia bezeichnet man dabei alle großzelligen Anteile der Neuroglia wie Astrozyten und Oligodendrozyten. Schon bald wird eine **Marginalzone,** bestehend aus den äußeren (basalen) Anteilen der Neuralepithelzellen, erkennbar (➤ Abb. 17.4E, ➤ Abb. 17.6 und ➤ Abb. 17.7). Aus dieser Zone entsteht nach und nach die weiße Substanz des Rückenmarks, wenn Axone von Neuronen aus den peripheren Ganglien, dem Rückenmark und dem Gehirn in sie einwachsen und die kernhaltigen Anteile der Neurone (die graue Substanz) mehr und mehr von der äußeren Oberfläche des Neuralrohrs nach innen abdrängen. Manche teilungsaktiven Neuralepithelzellen der Ventrikulärzone differenzieren sich zu neuronalen Vorläuferzellen, den sog. **Neuroblasten;** diese bilden dann eine **Intermediärzone** zwischen der Ventrikulärzone und der Marginalzone, die auch als **Mantelschicht** bezeichnet wird. Durch die Ausbildung von Fortsätzen werden aus den Neuroblasten reife **Neurone** (➤ Abb. 17.5).

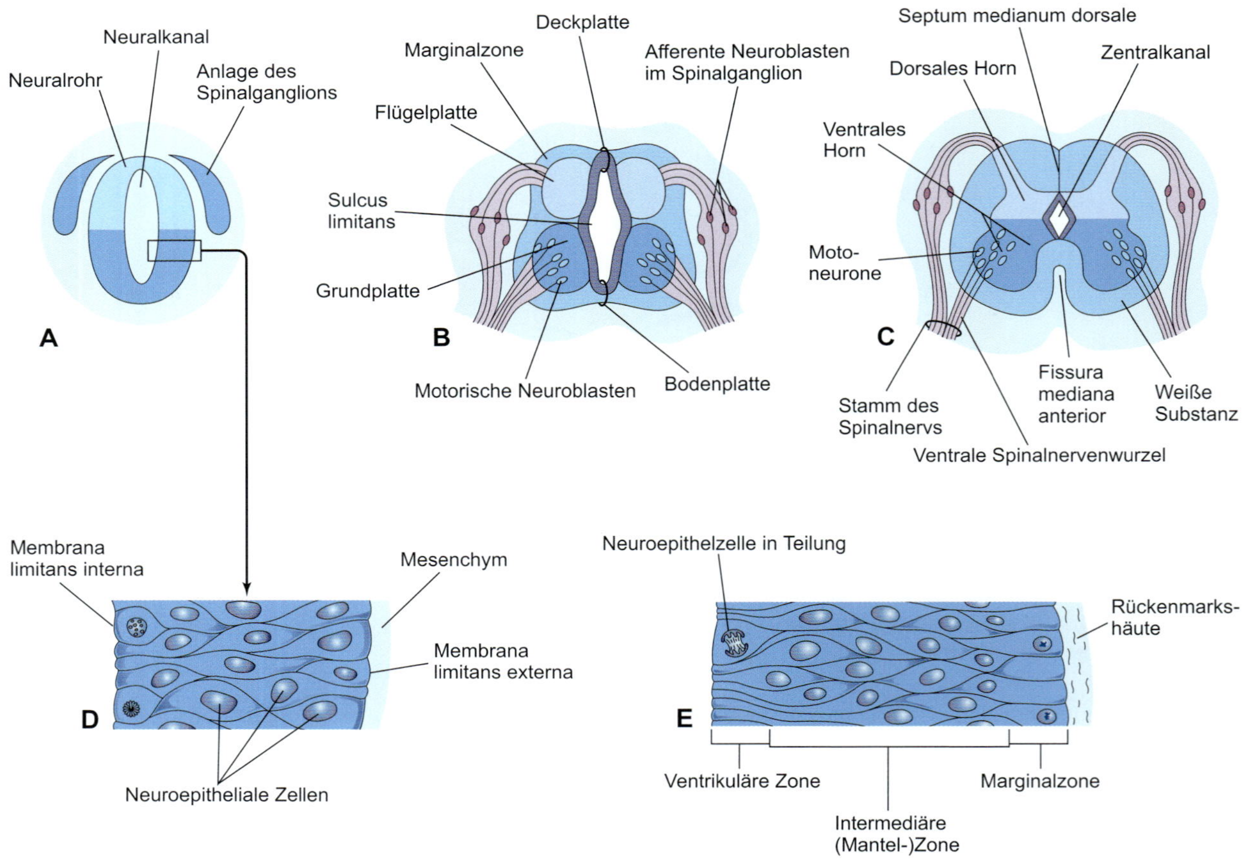

Abb. 17.4 Schemazeichnungen zur Entwicklung des Rückenmarks. A) Transversalschnitt durch das Neuralrohr eines etwa 23 Tage alten Embryos. **B, C)** Entsprechende Schnittbilder von sechs bzw. neun Wochen alten Embryonen. Im Verlauf der von A bis C gezeigten Stadien wird der Neuralkanal in den Zentralkanal des Rückenmarks umgewandelt. **D)** Vergrößerung eines Wandabschnitts des in A gezeigten Neuralrohrs. **E)** Ähnlicher Wandabschnitt des Rückenmarks wie in D, jedoch nach weiterer Differenzierung, in deren Verlauf nun drei unterschiedliche Zonen entstanden sind.

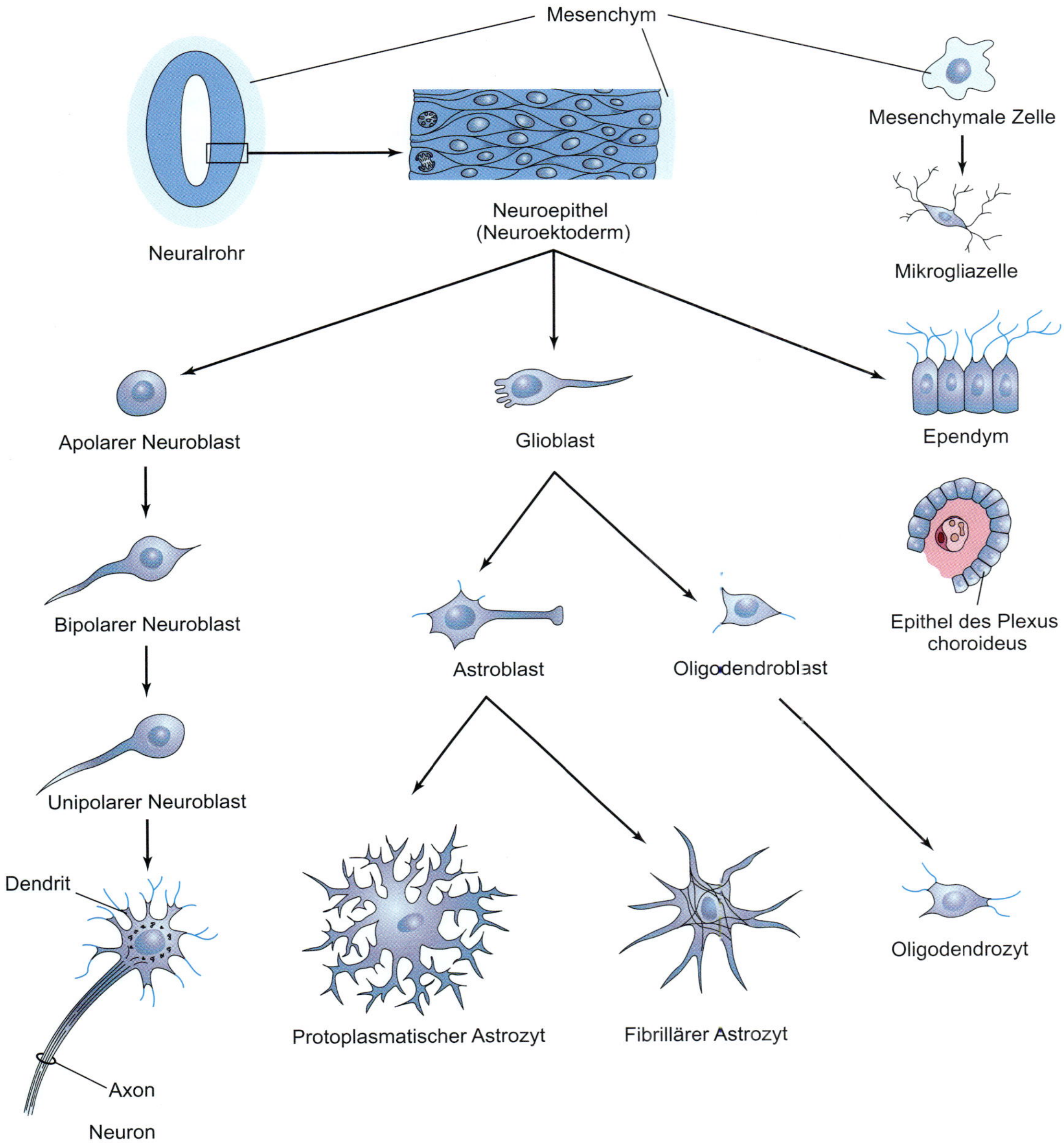

Abb. 17.5 Histogenese der Zellen im zentralen Nervensystem. Aus den Neuralepithelzellen bilden sich alle Neurone und Makrogliazellen. Im Verlauf der Entwicklung entsteht aus multipolaren Neuroblasten eine Nervenzelle oder ein Neuron (unten links). von mesenchymalen Zellen ab, die zusammen mit den Blutgefäßen in das sich entwickelnde Nervensystem einwandern.

Gliale Vorläuferzellen – **Glioblasten** – sind die Vorläufer der primären „Stützzellen" des ZNS. Sie differenzieren sich ebenfalls aus den Neuralepithelzellen, jedoch überwiegend, nachdem die Neuroblastenbildung bereits abgeschlossen ist. Die neu gebildeten Glioblasten wandern dann von der Ventrikulärzone aus in die Intermediär- und die Marginalzone ein. Aus manchen Glioblasten werden zunächst **Astroblasten** und dann reife **Astrozyten,** während sich andere zu **Oligodendroblasten** und schließlich zu reifen **Oligodendrozyten** differenzieren (➤ Abb. 17.5). Sobald die Neubildung von Neuroblasten und Glioblasten abgeschlossen ist, differenzieren sich die („zurückgebliebenen") Neuralepithelzellen zu **Ependymzellen,** die den Zentralkanal des Rückenmarks auskleiden.

Mikrogliazellen („die Mikroglia") sind relativ kleine Zellen, die sich vom Mesenchym ableiten (➤ Abb. 17.5); sie kommen weit verstreut sowohl in der weißen als auch in der grauen Substanz vor. Mikrogliazellen wandern erst relativ spät während der Fetalzeit in das ZNS ein, nachdem die Vaskularisierung bereits abgeschlossen ist. Sie stammen aus dem Knochenmark, wo sie sich – wie die Phagozyten – aus den mononukleären Zellen ableiten.

Durch unterschiedliche Proliferation und Differenzierung der neuroepithelialen Zellen des Rückenmarks entstehen dicke laterale Wände; dagegen bleibt die Wandstärke im Bereich der sog. **Boden-** und der **Deckplatte** vergleichsweise gering (➤ Abb. 17.4B). Durch die differenzielle Proliferation in den Seitenwänden bildet sich außerdem eine flache Rinne – der ***Sulcus limitans*** (➢ Abb. 17.4B und ➢ Abb. 17.6) – zwischen dem dorsalen Teil (der sog. **Flügelplatte**) und dem ventralen Teil (der **Grundplatte**) des Neuralrohrs. Grund- und Flügelplatte bilden lang gestreckte Vorwölbungen, die sich beidseits über die gesamte Länge des Rückenmarks hinziehen. Im weiteren Verlauf der Entwicklung werden sie zu funktionell unterschiedlichen Rückenmarksabschnitten, indem in der Grundplatte die efferenten Fasern ihren Ausgang nehmen, während die afferenten Fasern in die Flügelplatte eintreten und z. T. dort enden.

Zellkörper in der Flügelplatte bilden die **dorsalen Säulen,** die sich über die gesamte Länge des Rückenmarks hinziehen. Sie treten auf Transversalschnitten als das **dorsale Horn (Hinterhorn)** der grauen Substanz im Rückenmark in Erscheinung (➢ Abb. 17.7). Neurone in diesem Bereich bilden die afferenten Kerne, und Gruppen dieser Kerne bilden zusammen die verschiedenen Säulen des Hinterhorns. Zellkörper in der Grundplatte bilden die **ventralen (Vorderhorn)** und **lateralen (Seitenhorn)** Säulen der grauen Substanz.

Gleichzeitig wachsen Axone der Vorderhornzellen aus dem Rückenmark aus und bilden so die **ventralen Wurzeln** der Spinalnerven (➢ Abb. 17.6). Wenn sich die Grundplatte vergrößert, wölbt sie sich – nicht zuletzt auch durch die zunehmende weiße Substanz (s. o.) – beidseits nach ventral vor. Da die Bodenplatte nicht entsprechend an Dicke zunimmt, bildet sich indirekt das ***Septum medianum ventrale*** aus, und auf der ventralen Oberfläche des Rückenmarks senkt sich eine tiefe, längs gerichtete Rinne ein – die ***Fissura mediana anterior.*** Auf ähnliche Weise – aber mit noch stärkerer Beteiligung der weißen Substanz – bildet sich dorsal das ***Septum medianum dorsale*** (➢ Abb. 17.4C und ➢ Abb. 17.7), da sich die beiden Flügelplatten durch die Entstehung der Leitungsbahnen im *Funiculus posterior* von lateral in die (dünn bleibende) Deckplatte wölben.

Die prinzipielle dorsoventrale Differenzierung des Rückenmarks in Bereiche mit vorwiegend sensorischen Neuronen (dorsal) oder motorischen Neuronen (ventral) beginnt wahrscheinlich bereits deutlich vor dem Verschluss des Neuralrohrs, und die Bildung der Vorläuferzellen zumindest im ventralen („motorischen") Abschnitt des Neuralrohrs konnte insbesondere durch Experimente am Hühnerembryo mit Konzentrationsgradienten von zwei sog. Morphogenen, d. h. von zwei extrazellulären Signalmolekül-Familien (Shh und BMP), korreliert werden, die wiederum die Aktivität von mehreren *Hox*-Genen kontrollieren (➢ Abb. 17.8). Diesem Modell zufolge gibt es drei Stufen oder Phasen der molekularen Interaktion. In einer ersten Phase der Differenzierung hat das Verhältnis von ventral (in *Chorda dorsalis* und Bodenplatte) produziertem Shh (und dem von ihm gesteuerten Transkriptionsfaktor Gli) und dorsal (von Oberflächenektoderm und Deckplatte) produziertem BMP4 direkte Auswirkung auf die relative Aktivität von zwei Klassen von *Hox*-Genen (➢ Abb. 17.8B). Aus beiden Klassen stehen sich jeweils bestimmte „Partner-Gene" gegenüber und grenzen dabei – in einer zweiten

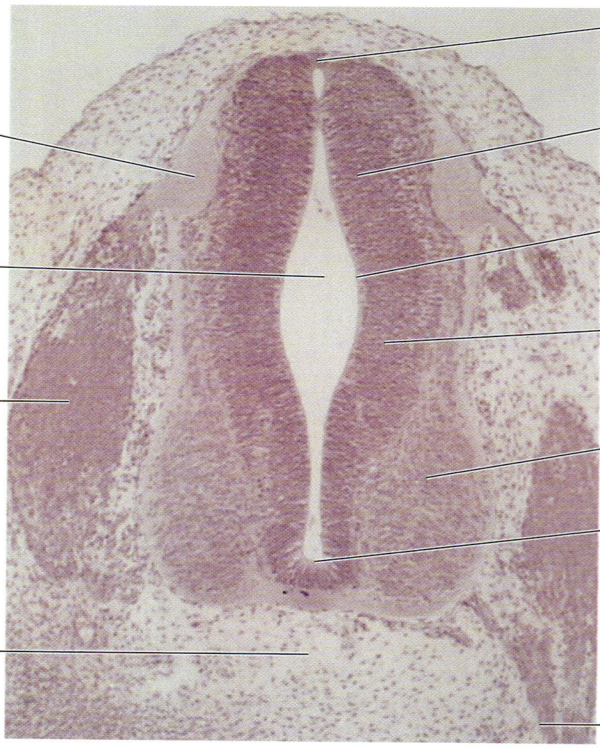

Abb. 17.6 Transversalschnitt durch das Rückenmark eines ungefähr 40 Tage alten Embryos im Carnegie-Stadium 16 (× 100). Die ventrale Spinalnervenwurzel setzt sich aus Nervenfasern zusammen, die von Neuroblasten der Grundplatte stammen (Vorläufer des ventralen Horns des Rückenmarks), während die dorsale Wurzel von Nervenfasern gebildet wird, die von Neuroblasten im Spinalganglion stammen. (Aus Moore KL, Persaud TVN, Shiota K: Color atlas of clinical embryology, ed 2 2000, Philadelphia, Saunders.)

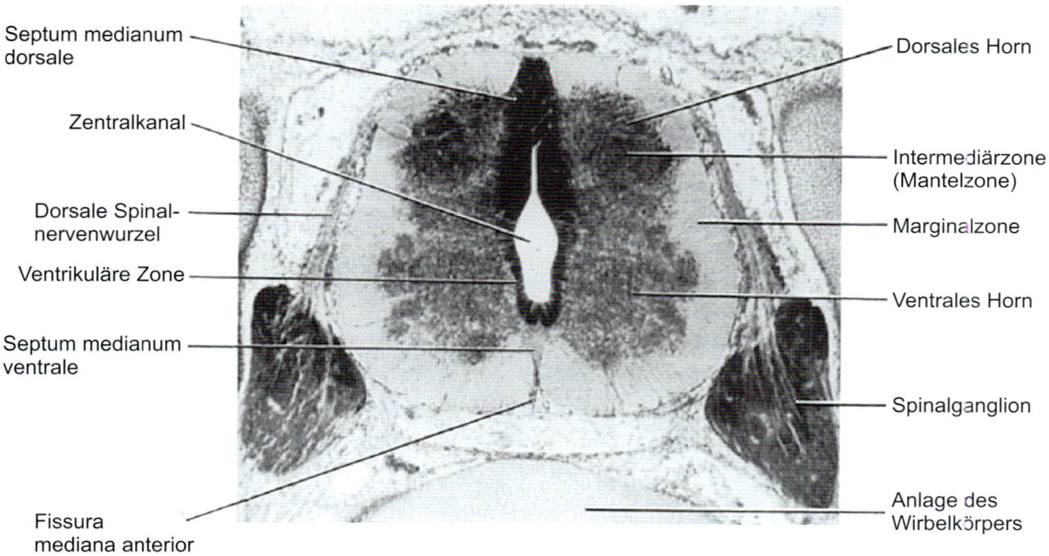

Abb. 17.7 Aufnahme eines Transversalschnitts durch das Rückenmark eines ungefähr 50 Tage alten Embryos (Carnegie-Stadium 20; × 60).

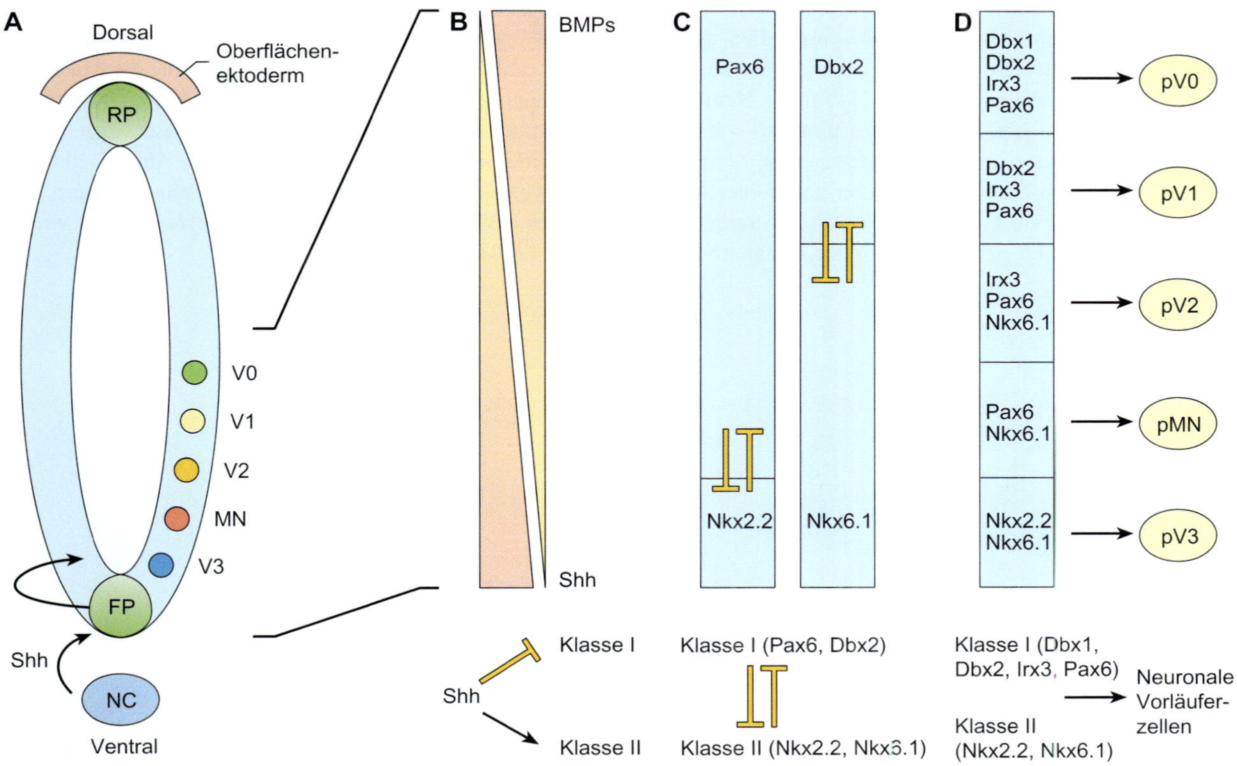

Abb. 17.8 Modell der Spezifizierung von Neuronen in der ventralen Hälfte des Neuralrohrs auf Höhe des zukünftigen Rückenmarks auf der Grundlage von Morphogen- und Transkriptionsfaktor-Aktivitäten im Embryo des Huhns. A) Schematische Darstellung des frühen Neuralrohrs mit Bodenplatte (FP) und darunter liegender *Chorda dorsalis* (NC) ventral, mit Deckplatte (RP) und darüberliegendem Oberflächenektoderm und mit der Anordnung verschiedener neuronaler Vorläuferzellen (V0–V3 → Interneurone, MN → Motoneurone). **B)** Phase I mit gegenläufigen Morphogen-Gradienten. **C)** Phase II mit opponierenden *Hox*-Gen-Aktivitäten auf unterschiedlichen dorsoventralen Niveaus. **D)** Phase III mit fünf Bereichen unterschiedlicher Kombinationen von Klasse-I- und Klasse-II-*Hox*-Genen und entsprechenden Vorläuferzellen (pV0–pV3, pMN) (A: Modifiziert nach Jessel TM: Neuronal specification in the spinal cord: inductive signals and transcription codes, Nat Rev Genet 1:20, 2000; B-D: Mit freundlicher Genehmigung Dr. David Eisenstat, Manitoba Institute of Cell Biology und Dr. Jeffrey T. Wigle, University of Manitoba, Winnipeg, Canada.)

Phase – den Aktionsbereich des Partners in der anderen Klasse ein, und zwar *Pax6* (aus der Klasse 1) „gegen" *Nkx2.2* (aus der Klasse 2) auf einem weiter ventral liegenden Niveau als die Partner *Dbx2* (aus der Klasse 1) „gegen" *Nkx6.1* (aus der Klasse 2) (➤ Abb. 17.8C). In einer dritten Phase schließlich (➤ Abb. 17.8D) können sich dies- und jenseits dieser beiden „Demarkationslinien" Bereiche bilden, die eine bestimmte Kombination von *Hox*-Genen exprimieren und damit die Identität der in diesem Bereich entstehenden Vorläuferzellen (Motoneurone, verschiedene Typen von Interneuronen) bestimmen.

Myelinisierung der Nervenfasern

Die Bildung der **Myelinscheiden** des Rückenmarks beginnt ab der späten Fetalperiode und setzt sich im ersten postnatalen Jahr fort. Im Allgemeinen werden Faserbahnen dann myelinisiert, wenn sie ihre Funktion aufnehmen. Motorische Fasern werden dabei vor den sensorischen Fasern myelinisiert. Die Myelinscheiden der *Nervenfasern des Rückenmarks* werden von **Oligodendrozyten** gebildet, deren Plasmamembran sich um das **Axon** wickelt und dadurch eine Vielzahl von Hüllschichten ausbildet (➤ Abb. 17.9F–H). Die Myelinschichten der Axone *peripherer Nervenfasern* werden dagegen von der Plasmamembran der **Schwann-Zellen** gebildet (➤ Kap. 17.3), die damit den Oligodendrozyten funktionell eng verwandt sind. Schwann-Zellen leiten sich jedoch von **Neuralleistenzellen** ab, die nach peripher auswandern und sich – im Zuge des Auswachsens der Axone somatischer Motoneurone – um solche Axone, aber auch um die präganglionärer autonomer Neurone wickeln (➤ Abb. 17.9A–E; ➤ Abb. 17.45). Schwann-Zellen umhüllen also zentrale und periphere Fortsätze somatischer und viszeraler sensorischer Neurone und präsynaptischer autonomer Neurone. Mit Beginn der 20. Entwicklungswoche bekommen die peripheren Nervenfasern durch die Ausbildung der Myelinscheiden ein weißes Aussehen. Für die Myelinisierung sind bei beiden Zellklassen (Oligodendrozyten und Schwann-Zellen) Polypeptide aus der Familie der basischen Myelinproteine (engl. ***myelin basic proteins,*** MBP) unerlässlich.

Entwicklung der spinalen Meningen

Das Mesenchym, das das Neuralrohr umgibt (➤ Abb. 17.4D und E), kondensiert zu einer zellreichen Membran, die als **primäre Meninx** bezeichnet wird. Dabei wandern auch **Neuralleistenzellen** in das Mesenchym ein und tragen zur Entstehung und Funktion der Meningen bei. Die äußere Schicht der primären Meninx beginnt, vermehrt Kollagen zu bilden, und verdickt sich dadurch zur ***Dura mater*** (➤ Abb. 17.10). Die innere Schicht verdickt sich nicht weiter und bildet so die Anlage der **Leptomeninx.** In der Leptomeninx entstehen flüssigkeitsgefüllte Spalträume und vereinigen sich zum **Subarachnoidalraum.** So entstehen auf dem Neuralrohr aufliegend die ***Pia mater*** und innen der *Dura mater* locker anliegend die ***Arachnoidea mater.*** Der gemeinsame Ursprung von *Arachnoidea* und *Pia mater* zeigt sich auch in den **Arachnoidalfortsätzen** – zahlloser feiner Bindegewebefäden, die die Arachnoidea mit der *Pia mater* verbinden. Die embryonale **Liquorflüssigkeit,** die ab der fünften Entwicklungswoche in den Aussackungen der ***Plexus choroidei*** innerhalb des Neuralkanals (➤ Abb. 17.20 und ➤ Abb. 17.21) gebildet wird, fließt in den Subarachnoidalraum durch Öffnungen des Neuralrohrs (die *Aperturae laterales* und *mediana*) auf Höhe des Rhombenzephalons.

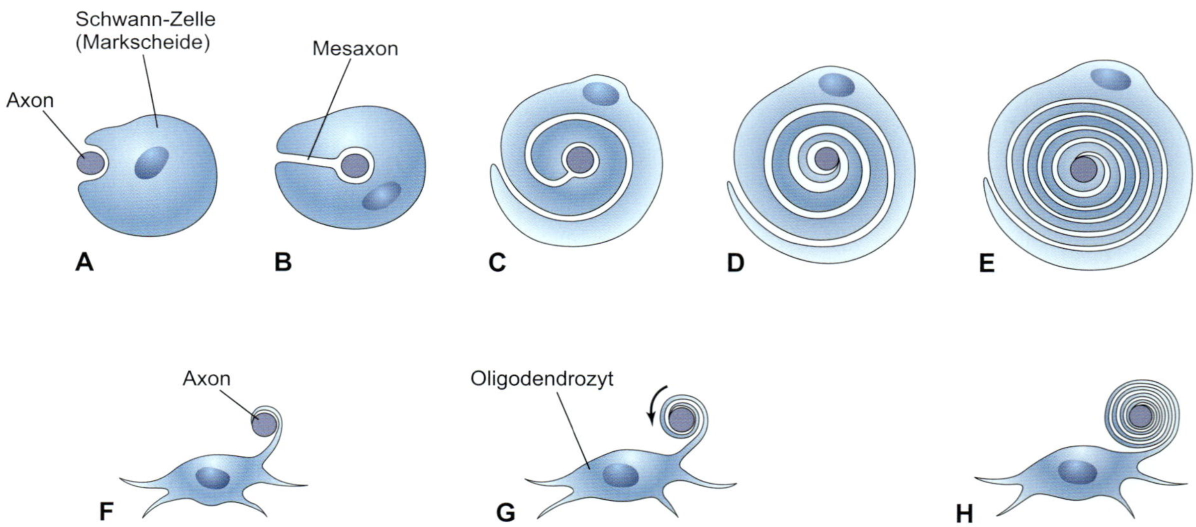

Abb. 17.9 Myelinisierung der Nervenfasern. A–E) Stadien der Myelinisierung des Axons einer peripheren Nervenfaser durch eine Schwann-Zelle: Das Axon senkt sich zunächst in die Zelle ein, dann rotiert die Zelle um das Axon, während sich das Mesaxon (die Verbindung zwischen Zellleib und bestehender Markscheide) einseitig verlängert. Das Zytoplasma zwischen den Zellmembranlagen kondensiert zunehmend, sodass schließlich nur an der inneren Oberfläche zum Axon hin ein schmaler Zytoplasmastreifen erhalten bleibt. **F–H)** Abfolge der Stadien der Myelinisierung im ZNS durch einen Oligodendrozyten. Ein Fortsatz der neuroglialen Zelle wickelt sich um das Axon herum, während das in diesem Fortsatz befindliche Zytoplasma in den Zellkörper zurückweicht.

Lageveränderungen des Rückenmarks

Das embryonale Rückenmark erstreckt sich zunächst über die gesamte Länge des Wirbelkanals (➤ Abb. 17.10A). Die **Spinalnerven** ziehen dabei durch die Zwischenwirbelöffnungen auf Höhe des ihnen zugeordneten Rückenmarkssegments. Da der Wirbelkanal und die *Dura mater* schneller in die Länge wachsen als das Rückenmark, bleibt dieses topografische Verhältnis nicht bestehen, und das kaudale Ende des Rückenmarks kommt relativ zum Wirbelkanal immer höher zu liegen. Aufgrund dieses **Aszensus** liegt das kaudale Ende des Rückenmarks im sechsten Monat bereits auf Höhe des ersten Sakralwirbels (➤ Abb. 17.10B) und beim Neugeborenen auf Höhe des zweiten und dritten Lendenwirbels (➤ Abb. 17.10C). Das Rückenmark des Erwachsenen endet in der Regel am Unterrand des ersten Lendenwirbels (➤ Abb. 17.10D). Dabei handelt es sich um einen mittleren Wert, der individuell nach oben bis zum zwölften Brustwirbel oder nach unten bis zum dritten Lendenwirbel abweichen kann. Dadurch laufen insbesondere die lumbalen und sakralen Spinalnervenwurzeln im Wirbelkanal schräg nach kaudal zu ihren jeweiligen Durchtrittsstellen durch die Wirbelsäule. Unterhalb des Rückenmarkendes – des ***Conus medullaris*** – bilden die Spinalnervenwurzeln ein schweifförmiges Bündel – die ***Cauda equina*** (lat., Pferdeschweif). Das Lumen der meningealen Auskleidung des Wirbelkanals durch *Dura* und *Arachnoidea mater* endet normalerweise blind auf Höhe des zweiten Sakralwirbels. Im Gegensatz dazu endet die *Pia mater* nicht frei an der Spitze des *Conus medullaris,* sondern bildet mit dem sog. ***Filum terminale*** einen fadenförmigen Fortsatz, der zum blinden Ende des Wirbelkanals zieht und mit dem Periost des ersten Kokzygealwirbels verwachsen ist (➤ Abb. 17.10C und D).

Kongenitale Fehlbildungen des Rückenmarks

Die meisten Rückenmarksfehlbildungen werden durch Störungen des Neuralrohrschlusses während der vierten Entwicklungswoche verursacht. Diese **Neuralrohrdefekte** oder spinalen **Dysrhaphien** treten in unterschiedlichen Schweregraden auf und können neben dem Rückenmark selbst auch die darüberliegenden Gewebe wie Meningen, Wirbelbögen, Muskeln und Haut betreffen (➤ Abb. 17.11). Anomalien mit Beteiligung der Wirbelbögen fallen gemeinhin unter den Oberbegriff der ***Spina bifida*** (lat., gespaltener Dornfortsatz). Diese Bezeichnung bezieht sich auf die fehlende Vereinigung der beiden Hälften der Wirbelbogenanlage, die allen Formen dieser Erkrankung gemeinsam ist. Bei schweren Formen bleibt auch der Ringschluss des Rückenmarks selbst sowie der Meningen aus.

Spina bifida occulta Dieser Defekt resultiert, wenn die embryonalen Hälften der Wirbelbögen nicht normal wachsen und die Verschmelzung in der Medianlinie ausbleibt (➤ Abb. 17.11A). Eine *Spina bifida occulta* im Bereich der Wirbel L5 oder S1 tritt bei ca. 10 % ansonsten normal entwickelter Personen auf. Die leichteste

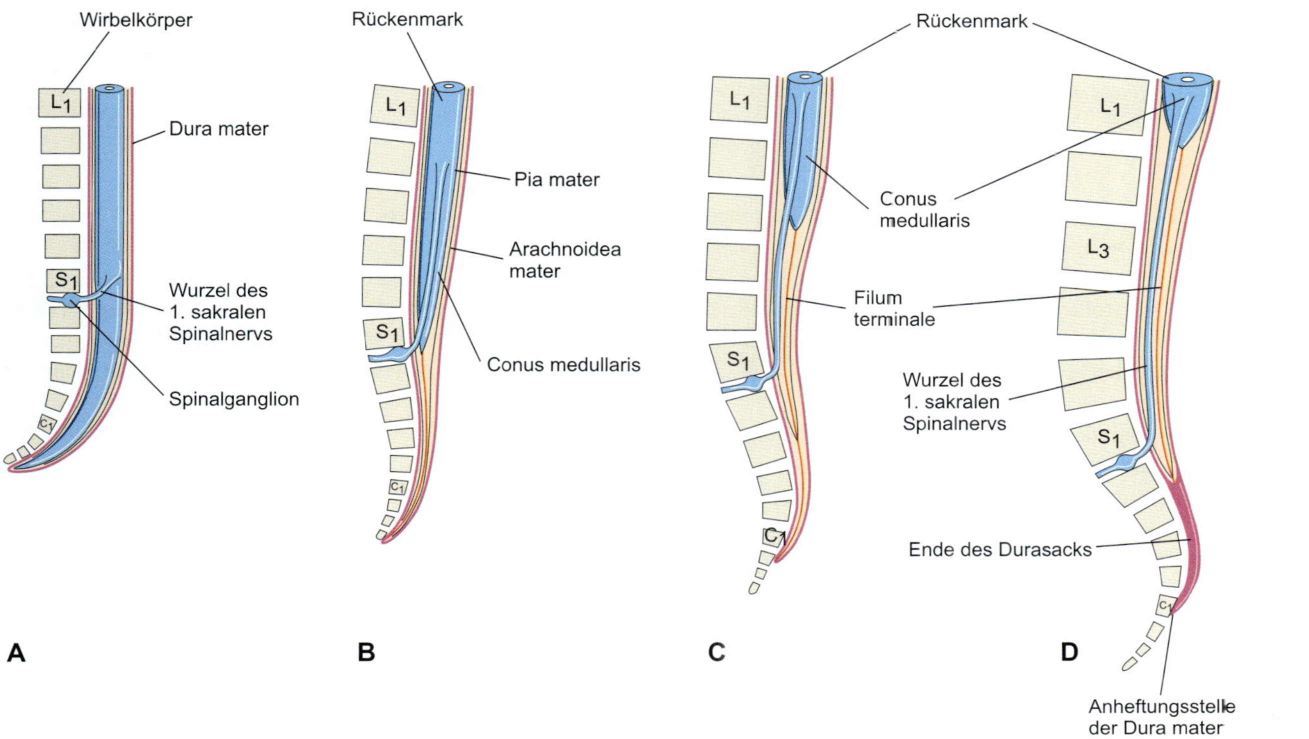

Abb. 17.10 Aszensus des Rückenmarks. Mit fortschreitender Entwicklung steigt das kaudale Ende des Rückenmarks relativ zum Wirbelkanal nach kranial auf. Dadurch verlängern sich, wie hier am Beispiel des ersten Sakralnervs gezeigt, die Spinalnervenwurzeln der sakralen und lumbalen Segmente in zunehmendem Maße. **A)** Nach acht Wochen; **B)** nach 24 Wochen; **C)** beim Neugeborenen; **D)** beim Erwachsenen.

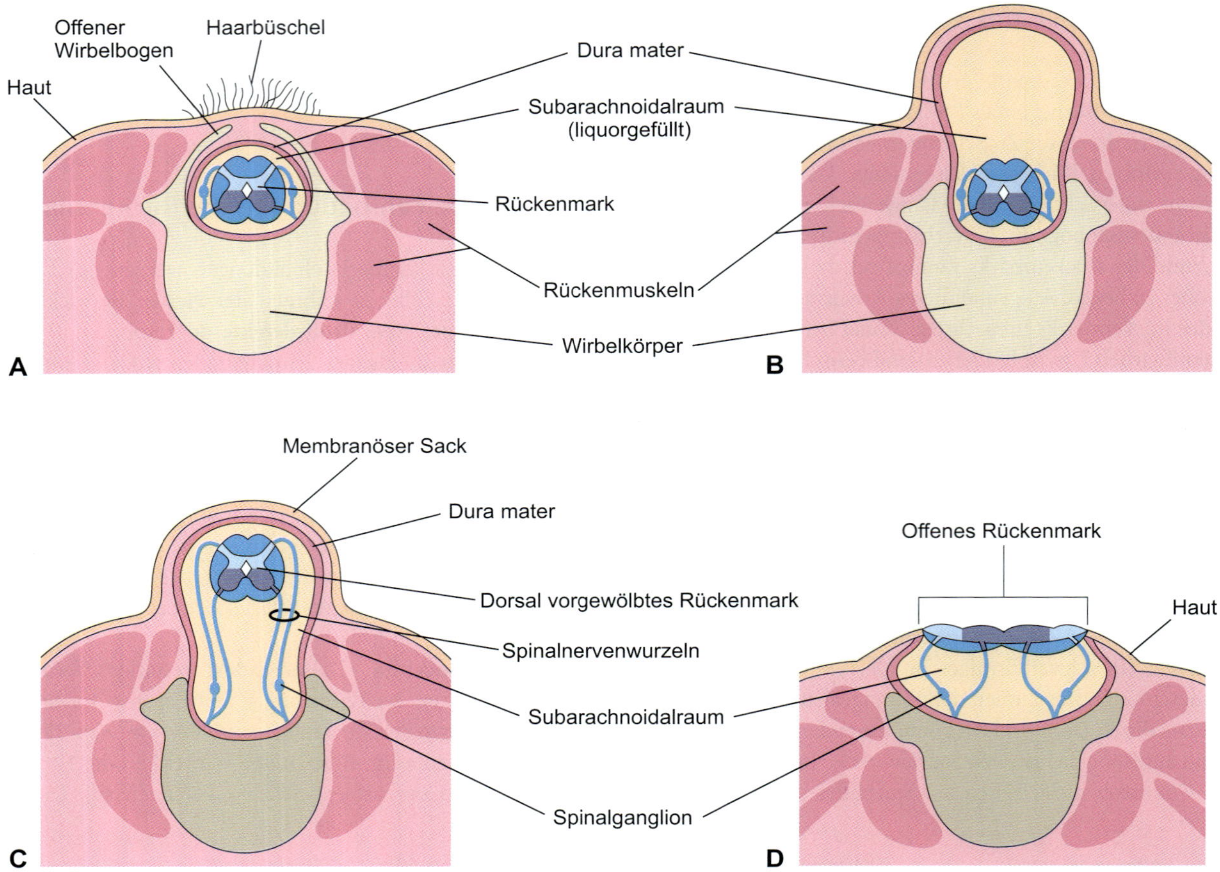

Abb. 17.11 Formen der Spina bifida und der damit verbundenen Fehlbildungen des Wirbelbogens, des Rückenmarks und der Meningen. A) *Spina bifida occulta.* Der Wirbelbogenschluss ist ausgeblieben. **B)** *Spina bifida* mit Meningozele. **C)** *Spina bifida* mit Meningomyelozele. **D)** *Spina bifida* mit Myeloschisis. Die in B bis D beschriebenen Formen sind Ausprägungen der *Spina bifida aperta;* sie werden wegen der ihnen allen gemeinsamen zystischen Aussackung von Rückenmarkanteilen auch unter dem Begriff der *Spina bifida cystica* zusammengefasst.

Form äußert sich im Zurückbleiben eines kleinen, flaumbedeckten Hautgrübchens (➤ Abb. 17.12). Die *Spina bifida occulta* verursacht in den meisten Fällen keine klinischen Symptome. Ein kleiner Prozentsatz betroffener Kinder hat jedoch funktionell relevante Störungen des darunterliegenden Rückenmarkabschnitts und der zugehörigen dorsalen Spinalnervenwurzeln.

Dermalsinus Bei der nächstschwereren Ausprägungsform der *Spina bifida* bleibt im Bereich des Sakralgrübchens eine spinodermale Fistelverbindung, eine sog. Dermalsinus, erhalten (➤ Abb. 17.13). Das Grübchen markiert den Ort des Verschlusses des *Neuroporus posterior* am Ende der vierten Woche und repräsentiert daher den Abschnitt, in dem sich das Neuralrohr zuletzt vom Oberflächenektoderm trennt. In manchen Fällen ist das Grübchen auch nur durch einen Bindegewebestrang mit der Dura verbunden.

Spina bifida cystica Schwere Formen der *Spina bifida,* die mit einer Protrusion des Rückenmarks und/oder der Meningen durch den Wirbelbogendefekt einhergehen, werden aufgrund der zystischen Aussackung, die bei diesen Anomalien immer auftritt, auch unter dem Begriff der *Spina bifida cystica* zusammengefasst (➤ Abb. 17.11B–D, ➤ Abb. 17.14 und ➤ Abb. 17.15). Eine *Spina bifida cystica* tritt bei etwa jedem 1.000. Neugeborenen auf. Befinden sich in dem Sack Meningen und Liquor, bezeichnet man den Defekt als **Meningozele** (➤ Abb. 17.11B). In diesem Fall sind das Rückenmark und die Hinterwurzeln normal positioniert, können jedoch Defekte aufweisen. Wenn zusätzlich zu den Meningen auch Anteile des Rückenmarks und der Spinalwurzeln im Sack zu liegen kommen, spricht man von einer **Meningomyelozele** (s. u., ➤ Abb. 17.11C, ➤ Abb. 17.15 und ➤ Abb. 17.16). Die Silbe „*Myelo*" leitet sich dabei vom griechischen Wort für Rückenmark „*myelos*" ab.

Eine Meningomyelozele tritt im Mittel etwas häufiger auf als eine Meningozele, wobei die Inzidenz aller Formen der *Spina bifida cystica* vergleichsweise starke geografische Unterschiede aufweist. So schwankt sie z. B. allein auf den Britischen Inseln zwischen 4,2 % in Südwales und 1,5 % im Südosten Englands.

Schwere Formen der *Spina bifida,* bei denen sich die Meningomyelozele über mehrere Wirbeletagen erstreckt, sind oft mit vollständigem oder partiellem Fehlen des Gehirns (**Meroanenzephalie** oder **Anenzephalus**) assoziiert (➤ Abb. 17.13 und ➤ Abb. 17.18). Ansonsten zeigen sich bei einer *Spina bifida cystica* in Abhängigkeit von Lage und Ausdehnung der Läsion unterschiedlich schwere neurologische

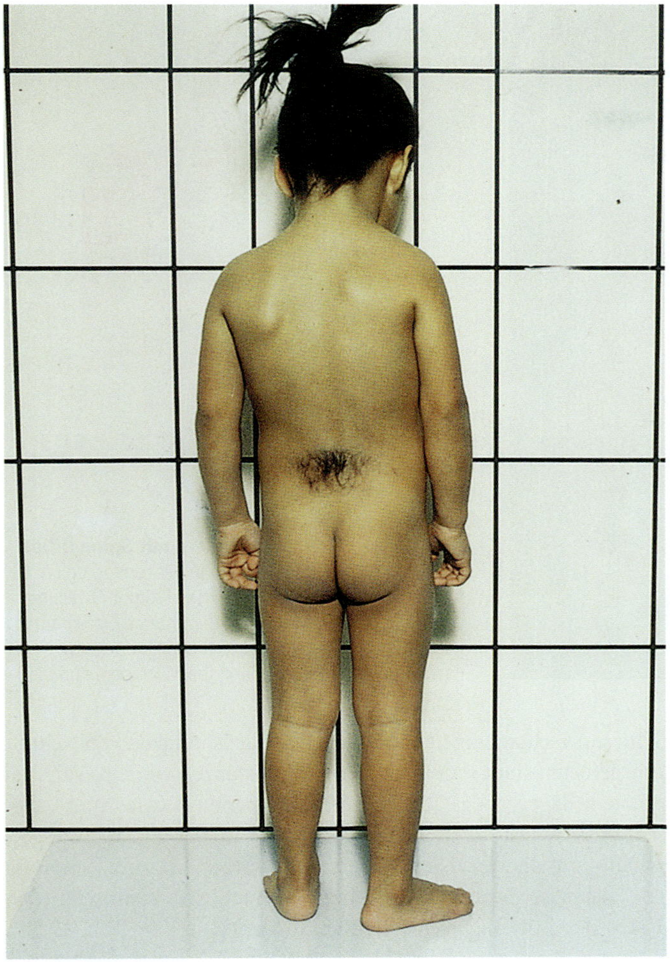

Abb. 17.12 Das behaarte Hautareal in der lumbosakralen Region dieses Mädchens ist äußerliches Anzeichen einer darunterliegenden Spina bifida occulta. (Mit freundlicher Genehmigung von A. E. Chudley, Children's Hospital und University of Manitoba, Winnipeg, Kanada.)

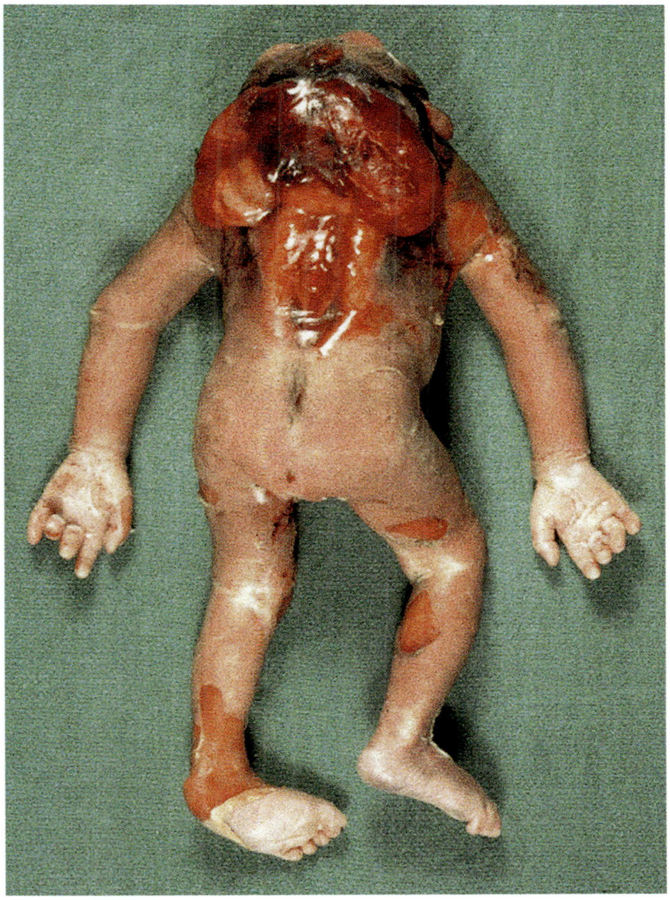

Abb. 17.13 Fotografie eines 20 Wochen alten Fetus mit schweren Neuralrohrdefekten (Akranie, Meroanenzephalie) und einem Sakralgrübchen. (Mit freundlicher Genehmigung von M. R. Del Bigio, University of Manitoba, Winnipeg, Kanada.)

Ausfallsymptome. In der Regel treten sensorische Ausfälle im Bereich der korrespondierenden Dermatome, gepaart mit kompletter oder partieller Lähmung der Skelettmuskulatur, auf. Lage und Ausdehnung der Läsion bestimmen dabei Lage und Ausdehnung des sensomotorischen Ausfallgebiets. Bei lumbosakraler Lage einer Meningomyelozele (➤ Abb. 17.14, ➤ Abb. 17.15, ➤ Abb. 17.16) kommt es häufig zu **Sphinkterlähmungen** von Blase und Rektum, verbunden mit einer sog. „Reithosenanästhesie", also sensorischen Ausfällen im Gesäß- und Innenschenkelbereich. Neuralrohrdefekte können bereits pränatal durch die Bestimmung des sog. α-Fetoproteins (AFP) in der Amnionflüssigkeit oder auch im maternalen Blutserum nachgewiesen werden (➤ Kap. 6.4.8 und ➤ Kap. 7.3.3). Bei erhöhtem AFP-Spiegel im Blutserum der Mutter wird eine Amniozentese zur Bestimmung des AFP-Wertes in der Amnionflüssigkeit durchgeführt.

Ergänzend dazu wird der Fetus mittels Ultraschalluntersuchung auf das Auftreten von Neuralrohrdefekten untersucht. Dies ist ab der zehnten bis zwölften Woche möglich. Dabei kann eine *Spina bifida cystica* in vielen Fällen als blasenförmiger Anhang der Wirbelsäule dargestellt werden.

Meningomyelozele Diese schwere Form der *Spina bifida cystica* wird häufig von einem deutlichen neurologischen Defizit unterhalb der Aussackung begleitet. Das Defizit rührt daher, dass Nervengewebe in die Wand der Aussackung verlagert und die Ausbildung der Nervenfasern dadurch stark beeinträchtigt wird. Der Bruchinhalt ist bei der Meningomyelozele entweder von Haut oder von einer zarten, leicht zerreißbaren Membran bedeckt (➤ Abb. 17.14B, ➤ Abb. 17.15 und ➤ Abb. 17.16). Eine *Spina bifida* mit Meningomyelozele tritt häufiger auf und ist mit schwereren Störungen verbunden als die *Spina bifida* mit Meningozele. Meningozelen oder Meningomyelozelen können prinzipiell an allen Abschnitten der Wirbelsäule auftreten; sie entstehen jedoch am häufigsten in der lumbalen und sakralen Region (➤ Abb. 17.18). Manche Fälle von Meningomyelozele sind mit einem sog. *Lückenschädel* (Kraniolakunie) assoziiert, einer Entwicklungsstörung, bei der sich an der Innenfläche der platten Schädelknochen nicht ossifizierte, eingesunkene Bereiche bilden.

Myeloschisis Die schwerste Form der *Spina bifida* bildet die Myeloschisis (➤ Abb. 17.11D und ➤ Abb. 17.13). In diesem Fall liegt das Rückenmark aufgrund einer fehlenden Verschmelzung

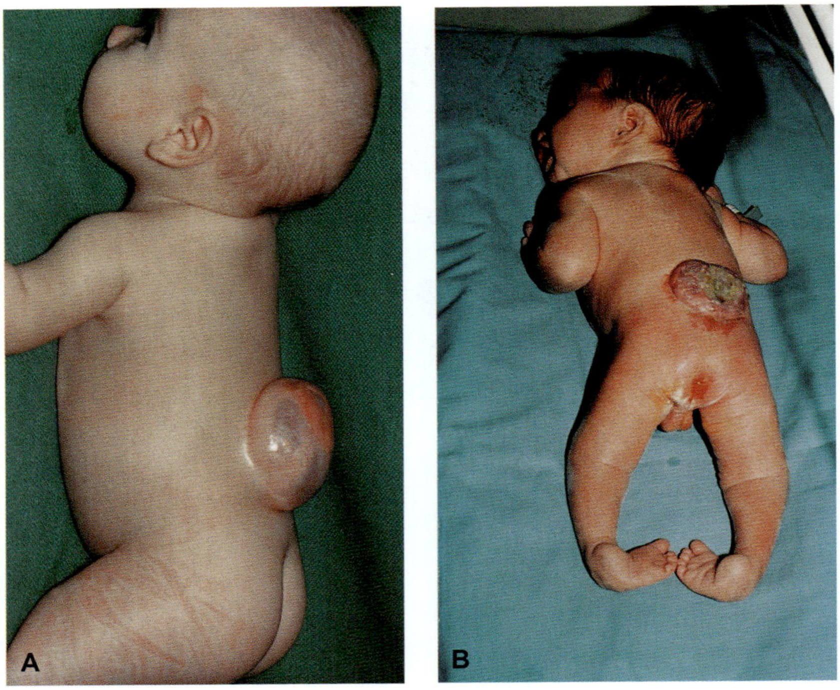

Abb. 17.14 Bilder von Kindern mit Spina bifida cystica. A) Meningomyelozele in der Lendenregion. **B)** Myeloschisis der Lendenregion. Die Klumpfußstellung zeigt an, dass die Innervation der unteren Extremitäten gestört ist. (Mit freundlicher Genehmigung von D. Parkinson, University of Manitoba, Winnipeg, Kanada.)

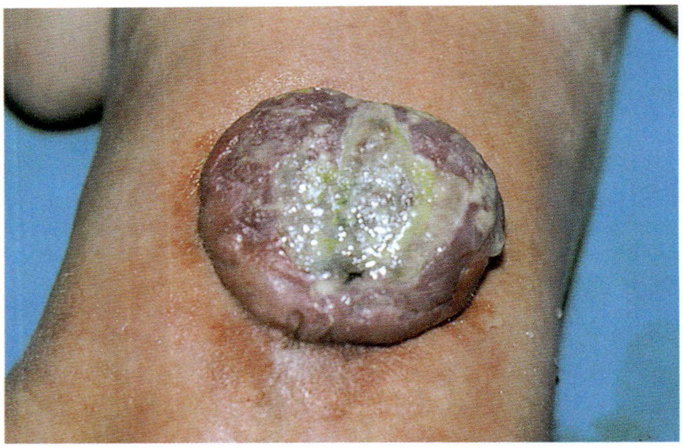

Abb. 17.15 Rücken eines Neugeborenen mit einer ausgedehnten lumbalen Meningomyelozele. Der Neuralrohrdefekt ist nur von einer dünnen Membran bedeckt. (Mit freundlicher Genehmigung von A. E. Chudley, Children's Hospital und University of Manitoba, Winnipeg, Kanada).

der Neuralfalten in den betroffenen Bereichen offen (griech. *schisis* = Spalte) und besteht hier lediglich aus einer flachen Masse von Nervengewebe. Die *Spina bifida* mit Myeloschisis rührt sehr wahrscheinlich von einem Neuralrohrdefekt her, der durch lokal vermehrtes Wachstum der Neuralplatte verursacht wird (➤ Abb. 17.17). Als Folge davon kann sich der *Neuroporus posterior* am Ende der vierten Entwicklungswoche nicht schließen.

Ätiologie von Neuralrohrdefekten Ernährungs- und Umweltfaktoren spielen zweifellos eine Rolle bei der Entstehung von Neuralrohrdefekten. Verschiedene Studien konnten zeigen, dass Vitamine und Folsäurepräparate, die zu Beginn oder sogar vor der Schwangerschaft eingenommen werden, die Häufigkeit von Neuralrohrdefekten stark reduzieren. Einige Substanzen wie z. B. Valproat erhöhen dagegen das Risiko einer Meningomyelozele. Wenn dieses antikonvulsiv wirkende Medikament in der Frühschwangerschaft – um die vierte Schwangerschaftswoche, d. h. zum Zeitpunkt der Fusion der Neuralfalten – eingenommen wird, verursacht es in 1–2 % der Schwangerschaften Neuralrohrdefekte (➤ Abb. 17.18). Trächtige Tiere, die Unterkühlung oder hohen Dosen von Vitamin A ausgesetzt wurden, bekommen gehäuft Nachkommen mit Neuralrohrdefekten. Einige Studien zeigen auch, dass Neuralrohrdefekte von biochemischen Veränderungen der Basalmembran und der extrazellulären Matrix herrühren können. Insbesondere die Hyaluronsäure, die die Zellteilung und die Gestalt des primären Neuralepithels mitbestimmt, scheint dabei eine Rolle zu spielen.

17.2.2 Frühstadien der Gehirnentwicklung

Aus den Neuralrohrabschnitten, die kranial des vierten Somitenpaares liegen, entwickelt sich das Gehirn. Nach Verschmelzung der Neuralfalten und Verschluss des *Neuroporus anterior* um den 24. Tag lassen sich im kranialen Abschnitt des Neuralrohrs drei **primäre Hirnbläschen** abgrenzen, aus denen sich die gleichnamigen Abschnitte des Gehirns entwickeln (➤ Abb. 17.19):

- das Vorderhirn-(oder Prosenzephalon-)Bläschen
- das Mittelhirn-(oder Mesenzephalon-)Bläschen
- das Rautenhirn-(oder Rhombenzephalon-)Bläschen

Noch während der fünften Woche entstehen am Vorderhirn mit den paarigen **Telenzephalonbläschen** zwei weitere Hirnbläschen, die über den unpaaren Vorderhirnabschnitt, das **Dienzephalon,** mit dem Mesenzephalon verbunden sind. Der Übergang vom Mesenzephalon zum Rhombenzephalon ist von Anfang an – und ohne dass die Wandstärke des Neuralrohrs sich schon merklich verändert hätte (s. u.) – etwas enger als das übrige Neuralrohrlumen und wird deshalb als Isthmus bezeichnet. Durch spezifische molekulare Aktivität in diesem Isthmusbereich (charakterisiert durch den Transkriptionsfaktor Engrailed-2 [En2] und den Wachstumsfaktor FGF8) wird das Rautenhirn dann ebenfalls weiter unterteilt, und zwar in das **Metenzephalon** und das **Myelenzephalon.** Aufgrund dieser für die weitere Entwicklung des Gehirns entscheidenden Aktivität wird die Isthmusregion auch als *Organisatorregion* der Gehirnanlage bezeichnet.

Schließlich sind also sechs **sekundäre Hirnbläschen** entstanden, an denen bereits jetzt die Unterteilung des inneren Hohlraums des erwachsenen Gehirns in die sog. **Hirnventrikel** abgelesen werden kann (➤ Abb. 17.19): Die beiden Endhirnbläschen umschließen den ersten und zweiten Ventrikel (die sog. Seitenventrikel), und das Dienzephalon begrenzt den dritten Ventrikel. Die Verbindungen zwischen den Seitenventrikeln und dem dritten Ventrikel, die ***Foramina interventricularia,*** werden später – durch differenzielles Wachstum in der Wand des Neuralrohrs (➤ Kap. 17.2.1) – stark eingeengt, aber auch so nahe zueinandergebracht, dass sich die Öffnungen der beiden Seitenventrikel im dritten Ventrikel unmittelbar gegenüberstehen. Auf Höhe des Mesenzephalons bleibt durch das starke Wachstum der Wand nur ein schmaler (und im Verhältnis zur ursprünglichen relativen Größe dieses Hirnabschnitts kurzer) Gang erhalten, der *Aquaeductus mesencephali;* er stellt die Verbindung zum vierten Ventrikel, dem Hohlraum im Rhombenzephalon, her.

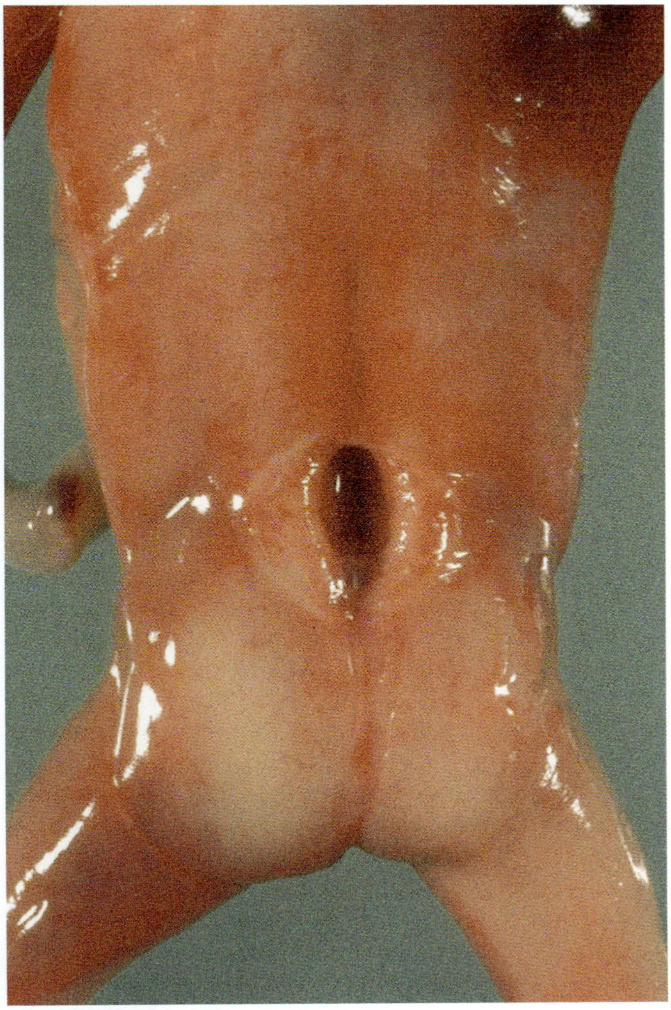

Abb. 17.16 19 Wochen alter weiblicher Fetus mit einem offenen Neuralrohrdefekt in der lumbosakralen Region (Spina bifida aperta mit Meningomyelozele). (Mit freundlicher Genehmigung von J.R. Siebert, Children's Hospital und Regional Medical Center, Seattle, USA.)

Im Zuge der kranialen Abfaltung des Embryos und durch das schnelle Wachstum der Gehirnanlage bereits in der vierten Woche nimmt das embryonale Gehirn eine kranioventrale Lage ein. Im Bereich des Mesenzephalons entsteht dabei die Flexur des Mittelhirns **(Mittelhirnbeuge, Scheitelbeuge)** und an der Grenze zwischen *Medulla oblongata* und Rückenmark die Flexur des Zervikalmarks (**Nackenbeuge;** ➤ Abb. 17.20). Später bildet sich durch ungleichmäßiges Wachstum zwischen diesen beiden primären Flexuren in der Gegenrichtung eine dritte Flexur (die **Brückenbeuge;** ➤ Abb. 17.20) aus.

Im Querschnitt zeigt das Gehirn zunächst dieselbe Grundstruktur (und Proliferationsmechanismen) wie das Rückenmark (s. o.). Die Grundstruktur wird jedoch durch die Hirnbeugen und durch unterschiedlich starke Proliferation der Neuralepithelzellen in den verschiedenen Wandabschnitten der einzelnen Hirnbläschen weitaus stärker variiert als etwa bei der Entstehung der für das Rückenmark typischen „Schmetterlingsform" der grauen Substanz. Insbesondere entsteht durch das tangentiale, häufig dem Verlauf des Neuralrohrs folgende Auswachsen von Nervenzellfortsätzen eine mächtige Schicht weißer Substanz, meist zwischen der grauen Substanz und der luminalen Oberfläche der Hirnbläschen, teilweise aber auch zwischen der grauen Substanz und der äußeren Oberfläche. So kommt es zu drastischen Unterschieden im Querschnittsbild und in der Verteilung von grauer und weißer Substanz in den verschiedenen Hirnabschnitten.

In den Hemisphären von Kleinhirn und Großhirn ist am Ende die Verteilung von weißer und grauer Substanz prinzipiell umgekehrt wie im Rückenmark. Lediglich in den axialen Abschnitten des Gehirns liegt die weiße Substanz (wie im Rückenmark) vorwiegend peripher. Der *Sulcus limitans* der Rückenmarkanlage dehnt sich nach kranial nur bis zur Abgrenzung des Mittelhirns vom Vorderhirn aus; die Unterteilung in Grund- und Flügelplatte ist also nur noch im Mittel- und im Rautenhirn erkennbar. Der prinzipiell röhrenartige Aufbau mit einer äußeren (pialen), der Basalmembran des Neuralrohrs zugewandten Oberfläche und einer inneren (ependymalen), das Lumen des Neuralrohrs umschließenden Oberfläche bleibt jedoch auch beim erwachsenen ZNS in allen Abschnitten erhalten.

In einigen wenigen Regionen, in den dorsomedialen Abschnitten von Telenzephalon, Dienzephalon und Rhombenzephalon, unterbleibt die Proliferation (und interkinetische nukleäre Migration), und das Neuralepithel bildet lediglich eine einzelne Schicht zylinderförmiger Ependymzellen. Außen ist diese dünne Schicht ependymaler Zellen von *Pia mater* bedeckt, die sich wie beim Rückenmark vom benachbarten Mesenchym ableitet (s. o. und ➤ Abb. 17.21C und D). Dadurch bleibt die Wand des Neuralrohrs in diesen Abschnitten im Verhältnis zur Größenzunahme des restlichen Querschnitts der entsprechenden Gehirnregion sehr dünn.

17

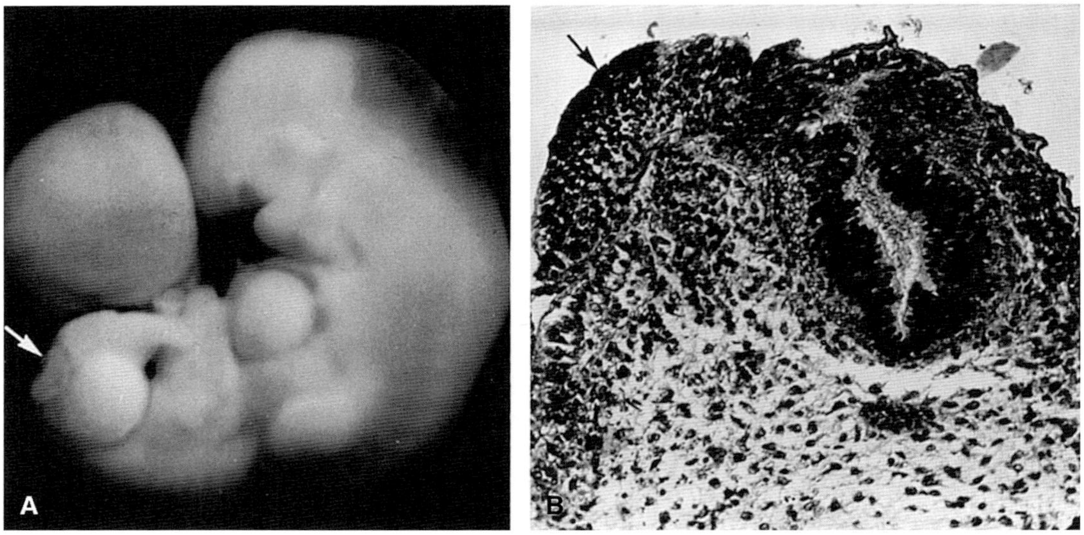

Abb. 17.17 A) Fotografie eines etwa 30 Tage alten menschlichen Embryos. Der weiße Pfeil deutet auf einen Neuralrohrdefekt, der durch eine Verschlussstörung des *Neuroporus posterior* verursacht wurde. Normalerweise schließt sich diese Öffnung am Tag 26. **B)** Fotografie eines Transversalschnitts durch den Neuralrohrdefekt dieses Embryos. Der schwarze Pfeil zeigt auf eine abnorme Falte neuralen Gewebes, die sich über die linke Seite des Embryos ausbreitet. Wahrscheinlich hat das verstärkte Wachstum dieser Falte den Verschluss des Neuralrohrs verhindert. (Aus Lemire RJ, S.T., Alvord EC: Caudal myeloschisis [lumbo-sacral spina bifida cystica] in a five millimeter [horizon XIV] human embryo. Anat Rec 152: 9–16, 1965.)

Im Rhombenzephalon ist es z. B. die dorsale Wand, die so das dünne Dach des vierten Ventrikels bildet. In dieses dünne Ventrikeldach lagern sich von außen Blutgefäße ein und bilden zusammen mit dem Ependym die ***Tela choroidea.*** Die seitliche Aufhängung dieses von Anfang an – für die Bildung ebendieser *Tela choroidea* – dünn gebliebenen, längs verlaufenden Bandes des Neuralrohrs wird auch als *Taenia choroidea* (an der sog. Rautenlippe, ➤ Kap. 17.2.4) bezeichnet. Durch verstärktes (Längen-)Wachstum der *Pia mater* faltet sich die *Tela choroidea* in den vierten Ventrikel hinein vor und differenziert sich dort zum ***Plexus choroideus.***

An drei Stellen faltet sich das dünne Ventrikeldach zu Ausstülpungen vor, die später einreißen und zu den drei Öffnungen des vierten Ventrikels werden (***Apertura mediana*** [Magendii] und ***Aperturae laterales*** [Luschkae]). Durch diese Öffnungen gelangt der Liquor aus dem vierten Ventrikel in den äußeren Liquorraum, den Subarachnoidalraum. Die Hauptübertrittsorte des Liquors zurück in das Blutgefäßsystem sind die ***Granulationes arachnoidales*** (Pacchioni-Granulationen), bei denen es sich um Ausstülpungen der Arachnoidea in die Durawände der venösen Hirnsinus handelt. Sie bestehen aus einer dünnen Doppelschicht aus Bindegewebezellen der Arachnoidea und dem Endothel der venösen Sinus.

In ähnlicher Weise wie im vierten Ventrikel bildet sich auch der *Plexus choroideus* im Dach des dritten Ventrikels und in den medialen Wänden der Seitenventrikel, wobei diese Plexus zusammen eine symmetrisch gebogene T-Form bilden und zeitlebens durch die Öffnungen der Seitenventrikel in den dritten Ventrikel *(Foramina interventricularia)* miteinander und mit dem Plexus des dritten Ventrikels verbunden sind. Der Stamm dieser T-Form bildet den *Plexus choroideus* im Dach des dritten Ventrikels, während die beiden kreisbogenförmigen „Arme" der T-Form durch die *Foramina interventricularia* bis weit in die Seitenventrikel reichen (➤ Abb. 17.27C).

Der *Plexus choroideus* produziert ventrikuläre Flüssigkeit, die erst durch zusätzliche Bestandteile (sezerniert von den inneren Oberflächenzellen von Gehirn und Rückenmark sowie von der pialen und arachnoidalen Schicht der Meningen) zum eigentlichen *Liquor cerebrospinalis* wird.

17.2.3 Rautenhirn (Rhombenzephalon)

Das Rautenhirn wird zunächst durch die Nackenbeuge vom Rückenmark abgegrenzt (➤ Abb. 17.3 und ➤ Abb. 17.20A). Später wird diese Verbindungsstelle dann durch die Austrittsstelle des ersten Spinalnervenpaars markiert, die ungefähr auf Höhe des *Foramen magnum* zu liegen kommt. Die Brückenbeuge liegt – wie der Name sagt – etwa auf Höhe der zukünftigen Brückenregion und unterteilt das Rautenhirn bereits früh in einen kaudalen **(Myelenzephalon)** und einen rostralen Abschnitt **(Metenzephalon).** Das Myelenzephalon wird zur ***Medulla oblongata,*** und aus dem Metenzephalon entstehen die Brücke (der **Pons**) und das Kleinhirn **(Zerebellum),** dessen Anlage damit unmittelbar kaudal des Isthmus liegt.

Charakteristisch für das Rhombenzephalon ist das frühe Auftreten primärer Segmente, der Rhombomere, im Carnegie-Stadium 9 am Ende der 3. Woche (vergl. Abb. 5.1A). Rhombomere bilden sich ebenfalls – ähnlich der dorsoventralen Differenzierung auf Höhe des Rückenmarks (➤ Abb. 17.2) – infolge von Bereichen mit verschiedenen Kombinationen von *Hox*-Genen. Im Gegensatz zur Situation im Rückenmark (➤ Abb. 17.8) ordnen sich diese molekular definierten Bereiche im Rhombenzephalon aber in kraniokaudaler Sequenz an und bestimmen mit ihren Grenzen zunächst leichte Unterschiede in der Höhe des Neuralepithels (Abb. 5.11B, Abb. 9.1J und ➤ Abb. 17.24A); später bestimmt dieses *Hox*-Gen-Muster das

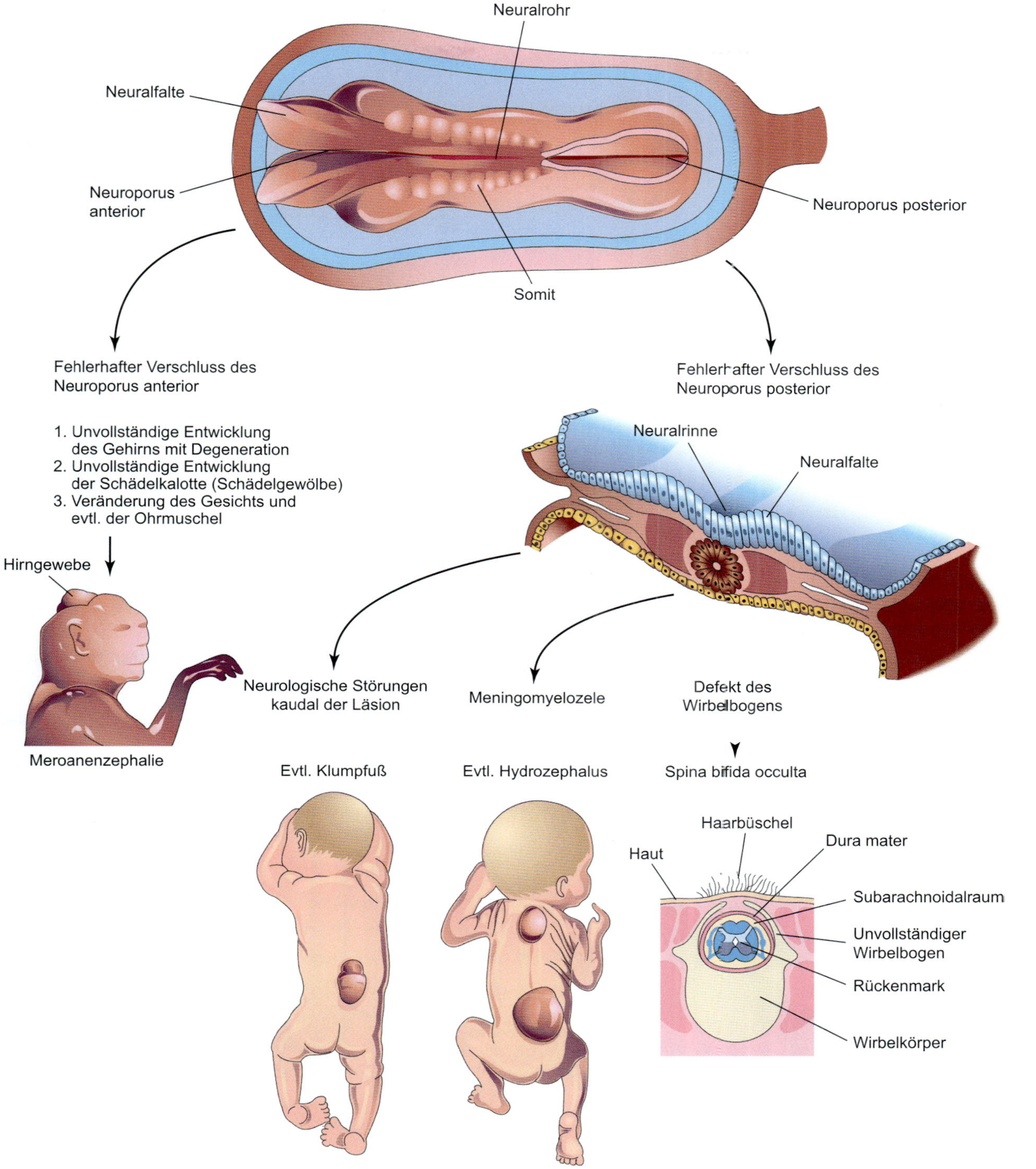

Abb. 17.18 Schematische Darstellung der embryologischen Grundlagen von Neuralrohrdefekten. Während die Meroanenzephalie – das partielle Fehlen des Gehirns – aus einem fehlenden Verschluss des *Neuroporus anterior* resultiert, wird die Meningomyelozele von einem Verschlussdefekt des *Neuroporus posterior* verursacht. (Nach Jones KL: Smith's recognizable patterns of human malformations, ed 4, Philadelphia, 1988, Saunders.)

segmentale Muster der einwachsenden Neuriten der Neuralleistenzellen und der auswachsenden Neuriten der rhombenzephalen Motoneurone, die ihrerseits wiederum die spezifische Kombination der Faserqualitäten der Hirnnerven in den durch diese versorgten Schlundbogenelementen bestimmen (➤ Kap. 9). Das Neuralrohrlumen des Rautenhirns wird zum **vierten Ventrikel** (mit *Plexus choroideus,* ➤ Kap. 17.2.2) und zum **Zentralkanal** der *Medulla oblongata.*

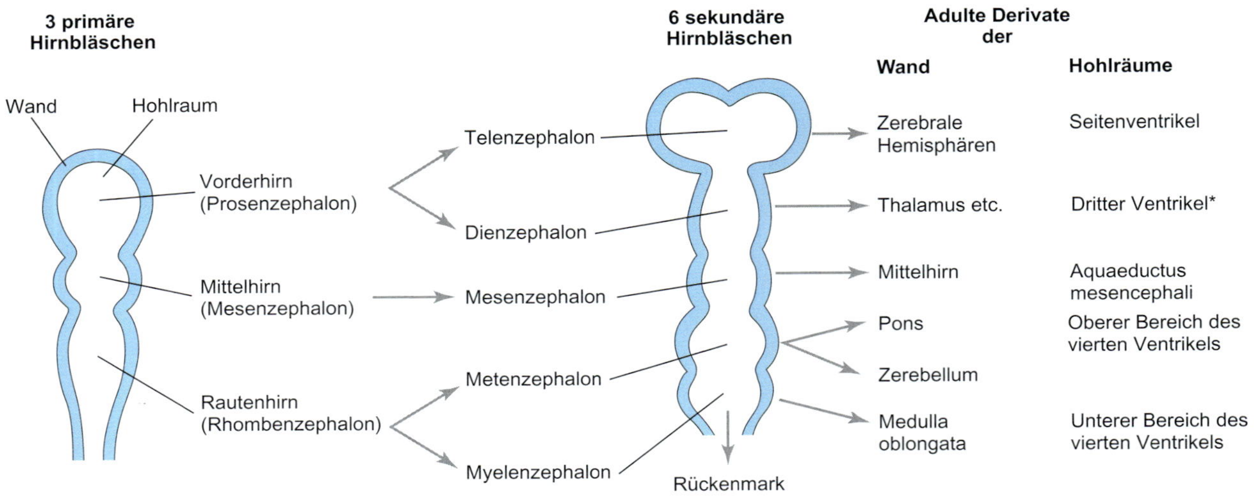

Abb. 17.19 Schemazeichnung der Hirnbläschen mit Hinweisen auf die jeweiligen adulten Strukturen, die sich aus ihren Wänden und Hohlräumen bilden. Der rostrale Teil des dritten Ventrikels (*) entsteht aus dem Hohlraum des Endhirns, während sich der größere (kaudale oder posteriore) Teil von den Hohlräumen des ableitet.

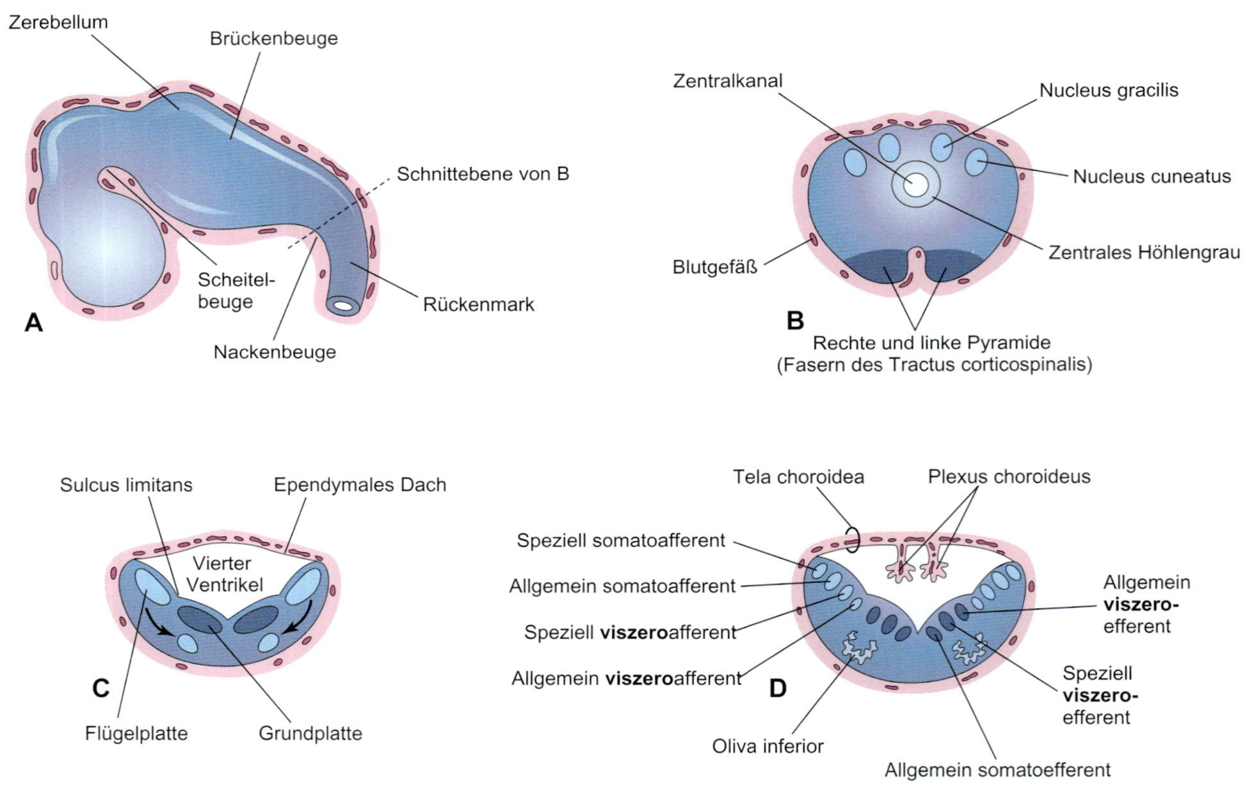

Abb. 17.20 A) Schemazeichnung der Gehirnentwicklung am Ende der fünften Woche: Dargestellt sind die drei primären Unterteilungen und die Hirnflexuren. **B)** Transversalschnitt durch den kaudalen, „geschlossenen" Teil des Myelenzephalons. **C–D)** Vergleichbare Schnitte durch den rostralen, „offenen" Teil des Myelenzephalons, auf denen die Position und die Stadien der Differenzierung von Grund- und Flügelplatte zu sehen sind. Die Pfeile in C zeigen die Wanderungsrichtung derjenigen Neuroblasten an, die die untere Olive ausbilden.

Myelenzephalon

Der kaudale Teil des Myelenzephalons (d. h. der „geschlossene" Teil der *Medulla oblongata*) ähnelt dem Rückenmark sowohl von der Entwicklung her als auch strukturell noch am ehesten (➤ Abb. 17.4 und ➤ Abb. 17.20B). Das Lumen des Neuralrohrs bildet auch hier einen schmalen, zentral gelegenen Kanal. Im Gegensatz zum Rückenmark wandern die Neuroblasten der Flügelplatte des

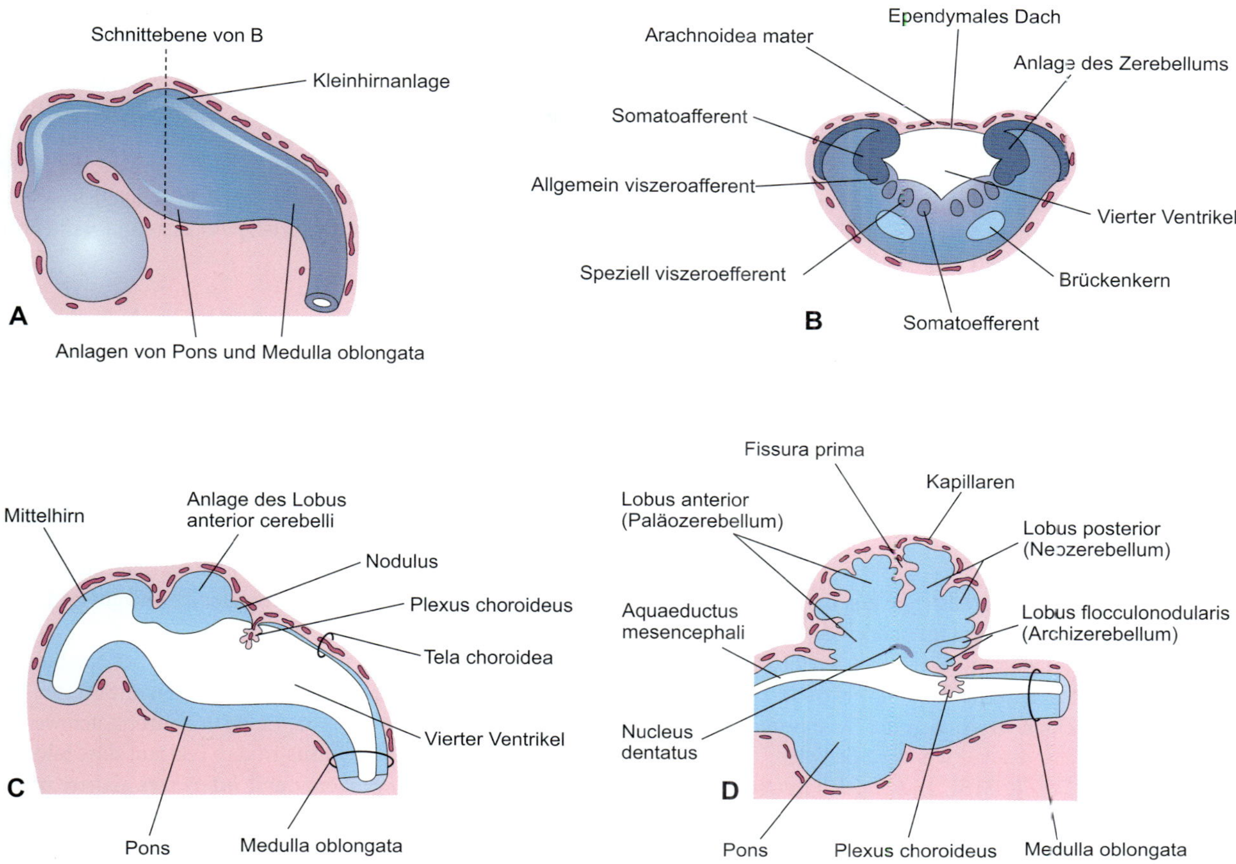

Abb. 17.21 A) Schemazeichnung des Gehirns am Ende der fünften Woche. **B)** Transversalschnitt durch das Rhombenzephalon (Anlagen von Pons und Zerebellum), auf dem die Derivate von Grund- und Flügelplatte zu sehen sind. **C–D)** Sagittalschnitte des sechs und 17 Wochen alten Rhombenzephalons, auf denen die fortschreitende Entwicklung von Pons und Zerebellum zu sehen ist.

Myelenzephalons jedoch in die Marginalzone, wo sie zwei deutlich abgrenzbare Bereiche grauer Substanz bilden – die ***Nuclei gracilis*** (medial) und ***cuneatus*** (lateral). Diese beiden Kerngebiete sind mit den gleichnamigen Fasertrakten assoziiert, die vom Rückenmark zur *Medulla oblongata* aufsteigen. Die ventralen Abschnitte der Medulla enthalten ein Paar spezieller Faserbündel, die **Pyramidenbahnen,** die aus kortikospinalen – d. h. vom zerebralen Kortex aus zum Rückenmark absteigenden – Fasern bestehen.

Der rostrale Teil des Myelenzephalons (der „offene" Teil der *Medulla oblongata*) ist, insbesondere im Bereich der Brückenbeuge, breit und relativ flach (➤ Abb. 17.20C). Die Brückenbeuge bewirkt, dass die lateralen Wände der Medulla hier seitlich aufklappen wie die Seiten eines aufgeschlagenen Buches und dass dadurch die Deckplatte dünn auseinandergezogen wird. Zusätzlich weitet sich der Boden des zukünftigen vierten Ventrikels (in der Ansicht von dorsal) rautenförmig auf. Durch dieses Auseinanderweichen der Seitenwände der Medulla kommt die Flügelplatte lateral der Grundplatte zu liegen, sodass in der Rautengrube die **motorischen Hirnnervenkerne** medial der **sensorischen** zu liegen kommen (➤ Abb. 17.20C und D).

Neuroblasten in der Grundplatte der Medulla entwickeln sich analog zum Rückenmark zu **motorischen Neuronen,** die sich beidseits zu je drei Kerngruppen anordnen (➤ Abb. 17.20D). Von medial nach lateral sind dies:

- allgemein-somatomotorische Efferenzen (z. B. Neurone des *N. hypoglossus,* der die Zungen- und Mundbodenmuskulatur, also Muskulatur mit Herkunft aus den Somiten, versorgt)
- speziell-viszeromotorische Efferenzen (Neurone, die die von der Schlundbogenmuskulatur abgeleiteten Kaumuskeln und mimischen Muskeln versorgen; ➤ Kap. 9)
- allgemein-viszeromotorische Efferenzen (z. B. viszeromotorische Neurone des *N. vagus* und *N. glossopharyngeus* für die Innervation von Speichel- und Schleimhautdrüsen im Nasen-Rachen-Raum).

Neuroblasten der Flügelplatte der Medulla entwickeln sich, analog zur Flügelplatte des Rückenmarks, zu **sensorischen Neuronen,** die sich beidseits zu vier Kerngruppen anordnen. Diese sind von medial nach lateral:

- allgemein-viszeroafferente Neurone, die Signale aus den Eingeweiden erhalten
- speziell-viszeroafferente Neurone, die Signale aus Geschmacks- und Chemorezeptoren erhalten
- allgemein-somatoafferente Neurone, die sensorische Signale von Haut und Schleimhäuten in der Hals- und Gesichtsregion erhalten
- speziell-somatoafferente Neurone, die Signale aus dem Innenohr (Gehör und Gleichgewichtsorgan) erhalten.

Einige Neuroblasten der Flügelplatte wandern zusätzlich nach ventral und bilden die Neurone der *Nuclei olivares,* die später in Verbindung mit dem Kleinhirn stehen (➤ Abb. 17.20D).

Die Anordnung der Kerngebiete im kranialen Myelenzephalon spiegelt im Prinzip die Verhältnisse im Rückenmark wider, in dem Kerngebiete mit viszeralen Aufgaben (im Rückenmark z. B. das zentrale Gebiet des Sympathikus im Seitenhorn) zwischen den Kerngebieten mit somatischen Aufgaben zu liegen kommen. Die Komplexität der Kopfanlage, auf der Höhe des Myelenzephalons repräsentiert durch die Pharyngealbögen, erfordert jedoch über die Unterteilung der viszeralen und somatischen Gebiete in motorische und sensorische Neurone hinaus die weitere „Fein"-Aufteilung in jeweils spezielle (pharyngealbogenspezifische) und allgemeine (ursprünglichere, nicht-pharyngealbogentypische) motorische und sensorische Kerngebiete.

Metenzephalon

17

Die Wände des Metenzephalons bestehen aus dem **Pons** und dem **Zerebellum.** Das Neuralrohrlumen im Bereich des Metenzephalons bildet den oberen Teil des vierten Ventrikels (➤ Abb. 17.21A). Wie im rostralen Teil des Myelenzephalons bewirkt auch im Pons die Brückenbeuge ein Auseinanderweichen der Seitenwände, wodurch sich die Kerne am Boden des vierten Ventrikels von medial nach lateral ausbreiten (➤ Abb. 17.21B), und die sich differenzierenden Motoneurone der Grundplatte bilden beidseits drei nebeneinanderliegende Kernsäulen mit den gleichen prinzipiellen Funktionen wie im Myelenzephalon.

Das Zerebellum entsteht – unter dem Einfluss des vom Isthmusbereich gebildeten Transkriptionsfaktors En2 und des Wachstumsfaktors FGF8 – aus den **Rautenlippen,** den medialen, an den Isthmus anschließenden Rändern der beiden dorsalen Flügelplattenabschnitte, die sich zunächst in den vierten Ventrikel hinein vergrößern (➤ Abb. 17.21B). Im Zuge ihrer Vergrößerung und Vereinigung in der Medianebene überwachsen diese Schwellungen den kranialen Teil des vierten Ventrikels, indem sie sich auch nach außen vorwölben und so den Pons und die *Medulla oblongata* teilweise überdecken (➤ Abb. 17.21D). Einige Neuroblasten der Intermediärzone der Flügelplatte wandern in die Marginalzone ein, wo sie sich zu Neuronen des zerebellären Kortex differenzieren. Andere Neuroblasten aus dieser Region bilden die Neurone der zentralen Kleinhirnkerne, von denen der *Nucleus dentatus* der größte ist (➤ Abb. 17.21D). Zellen aus der Flügelplatte bilden auch die Neurone der **Brückenkerne,** der **Kochlearis-** und **Vestibulariskerne** sowie der sensorischen Kerne des ***N. trigeminus.*** In der Struktur des Zerebellums spiegelt sich seine Phylogenese wider (➤ Abb. 17.21D):

- Das **Archizerebellum** ist mit dem *Lobus flocculonodularis* der phylogenetisch älteste Teil des Zerebellums und besitzt vor allem Verbindungen mit dem vestibulären Apparat.
- Das **Paläozerebellum,** bestehend aus dem Vermis und dem *Lobus anterior,* ist phylogenetisch jünger und steht vor allem mit dem Rückenmark in unmittelbarem Kontakt.
- Das **Neozerebellum** ist der phylogenetisch jüngste Abschnitt und umfasst den *Lobus posterior,* der vor allem an der Feinsteuerung der Extremitätenbewegungen beteiligt ist, also auch zahlreiche Verbindungen zum Telenzephalon hat.

Nervenfasern, die den zerebralen Kortex und den zerebellären Kortex mit dem Rückenmark verbinden, verlaufen durch die Marginalzone der ventralen Region des Metenzephalons. Diese Region wird wegen der starken, die Mittelebene kreuzenden Fasertrakte, die zu der typischen Ausbuchtung der Vorder- und Seitenflächen des Metenzephalons führen, als Pons bezeichnet (lat. *pons* [mascul.] = die Brücke).

17.2.4 Mittelhirn (Mesenzephalon)

Das Mittelhirn ist der Hirnabschnitt, der – abgesehen von den kaudalen Bereichen des Rautenhirns – die geringsten grobmorphologischen Veränderungen während der Hirnentwicklung durchmacht (➤ Abb. 17.22). Im Unterschied zu den anderen Gehirnabschnitten verändert das Mesenzephalon, das zunächst einen der größten Abschnitte der Gehirnanlage ausmacht, allerdings seine relative Größe zu den anderen Hirnabschnitten in nahezu dramatischer Weise, indem es im Wachstum zurückbleibt und am Ende einen der kürzesten Gehirnabschnitte darstellt.

Auf Höhe des Mesenzephalons verengt sich der Neuralkanal zum ***Aquaeductus mesencephali,*** der den dritten und vierten Ventrikel miteinander verbindet (➤ Abb. 17.21D). Neuroblasten wandern aus der Flügelplatte des Mittelhirns in das Tektum; dort bilden sie die paarigen ***Colliculi superiores*** und ***inferiores*** als vier prominente Kerngebiete (➤ Abb. 17.22D und E), die für die Steuerung visueller und auditorischer Reflexe verantwortlich sind. Neuroblasten aus der Grundplatte bilden motorische Kerngruppen im ventral liegenden **Tegmentum** des Mittelhirns: die **okulomotorischen Kerne,** den ***Nucleus ruber*** sowie Kerne der ***Formatio reticularis.*** Die ***Substantia nigra,*** eine breite, an die *Pedunculi cerebri* angrenzende Schicht grauer Substanz, leitet sich sehr wahrscheinlich ebenfalls von der Grundplatte ab (obwohl manche Forscher auch annehmen, es handele sich dabei um Zellen aus der Flügelplatte, die während ihrer Differenzierung nach ventral wandern). Fasern, die aus dem Endhirnbereich nach kaudal auswachsen, bilden auf der ventralen Seite, also in der Peripherie des Neuralrohrs, die ***Pedunculi*** (oder ***Crura***) ***cerebri*** (➤ Abb. 17.22B, D und E). Der Umfang der *Pedunculi cerebri* wächst zunehmend, je mehr Fasern der verschiedenen Gruppen (*Tractus corticopontinus, corticonuclearis* und *corticospinalis*) auf ihrem Weg zu Hirnstamm und Rückenmark in das Mittelhirn einwachsen.

Die Differenzierung des Mittelhirns und seine rostrokaudale Gliederung werden von den extrazellulären Faktoren FGF6 und Wnt1 beeinflusst, die wiederum die Homöobox-Transkriptionsfaktoren En1 und En2 regulieren. Fehlt einer dieser Faktoren, dann werden Teile des Mittelhirns sowie des angrenzenden Rautenhirns nicht richtig ausgebildet.

17.2.5 Vorderhirn (Prosenzephalon)

Noch bevor sich der rostrale Neuroporus schließt, zeichnet sich die Bildung der **Augenbläschen** auf der Innenseite der am weitesten

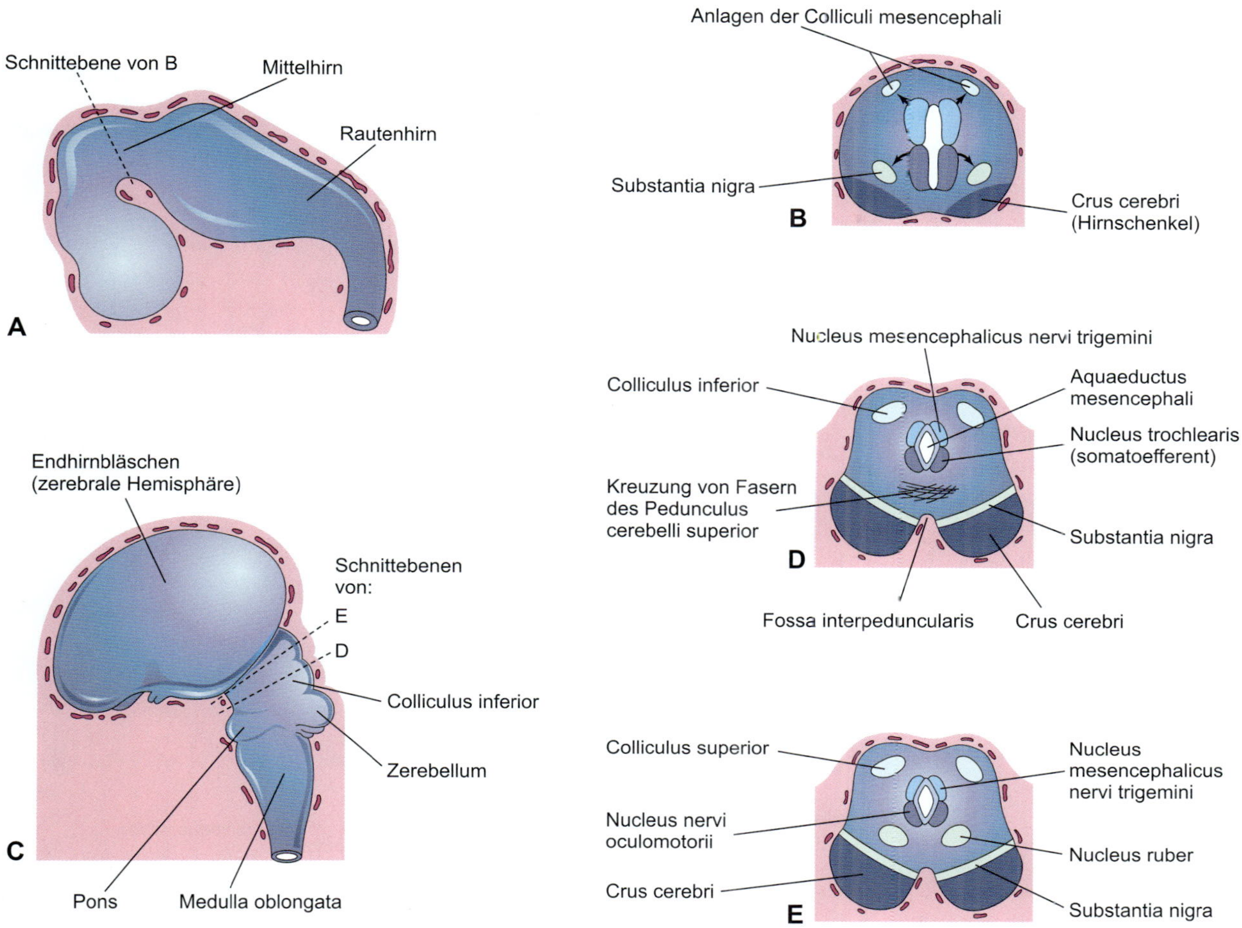

Abb. 17.22 **A)** Schemazeichnung des Gehirns am Ende der fünften Woche. **B)** Transversalschnitt des sich entwickelnden Mittelhirns, der die frühen Wanderungsbewegungen der Zellen aus Grund- und Flügelplatte zeigt. **C)** Schemazeichnung des Gehirns in der elften Woche. **D–E)** Transversalschnitte des sich entwickelnden Mittelhirns auf Höhe der *Colliculi superiores* und *inferiores.*

kranial gelegenen Neuralfaltenabschnitte durch zwei seitliche Rinnen ab, die in der Folge zu Ausstülpungen werden (➤ Abb. 17.23A). Wenn der Neuroporus geschlossen ist, haben sich aus diesen Ausstülpungen runde, gestielte Augenbläschen gebildet, die sich so als Vorläufer von Retina und *N. opticus* zu erkennen geben (➤ Kap. 18).

Schon bald danach bilden sich noch weiter rostral und dorsal im geschlossenen Neuralrohr zwei weitere paarige, aber von Anfang an breitere und rostral stets zusammenhängende Divertikel, die **Endhirnbläschen** (➤ Abb. 17.24A). Bei ihnen handelt es sich um die Vorläufer der zerebralen Hemisphären, d. h., ihre Lumina werden nicht wie bei den Augenbläschen sekundär wieder eingestülpt (➤ Kap. 18), sondern bilden die beiden **Seitenventrikel** (➤ Abb. 17.23B). Der rostrale bzw. anteriore Teil des Prosenzephalons einschließlich der Endhirnanlagen wird dann als **Telenzephalon (Endhirn)** bezeichnet, der kaudale bzw. posteriore Anteil – aus dem sich Augenbläschen und Endhirnbläschen ausgestülpt hatten – als **Dienzephalon (Zwischenhirn).** Sowohl das Lumen des Telenzephalons als auch das des Dienzephalons tragen zur Entstehung des **dritten Ventrikels** bei, wobei allerdings das Dienzephalon den größeren Beitrag leistet.

Dienzephalon

Drei Verdickungen entstehen in der lateralen Wand des dritten Ventrikels; aus ihnen gehen Epithalamus, Thalamus und Hypothalamus hervor (➤ Abb. 17.23 und ➤ Abb. 17.26). Der Thalamus wird vom Epithalamus durch den *Sulcus epithalamicus* und vom Hypothalamus durch den *Sulcus hypothalamicus* getrennt. (Bei Letzterem handelt es sich nicht um eine Fortsetzung des *Sulcus limitans* in das Vorderhirn, und er trennt daher auch nicht sensorische von motorischen Arealen des Vorderhirns.) Der **Thalamus** entwickelt sich schnell und wölbt sich dabei in das Lumen des dritten Ventrikels vor, der dadurch zu einem schmalen Spalt verengt wird. Bei ca. 70 % aller Gehirne berühren sich die Thalami beider Seiten direkt und verwachsen an der Kontaktstelle miteinander; dadurch entsteht eine schmale Brücke grauer Substanz, die sog. ***Adhaesio interthalamica.***

Der **Hypothalamus** entsteht durch Proliferation von Neuroblasten in der Intermediärzone der Wände des Dienzephalons ventral des *Sulcus hypothalamicus.* Später bildet sich hier eine Anzahl von Kernen, die an der Steuerung **endokriner Aktivitäten** und der **Körperhomöostase** beteiligt sind. Die erbsenförmigen *Corpora*

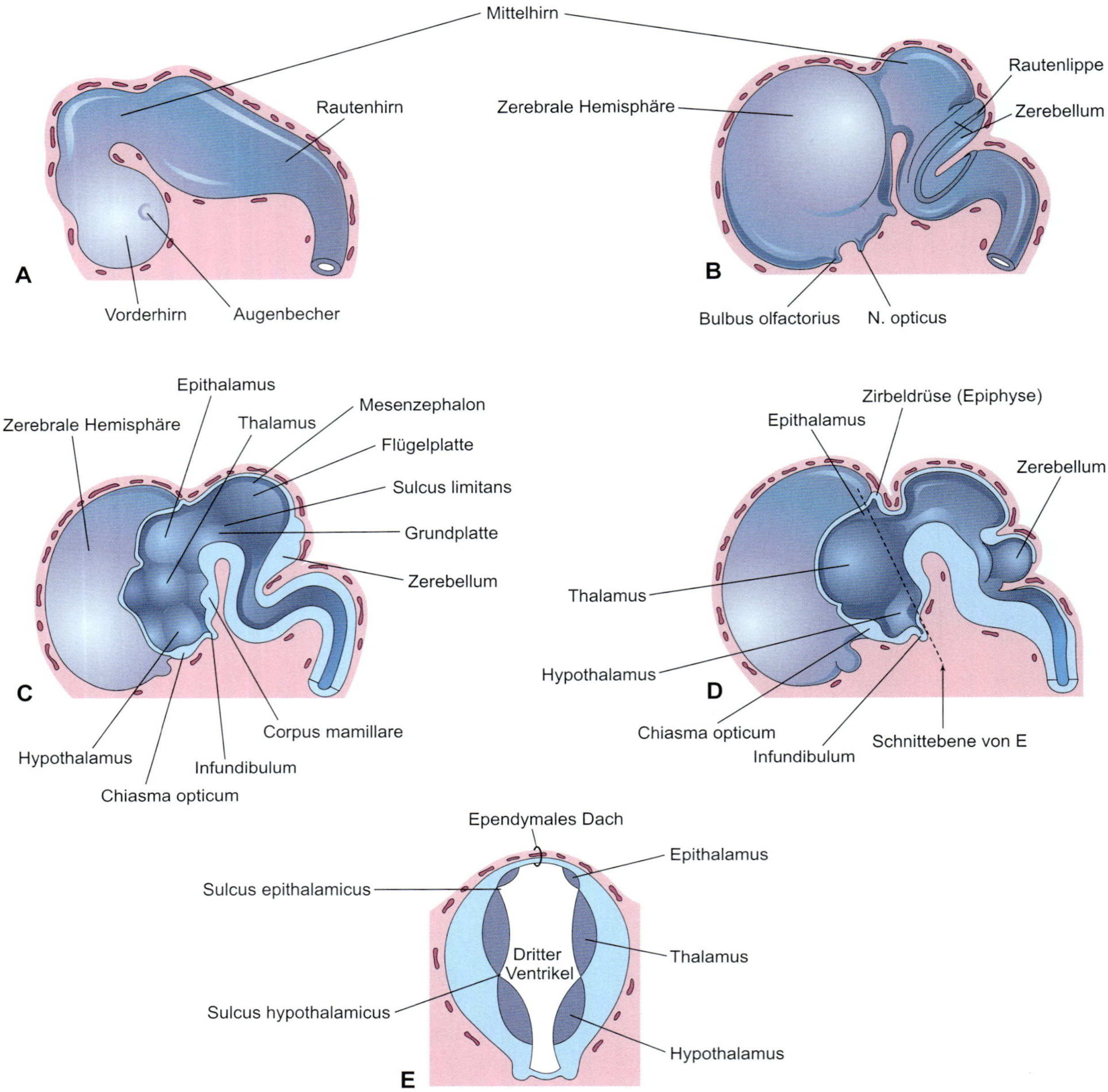

Abb. 17.23 A) Oberflächenansicht des Gehirns am Ende der fünften Woche. **B)** Vergleichbare Ansicht in der siebten Woche. **C)** Medianschnitt des Gehirns aus B, auf dem die mediale Ansicht von Pros- und Mesenzephalon zu sehen ist. **D)** Entsprechende Ansicht in der achten Woche. **E)** Transversalschnitt durch das Dienzephalon, auf dem dorsal der Epithalamus, lateral der Thalamus und ventral der Hypothalamus zu sehen sind.

mamillaria bilden eine paarige Vorwölbung auf der ventralen Oberfläche des Hypothalamus (➤ Abb. 17.23C).

Der **Epithalamus** entwickelt sich aus dem Dach und den dorsalen Abschnitten der lateralen Wände des Dienzephalons. Zu Beginn der Entwicklung sind die epithalamischen Verdickungen relativ groß, bleiben später aber als Habenulae im Wachstum hinter den anderen dienzephalen Strukturen zurück. Die ***Gl. pinealis*** (**Zirbeldrüse** oder **Epiphyse**) bildet sich als medianes Divertikel am kaudalen Teil des Dienzephalondaches (➤ Abb. 17.23D). Durch Zellproliferation in den Wänden wird sie schon bald zu einer massiven, kegelförmigen Drüse und ist damit beim Erwachsenen der größte Teil des Epithalamus.

Die **Hypophyse** (Hirnanhangsdrüse, *Gl. hypophysialis;* ➤ Abb. 17.24; ➤ Tab. 17.1) leitet sich von ektodermalem Gewebe ab, das aus zwei Quellen stammt:

- Die **Adenohypophyse** (Drüsenabschnitt), auch **Hypophysenvorderlappen,** leitet sich vom Ektoderm des Rachendachs her.
- Die **Neurohypophyse** (neuronaler Abschnitt), auch **Hypophysenhinterlappen,** ist ein Abkömmling des Neuroektoderms des Dienzephalons.

Mitte der vierten Woche bildet sich am Rachendach eine Einstülpung, die sich dem Boden des Dienzephalons anlagert (➤ Abb. 17.24A–C). Der Stiel dieser sog. Rathke-Tasche läuft dabei zwischen

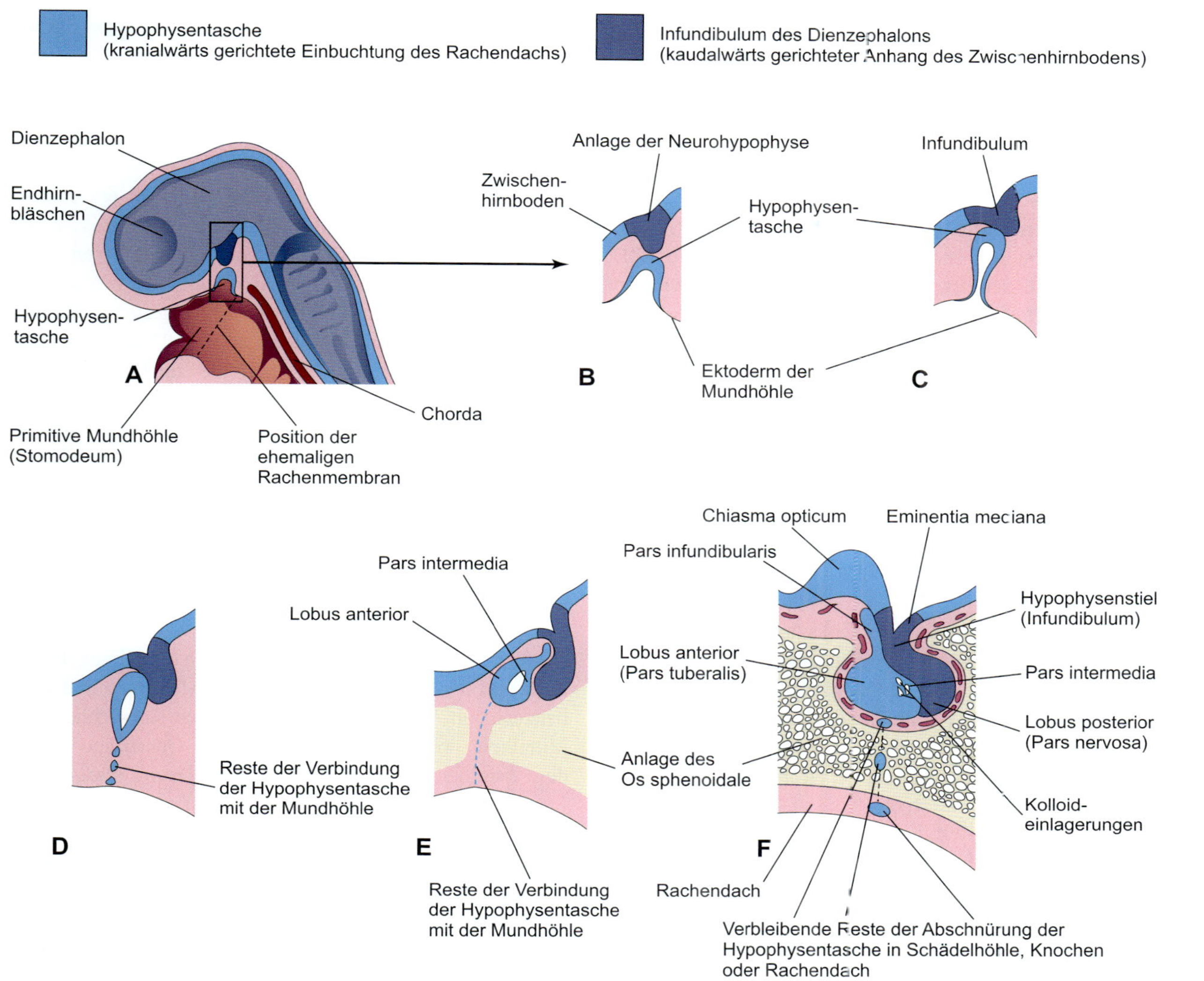

Abb. 17.24 Schematische Darstellung der Hypophysenentwicklung. A) Sagittalschnitt durch die Kopfregion eines ca. 36 Tage alten Embryos, auf dem die Hypophysentasche (eine nach kranial gerichtete Einbuchtung des Rachendachs) und die Anlage der Neurohypophyse (ein kaudalwärts gerichteter Anhang des Dienzephalons) zu sehen sind. **B–D)** Stadien der Hypophysenentwicklung: In der achten Woche verliert die Hypophysentasche ihre Verbindung mit der Mundhöhle und gelangt in zunehmend engen Kontakt mit dem Infundibulum und dem Hypophysenhinterlappen (*Lobus posterior,* Neurohypophyse). **E–F)** Spätere Stadien, in denen die Entwicklung der Vorderwand des Hypophysenbläschens zum Hypophysenvorderlappen (*Lobus anterior,* Adenohypophyse) zu sehen ist. Verbleibende Reste der abgeschnürten Hypophysentasche in Schädelhöhle, Knochen oder Rachendach können zur Ausbildung einer sog. Rachendachhypophyse oder eines Kraniopharyngeoms führen.

Tab. 17.1 Entstehung und Terminologie der Hypophyse.

Orales Ektoderm (Hypophysentasche vom Rachendach)	→ Adenohypophyse (Drüsenanteil)	*Pars distalis* *Pars tuberalis* *Pars intermedia*	*Lobus anterior*
Neuroektoderm (Boden des Dienzephalons)	→ Neurohypophyse (Nervenanteil)	*Pars nervosa* *Infundibulum* *Eminentia mediana*	*Lobus posterior*

den Bildungszentren der knorpeligen Vorläufer des *Os sphenoidale* des Schädels hindurch (➤ Abb. 17.24E). Bis zur fünften Woche verlängert sich die Tasche und schnürt sich dann an ihrer Verbindung zur Mundhöhle tropfenförmig ab (➤ Abb. 17.24C und D).

Zu diesem Zeitpunkt tritt sie mit dem **Infundibulum** in Kontakt, einem ventralen Auswuchs des Dienzephalons, der möglicherweise dem rostralen Rand der ursprünglichen Neuralplatte entspricht – die durchgehende Expression des *Hox*-Gens Rpx1 (für Rathkes pouch homeobox gene no. *1*) in dieser Region und in der Anlage der Neurohypophyse legt dies nahe. Diejenigen Teile der Hypophyse, die sich vom Rachendach ableiten – *Pars anterior, Pars intermedia* und *Pars tuberalis* –, bilden die **Adenohypophyse** (➤ Tab. 17.1). Während der sechsten Woche geht die Verbindung der Rathke-Tasche mit dem Rachendach zugrunde und löst sich auf (➤ Abb. 17.24D und E).

Zellen der Vorderwand der Hypophysentasche proliferieren und werden zur ***Pars distalis*** der Hypophyse. Später wächst ein mantelförmiger Fortsatz um den Stamm des Infundibulums herum und bildet die ***Pars tuberalis.*** Durch die starke Proliferation der

Vorderwand der Hypophysentasche verengt sich deren Lumen zu einem schmalen Spalt (➤ Abb. 17.24E). Dieser Spalt schließt sich normalerweise in der Hypophyse des Erwachsenen; manchmal bleiben kleine Zysten mit Kolloideinlagerungen zurück (➤ Abb. 17.24F). Die Zellen in der Hinterwand der Hypophysentasche proliferieren nicht. Aus ihnen entsteht die nur undeutlich abgrenzbare ***Pars intermedia*** (➤ Abb. 17.24F).

Der aus dem Neuroepithel des Gehirns hervorgehende Teil der Hypophyse (Infundibulum) ist die **Neurohypophyse** (➤ Tab. 17.1). Aus dem Infundibulum bilden sich die ***Eminentia mediana,*** der Hypophysenstiel und die *Pars nervosa.* Zunächst ist die Wand des Infundibulums dünn, aber das distale Ende nimmt durch Proliferation der Neuroepithelzellen sehr bald an Masse zu. Diese Zellen differenzieren sich später zu **Pituizyten,** den primären Zellen des Hypophysenhinterlappens, die den Neurogliazellen eng verwandt sind. Nervenfasern wachsen vom Hypothalamus aus über das Infundibulum in die *Pars nervosa* ein. Die sezernierten Moleküle FGF8, BMP4 und Wnt5A scheinen eine wichtige Rolle bei der Ausbildung der Adenohypophyse zu spielen, die Neurohypophyse steht dagegen hauptsächlich unter dem Einfluss des LIM-Homöobox-Gens *Lhx2.*

17

Fehlbildungen der Hypophyse Bei unvollständiger Degeneration der Verbindung des Hypophysenvorderlappens mit dem Rachendach kann es zum Verbleib eines Restes hypophysären Gewebes im Rachendach kommen, der sog. **Rachendachhypophyse** (➤ Abb. 17.24F). Sehr selten bleiben Reste von hypophysärem Gewebe außerhalb der Kapsel der Hypophyse in der *Sella turcica* des *Os sphenoidale* erhalten. Ein Relikt des hypophysären Divertikels kann in ca. 1 % der Gewebeschnitte durch das *Os sphenoidale* neugeborener Kinder nachgewiesen werden. Residualstrukturen der Rathke-Tasche zeigen sich auch auf einer kleinen Anzahl radiologischer Bilder von Kindern mit Fehlbildungen des Schädels (➤ Abb. 17.25). Gelegentlich entstehen aus solchen ektopischen Hypophysenzellen **Kraniopharyngeome** im Bereich des Pharynx oder der Basis des *Os sphenoidale,* meist jedoch treten sie innerhalb oder über der *Sella turcica* auf.

Telenzephalon

Das Telenzephalon besteht aus einem medianen Teil und zwei lateralen Anhängen, den **Endhirnbläschen** (➤ Abb. 17.24A). Diese Anhänge sind die Vorläufer der beiden **Hemisphären** des Gehirns (➤ Abb. 17.24B). Das Lumen innerhalb der median gelegenen Teile des Telenzephalons bildet den am weitesten rostral liegenden Abschnitt des dritten Ventrikels (➤ Abb. 17.26). Über die ***Foramina interventricularia*** stehen die zerebralen Hemisphären zunächst noch breitflächig in Verbindung mit dem dritten Ventrikel (➤ Abb. 17.26 und ➤ Abb. 17.27B). Entlang der *Fissura choroidea,* einem Teil der medialen Wand der sich entwickelnden zerebralen Hemisphären, wird das ependymale Epithel sehr dünn. Die *Fissura choroidea* liegt ursprünglich im Hemisphärendach und steht auf jeder Seite durch das *Foramen interventriculare* mit dem ependymalen Dach des dritten Ventrikels in Verbindung (➤ Abb. 17.27A); aus ihr geht später der ***Plexus choroideus*** der Seitenventrikel hervor (➤ Abb. 17.26 und ➤ Abb. 17.28).

Wenn sich die zerebralen Hemisphären ausdehnen, bedecken sie nach und nach das Dienzephalon, das Mittelhirn und das Rhombenzephalon. Die Hemisphären berühren sich schließlich in der Mittellinie, wodurch sich ihre mediane Oberfläche abflacht. Aus dem zwischen den Hemisphären in der *Fissura mediana* liegenden Mesenchym wird im weiteren Verlauf die ***Falx cerebri,*** eine median verlaufende Duraduplikatur.

Das ***Corpus striatum*** bildet sich im Verlauf der sechsten Woche in Form einer starken Schwellung, des sog. **Ganglienhügels,** im ventralen Abschnitt der Seitenwand beider Hemisphären (➤ Abb. 17.28B). Dadurch wächst der „Boden" langsamer als die Wände der Hemisphären, und die Hemisphären nehmen dadurch letztlich –

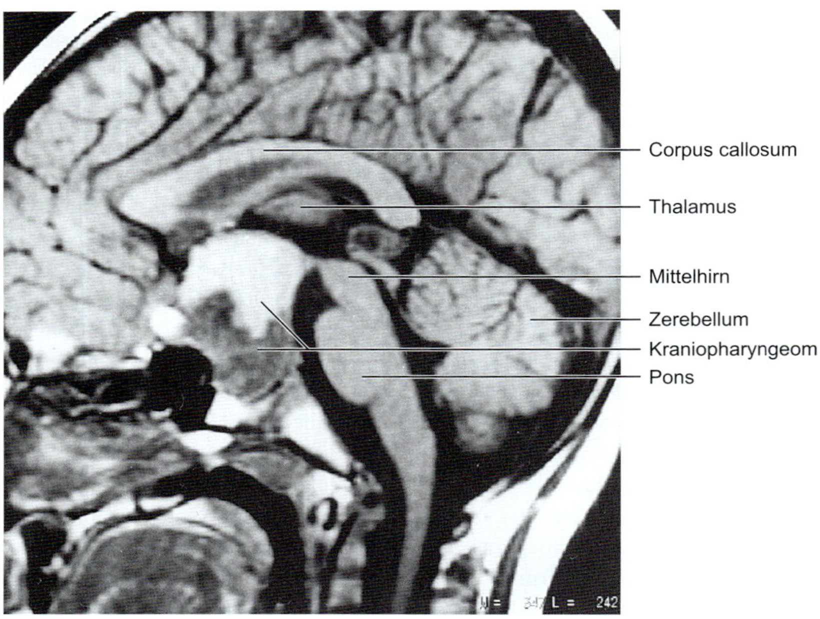

Abb. 17.25 Sagittales Magnetresonanztomogramm eines vier Jahre alten Jungen mit Kopfschmerzen und Sehstörungen. In der stark erweiterten *Sella turcica* befindet sich eine große Gewebemasse (ca. 4 cm), die bereits nach kranial in den Subarachnoidalraum und nach kaudal in das *Os sphenoidale* eingedrungen ist. Postoperativ wurde ein Kraniopharyngeom diagnostiziert. Die untere Hälfte der Masse ist fest und erscheint daher dunkel, während die obere Hälfte Flüssigkeitszysten enthält und daher heller erscheint. (Mit freundlicher Genehmigung von G. S. Smyser, Altru Health System, Grand Forks, USA.)

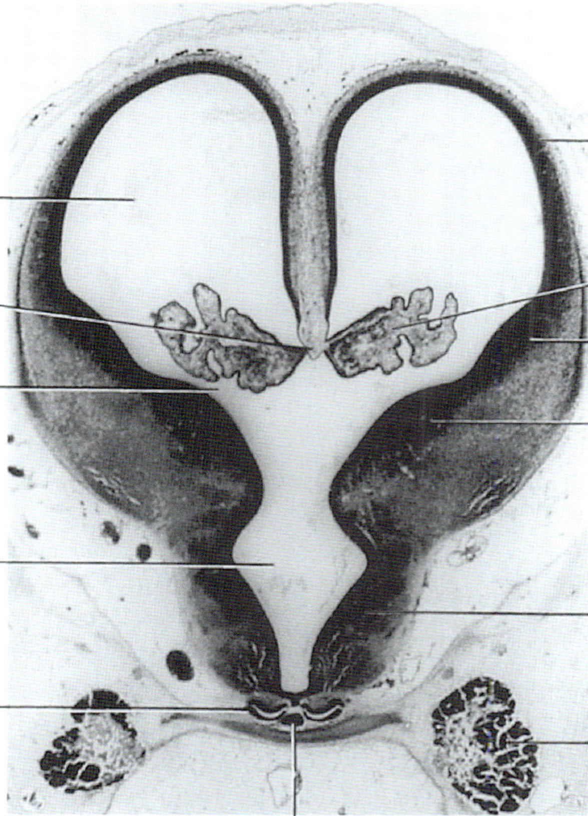

Abb. 17.26 Fotografie eines Transversalschnitts durch das Dienzephalon und die Endhirnbläschen eines ca. 50 Tage alten menschlichen Embryos auf Höhe des Foramen interventriculare (× 20). Die *Fissura choroidea* befindet sich an der Anheftungsstelle des *Plexus choroideus* an der medialen Wand des Seitenventrikels. (Mit freundlicher Genehmigung von Prof. em. J. Hay, University of Manitoba, Winnipeg, Kanada.)

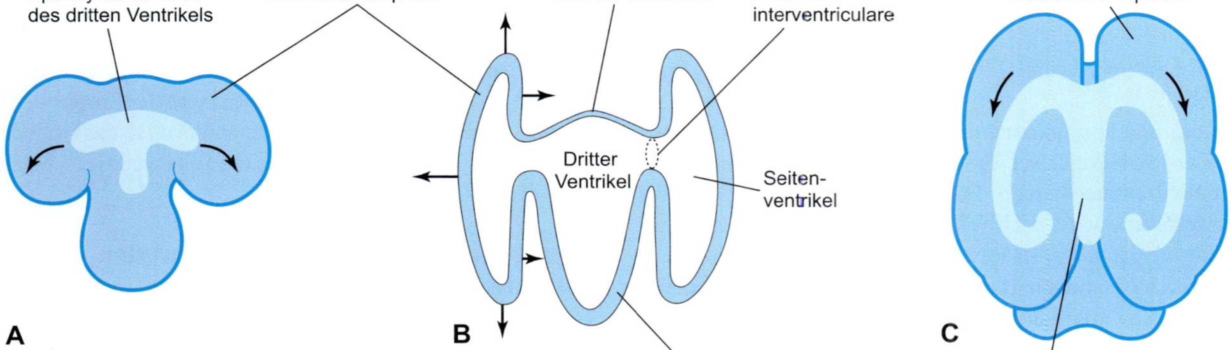

Abb. 17.27 A) Schemazeichnung der dorsalen Oberfläche des Vorderhirns mit Darstellung der Verlagerung dienzephaler Anteile aus dem Dach des dritten Ventrikels in die dorsomediale Wand der zerebralen Hemisphären. **B)** Schematischer Querschnitt durch das Vorderhirn. Die Endhirnhemisphären wachsen aus den Seitenwänden des Vorderhirns aus und dehnen sich nach allen Richtungen weiter aus, bis sie das gesamte Dienzephalon umfassen. Die Pfeile deuten die Wachstumsrichtungen der Hemisphären an. Die rostrale Wand des Vorderhirns, die sog. *Lamina terminalis,* ist sehr dünn. **C)** Schemazeichnung des Vorderhirns. Durch die Hemisphärenrotation wird der vom Dach des dritten Ventrikels ausgehende *Plexus choroideus* bis in die Temporallappen hinein ausgezogen.

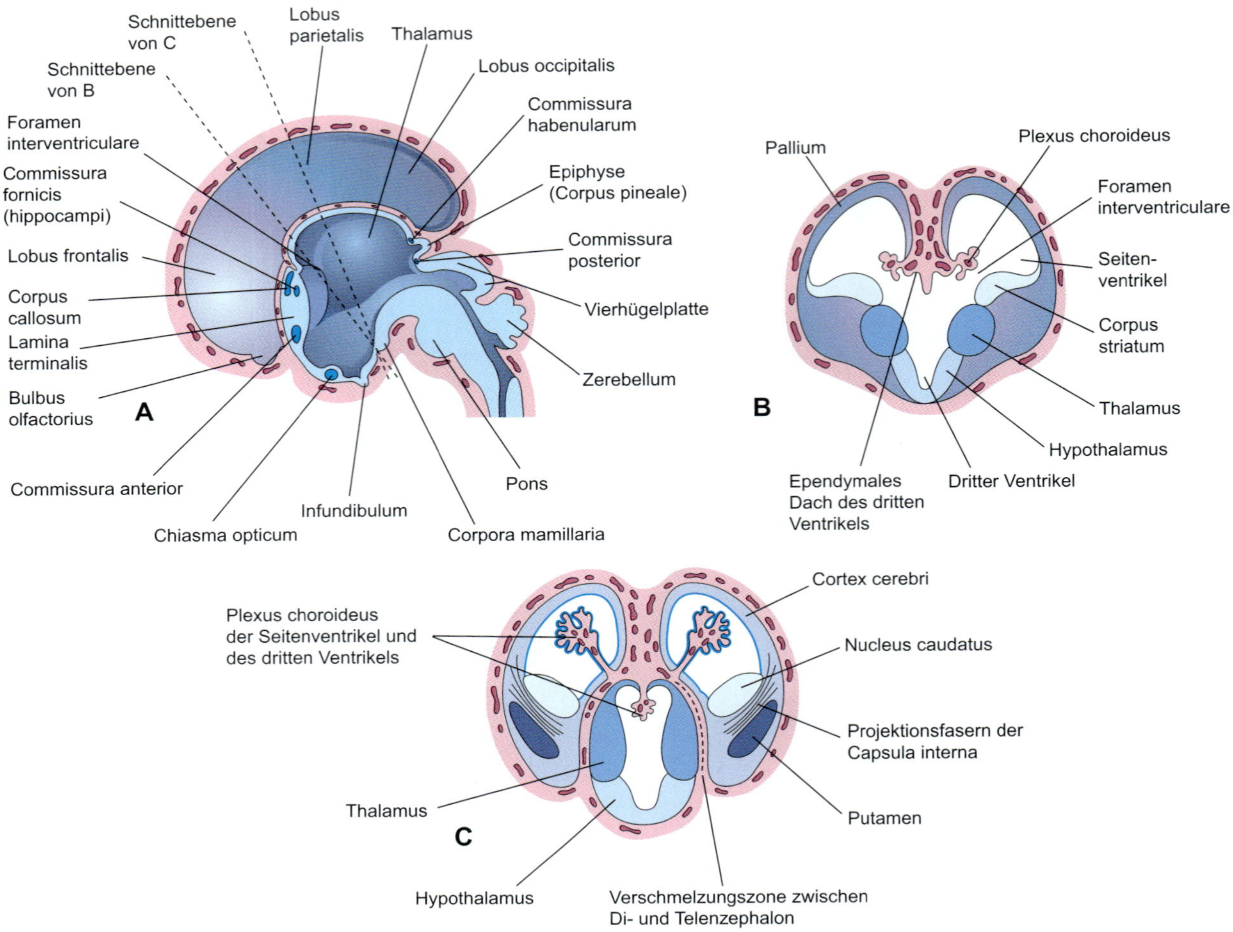

Abb. 17.28 **A)** Schemazeichnung einer medialen Ansicht des Vorderhirns eines zehn Wochen alten Embryos, auf der die Derivate des Dienzephalons und die Hauptkommissuren im medianen Schnitt zu sehen sind. **B)** Transversalschnitt des Vorderhirns auf Höhe der *Foramina interventricularia,* der das *Corpus striatum* und den *Plexus choroideus* der Seitenventrikel zeigt. **C)** Vergleichbarer Schnitt durch das Gehirn eines ca. elf Wochen alten Embryos, der unmittelbar kaudal der *Foramina interventricularia* liegt und die durch Einwachsen der *Capsula interna* bedingte Aufteilung des *Corpus striatum* in Putamen und *Nucleus caudatus* zeigt. Die Entwicklung der Lagebeziehungen zwischen Endhirnhemisphären und Dienzephalon ist ebenfalls dargestellt.

von lateral gesehen – eine C-förmige Gestalt an (➤ Abb. 17.29 und ➤ Abb. 17.30).

Wachstum und Formbildung der Hemisphären bestimmen auch die Form der Seitenventrikel, die ebenfalls zu C-förmigen, liquorgefüllten Hohlräumen werden. Das kaudale Ende beider zerebralen Hemisphären wächst nach ventral und dann nach rostral aus, wodurch der *Temporallappen* entsteht. Dieser Wachstumsbewegung, die man auch als **Hemisphärenrotation** bezeichnet, folgen wiederum die Ventrikel und die *Fissura choroidea* (➤ Abb. 17.29). Die dünne mediale Wand der Hemisphären wird entlang der *Fissura choroidea* durch die vaskuläre *Pia mater* eingefaltet und bildet so den *Plexus choroideus* des temporalen Horns (➤ Abb. 17.28B). Wenn sich der zerebrale Kortex differenziert, wandern seine Afferenzen und Efferenzen durch das *Corpus striatum* hindurch und unterteilen dieses so in den *Nucleus caudatus* und den *Nucleus lentiformis.* Diese Fasern, die die ***Capsula interna*** bilden, ordnen sich ebenfalls C-förmig an (➤ Abb. 17.28C). Auch der *Nucleus caudatus* passt sich dieser Form an und wird dadurch in die Länge gezogen (➤ Abb. 17.29). Sein birnenförmiger Kopf und der verlängerte Korpus liegen zunächst im Boden des frontalen Horns und des Korpus des Seitenventrikels, während sein Schwanz einen Bogen in das Dach des temporalen Horns bzw. des Unterhorns des Seitenventrikels beschreibt.

Entwicklung der Kortexareale und der Kommissuren

Die Wände der sich entwickelnden zerebralen Hemisphären besitzen ursprünglich auch die drei typischen Zonen des Neuralrohrs (**Ventrikulärzone, Intermediärzone** und **Marginalzone**). Später bildet sich mit der **Subventrikulärzone** eine vierte Schicht aus. Zellen der Intermediärzone wandern in die Marginalzone ein und bilden die **kortikalen Schichten** nach dem sogenannten Inside-out-Prinzip, d. h., es bilden sich zunächst die später in der Tiefe liegenden Schichten des Neokortex, und diese werden dann unter Führung der sog. *radiären Glia* von Neuronen durchwandert, die schließlich in

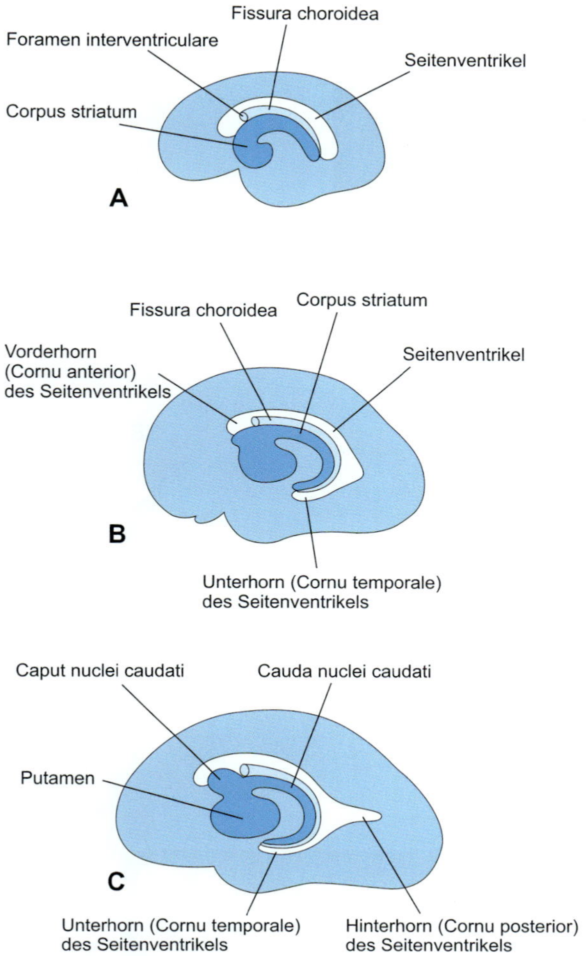

Abb. 17.29 Schemazeichnungen der medialen Oberfläche der rechten Endhirnhemisphäre während der Entwicklung des lateralen Ventrikels, der Fissura choroidea und des Corpus striatum. A) 13. Woche; **B)** 21. Woche; **C)** 32. Woche.

den oberflächlichen Schichten zu liegen kommen. Ingesamt kommt die **graue Substanz** auf diese Weise peripher zu liegen, und die Axone der Zellkörper laufen nach zentral, um zusammen mit den Markscheiden der Oligodendrozyten die große Masse der **weißen Substanz** des Endhirnmarks ***(Medulla cerebri)*** zu bilden.

Ursprünglich ist die Oberfläche der Hemisphären glatt (➤ Abb. 17.30A); wenn das Wachstum fortschreitet, bilden sich jedoch **Gyri** und **Sulci** aus (➤ Abb. 17.30B–E). Dies ermöglicht eine beachtliche Zunahme der Kortexfläche, ohne dass das Hirnvolumen dafür nennenswert zunehmen muss. Während die zerebralen Hemisphären insgesamt stark an Größe zunehmen, wachsen diejenigen Anteile, die das *Corpus striatum* bedecken, relativ langsam und werden daher schnell von den umliegenden Kortexarealen überdeckt (➤ Abb. 17.30D). Diese versenkten Kortexareale, die in der Tiefe des *Sulcus lateralis* versteckt liegen (➤ Abb. 17.31), bilden die sog. ***Insula*** **(Insel).**

Während sich der zerebrale Kortex entwickelt, bilden sich mehrere Faserbündel aus, die vor allem korrespondierende Abschnitte der zerebralen Hemisphären miteinander verbinden und deshalb auch **Kommissuren** genannt werden (➤ Abb. 17.28A). Die entwicklungsgeschichtlich wichtigsten dieser Kommissuren liegen in der *Lamina terminalis,* der rostralen Wand des Vorderhirns, die sich vom Dach (Deckplatte) bis zum Boden (Bodenplatte) des Dienzephalons erstreckt und in lateraler Richtung die natürliche Verbindung einer Hemisphäre mit der anderen darstellt. Die ersten sich bildenden Kommissuren, die *Commissura anterior* und die *Commissura fornicis,* sind dünne Faserbündel, die phylogenetisch ältere Teile des Gehirns miteinander verbinden. So verbindet die *Commissura anterior* den *Bulbus olfactorius* und verwandte Gebiete vor allem im Temporallappen mit den entsprechenden Strukturen der gegenüberliegenden Seite, und die *Commissura fornicis* verbindet die Hippokampusformationen miteinander.

Die breiteste zerebrale Kommissur ist das ***Corpus callosum*** **(Balken;** ➤ Abb. 17.28A), das die sich entsprechenden *neokortikalen Regionen* der beiden Großhirnhemisphären miteinander verbindet. Das *Corpus callosum* liegt ursprünglich ebenfalls in der *Lamina terminalis,* dehnt sich jedoch aufgrund der Größenzunahme des Kortex durch die Anlagerung zusätzlicher Fasern zunehmend aus. Einerseits kommt auf diese Weise der verbleibende Rest der *Lamina terminalis* zwischen *Fornix* und *Corpus callosum* zu liegen, er wird zusehends gestreckt und trägt auf diese Weise zur Bildung des dünnen ***Septum pellucidum*** – einer dünnen, sagittal zwischen *Fornix* und *Corpus callosum* stehenden Platte – bei. Andererseits wird dorsal des *Corpus callosum* eine dünne Lamelle grauer Substanz von der ursprünglichen *Lamina terminalis* „abgesprengt“ und bleibt im erwachsenen Gehirn als dünne dorsale Beschichtung des *Corpus callosum* (*Indusium griseum* mit *Striae longitudinales*) erhalten. Zum Zeitpunkt der Geburt dehnt sich das *Corpus callosum* bis über das Dach des Dienzephalons nach kaudal aus.

Das ***Chiasma opticum,*** das sich am ventralen Ende der *Lamina terminalis* ausbildet (➤ Abb. 17.28A), besteht aus Fasern der medialen Hälften der Retinae, die im Chiasma kreuzen, um sich dem *Tractus opticus* der Gegenseite anzulagern.

17.2.6 Angeborene Hirnfehlbildungen

Bedingt durch die Komplexität der Vorgänge bei der Embryonalentwicklung des Gehirns, kommt es relativ häufig (bei ca. 3 von 1.000 Geburten) zu zerebralen Entwicklungsstörungen. Kongenitale Fehlbildungen des Gehirns können dabei entweder direkt – durch Störungen der Morphogenese oder Histogenese des ZNS selbst – entstehen oder durch Entwicklungsstörungen angrenzender Strukturen wie der *Chorda dorsalis,* der Somiten, des Mesenchyms oder des Schädels verursacht werden. Die meisten kongenitalen Hirndefekte, wie z. B. die **Anenzephalie** und die **Meningoenzephalozele,** gehen auf morphogenetische Fehler beim Verschluss des *Neuroporus* anterior während der vierten Entwicklungswoche zurück und betreffen meist auch die Deckgewebe wie Meningen und Schädelknochen. Diese Defekte können genetisch, durch Ernährung oder durch Umweltfaktoren bedingt sein.

Störungen der Histogenese des *Cortex cerebri* (➤ Abb. 17.32) können zur Entstehung von Anfallsleiden führen sowie zu verschiedenen Arten geistiger Retardierung. Unterdurchschnittliche intellektuelle Entwicklung kann z. B. auf die Exposition des Embryos

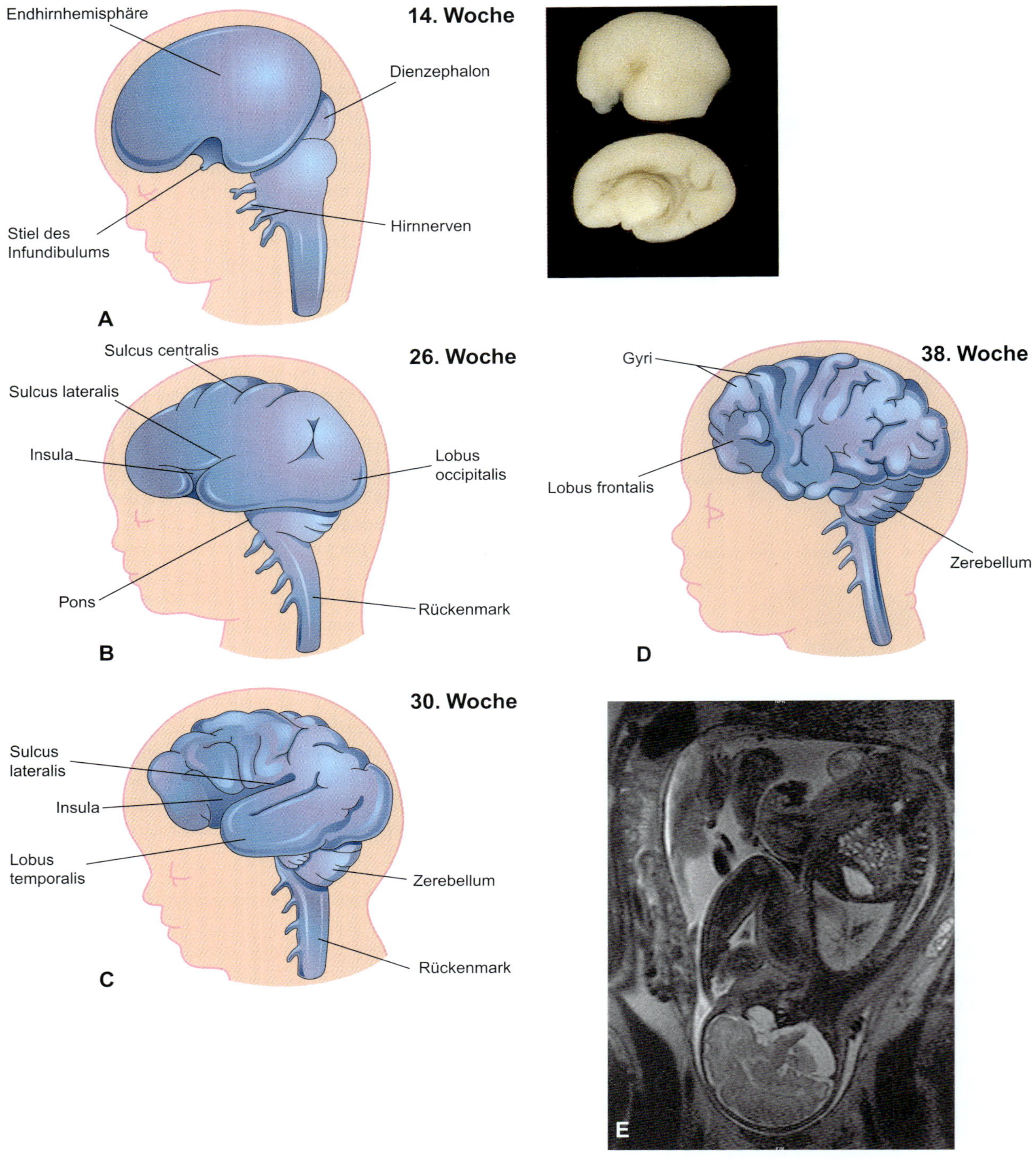

Abb. 17.30 Schematische Seitenansicht der linken Endhirnhemisphäre, des Dienzephalons und des Hirnstamms. Dargestellt ist das Fortschreiten der Entwicklung von Gyri und Sulci des zerebralen Kortex. Man beachte die zunehmende Verengung des *Sulcus lateralis* und die Einsenkung der *Insula,* eines Kortexabschnitts, der anschließend von außen nicht mehr sichtbar ist. Die Oberfäche der Endhirnhemisphären nimmt durch die Ausbildung der Gyri und Sulci während der Fetalperiode sehr stark zu. **A)** 14. Woche; **B)** 26. Woche; **C)** 30. Woche; **D)** 38. Woche. **E)** Magnetresonanztomografie eines reifen Fetus unmittelbar vor der Geburt. Beachte die Darstellung von Gehirn und Rückenmark (tangential angeschnitten). **Einschub:** Fotografie der glatten lateralen und der medialen Oberfläche des Gehirns eines ca. 14 Wochen alten menschlichen Fetus. (Einschub: Mit freundlicher Genehmigung von M. R. Del Bigio, University of Manitoba, Winnipeg, Kanada; E: Mit freundlicher Genehmigung von Dr. Stuart D. Morrison, The Children's Hospital, Cleveland, OH, USA.)

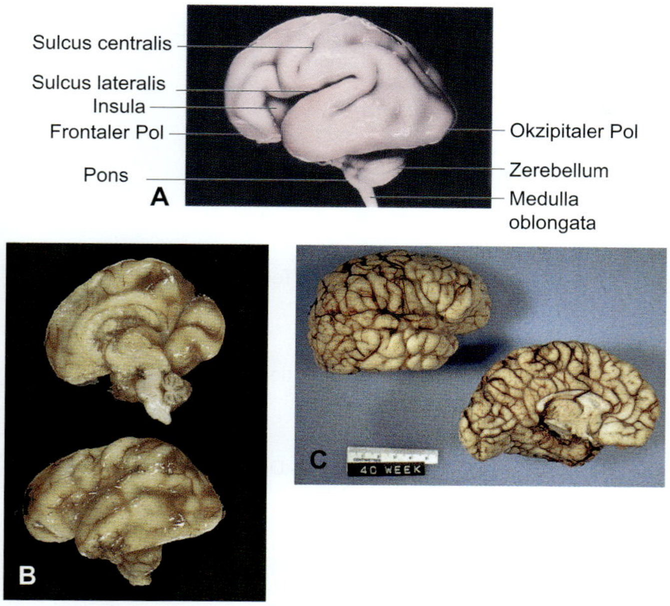

Abb. 17.31 A) Fotografische Seitenansicht des Gehirns eines tot geborenen Fetus der 25. Woche. (Aus Nishimura H, Semba R, Tanimura T, Tanaka O: Prenatal development of the human with special reference to craniofacial structures: an atlas, Bethesda, 1977, U.S. Department of Health, Education, and Welfare, National Institutes of Health). **B)** Fotografien der medialen (oben) und der lateralen (unten) Oberfläche des fetalen Gehirns in der 25. Woche. **C)** Fotografien der lateralen (oben) und der medialen (unten) Oberfläche des fetalen Gehirns in der 38. Woche. Man beachte, dass mit dem Fortschreiten des Gehirnwachstums das Muster der Gyri und Sulci immer komplexer wird. Vergleiche auch › Abb. 17.1. (Mit freundlicher Genehmigung von M.R. Del Bigio, University of Manitoba, Winnipeg, Kanada.)

bzw. Fetus mit verschiedenen Viren oder mit hohen Strahlendosen zwischen der achten und 16. Entwicklungswoche zurückgehen (➤ Kap. 21). Pränatale Faktoren können auch bei der Ausbildung einer Zerebralparese – als zerebral bedingte Lähmung eine der schwersten kindlichen Behinderungen überhaupt – eine Rolle spielen; diese geht jedoch in den weitaus meisten Fällen auf die perinatale Schädigung eines ansonsten normalen Gehirns zurück.

Cranium bifidum Anomalien der Schädelentwicklung, wie z. B. das *Cranium bifidum,* gehen häufig mit Störungen der Entwicklung von Gehirn und Meningen einher. Die Schädeldefekte sind dabei gewöhnlich in der Medianebene der Schädelknochen lokalisiert (➤ Abb. 17.33A), oft in der Hinterhauptschuppe; im letzteren Fall betreffen sie auch den hinteren Teil des *Foramen magnum.* Bei kleineren Defekten kommt es nur zum Hervortreten der Meningen, also zur Ausbildung einer **kranialen Meningozele** bzw. eines ***Cranium bifidum*** **mit Meningozele** (➤ Abb. 17.33B und ➤ Abb. 17.34). Der Phänotyp des *Cranium bifidum* mit Hernienbildung im Bereich des Gehirns und/oder der Meningen tritt etwa bei jeder 2.000. Geburt auf. Wenn der kraniale Defekt groß ist, treten neben den Meningen auch Teile des Gehirns aus, wodurch eine **Meningoenzephalozele** entsteht (➤ Abb. 17.33C und ➤ Abb. 17.35).

Wenn außerdem noch Teile des Ventrikelsystems nach außen verlagert sind, spricht man von einer **Meningohydroenzephalozele** (➤ Abb. 17.33D).

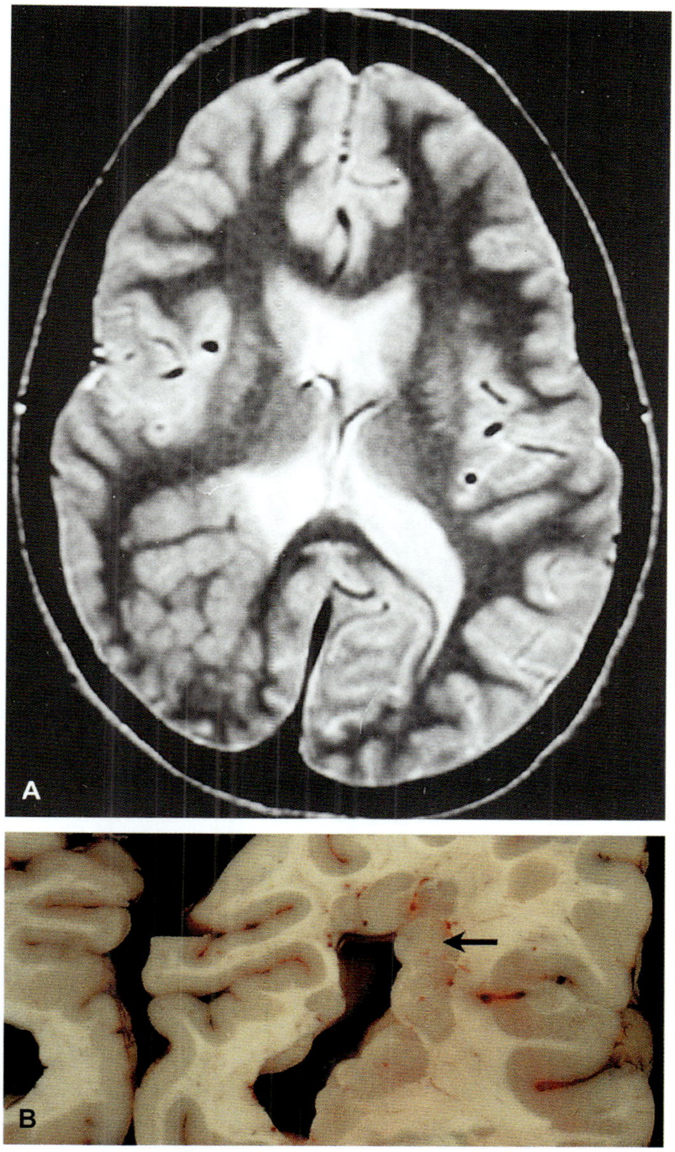

Abb. 17.32 Noduläre Hirnrindenheterotopie. A) Transversales Magnetresonanztomogramm einer 19-jährigen Frau mit Krampfanfällen, die durch in den Ventrikel hineinragende heterotope Kortexinseln im Bereich des rechten Parietallappens verursacht wurden. Man beachte die fehlende kortikale Organisation auf der darüber liegenden Hirnoberfläche. Eine solche Kortexheterotopie wird durch gestörte Wanderung von Neuroblasten entlang den Fortsätzen der Radiärglia verursacht. (Mit freundlicher Genehmigung von G.S. Smyser, Altru Health System, Grand Forks, USA.) **B)** Fotografie eines Koronalschnitts durch ein adultes Gehirn mit einer periventrikulären kortikalen Heterotopie (siehe Pfeil) im Parietallappen. Die nodulären Inseln grauer Substanz entlang dem Ventrikelrand werden von Zellen gebildet, die sich trotz des Wanderungsdefekts zu Neuronen differenziert haben. (Mit freundlicher Genehmigung von M.R. Del Bigio, University of Manitoba, Winnipeg, Kanada.)

Exenzephalie und Meroanenzephalie Diese schweren Hirnanomalien entstehen ebenfalls aufgrund eines besonders früh gestörten Verschlusses des *Neuroporus anterior,* d. h. bereits in der vierten Entwicklungswoche. Die Vorderhirnanlage bildet sich dabei nicht normal aus, und auch die Entwicklung der Schädelknochen

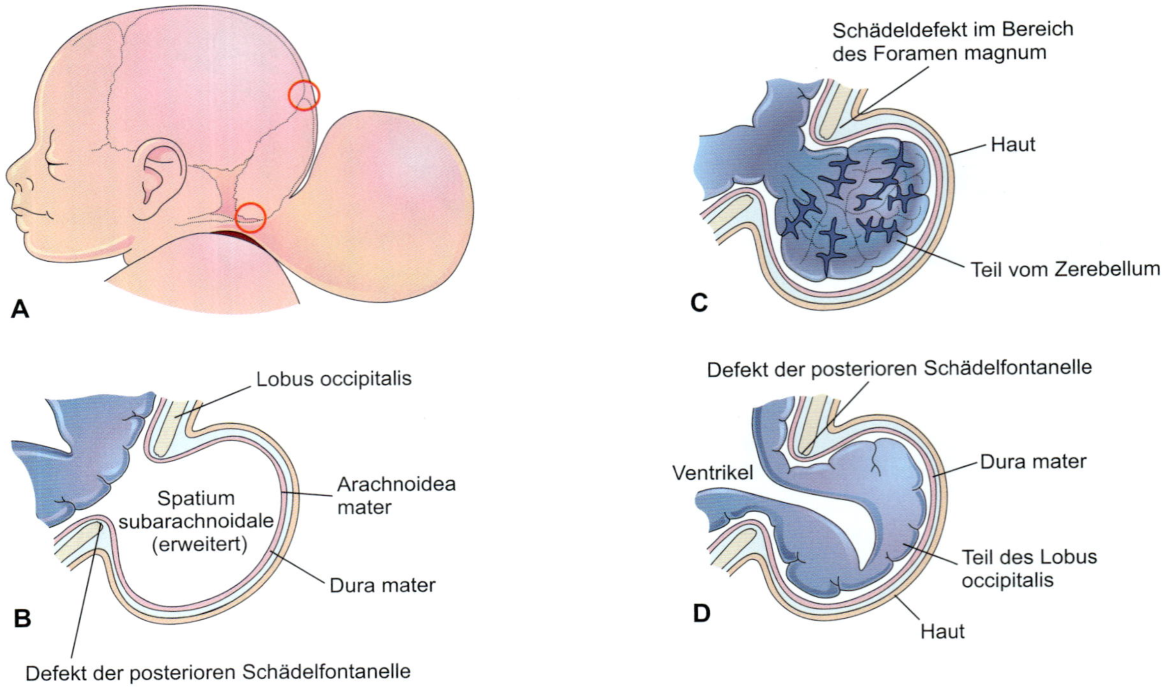

Abb. 17.33 Schematische Darstellung eines Cranium bifidum und verschiedener Hernierungsformen des Gehirns und der Meningen. A) Kopf eines Neugeborenen mit einer großen Aussackung in der Okzipitalregion. Der obere rote Kreis bezeichnet einen Defekt im Bereich der kleinen Fontanelle, der untere rote Kreis einen Defekt im Bereich des *Foramen magnum.* **B)** Meningozele: Durch Aussackung der kranialen Meningen entsteht ein liquorgefüllter Bruchsack. **C)** Meningoenzephalozele: Der Bruchsack enthält einen Teil des Zerebellums und ist von Haut und Meningen bedeckt. **D)** Meningohydroenzephalozele: Ein Teil des *Lobus occipitalis* ist zusammen mit einem Teil des Hinterhorns des Seitenventrikels ausgetreten.

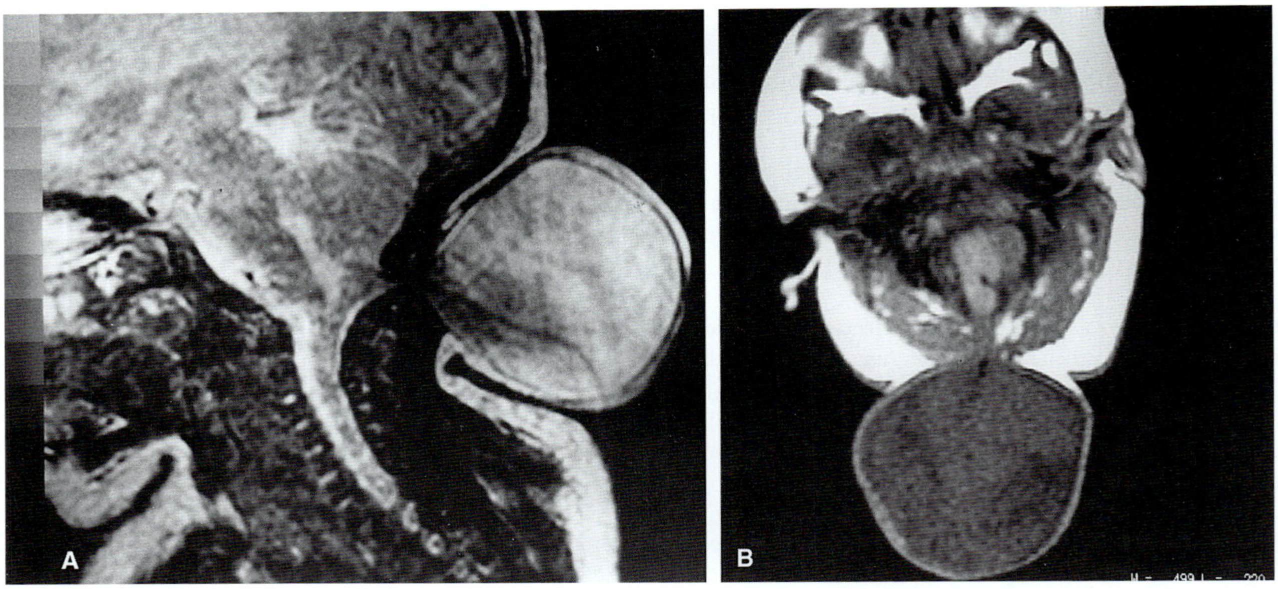

Abb. 17.34 Magnetresonanztomogramm eines einen Tag alten Kindes mit Meningozele. A) Sagittalschnitt: Der Liquor ist hell dargestellt. Da sich das Kind während der Aufnahme bewegt hat, ist das Bild etwas unscharf. **B)** Transversalschnitt durch den Schädeldefekt nahe dem *Foramen magnum:* Hier ist der Liquor dunkel dargestellt. (Mit freundlicher Genehmigung von G. S. Smyser, Altru Health System, Grand Forks, USA.)

ist gestört (➤ Abb. 17.13 und ➤ Abb. 17.36). Zunächst kommt es zur **Exenzephalie,** bei der der größte Teil des embryonalen Gehirns offen liegt oder aus der Schädelhöhle austritt. Das Nervengewebe des embryonalen exenzephalen Gehirns hat eine abnorme Struktur und Vaskularisation und degeneriert bald. Der verbleibende Rest des Gehirns erscheint als schwammige, vaskuläre Masse, die vorwiegend aus rhombenzephalen Strukturen besteht. Obwohl dieser Neuralrohrdefekt als **Anenzephalie** (griech. *an* = ohne; *enkephalon* =

Gehirn) bezeichnet wird, ist bei überlebenden Kindern doch immer ein rudimentärer Hirnstamm mit funktionierendem Nervengewebe vorhanden. Aus diesem Grunde ist die Bezeichung **Meroanenzephalie** (griech. *meros* = Teil) ein angemessenerer Name für das Krankheitsbild.

Die Meroanenzephalie ist eine häufige letale Anomalie, die bei etwa einer von 1.000 Schwangerschaften vorkommt. Sie tritt bei weiblichen Feten zwei- bis viermal häufiger auf als bei männlichen

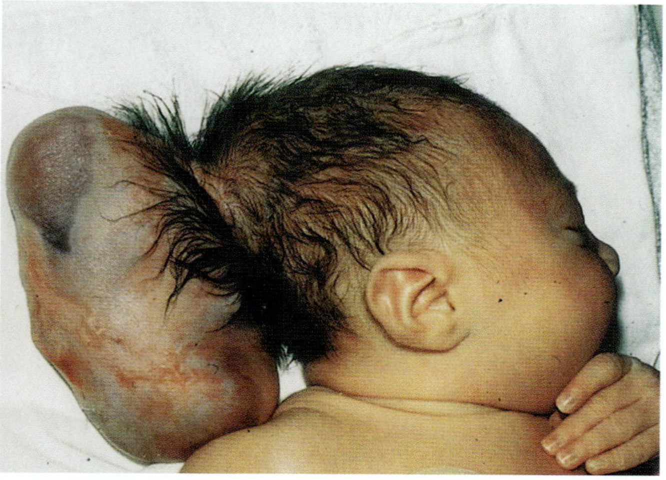

Abb. 17.35 Fotografie eines Kindes mit einer großen Meningoenzephalozele in der Okzipitalregion. (Mit freundlicher Genehmigung von A. E. Chudley, Children's Hospital und University of Manitoba, Winnipeg, Kanada.)

und geht immer mit dem Fehlen der Schädelknochen, manchmal (bei besonders ausgedehnten Neuralrohrdefekten) auch mit einer Rachischisis (Spaltung des Wirbelkanals) einher (➤ Abb. 17.13 und ➤ Abb. 17.36). Die Meroanenzephalie ist die häufigste schwere Anomalie bei Totgeborenen, und betroffene Lebendgeborene überleben nur wenige Stunden nach der Geburt. Der Verdacht auf das Vorliegen einer Meroanenzephalie ergibt sich bei erhöhtem α-Fetoprotein-Spiegel in der Amnionflüssigkeit (➤ Kap. 6). Er kann leicht durch Ultraschalluntersuchung (➤ Abb. 17.36), Fetoskopie oder Röntgendiagnostik bestätigt werden, da große Teile des Gehirns und der Schädelknochen fehlen. Wenn die Wahrscheinlichkeit hoch ist, dass es bei einer Fortsetzung der Schwangerschaft zur Geburt eines nicht lebensfähigen Kindes kommen würde, kann auf Wunsch der Mutter ein Schwangerschaftsabbruch durchgeführt werden. Exenzephalie und Meroanenzephalie können bei Ratten experimentell durch die Applikation teratogener Substanzen ausgelöst werden. Untersuchungen an anenzephalen Feten aus Schwangerschaftsabbrüchen weisen auf ähnliche Entstehungsmechanismen auch beim Menschen hin. Zudem spielen aufgrund des gut dokumentierten familiär gehäuften Auftretens der Störung mit Sicherheit auch genetische Faktoren eine Rolle. Nach neueren Erkenntnissen, die auch auf gezielten Mutationen bei der Maus beruhen, sind Mutationen im Genlokus für das sezernierte Signalprotein **Sonic Hedgehog** (Shh) für An- und Meroanenzephalie verantwortlich; trotzdem geht man auch von einer multifaktoriellen Vererbung der Meroanenzephalie aus. Bei der Meroanenzephalie kommt es meist zu einem Fruchtwasserüberschuss in der Amnionhöhle **(Polyhydramnion).** Dies geht sehr wahrscheinlich darauf zurück, dass der Fetus infolge der

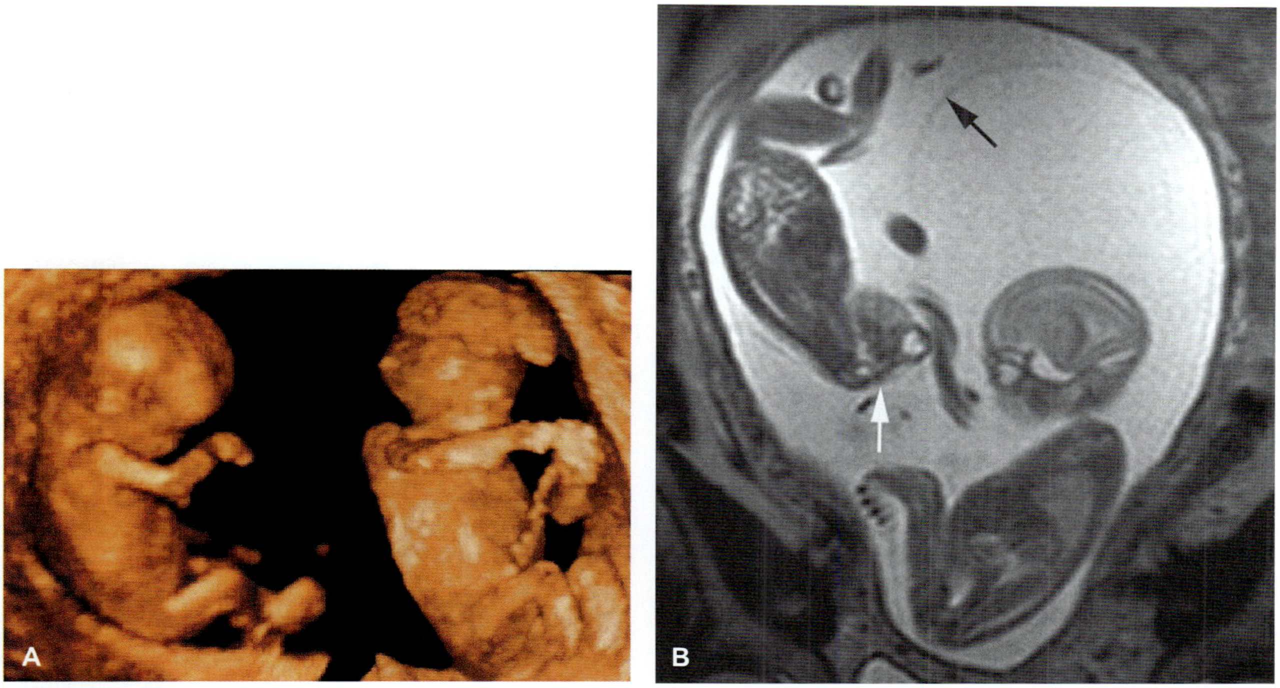

Abb. 17.36 A) Sonogramm eines zwölf Wochen alten, normalen Fetus (links) und eines 14 Wochen alten Fetus (rechts) mit einer Meroanenzephalie. **B)** Magnetresonanztomografie von diamniotischen monochorialen Zwillingen, der eine hat eine Meroanenzephalie. Beachte die fehlenden *Calvaria* des abnormalen Zwillings (weißer Pfeil) und die Amnionhaut des normalen Zwillings (schwarzer Pfeil). (A: Aus Pooh RK, Pooh KH: Transvaginal 3D and Doppler ultrasonography of the fetal brain, Semin Perinatol 25:38, 2001; B: mit freundlicher Genehmigung von Deborah Levine, Beth Israel Deaconess Medical Center, Boston, MA, USA.)

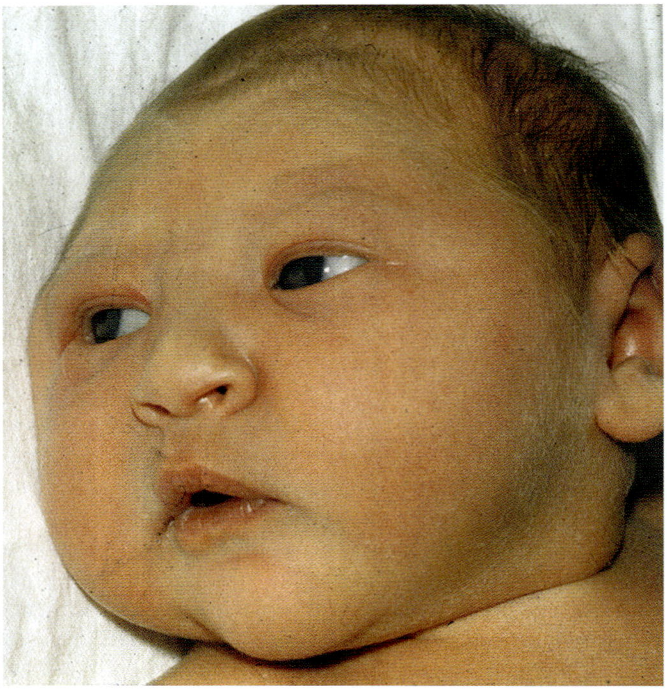

Abb. 17.37 Fotografie eines Kindes mit Mikrozephalus. Das Gesicht ist typischerweise normal dimensioniert, bei gleichzeitig verkleinerten Schädelknochen. Üblicherweise ist diese Fehlbildung mit mentaler Retardierung verbunden. (Mit freundlicher Genehmigung von A. E. Chudley, Children's Hospital, University of Manitoba, Winnipeg, Manitoba, Kanada.)

Kopf- und Gehirnfehlbildung kein Fruchtwasser schlucken kann und das Fruchtwasser deshalb nur unvollkommen über die Plazenta in den mütterlichen Kreislauf zurückgebracht wird.

Mikrozephalie Die Mikrozephalie (griech. *mikros* = klein, *kephale* = Kopf) geht auf eine Mikro*enzephalie* (griech. *enkephalos* = Gehirn) zurück, da das Wachstum der Schädelknochen weitgehend durch den normalen Druck des wachsenden Gehirns angestoßen und aufrechterhalten wird. Bei diesem seltenen Krankheitsbild sind also Gehirn und Schädelknochen verkleinert, während das Gesicht normal ausgebildet ist (➤ Abb. 17.37). Aufgrund des unterentwickelten Gehirns sind die betroffenen Kinder geistig behindert. Das gestörte Schädelwachstum wird aber bereits durch die regelmäßigen Ultraschalluntersuchungen während der Schwangerschaft mit großer Sicherheit erkannt.

Die Ursache der Mikrozephalie lässt sich häufig nicht klären. Manche Fälle scheinen genetisch bedingt (autosomal-rezessiv vererbt) zu sein, während andere durch Umweltfaktoren verursacht werden. Starke ionisierende Strahlung, Infektionen (Zytomegalievirus, Rubella-Virus und *Toxoplasma gondii;* ➤ Kap. 21) und verschiedene Drogen (maternaler Alkoholabusus) während der Fetalperiode tragen in einigen Fällen dazu bei.

Ein zu kleiner Kopf kann auch durch vorzeitigen Verschluss der Schädelnähte (Kraniosynostose) verursacht sein (➤ Kap. 14). Allerdings kommt es in diesem Fall über der Schädelnaht zur Ausbildung eines hervorstehenden Knochenrists.

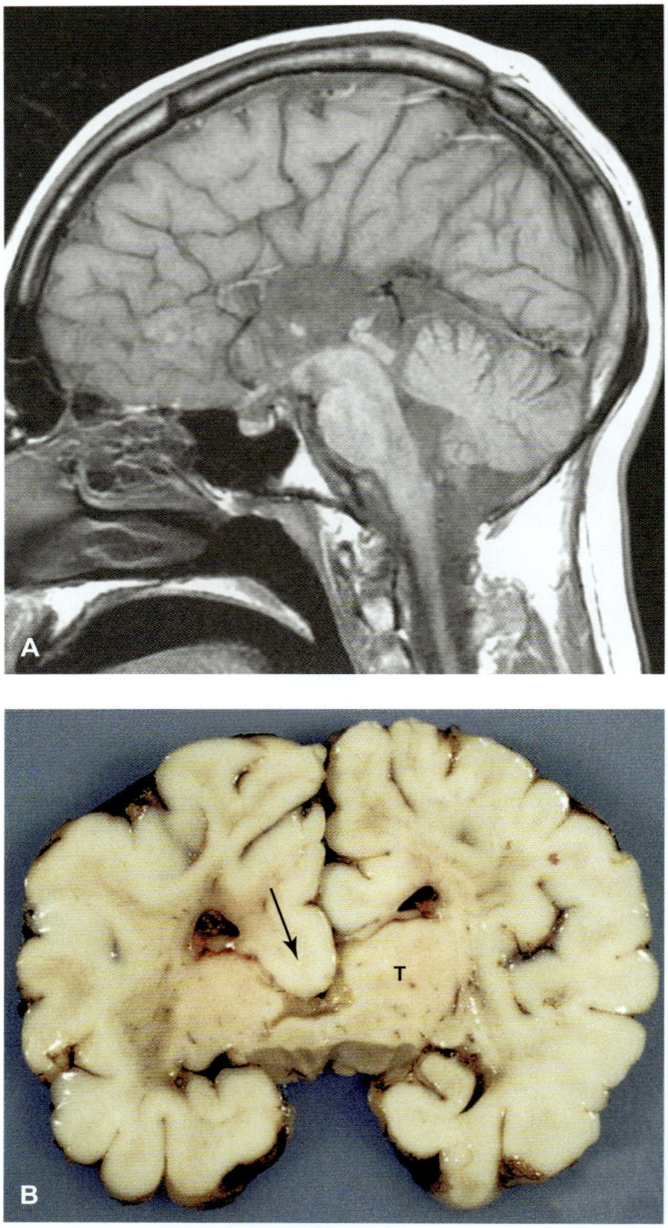

Abb. 17.38 A) Sagittales Magnetresonanztomogramm des Gehirns eines normal agierenden 22-jährigen Mannes mit vollständig fehlendem *Corpus callosum.* (Mit freundlicher Genehmigung von G. S. Smyser, Altru Health System, Grand Forks, USA.) **B)** Koronalschnitt eines Kindergehirns. Das *Corpus callosum,* das normalerweise die beiden zerebralen Hemisphären miteinander verbindet, ist nicht ausgebildet. Die beiden Thalami (T) sind durch die in den dritten Ventrikel hinein abgesunkenen Anteile des *Gyrus cinguli* (Pfeil) voneinander abgedrängt worden. (Mit freundlicher Genehmigung von M. R. Del Bigio, University of Manitoba, Winnipeg, Kanada.)

Balkenmangel Dieses Krankheitsbild ist durch ein vollständiges oder partielles Fehlen des *Corpus callosum,* der Hauptkommissur der zerebralen Hemisphären, charakterisiert (➤ Abb. 17.38A und B). Es kann u. U. symptomlos bleiben, geht jedoch meist mit Krampfanfällen und Intelligenzminderung einher. So traten bei einem Schwesternpaar mit Agenesie des *Corpus callosum* bei der einen Schwester regelmäßig und bei der anderen gelegentlich Krampfanfälle auf. Beider IQ war durchschnittlich. Die Ursache dieser Fehlbildung ist unbekannt; es gibt keine Hinweise auf Erblichkeit.

Hydrozephalus Aus einem Ungleichgewicht zwischen Bildung und Absorption des *Liquor cerebrospinalis* mit nachfolgendem **Liquorüberschuss** im ventrikulären System resultiert in der Regel eine signifikante Vergrößerung des Kopfes (➤ Abb. 17.39). Meist entsteht ein solcher Hydrozephalus („Wasserkopf") durch Störungen der Liquorzirkulation und -absorption und nur in seltenen Fällen durch eine Überproduktion von Liquor durch ein Adenom des *Plexus choroideus.* Eine Unterbrechung der Liquorzirkulation resultiert in einer Erweiterung derjenigen Anteile des Ventrikelsystems, die proximal des Verschlusses liegen. Durch den Liquorrückstau kommt es zu einem Druckanstieg, dem das Gehirn in Richtung der Schädelknochen ausweicht. Während der relativ langen Entwicklungszeit von Kopf und Gehirn kann es durch den inneren Druckanstieg zu einer mächtigen Vergrößerung des Gehirns (hauptsächlich durch die Erweiterung der Liquorräume) und des Schädels kommen, solange die Schädelnähte noch nicht geschlossen sind. Der Begriff ***Hydrocephalus internus*** bezieht sich auf den durch Verlegung der inneren Liquorräume verursachten Rückstau von Liquorflüssigkeit, bei dem das Ventrikelsystem ganz oder teilweise erweitert wird (➤ Abb. 17.40). Zur Erweiterung aller Ventrikel kommt es, wenn die Aperturen des vierten Ventrikels oder die Subarachnoidalräume verlegt sind. Bei der (relativ häufigsten) angeborenen **Stenose des** *Aquaeductus mesencephali* sind hingegen nur der dritte und die Seitenventrikel erweitert (➤ Abb. 17.41). Verlegung eines einzelnen *Foramen interventriculare* kann schließlich zur isolierten Erweiterung des entsprechenden Seitenventrikels führen. Obwohl eine Stenose des *Aquaeductus mesencephali,* bei der die Verbindung auch aus mehreren feinen Kanälen bestehen kann, in einigen Fällen über einen X-chromosomal-rezessiven Erbgang übertragen wird, scheinen in den meisten Fällen doch fetale Infektionen (mit Zytomegalieviren oder *Toxoplasma gondii;* ➤ Kap. 21) oder intraventrikuläre Blutungen bei Frühgeburtlichkeit die Ursache zu sein.

Eine Blutung im Subarachnoidalraum kann zur Verlegung der Zisternen bzw. der subarachnoidalen Granulationen führen. Wenn der Hydrozephalus durch Verengung der subarachnoidalen Zisternen bzw. durch Defekte der subarachnoidalen Granulationen verursacht wird, kommt es zur Erweiterung hauptsächlich der äußeren Liquorräume (also des Subarachnoidalraums), und man spricht von einem **nicht obstruktiven** *Hydrocephalus externus* oder einem **kommunizierenden Hydrozephalus.**

Obwohl der Hydrozephalus mit einer *Spina bifida cystica* assoziiert sein kann, muss die Erweiterung des Kopfes zum Zeitpunkt der Geburt noch nicht unbedingt sichtbar sein. Sekundär führt ein Hydrozephalus häufig zur Abplattung der Schädelknochen, zu einer hervorstehenden Stirn, einer Atrophie der grauen und weißen Substanz des *Cortex cerebri* sowie zu einer Kompression der Basalganglien und des Dienzephalons.

17

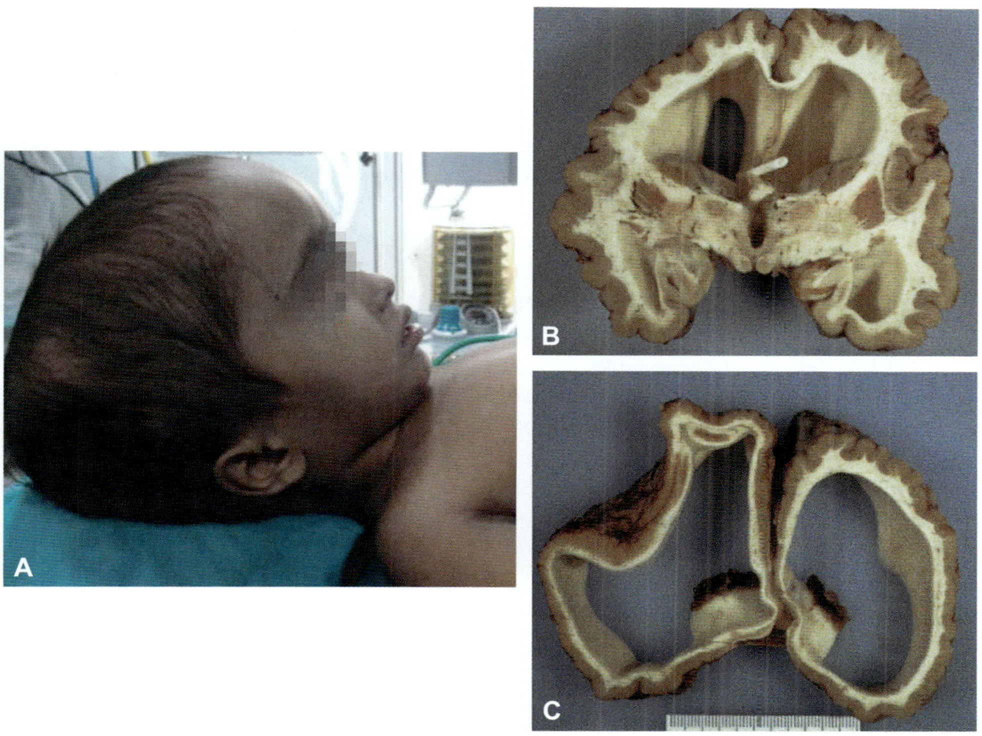

Abb. 17.39 A) Fotografie eines Kindes mit einem Hydrozephalus und vergrößertem Kopfumfang. **B–C)** Schnittpräparate des Gehirns eines zehnjährigen Kindes, das bereits *in utero* aufgrund einer Aquäduktstenose einen Hydrozephalus ausgebildet hatte. Die dünn ausgezogene weiße Substanz ist gut myelinisert. In B ist ein Abflussröhrchen (Shunt) zu sehen, mit dem die Abflussstörung behandelt werden sollte. (A aus Rath GP: Pediatric neuroanesthesia, In Prabhakar H, editor: *Essentials of neuroanesthesia,*London, 2017, Academic Press; B und C mit freundlicher Genehmigung von M.R. Del Bigio, University of Manitoba, Winnipeg, Kanada.)

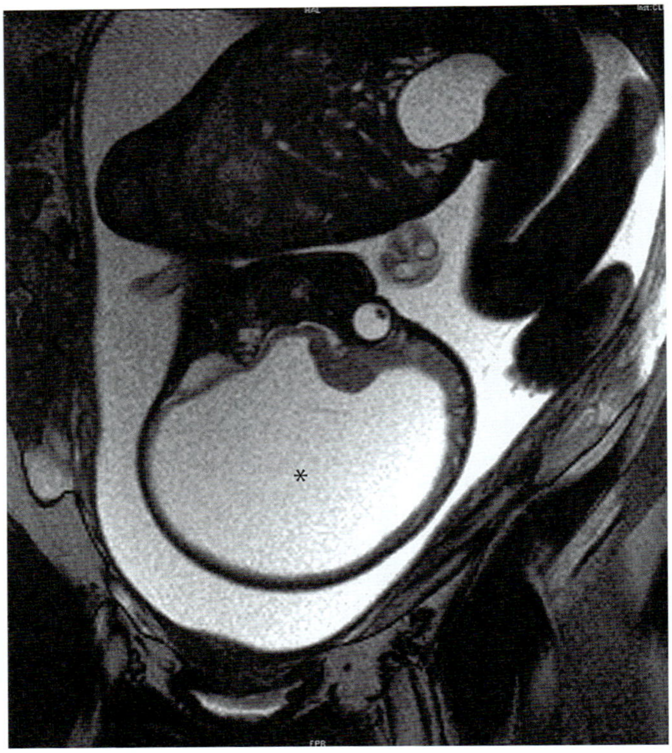

Abb. 17.40 Magnetresonanztomografie eines Fetus mit einem massiven Hydrozephalus. Beachte die schmale Hirnrinde, die einen stark erweiterten Ventrikelraum umgibt. (Mit freundlicher Genehmigung von Stuart C. Morrison, The Children's Hospital, Cleveland, OH, USA.)

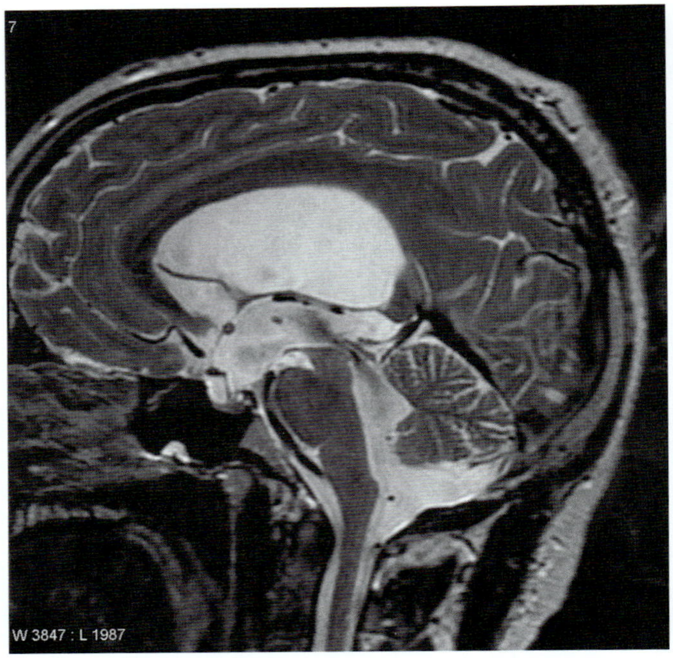

Abb. 17.41 Angeborene Stenose (Verengung) des Aquaeductus mesencephali. Das sagittale Magnetresonanztomogramm zeigt eine starke Aufweitung der Seitenventrikel und des dritten Ventrikels. Der Liquor ist hier hell dargestellt, und der *Aquaeductus mesencephali* erscheint als feine, kranial unterbrochene dunkle Linie ventral des Tektums des Mittelhirns. (Mit freundlicher Genehmigung von Dr. Frank Gaillard, Radiopaedia.org.)

Holoprosenzephalie Kinder mit Holoprosenzephalie (griech. *holos* = ganz) haben ein kleines Vorderhirn, in dem die Seitenventrikel häufig zu einem einzigen großen Ventrikel verschmolzen sind (➤ Abb. 17.42). Die gestörte Vorderhirnentwicklung führt oft auch zu Gesichtsanomalien, die aus einem reduzierten Gewebevolumen im Bereich des Stirnwulstes resultieren (➤ Kap. 9). Insbesondere ein verminderter Augenabstand (Hypotelorismus) kann ein Hinweis auf eine Holoprosenzephalie sein.

Durch molekulare Untersuchungen konnten verschiedene mit der Holoprosenzephalie assoziierte Gendefekte identifiziert werden, darunter auch solche für das Gen des Signalproteins Sonic Hedgehog (Shh). Aber auch Umweltfaktoren werden als Ursache für diese schwere und vergleichsweise häufige Entwicklungsstörung vermutet. Mütterlicher Diabetes und Teratogene wie hohe Alkoholdosen können embryonale Zellen in der Medianebene der Embryonalscheibe während der dritten Entwicklungswoche schädigen. Dadurch können eine Vielzahl angeborener Fehlbildungen entstehen, die alle aus der gestörten Entwicklung des Vorderhirns resultieren.

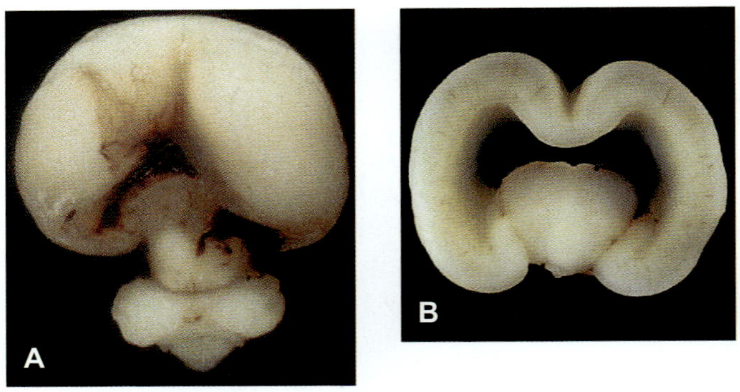

Abb. 17.42 Frontalansicht eines intakten Gehirns (A) und Transversalschnitt durch ein 21 Wochen altes fetales Gehirn mit Holoprosenzephalie (B). Dieser Defekt geht auf die fehlerhafte Trennung des Prosenzephalons in eine rechte und eine linke Hemisphäre zurück und betrifft neben dem Telenzephalon auch das Dienzephalon, die *Bulbi olfactorii* und die Bahnen des *N. opticus.* (Mit freundlicher Genehmigung von M.R. Del Bigio, University of Manitoba, Winnipeg, Kanada.)

Hydroanenzephalus Die Hydranenzephalie ist eine sehr seltene Störung (➤ Abb. 17.43), bei der die zerebralen Hemisphären fehlen oder nur noch aus membranösen Aussackungen mit eingestreuten Resten des zerebralen Kortex bestehen. Der Hirnstamm (Mittelhirn, Pons und Medulla) ist vergleichsweise intakt. Die betroffenen Kinder erscheinen bei der Geburt zunächst normal, weisen aber aufgrund einer Liquoransammlung schon bald ein überdurchschnittliches Kopfwachstum auf. In der Regel wird in diesen Fällen ein ventrikuloperitonealer Abfluss gelegt, um die weitere übermäßige Ausdehnung des Schädels zu verhindern. Die geistige Entwicklung ist gestört, und es findet fast keine kognitive Entwicklung statt. Die Ursache dieser ungewöhnlichen und schweren Störung ist ungewiss, mag jedoch in einer frühen Störung des Blutflusses zu den Gebieten liegen, die von der *A. carotis interna* versorgt werden.

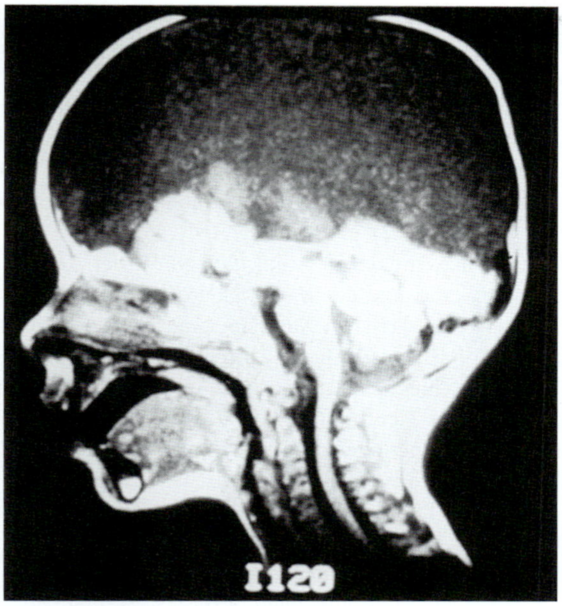

Abb. 17.43 Magnetresonanztomogramm eines Säuglings mit Hydranenzephalie. Hirnstamm und Rückenmark erscheinen normal, von Zerebellum und zerebralem Kortex sind jedoch nur kleine Anlagen zu finden. Fast die gesamte Schädelhöhle ist mit Liquor gefüllt. (Aus Behrman RE, Kliegman RM, Jenson HB, editors: Nelson textbook of pediatrics, ed 17 2004, Philadelphia, Saunders.)

Arnold-Chiari-Syndrom (Syn. Arnold-Chiari-Hemmungsfehlbildung) Dabei handelt es sich um die häufigste (bei einer von etwa 1.000 Geburten auftretende) kongenitale Fehlbildung des Kleinhirns (➤ Abb. 17.44). Eine zungenartige Ausstülpung der *Medulla oblongata* und der nach kaudal verlagerte *Vermis cerebelli* hernieren dabei durch das *Foramen magnum* in den Wirbelkanal. Diese Fehlbildung führt zu einer Art von kommunizierendem Hydrozephalus, bei dem es zu einer Unterbrechung der Liquorresorption kommt. Dadurch ist das gesamte Ventrikelsystem aufgeweitet. Das Arnold-Chiari-Syndrom ist daher regelmäßig mit einem Hydrozephalus assoziiert. Außerdem geht es häufig mit einer *Spina bifida* mit Meningomyelozele bzw. Myeloschisis sowie mit einer verkleinerten Brückenbeuge einher. Die Ursache ist ungeklärt.

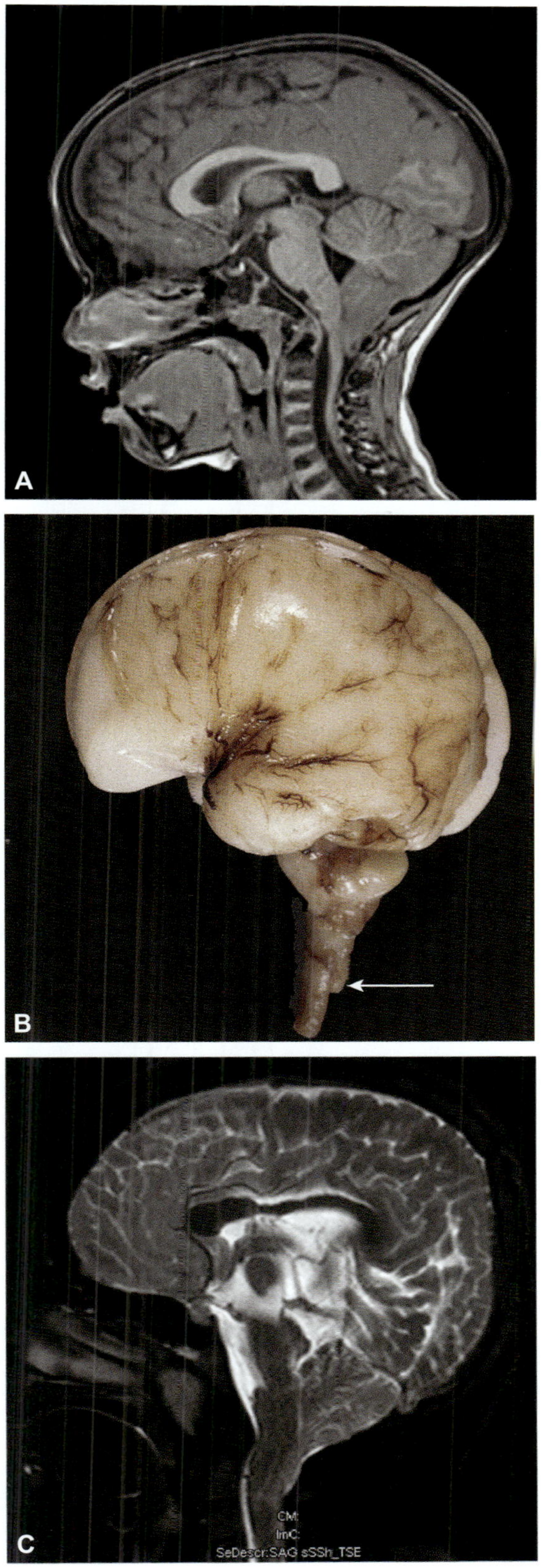

Abb. 17.44 A) Mediansagittales T1-gewichtetes Magnetresonanztomogramm (MRT) eines pädiatrischen Patienten mit der Arnold-Chiari-Fehlbildung Typ I, dessen okzipitale Kopfschmerzen durch Valsalva-Manöver ausgelöst werden können (z. B. durch Husten). Beachte das Vordringen der zerebellaren Tonsillen in das Foramen magnum bis auf die Höhe des Dens axis. **B)** Gehirnpräparat eines Fetus der 23. Woche mit einer Arnold-Chiari-Fehlbildung Typ II. Der Pfeil deutet auf die in den Wirbelkanal unterhalb des *Foramen magnum* verlagerten Anteile des Kleinhirns. **C)** Mediansagittales T2-gewichtetes Magnetresonanztomogramm (MRT) eines Erwachsenen, der mit einer Meningomyelozele geboren wurde. Per definitionem hat dieser Patient eine Arnold-Chiari-Fehlbildung Typ II. Beachte die außergewöhnlich kleine Fossa cranii posterior. (A und C mit freundlicher Genehmigung von Dr. R. Shane Tubbs, Professor, Chief Scientific Officer and Vice President, Seattle Science Foundation, Seattle, Washington; B mit freundlicher Genehmigung von Dr. Marc R. Del Bigio, Department of Pathology [Neuropathology], University of Manitoba, Winnipeg, Manitoba, Canada.)

Mentale Retardierung Am Ende der 16. Entwicklungswoche sind Proliferation und Wanderung der neuronalen Vorläuferzellen in den Kortex weitgehend abgeschlossen. Ein Mangel an kortikalen Zellen führt nun ab einem gewissen Grad zu schwerer mentaler Retardierung. Nicht nur deshalb liegt zwischen der achten und 16. Woche der Entwicklungsabschnitt mit der höchsten Empfindlichkeit des fetalen Gehirns für hohe Strahlendosen. Ab einer akzidentellen Strahlendosis von mehr als 100 mGy kann deshalb ein Schwangerschaftsabbruch in Erwägung gezogen werden.

Störungen des Protein-, Kohlenhydrat- oder Fettmetabolismus können ebenfalls zu mentaler Retardierung führen. Maternale und fetale Infektionen (Syphilis, Röteln, Toxoplasmose und Zytomegalie) sowie eine Unterfunktion der maternalen Schilddrüse (z. B. aufgrund von Jodmangel in der Nahrung) sind ebenfalls häufig mit mentaler Retardierung des Kindes assoziiert.

Eine verzögerte geistige Entwicklung kann während der gesamten postnatalen Entwicklungsphase eintreten; so z. B. aufgrund von Geburtskomplikationen, Toxinen (Blei), Infektionen (Meningitis) und zerebralen Traumen durch Kopfverletzungen oder Gifte. Die häufigste Ursache für eine mentale Retardierung ist aber immer noch der mütterliche Alkoholmissbrauch.

Erblich bedingte Störungen der Intelligenz können von verschiedenen genetischen Störungen herrühren. Mentale Retardierung kann dabei entweder durch den Defekt eines einzelnen Gens oder durch chromosomale Aberrationen verursacht sein (z. B. Trisomie 21: Downsyndrom; ➤ Kap. 21).

17.3 Peripheres Nervensystem

Das periphere Nervensystem (PNS) besteht aus kranialen, spinalen und viszeralen Nerven und entsprechenden Ganglien. Die Zellkörper der *somatomotorischen* Neurone liegen – wie die zentralen viszeralen Neurone – zwar im ZNS (im Vorderhorn des Rückenmarks), aber bereits der größte Teil der somatomotorischen Axone, die Zellkörper der intramuralen *viszeromotorischen* Neurone sowie die Zellkörper aller *sensorischen* (afferenten) Neurone (z. B. in den Spinalganglien) liegen außerhalb des ZNS.

17.3.1 Ganglien

Die pseudounipolaren Neurone der Spinalganglien (Ganglien der dorsalen Wurzel) leiten sich von **Neuralleistenzellen** ab (➤ Abb. 17.45), die in unmittelbarer Nachbarschaft des Neuralrohrs, zwischen Neuralrohr und Somiten, liegen bleiben. Die **Spinalganglienzellen** werden zunächst als bipolare Neurone angelegt. Beide Fortsätze werden jedoch aufeinander zu verlagert, verschmelzen schließlich in ihren Ursprungsabschnitten und bilden auf diese Weise einen einzelnen T-förmigen Fortsatz, der die Grundlage für die Bezeichnung „pseudounipolar" ist (➤ Abb. 17.46). Beide Fortsätze besitzen die physiologischen und strukturellen Charakteristika von Axonen. Dennoch ist der in die Peripherie des Körpers verlaufende Fortsatz – der also die Erregung zum Zellkörper hin leitet – definitionsgemäß ein **Dendrit,** während es sich beim zentralen, zum Rückenmark verlaufenden Fortsatz um den efferenten Fortsatz und damit definitionsgemäß um ein **Axon** handelt. Die peripheren Fortsätze erreichen den Zellkörper **(Soma)** der Spinalganglienzellen über die Spinalnerven und bilden sensorische Endigungen in somatischen oder viszeralen Strukturen aus (➤ Abb. 17.45). Die zentralen Fortsätze treten in das Rückenmark ein und bilden die **Hinterwurzeln** der Spinalnerven (➤ Kap. 17.3.2).

Ähnlich den Neuronen des *Ganglion spirale* der Kochlea und des *Ganglion vestibulare* des *N. vestibulocochlearis* (N. VIII) sind alle peripheren sensorischen Neurone zunächst also bipolar, und ihre beiden Fortsätze vereinigen sich schon in frühen Stadien der Entwicklung zu einem einzigen Fortsatz; und dadurch entsteht ein **pseudounipolares Neuron** (➤ Abb. 17.46). Der Nervenfortsatz besitzt dann einen peripheren und einen zentralen Ast, von denen der periphere z. B. in Form einer sensorischen Synapse endet, während der zentrale in das Rückenmark oder den Hirnstamm eintritt (➤ Abb. 17.45). Die sensorischen Zellen in den Ganglien des VIII. Hirnnervs bleiben dagegen bipolar.

Der Zellkörper jedes afferenten Neurons ist eng von einer Kapsel aus modifizierten Schwann-Zellen – sog. **Satellitenzellen** – umschlossen (➤ Abb. 17.45), die sich im Neurolemm (Markscheide) der die Axone begleitenden **Schwann-Zellen** fortsetzt. Außerhalb der Satellitenzellen liegt eine Bindegewebeschicht, die sich in das Endoneurium der Nervenfasern fortsetzt.

Das PNS entwickelt sich aus verschiedenen Quellen, überwiegend aus der **Neuralleiste.** Kaudal der Rhombenzephalonanlage wandern die Neuralleistenzellen aus dem Epithelverband von Neuroektoderm und Oberflächenektoderm aus und bilden:

- die in den *Foramina intervertebralia* liegenden Spinalganglien
- die paravertebralen autonomen Ganglien, insbesondere Ganglien des *Truncus sympathicus* beidseits der Wirbelkörper
- die prävertebralen Ganglien der thorakalen und abdominalen Nervenplexus *(Plexus cardiacus, Plexus coeliacus, Plexus mesentericus superior, Plexus hypogastricus superior* und *inferior)*
- die parasympathischen (intramuralen) Ganglien in oder an inneren Organen *(Plexus submucosus, Plexus myentericus)* (➤ Abb. 17.45).

Die sog. **chromaffinen Zellen** oder **Paraganglien** leiten sich ebenfalls von der Neuralleiste ab. Es handelt sich dabei um einige weit verstreute Zellgruppen, die in zahlreichen ihrer Eigenschaften den Zellen des **Nebennierenmarks** ähneln. Sie liegen meist retroperitoneal, oft sympathischen Ganglien benachbart. Auch im *Glomus caroticum* und *Glomus aorticum* finden sich kleine Inseln chromaffiner Zellen. All diese weit gestreuten Zellen bilden das sog. **chromaffine System.**

Auf Höhe des sich entwickelnden Gehirns – mit Ausnahme der Prosenzephalonanlage – wandern ebenfalls Neuralleistenzellen aus; hier bilden sie die sensorischen Ganglien der Hirnnerven *(N. trigeminus, N. facialis, N. vestibulocochlearis, N. glossopharyngeus* und *N. vagus).* Für Neurone und Gliazellen dieser Ganglien gibt es jedoch – mit unterschiedlichen Anteilen – als eine weitere Quelle die ektodermalen Plakoden, die sich zuvor im Oberflächenektoderm in der Nähe dieser Ganglien und lateral der Neuralleistenzellen abgegliedert haben (➤ Kap. 4). Davon abgesehen beteiligen

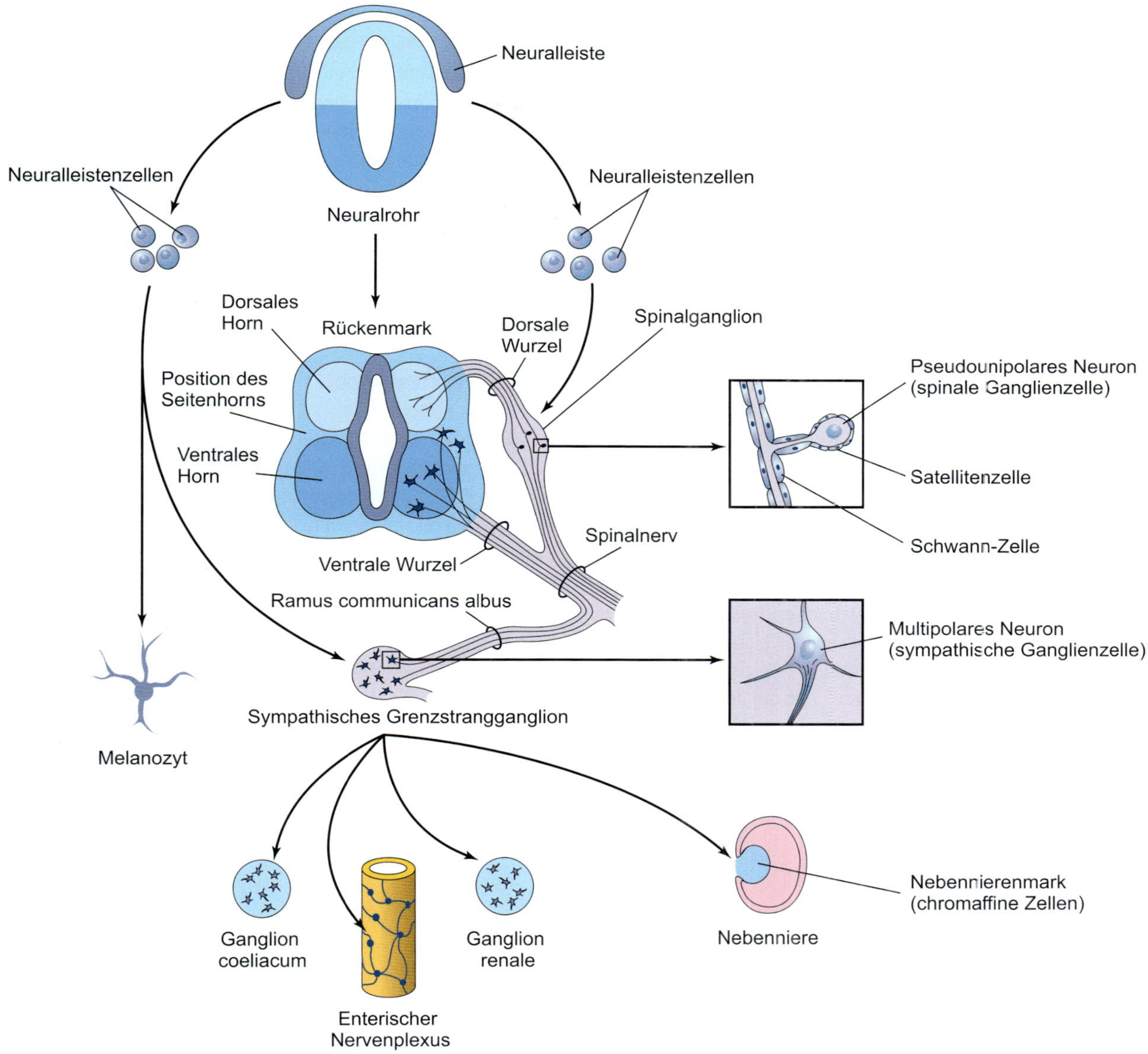

Abb. 17.45 Schematische Darstellung der Neuralleistenderivate. Zusätzlich zu den gezeigten Strukturen differenzieren sich Neuralleistenzellen auch zu afferenten Hirnnervenganglien sowie einigen weiteren Strukturen (➤ Kap. 4.2.2). Ebenfalls gezeigt ist der Verlauf von Fasern, die im Spinalnerv zusammenkommen.

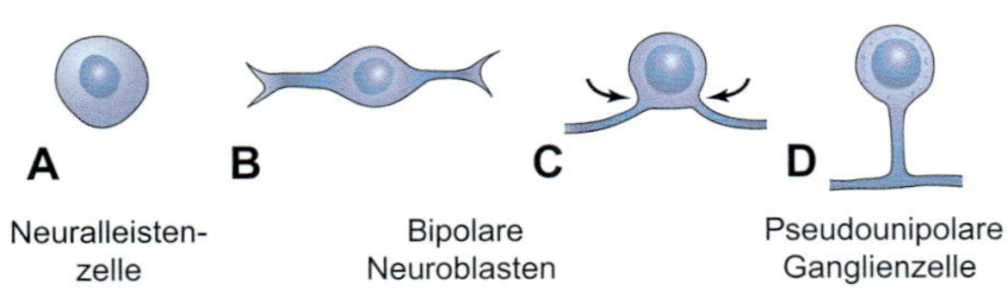

Abb. 17.46 A–D) Schematische Darstellung der Differenzierung einer Neuralleistenzelle zu einer pseudounipolaren Spinalganglienzelle.

sich die Neuralleistenzellen der Hirnregionen auch an der Bildung des Mesenchyms und damit an der Bildung des Endoneuriums des PNS im Kopfbereich; im restlichen PNS leitet sich dieses zwischen den Zellkörpern und Zellfortsätzen der Neurone liegende (kollagenfaserhaltige) Bindegewebe dagegen größtenteils vom Mesoderm ab.

17.3.2 Spinalnerven

Am Ende der vierten Entwicklungswoche beginnen die ersten motorischen Fasern, aus dem Rückenmark auszuwachsen (➤ Abb. 17.45; ➤ Abb. 17.6 und ➤ Abb. 17.7). Diese Nervenfasern entspringen von Zellen der Grundplatte des sich entwickelnden Rückenmarks und erscheinen als eine fortlaufende longitudinale Reihe feiner Wurzelfasern entlang dessen ventrolateraler Oberfläche. Die die Muskelgruppen eines bestimmten Körpersegments versorgenden Fasern lagern sich jeweils zu Faserbündeln zusammen und bilden so die **ventrale Wurzel** (**Radix ventralis** oder **anterior**) des entsprechenden Spinalnervs.

Die Nervenfasern der **dorsalen Wurzel** (**Radix doralis** oder **posterior**) entstehen aus Axonen von Neuralleistenzellen, die zur dorsolateralen Seite des Rückenmarks gewandert sind und sich dort zu den Zellen der Spinalganglien differenziert haben (➤ Abb. 17.45 und ➤ Abb. 17.6). Die zentralen Fortsätze der Neurone des Spinalganglions bilden Bündel, die im Bereich der Spitze des Hinterhorns der grauen Substanz in das Rückenmark einwachsen (➤ Abb. 17.45; ➤ Abb. 17.4). Die peripheren Fortsätze der Spinalganglienzellen wachsen auf die entsprechenden ventralen Rückenmarkswurzel zu und lagern sich ihr im weiteren Verlauf des Spinalnervs an.

Die Fasern des so entstandenen (motorisch und sensorisch) gemischten embryonalen Spinalnervs teilen sich nach kurzem Verlauf wieder in einen dorsalen und einen ventralen Ast (*Ramus ventralis* und *Ramus dorsalis*) auf. Der etwas dünnere dorsale Ast biegt zum dorsomedialen Anteil des Dermomyotoms ab, um die dorsale (epaxiale) Achsenmuskulatur (Abb. 15.1), die Wirbelkörper, die Wirbelgelenke sowie Teile der Haut des Rückens zu versorgen. Der ventrale Ast, der den Hauptanteil des Spinalnervs enthält, läuft auf den ventrolateralen Anteil des Dermomyotoms zu und trägt so zur Innervation der Gliedmaßen sowie der ventrolateralen Teile der Rumpfwand bei.

17

Während der Entwicklung der **Extremitätenknospen** wachsen die Nerven der benachbarten Rückenmarksegmente in die Extremitätenanlagen ein; dabei verteilen sich die Fasern auf die Muskeln, die aus den myogenen Zellen der entsprechenden Somiten entstehen (➤ Kap. 15). Das Unterhautbindegewebe der sich entwickelnden Extremitäten entsteht ebenfalls segmental.

Schon früh in der Entwicklung verbinden sich auf der Höhe der Extremitätenknospen die ventralen Äste mehrerer aufeinanderfolgender Spinalnerven schleifenartig miteinander und bilden die großen somatischen **Nervenplexus** für die Extremitäten *(Plexus cervicalis, brachialis, lumbosacralis)*. Da die Extremitätenknospen sich an der ventrolateralen Rumpfwand ausbilden (➤ Kap. 16), werden die Plexus ausschließlich von den *Rami ventrales* der Spinalnerven gebildet. Unter den Ästen, die diese Plexus dann im proximalen Abschnitt der Extremität verlassen, sind es jeweils die dorsalen Äste, die die Extensoren mitsamt der darüberliegenden Haut versorgen, während die ventralen Äste der Plexus die Flexoren und die darüberliegende Haut innervieren.

Das durch die segmentale Herkunft oder durch die periphere Verästelung der Plexus definierte Muster der Hautinnervation, d. h. das Muster der Dermatome, insbesondere die Hautinnervation der Gliedmaßen, wird in ➤ Kapitel 16 beschrieben.

17.3.3 Hirnnerven

Auf Höhe der drei primären Hirnbläschen (➤ Kap. 17.2) bilden sich während der fünften und sechsten Entwicklungswoche und in vielen Fällen in Analogie zu den Spinalnerven des Rückenmarks zwölf Paare von Hirnnerven. Sie sind höchst unterschiedlich in ihrer Zusammensetzung und Funktion, können aber anhand ihrer embryologischen Herkunft in drei Gruppen aufgeteilt werden:

Somatomotorische Hirnnerven

N. trochlearis (IV), *N. abducens* (VI) und *N. hypoglossus* (XII) sowie der größere Teil des *N. oculomotorius* (III) entsprechen den ventralen Wurzeln der Spinalnerven (➤ Abb. 17.47). Die Ursprungszellen

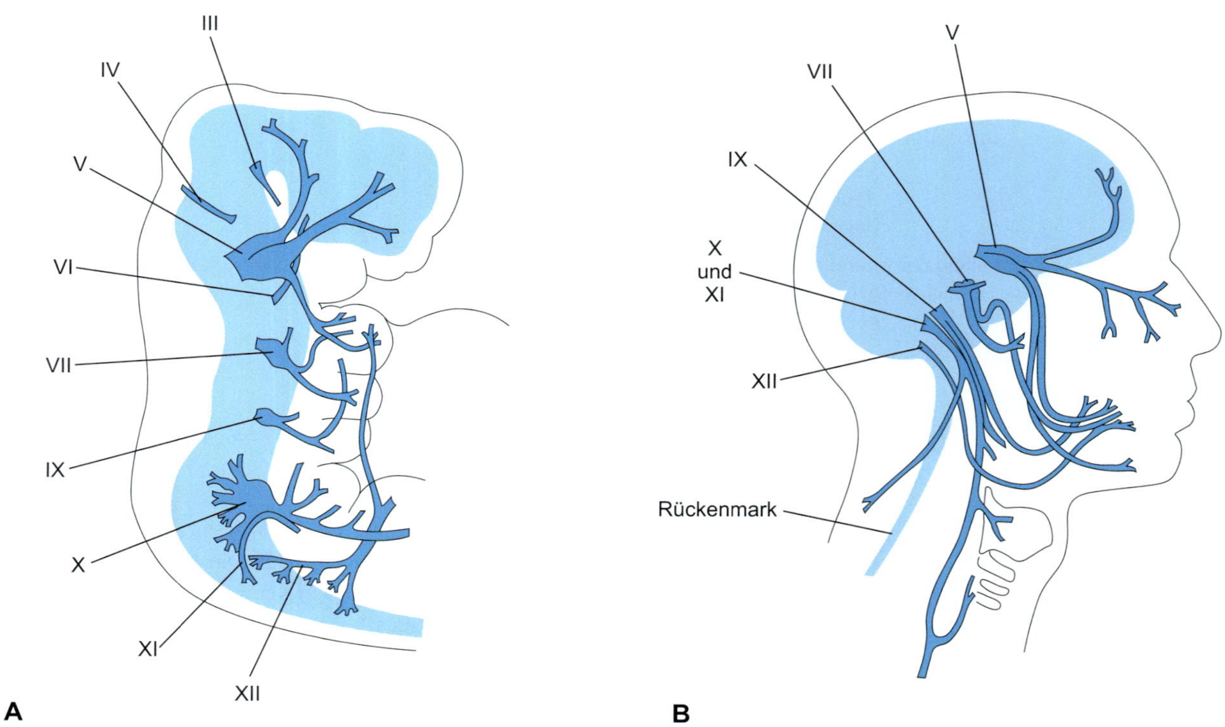

Abb. 17.47 A) Schemazeichnung der Verteilung der Hirnnerven bei einem fünf Wochen alten Embryo. Dargestellt sind insbesondere diejenigen Hirnnerven, die die Schlundbögen versorgen. **B)** Schemazeichnung der allgemeinen Verteilung der Hirnnerven im Bereich von Kopf und Hals eines Erwachsenen.

dieser Nerven befinden sich in den somatoefferenten Säulen des Hirnstamms, die sich von der Grundplatte ableiten. Ihre Axone verteilen sich über die Muskeln, die aus den Kopfmyotomen und – im Fall der äußeren Augenmuskeln – aus dem prächordalen Mesoderm entstehen (okzipitale bzw. präotische Myotome; ➤ Abb. 15.5).

Der ***N. hypoglossus*** (XII) ist von den genannten Hirnnerven den Spinalnerven am ähnlichsten. Er entsteht durch die Vereinigung der Fasern der ventralen Wurzeln von drei bis fünf okzipitalen Nerven (➤ Abb. 17.47A). Sensorische Wurzeln, entsprechend den dorsalen Wurzeln der Spinalnerven, sind allerdings nicht vorhanden. Die somatomotorischen Fasern entspringen dem *Nucleus nervi hypoglossi,* der dem ventralen Horn des Rückenmarks entspricht und motorische Neurone enthält. Die Fasern verlassen die *Medulla oblongata* ventrolateral in Form mehrerer Bündel als sog. Hypoglossus-Wurzeln, die sich dann zum Hauptstamm des *N. hypoglossus* vereinigen (➤ Abb. 17.47B). Sie wachsen in rostraler Richtung und innervieren dort die Zungenmuskulatur, die sich von den okzipitalen Myotomen ableitet (➤ Abb. 15.5). Mit der Entwicklung des Nackens kommt der Ursprung des *N. hypoglossus* zunehmend weiter kranial zu liegen und bildet so auf seinem Weg zur Zunge einen großen, nach ventromedial gerichteten Bogen.

Der ***N. abducens*** (VI) leitet sich von Nervenzellen in der Grundplatte des Metenzephalons ab. Er läuft von dessen ventraler Oberfläche zum hintersten der drei präotischen Myotome, von dem sich der *M. rectus bulbi* ableitet.

Der ***N. trochlearis*** (IV) entsteht aus Nervenzellen in der somatoefferenten Säule im hinteren Teil des Mesenzephalons. Obwohl er ein motorischer Nerv ist, tritt er dorsal aus dem Hirnstamm aus und läuft an seiner Seite nach ventral, um den *M. obliquus superior bulbi* zu versorgen.

Der ***N. oculomotorius*** (III) versorgt den größten Teil der Augenmuskeln wie die *Mm. recti sup., med.* und *inf.*, den *M. obliquus inf.* sowie den *M. levator palpebrae sup.,* die sich vom prächordalen Mesoderm ableiten.

Schlundbogennerven

Die Hirnnerven V, VII, IX und X entstehen in der Regel jeweils auf Höhe der geradzahligen Rhombomeren und versorgen die embryonalen Schlundbögen und daher alle diejenigen Organe und Strukturen, die sich von den Schlundbögen ableiten (➤ Abb. 17.47A und ➤ Tab. 9.1).

Der ***N. trigeminus*** (V) ist der Nerv des ersten Schlundbogens und stellt – abgesehen von seiner zentralen Aufgabe für die Innervation der Kaumuskulatur – den wichtigsten sensorischen Nerv des Kopfes dar. Das große *Ganglion trigeminale (Gasseri),* dessen Zellen sich vom vordersten Anteil der Neuralleiste und von der trigeminalen ektodermalen Plakode ableiten, liegt seitlich des rostralen Endes des Pons in der mittleren Schädelgrube. Die zentralen Fortsätze der Zellen dieses Ganglions bilden die kräftige sensorische Wurzel des *N. trigeminus,* die lateral auf Höhe des Rhombomers r2 – und damit auf Höhe des zukünftigen Pons – in das Rhombenzephalon eintritt. Die peripheren Fortsätze der Ganglienzellen spalten sich mit den ***Nn. ophthalmicus, maxillaris*** und ***mandibularis*** in drei große Äste auf, die in verschiedenen Winkeln das nach anterior konvex gebogene *Ganglion trigeminale* verlassen. Ihre sensorischen Fasern versorgen die Haut des Gesichts, die äußere Oberfläche des Augapfels (Kornea und Sklera) sowie die Schleimhaut von Mund und Nase (Abb. 9.7). Die motorischen Fasern des *N. trigeminus* entspringen aus Zellen der speziell-somatomotorischen Säule des Metenzephalons, der *Nucleus motorius* des *N. trigeminus* liegt deshalb auf Höhe der Mitte des Pons. Seine Fasern verlassen den Pons an derselben Stelle, an der die sensorischen Fasern des Trigeminus in den Pons eintreten (Rhombomer r2), und laufen dann zu den Kaumuskeln und zu anderen Muskeln, die sich im Bereich des Mandibularfortsatzes des ersten Schlundbogens entwickeln (➤ Tab. 9.1). Die (sensorischen) Trigeminus-Kerngebiete *(Nuclei mesencephalicus, principalis et spinalis n. trigemini)* differenzieren sich in Mittelhirn, Pons und Medulla oblongata aus einer Zellsäule, die sich von der *Medulla oblongata* bis in das Mittelhirn hinein erstreckt.

Der ***N. facialis*** (VII) ist der Nerv des zweiten Schlundbogens. Er besteht überwiegend aus motorischen Fasern, bei denen es sich um die Fortsätze einer Gruppe von Zellen in der speziell-viszeroefferenten Säule des kaudalen Pons handelt. Diese Fasern verteilen sich auf die mimische Muskulatur sowie andere Muskeln, die sich aus dem Mesenchym des zweiten Schlundbogens entwickeln (➤ Tab. 9.1). Ein kleiner Teil des *N. facialis* besteht aus allgemein-viszeroefferenten Fasern, die einerseits direkt zum *Ganglion pterygopalatinum* und andererseits in der *Chorda tympani,* dem sog. prätrematischen Ast des zweiten Schlundbogennervs, zum nächsthöher liegenden Schlundbogennerv, dem *N. trigeminus (N. mandibularis),* verlaufen und im *Ganglion submandibulare* enden, um dort auf die Neurone umgeschaltet zu werden, die die Drüsen der Schleimhäute bzw. die *Gl. submandibularis* parasympathisch versorgen. Die sensorischen Fasern des *N. facialis* gehören zu den Zellen des *Ganglion geniculi,* das am sog. äußeren Fazialis-Knie in der Felsenbeinpyramide liegt und somatosensorische Signale aus der seitlichen Region von Kopf und Hals sowie speziell-viszeroafferente (viszerosensorische) Signale der Geschmacksknospen des Gaumens und der vorderen zwei Drittel des Zungenrückens weiterleitet. Diese Geschmacksnerven verlaufen entweder im *N. petrosus major* (vom Gaumen kommend) oder in der *Chorda tympani* (von der Zunge kommend). Die Zellen des sensorischen Ganglions des *N. facialis* leiten sich von der dem zweiten Schlundbogen aufliegenden epibranchialen Plakode ab. Die Fasern des N. facialis betreten das Rhombenzephalon auf Höhe des Rhombomers r4.

Der ***N. glossopharyngeus*** (IX) ist der Nerv des dritten Schlundbogens. Seine motorischen Fasern leiten sich überwiegend von den speziell-viszeroefferenten sowie zu einem geringeren Teil von den allgemein-viszeroefferenten Säulen des rostralen Teils des Myelenzephalons ab. Der *N. glossopharyngeus* bildet sich aus einigen Wurzelfäden, die aus dem Rhombomer r6 des Rhombenzephalons – und damit aus der *Medulla oblongata* unmittelbar kaudal des sich entwickelnden Innenohrs – entspringen. Die Fasern der speziell-viszeroefferenten Säule innervieren den *M. stylopharyngeus* und Teile des *M. constrictor pharyngis superior,* die sich beide aus dem Mesenchym des dritten Schlundbogens bilden (➤ Tab. 9.1). Die allgemein-viszeroefferenten Fasern laufen im prätrematischen Ast (➤ Kap. 9), d. h. zunächst im *N. tympanicus,* dann im *N. petrosus* *minor,* zum *Ganglion oticum* und von dort zum nächsthöher liegenden Schlundbogennerv, dem *N. facialis,* und darin zur *Gl. parotidea.* Die sensorischen Fasern des *N. glossopharyngeus* leiten Signale der Geschmacks- und Tastempfindung des Zungengrundes, des weichen Gaumens und des Rachens. Ihre Ganglienzellen leiten sich von der dem dritten Schlundbogen aufliegenden epibranchialen Plakode ab.

Der ***N. vagus*** (X) entsteht durch die Zusammenlagerung der Nerven des vierten und des sechsten Schlundbogens (➤ Tab. 9.1), und seine Fasern sind auf Höhe zweier nebeneinanderliegender Rhombomere (r7 und r8) mit dem Rhombenzephalon verbunden. Er besitzt starke viszeroefferente und viszeroafferente Anteile, die Herz und Vorderdarm – einschließlich ihrer Derivate – sowie große Teile des Mitteldarms innervieren. Aus dem Nerv des vierten Schlundbogens speisen sich (wiederum über einen prätrematischen Ast) der *Plexus phyryngeus,* der den größten Teil des *M. constrictor pharyngis* innerviert, und der *N. laryngeus superior,* der am Larynx den (außen liegenden) *M. cricothyroideus* innerviert. Aus dem Nerv des sechsten Schlundbogens wird der *N. laryngeus recurrens,* der alle Binnenmuskeln des Larynx versorgt.

17

Der ***N. accessorius*** (XI) hat zwei separate Ursprünge (➤ Abb. 17.47). Die kraniale Wurzel entspricht einer posterioren Verlängerung des *N. vagus,* während die spinale Wurzel aus den fünf oder sechs obersten Segmenten des Zervikalmarks entspringt. Die Fasern der kranialen Wurzel treten seitlich aus der *Medulla oblongata* aus und begleiten den *N. vagus* durch das Foramen jugulare, wenden sich dann aber nach dorsolateral, um die *Mm. sternocleidomastoideus* und *trapezius* zu versorgen. Manche der spinalen Wurzelfäden lagern sich nicht dem im Wirbelkanal aufsteigenden Teil des *N. accessorius* an, sondern verlaufen mit den ersten Spinalnerven direkt zu den eben genannten vom *N. accessorius* versorgten Muskeln.

Sensorische Hirnnerven

Die ***Nn. olfactorii*** (I) entspringen aus dem *Bulbus olfactorius,* einer bilateralen ventralen Aussackung der Seitenventrikel, die ab der 7. Woche deutlich zu erkennen ist (➤ Abb. 17.23B). Die olfaktorischen Zellen sind bipolare Neurone, die sich bereits ab der 6. Woche aus Zellen des Epithels der primitiven Nasenhöhle differenzieren (➤ Kap. 9.10). Die Axone der olfaktorischen Zellen sammeln sich in 18 bis 20 Bündeln, um die herum sich die *Lamina cribrosa* des *Os ethmoidale* entwickelt; als unmyelinisierte Nervenfasern enden sie im *Bulbus olfactorius,* noch bevor dieser ab der 12. Woche deutlich in die Länge wächst und sein Lumen obliteriert.

Der ***N. opticus*** (II) wird von über einer Million Nervenfasern gebildet, die, ausgehend von Neuroblasten der primitiven Retina, in das Gehirn einwachsen. Da der *N. opticus* sich aus einer Ausstülpung der Wand des Prosenzephalons bildet, stellt er einen Fasertrakt des Gehirns dar und wäre damit genau genommen in einer vierten embryologisch definierten Gruppe zu führen. Die Entstehung des *N. opticus* wird in ➤ Kapitel 18 besprochen.

Der ***N. vestibulocochlearis*** (VIII) setzt sich aus zwei Sorten sensorischer Fasern zusammen, die in zwei getrennten Bündeln – dem *N. vestibularis* und dem *N. cochlearis* – verlaufen. Während der *N. vestibularis* von den Bogengangsorganen entspringt, nimmt der *N. cochlearis* seinen Ausgang vom Corti-Organ der Kochlea. Die Zellkörper der (bipolaren!) Neurone des *N. vestibularis* liegen im *Ganglion vestibulare* (entstanden aus der Ohrplakode). Ihre zentralen Fortsätze enden in den *Nuclei vestibulares* im Boden des vierten Ventrikels. Die bipolaren Neurone des *N. cochlearis* haben ihre Zellkörper im *Ganglion spirale* (ebenfalls aus der Ohrplakode). Ihre zentralen Fortsätze enden in den ventralen und dorsalen *Nuclei cochleares* in der *Medulla oblongata.*

17.4 Autonomes Nervensystem

Funktionell kann das autonome Nervensystem in einen thorakolumbal gelegenen *sympathischen* und einen kraniosakral gelegenen *parasympathischen* Anteil unterteilt werden.

17.4.1 Sympathisches Nervensystem

Während der fünften Woche wandern Neuralleistenzellen in der Thorakolumbalregion seitlich am Rückenmark entlang und sammeln sich dorsolateral der Aorta zu paarigen Zellmassen, den Anlagen von Ganglien (➤ Abb. 17.45). Diese **sympathischen Ganglien** sind wie die Spinalganglien segmental angeordnet und kommen lateral der Wirbelanlagen zu liegen **(paravertebrale Ganglien);** sie sind jedoch im Gegensatz zu den Spinalganglien auf beiden Seiten durch einen durchgehenden Strang longitudinaler Nervenfasern verbunden. Die dadurch entstehenden Ganglienstränge – *Trunci sympathici* – liegen beidseits der Wirbelkörper und werden auch als **Grenzstränge** bezeichnet.

Einige Neuralleistenzellen wandern an der Aorta vorbei und werden weiter ventral zu Neuronen der **prävertebralen Ganglien,** darunter des *Ganglion coeliacum* und des *Ganglion mesentericum superius* und *inferius* (➤ Abb. 17.45). Andere Neuralleistenzellen wandern in den Bereich des Herzens, der Lungen und des Gastrointestinaltrakts, wo sie sympathische Ganglien in den vegetativen Organplexus bilden, die in der Nähe von inneren Organen oder sogar in den Organen selbst liegen.

Axone sympathischer präganglionärer Neurone der intermediolateralen Säule des Seitenhorns der thorakolumbalen Rückenmarksegmente gelangen über die ventralen Wurzeln der Spinalnerven und die ***Rami communicantes albi*** zu den jeweiligen paravertebralen Ganglien (➤ Abb. 17.45). Hier bilden sie Synapsen entweder direkt auf Höhe ihres Eintretens in das Ganglion oder aber, nachdem sie in höher oder tiefer gelegene Ganglien auf- bzw. abgestiegen sind. Diese auf- oder absteigenden Fasern bilden die longitudinal verlaufenden Verbindungen des *Truncus sympathicus.* Andere präganglionäre Fasern laufen durch die paravertebralen Ganglien hindurch, ohne Synapsen auszubilden, und gelangen dann in den *Nn. splanchnici* zu den oben genannten Ganglien (*Ggl. coeliacum, Ggl. mesentericum sup.* etc.) der Eingeweide. Manche postsynaptischen Fasern laufen aus den paravertebralen Ganglien über die *Rami communicantes grisei* zu den Spinalnerven zurück und ziehen mit diesen zu ihren jeweiligen Zielorganen in der Peripherie. Sezernierte Moleküle der BMP-Familie regulieren die Entwicklung des sympathischen Nervensystems über den Smad4-Signalweg.

17.4.2 Parasympathisches Nervensystem

Die präsynaptischen parasympathischen Fasern stammen von Neuronen in Kerngebieten des **Hirnstamms** und aus den **sakralen Abschnitten** des Rückenmarks. Die Fasern aus dem Hirnstamm verlassen diesen über verschiedene Hirnnerven wie den *N. oculomotorius* (III), den *N. facialis* (VII), den *N. glossopharyngeus* (IX) und den *N. vagus* (X). Die postsynaptischen Neurone liegen in peripheren, organnahen Ganglien (z. B. *Ganglion ciliare* für die Pupille, *Ganglion submandibulare* für die *Gl. submandibularis*) oder in Nervenplexus in der Wand der zu versorgenden Organe (z. B. *Plexus myentericus* des Darms). Bei der Entwicklung des enterischen Nervensystems spielen der Ret-Transmembran-Rezeptor und sein Ligand, der Glia Cell Line-Derived Neurotrophic Factor (GDNF, ➤ Kap. 20), eine enscheidende Rolle (s. u.).

Das angeborene Megakolon (Morbus Hirschsprung) Das kongenitale aganglionäre Megakolon **(Morbus Hirschsprung)** resultiert aus einem Fehlen der Ganglienzellen in der Wand des Darmrohrs vom Anus aus bis in unterschiedlich weit proximal liegende Bereiche des Dickdarms. Die fehlende Innervation ist auf die gestörte Wanderung der Neuralleistenzellen in die Wand des unteren Darmrohrs zurückzuführen; auf molekularer Ebene ist dafür ein Defekt im Signalsystem des Ret-Rezeptors, einer zellmembrangebundenen Tyrosinkinase, identifiziert worden. Das betroffene Darmsegment ist spastisch gelähmt, was zu einer Erweiterung der davor liegenden, normal innervierten Darmabschnitte führt (➤ Abb. 17.27). In 75 % der Fälle beschränkt sich die Störung auf das Rektum und das *Colon sigmoideum.* Die klinischen Symptome beginnen häufig bereits 48 Stunden nach der Geburt mit einer verspäteten Ausscheidung des ersten Mekoniums. Der Morbus Hirschsprung ist mit einer Inzidenz von 1 : 5.000 die häufigste Ursache für einen Verschluss im unteren Darmbereich beim Neugeborenen. Jungen sind etwa viermal häufiger betroffen als Mädchen.

Zusammenfassung

Entwicklung des Nervensystems

Das Zentralnervensystem (ZNS) entwickelt sich aus einer medialen Verdickung des Ektoderms, der **Neuralplatte,** die um die Mitte der dritten Woche unter dem induktiven Einfluss von der darunterliegenden Chordaplatte und von Vorläuferzellen des Primitivknotens erscheint. Anschließend wölben sich die Ränder der Neuralplatte beidseits zu Neuralfalten nach dorsal vor, und in der Mittellinie bildet sich die **Neuralrinne.** Wenn dann zu Beginn der vierten Woche die Verschmelzung der Neuralfalten zum **Neuralrohr** beginnt, werden einige Neuroektodermzellen an der Grenze zum Oberflächenektoderm nicht in das Neuralrohr einbezogen, sondern wandern zwischen Neuralrohr und dem Oberflächenepithel als **Neuralleistenzellen** in das darunterliegende Mesenchym ein.

Nach dem Verschluss des *Neuroporus anterior* um den 24. Tag bildet sich aus dem kranialen Ende des Neuralrohrs das **Gehirn,** dessen erste Anlage sich in Prosenzephalon, Mesenzephalon und Rhombenzephalon gliedert. Aus dem **Prosenzephalon** entstehen die zerebralen *Hemisphären* und das *Dienzephalon.* Während das embryonale **Mesenzephalon** im Wachstum zurückbleibt und zum adulten *Mittelhirn* wird, entstehen aus dem **Rhombenzephalon** der Pons, das Zerebellum und die *Medulla oblongata.* Aus dem übrigen Neuralrohr wird das **Rückenmark.** Der **Neuralkanal,** das Lumen des Neuralrohrs, wird zum Ventrikelsystem des Gehirns und zum Zentralkanal des Rückenmarks. Die Wände des Neuralrohrs verdicken sich durch Proliferation der neuroepithelialen Zellen, aus denen alle **Nervenzellen** und **Makrogliazellen** des ZNS entstehen. Die **Mikroglia** differenziert sich aus Mesenchymzellen, die zusammen mit den Blutgefäßen ins Gehirn eintreten.

Die **Hypophyse** entwickelt sich aus zwei völlig unterschiedlichen, aber eng aneinanderliegenden Epithelfalten:

- Eine aufwärts, auf das Prosenzephalon zu, gerichtete ektodermale Aussackung des Stomodeums – die **Hypophysentasche (Rathke-Tasche)** – bildet die *Adenohypophyse.*
- Eine abwärts, auf das ektodermale Stomodeum zu, gerichtete neuroektodermale Ausstülpung des Dienzephalons – die **neurohypophyseale Knospe** – bildet die *Neurohypophyse* (› Tab. 17.1).

Aus den Zellen der **Neuralleiste** und teilweise auch aus den epidermalen (epibranchialen) **Plakoden** leiten sich die Zellen der kranialen, spinalen und autonomen Ganglien ab, darunter auch die peripheren Myelinbildner – die **Schwann-Zellen** – sowie die meisten Zellen des autonomen Nervensystems und alle **chromaffinen Zellen** einschließlich des Nebennierenmarks.

Es existieren drei Typen kongenitaler Fehlbildungen des Nervensystems:

- strukturelle Anomalien durch abnorme Organogenese, wie z. B. Neuralrohrdefekte, die durch Störungen des **Neuralrohrverschlusses** bedingt sind
- Störungen der **zellulären Organisation** des Nervensystems (z. B. aufgrund hoher Strahlendosen oder von Fehlernährung), die zu mentaler Retardierung führen
- **metabolische Störungen,** die oft erblich sind und aufgrund der Akkumulation toxischer Substanzen (wie z. B. bei der Phenylketonurie) oder des Fehlens essenzieller Substanzen (wie z. B. bei der kongenitalen Hypothyreose) ebenfalls zu mentaler Retardierung führen.

Kongenitale Fehlbildungen des zentralen Nervensystems sind häufig; sie treten bei ca. drei von 1.000 Geburten auf. Neuralrohrdefekte sind die Ursache für die schwersten Fehlbildungen, wie z. B. die *Spina bifida cystica* auf Höhe des *Neuroporus posterior,* bei der meist die darüberliegenden Gewebe mit betroffen sind. Manche ZNS-Fehlbildungen werden durch **genetische Faktoren** wie z. B. numerische Chromosomenaberrationen (z. B. Trisomie 21) verursacht. Andere entstehen durch **Umweltfaktoren** wie Infektionen, Drogen und Stoffwechselerkrankungen. Die meisten ZNS-Anomalien resultieren aus einer Kombination von genetischen und Umweltfaktoren. Feten mit schweren erblichen Störungen, wie z. B. der Meroanenzephalie, sind nicht lebensfähig. Andere schwere Fehlbildungen (wie z. B. die *Spina bifida* mit Meningomyelozele) verursachen funktionelle Störungen, z. B. eine Lähmung der unteren Extremitäten. Schwere Fehlbildungen des ZNS können auch durch fehlerhafte Ausbildung des Ventrikelsystems verursacht werden. Der daraus resultierende **Hydrozephalus** kommt hauptsächlich in zwei Formen vor:

- Der ***Hydrocephalus internus*** (**obstruktiver** oder nicht kommunizierender Hydrozephalus) wird durch eine Blockade der Liquorzirkulation im Ventrikelsystem verursacht.
- Der ***Hydrocephalus externus*** (**nichtobstruktiver** oder kommunizierender Hydrozephalus) wird durch eine Störung des Liquorabflusses über die Arachnoidalzotten verursacht.

In vielen Fällen gehen die angeborenen Formen des Hydrozephalus mit einer *Spina bifida* mit Meningomyelozele einher.

Mentale Retardierung kann durch Chromosomenaberrationen verursacht werden, die während der Gametogenese entstehen, oder durch metabolische Störungen, mütterlichen Alkoholmissbrauch und pränatale Infektionen. Verschiedene postnatale Störungen wie z. B. zerebrale Infektionen oder Traumata können ebenfalls mentale Entwicklungsstörungen nach sich ziehen.

Klinisch orientierte Fragen

Fall 17–1

Eine schwangere Frau bildet im Verlauf einiger Tage einen Fruchtwasserüberschuss aus (sog. akutes Polyhydramnion). Bei einer Ultraschalluntersuchung zeigt sich, dass der Fetus an einer Akranie und Meroanenzephalie leidet.

- Ab welchem Zeitpunkt kann eine Meroanenzephalie (Anenzephalus) im Ultraschall nachgewiesen werden?
- Warum tritt das Polyhydramnion bei der Meroanzephalie auf?
- Welche anderen Untersuchungsmethoden könnten angewandt werden, um die Diagnose der Meroanenzephalie zu bestätigen?

Fall 17–2

Ein Junge wird mit einer großen lumbalen Meningomyelozele geboren, die nur durch eine dünne Membranaussackung bedeckt ist. Nach wenigen Tagen bildet sich im Membransack ein Gewebedefekt (Ulkus), sodass Flüssigkeit austritt. Unterhalb der Aussackung ist ein deutliches neurologisches Defizit feststellbar.

- Was ist die embryologische Basis dieser Anomalie?
- Was liegt dem neurologischen Defizit zugrunde?
- Welche Strukturen sind sehr wahrscheinlich betroffen?

Fall 17–3

Die computertomografische Untersuchung eines Kindes mit einem vergrößerten Kopf zeigte eine Aufweitung der Seitenventrikel und des dritten Ventrikels.

- Wie wird dieser Zustand bezeichnet?
- An welcher Stelle müsste eine Stauung auftreten, um eine solche Ventrikelerweiterung zu erzeugen?
- Kann dieser Zustand bereits vor der Geburt erkannt werden?
- Wie könnte man diesen Zustand chirurgisch behandeln?

Fall 17–4

Ein Kind wurde mit einem abnorm großen Kopf geboren.

- Ist ein vergrößerter Kopf bei einem Kind gleichbedeutend mit dem Vorhandensein eines Hydrozephalus?
- Welcher Zustand ist normalerweise mit einem abnorm kleinen Kopf assoziiert?
- Ist das Schädelwachstum vom Wachstum des Gehirns abhängig?
- Welche Umweltfaktoren verursachen eine Mikroenzephalie?

Fall 17–5

Der Befund eines Radiologen sagt aus, dass die Ventrikel eines Kindes im hinteren Bereich erweitert sind und dass die Seitenventrikel von einem erweiterten dritten Ventrikel getrennt werden. Außerdem wird eine Agenesie des *Corpus callosum* diagnostiziert.

- Welches Symptom tritt gewöhnlich zusammen mit einem fehlenden *Corpus callosum* auf?
- Sind manche dieser Patienten auch frei von Symptomen?
- Was ist in diesem Fall die Ursache für die erweiterten Ventrikel?

Antworten zu den Fragen finden Sie am Buchende.

ZITIERTE UND WEITERFÜHRENDE LITERATUR

Al-Wassia H, Bamanie H, Rahbini H, Alghamdi N, Alotaibi R, Alnagrani W: Neural tube defects from antenatal diagnosis to discharge – a tertiary academic centre experience, Med Arch 77(1):40–43, 2023. PMID: 36919133; PMCID: PMC10008259. https://doi.org/10.5455/medarh.2023.77.40-43.

Bell JE: The pathology of central nervous system defects in human fetuses of different gestational ages. In Persaud TVN, editor: Advances in the study of birth defects: central nervous system and craniofacial malformations, vol 7, New York, 1982, Alan R Liss.

Briscoe J: On the growth and form of the vertebrate neural tube, Mech Dev 145(Suppl):26–31, 2017.

Bronner ME, Simões-Costa M: The neural crest migrating into the twenty-first century, Curr Top Dev Biol 116:115, 2016.

Brown HM, Murray SA, Northrup H, Au KS, Niswander LA: Snx3 is important for mammalian neural tube closure via its role in canonical and non-canonical WNT signaling, Development 147(22), 2020. https://doi.org/10.1242/dev.192518. dev192518.

Brown RE: Overview of CNS organization and development. In Eisenstat DD, Goldowitz D, Oberlander TF, Yager JY, editors: Neurodevelopmental pediatrics, Cham, 2023, Springer. https://doi.org/10.1007/978-3-031-20792-1_1.

Chinnappa K, Cárdenas A, Prieto-Colomina A, Villalba A, Márquez-Galera Á, Soler R, et al.: Secondary loss of miR-3607 reduced cortical progenitor

amplification during rodent evolution, Sci Adv 8(2), 2022. https://doi.org/10.1126/sciadv.abj4010. eabj4010.
Copp A. J., Greene N. D. Genetics and development of neural tube defects. J Pathol. 2010; 220: 217
Dasgupta K, Jeong J: Developmental biology of the meninges, Genesis 57(5):e23288, 2019. https://doi.org/10.1002/dvg.23288.
Dawes JHP, Kelsh RN: Cell fate decisions in the neural crest, from pigment cell to neural development, Int J Mol Sci 22(24):13531, 2021. https://doi.org/10.3390/ijms222413531.
Ernsberger U, Rohrer H: Sympathetic tales: subdivisons of the autonomic nervous system and the impact of developmental studies, Neural Dev 13:20, 2018. https://doi.org/10.1186/s13064-018-0117-6.
Fenton LZ: Imaging of Congenital Malformations of the Brain, Clin Perinatol 49:587, 2022.
Gressens P., Hüppi P. S. Normal and abnormal brain development. Martin R. J. Fanaroff A. A. Walsh M. C. Fanaroff and Martin's Neonatal-Perinatal Medicine: Diseases of the Fetus and Infant. 11th ed. 2019; Mosby. Philadelphia.
Guimaraes CVA. Dahmoush HM. Fetal brain anatomy. Neuroimag Clin N Am, 32, (3), 2022, 663–681. https://doi.org/10.1016/j.nic.2022.04.009.
Herrick CJ. The morphology of the forebrain in amphibia and reptilia. J Comp Neurol 20:413–547, 1910.
His W: Vorschläge zur Eintheilung des Gehirns. Arch Anat Physiol Anat Abt 1893:172–180, 1893.
Kahane N, Kalcheim C: Neural tube development depends on notochord-derived sonic hedgehog released into the sclerotome, Development 147(10):dev183996, 2020. https://doi.org/10.1242/dev.183996.
Kaplan KM, Spivak JM, Bendo JA: Embryology of the spine and associated congenital abnormalities, Spine J 5:564, 2005.
Kinsman SL, Johnson MV: Congenital anomalies of the central nervous system. In Kliegman RM, Johnson MV, St Geme IIIJW, Schor NF, editors: Nelson textbook of pediatrics, ed 20. 2016, Philadelphia, Elsevier.
Kowalczyk I, Lee C, Schuster E, Hoeren J, Trivigno V, Riedel L, et al.: Neural tube closure requires the endocytic receptor Lrp2 and its functional interaction with intracellular scaffolds, Development 148(2):dev195008, 2021. https://doi.org/10.1242/dev.195008.
Korzh V: Development of brain ventricular system, Cell Mol Life Sci 75:375, 2018.
Kremnyov, S., K. Henningfeld, C. Viebahn and N. Tsikolia. Divergent axial morphogenesis and early shh expression in vertebrate prospective floor plate. Evodevo. 2018 Jan 31;9:4. doi: https://doi.org/10.1186/s13227-017-0090-x. eCollection 2018.
Krumlauf R, Wilkinson DG: Segmentation and patterning of the vertebrate hindbrain, Development 148(15):dev186460, 2021. https://doi.org/10.1242/dev.186460.
Lefcort F: Development of the autonomic nervous system: clinical implications, Semin Neurol 40(5):473–484, 2020. https://doi.org/10.1055/s-0040-1713926.
Mallela AN, Deng H, Gholipour A, Warfield SK, Goldschmidt E: Heterogeneous growth of the insula shapes the human brain, Proc Natl Acad Sci U S A 120(24), 2023:e2220200120. https://doi.org/10.1073/pnas.2220200120. Epub 2023 Jun 6. PMID: 37279278.
Martinez H, Pachón H, Kancherla V, Oakley GP: Food fortification with folic acid for prevention of spina bifida and anencephaly: The need for a paradigm shift in evidence evaluation for policy-making, Am J Epidemiol 190:1972, 2021.
Matsunari C, Kanahashi T, Otani H, Imai H, Yamada S, Okada T, Takakuwa T: Tentorium cerebelli formation during human embryonic and early fetal development, Anat Rec (Hoboken), 2022. https://doi.org/10.1002/ar.25110. PMID: 36326822.
Moldenhauer S, Adzick NS: Fetal surgery for myelomeningocele: after the management of myelomeningocele study (MOMS), Semin Fetal Neonatal Med 22(6):360–366, 2017.
Müller F., O'Rahilly R. The Initial Appearance of the Cranial Nerves and Related Neuronal Migration in Staged Human Embryos. Cells Tissues Organs. 2011; 193: 4. 215–238.
Muppirala AN, Limbach LE, Bradford EF, Peteresen SC: Schwann cell development: From neural crest to myelin sheath, Wiley Interdiscip Rev Dev Biol 10(5):e398, 2021. https://doi.org/10.1002/wdev.398.
Nakatsu T., Uwabe C., Shiota K. Neural tube closure in humans initiates at multiple sites: Evidence from human embryos and implications for the pathogenesis of neural tube defects. Anat Embryol. 2000; 201: 455.
Noden DM: Spatial integration among cells forming the cranial peripheral neurons, J Neurobiol 24:248, 1993.
O'Rahilly R., Müller F. The Embryonic Human Brain: An Atlas of Developmental Stages. 3rd ed. 2006; Wiley-Liss. New York.
Pilu G: Ultrasound evaluation of the fetal central nervous system. In Norton ME, editor: Callen's ultrasonography in obstetrics and gynecology, ed 6. 2017, Philadelphia, Elsevier.
Puelles, L. Prosomeric classification of retinorecipient centers: a new causal scenario. Brain Struct Funct. 2022 May;227(4):1171–1193. doi: https://doi.org/10.1007/s00429-022-02461-6. Epub 2022 Feb 16.
Rakic P. Developmental and evolutionary adaptations of cortical radial glia. Cereb Cortex. 2003; 13: 541.
Salvador RL, Sainz AV, Montoya FA: Evaluation of the fetal cerebellum by magnetic resonance imaging, Radiologia 59(5) 380–390, 2017.
Scott-Solomon E, Boehm E, Kuruvilla R: The sympathetic nervous system in development and disease, Nat Rev Neurosci 22:685, 2021.
Smit JA, Jacobs K, Bais B, Meijer B, Seinen MN, de Bree K, et al: A three-dimensional analysis of the development of cranial nerves in human embryos, Clin Anat 35(5):666–672, 2022. https://doi.org/10.1002/ca.23889.
Stern CD: The organizer and neural induction in birds and mammals. Curr Top Dev Biol. 2024;157:43-65. doi: 10.1016/bs.ctdb.2024.02.004. Epub 2024 Feb 21.
Streit A. The preplacodal region: an ectodermal domain with multipotential progenitors that contribute to sense organs and cranial sensory ganglia. Int J Dev Biol. 2007; 51: 6–7. 447–461.
Tang W, Bronner ME: Neural crest lineage analysis: from past to future trajectory, Development 147(20):dev193193, 2020. https://doi.org/10.1242/dev.193193.
ten Donkelaar, H. J., M. Lammens and A. Hori: Clinical Neuroembryology. Development and Developmental Disorders of the Human Central Nervous System. 3rd ed. 2023, Springer Berlin, Heidelberg.
White C, Milla SS, Maloney JA, Neuberger I: Imaging of congenital spine malformations, Clin Perinatol 49:623, 2022.
Wiltbank AT, Steinson ER, Criswell SJ, Piller M, Kucenas S: Cd59 and inflammation regulate Schwann cell development, Elife 11:e76640, 2022. https://doi.org/10.7554/eLife.76640.

KAPITEL

18 Auge und Ohr

18.1 Auge mit Hilfseinrichtungen

Die Augenentwicklung wird von einer Reihe induktiver Signale in Gang gebracht, von denen einige zunächst innerhalb des Neuroektoderms des Vorderhirns wirken und andere später zwischen verschiedenen Anteilen der Augenanlage in gegenseitige Wechselwirkung treten. Grundsätzlich speist sich die Augenentwicklung aus drei Quellen:

- aus dem Neuroektoderm des Vorderhirns
- aus dem Oberflächenektoderm des Kopfes
- aus dem Kopfmesenchym.

Das *Neuroektoderm des Vorderhirns* differenziert sich zur Retina, zu den inneren, oberflächlichen Schichten des Ziliarkörpers, zu den hinteren Schichten der Iris und zum *N. opticus.* Das *Oberflächenektoderm des Kopfes* bildet die Augenlinse und das Kornealepithel. Das *Kopfmesenchym,* das zwischen dem Neuroektoderm und dem Oberflächenektoderm liegt und vom paraxialen Mesoderm und von kranialen *Neuralleistenzellen* abstammt, bildet die fibrösen und vaskularisierten Hüllen des Auges (Sklera, Kornea und Choroidea).

Unter den molekularen Faktoren, die bei der Augenentwicklung eine wichtige Rolle spielen, sind besonders verschiedene *Hox*-Gene, der Transkriptionsfaktor Pax6 und verschiedene sezernierte Signalmoleküle wie Sonic hedgehog (Shh), Fibroblastenwachstumsfaktor-8 (FGF8) und das Bone morphogenetic protein-4 (BMP4) hervorzuheben (➤ Kap. 20).

Die Augenentwicklung wird zuerst am Beginn der vierten Woche sichtbar. Auf der Innenseite der kranialen Neuralfalten erscheint beidseits eine rinnenförmige **Augengrube *(Sulcus opticus)*** (➤ Abb. 18.1A und B) als Ergebnis des Zusammenspiels mehrerer Transkriptionsfaktoren (darunter RAX1, PAX2 und OTX2) bei der Etablierung und nachfolgenden Trennung eines zunächst einheitlichen Augenfeldes im Neuralepithel. Wenn die Neuralfalten dann während der Entstehung des Vorderhirns verschmelzen, stülpt sich das Epithel der Augengruben in das umgebende Mesenchym hinein, sodass sich zwei Divertikel ausbilden – die **Augenbläschen** (➤ Abb. 18.1C). Das Lumen beider Augenbläschen, der sog. **Sehventrikel,** setzt sich dabei kontinuierlich in den Hohlraum des Vorderhirns fort. Im Zuge des Auswachsens der Augenbläschen dehnen sich deren distale Abschnitte aus, während die proximalen Anteile in ihrem Wachstum zurückbleiben und so den engeren **Augenstiel** ausbilden (➤ Abb. 18.1D).

Bald danach kommen die Augenbläschen mit dem Oberflächenektoderm in Kontakt, das sich daraufhin an den Kontaktstellen verdickt und die **Linsenplakoden** als Anlagen der Linsen ausbildet (➤ Abb. 18.1C). Die Induktion der Linsenplakoden der Augenbläschen (durch einen noch nicht definierten Botenstoff) kann allerdings erst dann erfolgen, wenn das Oberflächenektoderm durch das darunterliegende Mesenchym darauf vorbereitet (konditioniert) wurde. Nach der Induktion senken sich die Linsenplakoden ein und bilden die **Linsengruben** aus (➤ Abb. 18.1D und ➤ Abb. 18.2). Die Ränder der Linsengrube nähern sich einander an und verschmelzen schließlich zu den sphärischen **Linsenbläschen** (➤ Abb. 18.1F und H), die dabei ihre Verbindung mit dem Oberflächenektoderm verlieren. Die weitere Entwicklung der Linse wird im Anschluss an die Besprechung des Augapfels beschrieben.

Während sich die Linsenbläschen ausbilden, stülpen sich die Augenbläschen zu den doppelwandigen **Augenbechern** ein, in denen nun ein inneres Blatt von einem äußeren Blatt unterschieden werden kann. Der dazwischenliegende Raum, der Sehventrikel (s. o.), wird dabei immer schmaler (➤ Abb. 18.1H und ➤ Abb. 18.2). Die zur Oberfläche weisende Öffnung des Augenbechers ist zunächst weit, verengt sich jedoch zusehends, sodass der Rand des Augenbechers die eingesenkte Linsenanlage mehr und mehr umfasst (➤ Abb. 18.3A und ➤ Abb. 18.4). Die Linsenbläschen haben zu diesem Zeitpunkt bereits ihre Verbindung mit dem Oberflächenektoderm verloren und können deshalb weit in den Augenbecher hinein verlagert werden.

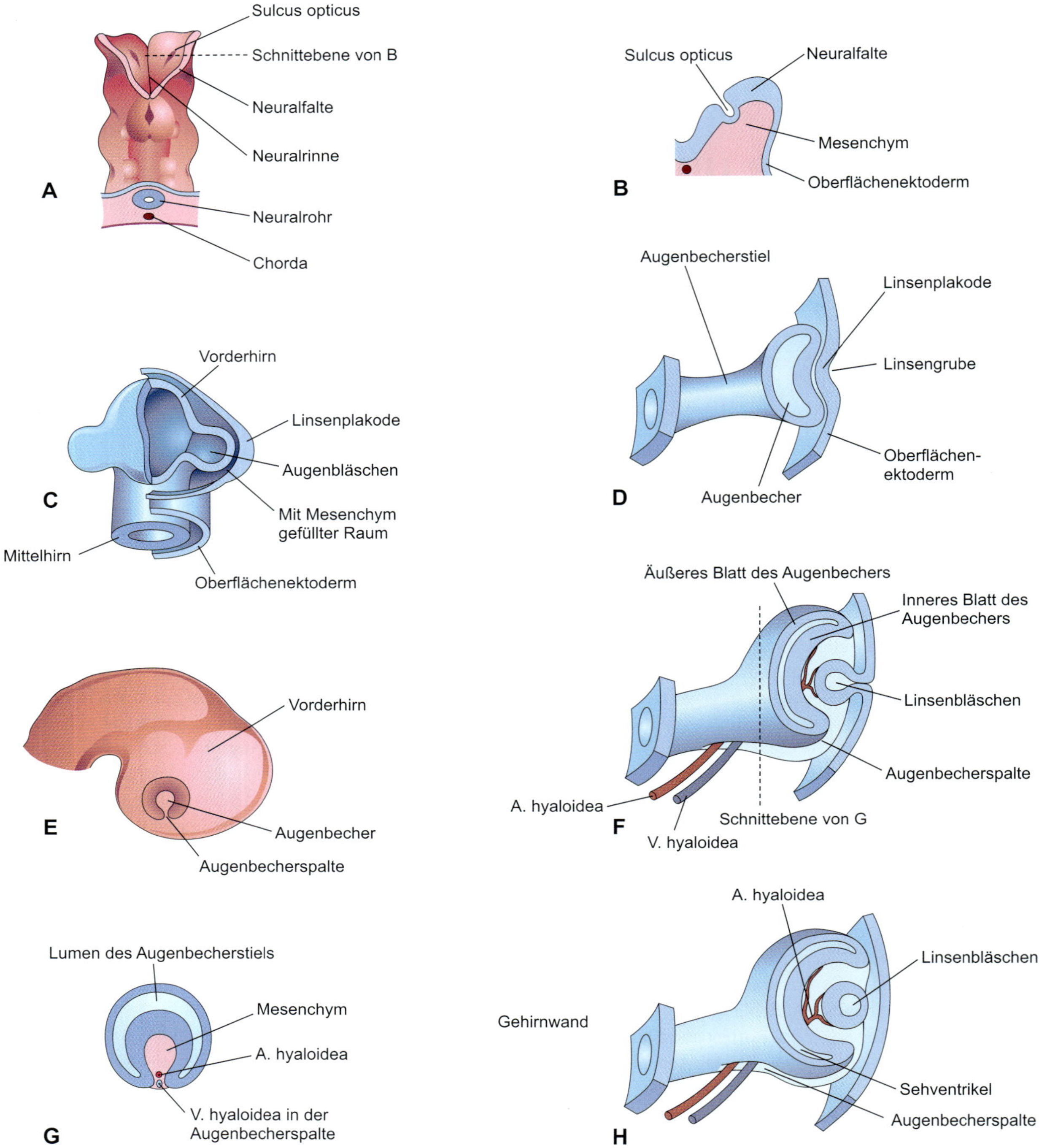

Abb. 18.1 Frühe Stadien der Augenentwicklung. A) Dorsalansicht des kranialen Endes eines ca. 22 Tage alten Embryos, bei dem die Augengrube als erstes Anzeichen der Augenentwicklung zu sehen ist. **B)** Querschnitt durch die Neuralfalte mit Darstellung der Augengrube. **C)** Schemazeichnung der Vorderhirnanlage eines 28 Tage alten Embryos mit der Deckschicht aus Mesenchym (hier leer dargestellt) und Oberflächenektoderm. **D, F, H)** Schematische Schnitte durch die Augenanlage, auf denen die aufeinanderfolgenden Stadien der Entwicklung von Augenbecher und Linsenbläschen gezeigt sind. **E)** Außenansicht (seitliche Aufsicht) von Gehirn und Augenbecher eines ca. 32 Tage alten Embryos. **G)** Transversalschnitt durch den Augenstiel, auf dem die Augenbecherspalte samt Inhalt zu sehen ist. Durch das Zusammenwachsen der Ränder der Augenbecherspalte schließt sich der Augenbecherstiel und umhüllt damit die *A.* und *V. centralis retinae* vollständig.

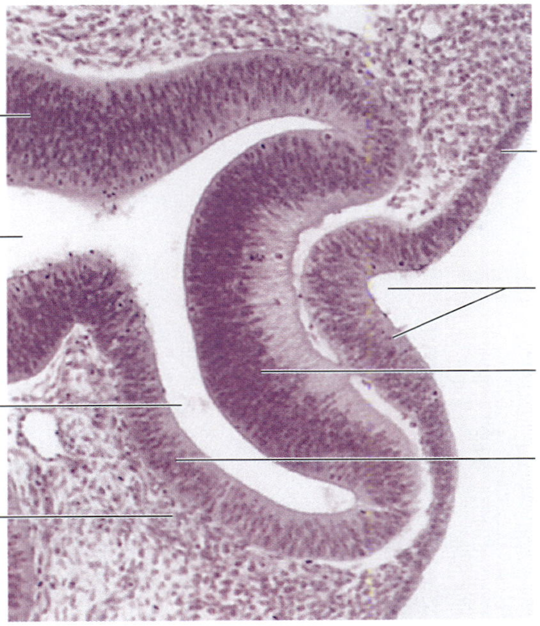

Abb. 18.2 Mikroskopischer Sagittalschnitt durch das Auge eines ca. 32 Tage alten Embryos (Carnegie-Stadium 14; × 200). Das Augenbläschen ist bereits zur Becherform eingestülpt und hat engen Kontakt zur Linsenplakode (im Oberflächenektoderm), die bereits begonnen hat, sich einzustülpen. Der Sehventrikel zwischen den beiden Blättern des Augenbechers (den Vorläufern der Retina) und im Augenbecherstiel (dem Vorläufer des *N. opticus*) ist noch relativ weit. (Aus Moore KL, Persaud TVN, Shiota K: Color atlas of clinical embryology, ed 2 2000, Philadelphia, Saunders.)

18

Als längliche Einbuchtung an der ventralen Oberfläche des Augenbechers und entlang dem Augenbecherstiel entsteht die **Augenbecherspalte** (*Fissura optica;* ➤ Abb. 18.1E–H und ➤ Abb. 18.3A–D). Durch diese Einfaltung wird auf der ganzen Länge der Augenanlage in das Innere des Augenbechers (nicht jedoch in den Sehventrikel!) Mesenchym gebracht, aus dem sich in der Folge z. B. die Glaskörpergefäße bilden können. Die ***A. hyaloidea,*** ein Ast der *A. ophthalmica,* versorgt so die innere Schicht des Augenbechers, das Linsenbläschen sowie das Augenbechermesenchym (➤ Abb. 18.1F–H und ➤ Abb. 18.3). Die *V. hyaloidea* führt das Blut von diesen Strukturen zurück in Richtung Herz. Die Ränder der Augenbecherspalte beginnen schließlich distal im Bereich des Augenbecherrandes zu verschmelzen. Wenn sich die Verschmelzungszone nach proximal verlängert, werden die Glaskörpergefäße zunehmend vom im Augenbecherstiel entstehenden ***N. opticus*** eingeschlossen (➤ Abb. 18.3C–F). Die distalen Äste der Glaskörpergefäße degenerieren später, während die proximalen Anteile als *A.* und *V. centralis retinae* erhalten bleiben (➤ Abb. 18.5D).

18.1.1 Retina

Die Retina entwickelt sich aus den Wänden des Augenbechers, der – wie oben beschrieben – als neuroektodermaler Anhang des Vorderhirns entsteht (➤ Abb. 18.1 und ➤ Abb. 18.2) und die kontinuierliche Verbindung zur Wand des Vorderhirns während der gesamten Entwicklung aufrechterhält. Die äußere, dünn bleibende Schicht des Augenbechers wird zum einschichtigen **Pigmentepithel** der Retina; die innere, sich bereits während der Einstülpung des Augenbechers verdickende Schicht (➤ Abb. 18.1D–H und ➤ Abb. 18.2) entwickelt sich zur **Neuroretina,** der neuronalen Schicht der Retina. Der zwischen den beiden Schichten der Retina liegende **Sehventrikel** bleibt noch bis in die frühe Fetalperiode als feiner Spalt erhalten (➤ Abb. 18.5A–C), verschwindet jedoch bis zur Geburt, indem sich die beiden Schichten eng aneinanderlagern (➤ Abb. 18.5D). Zwischen den beiden retinalen Schichten werden allerdings auch während der weiteren Entwicklung keine definierten Zellkontakte aufgebaut. Daher ist die Verbindung zwischen diesen Schichten mechanisch nicht besonders belastbar und spielt eine wesentliche Rolle bei der Entstehung der Netzhautablösung im Alter (s. u.). Auch bei der Präparation eines ausgewachsenen Augapfels löst sich die Neuroretina meist spontan vom Pigmentepithel ab.

Unter dem Einfluss der sich entwickelnden Linse nimmt die Dicke der inneren Schicht in den proximalen Anteilen des Augenbechers bereits in der siebten Woche durch Proliferation weiter zu: Die Zellen dieses Abschnitts differenzieren sich zur ***Pars optica,*** dem lichtempfindlichen Abschnitt der Retina. Im distalen Drittel des Augenbechers bleibt die innere Schicht im Dickenwachstum zurück und ist so dünn wie die äußere Schicht (➤ Abb. 18.4 und ➤ Abb. 18.8): Hier entwickelt sich die ***Pars caeca,*** der nicht lichtempfindliche Abschnitt der Retina, aus dem die Epithelien von Ziliarkörper und Iris hervorgehen (s. u.). Die Trennlinie zwischen diesen beiden Abschnitten verläuft im erwachsenen Auge leicht gezackt und wird deshalb als ***Ora serrata*** bezeichnet.

In der *Pars optica* entwickeln sich die **Fotorezeptoren** (Stäbchen und Zapfen) und die Zellkörper von spezialisierten Neuronen, den bipolaren Zellen und Ganglienzellen der Retina. Da das Augenbläschen bei der Bildung des Augenbechers eingestülpt wird, ist die Neuroretina **invertiert:** Die Zellen der lichtempfindlichen Schicht wenden sich mit ihren apikal liegenden Fotorezeptoren nach hinten

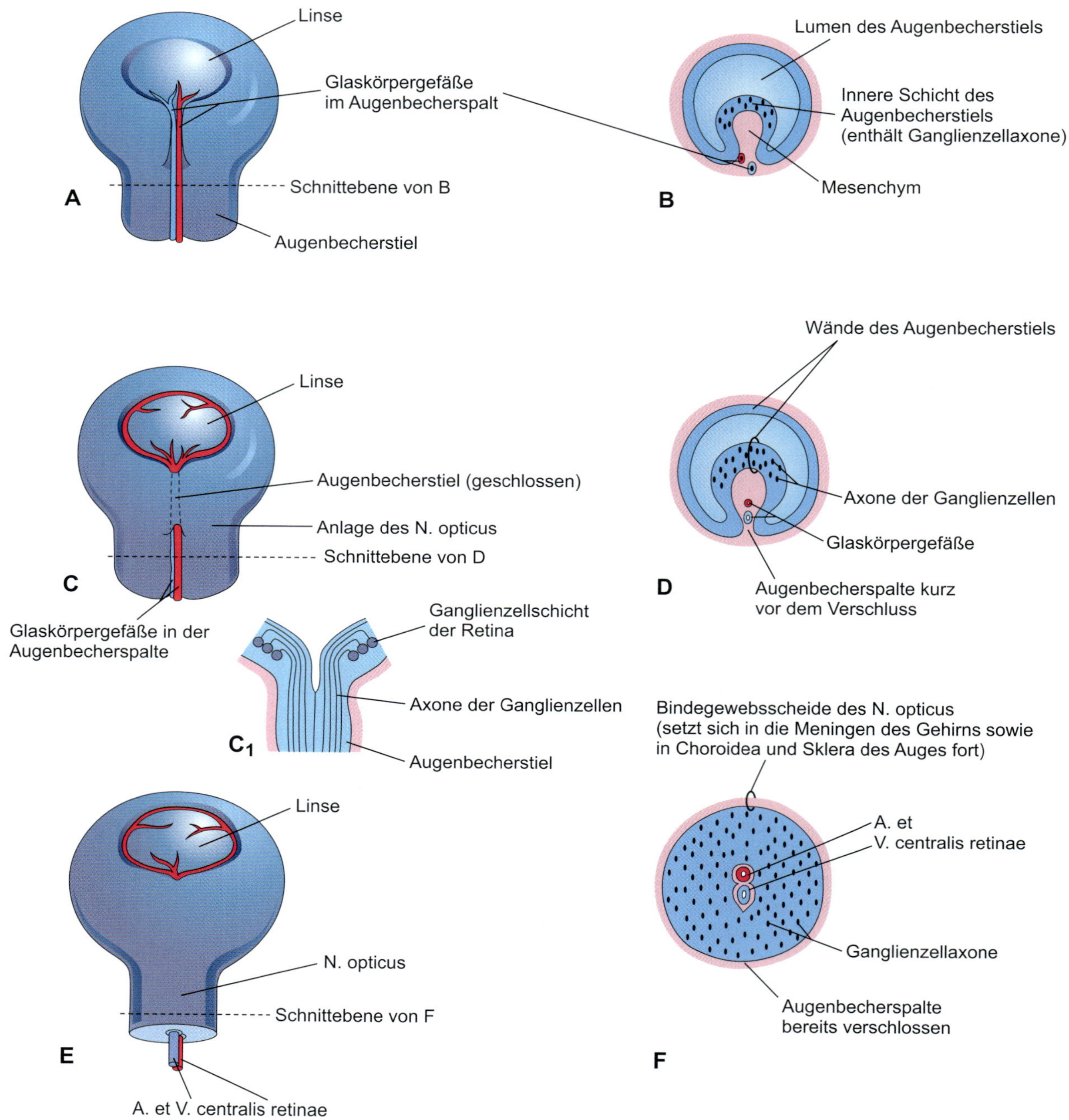

Abb. 18.3 Schemazeichnungen zum Verschluss der Augenbecherspalte und zur Entstehung des N. opticus. A, C, E) Ansichten des Augenbechers und des Augenbecherstiels von unten: Dargestellt ist der fortschreitende Verschluss der Augenbecherspalte. **C_1)** Längsschnitt durch den Übergang zwischen Augenbecher und Augenbecherstiel: Die Axone von Ganglienzellen in der Retina wachsen durch den Augenbecherstiel in das Gehirn ein. **B, D, F)** Transversalschnitte durch den Augenbecherstiel: Dargestellt sind der stufenweise Verschluss der Augenbecherspalte und die Entstehung des *N. opticus.* Die Augenbecherspalte verschließt sich normalerweise während der sechsten Entwicklungswoche; ein ganz oder teilweise ausbleibender Verschluss führt zur Entstehung eines Koloboms (einer radialen Spaltbildung) der Iris oder der gesamten Retina. Das Lumen des Augenbecherstiels verschwindet schrittweise, wenn sich während der Bildung des *N. opticus* mehr und mehr Ganglienzellaxone an dessen innere Schicht anlagern.

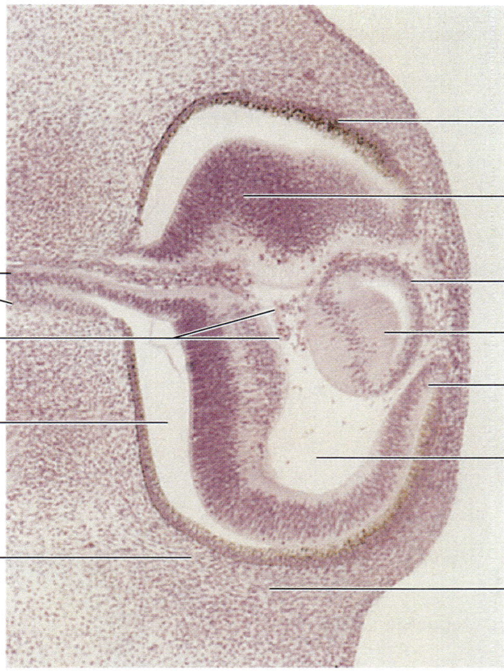

Abb. 18.4 Mikroskopischer Sagittalschnitt durch das Auge eines ca. 44 Tage alten Embryos (Carnegie-Stadium 18; × 100). Die Linsenfasern bilden sich durch die Verlängerung der Epithelzellen in der hinteren Wand des Linsenbläschens, während sich die Zellen der Vorderwand bei der Bildung des vorderen Linsenepithels zunächst kaum verändern. (Aus Nishimura H, editor: Atlas of human prenatal histology, Tokyo, 1983, Igaku-Shoin.)

zum Sehventrikel, d. h. vom einfallenden Licht fort und hin zum Pigmentepithel. Infolgedessen muss das später durch die Linse in das Augeninnere eindringende Licht zunächst die gesamte Neuroretina durchlaufen, bevor es die Rezeptoren erreicht. Aufgrund ihrer Transparenz und geringen Dicke stellt die Neuroretina jedoch kein bedeutsames Hindernis für das Licht dar.

Die Axone der Ganglienzellen in der innersten (basalen) Schicht der Neuroretina wachsen im **Augenbecherstiel** nach proximal zum Gehirn (➤ Abb. 18.3). Auf diese Weise wird während der Ausbildung des *N. opticus* allmählich auch das Lumen des Augenbecherstiels von der dicker werdenden Wand eingeengt und schließlich vollständig ausgefüllt (➤ Abb. 18.3F). Zum Zeitpunkt der Geburt ist die Myelinisierung der Fasern des *N. opticus* noch unvollständig. Etwa zehn Wochen nachdem die Augen dem Licht ausgesetzt wurden, ist die **Myelinisierung** dann abgeschlossen, wobei jedoch der Bereich des *Discus n. optici,* an dem der *N. opticus* den Augapfel durch die Sklera verlässt, ausgespart bleibt. Gesunde neugeborene Kinder können bereits sehen, allerdings nicht besonders gut: Sie reagieren auf Helligkeitsunterschiede und können kontrastreiche Objekte fixieren. Die **Sehschärfe** wurde auf ca. 20/400 (nach der Berechnung von Snellen) geschätzt. Junge Säuglinge zeigen daher ein ausgeprägteres Interesse für große als für kleine Objekte.

Angeborene Fehlbildungen des Auges Wegen der Komplexität der Augenentwicklung gibt es sehr unterschiedliche Augenanomalien. Die häufigsten Fehlbildungen resultieren aus Verschlussstörungen der Augenbecherspalte; Art und Schwere der jeweiligen Anomalie hängen vom embryonalen Stadium ab, in dem die Entwicklung gestört wurde. Ingesamt sind Entwicklungsstörungen des Auges jedoch selten. Verschiedene Umweltgifte verursachen angeborene Augendefekte (➤ Kap. 21).

Angeborene Netzhautablösung
Eine angeborene Netzhautablösung tritt auf, wenn sich die innere und die äußere Schicht des Augenbechers in der Fetalperiode nicht korrekt zusammenfügen und dadurch der Sehventrikel nicht vollständig obliteriert (➤ Abb. 18.5). In diesem Fall kann es zur partiellen oder vollständigen Ablösung der neuronalen von der pigmentierten Schicht der Retina kommen. Ursache für die mangelhafte Aneinanderlagerung kann eine abnorme, relativ zueinander unterschiedliche Wachstumsgeschwindigkeit der retinalen Schichten sein. In manchen Fällen scheint es auch so zu sein, dass sich die Schichten des Augenbechers zunächst korrekt verbinden, im weiteren Verlauf der Entwicklung aber wieder voneinander trennen. Eine solche sekundäre Netzhautablösung geht meist mit anderen Fehlbildungen von Auge und Kopf einher.

Der oben beschriebene Entwicklungsgang macht verständlich, dass bei der Netzhautablösung das Pigmentepithel stets fest mit der Choroidea verbunden bleibt und die Ablösung immer im Kontaktbereich zwischen innerem und äußerem Blatt des Augenbechers auftritt. Nach einer Ablösung vom Pigmentepithel wird die Neuroretina nur noch durch die *A. centralis retinae,* einen Abkömmling der Glaskörpergefäße, mit Blut versorgt, was zur funktionserhaltenden Ernährung gerade der Fotorezeptoren jedoch nicht ausreicht.

Dass das Pigmentepithel mit der Choroidea, nicht jedoch mit der Neuroretina fest verbunden ist, kann sich auch bei Unfällen und im Sport ungünstig bemerkbar machen: Bereits ein Schlag auf den

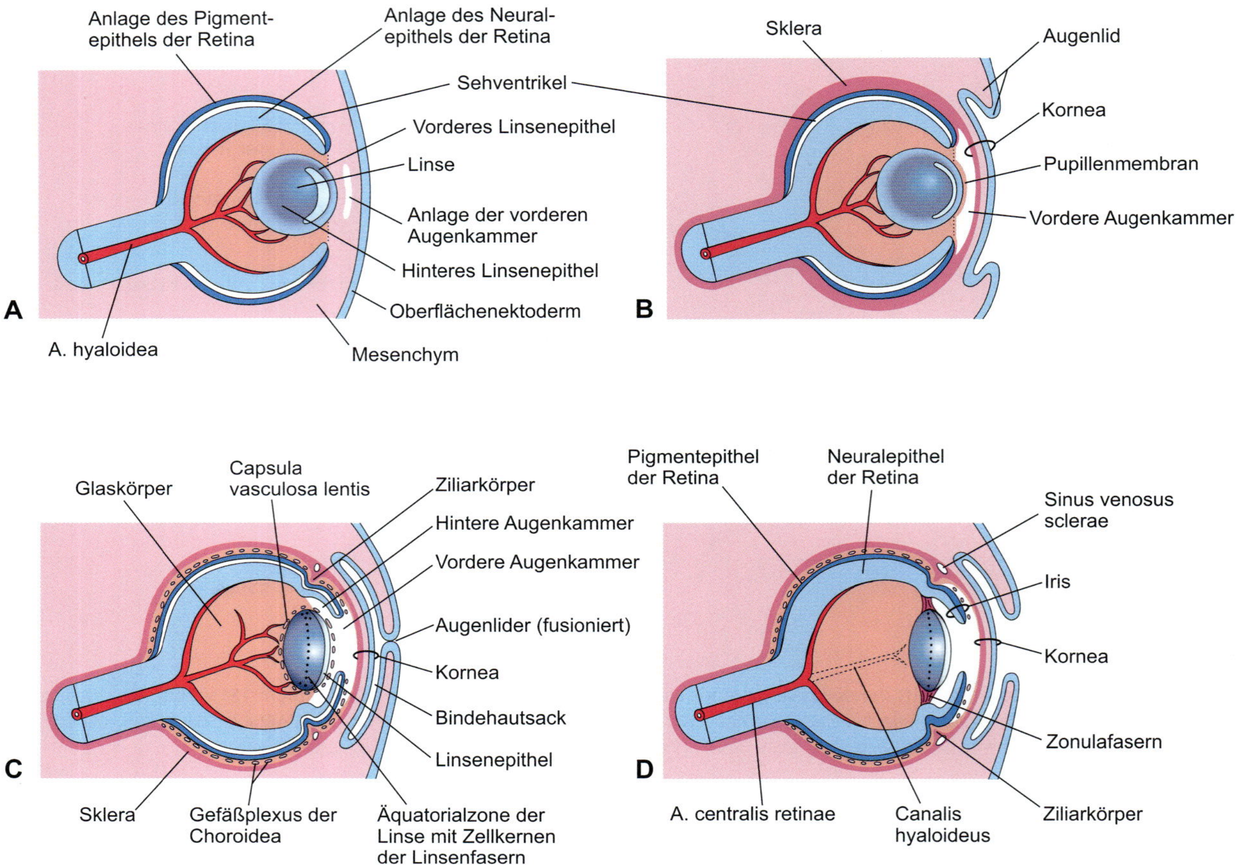

Abb. 18.5 Schematische Darstellung der Entwicklung von Linse, Retina, Iris und Kornea anhand von Sagittalschnitten durch das Auge. A) Fünfte Woche; **B)** sechste Woche; **C)** 20. Woche; **D)** Neugeborenes. Die Schichten des Augenbechers legen sich aneinander und bilden das Pigmentepithel und die neuronale Schicht der Retina. Nach vorne bilden sie zusammen das zweilagige Epithel des Ziliarkörpers und der Iris. Retina und *N. opticus* und die Epithelien von Iris und Ziliarkörper entstehen aus dem Augenbecher und dem Augenbecherstiel, also aus einer neuroektodermalen Ausstülpung der Gehirnanlage auf Höhe des Dienzephalons. Bei der Geburt besitzt das Auge bereits drei Viertel seiner Endgröße. Das stärkste Augenwachstum erfolgt während des ersten Lebensjahres; nach der Pubertät ist die weitere Größenzunahme vernachlässigbar gering.

Augapfel, wie er z. B. bei einem Boxkampf vorkommt, kann zu einer Netzhautablösung führen. In jedem Fall lagert sich in der Folge Flüssigkeit zwischen die Retinaschichten ein, und das Sehvermögen im Bereich der betroffenen Retinaabschnitte wird stark beeinträchtigt.

Netzhautkolobom

Diese Fehlbildung ist durch einen lokal begrenzten Spalt in der Retina charakterisiert, der meist unterhalb der *Papilla n. optici* liegt. Der Defekt tritt meist beidseitig auf und wird durch einen gestörten Verschluss der Augenbecherspalte verursacht.

Zyklopie

Die Zyklopie („Zyklopenäugigkeit") ist die ausgeprägteste Form der **Synophthalmie** (Fusion der Augen), eines Spektrums von sehr seltenen Augenfehlbildungen, bei denen die Augen mehr oder weniger vollständig miteinander verschmolzen sind. Bereits die beiden Anlagen der Augen am Prosenzephalon sind dabei teilweise oder ganz miteinander vereinigt, sodass im Extremfall der Zyklopie nur ein einzelnes, in einer medianen (ebenfalls singulären) Orbita gelegenes Auge entsteht (➤ Abb. 18.6). Die Nase wird in einem solchen Fall *oberhalb* des Auges als röhrenförmige, rüsselartige Struktur angelegt, da das ungeteilte Augenfeld des prosenzephalen Neuralrohrs in der Medianebene verharrt und durch seinen Kontakt mit dem Oberflächenektoderm des Kopfes verhindert, dass die ektodermalen Riechplakoden in die Anlage der Mundhöhle (Stomodeum) einbezogen werden. Synophthalmien sind oft mit anderen kraniozerebralen Fehlbildungen assoziiert, die mit einem Überleben des Fetus nicht vereinbar sind. Die Zyklopie scheint dabei durch eine gravierende Unterdrückung der Entwicklung derjenigen Mittellinienstrukturen verursacht zu sein, die sich aus dem kranialen Teil der Neuralplatte ableiten (**Holoprosenzephalie;** ➤ Kap. 17). Zyklopie ist erblich und folgt einem rezessiven Erbgang. Leichtere Veränderungen der normalen topografischen Beziehung zwischen den beiden Augenanlagen führen zu verkürztem oder verlängertem Augenabstand (**Hypotelorismus** bzw. **Hypertelorismus**), einem häufigen Symptom bei chromosomalen Aberrationen (z. B. Trisomien, ➤ Kap. 17 und ➤ Kap. 21).

Anophthalmie

Mit dem Begriff der Anophthalmie bezeichnet man das angeborene Fehlen aller Augenstrukturen. Zwar werden die Augenlider ausgebildet, aber es entwickelt sich kein Augapfel (➤ Abb. 18.7). In einigen Fällen können Reste von Augengewebe histologisch nachgewiesen werden. Das Fehlen des Auges ist meist mit anderen schweren kra-

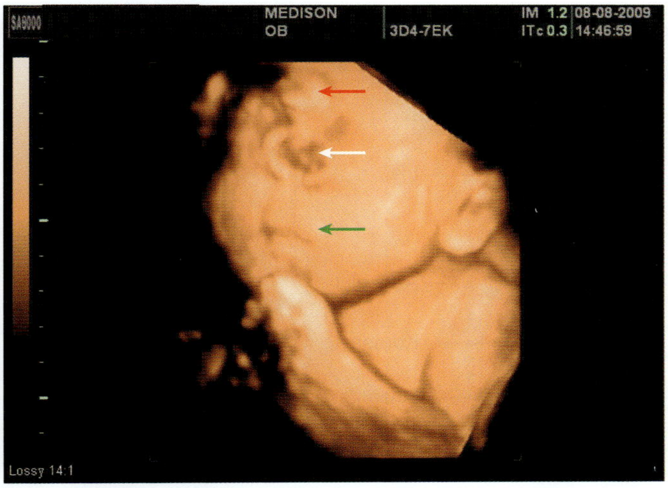

Abb. 18.6 Sonogramm eines Fetus mit Zyklopie (Synophthalmie, Fusion der Augen). Die Fusion der Augen (weißer Pfeil) wird begleitet von einer Proboscis (Bezeichnung für ein blind endendes schlauchförmiges Anhängsel, roter Pfeil), einem Überbleibsel der Nasenanlage. Der Mund (grüner Pfeil) ist normal geformt. (Mit freundlicher Genehmigung von Dr. Marcos Antonio Velasco Sanchez, Hospital General [S. S. A.] De Acapulco, Guerrero, Mexico.)

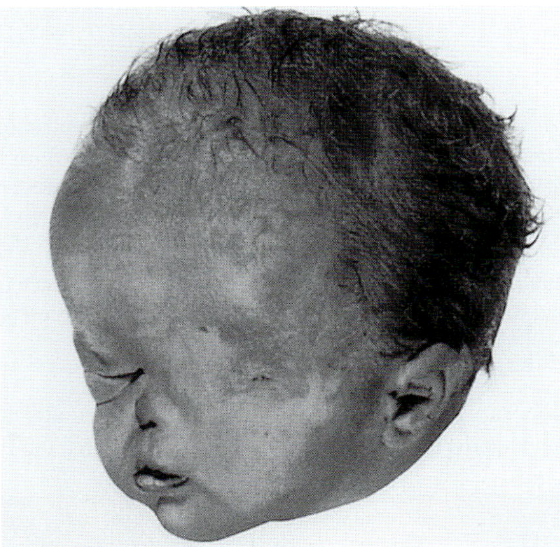

Abb. 18.7 Kopf eines Kindes mit Anophthalmie (erblich bedingtem Fehlen aller Augenbestandteile) und einseitig fehlendem Nasenloch. Die Augenlider sind zwar angelegt, aber weitgehend miteinander verwachsen.

niozerebralen Defekten assoziiert. Bei der **primären Anophthalmie** ist die Augenentwicklung in der frühen vierten Woche zum Stillstand gekommen, sodass überhaupt kein Augenbläschen ausgebildet wurde. Bei der **sekundären Anophthalmie** ist die Entwicklung des gesamten Vorderhirns gestört, sodass hier die Anophthalmie nur einen von mehreren assoziierten Defekten darstellt.

Mikrophthalmie

Bei dieser Entwicklungsstörung ist das Auge sehr klein; es hat entweder zusätzliche Fehlbildungen oder ist als Miniatur eines ansonsten normal erscheinenden Auges angelegt. Die betroffene Gesichtshälfte ist unterentwickelt, und auch die Orbita ist klein. Schwere Formen der Mikrophthalmie entstehen durch eine Störung der Augenentwicklung vor oder kurz nach der Bildung des Augenbläschens in der vierten Woche: Das Auge ist in diesen Fällen unterentwickelt, und die Linse bildet sich nicht aus. Wenn die Störung der Augenentwicklung vor dem Verschluss der Augenbecherspalte in der sechsten Woche erfolgt, wird das Auge zwar größer als bei den sehr frühen Störungen, aber es kommt immer noch zu einem Mikrophthalmus, der mit schweren Fehlbildungen des Auges assoziiert ist. Wird die Augenentwicklung in der achten Woche oder während der frühen Fetalperiode beeinträchtigt, resultiert ein einfacher Mikrophthalmus mit einem verkleinerten, aber ansonsten normalen Auge. In einigen Fällen wird der Mikrophthalmus über einen rezessiven oder geschlechtsgekoppelten Erbgang mit geringer Penetranz vererbt; er kann auch mit anderen angeborenen Defekten, wie Gesichtsspalten (➤ Kap. 9) oder der Trisomie 13 (➤ Kap. 21), assoziiert sein. In den meisten Fällen wird ein einfacher Mikrophthalmus jedoch durch Infektionen mit dem Röteln-Virus, mit *Toxoplasma gondii* oder mit dem *Herpes-simplex*-Virus verursacht, die während der späten Embryonalphase oder in der frühen Fetalperiode über die Plazentaschranke übertragen werden.

18.1.2 Ziliarkörper

Der Ziliarkörper entsteht unmittelbar distal der *Ora serrata* (s. o.) – etwa auf Höhe des Äquators der sich ausdifferenzierenden Linse – aus einer keilförmigen, nach innen gerichteten Verdickung des den Augenbecher umgebenden Mesenchyms. An der inneren Oberfläche dieser Verdickung werfen die beiden Schichten (der *Pars caeca*) des Augenbechers, die sich hier zu einem zweischichtigen **Ziliarepithel** differenzieren, mehrere Falten auf, die zu den **Ziliarfortsätzen** werden und von denen aus die **Zonulafasern** als extrazelluläres Material des im Augenbecher liegenden Mesenchyms eine Verbindung zur Linsenkapsel (s. u.) herstellen (➤ Abb. 18.5C und D).

Die tief liegende pigmentierte Schicht des Ziliarepithels geht kontinuierlich in das Pigmentepithel der Retina über, leitet sich also von der äußeren Schicht des Augenbechers ab (➤ Abb. 18.5D und ➤ Abb. 18.8). Die zur Linse weisende oberflächliche und nicht pigmentierte Schicht des Ziliarepithels stellt die vordere Verlängerung der Neuroretina dar, in der sich jedoch hier keine neuronalen Zellen differenzieren. Vielmehr differenziert sich das zweischichtige Ziliarepithel zusammen mit den darunter entstehenden zahlreichen Kapillaren zu einer Art Filtrationsbarriere für die Produktion des Kammerwassers.

Der **Ziliarmuskel** entsteht ab der achten Woche unter den Falten des Ziliarkörperepithels in der oben erwähnten Verdickung des Mesenchyms, das den Augenbecher umgibt. Er kann als glatter Ringmuskel über die Zonulafasern die Wölbung der Linse beeinflussen und ist damit für die *Akkommodation* (Brechkraftverstellung) der Linse verantwortlich: Wenn sich der Muskel kontrahiert, nimmt der Gesamtumfang des Ziliarkörpers ab, die Zonulafasern erschlaffen, die Linse nähert sich einer Kugelform an, und die Brechkraft des Auge nimmt zu. Umgekehrt muss der Muskel erschlaffen, um die Brechkraft der Linse (für die Fernsicht) zu vermindern.

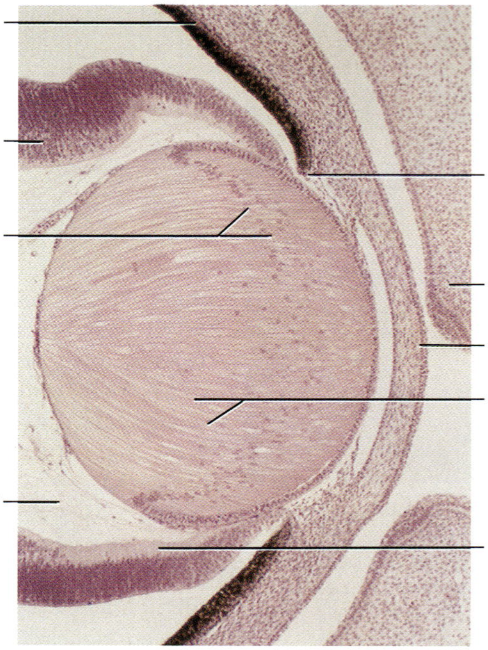

Abb. 18.8 Sagittalschnitt durch das Auge eines ca. 56 Tage alten Embryos (Carnegie-Stadium 23; × 280). Die Linsenfasern (die Zellen des hinteren Linsenepithels) haben sich gestreckt und füllen jetzt das Lumen des Linsenbläschens vollständig aus. Die innere Schicht des Augenbechers hat sich im Zuge der Ausbildung der primitiven Neuroretina verdickt, und die äußere Schicht, aus der das Pigmentepithel entsteht, ist bereits stark pigmentiert. (Aus Moore KL, Persaud TVN, Shiota K: Color atlas of clinical embryology, ed 2 2000, Philadelphia, Saunders.)

18

18.1.3 Iris

Die Iris entwickelt sich aus dem vorderen Rand (der *Pars caeca*) des Augenbechers, der sich nach innen wölbt und so die (in das Innere des Augenbechers abgesenkte) Linse teilweise bedeckt (➤ Abb. 18.5 und ➤ Abb. 18.8). Die Schichten des Augenbechers bleiben in diesem Abschnitt dünn, aber als selbstständige Schichten im zweischichtigen Irisepithel erhalten. Sie gehen proximal kontinuierlich in das zweischichtige Epithel des Ziliarkörpers über, das wiederum mit dem Pigmentepithel und der Neuroretina verbunden ist. Bereits in frühen Entwicklungsstadien greift in der Iris die Pigmentierung bis zum Übergang zum Ziliarepithel vom äußeren auch auf das innere Blatt des Augenbechers über. Auf diese Weise wird die Iris vollständig lichtundurchlässig und kann als Barriere gegen das einfallende Licht wirken.

Das bindegewebige Gerüst der Iris (Irisstroma) leitet sich von Neuralleistenzellen ab, die über den Rand des Augenbechers hinweg bis zur Mitte der Augenbecheröffnung wandern und die ***Membrana iridopupillaris*** (Pupillenmembran) bilden. Auf Höhe der Iris verbinden sie sich mit dem vorderen Irisepithel und bilden auf der basalen Seite dieses Epithels das Irisstroma. Die glatten Muskelfasern des ***M. dilatator pupillae*** und des ***M. sphincter pupillae*** stammen von den Zellen des vorderen Irisepithels ab, wobei die Zellen des *M. dilatator pupillae* pigmentiert bleiben und neben ihren myofilamenthaltigen Fortsätzen einen epithelialen Charakter behalten.

Die Farbe der Iris (Augenfarbe) Die Iris ist bei den meisten neugeborenen Kindern hellblau oder grau. Ihre endgültige Farbe erhält sie mit der Pigmentierung zwischen dem sechsten und dem zehnten Lebensmonat; dabei wird die Augenfarbe durch Konzentration und Verteilung der pigmentierten Zellen **(Chromatophoren)** im lockeren, vaskularisierten Bindegewebe **(Stroma)** der Iris und nicht nur durch das Pigment im Pigmentepithel der Iris bestimmt: Wenn das Melanin auf die Rückseite der Iris beschränkt bleibt – wo es für die Funktion der Iris als Lichtblende unabdingbar ist –, erscheint die Iris blau; sie erscheint dagegen braun, wenn das Melanin im gesamten Irisstroma verteilt ist.

Iriskolobom Durch einen Defekt des unteren Abschnitts der Iris verbleibt eine Kerbe im unteren Pupillenrand, wodurch die Pupille

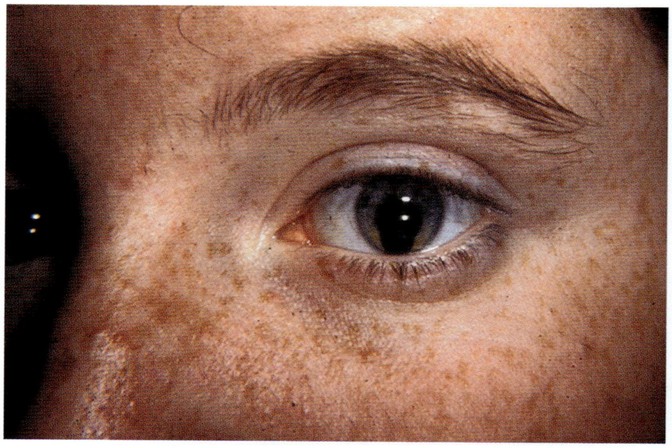

Abb. 18.9 Iriskolobom mit einem Defekt im unteren Teil der Iris (ungefähr bei 6 Uhr). (Aus Guercio J, Martyn L: Congenital malformations of the eye and orbit, Otolaryngol Clin North Am 40:113, 2007.)

ein schlüssellochartiges Aussehen erhält (➤ Abb. 18.9). Die Spaltbildung kann dabei auf die Iris beschränkt sein oder sich weiter bis in den Ziliarkörper und die Retina hinein ausdehnen. Typischerweise ist ein Kolobom auf einen Verschlussdefekt der Augenbecherspalte während der sechsten Woche zurückzuführen. Die Störung kann genetisch bedingt sein oder durch Umweltfaktoren ausgelöst werden. Ein einfaches Iriskolobom ist in den meisten Fällen erblich bedingt und unterliegt einem autosomal-dominanten Erbgang.

Angeborenes Fehlen der Iris (Aniridie) Diese seltene Störung, bei der die Iris meist vollständig fehlt, tritt bei einem von 64.000–96.000 Neugeborenen auf. Sie resultiert aus einer Entwicklungsstörung des Augenbecherrandes während der achten Woche und kann mit einem Glaukom (grüner Star durch erhöhten Augeninnendruck) oder anderen Augendefekten einhergehen. Eine Aniridie kann erblich sein und dann sowohl dominant als auch sporadisch übertragen werden. Beim Menschen führt eine Mutation des *Pax6*-Gens zu einer Aniridie.

18.1.4 Augenlinse

Die Augenlinse entwickelt sich aus dem **Linsenbläschen,** das sich vom Oberflächenektoderm ableitet (➤ Abb. 18.1 und ➤ Abb. 18.8). Am Linsenbläschen wird ein vorderer von einem hinteren Linsenpol unterschieden und die Zone dazwischen auch als äquatoriale Zone bezeichnet. Die Vorderwand dieses Bläschens wird zum vorderen (subkapsulären), isoprismatischen **Linsenepithel** (➤ Abb. 18.4). Die Zellen der hinteren Wand werden zu schlanken, hochprismatischen Epithelzellen und verlängern sich so stark, dass sie das Lumen des Linsenbläschens schrittweise vollständig ausfüllen (➤ Abb. 18.8 und ➤ Abb. 18.10). Ihre Kerne reihen sich zunächst ventral des Linsenäquators zu einem nach ventral konvexen „Kernbogen“ auf (➤ Abb. 18.8), dann aber lösen sie sich auf, und in den Zellen werden linsenspezifische, lichtdurchlässige Proteine **(Kristalline)** gebildet. So entstehen aus dem hinteren Linsenepithel die hochtransparenten **primären Linsenfasern.**

Die Zellen der äquatorialen Zone sind zunächst isoprismatisch, verlängern sich jedoch bald – ebenfalls unter Verlust ihres Zellkerns – und werden so zu **sekundären Linsenfasern** (➤ Abb. 18.8). Diese lagern sich den primären Linsenfasern noch bis in das Erwachsenenalter hinein von lateral an und vergrößern dadurch den Linsendurchmesser; trotzdem bleiben die primären Linsenfasern lebenslang erhalten.

Während der frühen Entwicklung (sechste bis 20. Woche) wird die Linse durch den distalen Abschnitt der Glaskörperarterie (*A. hyaloidea*) und über die ***Tunica*** (oder ***Capsula***) ***vasculosa lentis*** mit Blut versorgt (Abb. 18.4 und Abb. 18.5C). Diese vaskularisierte mesenchymale Hüllschicht liegt hauptsächlich hinten und seitlich zwischen Linse und Augenbecher und geht im vorderen Abschnitt in die Pupillenmembran über (➤ Abb. 18.10). Der Teil der *A. hyaloidea,* der die *Tunica vasculosa lentis* versorgt, bildet sich ab dem fünften Monat zurück. Unmittelbar danach werden auch die *Tunica vasculosa lentis* und die Pupillenmembran abgebaut (➤ Abb. 18.5C und D), sodass die Linsenfasern nur noch durch **Diffusion** aus dem Kammerwasser und dem Glaskörper ernährt werden. Die Linsenkapsel, die der Basalmembran des Linsenepithels entspricht, verdickt sich zu einer lamellären Struktur und dient der Stabilität der Linse und als Ansatzort für die Zonulafasern.

18.1.5 Glaskörper

Der Glaskörper bildet sich in dem von der inneren Wand umfassten Lumen des Augenbechers (➤ Abb. 18.5C und ➤ Abb. 18.10). Die Glaskörperflüssigkeit, eine nichtvaskularisierte, transparente,

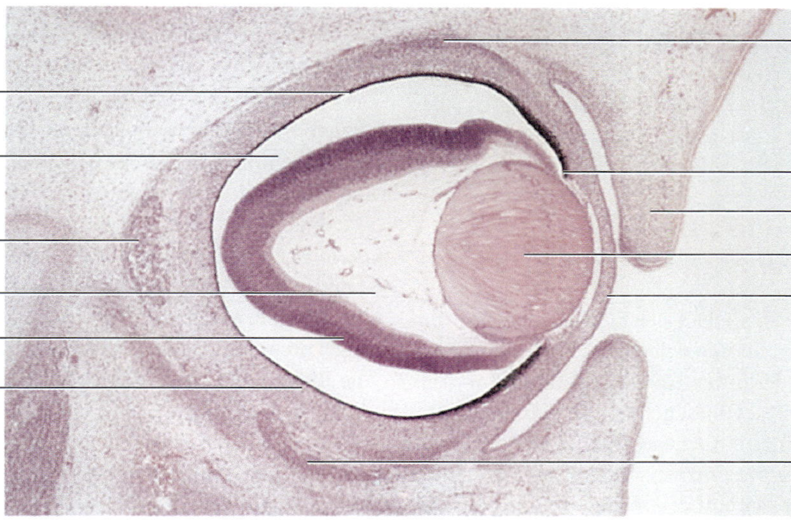

Abb. 18.10 Mikroskopischer Sagittalschnitt durch das Auge eines ca. 56 Tage alten Embryos (Carnegie-Stadium 23) bei schwacher Vergrößerung (× 50; ➤ Abb. 18.8). Die sich bildende Neuroretina ist durch den Sehventrikel vom Pigmentepithel getrennt; der Sehventrikel ist in diesem Präparat durch artifizielle Schrumpfung des Glaskörpers stark erweitert. (Aus Moore KL, Persaud TVN, Shiota K: Color atlas of clinical embryology, ed 2 2000, Philadelphia, Saunders.)

18

gelartige Interzellularsubstanz, wird zunächst vom hinteren Linsenepithel in den Raum zwischen Linsenbläschen und der inneren Schicht des Augenbechers sezerniert **(primärer Glaskörper).** Später beteiligen sich auch Mesenchymzellen, die sich von der Neuralleiste ableiten und die *A. hyaloidea* begleiten, an der Produktion dieser Interzellularsubstanz **(sekundärer Glaskörper).** Die definitive gelatinöse Glaskörperflüssigkeit wird schließlich von den Zellen der inneren Schicht des Augenbechers produziert. Eingelagert in die sekundäre Glaskörperflüssigkeit finden sich primitive Hyalozyten, Kollagenfasern und Spuren von Hyaluronsäure.

Der zurückgebildete distale Abschnitt der *A. hyaloidea* (s. o.) lässt im Glaskörper einen feinen Kanal (den *Canalis hyaloideus*) zurück (➤ Abb. 18.5D), während sich der proximale Abschnitt der *A. hyaloidea* zur *A. centralis retinae* umwandelt. Der *Canalis hyaloideus* ist im adulten Auge normalerweise kaum sichtbar.

Persistenz der Pupillenmembran Bei Neugeborenen, insbesondere im Falle einer Frühgeburt, können Reste der Pupillenmembran, die die Vorderfläche der Linse während der Fetalzeit bedeckt (➤ Abb. 18.5B), in Form netzartiger Bindegewebestränge oder als Gefäßarkaden persistieren. Diese Gewebereste stören die visuelle Wahrnehmung normalerweise nicht und atrophieren bald nach der Geburt. Sehr selten bleibt die Pupillenmembran als Ganzes erhalten, wodurch es zum angeborenen Pupillenverschluss kommt. In manchen Fällen muss deshalb zur Herstellung der Sehfähigkeit die Pupillenmembran operativ entfernt werden.

Persistenz der A. hyaloidea Falls die Degeneration der *A. hyaloidea* ausbleibt, bleibt das Gefäß als frei beweglicher, wurmartiger Auswuchs der *Papilla n. optici* erhalten. Manchmal erscheint der Rest der Glaskörperarterie als feiner, den Glaskörper durchquerender Strang, während es in anderen Fällen zur Ausbildung einer Zyste kommt. Sehr selten bleibt die gesamte *A. hyaloidea* erhalten; in diesen Fällen ist das Auge meistens auch verkleinert (Mikrophthalmus).

Angeborenes Fehlen der Linse (Aphakie) Eine Aphakie ist extrem selten und geht meist auf eine fehlende Anlage der Linsenplakode in der vierten Entwicklungswoche zurück. Dies kann durch einen Defekt bei der Induktion der Linsenentwicklung durch das Augenbläschen verursacht werden.

18.1.6 Augenkammern

Die **vordere Augenkammer** entwickelt sich aus einem spaltförmigen Raum in dem (von Neuralleistenzellen abstammenden) Mesenchym zwischen Linse und Kornea (➤ Abb. 18.4 und ➤ Abb. 18.5). Oberflächlich bildet dieses Mesenchym die *Substantia propria* der Kornea und das hintere Korneaepithel (Endothel; s. u.). Die tieferen Schichten dieses Mesenchyms bilden das Stroma der Iris (s. o.); dazwischen bildet sich mit der vorderen Augenkammer ein Raum, der in seiner Lage dem *Subarachnoidalraum* zwischen *Pia mater* und *Arachnoidea mater* in Gehirn und Rückenmark entspricht.

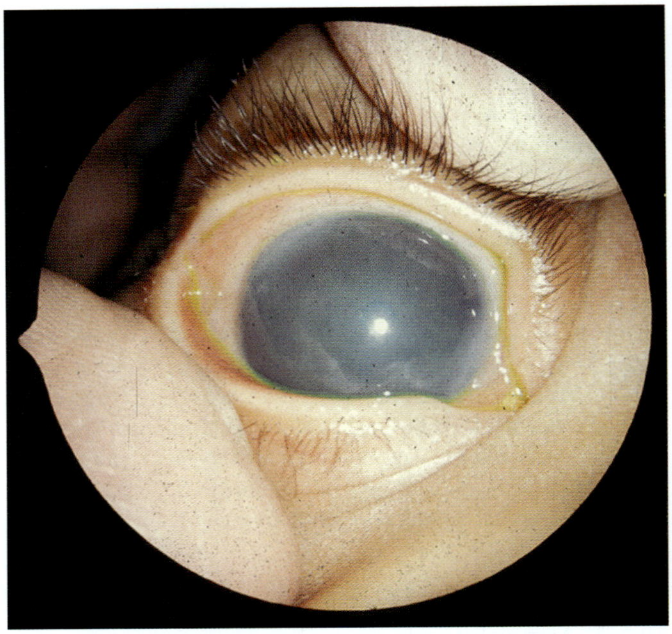

Abb. 18.11 Eintrübung der Kornea durch ein angeborenes Glaukom. Die Kornea ist außerdem vergrößert und durch die Vertiefung der vorderen Augenkammer verstärkt nach vorne gewölbt. Die Eintrübung kann hervorgerufen werden durch Infektion (Röteln), Verletzungen und Stoffwechselkrankheiten (Aus Guercio J, Martyn L: Congenital malformations of the eye and orbit, Otolaryngol Clin North Am 40:113, 2007.)

Die **hintere Augenkammer** entsteht aus einem Spaltraum, der sich im Mesenchym (der *Tunica vasculosa lentis*) hinter der Iris und vor der entstehenden Augenlinse bildet. Wenn sich die Pupille mit der Auflösung der Pupillenmembran im siebten bis neunten Monat öffnet (➤ Abb. 18.5C und D), kommunizieren die vordere und die hintere Augenkammer miteinander. Dadurch kann das in der hinteren Augenkammer im Ziliarkörper gebildete **Kammerwasser** in die vordere Augenkammer gelangen; dort wird es im Kammerwinkel durch den sog. ***Sinus venosus sclerae*** **(Schlemm-Kanal),** der sich an der Grenze zwischen Sklera und Kornea (s. u.) bildet (➤ Abb. 18.5C und D), in das venöse System abgeführt.

Angeborenes Glaukom (grüner Star) Eine abnorme Erhöhung des Augeninnendrucks bei neugeborenen Kindern (➤ Abb. 18.11) hat ihre Ursache meist in einer fehlerhaften Anlage des Kammerwasserabflusses über den *Sinus venosus sclerae* während der Fetalperiode (➤ Abb. 18.5D). Der Augeninnendruck erhöht sich also aufgrund des Ungleichgewichts zwischen Produktion und Abfluss des Kammerwassers. Es gibt vielfältige genetische Ursachen für ein angeborenes Glaukom; eine der häufigeren Ursachen ist jedoch auch die Rubella-Infektion während der Frühschwangerschaft (➤ Kap. 21).

Angeborene Katarakt (grauer Star) Bei dieser Störung, die zu hochgradiger Sehbehinderung bis hin zur Blindheit führt, ist die Linse getrübt und erscheint daher gräulich bis weiß. Linsentrübungen sind häufig erblich und unterliegen dann einem dominanten Erbgang, während eine rezessive oder geschlechtsgebundene Ver-

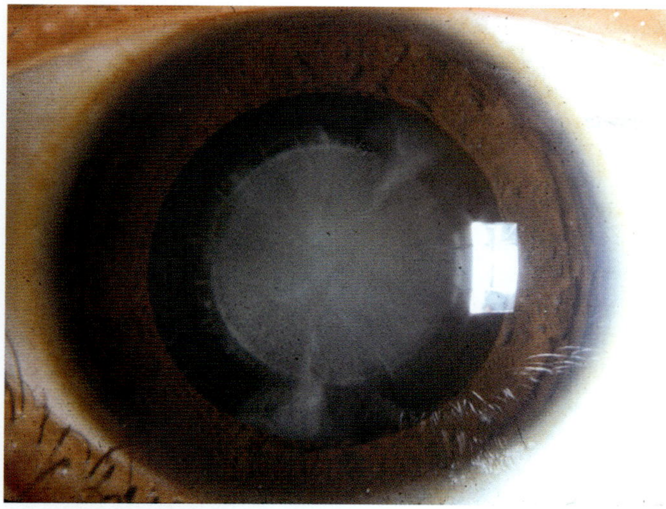

Abb. 18.12 Typisches Bild einer beidseitigen, durch eine Röteln-Infektion verursachten angeborenen Katarakt. Herzfehler und Taubheit sind weitere angeborene Störungen, die mit dieser Infektion einhergehen können. (Aus Guercio J, Martyn L: Congenital malformations of the eye and orbit, Otolaryngol Clin North Am 40:113, 2007.)

erbung eher die Ausnahme darstellt. In manchen Fällen geht eine angeborene Katarakt auf die Wirkung teratogener Substanzen oder Infektionen, wie z. B. einer **Röteln-Infektion,** zurück (➤ Abb. 18.12). Die Augenlinse ist zwischen der vierten und siebten Entwicklungswoche für Rubella-Viren anfällig, nämlich dann, wenn die Kristalline der primären Linsenfasern gebildet werden. Linsentrübungen und andere durch das Rubella-Virus verursachte Fehlbildungen könnten durch eine konsequente Immunisierung aller Frauen im gebärfähigen Alter vollständig verhindert werden. Auch physikalische Noxen wie **ionisierende Strahlung** können die Linse schädigen und eine Katarakt hervorrufen. Eine weitere Ursache für eine Linsentrübung liegt in einem genetischen Enzymdefekt, der sog. **kongenitalen Galaktosämie.** In diesem Fall tritt die Katarakt erst postnatal in der zweiten Woche auf. Aufgrund des Enzymdefekts akkumulieren große Mengen von Galaktose aus der Muttermilch im Blut und in den Geweben des Kindes. Diese beschädigen die Linse und führen dadurch zur Ausbildung einer Katarakt.

18.1.7 Hornhaut (Kornea)

Die Gewebe der Kornea leiten sich aus zwei Quellen ab:

- Das vordere (äußere) Korneaepithel entwickelt sich aus dem **Oberflächenektoderm.**
- Die Zellen des Stromas und des hinteren Epithels (Endothels) der Kornea entwickeln sich aus **Neuralleistenzellen.**

Die Differenzierung der Kornea wird in dem Abschnitt des Oberflächenektoderms, das das abgeschnürte Linsenbläschen bedeckt, durch sezernierte Faktoren des Linsenbläschens induziert: Die zwischen Linsenbläschen und Korneaanlage einwandernden Neuralleistenzellen bilden zusammen mit einer besonderen, zunächst vom Oberflächenektoderm sezernierten extrazellulären Matrix das transparente, nicht vaskularisierte Stroma der Kornea; außerdem bilden sie das als Endothel bezeichnete Epithel auf der Rückseite der Korneaanlage, das die vordere Augenkammer nach ventral begrenzt. Die für eine normale Sehschärfe entscheidende korrekte Hornhautkrümmung bildet sich in direkter Abhängigkeit vom Augeninnendruck aus, der bereits während der fetalen Entwicklung von der Menge der Glaskörperflüssigkeit und des Kammerwassers und vom Gegendruck der periokulären Gewebe abhängt.

18.1.8 Choroidea und Sklera

Das Mesenchym, das den Augenbecher umgibt und sich vorwiegend von Neuralleistenzellen ableitet, wird durch den induzierenden Einfluss des Pigmentepithels zur Differenzierung angeregt und bildet daraufhin eine innere, vaskularisierte, später auch stark pigmentierte Schicht, die **Choroidea**, und eine äußere, fibröse, zunächst nur wenig vaskularisierte Schicht, die **Sklera** (➤ Abb. 18.5C). In der Anlage der Sklera verdichtet sich das Mesenchym und geht am sog. *Limbus corneae* nahtlos in das Korneastroma über. Im Bereich des Augenbecherrandes wird die Choroidea modifiziert und bildet dort den Kern der **Ziliarkörperfortsätze** (s. o.), die hauptsächlich aus Kapillaren – bedeckt vom zweischichtigen Ziliarepithel – bestehen. Die ersten Blutgefäße der Choroidea erscheinen um die 15. Entwicklungswoche, und in der 22. Woche können ohne Schwierigkeiten Arterien und Venen unterschieden werden

Ödem der Papilla n. optici Der *N. opticus* ist von drei Hüllschichten umgeben, die im Zuge der Bildung des Augenbläschens und des Augenbecherstiels aus den Meningen des Endhirns entstehen und folglich mit diesen in direktem Kontakt stehen (➤ Abb. 18.3D, F):

- Die äußere Duraschicht steht proximal mit der *Dura mater* des Vorderhirns und distal mit der Sklera des Augapfels in Kontakt.
- Die mittlere, vaskularisierte Schicht der Arachnoidea ist sehr dünn und geht distal in die Choroidea des Augapfels über.
- Die innere *Pia mater* entspricht der innersten Zelllage der Choroidea, liegt also dem *N. opticus* sowie der *A.* und *V. centralis retinae* bis zu deren Eintritt in den Augapfel eng an und ist gefäßfrei.
- Der Subarachnoidalraum zwischen der mittleren und der inneren Schicht ist mit *Liquor cerebrospinalis* gefüllt.

Diese Beziehungen zwischen den Hüllschichten des *N. opticus* und den Hirnhäuten sowie dem Subarachnoidalraum sind klinisch bedeutsam. Eine Zunahme des Liquordrucks (häufig als Ausdruck eines erhöhten intrakraniellen Drucks) verlangsamt den venösen Rückstrom aus der Retina und führt dadurch zur Ansammlung von Flüssigkeit am *Discus n. optici* **(Papillenödem).** Dies beruht also u. a. darauf, dass die Retinagefäße auf ihrem Weg zum *N. opticus* in der Fortsetzung des Subarachnoidalraums am *N. opticus* liegen.

18.1.9 Augenlider

Die Augenlider *(Palpebrae)* entwickeln sich während der sechsten Woche (gesteuert vom Signalweg des *Epidermal growth factor,* EGF) aus zwei Hautfalten, die die Kornea überwachsen und ein

18

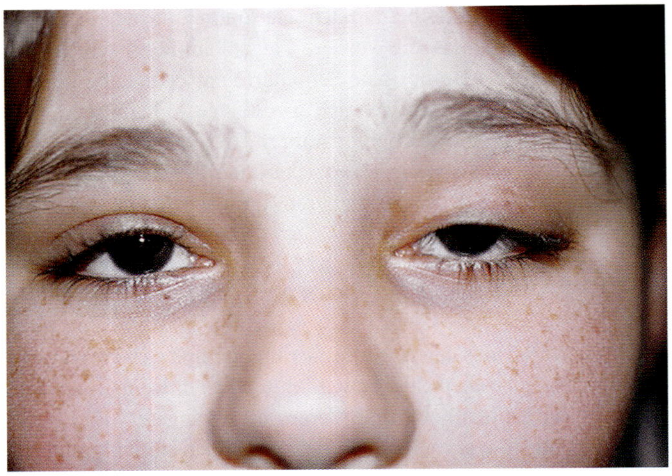

Abb. 18.13 Angeborene linksseitige Lidsenkung (Ptosis). Beachte die fehlende Hautfalte im Oberlid. (Aus Salmon JF, Eyelids. In *Kanski's clinical ophthalmology,* ed 9 2020, Elsevier.)

Kolobom des Augenlids Große Defekte des Augenlids ***(Coloboma palpebrale)*** sind selten. Ein Lidkolobom tritt gewöhnlich als kleine Kerbe im Rand des Oberlids auf, kann aber auch das gesamte Augenlid betreffen. Ein Kolobom des unteren Augenlids ist noch seltener. Beide Fehlbildungen scheinen durch lokale Entwicklungsstörungen bedingt zu sein.

Kryptophthalmus Der sog. Kryptophthalmus (griech. *kryptos* = verborgen) ist selten (1:20.000 Neugeborene) und hat seine Ursache in einem angeborenen Fehlen der Augenlider. Infolgedessen wird das Auge von Haut überdeckt. Der Augapfel ist klein und fehlgebildet, und es fehlen oft u. a. Kornea und Konjunktiva. Im Grunde genommen beinhaltet diese Störung eine fehlende Anlage des Lidspalts mit gleichzeitigem Fehlen der Wimpern und der Augenbrauen sowie weitere Augendefekte. Ein Kryptophthalmus ist Teil des sog. **Fraser-Syndroms** (Kryptophthalmus, subepidermale Blasenbildung, Syndaktylie und Nierendysgenesie) und wird in der Regel autosomal-rezessiv vererbt; zu den (von Mutationen) betroffenen Genen zählen *FRAS1, FREM1/2* und *GRIP1.*

breites Lager von Kopfmesenchym enthalten (➤ Abb. 18.5B). Auf der zum Augapfel gewandten Oberfläche dieser Falten differenziert sich der palpebrale Teil der **Konjunktiva** (Bindehaut) aus. Am Übergang des Mesenchymlagers zur Skleraanlage schlägt das Oberflächenektoderm auf die Sklera um, und es bildet sich der **Fornix** der Konjunktiva. Auf der Vorderfläche der Sklera entwickelt sich das Oberflächenektoderm ebenfalls zu Konjunktiva, geht aber am Rand der Kornea in das Oberflächenepithel der Kornea über.

Ab dem Beginn der zehnten Woche bedecken die zwei Hautfalten die Kornea vollständig und verbinden sich bis zur 26. Woche miteinander, ohne dass jedoch die epitheliale Schichtung verloren geht (➤ Abb. 18.5C). Solange die Augenlider auf diese Weise verbunden sind, bildet die Konjunktiva vor der Kornea einen geschlossenen Sack. Durch die Keratinisierung der Epidermisanlage an den Lidrändern wird die epitheliale Verbindung ab dem siebten Monat gelöst, und das Auge kann geöffnet werden. Die Wimpern und Drüsen der Augenlider leiten sich in ähnlicher Weise, wie es für die Haut in ➤ Kapitel 19 beschrieben wird, vom Oberflächenektoderm ab; das Bindegewebe einschließlich der Tarsusplatten entwickelt sich aus dem Mesenchym. Der ***M. orbicularis oculi*** wandert mit dem Mesenchym aus dem zweiten Schlundbogen ein (➤ Kap. 9) und wird daher auch von dessen Nerv (VII. Hirnnerv, *N. facialis*) innerviert.

Angeborene Lidsenkung (Ptosis) Das Herabhängen der oberen Augenlider (Blepharoptosis oder Ptosis) ist vergleichsweise häufig (➤ Abb. 18.13) und kann auf eine Störung der Entwicklung des ***M. levator palpebrae superioris,*** .aber auch auf pränatale Verletzungen oder Störungen der Entwicklung des oberen Astes des ***N. oculomotorius*** (III. Hirnnerv) zurückgehen, der diesen Muskel versorgt. Wenn die Ptosis mit der Unfähigkeit einhergeht, den Augapfel zu heben, ist zusätzlich der *M. rectus bulbi* betroffen. Die angeborene Ptosis ist genetisch bedingt. Als isoliertes Krankheitsbild wird sie autosomal-dominant vererbt; eine erbliche Ptosis tritt aber auch häufig im Rahmen verschiedener Syndrome auf.

18.1.10 Tränendrüsen

Die Anlagen der Tränendrüsen bilden sich (unter Beteiligung von Fgf10, *SOX10,* TFAP2-alpha und der nichtkodierenden miRNA *miR-205*) im oberen lateralen Bereich der Augenhöhlen, im Bereich des ***Fornix conjunctivae,*** als knospenartige Verdichtungen des Oberflächenektoderms aus. Diese Knospen verzweigen sich beim Einwachsen in das Mesenchym und bilden im Zuge der Ausbildung des Gangsystems und der Endstücke der Drüsen ein Lumen aus. Die Tränendrüsen sind zum Zeitpunkt der Geburt noch klein und erreichen ihre volle Leistungsfähigkeit erst im Alter von sechs Wochen. Bei Neugeborenen bilden sich deshalb beim Weinen keine Tränen, ein Zustand, der noch bis zum Alter von drei Monaten anhalten kann.

18.2 Ohr

Das Ohr besteht anatomisch gesehen aus drei Teilen:

- dem **Außenohr** mit der Ohrmuschel *(Auricula),* dem äußeren Gehörgang und der äußeren Schicht des Trommelfells
- dem **Mittelohr** mit der Paukenhöhle, der Tuba auditiva und den drei Gehörknöchelchen, die die innere Schicht des Trommelfells mit dem *Foramen ovale* des Innenohrs verbinden
- dem **Innenohr** mit der Kochlea und dem Labyrinth, die für Hören und Gleichgewicht zuständig sind.

Das Außen- und das Mittelohr sind für die Übertragung von Schallwellen in Flüssigkeitsbewegungen im Innenohr verantwortlich, wo diese wellenförmigen Flüssigkeitsbewegungen dann in Nervenimpulse umgewandelt werden. Unter den molekularen Faktoren, die bei der Ohrentwicklung eine wichtige Rolle spielen, sind besonders das T-Box-Gen *Tbx1,* die Retinsäure und das *Pax2*-Gen für die Kochlea und TGFβ für die Entwicklung der (knöchernen) Ohrkapsel mit dem darin enthaltenen Labyrinth hervorzuheben.

18

18.2.1 Innenohr

Als erster der drei Abschnitte des Ohrs beginnt sich das Innenohr zu entwickeln; molekular beteiligt sind die PGF-, Wnt- und Notch-Signalwege und die Gene *PA2G4, FoxL1/3, Pax2/8, Mcrs1, Six1* und *Dix.* Früh in der vierten Woche erscheinen beidseits des Myelenzephalons – des kaudalen Anteils des Rautenhirns – Verdickungen im Oberflächenektoderm, die **Ohrplakoden** (➤ Abb. 18.14A und B), deren Bildung durch die induktive Aktivität des Chordafortsatzes und des paraxialen Mesoderms veranlasst wird. Die Ohrplakoden senken sich schon bald in das darunter liegende Mesenchym ein, wodurch das **Ohrgrübchen** entsteht (➤ Abb. 18.14C und D). Die Ränder des Ohrgrübchens wachsen aufeinander zu und verschmelzen, um – nach Abnabelung vom Oberflächenektoderm – das **Ohrbläschen** zu bilden, die Anlage des **häutigen Labyrinths** (➤ Abb. 18.14E–G und ➤ Abb. 18.15). An der Stelle, wo das Ohrbläschen seine Verbindung mit dem Oberflächenektoderm verloren hat, bildet es ein Anhangsgebilde aus, das die Anlage des *Ductus* und *Saccus endolymphaticus* darstellt (➤ Abb. 18.16A–E). Jetzt können zwei Abschnitte des Ohrbläschens unterschieden werden:

- ein dorsaler, **utrikulärer** Abschnitt, aus dem der *Utriculus* und die Bogengänge entstehen und von dem aus der *Ductus endolymphaticus* aussprosst
- ein ventraler, **sakkulärer** Abschnitt, aus dem der *Sacculus* und der *Ductus cochlearis* entstehen; Letzterer enthält das Corti-Organ.

Aus dem utrikulären Abschnitt des primitiven häutigen Labyrinths wachsen drei scheibenförmige Anhänge aus, deren zentrale Bereiche schon bald miteinander verschmelzen und abgebaut werden (➤ Abb. 18.16B–E). Aus den peripheren Bereichen dieser Anhänge, deren Lumina erhalten bleiben, entstehen die mit dem *Utriculus* zusammenhängenden **Bogengänge,** die später von den *Canaliculi semicirculares* des knöchernen Labyrinths umschlossen werden. Die Ampullen bilden sich als lokal begrenzte Erweiterungen an jeweils einem Ende der Bogengänge. Zudem bilden sich in den Ampullen sowie in der Wand des *Utriculus* und des *Sacculus* spezialisierte Rezeptorareale, die je nach ihrer Lage als *Cristae ampullares, Macula utriculi* oder *Macula sacculi* bezeichnet werden.

Vom ventralen, sakkulären Abschnitt des Ohrbläschens wächst ein röhrenförmiger Anhang, der *Ductus cochlearis,* aus und windet sich zum häutigen Teil der **Kochlea** (➤ Abb. 18.16C–E). Die Verbindung zwischen Kochlea und Sacculus bleibt im Wachstum zurück

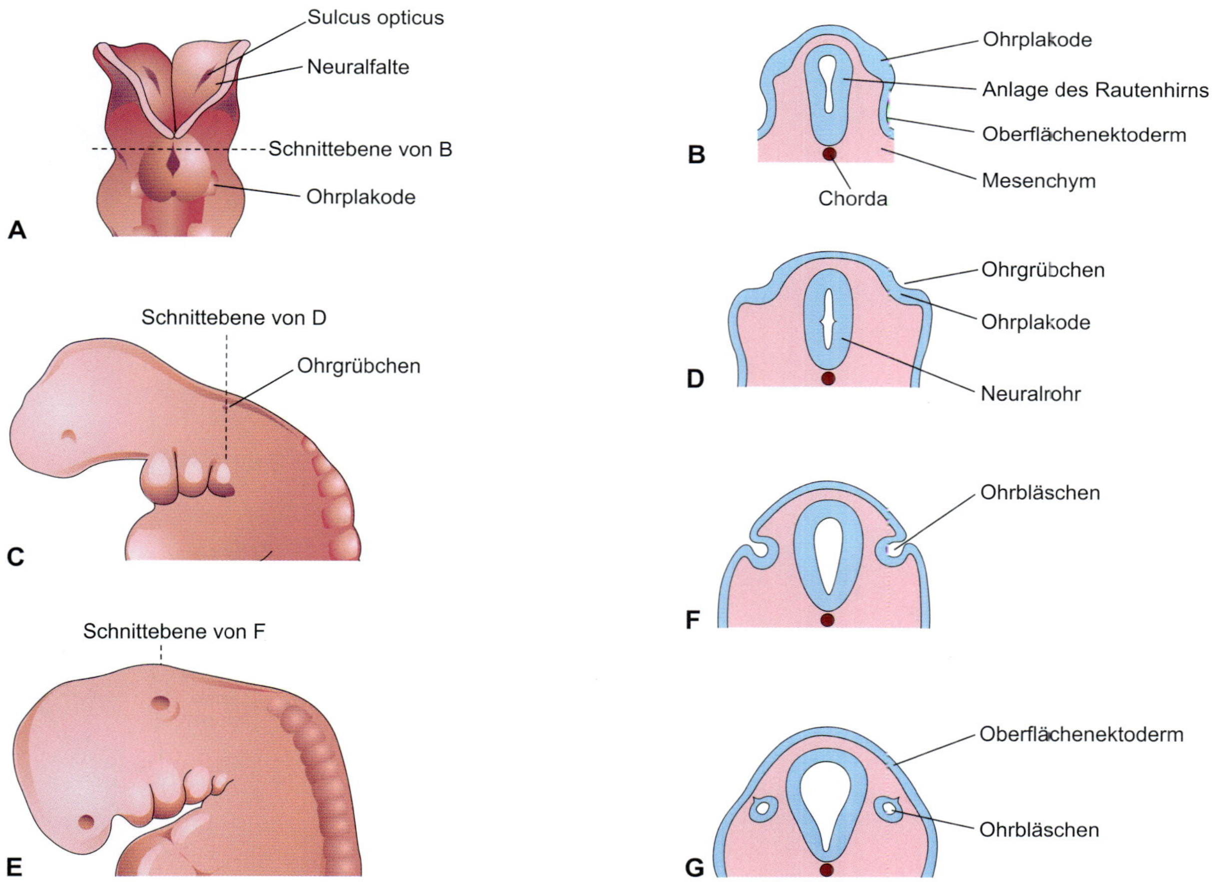

Abb. 18.14 Schematische Darstellung der frühen Entwicklung des Innenohrs. A) Dorsalansicht eines ca. 22 Tage alten Embryos, bei dem die Ohrplakoden ausgebildet sind. **B, D, F, G)** Transversalschnitte, auf denen aufeinanderfolgende Entwicklungsstadien der Ohrbläschen dargestellt sind. **C, E)** Seitenansicht der Kopfregion ca. 24 (C) bzw. 28 Tage (E) alter Embryonen.

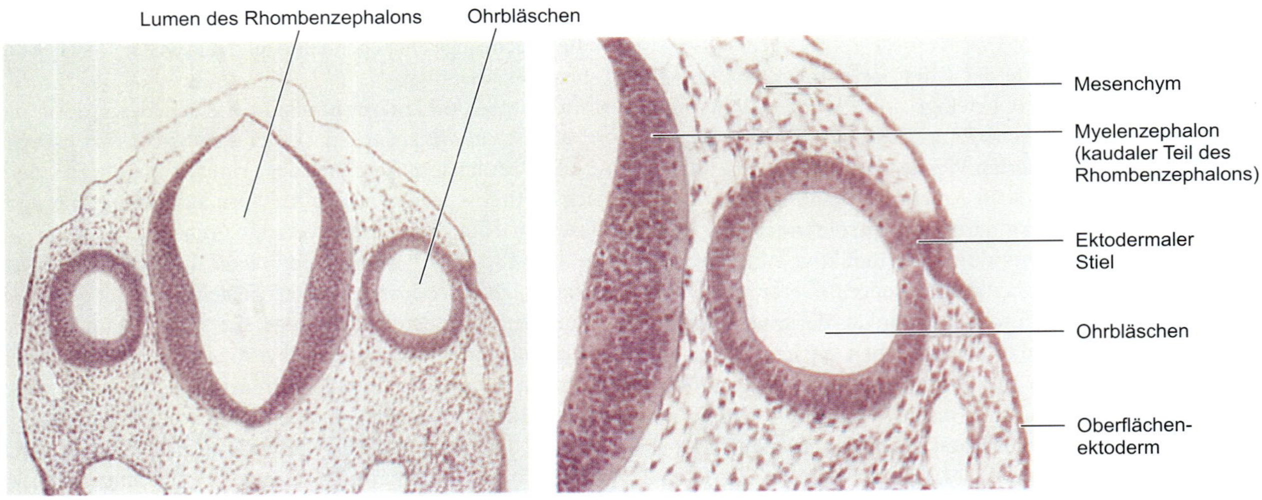

Abb. 18.15 Links: Mikroskopischer Transversalschnitt durch einen ca. 26 Tage alten Embryo (Carnegie-Stadium 12; × 55). Die Ohrbläschen liegen bilateral auf Höhe des Rhombenzephalons; sie sind die Vorläufer des häutigen Labyrinths im Innenohr. **Rechts:** Stärkere Vergrößerung des rechten Ohrbläschens (× 120). An der Stelle der Abschnürung ist der Stiel des Ohrbläschens noch mit dem Ektoderm verbunden. Diese Verbindung wird jedoch bald verloren gehen. (Aus Nishimura H, Semba R, Tanimura T, Tanaka O: Prenatal development of the human with special reference to craniofacial structures: an atlas. National Institutes of Health, Washington, 1977.)

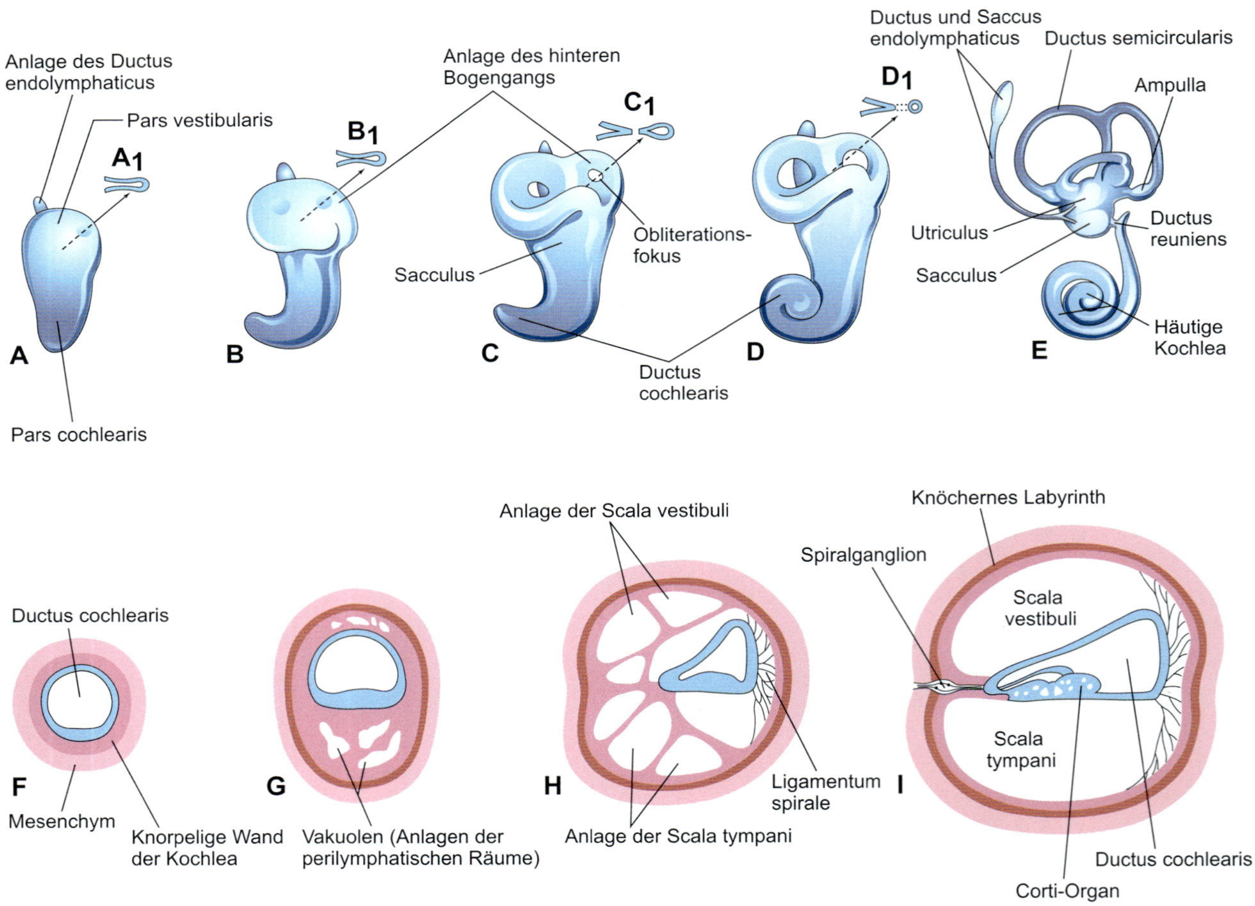

Abb. 18.16 Schematische Darstellung des Ohrbläschens und der Entwicklung des häutigen und knöchernen Innenohrlabyrinths. A–E) Laterale Ansicht der stufenweisen Umwandlung des Ohrbläschens zum häutigen Labyrinth zwischen der fünften und achten Entwicklungswoche. **A1–D1)** Schematische Darstellung der Entwicklung eines Bogengangs. **F–I)** Schnitte durch die Kochlea, auf denen die schrittweise Ausbildung des Corti-Organs und der perilymphatischen Räume zwischen der achten und der 20. Woche zu sehen sind.

und wird äußerst schmal, bleibt aber als offener Kanal ***(Ductus reuniens)*** erhalten. Das **Corti-Organ** differenziert sich aus Zellen der Wand des *Ductus cochlearis* (➤ Abb. 18.16F–I). Ganglienzellen des VIII. Hirnnervs wandern entlang dem häutigen Teil der Kochlea und bilden das *Ganglion spirale.* Nervenfortsätze dieses Ganglions wachsen dann in das Corti-Organ ein, wo sie mit den Haarzellen in Kontakt treten. Im Gegensatz zu den pseudounipolaren Spinalganglienzellen behalten die Zellen des *Ganglion spirale* auch beim Erwachsenen ihre ursprüngliche bipolare Konstitution bei.

Induktive Signale des Ohrbläschens bewirken eine Verdichtung des umgebenden Mesenchyms und die Bildung einer knorpeligen Ohrkapsel (➤ Abb. 18.16F). Im Zuge der Ausweitung des häutigen Labyrinths bilden sich in der knorpeligen Kapsel Vakuolen, die sich wenig später zum **perilymphatischen Raum** vereinigen. Dadurch schwimmt nun das häutige Labyrinth in **Perilymphe,** der Flüssigkeit des perilymphatischen Raums. Im an den *Ductus cochlearis* angrenzenden Teil des perilymphatischen Raums bilden sich zwei Kompartimente aus: die unter dem *Ductus cochlearis* liegende ***Scala tympani*** und die über dem *Ductus cochlearis* liegende ***Scala vestibuli*** (➤ Abb. 18.16H und I). Die knorpelige Ohrkapsel verknöchert später und wird dadurch zum knöchernen Labyrinth des Innenohrs im Felsenbein. Das Innenohr erreicht seine endgültige Größe und Form etwa um die Mitte der Fetalperiode, in der 20. bis 22. Woche.

18.2.2 Mittelohr

Die Entwicklung des *Recessus tubotympanicus* aus der **ersten Schlundtasche** (➤ Abb. 18.17B) wird in ➤ Kapitel 9 beschrieben. Der proximale Abschnitt des *Recessus tubotympanicus* bildet die ***Tuba auditiva,*** die das Mittelohr mit dem Rachen verbindet. Der distale Abschnitt erweitert sich und wird dadurch zur **Paukenhöhle** (➤ Abb. 18.17C), die schrittweise die **Gehörknöchelchen** (Malleus, Inkus, Stapes) sowie deren Sehnen und Bänder und die *Chorda tympani* umgibt. Dadurch erhalten diese Strukturen eine nahezu vollständige, aus dem Endoderm abgeleitete epitheliale Hülle. Es wird vermutet, dass neben der Apoptose sehr wahrscheinlich auch ein epithelialer Organisator, der an der Spitze des *Recessus tubotympanicus* lokalisiert sein muss, bei der frühen Entwicklung des Mittelohrs und des Trommelfells eine Rolle spielt. Die Entwicklung der Gehörknöchelchen selbst wird in ➤ Kapitel 9 eingehender

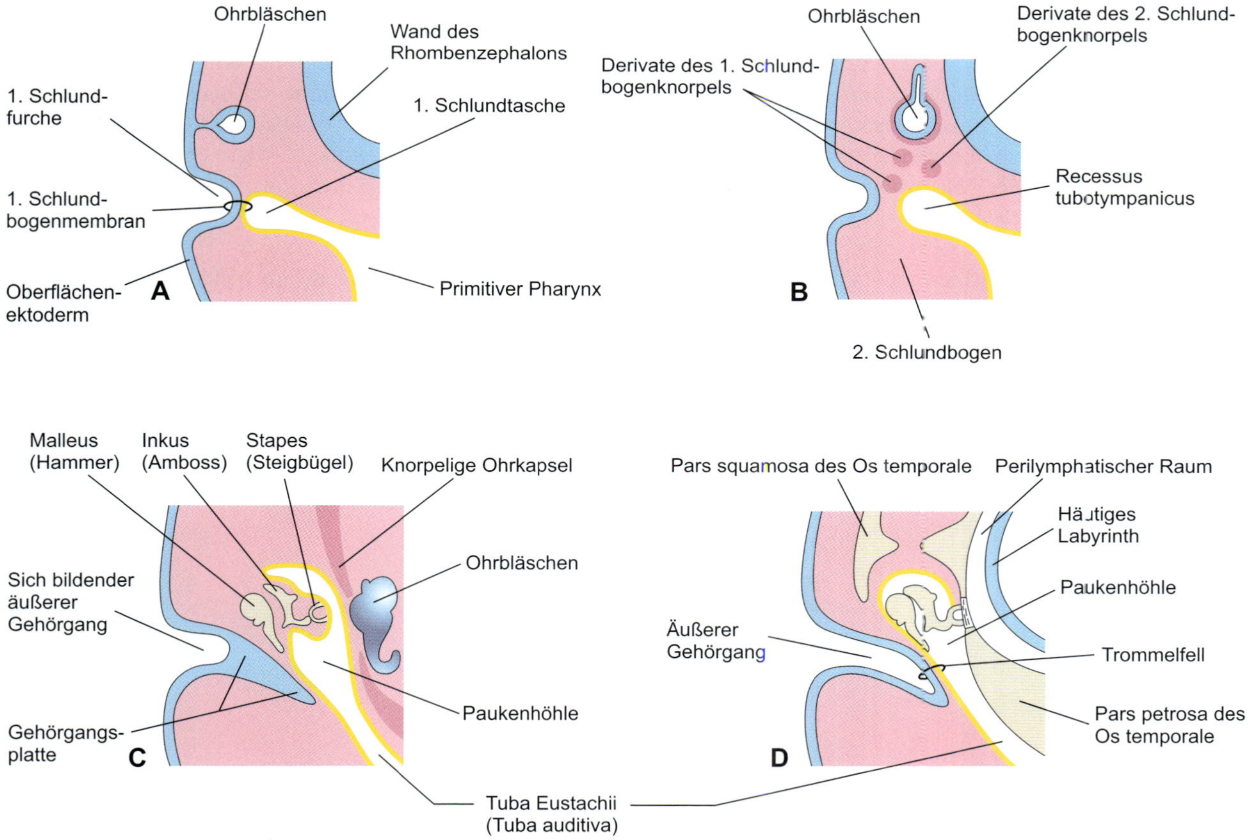

Abb. 18.17 Schematische Darstellung der Entwicklung von Außen- und Mittelohr. Man beachte die räumliche Beziehung dieser Ohranteile zum Ohrbläschen, dem Vorläufer des Innenohrs. **A)** Abbildung aus der vierten Woche, auf der das Verhältnis des Ohrbläschens zum Schlundapparat dargestellt ist. **B)** Abbildung aus der fünften Woche, auf der der *Recessus tubotympanicus* und die Knorpel der Schlundbögen dargestellt sind. **C)** Späteres Stadium, in dem der *Recessus tubotympanicus* als Vorläufer der Paukenhöhle und des *Antrum mastoideum* die Gehörknöchelchen zunehmend umhüllt. **D)** Abbildung des Endstadiums der Ohrentwicklung, auf der die Lage des Mittelohrs im Verhältnis zu den perilymphatischen Räumen und zum *Meatus acusticus externus* gezeigt ist. Das Trommelfell leitet sich von Derivaten aller drei Keimblätter ab: vom Oberflächenektoderm, vom Mesoderm und vom Endoderm des *Recessus tubotympanicus.*

beschrieben. Der *M. tensor tympani,* der am Malleus befestigt ist, leitet sich aus dem Mesenchym des ersten Schlundbogens ab und wird daher vom *N. trigeminus,* dem Nerv dieses Schlundbogens, innerviert. Der *M. stapedius* leitet sich – wie der Stapes – vom zweiten Schlundbogen ab und wird daher von dessen Nerv, dem *N. facialis,* versorgt.

Während der späten Fetalperiode entsteht durch die weitere Ausdehnung der Paukenhöhle das im *Os temporale* gelegene ***Antrum mastoideum.*** Obwohl das *Antrum mastoideum* zum Zeitpunkt der Geburt bereits nahezu seine adulte Größe besitzt, fehlen beim Neugeborenen noch die ***Cellulae mastoideae.*** Sie sind erst im Alter von zwei Jahren deutlich ausgebildet, und es bilden sich dadurch mit den *Procc. mastoidei* zwei kegelförmige Ausbuchtungen des *Os temporale.* Das Mittelohr wächst auch noch während der Pubertät weiter.

18.2.3 Außenohr

Der *Meatus acusticus externus* entwickelt sich aus dem dorsalen Abschnitt der **ersten Schlundfurche.** Die ektodermalen Zellen am Boden dieser trichterförmigen Röhre bilden durch Proliferation einen massiven epithelialen Zapfen aus, die **Gehörgangsplatte** (➤ Abb. 18.17C). Während der späten Fetalperiode degenerieren die Zellen im Zentrum des Zapfens, wodurch sich der bei der Geburt noch relativ kurze innere Abschnitt des *Meatus acusticus externus* bildet (➤ Abb. 18.17D). Der *Meatus acusticus externus* erreicht seine adulte Länge erst ungefähr im neunten Lebensjahr.

Vorläufer des **Trommelfells** *(Membrana tympanica)* ist die Membran des ersten Schlundbogens, die die erste Schlundfurche von der ersten Schlundtasche trennt (➤ Abb. 18.17A und D). Mit fortschreitender Entwicklung wachsen mesenchymale Zellen zwischen die zwei Blätter der Schlundbogenmembran ein und bilden die Kollagenfasern des Trommelfells aus. Das äußere Epithel des Trommelfells bildet sich aus dem Oberflächenektoderm, während sich die innere Deckschicht vom Endoderm des *Recessus tubotympanicus* ableitet. Zusammenfassend entwickelt sich das Trommelfell aus drei Quellen:

- dem Ektoderm der ersten Schlundfurche
- dem Endoderm des *Recessus tubotympanicus,* eines Derivats der ersten Schlundtasche
- dem Mesoderm des ersten und zweiten Schlundbogens.

Die **Ohrmuschel** *(Auricula)* mit ihrem „Skelett" aus elastischem Knorpel entwickelt sich aus sechs mesenchymalen Verdichtungen des ersten und des zweiten Schlundbogens und aus dem darüberliegenden Ektoderm. Die Ohrmuschelanlagen umgeben die erste Schlundfurche und werden als **Aurikularhöcker** bezeichnet (➤ Abb. 18.18A, Abb. 9.26 und Abb. 9.30). Mit zunehmendem Wachstum der Ohrmuschel nimmt der relative Anteil des ersten Schlundbogens ab (➤ Abb. 18.18B–D). Zuletzt bildet sich das Ohrläppchen. Aufgrund der mit der Entwicklung der Schlundbögen einhergehenden Wachstumsbewegungen entwickelt sich die Ohrmuschel zunächst im oberen Halsabschnitt (➤ Abb. 18.18A und B) und wandert dann mit der Ausbildung des Unterkiefers zu ihrer endgültigen Position auf der Seite des Kopfes (➤ Abb. 18.18D und Abb. 9.26). Diejenigen Teile der Ohrmuschel, die sich vom ersten Schlundbogen ableiten, werden auch von dessen Nerv, dem *N. mandibularis,* versorgt, während die Abschnitte, die sich vom zweiten Schlundbogen ableiten, vorwiegend von Hautästen des *Plexus cervicalis* innerviert werden. Insbesondere der *N. occipitalis minor* und der *N. auricularis major* spielen dabei eine Rolle. Der *N. facialis* als eigentlicher Nerv des zweiten Schlundbogens hat nur wenige Hautäste und ist so u. a. für die sensorische Innervation der Haut über dem *Proc. mastoideus* und kleiner, innerer Abschnitte auf beiden Seiten der Aurikula zuständig. Über einen prätrematischen Ast (➤ Tab. 9.1) beteiligt sich darüber hinaus auch der *N. vagus* (mit seinem *Ramus tympanicus*) an der sensorischen Innervation der Ohrmuschel und des äußeren Gehörgangs.

Angeborene Taubheit Da die Entwicklung des Innenohrs unabhängig von der Entwicklung von Außen- und Mittelohr abläuft, kann die Ursache einer angeborenen Hörstörung in einer Fehlentwicklung sowohl des schallleitenden Apparats des Außen- und Mittelohrs als auch der sensorischen Strukturen des Innenohrs liegen. Ungefähr eines von 1.000 Neugeborenen leidet an einer signifikanten Hörschwäche. Die meisten Formen angeborener Hörstörungen sind genetisch verursacht, wobei bereits eine Reihe verantwortli-

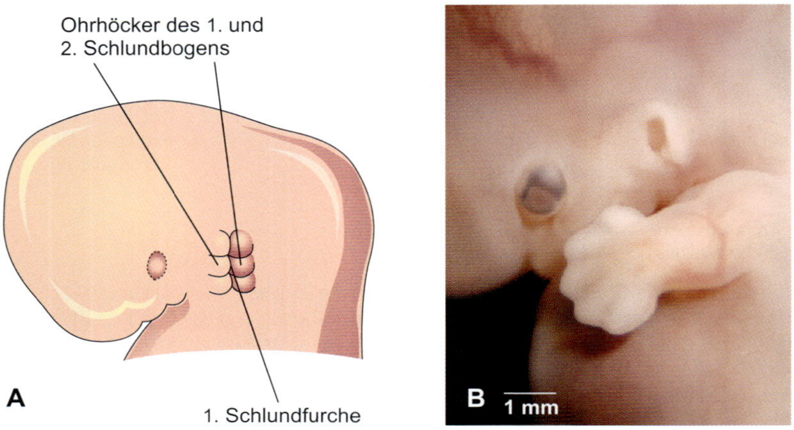

Abb. 18.18 Entwicklung der Ohrmuschel (Pinna). A) Zeichnerische Darstellung aus der sechsten Woche: Auf den gegenüberliegenden dorsalen Randabschnitten des ersten und zweiten Schlundbogens entstehen jeweils drei Aurikularhöcker. **B)** Seitenansicht eines Embryos aus der achten Woche mit bereits weitgehend verschmolzenen Aurikularhöckern. (Mit freundlicher Genehmigung von Dr. Brad Smith, University of Michigan, Ann Arbor, Michigan, USA.)

cher Gene identifiziert werden konnten. Bei der **Taubstummheit** liegt meist ein Defekt der sensorischen Strukturen des Innenohrs vor.

Angeborene Taubheit kann mit verschiedenen anderen Anomalien von Kopf und Hals assoziiert sein, die zusammen das sog. „Syndrom des ersten Schlundbogens" bilden (➤ Kap. 9.5). Fehlbildungen der Gehörknöchelchen (*Malleus* und *Incus*) bilden häufig einen Teil dieses Syndroms. Eine Infektion mit dem **Rötelnvirus** (Rubella) während der kritischen Entwicklungsphase des Ohrs in der siebten und achten Woche kann Fehlbildungen des Corti-Organs und damit eine Taubheit verursachen. Auch durch eine Struma der Mutter mit Thyroxinmangel kann eine Hörstörung des Fetus verursacht werden. Die angeborene **Fixierung des Steigbügels** führt zur sog. **Leitungsschwerhörigkeit** im ansonsten normal ausgebildeten Ohr. Die fehlende Anlage des *Lig. anulare,* das die Steigbügelplatte im *Foramen ovale* befestigt, führt dabei zum Verwachsen des Steigbügels mit dem knöchernen Labyrinth.

Fehlbildungen der Ohrmuschel Während schwere Fehlbildungen des Außenohrs selten sind, treten kleinere Normabweichungen sehr häufig auf. Die Form der Ohrmuschel ist sehr variabel. Fast alle kleineren Ohrmuscheldefekte können bei den Betroffenen als familiäres Merkmal gefunden werden. Ohrmuschelanomalien dienen als Schlüsselindikatoren für das Vorhandensein bestimmter angeborener Symptomenkomplexe. Abweichungen in der Ohrform sowie ein tiefer Ansatz der Ohrmuschel (➤ Abb. 18.19) können z. B. bei Kindern beobachtet werden, die unter Chromosomenaberrationen wie der Trisomie 18 oder unter fetaler Drogenexposition (z. B. Trimethadion) leiden.

Aurikularanhängsel

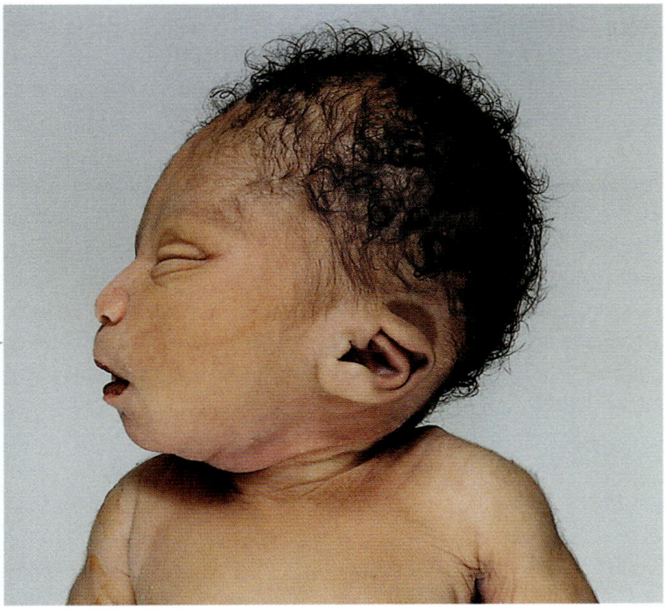

Abb. 18.19 Tief stehendes Ohr mit schrägem Ohransatz und Hakennase bei einem Neugeborenen mit Potter's Syndrom (renale Agenesie, pulmonäre Hypoplasie und Gesichtsanomalien, die auch unter dem Begriff „Potter-Gesicht" zusammengefasst werden).

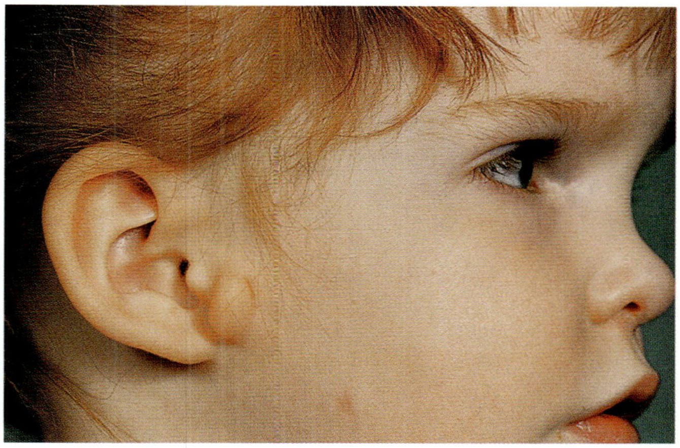

Abb. 18.20 Fotografie eines Kindes mit einem präaurikulären Hautanhängsel. (Mit freundlicher Genehmigung von A.E. Chudley, Children's Hospital und University of Manitoba, Winnipeg, Kanada.)

Ohranhängsel sind häufig und resultieren aus der Anlage überzähliger Aurikularhöcker (➤ Abb. 18.20). Sie erscheinen in den meisten Fällen vor der Ohrmuschel und häufiger einseitig als beidseitig, weisen oft einen schmalen Stiel auf und bestehen überwiegend aus Haut, manchmal aber auch aus etwas Knorpel.

Fehlen der Ohrmuschel

Die Anotie, das Fehlen der Ohrmuschel, kommt selten vor, ist jedoch fast immer mit dem Syndrom des ersten Schlundbogens assoziiert (➤ Kap. 9). Sie hat ihren Ursprung in einer fehlenden Anlage der Aurikularhöcker.

Mikrotie

Die Mikrotie, eine zu kleine oder rudimentäre Ohrmuschel, hat ihre Ursache in einer mehr oder minder starken Unterdrückung der Entwicklung der Aurikularhöcker (➤ Abb. 18.21).

Sie ist häufig ein Indikator für andere mit ihr assoziierte Defekte – z. B. die Atresie des äußeren Gehörgangs (➤ Abb. 18.23) oder Defekte des Mittelohrs.

Zysten und Fisteln

Hautgrübchen oder oberflächliche Sinus sind in den meisten Fällen in einem dreieckförmigen Hautbereich vor der Ohrmuschel lokalisiert (➤ Abb. 18.22). Solche Sinus bestehen in der Regel aus feinen Gängen oder flachen Grübchen mit einer stecknadelkopfgroßen äußeren Öffnung **(Zyste).** Manche Zysten enthalten eine rudimentäre Knorpelmasse. Sie können mit inneren Anomalien wie Taubheit oder Nierenfehlbildungen einhergehen.

Die embryologischen Ursachen der präaurikulären Zysten sind unklar; in manchen Fällen scheinen jedoch eine defekte Entwicklung der Aurikularhöcker sowie ein mangelhafter Verschluss des dorsalen Abschnitts der ersten Schlundfurche zugrunde zu liegen. Der Großteil der ersten Schlundfurche bildet sich normalerweise im Zuge der Entwicklung des äußeren Gehörgangs zurück.

In anderen Fällen scheinen präaurikuläre Sinus ektodermale Falten zu repräsentieren, die bei der Bildung der Ohrmuschel entstanden sind. Sie treten familiär gehäuft und oft beidseitig in Erscheinung, sind in der Regel asymptomatisch und besitzen daher vor allem kosmetische Relevanz; andererseits entzünden sie sich relativ häufig nach bakterieller Infektion. **Ohrfisteln,** feine Kanäle, die die

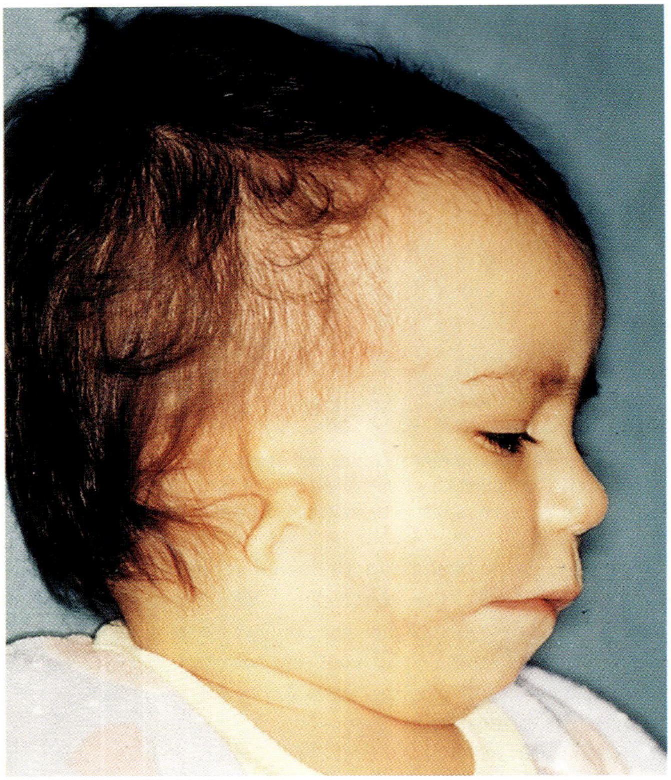

Abb. 18.21 Kind mit einer verkleinerten, rudimentären Ohrmuschel (Mikrotie) sowie verschiedenen anderen angeborenen Fehlbildungen. (Mit freundlicher Genehmigung von A. E. Chudley, Children's Hospital und University of Manitoba, Winnipeg, Kanada.)

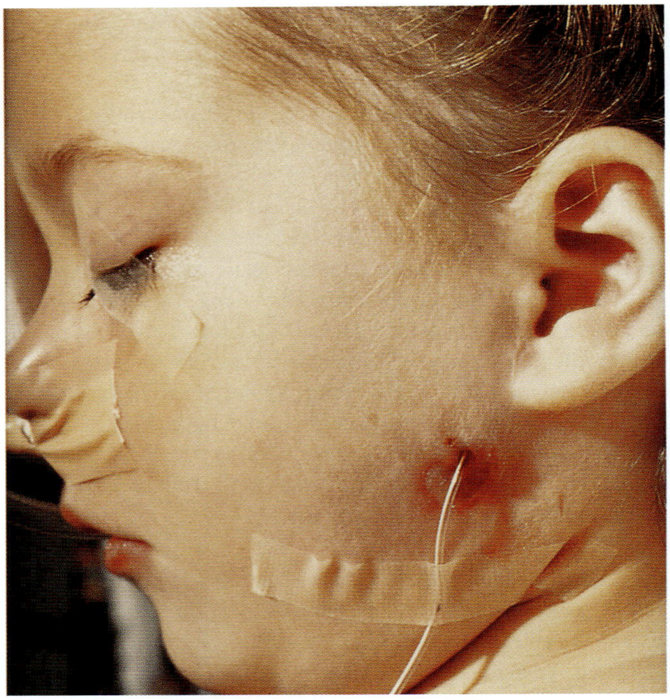

Abb. 18.22 Kind mit einer präaurikulären Fistel aufgrund eines Verschlussdefekts des ersten Schlundbogens. Man beachte die Lage der äußeren Öffnung der Fistel unterhalb des Ohrs und die aufwärts gerichtete Orientierung des Katheters, der zum äußeren Gehörgang läuft. (Mit freundlicher Genehmigung von P. Soucy, Children's Hospital of Eastern Ontario, Ottawa, Kanada.)

vor der Aurikula gelegene Hautoberfläche mit der Paukenhöhle oder der Tonsillenfurche verbinden (Abb. 9.10F), sind extrem selten.

Atresie des äußeren Gehörgangs Die Gehörgangsatresie hat ihre Ursache in einer fehlenden Kanalisierung der Gehörgangsplatte (➢ Abb. 18.17C und ➢ Abb. 18.24). In der Regel sind die tiefer gelegenen Teile des Gehörgangs dabei durchgängig, während der oberflächliche Abschnitt durch Knochen oder Bindegewebe verschlossen ist. In den meisten Fällen findet sich zudem das Syndrom des ersten Schlundbogens (➢ Kap. 9); häufig ist aber zusätzlich auch der zweite Schlundbogen nicht normal entwickelt. Die Ohrmuschel ist meist ebenfalls schwer betroffen, und es können Fehlbildungen des Mittel- und des Innenohrs auftreten. Die Atresie des äußeren Gehörgangs kann ein- oder beidseitig auftreten und wird häufig autosomal-dominant vererbt.

Fehlen des äußeren Gehörgangs
Das vollständige Fehlen des äußeren Gehörgangs:Fehlen, vollständiges ist selten. Die Ursache ist eine verkleinerte erste Schlundfurche, zusätzlich zur fehlenden Kanalisierung der Gehörgangsplatte (➢ Abb. 18.17C). Die Ohrmuschel kann dabei normal ausgebildet sein (➢ Abb. 18.23).

Angeborenes Cholesteatom Dabei handelt es sich um einen Rest epithelialer Zellen, der auf dem Trommelfell als weiße, zystenartige Struktur erscheint. Sie entsteht aus verschleppten Resten der Gehörgangsplatte, die sich zwischen die Schichten des Trommelfells eingelagert haben (➢ Abb. 18.17C). Es wird vermutet, dass sich ein angeborenes Cholesteatom von einer epidermoiden Differenzierung ableitet, die sich normalerweise in der 33. Schwangerschaftswoche zurückbildet.

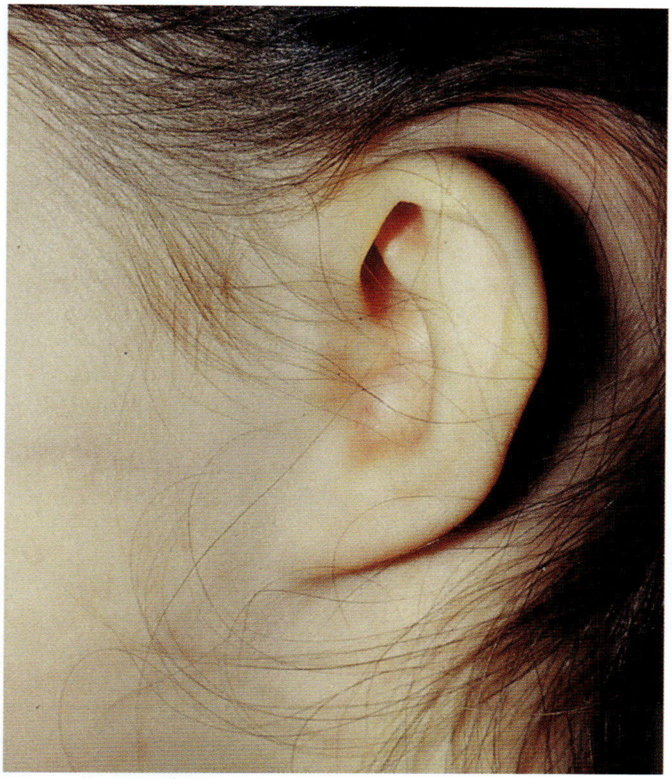

Abb. 18.23 Kind mit fehlendem äußerem Gehörgang bei normal ausgeprägter Ohrmuschel. Im CT zeigte sich ein normal ausgebildetes Mittel- und Innenohr. (Mit freundlicher Genehmigung von A. E. Chudley, Children's Hospital und University of Manitoba, Winnipeg, Kanada.)

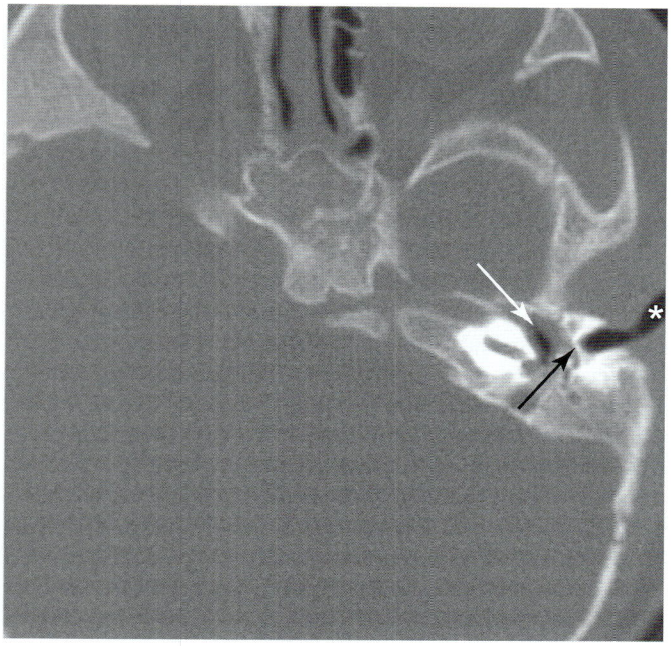

Abb. 18.24 Computertomogramm eines 9 Monate alten Kindes mit einer Atresie des äußeren Gehörgangs. Beachte die knöcherne Atresieplatte (schwarzer Pfeil) und die Höhle des Mittelohrs (Paukenhöhle, weißer Pfeil). (Mit freundlicher Genehmigung von Dr. Gerald S. Smyser, Altru Health System, Grand Forks, North Dakota, USA)

Zusammenfassung

Entwicklung des Auges

Das erste Zeichen der Augenentwicklung ist die **Augengrube,** die zu Beginn der vierten Woche entsteht. Die Augengrube senkt sich ein und bildet so das innen hohle **Augenbläschen,** das vom Vorderhirn als Anhang vorsteht. Das Augenbläschen tritt mit dem Oberflächenektoderm in Kontakt und induziert die Bildung der **Linsenplakode,** des Vorläufers der Augenlinse. Während sich die Linsenplakode zuerst zur **Linsengrube** und dann zum **Linsenbläschen** einsenkt, stülpt sich auch das Augenbläschen ein und wird so zum **Augenbecher.** Die Retina entsteht aus den beiden Schichten des Augenbechers.

- Die Retina, die Sehnervenfasern, die Muskeln der Iris, das Irisepithel und der Ziliarkörper leiten sich allesamt vom Neuroektoderm des Vorderhirns ab. Dabei entstehen die *Mm. sphincter* und *dilatator pupillae* aus dem Ektoderm des Augenbecherrandes.
- Das über dem Augenbecher liegende Oberflächenektoderm bildet die Linse sowie die Epithelien der Tränendrüse, der Augenlider, der Konjunktiva und der Kornea.
- Das Kopfmesoderm, das sich selbst vom paraxialen und vom prächordalen Mesoderm und von kranialen Neuralleistenzellen ableitet, bildet die äußeren Augenmuskeln sowie alle bindegewebigen Strukturen und Gefäße der Kornea, der Iris, des Ziliarkörpers, der Choroidea und der Sklera.

Es gibt zwar viele verschiedene **okuläre Anomalien,** sie treten jedoch alle vergleichsweise selten auf. Die Augenentwicklung reagiert sehr empfindlich auf Infektionen mit teratogenen Erregern wie dem Zytomegalievirus und dem Rötelnvirus (Rubella). Obwohl die empfindlichste Periode zwischen der vierten und sechsten Entwicklungswoche liegt, können auch noch Infektionen mit verschiedenen Erregern (z. B. mit dem Rubella-Virus oder mit *Treponema pallidum,* dem Erreger der Syphilis) während der Fetalzeit zur Ausbildung von Sehstörungen führen. Die meisten okulären Anomalien werden durch einen Verschlussdefekt des Augenbecherspalts während der sechsten Woche verursacht (sog. Iriskolobom). Angeborene Formen der Katarakt (grauer Star) und des Glaukoms (grüner Star) können durch intrauterine Infektionen (z. B. *Rubella*-Virus) ausgelöst werden, sind jedoch meist erblich bedingt.

Entwicklung des Ohrs

Das **Ohrbläschen** entwickelt sich während der vierten Woche aus der **Ohrplakode** des Oberflächenektoderms. Aus ihm geht das **häutige Labyrinth** des Innenohrs hervor. Das Ohrbläschen unterteilt sich dabei in folgende Abschnitte:

- einen dorsalen, utrikulären Teil, aus dem der *Utriculus,* die Bogengänge und der *Ductus endolymphaticus* hervorgehen
- einen ventralen, sakkulären Teil, aus dem der *Sacculus* und der *Ductus cochlearis* hervorgehen.

Im *Ductus cochlearis* bildet sich das **Corti-Organ.** Das knöcherne Labyrinth entwickelt sich aus dem Mesenchym, das dem häutigen Labyrinth benachbart ist. Die Epithelauskleidung der Paukenhöhle, des *Antrum mastoideum* und der *Tuba auditiva* leitet sich vom Endoderm des *Recessus tubotympanicus* ab, der aus der ersten Schlundtasche entsteht. Die **Gehörknöchelchen** entstehen aus den dorsalen Enden der ersten beiden Schlundbogenknorpel. Das Epithel des äußeren **Gehörgangs** entwickelt sich aus dem Ektoderm der ersten Schlundfurche.

Das **Trommelfell** leitet sich von drei Geweben ab:

- dem Endoderm des ersten Schlundbogens
- dem Ektoderm der ersten Schlundfurche
- dem Mesoderm zwischen diesen beiden Schichten.

Die **Ohrmuschel** *(Auricula)* entsteht aus den **Aurikularhöckern,** die sich von Mesenchymverdickungen am Rand der ersten Schlundfurche ableiten. Sie verschmelzen später zur Ohrmuschel.

Angeborene Taubheit kann sowohl durch eine abnorme Entwicklung des häutigen bzw. des knöchernen Labyrinths bedingt sein als auch durch Fehlbildungen der Gehörknöchelchen. In der Mehrzahl der Fälle liegen einer angeborenen Taubheit rezessiv vererbte genetische Defekte zugrunde. Daneben können aber auch Umweltfaktoren, wie eine Röteln-Infektion gegen Ende der Embryonalentwicklung, zu Defekten des Corti-Organs führen und dadurch Hörstörungen verursachen. Es gibt zahlreiche geringfügige Formänderungen der Ohrmuschel, die dem Kliniker als Warnsignal für das gleichzeitige Vorhandensein schwerwiegenderer Defekte (wie z. B. von Fehlbildungen des Mittelohrs) dienen. Tief ansetzende, dysplastische Ohren sind oft mit chromosomalen Defekten, insbesondere mit den Trisomien 18 und 13, assoziiert (➤ Kap. 21).

Klinisch orientierte Fragen

Fall 18–1

Ein Kind kommt blind und taub sowie mit einem angeborenen Herzfehler zur Welt. Die Mutter hatte eine schwere virale Infektion in der Frühschwangerschaft.

- Benennen Sie, unter Berücksichtigung der vorhandenen Anomalien, das vermutlich dafür verantwortliche Virus.
- Welchen Herzfehler haben Kinder am häufigsten, deren Mütter in der Frühschwangerschaft mit diesem Virus infiziert wurden?
- Ist ein Ausbruch der Infektion während des ersten Trimesters ein zwingender Faktor für die Entwicklung einer embryonalen Erkrankung (Embryopathie)?

Fall 18–2

Ein Kind wird mit einer beidseitigen Lidsenkung (Ptosis) geboren.

- Was sind die wahrscheinlichen embryologischen Ursachen dieser Störung?
- Sind erbliche Faktoren beteiligt?
- Eine Beschädigung welchen Nervs könnte ebenfalls eine Ptosis bewirken?

Fall 18–3

Ein Kind hat zahlreiche kleine Kalkherde im Gehirn und leidet an einer Mikrozephalie und Mikrophthalmie. Von seiner Mutter ist bekannt, dass sie eine Vorliebe für halb rohes Fleisch hat.

- Welche Protozoen könnten eine Rolle spielen?
- Welche embryologischen Ursachen liegen den angeborenen Defekten des Kindes zugrunde?
- Welchen Rat wird der Arzt der Mutter hinsichtlich zukünftiger Schwangerschaften geben?

Fall 18–4

Ein geistig behindertes Kind hat tief ansetzende, fehlgestaltete Ohren, einen ausladenden Hinterkopf und eine beidseitige kufenförmige Deformierung der Füße („Schaukelstuhlfüße“). Eine Chromosomenanomalie wird vermutet.

- Welche Chromosomenanomalie liegt hier sehr wahrscheinlich vor?
- Wodurch wird diese Anomalie normalerweise verursacht?
- Wie lang ist die zu erwartende Überlebenszeit des Kindes?

Fall 18–5

Ein Kind wird mit einer einseitigen partiellen Netzhautablösung geboren. Das betroffene Auge ist verkleinert (Mikrophthalmie) und weist einen persistierenden distalen Abschnitt der Glaskörperarterie auf.

- Welche embryologischen Ursachen liegen der partiellen Netzhautablösung zugrunde?
- Was geschieht normalerweise mit der *A. hyaloidea?*

Antworten zu den Fragen finden Sie am Buchende.

ZITIERTE UND WEITERFÜHRENDE LITERATUR

Ankamreddy H, Koo H, Lee YJ, Bok J: CXCL12 is required for stirrupshaped stapes formation during mammalian middle ear development, Dev Dyn 249:1117, 2020.

Anthwal N, Thompson H: The development of the mammalian outer and middle ear, J Anat 228, 2015. https://doi.org/10.1111/joa.12344.

Boobalan A, Thompson A, Ramakrishna P, McGaughey DM, Dong L, Shih G: Zfp503/Nlz2 is required for RPE differentiation and optic fissure closure, Invest Ophthalmol Vis Sci 63(12):5, 2022. https://doi.org/10.1167/iovs.63.12.5.

Burford CM, Mason MJ: Early development of the malleus and incus in humans, J Anat 229:857, 2016.

Cardozo MJ, Almuedo-Castillo M, Bovolenta P: Patterning the vertebrate retina with morphogenetic signaling pathways, Neuroscientist 26:185, 2020. https://doi.org/10.1177/1073858419874016.

Casey MA, Lusk S, Kwan KM: Build me up optic cup: intrinsic and extrinsic mechanisms of vertebrate eye morphogenesis, Dev Biol 476:128, 2021.

Cho RI, Kahana A: Embryology of the orbit, J Neurol Surg 82:2, 2021.

Chung HA, Medina-Ruiz S, Harland RM: Sp8 regulates inner ear development, Proc Natl Acad Sci USA 111:632, 2014.

Dash P, Rout JP, Panigrahi PK: Clinical patterns of congenital ocular anomalies in the pediatric age group (0 to 5 years) and its association with various demographic parameters, Indian J Ophthalmol 70:944, 2022.

Donga F, Calla M, Xia Y, Kao WW-Y: Role of EGF receptor signaling on morphogenesis of eyelid and meibomian glands, Exp Eye Res 163:58, 2017.

Ebeid M, Huh SH: PRDM16 expression and function in mammalian cochlear development, Dev Dyn, 2022. https://doi.org/10.1002/dvdy.480. PMID 35451126.

Gaca PJ, Lewandowicz M, Lipczynska-Lewandowska M, Simon M, Rejdak R, Wawer-Matos PA, et al.: Die embryologische und fetale Entwicklung der Orbita, der Augenlider und des Tränenwegsystems, Klin Monbl Augenheilkd 239(6):820–822, 2022. (in German). https://doi.org/10.1055/a-1835-9144.

Garg A, Zhang X: Lacrimal gland development: From signaling interactions to regenerative medicine, Dev Dyn 246:970–980, 2017. https://doi.org/10.1002/dvdy.24551.

Ghada MWF: Ear embryology, Glob J Oto 4(1):555627, 2017.

Gong Y, He X, Li Q, Bian B, Li Y, Ge L, Zeng Y, Xu H, Yin ZQ, et al.: SCF/SCFR signaling plays an important role in the early morphogenesis and neurogenesis of human embryonic neural retina, Development 146(20):dev174409, 2019. https://doi.org/10.1242/dev.174409.

Harding P, Moosajee M: The molecular basis of human anophthalmia and microphthalmia, J Dev Biol 7(3):16, 2019. https://doi.org/10.3390/jdb7030016.

Hemkemeyer SA, Liu Z, Vollmer V, Xu Y, Lohmann B, Bähler M: The RhoGap-myosin Myo9b regulates ocular lens pit morphogenesis, Dev Dyn, 2022. https://doi.org/10.1002/dvdyy.522.

Hwang J, Cho J, Burm JS: Accessory auricle: classification according to location, protrusion pattern, and body shape, Arch Plastic Surg 45(5):411, 2018.

Karnam S, Maddala R, Stiber JA, Rao PV: Drebrin, an acting-binding protein, is required for lens morphogenesis and growth, Dev Dyn 250(11):1600–1617, 2021. https://doi.org/10.1002/dvdy.353.

Kim HS, Sarrafpour S, Teng CC, Ji Liu. External disruption of ocular development in utero. Yale J Biol Med 97(1):41–48, 2019. https://doi.org/10.59249/rrmm8911.

Kinoshita A, Ohyama K, Tanimura S, et al.: Itpr1 regulates the formation of anterior eye segment tissues derived from neural crest cells, Development 148, 2021. https://doi.org/10.1242/dev.188755.

Lingam G, Sen AC, Lingam V, Bhende M, Padhi TR, Xinyi S: Ocular coloboma – a comprehensive review for the clinician, Eye 35:2086, 2021.

Ma JY, You D, Li WY, Lu XL, Sun S, Li HW: Bone morphogenetic proteins and inner ear development, J Zhejiang Univ Sci B 20(2):131–145, 2019. https://doi.org/10.1631/jzus.B1800084.

Okawa H, Morokuma S, Maehara K, et al: Eye movement activity in normal human fetuses between 24 and 39 weeks of gestation, PLOS ONE 12:e0178722, 2017. https://doi.org/10.1371/journal.pone.0178722.

O'Rahilly R. The early development of the otic vesicle in staged human embryos. J Embryol Exp Morphol. 1963; 11: 741

O'Rahilly R. The prenatal development of the human eye. Exp Eye Res. 1975; 21: 93

Porter C. J. W., Tan S. W. Congenital auricular anomalies: Topographic anatomy, embryology, classification, and treatment strategies. Plast Reconstr Surg. 2005; 115: 1.701

Sellheyer K. Development of the choroid and related structures. Eye. 1990; 4: 255

Shiels A, Hejtmancik JF: Molecular genetics of cataract, Prog Mol Biol Transl Sci 134:203, 2015.

Tamm E. R., Ohlmann A. Development of the human eye. Ophthalmologe. 2012; 109: 9. 911–928. https://doi.org/10.1007/s00347-012-2644-6.

Thompson H, Ohazama A, Sharpe PT, Tucker AS: The origin of the stapes and relationship to the otic capsule and oval window, Dev Dynam 241:1396, 2012.

Xia Q, Zhang D, Zhuang Y, et al.: Animal model contributions to primary congenital glaucoma, J Ophthalmol 2022:6955461, 2022. https://doi.org/10.1155/2022/6955461.

18

KAPITEL

19 Haut und Hautanhangsorgane, Brustdrüsen und Zähne

Zur Orientierung

Trotz ihres großen „Verbreitungsgebiets“ und der starken Spezialisierung in den verschiedenen Körperabschnitten wird die Haut mit ihren Anhangsgebilden (Haaren, Nägeln, Schweiß- und Talgdrüsen etc.) wegen der gemeinsamen Funktionen (Schutzschicht, Sinnesorgan, Wärmeregulator) zu einem einzelnen Organ, dem sog. **Hautorgan,** zusammengefasst. Ausgeprägte Gemeinsamkeiten zeigen sich auch in der Entwicklung und erstrecken sich auf die Frühformen der Entwicklung von Brust- und Schweißdrüsen, von Zähnen und Haaren, weshalb die Entwicklung dieser Organe ebenfalls in diesem Kapitel vorgestellt wird. An den Körperöffnungen des Verdauungstrakts und der Sinnesorgane setzt sich die Haut meist in die grundsätzlich anders differenzierten Schleimhäute fort; die Grenzlinie zwischen den Ursprungsgeweben beider Oberflächenarten (vorwiegend Oberflächenektoderm für die Haut bzw. vorwiegend Endoderm für die Schleimhäute) ist jedoch in vielen Fällen vergleichsweise weit nach innen (z. B. in den hinteren Abschnitt der Mundhöhle) verlagert. Das Ektoderm – als das typische Ursprungsgewebe der Haut – kann sich also ohne Weiteres an der Bildung von Schleimhäuten beteiligen, wie auch das Endoderm – als typisches Ursprungsgewebe der inneren Oberfläche des Darms – durchaus typische Oberflächendifferenzierungen der Haut (wie z. B. die Verhornung der Stimmlippen) hervorbringen kann.

19.1 Haut

Kaum ein anderes Organsystem ist schon während der Entwicklung derart auf die genau aufeinander abgestimmte Differenzierung und (bis zum Lebensende andauernde) Wechselwirkung zweier eng aneinander liegender Gewebeschichten angewiesen wie das Hautorgan. Die entsprechenden komplexen Interaktionen erfordern eine klar definierte Identität der Interaktionspartner; möglicherweise deshalb leiten sich die hier beteiligten Gewebeschichten in den meisten Körperregionen aus verschiedenen Keimblättern ab (➤ Abb. 19.1):

- Die **Epidermis,** die oberflächliche, epitheliale Schicht der Haut, und die Epithelien ihrer Anhangsgebilde entwickeln sich aus dem **Oberflächenektoderm.**
- Die **Dermis** (Lederhaut, Korium), die tiefer gelegene Bindegewebeschicht, entwickelt sich aus Mesenchym und stammt in allen Körperregionen außer am Kopf (s. u.) vom **Mesoderm** ab.
- In beide Schichten wandern in unterschiedlich großer Zahl **Neuralleistenzellen** ein. Aus ihnen entstehen in der Epidermis u. a. die Pigmentbildner (Melanozyten) und in der Dermis die für die Haut als Sinnesorgan unverzichtbaren Anteile des peripheren Nervensystems. Im Bereich des Kopfes bilden die Neuralleistenzellen auch das Mesenchym, also alle anderen Bestandteile der Dermis, und sind deshalb möglicherweise die Grundvoraussetzung für die außerordentliche interspezifische und interindividuelle Formenvielfalt der hautbedeckten Strukturen – natürlich aber auch aller innen liegenden Organe – im Bereich des Kopfes.

Das Zusammenwirken von Ektoderm und Mesenchym ist ein typisches Beispiel für induzierende, wechselseitig wirkende Signalkaskaden (darunter Wnt, FGF, TGF-β und Shh) während der Entwicklung. In der entstehenden Haut und ihren Anhangsgebilden führen verschiedene Kombinationen dieser Wechselwirkungen zu besonders vielen unterschiedlichen Differenzierungsformen. Bestimmte Kombinationen dieser Differenzierungsformen wiederum lassen zwei unterschiedliche Grundtypen der Haut entstehen:

- **Felderhaut** ist eher dünn und hat rhomboide, durch Haare und kleine Furchen abgesteckte, mit bloßem Auge erkennbare Felder. Die Haare sind in der Tiefe der Haut in sog. Haarfollikeln (s. u.) verankert, mit denen spezielle Haarhebermuskeln, Talgdrüsen

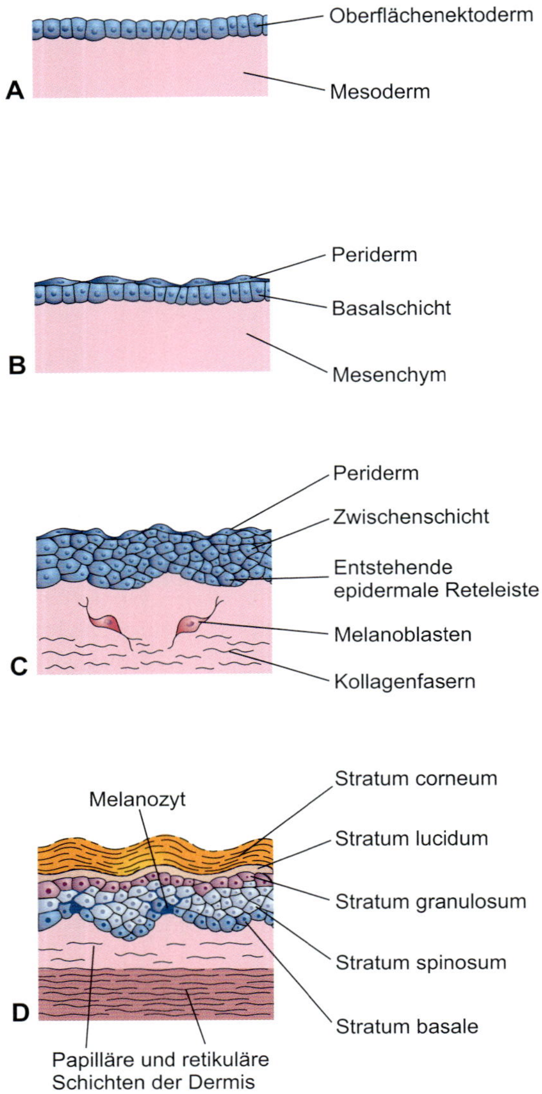

Abb. 19.1 Stadien der Hautentwicklung. A) Vierte Woche; **B)** siebte Woche; **C)** elfte Woche: Die Zellen der äußersten Hautschicht durchlaufen einen kontinuierlichen Verhornungsprozess und schilfern sich als Hautschuppen ab. Die abgeschilferten Zellen bilden einen Teil der *Vernix caseosa* (Fruchtschmiere), die das Herausgleiten des Fetus bei der Geburt erleichtert. **D)** Neugeborenes: In der Basalschicht der Epidermis liegen Melanozyten und versorgen über ihre stark verzweigten Fortsätze die Epithelzellen mit Melanin (Transzytose).

und Schweißdrüsen vergesellschaftet sind (➤ Abb. 19.5). Felderhaut tritt nahezu ubiquitär auf; nur auf Handteller und Fußsohlen ist sie durch den nachfolgend beschriebenen Hauttyp ersetzt.

- **Leistenhaut** (➤ Abb. 19.2) eher dick und auf Körperoberflächen mit besonders starker mechanischer Beanspruchung – wie Handteller und Fußsohlen – beschränkt. Anstelle der Felder bilden sich feine Leisten (die Grundlage für den Fingerabdruck); es gibt weder Haare noch Talgdrüsen, dafür jedoch an geeigneten Stellen besonders viele Schweißdrüsen, Sinneszellen und Tastorgane.

Variationen innerhalb dieser Grundtypen führen zu speziellen, der jeweiligen Körperregion angepassten Differenzierungsformen der Haut. So ist z. B. die Haut der Augenlider sehr dünn und weich und besitzt feine Härchen, während die Haut der Augenbrauen dick ist und grobe Haare entwickelt.

19.1.1 Epidermis

Bis zur achten Woche besteht die embryonale Haut hauptsächlich aus dem einschichtigen, isoprismatischen Epithel des Oberflächenektoderms, das dem Mesoderm direkt aufliegt (➤ Abb. 19.1A). Am Ende des zweiten Monats werden die Epithelzellen hochprismatisch, und durch Proliferation entsteht oberflächlich eine zusätzliche Schicht aus Plattenepithel, das **Periderm.** Durch ihre gerade, basale Oberfläche können die Zellen des Periderms klar von den hochprismatischen Zellen – nun als **Basalschicht** bezeichnet – abgegrenzt werden (➤ Abb. 19.1B).

In der elften Woche entsteht über der Basalschicht eine **Zwischenschicht** (➤ Abb. 19.1C), indem sich in der Basalschicht ständig neue Zellen bilden. Diese Zellen verlassen die Basalschicht zur Oberfläche hin, werden aber nicht in das Periderm aufgenommen. Jetzt wird die Basalschicht auch als ***Stratum germinativum*** bezeichnet und die Zellen der Zwischenschicht als **Keratinozyten;** sie haben die Synthese ihres Zytoskeletts bereits auf die Keratine umgestellt, die für den Verhornungsprozess typisch sind.

Aber auch im Periderm können die ersten biochemischen Anzeichen des Verhornungsprozesses nachgewiesen werden, und das Periderm beginnt sich – ähnlich dem *Stratum corneum* der ausgereiften Epidermis – allmählich von der Zwischenschicht abzulösen. Bis zur 21. Woche geht das Periderm vollständig verloren, denn in der Zwischenschicht haben sich bis zu diesem Zeitpunkt die drei für den adulten Verhornungsprozess wesentlichen Zellschichten bereits differenziert:

- das ***Stratum spinosum,*** dessen Zellen – wie bereits zuvor in der frühen Zwischenschicht – die verhornenden Keratine bilden und an den Enden der intrazellulären Keratinfilamentbündel durch Desmosomen zusammengehalten werden
- das ***Stratum granulosum,*** in dem der Verhornungsprozess durch den Inhalt der Keratohyalingranula schnell vorangetrieben wird
- das ***Stratum corneum,*** in dem die Zellen relativ fest aneinanderhaften, aber nur noch aus dicht gepackten Keratinfilamenten bestehen, also abgestorben sind.

So wird das Periderm lückenlos und sofort durch eine terminal ausdifferenzierte Epidermis ersetzt (➤ Abb. 19.1D). Schon jetzt hat das *Stratum corneum* neben der rein mechanischen Schutzfunktion (z. B. gegen Reibung bei den Kindsbewegungen) eine chemische Schutzfunktion gegen die Einflüsse der Amnionflüssigkeit. Jedoch bringt der kontinuierliche Prozess der Verhornung es mit sich, dass auch schon das fetale *Stratum corneum* abgeschilfert wird und zusammen mit der umgebenden Amnionflüssigkeit eine weiße, schmalzartige Substanz („Frucht-" oder „Käseschmiere", ***Vernix caseosa***) bildet, die die fetale Haut bedeckt. Später enthält die Vernix auch Talg, das Produkt der Talgdrüsen der Haut. Die *Vernix caseosa* schützt die sich entwickelnde Haut zusätzlich vor dem konstanten Kontakt mit der Amnionflüssigkeit, die während der Fetalzeit auch Urinbestandteile enthält; durch ihre Gleitfähigkeit erleichtert sie außerdem den Geburtsvorgang.

Durch differenzielle Proliferation der Zellen des *Stratum germinativum* entstehen ab der zehnten Woche epitheliale **Reteleisten** (auch **Kämme** genannt); diese Leisten stehen nach innen in die sich entwickelnde Dermis vor, da sich die oberflächlichen Schichten der Epidermis – u. a. durch das kontinuierliche Absterben der Keratinozyten – nicht entsprechend verbreitern. Die Reteleisten überkreuzen sich gegenseitig (deshalb der Begriff „Reteleisten", von lat. *rete* = Netz) und führen in der Dermis zur reziproken Bildung der fingerförmigen **dermalen Papillen** (➤ Abb. 19.1D, ➤ Abb. 19.2, ➤ Kap. 19.1.2).

Nach außen wölben sich ab dem fünften Monat aufgrund von lokaler Induktionsaktivität im darunterliegenden dermalen Mesenchym an den haarfreien Abschnitten der Haut (z. B. Handteller, Fußsohle) breitere epidermale Leisten (auch **Papillarleisten** genannt) vor; sie vereinigen unter sich jeweils zwei oder drei der nach innen gerichteten Reteleisten und bilden die Grundlage für die Linien des Fingerabdrucks. Die Wissenschaft von Verlauf, Form und Bildung der Papillarleisten bezeichnet man als **Daktyloskopie.** Auch wenn die zellulären und molekularen Mechanismen für die Bildung der epidermalen Leisten noch nicht bekannt sind, müssen doch neben genetischen, auch epigenetische Faktoren eine Rolle spielen (➤ Kap. 20.3.3), da sich die Abdrücke an Fuß und Hand auch bei eineiigen Zwillingen unterscheiden. Der auf dem typischen Relief der Leisten beruhende *Fingerabdruck* wird bei kriminalistischen Untersuchungen (wie auch in der medizinischen Genetik, s. u.), soweit die Labormöglichkeiten es zulassen, zunehmend durch den sog. *genetischen Fingerabdruck* ersetzt, bei dem die Individualität jedes Menschen in seiner DNA-Sequenz biochemisch dargestellt wird.

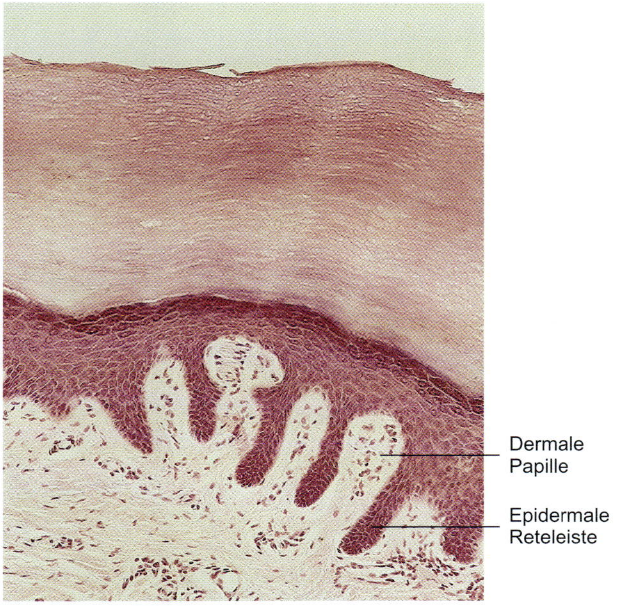

Abb. 19.2 Lichtmikroskopisches Bild der Leistenhaut (× 132). Epidermis und Dermis sind über dermale Papillen und epitheliale Leisten miteinander verzahnt. (Aus Gartner LP, Hiatt JL: Color textbook of histology, ed 2, Philadelphia, 2001, Saunders.)

Chromosomenanomalien beeinflussen auch die Entwicklung der Papillarleisten. So weisen Kinder mit dem Downsyndrom spezifische Papillarleistenmuster an Händen und Füßen auf, die auch zu diagnostischen Zwecken herangezogen werden können (➤ Kap. 21).

In der späten Embryonalperiode erscheinen im Mesenchym der sich entwickelnden Dermis Neuralleistenzellen, die sich unter dem steuernden Einfluss der Wnt-Signalkaskade (und der kontrollierenden Gene *Myo10, Sox10, MITF, DCT* und *cKIT*) zu **Melanoblasten** (griech. *melas* = schwarz) differenzieren und zur dermal-epidermalen Kontaktzone wandern. Sie dringen in die Basalschicht der Epidermis ein, beginnen, intrazelluläre Pigmentkörner zu bilden, und werden dann als **Melanozyten** bezeichnet (➤ Abb. 19.1D und ➤ Abb. 19.5). Die Produktion von reifem **Melanin** (aus der Aminosäure Tyrosin) und seine Weitergabe an die benachbarten Epidermiszellen (durch Transzytose) beginnen erst im fünften Monat, und die dadurch entstehende Hautfarbe bildet sich meist erst postnatal in ihrer vollen Intensität aus. Da die Anzahl der Melanozyten in einem bestimmten Hautareal bei allen Menschen ungefähr gleich groß ist, hängt die Hautfarbe allein von der Menge an produziertem und transferiertem Melanin ab. Neben genetisch bedingten Unterschieden in der Melaninproduktion wird die Synthese von Melanin auch durch erhöhte UV-Einstrahlung stimuliert, denn die Pigmentierung der Epidermis schützt das tiefer gelegene Gewebe vor den schädlichen Einflüssen dieser Strahlung. Ob diese physiologische Reaktion auf UV-Strahlung damit zusammenhängt, dass gerade die Melanozyten den Ursprung für einen der aggressivsten Tumoren des Menschen, das maligne Melanom, bilden, ist noch nicht geklärt.

19.1.2 Dermis

Die Dermis entwickelt sich aus dem unter dem Oberflächenektoderm liegenden Mesenchym. Während sich der Großteil dieses Mesenchyms von der somatischen Schicht des lateralen Mesoderms herleitet, stammt ein kleiner Teil auch aus dem Dermomyotom der Somiten (➤ Kap. 14) und sorgt so für das segmentale Innervationsmuster der Haut. Durch die Ausbildung der nach innen gerichteten, kreuzförmig vernetzten epithelialen Reteleisten der Epidermis entstehen im Mesenchym der Dermis nach außen gerichtete Vorwölbungen oder Papillen, die allerdings meist fingerförmig sind. Epitheliale Reteleisten der Epidermis und **Dermispapillen** sind auf diese Weise miteinander verzahnt und bilden eine große Fläche für die mechanische Verbindung und den Stoffaustausch zwischen Dermis und Epidermis (➤ Abb. 19.2). In der Leistenhaut sind diese dermalen Papillen beträchtlich schmaler als die dort auf der freien Hautoberfläche liegenden epidermalen Leisten („Papillarleisten"): Zu zweit und zu dritt bilden die Reteleisten und korrespondierenden Dermispapillen die Basis einer einzelnen epidermalen Leiste. In den meisten Dermispapillen finden sich Kapillarschleifen (s. u.), über die die Epidermis ernährt wird In manche Papillen wachsen außerdem sensorische Nerven ein, und es wird vermutet, dass die Anordnung dieser Nerven die Ausbildung der individuellen Papillarleisten, die durch die Formen der Dermis und Epidermis bestimmt werden, steuern könnte.

Bald nach Ausbildung der dermalen Papillen, also etwa in der elften Woche, beginnen die Mesenchymzellen, Kollagen und elastische Fasern zu bilden. Sie verlieren zunehmend den direkten Kontakt zueinander und werden dann als fetale **Fibroblasten** bezeichnet (➤ Abb. 19.5). Auf der Grenze zum unter der Dermis liegenden Unterhautfettgewebe (Subkutis) werden zahlreiche Kollagenfasern dicht und netzartig aneinandergelagert und bilden so das **straffe Bindegewebe** des ***Stratum reticulare*** der Dermis. In der Ebene der Dermispapillen, auch als ***Stratum papillare*** bezeichnet, werden weit weniger Fasern gebildet, um die zahlreichen Kapillaren und Nervenfasern unterbringen zu können: Hier entsteht **lockeres Bindegewebe.**

Die Innervation der gesamten erwachsenen Haut gliedert sich in sog. **Dermatome.** Besonders deutlich wird am Rumpf, dass die Anordnung der Dermatome unmittelbar auf die segmentale Gliederung des Ursprungsgewebes – nämlich die Gliederung des paraxialen Mesoderms in Somiten und die daraus entstehenden Dermomyotome – zurückzuführen ist: Die aus den Dermomyotomen entstehenden Mesenchymzellen behalten die Nachbarschaftsbeziehungen ihrer Ursprungssegmente während und nach ihrer Wanderung in die Peripherie der Somatopleura bei und weisen außerdem den mitwandernden, u. a. das periphere Nervensystem bildenden Neuralleistenzellen den Weg. Dieses Prinzip wird auch an den Extremitäten trotz der komplexen topografischen Verhältnisse beibehalten und macht die komplizierten Innervationsmuster der Extremitäten verständlich (Näheres ➤ Kap. 16).

Die Blutgefäße in der Dermis bilden sich ab der fünften Woche als einfache, endothelausgekleidete, röhrenförmige Strukturen im Mesenchym. Wenn die Haut wächst, sprossen neue Kapillaren aus diesen vorhandenen Gefäßen aus. Manche Kapillaren bilden Muskelhüllen durch Differenzierung von Myoblasten im umliegenden Mesenchym und werden so zu Arteriolen und Arterien. Auf die gleiche Weise bilden sich aus anderen Kapillaren, über die das Blut zurückfließt, Venolen und Venen. Manche der aussprossenden Gefäße sind nur vorübergehend aktiv und werden später wieder abgebaut (➤ Kap. 16). Gegen Ende des ersten Trimesters ist der Hauptteil des Gefäßbetts in der fetalen Haut etabliert

19

Keratinisierungsstörungen Unter dem .Oberbegriff der **Ichthyose** (von griech. *ichthys* = Fisch) wird eine Gruppe von Erkrankungen zusammengefasst, die durch eine überschießende Keratinisierung charakterisiert sind (➤ Abb. 19.3B). Die Haut ist dabei sehr trocken und hat ein fischschuppenartiges Aussehen, das sich in manchen Fällen über die gesamte Körperoberfläche erstreckt. Die **Harlekin-Ichthyose** ist eine seltene Keratinisierungsstörung, die autosomal-rezessiv vererbt wird. Dabei ist die Haut deutlich verdickt und hat dicke, gelbe Hornplatten, an deren Rändern die Haut aufbricht; die resultierende Bewegungseinschränkung der Gelenke führt zu der auffälligen, namensgebenden Körperhaltung. Die meisten betroffenen Kinder versterben in der ersten Lebenswoche; es gibt aber auch mildere Verlaufsformen, bei denen durch medikamentöse Therapie eine Ablösung der Hornplatten erreicht werden kann. Ein **Kollodiumbaby** ist bei der Geburt von einer dicken, straffen Membran umhüllt, die in ihrem Aussehen geöltem Pergament oder Kollodium ähnelt, einer lackartigen Substanz, die früher zum Wundverschluss verwendet wurde. Diese Membran bricht mit den ersten Atembewegungen auf und löst sich großflächig ab. Das vollständige Ablösen dauert einige Wochen und hinterlässt in seltenen Fällen eine normale Haut (➤ Abb. 19.3C). Die **lamelläre Ichthyose** ist eine autosomal-rezessiv vererbte Erkrankung; ein betroffenes Kind kann als Kollodiumbaby zur Welt kommen, die Hornmembran bleibt jedoch nach der Geburt erhalten. Da das Haarwachstum vermindert sein kann und die Entwicklung der Schweißdrüsen häufig behindert ist, sind betroffene Kinder aufgrund ihrer Unfähigkeit zu schwitzen vor allem bei heißem Wetter stark beeinträchtigt.

Albinismus Beim allgemeinen Albinismus, einer autosomal-rezessiven Erbkrankheit, fehlt jegliche Pigmenteinlagerung in Haut, Haaren und der Retina; lediglich die Iris zeigt in der Regel eine schwache Pigmentierung, was möglicherweise damit zusammenhängt, dass die Pigmentierung im Irisepithel eine Funktion der Neuroepithelzellen selbst ist und nicht durch Transzytose (s. o.) von den aus Neuralleistenzellen abgeleiteten Melanozyten geleistet werden muss. Auf jeden Fall liegt die Ursache des Albinismus in einem

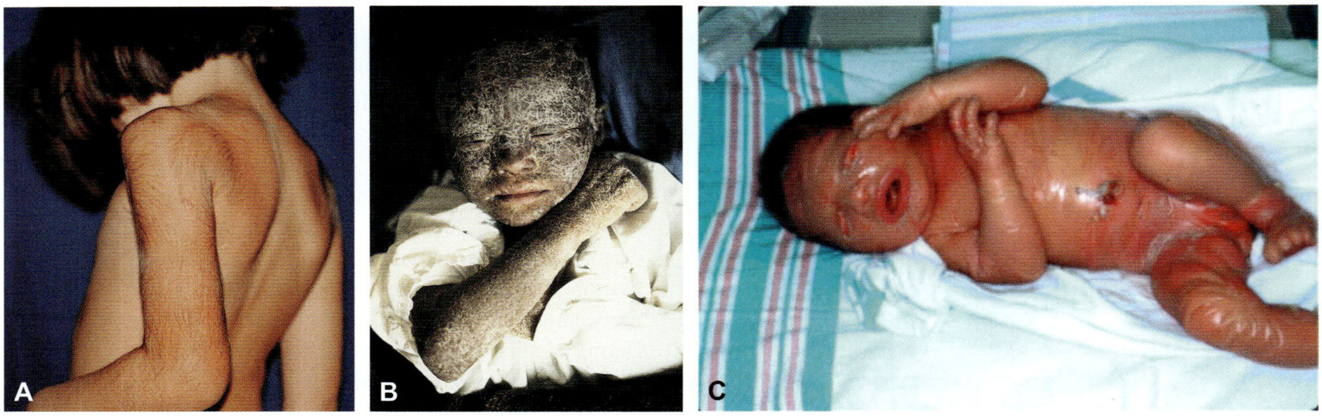

Abb. 19.3 A) Kind mit angeborener Hypertrichose und Hyperpigmentierung der Haut. Schultern und Rücken sind besonders stark behaart. **B) Pädiatrischer Patient mit Ichthyose, einer schweren angeborenen Keratinisierungsstörung der Haut. C) „Kollodiumbaby"** mit stark gespannten glänzenden, Zellophan-ähnlichen Membranen, Ectropion (Eversion der Augenlider) und Eklabium (Eversion der Lippen). (A mit freundlicher Genehmigung von M. J. Branco Ferreira, Hospital de Desterro, Lissabon, Portugal; B mit freundlicher Genehmigung von J. C. F. Rodrigues, Hospital de Desterro, Lissabon, Portugal; C aus Craiglow, Brittany G: Ichthyosis in the newborn, *Semin Perinatol* 37(1):26–31, 2013.)

Defekt des Enzyms Tyrosinase, das normalerweise Tyrosin in Melanin umwandelt. Beim sog. **Piebaldismus,** einer lokal begrenzten Form des Albinismus mit autosomal-dominantem Erbgang, ist der Defekt der Melaninsynthese nur auf einzelne Hautareale begrenzt.

Angiome der Haut (Lymphangiom, Hämangiom) Hierbei handelt es sich primär um Gefäßanomalien, die nur durch ihre Nähe zur Körperoberfläche auffällige, umschriebene Hautverfärbungen hervorrufen. In der Haut bilden sich dabei zwar überzählige, aber normal geformte Blut- oder Lymphgefäße, sodass es sich nicht um echte (raumfordernd wachsende) Tumoren handelt; dennoch werden diese Veränderungen als *Angiome* bezeichnet.

Die aus Blutgefäßen bestehenden **Hämangiome** können in Einzelfällen vorwiegend aus einem Gefäßtyp (aus arteriellen oder venösen Gefäßen oder aus Kavernen) bestehen; meist sind sie jedoch gemischt und liegen anterior oder lateral an Gesicht und Hals oder an einem von beiden (➤ Abb. 19.4). Angiome aus Lymphgefäßen werden als zystische **Lymphangiome** oder **zystische Hygrome** bezeichnet (➤ Kap. 13). Echte Angiome sind gutartige Tumoren endothelialer Zellen, die gewöhnlich aus massiven oder innen hohlen (und dann blutführenden) Zellsträngen bestehen. Für das medizinisch korrekt als *Naevus flammeus* bezeichnete epidermale Hämangiom gibt es – abhängig von Ausdehnung und Lokalisation – verschiedene umgangssprachliche Bezeichungen wie **Feuermal, Storchenbiss** oder **Portweinfleck.** Folgt ein Hämangiom in Form und Ausdehnung dem Verlauf des *N. trigeminus,* kann es Ausdruck eines sog. **Sturge-Weber-Syndroms** sein, einer Erkrankung bislang ungeklärter Ursache, die mit Hämangiomen der Meningen, zerebralen Verkalkungen und Glaukom einhergeht. Hämangiome gehören zu den häufigsten Neoplasien neugeborener und heranwachsender Kinder.

Fehlen einzelner Hautareale In seltenen Fällen bilden sich kleine Hautareale nicht aus, wodurch der Eindruck von Geschwüren (Ulkus, Pl. Ulzera) entsteht. Wenn keine Hauttransplantation durchgeführt wird, heilen diese Areale nur unter starker Vernarbung ab. Am häufigsten tritt die Aplasie einzelner Hautareale im Bereich der Kopfhaut auf.

Narbenlose Heilung fetaler Haut Die frühe fetale Haut verheilt nach Verletzungen, wie sie z. B. bei intrauterinen Operationen unvermeidbar sind, ohne jegliche Narbenbildung. Trotz intensiver Forschung sind die Mechanismen für diesen („idealen“) Regenerationsprozess bisher unbekannt.

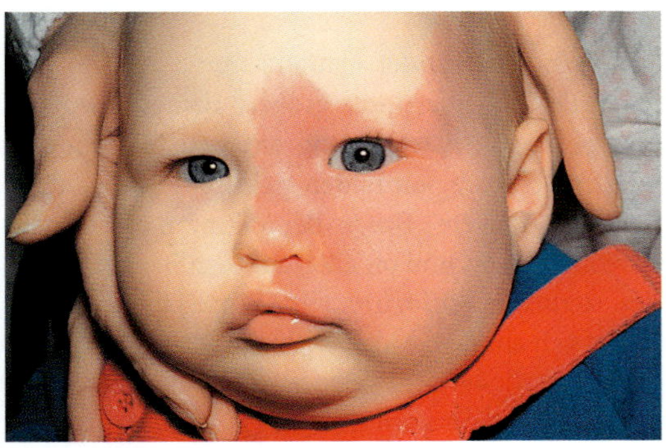

Abb. 19.4 „Portwein"-Hämangiom bei einem Kleinkind. (Aus Anderson, D, editor: Dorland's illustrated medical dictionary, ed 30 2003, Philadelphia, Saunders.)

19.2 Hautanhangsorgane

Die Entwicklung von Auge und Ohr zeigte bereits die Tendenz des Ektoderms, auf der Grundlage einer frühen, lokal begrenzten Mehrschichtigkeit durch Proliferation der basalen Zellschicht innere Vorwölbungen (Invaginationen) zu erzeugen, die äußerst spezialisierte Formen (Augenlinse, häutiges Labyrinth des Innenohrs) hervorbringen. Bei der Entwicklung der Epidermis kommt diese Fähigkeit zwar in geringerem Maße, dafür aber nahezu ubiquitär bei der Verzahnung der Epidermis mit der Dermis durch die nach innen vorstoßenden Reteleisten zum Tragen. Die Entwicklung der im Folgenden beschriebenen Organe verdeutlicht, dass die anhaltende Proliferation der basalen Schicht und der parallel laufende reziproke Signalaustausch mit dem umgebenden Mesenchym nur graduell biochemisch oder topografisch variiert werden müssen, um so unterschiedliche Gebilde wie Schweißdrüsen oder Zähne hervorzubringen. *Msx1* und *Hox13c* sind Beispiele für Gene, deren Beteiligung an der Entwicklung dieser Anhangsorgane wiederholt nachgewiesen werden konnte.

19.2.1 Haare

Die Entwicklung der Haaranlagen beginnt bereits in der frühen Fetalperiode zwischen der neunten und der zwölften Woche; als Erste zeigen sich die Haare der Augenbrauen, der Oberlippe und des Kinns. Der **Haarfollikel** – als Ursprung auch der adulten Haarbildung – entsteht als epitheliale Reaktion auf mesenchymale Signale (Shh, BMP, Wnt) durch Proliferation der Zellen im *Stratum basale* der Epidermis und deren Einwachsen in das darunterliegende Mesenchym.

In der Spitze der so entstehenden, bereits elongierten Haarknospe liegen die Zellen bald in mehreren Schichten, und die Knospe wird keulenförmig; bereits jetzt ähnelt sie der **Haarzwiebel** (oder Bulbus) des Erwachsenen, deren Zellen zeitlebens die **Keimschicht** des wachsenden Haares bilden. Die Basis dieser embryonalen Haarzwiebel bleibt im Wachstum zurück und wird unter der Führung einer kleinen mesenchymalen **Haarpapille** in das Innere der Zwiebelform verlagert, sodass das Mesenchym der Papille von den Epithelzellen glockenartig umgeben wird und eine möglichst große Austauschfläche für die Ernährung der Keimschicht über die Blutgefäße des Mesenchyms entsteht (➤ Abb. 19.5 und ➤ Abb. 19.6). Haarzwiebel und Haarpapille bilden dann zusammen mit dem die Haarzwiebel umgebenden, nicht in das Innere der Zwiebel gewanderten Mesenchym den **Haarfollikel.**

Die Verbindung der Haarzwiebel zur epidermalen Oberfläche bildet die **epitheliale** (verhornende) **Wurzelscheide,** und die umliegenden mesenchymalen Zellen bilden die **bindegewebige (dermale) Wurzelscheide.** Wenn nun die Zellen der Keimschicht proliferieren, werden sie innerhalb der epithelialen Wurzelscheide in Richtung Oberfläche gedrückt; sie beginnen zu verhornen und bilden so den **Haarschaft**. Ab der zehnten Woche findet man dann

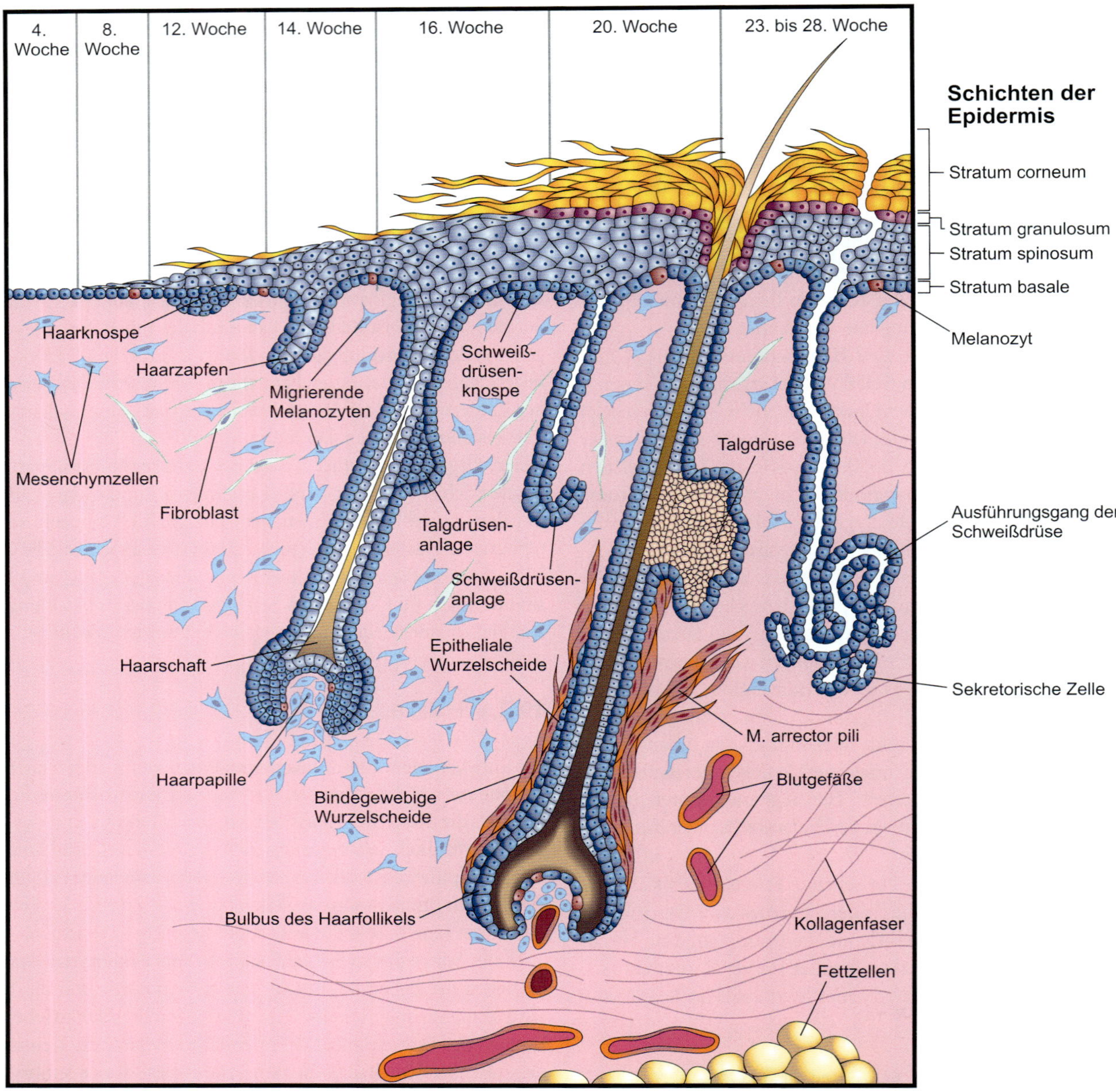

Abb. 19.5 Stadienabfolge der Entwicklung eines Haarfollikels und der anhängenden Talgdrüsen und Muskelfasern *(M. arrector pili).* Die Talgdrüsen (wie auch die großen Schweißdrüsen) entwickeln sich aus einer Epithelknospe am seitlichen Abschnitt des Haarfollikels.

innerhalb der Keimschicht die ersten Melanozyten; wie in der Epidermis werden ihre Melanin-Granula von den benachbarten Zellen der Keimschicht aufgenommen (Transzytose) und so in den Haarschaft übertragen. Deutlicher als in der Epidermis kann man an der Farbe der Haare die Art des Melanins (**Eumalin** = braun/schwarz bzw. **Pheomelanin** = gelb/rot) erkennen, während die Intensität (Helligkeit) der Tönung – wie in der Epidermis – vor allem von der relativen Menge des aufgenommenen Melanins abhängt.

Die ersten Haare, die sog. **Flaumhaare (Lanugo),** sind sehr dünn und weich und nur schwach pigmentiert. Die Flaumhaare wachsen ab der zwölften Woche und sind von der 17. bis 20. Woche reichlich vorhanden; sie bieten der *Vernix caseosa* einen gewissen Halt auf der Haut. Die Follikel der Flaumhaare werden um die Geburt herum durch Follikel ersetzt, die gröbere Haare bilden und in den meisten Körperregionen lebenslang erhalten bleiben. Nur in der Axilla und der Schamregion bilden sich mit Einsetzen der Pubertät noch gröbere (dickere) Haare. Bei Männern erscheinen ähnlich grobe Haare im Gesicht und oft auch auf dem Brustkorb.

Die ***Mm. arrectores pilorum,*** feine Bündel glatter Muskelfasern, differenzieren sich aus dem Mesenchym, das den Haarfollikel umgibt. Sie heften sich an die bindegewebige Wurzelscheide der Haarfollikel und reichen bis in das *Stratum reticulare* der Dermis (➤ Abb. 19.5). Kontraktionen der *Mm. arrectores pilorum* ziehen die Haut oberhalb ihrer Anheftungsstelle in der Dermis nach unten und heben die dermalen Wurzelscheiden der Haare an, wodurch das Phänomen der sog.

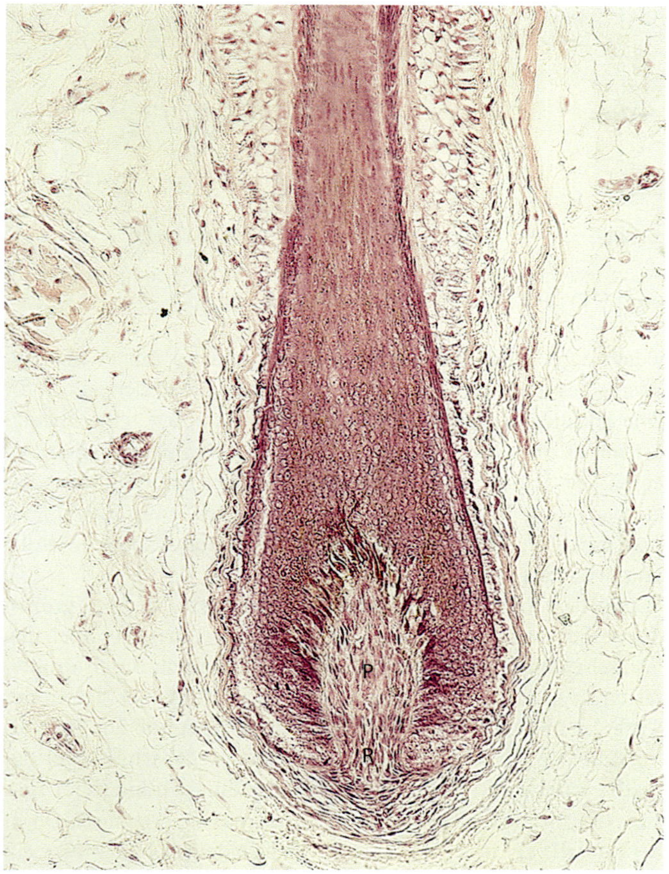

Abb. 19.6 Lichtmikroskopisches Bild eines Längsschnitts durch einen Haarfollikel mit Haarzwiebel und Papille (P) (× 132). (Aus Gartner LP, Hiatt JL: Color textbook of histology, ed 2, Philadelphia, 2001, Saunders.)

„Gänsehaut" entsteht. Die *Mm. arrectores pilorum* sind in der Axilla und einigen Abschnitten des Gesichts nur schwach ausgeprägt; bei den Haaren der Augenbrauen und der Augenwimpern fehlen sie ganz.

Alopezie Das Fehlen oder der Verlust des Kopfhaars kann entweder isoliert vorkommen oder mit weiteren Fehlbildungen der Haut und ihrer Anhangsgebilde einhergehen. Die angeborene Alopezie kann entweder durch eine ausbleibende Bildung der Haarfollikel verursacht werden oder auf eine fehlerhafte Haarbildung vorhandener Haarfollikel zurückgehen.

Hypertrichose Eine exzessive Behaarung geht auf die Ausbildung überzähliger Haarfollikel zurück oder kann durch das Persistieren der normalerweise bei der Geburt ausfallenden Lanugohaare verursacht sein. Sie kann entweder lokal begrenzt (z. B. auf Schultern und Rücken) oder aber diffus sein (➤ Abb. 19.7). Eine lokal begrenzte Hypertrichose tritt häufig bei einer *Spina bifida occulta* auf.

Torsionshaare (Pili torti) Bei der sog. Trichokinesis (*Pili torti* oder Torsionshaare) sind die Haare bandartig abgeflacht und in Abständen von 5–12 mm in sich verdreht. Torsionshaare treten familiär gehäuft auf und kommen u. a. beim Menkes-Syndrom, einer vererbten Kupferstoffwechselstörung bei Jungen, sowie beim Netherton-Syndrom, einer erblich bedingten Störung des Aminosäurestoffwechsels, vor. Häufig sind auch andere Hautanhangsgebilde wie die Nägel betroffen. Die Erkrankung wird meist erst im Alter von zwei bis drei Jahren diagnostiziert.

Angeborene ektodermale Dysplasie Als ektodermale Dysplasien wird eine Gruppe seltener erblicher Erkrankungen bezeichnet, bei denen die Entwicklung von Geweben mit ektodermalem Ursprung gestört ist. Die Zähne fehlen teilweise oder vollständig, und oft sind auch Haare, Nägel und Haut schwer betroffen.

EEC-Syndrom Das sog. EEC-Syndrom (von engl. *ectrodactyly – ectodermal dysplasia – cleft*) ist eine angeborene autosomal-dominant vererbte Hautentwicklungsstörung. Sie betrifft sowohl ektodermale als auch mesodermale Gewebe, was zu **ektodermaler Dysplasie** zusammen mit Hypopigmentierung von Haut und Haaren, spärlichem Haarwuchs an Kopf und Augenbrauen, fehlenden Augenwimpern, Nageldystrophie sowie Hypodontie und Mikrodontie führt. Daneben haben Patienten eine **Ektrodaktylie** (z. B. Spaltfuß, ➤ Abb. 16.13E) und **Spaltbildungen** in Lippe und Gaumen (➤ Kap. 9).

19.2.2 Nägel

Die Fingernägel entwickeln sich etwa ab der zehnten Woche in einem Verhornungsprozess, der dem der Haare ähnlich ist; etwa vier Wochen später beginnt die Entwicklung der Zehennägel (➤ Kap. 6). Die Vorläufer der Nagelwurzeln erscheinen zunächst als epidermale Verdickungen an den Ventralseiten der Finger- und Zehenspitzen und werden später über die Fingerkuppen hinweg nach dorsal verlagert, wobei die Innervation des Nagelgewebes von ventral bestehen bleibt. Das **primäre Nagelbett** (oder **Nagelfeld**) wird proximal, lateral und distal von vier seichten ektodermalen Furchen eingerahmt: Distal bildet sich so der **Nagelwall,** lateral die Vorläufer des **Nagelfalzes,** und proximal wird die Furche zur **Nageltasche,** in deren Tiefe sich die zunächst aus zwei Epithelzellschichten bestehende **Nagelmatrix** ausbildet (➤ Abb. 19.7). Beide, die dorsale und die ventrale Zellschicht der Matrix, proliferieren, wachsen über das Nagelfeld und werden durch Keratinisierung zur **Nagelplatte** (➤ Abb. 19.7B).

Zuerst ist der sich entwickelnde Nagel von einer dünnen, oberflächlichen Epidermisschicht, dem sog. **Eponychium,** vollständig bedeckt. Das Eponychium degeneriert jedoch bis auf das schmale **Nagelhäutchen** *(Cuticula)* des Erwachsenen, sodass der Nagel dann freiliegt. Die Haut unter dem freien Rand des Nagels wird als **Hyponychium** bezeichnet, aber nur der proximale, als **Lunula** bezeichnete weiße Abschnitt ist als ventraler Teil der Matrix am Nagelwachstum beteiligt. Die Fingernägel überragen den distalen Nagelwall und erreichen die Fingerspitzen ungefähr in der 32. Woche, die Zehennägel die Zehenspitzen in der 36. Woche. Unvollständig ausgewachsene Nägel sind ein Zeichen für Frühgeburtlichkeit.

Kongenitale Anonychie Das Fehlen der Nägel bei der Geburt ist extrem selten. Diese sog. Anonychie hat ihre Ursache in einer fehlerhaften Ausbildung der Nagelfelder oder der Nagelplatte durch die proximale

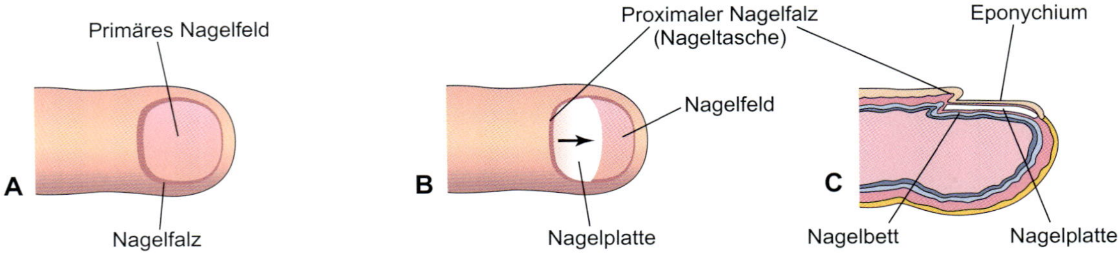

Abb. 19.7 Entwicklungsstadien eines Fingernagels. A) Das erste Anzeichen der Nagelentwicklung ist eine epidermale Verdickung, das sog. Nagelfeld, an der Fingerspitze. **B)** Während ihrer Entstehung wächst die Nagelplatte langsam bis zur Fingerspitze. **C)** Der Fingernagel erreicht das Ende der Fingerspitze in der 32. Woche.

Nagelfalte. Diese Fehlbildung ist endgültig. Sie kann zudem mit einem Fehlen oder fehlerhafter Ausbildung der Haare und der Zähne einhergehen. Anonychie kann auch isoliert an einem oder an mehreren Zehen bzw. Fingern einer Hand oder eines Fußes auftreten.

Dysplastische Nägel Diese Störung tritt gelegentlich auf und kann entweder die Manifestation einer allgemeinen Hauterkrankung oder einer systemischen Erkrankung oder Stoffwechselstörung sein. Es existieren eine ganze Reihe angeborener Erkrankungen mit Nageldefekten.

19.2.3 Hautdrüsen

Im Wesentlichen sind es zwei Arten von Hautdrüsen, nämlich Talgdrüsen und Schweißdrüsen, die aus der Epidermis in die Dermis einwachsen; auf ähnliche Weise, jedoch mit einer Art „Zusatzprogramm", entstehen auch die Brustdrüsen (➤ Kap. 19.3).

Talgdrüsen

Die meisten Talgdrüsen bilden sich als seitliche Epithelknospen in der epithelialen Wurzelscheide der Haarfollikel (➤ Abb. 19.5). Die Drüsenknospen wachsen in das umgebende embryonale Bindegewebe ein und verzweigen sich durch lokal reduziertes Wachstum an der Spitze einer neu entstehenden Knospe, um die Vorläufer der kurzen Ausführungsgänge und der alveolär erweiterten Endstücke zu bilden. Schon pränatal zerfallen die zentralen Zellen der entstehenden Alveolen und bilden so ein öliges Sekret, den **Talg.** Er wird in die Haartrichter ausgeschieden und darin bis zur Hautoberfläche transportiert, wo er sich beim älteren Fetus mit den abgeschilferten Hautschuppen der Epidermis zur ***Vernix caseosa*** vermischt (s. o.). Talgdrüsen ohne Haarfollikel, wie sie z. B. auf der *Glans penis* und den *Labia minora* vorkommen, entwickeln sich in ähnlicher Weise direkt aus nach innen gerichteten epidermalen Knospen.

Schweißdrüsen

Große (apokrine) Schweißdrüsen (wegen ihrer besonderen Funktion auch *Duftdrüsen* genannt) gehören zu den phylogenetisch älteren Drüsen der Haut und werden deshalb zunächst in weiten Teilen der Haut ähnlich wie die Talgdrüsen als Zusatzeinrichtung jedes Haares als kleine Knospe am primitiven Haartrichter angelegt. Wegen des reduzierten „Fells" des Menschen haben sich jedoch für eine effektive Temperaturregulation einfachere, auf reine Flüssigkeitsproduktion spezialisierte, sog. *kleine (ekkrine) Schweißdrüsen* entwickelt (s. u.) und die Ausbildung großer Schweißdrüsen bis auf bestimmte Regionen (um Körperöffnungen – *Vestibulum nasi,* Augenlid, Gehörgang, Scham- und Dammregion – sowie an Axilla und Brustwarzenhof) zurückgedrängt.

In diesen Regionen bilden sich für die Entwicklung von großen Schweißdrüsen die seitlich gelegenen Knospen an den epithelialen Wurzelscheiden nicht zurück, sondern es entsteht durch Proliferation an der Knospenspitze ein schmaler Strang, der sich in der Tiefe des Mesenchyms zu einem Knäuel windet und am Ende als Vorläufer des alveolären sekretorischen Drüsenabschnitts geringgradig anschwillt. Der epitheliale Verbindungsstrang der Drüse zum Oberflächenepithel bleibt zunächst massiv; erst durch Degeneration der zentralen Zellen bildet sich ab dem siebten Monat ein Lumen und damit der Ausführungsgang aus.

Die peripheren Zellen des sekretorischen Teils der Drüse differenzieren sich teilweise zu **Myoepithelzellen,** die als spezialisierte glatte Muskelzellen zwar innerhalb des Epithels liegen, aber für ihre *(adrenerge)* Innervation auch Anschluss an das vegetative Nervensystem bekommen und dann beim Austreiben des Drüsensekrets beteiligt sind. Das Sekret hat eine komplexe Zusammensetzung, die von Bakterien zusätzlich verändert wird. Die Sekretproduktion in den großen Schweißdrüsen beginnt erst in der Pubertät. Wegen ihres Ursprungs an der Haarknospe münden die Ausführungsgänge der großen Schweißdrüsen nicht wie die kleinen, ekkrinen Schweißdrüsen (s. u.) direkt an der Hautoberfläche, sondern im oberen Bereich des Haartrichters oberhalb der Einmündung der ebenfalls an der Haarknospe entstehenden Talgdrüsen.

Kleine (ekkrine) Schweißdrüsen kommen in der Haut nahezu aller Körperabschnitte vor. Sie entwickeln sich unabhängig von entstehenden Haaranlagen als zusätzliche epitheliale Verdickungen (Knospen) an den Kammspitzen der in das Mesenchym ragenden epithelialen Reteleisten (➤ Abb. 19.2). Wie bei den apokrinen Schweißdrüsen entsteht zunächst ein schmaler Zellstrang, der sich in der Tiefe aufknäult, ohne dass jedoch das Ende, das zum sekretorischen Drüsenabschnitt wird, einen größeren Durchmesser bekommt. Auch hier differenzieren sich peripher Myoepithelzellen, die jedoch im Gegensatz zu den großen Schweißdrüsen *cholinerg* innerviert werden. Der Ausführungsgang entsteht, wie bei den apokrinen Schweißdrüsen, durch Degeneration der zentralen Zellen in der epithelialen Verbindung zur Epidermis.

Innerhalb der Epidermis bildet sich keine spezielle Auskleidung des Ausführungsgangs, sodass das Sekret durch feine, längliche Poren innerhalb der Hornschicht – in der Leistenhaut regelmäßig auf dem Rücken der Papillarleisten – an die Oberfläche geleitet wird (➤ Abb. 19.8). Das Sekret ist dünnflüssig und dient durch Verdunstung der Wärmeregulation; außerdem sorgt es mit seiner leicht sauren Reaktion für einen antibakteriellen Schutzfilm auf der Haut. Die Endstücke der kleinen, ekkrinen Schweißdrüsen nehmen ihre Funktion deshalb bereits kurz nach der Geburt auf.

Neurokutane Phakomatosen Wegen des gemeinsamen ektodermalen Ursprungs von Haut und Nervensystem gibt es eine Reihe von angeborenen dermatologischen und neurologischen Fehlbildungen, darunter das Sturge-Weber-Syndrom (s.o.), der Tuberöse Sklerosekomplex (1 : 6.000) mit gutartigen Tumoren vornehmlich in Gehirn und Haut (und den betroffenen Genen *TRC1* und *TRC2*) und die Neurofibromatose Typ I („Morbus Recklinghausen“) mit sog. Neurofibromen der Haut („Café-au-lait-Flecken“) und geistiger Retardierung oder epileptischen Anfällen, einem gesicherten Genlocus auf dem Chromosom 17 und der Häufigkeit von 1 : 3.000).

19.3 Brustdrüsen

Die Brustdrüsenentwicklung beginnt in der sog. **Milchleiste,** die sich in der sechsten Woche als Streifen verdickten Epithels im Oberflächenektoderm bildet und von der Achselhöhle bis zur Leistenregion zieht (➤ Abb. 19.9A und B). Beim Menschen bleibt sie nur in der Region des *M. pectoralis major* erhalten, in der sich dann auch die Brustdrüsen entwickeln (➤ Abb. 19.9B).

Die Brustdrüsen stellen einen modifizierten und hochspezialisierten Typ der großen, apokrinen Schweißdrüsen dar. Die basale Epithelschicht am Scheitel der ersten Knospe bleibt, ähnlich wie bei der Bildung des Haarfollikels und der Talgdrüsen, im Wachstum zurück, wodurch die Knospe „zweizipfelig“ wird. Anders als beim Haarfollikel proliferieren nun jedoch beide Vorwölbungen erneut knospenartig, bis auch sie durch zurückbleibendes Wachstum in der Mitte der neuen Vorwölbungen zweigeteilt werden (vgl. *dichotome Teilung* der Lungenknospen, ➤ Kap. 10). Dieser Teilungsmodus, bei dem man auch von Primär-, Sekundär-, Tertiärknospen etc. sprechen kann, bleibt auf wenige Teilungsschritte beschränkt; aus den zuletzt entstandenen Knospen werden die alveolären Endstücke, und die Verbindung zum Haartrichter wird zum verzweigten Ausführungsgangsystem mit dem ***Sinus lactiferus*** und den ***Ductus lactiferi*** umgestaltet (➤ Abb. 19.9E und F). Bis zum Ende der Schwangerschaft bilden sich so 15 bis 20 *Ductus lactiferi.* Die Ausbildung des Drüsenlumens in diesen epithelialen Strängen wird durch Sexualhormone induziert, die von der Plazenta in den fetalen Kreislauf abgegeben werden.

Aus dem örtlichen Mesenchym bildet sich einerseits das zellreiche Bindegewebe in der unmittelbaren Umgebung der Endstücke, das für die Vorbereitung der Laktation im Falle der Schwangerschaft die terminale Ausreifung der Alveolen und die Milchproduktion einleitet; andererseits entsteht hier auch das faserreiche Bindegewebe und Fettgewebe, das die entstehenden Drüsenläppchen zeitlebens voneinander trennt. In Brustwarze und Areola bilden sich aus dem Mesenchym außerdem glatte Muskelzellen.

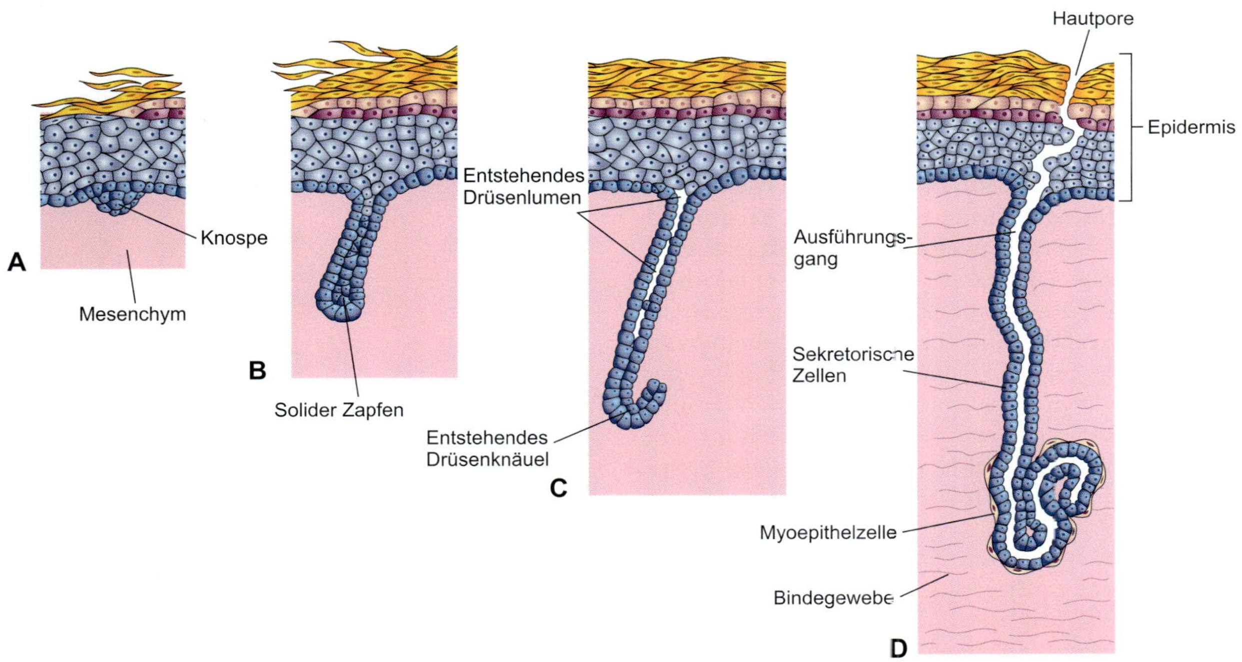

Abb. 19.8 Stadienabfolge der Entwicklung einer Schweißdrüse. A–B) Die Drüse bildet sich etwa ab der 20. Woche als massiver Zapfen epidermaler Zellen, der in das Mesenchym einwächst. **C)** In seinem Endbereich windet sich dieser Zapfen knäuelartig zum eigentlichen Drüsenkörper auf; durch die Rückbildung der zentralen Zellen entsteht das Drüsenlumen. **D)** Die peripher gelegenen Zellen differenzieren sich zu sekretorischen Zellen und zu kontraktilen Myoepithelzellen.

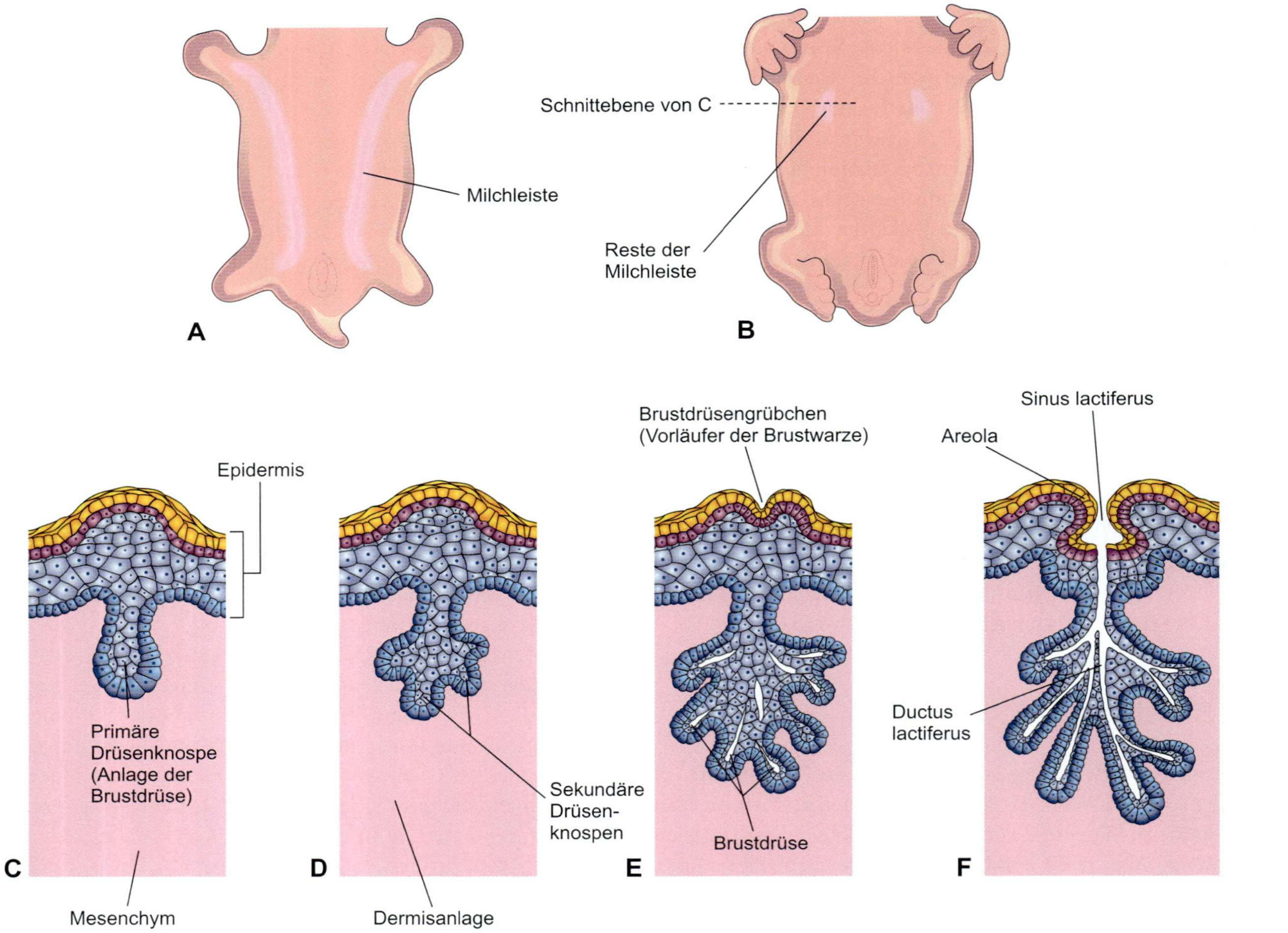

Abb. 19.9 Entwicklungsstadien der Brustdrüse. A) Ventrale Ansicht eines ca. 28 Tage alten Embryos, bei dem die Milchleisten zu sehen sind. **B)** In der sechsten Woche haben sich die Milchleisten bis auf zwei Restabschnitte zurückgebildet. **C)** Querschnitt durch die Milchleiste im Bereich einer Drüsenanlage. **D–F)** Vergleichbare Schnitte, auf denen die Stadien der Brustdrüsenentwicklung zwischen der zwölften Woche und der Geburt dargestellt sind.

Während der späten Fetalperiode senkt sich die Epidermis an der gemeinsamen Mündung der *Ductus lactiferi* ein und bildet so ein flaches **Brustdrüsengrübchen** (➤ Abb. 19.9E). Bei neugeborenen Kindern sind die **Brustwarzen** daher eingesenkt und zudem noch kaum ausgebildet. Bald nach der Geburt treten sie jedoch aus dem Brustdrüsengrübchen hervor, da jetzt das umgebende Bindegewebe des **Warzenhofs** *(Areola)* proliferiert. Die Brustdrüsen haben bei der Geburt nur einen rudimentären Charakter und sind bei beiden Geschlechtern gleich groß. Aufgrund maternaler Hormone, die die Plazentaschranke passieren, können die Brustdrüsen Neugeborener vorübergehend leicht vergrößert sein und geringe Mengen eines milchartigen Sekrets, die sog. **„Hexenmilch"**, produzieren.

Nach der Geburt und bis zur Pubertät existieren bei beiden Geschlechtern zunächst nur die großen Milchgänge (➤ Abb. 19.10A und B). Aufgrund erhöhter Spiegel an zirkulierendem Östrogen, aber auch durch Progesteron, Prolactin, Kortikoide und das Wachstumshormon vergrößert sich die weibliche Brust mit Einsetzen der Pubertät stark (➤ Abb. 19.10C und D); dies geschieht hauptsächlich durch das Wachstum des Drüsengewebes und die Zunahme des umgebenden Fettgewebes. Im Alter von ca. 20 Jahren ist die Brust voll ausgebildet (➤ Abb. 19.10E). Im Falle einer Schwangerschaft vollenden die Brustdrüsen ihre Entwicklung vorwiegend aufgrund des erhöhten Östrogenspiegels und aufgrund des stetig steigenden Progesteronspiegels im Blut. Unter dem Einfluss des die Drüsene-

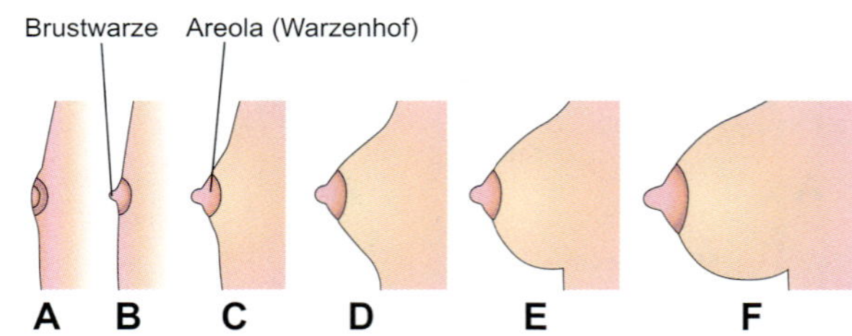

Abb. 19.10 Postnatale Entwicklung der weiblichen Brust. A) Neugeborenes; **B)** Kind; **C)** frühe Pubertät; **D)** späte Pubertät; **E)** junge Erwachsene; **F)** schwangere Frau. Zum Zeitpunkt der Geburt ist die Brustwarze noch invertiert (A). Normalerweise stülpt sie sich während der frühen Kindheit aus. Geschieht dies nicht, entsteht eine invertierte Mamille (Hohl- oder Schlupfwarze). Während der Pubertät (12. bis 15. Lebensjahr) vergrößern sich die Brüste aufgrund des Wachstums von Drüsengewebe und der Einlagerung von Fettgewebe.

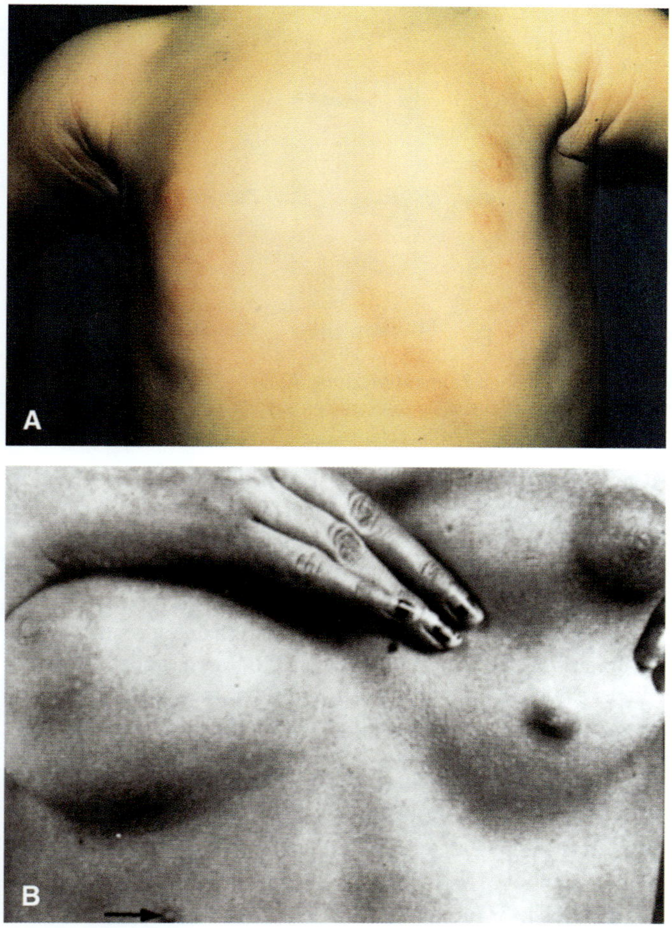

Abb. 19.11 A) Mädchen mit einer akzessorischen Brustwarze auf der linken Körperseite. **B)** Fotografie einer Frau mit einer akzessorischen Brustwarze auf der rechten Seite (siehe Pfeil) und einer kleinen akzessorischen Mamma unterhalb der normalen linken Brust. (Mit freundlicher Genehmigung von A. E. Chudley, Children's Hospital und University of Manitoba, Winnipeg, Kanada.)

pithelien direkt umgebenden zellreichen Bindegewebes (des sog. **Mantelgewebes**) entwickeln sich die intralobulären Drüsengänge weiter und bilden zahlreiche Knospen aus, die im weiteren Verlauf zu Drüsenalveolen werden (➤ Abb. 19.10F). Ebenfalls durch Vermittlung des epithelnahen zellreichen Bindegewebes wird bei der männlichen Entwicklung unter hohem Testosteronspiegel im Blut die Apoptose besonders der hautnahen Anteile der Brustdrüse eingeleitet, sodass die Brustdrüse beim Mann rudimentär bleibt.

Gynäkomastie Das rudimentäre Brustdrüsengewebe bei Männern entwickelt sich normalerweise nach der Geburt nicht mehr weiter. Unter dem Begriff Gynäkomastie (griech.: „Weiberbrust") versteht man das übermäßige Wachstum der Brustdrüsen beim Mann. Eine Gynäkomastie tritt jedoch bei vielen männlichen Neugeborenen auf, da hier das Drüsenwachstum durch maternale Geschlechtshormone stimuliert wird. Dieser Effekt verschwindet normalerweise nach wenigen Wochen. Während der Pubertät entwickeln über 60 % aller Jungen eine vorübergehende subareoläre Brustdrüsenhyperplasie unterschiedlichen Ausmaßes, die von wenigen Monaten bis zu zwei Jahren andauern kann. Die Gynäkomastie geht mit einem verminderten Testosteronspiegel im Verhältnis zu Östradiol einher. 40 % der Männer mit dem Klinefelter-Syndrom zeigen eine Gynäkomastie (➤ Kap. 21).

Fehlen der Brustwarzen (Athelie) und der Brüste (Amastie) Diese seltenen angeborenen Anomalien können sowohl uni- als auch bilateral auftreten. Sie haben ihre Ursache in einem Fehlen oder einer Rückbildung der Milchleiste, können aber auch auf eine ausbleibende Entwicklung der Drüsenknospen zurückgehen. Eine mangelhafte Ausbildung des Brustdrüsengewebes findet sich zudem als Begleiterscheinung bei gestörter Gonadenentwicklung, wie z. B. beim Ullrich-Turner-Syndrom (➤ Kap. 21).

Mammaaplasie Die Brüste einer erwachsenen Frau unterscheiden sich normalerweise etwas in ihrer Größe. Starke Größenunterschiede werden jedoch als anormal angesehen, da beide Brüste während der Pubertät mit denselben Hormonmengen in Kontakt kommen. In diesem Fall ist häufig auch die Entwicklung der Brustmuskulatur, meist die des *M. pectoralis major,* betroffen (➤ Kap. 15).

Akzessorische Mammae oder Mamillen Eine überzählige Brust **(Polymastie)** oder Brustwarze **(Polythelie)** tritt bei 1 % aller Frauen auf (➤ Abb. 19.11). Dabei handelt es sich um eine erbliche Störung. *Überzählige Brustwarzen* kommen auch bei Männern relativ häufig vor und werden hier oft mit einem Muttermal verwechselt (➤ Abb. 19.12). Überzählige Brust- oder Brustwarzenanlagen bilden sich meist direkt unterhalb der normalen Brust, seltener auch bei Frauen im axillären oder abdominalen Bereich. Sie entstehen dort aus überzähligen Brustdrüsenknospen, die sich entlang den Milchleisten ausbilden, und werden oft erst mit Eintreten einer Schwangerschaft

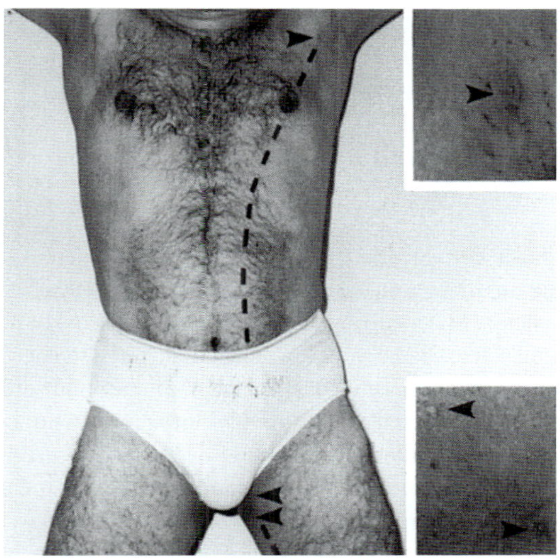

Abb. 19.12 Fotografie eines Mannes mit akzessorischen Mamillen in der Achselhöhle und am Oberschenkel. In den Einschüben sind diese Brustwarzen im Detail gezeigt (siehe Pfeile). Die gestrichelte Linie zeigt den ursprünglichen Verlauf der Milchleiste an, entlang deren sich die überzähligen Brustwarzen ausgebildet haben. (Mit freundlicher Genehmigung von K. Bhatnagar, University of Louisville, Louisville, USA.)

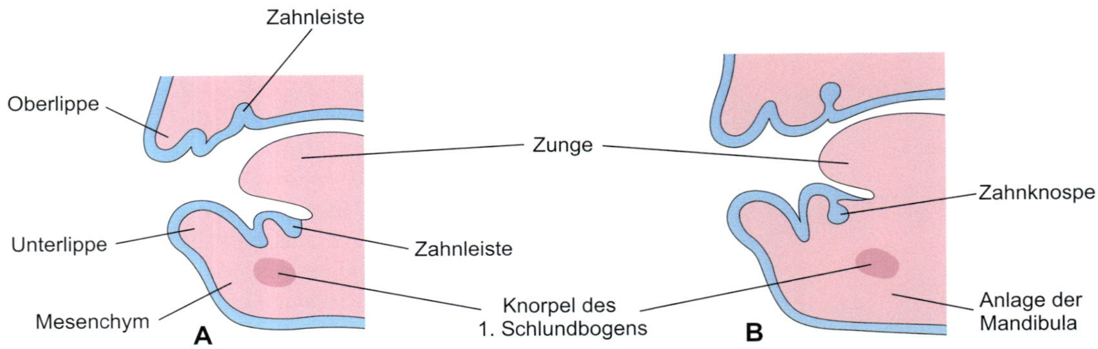

Abb. 19.13 Schematische Sagittalschnitte durch den fetalen Kiefer zur Darstellung der frühen Zahnentwicklung. A) Zu Beginn der sechsten Woche entstehen die primitiven Zahnleisten. **B)** Später in der sechsten Woche wachsen von den Zahnleisten ausgehend die Zahnknospen aus.

deutlich sichtbar. Ein Drittel der betroffenen Personen besitzt zwei zusätzliche Brustwarzen oder Brustanlagen. In ganz seltenen Fällen treten überzählige Brustanlagen auch in Bereichen außerhalb der Milchleisten auf; wahrscheinlich dann, wenn Gewebe der Milchleisten während der Entwicklung in andere Körperregionen „verschleppt" wurde.

Invertierte Mamille In manchen Fällen ragen die Brustwarzen nicht über die umgebende Haut hinaus, d. h., sie bleiben in der eingesenkten Position des Neugeborenen stehen (➤ Abb. 19.9F und ➤ Abb. 19.10A). Derart invertierte Brustwarzen („Hohl-" oder „Schlupfwarzen") können u. U. das Stillen eines Kindes erschweren; die Brustwarze kann jedoch durch eine spezielle Behandlung auch in diesen Fällen für das Stillen vorbereitet werden.

19

19.4 Zähne

Normalerweise entwickeln sich zwei Gruppen von Zähnen: die ***Dentes decidui*** (Milchzähne) und die ***Dentes permanentes*** (bleibende Zähne). Beide Arten von Zähnen entwickeln sich

- aus dem Ektoderm der Mundhöhle und
- aus Mesenchym, das sich im Kopfbereich aus Neuralleistenzellen gebildet hat.

Spezifisch differenzierte Ektodermzellen der Mundhöhle produzieren dabei den Schmelz, während sich alle anderen Zahnbestandteile aus dem umgebenden Mesenchym entwickeln. Wie in verschiedenen Experimenten nachgewiesen werden konnte, sind die Neuralleistenzellen bereits kurz nach dem Verlassen der Neuralleiste entsprechend morphogenetisch geprägt und induzieren dann die eigentliche **Zahnentwicklung (Odontogenese)** im darüberliegenden Ektoderm der Maxillar- und der Mandibularregion. Die molekularen Mechanismen beruhen auf Signalkaskaden der sezernierten Faktoren der FGF-, BMP-, Wnt- und Hedgehog-Familien (➤ Kap. 20), die in jeweils aneinandergrenzenden Geweben (häufig Mesenchym und Epithel) produziert werden (s. u.). Dabei bilden sich zunächst **Zahnleisten** als lang gezogene Verdickungen des oralen Ektoderms; sie folgen der Form des primitiven Kiefers und sind deshalb U-förmig (➤ Abb. 19.13A und ➤ Abb. 19.14A). Diese ersten Anzeichen einer Zahnentwicklung in Form der Zahnleisten zeigen sich früh in der sechsten Entwicklungswoche; die ersten **Zahnknospen** als Zeichen der individuellen Zahnbildung entstehen bald danach in der anterioren mandibulären Region. Später beginnt dann auch die Zahnentwicklung in der vorderen Maxillarregion und schreitet in Ober- und Unterkiefer gleichermaßen von ventral nach dorsal fort. Während des Wachstums von Mandibula und Maxilla ändert sich die Gesichtsform nicht zuletzt deswegen, damit die sich entwickelnden Zähne ortsgerecht aufgenommen werden können. Abgeschlossen ist die Entwicklung der Zähne dann erst viele Jahre nach der Geburt (➤ Tab. 19.1).

Obwohl die Zahnentwicklung ein kontinuierlicher Prozess ist, wird sie zum besseren Verständnis in verschiedene Stadien unterteilt, die sich am Erscheinen der verschiedenen Strukturen eines einzelnen Zahnes orientieren.

Knospenstadium

Jede Zahnleiste bildet zunächst zehn Proliferationszentren, von denen aus die **Zahnknospen** in das darunterliegende Mesenchym einwachsen (➤ Abb. 19.13B und ➤ Abb. 19.14B). Aus diesen Zahnknospen entwickeln sich die **Milchzähne** *(Dentes decidui),* die später in der Kindheit ausfallen (➤ Tab. 19.1). Die Anlagen für die Nachfolger der Milchzähne, die **bleibenden Zähne** *(Dentes permanentes),* bilden sich etwa in der zehnten Woche in Form von epithelialen Ausstülpungen, die zur Zungenseite hin aus der Zahnleiste auswachsen (➤ Abb. 19.14D). Die bleibenden Backenzähne haben keine Vorläufer im Milchgebiss und bilden sich daher (nach der Geburt) aus posterioren Anhängen der Zahnleiste.

Kappenstadium

Jede Zahnknospe nimmt als Nächstes die Form einer länglichen Kappe an, indem sie – ähnlich wie bei der initialen Entwicklung des Haares und der Brustdrüsen – an ihrem Scheitel im Wachstum zurückbleibt. Die peripheren Abschnitte der dadurch abgeflachten Knospe wachsen dann jedoch nicht zweizipfelig weiter, sondern stülpen sich in Form einer ovalen Falte in das darunter liegende Mesenchym vor und bedecken den dort entstandenen Vorläufer der

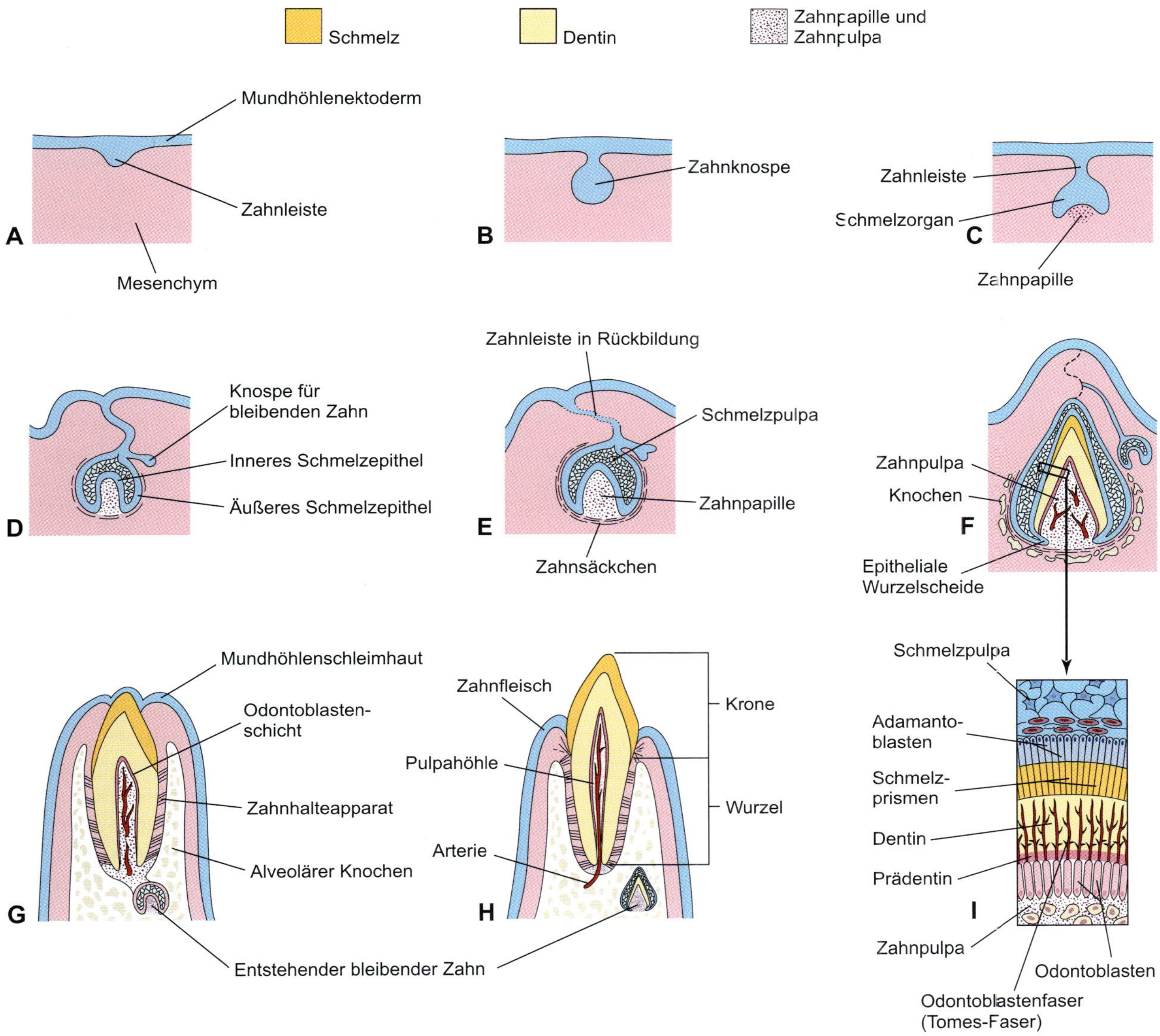

Abb. 19.14 Darstellung der Entwicklungsstadien eines Schneidezahns anhand von Sagittalschnitten. A) Zahnleiste in der sechsten Woche. **B)** Auswachsen der Zahnknospe von der Zahnleiste in der siebten Woche. **C)** Kappenstadium der Zahnentwicklung in der achten Woche. **D)** Frühes Glockenstadium der Milchzahnentwicklung und frühes Knospenstadium des bleibenden Zahnes in der zehnten Woche. **E)** Fortgeschrittenes Glockenstadium der Zahnentwicklung in der 14. Woche. Die Verbindung der Zahnglocke mit der Mundschleimhaut geht verloren. **F)** Ausbildung von Schmelz und Dentin in der 28. Woche. **G)** Beginn des Zahndurchbruchs im sechsten postnatalen Monat. **H)** Vollständig durchgebrochener Zahn im 18. postnatalen Monat. Der bleibende Zahn besitzt zu diesem Zeitpunkt bereits eine ausentwickelte Zahnkrone. **I)** Schnitt durch einen entstehenden Zahn, bei dem die Anordnung der Ameloblasten (Schmelzbildner) und der Odontoblasten (Dentinbildner) zu sehen ist.

Zahnpapille etwa zu einem Viertel seines Umfangs (➤ Abb. 19.14C und ➤ Abb. 19.15). Die Verbindung zum Ektoderm der Mundhöhle bleibt zunächst in Form einer schmalen Zahnleiste erhalten, und der übrige Teil des eingesenkten Ektoderms wird zum **Schmelzorgan** für die Krone des entstehenden Zahns. Die äußere, mit der Zahnleiste verbundene Zellschicht des Schmelzorgans ist das **äußere Schmelzepithel,** und die innere, der Papille anliegende Schicht ist das **innere Schmelzepithel** (➤ Abb. 19.14D). Die Zellen im kappenförmigen Raum zwischen den beiden Schmelzepithelschichten stehen netzartig miteinander in Kontakt und werden als **Schmelzpulpa** bezeichnet. Schmelzorgan und Papillenanlage bilden zusammen den **Zahnkeim.**

Über dem Scheitelpunkt des inneren Schmelzepithels liegen die Zellen der Schmelzpulpa schon im frühen Kappenstadium in einem der langen Achse des oben beschriebenen Ovals parallel liegenden Streifen etwas dichter und zahlreicher nebeneinander: Dies ist der schon vor über 100 Jahren beschriebene **Schmelzknoten,** dessen Bedeutung als zentraler, durch verschiedene Wachstumsfaktoren (der BMP-, FGF-, Hedgehog- und Wnt-Familie) wirkender Organisator des Zahnkeims erst in neuerer Zeit erkannt wurde. Vorübergehend ist der Schmelzknoten über den ebenso zellreichen **Schmelzstrang** mit dem äußeren Schmelzepithel verbunden. Dieser Schmelzstrang endet in der Nähe der epithelialen Verbindung zwischen dem äußeren Schmelzepithel und dem Ektoderm der Mundhöhle. Bisher ist es noch nicht gelungen, ihm eine entscheidende entwicklungsbiologische Bedeutung zuzuschreiben. Die Position des Schmelzknotens bestimmt die Lage der Kronenspitze, d. h.,

Tab. 19.1 Reihenfolge und Zeitpunkt des Durchbruchs der Zähne sowie des Ausfallens der Milchzähne. (Nach Moore KL, Dalley AF, Agur AMR: *Clinically oriented anatomy,* ed 7 2014, Baltimore, Lippincott Williams & Wilkins.)

Zahn	Zahndurchbruch	Zahnausfall
Milchgebiss		
Medialer Schneidezahn	6.–8. Monat	6.–7. Lebensjahr
Lateraler Schneidezahn	8.–10. Monat	7.–8. Lebensjahr
Eckzahn	16.–20. Monat	10.–12. Lebensjahr
Vorderer Vorbackenzahn	12.–16. Monat	9.–11. Lebensjahr
Hinterer Vorbackenzahn	10.–24. Monat	10.–12. Lebensjahr
Bleibendes Gebiss*		
Medialer Schneidezahn	7.–8. Lebensjahr	
Lateraler Schneidezahn	8.–9. Lebensjahr	
Eckzahn	10.–12. Lebensjahr	
Vorderer Vorbackenzahn	10.–11. Lebensjahr	
Hinterer Vorbackenzahn	11.–12. Lebensjahr	
Vorderer Backenzahn	6.–7. Lebensjahr	
Hinterer Backenzahn	12. Lebensjahr	
Weisheitszahn	13.–25. Lebensjahr	

* Die bleibenden Zähne fallen normalerweise nicht aus, müssen jedoch bei mangelnder Pflege und zerstörendem kariösem Befall oder bei Erkrankungen des Zahnfleischs (Gingiva) möglicherweise extrahiert werden.

für die mehrgipfeligen Backenzähne entstehen nach Rückbildung des primären Schmelzknotens mehrere sekundäre Schmelzknoten. Sobald in den Raum zwischen Schmelzorgan und Papille die Vorstufen des Schmelzes sezerniert werden, werden diese Schmelzknoten durch Apoptose zurückgebildet.

Glockenstadium

Für die weitere Entwicklung des Zahnkeims nimmt das Schmelzorgan die Gestalt einer Glocke an (➤ Abb. 19.14D und E sowie ➤ Abb. 19.15). Das Mesenchym der Papillenanlage wird zellreicher, die an das innere Schmelzepithel grenzenden Mesenchymzellen werden – zuerst an der Papillenspitze, dann auch an der übrigen Innenseite der Glockenform – hochprismatisch und differenzieren sich zu **Odontoblasten,** die nun **Prädentin** in den Raum zwischen Odontoblasten und innerem Keimepithel abgeben können.

Bald danach verkalkt das Prädentin, wird also zu **Dentin** und gibt dadurch dem darüberliegenden inneren Schmelzepithel das Signal, sich seinerseits zu **Adamantoblasten (Ameloblasten)** zu differenzieren. Während die Dentinschicht dicker wird, werden zwar die Odontoblasten vom Schmelzepithel weggedrängt, ihre Fortsätze bleiben jedoch in den Dentinkanälchen haften und als sog. **Tomes-Fasern** erhalten (➤ Abb. 19.14F und I). Der leicht gelbliche Zahnschmelz der Milchzähne ist – neben dem Schmelz der permanenten Zähne – das zweithärteste Gewebe des Körpers. Die Schmelzschicht liegt über dem spröden Dentin (➤ Abb. 19.16), das unter mechanischer Belastung leicht brechen würde.

Adamantoblasten (die Zellen des inneren Schmelzepithels) ragen mit ihrem apikalen Abschnitt in den Raum der Schmelzpulpa, die sich unmittelbar über dem inneren Schmelzepithel zu dem stoffwechselaktiven *Stratum intermedium* verdichtet hat. Mit ihrem basalen Abschnitt, auch **Tomes-Fortsatz** genannt (nicht zu verwechseln mit den Tomes-Fasern der Odontoblasten, s. o.), sezernieren die Adamantoblasten die zunächst noch unverkalkte **Schmelzgrundsubstanz** in Form von zellbreiten **Schmelzprismen.** Durch die Zunahme der Schmelzdicke wird das innere Schmelzepithel insbesondere an der Glockenspitze nach außen bis an das

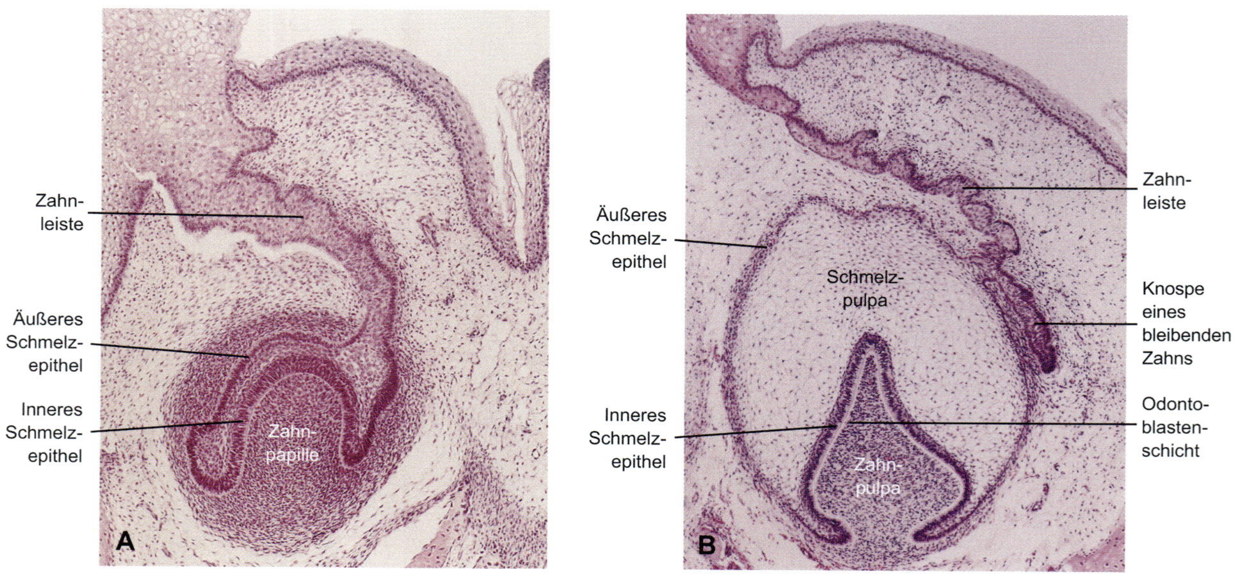

Abb. 19.15 **A)** Mikroskopische Aufnahme einer Zahnanlage (unterer Schneidezahn) im Kappenstadium (13. Woche), bei der das Schmelzorgan (bereits bestehend aus innerem und äußerem Schmelzepithel und einer schmalen, noch dichten Schmelzpulpa) über die Zahnleiste mit der Mundschleimhaut in Verbindung steht (× 80). **B)** Mikrofotografie eines sich entwickelnden Zahns im späten Glockenstadium (16. Woche), bei dem die Ameloblasten (das innere Schmelzepithel) nahezu vollständig differenziert sind (vgl. mit A) und in Kontakt mit der Odontoblastenschicht (an der Außenseite der Zahnpulpa) stehen (× 80). (Aus Moore KL, Persaud TVN, Shiota K: Color atlas of clinical embryology, ed 2 2000, Philadelphia, Saunders.)

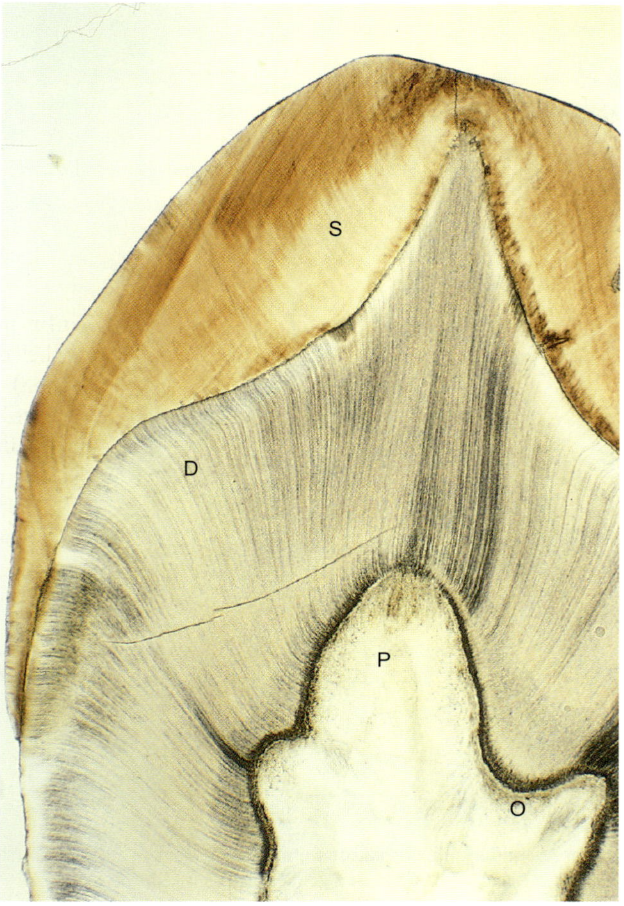

Abb. 19.16 Mikroskopisches Schnittbild von Krone und Hals eines Zahns (× 17). Zahnschmelz (S), Dentin (D) und Zahnpulpa (P) sowie die Odontoblastenschicht (O) können unterschieden werden. (Aus Gartner LR, Hiatt JL: Color textbook of histology, ed 2 2001, Philadelphia, Saunders.)

äußere Schmelzepithel gedrückt und die hier liegende Schmelzpulpa verdrängt. Die Bildung von Schmelz und Dentin beginnt also an der Zahnspitze und schreitet allmählich zur späteren Wurzel fort.

Die Entwicklung der **Zahnwurzel** beginnt allerdings erst, wenn die Dentin- und Schmelzbildung bereits weit fortgeschritten ist (➤ Abb. 19.17). Da die Schmelzpulpa nur bis zum Zahnhals reicht, liegen dort inneres und äußeres Schmelzepithel schon sehr früh in der Art einer Umschlagfalte direkt aneinander und bilden durch weiteres, in die Tiefe reichendes Wachstum die **epitheliale Wurzelscheide** aus (➤ Abb. 19.14F). Diese Scheide wächst weiter in das Kiefermesenchym hinein und initiiert so die Ausbildung der Zahnwurzel. Die Odontoblasten, die mit der epithelialen Wurzelscheide in Kontakt stehen, setzen die Dentinbildung fort. Durch zurückbleibendes Wachstum der epithelialen Wurzelscheide wird die Zahnwurzel zum Kiefer hin schmaler; und durch Zunahme des Wurzeldentins wird die Pulpahöhle an der Spitze der Wurzel zum engen **Wurzelkanal,** durch den hindurch die Gefäße und Nerven laufen.

Während die epitheliale Wurzelscheide in die Tiefe wächst, verdichtet sich das umgebende Mesenchym zum sog. **Zahnsäckchen** aus zellreichem, gut vaskularisiertem Bindegewebe (➤ Abb. 19.14E). Das Zahnsäckchen ist der Vorläufer des Zements und des Zahnhalteapparats. Als **Zement** wird das knochenartige, feste Gewebe bezeichnet, das die Zahnwurzel bedeckt, als **Zahnhalteapparat** das faserige Bindegewebe, das als **Parodontium** die Zahnwurzel umgibt und über das die Zahnwurzel im Alveolarknochen aufgehängt ist (➤ Abb. 19.14G). Wenn sich die Zähne entwickeln und die Kiefer verknöchern, beteiligen sich die äußeren Zellen des Zahnsäckchens an der Knochenbildung. Dadurch wird jeder Zahn relativ rasch fast vollständig – mit Ausnahme der Zahnkrone – von Knochensubstanz umgeben.

Zahndurchbruch

Im Verlauf der bis hierher beschriebenen Entwicklung werden die Zähne langsam, aber stetig in Richtung der Mundhöhle verlagert (➤ Abb. 19.14E–H), und schließlich wird die Zahnkrone von der immer länger werdenden Zahnwurzel durch das Epithel der Mundschleimhaut geschoben. Dadurch wird der umliegende Teil der Mundschleimhaut zum **Zahnfleisch (Gingiva),** das den Zahnhalteapparat bedeckt und ihn vor dem Milieu der Mundhöhle mit ihrem höchst variablen Inhalt schützt. Der Durchbruch der Milchzähne beginnt normalerweise zwischen dem sechsten und achten Monat nach der Geburt – bei Mädchen etwas früher als bei Jungen – mit den medialen **Schneidezähnen** des Unterkiefers. Grundsätzlich brechen die Zähne des Unterkiefers in der Regel vor denen des Oberkiefers durch (➤ Tab. 19 1). Bei gesunden Kindern sind alle Milchzähne am Ende des zweiten Lebensjahres sichtbar. Der Beginn des Zahndurchbruchs kann bei manchen Kindern bis zum 12. oder 13. Lebensmonat auf sich warten lassen; ein noch stärker verzögerter Zahndurchbruch kann auf eine systemische oder ernährungsbedingte Störung der Hypophysen- oder Schilddrüsenfunktion hindeuten.

Das Kindergebiss besteht aus **20 Milchzähnen** *(Dentes decidui),* das vollständige Gebiss des Erwachsenen kann durch die drei zusätzlichen Backenzähne in jeder Kieferhälfte bis zu **32 bleibende Zähne** *(Dentes permanentes)* umfassen. Die bleibenden Zähne entwickeln sich – mit einer starken zeitlichen Verzögerung – in ähnlicher Weise wie die Milchzähne; bereits in den ersten postnatalen Wochen beginnt das Schmelzorgan, z. B. der bleibenden Schneidezähne, mit der Schmelzproduktion. Wenn die Wurzel eines bleibenden Zahns in die Länge wächst, übt die Krone zunehmenden Druck auf die Wurzel des darüberliegenden Milchzahns aus und erreicht damit, dass das Dentin dieser Milchzahnwurzel nach und nach durch **Osteoklasten** abgebaut wird. Ein ausfallender Milchzahn besteht daher nur noch aus der Zahnkrone und dem allerobersten Teil der Zahnwurzel.

Der Durchbruch der bleibenden Zähne beginnt gewöhnlich im sechsten Jahr und setzt sich bis in das Erwachsenenalter fort (➤ Abb. 19.18; ➤ Tab. 19.1). Die Gesichtsform wird schon früh dadurch beeinflusst, dass die Ober- und Unterkiefer die sich vergrößernden, aber noch unsichtbaren permanenten Zähne aufnehmen müssen. Ein besonderer „prospektiver" Reserveraum dafür ist im Oberkiefer die mächtige Vorder- und Seitenwand des *Sinus maxillaris;* dieser Sinus kann sich erst nach dem Durchbruch der Oberkieferzähne zu seiner normalen Form ausdehnen (➤ Abb. 19.18; ➤ Kap. 9). Um die Zahnwurzeln der zusätzlichen permanenten Molaren aufnehmen zu können, werden die **Alveolarfortsätze** beider Kiefer nach

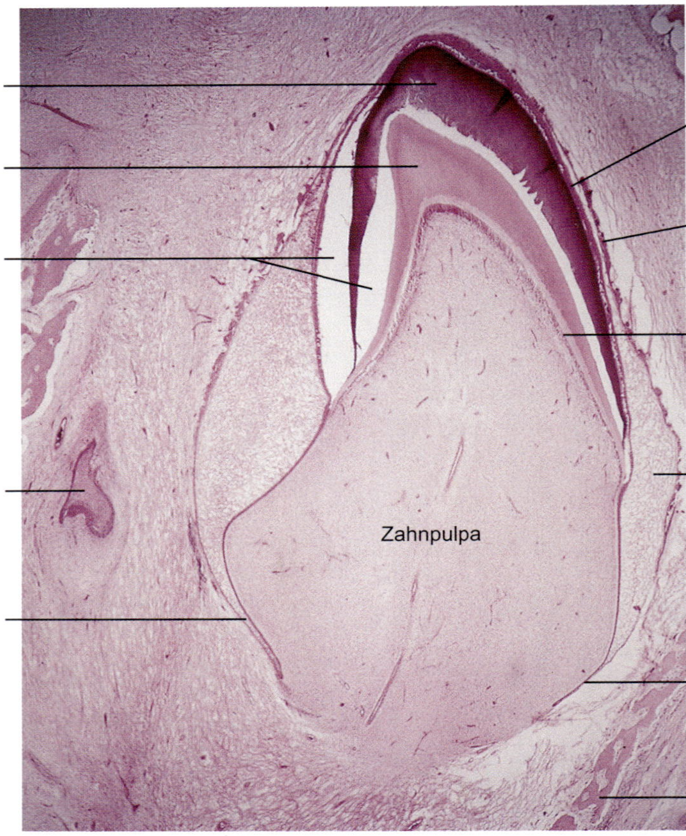

Abb. 19.17 Mikrofotografie eines unteren Schneidezahns mit weit fortgeschrittener Ausbildung der Zahnkrone unmittelbar vor der Geburt. Schmelz und Dentin sind bereits deutlich sichtbar (× 75). (Aus Moore KL, Persaud TVN, Shiota K: Color atlas of clinical embryology, ed 2 2000, Philadelphia, Saunders.)

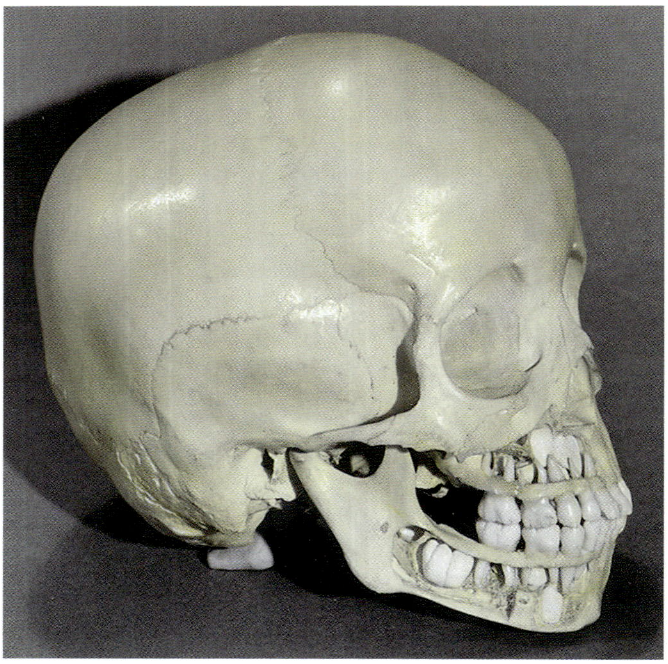

Abb. 19.18 Schädel eines vierjährigen Kindes. Die Kiefer wurden eröffnet, um die Beziehung zwischen den sich entwickelnden bleibenden Zähnen und den bereits durchgebrochenen Milchzähnen aufzuzeigen.

dorsal verlängert, was zur „Vertiefung" des Gesichts im Verlauf der Kindheit führt.

Vorzeitiger Zahndurchbruch Ein vorzeitiger. Zahndurchbruch führt dazu, dass im Extremfall bereits beim Neugeborenen ein bis zwei Schneidezähne des Unterkiefers („Hexenzähne") sichtbar sind. Dies tritt bei ca. einem von 2.000 Neugeborenen auf und kann sich störend auf das Wohlbefinden der Mutter beim Stillen auswirken oder zu Verletzungen der kindlichen Zunge führen. Im Extremfall können zu früh durchgebrochene Zähne ausfallen und versehentlich vom Kind verschluckt werden bzw. in die Atemwege gelangen.

Schmelzhypoplasie Störungen der Schmelzbildung führen zur Ausbildung von Vertiefungen und Rissen im neu gebildeten Schmelz (➤ Abb. 19.20A). Solche Defekte haben ihre Ursache in zeitweiligen Störungen der Schmelzbildung, wie sie durch verschiedene Umweltfaktoren verursacht werden können. So kann der Stoffwechsel der Adamantoblasten durch Nährstoffmangel, Verabreichung von Tetrazyklinen (➤ Abb. 19.20B und ➤ Abb. 19.21E) und durch Infektionskrankheiten wie Masern gestört werden. Eine **Rachitis** (Vitamin-D-Mangelerkrankung) während der kritischen Phase der Zahnentwicklung (in der sechsten bis zwölften Entwicklungswoche) ist in manchen Ländern eine häufige Ursache für die Schmelzdysplasie. Die Rachitis im Kindsalter zeichnet sich auch durch Störungen der Ossifikation der Epiphysenfugen sowie durch eine veränderte Knochenstruktur aus (➤ Kap. 14).

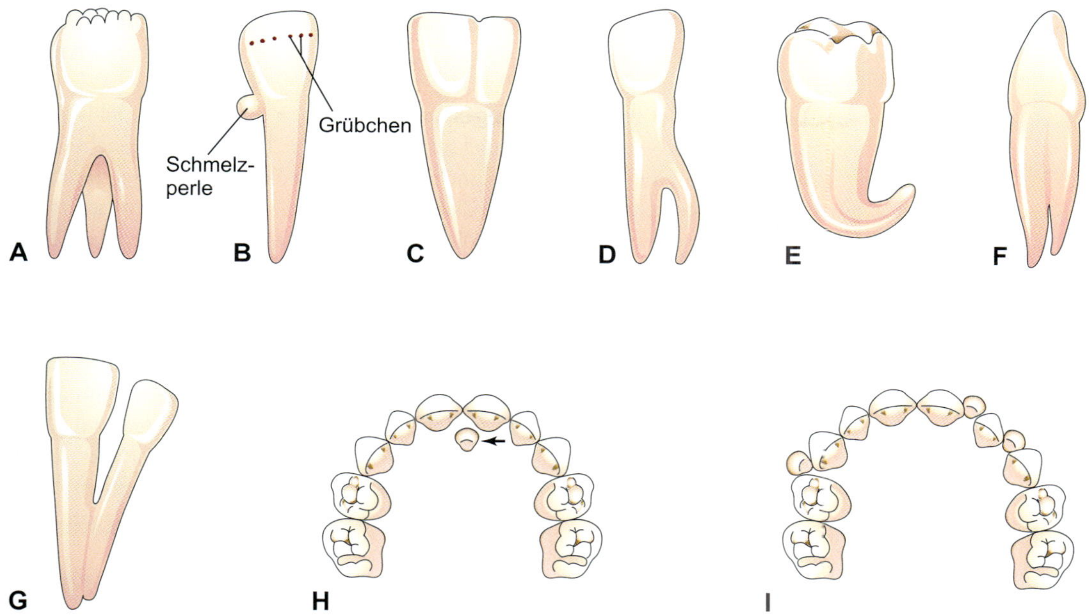

Abb. 19.19 Schemazeichnungen der wichtigsten Zahnfehlbildungen. A) Unregelmäßige (himbeerartige) Krone. **B)** Schmelzperle und Vertiefungen im Schmelz. **C)** Schneidezahn mit einer doppelten Krone. **D)** Abnorm gespaltene Wurzel. **E)** Gekrümmte Wurzel. **F)** Verzweigte Wurzel. **G)** Verschmolzene Zahnwurzeln. **H)** Überzähliger Schneidezahn (Hyperdontie) im Bereich des Gaumens (siehe Pfeil). **I)** Hyperdontie mit dreizehn Zähnen statt der gewöhnlichen zehn im Oberkiefer.

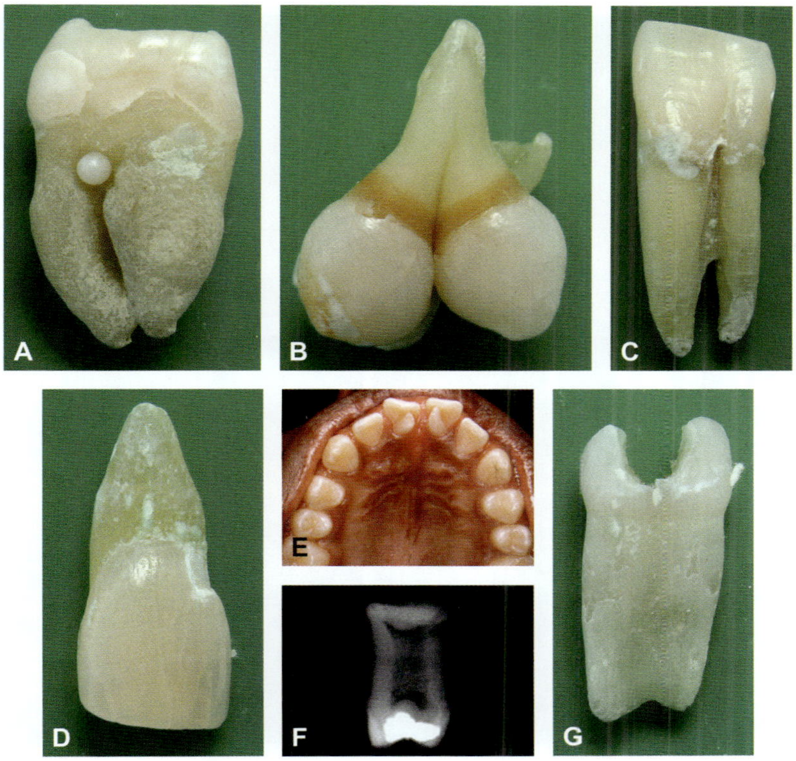

Abb. 19.20 Fotografien einiger häufig vorkommender Zahnanomalien. A) Schmelzperle an einem bleibenden maxillären dritten Molaren. **B)** Germination (Doppelbildung) und Tetrazyklin-Verfärbung eines maxillären dritten Molaren. **C)** Fusion zwischen einem zentralen und lateralen unteren Schneidezahn. **D)** Abnorm kurze Wurzel eines zentralen maxillären Schneidezahns (Mikrodontie). **E)** Dens invaginatus an der lingualen Seite der maxillären zentralen Schneidezähne. **F)** Röntgenbild eines taurodonten bleibenden maxillären zweiten Molaren (mit abnorm weiter Pulpahöhle). **G)** Fusion eines zentralen und lateralen mandibulären Schneidezahns. (Mit freundlicher Genehmigung von Dr. Blaine Cleghorn, Dalhousie University, Halifax, Nova Scotia, Kanada.)

19

Abweichungen der Zahnform Fehlgestaltete Zähne kommen relativ häufig vor (➤ Abb. 19.19A–G, ➤ Abb. 19.21 und ➤ Abb. 19.22). Gelegentlich treten runde Schmelzanhängsel, sog. **Schmelzperlen,** am Zahn auf. Sie entstehen durch Unregelmäßigkeiten des inneren Schmelzepithels. In anderen Fällen kann der seitliche Schneidezahn des Oberkiefers eine dünne, zapfenförmige Gestalt aufweisen (Zapfenzähne). Störungen in der Zahnentwicklung können auch zu **Makrodontie** (Riesenzähne) und **Mikrodontie** (Zwergenzähne, ➤ Abb. 19.20D) führen. Die **angeborene Syphilis** beeinträchtigt die Ausbildung der permanenten Zähne in der Weise, dass sich schraubendreherartige Schneidezähne mit medianen Kerben in der Kaufläche bilden.

Abweichungen der Zahnanzahl Die Zahl der Zähne ist – wie ihre charakteristische individuelle Form – ein vererbtes Merkmal. Relativ häufig fehlen einzelne Zähne **(partielle Anodontie),** oder es werden ein oder mehrere überzählige Zähne gebildet (➤ Abb. 19.19H und I; ➤ Abb. 19.21A). Bei einer **vollständigen Anodontie** werden gar keine Zähne angelegt. Diese sehr seltene Störung geht häufig mit einer angeborenen ektodermalen Dysplasie einher. **Überzählige Zähne** finden sich gewöhnlich im Bereich der Schneidezähne des Oberkiefers (➤ Abb. 19.20E, ➤ Abb. 19.21F), wo sie zu Störungen der Stellung und des Durchbruchs der normalen Zähne führen; sie brechen normalerweise auf der lingualen Seite der normalen Zähnen durch.

Teilung und Verschmelzung von Zahnanlagen Gelegentlich teilt sich eine Zahnanlage, oder es verschmelzen zwei Zahnanlagen ganz oder teilweise. Die Verschmelzung kann zur Ausbildung von **Zahnfusionen** führen (➤ Abb. 19.20C und G), was bei den oberen Schneidezähnen des Milchgebisses vergleichsweise häufig auftritt. In manchen Fällen bildet sich kein bleibender Zahn, was vermuten lässt, dass die Anlage des Milchzahns und die Ersatzzahnanlage verschmolzen sind. Durch Teilung der Zahnanlage kann ein **Zwillingszahn** entstehen (➤ Abb. 19.20B).

Zahnkeimzysten Eine Zahnkeimzyste kann sich überall dort bilden, wo sich noch nicht durchgebrochene Zähne finden – also entweder im Ober- oder Unterkiefer oder im *Sinus maxillaris.* Sie entsteht durch Degeneration der Schmelzpulpa im Schmelzorgan eines noch nicht durchgebrochenen Zahnes. Die meisten Zysten sitzen tief im Kiefer und sind mit aberranten, fehlgestalteten bleibenden Zähnen assoziiert, die nicht durchgebrochen sind.

Amelogenesis imperfecta Unter dem Begriff der *Amelogenesis imperfecta* wird eine komplexe Gruppe von Störungen zusammengefasst, bei denen es ohne weitere systemische Erkrankung zu entwicklungsbedingten Fehlbildungen des Zahnschmelzes kommt (➤ Abb. 19.21A). Der Schmelz ist bei diesen Erkrankungen aufgrund verminderter Kalziumeinlagerung weich und bröckelig, und die Zähne sind gelblich braun verfärbt. Die Verfärbung kommt

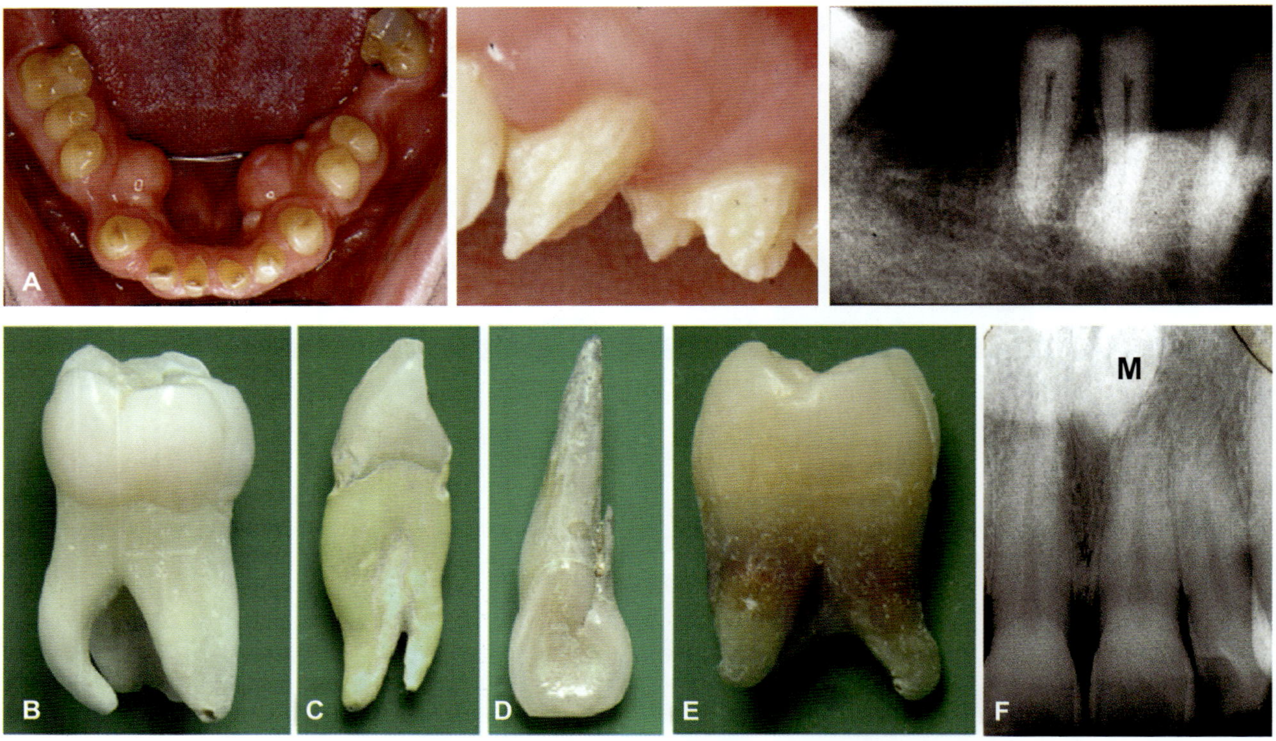

Abb. 19.21 Fotografien und Röntgenaufnahmen von häufigen angeborenen Zahnfehlbildungen. A) Schmelzhypoplasie *(Amelogenesis imperfecta):* Die Zahnkronen sind abgerundet oder unregelmäßig geformt. **B)** Zusätzliche Wurzel an einem mandibulären Molaren. **C)** Zusätzliche Wurzel an einem mandibulären Eckzahn. **D)** Akzessorische Wurzel an einem maxillären lateralen Schneidezahn. (Zusätzliche Wurzeln stellen im Verlauf von Wurzelbehandlungen und bei der Zahnextraktion eine besondere Herausforderung dar.) **E)** Tetrazyklin-Verfärbung eines maxillären dritten Molaren. **F)** Ein überzähliger medianer Schneidezahn (Mesiodons, M) an der Spitze eines zentralen Schneidezahns. (Überzählige Zähne treten mit einer Häufigkeit von ca. 1–3 % in der Gesamtbevölkerung auf.). (A–E mit freundlicher Genehmigung von Dr. Blaine Cleghorn, Dalhousie University, Halifax, Nova Scotia, Kanada; F mit freundlicher Genehmigung von Dr. Steve Ahing, University of Manitoba, Winnipeg, Kanada.)

durch das Durchscheinen des gelb gefärbten Dentins durch die extrem dünne Schicht von abnorm strukturiertem Zahnschmelz zustande. Die Inzidenz der *Amelogenesis imperfecta* liegt in Abhängigkeit von der untersuchten Population zwischen 1 : 8.000 und 1 : 700. Viele verschiedene Vererbungsmuster von Mutationen bei den für die Schmelzbildung verantwortlichen Proteinen (z. B. Ameloblastin, Amelogenin) spielen eine Rolle.

Dentinogenesis imperfecta Dieses Krankheitsbild ist bei hellhäutigen Kindern vergleichsweise häufig (➤ Abb. 19.22). Die Zähne sind dabei grau bis graublau durchscheinend verfärbt aufgrund einer Fehlbildung der Odontoblasten, die zur Bildung ungenügend kalzifizierten Dentins führt. Es sind sowohl das Milchgebiss als auch die bleibenden Zähne betroffen. Der Schmelz wird sehr schnell abgenutzt, sodass das Dentin freiliegt. Diese Anomalie geht meist auf einen Defekt des Chromosoms 4q zurück und wird autosomal-dominant vererbt.

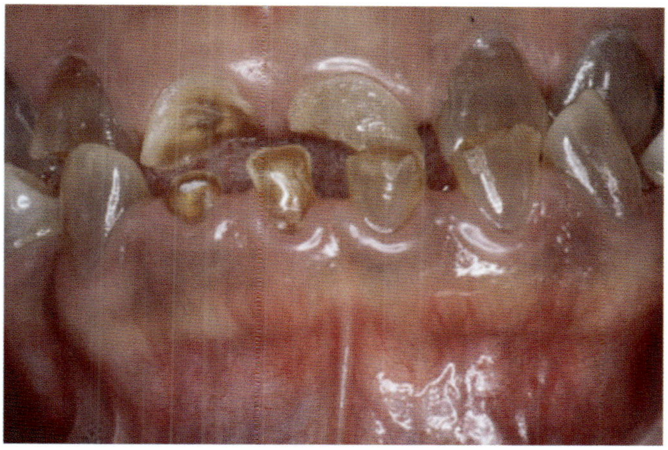

Abb. 19.22 Fotografie eines Kindergebisses mit Dentinogenesis imperfecta (Glaszähne). (Aus Hunter KD, Brierly D: Pathology of the teeth: an update. Dig Histopath 23(6):275–283, 2017.)

Fehlfärbung der Zähne Verfärbungen der Zähne entstehen durch Fremdsubstanzen, die in den sich entwickelnden Schmelz bzw. das Dentin eingebaut werden. Eine Freisetzung von Hämoglobin ins Blutplasma, wie sie mit einer fetalen Erythroblastose bzw. einer neonatalen Hämolyse einhergeht (➤ Kap. 7), kann zu einer Blau- oder Schwarzfärbung der Zähne führen. Alle Tetrazykline (eine weitverbreitete Klasse von Antibiotika) werden in großer Menge in die Zahnhartsubstanzen eingebaut. Die kritische Phase hierfür liegt für die Milchzähne zwischen der 14. Entwicklungswoche und dem zehnten postnatalen Monat und für die bleibenden Zähne zwischen der zehnten Entwicklungswoche und dem 16. Lebensjahr.

Eine Tetrazyklinfärbung beruht auf der Tetrazyklineinlagerung in das Hydroxylapatit und betrifft sowohl den Zahnschmelz als auch das Dentin (➤ Abb. 19.20B und ➤ Abb. 19.21F). Die Färbung resultiert aus dem Zerfall der Tetrazykline unter Lichteinfall in ein bräunlich gelb gefärbtes Abbauprodukt. Das Dentin ist dabei aufgrund seiner höheren Permeabilität nach Abschluss der Zahnmineralisierung stärker betroffen als der Schmelz. Da die Dentinbildung mit Ausnahme der dritten Molaren erst mit dem achten Lebensjahr abgeschlossen ist, sollten Tetrazykline nicht an Schwangere oder Kinder unter acht Jahren verabreicht werden.

19

Zusammenfassung

Entwicklung von Haut und Hautanhangsorganen

Die Haut und ihre Anhangsgebilde entwickeln sich aus dem Ektoderm, dem Mesoderm und aus Neuralleistenzellen. Die **Epidermis** entsteht aus dem Oberflächenektoderm. Ihre natürliche Tönung erhält die Haut durch die **Melanozyten,** die als Derivate der Neuralleistenzellen in die Epidermis einwandern. Verhornte Epidermiszellen treten nach dem Ablösen der vorläufigen Deckschicht **(Periderm)** ab der 21. Woche auf; sie werden bereits jetzt abgeschilfert und vermischen sich mit den Ausscheidungen der Talgdrüsen zur ***Vernix caseosa,*** der sog. Käseschmiere, einer weißlichen, zähen Substanz, die die fetale Haut vor der Amnionflüssigkeit schützt und durch ihre Schlüpfrigkeit den Geburtsvorgang erleichtert.

Bei den meisten angeborenen Anomalien der Haut handelt es sich um **Störungen der Keratinisierung** (Ichthyose) oder der **Pigmentierung** (z. B. Albinismus). Eine abnorme Blutgefäßentwickung in der Haut führt zur Ausbildung verschiedener Arten von **Angiomen.**

Haare und **Nägel** entwickeln sich aus Epithelzapfen, die von der Epidermis in die Dermis einwachsen. Ungefähr ab der 20. Woche ist der Fetus vollständig mit feinen, flaumartigen Haaren bedeckt, den sog. **Lanugohaaren.** Diese Haare fallen bei der Geburt oder kurz danach aus und werden durch gröbere Haare ersetzt. Haare und Nägel können vollständig fehlen; im anderen Extremfall einer gestörten Entwicklung werden Haare im Überschuss gebildet, außerdem können Haare und Nägel fehlgestaltet sein.

Die meisten **Talgdrüsen** entwickeln sich als seitliche Auswüchse der Haarfollikel, können sich jedoch auch als direkte Anhangsgebilde der Epidermis bilden. Immer als direkte Auswüchse der Epidermis in die Dermis entstehen die **kleinen Schweißdrüsen** und die **Brustdrüsen.** Ein Fehlen der Brustdrüsen ist selten, während überzählige Brüste **(Polymastie)** oder Brustwarzen **(Polythelie)** relativ häufig vorkommen.

Zähne entwickeln sich aus Ektoderm und aus Mesenchym, das aus Neuralleistenzellen entsteht. Der Schmelz wird von den **Adamantoblasten** gebildet, die aus den Zahnleisten des Ektoderms der Mundhöhle hervorgehen. Alle anderen Zahngewebe bilden sich aus dem Mesenchym. Die häufigsten angeborenen **Zahnanomalien** bestehen in einer fehlerhaften Ausbildung von Schmelz und Dentin sowie in abnormen Zahnformen oder in Variationen von Zahl und Position der Zähne. **Tetrazykline** werden in Schmelz und Dentin sich entwickelnder Zähne eingebaut und bewirken dort eine braungelbe Verfärbung sowie eine Schmelzhypoplasie; sie sollten daher schwangeren Frauen oder Kindern unter acht Jahren nicht verschrieben werden.

Klinisch orientierte Fragen

Fall 19–1

Bei einem neugeborenen Kind sind zwei Schneidezähne des Oberkiefers bereits durchgebrochen.

- Wie bezeichnet man diese Zähne?
- Wie häufig ist diese Anomalie?
- Handelt es sich dabei um überzählige Zähne?
- Welche Probleme und/oder Gefahren gehen mit dem Vorhandensein von Zähnen zum Zeitpunkt der Geburt einher?

Fall 19–2

Das Milchgebiss eines Kindes weist eine braungelbe Färbung sowie eine Schmelzhypoplasie auf. Die Mutter erinnert sich, im zweiten Trimester der Schwangerschaft mit Antibiotika behandelt worden zu sein.

- Was ist die wahrscheinliche Ursache für die Schmelzverfärbung des Kindes?
- Eine Funktionsstörung welcher Zellen verursacht eine Schmelzhypoplasie?
- Werden die bleibenden Zähne ebenfalls verfärbt sein?

Fall 19–3

Ein Kind wird mit einem kleinen, unregelmäßigen, hellroten Fleck in der Nackengegend geboren. Der Fleck tritt nicht aus der Haut hervor und wird nach leichter Druckeinwirkung heller.

- Wie heißt diese angeborene Anomalie?
- Worauf deuten die Beobachtungen hin?
- Kommt diese Anomalie häufig vor?
- Gibt es andere Namen für diese Hautanomalie?

Fall 19–4

Ein neugeborenes Kind hat ein Haarbüschel in der lumbosakralen Region des Rückens.

- Was zeigt dieses Büschel sehr wahrscheinlich an?
- Handelt es sich dabei um eine häufige Störung?
- Besitzt diese Anomalie klinische Relevanz?

Fall 19–5

Die Haut eines Neugeborenen hat eine kollodiumartige Deckschicht, die bald nach der Geburt aufzureißen und abzublättern beginnt. Später entwickelt sich eine lamelläre Ichthyose.

- Beschreiben Sie diese Erkrankung kurz.
- Tritt sie häufig auf?
- Wie wird sie vererbt?

Antworten zu den Fragen finden Sie am Buchende.

ZITIERTE UND WEITERFÜHRENDE LITERATUR

Brăescu R, Săvinescu SD, Tatarciuc MS, Zetu IN, Giușcă: Căruntu I-D: Pointing on the early stages of maxillary bone and tooth development – histological findings, Rom J Morphol Embryol 61(1):167, 2020.

Chiego DJ Jr: Essentials of oral histology and embryology – a clinical approach, ed 4 2014, Philadelphia, Mosby Elsevier.

Chiu YE: Dermatology. In Marcdante KJ, Kliegman KJ, editors: Nelson essentials of pediatrics, ed 7 2015, Philadelphia, Saunders.

Coletta R. D., McCoy E. L., Burns V. et al. Characterization of the Six 1 homeobox gene in normal mammary gland morphogenesis. BMC Dev Biol. 2010; 10: 4

Duggal MS, Hosey MT, editors: Paediatric dentistry, ed 4 2012, Oxford, Oxford University Press.

Felipe AF, Abazari A, Hammersmith KM, Rapuano CJ, Nagra PK, Peiro BM: Corneal changes in ectrodactyly-ectodermal dysplasia-cleft lip and palate syndrome: case series and literature review, Int Ophthalmol 32:475, 2012.

Galli-Tsinopoulou A, Stergidou D: Polythelia: simple atavistic remnant or a suspicious clinical sign for investigation? Pediatr Endocrinol Rev 11:290, 2014.

Harryparsad A, Rahman L, Bunn BK: Amelogenesis imperfecta: a diagnostic and pathological review with case illustration, SADJ 68:404, 2013.

Inman JL, Robertson C, Mott JD, Bissell MJ: Mammary gland development: cell fate specification, stem cells and the microenvironment, Development 142:1028, 2015.

Jussila M., Thesleff I. Signaling networks regulating tooth organogenesis and regeneration, and the specification of dental mesenchymal and epithelial cell lineages. Cold Spring Harb Perspect Biol. 2012; 4: 4. https://doi.org/10.1101/cshperspect.a008425.

Kliegman RR, Stanton B, Geme J, Schor NF, Behrman RE, editors: Nelson textbook of pediatrics, ed 20 2016, Philadelphia, Elsevier.

Landau Prat D, Katowitz WR, Strong A, Katowitz JA. Ocular manifestations of ectodermal dysplasia. Orphanet J Rare Dis, 16, (1), 2021. https://doi.org/10.1186/s13023-021-01824-2.

Lee K., Gjorevski N., Boghaert E. et al. Snail1, Snail2, and E47 promote mammary epithelial branching morphogenesis. EMBO J. 2011; 30.

Little H, Kamat D, Sivaswamy L: Common neurocutaneous syndromes, Pediatr Ann 44(11):497, 2015.

Marwaha M, Nanda KD: Ectrodactyly, ectodermal dysplasia, cleft lip, and palate (EEC syndrome), Contemp Clin Dent 3:205, 2012.

McDermottt K. M., Liu B. Y., Tisty T. D. et al. Primary cilia regulate branching morphogenesis during mammary gland development. Curr Biol. 2010; 20: 731

Moore K. L., Dalley A. F., Agur A. M. R. Clinically Oriented Anatomy. 6th ed. 2010; Williams & Wilkins. Baltimore.

Müller M., Jasmin J. R., Monteil R. A. et al. Embryology of the hair follicle. Early Hum Dev. 1999; 26: 59

Nanci A. Ten Cate's Oral Histology. Development, Structure, and Function. 7th ed. 2008; CV Mosby. St. Louis.

Ng KJ, Lim J, Tan YN, et al.: Sox2 in the dermal papilla regulates hair follicle pigmentation, Cell Reports 40:1, 2022.

Paller A. S., Mancini A. J. Hurwitz Clinical Pediatric Dermatology: A Textbook of Skin Disorders of Childhood and Adolescence. 3rd ed. 2006; WB Saunders. Philadelphia.

Papagerakis P, Mitsiadis T: Development and structure of teeth and periodontal tissues. In Rosen CJ, editor: Primer on the metabolic bone diseases and disorders of mineral metabolism, ed 8 2013, New Jersey, John Wiley & Sons.

Parekh S, Harley K. Anomalies of tooth formation and eruption. R Welbury, MS Duggal, MT Hosey, Paediatric Dentistry, ed 5 2018, Oxford University Press: 257–276 https://doi.org/10.1093/oso/9780198789277.003.0022.

Pillaiyar T, Manickam M, Jung S-H: Recent development of signalling pathways inhibitors of melanogenesis, Cell Signal 40:99, 2017.

Smolinski K. N. Hemangiomas of infancy: Clinical and biological characteristics. Clin Pediatr. 2005; 44: 747

Som PM, Laitman JT, Mak K: Embryology and anatomy of the skin, its appendages, and physiologic changes in the head and neck, Neurographics 7:390, 2017, 2011.

Watts A., Addy M. A. Tooth discolouration and staining: A review of the literature. Br Dent J. 2001; 190: 309.

Yang, S., F. Huang, F. Zhang, X. Sheng, W. Fan and W. L. Dissanayaka: Emerging Roles of YAP/TAZ in Tooth and Surrounding: from Development to Regeneration. Stem Cell Rev Rep. 2023 Aug;19(6):1659–1675. doi: https://doi.org/10.1007/s12015-023-10551-z. Epub 2023 May 13.

KAPITEL

20 Funktionelle Prinzipien der Entwicklungsbiologie

Erweiterte Fassung des Kapitels „Häufig genutzte Signalwege der embryonalen Entwicklung" von Jeffrey T. Wigle und David D. Eisenstat

Zur Orientierung

Das wesentliche Element der embryonalen Entwicklung auf zellulärer Ebene ist die schrittweise Wandlung einzelner Zellen aus einem undifferenzierten, vielseitig „verwendbaren" Zustand in die Form und Funktion, die für komplexe Organe und Organsysteme im erwachsenen Organismus gebraucht werden. Für diese komplexe Aufgabe muss die Zelle – zusätzlich zu ihren regulären „Haushaltsaufgaben" (engl.: *Housekeeping*) – eine Vielzahl von inneren und äußeren Faktoren koordinieren und integrieren, um im Ergebnis Proliferation, Differenzierung, programmierten Zelltod (Apoptose) oder „einfache" Zellmigration auszuführen. Ein genau austariertes Gleichgewicht zwischen diesen zellulären Aktivitäten und Funktionszuständen ist dann für die korrekte Entwicklung eines bestimmten Organs oder Organsystems notwendig. Störungen dieses Aktionsgleichgewichts führen zu abnormer Entwicklung und angeborenen Fehlbildungen. Zahlreiche molekulare Steuerungsmechanismen der embryonalen Entwicklung konnten auch bei pathologischen Abläufen des Erwachsenen nachgewiesen werden, insbesondere auf dem Feld der Krebsentstehung gibt es hierbei vielfältige „Déjà-vu"-Erlebnisse.

Angesichts der vielen verschiedenen Organfunktionen und der zugehörigen Formen mag es überraschen, dass bisher nur eine überschaubare Anzahl von klar unterscheidbaren molekularen Steuerungsmechanismen entdeckt wurde. Im Detail sind die Mechanismen jedoch selbst hochkomplex, und so sollen im Folgenden nur die „bewährten" unter diesen Mechanismen ohne Anspruch auf Vollständigkeit oder erschöpfende Darstellung kurz vorgestellt werden. Die Beschreibung konzentriert sich dabei einerseits auf die verschiedenen Möglichkeiten der direkten, „distanzlosen" und der indirekten, weiträumigeren interzellulären Kommunikation und andererseits auf Formen der (intrazellulären) Regulation spezifischer Genaktivitäten. Vorangestellt sind zunächst einige Beispiele gängiger Modellorganismen und typischer zellbiologischer Phänomene der Entwicklung, anhand derer die molekularen Grundlagen der Entwicklung etabliert werden konnten.

20.1 Modellorganismen

Das meiste Wissen über die Mechanismen, die die menschliche Entwicklung steuern, wurde zunächst abgeleitet von der „retrospektiven" Analyse angeborener Fehlentwicklungen, denn Versuche an menschlichen Embryonen werfen in Abhängigkeit von unterschiedlichen, z. T. kulturbedingten Sichtweisen schwerwiegende ethische Probleme auf. Die frappierende Vergleichbarkeit von experimentell ermittelten embryologischen Vorgängen im Tierreich legt jedoch nahe, dass die meisten Daten der Entwicklungsvorgänge in tierischen Organismen auch für das Verständnis der menschlichen Entwicklung große Bedeutung haben. Durch molekularbiologische Fortschritte in den letzten Jahrzehnten konnten daher zahlreiche sog. Modellorganismen etabliert werden, darunter nicht von ungefähr die „üblichen Verdächtigen" aus der unmittelbaren Umgebung des Menschen, wie die Fruchtfliege *Drosophila melanogaster*, der Wurm *Caenorhabditis elegans*, das Huhn *Gallus gallus* und die Maus *Mus musculus*, oder spezielle „laborfähige" Züchtungen wie der Zebrafisch *Danio rerio* oder der südafrikanische Krallenfrosch *Xenopus laevis*. Zur Reproduzierbarkeit der Ergebnisse innerhalb jedes dieser Modellorganismen ist ein hoher Grad der Inzucht unabdingbar, der zwar Einschränkungen bezüglich der Übertragung der Ergebnisse auf den Menschen als „Organismus" mit sich bringt, da Inzucht (Inzest) wegen der bekannten pathologischen Auswirkungen unerwünscht und in den meisten Kulturen per Gesetz verboten ist. Aber die Untersuchungen an diesen ingezüchteten Modellorganismen haben zur Bestätigung zahlreicher grundlegender, speziesübergreifender Gesetzmäßigkeiten der embryonalen Entwicklung geführt und tragen so zu einer immens nützlichen, letztlich vereinfachenden Ordnung des entwicklungsbiologischen Wissens und zu einer Versachlichung der Debatte über unterschiedliche Ergebnisse und Sichtweisen bei: Jedes Organsystem hat zwar sein eigenes Entwicklungsmuster, aber im Grunde sind die meisten Abläufe, die zur Ausbildung und Reifung dieser unterschiedlichen Organe führen, sehr ähnlich und dürften deshalb – mit der gebotenen Vorsicht – auch auf die entsprechende Organentwicklung des Menschen anwendbar sein. Im Detail der Analysen und Wechselwirkungen nimmt die Komplexität jedoch weiter zu und führt – z. B. in der pränatalen Diagnostik – zu neuen schwierigen, teilweise nicht eindeutig lösbaren Problemen, die besonders auch ethischer Natur sind.

Für die meisten Entwicklungsvorgänge sind präzise koordinierte **Wechselwirkungen zwischen genetischen und Umgebungsfaktoren** erforderlich. Differenzierungsvorgänge werden durch verschiedene Kontrollmechanismen gesteuert, die für die notwendige Synchronizität bei der Entwicklung sorgen. Das betrifft Wechselwirkungen auf verschiedenen Ebenen des Organismus: Die Wechselwirkungen können sich bei Betrachtungen von Zellen z. B. in einer kontrollierten Zellvermehrung (Proliferation), einer gerichteten Wanderung einzelner Zellen oder von Zellverbänden und beim programmierten Zelltod (Apoptose) zeigen. Bei der Untersuchung von Genen werden aus morphologischen oder biochemischen Unterschieden der experimentellen Organismen oder Zellen mit bekannter Genausstattung Rückschlüsse auf Wechselwirkungen zwischen verschiedenen Genen gezogen. Und in der Molekularbiologie werden Wechselwirkungen von biochemisch definierten Elementen eines Versuchsaufbaus beschrieben, die häufig ebenfalls zu unterschiedlicher Morphologie eines Organismus oder zu unterschiedlichem Verhalten von Zellen und zellulären Verbänden führen. Die hier vorgestellte Auswahl von Fortschritten und Ergebnissen auf drei Ebenen (Organismus, Zelle, Moleküle) soll deutlich machen, unter welchen Blickwinkeln die embryologische Entwicklung untersucht werden kann und wie sich darin die Prinzipien der Entwicklungsbiologie abzeichnen, die bei aller Wissensvermehrung auch zur oben angesprochenen gegenwärtigen Vereinfachung und Versachlichung der Betrachtung beitragen können.

20.2 Zellbiologie der Entwicklung

Die Embryonalentwicklung wird seit Aristoteles als Phase des Wachstums und der zunehmenden Komplexität von Strukturen und Funktionen (➤ Kap. 1.2.1) angesehen. Wachstum wird erreicht durch Vermehrung der Zellen und durch die Synthese von extrazellulärer Matrix. Komplexität wird dagegen erzielt durch Differenzierung und Gestaltentwicklung (Morphogenese). Im Hinblick auf Differenzierung werden die Zellen, aus denen der eigentlich embryonale Körper besteht, als pluripotent bezeichnet, d. h., sie können – je nach den gegebenen Umständen – verschiedene Entwicklungspfade durchlaufen. Während die Gewebe ihre spezifischen Eigenschaften ausbilden und immer höher entwickelte Formen und Funktionen annehmen, verlieren ihre Zellen zunehmend das zuvor vorhandene breite Spektrum an Entwicklungsmöglichkeiten. Dieser Einengung des Spektrums liegt das Prinzip zugrunde, dass Entscheidung und Auswahl die Voraussetzungen sind, um eine Vielfalt von Gewebetypen zu erzielen. Diese Entscheidungen werden einerseits zellautonom, d. h. durch ein intrinsisches Programm der Zelle, gefällt, wie dies häufig bei Stammzellen der Fall ist. Andererseits beteiligen sich zahlreiche extrinsische Informationen aus der unmittelbaren Umgebung (u. a. aus umgebenden Geweben) daran, die zellulären Aktivitäten – und damit die Voraussetzung für eine normale Organfunktion – zu koordinieren.

Im Rahmen der Betrachtung zur biologischen Induktion (s. u.) wird auch die Notwendigkeit der **Zellwanderung** erwähnt, die die interagierenden Partner in unmittelbare Nachbarschaft bringt und dafür einer engen Steuerung unterliegt; möglicherweise wird dies wiederum durch ein Induktionssignal benachbarter Zellen vermittelt. Als weitere Faktoren der Entwicklung sind außerdem die kontrollierte **Zellvermehrung** (Proliferation) und der sog. programmierte **Zelltod** wesentliche Voraussetzungen für eine erfolgreiche Entwicklung. Beide Phänomene sind gegenwärtig Gegenstand intensiver Beschreibung in allen genannten Modellorganismen. Noch ist die Komplexität der Ergebnisse jedoch zu groß für eine überschaubare Darstellung, sodass die Phänomene der Zellvermehrung, des Zelltods und der Zellwanderung nur im Zusammenhang mit der Entwicklung bestimmter Stadien oder Organanlagen erwähnt werden.

20.2.1 Stammzellen

Eine Stammzelle zeichnet sich durch zwei Eigenschaften aus: Sie kann sich selbst erneuern, d. h. durch Zellteilung wieder eine Stammzelle hervorbringen, und sie kann unter definierten Bedingungen einen bestimmten Differenzierungsweg einschlagen, d. h. Zelltypen aller Grundgewebe des Körpers hervorbringen und durch fortgesetzte Teilung vermehren. Diese Fähigkeit wird auch als **Toti-** oder **Pluripotenz** bezeichnet (s. u.). Für die zuerst genannte Eigenschaft vollführt die Stammzelle eine **symmetrische Teilung** (im Gewebezusammenhang wie z. B. im Neuralrohr – dort auch als vertikale Teilung bezeichnet), und die beiden entstehenden Tochterzellen haben wieder Stammzelleigenschaften (➤ Abb. 20.1A). Grundlage für die zweite Eigenschaft ist eine **asymmetrische** (im Neuralrohr horizontale) **Zellteilung,** bei der neben einer Tochterzelle mit Stammzelleigenschaften eine Vorläuferzelle mit differenzierten Eigenschaften entsteht (➤ Abb. 20.1A). Bisher konnten drei Typen von Stammzellen aus verschiedenen Gewebezusammenhängen isoliert werden: embryonale Stammzellen (ESC), adulte Stammzellen und Tumorstammzellen.

ESCs werden aus der inneren Zellmasse des Blastozystenstadiums gewonnen, und ihre Potenz wird entsprechend dieser Herkunft als Pluripotenz definiert: Im Gegensatz zu den totipotenten Blastomeren der vorgeschalteten Entwicklung können ESC „nur" noch die Zellen des embryonalen Körpers, nicht aber die extraembryonalen Trophoblastzellen (und damit die Vorläuferzellen der Plazenta) hervorbringen. In ESCs sind Transkriptionsfaktoren aktiv, z. B. *Sox2* und *Oct3/4,* die verschiedene Differenzierungsprogramme (z. B. die Programme der Hox-Gene, s. u.) unterdrücken.

Adulte Stammzellen finden sich in großer Zahl in differenzierten Geweben und Organen mit einer hohen Erneuerungsgeschwindigkeit, z. B. im Knochenmark, im Haarfollikel und in der Schleimhaut des Magen-Darm-Trakts. Es gibt allerdings auch „Nester" von adulten Stammzellen in einigen Geweben, die bisher für zur Regeneration unfähig gehalten wurden: das Zentralnervensystem und die Retina; diese Stammzellpopulationen sind klein und finden sich in der Subventrikularzone des Hippokampus bzw. am Rand des Ziliarkörpers. Hämatopoetische Stammzellen aus dem Knochenmark, der peripheren Blutzirkulation oder aus der Nabelschnur werden derzeit routinemäßig genutzt, um eine primäre Immuninsuffizienz oder angeborene metabolische Störungen zu behandeln oder um das Knochenmark nach ablativer Bestrahlung zu ersetzen.

Tumorstammzellen (*cancer stem cells*, CSC) werden intensiv beforscht, seitdem bekannt wurde, dass nach der Behandlung von Leukämie oder verschiedenen soliden Tumoren (kolorektale Karzinome oder maligne Gliome) trotz Strahlen- oder Chemotherapie kleine Gruppen von Zellen, häufig erkennbar am Zelloberflächenmarker CD133, überleben, also therapieresistent sind. Alle Anstrengungen konzentrieren sich hier nun darauf, auch diese besondere Gruppe von Tumorzellen zu eliminieren.

Theoretisch könnte man Stammzellen nutzen, um degenerierende Erkrankungen wie die Parkinson-Krankheit, Gewebeschäden nach Minderdurchblutungen (Schlaganfall) oder Trauma (Rückenmarksverletzungen) durch Zellersatz zu behandeln, jedoch lassen sich weder embryonale noch adulte Stammzellen in genügend großer Zahl experimentell gewinnen. Großes Interesse hat deshalb die Entdeckung auf sich gezogen, dass adulte somatische Zellen (z. B. Epithelien und Fibroblasten der Haut) in Kultur in einen de-differenzierten, stammzellähnlichen Zustand überführt werden können (sog. **induced pluripotent stem cells, iPS**). Mithilfe eines „Cocktails" von drei bis vier Master-Transkriptionsfaktoren *(Oct3/4, Sox2, Klf4* und *c-Myc*) können differenzierte Zellen zu pluripotenten Stammzellen „umprogrammiert" werden (➢ Abb. 20.1B). Die Gene können mit nichtviralen Methoden eingeschleust werden und könnten bei einer Vielzahl menschlicher Erkrankungen erstaunlich komplexe Strukturen (z. B. Nierenkörperchen, Netzhaut) und Funktionen (z. B. Glukosekonzentration-abhängige Insulinproduktion) wiederherstellen. Die größten Probleme dabei sind jedoch weiterhin das Anwachsen der eingebrachten Stammzellen im Milieu eines (z. B. durch mangelnde Durchblutung) geschädigten Gewebeverbands (beim Herzinfarkt) und das unkalkulierbare Risiko von tumorähnlichem überschießendem Wachstum der eingebrachten Stammzellen.

Speziell für die frühe Embryonalentwicklung ist von großem Interesse, dass adulte iPS in reproduzierbarer Weise – und ohne Verwendung oder Einfluss von Keimzellen (Eizellen, Spermien und deren Vorläufer) – dazu gebracht werden können, die Frühentwicklung auch des Menschen bis zu vollständigen Gastrulationsstadien oder grundlegenden Organogenesestadien wie Neurulation oder Somitenbildung und -differenzierung zu durchlaufen. Unterschiedliche Versuchsansätze wie vorgegebene 3-dimensionale Miniaturkulturräume oder fein austarierte Kombinationen von embryonalen und extraembryonalen Stammzellansammlungen überbieten sich derzeit (in 2025) darin, möglichst naturgetreue Nachbildungen der Originalstrukturen zu erzeugen. Wegen der aus ethischen Gründen für solche Experimente streng reglementierten Wachstumsbeschränkungen, die sich die internationale Wissenschaftsgemeinschaft auferlegt hat, hat man sich geeinigt, das Ergebnis solcher Experimente als „Modelle" (eines Embryos oder Organs) zu bezeichnen (s. ➢ Kap. 1.2.4).

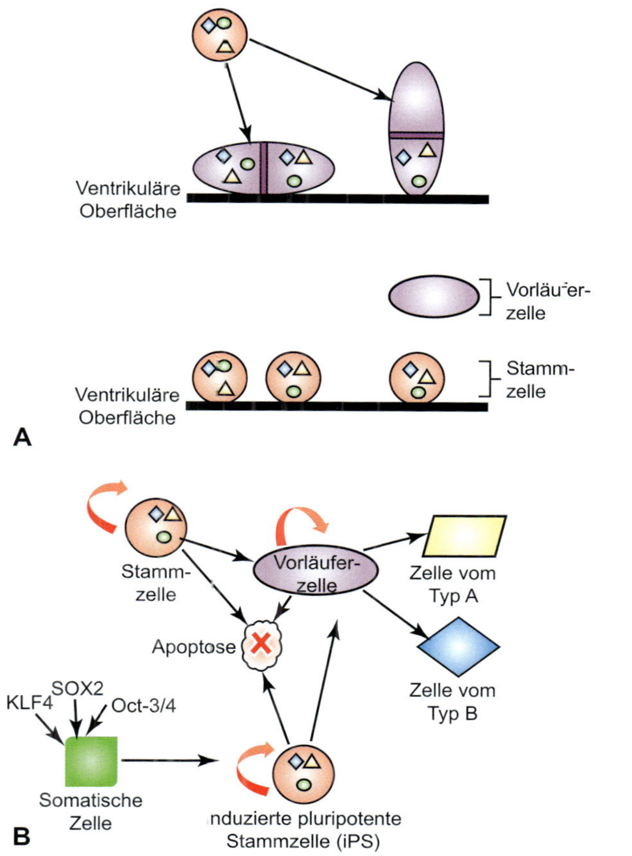

Abb. 20.1 Das Prinzip der Stammzelle am Beispiel der neuronalen Stammzellen (A) und der sog. induzierten Stammzelle (B). A) Wie adulte oder embryonaleStammzellen auch teilen sich die frühen neuronalen Stammzellen im Neuralrohr entweder symmetrisch und bringen zwei äquivalente Tochterstammzellen hervor („vertikale" Zellteilung: Die Ebene der Metaphaseplatte steht senkrecht zur ventrikulären Oberfläche), oder sie teilen sich asymmetrisch und bringen eine Tochterstammzelle und eine neuronale Vorläuferzelle hervor („horizontale" Zellteilung: Die Ebene der Metaphaseplatte liegt parallel zur ventrikulären Oberfläche). In diesem Beispiel behält die neuronale Vorläuferzelle nicht die zytoplasmatischen Faktoren (bunte Formen) der Stammzelle, sondern exprimiert neue Proteine (z. B. Rezeptor-Tyrosin-Kinasen, s. u.) an ihrer Zelloberfläche. **B)** Induzierte pluripotente Stammzellen (iPSs) haben wie natürliche Stammzellen die Fähigkeit zur Selbsterneuerung, zum programmierten Zelltod (Apoptose) oder zur Differenzierung in Vorläuferzellen. Vorläuferzellen haben ein vergleichsweise geringeres Potenzial zur Selbsterneuerung und zur Differenzierung („Zelle A" und „Zelle B") einschließlich programmiertem Zelltod. Adulte somatische Zellen wie etwa Fibroblasten der Haut können durch Einschleusen der Gene sogenannter Master-Transkriptionsfaktoren wie *Sox2, Oct3/4* und *Klf4* experimentell zu Stammzellen reprogrammiert werden und werden dann als iPS bezeichnet.

20.2.2 Induktion

Interaktionen zwischen unterschiedlichen Zellen (und Geweben) sind in der Embryologie ein immer wiederkehrendes Motiv. Wechselwirkungen, durch die zumindest für einen der Beteiligten der weitere Entwicklungsweg verändert wird, werden als **Induktion** bezeichnet. Induktion ist unter anderem dann ein notwendiger Prozess, wenn unterschiedliche Zelltypen aus einer zunächst einheitlichen Zellpopulation hervorgebracht werden sollen und solche Unterschiede nicht – wie bei der Zygote von *C. elegans* – durch Übertragung von unterschiedlichen Zytoplasmaabschnitten auf Tochterzellen der Mitose erzeugt werden können. In der Literatur gibt es zahlreiche Beispiele für solche Induktionen, und wegen seiner überragenden Bedeutung in verschiedenen Organsystemen und des durch Hans Spemann zu Beginn des 20. Jahrhunderts erreichten wegweisenden Anstoßes für den Erfolg der entwicklungsbiologischen Forschung (➤ Kap. 1.2.4) soll hier das Phänomen der Induktion im biologischen Sinne ausführlicher beschrieben werden: Bei der Entwicklung des Auges induziert z. B. der Augenbecher die Linsenentwicklung im Oberflächenektoderm des Kopfes. Wenn der Augenbecher fehlt, entwickelt sich die Linse nicht (➤ Kap. 18). Wenn der Augenbecher experimentell entfernt und an eine Stelle des Oberflächenektoderms versetzt wird, die mit der Augenentwicklung normalerweise nichts zu tun hat, kann dort die Entwicklung einer Augenlinse künstlich induziert werden (➤ Abb. 20.2). Offensichtlich ist also die Linsenentwicklung abhängig davon, dass das Oberflächenektoderm mit einem weiteren Gewebe in Kontakt gerät: In Anwesenheit des Neuroektoderms im Augenbecher nimmt das Oberflächenektoderm einen Weg, den es bei seiner Entwicklung sonst nicht eingeschlagen hätte. Auf dieser Grundlage sind viele morphogenetischen Zellbewegungen, die primär für die Ausprägung der Form des Embryos wichtig sind, gleichzeitig Voraussetzungen für das Zustandekommen von Gewebekontakten, die induktive Wirkungen und Wechselwirkungen möglich machen.

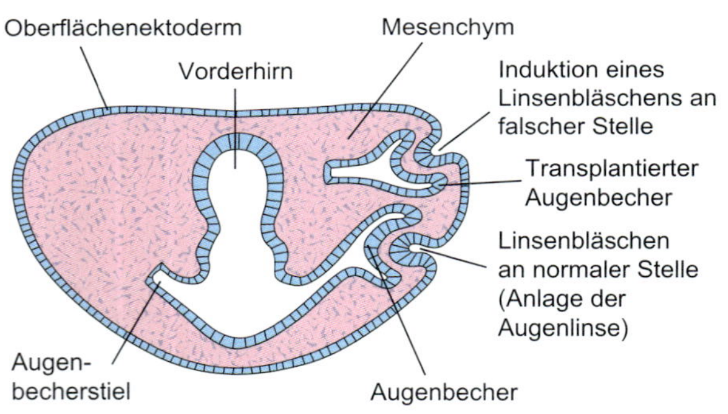

Abb. 20.2 Schematischer Querschnitt durch den Kopf eines Embryos vom Frosch zur Veranschaulichung induktiver Gewebeinteraktionen. Dargestellt ist die Region der Augenentwicklung etwa zehn Stunden nach einer intraembryonalen Transplantation. An der normalen Stelle (rechts unten) hat das Augenbläschen (der Vorläufer des Augenbechers) so auf das Kopfektoderm eingewirkt, dass die Bildung des Linsenbläschens (der Anlage der Augenlinse) induziert wurde. Auf der gegenüberliegenden Seite wurde der Augenbecherstiel durchgeschnitten und das Augenbläschen entfernt. Infolgedessen hat sich hier keine Linsenplakode (das früheste Anzeichen einer Linsenentwicklung) ausgebildet. Das rechtsseitig entfernte Augenbläschen wurde an einer abnormen Stelle tief unter das Oberflächenektoderm eingepflanzt (oben rechts). Hier wurde daraufhin die Bildung eines Linsenbläschens aus dem Oberflächenektoderm induziert, und dieses hat seinerseits die Umformung des Augenbläschens in einen Augenbecher (die Augapfelanlage) induziert. (Nach Grobstein C: Inductive tissue interaction in development, Adv Cancer Res 1956: 187–236, 1956)

Induktionen sollte man sich nicht als isolierte Ereignisse vorstellen. Sie geschehen oft **sequenziell** und bilden einen Ablauf, an dessen Ende die regelrechte Entwicklung einer komplexen Struktur steht. Nach der Induktion der Linsenentwicklung durch den Augenbecher induziert z. B. die Linse ihrerseits die Bildung der Kornea aus dem Oberflächenektoderm und dem angrenzenden Mesenchym. Dadurch wird gewährleistet, dass die gebildeten Teilkomponenten die passende Größe und das richtige Verhältnis zueinander haben, um gemeinsam als ein Organ zu funktionieren. In anderen Organsystemen findet man Hinweise darauf, dass die Interaktionen zwischen den Geweben wechselseitig ablaufen. Während der Nierenentwicklung induziert z. B. die Ureterknospe (ein epitheliale Ausstülpung aus dem Urnierengang) die Bildung von Tubuli im metanephrischen Blastem (➤ Kap. 12); dieses Blastem wiederum induziert die baumartige Aussprossung und Teilung der Ureterknospe, aus der sich schließlich die Sammelrohre und das Kelchsystem des Nierenbeckens entwickeln.

Die Fähigkeit eines reagierenden Systems zur Antwort auf einen Induktionsreiz ist nicht unbegrenzt vorhanden. Die meisten induzierbaren Gewebe durchlaufen anscheinend eine zeitlich mehr oder weniger scharf abgegrenzte Phase, in der sie aufgrund ihrer physiologischen Eigenschaften kompetent auf Induktionssignale angrenzender Gewebe reagieren können. Da dieses empfängliche Stadium zeitlich begrenzt ist, kann eine Entwicklungsverzögerung, die zunächst nur eine oder einige Komponenten eines Interaktionssystems betrifft, zum Ausbleiben der interaktiven Induktion führen und sich so auf weitere Teile dieses Systems auswirken.

Unabhängig vom jeweiligen Signalübertragungsmechanismus ist allen Induktionssystemen gemeinsam, dass die interagierenden Gewebe in enger Nachbarschaft zueinander liegen müssen. Experimentelle Untersuchungen zeigen, dass die Interaktionen misslingen können, wenn die beteiligten Partner zu weit voneinander entfernt werden. Dementsprechend unterliegen induktive Vorgänge sowohl **zeitlichen** als auch **räumlichen Begrenzungen.** Da die Gewebeinduktion eine ganz grundlegende Rolle bei der regelrechten und präzisen Ausgestaltung der Strukturen spielt, muss man davon ausgehen, dass misslungene oder ausbleibende Interaktionen zu erheblichen Entwicklungsstörungen führen, z. B. zu kongenitalen Fehlbildungen wie einer Linsenaplasie („Nichtentwicklung“ der Linse).

20.2.3 Interzelluläre Kommunikation

Wenn ein Gewebe die Entwicklung eines anderen beeinflussen kann, muss es ein **Signal** geben, das von dem einen an das andere Gewebe abgegeben wird. Die molekularen Mechanismen dieser induktiven Interaktion werden derzeit intensiv beforscht. Dabei wird einerseits untersucht, welche Moleküle bei mutierten Tierstämmen fehlen, die auffällige Gewebeinteraktionen im Laufe ihrer Embryonalentwicklung zeigen, und andererseits werden die Auswirkungen gezielt

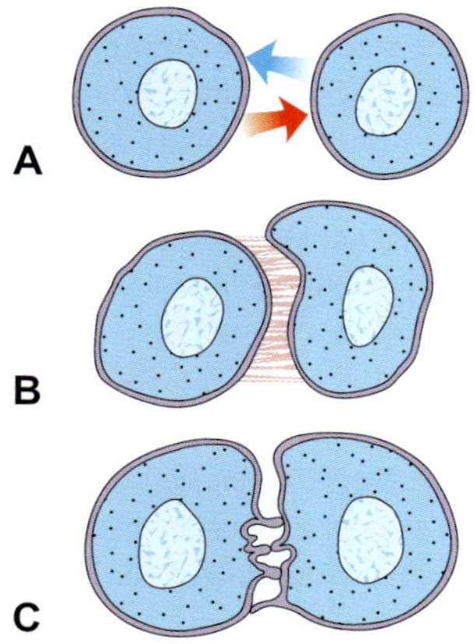

Abb. 20.3 Schematische Darstellung möglicher Signalübertragungsmechanismen bei induktiven Wechselwirkungen **zwischen zwei Zellen. A)** Diffusion von Signalsubstanzen. Die Signale haben hier die Form diffusibler Moleküle, die zwischen der induzierenden und der reagierenden Zelle ausgetauscht werden. **B)** Matrixvermittelte Wechselwirkung. Das Signal wird durch eine nicht diffusible Extrazellulärmatrix vermittelt, die von der induzierenden Zelle sezerniert wird und in Kontakt mit der reagierenden Zelle gelangt. **C)** Zellkontaktvermittelte Wechselwirkung. Das Signal erfordert einen direkten räumlichen Kontakt zwischen der induzierenden und der reagierenden Zelle. Hellblau: Zellkern; dunkelblau: Zytoplasma; lila: Zellmembran. (Nach Grobstein C: Inductive tissue interaction in development, Adv Cancer Res 1956: 187–236, 1956 und Saxén L: In Tarin D (ed): Tissue interactions in carcinogenesis, London, Academic Press, 1972.)

erzeugter Mutationen auf die Embryonalentwicklung analysiert. Der Mechanismus der Signalübertragung ist offenbar davon abhängig, welche Gewebe im Einzelfall beteiligt sind. In einigen Fällen hat das Signal die Form eines **diffusiblen Moleküls** (z. B. *Sonic Hedgehog*, s. u.), das vom Induktor zum Empfänger gesandt wird (➤ Abb. 20.3A). In anderen Fällen wird die Botschaft offenbar über eine vom Induktor sezernierte, nicht diffundierende **Extrazellulärmatrix** vermittelt, mit der der Signalempfänger in Kontakt kommt (➤ Abb. 20.3B). Bei wieder anderen Fällen scheint ein **direkter Kontakt zwischen Induktor- und Empfängerzelle** (z. B. über sog. *Gap Junctions*, s. u.) Voraussetzung für den Signaltransfer zu sein (➤ Abb. 20.3C). Unabhängig vom jeweiligen Mechanismus der interzellulären Übertragung wird das Signal schließlich in eine intrazelluläre Botschaft übersetzt, die die Genaktivität der empfangenden Zelle beeinflusst (s. u.).

In Laborversuchen wurde festgestellt, dass das Signal bei einigen Wechselwirkungen relativ unspezifisch sein kann. Unter experimentellen Bedingungen konnte die Rolle des natürlichen Induktors bei verschiedenen Interaktionen durch eine Reihe von heterologen Geweben oder in einigen Fällen sogar durch verschiedene zellfreie Präparationen ersetzt werden. Diese Studien legen den Schluss nahe, dass die Spezifität eines bestimmten Induktionsvorgangs eher vom reagierenden als vom induzierenden Gewebe abhängt. Um auf einen Induktionsreiz angemessen antworten zu können, müssen die Zellen des reagierenden Gewebes nicht nur einen passenden Rezeptor für das jeweilige Signalmolekül haben, sondern auch die Komponenten des passenden intrazellulären Signalübertragungsweges und die Transkriptionsfaktoren, durch die die Zellantwort schließlich umgesetzt wird. Die experimentellen Untersuchungsergebnisse lassen vermuten, dass der Erwerb dieser Antwortkompetenz oft von den vorausgehenden Interaktionen mit anderen Geweben abhängt. Beispielsweise kann das Ektoderm des Kopfes offenbar nur dann auf den Induktionsreiz des Augenbechers mit der Linsenbildung reagieren, wenn es zuvor in Kontakt mit der vorderen Neuralplatte getreten ist.

20.3 Molekularbiologische Mechanismen der Entwicklung

Das oben beschriebene zellautonome Verhalten wie auch die Induktion und Interaktion von unterschiedlichen Zellgruppen sind immer Konsequenz von molekularen Interaktionen und „Entscheidungen" sowohl innerhalb der Zellen als auch zwischen den Zellen. Wie erwähnt hat die topografische Anordnung der Zellen entscheidenden Einfluss auf die möglichen Interaktionen. Sobald jedoch der räumliche Kontakt zwischen molekularen Interaktionspartnern – sei es intrazellulär oder extrazellulär – hergestellt ist, gelten weitere, meist biochemische Regeln, die von den Eigenschaften der beteiligten Moleküle bestimmt werden und deshalb auch als Teil der Molekularbiologie der Entwicklung dargestellt werden können. Die Hierarchie dieser molekularen Interaktionen folgt einem geschlossenen Kreislauf, in dem eine spezifische Genaktivität eine spezifische zelluläre Aktion (wie z. B. die vermehrte Produktion eines bestimmten Proteins) hervorruft, das wiederum – möglicherweise über mehrere Schritte und über Signale an und von anderen Zellen – auf die Genaktivität derselben Zelle zurückwirkt. Die folgende Beschreibung der molekularen Interaktion blickt mit einer gewissen Willkür zunächst auf die interzelluläre Kommunikation der nach außen präsentierten oder sezernierten Signale und endet mit der durch diese Signale beeinflussten Regulation der Genaktivität im Kern der Zelle, die daraufhin möglicherweise ein weiteres Signal nach außen abgibt oder präsentiert.

20.3.1 Kontaktgebundene interzelluläre Signalwege

Während der Entwicklung erhalten Zellen neben den Signalen aus der weiteren Umgebung insbesondere auch Informationen aus ihrer unmittelbaren Nachbarschaft; dabei haben die Zellmembranen von z. T. unterschiedlichsten Zelltypen unmittelbaren, wenn nötig auch ständig wechselnden Kontakt zueinander. Je nach Dauer des Kontakts führt diese enge Nachbarschaft zur Ausbildung von strukturierten und regelbaren Kanälen für kleine Moleküle (sog. *Gap Junctions*), zu Annäherungs- und Abstoßungsabläufen, die durch molekular definierte Oberflächeneigenschaften (Zelladhäsionsmoleküle) reguliert werden, oder zur Organsation eines reziproken Signalaustauschs zwischen zellmembrangebundenen Liganden (z. B. „*Notch*") und ebensolchen Rezeptoren (z. B. „*Delta*").

Gap Junctions (auch als Nexus bezeichnet) sind elektronenmikroskopisch darstellbare Kanäle zwischen benachbarten Zellen mit unterschiedlicher Porengröße für die unmittelbare interzelluläre

Kommunikation (engl.: *gap junctional intercellular communication* = *GJIC*). Kleine Moleküle bis zu einer Größe von 1 kD (darunter z. B. Ca^{+}-Ionen und energiereiche Phosphate wie ATP) können passieren und als sog. Second-Messenger wirken, d. h., die meisten Nukleinsäuren und Proteine werden von dieser Art des Stoffaustauschs ausgeschlossen. Im Nervensystem und in der Herzmuskulatur sorgt die GJIC für die elektrische Kopplung und wird auch als „elektrische" Synapse den chemischen Synapsen für die Signalübertagung mit sezernierten Neurotransmittern gegenübergestellt.

Eine einzelne *Gap Junction* besteht aus zwei hexameren Halbkanälen, von denen jeweils einer in der Zellmembran einer der beiden verbundenen Zellen verankert ist und als **Connexon** bezeichnet wird. Ein Connexon ist ein Hexamer von sechs transmembranären Connexin-Molekülen mit jeweils vier Transmembrandomänen und zwei extrazellulären Domänen; das Amino- und das Carboxy-Ende des Proteins liegen beide intrazellulär (➤ Abb. 20.4). Mehr als 20 verschiedene Connexin-Moleküle sind bekannt; sie werden hauptsächlich anhand ihres Molekulargewichts unterschieden und entsprechend bezeichnet (z. B. Cx26, Cx32, Cx43). Zelluläre und gewebliche Funktionsunterschiede der *Gap Junctions* hängen u. a. davon ab, ob Connexone aus demselben (homomeren) oder unterschiedlichen (heteromeren) Connexin-Subtypen zusammengesetzt sind und ob sich identische (homotypische, homologe) oder unterschiedlich aufgebaute (heterotypische, heterologe) Connexone zu einer *Gap Junction* zusammenfügen. Zu den besser charakterisierten Connexinen gehören Cx43 (Herz, Gehirn), Cx45 und Cx36 (Herz, Pankreas) und Cx32 (Markscheiden). Während der embryonalen

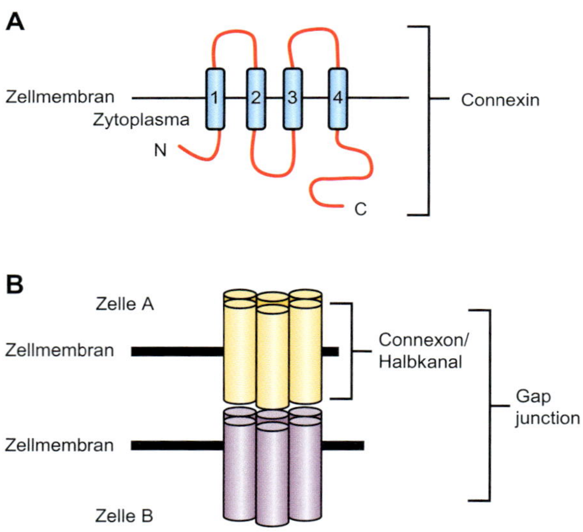

Abb. 20.4 Strukturelle Voraussetzungen für interzelluläre Kommunikation über Gap Junctions (Nexus). A) Ein Connexin-Molekül besteht aus vier transmembranären Untereinheiten, zwei Untereinheiten liegen extrazellulär, seine N- (Amino-) und C-(Carboxy-)Enden liegen auf der zytoplasmatischen Seite der Zellmembran. **B)** Connexone bestehen in beiden über die Junktion verbundenen Zellen aus sechs Connexin-Einheiten entweder desselben Typs (z. B. Cx43) und werden dann als homotypische *Gap Junction* bezeichnet, oder es stehen sich in der heterotypischen Variante Connexine von verschiedenen Subtypen gegenüber (z. B. Cx32 und Cx43). Im geöffneten Zustand können Moleküle bis zu einer Größe von 1 kD (darunter Ionen und energiereiche Phosphate wie ATP) zwischen den verbundenen Zellen ohne weitere Hilfestellung passieren.

Frühentwicklung ist die GJIC wichtig für den Austausch von Ionen und kleinen Molekülen zur Vorbereitung von klar abgrenzbaren Gewebekompartimenten, wie z. B. durch Experimente mit Farbkoppelung (Dye Coupling) und elektrischer Koppelung im Rhombenzephalon des Hühnerembryos nachgewiesen werden konnte. Die Mutation des *Cx32*-Gens hat sich auf diese Weise als ursächlich für die X-chromosomal vererbte periphere Neuropathie Charcot-Marie-Tooth herausgestellt.

Zelladhäsionsmoleküle haben große extrazelluläre Domänen und interagieren darüber entweder mit Nachbarzellen oder mit der extrazellulären Matrix. Meist haben sie nur eine Transmembrandomäne und regulieren auf der Innenseite der Zellmembran mit einer kurzen zytoplasmatischen Domäne die Aktivität von intrazellulären Signalkaskaden. Zwei Klassen haben eine überragende Bedeutung in der embryonalen Entwicklung und sollen hier vorgestellt werden: Cadherine und die Mitglieder der Immunglobulin-Superfamilie (IgSF) der Zelladhäsionsmoleküle.

Aufgrund ihrer spezifischen Interaktionen zwischen Zellen und der extrazellulären Matrix können **Cadherine** (1) Zellschichten und Zelltypen voneinander trennen, (2) Zellwanderung regulieren und (3) Gewebegrenzen, Synapsen und neuronale Wachstumskegel etablieren. Cadherine werden klassifiziert nach dem Gewebetyp, in dem sie ursprünglich identifiziert worden waren: Zum Beispiel ist E-Cadherin (das „epitheliale Cadherin", identisch mit Uvomorulin und L-CAM) stark in epithelialen Zellen exprimiert, und N-Cadherin (das „neurale Cadherin") kommt zunächst in mesodermalen Zellen und dann vornehmlich in neuronalen Zellen vor. Cadherine reagieren vornehmlich homophil, d. h. mit demselbem Subtyp, und sind abhängig von der extrazellulären Kalziumkonzentration (daher der Name „**ca**lcium-**d**ependent ad**her**ens prote**in**s"); ihre große extrazelluläre Domäne enthält fünf sich wiederholende Aminosäuresequenzen (sog. „extracellular repeats") und vier kalziumbindende Domänen (➤ Abb. 20.5A). Cadherine bilden Dimere, die sich bevorzugt mit Dimeren derselben Klasse auf den Nachbarzellen verbinden und zu Clustern zusammenlagern, die als *Adherens Junctions* stabile, aber nicht irreversible Kontakte zwischen epithelialen (oder endothelialen) Zellen bilden. Intrazellulär binden sie an p120-Catenin, β-Catenin und α-Catenin und sind so auch mit dem Aktin-Zytoskelett verbunden. E-Cadherin ist das erste in der Embryonalentwicklung auftretende Cadherin und vermittelt die großflächige gegenseitige Anlagerung der Blastomeren während der Kompaktion (➤ Kap. 2.8). Während der Bildung der Keimblätter (➤ Kap. 4.1.1) wird E-Cadherin im Epiblast herunterreguliert, wenn sich im Primitivstreifen aus den (epithelialen) Epiblastzellen Mesodermzellen bilden (epithelial-mesenchymale Transition); wenn sich über den gleichen Mechanismus die Neuralleistenzellen aus dem Neuralepithel abgliedern, werden neben E-Cadherin auch N-Cadherin und N-CAM (s. u.) herunterreguliert.

In der **Immunglobulin-Superfamilie** sind über 700 verschiedene Mitglieder auf dem Humangenom bekannt, und eine breite Palette von zellulären Prozessen nutzt die Eigenschaften dieser Proteine. Das neurale Zelladhäsionsmolekül N-CAM ist eines von ihnen und hat besondere Bedeutung während der embryonalen Entwicklung. Es kommt ubiquitär im Gehirn vor und hat drei Isoformen, die durch alternatives Splicing erzeugt werden. Seine große extrazel-

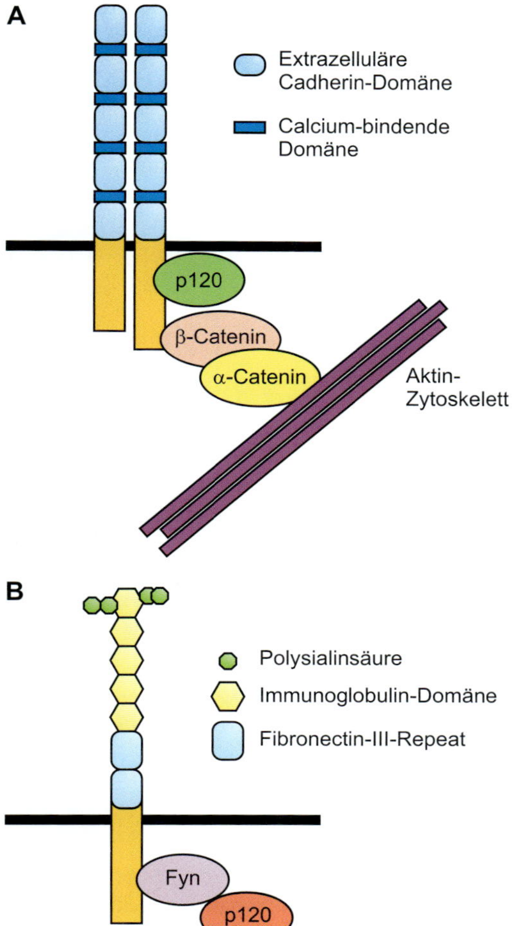

Abb. 20.5 Struktur von Cadherinen und N-CAM. A) Die extrazelluläre Domäne von Cadherinen enthält fünf sich wiederholende, jeweils von einer kalziumbindenden Domäne getrennte Aminosäuresequenzen (sog. Wiederholungseinheiten oder „Repeats"), die dafür verantwortlich sind, dass sich Cadherin-Moleküle zu Homodimeren zusammenlagern. Intrazellulär bindet Cadherin direkt an p120-Catenin und β-Catenine, das dann die Bindung an α-Catenin und damit an das Aktin-Zytoskelett vermittelt. **B)** N-CAM enthält extrazellulär fünf Immunoglobulin-Wiederholungseinheiten und zwei Fibronectin-III-Wiederholungseinheiten. Die fünfte Immunglobulindomäne kann durch das Zuckerpolymer Polysialinsäure modifiziert werden; dadurch verringert sich die Adhäsivität des Moleküls. Intrazellulär kann N-CAM über seine Verbindung zu Fyn- oder FAK-Kinasen verschiedene Signalkaskaden anstoßen.

luläre Domäne enthält fünf Immunglobulin- und zwei Fibronectin-III-Domänen (➤ Abb. 20.5B) und sorgt für eine homophile Bindung zur extrazellulären Domäne von N-CAM-Molekülen auf benachbarten Zellen oder für eine heterophile Bindung zu anderen Zelladhäsionsmolekülen (L1, TAG-1), zu Rezeptor-Tyrosin-Kinasen (der Fibroblast-Wachstumsfaktoren, s. u.) oder zur extrazellulären Matrix, die allesamt unabhängig von der extrazellulären Kalziumkonzentration sind. Wenn ein Ligand an die extrazelluläre Domäne bindet, werden intrazelluläre Kinasen der Fyn- oder der FAK-Klasse und deren Signalkaskaden aktiviert. Die einzigartige Polysialinisierung an der Spitze der extrazellulären Domäne (➤ Abb. 20.5B) reduziert vermutlich die Adhäsivität des Moleküls und kommt vor allem auf migrierenden Neuronen und in Regionen mit neuraler Plastizität vor.

Der **Notch-Signalweg** ist an zentraler Stelle an Entscheidungen über die Richtung der zellulären Differenzierung (Determinierung des „cell fate") und der sich daran anschließenden zellulären Differenzierung selbst beteiligt; er ist aber wichtig für die Regulation von Proliferation und Apoptose. Auf diese Weise werden unter Zellen, die miteinander direkten Kontakt haben, Stammzellnischen erhalten und reguliert, oder es werden Organanlagen angelegt und in Form und Aufbau festgelegt. Dabei wird das Schicksal von Nachbarzellen durch „laterale Inhibition" in genau entgegengesetzter Weise zur signalgebenden Zelle beeinflusst. Notch-Rezeptoren, selbst membrangebunden an der Oberfläche der signalaufnehmenden Zelle, reagieren mit den ebenfalls membrangebundenen Liganden der Delta-like-Klasse (Dll-1, Dll-3 etc.) oder der Serrate-like-Klasse (Jagged-1, Jagged-2), d. h., die interagierenden Zellen müssen dicht nebeneinanderliegen (➤ Abb. 20.6). Dabei haben Notch-Rezeptoren in der Membran nur eine einzelne Transmembran-Domäne, und sobald ein Ligand extrazellulär bindet, wird auf der zytoplasmatischen Seite des Rezeptors durch eine Sekretase die intrazelluläre Notch-Domäne (NICD) abgespalten, die daraufhin in den Kern transportiert werden kann, um dort zusammen mit einem Transkriptionskomplex das Steuerungsgen *hairy enhancer of split* (Hes) zu aktivieren. Im Kontext der neuronalen Differenzierung unterdrückt das Gen-Produkt von *Hes* dann sog. *bHLH*-Gene (s. u.), die – wenn sie aktiv wären – für eine neuronale Differenzierung der signalaufnehmenden Zelle sorgen würden. Schon bei der initialen Zell-Zell-Interaktion reduziert die auf das Delta-Signal reagierende Zelle mit der Unterdrückung der eigenen Produktion des Delta-Liganden, um eine Notch-Reaktion und die entsprechende Unterdrückung des proneuronalen Programms (und der Delta-Produktion) in der signalgebenden Zelle zu vermeiden. Dieser Prozess der „lateralen Inhibition" führt dazu, dass in der unmittelbaren Nachbarschaft einer neuronalen Progenitorzelle keine weiteren solchen Progenitorzellen entstehen. Andere Signale aus der Umgebung können dann dazu führen, dass in einer „verhinderten" neuronalen Progenitorzelle ein alternatives Differenzierungsprogramm, z. B. einer Gliazelle, angestoßen wird.

Die Bedeutung des Notch-Signalwegs für die Entwicklung des Säugers wird durch mehrere Funktionsverluststudien („Loss-of-function studies") gestützt: Mutationen im *Jagged-1-* oder *Notch2*-Gen wurden beim Alagille-Syndrom gefunden, bei dem Fehlbildungen in Leber, Niere, Auge und im Skelett vorkommen; Mutationen im *Notch3*-Gen wurden beim CADASIL-Syndrom gefunden, einer autosomal-dominant vererbten Arteriopathie mit subkortikalen Infarkten und Leukenzephalopathie (Fehlbildung der weißen Substanz des Gehirns).

Pharmakologische Eingriffe in den Notch-Signalweg könnten den Weg für die Behandlung von Krankheiten des Menschen weisen. So befinden sich Gamma-Sekretase-Inhibitoren (GSI) mitten in der Testphase von klinischen Studien, um so unterschiedliche Krankheitsbilder wie die Alzheimer-Krankheit, pulmonale Hypertension und Krebs zu behandeln. Bei Ersterer ist die Gamma-Sekretase bei der Produktion des β-Amyloids beteiligt; manche dafür entwickelten GSIs haben ein breites Wirkungsspektrum, andere sparen den Notch-Signalweg in spezifischer Weise aus.

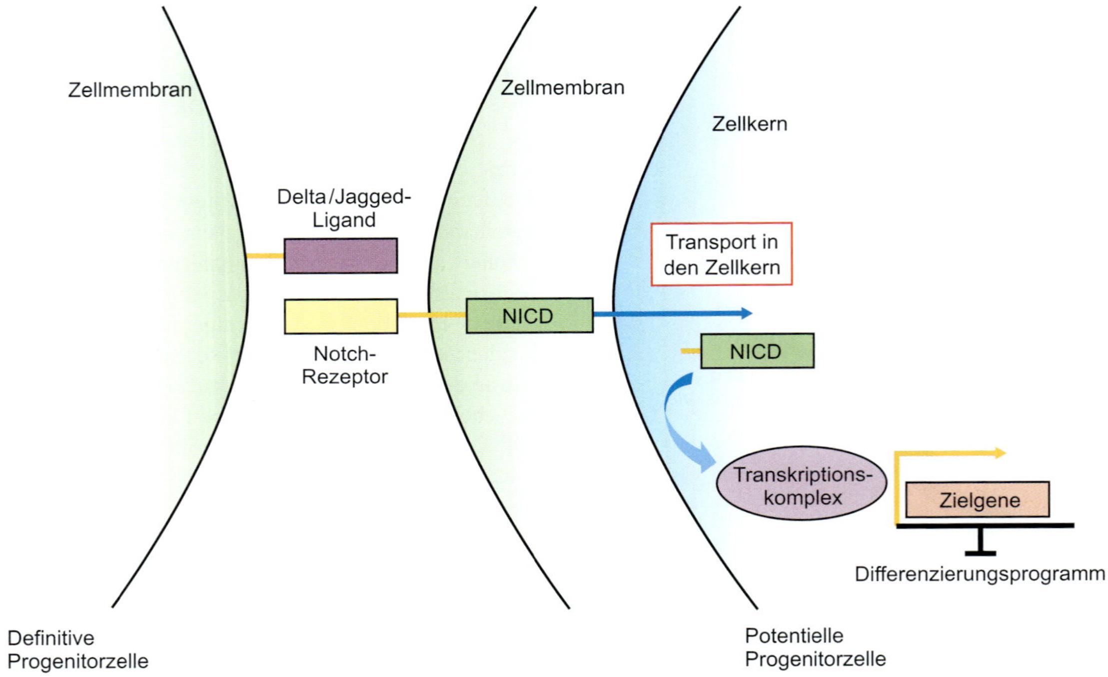

Abb. 20.6 Topografie des Notch-Signalwegs. In einer potienziellen Progenitorzelle (rechts) wird der membrangebundene Notch-Rezeptor von dem ebenfalls membrangebundenen Liganden Delta (oder Jagged) der definitiven Progenitorzelle (links) durch Bindung in der Weise aktiviert, dass die intrazelluläre Notch-Domäne (NICD) von der Transmembran-Domäne durch Proteolyse abgespalten und in den Zellkern aufgenommen wird. Dort aktiviert NICD zusammen mit einem Transkriptionsfaktorkomplex das *Hes1*-Gen, dessen Gen-Produkt (wiederum ein Transkriptionsfaktor) die Gene des Differenzierungsprogramms (das in der Zelle links bereits aktiv ist) herunterregelt. In der signalgebenden, definitiven Progenitorzelle (links) ist der Notch-Signalweg nicht aktiviert.

20.3.2 Extrazelluläre Signale und ihre Rezeptoren

Extrazelluläre Signale steuern Differenzierung und Migration von Zellen während der embryonalen Entwicklung und können als sog. **Morphogene** die Form und Funktion, d. h. die Morphogenese der sich entwickelnden Gewebe, bestimmen. Zur typischen Eigenschaft eines Morphogens gehört das Konzept eines Konzentrationsgradienten, der von der Quelle des Morphogens in einer bestimmten Richtung, z. B. in den Geweben entlang der dorsoventralen oder der anteroposterioren Körperachse, abfällt. Danach wird je nach Konzentrationswert an bestimmten Stellen in den dort liegenden Zellgruppen ein bestimmter Differenzierungseffekt ausgelöst. Der Konzentrationswert folgt dabei auch dem von Alan Turing 1952 beschriebenen sog. Reaktions-Diffusions-Mechanismus, bei dem in der Quelle neben dem Morphogen eine weitere, das Morphogen deaktivierende Substanz gebildet wird und mit einer eigenen Geschwindigkeit diffundiert. Morphogene können auch an entgegengesetzten Polen eines Gewebes produziert werden und so für reziproke Gradienten verantwortlich sein (➤ Abb. 17.8); aber auch anziehende und abstoßende Wirkungen auf migrierende Zellen sind typische Eigenschaften von Morphogenen. Dementsprechend ist ihr molekularer Aufbau höchst unterschiedlich.

Retinsäure: Seit den 70er-Jahren des 20. Jahrhundert sind spezifische Auswirkungen von über- oder unterdosierter Zufuhr von Vitamin A (Retinol)auf die embryonale Entwicklung und dabei insbesondere für die Musterung des Körperbauplans entlang der anteroposterioren Achse bekannt. Die bioaktive Form von Vitamin A ist die All-Trans-Retinsäure; sie entsteht – nach Aufnahme des Retinols aus dem Blut über ein membrangebundenes retinolbindendes Protein (RBP) – in der Zelle durch zwei Oxidationsschritte (durch die Enzyme Retinol-Dehydrogenase und verschiedene, spezifisch verteilte Retinal-Dehydrogenasen [Raldh1, Raldh2, Raldh3]) und wird dann vom zellulären retinsäurebindenden Protein (CRABP) aufgenommen oder – im Fall von überschießendem Angebot – durch die Zytochromoxidase P450 (auch CYP26 genannt) zu inaktiven Metaboliten abgebaut. Um eine Genaktivierung anzustoßen, wird die Retinsäure vom CRABP in den Zellkern entlassen, bindet dort an das Heterodimer zweier nukleärer retinsäurebindender Rezeptorproteine (RAR, RXR), die dann über sog. retinsäurerespondierende Elemente (RARE) auf der DNA vornehmlich auf sog. Homöobox-Gene (s. u.) aktivierend wirkt; diese Kombination von Retinsäure und Homöobox-Genen spielt z. B. bei der Lungenreifung eine entscheidende Rolle (➤ Kap. 10.5), und während der Gastrulation (➤ Kap. 4) wird die sog. „posteriorisierende" Aktivität von bestimmten Homöobox-Genen durch hohe Retinsäure-Konzentrationen gefördert. Vermehrte Zufuhr von Vitamin A mit der Nahrung kann somit genauso zu einer abnormen, relativ reduzierten Bildung von (anterioren) Kopfstrukturen führen wie eine vermehrte Aktivität der Retinal-Dehydrogenase, die Reduktion des CRABP oder die ungenügende Metabolisierung der Retinsäure durch CYP26 in bestimmten Zellen des sich entwickelnden Organismus. Die starke teratogene Wirkung von Vitamin A während des ersten Trimesters findet in diesen Mechanismen eine plausible Erklärung.

Sog. **Wachstumsfaktoren** sind eine heterogene Gruppe von sezernierten Signalmolekülen, deren Namen meist an die Situation ihrer Erstbeschreibung erinnern, denen seitdem aber auch bei ganz anderen biologischen Abläufen entscheidende Rollen nachgewiesen werden konnten. Nach den Eigenschaften ihrer (membrangebundenen) Rezeptoren und den nachgeschalteten Signalkaskaden in den Zielzellen kann man sie in zwei Gruppen einteilen.

Transforming Growth Factor β (TGFβ): Allein diese Gruppe bildet wiederum eine sog. Superfamilie; herausragende Mitglieder sind neben drei TGFβ-Isoformen verschiedene **Bone morphogenetic proteins (BMPs),** das Activin A, das Anti-Müller-Hormon und das Signalmolekül Nodal. Zu ihren Aufgaben zählen die dorsoventrale Musterung des Körpers und Entscheidungen über zelluläre Differenzierung in Nervensystem, Niere, Skelett und Blut. Ihnen gemeinsam ist der aus vier Untereinheiten bestehende, transmembranär verankerte Serin-Threonin-Kinase-Rezeptor: Sobald ein Ligand (z. B. das Nodal-Protein) extrazellulär an die (konstitutiv aktive) TGFβ-Rezeptor-Untereinheit Typ II (TβR-II) gebunden hat, wird die benachbart liegende (konstitutiv inaktive) TGFβ-Rezeptor-Untereinheit Typ I (TβR-I) in einen entstehenden Rezeptorkomplex „rekrutiert", d. h. entlang der Zellmembran in die unmittelbare Nähe der TβR-II gezogen, durch Transphosphorylierung von der TβR-II aktiviert, um ihrerseits eine zytoplasmatische Proteingruppe (die Rezeptor-Smads 1–3, 5 und 8 und das Co-Smad 4) zu aktivieren und in die Lage zu versetzen, im Zellkern zusammen mit bestimmten Kofaktoren an die DNA zu binden und Gene „anzuschalten" (➤ Abb. 20.7). Regulatorische Elemente in dieser Signalkette sind zum einen die komplexe Synthese des Liganden (mit Abspaltung einer Pro-Region und dem Zusammenfügen des bioaktiven Dimers) und zum anderen die extrazellulären Inhibitoren an den Rezeptoren (z. B. Chordin, Noggin, Follistatin, DAN/Cerberus, Lefty1, Cerberus-like) und die intrazellulären inhibitorischen Smad-Proteine 6 und 7.

Nicht-TGFβ-Wachstumsfaktoren: Zu dieser Gruppe zählen die Fibroblast Growth Factors (FGFs), Epidermal Growth Factor (EGF), Nerve Growth Factor (NGF), Glial Cell Line-Derived Neurotrophic Factor (GDNF), Vascular Endothelial Growth Factor (VEGF) und Insulin. Wie alle Wachstumsfaktoren sind auch diese Signalmoleküle über ihre stimulierende Wirkung auf Proliferation, Migration und zelluläres Überleben (d. h. durch eine generell anti-apoptotische Wirkung) in ganz unterschiedliche Entwicklungsprozesse wie die Entstehung neuer Blutgefäße (s. u.) oder die axonale Wegfindung eingebunden. Das Rezeptornetzwerk der hier genannten Wachstumsfaktoren folgt dabei demselben Prinzip, ist jedoch einfacher aufgebaut als dasjenige der TGFβ-Rezeptoren (TβR): Nach Ligandenbindung bildet sich ein Dimer, und die daraufhin mögliche gegenseitige (Trans-)Phosphorylierung der intrazellulären Rezeptordomänen stößt eine intrazelluläre Signalkaskade an, die schließlich eine Aktivierung von nukleären Transkriptionsfaktoren und damit die Transkription bestimmter Zielgene in Gang setzt. Im

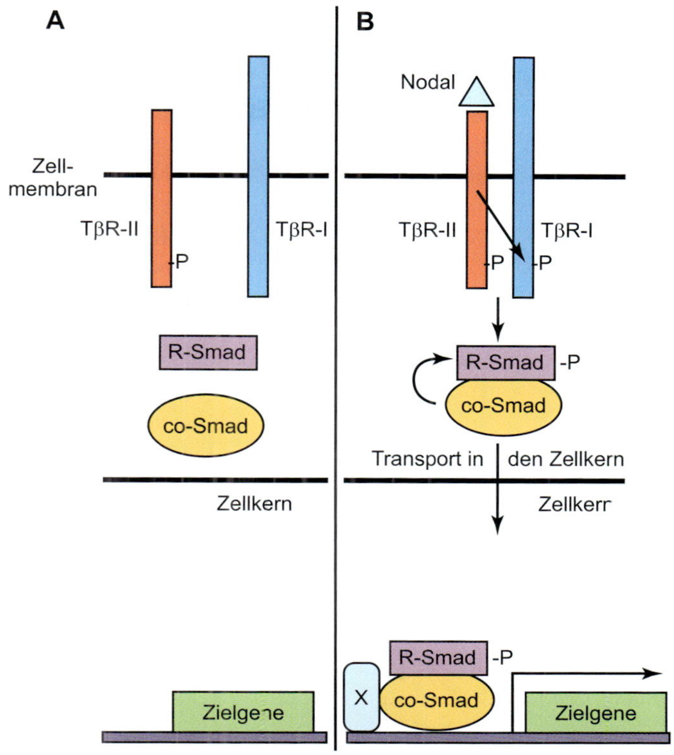

Abb. 20.7 Der Transforming Growth Factor β (TGFβ)/Smad-Signalweg.
A) Wenn kein Ligand gebunden hat, ist die TGFβ-Rezeptor-Untereinheit Typ II (TβR-II) zwar aktiv, kann aber die Aktivität der Smad-Proteine nicht beeinflussen. **B)** Nach Bindung eines Liganden (hier Nodal) rücken die verschiedenen (heterologen) Untereinheiten aneinander, die Untereinheit TβR-I wird transphosphoryliert, phosphoryliert (und aktiviert) ihrerseits R-Smad, das dann, gebunden an Co-Smad, in den Zellkern geschleust wird, um dort mit DNA-bindenden Kofaktoren (X) die Transkription von Zielgenen anzustoßen.

Unterschied zu den TβR ist der Rezeptor aber keine Serin-Threonin-Kinase, sondern eine Tyrosinkinase (daher ihr Gruppenname RTK); im ungebundenen Zustand ist keine der beiden Untereinheiten aktiv, es sind auch nur zwei (und nicht vier) und noch dazu homologe Untereinheiten, und die nachfolgende Kaskade enthält keine kompetitiven Bindungen unterschiedlicher Proteine, sondern läuft eher linear und sukzessiv über mehrere verwandte Kinasekomplexe (RAS, RAF, MAP und ERK) ab; sie endet schließlich ebenfalls in einer phosphorylierenden Aktivierung, und zwar der Phosphorylierung eines (DNA-bindenden) Transkriptionsfaktors. Falls in der Kinasedomäne einer der beiden Rezeptor-Untereinheiten eine Punktmutation vorliegt, kommt es trotz der vollständig vorhandenen Signalkaskade zu einem Signalausfall, der als „dominant-negativ" bezeichnet wird, weil es keine alternative Wirkungsweise gibt. Die autosomal-dominant vererbte Milroy-Krankheit beruht auf einer solchen Punktmutation im Rezeptor 3 des Wachstumsfaktors VEGF, der für die normale Entwicklung von Lymphgefäßen mitverantwortlich ist (s. u.).

Regulation der Gefäßbildung durch Tyrosinkinase-Rezeptoren (RTKs) Wie der Name suggeriert, wurden VEGFs bekannt als zentrale Faktoren für beide Arten der Blutgefäßentstehung: die (primäre) Vaskulogenese aus hämangioblastischen Progenitorzellen sowie das (sekundäre) Aussprossen von Blutgefäßen aus bestehenden Blutgefäßen durch Umorganisation der Gefäßwand und Einbeziehung von glatten Muskelzellen (Angiogenese, ➤ Kap. 4.5.1). Dabei sind als Liganden verschiedene VEGF-Subtypen und die beiden Angiopoietine 1 und 2 und als Rezeptoren Tie2 und zwei verschiedene RTK-Klassen beteiligt: Ingezüchtete Mäuse, bei denen das VEGF-A-Gen ausgeschaltet wurde (sog. Knock-out-Mäuse), entwickeln weder Blutgefäße noch Blutzellen und sterben entsprechend früh in der embryonalen Entwicklung; heterozygote Mäuse mit diesem Gendefekt habe schwere Fehlbildungen des Gefäßsystems, was auf einen Dosis-Wirkungs-Effekt bei dieser Signalkaskade hinweist. VEGF-C ist dagegen spezifisch bei der Bildung der lymphatischen Gefäße beteiligt, wobei VEGF-C vorwiegend an die VEGF-Rezeptoren Typ 2 und 3 bindet und VEGF-A ausschließlich mit den VEGF-Rezeptoren Typ 1 und 2 reagiert. Besondere Formen der parakrinen („benachbarten") Art des Signalaustauschs stellen die Expression der Liganden Angiopoietin 1 und 2 in glatten Muskelzellen der Gefäßwand und die Expression des zugehörigen Tie2-Rezeptors auf die in unmittelbarer Nähe liegenden Endothelzellen dar. Die Aktivierung dieses Systems führt zur sog. Angiogenese (s. o.), und dies konnte insbesondere auch während des Wachstums von Tumoren nachgewiesen werden, die dadurch eine vermehrte Blutversorgung für verstärktes Wachstum und Metastasierung „erzwingen" können. Dies demonstriert in eindrucksvoller Weise, wie normale Signalwege der embryonalen Entwicklung beim Tumorgeschehen des Erwachsenen eine entscheidende Rolle spielen können.

Sonic Hedgehog (Shh) ist neben den ebenso fantasievoll benannten Signalmolekülen Indian Hedgehog und Desert Hedgehog des Säugers das bekannteste orthologe Molekül eines Segment-Polaritäts-Proteins der Fruchtfliege *Drosophila melanogaster* (das dort seinen Namen wegen der bandförmig verteilten igelstachelartigen Fortsätze an der Larve der entsprechenden Mutante erhielt). Als Inbegriff eines gradientenbildenden Morphogens ist es in zentraler Funktion an der Musterung des frühen embryonalen Körperbauplans, an graduellen Differenzierungsprozessen in verschiedenen Organen und Organsystemen beteiligt (➤ Abb. 17.8). Seinem komplexen Synthesemodus entsprechen eine ähnlich fein regulierte interzelluläre Ausbreitung und intrazelluläre Signalweiterleitung: Nach Abspaltung eines (intrazellulären) Signalpeptids und Selbstabspaltung eines C-terminalen Peptids werden posttranslationale Modifikationen angebracht, wie die Anbindung jeweils eines Cholesterinmoleküls und eines Palmitinsäurerestes am N- und C-Ende. Diese Lipidmodifikationen beeinflussen die Bindung von Shh an die Zellmembran und – nach der Sekretion – die Bildung von Multimeren und den Transport entlang der extrazellulären Matrix, was für die Gradientenbildung von großer Bedeutung ist (s. u.). Der primäre Rezeptor in der Zellmembran der signalaufnehmenden Zelle ist Patched (PTCH beim Menschen, eine ganze Ptc-Familie bei der Maus), ein sog. Multi-Pass-Transmembranrezeptor-Protein (mit zwölf transmembranären Alpha-Helices), das ohne Liganden seinerseits Einfluss auf Smoothened, ebenfalls ein Multi-Pass-Transmembranprotein (mit sieben transmembranären Alpha-Helices), hat und dies von dessen aktivierenden Einfluss auf die Transkriptionsfaktoren der Gli-Familie abhält (➤ Abb. 20.8A und B). Falls Shh an PTCH bindet, wird diese Zügelung aufgehoben, und bestimmte Zielgene wie etwa *Engrailed* (außerdem *Ptc1*) werden von Gli1, -2 oder -3 – nach Einschleusung in den Zellkern – angeschaltet. Bei Vertebraten sind diese Abläufe eng mit der Architektur von sog. primären, sensorischen Zilien und den Proteinen der Basalkörperchen und des intraziliären (oder intraflagellären) Transports (IFT-Proteine) verknüpft. IFT-Proteine sind an Aufbau und Transport von aktivierenden und reprimierenden Gli-Proteinen (Gli-A bzw. Gli-R) von der Spitze des Ziliums bis in den Zellkern beteiligt.

Auf noch nicht geklärte Weise zeigen embryonale Zellen in Abhängigkeit von der Entfernung zu einer Shh-produzierenden Zellgruppe („Quelle") **unterschiedliche Gen-Expressionsmuster.** Am besten ist dies bisher bei der Differenzierung von Motoneuronen und vier verschiedenen Interneuronen-Vorläuferzellen im ventralen Teil des embryonalen Rückenmarks (Neuralrohr) untersucht (➤ Abb. 17.8). In einem zu BMP spiegelbildlich aufgebauten Gradienten, der von der frühembryonalen Chorda dorsalis ausgesendet wird, werden unterschiedliche Shh-Konzentrationsgradienten zunächst in kombinatorischen Codes von sog. basischen Helix-Loop-Helix-Genen (s. u.) „umgesetzt", die dann das Gen-Expressionsprogramm von neuronalen bzw. glialen Vorläuferzellen anstoßen.

Die überragende Bedeutung des Shh-Signalwegs für die embryonale Entwicklung wurde durch die Entdeckung von **Mutationen** in Genen des Shh-Signalwegs beim Menschen und entsprechenden Phänotypen von genetisch modifizierten Mäusen deutlich, bei denen einzelne Gene entweder ausgeschaltet (knock-out, loss of function) oder überexprimiert (gain of function) wurden: Mutationen im *Shh*- oder *PTCH*-Lokus gehen mit Holoprosenzephalie einher, einer angeborenen Fehlbildung mit Fusion oder „Dorsalisierung" der Telenzephalonbläschen und Anophthalmie oder Zyklopie (➤ Kap. 17), bei kalifornischen Schafherden konnte eine endemische Fehlbildung auf das entsprechend benannte Pflanzenalkaloid Cyclopamin zurückgeführt werden, das damit auch ein typisches Beispiel für ein Teratogen darstellt (➤ Abb. 20.8C). Entsprechend der obligaten Cholesterin-Bindung des aktiven Shh-Peptids tritt Holoprosenzephalie auch bei Feten mit einer stark ausgeprägten autosomal-rezessiv vererbten Störung der Cholesterin-Synthese (Smith-Lemli-Opitz-Syndrom, ➤ Abb. 21.2) auf. GLI3-Mutationen sind mit autosomal-dominant vererbten Polydaktylie-Syndromen, benannt nach Greig und Pallister-Hall (➤ Kap. 21.2.1), assoziiert. Das Gorlin-Goltz-Syndrom kann auf eine PTCH-Mutation auf Chromosom 9 zurückgeführt werden und aus einer Vielzahl von Fehlbildungen bestehen, darunter Störungen der Epidermis, der kraniofazialen Strukturen und des Nervensystems. Diese Patienten haben eine Prädisposition für Basalzellkarzinome (nach übermäßiger UV-Bestrahlung und Strahlentherapie), und eine kleine Gruppe von Patienten entwickelt maligne Gehirntumoren (Medulloblastom) im Kindesalter. Mutationen im SuFu- und Smo-Lokus wurden ebenfalls mit sporadisch auftretenden Medulloblastomen, jedoch

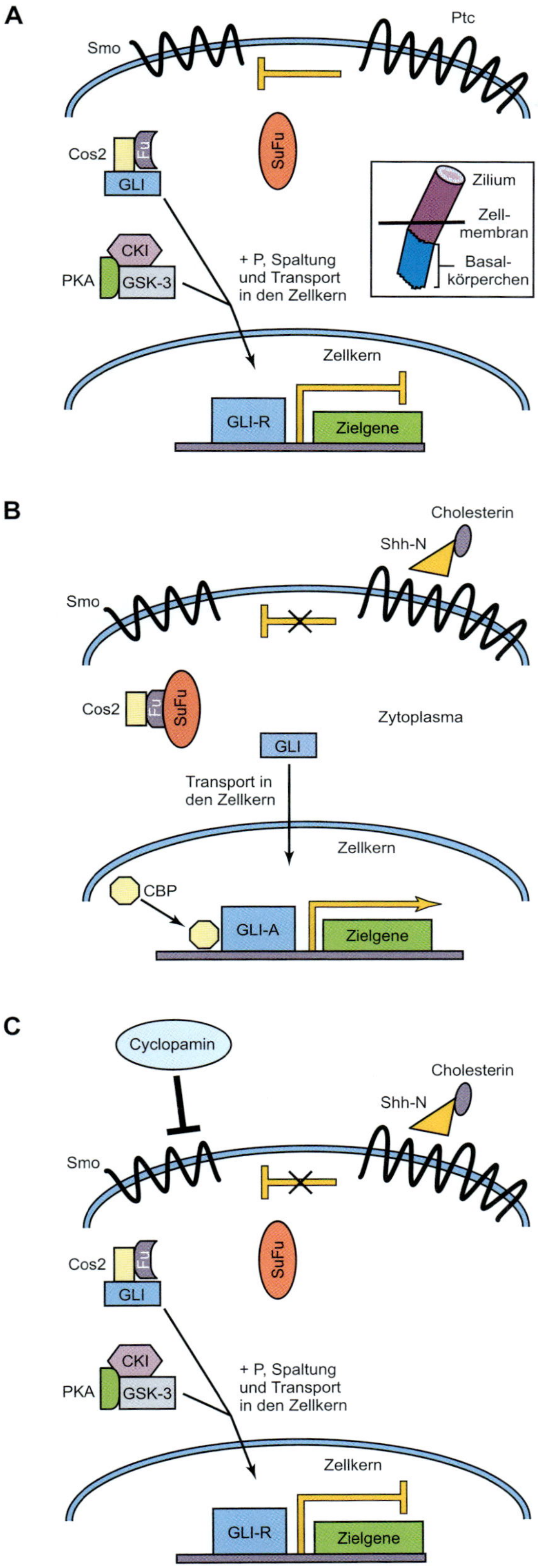

unabhängig vom Gorlin-Goltz-Syndrom, in Verbindung gebracht. Die enge Beziehung des Shh-Signalweges zum Zilienapparat spiegelt sich in Mutationen von solchen Genen wider, die für Proteine des intraziliären Transports (z. B. Dyneine, Kinesine), oder des Basalkörperchens (z.B. Talpid3) kodieren: Entsprechende Knock-out-Mäuse entwickeln Lateralitätsdefekte oder ein Äquivalent zum sog. Oral-facial-digital syndrome 1 (Ofd1) des Menschen. Zur Gruppe von Fehlbildungen, die mit defekten Zilien in Verbindung gebracht werden können, den sog. **Ziliopathien,** werden im Übrigen verschiedene seltene oder auch häufigere Syndrome gezählt, wie z.B. die autosomal-rezessiv vererbte polyzystische Nierenfehlbildung (➤ Kap. 12.1.1).

Der Wnt-Signalweg: Wnt-Proteine sind sezernierte, cysteinreiche Glykoproteine mit großer Ähnlichkeit zum Produkt des Segmentpolaritäts-Gens *Wingless* der Fruchtfliege *D. melanogaster;* ihr Name ist abgeleitet von „Wingless" und „Integrated1", einem homologen (Onko-)Gen der Maus. Für den Säuger sind bisher 19 verschiedenen Wnt-Moleküle beschrieben (und als Wnt1, Wnt2, Wnt2A etc. bezeichnet), und sie kontrollieren wie andere Morphogene sehr unterschiedliche Entwicklungsschritte wie Proliferation, Apoptose, die Festlegung der planaren Zellpolarität (in Epithelien senkrecht zur apikal-basalen Polarität), Zellmigration und Entscheidungen über das Differenzierungsschicksal von Zellen. Bereits die extrazellulären Interaktionen der Wnt-Proteine mit verschiedenen verstärkenden oder inhibierenden Bindungspartnern (z.B. Dkk1, Cerberus, Wif, Wise, Sfrp) sind hochkomplex; hinzu kommen vier verschiedene intrazelluläre Signalvermittlungswege, von denen zwei jeweils eines der zehn Mitglieder der Frizzled-Rezeptor-Familie verwenden. Der komplexere von diesen, der sog. **„kanonische" Signalweg,** sei hier beispielhaft im Detail beschrieben (➤ Abb. 20.9): Wiederum einzelne Mitglieder einer bestimmten Gruppe der 19 „Wnts" binden spezifisch mit einem der zehn Frizzled-Rezeptoren (Fz1 bis Fz10) und aktivieren unter Beteiligung des ebenfalls membrangebundenen Ko-Rezeptors LRP5/LRP6 (für *low-density lipoprotein-related protein* 5 bzw. 6) nachgeschaltete intrazelluläre Abläufe.

Abb. 20.8 Der Hedgehog-Patched-Signalweg. A) Ohne Ligand unterdrückt der Patched-Rezeptor (Ptc) die konstitutive Aktivität eines weiteren Transmembranproteins, Smoothened (Smo), die durch Inhibition von SuFu („Suppressor of Fusion") dafür sorgt, dass der Transkriptionsfaktor Gli im Komplex mit Costal-2 (Cos2) und Fused (Fu) phosphoryliert und „gestutzt" (engl. truncated) wird und als Transkriptionsrepressor (Gli-R) in den Zellkern gelangt. Diese Inhibition und Trunkierung laufen in der Spitze von sog. primären, sensorischen Zilien ab (s. Inset), dabei stehen mit Kinesinen anterograd (zur Spitze des Ziliums) und mit axonemalen Dyneinen retrograd (vom Zilium in das Zytoplasma) Transportmechanismen bereit. **B)** Sobald ein mit Cholesterin verbundenes Hh-Molekül (in diesem Fall Shh) an Ptc bindet, wird die konstitutiv inhibierende Wirkung von Smo aufgehoben, und Gli kann „ungestutzt" als aktiver Transkriptionsfaktor (Gli-A) im Zellkern die Transkription von bestimmten Zielgenen anstoßen. **C)** Das Steroid-Alkaloid Cyclopamin der subalpinen Germerpflanze („Nieswurz") *Veratrum californicum* greift direkt und spezifisch in die Aktivierung von Smo und damit in die Shh-Signalkaskade ein: Nicht aktives Smo hat die vermehrte Produktion von Gli-R zur Folge (siehe A). CBP: zyklisches cAMP-bindendes Protein, CKI: Caseinkinase I, GSK-3: Glykogen-Synthase-Kinase 3, P: Phosphatgruppe, PKA: Proteinkinase A, SuFu: Suppressor of Fusion.

Dabei spielt β-Catenin, das Strukturprotein der *Macula densa,* eine überraschende Rolle als Transkriptionsfaktor: In Abwesenheit von Wnt-Proteinen am Frizzled-Rezeptor wird der intrazelluläre Vorrat von β-Catenin durch die Glykogen-Synthase-Kinase 3 (GSK3) in einem Komplex mit Axin und dem Adenomatous-Polyposis-coli-Protein (APC) phosphoryliert und einer genau dosierten Degradation zugeführt. Sobald Wnt an seinen Rezeptor bindet, wird GSK3 selbst mithilfe des Phosphoproteins Dishevelled (Dvl) phosphoryliert und dadurch inaktiviert. β-Catenin wird dadurch stabilisiert und im Zytoplasma akkumuliert; so kann es dann – nach Transport in den Zellkern – als Transkriptionsfaktor zusammen mit dem T-Zell-Faktor (TCF) bestimmte Zielgene aktivieren, darunter *VEGF* (s. o.), *c-Myc* (ein Onkogen) und *MMP*-Gene (für die Degradation der extrazellulären Matrix verantwortlich).

Zu den **nichtkanonischen Wnt-Signalwegen** zählt die Frizzled- und Dvl-vermittelte Regulation der sog. planaren Zellpolarität (PCP) über Rho- bzw. ROCK- und Jnk-Kinasen, die Interaktion mit anderen Rezeptoren und die direkte Regulation des transmembranären Kalziumflusses. Bei Letzterem wird die Phospholipase C (PLC) aktiviert, um ihrerseits die Proteinkinase C (PKC) und/oder die Calmodulin-abhängige Kinase II (CamKII) und eine schier unüberschaubare Zahl von weiteren Kaskaden zu aktivieren.

Fehlregulation im Wnt-Signalweg ist eine häufige Ursache verschiedener Krankheiten einschließlich bösartiger Tumoren. Fz9 ist Teil der Deletion im Chromosom 7, die sich bei der sog. idiopathischen Hyperkalzämie bemerkbar macht. LRP5-Mutationen wurden beim Osteoporosis-Pseudoglioma-Syndrom gefunden. Dvl2-Knockout-Mäuse haben Störungen im Ausflusstrakt des Herzens, bei der Segmentierung der Somiten und Bildung des Neuralrohrs. Ähnlich wie beim Shh-Signalweg sind Mutationen in den Genen des kanonischen Signalwegs (*β-Catenin, APC* und *Axin1*) mit vermehrtem Auftreten von Medulloblastomen assoziiert. Mutationen im *APC*-Gen sind häufig (zu etwa 50 %) bei Erwachsenen mit sporadischen kolorektalen Karzinomen, und APC-Defekte in Keimbahnzellen sind typisch für die familiäre adenomatöse Polyposis und die multiplen kolorektalen Adenome (Turcot-Syndrom).

20.3.3 Regulation der Genaktivität

Das molekulare Ziel jeder interzellulären Kommunikation, sei es über direkten Zell-Zell-Kontakt oder extrazellulär abgegebene Signalmoleküle, ist das spezifische Ablesen und Nutzen der auf der DNA gespeicherten Information in der Zielzelle, damit diese ihr eigenes Verhalten steuern oder wiederum Signale zur Steuerung anderer Zellen abgeben kann. Funktionsträger „vor Ort", an der DNA oder RNA, sind dabei Transkriptionsfaktoren und nichtkodierende RNA-Moleküle, und deren Einfluss auf das molekulare Geschehen ist u. a. entscheidend abhängig von sog. epigenetischen Modifikationen, die darüber entscheiden, ob in einer bestimmten Zelle ein bestimmter DNA-Abschnitt überhaupt für die Regulation zugänglich ist. Im folgenden Abschnitt werden deshalb (1) beispielhaft ein paar wenige Klassen von Transkriptionsfaktoren, (2) das Prinzip der Genregulation durch nichtkodierende RNA und (3) die Möglichkeiten der epigenetischen Modifikationen kurz vorgestellt.

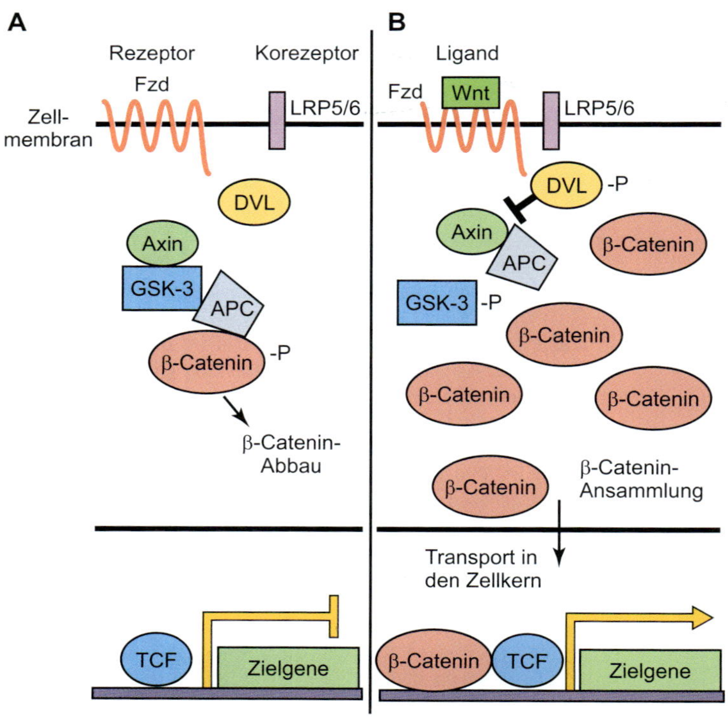

Abb. 20.9 Der kanonische Wnt-Signalweg. A) Ohne Ligandenbindung wird zytoplasmatisches β-Catenin phosphoryliert und der Degradation zugeführt. Die Aktivierung von Zielgenen durch den TCF-Komplex ist dabei unterbunden. **B)** Durch Wnt-Bindung wird LRP5/6 als Ko-Rezeptor rekrutiert, Dsh phosphoryliert, und β-Catenin kann sich im Zytoplasma ansammeln. Ein Teil gelangt in den Zellkern und aktiviert zusammen mit TCF bestimmte Zielgene.

Transkriptionsfaktoren gehören zu einer großen Klasse von Proteinen, die die Expression von Genen entweder aktivierend oder inhibierend beeinflussen. Typischerweise binden Transkriptionsfaktoren an spezifische Nukleotidsequenzen in der sog. Promotoren- oder Verstärker-(Enhancer-)Region eines Zielgens und bestimmen dort im Zusammenspiel mit weiteren Proteinen die Transkriptionsrate des Zielgens. Dieselben Transkriptionsfaktoren können aktivierend oder inhibierend auf die Transkription wirken, je nachdem, in welcher Zelle sie aktiv sind, wie die (Sequenz-)Umgebung der Bindungsstelle konfiguriert ist oder in welchem Stadium der Entwicklung der Transkriptionsfaktor aktiv ist. Nicht alle Transkriptionsfaktoren binden direkt an die DNA, sondern legen sich an bereits DNA-bindende Proteine, um die Transkription zu beschleunigen, oder sie verdrängen solche Proteine, um die Transkription zu verlangsamen. Transkriptionsfaktoren werden entsprechend ihrer Proteinstruktur, meist der DNA-bindenden Domäne, benannt und in verschiedene Klassen eingeteilt (z. B. Homöobox-Gene, T-Box-Gene, Zinkfinger-Transkriptiosfaktoren, basische Helix-Loop-Helix-Transkriptionsfaktoren). Drei Klassen sollen im Folgenden exemplarisch vorgestellt werden.

Hox-/Homöobox-Proteine: Die Gene dieser Transkriptionsfaktoren wurden zunächst bei der Fruchtfliege *D. melanogaster* entdeckt. Mutationen im sog. HOM-C-Komplex führten zu dramatischen, aber lebensfähigen Phänotypen, zu sog. homöotischen Transformationen, bei denen wie z. B. beim *Antennapedia*-Gen voll ausgebildete Fliegenbeine statt Antennen am Kopf entstanden. Ein unerwarteter Grund für diese Transformation lag in der Übereinstimmung von sequenzieller Anordnung der Gene auf dem Chromosom mit der benachbarten Aktivität dieser Gene entlang der anterior-posterioren Körperachse der Fliegenlarve. Bei den Vertebraten einschließlich dem Menschen ist diese „ordnungsgemäße" Spiegelung der chromosomalen Anordnung in der Genaktivität entlang der AP-Achse bei verschiedenen Systemen (z. B. Körperachse, Nervensystem, Extremitäten, Darm) des Embryos ebenfalls erhalten, d. h., die am Anfang des Hox-Clusters liegenden Gene werden zuerst abgeschrieben und sind weiter vorne im embryonalen Körper aktiv als die *Hox*-Gene in der Mitte des Clusters. Als Grundlage für dieses System sind die etwa 39 humanen *Hox*-Gene auf vier Chromosomen in 13 sog. paralogen Paaren angeordnet. Alle *Hox*-Gene haben eine 180 Basenpaar lange DNA-Sequenz, die für die 60 Aminosäuren zählende Homöodomäne kodieren. Die dritte von vier Alpha-Helices bindet an eine oder mehrere DNA-Domänen mit einem typischen TAAT/ATTA-Tetranukleotid-Motiv (die „Homöobox") in der Promotor-Region der Zielgene. Diese Homöodomäne ist die evolutionär am stärksten konservierte Region des Proteins, andere Regionen zeigen dagegen eine sehr geringe evolutionäre Übereinstimmung mit dem entsprechenden Protein in anderen Spezies. Defekte in *Hox*-Genen führen zu Entwicklungsstörungen im ZNS *(HOXA1)* einschließlich der Lissenzephalie (*ARX*, ➤ Kap. 17), bei den Extremitäten (*HOXA13* und *HOXD13*, ➤ Kap. 16) und am Herzen (atriale Septumdefekte im Fall von *NKX2.5*, ➤ Kap. 13).

PAX-Proteine: Die neun *PAX*-Gene des Menschen sind abgeleitet von den Paar-Regel-Segmentierungsgenen der Fruchtfliege und haben alle ein paariges DNA-bindendes Motiv, meist auch eine Homöobox-Domäne; sie können die Transkription ihrer Zielgene sowohl aktivieren als auch reprimieren. Am bekanntesten ist das *PAX6*-Gen, dessen Homolog bei der Fliege („eyeless") als sog. Master-Regulationsgen erkannt wurde: Mutationen in diesem Gen führten zum vollständigen Fehlen von Augenstrukturen, künstliche Aktivierung an ektopen Stellen führte zur Ausbildung von zusätzlichen, vollständigen Augen. Auch beim Menschen ist das *PAX*-Gen an der Augenentwicklung beteiligt. Störungen wie eine fehlende Iris (Aniridie) oder eine komplett unterentwickelte vordere Augenkammer (Peters-Anomalie) können auf *PAX6*-Funktionen zurückgeführt werden, und Patienten mit nur einer Kopie des Gens (Haploinsuffizienz) können verschiedene Defekte der Augenentwicklung aufweisen, während ein komplettes Fehlen des *PAX6*-Gens zu Anophthalmie führt. Das Phänomen der Haploinsuffizienz tritt bei vielen Transkriptionsfaktoren und den entsprechenden Fehlbildungen auf.

PAX3 und *PAX7* haben beide neben der PAX-Domäne auch eine Homöodomäne, und durch eine Translokation von DNA-Sequenzen kann es zu einer Fusion der DNA-bindenden Domänen kommen, die mit der starken Aktivatordomäne, der FOXO1A-Domäne der sog. Forkhead-Transkriptionsfaktoren, fusioniert ist; bei dieser Konstellation tritt das maligne alveoläre Rhabdomyosarkom des Kindesalters gehäuft auf. Autosomal-dominant vererbt ist eine Mutation des *PAX3*-Gens, die zum Waardenburg-Syndrom Typ I führt: Hörstörungen, Augendefekte *(Dystopia canthorum)* und Pigmentbildungsstörungen, offensichtlich durch eine weiße Locke an der Stirn, sind die Folgen.

bHLH/basische Helix-Loop-Helix-Transkriptionsfaktoren: Diese Proteine regeln Entscheidungen bezüglich zellulärer Determinierung und Differenzierung in vielen verschiedenen embryonalen Geweben. Gemeinsam ist ihnen eine basische (positiv geladene) DNA-bindende Domäne, die gefolgt wird von zwei durch eine Schlaufe in der Aminosäuren-Kette getrennte Alpha-Helices. Die Alpha-Helices haben eine hydrophile und eine hydrophobe Seite und werden daher als amphipathisch bezeichnet. Die hydrophobe Seite ist die evolutionär am stärksten konservierte Region des Proteins und verantwortlich für die Bindung an andere bHLH-Transkriptionsfaktoren, sodass häufig die Bildung von Heteromeren die Voraussetzung für ein starkes Transkriptionssignal ist. Dabei binden zellspezifische bHLH-Proteine mit heterologen bHLH-Proteinen, die ubiquitär im Gewebe vorhandenen sind. Der starke differenzierungsfördernde Effekt der bHLH-Proteine kann durch die *Inhibitor of differentiation proteins* (Id-Proteine) unterdrückt werden, da diese keine DNA-bindende Domäne (für die sog. E-Box) haben und bereits an die DNA gebundene bHLH-Proteine von der DNA abdrängen können. Wachstumsfaktoren mit differenzierungshemmender Wirkung führen dann auch zur vermehrten Produktion von Id-Proteinen, oder sie fördern die Phosphorylierung von bHLH-Proteinen, wodurch deren Fähigkeit zur DNA-Bindung gestört wird.

bHLH-Proteine nehmen eine Schlüsselstellung zu Beginn der Gewebedifferenzierung ein, wie z. B. bei der Muskulatur (als die Transkriptionsfaktoren MyoD und Myogenin; ➤ Kap. 15) oder bei der neuronalen Differenzierung (als NeuroD und Neurogenin; ➤ Kap. 17). Forcierte Expression von *MyoD* ist in verschiedenen Zell-Linien in der Lage zur myogenen Transdifferenzierung, und

Experimente mit Knock-out-Mäusen haben *MyoD* und *Myf5* als sog. Mastergene der Bildung von Muskelvorläuferzellen, den Myoblasten, bestätigt; die weitere Differenzierung (und Fusion) der Myoblasten zu reifen Muskelzellen wird dann durch das bHLH-Protein Myogenin gefördert. In ähnlicher Weise sind die proneuronalen bHLH-Proteine der NeuroD- und der Math-Klasse für die Spezifizierung von Neuroblasten verantwortlich, und Mash1 (ASCL1) und Neurogenin1 (NEUROG1) regulieren die Bildung der Neuroblasten im Neuroepithelium, wie im Maus-Modell nachgewiesen werden konnte: *Mash1*-Knock-out-Mäuse zeigen eine Fehlbildung des Vorderhirns, und Neurogenin1-Knock-out-Mäuse haben Fehlbildungen der kranialen sensorischen Ganglien. Das myogene und das neuronale Differenzierungsprogramm wird also sowohl in der Frühphase als auch in der späteren Ausdifferenzierung durch eine Kaskade von bHLH-Transkriptionsfaktoren kontrolliert; beide Programme können im Übrigen durch das laterale Inhibitionsprogramm des Notch-Signalwegs (s. o.) unterdrückt werden.

Epigenetische Kontrolle der Genaktivität: Im Unterschied zur Genetik beschreibt die Epigenetik Veränderungen in der Funktion von Genen über Generationen von Zellen (und Individuen) hinweg, die nicht durch Unterschiede oder Ähnlichkeiten in den betroffenen regulierten DNA-Sequenzen erklärbar sind. Erst in den letzten Jahren konnte diese Erweiterung der ursprünglichen Definitionen des Wortes „Epigenese" durch Caspar Friedrich Wolff und Conrad Waddington (➤ Kap. 1) anhand verschiedener Möglichkeiten von Chromatin-Modifikationen nachgewiesen werden. An den Beispielen der DNA-Methylierung und der Histon-Azetylierung soll im Folgenden diese wirkungsvolle Möglichkeit der Gen-Regulation erläutert werden. Störungen der Chromatin-Modifikationen sind ursächlich beteiligt an verschiedenen komplexen, meist auch die geistige Entwicklung beeinflussenden Entwicklungsstörungen wie dem Rett-Syndrom, dem Rubinstein-Taybi-Syndrom und der X-chromosomal vererbten α-Thalassämie-verbundenen mentalen Retardierung.

Histon-Azetylierung: Histone sind positiv geladenen Kernproteine, um die die DNA eng gewickelt angeordnet ist, wenn sie nicht abgeschrieben wird. Lockerer liegt die DNA an solchen Histonen, die mit Azetyl-Gruppen beladen sind; nur an diesen aufgelockerten Abschnitten der DNA können Transkriptionsfaktoren greifen oder die Transkriptionsmaschinerie die Produktion von mRNA aufnehmen. Der Azetylierungsstatus der Histone hat also einen entscheidenden Einfluss auf die Genaktivität und wird durch ein fein austariertes Gleichgewicht zwischen sog. Histon-Acetyl-Transferasen (HATs) und Histon-Deacetylasen (HDACs) kontrolliert. Die Aktivität beider Enzyme (und damit das Azetylierungsmuster der Histone) wird wiederum von Transkriptionsfaktoren kontrolliert. Abgesehen davon gibt es weitere posttranslationale Modifikationen von Histonen, die die Genregulation beeinflussen: Phosphorylierung von Histonen reduziert die Bindung der DNA und ermöglicht dadurch eine vermehrte Genaktivität und Methylierung von bestimmten Aminosäureresten (an den Lysinen H3K27 und H3K30), erzeugt ein „Gedächtnis" der transkriptionellen Repression über die Zellteilung hinweg.

DNA-Methylierung: Methylierung der Cytosin-Guanin-Dinukleotide in der DNA, die in sog. CpG-Inseln gehäuft auftreten, dient im Vergleich zur eher dynamischen Histon-Azetylierung zur langfristigen Beeinflussung der Genaktivität, wobei methylierte DNA-Abschnitte in Promotoren zur Abschaltung von Genen führen, während die Methylierung von eigentlichen Genabschnitten – entgegen landläufiger Erwartung – mit einer erhöhten Genaktivität korreliert ist. Das Muster der Methylierung wird auch als Imprint bezeichnet, der kurz nach der Befruchtung vom mütterlichen und vom väterlichen Genom – mit speziesspezifisch unterschiedlichen Geschwindigkeiten – durch Demethylasen entfernt wird, um die Gene der embryonalen Frühentwicklung wieder für die Transkription „freizugeben". Mit Einsetzen der Implantation und zunehmender Differenzierung der embryonalen Gewebe werden in den sich differenzierenden Zellen weite Teile der DNA, insbesondere die Promotorregionen von Genen für die Pluripotenz durch Methyltransferasen (DNMT1–3) wieder methyliert. Nur in den Zellen der frühen Keimbahn, den primordialen Keimzellen, wird diese Methylierung z. T. wieder aufgehoben. Bei der Entwicklung von malignen Tumoren werden häufig sog. Tumorsuppressorgene (z. B. p53) durch Methylierung deaktiviert, was dann zu unkontrolliertem Wachstum führt.

20.3.4 Mikro-RNA

Zusätzlich zur oben beschriebenen transkriptionalen Regulation gibt es eine Vielzahl posttranskriptionaler Regulationen der Genaktivität, wie z. B. alternatives mRNA-Splicing, Polyadenylation und mRNA-Lokalisation. Mit der Isolation einer großen Klasse von kleinen, ungefähr 22 Nukleotide umfassenden RNA-Molekülen (sog. Mikro-RNA oder miRNA), die an entsprechende Boten-RNA binden, konnte in den letzten zehn Jahren eine weitere vielseitige Möglichkeit der spezifischen Gensuppression identifiziert werden. miRNA gehört zur Klasse der nichtkodierenden Einzelstrang-(single-strand-)RNA (ssRNA) und wird von ca. 70 Nukleotiden umfassenden haarnadelförmigen Vorläufer-miRNA (Pre-miRNA) durch das Enzym „Dicer" abgespalten (➤ Abb. 20.10). Pre-miRNA wiederum wird aus *primary* miRNA (Pri-miRNA) abgespalten (durch das Enzym „Drosha"), die selbst mehrere 1.000 Nukleotide enthalten und mehrere Pre-miRNA-Moleküle erzeugen kann. Die Transkription der Pri-miRNA scheint mit Promotoren- und Enhancer-Regionen ähnlich derjenigen der mRNA geregelt zu werden. Zu den Methoden der mRNA-Suppression durch miRNA (die weniger effizient als transkriptionsfaktorbedingte Repression zu sein scheint) gehören translationaler Stopp, mRNA-Spaltung, mRNA-De-adenylation und Veränderung der mRNA-Haltbarkeit. Das zelluläre Profil aktiver miRNA wird bereits in verschiedensten pathologischen Zusammenhängen (von metabolischen Störungen, Autoimmunität über Schlaganfall bis zur Tumorbiologie) intensiv beforscht, und die experimentelle Forschung nutzt sog. „small interfering RNAs" (siRNA), um bisher unerklärbare Phänomene molekularer Regelkreise aufzudecken. Für Aussagen über Beziehungen zwischen Mechanismen der miRNA und speziellen Krankheitsbildern oder über die Möglichkeiten des therapeutischen Einsatzes von miRNA ist es jedoch noch zu früh.

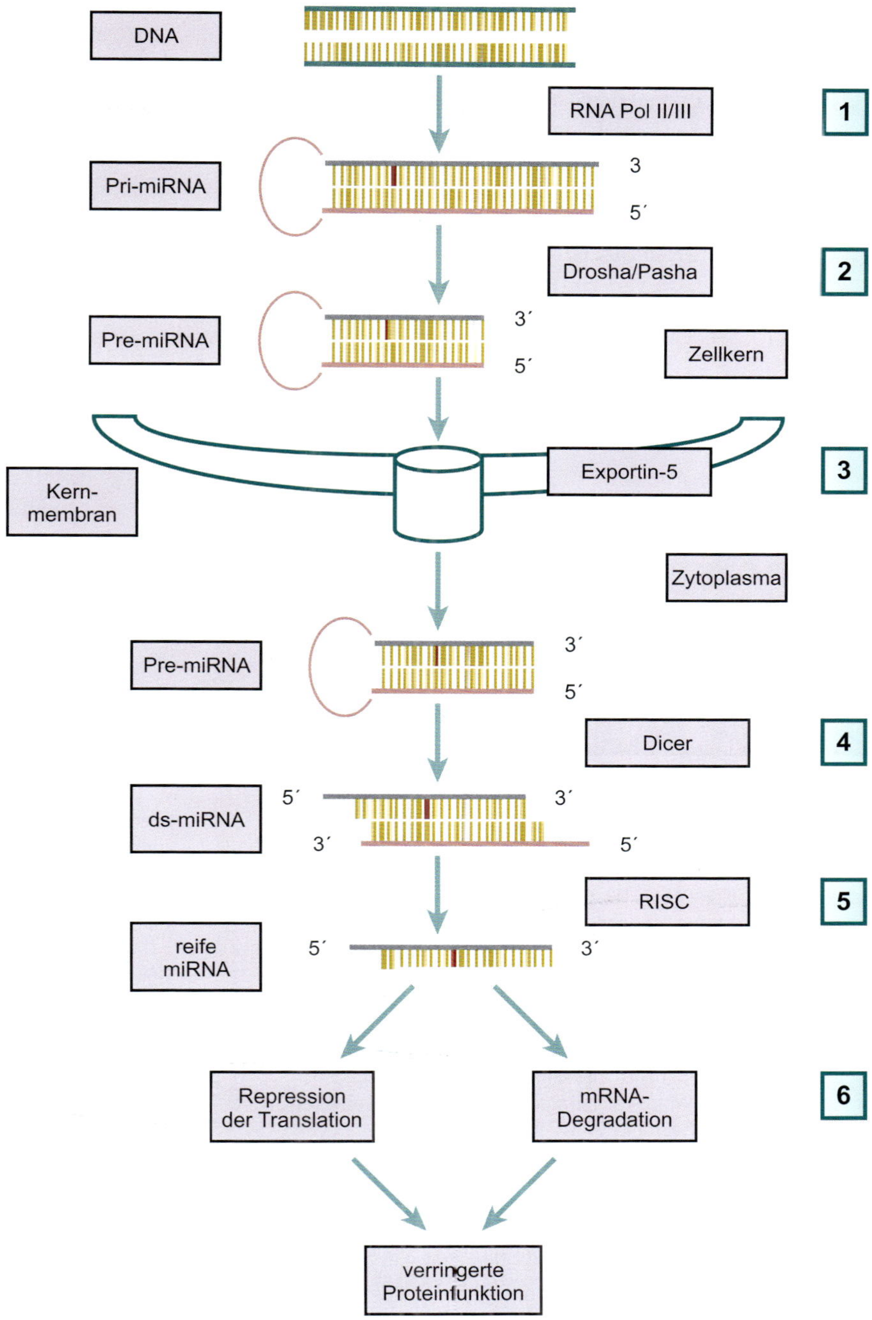

Abb. 20.10 Biogenese der Mikro-RNA (miRNA). Die Schritte 1 und 2 laufen im Zellkern ab, im 3. Schritt tritt eine vorläufige Form (Pre-miRNA) mithilfe von Exportin-5 durch die Kernmembran in das Zytoplasma, wo dann in den Schritten 4 bis 6 die reife Form entsteht und die Translation beeinflusst oder die Ziel-RNA abgebaut wird. RNA Pol II/III sind RNA-Polymerasen, Drosha, Pasha und Dicer sind Endoribonucleasen vom Typ III, die doppelsträngige RNA (dsRNA) erkennen (Pasha ist auch bekannt als DiGeorge syndrome critical region 8, DGCR8). RISC steht für RNA-induzierter Silencing Complex.

Zusammenfassung

Funktionelle Prinzipien der Entwicklungsbiologie

- Die evolutionäre Konservierung vieler molekularer Eigenschaften stützt die Untersuchung sog. Modellorganismen mit dem Ziel, genauere Aussagen zur Entwicklung des Menschen treffen zu können: Gene und Proteine, die eine zentrale Stellung in der Entwicklung von Invertebraten wie *C. elegans* und *D. melanogaster* haben, konnten mittels „reverse genetics" und „loss and gain of function experiments" als ebenso wichtige Funktionsträger in den „Modell-Vertebraten" Zebrafisch, Krallenfrosch, Huhn und Maus nachgewiesen werden.
- Betrachtung und Analysen auf zellulärer Ebene wie Induktion, Morphologie der interzellulären Kommunikation und Definition des Stammzellkonzepts helfen, molekulare Mechanismen mit den zellulären Aktivitäten wie Proliferation, Apoptose, Differenzierung und Zellwanderung als Grundlage von Wachstum und spezifischer Entwicklung in funktionelle Beziehung zu setzen.

- Bei den molekularen Mechanismen werden strenge Hierarchien zwischen inter- und intrazellulären Signalen und der Regulation der Genaktivität sichtbar. Einer breiten Palette unterschiedlicher Interaktionskaskaden stehen immer wiederkehrende biochemische Eigenschaften und die Motive eines Gleichgewichts zwischen Stimulation und Inhibition, der Selbstregulation durch Inhibition einer Inhibition und eines vorprogrammierten Differenzierungsziels („default state") zur Verfügung. Die verwendeten molekularen Mechanismen sind daher prinzipiell ähnlich und können zudem in identischer Zusammenstellung in unterschiedlichsten Geweben und Organen zum Einsatz kommen. Die Isolierung einzelner Moleküle (Signale, Transkriptionsfaktoren oder DNA- und RNA-Sequenzen) als Schlüsselfaktoren bestimmter Vorgänge eröffnet die Möglichkeit eines therapeutischen Zugangs bei Entwicklungsstörungen; die weite Verbreitung derselben Faktoren in verschiedenen Systemen des Embryos zeigt jedoch weiterhin die durch Nebenwirkungen in der Klinik bekannten Grenzen eines solchen Vorgehens gerade auch in der embryonalen Entwicklung auf.

Klinisch orientierte Fragen

Frage 20–1
Nennen Sie drei prinzipiell unterschiedliche Signalmoleküle und beschreiben Sie für eines seine Wirkungsweise und die wesentlichen Auswirkungen in der Zelle

Frage 20–2
Was sind Entwicklungskontrollgene, wie werden ihre Genprodukte klassifiziert und in welchem Zellkompartiment entfalten sie ihre Wirkung? Nennen Sie verschiedene Organanlagen, in denen dieselbe Gruppe von Entwicklungskontrollgenen aktiv ist.

Frage 20–3
Beschreiben sie in wenigen Sätzen die wesentlichen Eigenschaften einer Stammzelle, und geben Sie zwei Beispiele.

Frage 20–4
Was versteht man Induktion? Nennen Sie Beispiele für die daran beteiligten molekularen Faktoren.

Frage 20–5
Was ist eine Knock-out-Maus und welche damit erzielten Erkenntnisse können für den Menschen nutzbar gemacht werden?

20

ZITIERTE UND WEITERFÜHRENDE LITERATUR

Alvarez-Buylla A, Ihrie RA: Sonic hedgehog signaling in the postnatal brain, Semin Cell Dev Biol 33:105, 2014.

Anzalone AV, Koblan LW, Liu DR: Genome editing with CRISPR–Cas nucleases, base editors, transposases and prime editors, Nat Biotech 38:824, 2020.

Barriga EH, Mayor R: Embryonic cell-cell adhesion: a key player in collective neural crest migration, Curr Top Dev Biol 112:301, 2015.

Berdasco M, Esteller M: Genetic syndromes caused by mutations in epigenetic genes, Hum Genet 132:359, 2013.

Blake JA, Ziman MR: Pax genes: regulators of lineage specification and progenitor cell maintenance, Development 141:737, 2014.

Brafman D, Willert K: Wnt/β-catenin signaling during early vertebrate neural development, Dev Neurobiol 77:1239, 2017.

Capper D, Jones DTW, Sill M, et al.: DNA methylation-based classification of central nervous system tumours, Nature 555(7697):469–474, 2018.

Christ A, Herzog K, Willnow TE: LRP2, an auxiliary receptor that controls sonic hedgehog signaling in development and disease, Dev Dyn 245:569, 2016.

Corsini NS, Knoblich JA: Human organoids: New strategies and methods for analyzing human development and disease, Cell 185(15):2756–2769, 2022.

Cuneo MJ, Mittag T: Oncogenic signaling of RTK fusions becomes more granular, Mol Cell 81:2504, 2021.

De Robertis EM: Spemann's organizer and the self-regulation of embryonic fields, Mech Dev 126:925, 2009.

Dubey A, Rose RE, Jones DR, Saint-Jeannet JP: Generating retinoic acid gradients by local degradation during craniofacial development: one cell's cue is another cell's poison, Genesis 56(2):e23091, 2018.

Giannotta M, Trani M, Dejana E: VE-cadherin and endothelial adherens junctions: active guardians of vascular integrity, Dev Cell 26:441, 2013.

Gier RA, Budinich KA, Evitt NH, et al: High-performance CRISPRCas12a genome editing for combinatorial genetic screening, Nature Comm 11:3455, 2020.

Goldman D: Regeneration, morphogenesis and self-organization, Development 141:2745, 2014.

Goetz S. C., Anderson K. V. The primary cilium: a signaling centre during vertebrate development. Nat Rev Genet. 2010; 11: 331.

Guillot C, Lecuit T: Mechanics of epithelial tissue homeostasis and morphogenesis, Science 340:1185, 2013.

Imayoshi I, Kageyama R: bHLH factors in self-renewal, multipotency, and fate choice of neural progenitor cells, Neuron 82:9, 2014.

Kaya-Okur HS, Wu SJ, Codomo CA, et al.: CUT&Tag for efficient epigenomic profiling of small samples and single cells, Nat Commun 10(1):1930, 2019.

Kotini M, Mayor R: Connexins in migration during development and cancer, Dev Biol 401:143, 2015.

Lancaster MA, Corsini NS, Wolfinger S, et al.: Guided self-organization and cortical plate formation in human brain organoids, Nat Biotechnol 35(7):659–666, 2017.

Leung RF, George AM, Roussel EM, et al.: Genetic regulation of vertebrate forebrain development by homeobox genes, Front Neurosci 16:843794, 2022.

Lien WH, Fuchs E: Wnt some lose some: transcriptional governance of stem cells by Wnt/β-catenin signaling, Genes Dev 28:1517, 2014.

Lim J, Thiery JP: Epithelial-mesenchymal transitions: insights from development, Development 139:3471, 2012.

Lowe EK, Cuomo C, Voronov D, Arnone MI: Using ATAC-seq and RNA-seq to increase resolution in GRN connectivity, Methods Cell Biol 151:115–126, 2019.

Mackay A, Burford A, Carvalho D, et al.: Integrated molecular metaanalysis of 1,000 pediatric high-grade and diffuse intrinsic pontine glioma, Cancer Cell 32(4):520, 2017.

Mašek J, Andersson ER: The developmental biology of genetic notch disorders, Development 144:1743, 2017.

Neben CL, Lo M, Jura N, Klein OD: Feedback regulation of RTK signaling in development, Dev Biol, 2017.

Nelson KN, Peiris MN, Meyer AN, et al.: Receptor tyrosine kinases: translocation partners in hematopoietic disorders, Trends in Mol Med 23:59, 2017.

Niehrs C. The complex world of WNT receptor signalling. Nat Rev Mol Cell Biol. 2012; 13: 12. 767–24779. https://doi.org/10.1038/nrm3470.

Opitz J. M., Furtado L. V. The RSH/"Smith-Lemli-Opitz"-syndrome: historical footnote. Am J Med Genet C Semin Med Genet. 2012; 160C: 4. 242–249.

Rao A, Barkley D, França GS, Yanai I: Exploring tissue architecture using spatial transcriptomics, Nature 596(7871):211–220, 2021.
Reiter JF, Leroux MR: Genes and molecular pathways underpinning ciliopathies, Nat Rev Mol Cell Biol 18(9):533, 2017.
Rhinn M, Dollé P: Retinoic acid signalling during development, Development 139:843, 2012.
Sahni V., Kessler J. A. Stem cell therapies for spinal cord injury. Nat Rev Neurol. 2010; 6: 363
Saitou M., Kagiwada S., Kurimoto K. Epigenetic reprogramming in mouse pre-implantation development and primordial germ cells. Development. 2012; 139: 1. 15–2431.
Salma M, Andrieu-Soler C, Deleuze V, Soler E: High-throughput methods for the analysis of transcription factors and chromatin modifications: Low input, single cell and spatial genomic technologies, Blood Cells Mol Dis 101:102745, 2023.
Sánchez Alvarado A, Yamanaka S: Rethinking differentiation: stem cells, regeneration, and plasticity, Cell 157:110, 2014.
Sasaki H., Matsui Y. Epigenetic events in mammalian germ-cell development: reprogramming and beyond. Nat Rev Genet. 2008; 9: 2. 129–24140.
Seisenberger S., Peat J. R., Hore T. A., Santos F., Dean W., Reik W. Reprogramming DNA methylation in the mammalian life cycle: building and breaking epigenetic barriers. Philos Trans R Soc Lond B Biol Sci. 2013; 368: 1609. https://doi.org/10.1098/rstb.2011.0330.
Shashikant T, Ettensohn CA: Genome-wide analysis of chromatin accessibility using ATAC-seq, Methods Cell Biol 151:219–235, 2019.
Simons M., Mlodzik M. Planar cell polarity signaling: from fly development to human disease. Annu Rev Genet. 2008; 42: 517–24540. https://doi.org/10.1146/annurev.genet.42.110807.091432.
Torres-Padilla ME, Chambers I: Transcription factor heterogeneity in pluripotent stem cells: a stochastic advantage, Development 141:2173, 2014.
van Amerongen R., Nusse R. Towards an integrated view of Wnt signaling in development. Development. 2009; 136: 19. 3.205–243.214. https://doi.org/10.1242/dev.033910.
Yan F, Powell DR, Curtis DJ, Wong NC: From reads to insight: a hitchhiker's guide to ATAC-seq data analysis, Genome Biol 21(1):22, 2020.
Zagozewski JL, Zhang Q, Pinto VI, et al.: The role of homeobox genes in retinal development and disease, Dev Biol 393:195, 2014.

KAPITEL

21 Kongenitale Fehlbildungen des Menschen

Wir sollten sie nicht abtun mit müßigen Gedanken oder Worten wie „Kuriosität" oder „Zufall". Nicht eine ist darunter, die keine Bedeutung hätte; nicht eine, die nicht zum Ausgangspunkt hervorragender Erkenntnisse werden könnte, wenn wir nur erst die Frage beantworten könnten: Warum ist das so selten? oder: Wenn es doch selten ist – warum ist es in diesem Fall aufgetreten?

James Paget, Lancet 2: 1017, 1882.

Zur Orientierung

„Angeborene" oder „kongenitale Erkrankungen", „Geburtsfehler" oder „kongenitale Fehlbildungen" sind verschiedene Bezeichnungen für Entwicklungsstörungen, die von Geburt an vorhanden sind (lat. *congenitus* = geboren mit); sie sind die häufigste Todesursache im Säuglingsalter und können Morphologie, Funktion, Stoffwechsel, Verhalten und Erbmaterial betreffen. Nach Auskunft des amerikanischen *National Center on Birth Defects and Developmental Disabilities,* CDC, https://www.cdc.gov/birth-defects/data-research/facts-stats/ haben derzeit (2025) weltweit 3–6 % der neugeborenen Kinder eine schwere kongenitale Fehlbildung. Neugeborene mit isolierten oder multiplen kongenitalen Anomalien werden meist auch von klinischen Genetikern beurteilt, um festzustellen, ob eine Anomalie Teil eines genetisch definierten Syndroms sein könnte. Genetische Beratung ist danach ein wichtiger Bestandteil der klinischen Untersuchung und Behandlung der betroffenen Familien.

In den vorangegangenen Kapiteln wurden bereits verschiedentlich kongenitale Fehlbildungen beschrieben, die ihre stärkste Ausprägung im jeweils besprochenen Organsystem zeigen. Das vorliegende Kapitel versucht, einen Überblick über die häufigsten Fehlbildungen zu geben und ordnet sie nach Gemeinsamkeiten, die sich z. B. bei den auslösenden Faktoren oder ähnlich genutzten molekularen Mechanismen oder durch besondere Phasen der Entwicklung ergeben.

21.1 Klassifikationen und Terminologie angeborener Fehlbildungen

Am häufigsten wird für die Einteilung der angeborenen Fehlbildungen auf die *International Classification of Diseases* zurückgegriffen (ICD; zurzeit in der Version ICD-10, s. https://icd.who.int/browse10/2019/en, mit deutschen Modifikationen: https://klassifikationen.bfarm.de/icd-10-gm/kode-suche/htmlgm2025/index.htm). Keine der verfügbaren Klassifikationen und Nomenklaturen ist jedoch für alle Zwecke umfassend geeignet. Jede wurde für einen bestimmten Zweck konzipiert und hat dementsprechend ihre Grenzen. Die verschiedenen Ansätze zur Klassifizierung der angeborenen Erkrankungen des Menschen, insbesondere der Störungen der Morphogenese zeugen von den oft vergeblichen Bemühungen und offensichtlichen Schwierigkeiten, konkrete Formulierungen zu finden, die für die klinische Praxis von Nutzen sein könnten.

Glossar Unter die Definition von **kongenitalen** oder **konnatalen Fehlbildungen** fallen morphologische Auffälligkeiten aller Art. Nicht jede morphologische Variante stellt jedoch gleich eine

Entwicklungsstörung dar. Anatomische Variabilität wird spätestens seit Blumenbach (1776) durchaus auch als normal angesehen; so können sich Knochen nicht nur hinsichtlich ihrer allgemeinen Form, sondern auch bezüglich kleinerer Details der Oberflächenstruktur unterscheiden. Die medizinisch relevanten Fehlbildungen lassen sich in *vier Gruppen* einteilen: Malformationen, Disruptionen, Deformationen und Dysplasien.

- **Malformation:** morphologischer Defekt eines Organs, eines Organanteils oder einer größeren Körperregion aufgrund einer *primären (intrinsischen, endogenen)* Störung des Entwicklungsprozesses. Der Begriff „intrinsisch" beinhaltet, dass die entsprechende Anlage – z. B. aufgrund eines Chromosomenfehlers von einem der an der Befruchtung beteiligten Gameten – von vorneherein ein pathologisches Entwicklungspotenzial hat. Die meisten Malformationen werden als fehlerhafte Ausprägung eines *morphogenetischen* oder *Entwicklungsfeldes* angesehen, das als Ganzes koordiniert auf embryonale Einflüsse reagiert und die Grundlage für komplexe oder multiple Fehlbildungen bildet.
- **Disruption:** morphologischer Defekt eines Organs, eines Organanteils oder einer größeren Körperregion aufgrund der Störung oder Unterbrechung eines primär normalen Entwicklungsprozesses durch *äußere (extrinsische, exogene)* Faktoren. Morphologische Veränderungen nach Einwirkung eines – chemischen oder viralen – Teratogens sind demnach als Disruptionen zu betrachten. Eine Disruption kann nicht weitervererbt werden, aber erbliche Faktoren können zur Entstehung von Disruptionen beitragen und die Entwicklung der Disruption beeinflussen.
- **Deformation:** abnorme Form oder Lage eines Körperteils durch *mechanische Einwirkungen.* Ein Beispiel für eine Deformation, die durch äußere Kräfte hervorgerufen wird, ist der *Pes equinovarus* oder Klumpfuß (➤ Kap. 16) durch intrauterine Beengtheit bei Oligohydramnion (zu wenig Fruchtwasser). Manchmal entsteht eine Deformation auch durch intrinsische Funktionsstörungen, die ihrerseits auf eine Fehlbildung des zentralen Nervensystems, z. B. eine *Myelomeningozele* (schwere Form der *Spina bifida*), zurückgehen.
- **Dysplasie:** Morphologische Folgen einer gestörten Zellorganisation bei der Gewebebildung. Als Dysplasie werden der Vorgang bzw. die Folgen einer gestörten *Gewebedifferenzierung* („Dyshistogenese") bezeichnet. Alle Veränderungen im Rahmen der Histogenese werden also als Dysplasien klassifiziert, so z. B. die *kongenitale ektodermale Dysplasie* (➤ Kap. 19). Dysplasien haben keine spezifischen Ursachen und betreffen – da eine zelluläre Störung zugrunde liegt – oft mehrere Organe gleichzeitig.

Weitere Begriffe werden *deskriptiv* zur Bezeichnung von multiplen Auffälligkeiten bei Kindern verwendet oder sind entwickelt worden, um Ursachen und pathogenetische Mechanismen zu beschreiben:

- Ein **polytoper Felddefekt** ist ein Fehlbildungsmuster, das auf eine Störung in einem einzelnen Entwicklungsfeld zurückzuführen ist.
- Eine **Sequenz** ist ein Muster aus multiplen Anomalien, die sich auf einen einzelnen (bekannten oder angenommenen) strukturellen Defekt oder mechanischen Faktor zurückführen lassen.
- Ein **Syndrom** ist ein Muster aus multiplen Anomalien, die keiner bekannten Sequenz und keinem bekannten polytopen Felddefekt entsprechen, für die man aber dennoch einen pathogenetischen Zusammenhang annimmt.
- Eine **Assoziation** ist ein nicht zufällig bei zwei oder mehr Menschen auftretendes Fehlbildungsmuster, das keiner bekannten Sequenz und keinem bekannten polytopen Felddefekt oder Syndrom zuzuordnen ist.

Während die *Sequenz* ein pathogenetisches und kein kausales Konzept darstellt, geht man beim *Syndrom* oft von einer gemeinsamen Ursache der verschiedenen Fehlbildungen aus. In beiden Fällen nimmt man aber an, dass ein pathogenetischer Zusammenhang innerhalb des Fehlbildungsmusters besteht. Im Falle der Sequenz sind der primäre auslösende Faktor und die nachfolgende sekundäre Kaskade von Entwicklungsstörungen bekannt. Die im Zusammenhang mit einem Oligohydramnion auftretende **Potter-Sequenz** lässt sich z. B. entweder auf eine Nierenagenesie oder auf ein Fruchtwasserleck zurückführen. Eine *Assoziation* bezeichnet im Gegensatz dazu verschiedene Anomalien, zwischen denen ein statistischer, aber kein bekannter pathogenetischer oder kausaler Zusammenhang besteht. Allerdings kann eine Assoziation auch aus einer oder mehreren Sequenzen, Syndromen oder Felddefekten bestehen. Verschiedene Gebiete der Medizin beschäftigen sich mit den angeborenen Fehlbildungen und Erkrankungen:

- Die **Dysmorphologie** ist das Teilgebiet der Humangenetik, das sich mit der Diagnostik und Interpretation von Fehlbildungsmustern beschäftigt. Wiederkehrende Muster angeborener Fehlbildungen stellen die Grundlage der *Syndromerkennung* dar. Die Identifikation solcher Muster bei verschiedenen Individuen hat zum besseren Verständnis der Ätiologie und Pathogenese dieser Störungen geführt.
- Die **Teratologie** befasst sich als Wissenschaftszweig mit Ursachen, Mechanismen und Mustern von Entwicklungsstörungen. Zu den fundamentalen Konzepten der Teratologie gehört die Auffassung, dass es *vulnerable Phasen* der Embryonalentwicklung gibt, die störanfälliger sind als andere Phasen der Entwicklung. Bis etwa zum Jahr 1940 nahm man allgemein an, dass der menschliche Embryo durch die extraembryonalen Gewebe (Amnion und Chorion) und durch Uterus- und Bauchwand der Mutter vor Umwelteinflüssen wie Viren oder Medikamenten geschützt wäre. 1941 erfolgten dann die ersten gut dokumentierten Fallberichte darüber, dass ein Umweltfaktor (das Rötelnvirus) schwere Entwicklungsstörungen (u. a. Katarakte) verursachen konnte, wenn er während der kritischen Phasen der Entwicklung von Augen, Herz und Ohren einwirkte. Schwere Extremitätenfehlbildungen und andere Entwicklungsstörungen wurden bei Kindern festgestellt, deren Mütter in der Frühschwangerschaft das Beruhigungsmittel *Thalidomid* eingenommen hatten. Diese inzwischen mehr als 50 Jahre zurückliegende Entdeckung lenkte weltweit das Augenmerk auf die Bedeutung der Medikamente für die Ätiologie der Entwicklungsstörungen. Man schätzt inzwischen, dass 7–10 % der menschlichen Fehlbildungen auf die Störwirkung von Medikamenten, Drogen, Viren und anderen Umweltfaktoren zurückgehen.

In Nordamerika und in Europa lassen sich über 20 % der Mortalität im Säuglingsalter auf die angeborenen Fehlbildungen zurückführen. Schwere strukturelle Anomalien wie z. B. die *Spina bifida cystica* (ein ausgeprägter Wirbeldefekt, bei dem der Schluss des Neuralrohrs nur unvollständig erfolgt) werden bei etwa 3 % aller Neugeborenen beobachtet; dementsprechend liegt die Inzidenz bei den Zweijährigen bei etwa 6 % und bei den Fünfjährigen bei etwa 8 %.

Die Ursachen von angeborenen Erkrankungen oder kongenitalen Fehlbildungen werden üblicherweise unterteilt in

- genetische Faktoren (z. B. Chromosomenaberrationen)
- Umweltfaktoren (z. B. Medikamente/Drogen, Viren).

Viele auch der häufigen angeborenen Störungen werden jedoch durch das Zusammenwirken von genetischen *und* Umwelteinflüssen verursacht – hier liegt ein **multifaktorieller Entstehungsmechanismus** vor.

Bei 50–60 % der angeborenen Erkrankungen ist die Ätiologie unbekannt (➤ Abb. 21.1). Dabei handelt es sich um einfache wie auch multiple Störungen mit mehr oder weniger großer klinischer Relevanz. Einfache, wenig relevante Anomalien finden sich bei etwa 14 % aller Neugeborenen. Anomalien des äußeren Ohrs z. B. haben selbst keine wesentliche klinische Bedeutung, aber sie können ein Zeichen dafür sein, dass weitere und bedeutendere Fehlbildungen vorliegen. Genauso achtet der Kliniker auf mögliche kardiovaskuläre und renale Fehlbildungen, wenn er eine singuläre Nabelschnurarterie vorfindet. Wenn ein Neugeborenes drei oder mehr unwesentliche Anomalien aufweist, liegt die Wahrscheinlichkeit bei 90 %, dass zusätzlich eine oder mehrere relevante Fehlbildungen vorliegen; und von den 3 % der Kinder, die mit klinisch relevanten Anomalien geboren werden, liegen bei 0,7 % mehrere solcher bedeutender Fehlbildungen vor. Die meisten dieser Kinder sterben im Säuglingsalter. In den frühen Embryonalentwicklungsstadien sind die schwerwiegenden Fehlbildungen noch wesentlich häufiger (10–15 %), die meisten der betroffenen Embryonen gehen jedoch innerhalb der ersten sechs Schwangerschaftswochen spontan verloren. Bei 50–60 % der Spontanaborte werden Chromosomenanomalien gefunden.

21.2 Entwicklungsstörungen durch genetische Faktoren

An der Zahl der Fälle gemessen, stellen genetische Faktoren die wichtigste Ursache angeborener Erkrankungen dar. Man schätzt, dass sie für annähernd 85 % der kongenitalen Fehlbildungen mit bekannter Ursache und für etwa ein Drittel aller kongenitalen Fehlbildungen (➤ Abb. 21.1) verantwortlich sind. Jeder Vorgang, der so komplex ist wie eine Mitose oder Meiose, läuft mitunter fehlerhaft ab. Dementsprechend sind *Chromosomenaberrationen* nichts Ungewöhnliches, sie betreffen 6–7 % aller Zygoten. Viele der frühen Embryonen mit solchen Anomalien durchlaufen gar nicht erst die normalen Furchungsteilungen, aus denen die Blastozyste hervorgeht. *In-vitro*-Untersuchungen an weniger als fünf Tage alten Zygoten während der Furchung haben gezeigt, dass Anomalien in dieser Phase sehr häufig sind. So wurden bei über 60 % der Zygoten, die sich im zweiten Tag der Furchung befanden, Anomalien festgestellt. Viele der fehlerhaften Zygoten, Blastozysten und Embryos gehen bis zur dritten Woche spontan verloren. Bei solch frühen Spontanaborten liegt die Häufigkeit von Chromosomenstörungen bei mindestens 50 %.

Innerhalb des Chromosomensatzes können zwei Arten von Veränderungen auftreten: numerische Änderungen und strukturelle Abweichungen. Diese Veränderungen können die Geschlechtschromosomen oder die Autosomen – also die „Nicht-Geschlechtschromosomen" – betreffen; in einigen Fällen sind auch beide von der Störung betroffen. Menschen mit Chromosomenstörungen fallen in der Regel durch einen charakteristischen Phänotyp auf – wie z. B. durch die typischen äußerlichen Merkmale der Kinder mit Downsyndrom – und ähneln anderen von der entsprechenden Chromosomenstörung betroffenen Patienten mehr als ihren eigenen Geschwistern. Das charakteristische Aussehen ist Folge eines genetischen Ungleichgewichts. Genetische Faktoren können auf biochemischem oder anderem Wege Störungen auf subzellulärer, zellulärer oder Gewebeebene initiieren. Die dabei beteiligten Patho-

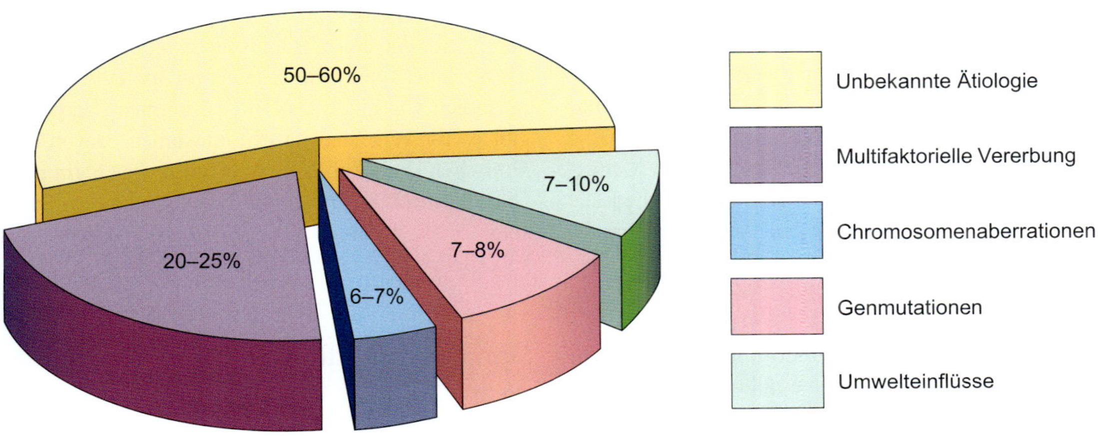

Abb. 21.1 Ursachen angeborener Fehlbildungen des Menschen. Die meisten Anomalien haben keine bekannte Ursache; 20–25 % sind durch eine Kombination aus genetischen und Umweltfaktoren bedingt und werden damit multifaktoriell vererbt.

mechanismen können denen ähnlich oder identisch sein, die durch Teratogene (z. B. Medikamente) ausgelöst werden.

21.2.1 Störungen in der Genregulation und Signaltransduktion während der Entwicklung (s. a. ➤ Kap. 20)

Genregulation

Das menschliche Genom umfasst schätzungsweise 20.000 Gene bzw. 3 Milliarden Basenpaare je haploidem Chromosomensatz. Durch das *Human Genome Project* und andere internationale Forschungsaktivitäten wurden bereits viele Mutationen (Veränderungen in der DNA-Sequenz der Gene), die für angeborene Erkrankungen und Fehlbildungen verantwortlich sind, identifiziert, und weitere werden sicherlich folgen. Ein Großteil dieser Gene wird noch sequenziert, und entsprechende Genfunktionen müssen noch identifiziert werden.

Wenn man die Ursachen für die Entstehung von kongenitalen Fehlbildungen verstehen will, muss man zunächst die Vorgänge bei der **Genexpression** in den Frühphasen der Entwicklung verstehen lernen. Die meisten der in einer bestimmten Zellart exprimierten Gene werden auch in verschiedensten anderen Zellen exprimiert und sind an grundlegenden zellulären Mechanismen wie Nukleinsäure- und Proteinsynthese, Aufbau von Zytoskelett und Zellorganellen, Nährstofftransport und Stoffwechselfunktionen beteiligt. Diese Gene werden als **„konstitutive Gene"** (engl. *housekeeping genes*) bezeichnet. Die für die embryonale Entwicklung spezifischen **regulierten Gene** werden jedoch nur zu bestimmten Zeitpunkten und in bestimmten Zellen exprimiert; durch sie werden die Hunderte unterschiedlicher Zelltypen definiert, die zusammen den menschlichen Organismus ausmachen. Ein wesentlicher Aspekt der Entwicklungsbiologie liegt in der Steuerung der Genexpression. Diese Steuerung wird oft durch **Transkriptionsfaktoren** bewerkstelligt, die an *Regulator-* oder *Promotor-*Abschnitte bestimmter Gene binden.

Eine in der embryonalen Entwicklung besonders aktive Genfamilie stellen die **Homöobox-Gene** dar. Entdeckt wurden sie an sog. homöotischen Transformationen der Fruchtfliege *(Drosophila melanogaster);* man findet sie jedoch in sämtlichen Vertebraten, und ihre Sequenzen und die Anordnung auf dem Genom sind evolutionär hochkonserviert. Die Eiweißprodukte dieser Gene binden an die DNA und bilden die Transkriptionsfaktoren, durch die die Genexpression gesteuert wird. Dadurch spielen sie eine wesentliche Rolle bei der frühen Embryonalentwicklung, wo sie Art und räumliche Anordnung verschiedener Körpersegmente (z. B. der Wirbelkörper) festlegen. Einige Erkrankungen, die durch Mutationen in den Homöobox-Genen entstehen, werden in ➤ Tab. 21.1 beschrieben.

Die **genomische Prägung** (engl. ***genomic imprinting***) ist ein epigenetischer Vorgang, durch den in der weiblichen bzw. männlichen Keimzelllinie bestimmte Chromosomenabschnitte mit einer besonderen Markierung versehen werden (z. B. durch Methylierung der DNA), die bewirkt, dass nur das väterliche oder nur das mütterliche Allel eines Gens bei den Nachkommen aktiv wird. Mit anderen

Tab. 21.1 Einige Erkrankungen des Menschen durch Homöobox-Gen-Mutationen.

Erkrankung	Klinische Merkmale	Gendefekt
Waardenburg-Syndrom Typ I	Weiße Stirnlocke, vergrößerter Augeninnenwinkelabstand, Innenohrtaubheit, Iris-Heterochromie, gelegentlich faziale Spaltbildungen; autosomal-dominante Vererbung	*HuP2*-Gen beim Menschen, homolog zum *Pax3*-Gen bei der Maus
Polysyndaktylie (Syndaktylie Typ II)	Verwachsungen und Doppelanlagen von Fingern, überzählige Metakarpalknochen; autosomal-dominante Vererbung	*HOX-D13*-Mutation
Schizenzephalie (Typ II)	Vollständige Hirnrindenspaltung durch die Ventrikel hindurch, meist verbunden mit Epilepsie, Spastik und geistiger Behinderung	Keimzellmutation des *EMX2*-Homöobox-Gens, homolog zum *EMX2*-Gen bei der Maus

Worten: Das Geschlecht des vererbenden Elternteils ist verantwortlich für die Expression oder Nichtexpression bestimmter Gene bei den Nachkommen (➤ Tab. 21.5). Das ist z. B. der Fall beim Prader-Willi-(PWS) und beim Angelman-Syndrom (AS), bei denen der Phänotyp davon abhängt, ob die zugrunde liegende Mikrodeletion (s. ➤ Kap. 21.2.3 und ➤ Tab. 21.5) vom Vater (PWS) oder von der Mutter (AS) weitergegeben wird (s. u.). In einer ganzen Reihe von Fällen resultieren PWS oder AS – wie auch verschiedene andere erbliche Erkrankungen – aber auch aus einer Konstellation, die als **uniparentale Disomie** bezeichnet wird. Im Fall von PWS und AS stammen dabei beide Chromosomen 15 s von nur einem Elternteil. Ein PWS entsteht, wenn beide Chromosomen 15 s von der Mutter stammen, ein AS, wenn sie vom Vater stammen. Am Anfang der Entwicklung steht dabei, so nimmt man an, ein Keimling mit einer Trisomie. Bei einer der frühen postzygotischen Zellteilungen geht dann eines der drei Chromosomen verloren, und aus diesem „Rettungsversuch" geht eine Zelle hervor, in der beide homologen Chromosomen von einem Elternteil stammen. Uniparentale Disomien gibt es für verschiedene Chromosomen. Davon führen einige zu klinischen Krankheitsbildern (Chromosom 6: *transienter neonataler Diabetes mellitus;* Chromosom 7: *Russell-Silver-Syndrom;* Chromosom 15: *Prader-Willi-* bzw. *Angelman-Syndrom*), während andere keinerlei phänotypische Auffälligkeiten nach sich ziehen.

Signaltransduktion

Die normale Embryogenese wird durch verschiedene komplexe **Signalkaskaden** gesteuert. Durch Mutationen in den für Signalmoleküle kodierenden Gensequenzen oder sonstige Änderungen in diesen Signalwegen (engl. *signaling pathways*) können Fehlbildungssyndrome entstehen. Viele Signalwege sind *zellautonom,* beeinflussen also nur die Entwicklung der Zelle, in der sie ablaufen. Das gilt z. B. für die von den *HOX-A-* und *HOX-D-*Gen-Clustern produzierten Proteine (deren Mutationen verschiedene Extremitätenfehlbildungen auslösen können). Andere **Transkriptionsfaktoren** beeinflussen dagegen das Genexpressionsmuster der umliegenden Zellen. Solche Kontrollsignale mit kurzer Reichweite können als einfache Ein-Aus-Schalter fungieren *(parakrine Signale);* andere wiederum – die **Morphogene** – können je nach dem Grad ihrer Expression verschiedene Wirkungen auf verschieden weit entfernt liegende Zellen ausüben.

Ein wichtiger Signalweg bei der Entwicklung wird durch Sekretion eines Proteins namens **Sonic Hedgehog** (Shh) angestoßen, das in empfänglichen Zellen eine ganze Kette von Reaktionen auslöst (s. ➤ Kap. 20.3.2 und Abb. 20.8). Sonic Hedgehog bindet an einen „Patched" genannten Rezeptor, der in der Plasmamembran von primären sensorischen Zilien eingebaut ist, und kann die Zellen, die solche Zilien haben, mithilfe von Transkriptionsfaktoren der Gli-Familie entweder aktivieren oder hemmen. Durch Regulationsstörungen im Sonic-Hedgehog-Patched-Gli-Signalweg (s. u.) entstehen verschiedene Erkrankungen, unter anderem bestimmte Krebserkrankungen und angeborene Fehlbildungen (darunter Situs-Anomalien wie beim Kartagener-Syndrom, s. ➤ Kap. 4.3.3). Wegen der Beteiligung der sensorischen Zilien werden diese Krankheiten auch unter dem Begriff der **Ziliopathien** zusammengefasst (für andere zellbiologische wichtige Komponenten wie den intrazellulären RAS-Signalweg, den WASH-Komplex des endosomalen Transportes oder das Chromatin-stabilisierende Cohesin sind inzwischen ähnliche Begriffe eingeführt: RASopathien, WASHopathien, Cohesin-opathien).

Während der embryonalen Entwicklung wird Sonic Hedgehog in der *Chorda dorsalis,* in der Bodenplatte des Neuralrohrs und im Gehirn exprimiert, daneben aber auch noch in anderen Regionen, in denen die Polarisierung innerhalb von Geweben – z. B. innerhalb einer Extremitätenknospe oder in der Darmanlage – festgelegt wird. Sporadische oder erbliche Mutationen des menschlichen *Shh*-Gens führen so z. B. zur Holoprosenzephalie, einer unterschiedlich ausgeprägten Mittellinienstörung, die mit unvollständiger Septierung des ZNS, Spaltbildungen im Gesichtsbereich, einem singulären zentralen Schneidezahn, Hypotelorismus oder Ausbildung eines singulären „Zyklopen"-Auges (Zyklopie) einhergehen kann. Das Sonic-Hedgehog-Protein muss zunächst in seine aktive Form umgewandelt werden, und seine Wirkung wird durch Anlagerung eines Cholesterin-Derivats modifiziert. Störungen der Cholesterin-Biosynthese – z. B. das autosomal-rezessiv vererbte *Smith-Lemli-Opitz-Syndrom* (➤ Abb. 21.2) – weisen viele Gemeinsamkeiten auf und ähneln den Störungen des Shh-Signalwegs insbesondere im Hinblick auf die dabei vorkommenden Gehirn- und Extremitätenfehlbildungen.

Mutationen in einem der drei *Gli3*-Gene (s. o.) wurden im Rahmen verschiedener autosomal-dominant vererbter Erkrankungen festgestellt. Deletionen oder Punktmutationen können zum *Greig-Syndrom* (Zephalopolysyndaktyliesyndrom) führen, Raster- oder Nonsense-Mutationen zum *Pallister-Hall-Syndrom* mit Hypothalamus-Hamartomen, zentraler oder postaxialer Polydaktylie und anderen Fehlbildungen von Gesicht, Hirn und Extremitäten und

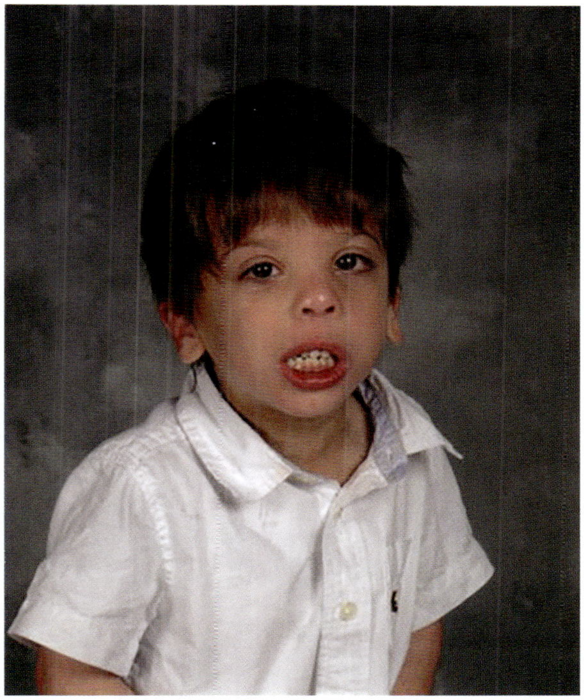

Abb. 21.2 Kind mit dem Smith-Lemli-Opitz-Syndrom. Zu den Merkmalen gehören Mikrozephalie, Ohren mit einem tiefen Ansatz, Mikrognathie und milde Formen von kraniofazialer Dysmorphie. Dieses Kind hat außerdem eine penoskrotale Hypospadie und eine Syndaktylie der Zehen. (Aus Kelly MN, Tuli SY, Tuli SS, Stern MA, Giordano BP: Brothers with Smith-Lemli-Opitz syndrome. *J Pediatr Health Care* 29(1):97–103, 2015.)

verschiedene Nonsense-, Missense- oder Rastermutationen zur einfachen familiären postaxialen Polydaktylie vom Typ A oder B oder zur präaxialen Polydaktylie Typ IV.

21.2.2 Numerische Chromosomenstörungen

Numerische Chromosomenaberrationen sind in der Regel Folge einer **Nondisjunction,** also einer Teilungsstörung, bei der sich ein Chromosomenpaar oder aber die zwei Chromatiden eines Chromosoms während der Mitose oder Meiose nicht voneinander trennen. Das Chromosomen- oder Chromatidenpaar gelangt daraufhin gemeinsam in eine der Tochterzellen, während die andere Tochterzelle leer ausgeht (➤ Abb. 21.3). Eine Nondisjunction kann sowohl bei der mütterlichen als auch bei der väterlichen Gametogenese auftreten (➤ Kap. 2).

Inaktivierung von Chromosomen Bei der Embryogenese wird nach zufälliger Auswahl eines der beiden X-Chromosomen inaktiviert und bildet das **Geschlechtschromatin (X-Chromatin, Barr-Körperchen)** in den weiblichen somatischen Zellkernen (➤ Kap. 6). Zur Inaktivierung von Genen eines X-Chromosoms in den somatischen Zellen weiblicher Embryos kommt es während der Implantation. Klinisch gesehen bedeutet die X-Inaktivierung, dass die Überträgerin einer X-gebundenen Erkrankung das

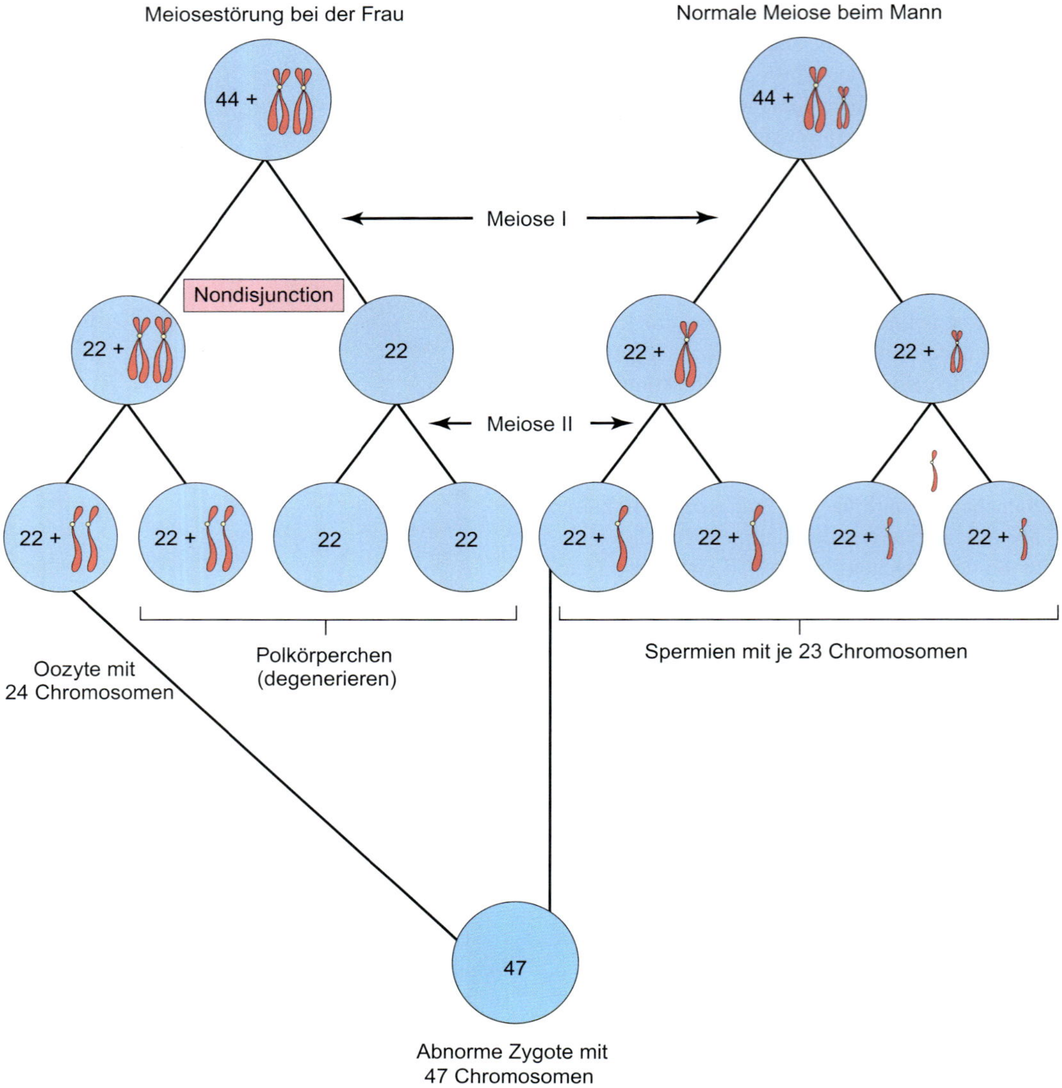

Abb. 21.3 Schematische Darstellung einer chromosomalen Nondisjunction bei der ersten Reifeteilung (Meiose I) einer primären Oozyte. Es entsteht eine abnorme Oozyte mit 24 Chromosomen, und aus der nachfolgenden Befruchtung durch ein normales Spermium resultiert eine Zygote mit 47 Chromosomen. Damit liegt eine Aneuploidie – eine Abweichung vom normalen diploiden menschlichen Satz mit 46 Chromosomen – vor.

21

mutierte Gen in jeder ihrer Zellen trägt – entweder auf dem aktiven X-Chromosom oder auf dem inaktivierten X-Chromosom, das als Geschlechtschromatin noch vorhanden ist. Unterschiedliche X-Inaktivierung bei monozygoten Zwillingen wird als eine der Ursachen für die diskordante Ausprägung verschiedener angeborener Erkrankungen angesehen: Genetisch lässt sich eine solche Diskordanz also dadurch erklären, dass einer der Zwillinge hauptsächlich Gene des väterlichen, der andere aber Gene des entsprechenden mütterlichen X-Chromosoms exprimiert.

Aneuploidie und Polyploidie *Veränderungen der Chromosomenzahl* erscheinen entweder als Aneuploidie oder als Polyploidie. Als **Aneuploidie** wird jede Abweichung von der normalen Chromosomenzahl (46 im diploiden menschlichen Chromosomensatz) bezeichnet. Aneuploid ist eine Zelle oder ein Individuum mit einer Chromosomenzahl, die kein ganzzahliges Vielfaches der haploiden Zahl von 23 ist (z. B. 45 oder 47). **Polyploid** ist ein Individuum, dessen Chromosomenzahl ein Vielfaches der haploiden Zahl von 23 beträgt (z. B. 69; ➤ Abb. 21.11) – ausgenommen natürlich das Zweifache beim diploiden Chromosomensatz. Häufigste Ursache für eine Aneuploidie ist die Nondisjunction bei der Zellteilung (➤ Abb. 21.3), die zur asymmetrischen Verteilung zweier homologer Chromosomen auf die Tochterzellen führt. Eine Zelle enthält dann zwei Chromosomen dieses Paares und die andere keines. Infolgedessen können die Zellen des Embryos hypoploid (genauer: hypodiploid) (z. B. 45,X0 beim Turner-Syndrom; ➤ Abb. 21.4, ➤ Abb. 21.5 und ➤ Abb. 21.6) oder hyperploid (genauer: hyperdiploid) (meist mit 47 Chromosomen, z. B. Trisomie 21 beim Downsyndrom; ➤ Abb. 21.7) sein. Embryonen mit einer Monosomie – denen also ein Chromosom fehlt – sterben in der Regel ab. Auch bei den Embryonen, denen ein Geschlechtschromosom fehlt (Chromosomensatz 45,X0), kommt es in 99 % zum Sponanabort (➤ Abb. 21.6).

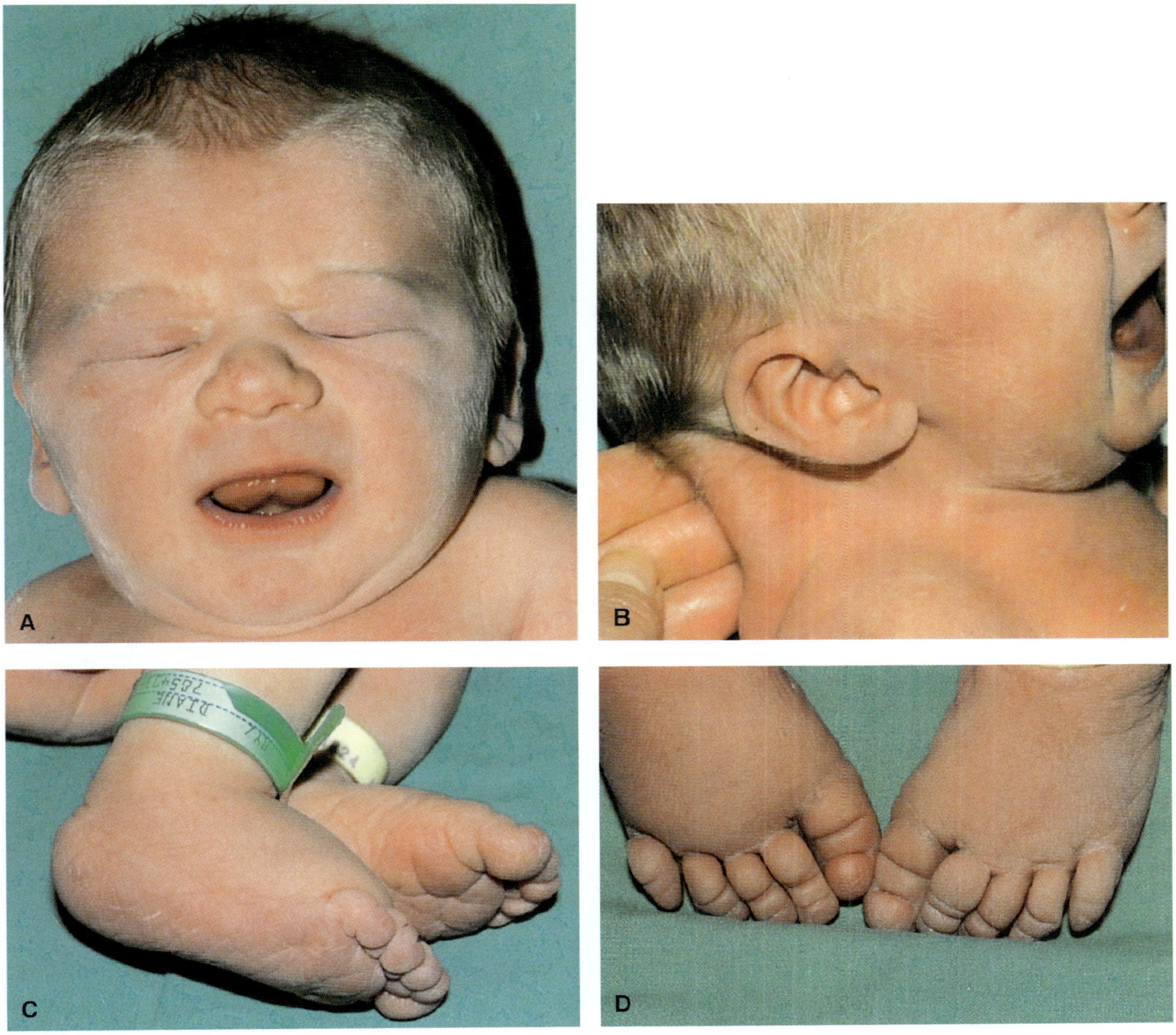

Abb. 21.4 A) Gesicht eines Mädchens mit Turner-Syndrom (45,X0). **B)** Kopf und Hals des Kindes in der Seitenansicht, in der der kurze Hals, die großen Ohren und die Hautfalte im Nacken sichtbar werden. **C)** Die Füße zeigen das typische Lymphödem mit Auftreibung und Schwellung, das ein wichtiges Zeichen für die klinische Diagnose darstellt. **D)** Das Lymphödem betrifft auch die Zehen und führt meist zur Nagelhypoplasie. (Mit freundlicher Genehmigung von A. E. Chudley, Children's Hospital, Winnipeg, Kanada.)

Turner-Syndrom

Etwa 1 % der weiblichen Embryos mit einer X-chromosomalen Monosomie überleben, und so kommt bei einer von etwa 8.000 Lebendgeburten ein weibliches Neugeborenes mit 45,X0-Karyotyp (Turner-Syndrom) zur Welt. Der **Phänotyp** beim Turner-Syndrom ist *weiblich* (➤ Abb. 21.5). Die sekundären Geschlechtsmerkmale entwickeln sich jedoch bei 90 % der betroffenen Mädchen nicht, sodass eine Hormonersatztherapie erforderlich wird. Die *Monosomie X* stellt die häufigste zytogenetische Störung bei Lebendgeborenen und Fehlgeburten dar und ist für etwa 18 % der Aborte verantwortlich, die durch Chromosomenstörungen verursacht werden. Der zur Monosomie X (Turner-Syndrom) führende Fehler (Nondisjunction) bei der Gametogenese tritt in etwa 75 % der zur Untersuchung gelangenden Fälle in der väterlichen Keimzelle (Spermium) auf; d. h., es ist in der Regel das *väterliche X-Chromosom*, das den Betroffenen fehlt. Der häufigste Chromosomensatz beim Turner-Syndrom ist zwar 45,X0; nahezu die Hälfte der Betroffenen hat aber auch andere Karyotypen mit unterschiedlichen Störungen des Geschlechtschromosoms.

Autosomale Trisomien

Wenn drei statt der üblichen zwei Chromosomen eines Paares vorhanden sind, spricht man von einer **Trisomie.** Trisomien stellen die

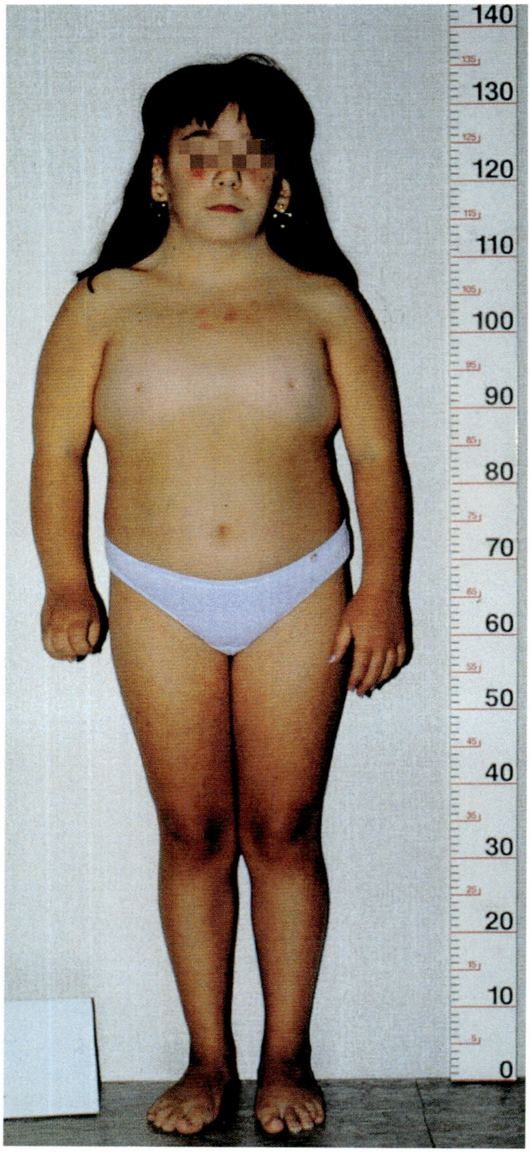

Abb. 21.5 Vierzehn Jahre altes Mädchen mit Turner-Syndrom. Beachten Sie die typischen Merkmale des Syndroms: Kleinwuchs, breiter Nacken mit „Flügelfell" = *Pterygium colli*, ausbleibende Geschlechtsreife, breiter Schildthorax mit weit auseinanderstehenden Brustwarzen und Lymphödem der Hände und Füße. (Mit freundlicher Genehmigung von F. Antoniazzi und V. Fanos, Universität Verona, Italien.)

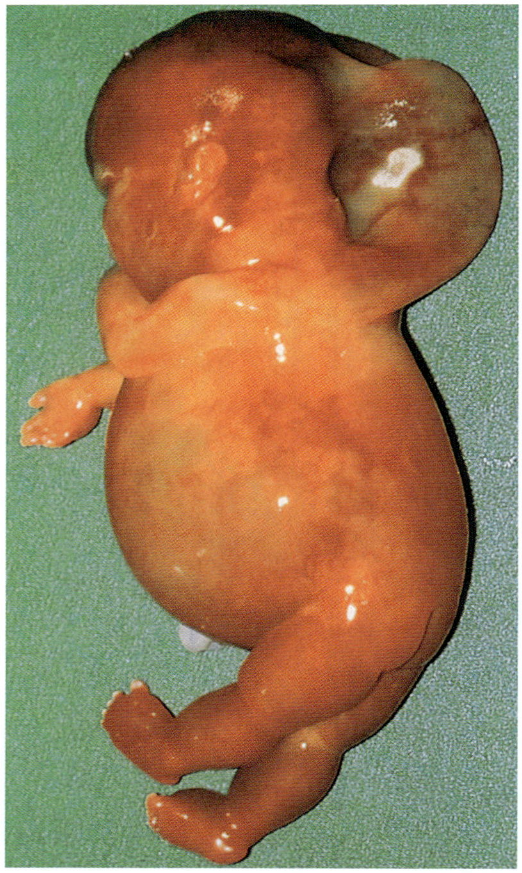

Abb. 21.6 Weiblicher Fetus (16. Woche) mit Turner-Syndrom. Bei 99 % der Feten mit 45,X0-Karyotyp kommt es zum Spontanabort. Typisch sind die ausgeprägte Wassereinlagerung (Hydrops) und das große zystische Hygrom (Lymphangiom) im Nackenbereich. Durch solche Hygrome werden der weite Hautmantel in der Nackenregion und die Hals-Flügelfellbildung verursacht, durch die die Kinder postnatal auffallen (› Abb. 21.4B und › Abb. 21.5). (Mit freundlicher Genehmigung von A. E. Chudley, Children's Hospital, Winnipeg, Kanada.)

häufigste Form der numerischen Chromosomenstörungen dar und entstehen in der Regel durch eine chromosomale **Nondisjunction während der Meiose** (➤ Abb. 21.3), aus der ein Gamet mit 24 statt 23 Chromosomen und anschließend eine Zygote mit 47 Chromosomen hervorgeht. Im Zusammenhang mit den autosomalen Chromosomen sind hauptsächlich drei Syndrome von Bedeutung (➤ Tab. 21.2):

- die Trisomie 21 (Downsyndrom; ➤ Abb. 21.7)
- die Trisomie 18 (Edwards-Syndrom; ➤ Abb. 21.8)
- die Trisomie 13 (Pätau-Syndrom; ➤ Abb. 21.9).

Geborene Kinder mit Trisomie 13 oder Trisomie 18 leiden unter schweren Fehlbildungen und geistiger Retardierung und sterben meist im Säuglingsalter. Über die Hälfte aller Embryonen mit Trisomien sterben aber schon frühzeitig im Mutterleib ab. Die **Häufigkeit autosomaler Trisomien nimmt mit dem** mütterlichen Alter zu. So tritt z. B. bei 20- bis 24-jährigen Müttern bei einer von etwa 1.400 Geburten eine Trisomie 21 auf, bei den über 45-jährigen Müttern aber bereits bei einer von 25 Geburten (➤ Tab. 21.3). Durch molekularbiologische Untersuchungen wurde das gehäufte Auftreten von Meiosefehlern bei zunehmendem mütterlichem Alter bestätigt. Molekularbiologische Techniken („Massively parallel shot-gun sequencing" von fetalen DNA-Fragmenten im mütterlichen Blut) ermöglichen mittlerweile die nichtinvasive pränatale Diagnostik gerade auch der Trisomie 21. Im Falle eines **Mosaikstatus** – also beim Auftreten von zwei oder mehr Zelllinien mit unterschiedlichen (normalen und abnormen) Chromosomensätzen in demselben Individuum – können die charakteristischen phänotypischen Veränderungen weniger ausgeprägt sein, d. h., die Betroffenen können einen nahezu normalen Intelligenzquotienten haben.

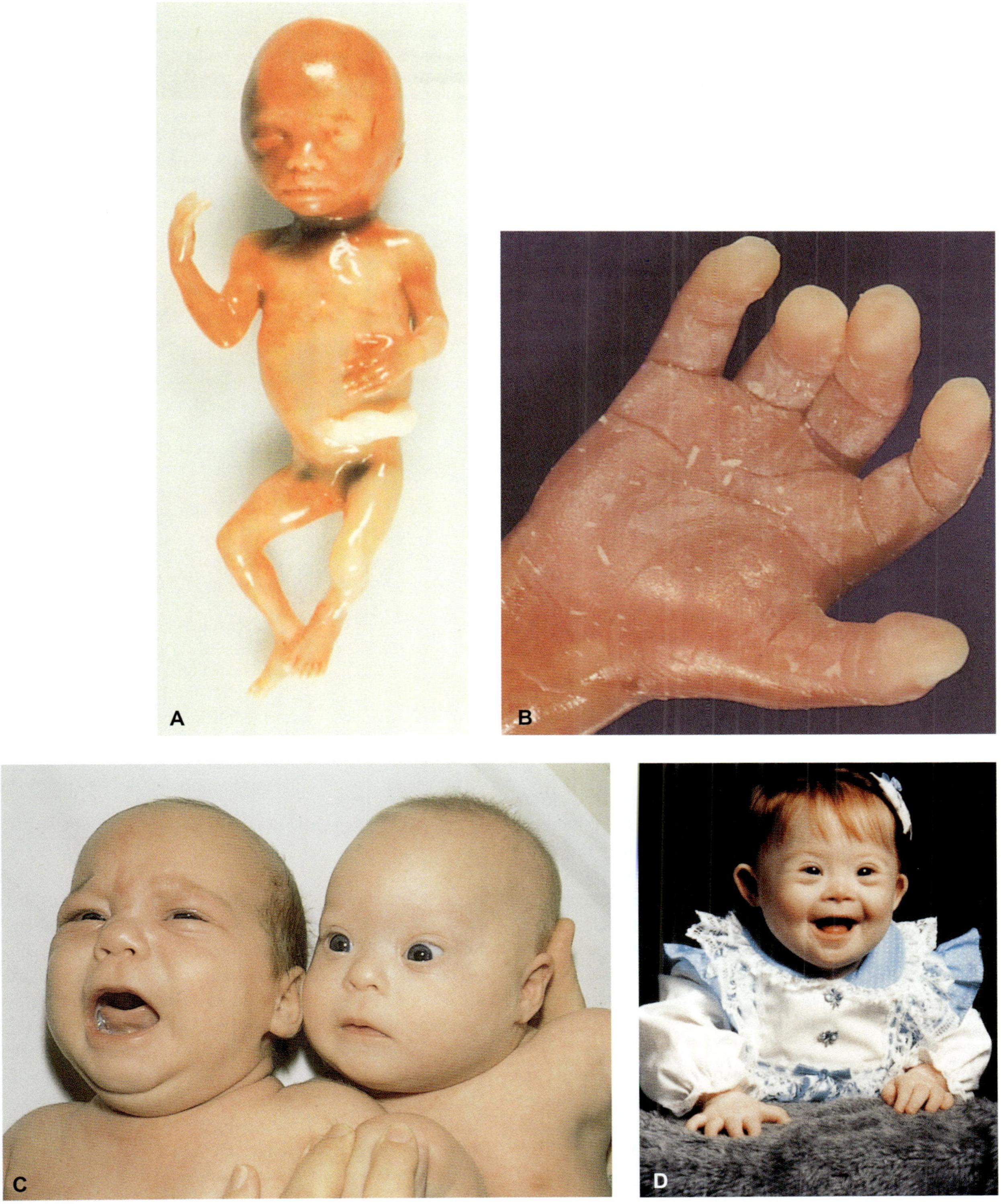

Abb. 21.7 **A)** Weiblicher Fetus (16,5 Wochen) mit Downsyndrom. (Mit freundlicher Genehmigung von D.K. Kalousek, University of British Columbia, Vancouver, Kanada.) **B)** Hand eines Fetus mit Downsyndrom. Man beachte die einzelne, quer verlaufende Handlinie („Vierfingerfurche") und die Einwärtsknickung (Klinodaktylie) des kleinen Fingers. **C)** Zweieiige Zwillingsbrüder mit Diskordanz für das Downsndrom (Trisomie 21). Der rechte der beiden ist kleiner und hypoton im Vergleich zu seinem gesunden Bruder; er hat sich aus einer Zygote mit einem zusätzlichen Chromosom 21 entwickelt. Dieses Kind hat die typischen Merkmale des Downsyndroms: mongoloide (schräge) Lidachsenstellung, Epikanthus, breite, flache Nasenwurzel. **D)** Zweieinhalb Jahre altes Mädchen mit Downsyndrom. (A und B: Mit freundlicher Genehmigung von D.K. Kalousek, University of British Columbia, Vancouver, Kanada. C und D: Mit freundlicher Genehmigung von AE Chudley, Children's Hospital, Winnipeg, Kanada.)

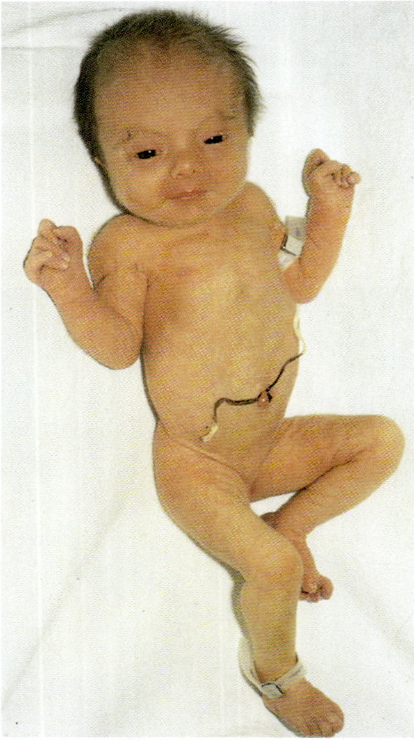

Abb. 21.8 Neugeborenes Mädchen mit Trisomie 18. Typisch sind die Wachstumsstörung, die geschlossenen Fäuste mit der typischen Fingerstellung (der zweite und fünfte Finger werden über den dritten und vierten geschlagen), das kurze Brustbein und das schmale Becken. (Mit freundlicher Genehmigung von A. E. Chudley, Children's Hospital, Winnipeg, Kanada.)

Tab. 21.2 Autosomale Trisomien.

Chromosomenaberration/Syndrom	Inzidenz	Häufige klinische Zeichen	siehe
Trisomie 21 (Downsyndrom*)	1:800	Geistige Behinderung, Brachyzephalie, flache Nasenwurzel, mongoloide (schräge) Lidachsenstellung, dicke Zunge, Vierfingerfurche, Klinodaktylie des Kleinfingers, kongenitale Herzfehler	➤ Abb. 21.7
Trisomie 18 (Edwards-Syndrom+)	1:8.000	Geistige Behinderung, Dystrophie, ausladender Hinterkopf, kurzes Sternum, Ventrikelseptumdefekt, Mikrognathie, tief ansetzende deformierte Ohrmuscheln, übergeschlagene Finger, Nagelhypoplasie, „Tintenlöscher"-Füße	➤ Abb. 21.8
Trisomie 13 (Patau-Syndrom+)	1:15.000	Geistige Behinderung, schwere ZNS-Fehlbildungen, fliehende Stirn, deformierte Ohrmuscheln, Kopfhautdefekte, Mikrophthalmie, beidseitige Lippen-(Kiefer-Gaumen-)Spalte, Polydaktylie, ausladende Fersen	➤ Abb. 21.9

* Die Bedeutung dieser Erkrankung im Rahmen geistiger Behinderungen zeigt sich darin, dass 10–15 % aller Bewohner von Behinderteneinrichtungen ein Downsyndrom haben.

+ Kinder mit diesen Syndromen überleben selten länger als sechs Monate.

Gonosomale Trisomien

Trisomien der Geschlechtschromosomen kommen nicht selten vor (➤ Tab. 21.4); sie werden jedoch oft erst in der Pubertät diagnostiziert, da sie im Säuglings- oder Kindesalter nicht mit typischen körperlichen Merkmalen einhergehen (➤ Abb. 21.10). Früher wurden **Geschlechtschromatin-Analysen** herangezogen, um bestimmte Formen gonosomaler Trisomien zu diagnostizieren, denn bei XXX-Frauen oder XXY-Männern findet man zwei Barr-Körperchen im Zellkern (➤ Kap. 6). Heutzutage erfolgt die Diagnostik eher durch Chromosomenanalyse oder molekularbiologische Analysen.

Tetrasomie und Pentasomie Auch gonosomale Tetra- und Pentasomien mit vier bzw. fünf Geschlechtschromosomen können vorkommen. Bei *Frauen* wurden 48,XXXX- und 49,XXXXX-Chromosomensätze, bei *Männern* 48,XXXY-, 48,XXYY-, 49,XXXYY- und 49,XXXXY-Karyotypen beschrieben. Die überzähligen Gonosomen führen jedoch nicht zu verstärkter Ausprägung der Geschlechtsmerkmale, vielmehr nimmt das Ausmaß an geistiger und körperlicher Beeinträchtigung mit steigender Anzahl der Gonosomen zu.

Mosaikstatus Die genetische Konstitution eines Menschen mit zwei oder mehr Zelllinien mit *unterschiedlichen Genotypen* (genetische Ausstattung) wird als **„Mosaik"** bezeichnet. Davon können entweder die Autosomen oder die Gonosomen betroffen sein. In der Regel liegen dabei weniger schwerwiegende Veränderungen vor als bei den entsprechenden Monosomien oder Trisomien. So sind z. B. die Merkmale des Turner-Syndroms weniger ausgeprägt bei einer Frau mit 45,X0/46,XX-Mosaik als bei einer Frau mit 45,X0-Karyotyp. Mosaike entstehen typischerweise durch Nondisjunction während der frühen Furchungsteilungen der Zygote (➤ Kap. 2). Sie können aber auch durch einen Chromosomenverlust in der Anaphase entstehen. Dabei trennen sich die Chromosomen regelrecht, aber bei der nachfolgenden Wanderung „verspätet" sich ein Chromosom (engl. *anaphase lagging*) und geht dadurch schließlich verloren.

Triploidie Die häufigste Polyploidie ist die Triploidie (69 Chromosomen). Triploide Feten haben eine schwere intrauterine Wachstumsverzögerung und einen unproportional kleinen Rumpf (➤ Abb. 21.11). Dazu kommen in der Regel noch weitere Anomalien. Eine Triploidie kann entstehen, wenn sich das zwei-

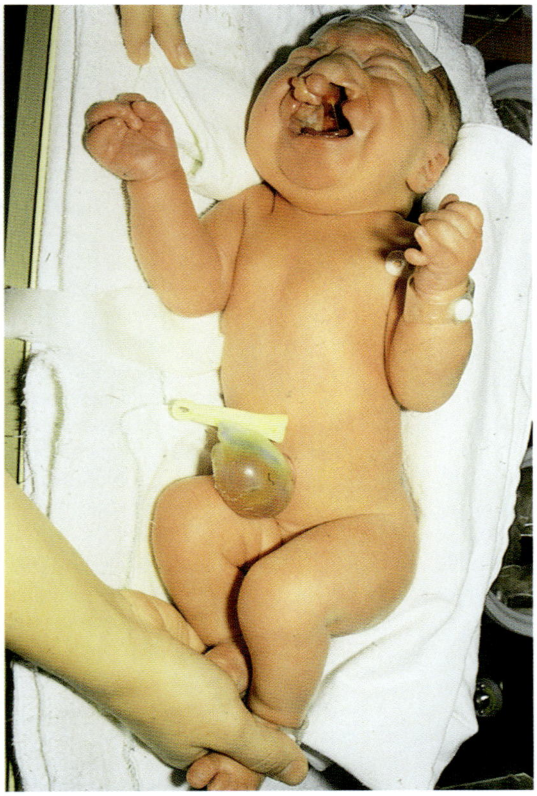

Abb. 21.9 Neugeborenes Mädchen mit Trisomie 13. Auffällige Zeichen sind hierbei die bilaterale Lippen-Kiefer-Gaumen-Spalte, die tief ansetzende, deformierte Ohrmuschel und die Polydaktylie (überzählige Finger). Zusätzlich liegt eine kleine Omphalozele (Eingeweidebruch in die Nabelschnur) vor. (Mit freundlicher Genehmigung von A. E. Chudley, Children's Hospital, Winnipeg, Kanada.)

Tab. 21.3 Inzidenz des Downsyndroms bei Neugeborenen.

Alter der Mutter (Jahre)	Inzidenz
20–24	1:1.400
25–29	1:1.100
30–34	1:700
35	1:350
37	1:225
39	1:140
41	1:85
43	1:50
45+	1:25

te Polkörperchen während der zweiten Reifeteilung (Meiose II) nicht von der Oozyte trennt (➤ Kap. 2), häufiger aber resultiert sie aus der gleichzeitigen Befruchtung einer Eizelle durch zwei Spermien (Dispermie). Etwa 2 % aller Feten tragen einen triploiden Chromosomensatz, aber die meisten sterben im Mutterleib ab. Unter den durch Chromosomenaberrationen bedingten Fehlgeburten finden sich ungefähr 20 % triploide Feten. Einige wenige triploide Feten wurden lebend geboren, doch das stellt die Ausnahme dar. Diese Kinder starben zudem alle innerhalb weniger Tage aufgrund ihres niedrigen Geburtsgewichts und multipler Fehlbildungen.

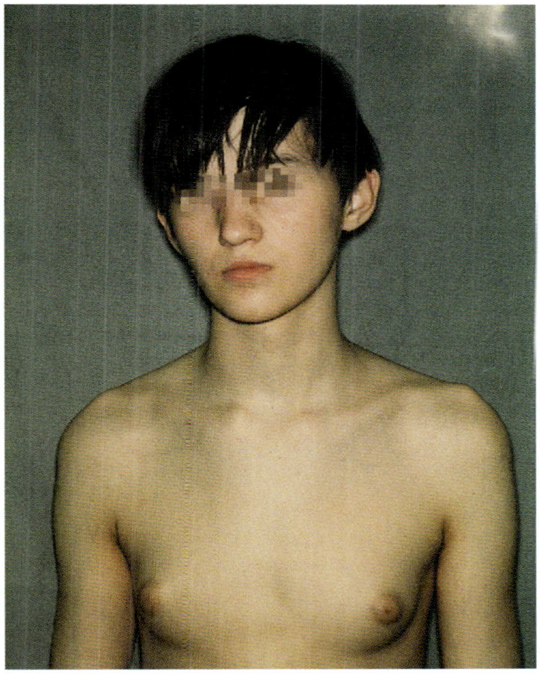

Abb. 21.10 Jugendlicher mit Klinefelter-Syndrom (Trisomie XXY). Die im Bild zu erkennende Gynäkomastie (übermäßige Brustdrüsenentwicklung) und kleine Hoden finden sich bei etwa 40 % der Männer mit Klinefelter-Syndrom. (Mit freundlicher Genehmigung vom Children's Hospital, Winnipeg, Manitoba, Canada.)

Tetraploidie Die Verdopplung des diploiden Chromosomensatzes auf 92 Chromosomen (Tetraploidie) kommt wahrscheinlich während der ersten Furchungsteilung zustande. Aus der weiteren Teilung der abnormen Zygote geht am Ende ein Fetus hervor, dessen Zellen jeweils 92 Chromosomen enthalten. Tetraploide Embryonen sterben sehr früh ab, und bei der Fehlgeburt findet sich oft nur ein leerer Fruchtsack, der als „Windei" bezeichnet wird; offensichtlich werden extraembryonale Gewebe durch die Tetraploidie in ihrem Wachstum weniger beinträchtigt als die embryonalen, ein Phänomen, das bei der Erzeugung von Chimären der Maus herangezogen wird, um z. B. das Potenzial von embryonalen Stammzellen und Genen ausschließlich in den intraembryonalen Geweben zu analysieren.

21.2.3 Strukturelle Chromosomenstörungen

Die meisten strukturellen Chromosomendefekte entstehen durch **Chromosomenbrüche** mit anschließender Wiedervereinigung der Bruchstücke in veränderter Anordnung. Chromosomenbrüche können durch unterschiedliche Umweltfaktoren hervorgerufen werden, z. B. durch Strahlung, Medikamente, Chemikalien und Viren. Die resultierende Strukturanomalie hängt davon ab, was mit den entstandenen Bruchstücken geschieht (➤ Abb. 21.12). Nur bei zwei

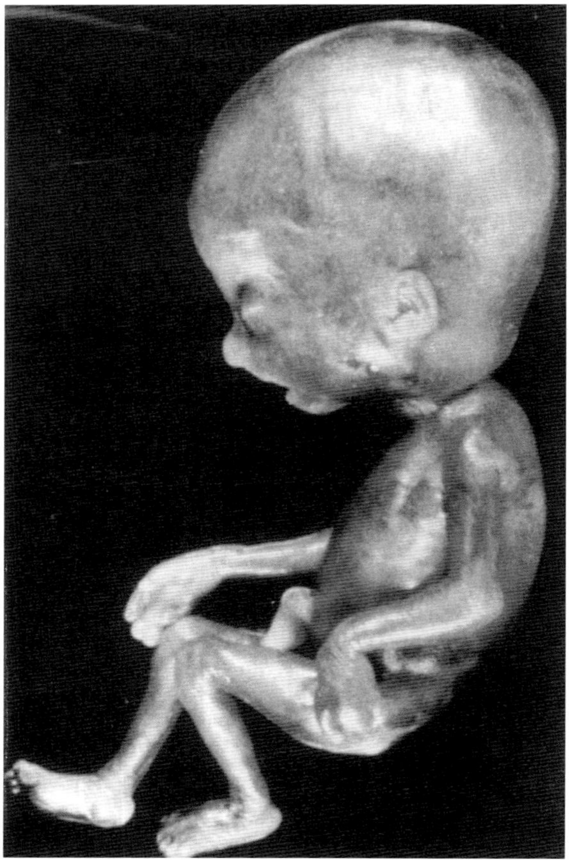

Abb. 21.11 Triploider Fetus im zweiten Trimenon mit deutlicher Kopf-Körper-Dysproportion. Bei einer Triploidie liegt ein vollständiger zusätzlicher Chromosomensatz vor. Fast 20 % aller Fehlgeborenen mit Chromosomenstörungen sind triploide Feten. (Aus Callen PW: Ultrasound evaluation of fetal chromosomal disorders. In Callen PW [ed]: *Ultrasonography in obstetrics and gynecology,* ed 3 1994, Philadelphia, Saunders.)

Formen der Wiedervereinigung entstehen strukturelle Chromosomenaberrationen, die mit einiger Wahrscheinlichkeit von Eltern an ihr Kind weitergegeben werden können: bei der Inversion und der Translokation.

Translokation

Unter Translokation versteht man die Übertragung eines Chromosomenbruchstücks auf ein anderes, nicht homologes Chromosom. Wenn Bruchstücke zwischen zwei nicht homologen Chromosomen ausgetauscht werden, handelt es sich um eine **reziproke Translokation** (➤ Abb. 21.12A und G). Die Translokation ist die häufigste strukturelle Anomalie von Chromosomen in der normalen Bevölkerung (1:1000), führt aber nicht notwendigerweise zu einer Entwicklungsstörung. Menschen mit einer Translokation zwischen einem Chromosom 21 und einem Chromosom 14 (➤ Abb. 21.12G) sind z. B. phänotypisch normal; sie sind Träger einer **balancierten Translokation,** neigen aber – unabhängig vom Lebensalter – dazu, Keimzellen mit einem abnormen Translokationschromosom zu bilden. Drei bis vier Prozent der Menschen mit Downsyndrom haben eine **Translokationstrisomie,** bei der das überzählige Chromosom 21 an ein anderes Chromosom angelagert ist.

Tab. 21.4 Gonosomale Trisomien.

Chromosomensatz*	Geschlecht	Inzidenz+	Merkmale
47,XXX	weiblich	1:960	Keine äußerlichen Auffälligkeiten, in der Regel fruchtbar, bei 15–25 % Intelligenzminderung
47,XXY (Klinefelter-Syndrom)	männlich	1:1.080	Kleine Hoden mit sklerosierten Samenkanälchen, fehlende Spermatogenese; häufig Hochwuchs mit überproportional langen Beinen, Intelligenzminderung gegenüber gesunden Geschwistern; bei etwa 40 % der betroffenen Männer Gynäkomastie
47,XYY	männlich	1:1.080	Keine äußerlichen Auffälligkeiten; meist hochgewachsen; häufig aggressives Verhalten

* Die Zahlen bezeichnen die Gesamtzahl der Chromosomen einschließlich der hinter dem Komma aufgeführten Geschlechtschromosomen.
\+ Angaben aus E. B. Hook, J. L. Hamerton. Frequency of chromosome abnormalities detected in consecutive newborn studies – differences between studies – results by sex and by severity of phenotypic involvement in: E. B. Hook, I. H. Porter (Eds.), Population Cytogenetics: Studies in Humans, Academic Press, New York (1977), pp. 63–79.

Deletion

Bei einem Chromosomenbruch können Teile des betroffenen Chromosoms verloren gehen (➤ Abb. 21.12B). Der Verlust eines Endstücks vom kurzen Arm des Chromosoms 5 führt z. B. zum **Cri-du-Chat-Syndrom** (➤ Abb. 21.13). Die betroffenen Kinder fallen durch schwaches, katzenähnliches Schreien sowie durch Mikrozephalie (abnorm kleiner Kopf), schwere geistige Retardierung und angeborene Herzfehler auf. Ein **Ringchromosom** ist Folge einer Deletion, bei der beide Endstücke eines Chromosoms verloren gehen und sich die freien Bruchenden so miteinander verbinden, dass ein ringförmiges Chromosom entsteht (➤ Abb. 21.12C). Diese Chromosomenstörung ist sehr selten, wurde aber prinzipiell für alle Chromosomen beschrieben, so z. B. bei Patienten mit Turner-Syndrom, Trisomie 18 und anderen Anomalien.

Mikrodeletionen und Mikroduplikationen Mithilfe hoch auflösender **Chromosomenanalysen** ist es möglich geworden, sehr kleine interstitielle oder terminale Deletionen bei einer Reihe von Erkrankungen nachzuweisen. Bei einer fachgerecht durchgeführten

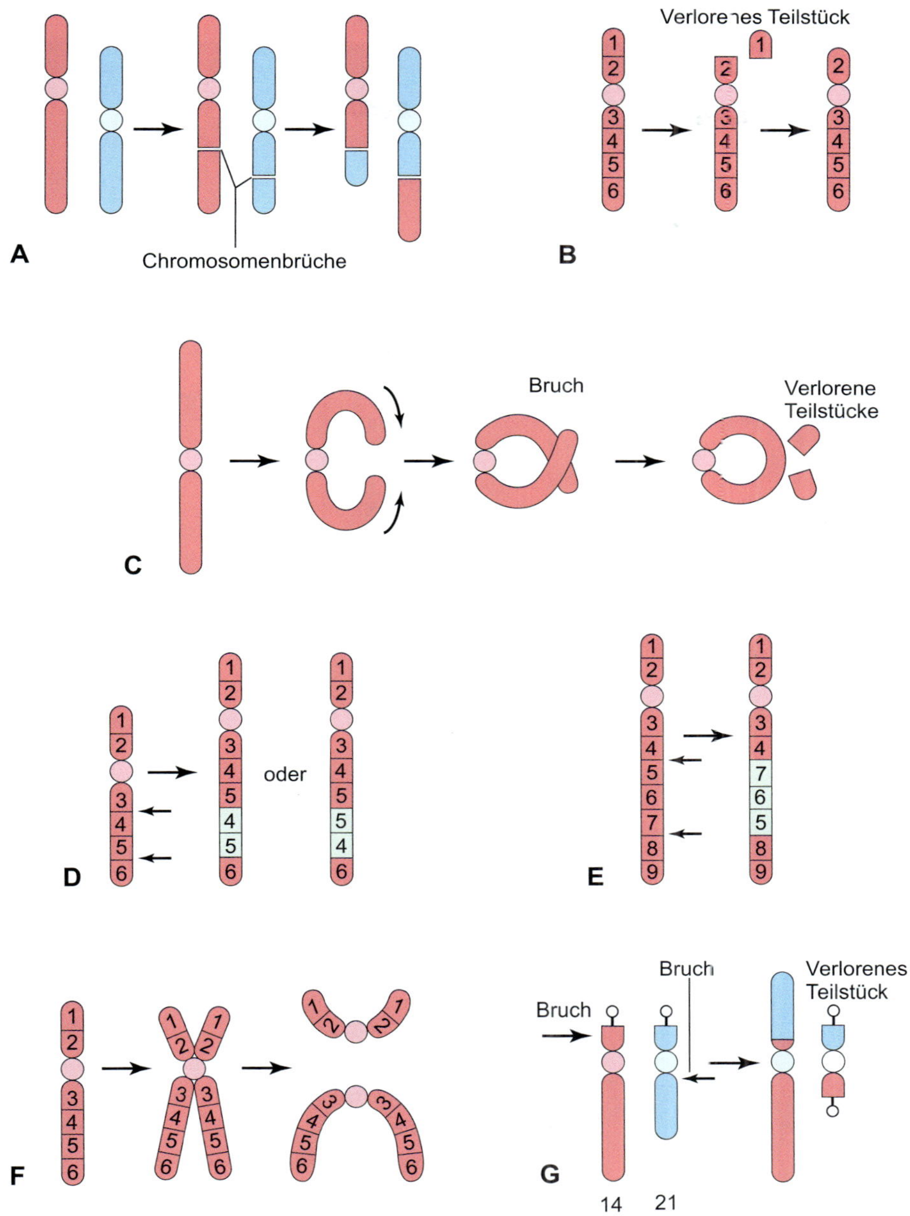

Abb. 21.12 Schematische Darstellung verschiedener struktureller Chromosomenanomalien. **A)** Reziproke Translokation; **B)** terminale Deletion; **C)** Ringchromosom; **D)** Duplikation; **E)** parazentrische Inversion; **F)** Isochromosom; **G)** Robertson-Translokation.

Chromosomenanalyse mit Routinemethoden können bis zu 550 Banden im haploiden Satz dargestellt werden, mit hoch auflösenden **Bänderungstechniken** dagegen bis zu 1.300. Da die Deletionen – wie auch die Mikroduplikationen – mehrere nebeneinanderliegende Gene betreffen, spricht man von ***„Contiguous Gene"-Syndromen*** (➤ Tab. 21.5). Zwei Beispiele dafür sind:

- das Prader-Willi-Syndrom (PWS), eine sporadisch auftretende Erkrankung, die mit Kleinwuchs, Intelligenzminderung, Fettsucht, Hyperphagie (Fresssucht) und Hypogonadismus (unzureichende Gonadenfunktion) einhergeht
- das Angelman-Syndrom (AS), das durch schwere geistige Retardierung, Mikrozephalie, Brachyzephalie (flacher Hinterkopf), epileptische Anfälle und ataktische (ruckartige) Bewegungen von Rumpf und Extremitäten charakterisiert ist.

PWS und AS gehen beide oft mit einer sichtbaren Deletion im Bereich q12 auf Chromosom 15 einher. Der klinische Phänotyp hängt davon ab, von welchem Elternteil die Deletion vererbt wurde. Wenn sie von der Mutter kommt, entsteht ein AS, wenn der Vater sie weitergegeben hat, ein PWS-Phänotyp. Hier ist also offenbar das Phänomen der **genetischen Prägung** (engl. *imprinting*) beteiligt, ein sog. *epigenetischer* Steuerungsmechanismus, der – wahrscheinlich durch Methylierung der DNA – bewirkt, dass genetisches Material je nach seiner elterlichen Herkunft unterschiedlich exprimiert wird (➤ Kap. 20.3.3, ➤ Kap. 21.2.1).

Tab. 21.5 Einige *„Contiguous Gene"*-Syndrome (Mikrodeletions- oder Mikroduplikationssyndrome).

Syndrom	Klinische Merkmale	Chromosomenbefund	Vererbung durch
Prader-Willi-Syndrom	Hypotonie, Hypogonadismus, Fresssucht mit Übergewicht, typischer Gesichtsschnitt, Kleinwuchs, kleine Hände und Füße, leichte Entwicklungsverzögerung	del 15q12 (häufigster Befund)	Vater
Angelman-Syndrom	Mikrozephalie, Makrosomie, Ataxie, grundloses Lachen, epileptische Anfälle, geistige Behinderung	del 15q12 (häufigster Befund)	Mutter
Miller-Dieker-Syndrom	Typ-I-Lissenzephalie, Gesichtsdysmorphien, epileptische Anfälle, schwere Entwicklungsverzögerung, Herzerkrankungen	del 17p13.3 (häufigster Befund)	Vater oder Mutter
DiGeorge-Syndrom	Thymushypoplasie, Nebenschilddrüsenhypoplasie, Herzfehler im Konus-Trunkus-Bereich, Gesichtsdysmorphien	del 22q11 (in einigen Fällen)	Vater oder Mutter
Velokardiofaziales Syndrom (Shprintzen-Syndrom)	Gaumenspalte, hypoplastische Nasenflügel, lange Nase, Herzfehler im Konus-Trunkus-Bereich, Sprachentwicklungsverzögerung, Lernschwierigkeiten, schizophrenieähnliche Symptome	del 22q11 (häufigster Befund)	Vater oder Mutter
Smith-Magenis-Syndrom	Brachyzephalie, breite Nasenwurzel, markanter Unterkiefer, kurze breite Hände, Sprachentwicklungsverzögerung, geistige Behinderung	del 17p11.2	Vater oder Mutter
Williams-Beuren-Syndrom	Kleinwuchs, Hyperkalzämie, Herzfehler (häufig supravalvuläre Aortenstenose), typisches „Elfen"-Gesicht, geistige Behinderung	del 17q11.23 (häufigster Befund)	Vater oder Mutter
Beckwith-Wiedemann-Syndrom (einige Fälle)	Makrosomie, Makroglossie, Omphalozele, Hypoglykämie, Hemihypertrophie, Einkerbungen an den Ohrläppchen	dup 11p15 (in einigen Fällen)	Vater

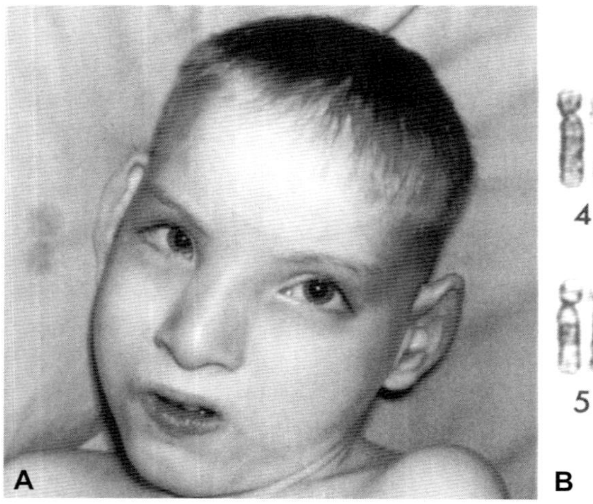

Abb. 21.13 **A)** Junge mit Cri-du-Chat-Syndrom. (Aus Gardner EJ: Principles of Genetics. 5. Aufl., New York, John Wiley & Sons, 1975.) **B)** Ausschnitt aus dem Karyotyp des Kindes mit Darstellung der terminalen Deletion (Pfeil) am kurzen Arm von Chromosom 5. (Mit freundlicher Genehmigung von M. Ray, University of Manitoba, Winnipeg, Kanada.)

Molekulare Zytogenetik Neuere Methoden, die die klassische Zytogenetik (Präparation und mikroskopische Darstellung der Chromosomen einer Zelle) mit der DNA-Technologie verbinden, ermöglichen eine genauere Beschreibung von Chromosomenanomalien nach Ort und Ursprung. Das betrifft z. B. unbalancierte Translokationen, akzessorische oder Marker-Chromosomen und das sogenannte *Gene Mapping* (Gen-Kartierung). Ein neuerer Ansatz zur Chromosomenuntersuchung basiert auf der **Fluoreszenz-in-situ-Hybridisierung** (FISH), bei der chromosomenspezifische DNA-Sonden an die komplementären DNA-Regionen des jeweiligen Chromosoms binden. Dadurch können Ort und Anzahl dieses Chromosoms in Metaphasen und selbst in Interphase-Zellen schneller bestimmt werden. Mit FISH-Methoden zur Untersuchung von Interphase-Zellen entfällt für bestimmte Chromosomenanalysen – z. B. für die pränatale Diagnose von fetalen Trisomien – die Notwendigkeit einer aufwendigen Zellkultivierung.

In neueren Untersuchungen wurden durch Einsatz der FISH mit Subtelomer-Sonden bei 5–10 % der Patienten mit *geistiger Behinderung unklarer Ursache* (mit oder ohne begleitende Fehlbildungen) submikroskopisch kleine chromosomale Deletionen oder Duplikationen gefunden. Diese Untersuchungen finden daher zunehmend Eingang in die klinische Diagnostik ätiologisch unklarer geistiger Behinderungen.

Mit der Mikroarray-basierten **komparativen genomischen Hybridisierung (CGH,** im Englischen auch bekannt als Array comparative genomic hybridisation) können genomische Rearrangements, die Kopieanzahl von Genen und die Homozygotie eines Individuums bestimmt werden. Der Array für Punktmutationen oder chromosomale Einzelbasenaustausche (engl. **SNP**s, für single-nucleotide Polymorphism) ist ein verfeinerter Test für sehr kleine Veränderungen im Genom und die entsprechende Genotypisierung und hat die CGH in der klinischen Praxis praktisch ersetzt.

Duplikationen Bei einer Duplikation (➤ Abb. 21.12D) kann das Duplikat eines Chromosomenabschnitts in ein Chromosom integriert, an ein Chromosom angeheftet oder als freies Bruchstück vorliegen. Duplikationen kommen häufiger vor als Deletionen, und sie zeigen *weniger schwere Auswirkungen*, da sie nicht mit einem Verlust an Genmaterial einhergehen. Eine Chromosomenduplikation äußert sich allerdings oft klinisch durch einen veränderten Phänotyp mit geistiger Retardierung oder angeborenen Fehlbildungen/Erkrankungen. Duplikationen können Teile eines Gens, ganze Gene oder mehrere nebeneinanderliegende Gene betreffen.

Inversionen Bei dieser Chromosomenstörung wird ein Bruchstück umgekehrt wieder eingebaut. Die **parazentrische Inversion** betrifft nur einen Arm des Chromosoms (➤ Abb. 21.12E), die **perizentrische Inversion** dagegen beide Arme, und sie schließt das Zentromer ein. Die Nachkommen von Trägern einer perizentrischen Inversion haben ein erhöhtes Risiko für genetische Störungen, da ungleiches Crossing-over und Malsegregation während der Meiose auftreten können.

Isochromosomen Isochromosomen entstehen, wenn sich das Zentromer quer statt längs aufspaltet (➤ Abb. 21.12F). Das Isochromosom enthält also einen der ursprünglichen Arme doppelt, den anderen dagegen gar nicht. Die Isochromosomenbildung stellt wahrscheinlich die **häufigste Anomalie des X-Chromosoms** dar. Die davon Betroffenen sind oft kleinwüchsig und zeigen auch noch weitere Stigmata des Turner-Syndroms, da ihnen ein Arm des X-Chromosoms fehlt.

21.2.4 Anomalien durch Genmutationen

Etwa 7–8 % der angeborenen Erkrankungen werden durch Gendefekte verursacht (➤ Abb. 21.1). Eine Mutation ist definiert als beliebige permanente, vererbbare Sequenzänderung in der genomischen DNA und bedeutet in der Regel den Funktionsverlust oder eine Funktionsänderung eines Gens. Da zufällige Änderungen nur mit geringer Wahrscheinlichkeit zu einer Verbesserung führen, sind die meisten Mutationen von Nachteil und manche sogar letal. Die Mutationshäufigkeit kann durch verschiedene Umwelteinflüsse erhöht werden, z. B. durch hohe Strahlendosen. Anomalien, die durch Genmutationen entstehen, werden entsprechend den Mendel-Gesetzen vererbt. Es ist daher möglich, Voraussagen über die Wahrscheinlichkeit ihres Auftretens bei Kindern und anderen Verwandten der betroffenen Patienten zu treffen. Beispiele für **dominant vererbte** angeborene Mutation sind das **Marfan-Syndrom** mit einer Mutation im *FBN1*-Gen (auf dem Chromosom 15), das für das Fibrillin in der extrazellulären Matrix kodiert und dementsprechend die Funktion von vielen Organen einschränken kann (s. klin. Hinweis), und die **Achondroplasie** (➤ Abb. 21.14 und Abb. 14.17), die durch eine G-A-Transition (Austausch einer Guanin-Base gegen eine Adenin-Base) im Nukleotid 1138 der cDNA im Fibroblastenwachstumsfaktor-Rezeptor-3-Gen (*fibroblast growth factor receptor 3, FGFR3*) auf Chromosom 4p verursacht wird.

Marfan-Syndrom Dieses Syndrom wird verursacht durch einen Defekt im FBN1-Gen auf dem langen Arm des Chromosoms 15 (Lokus 15q21.1), das für die extrazellulären Fasern vom Fibrillin-Typ kodiert und so für eine generelle Bindegewebsschwäche verantwortlich ist. Die Inzidenz liegt bei etwa einem in 5.000 Neugeborenen, und die am häufigsten betroffenen Organe sind Herz- und Gefäßsystem (Klappenfehler, Aortendissektion), die Augen (Kurzsichtigkeit, Linsenluxation) und der Bewegungsapparat (Hochwuchs, Überstreckbarkeit der Gelenke).

Andere kongenitale Fehlbildungen wiederum werden **autosomal-rezessiv** vererbt, so z. B. die kongenitale Nebennierenrindenhyperplasie (**adrenogenitales Syndrom,** AGS; ➤ Abb. 21.20) oder das **Zellweger-Syndrom** (➤ Abb. 21.15), einer Störung in den *PEX*-Genen der Peroxisomen-Biogenese, die zu schweren Fehlbildungen im Kopfbereich und neurologischen Störungen ohne jegliche Behandlungsmöglichkeiten führt. Autosomal-rezessive Gene manifestieren sich nur, wenn sie homozygot vorliegen; infolgedessen werden viele (heterozygote) Träger solcher Gene gar nicht als solche erkannt.

X-chromosomal-rezessiv vererbte Gene dagegen manifestieren sich in der Regel bei den betroffenen (hemizygoten) männlichen Individuen und nur gelegentlich auch bei den (heterozygoten) weiblichen Trägerinnen. Ein bekanntes Beispiel dafür ist die Muskeldystrophie Duchenne (s. ➤ Kap. 15) mit etwa einem in 4.000

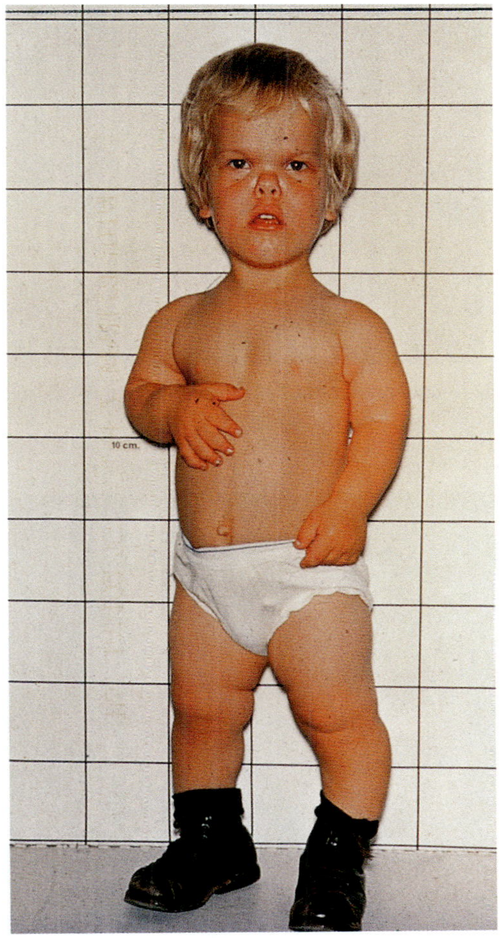

Abb. 21.14 Junge mit Achondroplasie. Deutliche Zeichen sind der Kleinwuchs mit kurzen Extremitäten und Fingern bei normaler Rumpflänge, die O-Beine und der relativ große Kopf mit prominenter Stirn und eingesunkener Nasenwurzel. (Mit freundlicher Genehmigung von A. E. Chudley, Children's Hospital, Winnipeg, Kanada.)

Neugeborenen. Das Fragiles-X-Syndrom (➤ Abb. 21.16) gehört zu den über 200 X-Chromosomen-gebundenen Erkrankungen, die mit geistigen Entwicklungsstörungen einhergehen. Es kommt in einer Häufigkeit von 1 auf 1.500 Knabengeburten vor und ist möglicherweise dafür verantwortlich, dass unter den Menschen mit geistiger Behinderung Männer überwiegen. Die Diagnose wird durch den Nachweis der brüchigen Stelle bei Xq27.3 oder durch DNA-Untersuchung mit Nachweis der Expansion von CGG-Nukleotiden in einer bestimmten Region des *FMR1*-Gens (engl. *fragile X mental retardation 1 gene*) gestellt. Sogenannte **Trinukleotid-Expansionen** wurden auch in anderen Genen als Ursache verschiedener genetischer Erkrankungen festgestellt. Dazu gehören u. a. die („nicht-Duchenne") myotonen Dystrophien, die Chorea Huntington, die spinobulbäre Atrophie (Morbus Kennedy) und die Friedreich-Ataxie.

Eine umfassende Auflistung der menschlichen Gene, genetischen Störungen und ihrer Vererbungsmuster findet sich im *Online Catalog of Mendelian Inheritance in Man* (OMIM) des McKusick-Nathans Institute for Genetic Medicine der Johns Hopkins University, Baltimore, MD unter https://www.omim.org.

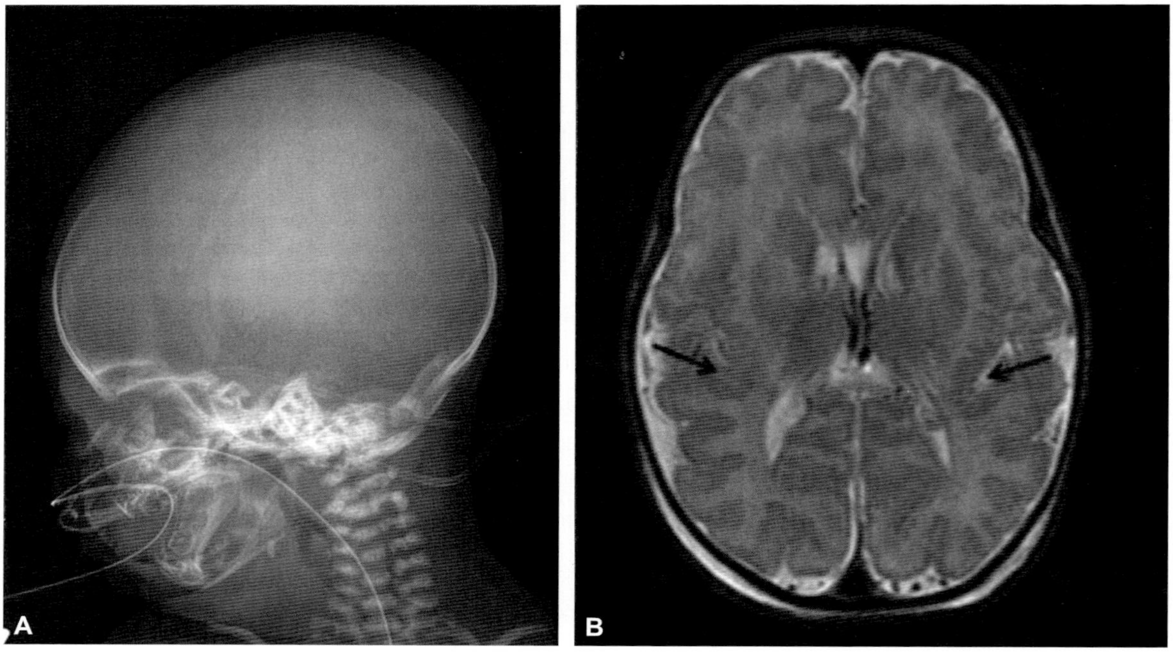

Abb. 21.15 Neugeborenes mit Zellweger-Syndrom A) Die laterale Schädel-Röntgenaufnahme zeigt mindermineralisierte parietale Knochen und weit offene Suturen. **B)** Das Magnetresonanztomogramm des Gehirns zeigt Polymikrogyrie im Sulcus lateralis (Pfeile). (Modifiziert nach Smitthimedhin A, Otero J: Scimitar-like ossification of patellae led to diagnosis of Zellweger syndrome in newborn: a case report. *Clin Imaging* 49:128–130, 2018.)

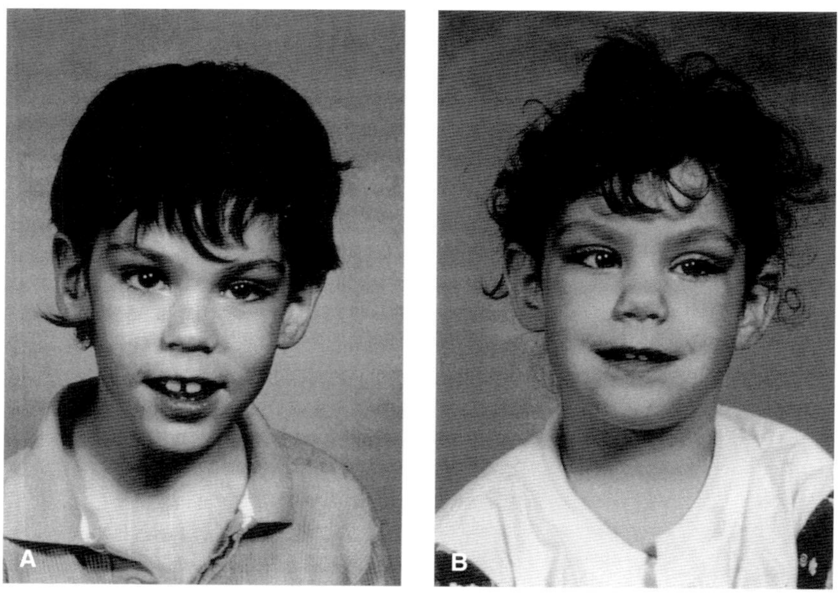

Abb. 21.16 Fragiles-X-Syndrom. A) Acht Jahre alter Junge mit geistiger Retardierung und relativ unauffälligem äußerlichem Erscheinungsbild mit schmalem Gesicht und großen Ohren. **B)** Seine sechsjährige Schwester, die das Syndrom ebenfalls hat, hat eine leichte Lernbehinderung, ähnliche äußerliche Merkmale (schmales Gesicht und große Ohren) und einen Strabismus (Einwärtsschielen des rechten Auges). Obwohl es sich um eine X-chromosomal vererbte Erkrankung handelt, manifestieren sich gelegentlich auch bei weiblichen Überträgern Krankheitszeichen. (Mit freundlicher Genehmigung von A.E. Chudley, Children's Hospital, Winnipeg, Kanada.)

21.3 Entwicklungsstörungen durch Umweltfaktoren

Obwohl der Embryo im Uterus gut behütet ist, können doch bestimmte Umwelteinflüsse, denen die Mutter ausgesetzt ist, Entwicklungsstörungen verursachen (➤ Tab. 21.6). Diese Umwelteinflüsse werden als **Teratogene** bezeichnet; dazu gehören alle Umweltfaktoren, die angeborene Fehlbildungen hervorrufen können oder durch die die Häufigkeit dieser Fehlbildungen in der Bevölkerung erhöht wird. Ob ein solcher Umweltfaktor, z. B. eine Infektion oder ein Medikament, oder aber ein genetischer Faktor als Ursache einer angeborenen Erkrankung vorliegt, ist manchmal nicht ohne Weiteres zu unterscheiden, insbesondere dann, wenn mehrere Kinder gesunder Eltern betroffen sind. Hier gilt das wichtige Prinzip: „Nicht alles, was familiär auftritt, ist genetisch."

Die Organe und Teile des Keimlings reagieren am empfindlichsten auf teratogene Faktoren in Phasen schneller Differenzierung (➤ Abb. 21.17).

Durch Umweltfaktoren werden 7–10 % aller angeborenen Störungen verursacht (➤ Abb. 21.1). Da die biochemische Differenzierung

Tab. 21.6 Bekannte Teratogene als Ursachen von Fehlbildungssyndromen beim Menschen (Erläuterung s. Text). Abkürzungen: CNS, Central nervous system; IUGR, intrauterine growth restriction; NTD, neural tube defect; SARS-CoV-2, severe acute respiratory syndrome coronavirus 2.

Teratogen	Häufigste Fehlbildungen
Medikamente/Drogen	
Alkohol	*Alkoholembryopathie:* intrauterine Wachstumsverzögerung (engl. **intrauterine growth retardation; IUGR**), geistige Retardierung, Mikrozephalie, Augen- und Gelenkanomalien, kurze Lidspalten
Androgene, hoch dosierte Progestine	Virilisierung unterschiedlichen Grades bei weiblichen Feten: intersexuelles Genitale mit Labienfusion und Klitorishypertrophie
Aminopterin	IUGR, Skelettfehlbildungen, ZNS-Fehlbildungen (insbes. Meroanenzephalie, also eine ausbleibende Entwicklung großer Teile des Gehirns)
Busulfan und Mercaptopurin	Kleinwuchs, Skelettanomalien, Hornhauttrübung, Gaumenspalten, verschiedene Organhypoplasien
Kumarin-Derivate	*Warfarin-Embryopathie:* hypoplastische Nase, punktförmige Verkalkungen der Epiphysen, hypoplastische Phalangen, Augenfehlbildungen, geistige Retardierung
Diethylstilböstrol	Vagina- und Uterusanomalien, Erosion und Fehlbildungen der Zervix
Isotretinoin (13-cis-Retinsäure)	Kraniofaziale Anomalien, Neuralrohrdefekte (z. B. *Spina bifida cystica*), kardiovaskuläre Fehlbildungen, Gaumenspalten, Thymusaplasie
Kokain	IUGR, Frühgeburt, Mikrozephalie, Hirninfarkte, urogenitale Fehlbildungen, neuropsychologische Störungen
Lithium	Verschiedene Fehlbildungen, meist im Bereich des Herzens und der Gefäßstämme
Methotrexat	Multiple (v. a. Skelett-)Fehlbildungen von Gesicht, Schädel, Extremitäten und Wirbelsäule
Phenytoin	*Hydantoin-Embryopathie:* IUGR, Mikrozephalie, geistige Retardierung, prominente Frontalnaht, Epikanthus, Ptose, eingezogene breite Nasenwurzel, hypoplastische Phalangen
Tetrazykline	Zahnverfärbungen, Zahnschmelzhypoplasie
Thalidomid	Abnorme Extremitätenentwicklung, z. B. Meromelie (partielles Fehlen) oder Amelie (vollständiges Fehlen) von Gliedmaßen; faziale Anomalien; Organfehlbildungen, z. B. von Herz oder Nieren
Trimethadion	Entwicklungsverzögerung, V-förmige Augenbrauen, tief ansetzende Ohren, Lippen(-Kiefer-Gaumen)-Spalte
Valproinsäure	Kraniofaziale Anomalien, Neuralrohrdefekt, häufig Hydrozephalus, Herz- und Skelettfehlbildungen
Chemikalien	
Methylquecksilber	Hirnatrophie, spastische Lähmung, epileptische Anfälle, geistige Retardierung
polychlorierte Biphenyle (PCB)	IUGR, Hautverfärbungen
Infektionen	
Herpes simplex	Hautbläschen und Narbenbildung, Chorioretinitis, Hepatomegalie, Thrombozytopenie, Petechien, hämolytische Anämie, Hydranenzephalie
HIV	Wachstumsstörung, Mikrozephalie, prominente eckige Stirn, flache Nasenwurzel, Hypertelorismus, dreieckiges Philtrum, fehlender Mundschluss
Parvovirus B19	Augenanomalien, degenerative Veränderungen fetaler Gewebe
Röteln (Rubella)	Intrauterine und postnatale Wachstumsstörung, Fehlbildungen von Herz und großen Gefäßen, Mikrozephalie, sensorineurale Schwerhörigkeit, Katarakt, Mikrophthalmie, Glaukom, Retinitis pigmentosa, geistige Retardierung, Blutungsneigung bei Neugeborenen, Hepatosplenomegalie, Osteopathie, Zahndefekte
SARS-CoV-2 virus (für engl. Severe acute respiratory Syndrom with Corona-Virus 2)	Spontane Fehlgeburt, Totgeburt, Frühgeburt, IUGR, niedriges Geburtsgewicht

Tab. 21.6 Bekannte Teratogene als Ursachen von Fehlbildungssyndromen beim Menschen (Erläuterung s. Text). Abkürzungen: CNS, Central nervous system; IUGR, intrauterine growth restriction; NTD, neural tube defect; SARS-CoV-2, severe acute respiratory syndrome coronavirus 2. *(Forts.)*

Teratogen	Häufigste Fehlbildungen
Infektionen *(Forts.)*	
Toxoplasma gondii	Mikrozephalie, geistige Retardierung, Mikrophthalmie, Hydrozephalus, Chorioretinitis, intrazerebrale Verkalkungen, Schwerhörigkeit, neurologische Symptome
Treponema pallidum	Hydrozephalus, kongenitale Taubheit, geistige Retardierung, Zahn- und Knochenanomalien
Venezolanische Pferdeenzephalitis	Mikrozephalie, Mikrophthalmie, Hirnagenesie, ZNS-Nekrosen, Hydrozephalus
Windpocken, *Herpes zoster* (Varicella)	Hautnarben (dermatomgebunden), neurologische Symptome (Extremitätenlähmungen, Hydrozephalus, epileptische Anfälle u. a.), Katarakt, Mikrophthalmie, Horner-Syndrom, Optikus-Atrophie, Nystagmus, Chorioretinitis, Mikrozephalie, geistige Retardierung, Skelettfehlbildungen (Extremitäten-, Finger- oder Zehenhypoplasie u. a.), urogenitale Fehlbildungen
Zikavirus	Mikrozepahlie mit teilweisem Schädelkollaps, dünner Cortex, „fleckige" Retina mit makulärer Narbe, Gelenkkontrakuren, sensoneurale Schwerhörigkeit, Schluckbeschwerden, Hypertonie, neuronale Entwicklungsstörung, allgemeine Entwicklungsverzögerung
Zytomegalie	Mikrozephalie, Chorioretinitis, sensorineurale Schwerhörigkeit, psychomotorische und geistige Entwicklungsverzögerung, Hepatosplenomegalie, Hydrozephalus, Zerebralparese, intrazerebrale (periventrikuläre) Verkalkungen
Strahlung	
Ionisierende (Röntgen-)Strahlen	Mikrozephalie, kognitive Beeinträchtigung, skelettale Störungen, Wachstumsverzögerung, Katarakt

der morphologischen vorausgeht, liegt auch die Phase der Vulnerabilität gegenüber Teratogenen einige Tage vor der Phase der sichtbaren Entwicklung der jeweiligen Strukturen. Teratogene können offenbar keine Fehlbildungen hervorrufen, bevor nicht die zelluläre Differenzierung eingesetzt hat; allerdings können sie in dieser frühen Phase – d. h. in den ersten zwei Entwicklungswochen – zum Absterben des Embryos führen. Die genauen Wege, auf denen Medikamente, Chemikalien oder andere Umweltfaktoren zu einer Entwicklungsstörung führen, sind nicht bekannt. Selbst der Wirkungsmechanismus von Thalidomid ist in dieser Hinsicht nach wie vor „mysteriös", und bisher wurden über 20 verschiedene Hypothesen darüber aufgestellt, warum dieses Schlafmittel die Embryonalentwicklung stört.

In zahlreichen Untersuchungen konnte gezeigt werden, dass die negativen Auswirkungen bestimmter erblicher und Umwelteinflüsse auf die Veränderung grundlegender Abläufe der Embryonalentwicklung zurückzuführen sind. Dadurch ist dann z. B. der gesamte Intrazellulärraum, die Zelloberfläche, die Extrazellulärmatrix oder das fetale Milieu von einem schädlichen Einfluss betroffen. Man nimmt an, dass die initiale Reaktion auf der zellulären Ebene unterschiedliche Formen annehmen kann und dass daraus verschiedene Sequenzen von zellulären Veränderungen resultieren. So kann die Initialreaktion genetische, molekulare, biochemische oder biophysikalische Abläufe betreffen und die nachfolgende Sequenz zum Zelltod, zur fehlerhaften Induktion von Zellwechselwirkungen, zur eingeschränkten Biosynthese bestimmter Substrate, zur Beeinträchtigung morphogenetischer Zellwanderung und zu mechanischen Behinderungen führen. Diese unterschiedlichen zellulären Pathologien könnten schließlich über einen gemeinsamen Reaktionsweg zur endgültigen Schädigung (intrauteriner Fruchttod, Fehlbildungen, Wachstumsverzögerung oder Funktionsstörungen) führen.

Der rasche Fortschritt auf dem Gebiet der Molekularbiologie bringt immer weitere Erkenntnisse über die genetische Steuerung von Differenzierungsvorgängen und über die Abfolge der Ereignisse, die zur Expression von Homöobox-Genen und damit zur Musterbildung erforderlich sind. Man kann mit gutem Grund annehmen, dass die Störung der Genaktivität in jeder kritischen Phase zu einer Entwicklungsstörung führen kann. Dafür sprechen auch experimentelle Untersuchungen, denen zufolge Retinol (Vitamin A) bei Maus- und Amphibienembryos teratogen wirkt, d. h. Genexpressionsdomänen verändert und die normale Morphogenese behindert (➤ Kap. 20.3.2). Die aktuelle Forschung richtet ihr Augenmerk weiterhin besonders auf molekulare Mechanismen der Entwicklungsstörungen, um angeborene Fehlbildungen besser zu verstehen und möglicherweise ihre negativen Auswirkungen mildern zu können.

21.3.1 Teratogenetische Grundprinzipien

Bei der Betrachtung der teratogenen Wirkung einer Substanz müssen drei prinzipielle Konzepte berücksichtigt werden:

- die kritischen Entwicklungsphasen
- die Menge des einwirkenden Medikaments bzw. chemischen Wirkstoffs
- der Genotyp (die genetische Konstitution) des Embryos.

Die kritischen Entwicklungsphasen

Ob und wie weit ein Embryo empfänglich für die Wirkung eines Teratogens (z. B. eines Virus oder Medikaments) ist, hängt von seiner jeweiligen Entwicklungsphase ab (➤ Abb. 21.17). Am kritischsten

21

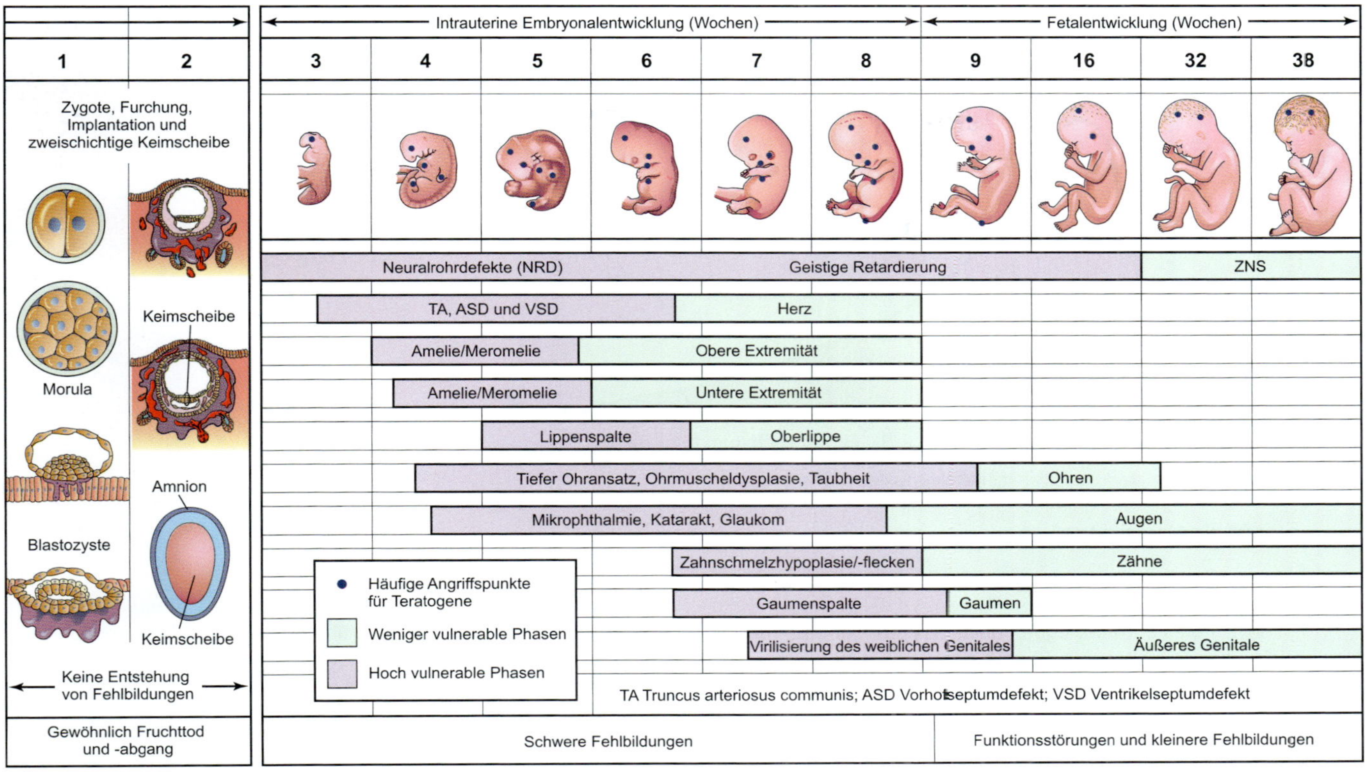

Abb. 21.17 Die kritischen Phasen der menschlichen vorgeburtlichen Entwicklung. Während der ersten beiden Entwicklungswochen ist der Embryo im Allgemeinen nicht empfänglich für die Wirkung von Teratogenen: Ein Teratogen schädigt in dieser Zeit entweder alle (oder zumindest die meisten) Zellen und führt zum Tod des Embryos, oder es schädigt nur wenige Zellen – dann kann sich der Keimling erholen, und der Embryo entwickelt sich ohne bleibende Schäden. Violett: hochvulnerable Phasen, in denen schwere Fehlbildungen – z. B. eine Amelie (Fehlen einer ganzen Extremität) – hervorgerufen werden können. Grün: weniger sensible Phasen, in denen weniger schwere Fehlbildungen – z. B. eine Daumenhypoplasie – induziert werden können.

ist hier jeweils die Phase der raschesten Zellteilung, Zelldifferenzierung und Morphogenese. In ➤ Tab. 21.7 sind die Fehlbildungshäufigkeiten für bestimmte Organe zusammengestellt.

Die kritische Phase für die **Gehirnentwicklung** liegt zwischen der dritten und 16. Woche. Auch danach können aber noch Entwicklungsstörungen auftreten, da das Gehirn bis zum Zeitpunkt der Geburt und darüber hinaus (für mindestens die ersten beiden Lebensjahre) rasch wächst und sich weiter differenziert. Teratogene (z. B. Alkohol) können während der Embryonal- und der Fetalzeit geistige Behinderungen erzeugen. Die **Entwicklung der Zähne** setzt sich noch weit über die Geburt hinaus fort (➤ Kap. 19); dementsprechend kann die Entwicklung des bleibenden Gebisses von der 18. Woche (der pränatalen Entwicklung) bis zum 16. Lebensjahr z. B. durch Tetrazykline beeinträchtigt werden. Die kritische Phase der **Skelettentwicklung** dauert ebenfalls lange und reicht bis weit in die Kindheit hinein; deshalb wird das Wachstum des Knochengewebes auch als Maßstab für das allgemeine Wachstum herangezogen.

Schädliche Umwelteinflüsse während der ersten beiden Wochen nach der Befruchtung können die Furchungsteilungen der Zygote und die Implantation der Blastozyste beeinträchtigen und/oder zu frühem Tod und Verlust des Keimlings führen. Die wesentlichen Entwicklungsvorgänge während dieser ersten beiden Wochen betreffen die Bildung der extraembryonalen Strukturen, also des Amnions, Chorions und Dottersacks (➤ Kap. 3); es gibt aber bei menschlichen Embryos keine bekannten Fehlbildungssyndrome, die durch solche frühen Einflüsse ausgelöst werden (➤ Abb. 21.18). Durch Teratogenexposition während der ersten beiden Entwicklungswochen stirbt der Embryo entweder ab, oder der störende Einfluss wird durch die wirkungsvollen Regulationsmechanismen der frühen Embryonalzeit kompensiert.

Die Embryonalentwicklung ist dann am störanfälligsten, wenn sich spezielle Gewebe und die definitiven Organe ausbilden (➤ Abb. 21.17 und ➤ Abb. 21.18). In dieser Phase der **Organogenese** können Teratogene schwerwiegende kongenitale

Tab. 21.7 Inzidenz schwerer Organfehlbildungen bei der Geburt.

Organ	Fehlbildungsinzidenz
Gehirn	10:1.000
Herz	8:1.000
Niere	4:1.000
Extremitäten	2:1.000
Sonstige	6:1.000
Gesamt	30:1.000

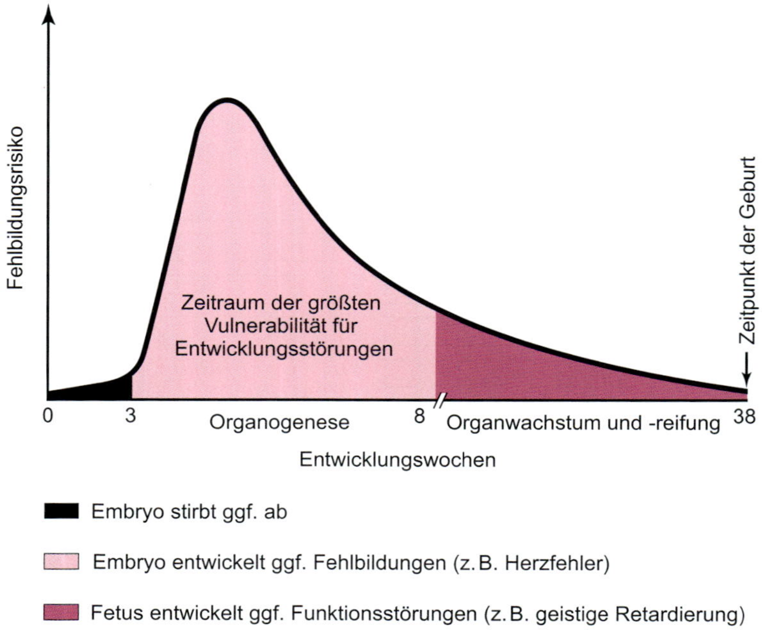

Abb. 21.18 Schematische Darstellung von Vulnerabilität und Risiko für die Entstehung von Fehlbildungen im Verlauf der Schwangerschaft.

Erkrankungen hervorrufen. Physiologische Störungen, kleinere morphologische Anomalien (z. B. der Ohrmuschel) und Funktionsstörungen gehen mit hoher Wahrscheinlichkeit auf Störungen während der Fetalperiode zurück. Einige Mikroorganismen wie z. B. *Toxoplasma gondii* können bei einer Infektion des Fetus schwere angeborene Fehlbildungen (insbesondere von Gehirn und Augen) hervorrufen (➤ Abb. 21.26 und ➤ Abb. 21.27, ➤ Tab. 21.6). Eine Infektion in der Embryonalzeit führt wiederum häufig zum Fruchttod.

Jeder Teil, jedes Gewebe und jedes Organ des Embryos hat seine *vulnerable Phase,* in der die Entwicklung störanfällig ist (➤ Abb. 21.17). Welche Fehlbildungen durch die Einwirkung eines Teratogens entstehen, hängt also auch davon ab, welcher Teil, welches Gewebe oder welches Organ gerade am empfänglichsten ist. Teratogene können deshalb auf mehrere verschiedene Organsysteme einwirken, wenn sich diese zur selben Zeit entwickeln. Das verdeutlichen die folgenden Beispiele:

- Hohe *Strahlendosen* verursachen Fehlbildungen von ZNS (Gehirn und Rückenmark) und Augen.
- Das *Rötelnvirus* erzeugt Augenanomalien (Glaukom und Katarakt), Taubheit und Herzfehler.
- *Thalidomid* führt unter anderem zu Extremitätenfehlbildungen. In der frühen vulnerablen Phase der Extremitätenentwicklung kommt es zu schweren Defekten, z. B. zur *Meromelie,* bei der die Arme und/oder Beine nur teilweise ausgebildet werden (➤ Abb. 21.24). Im weiteren Verlauf der vulnerablen Phase dagegen entstehen nur noch leichte bis mittelschwere Extremitätenfehlbildungen, z. B. eine Radius- und Ulnahypoplasie. Und es gibt keine klinischen Hinweise darauf, dass durch Thalidomid Fruchtschädigungen hervorgerufen werden, wenn die Mutter das Medikament jenseits der vulnerablen Phase einnimmt.

Zeittafeln der Embryonalentwicklung, wie in ➤ Abb. 21.17 dargestellt, können bei der Suche nach der Ursache einer angeborenen Störung behilflich sein. Man darf andererseits nicht davon ausgehen, dass jede Fehlbildung auf eine einzige Störung in einer vulnerablen Phase zurückgeht oder dass man gar aus solchen Zeittafeln auf den Tag genau herauslesen kann, wann eine Fehlbildung entstanden ist. Alles, was man darüber sagen kann, ist, dass die Entwicklungsstörung durch ein Teratogen vor dem Abschluss der vulnerablen Entwicklungsphase des betroffenen Teils, Gewebes oder Organs stattgefunden haben muss. Für die **Extremitätenentwicklung** liegt die kritische Zeit z. B. zwischen dem 24. und 36. Tag nach der Befruchtung.

Dosis des Teratogens

In Tierexperimenten lässt sich eine Dosis-Wirkungs-Beziehung für Teratogene darstellen. Die bei den Tieren zum Nachweis der Fehlbildungsinduktion eingesetzten Dosen liegen allerdings wesentlich höher als die Dosen, denen Menschen spontan ausgesetzt sein können. Demzufolge lassen sich Tierexperimente nicht ohne Weiteres auf menschliche Schwangerschaften übertragen. Damit ein Medikament als teratogen für den Menschen angesehen wird, sollte es eine fassbare Dosis-Wirkungs-Beziehung aufweisen. Es muss sich also umso stärker auf den Phänotyp auswirken, je intensiver die Exposition während der Schwangerschaft war.

Genotyp des Embryos

Zahlreiche Beispiele aus Tierexperimenten und einige Vermutungsfälle beim Menschen zeigen, dass es genetisch bedingte Unterschiede bezüglich der Reaktion auf Teratogene geben muss. Das trifft z. B. für *Phenytoin* zu, dessen teratogene Wirkung auf den Menschen wohlbekannt ist (➤ Tab. 21.6). Fünf bis zehn Prozent der Embryonen, die diesem Antikonvulsivum exponiert werden, entwickeln das sog. *embryofetale Hydantoin-Syndrom* (➤ Abb. 21.21). Etwa ein Drittel der exponierten Embryonen zeigt dagegen nur einzelne kongenitale Anomalien und über die Hälfte gar keine Auffälligkeiten. Es scheint also, dass auch der Genotyp des Embryos darüber bestimmt, ob ein Teratogen die Entwicklung stören kann oder nicht.

21.3.2 Bekannte Teratogene des Menschen

Wenn man weiß, dass bestimmte Wirkstoffe die pränatale Entwicklung des Menschen beeinträchtigen können, hat man die Möglichkeit, zumindest einen Teil der angeborenen Störungen zu verhüten. Frauen, die die schädliche Wirkung von Alkohol, Umweltchemikalien (z. B. polychlorierte Biphenyle, PCB) oder Viren kennen, werden in der Regel wohl ihr ungeborenes Kind diesen Teratogenen nicht aussetzen. Generelles Ziel der Teratogenitätsprüfung von Medikamenten, Chemikalien, Nahrungszusatzstoffen und Pestiziden ist es deshalb, Substanzen mit teratogener Wirkung auf den Menschen zu identifizieren und Ärzte wie auch schwangere Frauen auf die möglichen Gefahren für den Embryo/Fetus aufmerksam zu machen.

Nachweis der Teratogenität Die teratogene Wirkung einer Substanz kann auf zweierlei Art nachgewiesen werden: Beim **prospektiven Ansatz** muss der Nachweis geführt werden, dass die Fehlbildungshäufigkeit bei Schwangerschaften, in denen die Mutter der entsprechenden Substanz ausgesetzt war, höher liegt als die spontane Fehlbildungsrate. Beim **retrospektiven Ansatz** versucht man dagegen zu zeigen, dass Mütter von Kindern mit einer Fehlbildung häufiger Kontakt mit der Substanz hatten als die Mütter gesunder Kinder. Für beide Ansätze lassen sich nur schwer unverfälschte Daten gewinnen. Fallberichte sind nur dann überzeugend, wenn (wie z. B. beim Thalidomid) sowohl der teratogene Wirkstoff als auch die Art der Fehlbildung so ungewöhnlich sind, dass ihr mehrfaches Zusammentreffen als überzufällig häufig gewertet werden kann.

Medikamentenprüfung im Tierexperiment Prüfungen an trächtigen Tieren haben zwar eine gewisse Bedeutung, aber ihre Ergebnisse sind – nicht zuletzt wegen der immensen Speziesunterschiede in Bezug auf Schwangerschaftsdauer und Reifungsgeschwindigkeit, Reifegrad bei der Geburt und Differenzierung von Plazentastruktur und Plazentaschranke (➤ Kap. 7) – nur von begrenztem Wert, wenn es darum geht, die Wirkung eines Medikaments auf menschliche Embryonen abzuschätzen. Tierexperimente geben *allenfalls einen Hinweis* darauf, dass ähnliche Effekte auch beim Menschen auftreten könnten. Erst wenn ein Medikament oder chemischer Wirkstoff bei zwei oder mehr Spezies teratogene Wirkung zeigt, muss man mit hoher Wahrscheinlichkeit von einer möglichen Gefährdung für den Menschen ausgehen. Dabei muss allerdings die Dosierung der entsprechenden Substanz berücksichtigt werden.

Teratogene Drogen und Medikamente

Drogen können in sehr unterschiedlichem Ausmaß teratogen wirken. Manche Teratogene bewirken bei Einnahme während der Organogenese schwere organbezogene Entwicklungsstörungen (vgl. z. B. die Wirkung von Thalidomid auf die Extremitätenentwicklung). Andere wiederum (z. B. Alkohol) können während der gesamten Schwangerschaft allgemeine Störungen wie eine geistige Retardierung oder eine körperliche Wachstumsverzögerung mit weiteren Entwicklungsanomalien nach sich ziehen, wenn die werdende Mutter sie im Übermaß zu sich nimmt.

Sowohl verschreibungspflichtige als auch nicht verschreibungspflichtige Medikamente werden in überraschend großem Ausmaß während der Schwangerschaft eingenommen. Zwischen 40 und 90 % aller Frauen nehmen im Verlauf der Schwangerschaft mindestens ein Medikament ein. Einzelne Untersuchungen zeigen sogar, dass bestimmte Frauen im Durchschnitt während der Schwangerschaft vier verschiedene Medikamente/Drogen (Nahrungsergänzungsmittel noch nicht eingeschlossen) nehmen, und die Hälfte dieser Frauen tut dies im ersten Trimenon. Der Medikamenten-/Drogenkonsum während der vulnerablen Entwicklungsphasen ist zudem höher bei starken Raucherinnen und Trinkerinnen. Trotz alledem werden *weniger als 2 %* aller angeborenen Fehlbildungen durch Medikamente, Drogen und Chemikalien verursacht. Nur wenige Medikamente haben einen *nachgewiesenen* teratogenen Effekt beim Menschen (➤ Tab. 21.6).

Insgesamt werden gegenwärtig nur 7–10 % aller kongenitalen Anomalien durch definierte Teratogene verursacht (➤ Abb. 21.1), doch neue Faktoren kommen ständig hinzu. Am besten sollte eine Frau jegliche Medikamenten-/Drogeneinnahme während des ersten Trimenons vermeiden, sofern es dafür keine definitive medizinische Indikation gibt – und auch bei medizinischer Indikation sollte sie nur solche Medikamente einnehmen, die sich als ausreichend unbedenklich für den Embryo erwiesen haben. Diese Vorsichtsmaßnahme ist erforderlich, da selbst Drogen (z. B. *Marihuana*), für die in gut kontrollierten Studien kein eigentlicher teratogener Effekt auf den Menschen nachgewiesen wurde, dem Embryo (z. B. durch niedriges Geburtsgewicht) schaden können.

Rauchen

Dass Rauchen während der Schwangerschaft zu intrauteriner Wachstumsverzögerung (engl. *intrauterine growth retardation*, IUGR) führt, ist eine gut belegte Tatsache. Trotz aller Warnungen vor den bekannten Auswirkungen auf den Embryo und Fetus rauchen jedoch bis zu 20 % der Frauen in der Schwangerschaft weiter. Starke Raucherinnen (> 20 Zigaretten pro Tag) haben doppelt so oft Frühgeburten wie Nichtraucherinnen und das Geburtsgewicht ihrer Kinder ist erniedrigt (➤ Abb. 6.15). Ein niedriges Geburtsgewicht (< 2.000 g) stellt aber den *Hauptrisikofaktor* für die Mortalität im Säuglingsalter dar. In einer Fall-Kontroll-Studie wurde eine mäßig erhöhte Inzidenz von konotrunkalen Herzfehlern und Extremitätenfehlbildungen bei Kindern rauchender Mütter und Väter gefunden. Zudem gibt es Hinweise darauf, dass mütterliches Rauchen Fehlbildungen des Harntrakts, Verhaltensauffälligkeiten und eingeschränktes Körperwachstum nach sich ziehen kann. Nikotin bewirkt eine Vasokonstriktion mit vermindertem Blutfluss in den Uterusgefäßen. Dadurch vermindert sich das Sauerstoff- und Nährstoffangebot für den Embryo oder Fetus über das mütterliche Blut im Zwischenzottenraum der Plazenta. Der resultierende Mangelzustand beeinträchtigt das Zellwachstum und kann sich nachteilig auf die geistige Entwicklung auswirken. Durch das Rauchen entstehen hohe Carboxyhämoglobin-Spiegel im mütterlichen wie auch im fetalen Blut, sodass die Sauerstofftransportkapazität des Blutes verschlechtert wird. Infolgedessen kann sich eine chronische fetale Hypoxie (erniedrigte Sauerstoffkonzentration) entwickeln, durch die Wachstum und Entwicklung des Fetus beeinträchtigt werden.

Koffein

Koffein ist eine der populärsten „Drogen", denn der Wirkstoff ist in mehreren häufig genossenen Getränken (Tee, Kaffee, Cola-Getränken) sowie in Schokolade und einigen Medikamenten enthalten. Es gibt keine definitiven Hinweise darauf, dass Koffein teratogene Wirkung auf den Menschen hat, aber auch keine Sicherheit darüber, dass starker Konsum durch die Mutter unbedenklich für den Embryo ist.

Alkohol

Alkoholmissbrauch gehört in den Problemkreis der Drogenabhängigkeiten und betrifft 1–2 % aller Frauen im gebärfähigen Alter. Mäßiger oder starker Alkoholkonsum während der Frühschwangerschaft kann Wachstum und morphogenetische Vorgänge beim Fetus behindern. Entsprechende Zeichen sind umso ausgeprägter, je mehr Alkohol aufgenommen wird. Kinder von chronisch alkoholabhängigen Müttern zeigen ein charakteristisches Muster von Auffälligkeiten mit prä- und postnataler Wachstumsverzögerung, geistiger Retardierung und weiteren Anomalien (➤ Abb. 21.19, ➤ Tab. 21.6). Mikrozephalie, kurze Lidspalten, Epikanthus, Maxillahypoplasie, kurze Nase, dünne Oberlippe, auffällige Handlinien, Gelenkanomalien und angeborene Herzfehler finden sich ebenfalls bei den meisten betroffenen Kindern. Die Kinder leiden unter Verhaltensauffälligkeiten oder Lernstörungen, insbesondere wenn der Alkoholmissbrauch der Mutter mit einer Mangelernährung einhergeht.

Dieses Muster von Anomalien – die **Alkoholembryopathie** oder das **fetale Alkoholsyndrom (FAS)** – wird bei ein bis zwei Kindern je 1.000 Lebendgeburten gefunden. Die Inzidenz des FAS hängt dabei von der jeweils untersuchten Population ab. Beim sog. *Binge*-Trinken (periodisches Trinken großer Mengen von Alkohol über 1–3 Tage) während der Schwangerschaft ist das Risiko für die Entwicklung eines FAS sehr hoch. Oft kann die Diagnose nur mit klinischer Erfahrung zutreffend gestellt werden, denn die körperlichen Auffälligkeiten der betroffenen Kinder sind eher unspezifisch. Das Gesamtmuster der klinischen Merkmale ist zwar typisch, kann jedoch von geringfügig bis hochgradig ausgeprägt vorliegen. Die vulnerable Phase der Gehirnentwicklung nimmt den größten Teil der Schwangerschaftsdauer ein; daher besteht der beste Rat darin, während der gesamten Schwangerschaft alkoholabstinent zu leben.

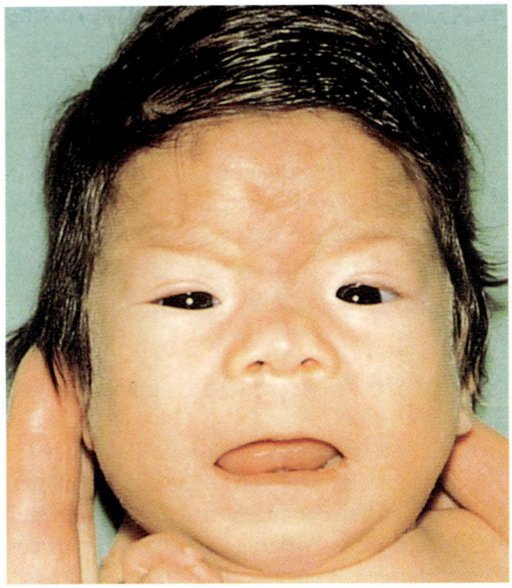

Abb. 21.19 Alkoholembryopathie. Auffällig sind die dünne Oberlippe, die kurzen Lidspalten, die kurze Nase mit flacher Wurzel und das lange, wenig ausgeprägte Philtrum (die senkrechte Rinne in der Mitte der Oberlippe). (Mit freundlicher Genehmigung von A. E. Chudley, Children's Hospital, Winnipeg, Kanada.)

Androgene und Progestine

Als „Progestogene" oder „Progestine" werden natürliche oder synthetische Substanzen bezeichnet, die ganz oder teilweise dieselben biologischen Effekte aufweisen wie das vom *Corpus luteum* sezernierte Hormon Progesteron, das zur Erhaltung des graviden Endometriums erforderlich ist (➤ Kap. 7). Von vielen Frauen werden sie in Form der hormonellen Kontrazeptiva („die Pille") eingenommen, und gerade in der Frühphase einer noch nicht erkannten Schwangerschaft werden sie als potenziell teratogen angesehen. Allerdings zeigen die durchgeführten epidemiologischen Studien diesbezüglich uneinheitliche Ergebnisse. In einer Studie entwickelten 13 von 19 Kindern, deren Mütter während der kritischen Entwicklungsphasen Progestogen-Östrogen-Kontrazeptiva eingenommen hatten, das sogenannte **VACTERL-Syndrom** (auch: VACTERL-Assoziation). Das Akronym „VACTERL" steht für *„**v**ertebral, **a**nal, **c**ardiac, **t**racheal, **e**sophageal, **r**enal, **l**imb"* und bezeichnet die Organe bzw. Strukturen, an denen bestimmte Anomalien auftreten. Aufgrund dieser Befunde müssen orale Kontrazeptiva abgesetzt werden, sobald eine Schwangerschaft festgestellt wird.

Einige Substanzen aus dieser Gruppe haben androgene (maskulinisierende) Wirkung und können beim weiblichen Fetus eine Virilisierung des äußeren Genitales hervorrufen (➤ Abb. 21.20), und bei männlichen Feten erhöht sich die Inzidenz von Hypospadien (➤ Kap. 12) auf das Doppelte. Die Inzidenz von Anomalien hängt vom jeweiligen Hormon und von dessen Dosis ab. Auch der Einsatz von Testosteron hat natürlich virilisierende Wirkung auf weibliche Feten.

Diäthylstilböstrol (oder Diethylstilbestrol, DES) hat beim Menschen teratogene Wirkung. Sowohl makroskopische als auch mik-

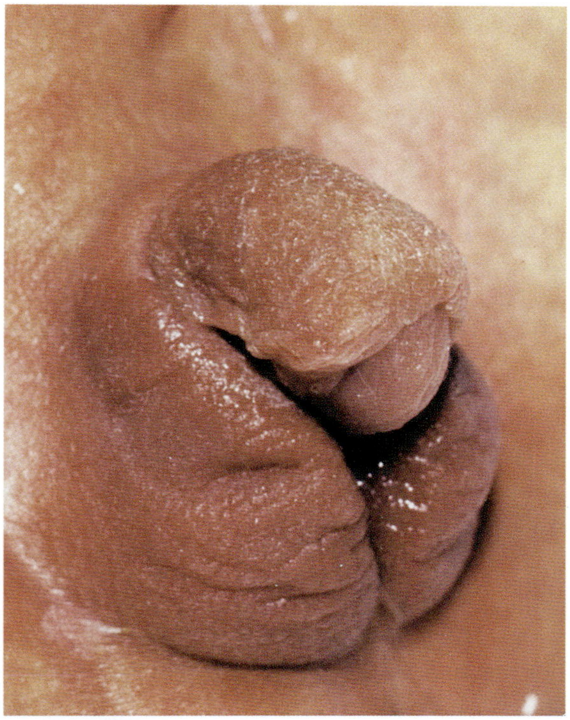

Abb. 21.20 Virilisierung des äußeren Genitales bei einem Mädchen mit 46,XX-Chromosomensatz. Die Klitoris ist vergrößert, und die großen Labien sind fusioniert. Die Virilisierung war in diesem Fall durch übermäßige Androgenproduktion der Nebennieren in der Fetalzeit (kongenitale Nebennierenrindenhyperplasie) bedingt. (Mit freundlicher Genehmigung von H. Dean, University of Manitoba, Winnipeg, Kanada.)

roskopische Anomalien von Uterus und Vagina wurden bei Frauen festgestellt, die DES *in utero* exponiert waren. Sie kommen in drei Formen vor: als vaginale Epithelmetaplasie (Andenose), Erosion der Zervix oder Ausbildung von transversalen Falten in der Vaginalschleimhaut. Eine Reihe von jungen Frauen, die anamnestisch *in utero* einem synthetischen Östrogen exponiert waren, entwickelten im Alter von 16 bis 22 Jahren ein Adenokarzinom der Scheide. Insgesamt scheint die Wahrscheinlichkeit, dass sich maligne Tumoren in so jungem Alter bei pränatal DES-exponierten Frauen entwickelt, aber doch gering zu sein: Das Krebsrisiko durch DES-Exposition wird auf weniger als 1:1.000 geschätzt. Männer, die *in utero* bis zur elften Gestationswoche DES-exponiert waren, entwickeln gehäuft genitale Anomalien wie Nebenhodenzysten oder Hodenhypoplasien. Die Fruchtbarkeit dieser Männer scheint jedoch nicht beeinträchtigt zu sein.

Antibiotika

Tetrazykline passieren die Plazentaschranke und werden in den Knochen und Zähnen des Fetus an Stellen aktiver Kalzifikation abgelagert. Eine Tetrazyklin-Behandlung zwischen dem vierten und zehnten Monat der Schwangerschaft kann daher Zahndefekte (z. B. Zahnschmelzhypoplasie), gelb-braune Verfärbung der Zähne und vermindertes Wachstum der langen Röhrenknochen verursachen. Die Kalzifizierung der bleibenden Zähne beginnt zum Zeitpunkt der Geburt und ist – mit Ausnahme der dritten Molaren – im Alter von sieben bis acht Jahren abgeschlossen. Eine langfristige Therapie mit Tetrazyklinen kann daher auch im Kindesalter Auswirkungen auf die bleibenden Zähne haben.

Taubheit kann bei Kindern von Müttern auftreten, die wegen einer *Tuberkuloseerkrankung* mit hoch dosiertem Streptomycin oder Dihydrostreptomycin behandelt werden. Über 30 Fälle von Hörstörungen und Schädigungen des VIII. Hirnnervs wurden bei Kindern beschrieben, die *in utero* Streptomycin-Derivaten exponiert waren. Das häufig in der Schwangerschaft eingesetzte *Penicillin* scheint dagegen unbedenklich für den menschlichen Embryo bzw. Fetus zu sein.

Antikoagulanzien

Alle Antikoagulanzien – mit Ausnahme von Heparin (s. u.) – passieren die Plazentaschranke und können beim Embryo bzw. Fetus Hämorrhagien (innere Blutungen) verursachen. **Warfarin** und andere Kumarin-Derivate sind Vitamin-K-Antagonisten und werden in der Behandlung thrombembolischer Störungen oder bei Patienten mit künstlichen Herzklappen eingesetzt. Warfarin ist jedoch definitiv teratogen: In der Literatur gibt es Berichte darüber, dass Kinder eine Hypoplasie der Nasenknorpel, punktförmige Verkalkungen in den Epiphysen und verschiedene ZNS-Schäden entwickeln können, wenn die Mutter Warfarin während der vulnerablen Phase der Embryonalentwicklung einnimmt, die zwischen der sechsten und der zwölften Woche *post conceptionem* (also der 8.–14. Woche nach der letzten Regelblutung) liegt. Exposition im zweiten oder dritten Trimester kann zu geistiger Retardierung, Optikusatrophie oder Mikrozephalie führen.

Heparin hat keine teratogene Wirkung und passiert auch nicht die Plazentaschranke.

Antikonvulsiva

Etwa eine von 200 Schwangeren muss wegen eines Anfallsleidens mit Antikonvulsiva behandelt werden. **Trimethadion** ist eines der antikonvulsiven Medikamente, für die es sichere Daten über eine teratogene Wirkung gibt. Das *fetale Trimethadion-Syndrom* beinhaltet hauptsächlich eine prä- und postnatale Wachstumsstörung, Entwicklungsverzögerung, V-förmige Augenbrauenkonfiguration, tief ansetzende Ohren, eine Lippen- und/oder Gaumenspalte sowie kardiale, urogenitale und Extremitätenfehlbildungen. Das Medikament ist daher in der Schwangerschaft kontraindiziert.

Auch **Phenytoin** ist definitiv teratogen (➤ Abb. 21.21). Bei 5–10 % aller Kinder, deren Mütter mit Phenytoin oder anderen Hydantoin-Antikonvulsiva behandelt werden, entwickelt sich ein *fetales Hydantoin-Syndrom.* Das Symptomenmuster umfasst dabei in der Regel eine intrauterine Wachstumsverzögerung, Mikrozephalie, geistige Retardierung, prominente Frontalnaht, Epikanthus, Ptose, breite und eingezogene Nasenwurzel, Hypoplasien der Nägel und/oder distalen Phalangen und Hernien.

Valproinsäure ist das Mittel der Wahl für die Behandlung unterschiedlicher Epilepsieformen. Die Einnahme bei schwangeren Frauen kann jedoch beim Kind zu kraniofazialen Auffälligkeiten sowie

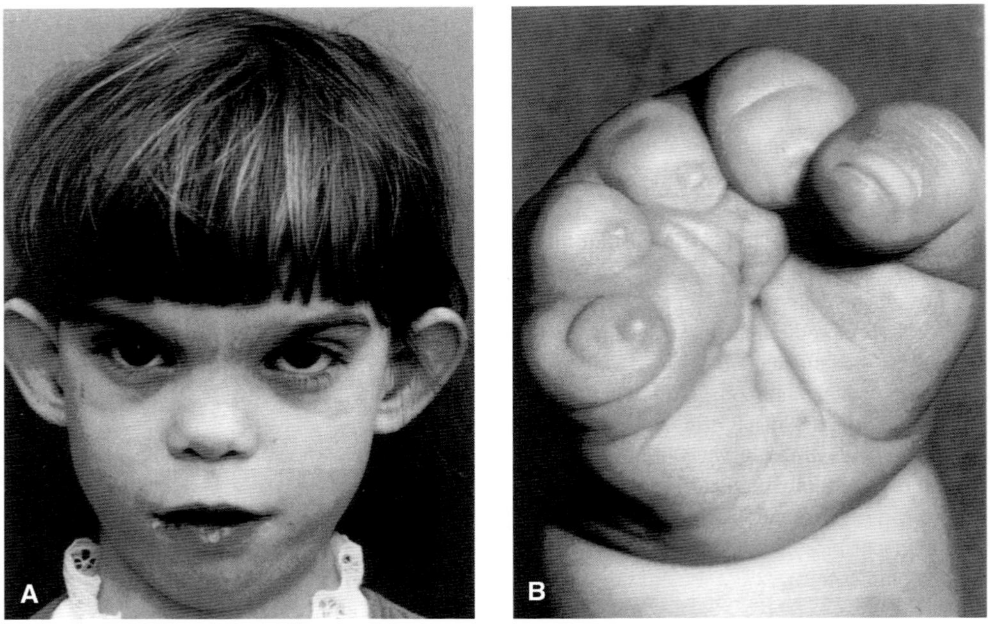

Abb. 21.21 Fetales Hydantoin-Syndrom. A) Dieses Mädchen hat eine Lernbehinderung. Auffällige Zeichen des Hydantoin-Syndroms sind die ungewöhnliche Ohrform, der breite Raum zwischen den Augen, die Epikanthusfalten, die kurze Nase und das lange Philtrum. Die Mutter des Mädchens leidet an einer Epilepsie und hat während der gesamten Schwangerschaft Phenytoin eingenommen. (Mit freundlicher Genehmigung von A. E. Chudley, Children's Hospital, Winnipeg, Kanada.) **B)** Rechte Hand eines Kleinkindes, dessen Mutter während der gesamten Schwangerschaft mit Phenytoin behandelt wurde. Es liegt eine schwere Fingerhypoplasie (zu kurze Finger) vor. (Aus Chodirker BN, Chudley AE, Reed MH, Persaud TV: Possible prenatal hydantoin effect in a child born to a nonepileptic mother. *Am J Med Genet* 27:373, 1987; mit Genehmigung von John Wiley & Sons, Inc.)

Herz- oder Extremitätenfehlbildungen führen. Auch das Risiko für Neuralrohrdefekte ist erhöht.

Der Einsatz von **Phenobarbital** als Antikonvulsivum in der Schwangerschaft wird in den meisten Untersuchungen als unbedenklich angesehen. Auch *Magnesiumsulfat* und *Diazepam* werden häufig zur Anfallsvorbeugung eingesetzt. Allerdings wären noch weitere klinische Studien erforderlich, um sicherzustellen, dass diese Medikamente wirklich kein teratogenes Risiko in sich tragen.

Zytostatika

Chemische Substanzen zur Inhibition des Tumorwachstums sind stark teratogen, da sie die Mitose in rasch proliferierenden Zellen blockieren. Da die Datenlage nicht ausreichend ist, um das Teratogenitätspotenzial abzuschätzen, wird empfohlen, den Einsatz von Zytostatika insbesondere im ersten Trimester der Schwangerschaft zu vermeiden. Etwa 20 verschiedene Wirkstoffe existieren gegenwärtig für den klinischen Gebrauch. Mit Ausnahme des Folsäureantagonisten **Aminopterin,** der inzwischen in der Therapie nicht mehr verwendet wird, gibt es wenige gut dokumentierte Berichte über teratogene Wirkungen. Der Einsatz von Aminopterin während der Embryonalperiode führte häufig zum intrauterinen Fruchttod. Nur 20–30 % der Embryonen überlebten mit schwersten Fehlbildungen insbesondere des Skeletts und des ZNS (➤ Abb. 21.22). Multiple Skelettdefekte und andere kongenitale Fehlbildungen wurden bei einem Kind beobachtet, dessen Mutter versucht hatte, durch Einnahme von **Methotrexat** (einem Aminopterin-Abkömmling) einen Schwangerschaftsabbruch herbeizuführen. Nach alternierenden Zyklen von **Busulfan und 6-Mercaptopurin** über die gesamte Schwangerschaftsdauer wurden verschiedene schwere Fehlbildungen beobachtet (➤ Tab. 21.6), doch in Monotherapie scheint keines der beiden Medikamente größere Fehlbildungen zu verursachen.

Kortikosteroide

Kortison verursacht bei suszeptiblen Maus- und Kaninchenstämmen Gaumenspalten und Herzfehler. Bei menschlichen Embryos induziert es aber weder Gaumenspalten noch sonstige Fehlbildungen. Eine Kortison-Therapie beinhaltet also, wenn überhaupt, nur ein minimales Teratogenitätsrisiko.

ACE-Hemmer

Inhibitoren des ACE *(angiotensin-converting enzyme)* werden als Medikamente bei erhöhtem Blutdruck eingesetzt. Wird der Fetus diesen Wirkstoffen exponiert, kann sich ein Oligohydramnion entwickeln. Es kann zum Fruchttod, zur Hypoplasie der Kalottenknochen (Schädelkapsel), zu IUGR (s. o.) und Nierenfunktionsstörungen kommen. Für den Embryo in der Frühschwangerschaft besteht offenbar ein geringeres Risiko, sodass keine Indikation für einen Schwangerschaftsabbruch besteht. Wegen der Häufigkeit schwerer perinataler Komplikationen wird aber empfohlen, ACE-Hemmer während der Schwangerschaft nicht zu verschreiben.

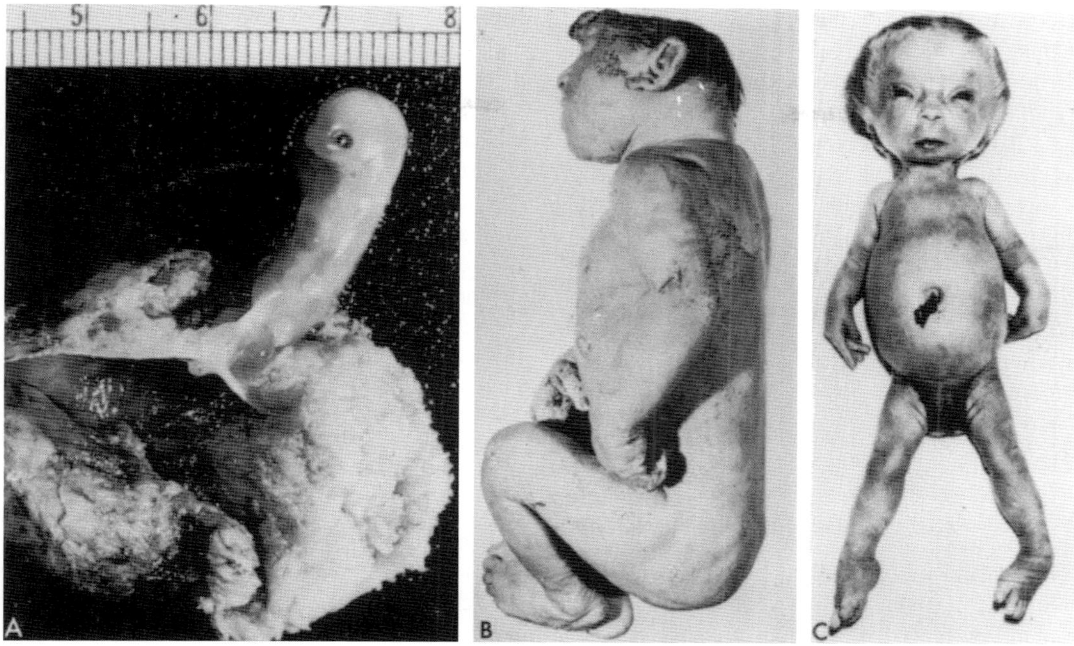

Abb. 21.22 Durch Aminopterin verursachte kongenitale Fehlbildungen. A) Hochgradig fehlgebildeter Embryo mit Fruchthüllen. (Mit freundlicher Genehmigung von J. B. Thiersch, Seattle, Washington.) **B)** Neugeborenes mit Meroanenzephalus (partiell fehlendes Gehirn). (Aus Tiersch JB: In Wolstenholme GEW, O'Connor CM [ed]: Ciba Foundation Symposium on Congenital Malformation. London, J&A Churchill, 1960.) **C)** Neugeborenes mit ausgeprägter Dystrophie, großem Kopf, kleinem Unterkiefer, fehlgebildeten Ohren sowie Klumphänden und -füßen. (Aus Warkany J, Beaudry PH, Hornstein S: Attempted abortion with 4-aminopteroylgkutamic acid [aminopterin]: Malformations of the child. Am J Dis Child 97: 274, 1960.)

Insulin und Antidiabetika

Insulin ist – außer möglicherweise im Rahmen hoch dosierter diabetischer Komatherapie – nicht teratogen. Orale Antidiabetika wurden der Teratogenität verdächtigt, aber die entsprechenden Daten sind wenig aussagekräftig, und trotz der deutlichen teratogenen Wirkung beim Nager gibt es keine überzeugenden Hinweise auf eine Embryotoxizität der oralen Antidiabetika (insbesondere der Sulfonylharnstoffe) beim Menschen. Fehlbildungen der kaudalen Abschnitte von Wirbelkanal und Rückenmark (sog. **kaudale Regression**), die möglicherweise mit dem Übergang von der primären zur sekundären Neurulation zusammenhängen, treten bei Kindern diabetischer Mütter zwei- bis dreimal häufiger auf und sind für 40 % der perinatalen Todesfälle bei diesen Kindern verantwortlich. Frauen, die an einem insulinabhängigen Diabetes mellitus leiden, können das Fehlbildungsrisiko für ihre Kinder signifikant senken, indem sie bereits vor der Konzeption auf eine gute Blutzuckereinstellung achten.

Retinoide (Vitamin A)

Isotretinoin (13-cis-Retinsäure), ein chemisch modifiziertes Derivat von Vitamin A, wirkt beim Menschen bereits *in sehr geringen Dosen teratogen.* Die Substanz wird in der Behandlung der schweren *Acne cystica* oder *conglobata* eingesetzt. Die kritische Phase für eine Exposition liegt zwischen der dritten und fünften Woche (also fünf bis sieben Wochen nach der letzten Menstruation). Es besteht ein hohes Abort- und Fehlbildungsrisiko. Zu den häufigsten Fehlbildungen gehören kraniofaziale Dysmorphien (Mikrotie, Mikrognathie), Gaumenspalten und/oder Thymusaplasie, Herz- und Gefäßfehlbildungen und Neuralrohrdefekte. Bei einer postnatalen Verlaufsbeobachtung von Kindern, die Isotretinoin *in utero* exponiert waren, wurden signifikante neuropsychologische Störungen festgestellt. Vitamin A ist als Nährstoff in der Schwangerschaft wichtig und notwendig, aber die längerfristige Aufnahme überhöhter Mengen ist schädlich. Kürzlich wurde über ein erhöhtes Fehlbildungsrisiko bei Kindern berichtet, deren Mütter mehr als 10.000 IU (International Units) Vitamin A pro Tag eingenommen hatten. Schwangere Frauen sollten daher Vitamin A nicht in hohen Dosen zu sich nehmen, und retinsäurehaltige Aknemedikamente sind bei Schwangeren kontraindiziert – insbesondere aber auch bei jungen Frauen, die schwanger werden könnten.

Salizylate

Das wohl am häufigsten von Schwangeren eingenommene Medikament ist die **Azetylsalizylsäure** (ASS). Es gibt Hinweise darauf, dass ASS in hohen Dosen schädlich für den Embryo bzw. Fetus sein könnte. Epidemiologische Studien zeigen zwar keinen konkreten teratogenen Effekt von Azetylsalizylsäure, doch höhere Dosen davon sollten insbesondere im ersten Trimester nicht eingenommen werden.

Schilddrüsenwirksame Medikamente

Kaliumjodid (in Hustensäften) und radioaktives **Jod** in hohen Dosen können eine angeborene Struma (gutartige Vergrößerung der Schilddrüse) verursachen. Jodidsalze können die Plazentaschranke ohne Weiteres passieren und stören dann die Thyroxinsynthese. Neben der Schilddrüsenvergrößerung können sie auch einen

21

sogenannten **Kretinismus** mit Stillstand der körperlichen und geistigen Entwicklung und Dystrophie von Knochen und Weichteilgeweben verursachen. Schwangeren Frauen wird empfohlen, keine **Polyvidon-Jod** enthaltenden Lösungen oder Salben anzuwenden, da Polyvidon-Jod z. B. in der Vagina resorbiert werden und in den mütterlichen Blutkreislauf gelangen kann und dann möglicherweise teratogen wirkt. Aber auch ein *Jodmangel bei der Mutter* kann umgekehrt zum Kretinismus führen.

Das bei einer Hyperthyreose eingesetzte **Propylthiouracil** passiert ebenfalls die Plazentaschranke, interferiert dann mit der fetalen Thyroxinsynthese und kann eine Struma verursachen. Auch die Anwendung von **Thyreostatika** bei einer Schilddrüsenerkrankung der Mutter kann eine kongenitale Struma hervorrufen (➤ Abb. 21.23), wenn höhere Dosen verabreicht werden, als zur Einstellung des Stoffwechsels erforderlich sind.

Tranquilizer

Das früher in Deutschland und Australien häufig verschriebene Schlafmittel **Thalidomid** ist ein starkes Teratogen, wurde aber dann wegen seiner immunsuppressiven Wirkung nicht mehr eingesetzt. Die „Contergan®-Epidemie" begann 1959. Schätzungsweise 12.000 Kinder wurden damals mit Thalidomid-bedingten Fehlbildungen geboren. Die Substanz war von der amerikanische *Food and Drug Administration* (FDA) nicht zugelassen worden; daher traten in den Vereinigten Staaten vergleichsweise wenige Fälle auf. Charakteristisch für die **Thalidomid-Embryopathie** ist die Meromelie, die häufig in Form einer Phokomelie („Robbenglieder"; ➤ Abb. 21.24) auftrat, prinzipiell aber alle Formen von der Amelie (dem vollständigen Fehlen einer oder mehrerer Gliedmaßen) über Rudimente und Zwischenstadien bis hin zur Mikromelie (abnorm kleine oder kurz ausgebildete Gliedmaßen) annehmen kann (➤ Kap. 16).

Auch an anderen Organen verursacht Thalidomid Fehlbildungen, z. B. ein Fehlen von Ohrmuschel und Innenohr, Hämangiome auf der Stirn, Herzfehler und Fehlbildungen im Urogenital- und Gastrointestinaltrakt. Aus den klinischen Daten geht zuverlässig hervor, dass die Fehlbildungen zwischen dem 24. und 36. Tag *post conceptionem* (38–50 Tage nach der letzten Regelblutung) ausgelöst wurden. Diese sensible Phase entspricht genau der vulnerablen Phase in der Entwicklung der betroffenen Organe und Körperteile (➤ Abb. 21.17). Thalidomid ist bei Frauen im gebärfähigen Alter *absolut kontraindiziert.* Wegen seiner antiangiogenetischen und damit antionkotischen (antikanzerogenen) Wirkung und für einige wenige spezialisierte Anwendungen hat es jedoch unter strenger Indikationsstellung eine Renaissance erfahren.

Als Beruhigungsmittel werden **Benzodiazepine** zwar häufiger in der Schwangerschaft verschrieben. *Diazepam* und *Oxazepam* passieren aber die Plazentaschranke, und die Einnahme in der Frühschwangerschaft kann mit kraniofazialen Anomalien beim Neugeborenen einhergehen. Schwangere sollten diese Medikamente wegen der möglichen teratogenen Wirkung daher lieber nicht einnehmen.

Lithium

Lithium ist Mittel der Wahl für die Langzeittherapie von manisch-depressiven Psychosen. Es kann aber kongenitale Fehlbildungen insbe-

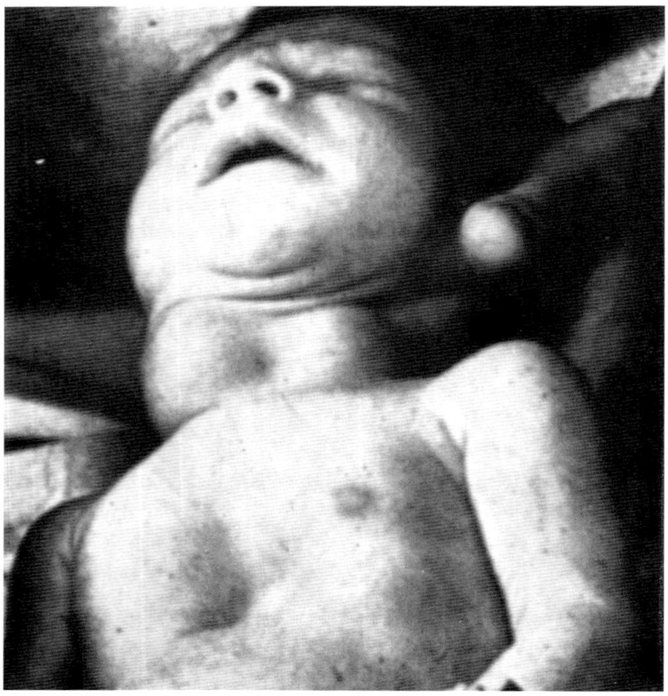

Abb. 21.23 Neugeborenes mit kongenitaler Schilddrüsenvergrößerung (Struma). Ursache war die Verabreichung von Thyreostatika an die Mutter in einer höheren Dosis als zur Einstellung der mütterlichen Schilddrüsenerkrankung erforderlich.

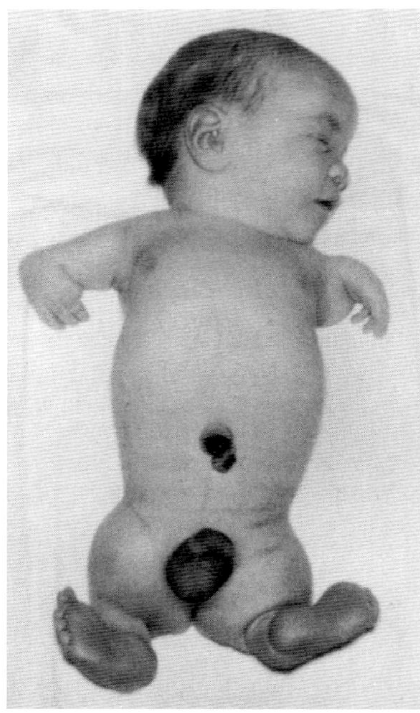

Abb. 21.24 Neugeborener Knabe mit typischer Meromelie (Extremitätenkurzwuchs). Die Gliedmaßenfehlbildung wurde durch Thalidomid verursacht, das die Mutter während der vulnerablen Phase der Extremitätenentwicklung eingenommen hatte. (Aus Moore KL: Manit Med Rev 43: 306, 1963.)

21

sondere des Herzens und der großen Gefäße erzeugen, wenn die Mutter damit in der Frühschwangerschaft behandelt wird. Trotz der bekannten teratogenen Wirkung von **Lithiumcarbonat** ist das Medikament in der Schwangerschaft nicht absolut kontraindiziert. Die amerikanische FDA erlaubt den Einsatz, wenn „nach Auffassung des Arztes die potenziellen Vorteile gegenüber den möglichen Risiken überwiegen".

Illegale Drogen

Verschiedenste „Straßendrogen" sind heutzutage verbreitet und werden wegen ihrer halluzinogenen Eigenschaften konsumiert. Bei Kindern, deren Mütter während der Schwangerschaft **LSD** (Lysergsäurediethylamid) genommen hatten, wurden ähnliche Extremitätenfehlbildungen wie unter Thalidomid und ZNS-Anomalien beobachtet. Für eine teratogene Wirkung von **Marihuana** gibt esist eine der am häufigsten genommenen keinen Beleg, aber durchaus Hinweise, dass der Marihuanakonsum in den ersten zwei Monaten der Schwangerschaft das fetale Längen- und Gewichtswachstum beeinträchtigt. Auch die Schlafphasen und EEG-Muster von Neugeborenen, die *in utero* Marihuana exponiert waren, weisen Veränderungen auf.

Kokain Drogen, und der Kokainmissbrauch bei Frauen im gebärfähigen Alter ist mittlerweile ein großes Problem. Zahlreiche Untersuchungen befassen sich mit den pränatalen Wirkungen von Kokain und berichten über Fehl- und Frühgeburten, IUGR (s. o.), Mikrozephalie, Hirninfarkte, urogenitale Fehlbildungen und neuropsychologische Störungen.

Das in der Therapie Heroinabhängiger eingesetzte **Methadon** wird, ebenso wie **Heroin** selbst, als „neuropsychologisches Teratogen" angesehen. Bei Kindern von drogenabhängigen Müttern unter Methadon-Therapie wurden ZNS-Funktionsstörungen beobachtet; außerdem hatten diese Kinder ein niedrigeres Geburtsgewicht und einen geringeren Kopfumfang als nichtexponierte Kinder. Auch auf die langfristige postnatale Entwicklung hat Methadon wohl Auswirkungen. Diese Punkte lassen sich allerdings nicht eindeutig klären, da Methadon oft mit anderen Drogen kombiniert wird und zudem bei rauschmittelabhängigen Frauen häufig zusätzlich starker Alkohol- und Nikotinkonsum vorliegt.

Teratogene Umweltchemikalien

In den vergangenen Jahren entstand ein zunehmendes Problembewusstsein über die potenzielle Teratogenität von Umweltchemikalien, z. B. in Industrie und Landwirtschaft eingesetzten Chemikalien, Umweltschadstoffen oder Nahrungsmittelzusätzen. Für die meisten dieser Substanzen wurden aber keine teratogenen Wirkungen festgestellt.

Organische Quecksilberverbindungen

Kinder von Müttern, die sich während der Schwangerschaft überwiegend von Fisch ernähren, entwickeln die sogenannte **Minamata-Krankheit,** wenn der Fisch überhöhte Konzentrationen von organischen Quecksilberverbindungen enthält. Symptome der Erkrankung sind Verhaltensauffälligkeiten und neurologische Störungen, die in etwa denen bei einer Zerebralparese entsprechen. Schwere Hirnschäden, geistige Behinderung und Blindheit traten bei Kindern auf, deren Mütter **Methylquecksilber** mit der Nahrung Beobachtungen liegen aufgenommen hatten. Ähnliche Beobachtungen liegen auch für Kinder vor, deren Mütter sich von quecksilberkontaminiertem Schweinefleisch ernährten. Die Schweine waren in diesem Fall mit Mais gemästet worden, dessen Saat mit einem quecksilberhaltigen Fungizid behandelt worden war. Methylquecksilber ist also ein Teratogen und verursacht Hirnatrophien, Spastik, Epilepsie und geistige Behinderung.

Blei

Blei kann in großen Mengen in der Umgebung oder am Arbeitsplatz vorhanden sein. Es kann die Plazentaschranke passieren und reichert sich dann in den fetalen Geweben an. Eine pränatale Bleiexposition ist mit gehäuften Fehlgeburten, IUGR, fetalen Anomalien und funktionellen Störungen assoziiert. Einige Berichte weisen darauf hin, dass Kinder auch dann neuropsychologische oder psychomotorische Störungen zeigen, wenn die Mutter subtoxischen Bleikonzentrationen ausgesetzt war.

Polychlorierte Biphenyle (PCB)

Diese teratogene Substanzgruppe kann IUGR und Hautverfärbungen verursachen. In Nordamerika werden PCB mit der Nahrung wohl hauptsächlich über Fisch aufgenommen, der in kontaminierten Gewässern gefangen wurde. In Japan und Taiwan wurden die teratogenen Chemikalien in kontaminiertem Speiseöl gefunden.

Teratogene Mikroorganismen

Im gesamten Verlauf seines pränatalen Lebens ist der Embryo bzw. Fetus durch eine Vielzahl von Keimen gefährdet. Die meisten Angriffe werden zwar abgewehrt, doch manche Fälle resultieren in Fehl- oder Totgeburt, und in anderen Fällen kommt vielleicht ein Kind mit IUGR, Fehlbildungen oder neonatalen Erkrankungen zur Welt (➤ Tab. 21.6) Die Mikroorganismen passieren die Plazentaschranke und gelangen in die fetale Blutbahn. Da bei intrauterinen Infektionen relativ häufig das ZNS mit betroffen ist, scheint auch die fetale Blut-Hirn-Schranke kein wesentliches Hindernis für die Keime darzustellen.

Röteln (Rubella)

Das Rubella-Virus, das die hoch ansteckende Erkrankung Röteln verursacht, ist das Paradebeispiel für ein **infektiöses Teratogen.** Bei einer Primärinfektion der Mutter im ersten Trimenon beträgt das Risiko für eine Infektion des Embryos/Fetus etwa 20 %. Das Rubella-Virus passiert dabei die Plazentaschranke und infiziert so den Embryo oder Fetus. Die häufigsten Symptome der **Röteln-Embryopathie** (engl. *congenital rubella syndrome,* CRS) sind *Katarakt, Herzfehler* und *Taubheit,* aber auch Intelligenzminderung,

21

Chorioretinitis, Glaukom (➤ Abb. 21.25), Mikrophthalmie oder Zahndefekte kommen vor.

Wenn die Erkrankung in den ersten vier bis fünf Wochen *post conceptionem* auftritt, kommen die meisten Kinder mit Fehlbildungen zur Welt, denn dieser Zeitraum beinhaltet die vulnerablen Phasen der Organogenese von Auge, Innenohr, Herz und Gehirn (➤ Abb. 21.17). Bei einer Infektion während des zweiten und dritten Trimesters ist das Fehlbildungsrisiko insgesamt gering (etwa 10 %), aber Funktionsstörungen von ZNS (geistige Retardierung) und Innenohr (Hörverlust) können auch auftreten, wenn die Erkrankung in der späten Fetalzeit abläuft. Jenseits des fünften Monats entstehen keine Fehlbildungen mehr, aber die Infektion kann chronische Erkrankungen und weiterhin Funktionsstörungen von Auge, Ohr und ZNS verursachen.

Zytomegalie (CMV)

Die Zytomegalie ist die häufigste pränatale Virusinfektion des Menschen. Eine Erkrankung in der Embryonalperiode ist offenbar letal, und man geht davon aus, dass bei einer Infektion im ersten Trimester in den meisten Fällen eine Fehlgeburt eintritt. Nach einer Infektion in der frühen Fetalzeit zeigt das Neugeborene meistens keine klinischen Symptome, und die Infektion wird höchstens durch Screening-Untersuchungen diagnostiziert. Eine CMV-Infektion im späteren Verlauf der Schwangerschaft kann dann *IUGR* (s. o.), Mikrophthalmie, Chorioretinitis, Blindheit, Mikrozephalie, intrazerebrale Verkalkungen, geistige Retardierung, Taubheit, Zerebralparese und Hepatosplenomegalie verursachen. Von besonderem Interesse sind auch die Fälle asymptomatischer CMV-Infektionen, die erst im Kindesalter zu otologischen, neurologischen und neuropsychologischen Störungen führen.

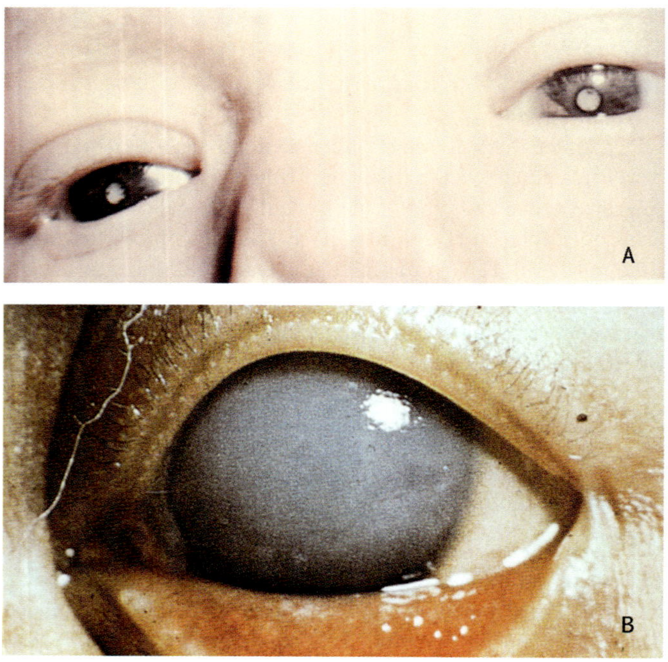

Abb. 21.25 A) Typische kongenitale bilaterale Katarakt durch Rötelninfektion. Weitere häufige angeborene Defekte sind Herzfehler und Taubheit. **B)** Schweres kongenitales Glaukom durch Röteln. Kennzeichnend sind die homogene Korneatrübung, der vergrößerte Korneadurchmesser und die tiefe Vorderkammer.

Herpes simplex (HSV)

Einigen Untersuchungen zufolge steigt bei einer mütterlichen HSV-Infektion in der Frühschwangerschaft die Abortrate auf das Dreifache an, und eine Infektion jenseits der 20. Schwangerschaftswoche geht mit erhöhtem Risiko für eine Frühgeburt einher. Eine HSV-Infektion des Fetus findet normalerweise erst sehr spät im Verlauf der Schwangerschaft statt, wahrscheinlich in den meisten Fällen unter der Geburt. Kongenitale Anomalien, die bei den betroffenen Neugeborenen beobachtet wurden, sind Hautläsionen und – in einigen Fällen – Mikrozephalie, Mikrophthalmie, Spastik, Retinadysplasie und geistige Retardierung.

Windpocken (Varizellen)

Varizellen und *Herpes zoster* (Gürtelrose) werden durch dasselbe Virus – das **Varicella-Zoster-Virus** (VZV) – verursacht. Es liegen überzeugende Daten darüber vor, dass eine mütterliche Windpockeninfektion in den ersten vier Monaten der Schwangerschaft zu kongenitalen Anomalien beim Kind führen kann. Beobachtet wurden Hautnarben, Muskelatrophie, Extremitätenhypoplasien, rudimentär angelegte Finger und Zehen, Augen- und Gehirnschäden und geistige Behinderung. Wenn die Infektion in die vulnerablen Entwicklungsphasen (➤ Abb. 21.17) fällt, liegt die Wahrscheinlichkeit für das Auftreten dieser oder anderer Störungen bei 1–2 %. Nach der 20. Schwangerschaftswoche besteht kein nachweisliches teratogenes Risiko mehr.

Zika-Virus (ZIKV)

Neugeborene von Frauen mit einer Zika-Virus-Infektion haben eine Mikrozephalie und schwere neurologische Störungen. Die ersten Fälle einer Zika-Embryopathie wurden im Jahr 2015 in Brasilien diagnostiziert, entsprechende Krankheitsausbrüche gab es auch im westlichen und südlichen Pazifik (Yap-Inseln und Französisch-Polynesien, in Süd- und Zentralamerika und in der Karibik). Das Virus wird von der Aedes-Mücke übertragen und erkrankte schwangere Frauen haben ein erhöhtes Risiko, Kinder mit niedrigem Geburtsgewicht, mit zerebralen Störungen (darunter auch Kalkeinlagerungen im Gehirn und erweiterte Ventrikel) oder mit Fehlbildungen im Auge und als Frühgeburten zur Welt zu bringen. Viele infizierte Frauen haben jedoch auch normale Neugeborene, sodass man vermuten kann, dass genetische Faktoren auch eine Rolle spielen. Derzeit gibt es keine Impfung gegen das Virus.

SARS-CoV-2 („Corona")

Im Spätherbst des Jahres 2019 wurde zunächst in Wuhan in China und bald danach in vielen anderen Ländern vom Ausbruch eines neuen Coronavirus (**SARS-CoV-2,** für engl. severe acute respiratory syndrome coronavirus 2) berichtet. **COVID-19** (für engl. Corona virus disease 2019) verursachte Hunderttausendfache Todesfälle und führte zur Überlastung der Gesundheitssysteme weltweit. Die Weltgesundheitsorganisation (WHO) klassifizierte den Infektionsausbruch zunächst als eine „Public Health Emergency of International Concern" und nachfolgend als Pandemie. Mehrere Studien beschrieben bei infizierten schwangeren Frauen ein erhöhtes Risiko von Präeklampsie, Frühgeburten, Fehlgeburten, Totgeburten, fetaler Wachstumsverzögerung und neurologischen Entwicklungsstörungen bei den Neugeborenen. Das Virus wurde offensichtlich in utero übertragen und nicht während oder nach der Geburt, denn schon Neugeborene waren COVID-19-positiv, und Viruspartikel wurden in fetalen Zellen der Plazenta gefunden. Aufbauend auf langjähriger Forschung an Impfungen für Coronaviren, konnten in Rekordzeit die Proteinstrukturen des Virus aufgeklärt und schon im Folgejahr die ersten effektiven Impfstoffe, insbesondere auf mRNA-Basis, entwickelt werden, die danach laufend an die neu entstehenden Virus-Varianten angepasst wurden.

HIV (humanes Immunschwäche-Virus)

HIV verursacht die Krankheit AIDS (engl. *acquired immunodeficiency syndrome*). Über die Auswirkungen einer HIV-Infektion auf den Fetus gibt es widersprüchliche Daten. Zu den kongenitalen Störungen, über die in der Literatur berichtet wurde, gehören Wachstumsverzögerung, Mikrozephalie und bestimmte kraniofaziale Anomalien. In den meisten Fällen geschieht die Übertragung des Virus von der Mutter auf das Kind wahrscheinlich unter der Geburt. Stillen erhöht das Übertragungsrisiko für das Neugeborene. Wegen der potenziellen Auswirkungen auf den Fetus bzw. das geborene Kind sind Präventionsmaßnahmen gegen eine Ansteckung der Mutter und die Übertragung der Infektion auf das Kind von offensichtlicher Bedeutung.

Toxoplasmose

Toxoplasma gondii ist ein weitverbreiteter intrazellulärer Parasit. Benannt wurde er nach dem nordafrikanischen Wüstennagetier Gundi *(Ctenodactylus gundi)*, bei dem der Erreger erstmals entdeckt wurde. Man kann ihn im Blut, in Geweben, retikuloendothelialen Zellen, Leukozyten und Epithelzellen nachweisen. Die Ansteckung geschieht in der Regel durch:

- Verzehr von rohem oder nicht durchgekochtem Fleisch (meist vom Schwein oder Lamm), das Toxoplasma-Zysten enthält
- engen Kontakt mit infizierten Haustieren (vor allem Katzen) oder Erde.

Man geht davon aus, dass Erde und Gartengemüse durch infizierten Katzenkot mit den Toxoplasma-Oozysten kontaminiert werden können. Im Lebenszyklus der Sporozoen entsprechen die **Oozysten** den in einer gekapselten Zyste liegenden Keimzellen. Sie können auch durch Fliegen oder Kakerlaken auf Nahrungsmittel übertragen werden.

Der Toxoplasmose-Erreger kann die Plazentaschranke passieren. Durch Infektion des Fetus entstehen Läsionen in Auge (*Chorioretinitis;* ➤ Abb. 21.26) und Hirn (intrazerebrale Ver-

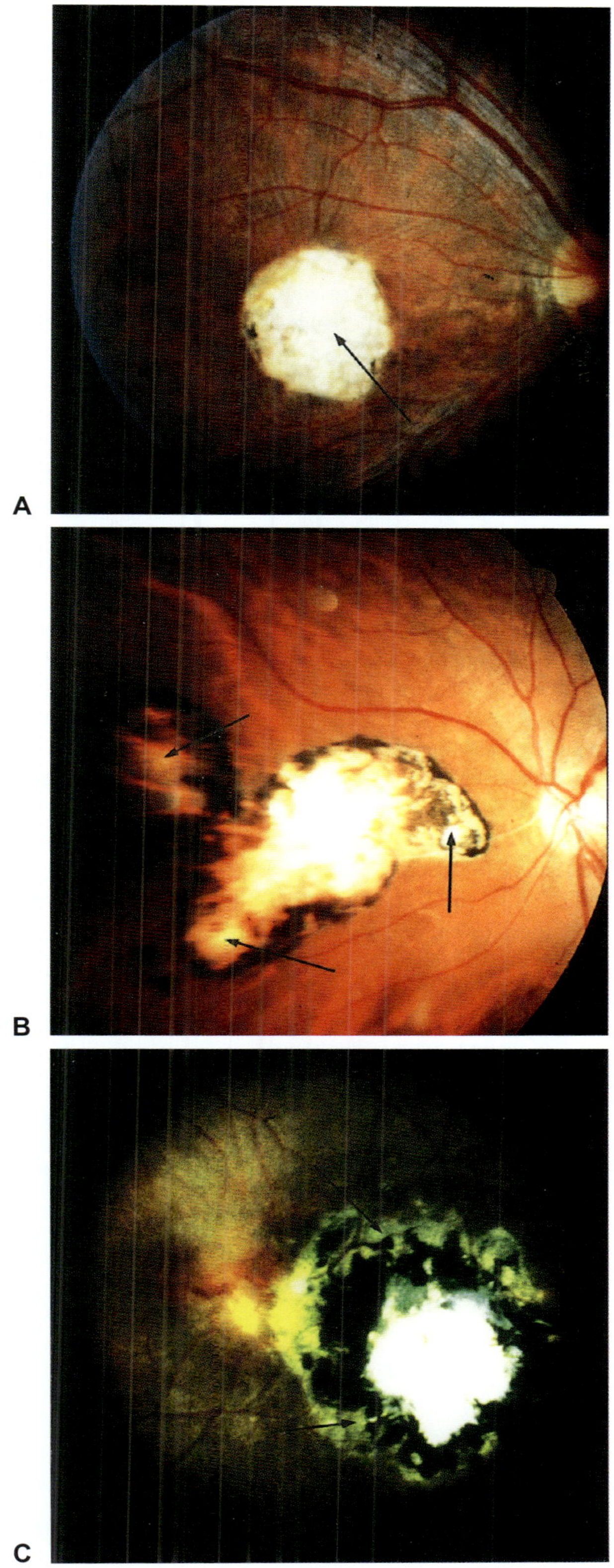

Abb. 21.26 Chorioretinitis bei kongenitaler okulärer Toxoplasmose nach Infektion mit Toxoplasma. A) Nekrotisierende, vernarbte Läsion in der Makula (Pfeil). **B)** Satellitenläsionen (Pfeile) neben und in der Nähe der Hauptnarbe. **C)** Durch Reaktivierung entstandene Läsion neben der großen nekrotisierten und vernarbten Hauptläsion (Pfeile). (Aus Yokota K: Congen Anom 35: 151, 1995.)

kalkungen; ➤ Abb. 21.27), die zu geistigen Entwicklungsstörungen, Mikrozephalie, Mikrophthalmie und Hydrozephalus führen können. Insbesondere während der frühen Entwicklungsstadien kann es auch zum Fruchttod kommen. Die Mütter der kongenital geschädigten Kinder wissen häufig nicht, dass sie eine Toxoplasmose durchgemacht haben. Schwangere Frauen sollten den Kontakt zu Tieren (Katzen, Hunden, Kaninchen, aber auch anderen Haus- und Wildtieren) meiden, da diese häufig mit dem Parasiten infiziert sind. Außerdem sollten sie kein rohes oder wenig gegartes Fleisch (z. B. von Kaninchen) essen und auch Eier von Hausgeflügel vor dem Verzehr ausreichend lange kochen sowie unpasteurisierte Milch meiden.

Kongenitale Syphilis

Die Inzidenz der kongenitalen Syphilis *(Lues connata)* nimmt in letzter Zeit stetig zu, sodass weltweit zurzeit mehr Fälle auftreten als irgendwann in den vergangenen 20 Jahren. In den Vereinigten Staaten ist eines von 10.000 Lebendgeborenen mit Lues infiziert. Der Erreger der Syphilis, *Treponema pallidum,* gehört zu den Spirochäten und kann die Plazentaschranke bereits in der neunten oder zehnten Gestationswoche leicht passieren. Eine Infektion des Fetus kann in jedem Stadium der Erkrankung und in jedem Stadium der Schwangerschaft stattfinden. Eine Primärinfektion der Mutter während der Schwangerschaft geht fast immer mit schwerer fetaler Infektion und Fehlbildungen einher. Durch adäquate Therapie der mütterlichen Infektion wird der Erreger jedoch abgetötet, und es findet keine transplazentare Infektion des Fetus statt. Die sekundäre mütterliche Infektion (bei Ansteckung vor der Schwangerschaft) führt nur selten zur Erkrankung des Fetus und zur Entstehung von Fehlbildungen. Wenn die Mutter nicht behandelt wird, kommt es in etwa einem Viertel der Fälle zur Totgeburt. Nur 20 % der unbehandelten Frauen bringen ein gesundes, reifes Kind zur Welt. Die Frühmanifestation bei unbehandelter mütterlicher Syphilis umfasst angeborene Taubheit, Zahn- und Knochenanomalien, Hydrozephalus und geistige Behinderung. Spätmanifestationen sind ulzerierende Läsionen an Gaumen und Nasenseptum, Zahnanomalien („Hutchinson-Zähne": zentral gekerbte, weit auseinanderstehende, tonnenförmige obere Schneidezähne) und *faziale Auffälligkeiten* (vorspringende Stirn, Sattelnase und wenig ausgebildeter Oberkieferknochen).

Teratogene Wirkung von Strahlen

Ionisierende Strahlung in höheren Dosen kann die embryonalen Zellen schädigen und Zelltod, Chromosomenschäden und Störungen der geistigen und körperlichen Entwicklung hervorrufen. Das Ausmaß der Schädigung hängt von der aufgenommenen Dosis, der Dosisrate und dem Entwicklungsstadium des Embryos oder Fetus zum Zeitpunkt der Strahlenexposition ab. Früher wurden immer wieder Embryonen oder Feten unabsichtlich hohen Dosen (1.000 bis mehrere 10.000 mGy) ionisierender Strahlung ausgesetzt, wenn die Mutter wegen eines Zervixkarzinoms eine Strahlentherapie erhielt. In all diesen Fällen wiesen die Embryonen schwere Fehlbildungen auf oder starben. Bei Kindern, die hohe Strahlendosen *in utero* überlebt hatten, wurden Wachstumsverzögerung, Mikrozephalie, *Spina bifida cystica* (➤ Kap. 17), retinale Pigmentveränderungen, Katarakte, Gaumenspalten sowie Skelett- und Organfehlbildungen und geistige Retardierung beobachtet. In fast allen Fällen war die ZNS-Entwicklung beeinträchtigt.

Die Beobachtungen an den Überlebenden der Bomben von Hiroshima und Nagasaki und an deren Kindern lassen annehmen, dass die Phase der größten Strahlensensibilität zwischen der achten und der 16. Entwicklungswoche (zehn bis 18 Wochen nach der letzten Menstruation) liegt. In dieser Phase verursacht Strahlung, insbesondere in Dosen über 250 mGy, eine schwere geistige Behinderung. Bis zum Ende der 16. Woche ist die neuronale Proliferation großenteils abgeschlossen und das Risiko für eine geistige Behinderung wird geringer.

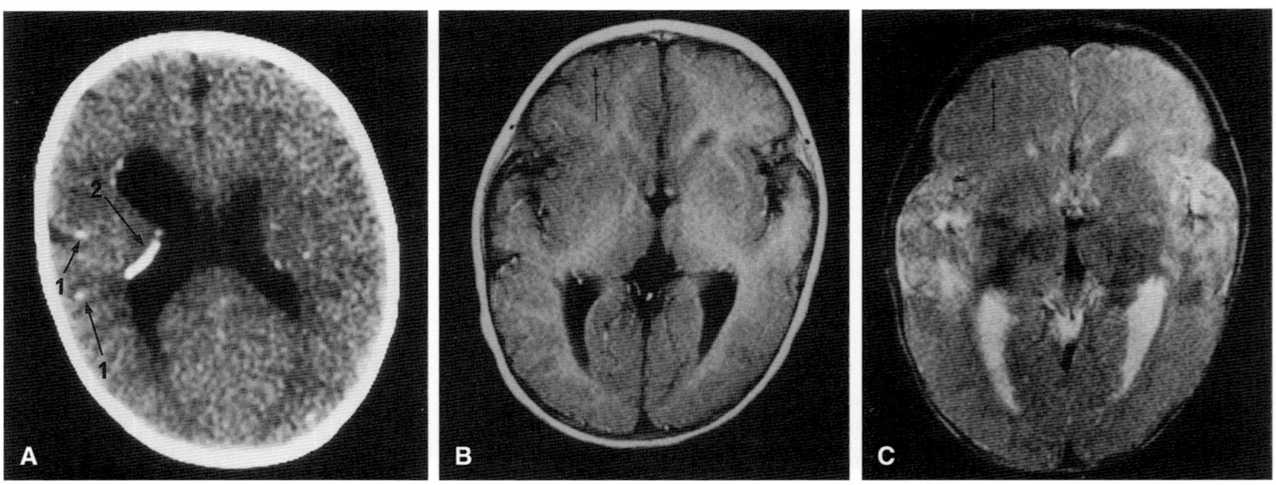

Abb. 21.27 Kongenitale Hirndefekte durch Toxoplasma-Infektion. Die Bilder stammen von einem 2 Jahre und 9 Monate alten Patienten. **A)** Nativ-CT: Die Seitenventrikel sind mäßig erweitert, und im Hirnparenchym (1) sowie am Rand der Seitenventrikel (2) stellen sich multiple verkalkte Herde dar. **B)** MRT, T1-gewichtet (400/22, 0,5 T). Die Gyri sind auf der linken Seite verplumpt, und der Kortex erscheint im linken Frontallappen im Vergleich zur Gegenseite verdickt (Pfeil). **C)** MRT, T2-gewichtet (2500/120, 0,5 T). Der linke Frontallappen erscheint auffallend hypointens (Pfeil). (Aus Yokota K: Congen Anom 35: 151, 1995.)

Über das mögliche erhöhte Risiko von Leukämie nach Strahlenexposition sind die wissenschaftlichen Ansichten weiterhin geteilt, und es gibt keinen eindeutigen Beweis dafür, dass Strahlung in *diagnostischen* Dosen zu angeborenen Fehlbildungen beim Menschen führt. Durch die Streustrahlung bei einer Röntgenuntersuchung von Organen, die nicht in der Nähe des Uterus liegen (z. B. Thorax, Nasennebenhöhlen, Zähnen), entsteht nur eine Dosis von weniger als 0,1 mGy, die für den Embryo nicht teratogen ist. Beispielsweise beträgt bei einer Thoraxröntgenaufnahme der Schwangeren im ersten Trimester die Ganzkörperdosis für den Embryo oder Fetus ungefähr 0,01 mGy. Eine Strahlenexposition von 50 mGy oder weniger ist mit einem minimalen Risiko für den Embryo verbunden. Dennoch ist es ratsam, bei der Untersuchung der Beckenregion schwangerer Frauen äußerste Zurückhaltung zu üben, denn dort führen Röntgenuntersuchungen oder nuklearmedizinische Tests mit Radioisotopen zu einer embryonalen Strahlenbelastung von 3–20 mGy. Die empfohlene Obergrenze für die Strahlenexposition schwangerer Frauen (aus allen Quellen zusammengenommen) liegt bei 5 mGy für die gesamte Dauer der Schwangerschaft. Die versehentliche Strahlenexposition schwangerer Frauen ist immer noch eine Quelle für Ängste und Befürchtungen, kann aber inzwischen (soweit es die finanziellen Möglichkeiten erlauben) durch den Einsatz alternativer, nichtinvasiver Methoden wie z. B. die Kernspintomografie vermieden werden.

Elektromagnetische Felder

Es gibt keine eindeutigen Hinweise darauf, dass nach mütterlicher Exposition mit niederfrequenten elektromagnetischen Feldern (durch Heizdecken, Videorekorder u. a.) für den Fetus ein erhöhtes Risiko für IUGR (s. o.) oder andere Entwicklungsstörungen besteht.

Ultraschall

Ultraschalluntersuchungen werden während der Schwangerschaft in großem Umfang in der Vorsorge und zur Diagnostik von embryonalen/fetalen Erkrankungen eingesetzt. Eine kritische Betrachtung der Daten zur Sicherheit der gynäkologischen Sonografie zeigt, dass durch die Ultraschalluntersuchungen im Rahmen der Routinediagnostik – auch angesichts des in verschiedenen Geweben unter extrem starker Ultraschallbelastung nachgewiesenen physikalischen „Kavitationseffektes“ – kein nachweisbares Risiko für den Fetus besteht.

Teratogene mütterliche und väterliche Faktoren

Eine Erkrankung der Mutter kann unter bestimmten Umständen mit einem erhöhten Fehlbildungsrisiko für die Kinder verbunden sein. So ist z. B. – insbesondere während der Embryonalentwicklung – bei einem schlecht eingestellten **Diabetes mellitus** mit lang dauernder Hyperglykämie und Ketose das Fehlbildungsrisiko auf das Zwei- bis Dreifache erhöht. Es gibt keine spezifisch diabetische Embryopathie, aber die Kinder diabetischer Mütter sind in der Regel groß *(Makrosomie)* und haben ausgeprägte Fettpolster im Schulter- und Unterkieferbereich. Wenn Fehlbildungen bestehen, handelt es sich in der Regel um *Holoprosenzephalie* (ausbleibende hemisphärische Teilung des Vorderhirns), Meroanenzephalie (partielles Fehlen des Gehirns), kaudale Regression (sakrale Agenesie und Fehlbildungen des kaudalen Rückenmarks), Wirbelanomalien, Herzfehler und Extremitätenfehlbildungen.

Die mütterliche **Phenylketonurie** (PKU) ist ein „metabolisches Teratogen“. Frauen mit unbehandeltem homozygotem Phenylalaninhydroxylase-Mangel und Hyperphenylalaninämie haben ein erhöhtes Risiko, Kinder mit Mikrozephalie, Herzfehlern, geistiger Retardierung und IUGR zur Welt zu bringen. Diese Störungen können vermieden werden, wenn die Mutter vor und während der Schwangerschaft eine phenyalaninarme Diät einhält.

Im Zusammenhang mit diesen diätetischen Maßnahmen sei erwähnt, dass ebenfalls durch Ernährungsanpassung, jedoch im Sinne einer Ernährungsergänzung, Störungen beim Verschluss des Neuralrohres (s. ➤ Kap. 17.2.1) durch die Einnahme von Vitamin B9 (Folsäure) und Vitamin B12 (Cobalamin) vermieden werden.

Nach neueren Untersuchungen mehren sich die Hinweise darauf, dass auch das väterliche Alter und bestimmte Vorerkrankungen des Vaters (z. B. starkes Übergewicht) Risikofaktoren für chromosomale Störungen und kongenitiale Fehlbildungen bei der Entwicklung des urogenitalen oder kardiovaskulären Systems oder des Gesichts sein können.

Teratogene mechanische Faktoren

Die Amnionflüssigkeit fängt mechanische Impulse ab und schützt so den Embryo weitgehend vor Verletzungen durch äußere Einwirkungen. Durch mechanische Kräfte kann, insbesondere in einem fehlgebildeten Uterus, eine kongenitale Hüftluxation oder ein Klumpfuß entstehen. Solche Fehlstellungen können durch alle Faktoren verursacht werden, die die Bewegungsmöglichkeiten des Fetus einschränken und längerfristige Fixierung in einer abnormen Haltung bedingen. Eine deutlich verminderte Fruchtwassermenge (Oligohydramnion) kann unter anderem zu Extremitätenfehlstellungen, z. B. einer Hyperextension im Knie, führen (➤ Kap. 7). Intrauterine Amputationen oder andere Defekte können durch Amnionstränge entstehen, die lokal zu Abschnürungen im Verlauf der Fetalentwicklung führen. Diese Amnionstränge entstehen durch Einreißen des Amnions in der Frühschwangerschaft (➤ Abb. 7.24).

21.4 Entwicklungsstörungen durch multifaktorielle Vererbung und fetale Programmierung

Viele der häufigeren angeborenen Störungen (z. B. Lippen- oder Lippen-Kiefer-Gaumen-Spalten) zeigen eine familiäre Häufung, die am besten durch multifaktorielle Vererbung (engl. *multifactorial inheritance,* MFI) erklärt werden kann (➤ Abb. 21.1). Die multifaktorielle Vererbung kann durch ein Modell dargestellt werden, bei dem die „Anfälligkeit“ für eine Erkrankung als kontinuierliche Variable aufgefasst und durch eine Kombination aus genetischen und

Umweltfaktoren determiniert wird. Ein bestimmter Schwellenwert für die Ausprägung trennt dann die Betroffenen von den Nicht-Betroffenen (➤ Abb. 21.28). Einem multifaktoriellen Vererbungsmodus unterliegen viele **isolierte Fehlbildungen,** z. B. Lippenspalten, isolierte Gaumenspalten, Neuralrohrdefekte wie Anenzephalie oder *Spina bifida cystica,* Pylorusstenose, Herzfehlbildungen und die kongenitale Hüftluxation. Etliche dieser Fehlbildungen können natürlich auch als Teil eines komplexen Fehlbildungsphänotyps auftreten, der durch einen singulären Gendefekt, eine Chromosomenanomalie oder ein Umweltteratogen hervorgerufen wird. Für die genetische Beratung der betroffenen Familien wird das Wiederholungsrisiko von multifaktoriell vererbten Erkrankungen empirisch bestimmt. Grundlage dafür ist der Vergleich der Erkrankungshäufigkeiten in der Allgemeinbevölkerung und auf verschiedenen Verwandtschaftsebenen der betroffenen Familie. Eine solche Abschätzung kann allerdings für den Einzelfall ungenau sein, da sie in der Regel einen Durchschnittswert für die Gesamtbevölkerung und keinen konkreten Wahrscheinlichkeitswert für die individuelle Familie ergibt.

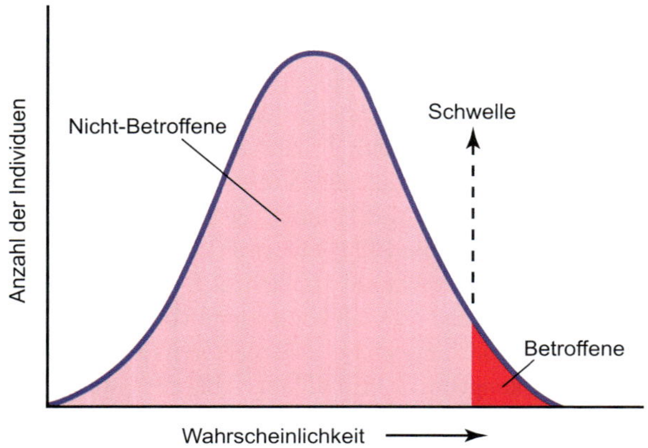

Abb. 21.28 Schwellenmodell der multifaktoriellen Vererbung. Der Erwartungswert für ein Merkmal folgt einer Normalverteilung, und ein Schwellenwert trennt die Betroffenen von den Nicht-Betroffenen in der entsprechenden Population. (Aus Thompson MW, McInnes RR, Willard HF: Thompson and Thompson genetics in medicine, ed 5 1991, Philadelphia, Saunders.)

Der Begriff **fetale Programmierung** geht auf eine Hypothese von Barker im Jahr 1992 zurück und steht für die mittlerweile nachgewiesene direkte Auswirkung von Ereignissen während der Schwangerschaft auf die langfristige körperliche und seelische Entwicklung im Kindes- und Erwachsenenalter; sogar ein offensichtlich vererbter Einfluss auf die nachkommende (Enkel-)Generation konnte mittlerweile nachgewiesen werden. Zu den Störungen während der Schwangerschaft zählen z. B. Mangelernährung, Übergewicht, metabolische Störungen (Hypercholesterinämie), Rauchen und mütterlicher Stress durch Infektionen oder chronische Entzündungen. Betroffene Organsysteme und Organfunktionen der Nachkommen sind – unabhängig von Frühgeburtlichkeit oder niedrigem Geburtsgewicht – das Herz-Kreislauf-System (koronare Herzkrankheit, Bluthochdruck), die Insulinproduktion (Typ-2-Diabetes), die Lungen, das Immunsystem (Atopie), die psychische Entwicklung und eine generelle höhere Empfindlichkeit auf Umwelteinflüsse. In Kombination mit dem ebenfalls mittlerweile nachgewiesenen epigenetischen Vererbungsmodus (➤ Kap. 20.3.3) ergibt sich eine prinzipiell höhere Komplexität der multifaktoriellen Vererbung.

Zusammenfassung

Angeborene Fehlbildungen des Menschen

Als angeborene oder kongenitale Fehlbildungen oder Anomalien werden morphologische Auffälligkeiten jeglicher Art bezeichnet, die bereits zum Zeitpunkt der Geburt bestehen. Sie können makroskopisch oder mikroskopisch, oberflächlich oder im Inneren des Körpers vorhanden sein. Es gibt vier klinisch relevante Gruppen von Fehlbildungen: Malformationen, Disruptionen, Deformationen und Dysplasien. Kongenitale Fehlbildungen können durch genetische Faktoren oder durch Umweltfaktoren verursacht werden, die zu Störungen in der vorgeburtlichen Entwicklung führen. Die meisten häufigeren Fehlbildungen folgen aber einem familiären Verteilungsmuster, das für die *multifaktorielle Vererbung* zu erwarten ist. Dabei wird die Ausprägung der Erkrankung durch einen Schwellenwert bestimmt, der von einer Kombination aus genetischen und Umweltfaktoren abhängt.

Etwa 3 % aller Lebendgeborenen zeigen eine offensichtliche und **relevante Anomalie.** Nach der Geburt werden unter Umständen noch weitere Fehlbildungen entdeckt, sodass die Prävalenz bei den Zweijährigen bei etwa 6 % und bei den Fünfjährigen bei 8 % liegt. Wieder andere Störungen werden in noch späteren Lebensphasen festgestellt, z. B. bei einer Operation oder gar bei der Autopsie. Kongenitale Anomalien können isoliert oder multipel vorliegen und mehr oder weniger klinisch relevant sein. Wenig relevante **isolierte Anomalien** liegen bei etwa 14 % aller Neugeborenen vor. Sie erfordern keine wesentlichen medizinischen Eingriffe, weisen aber den Kliniker darauf hin, dass möglicherweise noch weitere, schwerere Fehlbildungen vorliegen.

Neunzig Prozent der Kinder mit multiplen kleinen Anomalien haben nämlich noch eine oder mehrere schwerere Fehlbildungen; und von den 3 % Kindern, die mit einer relevanten Fehlbildung geboren werden, weisen 0,7 % multiple Fehlbildungen auf.

Schwere Fehlbildungen sind in der frühen Embryonalzeit häufiger (bis zu 15 %) als bei den Neugeborenen (bis zu 3 %), denn die meisten schwer fehlgebildeten Embryos gehen in den ersten sechs bis acht Schwangerschaftswochen als Fehlgeburt verloren. Einige Fehlbildungen werden durch *genetische Faktoren* (Chromosomenaberrationen oder Genmutationen) verursacht und einige durch *Umweltfaktoren* (Infektionserreger, Umweltchemikalien, ionisierende Strahlen oder Medikamente und Drogen). Die meisten häufigeren Fehlbildungen sind jedoch auf komplexe Wechselwirkungen zwischen genetischen *und* Umweltfaktoren zurückzuführen. Die genaue Ursache ist für die meisten kongenitalen Anomalien nicht bekannt.

Während der ersten beiden Entwicklungswochen verursachen Teratogene in der Regel keine Fehlbildungen, denn sie töten den

Embryo entweder ab, oder sie haben keine dauerhafte Wirkung. Während der Phase der **Organogenese** dagegen bewirkt eine Entwicklungsstörung durch Teratogene unter Umständen die Ausbildung *schwerer kongenitaler Fehlbildungen.* In der **Fetalzeit** können Teratogene morphologische und funktionelle Störungen insbesondere von Gehirn und Augen hervorrufen. Infektionen oder hoch dosierte ionisierende Strahlung können zu *geistiger Behinderung* führen. Ein verstärktes Auftreten von Leukämie oder anderen Krebserkrankungen nach Strahlenexposition kann zurzeit weder als nachgewiesen noch als widerlegt angesehen werden. Experimentell nachgewiesen sind jedoch mittlerweile für zahlreiche Organsysteme die Auswirkungen von Schwangerschaftsereignissen auf die langfristige körperliche und seelische Entwicklung der Nachkommen (fetale Programmierung).

Klinisch orientierte Fragen

Fall 21–1

Ein Arzt macht sich Gedanken darüber, dass seine Patentin bestimmte Medikamente einnimmt, als sie zur Erstuntersuchung in der Schwangerschaft zu ihm kommt.

- Zu wie viel Prozent sind kongenitale Anomalien durch Medikamente, Drogen, Umweltchemikalien und Infektionserreger bedingt?
- Warum fällt es einem Arzt unter Umständen schwer, eine bestimmte Fehlbildung auf die Einnahme eines bestimmten Medikaments zurückzuführen?
- Was sollten schwangere Frauen über die Medikamenteneinnahme in der Schwangerschaft wissen?

Fall 21–2

Bei einer gynäkologischen Untersuchung erfährt eine 38-jährige Frau, dass sie schwanger ist.

- Haben Frauen über 35 Jahren ein erhöhtes Risiko, Kinder mit Fehlbildungen zu bekommen?
- Welche Untersuchungen würde man im Rahmen der Pränataldiagnostik bei einer 38-jährigen Schwangeren wahrscheinlich durchführen?
- Welche genetischen Störungen könnte man dabei eventuell feststellen?
- Kann eine 44-jährige Frau ein gesundes Kind zur Welt bringen?

Fall 21–3

Eine Schwangere fragt ihren Arzt: „Gibt es überhaupt Medikamente, deren Einnahme in der Schwangerschaft unbedenklich ist?"

- Nennen Sie einige gängige Medikamente, deren Einnahme während der Schwangerschaft als unbedenklich angesehen wird.
- Welche gängigen Medikamente sollten andererseits in der Schwangerschaft nicht eingenommen werden?

Fall 21–4

Ein zehnjähriges Mädchen hat sich mit Röteln angesteckt. Die Mutter hat nun Sorge, dass das Kind eine Katarakt oder einen Herzfehler bekommen könnte.

- Was wird der Arzt der Mutter dazu wohl sagen?

Fall 21–5

Eine schwangere Frau hat zwei Katzen, die oft „die ganze Nacht draußen sind". Eine Freundin hat ihr gesagt, dass sie während der Schwangerschaft Kontakt zu Katzen meiden sollte. Außerdem hat sie gehört, dass man auch Fliegen und Kakerlaken aus dem Weg gehen solle.

- Was wird sie wohl zu diesem Thema erfahren, wenn sie ihren Arzt danach fragt?

Fall 21–6

Bei einer 28-Jährigen tritt als Schwangerschaftskomplikation ein Diabetes mellitus auf.

- Ist der Fetus dadurch gefährdet?
- Wenn ja, welche Risiken bestehen für den Fetus?

Fall 21–7

Für eine 22-jährige Frau mit einer schweren Erkältung, die ihr „auf die Bronchien geschlagen" sei, wird eine Röntgenuntersuchung des Thorax angeordnet.

- Ist es angebracht, die Lunge einer gesunden Frau in der zweiten Hälfte ihres Menstruationszyklus zu röntgen?
- Ist es wahrscheinlich, dass ihr ungeborenes Kind Fehlbildungen entwickelt, wenn sie zufälligerweise schwanger ist?

Fall 21–8

Eine Frau, die gerade schwanger geworden ist, fragt ihren Arzt, ob die Schlaftablette, die sie von ihrer Freundin erhalten und eingenommen hat, die Extremitätenentwicklung ihres Babys behindern könnte.

- Würde ein Medikament, das bekanntermaßen schwere Extremitätenfehlbildungen hervorrufen kann, solche Fehlbildungen verursachen, wenn es während der achten Woche eingenommen wird?
- Erläutern Sie die Wirkungsmechanismen eines solchen Teratogens.

Antworten zu diesen Fragen finden Sie am Buchende.

ZITIERTE UND WEITERFÜHRENDE LITERATUR

ACOG and SMFM: Joint statement on WHO recommendations regarding COVID-19 vaccines and pregnant individuals, Washington, DC, January 27, 2021.

Alves C, Franco RR: Prader-Willi syndrome: endocrine manifestations and management, Arch Endocrinol Metab 64:223, 2020.

Antonarakis SE, Skotko BG, Rafii MS, Strydom A, Pape SE, Bianchi DW, et al.: Down syndrome, Nat Rev Dis Primers 6(1):9, 2020. https://doi.org/https://doi.org/10.1038/s41572-019-0143-7.

Auriti C, De Rose DU, Santisi A, Martini L, Piersigilli F, Bersani I, et al.: Pregnancy and viral infections: mechanisms of fetal damage, diagnosis and prevention of neonatal adverse outcomes from cytomegalovirus to SARS-CoV-2 and Zika virus, Biochim Biophys Acta Mol Basis Dis 1867(10):166198, 2021. https://doi.org/10.1016/j.bbadis.2021.166198.

Bandoli G, Chambers CD, Wells A, Palmsten K: Prenatal antidepressant use and risk of adverse neonatal outcomes, Pediatrics 146(1):e20192493, 2020a. https://doi.org/https://doi.org/10.1542/peds.2019-2493.

Bandoli G, Palmsten K, Chambers C: Acetaminophen use in pregnancy: examining prevalence, timing, and indication of use in a prospective birth cohort, Paediatr Perinat Epidemiol 34:237, 2020b.

Bekkar B, Pacheco S, Basu R, DeNicola N: Association of air pollution and heat exposure with preterm birth, low birth weight, and stillbirth in the us: a systematic review, JAMA Netw Open 3(6):e208243, 2020. https://doi.org/https://doi.org/10.1001/jamanetworkopen.2020.8243.

Bowen VB, McDonald R, Grey JA, Kimball A, Torrone EA: High congenital syphilis case count among U. S. infants born in 2020, N Engl J Med 385:1144, 2021.

Briggs GG, Freeman RK, Tower CV, Forinash AB: Briggs drugs in pregnancy and lactation. A reference guide to fetal and neonatal risk, ed 12 2021, Philadelphia, Wolters Kluwer.

Britt WJ: Adverse outcomes of pregnancy-associated Zika virus infection, Semin Perinatol 42(3):155–167, 2018. https://doi.org/https://doi.org/10.1053/j.semperi.2018.02.003.

Chudley A. E., Hagerman R. J. The fragile X syndrome. J Pediatr. 1987; 110: 821

Cook JL, Green CR, Lilley CM, et al.: Fetal alcohol spectrum disorder: a guideline for diagnosis across the life span, CMAJ 188:191, 2016.

Elliott AJ, Kinney HC, Haynes RL, Dempers JD, Wright C, Fifer WP, et al.: Concurrent prenatal drinking and smoking increases risk for SIDS: Safe Passage Study report, ClinicalMedicine 19:100247, 2020. https://doi.org/https://doi.org/10.1016/j.eclinm.2019.100247.

Fang Y, Wang Y, Peng M, Xu J, Fan Z, Liu C, et al: Effect of paternal age on offspring birth defects: a systematic review and meta-analysis, Aging 12:25373, 2020.

F. D. A. Drug Safety Communication: FDA recommends avoiding use of NSAIDs in pregnancy at 20 weeks or later because they can result in low amniotic fluid. October 15, 2020.

Freitas DA, Souza-Santos R, Carvalho LMA, Barros WB, Neves LM, Brasil P, Wakimoto MD: Congenital Zika syndrome: a systematic review, PLoS One 15(12):e0242367, 2020. https://doi.org/https://doi.org/10.1371/journal.pone.0242367.

Fu F, Li R, Yu Q, Wang D, Deng Q, Li L, et al.: Application of exome sequencing for prenatal diagnosis of fetal structural anomalies: clinical experience and lessons learned from a cohort of 1618 fetuses, Genome Med 14(1):123, 2022. https://doi.org/https://doi.org/10.1186/s13073-022-01130-x.

Gabbay-Benziv R, Reece EA, Wang F, Yang P: Birth defects in pregestational diabetes: defect range, glycemic threshold and pathogenesis, World J Diabetes 6:481, 2015.

Ghazi T, Naidoo P, Naidoo RN, Chuturgoon AA: Prenatal air pollution exposure and placental DNA methylation changes: implications on fetal development and future disease susceptibility, Cells 10(11):3025, 2021. https://doi.org/https://doi.org/10.3390/cells10113025.

Gomella TL, Eyal FG, Bany-Mohammed F: Gomella's neonatology, management, procedures, on-call problems, diseases and drugs, ed 8 2020, Lange, Mc Graw Hill.

Granja MG, Oliveira ACDR, de Figueiredo CS: SARS-CoV-2 infection in pregnant women: neuroimmune-endocrine changes at the maternalfetal interface, Neuroimmunomodulation 28(1), 2021.

Grimsby J: The fragile X cognitive retardation gene (FMR1): historical perspective, phenotypes, mechanism, pathology, and epidemiology, Clin Neuropsychol 30(6):815, 2016.

Gruhn J, Hoffmann ER: Errors of the egg: the establishment of human aneuploidy research in the maternal germline, Annu Rev Genet 56:369, 2022.

Hadj Amor M, Dimassi S, Taj A, et al.: Neuronal migration genes and a familial translocation t (3;17): candidate genes implicated in the phenotype, BMC Med Genet 21(1):26, 2020. https://doi.org/https://doi.org/10.1186/s12881-020-0966-9.

Harris BS, Bishop KC, Kemeny HR, Walker JS, Rhee E, Kuller JA: Risk factors for birth defects, Obstet Gynecol Surv 72:123, 2017.

Hu CY, Huang K, Fang Y, Yang XJ, Ding K, Jiang W, Hua XG, et al: Maternal air pollution exposure and congenital heart defects in offspring: a systematic review and meta-analysis, Chemosphere 253:126668, 2020. ISSN 00456535. https://doi.org/10.1016/j.chemosphere.2020.126668.

Jarmasz JS, Basalah DA, Chudley AE, Del Bigio MR: Human brain abnormalities associated with prenatal alcohol exposure and fetal spectrum disorder, J Neuropathol Exp Neurol 76(9):813–833, 2017.

Jones KL, Jones MC, Campo MD: Smith's recognizable patterns of human malformation, ed 8 2021, Philadelphia, Elsevier.

Kimball A, Torrone E, Miele K, Bachmann L, Thorpe P, Weinstock H, et al.: Missed opportunities for prevention of congenital syphilis – United States, 2018, MMWR Morb Mortal Wkly Rep 69(22):661–665, 2020 Jun 5. PMC7272112.

Lebin LG, Novick AM: Selective serotonin reuptake inhibitors (SSRIs) in pregnancy: an updated review on risks to mother, fetus, and child, Curr Psychiatry Rep 24:687, 2022.

Lebov JF, Arias JF, Balmaseda A, Britt W, Cordero JF, Galvão LA, et al: International prospective observational cohort study of Zika in infants and pregnancy (ZIP study): study protocol, BMC Pregnancy Childbirth 19(1):282, 2019 Aug 7. https://doi.org/https://doi.org/10.1186/s12884-019-2430-4.

Levine DA: Growth and development. In Marcdante KJ, Kliegman KJ, editors: Nelson essentials of pediatrics, ed 7 2015, Philadelphia, Saunders.

Levy PA, Marion RW: Human genetics and dysmorphology. In Marcdante KJ, Kliegman KJ, editors: Nelson essentials of pediatrics, ed 7 2015, Philadelphia, Saunders.

Lim H, Agopian AJ, Whitehead LW: Maternal occupational exposure to ionizing radiation and major structural birth defects, Birth Defects Res A Clin Mol Teratol 103:243, 2015.

Luke B, Brown MB, Wantman E, Forestieri NE, Browne ML, et al: The risk of birth defects with conception by ART, Hum Reprod 36:116, 2021.

Miao S, Yin J, Liu S, Zhu Q, Liao C, Jiang G. Maternal–fetal exposure to antibiotics: levels, motherto-child transmission, and potential health risks. Environ Sci Technol 58(9):8117–8134, 2024. https://doi.org/https://doi.org/10.1021/acs.est.4c02018.

Milewicz DM, Braverman AC, DeBacker J, Morris SA, Boileau C, Maumenee IH, et al: Marfan syndrome, Nat Rev 7:1, 2021.

Moog U, Felbor U, Has C, Zirn B: Disorders caused by genetic mosaicism, Dtsch Arztebl Int 116:119, 2020.

Muglia LJ, Benhalima K, Tong S, Ozanne S: Maternal factors during pregnancy influencing maternal, fetal, and childhood outcomes, BMC Med 20:418, 2022. https://doi.org/https://doi.org/10.1186/s12916-022-02632.

Mullins E, Perry A, Banerjee J, Townson J, Grozeva D, Milton R, et al.: Pregnancy and neonatal outcomes in COVID-19: study protocol for a global registry of women with suspected or confirmed SARS-CoV-2 infection in pregnancy and their neonates, understanding natural history to guide treatment and prevention, BMJ Open 11(1):e 041247, 2021. https://doi.org/10.1136/bmjopen-2020-041247 Published 2021 Jan 29.

Naing ZW, Scott GM, Shand A, Hamilton ST, van Zuylen WJ, Basha J, et al.: Congenital cytomegalovirus infection in pregnancy: a review of prevalence, clinical features, diagnosis and prevention, Aust N Z J Obstet Gynaecol 56:9, 2016.

Nguyen VH, Harley KG: Prenatal cannabis use and infant birth outcomes in the pregnancy Risk Assessment Monitoring System, J Pediatr 240:87–93, 2022. https://doi.org/https://doi.org/10.1016/j.peds2021.08.088.

Patorno E, Huybrechts KF, Bateman BT: Lithium use in pregnancy and the risk of cardiac malformations, N Engl J Med 376:2245, 2017.

Persaud TVN: Environmental causes of human birth defects, Springfield, 1990, Charles C Thomas.

Pietersma CS, Mulders AGMGJ, Sabanovic A, Willemsen SP, Jansen MS, Steegers EAP, Steegers-Theunissen RPM, Rousian M: The impact of maternal smoking on embryonic morphological development: the Rotterdam Periconception Cohort, Hum Reprod 37:696, 2022.

Popova S, Lange S, Shield K, Mihic A, Chudley AE, Mukherjee RAS, et al.: Comorbidity of fetal alcohol spectrum disorder: a systematic review and meta-analysis, Lancet 387:978–987, 2016.

Protic DD, Aishworiya R, Salcedo-Arellano MJ, Tang SJ, Milisavljevic J, Mitrovic F, et al.: Fragile X syndrome: from molecular aspect to clinical treatment, Int J Mol Sci 23(4):1935, 2022. https://doi.org/https://doi.org/10.3390/ijms23041935.

Rawlinson WD, Boppana SB, Fowler KB: Congenital cytomegalovirus infection in pregnancy and the neonate: consensus recommendations for prevention, diagnosis, and therapy, Lancet Infect Dis 17(6):e177–e188, 2017.

Reece AS, Hulse GK: Canadian cannabis consumption and patterns of congenital anomalies: an ecological geospatial analysis, J Addiction Med 14(5):e195–e210, 2020. https://doi.org/https://doi.org/10.1097/ADM.0000000000000638.

Richardson G. A., Goldschmidt L., Willford J. Continued effects of prenatal cocaine use: preschool development. Neurotoxicol Teratol. 2009; 31: 325

Rogers L. K., Velten M. Maternal inflammation, growth retardation, and preterm birth: insights into adult cardiovascular disease. Life Sci. 2011; 89: 13–14. 417–421.

Rotem-Kohavi N, Williams LJ, Muller AM, Abdi H, Virji-Babul N, Bjornson BH, et al.: Hub distribution of the brain functional networks of newborns prenatally exposed to maternal depression and SSRI antidepressant, Depress Anxiety 36:753, 2019.

Sarayani A, Albogami Y, Thai TN, Smolinski NE, Patel P, Wang Y, et al.: Prenatal exposure to teratogenic medications in the era of risk evaluation and mitigation strategies, Am J Obstet Gynecol 227(2):263.e1–263.e38, 2022. https://doi.org/https://doi.org/10.1016/j.ajog.2022.01.004.

Sciorio R, El Hajj N: Epigenetic risks of medically assisted reproduction, J Clin Med 11(8):2151, 2022. https://doi.org/https://doi.org/10.3390/jcm11082151.

Sciorio R, Rapalini E, Esteves SC: Air quality in the clinical embryology laboratory: a mini-review, Ther Adv Reprod Health 15, 2021. https://doi.org/10.1177/2633494121990684.

Seppey C, Schlingemann R, Guex-Crosier Y: Suspected congenital rubella retinopathy: a spectrum of the TORCH syndrome. Klinische Monatsblätter für Augenheilkunde 241(04):525–528, 2024. https://doi.org/https://doi.org/10.1055/a-2212-2526.

Seyoum Tola F: The concept of folic acid supplementation and its role in prevention of neural tube defect among pregnant women: PRISMA. Medicine 103(19):e38154, 2024 https://doi.org/https://doi.org/10.1097/md.0000000000038154.

Shiota K., Uwabe C., Nishimura H. High prevalence of defective human embryos at the early postimplantation period. Teratology. 1987; 35: 309

Shirley DT, Nataro JP: Zika virus infection, Pediatr Clin North Am 64:937, 2017.

Sisman J, Jaleel MA, Moreno W, Rajaram V, Collins RRJ, Savani RC, et al.: Intrauterine transmission of SARS-COV-2 infection in a preterm infant, Pediatr Infect Dis J 39(9):e265–e267, 2020 Sep. https://doi.org/https://doi.org/10.1097/INF.0000000000002815.

Smilanov VA, Vygovskaya LA: Intrauterine infections – challenges in the perinatal period (literature review), Wiad Lek 70:512, 2017.

Society of Obstetricians and Gynaecologists of Canada Alcohol use in pregnancy consensus clinical guidelines. J Obstet Gynaecol Can 32(Suppl 3): S1, 2010.

Spranger J, Benirschke K, Hall JG, Lenz W, Lowry RB, Opitz JM, et al.: Errors of morphogenesis, concepts and terms, J Pediatr 100:160, 1982.

Sun S, Qian H, Li C, Wang Q, Zhao A: Effect of low dose aspirin application during pregnancy on fetal congenital anomalies, BMC Pregnancy Childbirth 22:802, 2022. https://doi.org/https://doi.org/10.1186/s12884-022-05142-8.

Thompson J. A., Regnault T. R In utero origins of adult insulin resistance and vascular dysfunction. Semin Reprod Med. 2011; 29: 3. 211–224.

Turnpenny P, Ellard S, Cleaver R: Emery's elements of medical genetics and genomics, ed 16 2020, Philadelphia, Elsevier

Valladares DA, Rasmussen SA: An update on teratogens for pediatric healthcare providers, Curr Opin Pediatr 34:565, 2022.

Venancio FA, Quilião ME, de Almeida Moura D, de Azevedo MV, de Almeida Metzker S, Mareto LK, et a : Congenital anomalies during the 2015–2018 Zika virus epidemic: a population-based cross-sectional study, BMC Public Health 22(1):2069, 2022 Nov 12. https://doi.org/https://doi.org/10.1186/s12889-022-14490-1.

Wouldes TA, Lester BM: Opioid, methamphetamine, and polysubstance use: perinatal outcomes for the mother and infant. Front Pediatr11, 2023. https://doi.org/https://doi.org/10.3389/fped.2023.1305508.

Yang P, Wang X, Liu P, Wei C He B, Zheng J, et al.: Clinical characteristics and risk assessment of newborns born to mothers with COVID-19, J Clin Virol 127:104356, 2020. https://doi.org/https://doi.org/10.1016/j.jcv.2020.94356.

Yolton K., Khoury J., Xu Y. et al. Low-level prenatal exposure to nicotine and infant neurobehavior. Neurotoxicol Teratol. 2009; 31: 356

Zaki P, Zhu J, Mackley HB, Rosenberg JC: Pregnancy screening practices and treatment of pregnant patients among radiation oncologists: resu ts of an international survey, ecancermedicalscience 15:1169, 2021. https://doi.org/https://doi.org/10.3332/ecancer.2021.1169.

Zimmerman LA, Knapp JK, Antoni S, Grant GB, Reef SE: Progress toward rubella and congenital rubella syndrome control and elimination - worldwide, 2012–2020, MMWR Morb Mortal Wkly Rep 71(6):196–201, 2022. https://doi.org/10.15585/mmwr.mm7106a2.

ANHANG

Antworten: Diskussion der klinisch orientierten Fragen

Kapitel 1

1. Am Anfang seiner Entwicklung wird der menschliche Embryo als *Zygote* bezeichnet. Dieser Begriff ist vom griechischen *zygotos* („vereinigt") abgeleitet und ist sinnfällig, weil er auf die Vereinigung von Eizelle und Samenzelle hinweist. Der Begriff *Konzeptus* bezeichnet das „Produkt der Konzeption" und umfasst alle Strukturen, die sich aus der Zygote entwickeln, wie etwa den eigentlichen embryonalen Körper oder Embryo, das Amnion, das Chorion und die Plazenta. „Konzeptus" ist also ein übergeordneter Begriff und nicht synonym zu „Zygote" oder „Embryo" zu verwenden.
2. *Abort* bezeichnet einerseits einen Vorgang, nämlich den vorzeitigen Schwangerschaftsverlust (die Fehlgeburt); andererseits bezeichnet man mit Abort auch die Gesamtheit der Gewebe, die beim Schwangerschaftsabbruch verloren gehen. Der Abort umfasst also wie der Konzeptus alle Produkte der Konzeption (→ Antwort 1); die Gewebe sind aber im Gegensatz zum Konzeptus vorzeitig abgestorben.
3. Der Begriff „Embryomodell" wird seit den frühen 20er Jahren des 21. Jahrhunderts für umschriebene Zell oder Gewebekombinationen verwendet, die in Zellkulturschalen mit künstlicher Nährflüssigkeit aus pluripotenten Stammzellen gewonnen werden und morphologische und molekulare Merkmale von embryonalen Gewebsabschnitten oder Organanlagen oder auch von ganzen embryonalen Frühstadien zeigen. Der Begriff geht zurück auf die Bezeichnung „Modellorganismus" für ausgewählte Spezies wie z.B. Maus, Huhn und Fruchtfliege, mithilfe derer seit dem Beginn der embryologischen Forschung im frühen 19. Jahrhundert zahlreiche grundlegende Erkenntnisse für die menschliche Entwicklung abgeleitet werden konnten. Die zum Teil verblüffende Ähnlichkeit mit natürlich gewachsenen Geweben oder ganzen Embryonen könnte nahelegen, dass solche Konstrukte therapeutisch als Ersatzgewebe genutzt oder sogar in der Reproduktionsmedizin zur Erzeugung von Schwangerschaften eingesetzt werden. In der international vernetzten biomedizinischen Wissenschaft ist jedoch der Konsens bereits in mehreren Publikationen dokumentiert, dass diese Verwendungen ethisch nicht vertretbar sind, zum einen – in der therapeutischen Variante – wegen der unabsehbaren Gefahren von Fehlfunktion und Tumorbildung und zum anderen – in der Reproduktion, weil der entstehende Organismus kein Subjekt, sondern ein von Menschenhand geschaffenes Objekt ist und diese Objekteigenschaft nicht mit den ethischen Grundsätzen der Menschenwürde vereinbar ist: Der Mensch ist ein selbstbestimmtes Subjekt, das in seinen Entscheidungen frei ist, und die Würde des Menschen ist unantastbar.
4. In der Pubertät beginnen die Keimdrüsen ihre reproduktive Funktion aufzunehmen, es entwickeln sich die sekundären Geschlechtsmerkmale, und der Geschlechtsdimorphismus wird zunehmend offensichtlicher. Dementsprechend unterscheiden sich die männliche und die weibliche Pubertätsentwicklung deutlich hinsichtlich verschiedener Körperpartien. Der Eintritt in die Pubertät liegt bei Mädchen durchschnittlich bei elf Jahren, bei Jungen bei 14 Jahren.
5. Die Embryologie beschreibt die gesamte vorgeburtliche Entwicklung, und zwar in der eigentlichen Embryonalperiode (erste bis achte Woche) und in der Fetalperiode (dritter bis neunter Monat). Die Teratologie beschreibt die abnorme Entwicklung in Embryonalund Fetalperiode und beschäftigt sich mit angeborenen Entwicklungsstörungen (Fehlbildungen) und ihren Ursachen. Embryologie und Teratologie finden ihre Anwendung in der klinischen Medizin, weil sie auf besonders kritische embryonale Entwicklungsschritte hinweisen.

Kapitel 2

1. Nummerische Chromosomenaberrationen kommen hauptsächlich durch Nondisjunction während einer mitotischen oder meiotischen Zellteilung zustande. Die meisten klinisch relevanten Abweichungen in der Chromosomenzahl entstehen bei der ersten Reifeteilung. Unter *Nondisjunction* versteht man das ausbleibende Auseinandertreten zweier (aus je zwei Chromatiden bestehender) Chromosomen während der Anaphase der Zellteilung. Dadurch gelangen beide Chromosomen in eine der beiden Tochterzellen, in der dadurch eine Trisomie entsteht. Die häufigste nummerische Chromosomenaberration, die zu einem angeborenen Fehlbildungssyndrom führt, ist die Trisomie 21 (das Downsyndrom). Dieses Syndrom tritt bei 30 bis 34 jährigen Frauen mit einer Häufigkeit von etwa 1 : 700 Schwangerschaften auf; bei älteren Schwangeren ist es noch häufiger.
2. Eine Morula mit einem zusätzlichen Chromosomensatz in jeder Zelle wird als triploider Embryo bezeichnet. Diese Abweichung kommt dadurch zustande, dass eine Oozyte von zwei Spermien befruchtet wird (Dispermie). Aus einer triploiden Morula könnte sich zwar ein Fetus entwickeln und sogar lebend geboren werden; dies kommt aber nur sehr selten vor. Die meisten triploiden Embryonen oder Feten enden als Spontanabort oder Totgeburt, und Neugeborene mit einer Triploidie sterben in der Regel kurz nach der Geburt.
3. Hauptursache für die Unfruchtbarkeit einer Frau ist der *Eileiterverschluss* infolge einer Entzündung. Eine Befruchtung wird in diesem Fall dadurch verhindert, dass die Eizelle durch

die Verlegung des Eileiters nicht in Kontakt mit den Spermien gelangen kann. Beim Mann resultiert die Unfruchtbarkeit meist aus einer *Störung der Spermatogenese*. Ein möglicher Grund für eine *Aspermie* (fehlende Spermienbildung) oder *Oligospermie* (verminderte Spermienbildung: weniger als 10 Millionen Spermien pro ml Sperma) ist der *Nondescensus testis* (➤ Kap. 12). Auch normal gelegene Hoden produzieren aber eventuell keine ausreichenden Mengen von aktiv beweglichen Spermien.

4. Mosaizismus resultiert aus der Nondisjunction zweier Chromosomen bei einer der frühen Furchungsteilungen der Zygote (und nicht schon während der Gametogenese). Als Folge davon hat der Embryo zwei Zelllinien mit unterschiedlicher Chromosomenzahl und entwickelt sich zu einem Mosaikträger. Etwa 1 % der Patienten mit Downsyndrom hat ein Down-Mosaik. Sie weisen relativ wenig ausgeprägte Stigmata auf und sind auch weniger geistig behindert als Menschen mit einem „normalen" Downsyndrom. Mosaizismus kann bereits vor der Geburt durch zytogenetische Untersuchungen an durch Amniozentese oder Chorionzottenbiopsie gewonnenen Zellen diagnostiziert werden (➤ Kap. 6).
5. Die sog. „Pille danach" kann zur Nachverhütung im Notfall (z.B. nach einer Vergewaltigung) verschrieben werden. Bei Einnahme von ovariellen Hormonen (meist Östrogen-oder Progesteron-Analoga) oder des synthetischen Progesteron - Antagonisten Mifepriston (RU486) innerhalb von 72 Stunden nach dem Geschlechtsverkehr wird eine Schwangerschaft in der Regel verhindert. Bisher nahm man an, dass die Schwangerschaft durch den Einfluss der Hormone auf Eileitermotilität und *Corpus-luteum* Funktion oder durch Veränderungen des Endometriums verhindert wurde, die Hormone also die Implantation, nicht aber die Befruchtung beeinträchtigen würden. Es wurde daher vorgeschlagen, dass diese Medikamente sogar zu den „Kontrazeptiva" im eigentlichen Sinne zu zählen seien. Neue Untersuchungen legen indes nahe, dass durch die postkoitale Einnahme dieser Präparate im Wesentlichen ovarielle Funktionen (wahrscheinlich die Ovulation durch Störung der hypophysealen LH Ausschüttung) gestört werden und die erste Phase der Implantation nicht wesentlich beeinträchtigt wird. Auf jeden Fall hat sich diese Methode als eines der sicheren Verhütungsmittel für den Ausnahmefall etabliert, wobei in Deutschland reine Östrogen-Präparate wegen zu starker Nebenwirkungen nicht mehr verwendet werden und die Verschreibung des Anti-Gestagens RU486 wegen seiner sicheren schwangerschaftsabbrechenden Wirkung bei einer bestehenden Schwangerschaft den gesetzlichen Bestimmungen zum Schwangerschaftsabbruch unterliegt.
6. Die häufigsten Ursachen für spontane Frühaborte sind chromosomale Anomalien (Trisomie, Aneuploidie), die durch abnormale Gameten oder pathologische Befruchtungsabläufe erzeugt werden können und schon in den ersten Tagen der Entwicklung als nicht mit dem Leben vereinbar ausgesondert werden. Möglicherweise seltener als früher angenommen sind ovarielle Dysfunktionen wie ein „erschöpftes" Corpus luteum, das nicht in der Lage ist, die ersten Phase der Schwangerschaft zu unterstützen, bis die Plazenta selbst genügend Schwangerschaftshormone produziert.

Kapitel 3

1. Die postkoitale Behandlung mit hoch dosierten Östrogenen (z. B. Diäthylstilböstrol – DES) mit dem Ziel der Empfängnisverhütung entspricht nicht mehr dem Stand der modernen medizinischen Praxis, da zum einen starke Nebenwirkungen beobachtet werden und zum anderen eine relativ niedrige Dosis eines Gestagen-Analogons (Levonorgestrel) ohne Nebenwirkungen mit gleicher Zuverlässigkeit wirkt. Diäthylstilböstrol (DES) scheint so auf das Endometrium zu wirken, dass dieses für die Implantation einer befruchteten Blastozyste nicht vorbereitet ist. Die hoch dosierte Östrogengabe stört das empfindliche Gleichgewicht zwischen Östrogen und Progesteron, das für die Steuerung der Vorbereitung auf die Implantation erforderlich ist; Progesteron bewirkt dabei normalerweise ein Dickenwachstum und eine Flüssigkeitseinlagerung des Endometriums, sodass die Blastozyste sich einbetten kann und ausreichend ernährt wird. Heute weiß man allerdings, dass beide Hormone lediglich den Sprung des dominanten Follikels verhindern, indem sie in den hypophysealgonadalen Regelkreis (LH-Ausschüttung) stören.
Die Gabe von ovariellen Hormonen (DES oder Levonorgestrel) wird von Nicht-Medizinern auch als die „Pille danach" bezeichnet. Mit der „Abtreibungspille" ist dagegen in den Medien meist RU486 gemeint. Dieses in Frankreich entwickelte Medikament wirkt als Antigestagen und stört die Implantation dadurch, dass die für eine physiologische Progesteronwirkung notwendigen Rezeptoren, z.B. in endometrialen Zellen, blockiert werden.
Eine Schwangerschaft kann mit empfindlichen Schwangerschaftstests am Ende der zweiten Woche nach der Befruchtung festgestellt werden. Die meisten Tests beruhen auf dem Nachweis des *Early-Pregnancy*-Faktors EPF im mütterlichen Serum. Auch durch eine Ultraschalluntersuchung kann die frühe Schwangerschaft diagnostiziert werden.
2. Über 95 % der ektopen Schwangerschaften entwickeln sich im Eileiter, 60 % davon in der Ampulle. Meistens wird die transvaginale Sonografie eingesetzt, um eine extrauterine Schwangerschaft nachzuweisen. Wahrscheinlich würde der Chirurg hier einen laparoskopischen Eingriff durchführen und den Eileiter mitsamt dem darin enthaltenen Konzeptus entfernen.
3. Die transvaginale Sonografie ist eine wichtige Technik zur Beurteilung einer Schwangerschaft in der dritten Woche, denn der Fruchtsack kann zu diesem Zeitpunkt bereits gut dargestellt werden. Es ist daher auch möglich, festzustellen, ob sich der Embryo normal implantiert hat. Ein Schwangerschaftstest könnte in der dritten Woche negativ ausfallen, wenn eine ektope Schwangerschaft vorliegt, denn bei einer ektopen Schwangerschaft erfolgt der Anstieg der Choriongonadotropin (hCG)-Konzentration – der die Grundlage der meisten Schwangerschaftstests darstellt – verzögert.
4. Bei Frauen über 40 Jahre ist die Wahrscheinlichkeit erhöht, dass sie ein Kind mit konnatalen Anomalien (z.B. mit Downsyndrom) zur Welt bringen. Aber Frauen über 40 Jahre können natürlich auch gesunde Kinder bekommen. Eine Pränataldiagnostik (Chorionzottenbiopsie oder Amniozentese) wird für Frauen über 35 Jahre angeboten. Damit kann festgestellt

werden, ob der Embryo schwere Chromosomenanomalien (z.B. eine Trisomie 13) aufweist, die zu seinem Tod bereits kurz nach der Geburt führen würden. Auch mittels Ultraschall können bestimmte morphologische Auffälligkeiten beim Embryo in utero festgestellt werden, z.B. Fehlbildungen der Extremitäten oder des Gehirns. In den meisten Fällen wird aber auch bei einer über 40-jährigen Schwangeren der Embryo gesund sein und die Schwangerschaft bis zum Reifetermin ausgetragen werden können.

Kapitel 4

1. Die als Kontrazeptiva verwendeten Hormone verhindern die Ovulation und den Eintritt in die luteale (sekretorische) Phase des uterinen Menstruationszyklus. Im vorliegenden Fall könnte eine schwerwiegende Chromosomenanomalie die frühe Fehlgeburt verursacht haben. Die Inzidenz von Chromosomenanomalien ist hoch bei Frauen, die kurz nach dem Absetzen von Kontrazeptiva schwanger werden. Eine deutlich erhöhte Inzidenz von Polyploidien (bei denen die Zellen das Dreifache oder noch höhere Vielfache des haploiden Chromosomensatzes enthalten) wurde bei fehlgeborenen Embryos beobachtet, wenn die Konzeption innerhalb von zwei Monaten nach dem Absetzen der oralen Kontrazeptiva stattgefunden hatte. Polyploide Embryos haben keine Überlebenschance. Es ist daher ratsam, nach dem Absetzen oraler Kontrazeptiva für ein bis zwei Zyklen eine andere Form der Empfängnisverhütung zu benutzen, bevor man eine Schwangerschaft anstrebt. Im vorliegenden Fall sagt der Arzt dieser Patientin vielleicht, dass ihre Fehlgeburt mutmaßlich ein natürlicher Ausleseprozess war, bei dem ein Embryo mit schwerer Chromosomenanomalie ausgestoßen wurde, der ohnehin keine Überlebenschance gehabt hätte. Es kommt allerdings auch vor, dass Frauen bereits einen Monat nach Absetzen ihres Kontrazeptivums schwanger werden und ein gesundes Kind zur Welt bringen.
2. Ein hochempfindlicher Radioimmunoassay des *Early-Pregnancy*-Faktors EPF im mütterlichen Serum hätte wahrscheinlich angezeigt, dass diese Frau schwanger war. Der pathohistologische Nachweis von embryonalem und/oder Choriongewebe im Ausschabungsmaterial wäre ein sicherer Schwangerschaftsnachweis. Fünf Tage nach Ausbleiben der Regelblutung (also knapp fünf Wochen nach der letzten Menstruation) ist der Embryo in der dritten Woche seiner Entwicklung. Zu diesem Zeitpunkt hat die Blastozyste einen Durchmesser von etwa 2 mm und kann im transvaginalen Ultraschall dargestellt werden.
3. Das Zentralnervensystem (Gehirn und Rückenmark) entwickelt sich ab der dritten embryonalen Woche. Durch Teratogene, die in der dritten Entwicklungswoche einwirken, kann also eine Meroanenzephalie entstehen, bei der große Teile von Gehirn und Schädel fehlen. Zu dieser schweren Hirnfehlbildung kommt es durch eine Entwicklungsstörung des kranialen Neuralrohranteils; sie ist in der Regel darauf zurückzuführen, dass sich der *Neuroporus anterior* nicht verschließt. Im vorliegenden Fall wird der Arzt die Patientin also beruhigen können. Auch wenn von der geringen eingenommen Alkoholdosis keine teratogene Wirkung zu erwarten ist, wird der Arzt der Patientin aber empfehlen, wegen der prinzipiell möglichen teratogenen Wirkung von Alkohol während der gesamten Schwangerschaft so weit wie möglich auf die Einnahme von alkoholhaltigen Nahrungsmitteln zu verzichten.
4. Nein, die Operation kann die Hirnfehlbildung nicht verursacht haben. Ein so geringes mechanisches oder durch die systemische hormonelle oder immunologische Verletzungsreaktion verursachtes Trauma, wie es der Embryo bei einem abdominellen Eingriff erlitten haben könnte, würde in der zweiten Entwicklungswoche keine Fehlbildung hervorrufen. Darüber hinaus würden auch die Narkosemittel, die bei einer solchen Operation eingesetzt werden, keine Entwicklungsstörung des Gehirns verursachen. Man kennt keine Teratogene, die in den ersten beiden Wochen der Schwangerschaft Fehlbildungen hervorrufen können.

Kapitel 5

1. Der Arzt würde dieser Patientin sicher mitteilen, dass ihr Kind sich in einer kritischen Phase seiner Entwicklung befindet und dass es das Beste wäre, wenn sie mit dem Rauchen aufhören und während ihrer gesamten Schwangerschaft keine Medikamente nehmen würde, die ihr nicht ausdrücklich verschrieben worden sind. Weiterhin würde der Arzt der Patientin wahrscheinlich sagen, dass Babys von starken Raucherinnen unter einer intrauterinen Wachstumsstörung leiden und untergewichtig zur Welt kommen und dass auch die Häufigkeit von Frühgeburten mit der Zahl der gerauchten Zigaretten ansteigt. Er würde der Patientin zudem empfehlen, dass sie während ihrer Schwangerschaft keinen Alkohol trinkt, da Alkohol bekanntermaßen teratogene Wirkung hat (➤ Kap. 21).
2. Die Embryonalperiode ist eine besonders kritische Zeit der Entwicklung, weil in dieser Zeit alle wesentlichen Gewebe und Organsysteme angelegt werden. In diesem Zeitraum ist der Embryo am anfälligsten für die schädigende Wirkung von Umweltteratogenen (z.B. hoch dosierte Röntgenstrahlung, Medikamente, Alkohol, Drogen und verschiedene Virusinfektionen).
3. Man kann die Wirkung eines Medikaments auf den menschlichen Embryo aus Tierversuchen nicht eindeutig vorhersagen, weil menschliche und tierische Embryonen ganz verschieden auf Medikamente reagieren können. So ist Thalidomid für den Menschen beispielsweise stark teratogen, hat aber kaum eine Wirkung auf bestimmte Versuchstiere, z.B. Ratten und Mäuse. Medikamente, die im Tierversuch eine stark teratogene Wirkung zeigen, sollten trotzdem in der Schwangerschaft – vor allem während der Embryonalperiode – nicht angewendet werden.
4. Die drei Keimblätter Ektoderm, Mesoderm und Endoderm bilden sich im Rahmen der Gastrulation aus dem Epiblasten, und sämtliche Gewebe und Organe des Embryos entwickeln sich im weiteren Verlauf aus diesen Keimblättern. Zu Beginn der Morphogenese stellen die Bildung des Primitivstreifens im Epiblasten und das Auswachsen der *Chorda dorsalis* aus dem Primitivknoten die wesentlichen formgebenden Ereignisse dar.

4. Zeitangaben über den Beginn einer Schwangerschaft können allein deshalb unzuverlässig sein, weil sie auf der Erinnerung der Patientin an ein Ereignis (die letzte Regelblutung) beruhen, das bereits zwei oder drei Monate zurückliegt. Zudem könnte die Patientin eine Durchbruchsblutung während der Implantation – also zur Zeit ihrer sonstigen Menstruation – gehabt und diese für eine leichte Menstruationsblutung gehalten haben. Zur Klärung des mutmaßlichen Schwangerschaftsbeginns und des derzeitigen Schwangerschaftsalters ist die transvaginale Ultraschalluntersuchung hervorragend geeignet.
5. Sakrokokzygeale Teratome entwickeln sich aus Residuen des Primitivstreifens. Da die Zellen aus dem (späten) Primitivstreifen pluripotent sind, d.h. während der sekundären Neurulation alle drei Keimblätter gleichzeitig bilden, können die Tumoren verschiedene Gewebearten und Abkömmlinge aus allen drei Keimblättern enthalten. Bezüglich der Inzidenz sakrokokzygealer Teratome gibt es einen deutlichen Geschlechtsunterschied: Mädchen sind davon drei bis viermal so oft betroffen wie Jungen.

Kapitel 6

1. Ärzte können sich nicht immer auf die Angaben verlassen, die ihre Patientinnen über den Zeitpunkt der letzten Menstruation machen – insbesondere wenn die korrekte Bestimmung des Konzeptionsalters sehr wichtig ist, wie etwa bei Risikoschwangerschaften, bei denen man die Geburt unter Umständen zum frühestmöglichen Zeitpunkt einleiten möchte. Man kann den voraussichtlichen Geburtstermin relativ exakt bestimmen, indem man mittels Ultraschalldiagnostik die Größe von Kopf und Abdomen des Fetus ermittelt. Die Geburt würde man normalerweise nach der 36. bis 37. Woche einleiten. Dies erfolgt durch die Verabreichung von Hormonen wie Prostaglandinen und Oxytocin. Eine frühere Einleitung der Geburt würde nur erfolgen, wenn es aufgrund schwerwiegender Komplikationen unbedingt erforderlich wäre.
2. Wahrscheinlich würde man eine Chorionzottenbiopsie durchführen, um die Chromosomen des Fetus zu untersuchen. Wenn die Chromosomen des Fetus normal sind, jedoch Fehlbildungen des Gehirns oder der Extremitäten befürchtet werden, würde man Ultraschalluntersuchungen durchführen, um den gesamten Fetus nach morphologischen Auffälligkeiten abzusuchen. Die häufigste Chromosomenstörung, die bei Feten von Frauen über 40 Jahre auftritt, ist das Downsyndrom (Trisomie 21). Das Geschlecht des Fetus ließe sich feststellen, indem man die Geschlechtschromosomen in Zellen untersucht, die man bei der Chorionzottenbiopsie gewonnen hat. Häufig lässt sich das fetale Geschlecht auch mittels Ultraschall erkennen. Nach der 30. Schwangerschaftswoche können erfahrene Ärzte das Geschlecht (vor allem das männliche) mit dieser Methode mit einer Wahrscheinlichkeit von nahezu 100 % bestimmen.
3. Es ist gefährlich, wenn schwangere Frauen Medikamente – auch frei verkäufliche wie Schmerztabletten und Hustenmittel – in großer Menge oder wahllos einnehmen. Der Arzt würde der Patientin wahrscheinlich raten, keine Medikamente einzunehmen, die er nicht verordnet hat. Außerdem würde er ihr vielleicht sagen, dass Medikamente, die besonders schädlich für den Fetus sind, verschreibungspflichtig sind und dass er sie mit äußerster Sorgfalt verabreicht. Bei Kindern von Müttern, die in der Schwangerschaft viel Alkohol trinken, können nach der Geburt Entzugserscheinungen auftreten. Außerdem kann es bei ihnen zu einer Alkoholembryopathie kommen (➤ Kap. 21).
4. Zahlreiche Faktoren (fetale, mütterliche und umweltbedingte) können die fetale Wachstumsgeschwindigkeit beeinträchtigen und auf diese Weise IUGR verursachen. Beispiele sind intrauterine Infektionen, Mehrlingsschwangerschaften und Chromosomenanomalien (➤ Kap. 7 und ➤ Kap. 21). Auch Rauchen, Drogenabhängigkeit und starker Alkoholkonsum sind bekannte Ursachen von IUGR. Eine Mutter, die möchte, dass ihr ungeborenes Kind normal wächst und keine Schäden davonträgt, nimmt ihre Vorsorgetermine wahr, ernährt sich richtig, raucht nicht und nimmt weder Alkohol noch Drogen zu sich.
5. Die Amniozentese ist relativ risikoarm. Das Risiko für einen Abort beträgt ungefähr 0,5 %. Zur Risikominderung erfolgt die Amniozentese unter Ultraschallkontrolle und durch einen erfahrenen Arzt, und die Patientin muss sich anschließend zwei Tage lang körperlich schonen. Um kindliche Zellen für eine Chromosomenanalyse zu erhalten, könnte auch eine Chorionzottenbiopsie durchgeführt werden. Bei der Chordozentese (Nabelschnurpunktion) wird unter Ultraschallkontrolle eine Nadel in ein Nabelschnurgefäß eingeführt, um eine fetale Blutprobe zu gewinnen. Das Blut kann z.B. für eine Chromosomenanalyse oder Hormonuntersuchungen verwendet werden.
6. AFP steht für Alpha-Fetoprotein und wird vom embryonalen Dottersack und von Abkömmlingen des Endoderms wie Darm und Leber produziert. Eine erhöhte AFP-Konzentration im mütterlichen Serum deutet auf einen Neuralrohrdefekt beim Fetus hin. Bei einem auffälligen Befund würde man den AFP-Spiegel über einen längeren Zeitraum überwachen und zusätzlich Ultraschalluntersuchungen durchführen. Ein niedriger AFP-Spiegel kann Chromosomenstörungen wie das Downsyndrom anzeigen. In diesem Fall würde man bei auffälligem Befund eine Chromosomenanalyse fetaler Zellen durchführen.

Kapitel 7

1. Die gängigste Methode zur Bestimmung des voraussichtlichen Geburtstermins (des sog. „errechneten Termins“, ET) ist die Naegele Regel (➤ Kap. 6), nach der man vom ersten Tag der letzten Menstruationsblutung aus drei Monate zurückrechnet und dann ein Jahr und sieben Tage addiert. Bei einer Hochrisikopatientin kann man mittels Ultraschall fetale Maße wie den biparietalen Kopfdurchmesser ermitteln, der gut mit dem Fetalalter korreliert. Auch die Messung der Fußlänge kann dazu hilfreich sein.
2. Bei einem Polyhydramnion ist die vorhandene Fruchtwassermenge deutlich erhöht. Wenn dieser Zustand mehrere Tage lang nachweisbar ist, ist das Risiko hoch, dass beim Fetus schwere

Fehlbildungen vorliegen. Dies betrifft insbesondere das ZNS (Meroanenzephalie, Spina bifida), denn Feten mit schweren Hirnfehlbildungen schlucken weniger Fruchtwasser als normal; daher nimmt die verbleibende Fruchtwassermenge zu. Auch die Ösophagusatresie (der Verschluss der Speiseröhre) geht fast immer mit einem Polyhydramnion einher, da der Fetus dabei das Fruchtwasser nicht schlucken und im Darm absorbieren kann. Auch bei Zwillingsschwangerschaften tritt gehäuft ein Polyhydramnion auf.

3. Es gibt tatsächlich eine gewisse familiäre Veranlagung zu Zwillingsschwangerschaften. Wahrscheinlich gibt es keinen genetischen Einfluss auf monozygote Zwillingsschwangerschaften (MZ), doch die Veranlagung zu dizygoten Zwillingsschwangerschaften (DZ) ist genetisch determiniert. Die Häufigkeit von DZ steigt mit dem Alter der Schwangeren bis zum 35. Lebensjahr steil an und fällt danach wieder ab. Die Häufigkeit von MZ hängt dagegen kaum vom mütterlichen Alter ab. Die Eiigkeit der Zwillinge kann in der Regel durch Untersuchung der Plazenta und der Eihäute festgestellt werden. Später im Leben kann man die Eiigkeit bestimmen, indem man Unterschiede bzw. Ähnlichkeiten in Bezug auf genetisch determinierte Eigenschaften betrachtet. Unterschiede bei den genetischen Markern beweisen eine Zweieiigkeit der Zwillinge.
4. Eine singuläre Umbilikalarterie findet sich in einer von etwa 200 Nabelschnüren. In 15–25 % geht diese Anomalie mit kardiovaskulären Fehlbildungen einher.
5. In diesem Fall wurden zwei Zygoten befruchtet. Die daraus entstehenden Blastozysten implantierten dicht beieinander und die Plazenten verschmolzen miteinander. Die Chorionzottenbiopsie wurde nur aus dem Chorion des weiblichen Zwillings gewonnen. Wenn man im Ultraschall zwei Chorionhöhlen gesehen hätte, wäre man von zweieiigen Zwillingen ausgegangen.
6. Simonart-Bänder bilden sich, wenn das Amnion während der Schwangerschaft einreißt. Ein solches Band kann sich um einen Körperteil des Fetus schlingen und dadurch Fehlbildungen wie z.B. eine fehlende Hand oder eine tiefe Schnürfurche in einer Extremität hervorrufen. Das Krankheitsbild wird als Amnion-Schnürfurchen-Syndrom oder Sequenz bezeichnet.

Kapitel 8

1. Am wahrscheinlichsten ist hier die Diagnose einer kongenitalen Zwerchfellhernie. Der zugrunde liegende Zwerchfelldefekt entsteht in der Regel dadurch, dass sich der linke perikardioperitoneale Kanal (Zölomkanal) in der sechsten Entwicklungswoche nicht schließt, und führt dazu, dass abdominelle Organe in den Thorax übertreten können. Dadurch wird die Lunge – insbesondere der linke Lungenflügel – zusammengedrückt und es kommt zu schwerer Atemnot. Die Diagnose kann in der Regel durch eine Röntgenaufnahme oder eine Ultraschalluntersuchung des Thorax gestellt werden. Auch pränatal kann die Fehlbildung bereits durch den Ultraschall festgestellt werden. Typischerweise finden sich luftund/oder flüssigkeitsgefüllte Darmschlingen im linken Hemithorax.
2. Bei dieser sehr seltenen Fehlbildung – der kongenitalen retrosternalen Zwerchfellhernie – können Darmanteile in die Perikardhöhle übertreten oder umgekehrt das Herz in den oberen Bereich der Peritonealhöhle verlagert sein. Ursache ist die Eventration des Darms durch das *Trigonum sternocostale.*
3. Eine kongenitale Zwerchfellhernie tritt bei einem von etwa 2.200 Neugeborenen auf. Ein Neugeborenes mit dieser Verdachtsdiagnose sollte sofort mit Kopf und Oberkörper hochgelagert werden, damit die abdominellen Organe möglichst nach unten in den Bauchraum zurücksinken. Nach der Stabilisierungsphase wird eine Operation vorgenommen, bei der die Baucheingeweide reponiert werden und der Zwerchfelldefekt verschlossen wird. Die Mortalität liegt bei etwa 60 %. Die betroffenen Neugeborenen sterben oft an Atemproblemen, weil ihre Lungen sich durch den Raummangel nicht vollständig entwickeln konnten.

Kapitel 9

1. Die wahrscheinlichste Diagnose ist die einer Halsfistel. Wenn sich die Fistel entzündet, kann von Zeit zu Zeit ein schleimiges Material abgesondert werden. Das Material stammt wahrscheinlich aus einer sich nach außen öffnenden Fistel, einem Überrest der zweiten Schlundfurche und/ oder des *Sinus cervicalis.* Normalerweise verschwinden Furche und Sinus bei der Ausformung des Halses.
2. Die Lage der unteren Epithelkörperchen ist variabel. Sie entwickeln sich in enger Verbindung mit dem Thymus und steigen mit ihm am Hals hinab. Wenn der Deszensus des Thymus zu seiner normalen Position im oberen Mediastinum ausbleibt, können eines oder beide unteren Epithelkörperchen an der Bifurkation der *A. carotis communis* zu liegen kommen. Wenn sich eines der unteren Epithelkörperchen nicht vom Thymus löst, kann es mit dem Thymus bis in das obere Mediastinum verlagert werden.
3. Die Patientin hat wahrscheinlich eine Zyste des *Ductus thyroglossus,* die sich aus einem kleinen Überrest des Gangs entwickelt hat. Wenn sich der Gang nicht vollständig zurückbildet, kann sich eine Zyste in der Medianebene des Halses irgendwo zwischen dem *Foramen caecum* der Zunge und der *Fossa jugularis* am *Manubrium sterni* entwickeln. Eine Thyroglossuszyste kann mit einer ektopen Schilddrüse verwechselt werden, wenn die Drüse nicht zu ihrer normalen Lage am Hals abgestiegen ist.
4. Einseitige Lippenspalten entstehen, wenn der Oberkieferfortsatz auf der betroffenen Seite sich nicht mit den verschmolzenen Nasenfortsätzen vereinigt. Eine Spaltbildung im Oberkiefer vor dem *Foramen incisivum* entsteht, wenn sich der laterale Gaumenfortsatz nicht mit dem primären Gaumen vereinigt. Etwa 60–80% der Betroffenen, die eine Lippenspalte (mit oder ohne Gaumenspalte) aufweisen, sind männlich. Wenn beide Elternteile eine normale genetische Konstitution haben und ihr Kind mit einer Lippenspalte geboren wurde, beträgt das Risiko, dass das nächste Kind die gleiche Anomalie hat, 4 %.
5. Es gibt deutliche Beweise dafür, dass Antikonvulsiva wie Phenytoin bei Einnahme während der Schwangerschaft die Häufigkeit von Lippen-oder Gaumenspalten auf das Zwei-bis

Dreifache gegenüber der allgemeinen Bevölkerung erhöhen. Lippenspalten mit Gaumenspalten können durch genetische und umweltbedingte Faktoren hervorgerufen werden, sie haben also eine multifaktorielle Ätiologie. In den meisten Fällen können die umweltbedingten Faktoren nicht identifiziert werden.
6. Hier wird die Zunge wegen eines zu kurz geratenen *Frenulum linguae* zu nah am Boden der Mundhöhle gehalten und kann u.U. nicht weit genug nach vorne gestreckt werden, um beim Stillen die Brustwarze zu umfassen. Dieses als Ankyloglossie bezeichnete Krankheitsbild kommt bei etwa drei von 1.000 Neugeborenen vor und hängt zusammen mit dem Entstehungsmechanismus der Zunge, bei dem sich diese durch starke Zellvermehrung in den ventralen Abschnitten des primitiven Pharnyx vergrößert und immer weiter vom Mundboden abheben muss. In den meisten Fällen ist eine chirurgische Korrektur (Durchtrennung des Frenulums) nicht erforderlich, da das Frenulum sich auch ohne weitere Behandlung mit der Zeit auf die nötige Länge dehnt.

Kapitel 10

1. Dass sich kein Katheter durch den Ösophagus in den Magen vorschieben lässt, ist ein Zeichen für eine Ösophagusatresie. Diese Fehlbildung ist meistens mit einer ösophagotrachealen Fistel kombiniert, und das wäre deshalb hier wohl die Verdachtsdiagnose des Pädiaters. Durch eine röntgenologische oder sonografische Untersuchung kann die Atresie diagnostiziert werden, indem man die im Ösophagusblindsack aufgerollte Sonde darstellt. Falls nötig, könnte dabei etwas Luft zur Bildverstärkung durch die Sonde injiziert werden. Bei bestimmten Typen der Ösophagotrachealfistel würde man Luft im Magen finden, die durch eine Verbindung zwischen der Trachea und dem unteren Ösophagus dorthin gelangt ist. Bei Diagnose und Therapie der Ösophagotrachealfistel kommt eine Kombination aus radiologischen, endoskopischen und chirurgischen Methoden zum Einsatz (➤ Kap. 11.1.1).
2. Ein Säugling mit Atemnotsyndrom (engl. *respiratorydistress syndrome,* RDS) oder Hyaline-Membranen-Syndrom versucht seine Ventilationsstörung auszugleichen, indem er seine Atmung beschleunigt und manchmal auch vertieft. Offensichtliche Zeichen der erschwerten Atmung sind interkostale, subkostale und juguläre Einziehungen beim Atmen sowie die „Nasenflügelatmung". Das Hyaline-Membranen-Syndrom ist die häufigste Ursache für Atemnot und Sterblichkeit bei Frühgeborenen. Verursacht wird es durch einen Mangel an Surfactant. Während der Schwangerschaft kann man eine Behandlung mit Glukokortikoiden durchführen, um die fetale Lungenentwicklung und Surfactant-Bildung zu beschleunigen.
3. Bei der häufigsten Form der Ösophagotrachealfistel besteht eine Verbindung zwischen der Trachea und dem unteren Teil des Ösophagus. Diese Fehlbildung geht in der Regel mit einer Ösophagusatresie oberhalb der Fistel einher. Die ösophagotracheale Fistel entsteht durch eine unvollständige Trennung zwischen Trachea und Ösophagus im Vorderdarm durch das *Septum oesophagotracheale.*
4. Bei den meisten Formen der Ösophagotrachealfisteln gelangt Luft über die Fistel in den Ösophagus und Magen. Als schwerwiegende Komplikation dieser Fehlbildung kann es zu einer Lungenentzündung durch Aspiration von Nasensekreten oder Speichel kommen. Es ist deshalb selbstverständlich kontraindiziert, den betroffenen Babys Nahrung oder Flüssigkeit zu verabreichen.

Kapitel 11

1. Eine Duodenalatresie (also ein vollständiger Verschluss des duodenalen Lumens) bildet sich meistens im mittleren *(Pars descendens)* oder distalen Drittel *(Pars horizontalis)* des Duodenums. Der Darmverschluss resultiert in der Regel aus der ausbleibenden Rekanalisation des Lumens in der achten Woche der Embryonalentwicklung. Durch die Passagestörung kommt es zu einer Erweiterung von Magen und proximalem Duodenum, da der Fetus Fruchtwasser und das Neugeborene Luft, Milch und Schleim schluckt, die nicht weitertransportiert werden können. Bei Kindern mit Downsyndrom kommt die Duodenalatresie nicht selten vor, ebenso wie auch andere Entwicklungsstörungen (z.B. *Pancreas anulare,* kardiovaskuläre Fehlbildungen, Malrotation des Mitteldarms oder anorektale Fehlbildungen). Ein Polyhydramnion entsteht bei der Duodenalatresie dadurch, dass das vom Fetus verschluckte Fruchtwasser nicht in die weiter distal gelegenen Darmabschnitte gelangen und dort resorbiert werden kann. Normalerweise würde es aus dem Darm in den fetalen Kreislauf resorbiert werden, von dort aus über die Plazentaschranke in den mütterlichen Kreislauf gelangen und von der Mutter mit dem Urin ausgeschieden werden.
2. Normalerweise bildet sich der Dottersackstiel bis zur zehnten Entwicklungswoche vollständig zurück, und zu diesem Zeitpunkt wird der Darm dann auch aus dem Nabel in das fetale Abdomen zurückverlagert. Bei 2–4 % aller Menschen persistiert aber ein Residuum des Dottersackstiels in Form eines Divertikels – dem sog. Meckel-Divertikel – am Ileum. Nur in wenigen Fällen treten dadurch Symptome auf. Im vorliegenden Fall persistierte der gesamte Dottergang, sodass das Ileumdivertikel über einen Fistelgang Verbindung zur Bauchwand und zum Nabel hatte. Eine solche Anomalie tritt nur selten auf, und die Fistelöffnung im Nabel kann leicht mit einem Nabelgranulom (einer chronisch-entzündlichen Veränderung des Nabels) verwechselt werden.
3. Vermutlich hatte die Fistel Verbindung mit dem blind endenden Rektum. Ursache dieser Fehlbildung – einer Analatresie mit rektovaginaler Fistelbildung – ist die unvollständige Trennung des vorderen und hinteren Anteils des *Sinus urogenitalis* durch das *Septum urogenitale.* Die Vagina, die sich aus dem vorderen Abschnitt des *Sinus urogenitalis* entwickelt, hat dadurch Verbindung zum Rektum, das aus dem hinteren Abschnitt entsteht.
4. Dieses Neugeborene hat eine Omphalozele. Eine kleinere Omphalozele wie die hier beschriebene wird manchmal auch als Nabelschnurbruch bezeichnet, sollte aber nicht mit einem Nabelbruch verwechselt werden, der nach der Geburt auftreten kann und bei dem der Bruchinhalt von Körperhaut bedeckt

ist. Die dünne Haut, die bei einer Omphalozele den Bruchsack bildet, besteht aus Peritoneum und Amnion. Bruchinhalt sind in der Regel Dünndarmschlingen. Eine Omphalozele entsteht, wenn der Darm sich während der zehnten Woche der vorgeburtlichen Entwicklung nicht aus der Nabelschnur zurück in die Bauchhöhle verlagert. In dem beschriebenen Fall, bei dem die Hernie relativ klein ist, kann es auch sein, dass der Darm zwar zunächst regelrecht in die Bauchhöhle zurückverlagert wurde, später aber wieder in die Nabelschnur herniert ist, da die Rektusmuskulatur den kreisförmigen Bauchwanddefekt am Nabel nicht gut genug eingeengt hat.

5. In diesem Fall liegt vermutlich ein Verschluss im Bereich des Ileums – eine Ileumatresie – vor. Kongenitale Dünndarmatresien betreffen am häufigsten das Ileum und an zweiter Stelle das Duodenum; am seltensten ist das Jejunum betroffen. Distal des Darmverschlusses (des atretischen Darmsegments) wird nur wenig Mekonium (fetaler Stuhl) durch abgeschilferte Darmepithelien und Schleim gebildet. Bei der Operation würde sich das atretische Ileumsegment als Engstelle zwischen dem proximalen und dem distalen Dünndarm darstellen. Eine Ileumatresie kann durch ausbleibende Rekanalisation des Darmlumens entstehen, häufiger jedoch ist eine pränatale Störung der Blutversorgung im Bereich des Ileums die Ursache. Wenn sich eine Dünndarmschlinge verdreht, kann die Blutzufuhr dadurch unterbrochen werden und das betroffene Darmsegment wird nekrotisch (d.h., es stirbt ab). Ein solches zugrunde gegangenes atretisches Darmsegment stellt sich in den meisten Fällen als bindegewebiger Verbindungsstrang zwischen den proximal und distal gelegenen Darmabschnitten dar.
6. Eine Gastroschisis oder epigastrische Hernie tritt in der Mittellinie im Epigastrium aus. Dieser Defekt ist sehr selten; er entsteht durch unvollständigen Verschluss der vorderen Leibeswand im Verlauf der Verschmelzung der Lateralfalten in der vierten Entwicklungswoche.

Kapitel 12

1. Eine Doppelbildung von Nierenbecken und Ureter entsteht, wenn auf einer Seite des embryonalen Körpers zwei Ureterknospen gebildet werden, die im weiteren Verlauf der Entwicklung miteinander verschmelzen. Normalerweise münden beide Ureteren in diesem Fall in die Harnblase. In seltenen Fällen mündet der zusätzliche Harnleiter unterhalb der Harnblase in den Urogenitaltrakt. Das geschieht, wenn der zusätzliche Harnleiter nicht gemeinsam mit dem anderen Ureter in den Blasenboden aufgenommen wird, sondern zusammen mit dem Urnierengang weiter nach kaudal auswächst und dann auch gemeinsam mit diesem in den kaudalen Abschnitt des *Sinus urogenitalis* mündet. Aus diesem Teil des *Sinus urogenitalis* entwickeln sich die Urethra und das Vaginalepithel, und in eine dieser Strukturen mündet deshalb der ektope Ureter. Die Fehlmündung unterhalb der Harnblase resultiert in einer Inkontinenz, da der Urin weder durch den Blasenschließmuskel noch durch einen Harnleitersphinkter aufgehalten wird. (Normalerweise bewirkt nämlich der schräge Verlauf der Uretermündung durch die Blasenwand, dass die Blasenmuskulatur bei Kontraktion der Blase wie ein Sphinkter wirkt und den Ureter verschließt.) Auf diese Weise kommt es zu ständigem Harntröpfeln aus der Vagina.
2. Akzessorische oder multiple Nierenarterien sind keine Seltenheit. Etwa 25 % aller Nieren werden aus zwei (oder mehr) Arterien versorgt, die direkt aus der Aorta entspringen; mehr als zwei Nierenarterien sind dabei allerdings seltener. Die akzessorische Arterie tritt durch den Nierenhilus oder aber an einem der Nierenpole (in der Regel dem unteren) in das Nierenparenchym ein. Akzessorische Nierenarterien kommen häufiger linksseitig als rechts vor und entstehen durch Persistenz einer der fetalen Arterien, die zur Versorgung der aus dem Becken in die Bauchhöhle „aszendierenden" Nieren nacheinander in unterschiedlicher Höhe aus der Aorta aussprossen. Diese fetalen Arterien bilden sich eigentlich jeweils zurück, wenn sich das nächsthöhere Gefäß entwickelt. Überzählige Arterien kommen zweimal so häufig vor wie überzählige Nierenvenen. In einem anderen als dem in der Frage geschilderten Zusammenhang können überzählige Nierenarterien klinische Bedeutung erlangen, wenn sie den Harnleiterabgang am Nierenbecken kreuzen und dadurch den Harnabfluss behindern. Auf diese Weise kann eine Hydronephrose mit Aufweitung des Nierenbeckenkelchsystems entstehen. In diesen gestauten Nieren kommt es nicht selten zu Nierenbeckenentzündungen (Pyelonephritis), und durch wiederholte Infektionen kann das Nierengewebe mit der Zeit zerstört werden.
3. Die Implantation in einem rudimentären Uterushorn kommt sehr selten vor. Sie ist klinisch trotzdem von Bedeutung, weil es sehr schwierig ist, zwischen einer Schwangerschaft in einem rudimentären Uterushorn und einer Tubargravidität zu unterscheiden (➤ Kap. 3). Im vorliegenden Fall ist die Uterusfehlbildung durch verzögertes Wachstum des rechten Müller-Gangs und unvollständige Verschmelzung mit dem linken Gang entstanden. Die meisten solchen Fehlbildungen durch unvollständige Verschmelzung der beiden Müller-Gänge erzeugen keine klinischen Symptome; wenn ein rudimentär angelegtes Horn jedoch nicht mit dem Hauptteil des Uterus kommuniziert, kann es während der Menstruation durch den Druck des nicht abfließenden Menstruationsblutes zu Unterleibschmerzen kommen. Die Wand eines rudimentären Uterushorns ist in der Regel dicker als die eines Eileiters, daher kommt es bei einer ektopen Schwangerschaft im Uterushorn unter Umständen wesentlich später zur Ruptur als bei einer Tubargravidität.
4. Diese Anomalie, bei der die Harnröhrenmündung sich auf der Ventralseite des Penis im Bereich der Glans befindet, wird als *Hypospadia glandis* bezeichnet. Durch einen bindegewebigen Strang, die Chorda, wird der Penisschaft dabei nach ventral gekrümmt. Die *Hypospadia glandis* entsteht, wenn die beiden Urogenitalfalten an der Ventralseite der Urethra nicht auf voller Länge miteinander verschmelzen und dann nicht mit der *Pars spongiosa* der Urethra in der *Glans penis* in Kontakt treten. Hypospadien können durch ungenügende Androgenproduktion in den fetalen Hoden oder aber durch eine Hormoninsensitivität auf zellulärer Ebene in den Urogenitalfalten bedingt sein. Die

Ätiologie wird als multifaktoriell angesehen, da das Risiko für das Auftreten einer Hypospadie erhöht ist, wenn in der Familie bereits Hypospadie-Fälle vorliegen. Etwa einer von 300 neugeborenen Knaben ist in der Allgemeinbevölkerung von einer Hypospadie betroffen.

5. Diese junge Frau ist weiblich, auch wenn sie einen 46,XY-Chromosomensatz hat. Sie hat offensichtlich eine Androgeninsensitivität. Bei den Betroffenen sprechen die Zellen in den Geschlechtsorganen nicht auf die Wirkung von Testosteron an, so dass die Maskulinisierung des Fetus ausbleibt. Es gibt keine anatomischen Gründe, diese Frau von der Teilnahme an den Olympischen Spielen auszuschließen.
6. Embryologische Grundlage einer indirekten Leistenhernie ist die Persistenz des *Processus vaginalis,* einer fetalen peritonealen Aussackung, die sich während der Entwicklung fingerförmig in die untere Bauchwand vorstülpt und so den Leistenkanal bildet. Wenn der *Processus vaginalis* nicht obliteriert, bildet er eine Schwachstelle in der Bauchdecke und einen Bruchsack, in den bei erhöhtem intraabdominellem Druck (z.B. beim Pressen oder wie hier beim Heben eines schweren Gewichts) Teile der Baucheingeweide hernieren können. Der Bruchinhalt ist in diesem Fall von einem Bruchsack aus der *Fascia spermatica interna,* der *Fascia cremasterica* und Muskelgewebe des *M. cremaster* bedeckt.

Kapitel 13

1. Der häufigste Herzfehler ist der Ventrikelseptumdefekt (VSD), den etwa 25 % aller Kinder mit angeborenen Herzfehlbildungen aufweisen. Patienten mit einem großen VSD haben in der Regel einen massiven Links-rechts-Shunt und fallen durch Zyanose und Herzinsuffizienz auf.
2. Der häufigste Herzfehler nach einer mütterlichen Röteln-Infektion in der Frühschwangerschaft ist der persistierende *Ductus arteriosus* (PDA). Wenn der *Ductus arteriosus* sich nicht verschließt, werden bis zu ⅔ des linksventrikulären Herzzeitvolumens aus der Aorta über den Duktus in die Pulmonalarterie kurzgeschlossen. Das bedeutet eine erhebliche Mehrarbeit für das Herz und führt zur Herzvergrößerung.
3. Die vier Merkmale der Fallot-Tetralogie sind Pulmonalstenose, Ventrikelseptumdefekt (VSD), überreitende Aorta und rechtsventrikuläre Hypertrophie. Durch Angiokardiografie oder Sonografie könnte man die Verlagerung der (über dem VSD reitenden) Aorta und das Ausmaß der Pulmonalstenose feststellen. Das auffälligste klinische Zeichen ist die Zyanose, weil bei der Fallot-Tetralogie sauerstoffarmes Blut in den Körperkreislauf kurzgeschlossen wird; sie ist jedoch bei der Geburt noch nicht notwendigerweise vorhanden. Hauptsächliches Therapieziel muss es sein, die Oxygenierung des Blutes im Körperkreislauf zu verbessern. Normalerweise geschieht dies durch operative Behebung der Pulmonalstenose und Verschluss des VSD.
4. Wahrscheinlich würde man zunächst eine Sonografie und dann eine Herzkatheteruntersuchung vornehmen, um die Diagnose einer Transposition der großen Arterien (TGA) zu bestätigen. Wenn diese Fehlbildung vorliegt, stellt sich ein Kontrastmittelbolus, den man in den rechten Ventrikel injiziert, in der Aorta dar, während in den linken Ventrikel injiziertes Kontrastmittel in den Lungenkreislauf gelangen würde. Das Kind konnte nach der Geburt überleben, weil bei den betroffenen Patienten der *Ductus arteriosus Botalli* offen bleibt und einen gewissen Austausch zwischen Lungen-und Körperkreislauf erlaubt. In manchen Fällen liegt auch ein Vorhof-oder Ventrikelseptumdefekt vor, der die Vermischung von sauerstoffreichem und sauerstoffarmem Blut ermöglicht. Wenn kein Septumdefekt vorliegt und der *Ductus arteriosus* sich schließt, ist eine vollständige TGA nicht mit dem Leben vereinbar.
5. Wahrscheinlich handelt es sich hier um einen atrialen Septumdefekt (ASD) vom Secundum-Typ (ASD II) im Bereich der *Fossa ovalis,* denn das ist die häufigste Form eines klinisch relevanten (Beschwerden hervorrufenden) ASD. Große Defekte – wie der im beschriebenen Fall – erstrecken sich oft in Richtung *V. cava inferior.* Die Pulmonalarterie und ihre Verzweigungen sind erweitert, weil Blutmenge und Druck im Lungenkreislauf erhöht sind, denn es besteht in diesem Fall ein erheblicher Shunt von oxygeniertem Blut aus dem linken in den rechten Vorhof. Das Shunt-Blut gelangt – gemeinsam mit dem venösen Rückstrom aus dem Körperkreislauf – in den rechten Ventrikel und wird zusätzlich durch die Lungen gepumpt. Selbst ein großer ASD kann, wie im vorliegenden Fall, lange Zeit toleriert werden; eine zunehmende Erweiterung des rechten Ventrikels führt aber schließlich oft zum Herzversagen.

Kapitel 14

1. Die häufigste Wirbelsäulenfehlbildung ist die *Spina bifida occulta.* Der dabei auftretende Wirbelbogendefekt auf Höhe von L5 und/oder S1 lässt sich bei etwa 10 % aller Menschen nachweisen. Auch (aber seltener) kann ein solcher Defekt an Hals-oder Brustwirbeln auftreten. In den meisten Fällen sind Rückenmark und Spinalnerven dabei normal entwickelt und neurologische Symptome fehlen. Insbesondere Rückenbeschwerden werden in der Regel nicht von einer *Spina bifida occulta* verursacht.
2. Eine rudimentäre Rippe am siebten Halswirbel („Halsrippe“) kann klinisch von Bedeutung werden, wenn sie auf die *A. subclavia* und/oder den *Plexus brachialis* drückt und so Symptome einer Gefäß-oder Nervenkompression verursacht. In den meisten Fällen verursachen Halsrippen aber keine Symptome. Rudimentäre akzessorische Rippen entwickeln sich, wenn am siebten Halswirbel ein *Processus costalis* angelegt wird. Sie sind bei 0,5–1 % aller Menschen vorhanden.
3. Eine Seitkrümmung der Wirbelsäule (Skoliose) kann durch eine Halbwirbelbildung verursacht werden. Ein Halbwirbel besteht aus einem halben Wirbelkörper mit Gelenkfortsatz (Pedikel) und einem halben Wirbelbogen (Lamina). Diese Fehlbildung entsteht, wenn aus den Mesenchymzellen eines Sklerotoms auf einer Seite keine Wirbelanlage entsteht. In diesem Fall gibt es auf einer Körperseite mehr Knochen-und Wachstumskerne als auf der anderen und die wachsende Wirbelsäule verbiegt sich entsprechend zur Seite.

4. Kraniosynostose ist der vorzeitige Verschluss von einer oder mehreren Schädelnähten mit der Folge einer Formabweichung des Schädels. Eine Skaphozephalie mit langem, schmalem Schädel resultiert aus einem vorzeitigen Schluss der Sagittalnaht und macht etwa 50 % aller Kraniosynostose-Fälle aus. Die Hirn- und geistige Entwicklung ist bei den betroffenen Kindern nicht beeinträchtigt.
5. Merkmale des Klippel-Feil-Syndroms sind ein kurzer Hals, ein tiefer Haaransatz und eine eingeschränkte Beweglichkeit der Halswirbelsäule. In den meisten Fällen ist die Zahl der Halswirbel vermindert.

Kapitel 15

1. Die Auffälligkeiten dieses Kindes werden durch eine Aplasie des sternokostalen Anteils des linken *M. pectoralis major* verursacht. Die rein kostalen Köpfe von *M. pectoralis major* und *minor* sind in der Regel vorhanden. Trotz seiner vielfältigen Funktionen und Aufgaben verursacht das partielle oder vollständige Fehlen des *M. pectoralis major* meist keine Behinderung, denn die anderen am Schultergelenk ansetzenden Muskeln kompensieren für die ausgefallenen Muskelanteile. Das Fehlen der vorderen Axillarfalte und das Tieferstehen der Mamille sind allerdings sehr auffällig.
2. Bei etwa 13 % aller Menschen fehlt der *M. palmaris longus* ein-oder beidseitig; damit ist allerdings keinerlei Einschränkung verbunden.
3. Es müsste der linke *M. sternocleidomastoideus* sein, der bei diesem Kind gedehnt wird und deshalb auffällig hervortritt; dies ist allerdings gerade nicht der erkrankte Muskel. Vielmehr kommt die Kopfneigung nach rechts durch den verkürzten, kontrakten rechten *M. sternocleidomastoideus* zustande, der das rechte Mastoid in Richtung Klavikula und Sternum zieht. Folge ist ein überwiegendes Wachstum der linken Kopf-und Halsseite, das die Kopfwendung und neigung nach rechts bewirkt. Diese nicht seltene Störung – ein muskulärer Schiefhals oder Tortikollis – kann durch eine Verletzung des Muskels unter der Geburt zustande kommen, bei der durch Überdehnung und Zerreißen einzelner Muskelfasern ein Hämatom im Muskel entsteht. Im Verlauf einiger Wochen gehen dann unter Umständen die betroffenen Muskelfasern zugrunde (Nekrose) und das Hämatom wird durch Bindegewebe ersetzt. Daraus resultiert eine Verkürzung des betroffenen Muskels, durch die der Kopf des Kindes zur kranken Seite gezogen wird.
4. Wenn die quergestreifte Muskulatur im medianen Bereich der vorderen Bauchwand des Embryos fehlt, entsteht eine *Harnblasenekstrophie.* Diese schwere Fehlbildung wird verursacht durch den ausbleibenden Verschluss der unteren Bauchwand, bei dem keine Mesenchymzellen aus dem somatischen Mesoderm in den Bereich zwischen dem Oberflächenektoderm und dem *Sinus urogenitalis* einwandern. Das Fehlen der Mesenchymzellen in diesem Bereich führt dann dazu, dass sich dort keine quergestreifte Muskulatur ausbilden kann.

Kapitel 16

1. Im Säuglingsalter entwickeln ungefähr achtmal so viele Mädchen wie Jungen eine Hüftluxation. In der Regel ist die Hüfte bei der Geburt noch nicht luxiert, aber das Azetabulum ist bereits von Geburt an unterentwickelt. Eine offensichtliche Luxation tritt unter Umständen erst ein, wenn das Kind im Alter von knapp einem Jahr beginnt, sich auf die Beine zu stellen. Bei einer frühen Diagnose – die manuelle und die Ultraschalluntersuchung der Hüftgelenke gehört zum absoluten Pflichtprogramm der regelmäßigen Vorsorgeuntersuchungen im ersten Lebensjahr – kann eine geeignete Therapie (u. U. ein umfassender beidseitiger Gipsverband) wesentlich zur Ausbildung eines normalen Azetabulums führen. Nichtbehandlung führt dagegen häufig zu einer schweren Gehbehinderung und durch die Fehlbelastung zu Arthrose in verschiedenen Gelenken des Beines. Wahrscheinlich wird die Hüftgelenksdysplasie durch direkte mechanische Einflüsse hervorgerufen, durch die die Hüfte des Fetus intrauterin deformiert wird.
2. Schwere Extremitätenfehlbildungen (Amelien und Meromelien), wie sie durch Thalidomid hervorgerufen wurden, sind selten und haben meistens eine genetische Ursache. Beim sog. Thalidomid-Syndrom fehlten Gliedmaßen entweder vollständig (Amelie) oder es bestanden schwere Gliedmaßendefekte (Meromelie), indem beispielsweise die Hände und/oder Füße direkt durch kurze, unregelmäßig geformte Knochen mit dem Rumpf verbunden waren. Zusätzlich hatten die Betroffenen intestinale Atresien und Herzfehler.
3. Die häufigste Form des Klumpfußes ist der *Pes equinovarus,* der bei einem von etwa 1 000 Neugeborenen vorkommt. Die Fußsohle ist dabei einwärts (nach medial) gedreht und der Fuß stark plantarflexiert, also in einer Art „Zehenspitzengang" fixiert, und erinnert deshalb in der Form an den Fuß eines Pferdes (lat. *equinus* = Pferd).
4. Die Syndaktylie (Verschmelzung von Fingern oder Zehen) ist die häufigste Fehlbildung im Bereich der Extremitäten überhaupt. Die Spannbreite reicht dabei von der Ausbildung einer „Schwimmhaut" bis hin zur Synostose, bei der zwei Phalangen vollständig knöchern zusammengewachsen sind. Syndaktylien treten häufiger am Fuß als an der Hand auf. Sie entstehen entweder dadurch, dass sich in der fünften Woche einer oder mehrere Finger-oder Zehenstrahlen nicht separat ausbilden, oder dadurch, dass die häutige Verbindung zwischen den Strahlen zwischen der sechsten und achten Entwicklungswoche nicht vollständig zurückgebildet wird.

Kapitel 17

1. Im Ultraschall kann das Fehlen der Schädelkalotte (Akranie) bereits in der 14. Schwangerschaftswoche nachgewiesen werden (➤ Abb. 17.36). Ein Fetus mit einer Meroanenzephalie (partieller Aplasie des Gehirns) schluckt weniger Fruchtwasser – vermutlich aufgrund einer Störung der neuromuskulären Mechanismen, die den Schluckvorgang steuern. Dadurch wird

auch weniger Fruchtwasser im fetalen Darm resorbiert und über die Plazenta dem mütterlichen Kreislauf zugeführt. Da der Fetus andererseits normale Urinmengen in die Amnionhöhle ausscheidet, nimmt die Fruchtwassermenge zu. Die Meroanenzephalie – oft nicht ganz korrekt als „Anenzephalie" bezeichnet – kann auf einer einfachen Röntgenuntersuchung (sog. Röntgenleeraufnahme) leicht und sicher diagnostiziert werden; allerdings werden Röntgenaufnahmen von Feten in der Regel vermieden. Stattdessen wird die Fehlbildung meist durch Sonografie oder Amniozentese diagnostiziert. Bei der Amniozentese deutet ein erhöhter AFP-Spiegel (➤ Kap. 6) im Fruchtwasser auf einen Neuralrohrdefekt – z.B. eine Akranie mit Meroanenzephalie oder auch eine *Spina bifida* mit Myeloschisis – hin.

2. Neurologische Ausfälle treten bei einer Myelomeningozele auf, weil häufig Anteile von Rückenmark und/oder die Spinalnervenwurzeln in der Wand des austretenden Bruchs enthalten sind. Dadurch wird die Nervenversorgung verschiedener Strukturen gestört: Oft bestehen Lähmungen im Bereich der unteren Extremitäten, und durch Sphinkterlähmungen von Anus und Harnblase kann es zu Stuhl-und Harninkontinenz kommen.
3. Es handelt sich hier um einen obstruktiven Hydrozephalus *(Hydrocephalus internus);* die Obstruktion (Passagebehinderung) liegt dabei meistens im Bereich des *Aquaeductus mesencephali.* Durch eine Stenose oder Atresie in diesem Bereich wird die Passage des Liquors aus den Seitenventrikeln und dem dritten Ventrikel in den vierten Ventrikel eingeschränkt oder verhindert. Gelegentlich wird ein Hydrozephalus schon vor der Geburt (durch eine Ultraschalluntersuchung im dritten Trimester) festgestellt; in den meisten Fällen erfolgt die Diagnose aber in den ersten Wochen nach der Geburt. Die chirurgische Therapie des Hydrozephalus erfolgt durch Einlegen einer Schlauchverbindung (Shunt), über die der überschüssige Liquor in das Blutgefäßsystem (z.B. am Hals) oder in die Peritonealhöhle abgeleitet wird, sodass er nachfolgend über die Nieren des Kindes ausgeschieden werden kann.
4. Ein großer Kopf ist nicht gleichbedeutend mit einem Hydrozephalus, denn ein sog. Makrozephalus kann auch durch ein ungewöhnlich großes Gehirn (Makroenzephalie), ein subdurales Hygrom oder ein großes Hämatom verursacht werden. Andererseits muss auch der Hydrozephalus nicht notwendigerweise mit einer Vergrößerung des Kopfes einhergehen. Beim sog. *Hydrocephalus e vacuo* entsteht eine Vergrößerung der Hirnventrikel, z.B. durch die Zerstörung oder Atrophie von Hirngewebe, und der Kopf ist insgesamt nicht vergrößert. Eine Mikroenzephalie (ein abnorm kleines Gehirn) durch Störung oder Unterbrechung der Hirnentwicklung geht dagegen in der Regel mit einer Mikrozephalie (einer verkleinerten Schädelkalotte) einher, da das Wachstum der Schädelknochen zum großen Teil durch das Hirnwachstum aufrechterhalten wird. Während der Fetalentwicklung können Infektionen mit Zytomegalie-Viren, *Toxoplasma gondii* und Herpes-simplex-Viren sowie auch hohe Strahlendosen eine Mikroenzephalie mit nachfolgender Mikrozephalie verursachen. Eine schwere geistige Retardierung ist daher die Folge einer hoch dosierten Strahlenbelastung des Fetus zwischen der achten und der 16. Entwicklungswoche.
5. Die – partielle oder vollständige – Agenesie des *Corpus callosum* geht bei 70 % der Betroffenen mit einer Intelligenzminderung und in 50 % mit epileptischen Anfällen einher. Manche Patienten sind allerdings auch vollkommen asymptomatisch und im Alltag in keiner Weise beeinträchtigt. Der Balkenmangel kann als isolierte Fehlbildung auftreten, ist aber oft mit anderen Hirnfehlbildungen kombiniert – so z.B. mit einer Holoprosenzephalie, also einer Störung der normalen Spaltung des Prosenzephalons (Vorderhirns). Wie im beschriebenen Fall kann bei einem Balkenmangel der dritte Ventrikel vergrößert sein, denn er erstreckt sich oft nach oben bis auf die Höhe der Obergrenze der Seitenventrikel, wenn das *Corpus callosum* als Begrenzung fehlt. Die Seitenventrikel sind in diesem Fall in der Regel auch etwas vergrößert.

Kapitel 18

1. Die Mutter hatte sich in diesem Fall sicherlich in der Frühschwangerschaft mit Röteln angesteckt, denn die Symptomentrias des Kindes ist typisch für die Röteln-Embryopathie. Eine Katarakt (Linsentrübung) entsteht gewöhnlich bei einer schweren Infektion in den ersten sechs Wochen der Schwangerschaft, denn in dieser Zeit entwickelt sich das Linsenbläschen. Man nimmt an, dass die Katarakt durch eine direkte Invasion des Röteln-Virus in die sich entwickelnden Linsenfasern entsteht. Der häufigste Herzfehler bei Kindern, deren Mütter eine Röteln-Infektion in der Frühschwangerschaft durchgemacht haben, ist der persistierende *Ductus arteriosus Botalli* (PDA). Wenn anamnestisch ein Hautausschlag bei der Mutter in der Frühschwangerschaft bekannt ist, lässt sich die Diagnose einer Röteln-Embryopathie sicherlich einfacher stellen; eine Embryopathie kann allerdings auch bei einer subklinischen (d. h. ohne Symptome oder Hautausschlag bei der Mutter ablaufenden) Infektion auftreten.
2. Eine kongenitale Ptosis (ein Herabhängen des Oberlides) entsteht in der Regel durch gestörte oder ausbleibende Bildung des *M. levator palpebrae superioris* und wird in diesem Fall autosomal dominant vererbt. Auch eine Schädigung des oberen Astes des *N. oculomotorius* (N. III), der den *M. levator palpebrae* versorgt, kann zu einer Oberlidsenkung führen.
3. In diesem Fall ist sicher der intrazelluläre Parasit *Toxoplasma gondii* beteiligt. Die entsprechenden Entwicklungsstörungen resultieren aus der Streuung von Toxoplasmen in die fetale Blutbahn und der nachfolgenden Invasion bestimmter Organe. Besonders betroffen ist das Zentralnervensystem – einschließlich der Augen, die sich als Ausstülpungen (Augenbläschen) aus dem embryonalen Gehirn entwickeln. Der betreuende Arzt würde der Mutter sicherlich sagen, dass Toxoplasma-Zysten in Fleisch enthalten sein können und dass sie – insbesondere bei einer erneuten Schwangerschaft – Fleisch immer gut durchkochen oder-braten sollte. Wichtig ist auch, dass Katzenkot oft Toxoplasma-Oozysten enthält und dass eine Schwangere im Umgang mit Katzen und insbesondere bei der Entsorgung der Katzenexkremente sehr vorsichtig sein muss.

4. Dieses Kind hat die charakteristischen Merkmale einer Trisomie 18: Tief ansetzende, dysplastische Ohren, schwere geistige Behinderung, ein ausladender Hinterkopf, ein Herzfehler und eine Gedeihstörung sprechen alle für das Vorliegen dieser Chromosomenstörung, die durch Nondisjunction des Chromosoms 18 während der Gametogenese entsteht. Die Inzidenz liegt bei etwa 1 : 8.000 Neugeborenen. Man schätzt, dass 94 % der betroffenen Schwangerschaften mit einer Fehlgeburt enden. Kinder, die mit einer Trisomie 18 zur Welt kommen, haben eine geringe Lebenserwartung: 30 % versterben innerhalb eines Monats, die mittlere Überlebensdauer liegt bei zwei Monaten, und nur 10 % werden älter als ein Jahr.
4. Bei der Netzhautablösung trennen sich die beiden embryonalen Schichten der Retina voneinander: das aus dem äußeren Blatt des Augenbechers entstandene Pigmentepithel löst sich von der aus dem inneren Blatt des Augenbechers entstandenen neuronalen Retina. Normalerweise obliteriert der Raum zwischen diesen beiden Schichten – das ehemalige Lumen des Augenbechers – bei der Entwicklung der Retina. Der proximale Anteil der *A. hyaloidea* persistiert normalerweise als Zentralarterie der Retina, der distale Anteil des Gefäßes bildet sich dagegen zurück.

Kapitel 19

1. „Hexenzähne" sind bei etwa einem von 2.000 Neugeborenen bei der Geburt vorhanden; meistens liegen dabei zwei Zähne in der Position der mittleren Unterkieferschneidezähne. Es kann sich dabei um überzählige Zähne handeln, oft sind es aber auch vorzeitig durchgebrochene normale Zähne. Wenn man durch eine Röntgenuntersuchung feststellt, dass es sich um überzählige Zahnanlagen handelt, werden die „Hexenzähne" in der Regel entfernt, damit sie den Durchbruch der normalen Milchzähne nicht stören. Zähne bei Neugeborenen können der Mutter durch Verletzung der Brustwarzen Probleme und Schmerzen beim Stillen bereiten. Auch das Kind selbst kann sich im Zungenbereich durch die Zähne verletzen, denn die Zunge ragt aufgrund der geringen Größe des Unterkiefers beim Neugeborenen noch zwischen die Alveolarfortsätze der Kiefer.
2. Die Verfärbung der Zähne dieses Kindes wurde wahrscheinlich durch die Einnahme von Tetrazyklinen während der Schwangerschaft verursacht. Tetrazykline werden während der Zahnentwicklung in Schmelz und Dentin eingelagert und führen so zu den typischen Verfärbungen. Die durch Tetrazykline verursachte Entwicklungsstörung der Ameloblasten führt zur Schmelzhypoplasie (z.B. mit Schmelzgrübchen). Sehr wahrscheinlich werden die bleibenden Zähne ebenfalls betroffen sein, denn auch ihre Schmelzbildung beginnt bereits vor der Geburt (um die 20. Woche in den Schneidezähnen).
3. Es handelt sich um eine angiomatöse Hautbildung – ein kapilläres Hämangiom, das durch lokal übermäßiges Wachstum kleiner Blutgefäße (v.a. Kapillaren, aber auch einige Venolen und Arteriolen) entsteht. Das Gefäßmal ist rot, weil aus dem darin enthaltenen Blut kaum Sauerstoff ins Gewebe aufgenommen wird. In dieser Ausprägung – als „Storchenbiss" im Nacken – ist ein Angiom etwas ganz Normales und blasst im Laufe der folgenden Jahre ab. Man kann die Mutter dahingehend beruhigen, dass das Angiom keinerlei klinische Bedeutung hat und keine Therapie erfordert. Früher wurden Angiome dieser Art auch als *Naevus flammeus* („flammenartiges/flammend rotes Muttermal") bezeichnet; diese Bezeichnung gilt allerdings auch für andere Arten von Angiomen. Um Missverständnisse zu vermeiden, sollte man vielleicht besser gar nicht von einem „Nävus" sprechen, denn dieses Wort leitet sich von dem lateinischen Begriff für ein Muttermal bzw. einen Leberfleck ab, und ein Muttermal muss nicht unbedingt ein Angiom sein.
4. Ein Haarbüschel in der Medianlinie des Rückens in der Lumbosakralregion zeigt oft eine darunterliegende *Spina bifida occulta* an. Dies ist die häufigste Entwicklungsstörung der Wirbelsäule und kommt bei etwa 10 % aller – ansonsten normal entwickelter – Menschen auf Höhe von L5 oder S1 vor. Die Spina bifida occulta hat gewöhnlich keine klinische Relevanz, bei einigen betroffenen Kindern liegen jedoch zusätzlich unter der Wirbelbogenanomalie auch noch Entwicklungsdefekte von Rückenmark und Nervenwurzeln vor.
5. Bei Kindern mit einer lamellären Ichthyose bilden die oberflächlichen epidermalen Schichten aufgrund einer übermäßigen Verhornung graubraune, fischschuppenartige Platten, die im Zentrum festsitzen und sich an den Rändern von der Hautoberfläche abheben. Glücklicherweise ist diese Erkrankung sehr selten. Sie wird autosomal rezessiv vererbt.

Kapitel 20

1. Signalmoleküle werden von Zellen in den Extrazellulärraum abgegeben, um nahe oder fern gelegene Zellen zu beeinflussen. Retinsäure, Sonic Hedgehog (Shh) und die Gruppe der Transforming growth factors beta (TGFβ) unterscheiden sich in ihrer molekularen Größe und in molekularen Aktivität der angesteuerten Rezeptoren in der Zellmembran der reagierenden Zellen: Retinsäure ist am kleinsten (eine Säure mit 20 Kohlenstoffatomen) und wird von seinem Bindungsprotein in der Zellmembran eingefangen und direkt in den Zellkern transportiert, um die Genaktivät zu steuern. Shh ist ein Polypeptid und bindet an einen Rezeptor in der Zellmembran, der im Zellinneren eine Inhibition aufhebt, die die Bildung eines Transkriptionsfaktors (Gli) verhindert hat; die Besonderheit hier ist, dass die De-Inhibition in der Spitze eine Kinoziliums abläuft und der Transkriptionsfaktor dann entlang der Mikrotubulus-Skelettes in Richtung Zellkern transportiert werden muss. Die Rezeptoren der TGFβs liegen in der Zellmembran („transmembranär") und bestehen aus 4 Untereinheiten, die nach der Bindung des Signalmoleküls nahe aneinander rücken und dann in der Zelle als Enzyme für die Phosphorylierung (und damit Aktivierung) von zelleigenen Proteinen sorgen, die selbst eine komplexe Signalkette mit dem Ziel des Eindringens in den Zellkern (mit nachfolgender Genregulation) anstoßen.
2. Das organtypische Programm von Zellteilung und Zelldifferenzierung wird gerade auch während der embryonalen Entwicklung wesentlich beeinflusst durch die Aktivität

einzelner Gene, die häufig von der physischen Anordnung der entsprechenden DNA-Sequenz auf den Chromosomen (oder dem gesamten Genom) abhängt. Welche Gene aktiv sind, wird dadurch bestimmt, dass sich spezielle Proteine an besonderen Stellen (die klassifizierenden DNA-Bindungsdomänen wie z. B. "TATA-Box", "T-Box" und "Homöobox") eng an die DNA anlegen und die Transkription des daran anschließenden DNA-Abschnittes anstoßen. Diese Proteine heißen Transkriptionsfaktoren und sind damit der hier angesprochenen Proteinproduktion funktionell übergeordnet, werden aber – wie alle Proteine – wiederum selbst von bestimmten Stellen der DNA kodiert. Wenn die genannte Proteinproduktion z.B. auch Signalmoleküle einschließt, wird die Entwicklung entsprechend der Eigenschaften des regulierten Signalmoleküls (s. Frage 20-1) kontrolliert. Gene, die also nicht in das „operative Geschäft" der Signalvermittlung eingebunden sind, sondern dieses „nur" überwachen, heißen deshalb Entwicklungskontrollgene und liegen häufig in einer besonderen – in der Evolution häufig konservierten – Reihenfolge auf dem Genom. Bekanntestes Beispiel hierfür sind die Homeoboxgene (Hox-Gene); die Kombination nahe verwandter Hox-Gene bestimmt die Identität von Wirbelkörpern (z.B. thorakal versus sakral) oder von Abschnitten des primitiven Darmrohres, der Extremitäten oder der Lunge.
3. Bei den meisten Zelltypen entstehen bei der Teilung zwei gleichartige Tochterzellen, die in Form und Funktion mit der Mutterzelle identisch sind, um den Erhalt dieses Zelltyps für den Organismus zu garantieren. Stammzelle teilen sich dagegen asymmetrisch, damit unterschiedliche Tochterzellen entstehen: eine ist eine Vorläuferzelle von gleichartigen funktionell nahe verwandten Tochterzellen (z. B. Blutzellen), und die andere Tochterzelle ist in ihrer Funktion identisch mit der Mutterzelle, sie wird sich wieder asymmetrisch teilen aber nicht direkt gleichartige, funktionell verwandte Tochter erzeugen können. Für diese Selbsterneuerung sind einige wenige Transkriptionsfaktoren unabdingbar, und mehrfach hintereinandergeschaltet entsteht eine Serie von zunehmend spezialisierten Stammzellen und zuletzt Tochterzellen mit ausgereiften für den Organismus lebenswichtiger Funktionen (z.B. der kontrollierte Untergang von virusbefallenen Schleimhautzellen).
4. Die Augenlinse entsteht im Oberflächenektoderm über der Anlage des Gehirns und ihre Entwicklung wird durch den Kontakt mit dem von innen aus dem Vorderhirn vorwachsenen Augenbläschen angestoßen. In ähnlicher Weise vermittelt der Kontakt der Chordaplatte zum darüberliegenden Ektoderm die Entwicklung des Neuralrohres, oder der Kontakt der Ureterspitze mit dem Nierenblastem die Entwicklung eines Nierenkörperchens. Molekular vermittelt wird dieser als Induktion bezeichnete Anstoß einer Gewebsdifferenzierung durch ein anderes benachbartes Gewebe z. B durch Shh, Fibroblasten-Wachstumsfaktoren (FGF) oder die Wnt-Signalmoleküle.
5. Knock-out-Mäuse sind künstlich produzierte Inzucht-Mutanten, aus deren Genom – neuerdings mithilfe der sog. Genschere CRISPR-Cas – ein einzelnes Gen herausgeschnitten wurde. Zahlreiche Kontroll- und Vereinzelungsschritte sorgen in einem aufwendigen, trotz der relativ kurzen Generationszeit der Maus von etwa 6 Wochen, häufig jahrelangen Testverfahren dafür, dass nur das angepeilte Gene fehlt und die Zucht der Mauslinie stabil ist. In der Regel müssen alle Organsysteme dieser Mäuse auf abnormale Funktionen überprüft werden und lassen bei der „erfolgreichen" Störung einer Funktion möglicherweise eine „hinreichende Notwendigkeit" des Genes definieren, wegen der anzunehmenden zahlreichen Kompensationsmechanismen aber doch nur indirekte Schlüsse auf die tatsächlich ausgeübte, physiologische Funktion zu. Beispiele für solche auch beim Menschen bestätigten Gen-Fehlfunktionen gibt es für die sog. Ziliopathien (Shh-Fehlfunktion) oder die Entwicklungskontrollgene *MyoD* und *Myf5* der Muskelentwicklung.

Kapitel 21

1. Sieben bis 10 % der kongenitalen Fehlbildungen gehen auf die Wirkung von Umweltfaktoren wie Medikamente, Drogen und Chemikalien zurück. Aus den folgenden Gründen ist es für den Kliniker oftmals schwierig, einen bestimmten Defekt der Wirkung eines bestimmten Teratogens zuzuordnen:
   - Ein verdächtigtes Medikament wurde vielleicht wegen einer Erkrankung verordnet, die ihrerseits die Fehlbildung hervorgerufen haben könnte.
   - Die Fehlbildung des Fetus verursacht eventuell Symptome, die mit dem verdächtigten Medikament behandelt wurden.
   - Durch das verdächtigte Medikament könnte der spontane Abgang eines schon zuvor fehlgebildeten Fetus verhindert worden sein.
   - Das verdächtigte Medikament wurde vielleicht zusammen mit einem weiteren Medikament verabreicht, das die Fehlbildung verursacht hat.

   Jede Frau sollte wissen, dass der Konsum verschiedener Drogen – z.B. von Kokain – während der Schwangerschaft zu schweren Entwicklungsstörungen führen kann und deshalb unbedingt vermieden werden sollte.
2. Bei Schwangeren über 35 Jahre ist die Wahrscheinlichkeit gegenüber jüngeren (25 bis 30 jährigen) Frauen erhöht, dass sie ein Kind mit Downsyndrom oder bestimmten anderen Chromosomenanomalien zur Welt bringen. Ungeachtet dessen bekommen immer noch die meisten Frauen über 35 Jahre gesunde Kinder. Der Arzt, der eine 40-jährige Schwangere betreut, würde dieser sicherlich die Durchführung einer Chorionzottenbiopsie und/oder Amniozentese empfehlen, um eine eventuelle Chromosomenstörung (z.B. Trisomie 21 oder 13) beim ungeborenen Kind feststellen zu lassen. Mit 44 Jahren kann eine Frau immer noch gesunde Kinder zur Welt bringen; allerdings beträgt die Häufigkeit des Downsyndroms beim Kind in diesem Alter bereits 1 : 25.
3. Penicillin wurde seit mittlerweile über 30 Jahren vielfach bei Schwangeren eingesetzt, ohne dass sich Anhaltspunkte für eine Teratogenität ergeben hätten. Azetylsalizylsäure und andere Schmerzmittel werden von vielen Schwangeren in kleineren Mengen eingenommen, und wenn sie gemäß ärztlicher Verordnung angewendet werden, ist das Teratogenitätsrisiko äußerst gering. Die ständige Einnahme von Azetylsalizylsäure in hohen

Dosen während der Frühschwangerschaft kann allerdings schädlich sein, und Alkohol und andere „Partydrogen“ wie Kokain sollten vollständig gemieden werden.

4. Sicherlich würde der Arzt dieser Mutter sagen, dass ihr Kind durch die Röteln-Infektion keineswegs in Gefahr ist, eine Katarakt oder einen Herzfehler zu bekommen. Er könnte ihr erklären, dass eine Katarakt oft beim ungeborenen Kind auftritt, wenn sich die Mutter in der Frühschwangerschaft mit Röteln ansteckt. Unter diesem Aspekt ist es günstig, wenn ein ungeimpftes Mädchen die Röteln vor der Pubertät durchmacht, denn dadurch erhält es vermutlich eine lebenslange Röteln Immunität.
5. Katzen können mit dem Parasiten *Toxoplasma gondii* infiziert sein. Oozysten dieses Parasiten finden sich dann im Kot dieser Katzen und können von der Schwangeren aufgenommen werden, wenn sie nicht vorsichtig genug bei der Entsorgung des Katzenkots ist. Beim ungeborenen Kind kann der Parasit bei einer Infektion der Schwangeren schwere Fehlbildungen des Zentralnervensystems hervorrufen, die unter anderem zu Blindheit und geistiger Behinderung führen.
6. Wegen des hohen Energiebedarfs des ungeborenen Kindes besteht besonders im letzten Drittel der Schwangerschaft eine „diabetogene“ Stoffwechsellage mit erhöhten Blutzuckerwerten, die durch eine inzwischen molekular gut untersuchte relative Insulinresistenz verursacht wird. Jede Schwangerschaft kann daher als ein physiologischer Funktionstest der β-Zellen in den Langerhans-Inseln des Pankreas angesehen werden. Neuere Untersuchungen versuchen zu belegen, dass die gewissenhafte Überwachung des Blutzuckerspiegels mit der entsprechenden Behandlung (diätetisch und ggf. durch Insulin-Gabe) einige, aber nicht alle typischen leichteren Fehlbildungserscheinungen beim Neugeborenen (wie etwa die Makrosomie) verhindern kann. Wenn eine lang dauernde Hyperglykämie und die damit verbundene ketotische Stoffwechsellage bereits in der Frühschwangerschaft auftritt – d. h. bei einem vorbestehenden insulinpflichtigen, aber „schlecht eingestellten“ Diabetes mellitus der Mutter –, kann es dagegen zu ausgeprägten Fehlbildungen, z.B. des Gehirns oder des Rückenmarks, kommen.
7. Ja, man könnte eine Röntgenuntersuchung der Lunge durchführen, denn Uterus und Ovarien liegen in diesem Fall nicht direkt im Strahlenfeld. Die Eierstöcke würden also nur eine vernachlässigbare Menge an Streustrahlung abbekommen. Darüber hinaus würde eine so geringe Strahlungsmenge mit sehr hoher Wahrscheinlichkeit die Frucht nicht schädigen, wenn die Patientin wirklich schwanger wäre. Dennoch würden die meisten Ärzte die Röntgenuntersuchung wahrscheinlich verschieben, wenn die Möglichkeit dafür bestünde; denn wenn die Frau schwanger wäre und später ein geschädigtes Kind zur Welt brächte, würde sie vielleicht den Arzt verklagen und behaupten, dass die Schädigung durch die Röntgenstrahlung verursacht wurde. Vor Gericht würden die vorhandenen wissenschaftlichen Hinweise auf eine Unschädlichkeit niedrig dosierter Strahlung wahrscheinlich nicht akzeptiert.
8. Nein. Um eine schwere Extremitätenfehlbildung hervorzurufen, müsste dieses Teratogen während der vulnerablen Phase der Extremitätenentwicklung eingenommen werden, die zwischen dem 24. und 36. Tag nach der Befruchtung liegt. Teratogene stören die Differenzierung von Organen und Geweben und unterbrechen oder beenden daher oft deren weitere Entwicklung.

Zeittafeln

Vorgeburtliche Entwicklung des Menschen I

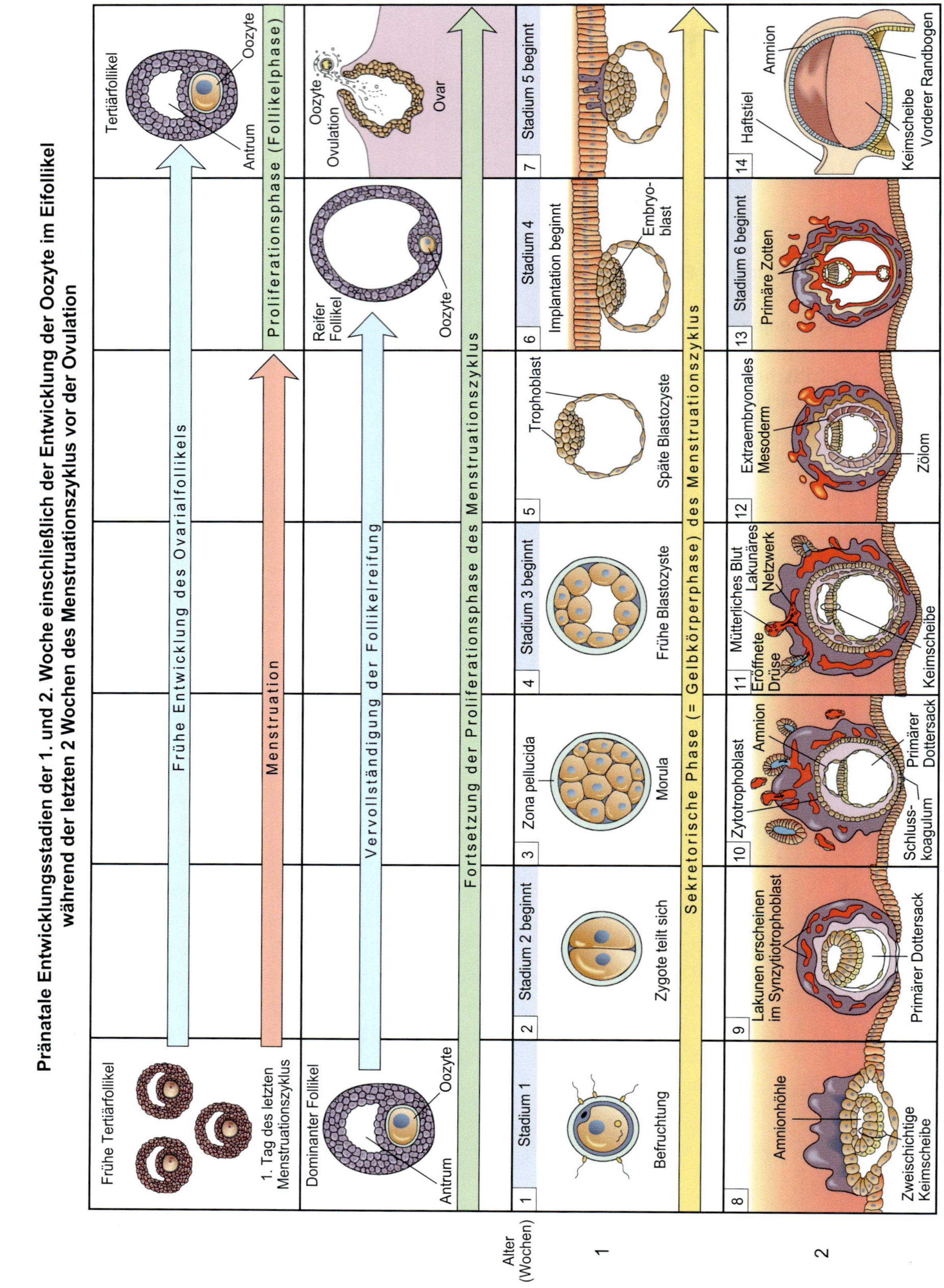

Pränatale Entwicklungsstadien der 1. und 2. Woche einschließlich der Entwicklung der Oozyte im Eifollikel während der letzten 2 Wochen des Menstruationszyklus vor der Ovulation

Vorgeburtliche Entwicklung des Menschen II

Pränatale Entwicklungsstadien der 3. bis 6. Woche

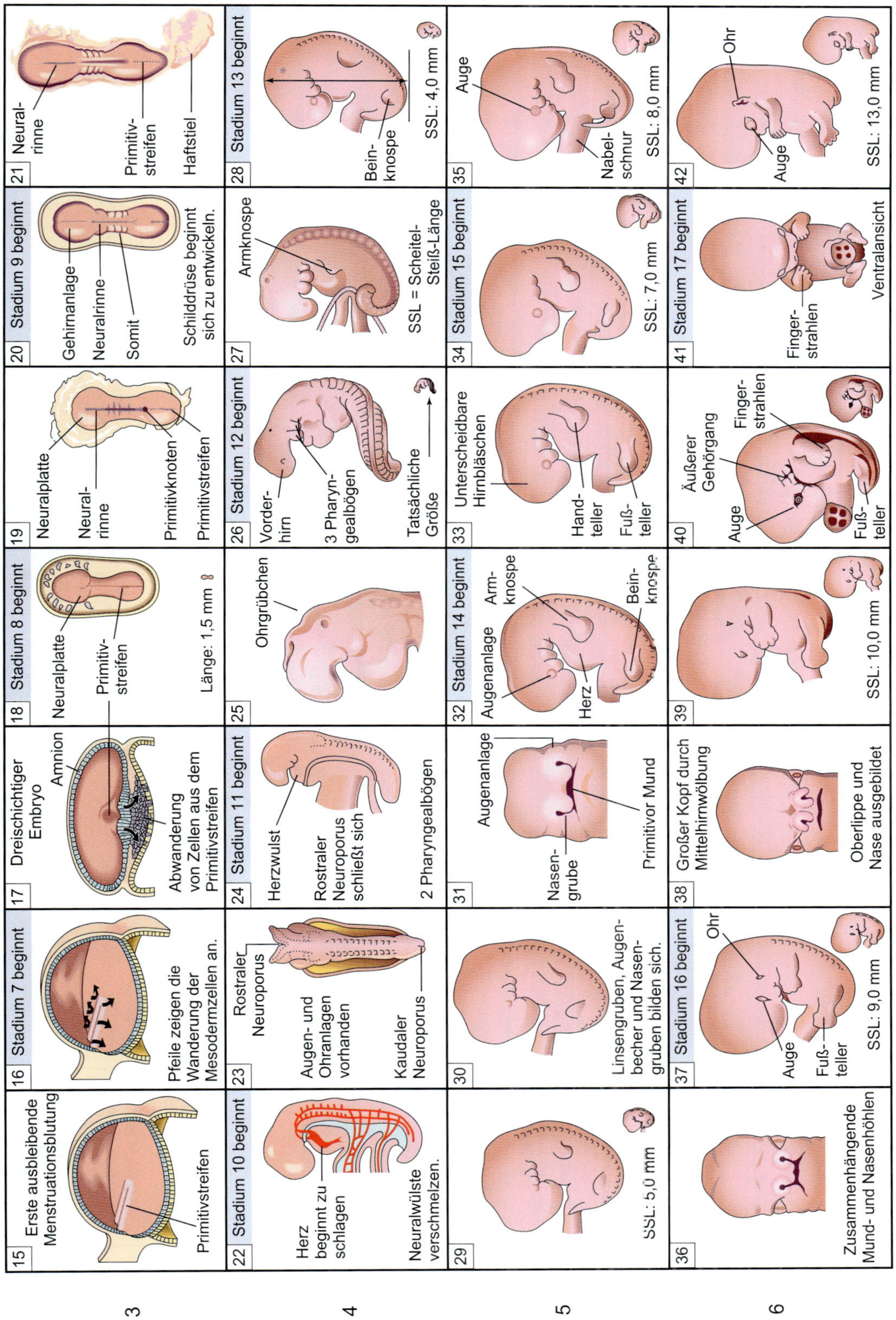

Vorgeburtliche Entwicklung des Menschen III

Pränatale Entwicklungsstadien der 7. bis 10. Woche

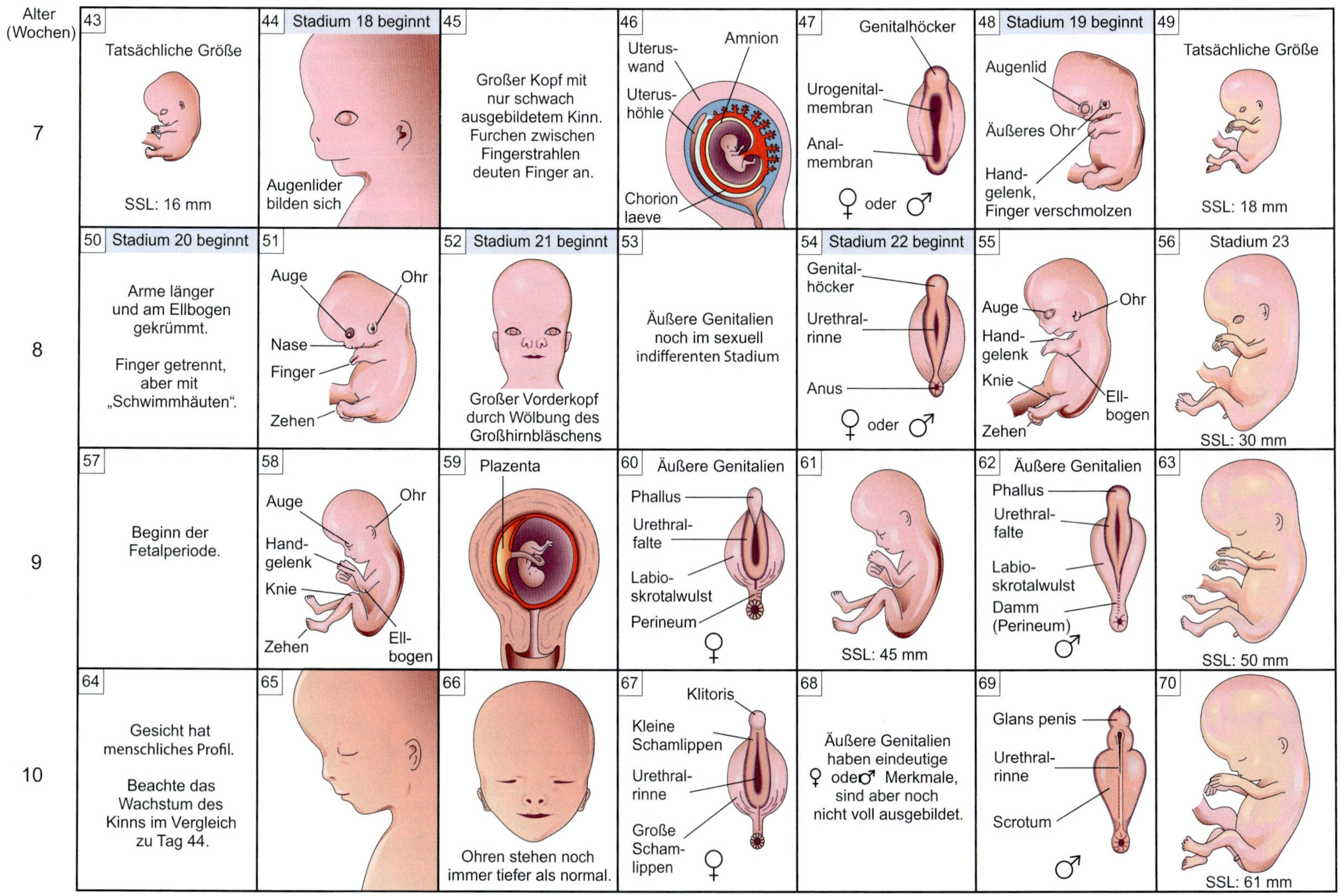

Vorgeburtliche Entwicklung des Menschen IV

Pränatale Entwicklung von der 11. Woche bis zur Geburt

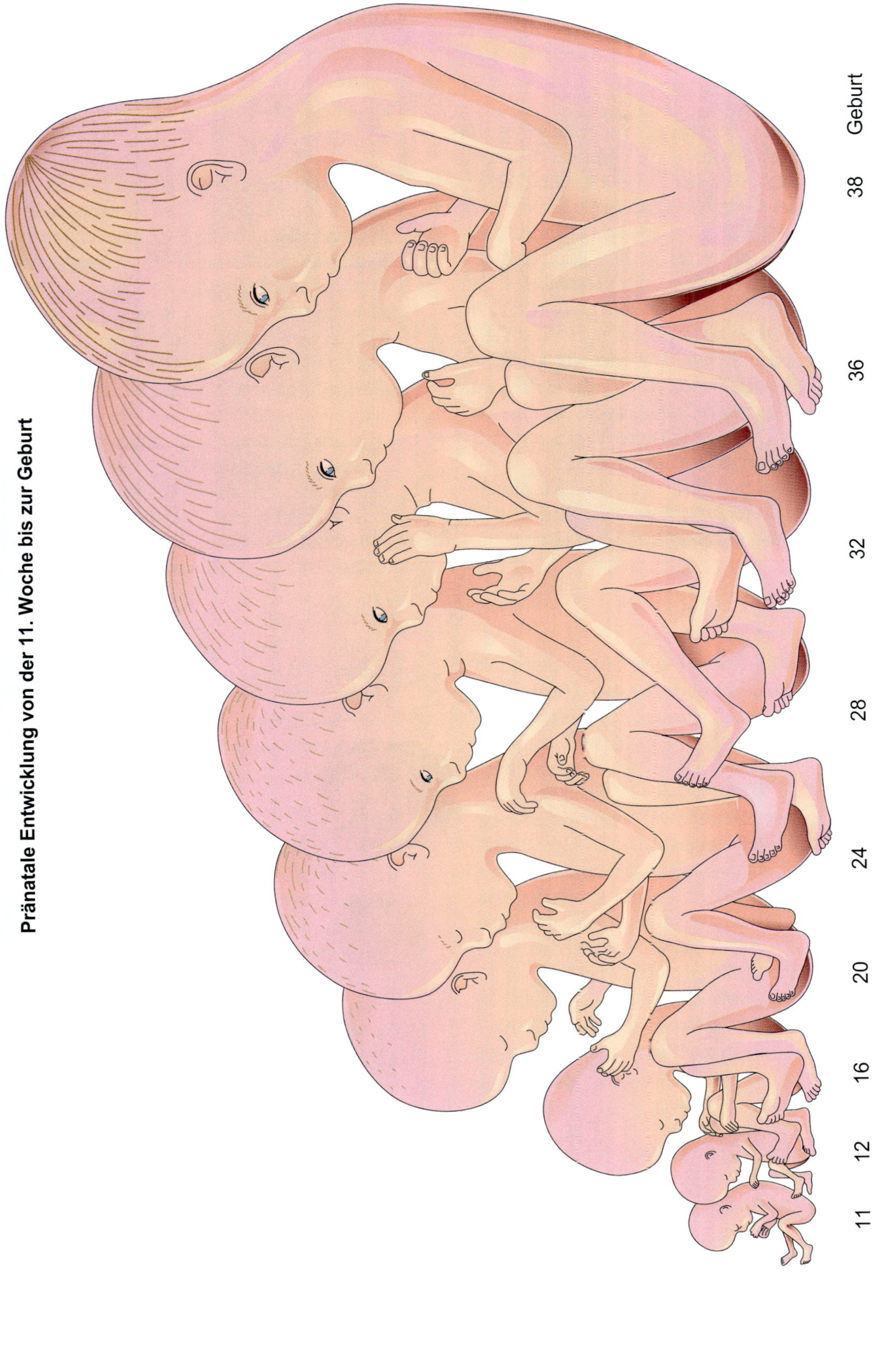

Anlageplan der menschlichen Frühentwicklung

Anlageplan ("fate map") der menschlichen Frühentwicklung

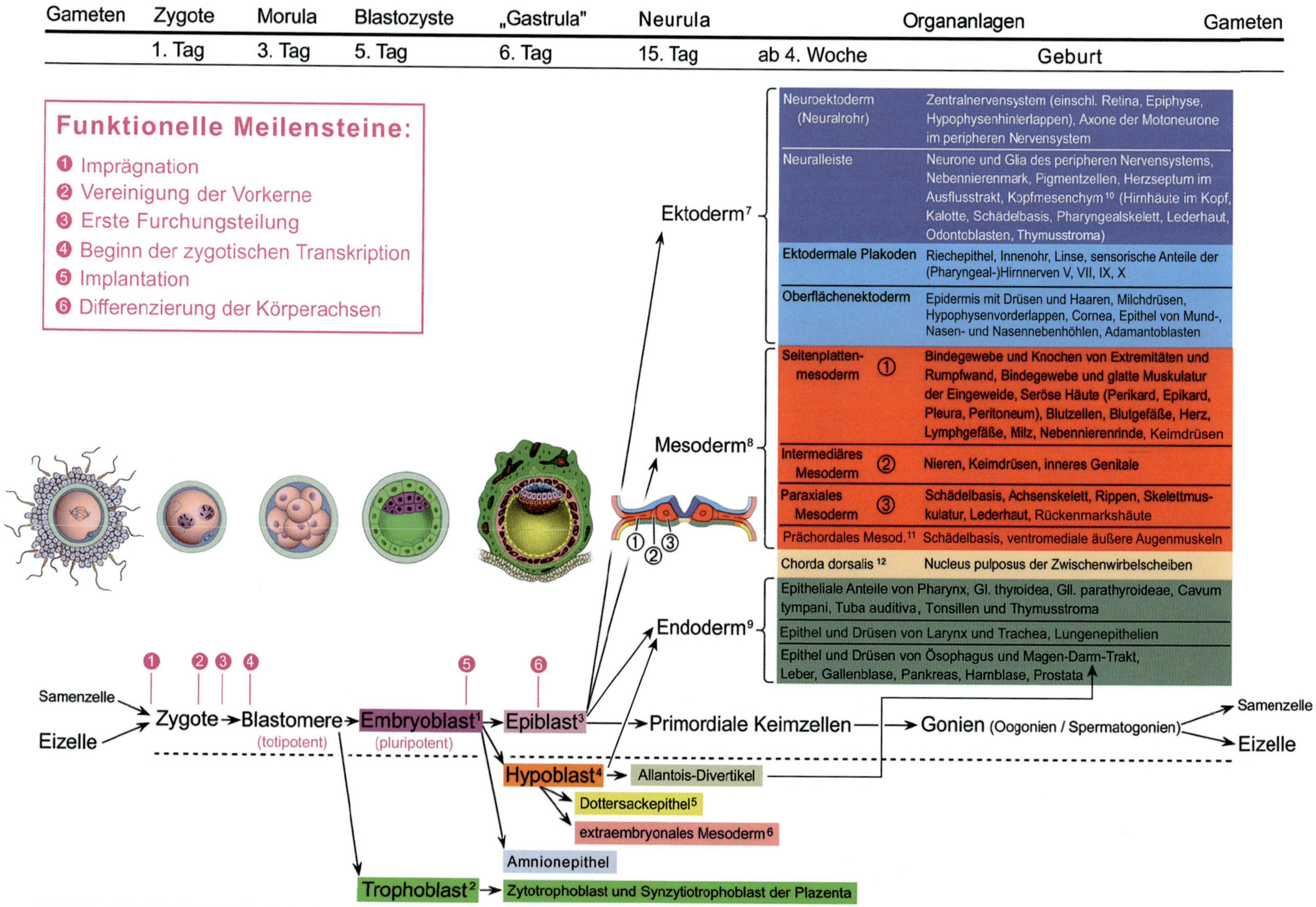

Häufig gebrauchte Synonyme: 1 Innere Zellmasse 2 Trophektoderm 3 Embryonales, primitives oder primäres Ektoderm 4 Embryonales, primitives oder viszerales Endoderm 5 Extraembryonales oder parietales Endoderm 6 extraembryonales Retikulum, Magma reticulare 7 definitives Ektoderm 8 Mesoblast, primäres Mesenchym 9 Entoderm, definitives Endoderm 10 Kopfmesoderm, Mesektoderm 11 Prächordalplatte, Mesendoderm 12 Notochord, Kopffortsatz, axiales Mesoderm

Kritische Phasen der menschlichen vorgeburtlichen Entwicklung

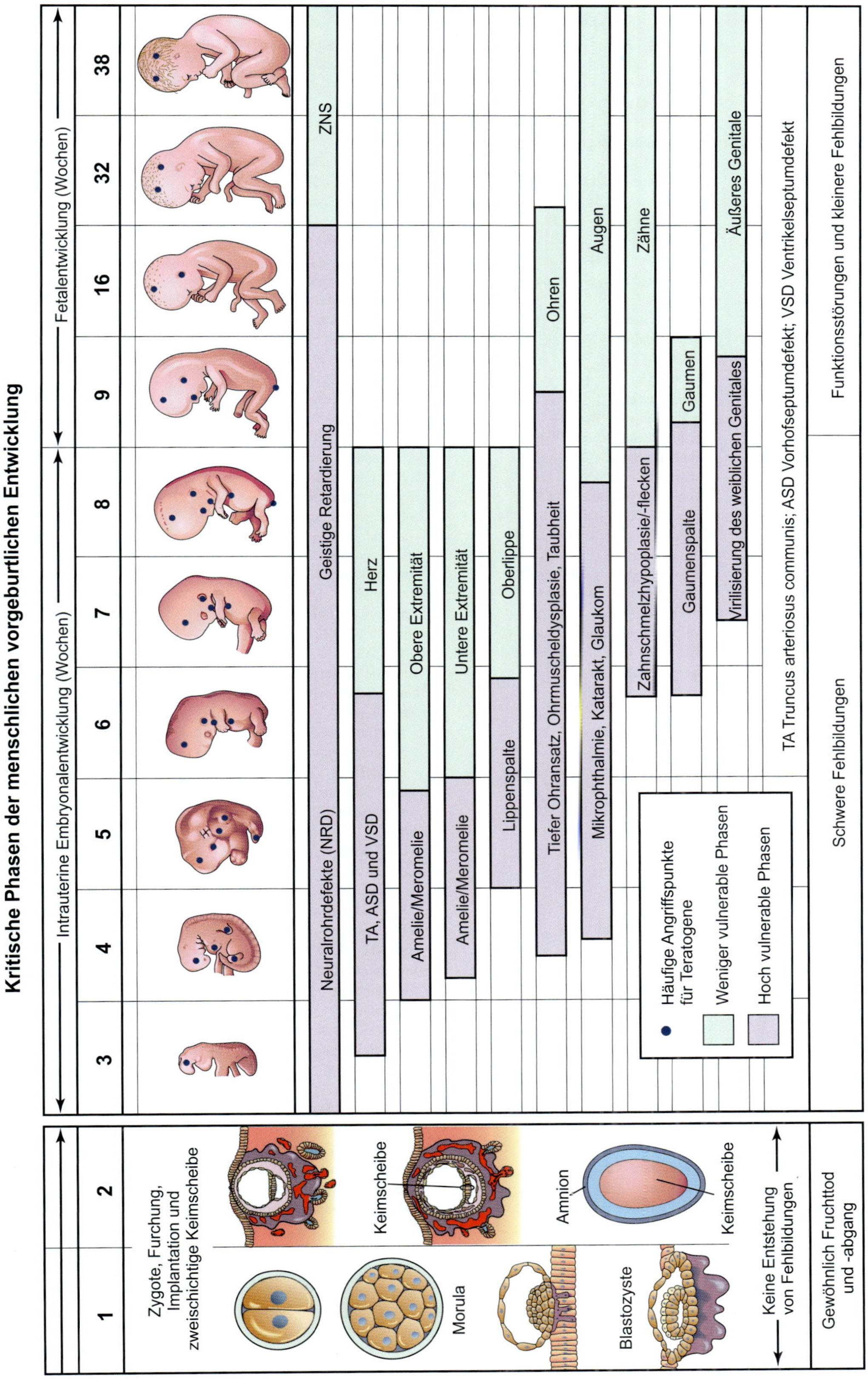

Register

O

U

V